高级医师书架

中华老年医学

ZHONG HUA LAO NIAN YI XUE

潘天鹏 石津生 高和 王建昌 主编

華夏出版社

图书在版编目(CIP)数据

中华老年医学/潘天鹏,石津生,高和,王建昌主编.
-北京:华夏出版社,2010.1
ISBN 978-7-5080-5485-8

Ⅰ.中… Ⅱ.①潘… ②石… ③高… ④王… Ⅲ.老年医学 Ⅳ.R592

中国版本图书馆 CIP 数据核字(2009)第 184438 号

出　　版:华夏出版社
(北京市东直门外香河园北里 4 号　邮编:100028　电话:64663331 转)
经　　销:新华书店
印　　刷:世界知识印刷厂
装　　订:三河市万龙印装有限公司
版　　次:2010 年 1 月北京第 1 版
2010 年 1 月北京第 1 次印刷
开　　本:787×1092　1/16 开
印　　张:71
字　　数:1818 千字
定　　价:190.00 元(精装)

主编简介

中华老年医学

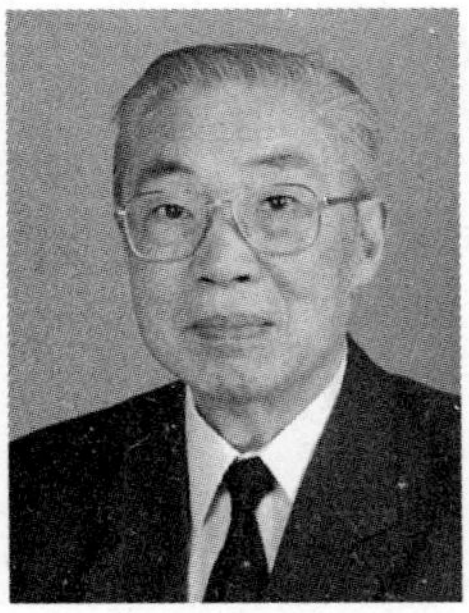

潘天鹏,1925年12月出生于江苏苏州,祖籍江苏常州。空军总医院原副院长、主任医师。早年毕业于上海圣约翰大学医学院(美国宾夕法尼亚大学医学院分院),为理学学士(1948)和医学博士(1951)。后在北京中国协和医科大学"西医离职学习中医班"系统学习中医(1973.6 - 1974.2)。长期从事内科中西医结合临床工作和高级干部保健工作。主编《常见老年病诊疗手册》(1980)、《老年医学基础知识及常见老年病》(1985)、《现代系统老年医学》(1998)、《从医五十年医学文献综述论文汇编》(2000),《西医兼中医工作三十年经验总结》(2005)等专著。

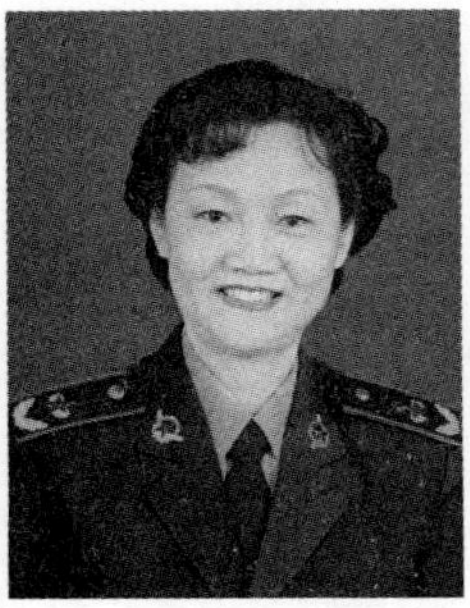

石津生,1940年12月生,湖北沙市人。1964年毕业于西安医科大学。在空军总医院历任主治医师、副主任医师、主任医师、教授,老年病科副主任、主任,空军科学技术委员会委员、空军老年医学专业委员会主任委员。现任院专家组成员、全军老年医学专业委员会副主任委员、中国老年保健医学研究会常务理事、《中华保健医学杂志》及《实用老年医学》杂志编委。长期从事老年医学临床、科研与教学工作,擅长老年心血管内科的临床与研究,有丰富的老年医学理论与临床实践以及干部保健工作经验。发表学术论文70余篇。主编《现代系统老年医学》等专著。获军队科技进步奖7项、军队医疗成果奖3项。

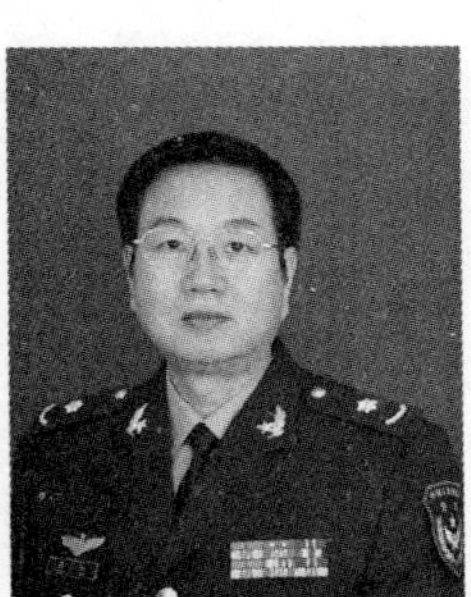

高　和,1953年10月出生于黑龙江省兰西县。毕业于第四军医大学,医学硕士,硕士研究生导师,美国匹兹堡大学医学院睡眠中心高级研究学者。空军总医院原副院长、呼吸内科主任,现任空军总医院内科主任医师,专家组组长,中华医学会北京市呼吸分会专业委员会常委,中国呼吸医师协会常委兼教育委员会主任委员,中国养老与护理专业委员会副主任委员。长期从事内科呼吸系统病、危重症和临床睡眠医学研究,热心于老年健康管理、慢性疾病康复与护理研究。主编《实用机械通气治疗手册》(2002年第1版,2006年

第2版),《自主神经治疗学》(2006年第1版)等专著,在国内外医学期刊发表专业论文60余篇,获军队科技进步二等奖1项,军队医疗成果二等奖2项,军队科技进步三等奖3项。

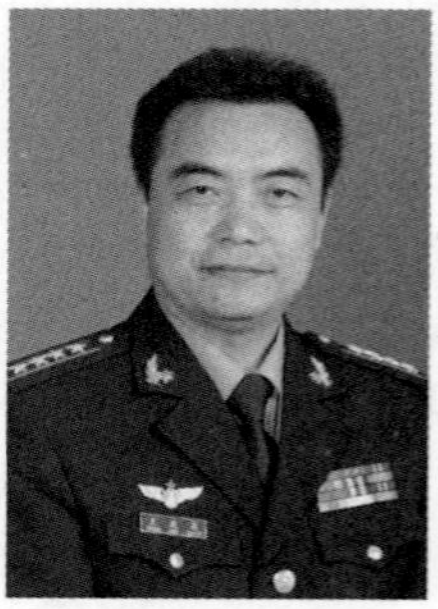

王建昌,男,河北晋州市人,1960年6月生,1983年毕业于第四军医大学,硕士学位,2002年在芬兰图尔库大学医学院附属医院任访问学者1年。现为空军总医院主任医师、博士生导师;全军保健医学专业委员会副主任委员兼秘书长,空军老年医学与保健医学专业委员会主任委员,中国老年学学会委员,中国医师协会心血管内科医师分会委员,中国老年协会心脑血管分会常务理事,北京医院管理协会常务理事,国家卫生部高级职称考试命题委员会委员,《中国老年学杂志》编委,《中华老年心脑血管病杂志》编委。主要从事老年心血管病防治基础和临床工作,在老年人心血管病的临床诊治和急症抢救中有一定的经验,以课题负责人承担国家自然基金课题1项、首都发展基金攻关课题1项、全军重点攻关课题2项。参与编写《现代老年病学》等,主译《Hurst's The Heart Manual of Cardiology, 赫斯特心脏病学手册》和《Current Essentials of Medicine, M555种疾病最新诊治精要》。

编者名单

中华老年医学

（以在书中出现先后顺序排列）

潘天鹏　中国人民解放军空军总医院
石津生　中国人民解放军空军总医院
高　和　中国人民解放军空军总医院
王建昌　中国人民解放军空军总医院
尹宗武　中国人民解放军空军总医院
王士雯　中国人民解放军总医院
李　泱　中国人民解放军总医院
刘　平　中国人民解放军空军总医院
于亚洲　中国人民解放军空军总医院
陶国枢　中国人民解放军总医院
刘东莉　中国人民解放军空军总医院
李明阳　中国人民解放军空军总医院
魏　璇　中国人民解放军空军总医院
侯晓平　中国人民解放军空军总医院
何志原　中国人民解放军空军总医院
张　力　中国人民解放军空军总医院
刘朝中　中国人民解放军空军总医院
郑秋甫　中国人民解放军总医院
王蓉美　中国人民解放军空军总医院
李凤芝　中国人民解放军空军总医院
刘　一　中国人民解放军空军总医院
朱广卿　中国人民解放军空军总医院
樊再雯　中国人民解放军空军总医院

张　波　中国人民解放军空军总医院
王莞尔　中国人民解放军空军总医院
俞森洋　中国人民解放军总医院
李学甫　中国人民解放军空军总医院
吴本俨　中国人民解放军总医院
张文辉　中国人民解放军总医院
王孟薇　中国人民解放军总医院
杨　玲　中国人民解放军空军总医院
张改华　中国人民解放军空军总医院
毛高平　中国人民解放军空军总医院
石　进　中国人民解放军空军总医院
陈雪涛　中国人民解放军空军总医院
谢仁厚　中国人民解放军空军总医院
杜文津　中国人民解放军空军总医院
彭丹涛　中华人民共和国卫生部北京医院
陈晋文　中国人民解放军空军总医院
董　燕　中国人民解放军空军总医院
薛　梅　中国人民解放军空军总医院
王恒湘　中国人民解放军空军总医院
伦立德　中国人民解放军空军总医院
李贤初　中国人民解放军空军总医院
郭和清　中国人民解放军空军总医院
严景民　中国人民解放军空军总医院
李伟生　中国人民解放军空军总医院
刘　波　中国人民解放军空军总医院
李　玲　中国人民解放军总医院第一附属医院
姚　玲　中国人民解放军空军总医院
程永静　中华人民共和国卫生部北京医院
黄慈波　中华人民共和国卫生部北京医院
伍　骥　中国人民解放军空军总医院
黄蓉蓉　中国人民解放军空军总医院
童　英　中国人民解放军空军总医院
王　玢　中国人民解放军空军总医院
王恩彤　中国人民解放军空军总医院
龚维熙　中国人民解放军空军总医院
王恩普　中国人民解放军空军总医院
杨春燕　中国人民解放军空军总医院
李　丹　中国人民解放军空军总医院
陈　威　中国人民解放军空军总医院
刘　兵　中国人民解放军空军总医院
赵　蓉　中国人民解放军空军总医院
田　青　中国人民解放军空军总医院
刘　勇　中国人民解放军空军总医院
柯　杰　中国人民解放军空军总医院
赵桂芝　中国人民解放军空军总医院
朱晓茹　中国人民解放军空军总医院
吕　晶　中国人民解放军空军总医院
袁小英　中国人民解放军空军总医院
蔡瑞康　中国人民解放军空军总医院
苏德环　中国人民解放军空军总医院
刑俊华　中国人民解放军空军总医院
孙孝芹　中国人民解放军空军总医院
张国萍　中国人民解放军空军总医院
石乃娟　中国人民解放军空军总医院
张　红　中国人民解放军空军总医院
孙　莹　中国人民解放军空军总医院
王玉军　中国人民解放军空军总医院
李宝军　中国人民解放军空军总医院
耿　鸿　中国人民解放军空军总医院
贾　敏　中国人民解放军空军总医院
张　莺　中国人民解放军空军总医院
薛朝霞　中国人民解放军空军总医院
范佩莉　中国人民解放军空军总医院
杨　萍　中国人民解放军空军总医院
荆明霞　中国人民解放军空军总医院
马建珍　中国人民解放军空军总医院
金凤竹　中国人民解放军空军总医院
王建梅　中国人民解放军空军总医院
张　萍　中国人民解放军空军总医院
吴君贤　中国人民解放军空军总医院
王卫青　中国人民解放军空军总医院
孙永华　中国人民解放军空军总医院

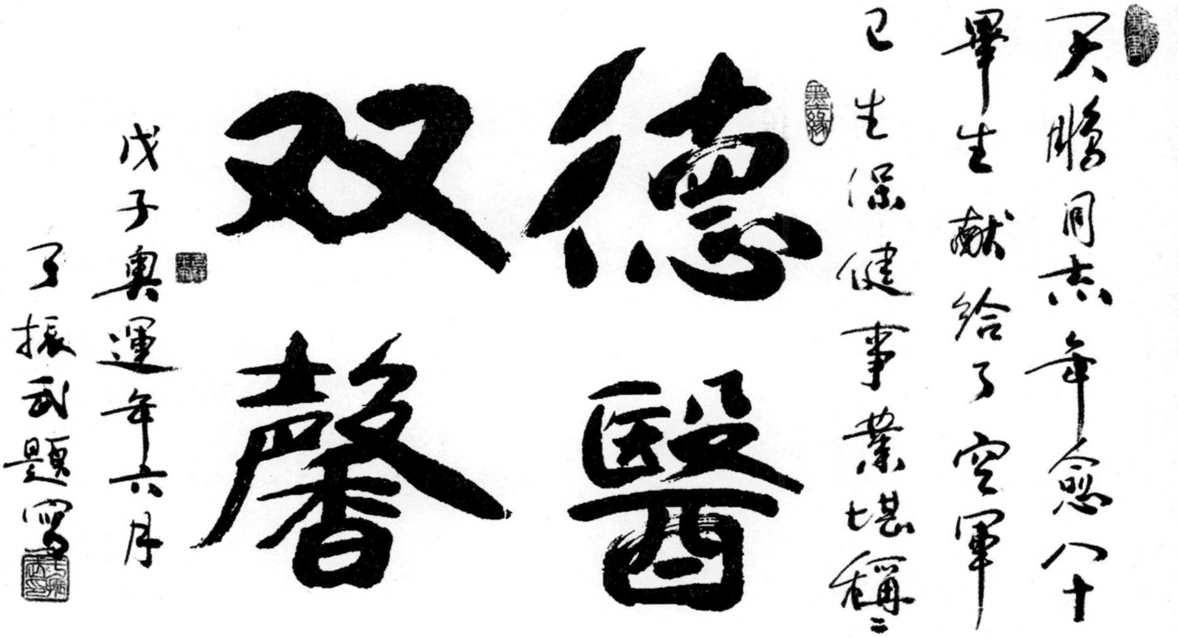

中国人民解放军空军上将于振武为《中华老年医学》题词：德医双馨

序言一

陈可冀
中国老年学学会　名誉会长
中华医学会老年医学分会　主任委员
中国科学院院士
2007年10月22日

空军总医院两位老年医学专家潘天鹏和石津生主编的《现代系统老年医学》于1998年出版迄今已逾十年。该书初版时请到牟善初、翁心植、顾复生、罗毅、丁铭臣等多位知名老专家，和王士雯、陶国枢、胡大一、刘国仗、白耀等诸多不同学科的专家参加撰稿，由科学出版社出版，达到了很高的水平。发行后受到各界广泛重视，不仅得到医务专业人员的普遍欢迎，还受到老龄社会人士的青睐，收到了很好的社会效益。

此次再版，将全书分为六篇40章。在第一篇老年医学概论中，增加了“老年医学历史”和“老年医学中西医结合概念”两章。第二篇老年医学基础解剖生理病理概论中，增加了“基因研究与老年疾病”和“干细胞生物技术与老年疾病”两章。第三篇老年医学临床特殊问题中，增加了“老年人膳食营养问题”、“老年人疼痛问题”、“老年人围手术期内科常见疾病的处理”和“纳米技术与老年疾病”等四章。第四篇临床系统老年疾病中，增加了较多新的病理生理、病因诊断和治疗措施进展。第五篇老年人护理中，详细地按特定护理问题、系统疾病护理以及各种围手术期护理等分别列章详述。第六篇老年医学研究展望分“老年医学历史功绩”、“老年医学研究现状”和“老年医学任重道远”三章进行论述。

此次再版增补、融合了较多宝贵和独特的中医中药经验。既体现了我国医疗保健事业传统医药学的贡献，也丰富了老年医学专著的内涵。因此，在《现代系统老年医学》这次再版时，改用《中华老年医学》书名是合理的、名副其实的。此外，再版工作中，有较多年轻专家参加撰稿工作，为全书增添了较多的活力和生机。相信本书的出版发行会得到各界更加广泛的赞赏。

序言二

马中立
空军总医院院长
2009年3月26日

老年医学是一门发展中的研究老年人健康问题的专业学科。我院建院元老潘天鹏主任医师偕同石津生主任医师、高和主任医师和王建昌主任医师共同主编的《中华老年医学》，经过科学论证和艰辛组稿，现在终于与读者见面了。作为一名医院管理和医务工作者，我感到由衷的高兴，并热烈祝贺该书出版。

本书系统总结了老年医学在基础研究、临床研究和心理学、社会学研究方面的进展，全面介绍了临床老年多发疾病的诊疗和护理经验，特别是融汇了传统医学在老年医学学科领域中的独特经验，对基因诊断治疗、干细胞生物技术和纳米技术等高新技术在老年医学中的应用也作了相应的介绍，整体具有很强的科学性、实用性和新颖性。全书共六篇40章，包括概论、基础解剖组织生理病理、临床特殊问题、临床各系统疾病、护理及展望等，编写体例合理，层次分明，行文简洁，论述科学，对提高老年医学学科诊疗水平具有重要意义。

老年医学是一个非常复杂和有意义的研究领域，有待发展的内容还很多。相信本书的出版会对广大读者开展老年医学的临床、教学和研究工作起到有益的参考和推动作用。

前言

《现代系统老年医学》于1998年出版以来，受到各界广泛重视，先后为一些医学院校选作临床老年医学授课主要参用教材，同时受到一些老干部管理部门的青睐，一些离退休老干部作为“自我保健”参阅资料，起到了应有的社会效益。

第一版发行至今已逾十年，本次再版的依据是：①第一版出书时，有些章节未能得到及时组稿，如老年医学历史、老年人膳食营养问题和老年人围手术期问题等，有待补充。②有关老年医学基础研究和常见老年病诊疗技术在十年来有较多进展，需要修改充实。③老年医学有关中西医结合工作需要加以整理组合。

第一版出书时的基础主要是西医有关老年医学的基础理论和临床老年病诊疗技术经验各论。此次再版，将增加中国传统医学有关防治常见老年病的临诊经验，充分发挥中华民族丰富的中医中药辨证施治和立法选方用药的特长。因此，再版后书名将改为《中华老年医学》，目的是使本书能发扬中西医结合的传统，立足于全国和世界老年医学之林。

第一版组稿时曾得到翁心植、牟善初、顾复生、罗 毅、丁铭臣、胡大一等多位知名专家教授们亲手执笔，参与一些重要章节的撰写工作，为本书的学术水平奠定了扎实的科学基础。现在这些知名专家均年事已高，不便再有劳于他(她)们了。在此谨向各位老专家致以崇高的敬意和衷心的感谢。我们在继续学习老专家们的敬业精神和高尚的医德医风的同时，在此次再版工作中又聘请了多位较年轻的老年医学专家，参与更多章节的组稿工作；也感谢他(她)们为本书再版中付出宝贵的辛勤劳动和贡献。此外，这次再版的工作量更大，涉及面更广，故请空军总医院原副院长高和大校和副院长王建昌教授两位较年轻的老年医学专家共同参加主编工作。

此次再版工作得到中国科学院院士、中华医学会老年医学分会主任委员，中国老年学学会名誉会长，中国中医科学院西苑医院名誉院长陈可冀教授给作评价，并赐赠“序言一”。尚请到空军总医院院长马中立大校赐赠“序言二”。谨向陈院士和院首长深表敬意和诚挚的谢意。空军总医院信息科、图书馆和病案室为本书作者们提供了大量的书刊信息和病历资料，使很多章节的内容得到真实丰富的表达。谨向信息科全体同志鞠躬致谢！全书组稿整理工作得到干部病房总支薛红协理员、杜文津硕士和刘丽芳博士等人的大力协助，一并致谢！

愿本书能得到各界进一步的关怀和支持，并多加批评指正。

潘天鹏　石津生

2007年11月6日

目录

中华老年医学

第一篇　老年医学概论

第二篇　老年医学基础解剖生理病理概论

第三篇　老年医学临床特殊问题

第四篇　临床系统老年疾病

第五篇 老年人护理

第六篇 老年医学研究展望

第一篇

老年医学概论

△　老年医学基本概念
△　老年医学历史
△　老年医学伦理学
△　老年医学中西医结合概念
△　人体衰老的机制和防治

第一章　老年医学基本概念

何谓老年医学？成年人随着年龄的增长必然出现一个老化的过程。人的老化可分为正常生理的老化和不正常的老化。正常生理老化叫做“变老”(senescence)，不正常老化叫做“衰老”(senility)或“早衰”(senilism)。

老年医学是研究人类衰老的机制、人体老年性变化规律、老年疾病的防治特点以及老年社会医学概念等的一个专业学科。研究老年医学的目的是如何防止人体过早老化，如何做好老年人疾病的防治工作，如何组织开展老年保健事业，使老年人健康长寿，能为社会做出更多贡献。

第一节　老年医学范畴

根据老年医学的研究目的，老年医学的范畴包括下述几个方面：

1. 老年基础医学

研究衰老的机制、器官组织的形态和生理功能的衰老变化，以及探索延缓人体衰老的措施等。

2. 老年流行病学

调查人群中老年人健康状况，常见老年疾病发病情况，老年人致残和死亡原因及相关因素分析，从而提出相应的防治规划和措施。此外，通过长寿地区和长寿老人的实际调查，综合医学、心理学、营养学、社会学等多学科的调查，经横向性及纵向性研究，从中找出规律性论据以充实老年医学的内容。

3. 老年临床医学

研究老年人患病的临床特点，老年人生理变化与病理改变的区别，老年人机体内环境的不稳定因素，老年人疾病的早期诊断和临床药理学的特殊问题，老年人患疾后的康复和护理等等。重点是研究导致老年人病残和过早死亡的常见老年病。

4. 老年预防医学

研究如何预防老年人的常见疾病，如何保护老年人的身心健康。还研究老年人的保健，包括饮食管理、健身锻炼、文娱活动和培养良好合理的生活习惯等。

5. 老年心理学

研究老年人由于人体老化和环境变化等因素对老年人可能产生的心理影响。轻者表现为老年人情绪波动，重者可发展为老年人抑郁症等老年性精神障碍疾病。通过对老年心理医学的群体调查，探讨合理的心理护理措施和合适的心理支持方法。

6. 老年保健医学

研究对老年人常见病和多发病的预防治疗工作中，如何设立必要的社会机制和相应的保障措施，以及如何保护好老年人的心身健康，促成老年人的延年益寿。

7. 老年社会学

研究与老年人健康有关的社会、经济、文教和环境等社会制度、家庭结构和生活风俗习惯等相关的问题。重点是研究对老年人的社会福利、教育、保健和环境保护等问题。

第二节 老年人年龄划分

对人的年龄的认识,有年代年龄、生物年龄和心理年龄等说。

1. 年代年龄

是指出生后按日历计算的年龄,也叫实足年龄。

2. 生物学年龄

是根据正常人体生理学和解剖学发育状态可推算出的年龄。因此生物年龄也就表示个体组织结构和生理功能的实际发育成长老化程度,用于预测个体的未来健康状况和寿命。

3. 心理年龄

是根据"标准化智力测验量表"测得的结果,用于衡量人的智力水平。

老年医学无论是基础研究还是临床工作,均以实足年代年龄为准。

"老年"从生理意义上讲,是生命过程中组织器官走向老化和生理功能走向衰退的阶段,衰老变化是循序渐进的。影响衰老的因素很多,每个人衰老的进度并不完全相同,即使在同一人身上,各脏器系统的衰老变化也不是全是一致的,因此,"老年"只能是个概括的含义,很难明确从什么时候起就算进入老年了。为研究和医疗工作上的方便,我们常以大多数人的变化时期为标准。一般认为人的衰老变化从40岁后就逐渐明显,如45岁左右出现眼的老视(presbyopia),随之头发灰白;50岁以后由于脊柱的弯曲和缩短而身高变矮(每20年降低约1.2cm)。但实际功能障碍表现明显如听力减退、牙齿脱落、内脏器官功能减弱等真正影响工作、生活、学习的时候,多发生在60~70岁以后。

目前由于世界各国人口平均寿命的不同,政治经济情况的不同,对老年人的年龄划分规定尚无统一标准。一般在发达国家地区规定为65岁以上(如美、英、德、法、意大利等国),也有规定为67岁以上的(如挪威等北欧国家),在发展中国家较多规定为60岁以上。

我国老年年龄如何划分?我国民间常以"年过半百"为进入老年,并习惯以"花甲之年"代表老年,以"古稀之年"代表高寿。"半百"指50岁,"花甲"指60岁,"古稀"指70岁。我国国务院规定退休年龄,男60岁,女55岁,高级脑力劳动者65~70岁。1980年12月亚太地区老年学会议期间,世界卫生组织召开的工作会议上正式提出在亚太地区以60岁以上为老年。中华医学会老年医学学会于1982年建议:我国以60岁以上为老年人。老年分期按45~59岁为老年前期,60~89岁为老年期,90岁以上为长寿期。为研究工作统一比较的方便,年龄分组的划分,以5岁为一组计算,即60~64岁,65~69岁,70~74岁,以此类推。

第三节 老龄社会概念

由于世界各国社会人口老龄化发展的趋向不同,现按社会人口年龄结构比例的不同,将各国各地分为三型:

1. 青年型社会(国家)

≥60岁的老年人占总人口数<8%;

≥65岁的老年人占总人口数<4%。

2. 成年型社会(国家)

≥60岁的老年人占总人口数<8%~10%;

≥65岁的老年人占总人口数<4%~7%。

3. 老年型社会(国家)

≥60岁的老年人占总人口数>10%;

≥65岁的老年人占总人口数>7%。

2000年全球总人口数达61亿，其中老年人口有6亿。老年人约占总人口数的10%，因此宣告全球已进入老龄化社会。

中国于2000年统计，60岁以上老年人约为1.26亿，约占总人口数的10%，与全球同步进入老龄化国家。至2002年底老年人数达1.32亿，预计到2040年我国老年人口数将达3.8亿，即每四人中就有一个老年人。我国人口老龄化发展如此迅速，老龄问题将越来越突出。

（潘天鹏　石津生）

参考文献

潘天鹏．老年医学基础知识及常见老年病．空军总医院内部资料，1985年5月

第二章　老年医学历史

第一节　西方老年医学简史

西方医学早在古希腊时代，名医 Hippocrates（公元前 460～377 年）注意到老年人患病的特点有“呼吸困难，黏膜炎症咳嗽，排尿困难，眩晕、中风、消瘦、失眠、关节痛、全身瘙痒、大肠脱垂、流泪、白内障、视力模糊、青光眼、听力迟钝等”老年型病症，并认为“老年患病后讲述不适症状常较年轻人为少，且一旦被慢性病所缠就脱不了身”，还指出长寿的秘诀为“避免一切能引起缩短寿命的损伤，对一切事情保持节制”。

西方最早有关老年的论著是 13 世纪用拉丁文写的《老人治疗和永葆青春》（Roger Bacon：The Cure of Old Age and Preservation of Youth）。该书于 1683 年在伦敦由 Richard Brownie 译成英文。在英国写有关老年人专著的第一人是 Floyer，于 1724 年写《老年保健医学》（Medicina Gerocomica），从而奠定了西方老年医学的基础。自此在英国有关老年病的论著逐渐增多，因此英国为西方发展老年医学最早的国家之一。此后于 18～19 世纪，德国、法国和日本等国从事老年医学的工作者相继出刊各种老年病专著。

美国医生 Nascher 在美国被誉为“老年医学之父”。Nascher 医生在学生时代，随讲师访问某贫民院时，遇一老妇跛行到师生们面前，叙述一些看着似乎不十分重要的痛苦。讲师对学生们解释说：“这是老年人必然受的苦，毫无办法。”这一事件在 Nascher 医生的思想上形成很深的印象，以至其从事医生工作 35 年后决心创办“老年医学”这一专门学科，并在 1909 年第一次应用“老年医学”（Geriatrics）这一名称，发表在《纽约医学杂志》（New York Medical Journal，August 21，1909）上；此后又于 1914 年出版第一本《老年医学》教科书。

美国老年医学学会正式成立于 1942 年，并出刊《老年医学杂志》（Journal of Gerontology）。如以世界上第一个正式出刊《老年医学杂志》为学科形成的起点的话，老年医学在西方真正发展为医学中的一个专门学科也只是近半个多世纪的事。

第二次世界大战后，西方各国人口老龄化发展进程较快。很多医学院校开始建立老年医学研究室，将老年医学列入学生必修课，编写老年医学教材。各地医院开始设立老年病科，培养老年病专业医护人才；社区培养老年病专职医师、心理医师及保健康复医护人员；并开展了网络医疗服务。

第二节　中国老年医学简史

中国对老年人的生理病理变化规律的观察和对老年人疾病的防治和研究，较之西方有更悠久的历史，且有比较成熟的防治经验，其中有很多是千年来一直行之有效的抗衰老和防治老年病的方法。

《内经》是中国历史上最早的医学专著，成

书于春秋战国时（公元前770－221年）。在《黄帝内经》中，对人体发育成长成熟至最后衰老的生理变化过程和原因即有详尽且确切的描述。《素问·上古天真论》云："女子七岁肾气盛，齿更发长；二七而天癸至，任脉通，太冲脉盛，月事以时下，故有子；三七肾气平均，故真牙生而长极；四七筋骨坚，发长极，身体盛壮；五七阳明脉衰，面始焦，发始堕；六七三阳脉衰于上，面皆焦，发始白；七七任脉虚，太冲脉衰少，天癸竭，地道不通，故形坏而无子也。""丈夫八岁肾气实，发长齿更；二八肾气盛，天癸至，精气溢泄，阴阳和，故能有子；三八肾气平均，筋骨劲强，故真牙生而长极；四八筋骨隆盛，肌肉满壮；五八肾气衰，发堕齿槁；六八阳气衰竭于上，面焦，发鬓颁白；七八肝气衰，筋不能动，天癸竭，精少，肾脏衰，形体皆极；八八则齿发去。""肾者主水，受五脏六腑之精而藏之，故五脏盛乃能泄。今五脏皆衰，筋骨解堕，天癸尽矣，故发鬓白，身体重，行步不正而无子耳。"鉴于了解到人体衰老的原因是阴阳失调，脏腑虚衰和气血耗竭，从而总结出一系列调和阴阳，健脾益肾和补养气血等治法选方用药，达到防治疾病和延年益寿之功。

中国传统医学在治疗常见老年病中也积累了丰富的临床治疗经验。如对"冠心病"的防治，《灵枢》即有叙述："真心病，手足青至节，心痛甚。"《难经》云："其痛甚，旦在心，手足青者，即名真心痛。其真心痛者，旦发夕死，夕发旦死。"《金匮要略》进一步阐明对心痛病的治法："胸痹不得卧，心痛彻背者，栝楼薤白半夏汤主之。"栝楼薤白汤应用千年来至今仍为治疗冠心病致心绞痛的主方。又如对脑血管意外所致"半身不遂"，《灵枢》记载："虚邪偏客于身半。其入深者，内居荣卫，荣卫衰则正气去，邪气独留，发为偏枯。偏枯者，半身不遂也。"《素问·至真要大论》云："诸风掉眩，皆属于肝；诸暴强直，皆属于风。"《金匮要略》云："夫风之为病，当令人半身不遂。"强调半身不遂病因以外因风邪为主。宋、元之后逐渐认识到中风病原因是内在因素为主，如名医刘河间的"心火暴盛"，李东垣的"正气自虚"，朱丹溪的"痰湿生热"等理论学说。至明清时中医对中风的病因概念已系统化。《景岳全书》载："此证多见卒倒，卒倒多有昏愦，本皆内伤积损颓败而然，原非外感风寒所致。""凡此病者，多以素不能慎，或七情内伤，或酒色过度，先伤五脏之真阴。""阴亏于前，而阳损于后；阴陷于下，而乏于上，以致阴阳相失，精气不交。"明确了中风半身不遂是气血虚亏，瘀阻脉络所致。清·王清任在《医林改错》（成书于1830年）中总结治疗半身不遂的主方"补阳还五汤"，该方以"益气养血，祛瘀通络"为主，是百年来沿用至今的好药方。其他如"糖尿病"（"消渴"），慢性支气管炎（"哮喘"）等常见老年病治法，中医均有系统的沿用多年至今仍很有效的方药。

1949年10月中华人民共和国成立后，全国政局稳定，经济逐渐恢复好转，民众得到安居乐业，医药卫生事业有了广阔发展空间。中国科学院动物研究所郑国章于1958年创办老年医学研究室，开展对老年人的生活调查和对老年医学的基础研究工作。1964年在北京召开"第一次全国老年学及老年医学会议"，交流了人体衰老过程中有关各种生理功能变化和常见老年病诊疗经验等基础及临床研究工作成果。后经"文革"十年动乱，老年医学研究工作虽遭一定的干扰和影响，但中医中药和中西医结合有关老年人摄生保健研究工作仍取得一定的进展，尤其是补益脾肾，活血化瘀以及调整免疫功能等中药研究工作取得一定成果。1981年在桂林召开"全国第二届老年医学学术会议"，同时成立"中华医学会老年医学学会"。1982年出刊《中华老年医学杂志》（北京医院主持）。自此，我国老年医学专业工作逐步走上健康发展之路，并且迈向国际行列。

第三节 军队老年医学简史

中国人民解放军的广大指战员大多为中青年人，但部分任指挥员的高级将领都先后步入老年行列，逐年退休下来的高级干部也进入耄耋之年。据此，总后勤部卫生部医学科学技术委员会于1983年成立“全军老年医学专业组”，同时在大连召开“全军第一届老年医学学术会议”（1983年10月），自此，全军配合了全国老年医学工作的不断发展和进步。解放军总医院先后成立“老年医学研究所”和“老年心血管病研究所”（1996年）；主编《人民军医保健医学专刊》（1989年）和《解放军保健医学杂志》（1999年）。自1984年起先后组织“全军老年医学专业学习班”多期，培养了多批老年医学人才。1996年原全军老年医学专业组改名为“全军老年医学专业委员会”。

空军后勤卫生部医学科学技术委员会根据全军老年医学专业组的号召，于1984年5月成立“空军老年医学专业组”，并在杭州召开“空军老年医学专业组第一次会议”，交流了老年医学工作经验，研究了空军老年医学专业组工作。空军总医院于1985年成立“老年病研究室”，主编《老年医学基础知识及常见老年病》，并于同年10月举办“空军第一期老年医学专业学习班”。1992年成立“空军老年医学研究中心”。1996年“空军老年医学专业组”改名为“空军老年医学专业委员会”，由空军总医院主持，继续推进空军的老年医学工作。1998年主编《现代系统老年医学》，并连续举办多期“空军老年医学专业学习班”，配合了全国和全军的老年医学专业工作。2009年完成《中华老年医学》编纂工作。

（潘天鹏　石津生）

参考文献

潘天鹏．老年医学基础知识及常见老年疾病．空军总医院内部资料，1985年5月

第三章　老年医学伦理学

医学是人类在对抗自然和维护自身健康的长期斗争中逐渐形成的一个社会行业。作为从事医务专业的人员,他们和其他任何人一样都是社会活动中的一分子。他们既为社会服务,也同时接受其他从业人员对自己的服务。其间必然存在一个共同和对等的权利和义务。因此,社会道德应该是共同的、共有的,也是共需的。

公认的医学道德概念,从医学职业在社会上形成以来就一直存在着。如“神农尝百草,一日而遇七十毒”是最古老的例子。在近代医学教育中,也有在进入实习医生工作之前,要学习“医学伦理学”课程,目的在于使每一名医学工作者树立“全心全意为伤病员服务”的思想。

“医德”这一概念虽自古以来就有,但正式列入近代医学教育教课书的时间还是比较晚的。美国的权威教课书《希氏内科学》于 1927 年首版以后,迄止 1963 年第 11 版未涉及医学伦理学。直至 1971 年第 13 版增加了第一章医学现代科学,其中提到了一些“医德”方面的概念。至 1985 年第 17 版才正式列出“医学伦理学”(medical ethics)一节。我国的权威教科书《实用内科学》从 1952 年首版以来,虽多次再版均未涉及医学伦理学:1988 年陈可冀教授主编的《中国传统康复医学》中列了“传统康复社会学及伦理学”一章,1995 年方圻教授主编的《现代内科学》列出了“医学伦理学”一章,均有较详细的叙述。

随着时间的推移和时代的前进,医学伦理学有待进一步探索和发展。

第一节　医学伦理学

一、伦理学的含义

伦理学,亦称“道德哲学”,是以道德为研究对象的一门学科。“道”是指道理,借以用来表达事物运动变化所必须遵循的普遍规律或万物的本体。所以“道”也就是道理的意思。“德”和“得”二字意义相近,用以表达具体事物从“道”所得的特殊规律或特殊性质。《老子》中说:“道生之,德系之,道之尊,德之贵,夫莫之命而常自然。”意思是说“道”和“德”虽尊贵,但不是什么命主宰的,而是有一定自然规律的。

“伦”是指人与人的关系。“理”是指道理和规则。“伦理”就是处理人们相互关系应遵守的道理和准则。因此,作为“道德哲学”的伦理学是关于研究道德的起源和发展,人们的行为准则,道德的社会作用,包括人们相互间和人们对社会、国家等的义务,以及研究道德教育和道德修养方法等一系列问题的学说。

二、对医学科学的认识

医学不同于一般科学,医学科学范围较广,除生物医学本身以外,还包括药理学、生物化学、生物物理学、心理卫生学、环境卫生学、营养学、社会经济学以及一系列方方面面的医学文化遗产。医学是一门为保护健康、治疗疾病、减轻病痛,集各种知识智慧和传统技术为一体,并用之以为人类谋福利的职业。医学科学又是持续不断变化的,必须不断学习更新。医疗职业是一门博学的职业。一般培养一名较好的医生,需经大学本科基础训练,而后再经临床实习，取得学位，才能成为一名合格的医生。此后还需在长期从事医疗实践的过程中，不断学习提高，才能保持知识丰富、技术先进，才能胜任医学科学不断进步发展之所需。

医学与千千万万的患者有联系，与社会上的男男女女老老少少有联系，与社会上各层次各阶层的人有联系，因此，医生职业富有广泛的社会性，存在着较广而复杂的人际关系。医学职业从事得好或坏，不为医生本人的主观意向所转移，而是由医疗实践的效果来决定的。患者的病症得到及时正确的诊断，经过合理的治疗护理，能较好恢复痊愈，是验证职业水平的唯一依据，也受医学伦理学的检验。

医学与社会经济学有着不可分割的关系。患者有病就医，必然会涉及到医疗费用问题。医生为患者治疗，必须考虑到患者和社会的经济负担问题。如何以较少的经济代价去解决好患者的病痛也是医疗日常实践中必须认真考虑的问题。

总之，医学确实是一门博大的学科。作为一名医生必须珍惜自己的社会地位，在一生的医疗实践中取信于患者，并为完成社会的合理分工和努力贯彻医学道德准则作出应有的贡献。

三、医学伦理学的依据

医生职业唯一的对象是患者，因此医学道德哲学的依据只能是患者的思维活动和客观反应。患者因病就医时必然会有以下一些问题：

“我能不能找到一位好医生？”

“我能否找到一位能有充分时间听取和了解自己诉说的好医生？”

“我能否找到一位自己经济上能承受得起的好医生？”

因此，在患者心目中的好医生，应该是具有丰富医疗知识和医疗实践经验的医生；是能把患者当作亲人的医生；是能耐心听取患者诉说的医生；是能体谅患者经济负担的医生。总之，是一位能全心全意为患者服务的医生。

这就是医学伦理学的依据和出发点。

四、医学伦理学的范围

根据医学道德哲学的要求，医学职业含有三重责任：首先是，学习和掌握丰富的医学科学知识，并能积极发展和传授给他人；其次，应用这些知识为患者和整个社会的健康服务；第三，检查各项医疗行为是否合乎医学道德和伦理要求。

1. 认真学习、发展和传授医学科技知识

医学是一门博学的专业。医生首先要掌握生物医学，用以了解疾病和诊疗疾病；医生同时应具有生化、物理、生理、药理、营养等基础知识，包括分子生物学、核医学、高频激光术、生物相容修补术、器官置换移植术以及生物制品研制等广泛的知识。医生只有掌握了这些丰富的现代医学技能，并在此基础上不断创造出新的诊疗方法和技术，才能更好地为患者服务。这样才能成为患者信赖的好医生。既然现代医学技能是不断更新、不断发展的，医学科学知识的前景也就是无限的。

医生在自己掌握了一定的医学科学技能的同时，还有向他人传授的义务。任何在医技上的保守思想和做法都是医学道德哲学所坚决唾弃的。

2. 积极应用医学科技知识为患者和社会服务

医生在具备一定的科技知识后，如不能尽心为患者和社会服务，也是背离医学道德哲学原则的。医生的职业之所以被誉为神圣的职业，就在于这个职业完全是立足于“奉献”的。在患者眼中的好医生只能是这样的医生，不论患者的贵贱贫富、职权大小都一视同仁，都能尽心尽责地为所有患者服务。也就是能让患者体会到医生能把自己当作亲人看待，从而奠定充分信赖的基础。三国时代的名医华佗，发现“麻沸散”，为关公疗毒，为曹操治头痛病，均获成功。曹操让其伴随身边，而华佗认为他的工作在广大民间，被囚狱中仍至死不屈。这种愿为社会奉献的精神流传至今，仍受到广泛赞誉。

3. 检查医疗行为是否合乎道德规范

每一位医生的每一项医疗行为，他们的出发点和实施后果都受到医学道德规范的检验和约束。任何医疗工作中的疏忽大意，给诊疗工作带来的失误，将给患者带来莫大的痛苦和损失。这种不良医疗行为是医学道德规范决不能允许的。在医疗过程中让患者付出不必要的经济负担的话，也将受到医学道德规范的谴责。

五、如何树立和培养良好的医德医风

医生良好的医德医风来源于自我思想觉悟水平的提高。可从以下几方面入手：解决好立志与奉献的关系，解决好理论与实践的关系，解决好自身与群体的关系，以及解决好独立思考与盲从依赖的关系。

1. 解决立志与奉献的关系

作为一名医生，既然立志于这一事业，必然要付出一定的代价。因为医生工作的对象是患者，患者是一个复杂的有机体。医生必须具备丰富的医学知识和技能，才能解决患者的复杂病情。这就需要刻苦学习，运用合理的思维方法，不断提高分析能力，付之于正确的医疗行为，并要求医生付出很大的心血、精力和时间，这是医生的神圣工作性质决定的。医生也只有在这种无私奉献中才能成长。

在我们周围有许多医学界的老前辈，他们几十年如一日地为解决患者的痛苦而努力工作，永不停步地探索追求。他们那种全心全意为伤病员服务的崇高思想和热心于医疗事业的奉献精神是我们学习的好榜样。

2. 解决理论与实践的关系

作为医生，虽然需要扎实的医学科学理论基础知识，但更重要的是日积月累的医疗实践。医学科学之所以与其他纯理论科学不同，就在于它是一门实践性很强的科学，书本上的医学理论，结合到临床工作时常常是千变万化的。丰富的医学真知只有通过临床实践才能取得。在此要提请注意，医生在为患者服务时，看起来是在付出，而实际上同时也在收获。在临诊过程中无论是取得正面的成功效果，还是反面的经验教训，都是丰富医生临床知识的重要的基础和来源。真正的好医生不是在医学院校里培养出来的，而是在长期的医疗实践过程中逐渐成长起来的。如果医生见到患者就心烦，那无异于是在断绝自己提高成才的道路。

现在有一种不太好的倾向，就是不重视临床诊疗工作，而热衷于搞科研、写论文。因为论文和成果会带来回报，会得到提职晋级。写论文是对工作经验的总结提高，搞科研是医学科学发展的需要，两者固然重要，但其最终目的只能是有益于创造更多为患者服务的知识和手段。背离这一医学方向的根本原则的一切作法都是不可取的。现在这种倾向甚至发展到在搞科研和写论文中不惜弄虚作假的地步，这是对医学科学的亵渎，既可悲也可恨，是医学道德规范决不能允许的。

3. 解决自身与群体的关系

作为医生，在处理医疗问题的过程中难免会遇到一些难题，在面临复杂的病情时，经常还需要依靠群体来协助探索解决。一个人的知识再丰富，总有一定的局限性，不可能代替群体知识之广。所以在临床工作中，要有集体查房、邀请会诊等手段，这种发挥群体力量的做法是完全应该的，也是行之有效的。所谓“同行是冤家”的思想是医学道德哲学坚决反对的。医生对待患者的病痛，决不能以个人好恶为前提，排斥他人的正确意见，置患者的利益于不顾，而应提倡尊重事实、尊重科学。为了患者的根本利益，医生之间应该互相尊重，互相学习，取长补短，目的只有一个，共同为伤病员解决病痛，这也是受医学道德规范约束的。

4. 解决独立思考与盲从依赖的关系

作为医生，在医疗实践中必须根据患者的实际情况认真发挥独立思考的能力。尤其在遇到疑难病症时，医生本身有责任多研究、多分析，以求得出更切合患者实际的诊断结果和治疗方案，而不盲从依赖专家。我们对待专家的正确态度应是：尊重专家，不迷信专家。所谓尊重专家，就是要认真听取专家的意见，毕竟专家具有较丰富的知识和经验。所谓不迷信专家，因为专家虽专一门学科，不能要求其为全能，何况专家接触患者时间短，了解患者情况不一定深，作出的判断可能不一定完全符合患者的实际。所以一名好医生要有高度的责任感，要独立思考，要不盲从；一切服从于患者的利益，才是真正符合医学道德规范的最高原则。

第二节　老年医学伦理学

一、对老年医学的认识

我国自古以来对老年人的生理病理变化和老年人疾病的防治都有系统深入的研究，并记载于历代医学论著中，如《内经》、《难经》、《金匮要略》、《医林改错》等等。西方医学早在古希腊时代也注意到老年人患病的特点和长寿的秘诀。但老年医学真正成为医学范畴的一个专门学科还是较晚的事。

美国 Nasher 医生被誉为“美国老年医学之父”，并于 1909 年第一次引用“老年医学”（geriatrics）这一名词，刊在《纽约医学杂志》。以后于 1914 年出版第一本老年医学教科书。美国老年医学学会正式成立于 1942 年，并创刊《老年医学杂志，Journal of Gerontology》，迄今仅半个多世纪。中国于 1964 年召开“第一次全国老年学及老年医学学术会议”，交流了人体衰老过程中生理功能变化和有关老年病的诊疗经验。至 1981 年召开“全国第二届老年医学学术会议”，同时成立“中华老年医学学会”。1982 年创刊《中华老年医学杂志》，至今仅 20 多年。

现代老年医学形成的时间虽短，但在这数十年中，对衰老的表现、衰老的机制、衰老的防治，以及老年人临床患病特点、老年病的特殊治疗规律、老年医学和社会学的关系等等研究都取得较大进展。在老年医学的形成和实践过程中，也带来了一系列老年医学伦理学问题。

二、老年医学伦理学的依据

老年医学伦理学在医学伦理学中有其独特的一面，这是由老年人的一系列生理病理变化和一系列社会经济环境等因素决定的。人进入老年后，必然出现一系列的新问题，包括身体生理的变化、反应能力的变化、患病常常多发的特点及社会环境的变化。

1. 身体生理功能变化

老年人由于机体衰老，各种生理功能明显减退，因此在同一环境下与年轻人相比，易患因素多。老年人不仅容易患病，也容易伤残，故在医疗保障上应有更多的照顾。

2. 反应能力变化

老年人脑功能减退，反应能力就差，活动能力也迟钝。老年人患病后或因不能主动主诉，或因病情反应轻微而易被忽略。因此，要求有极大的耐心、体贴的态度和认真细致的作风去对待一切老年患者。

3. 老年人患病常为多发

老年人患病常常多系统多器官同时或先后发病。因此，接待老年患者的医生应具较广泛的知识面而不至于延误诊治。

4. 社会环境的变化

人老了，退下了工作岗位，容易遭到社会上的忽视。所谓世态炎凉、人去茶凉的情境在所难免。再者人老后，家庭情况的变化，孤寡离异、后代不孝等等环境变化，都会导致老年人得病和加速衰老。这些不仅是社会老年学问题，也是老年医学范畴的问题。

三、老年医学伦理学规范要求

老年人由于失能情况严重，患病后常常诸病多发，而自身又缺乏准确反映病情的能力，因此对老年患者的医学道德规范应有更高更多的要求。

1. 发扬尊敬老人的崇高美德

尊老敬老本是中华民族的优良传统，但要真正让社会上对尊敬老人取得普遍的共识尚是有待努力的问题。

人的健康长寿是人类进步发展的体现。人的寿命越长，人类越应受到鼓舞，感到骄傲。今天的老人也是昨天社会财富的创造者，他们对社会发展有过不同程度的贡献；他们在过去社会实践中积累的丰富知识和经验，仍是今后社会历史发展的宝贵财富。因此，老人理应受到社会的尊重，得到养老的待遇，其中也包括良好的医疗保障。很多国家对老年人在医疗保障方面作出相应优待的规定。作为医务人员应热情耐心地对待老年患者，这里仍然存在"无私奉献"的问题。

老年病科医生遇到的问题和麻烦，比一般内科医生更多更复杂，所以医生们常常在老年病科门前驻足不前。这里的主要思想障碍有二：一是怕学不到技术，二是怕工作难做。其实在老年病科将可学到更多在一般专科学不到的知识。只要我们在工作中尽心尽责，坚持原则，也没有不可克服的困难。作为老年病科医生只有本着尊老敬老的优良传统，树立高度的社会责任感，淡薄名利，无私奉献，目的只有一个，为老年患者谋利。

2. 学习更多为老年患者服务的知识

我们树立全心全意为老年患者服务的思想是贯彻老年医学道德规范的基本前提，但还需要有一手为老年患者服务的高超本领。只有具备高超的老年医学诊疗技术，才能完成好为老年患者服务的工作。因为老年人患病临床表现常常极不典型，或者常常多系统多器官同时受损患病。作为一名老年病科医生就要求学习钻研更广博的知识，片面强调某一内科专科专业，将不能适应老年病科工作的需要。

以老年人急性心肌梗死为例，其临床表现常常很不典型，多数无心绞痛症状。有表现为消化道出血当作胃肠病收入消化科病房的，有表现为肢肿当作代谢紊乱收入内分泌科的，有以上呼吸道感染收入呼吸科病房的。如不具备多方面知识将延误诊治，后果将难以想象。再者，重症老年患者，随时可能发生多器官功能衰竭。因此，老年医学工作者除应有较广的内科医学基础知识外，还要熟悉老年人的生理解剖、病理变化特点，要学会掌握各系统主要急重症的诊治原则，包括心血管系统的急性心肌梗死、心力衰竭、严重心律失常和心脏复苏处理原则，呼吸系统的肺大出血和呼吸衰竭的急救原则，消化系统的胃肠道大出血的处理原则，脑神经系统的重症脑梗死和脑出血的处理原则，以及代谢疾病中的糖尿病酮症酸中毒、高渗性非酮症性糖尿病昏迷和低血糖等的临床鉴别诊断和急救原则。

总之，既立志于老年病科专业，就要在学习求知和工作中付出更多更多。老年病科医生应该是一名全科医生，如能再系统学习中医，能运用中西医结合的手段治病，则更能受患者的欢迎。

3. 树立严谨过细的工作作风

老年人患病不仅常不典型，而且常常反应轻微、表现不明确，甚至根本无主诉也无要求，因此，老年病科医生在诊疗工作中要有更细更严谨的工作作风。

如老年人患肺炎，常不发热，也无咳嗽咳痰，血白细胞不升高，仅表现为精神淡漠、不思饮食。如不经细心检诊，一旦延误漏诊，将带来不可挽回的损失。要求老年病科医生的工作作风要严谨过细，还在于有时老年人因某一主病就医时同时隐有其他重要病症，如不及时注意，也会带来深深的遗憾。如某老年患者原患高血压病和陈旧性心肌梗死，因支气管肺炎高热住院。入院时心电图已有损伤性 ST 段抬高之再梗死征候，未引起重视，只注意了处理呼吸道感染，结果入院后 2h 突然心性猝死。此外，正后壁心肌梗死也容易在临床上漏诊。因为常规导联心电图上见到 V_2 导联 R/S >I 时，常被判定为心脏逆时钟转位，忽略了正后壁心肌梗死时 V_8、V_9 导联的 Q 波反映到前间壁呈高 R 波图型的可能性。再如老年人患周围血管闭塞性动脉硬化症时，在早期可无任何症状，如查体工作细一些,上肢病变可在颈部听到血管杂音,下肢病变可查出患肢足背动脉搏动减弱或消失。所以作为一名老年病科的内科医生在常规体检时,除常规检查桡动脉搏动以外,也应查颈部有无血管杂音、腹部有无异常杂音以及双下肢足背动脉搏动情况,以利及早发现周围血管病症。

4. 重视恢复功能的医疗

老年人患病有相当一部分患者遗有致残的病症,需要进行康复医疗。康复医疗既存在一定的难度,而且花费时间长,经费开支也大。医生必须本着"知难而进"和"勇担道义"的原则,悉心照料因病致残老人的康复医疗。有的国家在老年病科专门设置供老年患者康复锻炼的场所,专门训练老年病科护士,负责指导和训练老年患者康复以适应生活自理的需要。如布置室内的木板地、室外的沙子地、水泥地和草地,让患者锻炼,习惯各种场合的行走;在生活锻炼室内有电话机进行拨电话号码训练,用钥匙开各种常用门锁的训练,用天平练习称各种食品制作膳食的训练;以及设有上下公共车辆的把手台阶,让患者学习扶把手上下车的能力。还设有大小不同的水疗池为患者进行日常康复肢体功能的锻炼。总之,患者致残后要千方百计治疗到能正常生活自理的程度才放心让患者出院。

唐代名医孙思邈指出:"人命至贵,有贵于金。"因而医务工作者对待患者"不得瞻前顾后,自虑吉凶,护惜身命。"应该是"见彼苦恼,若已有之。""患者苦楚,不离斯须。"这是古人从全心全意为患者服务的亲身体会中总结出来的传统医学伦理学原则。值得老年医学工作者借鉴。

第三节　医务人员必须具备"八颗红心"

医务工作者必须走"全心全意为患者服务"之路,也就是具备"八颗红热的心",即:奉献之心("献心")、认真之心("真心")、耐烦之心("耐心")、仁爱之心("爱心")、诚实之心("诚心")、自信之心("信心")、刻苦之心("苦心")、自律之心("律心")。

一、奉献之心("献心")

我们立志从医,就要树立奉献一辈子的思想。因为患者患病多无定时,不论白天黑夜,不管风霜雨雪,也不问天寒地冻或蒸蒸炎热,随时有病就要找医生就诊。医生一年 365 天,每天 24 小时中随时要准备有患者来求诊。所以医院都设有急诊室,全天对外开放;病房为 24 小时值班制,设一线、二线值班;遇疑难重病时,科主任等高级医师必须随请随到。因此,医生职业的辛劳之处是非一般人所能体会的,但应把它看成是社会责任之所需。医生只有通过繁忙的医疗实践,不断累积临床经验,才能成为真正具有真才实学、诊病技术高超、能较好地为患者服务的一名可信赖的医生。

二、认真之心("真心")

对医生工作的最根本要求是认真细致。医生工作任何时候都必须认真细心。所谓认真,就要坚持看病时西医的"视、触、叩、听"基本功,以及中医的"四诊"(望、闻、问、切),"八纲辨证"(阴阳、表里、寒热、虚实)和"脏腑辨证"原则。所谓细心,就是要亲自过目实验室检查的原始资料,通过去粗存精,去伪存真,作出客观真实确切的判断,取得合理的诊断治疗方向。医生工作中稍有粗心大意,就有可能造成误诊漏诊,给患者带来不应有的痛苦和负担。

三、耐烦之心("耐心")

医生工作除了必须认真细心,还应有足够的耐心。所谓对患者要有耐烦之心,就是必须耐心听取患者的主诉。医生工作之繁忙是客观事实,但就是工作再忙,在诊病时也必须抛开

"烦心",必须集中精力,耐心于对患者的检诊。否则,如果工作粗粗的,没有准确掌握到患者病情的要点,必然会影响到医生对病情判断的准确性。

四、仁爱之心("爱心")

医生检查任何患者时必须以高度仁爱之心对待他们。患者有了病,已身受病痛之苦,看病还需承受额外的经济负担,所以医生在看病时必须把患者当亲人,既要为患者认真诊病,同时还应注意尽力减轻患者的负担。当前由于新型诊疗机器和新药品种的上市,医疗费用居高不降,患者难于应对高昂的看病费用时,医生唯一能做的工作,是在给患者检查处方时,尽量减少申请昂贵的特殊检查,和如何开同样有效的价廉的药品处方,达到减轻患者的经济负担的目的。医生不把患者的利益放在首位,乱开所谓的好药贵药和高昂的特殊检查,这种对患者缺乏仁爱之心的做法是不可取的。

五、诚实之心("诚心")

医生个人的知识常常有限,所以面临病情复杂时常需请其他医生会诊研究。医生必须以诚恳之心对待合理的会诊意见。切忌不把患者的利益放在首位,只顾个人的面子,拒绝执行会诊医生正确的建议。医生的职业所以是神圣的,就在于要求医生有一颗诚实的心,一切为解决患者的病痛出发。医生若置患者利益于不顾,只求个人虚假的"信誉",只能说是这种医生的医德医风已堕落至相当低劣的地步。

六、自信之心("信心")

"尊重专家,但不迷信专家"是做医生的必备信念。"尊重专家"是因为专家经验丰富;"不迷信专家"是因为专家的意见也可能有一定的局限。故不应盲目迷信专家,必须根据患者的实际情况作出正确的判断。所谓自信之心,也就是要根据自身的经验,参考专家的意见,并结合患者现实情况,作出真正有利于患者的合适的诊疗措施。

七、刻苦之心("苦心")

医生要成为受患者欢迎和被信赖的人,必须苦心钻研医学专业一辈子,不断充实为患者更好服务的技能和知识,因此,医生在其一辈子忙碌的工作中,必须利用点滴时间,经常到图书馆翻读现期杂志书刊,及时掌握新的医学动态,作出专题综述学术报告,钻研医学论文写作,使自己的学术技术水平常处于较先进的行列。

八、自律之心("律心")

人必须有"自律之心",这是做人的本分,医生也不例外。医生的"自律之心",应表现在对所有的患者要一视同仁。患者无论男女老少,无论贫贱富贵,无论职位高低,也无论在职或已退休,医生都应同样地认真接待,一样地细心诊病,这是做医生的天职。

（潘天鹏　石津生　尹宗武）

参考文献

1. 齐家纯,王海燕. 狠抓根本,做一名合格的住院医师. 中华内科杂志,1995,34:653

2. 梅俊武. 老年医学工作者的医德问题. 实用老年医学,1992,6:76

3. 潘天鹏. 牢固树立"全心全意为患者服务"的思想. 空军总医院内部资料,2006 年 10 月

4. Connelly JE, DalleMura S. Ethical problems in the medical office. JAMA,1988,260:812

5. McCarty DJ. Why are today, s medical students choosing high - technology specialities over internal medicine. New Eng J Med,1987,317:567

第四章　老年医学中西医结合概念

西医对老年医学工作的研究已较广较深，包括对老年人器官组织解剖、生理变化的特征，人体组织细胞衰老的机制、表现和预防，以及对各种常见老年病有效防治等研究，均取得较多进展。此外，中医对老年病的防治也有其悠久的历史和经验，中医药中有效的抗衰老方药也很多，常可弥补西医西药之不足。因此，我国老年医学工作完全可以走中西医结合之路。现将“对中医药应有的认识”、“中医防治老年病有效方药举例”和“中医临诊工作中应循原则”等分述于下。

第一节　对中医药应有的认识

一、古代中医良好的医德医风和刻苦的敬业精神是后人学习的榜样

东汉末年名医张仲景（公元 150 – 219）留给后人的传世之作《伤寒杂病论》，继承了《内经》的古训，同时总结了后人（包括他自己）的临诊经验，以六经辨证论治伤寒而著《伤寒论》，以脏腑辨证论治杂病而汇成《金匮要略》一部辨证论治的专著。其中很多临诊经验和实用方剂仍为今人所沿用。张仲景更为人尊敬之处是他高尚的医德医风。张仲景在诊病时，患者有钱就付给诊金；患者无钱，诊病后可免付诊金；患者不仅付不出诊金，也无钱买药时，张仲景就将自配的中药免费送给患者。这种救贫济穷的仁爱胸怀在其不朽巨著《伤寒杂病论》的自序中能充分看到。三国时的名医华佗，不仅医术精湛，能够应用全身麻醉方法进行开腹手术；同时还是一个很有骨气的医生，他不愿只为少数统治者个人服务，而欲在民间为大众行医，因而最终为当权者所害。唐代名医孙思邈著有传世之作《千金方》，他至百岁时还亲自上山采药，这种孜孜不倦和刻苦求实的精神仍是流传至今的佳话。

二、中医药理论中，具有朴素的唯物论和自发的辩证法

很多人常常认为中医的理论太玄奥，怀疑其缺乏科学性，有人甚至提出过要废除中医。其实中医理论中一开始就存在着唯物论和辩证法的科学概念。中医的一系列理论是千年前华夏子孙对医学这门自然科学的发展所做出的客观经验总结，为炎黄子孙的繁衍兴旺作出不可磨灭的贡献。

首先中医把人体看成是一有机的整体，在这一整体中存在着五脏六腑，各脏腑之间有一定的相互联系，从生理到病理各相应的脏腑之间存在不可分割的关系。这就是中医基础理论中的核心问题“脏象”和“脏腑辨证”的唯物论和辩证法的基础。

中医不仅把人体视为有机的整体，同时还认识到人体与周围自然和社会环境之间不可分割的整体统一性。中医认识到周围客观存在的一年四季冷暖风霜雨雪的变化，和社会环境中贫富高下贵贱关系悬殊复杂的不同，均对人体产生不同的影响。从而总结出“四诊八纲”、“病因病机”、“阴阳五行”等中医诊断工作中的核心内容，也充分体现中医诊断中唯物辩证法

的一面。

中医治疗中的“辨证求因”、“审因论治”、“治病必求其本”、“治未病”、“标本缓急”、“虚则补之”、“实则泻之”、“同病异治”、“异病同治”、“正治反治”等治则，充分体现出中医诊治工作中因人、因地、因时施治的一系列唯物辩证法原则。

学习中医只有搞清上述基本概念，才能真正将中医药理论学到手，才能在临诊工作中不走弯路、不迷失方向，才能取得中医药防治疾病的真实善果。

三、良好的“学术争鸣”和“推陈出新”的学风，保证了中医药千年来得到不断延续和发展

中医最早的经典著作《黄帝内经》完成在春秋战国时代，公元前770～222年。《内经》包括《素问》和《灵枢》两部分，全书系统全面地阐述了人体的生理、病理，疾病的诊断、治疗和预防等中医药理论。其中一些中医的核心理论，至今仍有效地指导着临床实践。

《内经》自问世以后，在后人的实践中又不断得到充实、释疑、发展和提高。如秦越人（扁鹊，公元前4～5世纪）编撰的《难经》，共述八十一难。它既包括《内经》中诸多难题的解难和释疑，也包括后人新的经验的汇总。

至东汉末年的医学家张仲景（公元2～3世纪）推出不朽巨著《伤寒杂病论》（成书于公元200～210年）。该书在继承《内经》和《难经》的理论基础上，进一步总结了汉代以前的医学成就和作者本人的临床经验。《伤寒杂病论》包括两部分，即治疗外感证的《伤寒论》和论述内科杂病的《杂病论》（即《金匮要略》）。《伤寒论》全书共22篇，计112方；《金匮要略》全书共25篇，计205方。

张仲景的《伤寒论》沿用至明清时，发展出现“温病”学派。名著有清·叶天士著《温证论治》，吴鞠通著《温病条辨》。“温病”学派基于《伤寒论》多年来应用中之不足，发展创造了“温病学”。正如吴鞠通在《温病条辨》的自序中说“六淫之邪，非谓病寒而不病温，病温不病寒也”。全书重点总结了“风温、温热、温疫、温毒、冬温、暑温、秋燥、寒湿、湿温”等系统的温病学说。全书共6卷。1、2、3卷分上焦、中焦、下焦三篇论温病；4卷温病杂说，共17论；5卷解产难，共16论；6卷解儿难，共23论。书中不少治温热病的方药至今仍为中医界广泛应用，如桑菊饮、银翘散等。由于温病学说的出现，又发展至治疗外感病时“寒热并用”的治法。

古代中医界的学术争鸣也是源远流长的。以金元时代四大派别为例。“寒凉派”刘完素（1110～1200年，字守真）重视“火热病”，使用寒凉药有其独到之处；“攻下派”张从正（1156～1228年，字子和）认为人体之发病，不论内因或外因，均因感受病邪，主张用汗、吐、下三法攻逐病邪；“温补派”李东垣（1180～1251年，名杲，字明之）认为脾胃在人体中起重要作用，提出“内伤脾胃，百病由生”观点，善于温补脾胃之法。“滋阴派”朱丹溪（1281～1358年，名震亨，字彦修）立论“阳常有余，阴常不足”的临诊经验，精于用滋阴降火药物治病。

我国千年来的中医著作，就现存书目记载不下五六千种；中药宝库，同样也是极为丰富的。《神农本草经》是最早的中药专著，成书于公元1～2世纪，全书载有药物347种，为中医的药物学奠定了基础。至公元5～6世纪，梁·陶弘景又总结整理汉晋以来新增加的药物365种，与原来本草经的347种，合计为712种。至公元659年，唐代颁布《新修本草》，计药844种，附图25卷；唐·孙思邈还撰写《千金要方》。公元10～12世纪，宋代几度修订药书，于1108年将药物扩充至1746种。至1578年，明代伟大医学家李时珍经过对古代药物作了实地考查和研究，撰成《本草纲目》一书，计药1892种。公元1765年，清·赵学敏著《本草纲目拾遗》，这是在《本草纲目》的基础上补充了药物716种。至此中药书籍所载药物达2608种之多。这么博大的中医药宝库仍是今后中医药进一步深入研究发展的基础。

四、中医药这一博大深奥的宝库，可助西医实用之不足

早已普为应用的中成药银翘解毒丸、桑菊饮、固本咳喘丸等治外感，咳喘症；乌贝散治溃疡病；香砂养胃丸、人参健脾丸、加味逍遥丸、参苓白术丸、补中益气丸、藿香正气丸等治胃肠病证；乌鸡白凤丸、坤宝丸等为治妇科病良药；六味地黄丸、杞菊地黄丸是治肝肾阴虚，调理亚健康的良药。

第二节 中医工作中必须遵守的原则

中医临诊工作必须牢记自己的四项基本原则：中医诊病的“四诊”原则；“八纲辨证”的基本原则；中医“脏腑辨证”的生理病理原则；按照“中药方剂学”治病用药的原则。

一、必须坚持“望、闻、问、切”中医诊病的四诊原则

中医临诊工作中的“望、闻、问、切”四诊诊法，完全不同于西医的“视、触、叩、听”概念。中医“四诊”中的重点是“望”和“切”二诊。中医独特的经验表现在“望”诊中的观察“舌象”和“切”诊中的探查“脉象”。中医诊病中最基本的原则，是辨别患者“气血”的平和(无病)或盛衰(病态)。中医如何辨病则除依据患者的主证以外，更重要的是观查患者的“舌象、脉象”。

一般患者多数的主证与舌诊和脉象是相符的，这样在确定治则、立法和选方药时不会遇到困难。但在临诊中也常遇主证和舌诊脉象不符的情况。中医在这时候应如何处置患者，是“舍证从脉”，还是“舍脉从证”，或者“证脉兼顾”，就有很多经验和方法。一般的经验是，既不随意“舍证从脉”，更不随意“舍脉从证”，而应以“证脉兼顾”为好。例如，遇一患者诉五心烦热，主证为阴虚内热，而舌诊示舌体胖大、舌边显著齿痕，脉滑，为一派脾气虚征象。故应判断该患者实属“气阴两虚”证。要考虑此患者的舌诊脉象的变化必然已存在日久，故可推测该患者多半是以气虚起病，后又发展至出现阴虚主证，治则立法应以补气为主，兼顾养阴；而且在观察治疗过程中，逐渐调整补气养阴两者用药之合理比例，必可取得较好疗效，也就是在看到阴虚主证见好的同时，见到舌诊脉象气虚证之改善。从这里可以体会到中医两千多年来积累了通过“四诊”的基本原则，达到辨证施治较好疗效的精华之所在。

中医诊病不看“舌象”，就不明患者是否气血调和；中医诊病不把“脉象”，就不明患者脏腑盛衰情况；这样不查舌象和脉象的中医将无法作出正确的辨证，有可能作出错误的治则、立法和用药。

二、必须坚信“阴阳、表里、寒热、虚实”八纲辨证最基本的原理

“阴阳、表里、寒热、虚实”八纲辨证，是中医临证辨病的最基本原则。也就是说，当中医诊病时，首先要通过“望、闻、问、切”四诊，了解患者的主证，掌握患者的舌诊和脉象，而后依此通过“八纲辨证”，弄清患者病证的基本态势，是表证还是里证，是阴证还是阳证，是寒证还是热证，是虚证还是实证？即使遇寒证或热证时，尚须辨别是虚寒还是实寒？是虚热还是实热？如果八纲辨证对了，治则立法选方药也就依据明确了，治疗方针也就合理了，所治的病证也会迎刃而解了。如果八纲没有辨清，甚至辨反了，比如将虚证辨成了实证，将里证辨成了表证，将寒证辨成了热证，将阴证辨成了阳证，这样立法用药必然被弄反了，结果不仅治不了病，还会造成病情加重恶化的不良后果。

三、必须坚守"脏象和脏腑辨证"的中医生理病理概念

"脏象"是中医总结人体各部脏腑生理功能的概念,"脏腑辨证"则是中医归纳人体有病后有关脏腑一系列病理变化的规律。因此,中医在临证工作中必须坚守"脏象和脏腑辨证"原则,认清人体患病时的生理病理变化,才能获得正确的辨证施治的论述。否则,抛开"脏象和脏腑辨证"原理,何能搞清病位病机,何谈合理的辨证立论,又何来正确的治则立法,更怎能合理选方用药。

中医的脏腑和西医的脏器是两种完全不同的概念。如西医的肝是指腹腔内的肝脏实质器官,而中医的肝是指肝经。现经知名中医师们研究,中医之肝应属西医的自主神经系统。又如西医之脾,是指具生血细胞和参与调节免疫功能的脾脏实体,而中医的脾是指腹中胃肠器官对营养的消化吸收功能。因此,中医诊病,不应受西医内脏器官概念的影响,必须坚守中医的脏象和脏腑辨证原则,作出正确的中医立法和合理选方用药。也只有这样才能取得中医中药的疗效。

四、必须以"中药方剂学"作为中医治病用药的依据

"中药方剂学"是中医应用药物在治疗方法上的一种进展。历代医学家在临证用药实践中积累了丰富经验,从理论上得到总结提高,并掌握了组成中药方剂的基本规律,从而形成独特的"中药方剂学"。一般中药通过配伍组成方剂后,能增强各味药原有的作用,更能互相调和各自的偏性,或制约个别药的毒性,消除对人体的不利影响。为研究单味中药和复方煎剂的异同,从微量元素测定观察,一付复方中药煎剂测出多种微量元素的含量,决不等于各个单味中药的微量元素测定的总和。因此,药物配合成方剂时,已与各单味中药原来的作用效果有所不同,复方煎剂将能更好地全面适应于治疗比较复杂的病证。

中药方剂的出现,是根据中医"治病求本"、"标本缓急"、"虚实补泻"和"正治反治"等原则,并根据病情变化作出辨证立法治则的基础上,配合相应的药物,确定合适的剂量,从而组成实用的方剂。关于中药方剂组成的原则,早在《内经》中即有叙述。《素问·至真要大论》云:"主病之为君,佐君之谓臣,应臣之谓使。"金元时李东垣说:"主病之为君,兼见何病,则以佐使药分制之,此制方之要也。"因此,"君、臣、佐、使"是中医对主病兼病用药的配伍原则。所谓"君药",是一方中的主药,是针对疾病主证、起主要作用的药。"臣药"是辅助君药,加强主要功效的药。"佐药"含义有二:一是对主药有制约作用的药,用于制约主药有毒或性味过偏的药,如重用黄芪时,佐以陈皮以助顺气;一是协助主药治一些次要症状的药,多用于兼证较多之时。"使药"多为引经药,用于主要归经和主证归经不符时,或用于调和诸药。举《伤寒论》中麻黄汤为例,"麻黄汤"由麻黄、桂枝、杏仁、甘草共四味药组成,用于治疗外感风寒表证。四味药的"君、臣、佐、使"关系如下:

麻黄:为君药。性辛温,具发汗解表、宣肺平喘作用。

桂枝:为臣药。性辛甘温,具温经解肌、助麻黄发汗解毒作用。

杏仁:为佐药。性苦温,具助麻黄宣肺平喘作用。

甘草:为使药。性甘温,具调和诸药作用。

中医在应用"中药方剂学"中也不是死守一方而不变的。中医在临证工作中,在辨证立法选方后,在用药时可随方加减,随证变化配药,药量可随机增减,甚至可随证变更方剂,即随时根据病证变化,灵活选方加减用药。当遇病证复杂时,中医常一次采用2~3个以上的方剂组成合方,抓住主证,兼顾次病,配合选方,加减用药。

总之,根据上述中医工作的四项原则,中医临床工作的核心规律是,必须经过"四诊、八纲、脏腑辨证",才能确立治则治法,而后选定

方药配伍，并根据药物的性味和归经，注意用药之间的互动和制约，且在治疗过程中，尚须根据病情的变化，随时调配方药。只有这样才能取得中医中药的真正治疗效果。另外，中医对老年人的用药原则尚须注意：①补勿过偏，谨防壅滞；②攻勿过猛，免伤正气；③顾护胃气，从本缓图；④药量宜小，慎施重剂。

第三节 中医治疗老年病的有效治疗方药

中医用于治疗常见老年病的立法方药很多，现举例如下：

一、清热化痰法

病毒性呼吸道感染在老年人中多见，可有发热咽痛、咳嗽、咳痰，查血白细胞无增高，用西药抗生素很难见效。可用中药清热方“五味消毒饮”，佐以止咳化痰药。药用菊花、金银花、连翘、板蓝根、紫花地丁、杏仁、桔梗、陈皮、半夏、紫菀、前胡、川贝、款冬花、枇杷叶；伴发热表证明显时，加用柴胡、羌活。

二、养阴清肺法

老年人中慢性支气管炎伴肺气肿后引起哮喘，如无急性细菌感染时，不宜乱用西药抗生素。可用中医的养阴清肺法，方选养阴清肺汤或百合固金汤。由于患慢性支气管炎后常伴气虚，致宗气不足，痰湿不化，甚或气滞血瘀，可加用益气养血活血药，方选人参归脾汤和当归补血汤。药用黄芪、党参、白术、茯苓、当归、丹参、白芍、川芎、生地、熟地、陈皮、半夏、川贝、沙参、麦冬、双花、菊花。

三、舒肝和胃法

胃炎、胆囊炎等在老年人中常见，多诉胃部及双胁下胀痛，嗳气反酸。中医可用舒肝和胃法治之。方选逍遥散、柴胡疏肝散。慢性胃炎、胆囊炎患者常伴气虚血瘀湿滞，舌苔厚腻，舌质瘀暗，可加用益气养血，活血，健脾渗湿药。药用柴胡、枳壳、川朴、郁金、元胡、香附、黄芪、党参、白术、茯苓、陈皮、半夏、当归、丹参、白芍、川芎。舌苔黄时，加用黄连。

四、补中益气法

老年人因胃肠功能紊乱，诉腹胀便秘。中医可用补中益气法，药用黄芪、人参、白术、茯苓以补中渗湿，用柴胡、升麻少量以升提益气。

五、增液行舟法

习惯性便秘在老年人中常见。老年人便秘时，常需用泻药帮助排便，病情重时可引起直肠脱垂。中医采用增液行舟法，用增液汤，配合适当的润肠药可将习惯性便秘治愈。药用生地、沙参、麦冬、瓜蒌、当归、丹参、白芍、川芎、郁李仁、火麻仁、熟大黄、草决明。需补中益气时，可加用黄芪、党参。

六、活血化瘀法

老年人易患动脉粥样硬化症。当心冠状动脉受侵时，可引起心绞痛；腹主动脉分支受阻时，可引起腹痛、腹卒中；下肢动脉阻塞后可在行走时引起腿痛而致“间歇跛行”。用中医活血化瘀法，配合西药的罂粟碱、硝酸甘油类扩血管药可取得较稳定的疗效。方选“补阳还五汤”，及其延伸的血府逐瘀汤、膈下逐瘀汤。药用黄芪、当归、丹参、白芍、赤芍、川芎、红花、桃仁、柴胡、枳壳、元胡、川朴、郁金。少腹痛者，可参用生蒲黄、五灵脂、没药、乳香。

七、补脾益肾法

多数老年人虽无明显的各器官系统的病证，常诉乏力明显、颜面及下肢虚肿，处于亚健康状态。中医可用补益脾肾，先后天互补之法。方选补中益气汤、生脉散、玉屏风散、六味地黄汤、杞菊地黄汤等。药用黄芪、党参、白术、茯苓、当归、丹参、白芍、川芎、生地、熟地、泽泻、猪苓、枸杞子、女贞子、菟丝子、旱莲草、山萸肉。

（潘天鹏）

参考文献

1. 潘天鹏．西医兼中医工作三十年经验总结．空军总医院内部资料，2005年12月

2. 严灿，史亚飞．第五届中国中西医结合基础理论研究专业委员会学术研讨会纪要．中国中西医结合杂志，26(11)：1049－1050

3. 王发渭，郝爱真．老年人疾病特点和中医用药原则．解放军保健医学杂志，2006，8(1)：54－55

第五章　人体衰老的机制和防治

生物衰老是一个多因素、途径复杂、综合的生理变化过程，是个体成长过程中必然出现的特殊阶段，因此，自古以来祖国医学就很重视摄生养生、健身延寿等方面的工作。在春秋战国时的《黄帝内经》、汉代张仲景的《金匮要略》和唐代孙思邈的《千金要方》等名著中均有多方论述。作为现代医学，衰老问题也是人们所重视和潜心探索的问题。目前对衰老的变化、衰老的本质和衰老的原因等所知虽仍有限，但经近数十年的研究，尤其是在细胞学和分子学水平对生物衰老的研究，在认识衰老的过程、特征和起因等方面均取得一定进展，为衰老的防治取得了可信的科学依据。

第一节　人类的最高寿限

预测生物的最高寿限，是研究防治衰老的目标和依据。人的生物学极限寿命究竟多高？也就是说人到老究竟能活多少岁？从对哺乳动物的研究推断，预测人类最高寿限的方法有三种：

(1)青春期的5～6倍：健康人的青春期是20～22岁，因此人的生物学极限寿命应是110～120岁。

(2)成长期的5～7倍：如猫的成长期是1.5年，寿命8～10年；狗的成长期是2年，寿命10～15年；牛的成长期是4年，寿命20～30年；马的成长期是5年，寿命30～40年。人类骨骼成长期为20～25年，因此人类寿命为100～150岁。

(3)细胞分裂次数乘平均每次分裂周期：动物的正常细胞在体外培养都有一定的生命寿期，没有一种细胞在体外能无限期地繁殖下去而不停止。不同种属动物的胚胎成纤维细胞的分裂次数与其平均最大寿命有一定的关联，即细胞分裂次数(代)×平均每次分裂周期＝该动物的寿命。如小鼠细胞分裂12次，分裂周期为3个月，其寿命为3年；鸡细胞分裂25次，分裂周期为1～2年，其寿命为30年。人的胚胎二倍成纤维细胞一般分裂50代(即分裂50次)便停止下来，平均每次分裂周期为2.4年，因此人类寿命估计约为120岁。

前两种方法为推理所得结果；第三种方法以实验研究为依据，故较为准确合理。不论哪种方法推算，人寿上限均超过百岁大关。我国1982年第3次人口普查统计，全国大陆29省市自治区共有百岁以上老人3 765人，最长130岁。3 765人中女性2 657人，男性1 108人。说明人类寿命是完全可以超过百岁的。但据世界各国统计，目前平均寿命最高不过70多岁。因此在人生活过程中一定有很多因素影响机体，使之在达到天然寿命之前即趋衰亡。

第二节　影响人寿命的因素

研究影响寿命的因素是提高健康水平，达到延年益寿的重要环节。已知影响人类寿命的因素可分为先天和后天两类。

一、先天因素

生物寿命的长短，与其进化形成的不同遗传特性密切相关，因此，不同种类的生物有不同的寿命界限，且各受其寿命自动调节基因综合体所控制。

人的寿命也同样受先天因素的影响。人类寿命与先天遗传因素的关系表现在：

1. 长寿者多有长寿的家族史

德国维尔茨堡大学内科主任、老年病专家 Franke 教授调查百岁以上老人 500 名，有长寿家族史者占 65%。

2. 劣性遗传常常影响后代寿命

劣性遗传造成后代各种遗传疾病，引起机体形态和生理功能缺陷，因而可缩短后代寿命。

3. 性别不同而寿命不同

无论发达国家或发展中国家，女性寿命一般高于男性，其主要原因有以下遗传因素：

（1）女性能量代谢比男性低 30% ～40%。高能量代谢可促使减寿。

（2）遗传性疾病因子常留存在 X 染色体上。女性有两个 X 染色体，如只有一个 X 染色体带有遗传性疾病因子，自身可不发病，只是遗传病的基因携带者。男性只有一个 X 染色体，一旦这个染色体带有遗传病因子即可发病。

（3）男性机体对肾上腺素类收缩血管物质的反应较女性强，因而发生心血管病的机会相应增多且重。

此外，男性工种复杂，劳动强度大，不良嗜好也多，损伤机会多，所以男性患病数较女性高，这些都是导致男性寿命短的附加因素。

二、后天因素

生物寿命的长短虽然主要由先天因素决定，但也不能忽视后天因素的影响。

1. 社会因素

社会政治经济因素对人类寿命的影响是很明显的。新中国成立前部分地区调查人口平均寿命为 35 岁。解放后由于经济生活水平的逐步提高和医疗卫生事业的不断发展，人民健康有了可靠的保障，人的平均寿命明显地延长。据 1978 年统计，我国人口平均寿命增长了近一倍，达到男 66.95 岁、女 69.55 岁。上海市 1980 年统计人口平均寿命男 70.8 岁、女 75.4 岁。北京 1989 年统计人均寿命 72.8 岁，已与发达国家人均寿命相接近。俗话说"人生七十古来稀"，现在老人们说"人生七十不稀奇"，充分说明政治经济因素对人的寿命长短的影响。

2. 疾病因素

随着增龄而出现各种老年性疾病，可加速成人的衰老和死亡。目前对寿命影响较大的有恶性肿瘤和心脑血管病两大类病症。这些疾病随年龄的增长而发病率递增，且成为老年人致残致死的重要原因。如能防治好这两类病，必然会大大延长老年人的寿命。

3. 营养因素

营养不足和营养不当均可缩短生物的寿命。当今社会影响人寿命的营养因素主要是营养过剩的问题。动物实验证明，对小鼠早年过度喂养可促进成熟，并缩短寿命；成熟后过度喂养也缩短寿命，并增加心脏、肾脏、前列腺等老年性疾病和肿瘤的发病。相反，在小鼠实验中注意早期热量限制，可控制肥胖和抑制潜在的肿瘤起源细胞，从而延长寿命；早期热量限制，还能促使机体更有效地利用热能，从而延迟衰老和死亡。

此外，人进入老年后普遍存在骨质疏松。素食和限制蛋白摄入，可延迟骨质疏松。进肉食和高蛋白饮食可加速骨质疏松，因丰富的肉食将引起酸负荷过度，从而促使钙由骨质向外转移。

4. 体力活动因素

根据长期积累的经验，适当的体力活动和有规律的体育锻炼是养生防老的好方法。长寿者一般以体力劳动者居多。动物实验中被强迫运动的鼠的寿命也明显增加。体力活动可改善代谢过程和生理功能，增强体质和抗病能力，并减少脂肪的存积和避免发胖，说明体力活动有益于健康长寿。

5. **环境因素**

对环境卫生、地理气候、居住条件、家庭情况、医疗设施等因素,如能注意避免各种有害刺激,提供合理良好的保障,可延长老年人的寿命。

第三节 衰老的基本特征

人的老化是一个漫长的过程,它的开始可追溯到卵子还没有受精以前。可以说从生命的一开始,即从最初受胎开始,就同时意味着老化(衰老)的开始。因此,人体从出生、发育到成熟、衰老这一系列变化过程都是向老化发展的过程。

衰老的基本特征可归纳为:

1. **衰老的普遍性**

衰老过程在多细胞生物中是普遍存在的。

2. **衰老的内在性**

衰老是生物体必然的内在退变过程。

3. **衰老的积累性**

衰老在生物体内是逐步积累加重的。

4. **衰老的不可逆性**

衰老变化一旦发生,常常是不可逆的。

5. **衰老的可预计性**

生物的衰老过程是可以预计推测的。一般超过65岁的老人,约有30%出现各种生理功能减退。这种生理功能减退情况在平时可处于平衡状态,一旦遇到感染、外伤,以及各种内外环境改变的影响,可因适应性不全而即刻危及生命安全。老年人进入80岁以后,各方面的生理功能减退更明显(表5-3-1)。

表5-3-1 老年人生理功能的改变

生理功能	80岁时减少的百分率(%,与30岁时相比)
神经传导速度(感觉)	15
心脏输出功率(休息时)	30
肺活量	50
肾血流量	50
最大呼吸效能	60
最大氧气摄取	70
最大工作率	70

第四节 衰老的指征

从大量的衰老研究材料来看,测定衰老的指征很多。归纳起来可分为个体衰老、脏器衰老,以及细胞、亚细胞和分子学水平的衰老等方面。

一、个体的衰老

观察个体的衰老包括对外貌、形态和精神方面的衰老变化,老年疾病的发生率、死亡率和主要死因的统计,以及生物寿命的调查研究等。研究个体的衰老为衰老的"遗传程序"学说提供理论依据。

二、脏器的衰老

通过对人体各脏器的形态、功能和代谢等方面衰老变化的研究,以及各脏器之间的协调性能,和维持人体整体内环境的稳定性等观察脏器的衰老。研究脏器的衰老使衰老的"免疫学说"、"代谢学说"、"内分泌功能减退学说"和"神经精神领域"等方面的研究得到开拓发展。

三、细胞、亚细胞和分子水平的衰老

细胞、亚细胞和分子水平的衰老研究,为"细胞结构改变学说",即"体细胞突变学说"和

"自由基学说"等的研究提供确切的依据。

1. **生物细胞衰老的表现**

(1)细胞核染色质的凝块、缩小、碎裂和分解等形态失常,以及染色体色变深,核内包涵体增多,核和核仁变大,核仁数量增加,核膜内陷。

(2)细胞浆出现色素、脂肪和脂褐质沉着,糖原减少,透明物质增加,并出现空泡。

(3)线粒体数量和形态变异。

(4)高尔基体碎裂。

(5)嗜色小体异常等。

2. **在细胞培养中,衰老细胞的表现**

细胞群的多相性增加,RNA 合成减少,RNA 黏聚增加。溶酶体增加,溶酶体内容和活力改变,并引起细胞染色质破坏。

第五节　衰老的机制学说

衰老机制的研究是老年医学研究中的重点课题之一。衰老的机制不解决,防治衰老的措施就缺乏依据。数十年来人们从不同角度、用不同方法探讨生物衰老的原因和机制,概括起来有以下各种学说:

一、中毒学说

衰老机制的中毒学说是最古老的学说。包括大肠中毒说、代谢中毒说和慢病毒理论(slow virus infection theory)。

二、遗传学说

遗传学说认为衰老受遗传因子的影响。遗传基因物质在最初就预先编成程序,在一定时间促发生长、发育、成熟,再到一定时间又促发衰老。衰老是通过遗传基因转录错误,或因染色体受损害及遗传基因的不稳定性(genetic instability)而造成的。也就是说生物从发育到衰老在机体中预先存在一个程序安排,这个时间安排称为"生物钟"。因此,遗传学说包括基因主宰说、程序说和生物钟说。

生物钟程序说在细胞体外培养中得到证实,认为该"时间钟"位于细胞核内。如正常人胚纤维母细胞在体外培养中总是进行 50 ± 10 次的增倍,成人纤维母细胞只能增倍 20 次左右,这是一种固定的时间程序现象。只有在早老患者中细胞增倍可较同龄健康者明显降低。所以,细胞的死亡通常也是有一定的程序的,故有所谓"程序性细胞死亡"之称。以转接鸡胚之肢芽为例,如转接做在一定的发育时间之前,不论转接到鸡胚的任何部位都可以成活长出脚趾来。如转接超过了它某一特定的发育时间,则接活不成而死亡。再如,中枢神经系统细胞在生命的极早期即丧失分裂功能,因此任何意外或损伤引起的程序性死亡,均可造成神经系统的发育不完善。

三、免疫学说

衰老机制的免疫学说包括免疫功能减退和自身免疫学说。

1981 年第十二届国际老年学会议(汉堡)上重点讨论了衰老与免疫的问题。认为老年人的主要免疫器官胸腺萎缩,具免疫活性的多肽类物质胸腺素分泌减少,T 淋巴细胞数减少,B 淋巴细胞释放的免疫球蛋白含量的分散度扩大,造成老年人免疫功能的稳定性降低,促成这些老年人过早衰老,并易于发生感染、自身免疫性疾病和恶性肿瘤等疾病。如能维持好老年人的免疫功能,则能明显延长老年人的寿命,减少老年性疾病的发病。

四、内分泌失调学说

衰老机制的内分泌失调学说包括内分泌功能减退和神经功能减退说。无论是动物实验或在人体中,老年化后出现的大脑功能减退,多因供血障碍和细胞本身脂褐质的积聚所致。细胞中脂褐质的沉积是细胞老化的具体表现。脂褐质在细胞中的聚集主要是由于细胞器中的溶酶体被激活，造成很强的自身溶解所致。这种自身溶解过程的被触发常受某些组织的内分泌激素所控制。如被阉割的雄性小鼠，在阉割后很快发生前列腺细胞肥大。在这些肥大细胞中可看到溶酶体样物质转变为内含被裂解的膜片的"自食性空泡"（autophagic vacoules）。这些裂解了的物质具有与老化细胞中所见脂褐质相同的荧光反应，说明细胞的衰老死亡受内分泌因素的影响。

五、自由基学说

自由基是具有高度活性的、带有不成对电子的原子或分子。自由基可在正常新陈代谢中产生，是普遍存在于生物系统的种类多、数量大、活性高、有损于细胞的过渡态代谢中间产物。以不饱和脂肪酸（RH）为例，RH 的结合是被一对相反磁场的电子连接起来形成的。当 RH 解离时，结合的一对电子即分离，形成各带一不成对电子的 H′和 R′自由基。这种 R′、H′自由基具高度活性，易与周围其他分子起反应，导致细胞的突变和不可逆损伤。生物细胞膜、线粒体膜和微粒体膜均富有不饱和脂肪酸。自由基对类脂质的过氧化反应，将导致对细胞膜和细胞内微结构的破坏。在显微镜下见到老年人的神经细胞、心肌细胞和肝细胞等多种实质细胞内所出现的脂褐质颗粒，就是这种脂质经过氧化反应形成的。在老年时体内用以去除自由基的过氧化酶（peroxidase）减少，使自由基在体内积聚，造成对细胞膜和细胞微结构的破坏，经溶酶体的吞噬水解形成的残留体，即为脂褐质的来源。

因此，随着年龄的增长，由于机体抗氧化活性的递减，逐渐降低对自由基危害的防御能力，随之细胞受损，机体衰老。维生素 E 有清除自由基的作用，其他各种抗氧化剂和抗氧化酶均对细胞有保护作用，是对自由基损害的有效防治剂。

以上各种衰老机制学说，概括起来可分为两大类：第一类学说认为衰老是由于不可逆变化引起的，是由遗传因素决定的。第二类学说认为衰老是有机体损伤积累的结果，最终导致代谢平衡失调，有机体不能维持功能而致死亡，是细胞的非遗传学改变的观点。

根据代谢是生命的特征和细胞是生命存在的基地这两点基本事实，可以说生物的衰老是由遗传所安排，而衰老的机制则是由代谢来表达的。衰老始于细胞，而细胞的衰老则是由于其代谢失调。细胞的代谢失调，是由于其结构受某些内在因素（如遗传、酶、激素、神经机制等）或外在因素（如环境、饮食、职业、药物等）的不良影响而引起的变化。遗传是决定一切生命自然寿命（生理性衰老）的第一性因素，而代谢是决定生物衰老（病理性衰老）的第二性因素。一个有生命的细胞之所以有异于死细胞，就在于活细胞能进行代谢。也就是说，没有代谢就没有生命。当一个活体的关键细胞代谢功能运转正常时，机体细胞的衰老即按遗传安排的时间速度进行，达到应有的寿命而死亡，即所谓"天年"；如果受有害的内在或外在因素的影响而引起细胞代谢功能失常，衰老过程即加快而导致早亡，即所谓"早夭"。如果说"遗传"是衰老的决定因素，那么"代谢"是生物衰老的基本形式。

第六节　衰老的细胞学和分子学研究

细胞的死亡和细胞的衰老不是同一含义。细胞死亡是正常发育的一部分。细胞的快速更新对防止器官组织的老化是极为重要的。如胃肠上皮细胞、血液生成细胞和精细胞均能快速更新，这类细胞的死亡可导致其他细胞的分化和新生。但结缔组织细胞的更新缓慢，这类细胞的死亡将导致生物的衰老，表现细胞数量的减少和功能的减退，以及弹性纤维减少和胶原纤维交连增多，最后使含结缔组织的器官受损，如血管壁的硬化即为结缔组织衰老的结果。

不同组织的细胞，其衰老的形式也不完全相同，因此结缔组织的衰老模型不能用来解释上皮细胞和神经细胞的衰老，但衰老无疑受遗传因子的影响。不同种属的动物，其寿命极限之差异（如人能生活数十年而蝴蝶只能生存数小时）都是由遗传决定的。生物细胞的衰老既然与遗传有关，研究工作也必须从遗传的物质基础入手。

遗传的主要物质存在于细胞的染色体。染色体中的主要化学成分是含有DNA的核蛋白，遗传信息即贮存于DNA分子中。作为遗传信息载体的DNA有两种重要功能：复制和转录。

一、DNA的复制

细胞的分裂，染色体的一分为二，DNA的成倍增长，遗传信息由亲代DNA分子传到子代DNA分子，这是DNA的繁殖再造，即“复制”。

二、DNA的转录

遗传信息由DNA转抄到信息RNA（mRNA），这是DNA的“转录”。转录了的mRNA将核酸中的信息转移成蛋白质中的氨基酸，这是“翻译”。

生物之所以能发育生长主要依靠三种因素：①基因信息的存在。具密码信息的DNA转录为mRNA。②特殊蛋白的形成。mRNA转移（翻译）为去密码信息的特殊蛋白。③功能部分。蛋白质在酶的影响下通过催化作用产生特殊功能。

　　　　1　　　　　　2　　　　　　3
DNA ——→ mRNA ——→ 蛋白质 ——→ 功能
　转录（转抄）　　翻译（转移）　　酶（催化）

DNA之所以能转录转移是由于其分子组成决定的。DNA是一巨大聚合体，是由四种去氧核糖核苷酸组成，即腺核苷酸（adenosine，A）、鸟核苷酸（guanosine，G）、胞核苷酸（cystidine，C）和胸腺核苷酸（thymidine，T）。这些核苷酸由磷酸脂桥连接在一起。每个DNA分子由二个线圈紧靠一起组成。结果一个线圈上的G端对着另一线圈上的C，每一线圈上的A对着邻近线圈上的T。这种A－T和G－C的互相亲合形成DNA复制（繁殖）、转录（转抄为mRNA）和翻译（转移成蛋白）的基础。

细胞核的DNA是遗传基因工具。基因功能的丧失是高等生物衰老的关键。由于每一特定动物的所有细胞都有一相同的基础DNA序列，在该动物发育过程中所以能分化成各种不同形态和功能的细胞，主要是对整个DNA序列的不同部位，通过有选择性的致活和抑制来完成的。这就构成老年医学基础研究工作可以通过研究蛋白合成的序列，以及其在各个生命阶段如何在特定细胞中被抑制，从而了解细胞老化和死亡的全过程。DNA作为细胞遗传基因的工具，一旦完成其最终核丝分裂发育后即永远存在而不被替代。无论是肌肉细胞、中枢神经细胞或内分泌腺细胞中的DNA都是如此。因此，DNA本身的变质或被破坏，必然造成细胞老化的后果。

三、DNA变质破坏方式

DNA变质破坏的方式有：DNA的裂解、DNA中某个基质被其他物质所替代以及DNA与周围物质发生化学和物理性变性反应等。目前通过这种细胞学和分子学水平研究生物细胞老化的工作，已建立了一系列动物模型。现有对生物细胞老化研究的细胞学系统解析研究方法可分为三个组（即细胞合成障碍组、细胞功能障碍组和细胞协调障碍组），共计动物模型20多种。

（一）细胞合成障碍组

1.基因损伤

模型1：DNA突变或破损（由合成障碍造成功能减退）。

模型2：DNA交叉连接（将DNA之纤束桥连接一起，使细胞不能再分裂）。

2. 信息合成活力丧失

模型3:抑制和阻遏蛋白体的积聚(如组蛋白Histones和某些金属元素积聚在细胞内,在DNA的特定位置上阻止RNA聚合酶形成信息作用)。

模型4:辅助因子的缺乏(如tRNA、rRNA和RNA聚合酶等信息形成物质减少)。

3. 信息转移力丧失

模型5:蛋白合成功能的非特异性丧失。

模型6:转移某些信息活力的丧失(如由三个核苷酸组成的密码子codon被限制)。

(二)细胞功能障碍组

1. 半自主或共生细胞器之被破坏

模型7:线粒体和成形粒的被破坏。

2. 促发物质(激素、生长因子等)的缺乏

模型8:肾上腺和胰腺激素系统的变化占引起人类细胞老化因素的20%~80%。

3. 抑制物的积聚

模型9:血清因子的积聚(血清的输入或取出可影响生命期)。

模型10:自身抗体的积聚。

模型11:共生病毒的积聚。

模型12:外源性沉淀物的积聚(钙盐)。

模型13:交叉连接物的积聚(胶原质色素)。

模型14:受热变性物质的积聚(蛋白质、氨基酸)。

模型15:部分水解沉淀物的积聚。

模型16:同分子异构化。

(三)细胞协调障碍组

1. 物理变性

模型17:胞膜渗透性降低。

模型18:细胞间空间关系的变化。

模型19:弥散介质黏度的变化。

2. 细胞反应敏感性的减低

模型20:细胞上受体部位丧失。

模型21:变换装置的丧失(如肌肉及其他组织的酶原装置)。

模型22:能量储备的丧失(衰老时与肌肉代谢关系密切的自由脂肪酸释放减少)。

3. 细胞丧失

模型23:细胞丧失(神经组织和内分泌系统细胞老化时,细胞丧失达10% ~40%。肌肉、心、肝、肾等组织中细胞丧失较少见)。

以上各种研究细胞衰老的动物模型虽大部分尚处于实验室工作阶段,但为研究衰老的机制和防治衰老提供了广阔的前景。

第七节　衰老的防治

生物的衰老虽为先天遗传所决定,是自然发展的必然规律,但如注意后天的防治,衰老是可以延缓的。预防人的衰老应从处理好影响人寿命的因素出发。

一、合理调配膳食营养

营养是生命的源泉,长寿则有赖于合理的膳食调配。

在预防衰老中首先要掌握饮食得当。所谓饮食得当就是要节制饮食,防止营养过度。营养过分容易造成体质肥胖和血脂增高,容易发生高血压病、糖尿病和动脉粥样硬化病症等。从人群调查中见长寿老人多有节食习惯。

合理调配饮食的原则是:

(1)膳食总热量不宜过高:每餐勿进食过多,以不超过八成饱为限。宁可少吃多餐,不可导致肥胖。

(2)控制糖类食品的摄入:进入过多糖类不被代谢利用,将在体内转化成脂肪而导致肥胖,代谢失衡,体质下降。

(3)注意营养平衡:在节制饮食的同时,要注意保证足够的蛋白质、维生素、各种矿物质和微量元素,以利机体维持周身器官组织的正常生理功能。要避免偏食,常用综合性膳食,包括粗细粮搭配,多用豆类、水果和坚果类食品。

(4)积极饮茶:茶叶中含有一种茶色素邻醌,能与凝血酶结合,阻止纤维蛋白原转化为纤维蛋白,有显著促纤溶和抗凝血作用。茶尚能促使脂质从动脉内膜层析出,缓解动脉粥样硬化的形成。茶还能降低血小板的黏附性,减少血栓症的机会。

(5)少量饮酒:少量饮低度酒可能对健康有益。如葡萄酒含丰富的营养成分,包括氨基酸和多种维生素,有提高血清高密度脂蛋白、减低血黏稠度等作用。啤酒被誉为“液体面包”,啤酒花尚有防腐杀菌、清热解毒、健胃利尿和镇静安神作用,但应节制。饮烈性酒对心、肝和动脉可造成损伤。乙醇尚可导致镁和钙的丢失,低镁可致神经过度兴奋和心肌细胞功能障碍,尿钙排泄增多则加速老年人的骨质疏松。

二、注意体力和脑力活动锻炼

生命在于运动,运动促进健康。运动是推迟衰老的重要因素。

适当的体力活动有助于健康长寿之说由来已久。古代著名医家华佗说:“人欲得劳动,但不当使极耳。动摇则谷气得消,血脉流通,病不能生。譬犹户枢,终不朽也。”华佗创造的“五禽戏”就是古代的一种体育锻炼方法,它以模仿虎、鹿、熊、猿、鸟五种禽兽的动作姿势进行锻炼,用以活动筋骨,疏通气血,增强体质。唐代名医孙思邈百岁上山采药,他说:“养生之道,常欲小劳。人欲劳于形,百病不能成。”国外学者的认识也类同,如“要想长寿,最好办法是一生坚持体力劳动”,“运动就其作用来说,可以替代任何药物,但世界上一切药物都不能代替运动的作用”。现代研究认为运动可调整人体血脂平衡,减少动脉粥样硬化的发病。广州空军老年医学专业组观察离退休老人98例,分为运动组和少运动组各49人,结果运动锻炼组血清高密度脂蛋白平均1.35±0.26mmol/L,明显高于少运动组的平均1.12±0.20mmol/L;运动组冠心病的发生率为8.16%,而少运动组为36.73%。

体力活动和体育锻炼因素固然重要,而脑力活动对老年人的健康长寿也同样重要。如读书、写字、绘画等活动,既是一种积极的生活方式,也是一种脑力活动形式。这种活动常牵及全身,包括视觉、听觉以及其他感官和全身一系列神经运动反应。根据超声检查研究,探测不同生活方式的人的大脑,发现勤于思考的人脑血管经常处于舒展状态,脑神经细胞得到良好的保养,发生脑动脉硬化的少,大脑也不至于过早衰老。因此,有益的脑力劳动,尤如大脑的体育锻炼,精神上的慢跑锻炼,它能使脑血管经常处于良好的舒缩平衡状态,从而延缓衰老的发生。

三、维护精神心理卫生健康

好情绪是抗衰老的第一因素。人进入老年后很自然地会产生一系列情绪心理变化。这些变化来源于两个方面:躯体生理因素和社会心理因素。老年人由于其躯体生理功能的减退和应激能力的减弱,很容易引起焦虑、急躁或抑郁等情绪变化。老年人遇到的社会环境因素,如家庭子女问题、周围人际关系问题、社会经济动荡问题等等,常促使老年人产生不良情绪,不良的精神心理情绪将导致老年人发病。情绪舒畅和乐观的精神心理促使老年人健康长寿,中医病因学中的“怒伤肝,忧伤肺,思伤脾,恐伤肾,喜伤心”充分说明情绪与内脏发病的关系。

为使老年人能保持心理平衡和乐观情绪,可采取的客观措施是:①提供良好的医疗保障。通过及时解决老年人身体方面的缺陷,提高其适应生活的能力,从而消除焦虑、抑郁等不良情绪。②建立良好的社会环境。通过建立健康的家庭关系,提供合理的生活环境和娱乐场所,使老年人保持精神心理的健康和稳定。同时也要求老年人自己培养开朗乐观的性格和恬淡寡欲的情操,这是长寿的必备条件。

四、积极防治各种老年疾病

老年人容易患高血压病、高脂血症、糖尿病和动脉粥样硬化症，这些都是容易使老年人致残和缩短寿命的病症。因此，如平时能积极防治心脑血管病、糖尿病、肥胖症等，必然能延长老人的寿命。

上述各种老年人的常见病虽在老年人中多见，但是真正的发病多起于青年时。因此预防工作应从青年做起。实际上闭塞性动脉硬化症在青年人中也不少见。Mc Cready 报道因血管阻塞性疾病需手术治疗的47 例青年人，平均年龄为33.7 岁（20～40 岁），其中做冠状动脉搭桥者 22 例（46.8%），为保留下肢做外周血管手术的 21 例（44.7%），肾动脉性高血压 4 例（8.5%）。这些年轻人所患动脉阻塞性疾病的严重性还在于其病变进展快和复发率高。因此，在青年人中开展预防动脉粥样硬化的工作至关重要。关键问题是健康教育问题，要养成良好的饮食生活卫生习惯，包括戒烟、忌酒，避免暴饮暴食和各种不良的环境刺激。

五、抗衰老药物

衰老是由于年龄的增长、机体新陈代谢的衰退所引起。当人进入老年后，各器官功能开始降低，机体细胞也开始老化。根据已知衰老的机理学说，有效的延缓衰老的药物有以下几类：①自由基清除剂；②免疫功能增强剂；③微量元素制剂；④中草药抗衰老制剂；⑤富于抗衰老物质的食品。

（一）自由基清除剂

1. 维生素 C

维生素 C 吸收入人体后，很快转化成 L－苏糖酸，L－苏糖酸具高度生物活性，有较强的清除自由基作用，能促进细胞的正常代谢，阻止细胞的老化退变，因此，适当地补充维生素 C，有益于抗细胞老化。老年人每日补充维生素 C300～600mg 是可行的。

2. 维生素 E

维生素 E 具抗氧化而延缓衰老的作用。其清除机体自由基的机制是：维生素 E 能与不饱和脂肪酸竞争性地与脂质过氧基 LOO 结合，达到终止脂质过氧化的链式反应；维生素 E 尚能清除其他自由基，使脂质过氧化速率降低。

3. 超氧化物歧化酶（SOD）

超氧化物歧化酶（superoxide dismutase，SOD）能清除具细胞毒性的超氧化阴离子自由基。超氧化自由基能使脂质过氧化，损伤细胞膜，引起炎症、自身免疫性疾病和引发肿瘤，并可促使机体衰老。现各国 SOD 制剂多由牛、猪等动物红细胞或肝分离提取，也有从谷物（大豆、芝麻、薏苡仁）、蔬菜（菠菜、小白菜）和酵母中提取的。此类 SOD 制剂能增强机体免疫功能，保护细胞免受活性氧自由基物质的损伤，消除老年斑和有效防癌等。

（二）免疫功能增强剂

用于延缓衰老的免疫剂是“胸腺肽”。

胸腺肽能促进淋巴细胞分化为具免疫活性的 T 淋巴细胞，调节和增强人体的免疫功能，同时具明显的抗衰老作用。

（三）微量元素制剂

必需微量元素中具祛病延寿作用的有“锌”和“硒”。锌和硒均具参与提高免疫力功能、清除过氧化物和防癌以及延缓细胞衰老作用。临床应用制剂有葡萄糖酸锌、甘草锌、硒力口服液、硒酵母片等。这些微量元素制剂均应在医生指导下服用，以免造成服用过量而致中毒。

（四）中草药抗衰老制剂

中药中很多益气养血补肾药具有增强免疫功能和抗衰延年作用，如黄芪、人参、白术、黄精、灵芝、玉竹、刺五加、当归、白芍、枸杞子、菟丝子、补骨脂、肉苁蓉、巴戟天等。

徐桂芬报道应用中药益寿胶囊（鹿茸、枸杞、肉苁蓉、黄芪、党参）在动物实验中看到明显的抗衰老作用。在模型鼠中见到全血 GSH 的提高、血清 MDA 的降低和血清 SOD 的升高，在实验果蝇中见到平均寿命、最高寿命和半数死亡时间的延长，肯定了中药有效的延年抗衰作用。

（五）富于抗衰老物质的食品

一般人的防衰老措施应立足于多用富含抗衰老物质的食品。所谓富含抗衰老物质的食品是指含抗氧化物 SOD 多和具延缓氧化作用的退黑激素食品，包括谷类（玉米、燕麦、薏苡仁等）、水果、蔬菜类（洋葱、樱桃、香蕉、红葡萄酒等），以及各种坚果类（核桃、栗子、黑芝麻等）。

（潘天鹏）

参考文献

1. 王亦根，等．小牛胸腺肽抗衰老的临床实验研究．实用老年医学，1993，7：31

2. 郭军，等．菟丝子抗衰老作用的研究．中国老年学杂志，1996，16：37

3. 劳枝英，等．补阳还五汤对小白鼠抗氧化作用的实验研究．中国中医药科技，1998，5（4）：242

4. 徐桂芬．益寿胶囊抗衰老作用的实验研究．中国中医药科技，2006，13（6）：416－417

第二篇

老年医学基础解剖生理病理概论

- △ 老年人器官组织解剖生理变化
- △ 老年人水电解质酸碱平衡变化
- △ 老年人免疫功能变化
- △ 老年人内分泌功能变化
- △ 微量元素与老年疾病
- △ 基因研究与老年疾病
- △ 干细胞生物技术与老年疾病

第六章　老年人器官组织解剖生理变化

随着年龄的增长,人体的逐渐衰老,必然导致机体组织结构的变化,继之伴有生理功能的变化。

一、空腔脏器的变化

老年人空腔脏器的衰老变化主要是由于肌纤维萎缩,导致下述变化:

(1)空腔器官及其管腔变小。如膀胱容量变小。

(2)器官扩张和松弛。如胃和结肠下垂,食管、十二指肠和乙状结肠憩室,粪便潴留造成便秘等。

(3)器官纤维化变硬。如血管硬化,输尿管纤维化变硬,胆囊和胆管增厚等,从而易于发生结石。

(4)管壁腺萎缩。如胃黏膜变薄变白的萎缩性改变。

(5)器官腺体分泌减少。如唾液分泌、胃蛋白酶分泌和胃酸分泌等均随增龄而逐渐减少,尤其是60岁以后分泌减少更加显著。以胃酸分泌为例,青壮年人中无胃酸者占3.5%~15.6%,60岁以上老年人无胃酸者>27.0%(表6-1-1)。

表6-1-1　各年龄组无胃酸者(%)

年龄(岁)	例数	无胃酸(%)
20~29	113	3.5
30~39	153	5.2
40~49	169	14.8
50~59	115	15.6
60~69	67	27.0
70以上	21	28.6

二、实质性器官的变化

实质性脏器肾、胰、脾、甲状腺、脑下垂体等均萎缩变小,主要是由于血管硬化、细胞萎缩和结缔组织增生。临床造成各实质器官功能的明显减退。

(1)肾:包膜增厚,实质变硬、苍白,呈分叶状和颗粒样。临床有蛋白尿和尿比重减低。

(2)肝:老年人肝脏经尸检和腹腔镜观察见肝呈棕色,并有较多纤维化。此种肝包膜周及肝实质纤维化的增多,不应混为"肝硬化"(liver cirrhosis),可称为"肝损伤"(liver damage)。因此,随增龄而肝重量减轻,由20岁至70岁时肝重可下降25%。

由于肝细胞缩小、变硬。葡萄糖耐量试验示肝储糖障碍,因此糖耐量曲线异常者随增龄而增多,60岁以上老年人糖耐量试验呈糖尿病曲线者占34.5%以上(表6-1-2)。

表6-1-2　正常人按年龄分组糖耐量试验结果

年龄(岁)	总例数例数(%)	糖耐量正常例数(%)	糖耐量异常例数(%)	糖尿病
23	25	25(100.0)	0	0
30~	14	14(100.0)	0	0
40~	57	38(66.7)	13(22.8)	6(10.5)
50~	74	50(67.6)	18(24.3)	6(8.1)
60~	87	47(54.0)	30(34.5)	10(11.5)
70~	43	18(41.9)	16(37.2)	9(20.9)
80~	13	6(46.1)	3(23.1)	4(30.8)
90~	2	1(50.0)	0	1(50.0)
总计	315	199(63.2)	80(25.4)	36(11.4)

(3)胰:呈脂肪退行性变,萎缩。胰淀粉酶和脂肪酶分泌减少。

(4)脾:可缩小一半,淋巴组织减少。

(5)肾上腺:皮质脂类减少,上皮细胞消失,纤维组织增生。肾上腺皮质激素分泌减少。

(6)甲状腺:萎缩。甲状腺素分泌随增龄而减少,基础代谢率逐年减低。

(7)甲状旁腺:纤维组织和脂肪沉积。

(8)脑下垂体:缩小,以前叶更加显著。

(9)前列腺:不同于其他实质器官的变化,前列腺至老年时增生变大。前列腺肥大以中叶为主,主要是由于纤维组织的增生,导致老年性的排尿困难。

三、循环系统变化

(1)心脏:增大,心肌纤维化。二尖瓣钙质沉积硬化,产生心尖部较响的音乐样收缩期杂音。冠状动脉粥样硬化狭窄。故60岁以上老年人心率可稍快,血压增高,左心肥厚,但电压低。也有因窦房结功能减退而持久表现为心动过缓。

(2)动脉:主动脉粥样硬化致主动脉弓增宽延长。主动脉瓣钙化,造成主动脉瓣狭窄或兼有关闭不全,产生主动脉瓣区杂音。胸主动脉和腹主动脉硬化,可有主动脉瘤。髂动脉及股动脉粥样硬化(60岁以上常见),造成末端血管供血减少,导致"间歇跛行"。

(3)静脉:内层弹性消失,血管扩张,形成静脉曲张。静脉回血量减少,导致全身循环血容量减少。在肛门局部循环障碍时易发生痔疮。

四、呼吸系统变化

(1)鼻:黏膜萎缩,易患干性鼻炎。

(2)气管:软骨钙化及骨化。

(3)细支气管:管腔变小,或被阻塞。

(4)肺:萎缩,呈灰白色,表面不平。肺泡扩张或破裂,形成肺气肿。肺活量减小。一般老年人的呼吸量每年约减少6.25cm^2,故老年人呼吸次数增多,常有气喘。

(5)胸膜:变薄,干燥,粘连,不透明,可有钙化斑。

五、神经系统变化

(1)大脑:萎缩退变。脑回变窄,回沟增宽,侧脑室扩张。灰质色变深、发硬。细胞萎缩,神经纤维变薄变细。65岁以上皮层有老斑(plaques)。

(2)脊髓:固定,色增深,膜增厚及骨化。前角神经节细胞消耗废弃,后角上部节段色素沉着,小神经胶质细胞增多。

(3)神经纤维:萎缩退变。

(4)脑脊液:增多。

(5)脑循环生理变化:脑供血减少,脑耗氧减少,而脑循环阻力增加。

六、血液系统变化

(1)血容量:减少。

(2)血红蛋白:降低。由于造血器官活动性减低,可出现有核红细胞。

(3)红细胞:脆性增加。

(4)白细胞:变化不大。但表现在感染时储备减少,常常感染严重时而白细胞计数不高。

七、运动系统变化

(1)肌肉:老年人肌肉组织的变化主要是由于脱水,造成细胞内液减少,组织间液增多,因而肌肉弹性消失,功能减退。肌腱废用,收缩变僵硬。关节囊周围韧带退变,造成关节活动受限。此外,因结缔组织增生可现假性肌肉肥大。

(2)骨及关节:骨质萎缩,重量减轻,颅骨变薄。由于骨质中有机物消耗,矿物质增多,使骨质稀松,骨头变脆,易于骨折。脊柱缩短和弯曲,椎间盘收缩变薄,椎体增生等多发生于50岁以后。关节软骨纤维钙化或萎缩,影响关节的活动。

八、生殖器官变化

(1)男性:睾丸萎缩,性功能逐渐减退。

(2)女性:乳房脂肪沉积,腺体萎缩。外生殖器缩小,阴道湿度减少,会阴部肌肉松弛。子宫及宫颈萎缩,卵巢缩小硬化。

九、感觉器官变化

(1)眼:眼肌协调功能减弱,出现老视。晶体浊变增加并硬化。60岁以后出现白内障。

（2）耳：鼓膜增厚、内耳硬化而致听力障碍，65岁以后逐渐明显。

（3）鼻：嗅觉随增龄而减退消失（表6－1－3）。

（4）口：味觉随增龄而减退。

表6－1－3　年龄与嗅觉变化

年龄（岁）	例数	失去嗅觉（%）
20～39	52	0
40～59	40	0
60～69	48	8
70～79	87	10
80以上	63	29

十、皮肤、毛发和指甲变化

（1）皮肤：干燥、变薄、失去弹性。出现点片状色素斑。皮下很容易看到扩张的血管。皮下脂肪消耗处的皮肤皱褶，如前额、颈部。脂肪沉积于腹部、臀部及大腿部。眼睑浮肿。老年人常因皮脂腺分泌衰退而发生瘙痒症。同时因皮肤分泌腺萎缩，出汗较少。相反，在腋下和会阴部分泌反见增多。由于皮肤组织的变化和血管舒缩功能减弱，以及局部微血管的阻塞，老年人调节体温的机能欠佳，天热时容易中暑，天冷时容易受冻，皮肤温度常不能维持正常。

（2）毛发：头发变细，色浅。全身汗毛增多变粗。

（3）指甲：变脆。

（潘天鹏）

参考资料

1. Abrams WB, Beers MH, Berkow R. The Merck Manual of Geriatrics(2nd Edition), Aging Liver. P. 696, 1995

2. 潘天鹏．老年医学基础知识及常见老年病．空军总医院内部资料，1985年5月

3. 潘天鹏，石津生．现代系统老年医学．北京；科学出版社．1998，12－15

4. 吴本俨．老年人消化系统的衰老改变．中华老年医学杂志，2007，26(1)：76－80

第七章　老年人水电解质酸碱平衡变化

第一节　概　述

人体进行新陈代谢过程中产生一系列的生化反应。这些生化反应都离不开体内的水和溶于水中一定浓度的电解质，以及体液的酸碱度。因此，体内水为正常容量、正常的电解质浓度，以及合理的酸碱度，是维持人体生命、维护脏器生理功能所必须。这就是人体水电解质酸碱平衡生理概念。

一、水代谢

水在人体中约占体重之60%。因此水是人体内含量最多的物质，也是维持生命最重要物质之一。人体每日需要足够的水分供应，以排出代谢废物，调节体温散热，以及维持人体内环境的稳定性。

（一）正常人每日出入水量

（1）每日水入量：饮水1300ml，食物含水900ml，内生水（代谢产生）300ml。合计每日入水2500ml。

（2）每日排出水：呼吸道水蒸气400ml，皮肤出汗500ml，胃肠道大便100ml，肾脏排尿1500ml。合计每日排水2500ml。

（二）水在体内的分布

（1）细胞内、外液的分布：①细胞内液占60%。②细胞外液占40%（包括血管内液和组织间液）。

（2）血管内、外水分分布：①血管内液，为血液。约占细胞外液之1/4。②血管外液，为组织间液，约占细胞外液之3/4。

（三）机体调节水的机制

（1）神经中枢机制：口渴中枢在大脑皮层。当细胞外液渗透压增高时，刺激上视神经核和室旁神经核，使渗透压感受器兴奋信号传入大脑，出现口渴。

（2）内分泌机制：对水代谢调节起重要作用的内分泌激素是抗利尿激素（vasopressin）。抗利尿激素产生于下丘脑的神经核，受血浆和细胞外液渗透压的调节。当渗透压增高时，下丘脑神经核将释放更多抗利尿激素，作用于肾脏时，使水分自肾小管回吸收，尿量减少，水分被保留。肾上腺皮质激素对水代谢也起重要影响。此外，由心房肌细胞合成的心纳素（cardionatrin，心房纳尿肽）有较强的利尿、利钠、扩张血管和降压作用。

（3）肾脏机制：每日水分大量从肾小球滤过（约170～180升），并大量由肾小管回吸收（约99%），维持每日尿量1500ml左右。肾脏对水的回吸收有两种形式，即①主动回吸收，占10%～15%。在肾小管通过渗透压形式回吸收。②被动回吸收，占80%～90%。当大量葡萄糖和氨基酸等电解质在近端肾小管回吸收时，同时吸收大量水分。

（四）水代谢失常

1. 失水症

失水性脱水是临床较常见的水代谢失常。

（1）病因

1）水摄入不足：水源不足，或因生理病理因素引起供水不足，如应用高渗葡萄糖。

2）水丢失过多：如尿崩症，或应用利尿剂。

(2)临床表现

1)轻度脱水:失水占体重之2%。出现口渴。

2)中度脱水:失水占体重之4%～6%。除口渴外,出现烦躁、尿少、乏力、精神不集中。

3)重度脱水:失水占体重之8%～10%。烦渴明显,体力减退,智能失衡;严重时出现幻听、幻视、谵妄、昏迷、氮质血症,乃至肾功能衰竭。

(3)治疗　积极补液。轻度脱水给1500～2000ml。中度脱水给4000～5000ml。重度脱水给8000～10000ml以上。

2. 水过多症

体内水分积存过多时可致水中毒。

(1)病因

1)抗利尿激素分泌过多:如急性感染、创伤性休克,和大手术后。

2)肾脏疾病:当急性肾功能不全的少尿无尿期,以及肾小管稀释尿液功能受损时可致水潴留;肾血流量灌注不足时可发生水中毒。

(2)临床表现

1)急性水中毒:起病急骤,突现意识障碍,乏力嗜睡,或躁动。重症者抽搐、昏迷。

2)慢性水中毒:起病隐匿,可有头昏乏力嗜睡,类似神经衰弱症状;或出现腹胀、恶心、呕吐、食欲不振等消化系症状。偶现头痛、精神异常等表现。

(3)治疗

1)严格控制水的摄入。每日入量控制在700～1000ml。

2)重症水中毒时,为纠正低渗状态,可用3%～5%高渗NaCl溶液。按每公斤体重5～10ml,限量分次给。

3)积极利尿。

二、钠代谢

钠是细胞外液中的主要阳离子,约占全部阳离子之92%。

(一)钠的正常代谢

(1)钠之摄入体内和排出体外之间的平衡:每日成人需NaCl 6克(5～10克)。摄入的NaCl经胃肠道吸收。为维持体内钠含量在正常生理水平,每日同时排出相等量的钠。钠从尿、粪和汗液排出,其中由尿排出约占90%。

(2)钠在体内的动态平衡:钠离子主要存在细胞外液,在细胞内液中含量极少。钾离子则主要存在于细胞内液。这主要依靠细胞膜表面的ATP酶生理功能,称为“离子泵”(“钠泵”),使细胞内钠运转至细胞外,同时使细胞外钾转运入细胞内。凡能影响细胞膜钠钾ATP酶生理功能的任何物理性、化学性、药物性因素,均可损伤钠泵功能,破坏细胞内外钠浓度巨大差别的动态生理平衡,使细胞内外的钠钾离子含量失去平衡。

(二)机体调节钠的机制

肾脏是调节钠的主要器官。钠在体内的保留和排出是通过肾小管回吸收功能调节的。

1. 钠在肾小管的重吸收

肾小球每日滤出大量的钠,约99%经肾小管重吸收。在近端肾小管回吸收占滤过钠的65%,在亨利氏襻回吸收的占25%,在远端肾小管回吸收的占8%～9%,经集合管回吸收的占1%～2%。

2. 影响肾脏排钠的因素

(1)肾素-血管紧张素-醛固酮系统:醛固酮作用于近端和远端肾小管,促进钠的回吸收。

(2)肾脏本身自动的肾小球-肾小管平衡机制:当肾小球滤过量下降时,肾小管的回吸收量也自然调节下降。

(3)肾血管阻力影响尿排钠:肾血管阻力降低时,可减少肾小管对钠的重吸收。

(4)血浆钠浓度对尿钠排出的影响:当血钠增高时,肾小球滤钠增多,尿排钠也增多。

(5)肾上腺皮质激素有潴钠作用。

(6)醛固酮拮抗剂利尿药,具促进利尿利

钠作用。

（三）钠异常代谢

1. 低钠血症

(1)病因:低钠血症可以是机体缺钠所致或丢钠过多。也可以是总体液量增加造成稀释性低血钠症。①胃肠道消化液丢失。②出汗过多。③应用利尿剂。④慢性肾衰致失钠:患尿毒症时,肾小管对醛固酮分泌不起反应,肾脏潴钠反应消失。⑤肾上腺皮质功能不全:患阿狄森氏病和西蒙氏病时,由于肾上腺皮质激素缺乏,致钠从尿中排出增多而致缺钠。

(2)临床表现

1)轻度缺钠:每公斤体重缺钠0.5克时为轻度缺钠。患者表现疲惫、精神淡漠、食欲不振、视力模糊。

2)中度缺钠:每公斤体重缺钠0.5~0.75克时为中度缺钠。患者除上述症状外,尚有恶心、呕吐、血压下降。

3)重度缺钠:每公斤体重缺钠0.75~1.25克时为重度缺钠。患者呈木僵状态,昏睡不醒。

(3)治疗:轻度缺钠时,静滴5%葡萄糖生理盐水2000~2500ml。重度缺钠时,常伴循环衰竭,在给生理盐水(或用高渗盐水)的同时,补充胶体溶液。

2. 高钠血症

(1)病因

1)外伤事故:如颅脑外伤时,血钠高于150mmol/L。

2)医源因素:如老年人肾脏浓缩功能低,补液时输入钠过多;在纠正酸中毒时,输入碳酸氢钠过多。

(2)临床表现

1)急性高钠血症:表现为精神恍惚、昏睡;乃至惊厥、癫痫发作、昏迷。

2)慢性高钠血症:表现精神淡漠或易激动、烦躁、肌张力增高、抽搐。

(3)治疗

1)摄入适量水分。

2)用排钠型利尿剂。

三、钾代谢

（一）钾在体内的分布

钾是细胞内的主要阳离子,绝大部分钾在体内存于细胞内(98%)。

体内钾总量大部分贮存于肌肉内,占70%;在皮肤及皮下组织,占10%;其余存于脑髓和大的内脏器官中。钾在细胞内仅一部分以游离状态出现,起维持渗透压作用;一部分与一定比例的蛋白质结合,以保持细胞内钾与氮的正常比例。

（二）钾的生理功能

(1)维持细胞内外液的渗透压及酸碱平衡。

(2)维持细胞的正常生理代谢:当细胞内存在高浓度的钾时,为参与新陈代谢的一些酶的活动提供条件。

(3)维持神经肌肉应激性机能。

(4)协调正常心肌收缩运动功能。

（三）钾的吸收和排泄

(1)钾的摄入:人体钾来源于食物。膳食每日供钾2~4克,为生理所需。从食物中进入的钾,均经肠道吸收。

(2)钾的排出:钾由肾脏经尿排出,每日排出约3克,占全身排出钾离子的80%~90%;约10%由肠道粪便排出;少量由汗液排泄出。

（四）钾代谢异常

1. 钾缺乏症

(1)病因

1)钾摄入不足:包括偏食,厌食和禁食。

2)钾排出过多:包括消化液丢失、利尿剂应用、急性肾功能衰竭时的多尿期。

3)钾在体内分布异常:如家族性周期性麻痹伴一过性低血钾症,以及应用胰岛素中,发生碱中毒时,细胞外钾向细胞内转移等。

（2）临床表现

1）神经肌肉症状：血清钾 <3mmol/L 时，出现肌肉无力；<2.5mmol/L 时，出现软瘫。

2）中枢神经症状：表现倦怠，或烦躁、情绪不稳。严重时嗜睡、定向力减退、神志不清，乃至昏迷。

3）胃肠症状：食欲减退、口苦、恶心呕吐、便秘，进而肠麻痹致腹胀。

4）心血管系症状：常见房性及室性早搏。严重时血压低，乃至心力衰竭。

5）心电图特征：T 波降低增宽，出现 U 波呈双峰。严重时 T 波倒置，ST 段下移，同时伴 P－R 间期延长。

（3）治疗

1）去除病因。

2）进含钾丰富的食物。如蔬菜、水果、谷类、豆类和鱼肉。

3）补充钾盐：口服氯化钾或枸橼酸钾。静脉滴注氯化钾。

2. 高钾血症

（1）病因

1）组织创伤时：如"挤压综合征"时，释出大量钾离子。

2）重度溶血时：如溶血性贫血时，输血中红细胞大量破坏时。

3）组织缺氧时：如手术麻醉时间过长、组织缺氧时，钾从细胞内释出。

4）肌肉运动过度时：如癫痫持续状态。

5）肾功能衰竭时：因排钾功能受损而致高钾血症。

6）肿瘤细胞破坏时：如淋巴瘤、白血病等进行化疗时。

（2）临床表现：患高钾血症时，由于钾离子对心肌和躯干肌肉的毒性作用，而产生：

1）心血管系症状：心动徐缓、心率慢，出现室性早搏甚至心室颤动。血压早期升高，以后降低，心音变弱，心脏扩大。

2）神经肌肉症状：初期感疲乏虚弱、肌肉酸痛。因高血钾致血管收缩，组织缺血而致肢体湿冷、神志模糊、动作迟钝、呼吸困难等危象。

3）心电图改变：当血钾增至 6～7mmol/L 时，心电图出现高耸 T 波，常误为"心肌梗死"。血钾 8mmol/L 时，P 波消失。血钾 10mmol/L 时，出现异常宽的 QRS 波群，甚至心室纤颤。血钾 11～12mmol/L 时，QRS 波群与 SFT 融合成双向曲折图形，近乎心脏停搏。

（3）治疗：血钾高达 5.5～6.0mmol/L 时，应注意防治高钾血症。血钾超过 7mmol/L 时，应采取降低血钾治疗。

1）应急措施

①静点葡萄糖和胰岛素：10% 葡萄糖 500ml 静脉滴注。同时用胰岛素按 4 克糖用 1 单位胰岛素，促钾离子进入细胞内。

②钙盐的应用：钙对钾具拮抗作用。静脉注射 10% 葡萄糖酸钙 20～30ml，纠正对心脏出现的传导阻滞和室性心律不齐等影响。

③碳酸氢钠的应用：高渗碱性溶液可促细胞外钾移入细胞内；也可稀释血钾浓度；进入的钠离子对钾有拮抗作用。

2）排出体内多余的钾离子

①离子交换树脂的应用。

②透析疗法：包括腹膜透析、结肠透析、血液透析（人工肾）。

四、镁代谢

（一）镁在体内的分布

成人体内每公斤体重约含镁 30mmol，总量约 12～24g。镁总量之半数沉积于骨骼，其余存在于肌肉、肝、脑组织中。镁主要存在于细胞内的线粒体（22.8mmol/L），镁在细胞内含量仅次于钾，明显高于血清镁（2mmol/L）。

（二）镁的生理功能

（1）激活多种酶的催化活动功能：如碱性磷酸酶、焦磷酸酶、肽酶等多种以硫胺磷酸为辅因子的反应均需有镁离子。

（2）镁对心血管系统和神经系统具抑制作用：如用硫酸镁溶液作肌注或静点治疗惊厥和先兆子痫。

(3)镁盐可用作泻剂、抗酸剂,以及利胆剂。

(三)镁的吸收与排出

镁富存于天然食物中。绿色蔬菜含镁丰富,肉和乳类中也含镁多。正常人食物中的镁约有三分之一经上段小肠吸收,少部分在大肠吸收。维生素 D 可增加镁在肠道的吸收。成人每日需镁约 18 ~ 20mmol。

吸收入体内的镁,大部分由肾小球滤出,随尿排出体外。未吸收部分由大便排出。

(四)镁的代谢失衡

1. 镁缺乏症

(1)病因

1)肠道丢失:如吸收不良综合征,肠瘘致体液丢失。

2)长时间应用利尿剂。

3)多种慢性病:如糖尿病酸中毒、肝硬化、肾炎、醛固酮增多症等。

(2)临床表现:缺镁综合征的常见症状为不同程度的肌肉抽动、震颤、大汗、心动过速,也可出现忧郁、激动、谵妄、定向力丧失等精神方面症状,少数伴有惊厥和昏迷。

缺镁时引起的手足搐搦表现与缺钙时类同。必须测定血清镁和血清钙鉴别之。

(3)治疗:10% 硫酸镁溶液肌注,每次 10ml,或缓慢静滴。

2. 镁过多症

(1)病因

1)摄入镁过多:应用镁制剂过多,或静脉输入镁过快。

2)多种慢性病:如糖尿病酸中毒、阿狄森氏病、肾功能衰竭。

(2)临床表现:血镁过高时,主要表现为中枢神经及周围神经系统的抑制症状。重症患者可出现昏迷,乃至心跳停止。心电图示心动过缓。

(3)治疗

1)去除病因。

2)积极治疗原发病。

3)改善肾功能,增加镁从尿的排出。

4)钙对镁有拮抗作用:静注葡萄糖酸钙,可缓解急性镁中毒症状。

5)因肾功能衰竭造成的高镁血症,采用透析疗法。

五、酸碱平衡

人体的体液和血液的酸碱平衡是指在生理状态下,体液和血液中氢离子浓度常保持在一较恒定的范围,即 pH = 7. 36 ~ 7. 44,平均值为 7. 41。pH 值降低时,为酸中毒;pH 值升高时,为碱中毒。

(一)代谢性酸中毒

1. 病因

(1)组织缺氧:任何原因引起缺氧时,乳酸产生增加,可致代谢性酸中毒。

(2)丢失碳酸氢(HCO_3^-)盐:腹泻、肠瘘、肠道吸引减压等丢失大量碱性肠液时,可引起酸中毒。

(3)终止碳水化合物摄入时:饥饿时,体内依赖脂肪和蛋白质的分解以供应代谢所需热卡,因而出现酮症酸中毒。

(4)糖尿病酸中毒:患糖尿病时,因缺乏胰岛素,葡萄糖不能被利用,使脂肪代谢过盛,产生酮过多而致代谢性酸中毒。

(5)肾功能不全时:肾功能不全引起酸中毒的原因:①代谢酸性产物不能由肾脏排出,因酸性物潴留而致酸中毒。②肾小管分泌氢离子功能受损,碳酸氢钠不能被再吸收而由尿丢失增多。

2. 临床表现

呼吸动作增强,表现为吸气深,胸廓扩张。当代谢性酸中毒合并缺钾时,患者呼吸减弱。

3. 治疗

(1)纠正酸中毒:补充碱性溶液。常用 1. 5% ~ 4. 0% 碳酸氢钠溶液或 1. 87% 乳酸钠溶液。

(2)病因治疗:纠正引起代谢性酸中毒的病因。

(3)治疗和维护肾功能和肺功能。

(二)代谢性碱中毒

1. 病因

(1)深呼吸,呕吐及胃肠减压时:持续呕吐可丢失胃液中的大量盐酸而致碱中毒。由于缺乏胃液中的盐酸进入肠内,不能中和肠液中的碳酸氢盐,被回吸入血液,而致血中碳酸氢含量增多,引起碱中毒。

(2)内服碱性药物。

(3)利尿剂的应用。

(4)缺钾致碱中毒:禁食、钾盐摄入不足,以及胃肠液丢失时,可致缺钾性碱中毒。

2. 临床表现

出现精神神经兴奋性增强症状,如抽搐;呼吸浅慢;周围循环衰竭及肾功能受损表现。

3. 治疗

多数代谢性碱中毒轻症患者,用生理盐水治疗即可纠正碱中毒。

对持续呕吐及胃肠减压者,按丢失的胃肠液情况补充相应的水和电解质。

(三)呼吸性酸中毒

呼吸性酸中毒时血 PCO_2 升高、pH 值降低,常伴 PO_2 降低。

1. 病因

(1)呼吸道阻塞:任何异物堵塞呼吸道均可引起急性呼吸性酸中毒。

(2)肺胸部病变:如慢阻肺、肺气肿、肺心病、肺水肿、肺不张和肺纤维性病变。另外,严重气胸可导致通气、弥散和肺循环障碍,造成呼吸性酸中毒。

(3)手术及创伤:胸部手术时,因呼吸功能不全而致 PCO_2 升高。上腹部手术后,因存在腹部切口,导致呼吸变浅,引起 CO_2 潴留而发生呼吸性酸中毒。

(4)呼吸肌麻痹病症:如脊髓灰白质炎、感染性神经根炎、进行性肌萎缩及重症肌无力等患者。

(5)应用抑制呼吸中枢药物:如吗啡、巴比妥类。以及酒精中毒时。

2. 临床表现

急性呼吸性酸中毒时,可无明显症状。血压开始时明显上升,随着 PCO_2 进一步的升高,血压逐渐下降。经自动呼吸器增强通气后,血压由低逐渐升至偏高,最后恢复正常血压。

慢性呼吸性酸中毒患者,多有慢性肺部疾病的症状,包括慢性咳嗽、呼吸短促、紫绀、桶状胸等,并主诉头痛、疲乏等症状。化验见红细胞增多。酸中毒重时,血压降低,可进入昏迷。

3. 治疗

急性呼吸性酸中毒时的治疗,首先是排除呼吸道梗阻的病因,包括吸痰。急诊患者可作气管插管,用自动呼吸器辅助通气。

慢性呼吸性酸中毒时的治疗,首先是针对肺部病患者病因治疗,合理给氧。应用自动呼吸器,改善肺的通气功能。

(四)呼吸性碱中毒

呼吸性碱中毒时,血 PCO_2 降低、pH 值升高。

1. 病因

(1)神经性通气过度:由于神经精神因素引起过度换气,导致 CO_2 丢失过多。

(2)全身性疾病致过度通气:如患肺炎、高热、败血症及肝昏迷时,发生过度通气而导致呼吸性碱中毒。

(3)手术及创伤后:因过度通气而引起轻、中度呼吸性碱中毒。

(4)药物中毒:如摄入水杨酸制剂过多,刺激呼吸中枢,引起通气过度而致呼吸性碱中毒。

2. 临床表现

主要症状为呼吸深且快,手足发麻或搐搦,肌肉震颤等神经肌肉兴奋性表现。

碱中毒时,因血红蛋白对氧的亲和力增强,氧合血红蛋白较难离解而造成组织缺氧。可见因肝组织缺氧而致肝功能异常,以及脑组织缺氧而引起脑电图改变。

3. 治疗

轻症呼吸性碱中毒时,无需特殊治疗,可在治疗原发病过程中获恢复。

碱中毒发生搐搦时，可静脉注射钙剂缓解症状。

（五）复合型酸碱失衡

临床上常见复合型酸碱失衡，包括：①呼吸性酸中毒合并代谢性碱中毒；②呼吸性碱中毒合并代谢性酸中毒；③代谢性酸中毒合并呼吸性酸中毒；④代谢性碱中毒合并呼吸性碱中毒。

在诊断复合型酸碱失衡时，必须结合病史和血气及酸碱度动态分析，主要是对血液 pH、二氧化碳分压（PCO_2）、缓冲碱（buffer base，即 B. B）、碱剩余（base excess，即 B. E），以及氧分压（PO_2）等测定结果，作为正确诊断的依据，作出适当合理的治疗。

第二节　老年人水电解质酸碱平衡变化

人体组成成分的分布状况随着年龄的增长和老化而发生变化。人进入老年后突出的变化是：脂肪明显增多，水分和细胞固体成分减少。脂肪由青年时占总体重的 14% 增至老年时的 30%，水分由青年时的 61% 减至老年时的 53%，细胞固体成分由青年时的 19% 减至老年时的 12%。因此，老年人总体液量下降，固体比重减低。并随体液和固体成分的变化，老年人体内电解质分布也发生变化。由于老年人维持机体内在环境平衡能力差、容易发生水电解质平衡失调。

一、老年人体液分布变化

1. 体内水分总量减少

老年人总体液量无论男女均较青年人减少。一般体液占总体重的量由青年人的 60% 降至 50%（表 7－2－1）。

表 7－2－1　不同年龄组男女总体液量

性别	年龄分组（岁）	体内总水量（L）
男	18～39（平均 30）	35.0±3.7
	63～81（平均 73）	27.6±2.7
女	21～36（平均 26）	31.5±4.9
	63～80（平均 73）	22.2±2.6

2. 细胞内外液分布变化

老年人细胞内液减少，可能与细胞数减少有关。而细胞外液增加。

青年时细胞内外液比例约为 2∶1。壮年及老年时为 1.5∶1 至 1∶1。

3. 血管内外液比例变化

一般血管内液体量是细胞外液的 1/4。青年时血管内液约占体液总量的 1/12，占体重总量的 5%；壮年及老年期血管内液约占体液总量之 1/10～1/8，占体重总量之 6%。故老年人血管内液较青年人相对要多。

由于老年人的细胞内液相对减少，而血管内液相对增多，造成调节体液分布的缓冲作用减弱。细胞内液容易为血管内液量的变化而受到影响。因此，老年人面对体液发生变动时的适应能力明显低于中青年人。

二、老年人体内电解质状况

老年人体内电解质的变化主要是含钾量降低。钾在人体细胞内的浓度较高（150mmol/L）。体内的钾约半量分布于骨骼肌肉中，其余分布在实质器官和神经系统中。中性脂肪几乎不含钾。因此，老年人随着肌肉的萎缩、细胞的减少和脂肪的增多，体内含钾量也就减少（表 7－2－2）。

表 7－2－2　不同年龄男女体内含钾量（mmol/L）

年龄（岁）	男	女
20	55	40
60	40	30

此外，由于细胞数量减少，也使老年人体内保钾能力减弱。

细胞外液的钠不受年龄增长的影响，因此老年人细胞外钠无大变化。

由于老年人体内含钾量低而钠正常，钠与钾含量比值增高，故老年人患病时容易发生缺钾，也容易发生水肿。

低血钾症：是老年人最常见且较难处理的一种电解质紊乱。据老年人尸检病例统计，发生低血钾者占38.8%，而有低钠者仅16.0%。发生高血钾和高血钠者则相近（表7-2-3）。

表7-2-3 老年尸检病例钾、钠异常发生率

钾、钠异常	发生例数（%）
低钾血症（<3mmol/L）	119/307(38.8)
高钾血症（>5.5mmol/L）	27/307(8.8)
低钠血症（<125mmol/L）	71/455(16.0)
高钠血症（>155mmol/L）	31/455(7.0)

老年人含钾水平的变化与很多临床病症关系密切，如肌肉无力、心律紊乱、洋地黄耐受性、立位低血压、肠蠕动徐缓、记忆力减退、感情变化等。但测定血钾并不一定低。钾主要存在于细胞内（占97%~98%），因此需测定细胞内钾的水平才有实际意义。精确地测定细胞内钾的方法，可用中子激活的直接法和用能交换钾的放射性同位素的间接方法。中子激活法的设备昂贵，能交换钾的同位素42K的半衰期短，因此在一般机构很难推行。现临床应用测定红细胞钾的方法，可大致反映红细胞内钾的水平，也间接反映体内含钾的情况。计算红细胞钾（K_{RBC}）的公式：

$$K_{RBC}=K_{WB}\frac{100-(PCV)\cdot K_S}{100}\cdot\frac{100}{PCV}$$

$$=\frac{100}{PCV}(K_{WB}-K_S)+K_S$$

式中，K_{WB}：全血钾（mmol/L）。K_S：血清钾（mmol/L）。PCV：血球容积（%）。

操作方法：从前臂取静脉血，用肝素抗凝。钾的测定采用火焰分光光度计。红细胞容积采用微量血球容积离心法。

测定正常健康人15名（平均年龄40.5岁）。红细胞钾正常值=103.4±4.1mmol/L（95.34~112.92mmol/L）。

测定老年人90名，平均年龄72.4岁（65~93岁），血清钾和红细胞钾结果：血清钾低于正常的占14.4%，而红细胞钾低于正常的高达56.7%。血清钾偏高的占12.2%，红细胞偏高的仅1例，为男性肾功能衰竭患者（表7-2-4）。此外，对部分患者做了葡萄糖耐量试验，失钾者常见糖耐量低，补钾后糖耐量可恢复正常。

表7-2-4 90例老年患者体内钾测定

钾（mmol/L）	平均值（mmol/L）	病例数（%）
血清钾<4.0	3.70	13(14.4)
红细胞钾<95.0	88.50	51(56.7)
血清钾>5.0	5.38	11(12.2)
红细胞钾>112.0	112.00	1(1.1)
血清钾和红细胞钾正常		32(35.6)

老年人易于缺钾的原因：①细胞萎缩、衰老、减少。②治疗药物的应用造成丢钾，如利尿剂、缓泻剂、皮质激素类和甘草制剂等。③饮食不当，缺乏含钾多的蔬菜水果。④病理情况，如腹泻、呕吐、肠瘘等造成消化道丢失多，以及继发性醛固酮增多症等。

造成老年人缺钾的原因如此之多，临床表现常不典型，单一测定血清钾也可正常，因此在临床工作中对老年人应经常警惕缺钾问题，注意补钾治疗。

三、老年人的酸碱平衡问题

正常人调节体内酸碱平衡的三个主要因素是：①碳酸与碳酸氢盐比值之正常平衡机能：（$\frac{BHCO_3}{H_2CO_3}=\frac{20}{1}$）。②肾脏产生碳酸氢盐的机能。③血红蛋白缓冲系统机能。

老年人肾功能衰退，又易患泌尿系疾病而损害肾脏实质，因而产生碳酸氢盐的功能也减低；老年人多贫血，血红蛋白缓冲系统功能也减低；老年人常呼吸增快，或排泄二氧化碳受阻，容易引起碳酸与碳酸氢盐比值的变化。因此老年人维持酸碱平衡的机能降低，一旦患病容易发生酸碱平衡失调。

四、老年人调节水电解质酸碱平衡的器官状况

1. 肾脏

肾脏是人体调节水电解质酸碱平衡的重要器官。随着年龄的老化，肾实质逐渐发生退行性变，结果造成肾血流量和肾小球滤过率降低，以及肾小管功能的减弱。

(1)对水平衡的影响。老年人由于肾功能减弱，首先造成尿的浓缩稀释功能降低。因此老年人既容易发生浮肿，也容易发生脱水。另外，当老年人肾小管稀释功能降低时，必然造成对快速输液的负荷能力减低，同时在应用依靠排钠利水作用的治疗时可能不起效应。因此，为了解老年人肾小管功能状况，应多做浓缩稀释功能观察。

(2)对钠、钾平衡的影响。正常肾脏保留钠的能力很强。肾小球滤出的钠大部分由肾小管重吸收，从尿排出的钠仅占滤过钠的0.6%。因此，尿中钠排出的多少与血清钠水平相关。肾小球滤出的钾大部分在近端肾小管被重吸收(92%)，钾的排出几乎完全靠远端肾小管的分泌。肾小管细胞的这种分泌钾是通过与管腔内的钠和氢离子的交换完成的，与血清钾水平无关。因此，即使严格控制饮食中钾的摄入，尿中每日仍恒定地排出一定量(约3g)的钾。说明肾脏保留钾的能力弱。老年人肾功能受损时，对钾钠的平衡更易受到影响。

(3)对酸碱平衡的影响。碳酸氢盐的调节主要由肾脏完成。碳酸氢盐的排泄取决于血浆碳酸氢盐水平的高低，肾小球的滤过量，和在肾小管与氢离子的交换。当老年人肾小球和肾小管功能减退时，必然造成酸碱平衡调节功能的减弱。

2. 肺脏

肺是机体调节水分的器官之一，肺通过呼吸丢失，即所谓不显性失水，每日约350ml。肺又是调节酸碱平衡的器官之一，肺通过呼吸控制二氧化碳的呼出来调节血液中的碳酸浓度。

老年人常因呼吸次数增多而使不显性失水增加。当发热和酸碱平衡失调时，水分丢失就更多。老年人患慢性支气管炎和肺部疾患时容易合并呼吸道阻塞，造成二氧化碳积聚，临床发生高碳酸血症和呼吸性酸中毒。

(潘天鹏)

参考资料

1. 潘天鹏，石津生. 现代系统老年医学. 北京；科学出版社. 1998，15－19

2. 姜新猷. 老年人水盐代谢. 实用老年医学. 1990，4：51.

第八章 老年人免疫功能变化

第一节 概 述

在正常人体中存在着无数的矛盾和斗争。在这些矛盾斗争中有各种生理功能，也有与各种内外生物性刺激作斗争即达到维持整个机体动态平衡的机体功能。免疫反应就是各种生理病理矛盾斗争中的一种机体反应，它以抗原和机体对抗原的各种反应为表现形式。

一、免疫反应概念

由于抗原物质进入人体后出现的一系列机体反应，统称为“免疫反应”。以卡介苗为例，卡介苗作为抗原进入机体后，体内即发生相应的反应。在这些反应中有非特异性反应，如产生细胞的吞噬作用和各种体液因素；也有特异性反应，如产生特异的抗体和淋巴细胞。

（一）免疫反应功能

免疫反应过程可产生三种功能：

（1）防御功能：免疫反应正常时，出现抗各种感染功能；免疫反应异常时，则易感染（免疫反应低下）或出现超敏现象（免疫反应过亢）。

（2）自我稳定功能：免疫反应正常时，起清扫作用；免疫反应异常时，出现自身免疫疾病。

（3）监视作用：免疫反应正常时，抑制和清除癌变细胞；免疫反应异常时，临床出现肿瘤形成。

（二）免疫的整体反应

机体各系统对免疫的影响：

1. 骨髓淋巴系统

骨髓干细胞→淋巴细胞→①T 细胞…产生免疫细胞；②B 细胞…产生免疫抗体。

2. 网状内皮系统

（1）免疫感应作用：处理抗原，起潴留和调节作用。

（2）免疫效应作用：对产生抗体起辅助作用。

（3）参与细胞免疫：发生超敏感性和吞噬作用。

3. 激素系统

维持机体内部自稳机能。如：①生长激素促进抗体产生；②可的松抑制细胞和体液免疫。

二、免疫活性细胞的来源

（一）免疫系统的主要组织

1. 中枢淋巴组织

（1）胸腺：产生 T 淋巴细胞。

（2）骨髓：干细胞供应：①胸腺 T 淋巴细胞；②不依赖胸腺的 B 淋巴细胞。

（3）肠上皮、扁桃腺和阑尾等淋巴组织，通过浆细胞产生体液免疫。

2. 周围淋巴组织

（1）淋巴结：①皮层浅区，产生 B 淋巴细胞；②深皮质区，产生 T 淋巴细胞；③髓质区，产生浆细胞。

（2）脾脏：35.5% 为 T 细胞，50% ~65% 为 B 细胞。

（二）免疫活性细胞的生成

体液免疫和细胞免疫反应的物质基础都是淋巴细胞，因此淋巴细胞是参与免疫的主要细胞。除淋巴细胞以外具有免疫活性的细胞尚有浆细胞。

已知免疫活性细胞的生成，无论 T 淋巴细胞和 B 淋巴细胞均可来源于骨髓干细胞和周

围淋巴结;T细胞还可来源于胸腺。淋巴细胞生成后的循环途径为:

血液→毛细血管后静脉→淋巴结皮质→淋巴输出管→胸导管→再回到血液。

淋巴细胞可分为大(12~15微米)、中(8~12微米)、小(5~8微米)三种,其中以小淋巴细胞占绝大多数。另外还有一种分裂能力很强的,在淋巴细胞受到刺激后产生的、类似大淋巴细胞的淋巴母细胞。淋巴细胞中有些是短命的,仅生存3~4天,有些是长命的,至少生存100天,有的可达20年。

三、免疫活性细胞的分布和功能

(一)两种特异性免疫系统

(1)细胞免疫:通过T淋巴细胞介导。T淋巴细胞在周围血中约占70%。

(2)体液免疫:传递体液免疫的抗体称为"免疫球蛋白"(Ig),在B淋巴细胞和浆细胞中合成。B淋巴细胞约占人体血液淋巴细胞的25%。

T淋巴细胞和B淋巴细胞统称为免疫活性细胞。在淋巴细胞中尚有一小部分无免疫活性的淋巴细胞(无表面标志),称为"裸细胞"。

(二)免疫活性细胞的分布

T淋巴细胞和B淋巴细胞在体内的分布如下:

表8-1-1 老年人生理功能的改变

器官	T细胞(%)	B细胞(%)
骨髓	+	++
胸腺	+	-
脾脏	35-50	50-65
淋巴结	65-85	15-35
胸导管	80-85	15-20
血液	60-70	30-40

(三)免疫活性细胞的特点和功能

1. T淋巴细胞

(1)特点:①表面有Q抗原;②有羊红血球受体(E玫瑰花试验+)。

(2)功能:①产生多种淋巴因子;②辅助抗体的产生;③抑制抗体的产生;④可能有杀伤细胞作用

2. B淋巴细胞

(1)特点:①表面有免疫球蛋白(Ig);②有Fc受体;③有C_3受体(EAC玫瑰花试验+)

(2)功能:①在抗原刺激下变为浆细胞,分泌Ig;②抑制或增强T细胞的效应。

(四)体液免疫和免疫球蛋白

1. 免疫球蛋白命名

免疫球蛋白是生物体内普遍存在的一类具免疫活性的蛋白质。它具抗体活性,能与相应抗原结合。免疫球蛋白不仅存在于血液里,而且也存在于其他体液、外分泌液以及其他细胞的外膜上。

经体液免疫的研究进展,将具免疫活性的球蛋白统称"免疫球蛋白"(Immuno-globulin)。1972年免疫学会国际联合会将已发现的五类免疫球蛋白统一命名为:IgG、IgA、IgM、IgD、IgE。

2. 免疫球蛋白生物活性

免疫球蛋白是一种大分子化合物,主要由氨基酸组成,尚含有糖类。所以免疫球蛋白属于糖蛋白类。其生物活性:

(1)能与抗原相结合,具特异性和多样性。

(2)免疫球蛋白有固定补体,能结合靶细胞和通过胎盘等功能。

3. 免疫球蛋白生物特性

(1)IgG:①为人体中最主要的抗体,对各种病毒、细菌、毒素、真菌和寄生虫都有活性。②自家免疫性抗体多为IgG。③红斑狼疮因子(L-E)多为IgG。

(2)IgA:①能抵抗分泌液中蛋白酶的水解作用。②在呼吸道和消化道黏膜底层淋巴细胞和浆细胞中合成。

(3)IgM:①最原始最古老的抗体,在鱼类中即有IgM存在。②是主要的凝集素,有凝集细菌和红细胞的作用。③类风湿因子相当于 IgM。

(4) IgD:①在提取过程中易于聚合或降解,因此对其生物特性尚不完全清楚。②有可能与某些过敏性疾病有关。

(5) IgE:①化学结构与 IgG 近似,但含蛋氨酸、半胱氨酸等含硫氨基酸较高。②在过敏性疾病和寄生虫感染中升高,喘息性慢性支气管炎中升高。

4. 异常免疫球蛋白

免疫球蛋白在淋巴细胞和浆细胞中合成。每一浆细胞能合成一种特异的 Ig,称为单株免疫球蛋白(Monoclonal Ig)。体内成千上万不同的淋巴细胞就合成成千上万种的 Ig。在病理情况下,如浆细胞恶性增生、淋巴瘤、淋巴性白血病、何杰金氏病等淋巴系统恶性增生疾病时,血中出现一种均一的免疫球蛋白,属一种"异蛋白"(Papaprotein)。许多传染病、胶原病、肝脏病时,可见异常 Ig 增多。

老年人年龄在 65 岁以上者,血中可出现异蛋白成分。这种异蛋白成分的出现可以是一时性的,也可以是持久性的,一过性也可转变为持久性。多见于慢性肝病、过敏反应、骨髓瘤、淋巴瘤等病。

5. 免疫球蛋白的临床应用

(1)用于预防:预防传染性肝炎、血清型肝炎。

(2)用于治疗:治疗白喉、破伤风、呼吸道感染、肺心病、无丙球蛋白血症。

(3)用于诊断:判断机体的免疫能力,以及免疫球蛋白缺乏的种类。

(4)用于免疫抑制:用抗淋巴细胞抗体,抑制植皮反应、器官移植反应。

(五)细胞免疫:淋巴因子

1. 淋巴因子

淋巴因子系 T 细胞受抗原刺激后产生的可溶性非抗体产物。细胞免疫就是多种"淋巴因子"的作用的总和。各种淋巴因子的作用:

(1)转移因子(TF):使正常淋巴细胞转化为免疫淋巴细胞。

(2)移动抑制因子(MIF):使巨噬细胞停止移动,以利在局部发挥作用。

(3)巨噬细胞凝集因子:使巨噬细胞集聚。

(4)淋巴毒素:直接破坏靶细胞,抑制细胞的分裂。

(5)发炎因子:增加血管通透性,有利于细胞的渗透。

(6)趋化因子:吸引巨噬细胞和中性白细胞向抗原和致敏淋巴细胞相互作用的部位移动。

(7)促分裂因子:激活正常淋巴细胞转化为淋巴母细胞,释放更多上述各种因子,从而增强免疫反应。

(8)干扰素。

2. 细胞免疫的测定方法

(1)体内法:各种皮肤试验,如结核菌素 OT 皮试;淋巴细胞皮内注射,淋巴活体组织检查等。

(2)体外法

1)淋巴细胞计数:淋巴细胞偏底可能存在胸腺功能缺损。

2)T 细胞和 B 细胞鉴定:E 玫瑰花试验测定 T 细胞。EAC 玫瑰花试验测定 B 细胞。

3)测定淋巴细胞反应:包括淋巴母细胞转化试验,巨噬细胞运动抑制试验。

4)淋巴细胞对靶细胞的杀伤作用:包括瘤细胞集落抑制试验、微量细胞毒试验、同位素释放法。

3. 细胞免疫的临床应用

(1)用于诊断

1)T 细胞和 B 细胞定量:T 细胞减少,见于类风湿和红斑狼疮等自身免疫病;T 细胞增多,见于传染性单核细胞增多症。B 细胞减少,见于无丙球蛋白或低丙球蛋白血症等免疫缺陷病;B 细胞增多,见于慢性淋巴细胞白血病。

2)淋巴细胞转化试验:正常人血淋巴细胞在体外培养,加植物血凝素(PHA)刺激后,转化为原始母细胞的转化率为 70% 以上。自身免疫病组转化率高达 84%。

(2)用于治疗:提高细胞免疫反应。①转

移因子，用于慢性肝炎，间质性肺炎，霉菌感染等病。②植物血凝素（PHA）。

（3）用于判断疗效及预后。

第二节　老年人免疫功能变化

机体免疫系统的完整性是保持身体健康的必要条件。随着人的老年化，免疫器官及其免疫活性可趋衰退，结果或使免疫系统机能降低，造成老年人容易感染疾病，或使免疫系统完整性失调，造成易产生自家免疫和自身免疫性疾病。

老年人机体免疫功能减退的主要原因，首先是胸腺的退化，另外免疫器官细胞本身的变化也是造成老年人免疫机能减退的重要原因。概括老年人免疫机能降低的原因有：①免疫细胞绝对数值降低，包括淋巴细胞总数减少和T细胞减少（表8－2－1）。②单个免疫细胞的活性减退，包括T细胞和B细胞的活性降低。③免疫细胞亚群减少，如抑制性T细胞的减少。上述任何一种改变均能引起免疫机能的减退。如有几种细胞之间和几个因素同时存在缺陷，则可使免疫反应出现明显紊乱。

表8－2－1　不同年龄组血液淋巴细胞绝对数

年龄分组（例数）	淋巴细胞总数	B细胞数	T细胞数
新生儿（13）	4124±1072	1111±341	2742±858
18～49岁（35）	2430±809	553±281	1904±728
69～95岁（49）	1775±802	611±388	1119±559

一、胸腺退化

胸腺退化是老年免疫功能减退的主要因素。根据电镜观察，胸腺分泌性上皮细胞有两种：①含纤毛状或微绒毛结构的囊泡，积聚有细颗粒物质，见于新生儿胸腺的髓质。②含粗颗粒结构的囊泡，呈中等电子密度的膜状结构，见于各年龄组的胸腺皮质。这些细胞均随年龄的增长而减少。胸腺至老年退化后，上皮细胞网状结构裂解为小囊状，囊中不含胸腺淋巴细胞和上皮细胞，而为巨噬细胞、浆细胞和成纤维细胞所替代。

用放射免疫法测定人类不同年龄组个体血中胸腺素浓度，在20岁以下者浓度高，20～40岁之间迅速降低，40岁后则更低。总之，由于胸腺的退化，导致T细胞分化减少，输入淋巴腺和脾脏中胸腺依赖区的T细胞减少。动物实验中，通过移植幼龄动物的胸腺和骨髓，可使老龄动物重新恢复免疫活性。

胸腺的发育和退化与垂体有关。垂体功能低下的小鼠，胸腺明显退化，以致脾脏和淋巴腺中胸腺依赖区的淋巴细胞萎缩，血中T细胞减少，小鼠很早出现老化。对寿命短的小鼠注射生长激素和甲状腺素后，可延长其寿命2～3倍；若先将胸腺切除，再注射这两种激素则不能延长其寿命。

另外，在切除成熟小鼠的胸腺后，不仅免疫功能减退，同时有肾上腺皮质层细胞萎缩，甲状腺滤泡上皮扁平，功能减低，且能造成性腺发育低下，动物早老，恶性网织细胞肉瘤发病率也增高。说明胸腺功能与机体衰老关系密切。

二、免疫细胞变化

老年人中免疫细胞的变化如下述。

（1）干细胞：干细胞是骨髓中生成淋巴细胞的原始细胞。随着年龄的增长，干细胞在体内虽不丧失分化淋巴细胞的能力，但分化免疫活性细胞的反应常受影响，表现在产生B细胞转化率下降。

（2）B细胞：B细胞是体液免疫细胞，以转化为浆细胞分泌免疫球蛋白完成其免疫功能。在老年人的脾脏和淋巴结中，B细胞数改变不显著。血液中计数，老年人与中青年人相比也无很大差异。但测定老年人血中免疫球蛋白时，体液免疫反应降低，主要不是B细胞数减少，而是由于受抗原刺激后缺乏增生和分化，影响了抗体的产生。也有测定健康老年人 IgG 和 IgA 增高的。

即使测定老年人 IgG、IgA、IgM 水平在正常范围，但老年人的免疫球蛋白含量分散度大，没有年轻人稳定。说明老年人免疫功能的稳定性降低。

(3)T 细胞：T 细胞是细胞免疫细胞。通过 T 淋巴细胞介导，产生多种淋巴因子而完成其免疫功能。在动物和人类中从中年开始血中 T 细胞数即逐渐降低，至老年更呈进行性降低。同时细胞免疫功能的减退，也随年龄的增加而加重。老年人细胞免疫功能的减退表现在如下几方面：

1)结核菌素试验：老年组结核菌素试验阳性反应者明显低于青壮年组(表 8－2－2)。

表 8－2－2　不同年龄组结核菌素试验

年龄分组(岁)	总例数	OT 试验(＋)例数	P 值
18～40	12	12	＜0.05
＞60	14	8	

2)白细胞移动抑制试验：老年组较青壮年组抑制显著(表 8－2－3)。

表 8－2－3　不同年龄组白细胞移动抑制试验

年龄分组(岁)	例次	移动指数(M±SD)	P 值
18～40	30	0.77±0.15	＜0.001
＞60	18	0.93±0.07	

3)淋巴细胞转化试验：用植物血凝素(PHA)为刺激剂，淋巴细胞转化率老年组比青年组明显降低。

4)T 细胞对抗肿瘤细胞毒的活性产物下降。在寿命短的小鼠中更为明显。

5)有抑制功能的“抑制性 T 细胞”在老年人中减少。

三、免疫功能减低与老年疾病

(1)感染：一般在老年时骨髓干细胞减少，胸腺退化，T 细胞和 B 细胞免疫活性降低，因而老年人易患感染。

(2)自身免疫病：动物实验见自身免疫疾病与 T 细胞功能减退关系密切。如患自身免疫病时，抑制性 T 细胞常减少。常见的老年自身免疫病是自家抗体抗原复合物病，即产生的自家抗体与组织细胞起交叉反应，从而引起炎症和破坏性病变。如自家免疫性肝炎、心肌炎、类风湿性关节炎等。当 T 细胞缺陷时，如给移植同种基因的年轻胸腺后，可使自家抗体消失。

(3)恶性肿瘤：老年人免疫功能减退时，恶性肿瘤的发病率明显增加，且常以淋巴瘤为主。多见的是慢性淋巴细胞性白血病、恶性淋巴瘤、恶性浆细胞增生等。恶性淋巴瘤主要是由于 T 细胞免疫反应的消失，造成 B 细胞过度免疫增生而致病。

(4)淀粉样变：实验证明，切除小鼠胸腺后发生的淀粉样变，可通过胸腺移植或输入淋巴细胞，阻止病变的发生，或使已形成的病变消退。因此，老年人多由于免疫缺陷而常发生淀粉样变。

(潘天鹏)

参考资料

1. 潘天鹏．常见老年病诊疗手册．空军总医院内部资料(1980.1.)．第 202－228 页

2. 潘天鹏．老年医学基础知识及常见老年病．空军总医院内部资料(1985.5.)

3. 潘天鹏，石津生．现代系统老年医学．北京；科学出版社．1998，19－21

第九章　老年人内分泌功能变化

随着人体的老化,内分泌系统与全身其他组织器官一样也发生一系列功能和形态学的改变。这种改变可由正常生理老化逐渐向病态过度的转化过程。这些老化改变包括内分泌器官的萎缩变小和分泌减少;或在平时血浆激素水平正常,但在应激情况下或进行兴奋试验时,显示某一内分泌腺储备功能减退。另外,在老年人中也有表现为内分泌功能亢进的,如伴随某些恶性肿瘤的发病,或由于因患某些疾病导致一些激素的代谢性分泌增多。

第一节　下丘脑垂体轴功能

脑下垂体前叶细胞分泌促甲状腺素(TSH)、促肾上腺皮质激素(ACTH)、促性腺激素(FSH、LH)、生长激素(GH)、泌乳素(PRL)和黑素细胞刺激素(MSH)等。前三者 TSH、ACTH 和 FSH 等作用于相应的靶腺器官,即甲状腺、肾上腺和性器官;后三者 GH、PRL 和 MSH 则直接作用于相应的器官组织。

经 MRI 检查,50 岁以上老年人显示垂体的高度和体积明显变小,组织结构呈纤维化和囊状改变。从而必然带来相应的内分泌功能改变。

另外,垂体前叶的激素分泌受下丘脑相应的释放激素(RH)和释放抑制激素(IH)的调控。当下丘脑神经递质随增龄而减弱时,由于多巴胺和去甲肾上腺素等生物胺减少,也将直接影响垂体前叶的正常分泌功能。

一、生长激素

生长激素(growth hormone,GH)是促进细胞增殖、生长和加强合成代谢的作用。人垂体内的 GH 含量为 4 ~ 8mg,成人每日分泌 0.75 ~ 3mg。GH 受下丘脑的生长激素释放素(GHRH)和生长激素释放抑制素(GHRIH)的调控。在正常的 GHRH 和 GHRIH 的调节下,GH 按每天 6 ~ 8 次有规律的脉冲式分泌释放,分泌量夜多昼少。人进入老年后,由于下丘脑神经递质作用的减弱,GH 释出减少,表现为每次分泌时限和脉冲幅度减少。老年人 GH 的减少以睡眠时最明显。以男性为例,血清 GH 峰值(夜间)在 30 岁时为 20ng/ml,40 ~ 50 岁为 9.7ng/ml,50 ~ 60 岁为 7.2ng/ml,60 ~ 70 岁为 5.3ng/ml,80 岁以上降至 2.0ng/ml 以下。因此,老年人肌肉量和骨矿量常减少,而脂肪增多,体力下降,易疲劳。血清 GH 的下降,除因下丘脑的 GHRH 降低和垂体前叶对刺激反应的减弱以外,尚与性激素水平降低有关。

怎样才能使老年人的 GH 分泌增多?措施为:①增加中枢神经的胆碱能作用,促使 GHRH 分泌增多和抑制 GHRIH 的分泌。在动物实验中用胆碱酯酶抑制剂已得到证实。②运动锻炼可增加 GH 及其受体的生成。③性激素替代治疗。用小剂量雌激素或睾酮可使 GH 增高 2 ~ 3 倍。④注射外源性 GH 或 GHRH,可使老年男性肌肉增强,脂肪减少,体力增强。Rudman 对 21 例 GH 水平偏低的年龄 61 ~ 81 岁的健康老人,用 GH0.03mg/kg,每周 3 次,治疗 6 个月。结果脂肪减少 14.4%,皮肤厚度增加 7.1%,腰椎骨密度增加 1.6%;衰老表现减轻 10 ~ 20 年。但过量应用可产生男子乳房女性化和糖尿病等,应慎用。

二、泌乳素

泌乳素(prolactin,PRL)一般随增龄而分泌增多。男性50岁开始PRL基础水平轻度升高,女性80岁以后出现PRL明显升高。PRL的增高可能与性欲和性活动减退有关。但多数老年人中PRL水平波动较大,可能与多种慢性病症和用药有关。如甲状腺功能减退症、肾功能减退、慢性肝炎,应用抗多巴胺药、抗高血压药、抗抑郁药等均可影响PRL水平。

此外,泌乳素与胃癌有关。胃腺组织中的泌乳素含量与癌细胞增生活跃程度成正比,并与胃癌浸润深度及淋巴结转移范围呈正相关。

第二节　垂体甲状腺轴功能

对老年人的甲状腺解剖学改变,多数人认为老年人的甲状腺缩小,见纤维化和淋巴细胞浸润。易发生结节样变。老年人的甲状腺功能表现吸碘率降低,甲状腺素分泌减少。一般健康老年人T3男性降低约20%,女性降低约10%。

高燕民等报道,对老龄大鼠甲状腺形态和功能的观察,见老龄大鼠的T3、FT3、FT4均明显低于中青年大鼠(表9-2-1)。

表9-2-1　各月龄组大鼠甲状腺功能比较($x \pm s$)

大鼠(月龄)	只数	T3(nmol/L)	T4(nmol/L)	FT3(pmol/L)	FT4(pmol/L)
青年(1~2)	19	1.64±0.38	760.50±225.16	4.24±1.73	40.40±17.30
中年(8~10)	10	0.88±0.37	657.28±202.96	3.11±1.22	48.93±17.20
老年(24~26)	13	0.62±0.16	598.13±106.02	1.57±0.68	24.70±10.80
P值		<0.01,0.05	<0.01,0.05	<0.05,0.01	

老龄大鼠甲状腺尚有以下组织学变化:①滤泡大小明显不等,含胶质少,密度低。②间质明显增生,将滤泡分隔成岛状。多数伴玻璃样及粘液样变性,少数伴纤维变性。③血管明显硬化,部分管腔狭窄甚至阻塞。小血管增生。④淋巴细胞在间质中呈灶状或弥漫性浸润。电镜下见淋巴细胞侵入滤泡细胞内。

另外,老年人垂体前叶的TSH分泌节律虽存在,但分泌量减少。

根据上述老年人的垂体和甲状腺功能的变化,当导致老年人发生甲状腺功能亢进症和甲状腺功能减退症时,临床表现可极不典型而容易造成误诊漏诊。老年人突然发生心房纤颤和充血性心力衰竭,以及血压增高等表现时,即使血清T3、T4测定值无显著增高,也不能轻易排除老年人甲状腺功能亢进症。患甲状腺功能减退症时,也可见充血性心力衰竭,如测定TSH在正常上限,也应警惕老年人甲状腺功能减退症的可能。

在老年人中,亚临床型甲状腺功能减退症(sub-clinical hypothyroidism,SCH)的发病有逐年增多趋势。对此类患者甲状腺自身抗体阳性者占23%~50%,说明老年人SCH是自身免疫性甲状腺病。临床表现为:①全身症状:疲倦、乏力、怕冷、便秘、皮肤及毛发干燥、肌肉痉挛等。②精神神经症状:抑郁、注意力不集中等。③脂质代谢异常:胆固醇和甘油三酯增高。④内分泌激素变化:TSH升高。T3、T4可正常。由于SCH可发展为临床型原发性甲状腺功能减退症(甲减),可把SCH看成为“甲减”的前驱表现,故又称为“临床前期甲减”、“潜伏性甲减”、“隐匿性甲减”。SCH的转归:如甲状腺自身抗体阳性,TSH>10μU/ml,每年约7%发展至临床型甲减;TSH

>14μU/ml，每年20%发展至临床型甲减；TSH>20μU/ml，年龄65岁以上者，随访4年有80%发展为临床型甲减。

对老年人的甲状腺功能亢进症，治疗可与中青年人基本类同。对老年人的甲状腺功能减退症，在应用替代治疗时，应注意从小剂量开始，徐缓加量，以免诱发心律失常和心绞痛等不良反应。

第三节 垂体性腺轴功能

一、女性绝经期

中国女性自然绝经年龄平均49.0±3.7岁。在绝经前的围绝经期(perimenopausal period)以月经周期改变和非功能性子宫出血为标志，平均约1～2年。这是由于卵泡成熟、排卵不规则和孕酮水平没有周期性造成的。一般在绝经前10年卵泡开始加速退化，至围绝经期卵泡数量不断减少，雌二醇随之减少，从而促使卵泡刺激素(FSH)增加10～15倍，黄体生成素(LH)增加3～4倍。LH的增高可延至绝经后15年才明显降低。

由于雌激素的缺乏，可产生一系列女性更年期征候：①血管运动不稳定症状(75%)：头涨、颜面潮红、出汗，随之畏寒不适、心悸眩晕。②精神神经系症状：焦虑、抑郁、疲乏、神经质、失眠、记忆力减退等。③泌尿生殖系症状：外阴和生殖道萎缩，尿频、尿急、尿痛、尿失禁等。④骨质疏松。⑤动脉粥样硬化。

应用雌激素替代治疗有益于改善以上更年期综合征症状，尚可减少缺血性心脏病的发生率约40%～60%。

鲁翔等报道，切除卵巢绝经后3年猕猴见心脏明显老化，表现为心肌重量增加42%，心肌细胞肥大、纤维增生；心肌SOD活性降低23%；心肌钙通道受体活性降低，表现为钙通道解离常数(Kd)和最大结合率(Bmax)的增高(表9-3-2)。

表9-3-2 雌猕猴心脏重、心肌SOD及心肌膜Kd和Bmax测值($\bar{x}\pm s$)

雌猕猴	只数	心脏重/体重(%)	SOD(nU/mgP)	Kd(nmol/L)	Bmax(fmol/mgP)
衰老组	5	0.468±0.039	71.1±5.4	0.71±0.13	351.3±33.5
治疗组	8	0.361±0.029	90.4±4.5	0.51±0.16	223.6±82.8
对照组	6	0.328±0.046	93.3±4.9	0.48±0.14	235.1±82.5
P值		<0.01	<0.01	<0.05	<0.05

应用尼尔雌醇替代治疗的8只衰老雌猕猴中见有明显的保护作用，包括心脏无明显增重，心肌SOD活性无明显降低，钙通道解离常数和最大结合力均无明显升高。但在雌激素替代治疗中有发生子宫膜癌的危险，还可发生胆结石、高甘油三酯血症和深静脉血栓等病症，因此应慎用。

中医中药辨证治疗是防治女性更年期综合征的合理方法。

二、男性更年期

睾丸中的间质细胞(Leydig cells)分泌睾丸酮(testosterone)，受脑下垂体分泌LH的刺激调控影响。在体内起生物作用的是游离睾酮和白蛋白结合睾酮。

健康男性从50～59岁开始出现血清总睾酮和游离睾酮水平下降。一般游离睾酮每年下降1.2%，白蛋白结合睾酮每年降低1.0%。原因：①随年龄增长，睾酮最大分泌率降低。②下丘脑垂体轴改变。LH 脉冲式释放减少，活性减弱，睾丸间质细胞不起反应。③某些慢性病促使血清睾酮水平下降。

男性更年期与女性不同。首先不是所有男性都有更年期，其次无确切的开始时间，再则表现差异性极大。男性更年期的症状和体征包括前列腺增生、性功能减退、疲乏、情绪变化、乳腺发育和轻度女性化。此外，游离睾酮对骨矿物质密度的维持起重要作用。因此，老年男性由于缺乏雄性激素可对骨密度、肌肉脂肪组织和造血功能等造成不良影响。

补充睾酮可增加脂肪以外的固体组织。但睾酮制剂可促使前列腺增生，尚可促成癌肿的发展。一般宜慎用。

三、性激素与冠心病

冠心病的发病率存在性别差异，从总体看，男性发病率高于女性。主要是女性在绝经前发病率显著低于男性。绝经后女性发病率剧增，短期内达到与男性相近水平。男性及绝经前后女性体内存在显著的性激素水平差异，因此冠心病的发病与体内性激素水平变化有密切关系。

贺红等报道，测定 59 例男性冠心病患者（平均 56.98 ±9.83 岁）和 27 例健康男性（平均 53.3 ±11.26 岁）的血清性激素水平，并测定 57 例绝经后患冠心病女性（63.6 ±7.3 岁）和 27 例健康女性（60.6 ±6.8 岁）的血清性激素水平。结果：①男、女冠心病组血清孕酮（P）均增高。②女性冠心病组睾酮（T）明显增高。③男性冠心病组 E2/P 显著降低。④女性冠心病组 E2/P 及 E2/T 均显著降低（表 9－3－3）。提示：孕激素水平增高及绝经后女性雄激素水平增高是冠心病发病的危险因素。

表 9－3－3　男女冠心病患者血清性激素水平测定（x ±s）

分组	E2（pmol/L）	P（nmol/L）	T（nmol/L）	E2/P（×1000）	E2/T（×1000）
男：冠心病组	307.9 ±180.9	6.87 ±6.5	24.2 ±9.25	77.1 ±60.6	14.1 ±8.0
对照组	333.6 ±127.3	3.91 ±2.7	22.1 ±6.45	144.2 ±138.6	16.2 ±7.8
P 值		<0.05		<0.01	
女：冠心病组	197.4 ±133.6	5.7 ±5.4	4.3 ±3.2	56.0 ±45.5	57.4 ±38.8
对照组	212.9 ±127.3	3.1 ±2.8	2.9 ±2.1	115.4 ±96.0	96.8 ±76.8
P 值	<0.05	<0.05	<0.01	<0.01	

四、性激素与前列腺增生

李月明等对 41 例老年人前列腺增生症的手术标本，用放射免疫法测定组织中睾酮（T）、双氢睾酮（DHT）及雌二醇（E2）含量，并与 10 例健康青年人（意外死亡）前列腺组织的性激素含量测定对比，结果前列腺增生的老年人前列腺组织中 DHT 及 E2 含量显著高于健康青年人，而 T 含量则明显低于青年组（表 9－3－4）。提示 DHT 和 E2 在良性前列腺增生症的发生和发展过程中起调控作用。

表 9－3－4　前列腺增生老人组织中性激素测定（x ±s）

分组	例数	年龄（岁）	DHT（pg/mgP）	E2（pg/mgP）	T（ng/mgP）
前列腺增生组	41	65.8（61～81）	85 ±3.89	53.08 ±9.12	4.23 ±0.81
正常前列腺组	10	22.6（18～29）	13 ±1.40	26.30 ±7.35	8.41 ±1.30
P 值			<0.01	<0.01	<0.01

五、性激素与衰老

吕少中等测定45例健康老人和30例患冠心病的老人的血浆E2和T含量，同时测血浆过氧化脂质(LPO)。结果：E2和E2/T比值在男性老年冠心病组均升高，T值在男女性老年冠心患者中均降低，而LPO在男女性老年冠心病组均增高(表9-3-5)。提示老年人在血浆性激素内环境水平不稳定而发生动脉粥样硬化症的同时，有衰老指标的增高。

表9-3-5 老年冠心病患者血浆E2、T及LPO测定(x±s)

分组	例数	E2(pg/ml)	T(ng/ml)	E2/T	LPO(μmol/L)
男健康组	26	20.93±11.79	548.08±79.74	0.0571±0.0318	11.31±1.40
冠心病组	15	28.66±7.33	405.40±114.97	0.1747±0.1055	12.65±1.22
P值		<0.05	<0.01	<0.01	<0.01
女健康组	19	18.52±16.16	317.68±198.15	0.2350±0.0784	11.45±1.21
冠心病组	15	15.96±4.43	63.60±57.90	0.3870±0.1788	13.06±1.03
P值		>0.05	<0.01	>0.05	<0.01

六、性激素与胃癌

经研究观察，雄激素对胃癌的发生和生长起抑制作用，而雌激素则起促进作用。Inutsuka等测定胃癌患者血清睾酮含量，无论男女患者(包括早期胃癌)在手术前均下降，手术后逐渐恢复正常；如复发，则睾酮水平又下降。

此外，已证实胃癌细胞中存在雌激素受体。Nishi等测定52例男性患者胃癌组织中雌激素阳性23例(44.2%)，女性更年期患者34例中阳性者7例(20.6%)。且高度恶性型胃癌常见于年轻女性。提示女性激素与胃癌关系密切。

第四节 垂体肾上腺皮质轴功能

老年人垂体肾上腺皮质轴功能变化较小。一般老年人基础血浆皮质醇水平正常，昼夜皮质醇分泌节律完整。但总的皮质醇和盐皮质激素分泌率略低。血清ACTH值正常或轻度升高。

在老年期，当促肾上腺皮质激素释放激素(CRH)-促肾上腺皮质激素(ACTH)-皮质醇系统被激活时，可导致骨质疏松、肌萎缩、糖耐量减低和免疫抑制等病症。

第五节 胃肠系统激素功能

胃肠激素多为肽类。这种肽类物质及其内分泌细胞普遍存在于胃肠道和整个神经系统。在胃肠道不同部位有各种内分泌器官组织释放不同的激素。

胃，分泌胃泌素(gastrin，G17及G34)。

上部小肠，分泌胃动素(motilin，MTL)、胆囊收缩素(CCK)、抑胃肽(GIP)和促胰液素。

下部小肠，分泌神经降压素(NT)、肠高糖素(GLI)。

结肠，分泌酪酪肽(PYY)。

胰腺，分泌胰岛素、胰高糖素、胰多肽、胰抑素。

以上胃肠激素，除促胰液素、抑胃肽和肠高

糖素外，均见于中枢神经系统，包括下丘脑和皮质、下丘脑室旁核、小脑扁桃体、中央核、脑干，以及整个脊髓的感觉和运动自主神经核等组织中。因此，有将胃肠激素称为“脑肠肽”。此外，胃肠道内源性神经系统尚产生一系列非激素性调节肽，如血管活性肠肽（VIP）、P物质（SP）、生长抑素（Somatostatin，SS）、脑腓肽、降钙素基因相关肽、组异亮肽、甘丙肽、蛙皮素类肽（BLI）、酪神经肽（NPY）等。其中BLI和NPY在胃中浓度高，SP在小肠浓度高，VIP在结肠浓度高。

在正常情况下，在营养物质吸收过程中，胃肠激素在神经系统作用下被释放。从内分泌细胞释放出来的脑肠肽，一是作为激素进入血循环，二是通过旁分泌进入组织间隙，三是进入胃肠腔。这些激素对胃肠系统的分泌、运动、消化、吸收和免疫等功能起调节作用。故胃肠激素直接影响营养物质的代谢，并对胃肠细胞起保护作用，尤其是具抑制作用的胃肠肽。此外，胃肠肽尚与胃肠道肿瘤的发生发展有关。如胃肠道腺癌细胞可分泌胃泌素、VIP等肽类物质。因此，测定某些胃肠肽水平有助于作为诊断消化系内分泌腺癌的重要标志，且为治疗此类腺癌开辟了新的途径。

一、促胃液素（胃泌素）

体内胃泌素主要来源于幽门腺的胃泌素细胞（G细胞）。十二指肠和上段小肠黏膜也含有一些胃泌素细胞。胃泌素通过血循环与壁细胞膜上胃泌素受体结合，刺激其分泌盐酸，还起营养和保护胃肠道黏膜作用。胃内pH值降低时，可抑制胃窦部G细胞分泌胃泌素。当胃液pH＜2时，胃泌素即停止释出。反之，胃酸过低则刺激胃泌素释放，血清胃泌素含量增多。

胃酸分泌量常随增龄而减少，因此老年人血清胃泌素高于青年人。邱志亮报道，老年人空腹血清胃泌素平均101.96±27.00pg/ml，明显高于中青年人的73.83±20.64pg/ml（表9－5－6）。

表9－5－6　老年人血清胃泌素测定（x±s）

分组	例数	年龄（岁）	血清胃泌素（pg/ml）	P值
健康老人	31	60～82	101.96±27.00	＜0.01
中青年人	30	16～59	73.83±20.64	

调节肽生长抑素（SS）对胃壁细胞泌酸有直接抑制作用。铁振军等测定，老年人空腹胃液中胃泌素（G17）略低，基础胃酸量明显低于青年组，而SS含量则显著增高（表9－5－7）。

表9－5－7　空腹胃液基础酸G17及SS测定（x±s）

分组	例数	年龄（岁）	基础酸（mmol/L）	G17（pg/ml）	SS（pg/ml）
老年组	15	60～70	3.6±2.5	87.2±60.0	137.2±97.6
青年组	15	20～29	6.9±4.4	109.0±84.8	85.9±34.5
P值			＜0.01	＞0.05	＜0.01

胃酸能激活胃蛋白酶原，以助消化；能杀灭随食物进入胃内的微生物；进入小肠后尚可促进胰液和胆汁的分泌。胃酸造成的酸性环境还有助于对铁和钙的吸收。所以当老年人胃酸减少时可引起消化功能减退、胃肠道细菌性感染、缺铁性贫血和骨质疏松等病症。

二、胃动素

胃动素（motilin，MTL）的生理活性主要是刺激胃肠蠕动和促进胃蛋白酶分泌；在消化期间尚有强烈的促胆囊收缩和增高Oddi括约肌张力作用。胃动素的分泌受神经、体液、进食等因素影响。在正常人十二指肠部有胃动素细胞密集，是血浆MTL的主要来源。空肠上段也有胃动素细胞可分泌MTL。

表 9-5-8 老年消化不良患者血浆 MTL 和 SS 测值(x±s)

分组	例数	年龄(岁)	胃动素(pg/L)	生长抑素(ng/L)
消化不良组	31	65.9±5.0	427.74±95.85	69.47±18.75
健康对照组	20	64.8±3.3	545.73±115.80	54.74±13.32
P 值			<0.05	<0.05

性别和性激素对 MTL 的分泌和释放无影响。但随年龄增加,血浆 MTL 有增高趋势。而老年非溃疡性消化不良患者血浆 MTL 则明显降低。朱瑞平等报道老年消化不良患者血浆 MTL 的降低,可能与抑制胃动素分泌的调节肽生长抑素(SS)的增高有关(表 9-5-8)。因此,血浆 MTL 降低和 SS 增高与老年人上消化道运动功能障碍和消化不良发病有关。

三、胃肠肽的细胞保护作用

胃肠激素除直接对胃肠的运动、分泌和营养吸收等功能进行调节以外,尚对胃肠细胞有保护作用,尤其是具抑制作用的胃肠肽。已知有细胞保护作用的胃肠肽有下述五种。

1. 生长抑素

生长抑素(somatostatin,SS)可防止胃黏膜受损。其机制是通过保护黏膜内谷胱甘肽还原酶的活性,维持黏膜内非蛋白结合巯基含量,从而防止脂质过氧化的发生,达到保护黏膜的作用。

生长抑素尚有保护胰腺 β 细胞的作用。在实验性糖尿病小鼠中,见 SS 能明显减轻胰腺的受损。SS 尚可降低胰腺炎的发病。因此,SS 对胰腺炎有治疗和预防作用。

2. 胰多肽

已知饭后胰多肽明显升高,可对消化道起保护作用。在大鼠腹腔内注入胰多肽可明显减轻因半胱胺(cysteamine)诱发的十二指肠溃疡。这是通过防止 SS 的消耗而达到抗损伤作用的。

实验证明,牛胰多肽对大鼠的实验性出血性胰腺炎有明显保护作用。表现在血清淀粉酶浓度明显降低,胰腺形态学检查见病变明显减轻,病鼠死亡率明显降低,存活时间大大延长。这种保护作用是通过抑制胰蛋白酶分泌、改善胰腺血流量,稳定和提高细胞膜抗磷酯酶 A2 致损伤的能力。

胰多肽是存在于胰腺中活性肽之一,能加强胰腺抗损伤能力,所以是抑制胰腺炎发生的一个天然防御因子。

3. 降钙素基因相关肽(calcitonin gene-related peptide,CGRP)

降钙素基因相关肽是广泛存在于胃肠道神经元和神经纤维中的一种调节肽,在胃和十二指肠尤为丰富。实验研究发现 CGRP 对狗和大鼠的胃分泌有很强的抑制作用,并能明显减轻因出血性休克再灌注对大鼠胃黏膜的损伤。这种保护作用与自由基的减少有关。

4. 神经降压素(neurotensin,NT)

实验证明,皮下注射神经降压素可减轻由链佐霉素(streptozotocin)引起的大鼠和小鼠的高血糖。另外,将小剂量 NT 注入大鼠的小脑延髓池内,可使大鼠因寒冷加束缚引起的应激性胃溃疡的发病率降低。

5. 蛙皮素(bombesin)

将小剂量蛙皮素注入大鼠侧脑室内可明显对抗由寒冷加束缚引起的胃溃疡。

总之,多种胃肠肽的细胞保护作用已被公认为其生理功能之一。由于细胞是组成机体的基本单位,细胞损伤就意味着疾病。因此,围绕“细胞保护”的研究,无论是基础理论研究或对临床病症的防治研究已受到普遍的重视,并将产生深远的影响。

四、胃肠激素与肿瘤

据近代研究,有些胃肠激素具肿瘤生长因子作用。胃肠腺癌细胞可分泌多种肽类物质,如胃泌素(G17)、表皮生长因子(EGF)、血管活性肠肽(VIP)、神经降压素(NT)等。

1. 胃泌素与肿瘤

胃泌素释放多肽可刺激胃、十二指肠和结肠

黏膜生长。对细胞的这种直接营养作用是通过刺激细胞的 DNA 合成来完成的。动物实验中将人胃和结肠肿瘤组织移植至裸鼠,在胃泌素作用下可有移植瘤细胞的增生,而用胰泌素则可抑制以上增生作用。胃泌素之致癌生物学效应是通过环磷酸腺苷(cAMP)和依赖 cAMP 的蛋白激酶系统达到促癌生长的。在体外细胞培养中,低浓度胃泌素对恶性细胞具明显促生长作用。

另外,在分化差的胃癌细胞膜表面存在胃泌素受体的现象已被证实。崔广林等研究 47 例老年胃癌(平均 63.4 岁)和 42 例非老年胃癌(平均 49.2 岁)的组织分化程度、细胞内分泌情况及其与临床的关系。组织中检出的内分泌素以血清素最多见,其次为生长抑素和胃泌素(G17)。老年组检出内分泌素 9 例(19%),非老年组 7 例(17%)。内分泌素的增高常见于分化程度差者,且与胃癌穿透胃壁深度和有无淋巴结转移有关。即内分泌素增高者多见于肿瘤穿透浆膜层(Ⅲ期及Ⅳ期)以上和有淋巴结转移者(表 9-5-9)。

表 9-5-9 胃癌内分泌细胞检出率(例数)及与临床病理关系

分组	例数	分化程度			TNM 分期			淋巴结转移	
		高	中	低	Ⅱ	Ⅲ	Ⅳ	有	无
老年组	47(9)	16(0)	13(3)	18(6)	17(0)	16(3)	14(5)	33(8)	14(1)
非老年组	42(7)	10(0)	18(2)	14(5)	12(1)	19(2)	11(4)	35(7)	7(0)

因此,对胃癌患者测得其组织中有分泌素增高者,大多病变浸润广、发展快、伴淋巴结转移,生存时间也较无内分泌细胞的胃癌患者短。

2. 生长因子与肿瘤

生长因子(growth factor,GF)是能和细胞膜特异受体呈高亲和力而刺激细胞增生的一种多肽。其作用为促进细胞的增殖和存活,促发损伤组织的修复,参与肿瘤的形成、生长和扩散。

GF 中的表皮生长因子(EGF)和转化生长因子(TGF)与胃癌有关。人体表皮生长因子(hEGF)免疫活性在早期胃癌中为阴性,进展期胃癌中阳性率为 21%。高分化腺癌中含量显著高于分化差的腺癌;硬化型分化差的腺癌又显著高于非硬化型者。同时 hEGF 阳性的胃癌预后差。因此测定 hEGF 含量可作为胃癌患者高度恶性的生物学标志。

α 转化生长因子(TGF-α)可在胃癌组织中与表皮生长因子受体(EGFR)同时存在。肿瘤细胞产生的 TGF-α 能与 EGFR 竞争结合而发挥其促生长作用。在萎缩性胃炎伴Ⅲ度不典型增生者中见有 TGF-α 和 EGFR 同时存在的倾向,而浅表性胃炎和正常胃黏膜则无。正常组织中只产生 β 转化生长因子(TGF-β)。在浅表性胃炎和胃溃疡组织中 TGF-β 含量升高、TGF-α 降低;萎缩性胃炎时,TGF-β 含量明显降低、TGF-α 则升高。胃癌患者同时出现 TGF-α 和 EGFR 的预后差。

3. 血管活性肠肽与肿瘤

血管活性肠肽(vasoactive intestinal polypeptide,VIP)是由 28 个氨基酸组成具广泛生物活性的脑肠肽。VIP 可刺激胰岛素分泌,并与恶性肿瘤有关。实验研究证实胰腺癌和结肠癌均有 VIP 受体。

陈潜等报道:在实验中用不同浓度的 VIP 对具有 VIP 受体的人胰腺癌细胞有明显促生长作用,且与 VIP 浓度呈正相关依赖关系。VIP 的促癌细胞生长作用与 VIP 能显著促进癌细胞内 cAMP 和多胺的生物合成增加有关。VIP 受体拮抗剂可阻断 VIP 对癌细胞的促生长作用。这可为预测肿瘤生物学行为及临床预后新的判断标志,也为激素类似物和激素受体拮抗剂治疗肿瘤提供了广阔的前景。

4. 神经降压素与肿瘤

神经降压素(neurotensin,NT)广泛分布于脑和胃肠,约 85% 在肠道,10% 在脑部。NT 具抑制胃液分泌、抑制胃肠蠕动、刺激胰液和肠黏膜分泌,以及促进胰多肽释放作用。正常人胃肠黏膜内 NT 含量高低顺序为：回肠 > 直肠 > 十二指肠 > 空肠 > 胃。

NT 被发现存在于原发性肝细胞癌组织中。姜若兰等报道 19 例肝细胞癌中 NT 免疫组化染色阳性者 9 例（47.4%），3 例癌旁肝细胞有不同程度的阳性反应，癌旁间质为阴性。

5. 胆囊收缩素与肿瘤

胆囊收缩素（CCK）有刺激胰腺分泌、胃酸分泌和胆囊收缩的作用。大剂量 CCK 促进大鼠胃、十二指肠 DNA 和 RNA 的合成。CCK 对胰腺具致癌作用，可增加接受豆消胺的仓鼠胰腺肿瘤的发生率。

6. 生长抑素与肿瘤

生长抑素（SS）可强烈抑制胃泌素释放和胃酸排泌，也抑制胃蛋白酶的分泌。故在通常情况下 SS 起负性调节作用。但在体外细胞培养中发现，极低浓度的 SS（1 ~ 2ng/L）可促进正常胃黏膜上皮细胞生长，刺激胃癌细胞的生长。

此外，SS 与大肠癌存在一定关系。陈腾等测定 20 例大肠癌患者（平均 52 岁）的血浆生长抑素免疫活性物质（SLI）明显高于 15 例非癌患者（平均 51 岁）对照组。肿瘤根治切除术后血浆 SLI 明显降低。观察切除标本癌组织和癌旁黏膜 SLI 含量变化为：癌旁 2cm 处 SLI 含量最高，其次为癌旁 5cm 处黏膜，癌组织本身含量最低。提示大肠癌患者血 SLI 的升高来源于癌旁黏膜对 SS 的合成。推测 SS 的抗肿瘤作用机制，可能与 SS 抑制肿瘤营养激素分泌，或直接作用于肿瘤细胞 SS 受体有关。

从胃肠肽对肿瘤细胞的营养作用，为治疗肿瘤开辟了新的领域。如“奥曲肽”（Octreotide），商品名“善得定”（Sandostatin），为新合成的一种生长抑素的八肽长效类似物。其抑制作用较天然 SS 强数倍至数十倍。奥曲肽对消化系内分泌瘤的作用表现在：①肿瘤分泌活性物质受到抑制。②肿瘤生长受抑制，体积缩小。③症状控制或改善。

第六节 心血管系统激素功能

目前已知属心血管系统的调节肽有 10 多种。主要分布在支配心脏和血管的神经中。按其对心血管的主要功能可分为三类：

1. 对血管起收缩作用的肽

内皮素（endothelium，ET）

神经肽 Y（neuropeptide Y，NPY）

脑啡肽（EnK）

2. 对血管起舒张作用的肽

心钠素（atrial natri - uretic peptide，ANP）

脑钠素（BNP）

降钙素相关基因肽（calcitonin gene - related peptide，CGRP）

血管活性肠肽（vasoactive intestinal peptide，VIP）

速激肽（tachykinin，TK）

3. 其他

神经降压素（neurotensin，NT），对冠状血管起收缩作用，对外周血管起扩张作用。

生长抑素（somatostatin，SS）

下面分别介绍各种心血管系统的调节肽。

一、内皮素

内皮素的主要功能是收缩血管平滑肌，是最强的血管收缩肽。内皮素由 ET - 1、ET - 2、ET - 3 和血管活性肠收缩肽（VIC）组成。ET - 1、ET - 2 和 ET - 3 是 ET 所含基因不同的三种异构肽（isopeptide），其中 ET - 1 和 ET - 2 的收缩活性较 ET - 3 强。ET 在体内和体外均可刺激心钠素的释放。

ET 受体由于其基因互补 DNA 克隆的不同分为三个亚型，即 ETA、ETB 及 ETC 型。ETA 受体位于血管平滑肌，司血管收缩功能，对异构肽 ET - 1 和 ET - 2 具高亲和性。ETB 位于血管内皮，与释放内皮细胞舒张因子（EDRF）和前列环素(PGI2)有关,对三种 ETS 亲和性相同。ETC 位于垂体前叶细胞,与抑制催乳素释放有关,对 ET-3 具高亲和性。

ET 的血管收缩效应是由细胞内钙通道的开放和磷酯酶的活化所介导的。ET 一方面刺激磷酸酯酶的活化,促进三磷酸肌醇的生成,使钙离子从钙储备中释放入胞浆,另一方面在 ET 受体被活化时,刺激钙通道开放,促进细胞外钙离子的内流。这样由于细胞内钙离子浓度的增高,导致血管的收缩。

凝血酶和 β 转化生长因子(TGF-β)等可诱发 ET 的 mRNA 的产生,从而促使 ET 的生成和释放。ET 进入血循环后的半衰期仅 7min,大部分在肺和肾被迅速清除。

ET 引起微血管痉挛和平滑肌细胞增生,必然导致动脉粥样硬化的发生和发展。因此,ET 与心脑血管病和糖尿病并发症等关系密切。

(一)内皮素与冠心病

ET 对冠状动脉具强烈收缩作用。刘剑颖等测定老年冠心病 24 例(心绞痛 7 例、心梗 7 例、心律失常 10 例)的血浆内皮素为 12.46 ± 2.31pg/ml,明显高于 12 例健康对照组的 7.84 ± 1.10pg/ml(表 9-6-10)。

表 9-6-10 老年冠心病患者血浆 ET 测定(x ± s)

分组	例数	年龄(岁)	ET(pg/ml)	P 值
冠心病组	24	66.3 ± 4.3	12.46 ± 2.31	<0.05
健康对照组	12	64.0 ± 3.5	7.84 ± 1.10	

夏云峰等报道,不同类型的冠心病患者的血浆内皮素水平高低不一。一般内皮素水平与冠状动脉狭窄程度和病变支数呈正相关。即冠状动脉狭窄程度越重、受累冠脉支数越多、病情越重,内皮素水平越高(表 9-6-11)。

表 9-6-11 不同类型冠心病患者血浆 ET 测定(x ± s)

分组	例数	血浆内皮素(ng/L)	P 值
正常对照组	10	71.76 ± 13.33	
冠心病组	28	104.25 ± 21.08	<0.001
稳定型心绞痛	8	85.73 ± 15.97	
不稳定型心绞痛	8	108.54 ± 13.05	
AMI	14	131.57 ± 19.31	

吴永建等对冠状动脉造影诊断为冠心病者 24 例和造影正常者 10 例,在造影前取升主动脉血和冠状静脉窦血测 ET 水平,结果在两组间同一部位无显著差异,在同一组不同部位也无显著差异。在实验性兔髂动脉粥样硬化的近心端及远心端测 ET,未见显著差异,但在动脉粥样硬化组织中测 ET,其含量及其 mRNA 表达均明显升高。因此,认为动脉粥样硬化局部组织中内皮素的明显增多,不影响血浆内皮素的水平。

(二)内皮素与高血压病和高脂血症

孙宁玲等报道,测定 65 例高血压病患者在口服葡萄糖耐量试验(OGTT)后的血浆内皮素水平明显高于 30 例正常对照组。其中高血压并高脂血症者 35 例的 ET 水平,比 30 例高血压无高脂血症者增高更显著(表 9-6-12)。

表 9-6-12 高血压并高脂血症时血浆 ET 水平(x ± s)

分组	例数	年龄(岁)	ET(ng/L),OGTT 后	
			6°	24°
正常对照组	30	26 ~ 62	72.4 ± 10.7	64.4 ± 10.8
高血压并高脂血症组	35	32 ~ 70	180.6 ± 10.4	154.8 ± 12.2
高血压无高脂血症组	30	30 ~ 68	102.6 ± 18.2	86.4 ± 16.6

(三)内皮素与心力衰竭

刘建国等测定 40 例住院的充血性心力衰竭患者(CHFP)治疗前后的血浆内皮素变化,并与 15 例正常健康组对照,发现 CHFP 组 ET 水平明显高出正常健康者 2 倍以上;ET 含量与心衰严重程度相关,且在治疗好转时 ET 水平也随之下降。因此,测定 ET 水平可作评判 CHF 的重要标志。

心衰时导致血浆 ET 升高的机制为:①心力衰竭时心房压增高,随之肺循环压增高,同时心排出量减少。因此肺廓清能力减少、ET 在血浆中滞留。②ET 增高时,氧自由基产生增多,血管内皮细胞受损害,导致释放大量的 ET。

(四)内皮素与脑血管病

内皮素通过升高神经细胞内钙浓度而直接影响脑血管张力和神经功能。内皮素尚能促进神经细胞的有丝分裂,造成平滑肌增殖。因此 ET 与脑缺血性疾病的发病有一定关系。

1. ET 与脑动脉硬化

ET 在极低浓度下即有促进平滑肌细胞有丝分裂、加速平滑肌细胞增殖和强烈缩血管作用,因此很容易促成脑动脉粥样硬化。

2. ET 与血管痉挛

ET 可引起多种动物脑基底动脉和脑软膜动脉的强烈持续收缩。在正常情况下,血管内皮不仅释放血管收缩物质 ET,同时还释放血管舒张物质 NO,它们之间的平衡,调节着血管正常的舒缩功能。但在蛛网膜下腔出血时,血块中的血红蛋白能抑制血管舒张物质 NO 的作用,使血管痉挛。动物实验模型中见蛛网膜下腔出血后,在痉挛的脑基底动脉中 ET 含量明显增高。在临床蛛网膜下腔出血患者中,也见血浆和脑脊液中 ET 免疫活性反应增强。因此,脑血管痉挛与 ET 增高密切相关,并为蛛网膜下腔出血患者的重要并发症,也是引起这类患者死亡和致残的重要原因。

3. ET 与脑卒中

当脑血管发生粥样硬化时,由于脑缺氧,脑血管内皮对 ET 的合成和释放加速,同时血栓形成因子血栓素(TXB2)浓度升高,从而易于诱发脑卒中。ET 还能直接作用于神经细胞,促进细胞外钙的内流,使神经细胞内钙超负荷,引起细胞死亡,也对脑卒中的发生和发展起重要影响。

(五)内皮素与肺心病

曹国强等测定老年肺心病患者血浆 ET 水平明显高于健康组。在老年肺心病患者中,急性加重期 ET 水平又明显高于缓解期患者(表 9-6-13)。

表 9-6-13 老年肺心病血浆 ET 测定(x±s)

组别	例数	年龄(岁)	ET(ng/L)	P 值
老年健康组	30	60~72	39±9	
老年肺心病组		60~74		
缓解期	30		133±41	<0.01
急性加重期	30		304±83	<0.001

刘巨源等报道,测 43 例老年慢性阻塞性肺病(COPD)患者的血浆 ET-1 含量,同时测定 PaO_2、$PaCO_2$ 及肺动脉压变化,并与 15 例健康组对照,结果 COPD 组血浆 ET-1 明显高于健康对照组,其中发展为肺心病组 ET-1 增高更显。ET-1 含量与 PaO_2 呈负相关,与 $PaCO_2$ 呈正相关(表 9-14)。ET-1 含量尚与肺动脉收缩压呈正相关。因此,ET 参与肺心病和肺动脉高压的形成。缺氧和 CO_2 潴留可能是刺激 ET-1 释放增多的重要原因之一。因此提示探索特异性的 ET-1 阻滞剂可望阻断 ET 对肺动脉高压和缺氧的作用。

表 9-6-14 COPD 患者血浆 ET-1、PaO_2 及 $PaCO_2$ 测定(x±s)

分组	例数	年龄(岁)	ET-1(pg/ml)	PaO_2(kPa)	$PaCO_2$(kPa)
对照组	15	65.8	4.65±0.65	9.68±0.68	5.46±0.39
COPD 组	18	62.3	5.24±0.50*	8.68±0.92*	6.24±0.96*
肺心病组	25	67.5	5.80±0.66**	7.93±1.21**	7.28±1.56**

与对照组比 * $P<0.01$ ** $P<0.001$

（六）内皮素与糖尿病

宁兆琪等报道，70 例老年人非胰岛素依赖型糖尿病（NIDDM）患者血浆 ET 水平明显高于 15 例老年健康对照组。尤以 NIDDM 并发高血压病、高脂血症、冠心病、脑血管意外、糖尿病肾病等慢性并发症者 ET 升高更显。因此，老年糖尿病患者血浆 ET 浓度的升高，与有无心血管并发症和并发症的多少密切相关（表 9－6－15）。

表 9－6－15　NIDDM 患者血浆 ET 水平（x ± s）

分组	例数	年龄（岁）	ET（ng/ml）	P 值
老年健康组	15	60～82	3.34 ± 0.52	
NIDDM 组	70	60～87	4.49 ± 1.29	
无血管并发症	20		3.71 ± 0.65	>0.05
慢性并发症	50		4.82 ± 1.35	<0.01
1 种	9		3.73 ± 1.14	>0.05
2～3 种	23		4.70 ± 1.53	<0.05
>4 种	18		5.35 ± 1.01	<0.01

二、心房钠尿肽（心钠素）

心房钠尿肽又称心钠素（cardionatrin）、心房肽（atriopeptin）、心耳肽（auriculin）、心房利钠多肽（atrial natriuretic polypeptide，ANP）、心房利钠因子（atrial natriuretic factor，ANF），是主要由心房肌细胞合成的一种循环激素，具强烈的利尿、利钠、扩张血管和降压作用。人的心钠素有 α、β、γ 三种，分别由 28、56、126 个氨基酸组成。ANP 分布在心耳、左右心房、房间隔和脑，以及肺血管周围平滑肌细胞内。ANP 在心房肌细胞合成后储存于细胞核周围的特殊颗粒——心房肌细胞分泌囊泡中。调节 ANP 分泌的主要因素是心房壁的紧张度和收缩频率。当水钠潴留和肺动脉压增高时，即导致心房内容量增加和压力负荷增大，从而刺激 ANP 释放入血。ANP 的降解主要在肝和肾。

ANP 的作用主要以排钠为主，利水为辅，对钾的影响较小，其利尿作用较速尿强 500～1000 倍；ANP 同时有扩血管降血压作用。其作用机制为：①通过扩张入球小动脉，收缩出球小动脉，增加肾血流量，提高肾小球滤过率。②抑制肾小管对钠的重吸收，促进排钠。③抑制抗利尿激素（ADH）的分泌，促进排钠排水。④作用于心血管感受器，通过迷走神经传入中枢，抑制交感神经传出，使血管舒张和心输出量下降。⑤刺激心脏迷走神经，减弱血管紧张素和正肾上腺素的血管加压作用，达到降血压。

因此，血浆心钠素水平的变化，必然与心血管系和其他多种器官疾病有一定关联。

（一）心钠素与老年高血压病

王兆雁等测 30 例老年高血压患者血浆 ANP 水平明显高于 20 例同龄健康对照组。其中高血压伴左室肥厚者，血浆 ANP 增高更明显（表 9－6－16）。高血压伴左室肥厚时，左房压增高，负荷增加，心房扩大，刺激心房肌细胞释放 ANP。因此，对老年高血压患者测得血浆 ANP 增高时，提示左室肥厚的可能。

高血压的发生与以下因素有关：①钠摄入量，②肾素－血管紧张素－醛固酮系统，③精氨酸加压素（AVP），④心钠素（ANP）。其中 AVP 有强烈缩血管和抗利尿作用，ANP 则具强烈扩血管和利尿作用。因此 AVP 与 ANP 是一对矛盾，起相互消长作用。刘慧露等检测 72 例 1 期老年高血压患者的血浆 AVP 和 ANP 均明显高于 30 例同龄健康对照组。如将 72 例原发性高血压患者经血浆肾素测定后分为低肾素、高肾素和正常肾素三组，结果高肾素和正常肾素两组的血浆 AVP 与 ANP 和健康组比无明显改变，而低肾素组的血浆 AVP 和 ANP 均明显升高，且经尼群地平治疗后可明显下降（表 9－6－17）。提示 AVP 在低肾素型老年高血压患者中起一定的致病因素作用。伴随 ANP 的增高是机体对抗 AVP 增加的保护性反应。因此，如应用 ANP 达到降低 AVP 浓度，则有利于对低肾素型老年高血压的治疗。

表 9－6－16　老年高血压患者血浆 ANP 测定（x ± s）

分组	例数	年龄（岁）	ANP（ng/ml）	P 值
对照组	20	60～73	350 ± 30.0	
高血压病组	30	60～75		
无左室肥厚			462.4 ± 45.9	<0.05
伴左室肥厚			738.9 ± 50.5	<0.01

表 9-6-17 低肾素型高血压患者血浆 AVP 及 ANP 测定(x±s)

分组	例数	年龄(岁)	AVP(ng/L)	P值	ANP(ng/L)	P值
对照组	30	65.9	3.02±0.88		137.1±32.6	
高血压组	72	66.6	4.36±2.53	<0.05	152.2±32.5	<0.05
低肾素型			6.25±1.06	<0.001	162.3±26.7	<0.01

(二)心钠素与急性心肌梗死

郑秋甫等观察23例急性心肌梗死(AMI)患者,血浆心钠素水平明显高于健康对照组。AMI后ANP的升高呈双相性:第1个高峰为AMI后第1天,与血清酶改变平行。但酶学很快降至正常范围,而ANP持续升高,至第2个高峰为AMI后的第7天(表9-6-18)。AMI后出现ANP第1个高峰机制:①冠状动脉痉挛致心绞痛时,交感神经兴奋,可反应性地增加ANP释放。②AMI后血尿中儿茶酚胺水平升高,刺激心房肌分泌大量ANP。出现ANP第2个高峰机制:AMI后梗死区心室壁变薄,室壁节段性运动失调,舒张期心室顺应性下降,导致左室充盈受阻,左室舒张期末压和容量增加,随之心房压升高,促ANP释放增多。

表 9-6-18 AMI 后血浆 ANP 测定(x±s)

分组	例数	年龄(岁)	ANP(pg/ml)	P值
健康组	16	47~71	293.88±39.94	-
AMI组	23	38~83	554.36±90.81	<0.05
第1天			498.91±86.02	<0.05
第7天			759.35±220.12	<0.001

表 9-6-19 AMI 伴急性心衰时血浆 ANP 测定(x±s)

分组	例数	年龄(岁)	ANP(ng/L)	P值
正常对照组	60	20~59	492.78±138.61	
AMI组	29	46~77		
无心衰组	19			
第1周			396.93±213.76	
第2周			594.82±228.58	
第3周			602.09±248.70	
急性心衰组	10		1650.61±1101.95	<0.001

修运强等观察19例AMI患者无心衰者血浆ANP较正常组为高,10例AMI病伴急性心衰者则非常显著升高(表9-6-19)。AMI伴急性心衰时ANP显著升高的机制:①急性左心衰竭时心房压力升高,肺动脉楔嵌压急剧上升,心房扩张,刺激心房肌释放ANP。②急性左心衰竭时常伴急性肺水肿,促使肺源性ANP释放。

(三)心钠素与老年肺心病

在研究内皮素(ET)与肺心病的关系中,见ET的升高与肺心病的发生发展关系密切。而ET则刺激ANP的释放。因此,肺心病患者同时可有血浆ANP的升高。韦澍媛报道80例老年肺心病患者中并发心功能不全者ANP水平明显高于心功能代偿组和健康对照组(表9-6-20)。随着心功能的改善,老年肺心病患者升高的ANP亦降低。因此,对老年肺心病患者,测定其血浆ANP水平,可对其心功能状况作出估价,并对病情监测和疗效判定具有一定意义。

表 9-6-20 老年肺心病患者血浆 ANP 测定(x±s)

分组	例数	年龄(岁)	ANP(ng/L)	P值
健康对照组	80	66~78	370±230	
老年肺心病组	80	60~81		
心功能代偿	14		380±180	N.S.
心衰Ⅱ度	26		710±500	<0.001
心衰Ⅲ度	40		986±270	<0.001,<0.05

(4)心钠素与老年肾病

陈泮藻等检测30例老年肾病患者血浆ANP明显高于20例健康对照组。老年肾病患者血浆ANP的升高与肾功能减退和肾功能衰竭关系密切(表9-6-21)。机制为:①肾受损时,体内ANP降解减少。②肾病时水盐代谢产物滞留,血容量增多,ANP代偿分泌性增加。

表 9-6-21 老年肾病患者血浆 ANP 水平($x \pm s$)

分组	例数	年龄(岁)	ANP(pmol/L)	P 值
对照组	20	60~79	156.3±14.3	
肾病组	30	60~79	214.6±24.9	<0.05
肾功能正常			151.9±25.2	
肾功能减退			174.8±22.5	
肾功能衰竭			284.4±45.7	<0.01

三、脑钠素

脑钠素(brain natriuretic peptide,BNP)为心室分泌激素,是由 26 个氨基酸组成的多肽,具利尿、利钠和降血压作用。

在正常情况下,血循环中的 BNP 水平约为 ANP 水平的 20%。在慢性心衰时,BNP/ANP 比值增高,病情严重时 BNP > ANP。因此,测定血浆脑钠素水平对判断心功能状况与测定 ANP 有同样意义。Motawani 报道 16 例 AMI 患者(男 11,女 5。平均 58±9 岁)的血浆 BNP 和 ANP 水平,在发病后 8 天内明显高于正常对照组,BNP 增高的幅度大于 ANP;42 天后 BNP 明显下降;用巯甲丙脯酸治疗者 180 天后 BNP 下降更显著。因此对 AMI 患者观察其 BNP 水平变化可作为应用血管紧张素转化酶抑制剂治疗效果的指标。

四、降钙素基因相关肽(CGRP)

降钙素基因相关肽由 37 个氨基酸组成,广泛分布于心脏和血管系统感觉神经纤维中。在心脏主要分布于心外膜和冠状血管周围;在传导组织中也有分布。CGRP 对血管具极强的舒张作用,对心脏具明显正性肌力和变时性效应,可使心脏收缩力显著加强。用钙内流阻断剂戊脉安和腺苷可抑制 CGRP 的作用,用 β 受体阻滞剂美托洛尔和氨茶碱对 CGRP 效应无影响。因此 CGRP 的正性肌力作用与 Ca^{2+} 的内流有关。

五、血管活性肠肽(VIP)

VIP 是一含 28 个氨基酸残基的碱性多肽。也分布于人的血管系统神经纤维中。人的心房和心室内膜内皮细胞上有 VIP 受体。VIP 对脑血管、肺血管、冠状血管和其他躯体血管均有明显扩张作用;对心脏有明显正性肌力和变时性作用。VIP 可能参与高血压、出血性休克和心力衰竭等病理过程。

六、速激肽(TK)

存在于神经系统中的速激肽称为“P 物质”(substance P,SP),是含 11 个氨基酸残基的多肽。SP 广泛分布于心血管系统的感觉神经中,通常与 CGRP 共存。SP 对外周血管有明显舒张作用。静注速激肽 SP 可引起动脉血压迅速短暂下降,其作用较缓激肽(BK)强数十倍。

七、神经降压素(NT)

神经降压素是由 12 个氨基酸组成的内源性多肽。有 NT 免疫活性阳性反应的神经纤维主要分布于左心房背侧壁、升主动脉及肺动脉起始部,冠状血管周围尤其丰富。

NT 可引起大鼠冠状血管强烈收缩。对离体心房有强烈正性肌力和变时性效应,其作用是正肾上腺素的 30 倍。静脉大量注入 NT,30 秒即现外周血管扩张,血压下降,并使组织中毛细血管通透性加大。

八、神经肽 Y(NPY)

在心脏的心内膜、心肌层、心外膜和冠状血管周围均含有 NPY 神经分布。放射免疫测定心房 NPY 显著高于心室,右房明显高于左房。在窦房结和房室结周围含 NPY 神经纤维尤为密集。NPY 免疫反应神经主要分布于血管外膜,与血管长轴呈平行走向。在外界与中膜交界处形成簇状结构,有时纤维穿过中膜,环行于弹性膜之间,或与平滑肌细胞发生联系。

NPY 对血管的作用:①对血管的直接收缩作用。②增强血管对其他缩血管物质(如正肾上腺素、组织胺等)的反应。③抑制血管对舒血管物质(如腺苷、乙酰胆碱、β 受体兴奋剂等)的效应。因此,NPY 具对周围血管的收缩作用和明显的升压作用。NPY 对心肌的作用尚不肯定。

冠状血管周围的含 NPY 神经支配可能与冠心病的发病有关,因此,研究针对 NPY 的拮抗剂可能给治疗冠心病提供新的途径。

九、脑啡呔(EnK)

大鼠和豚鼠心脏和多数躯体血管有丰富的含 EnK 神经纤维分布。EnK 之存在于周围自主神经系统,与正肾上腺素共存于交感神经的节后纤维中。

EnK 可能与正肾上腺素相互作用,或独立作用于血管以调节血管灌注。

(潘天鹏)

参考资料

1. 潘天鹏,石津生. 现代系统老年医学. 北京;科学出版社. 1998,22-40

2. 童南伟,李秀敏. 老年人的内分泌功能改变. 中华老年医学杂志,1995,14:186

3. 刘春兰,柳青,马群. 血浆内皮素与老年病关系的研究. 中华老年医学杂志,1996,15:81

4. 夏云峰,罗北捷,王云翔等. 冠心病患者血浆内皮素水平. 中华心血管病杂志,1996,24:182

5. 孙宁玲,杨宗于,苟淑琴等. 高血压合并高脂血症患者胰岛素抵抗与血浆内皮素心钠素的观察. 中华心血管病杂志,1996,24:210

6. 朱文玉. 胃肠激素的研究进展. 中国实用内科杂志,1994,14:3

7. 刘巨源,陈永风,王素琴等. 老年慢性阻塞性肺疾病病者血浆内皮素-1 含量与 PaO_2、$PaCO_2$ 及肺动脉压的关系. 中华老年医学杂志,1996,15:146

8. Sawin CT, Celler A, Kaplan MM et al. Low serum TSH in older persons without hyperthyroidism. Arch Int Med, 1991, 151:165

9. Motawani JG, McAlpine H, Kennedy N et al. Plasma brain natriuretic peptide as an indicator for angiotensin-converting enzyme inhibition after myocardial infarction. Lancet, 1993, 341:1109

第十章 微量元素与老年疾病

近几年的研究进一步表明，人体微量元素的代谢与临床疾病的发生和发展存在一定的内在联系。老年人由于种种原因易发生人体必需微量元素的缺乏，也更易导致疾病。现将人体必须微量元素的概念，各种必需微量元素的生理代谢和生物功能，及其与老年疾病的关系分述于下。

第一节 人体化学元素概念

一、人体化学元素构成

构成人体的化学元素有60多种，其中了解较清楚的有25种，分为两类：

(1)必需常量元素。占人体体重的99.9%，是构成机体组织和起电解质作用的化学元素。包括氢(H)、氧(O)、氮(N)、碳(C)、硫(S)、钾(K)、钠(Na)、氯(Cl)、钙(Ca)、磷(P)、镁(Mg)等11种。

(2)必需微量元素。占人体体重的0.01%以下，是体内合成酶、激素、核酸等调整生命代谢必需的化学元素。包括铁(Fe)、碘(I)、铜(Cu)、锰(Mn)、锌(Zn)、鈷(Co)、鉬(Mo)、硒(Se)、铬(Cr)、锡(Sn)、钒(V)、氟(F)、硅(Si)、镍(Ni)等14种。

二、人体必需元素概念

每一种化学元素存在于生物体内的含量处在一个稳定的最适范围，即正常值水平。当某一元素在体内低于最适范围时，即产生该元素缺乏的病症，以至达到无法生存的境地。相反，如某一元素在体内过剩或浓度过高，则产生毒性作用，乃至造成生命的终止。必需元素具备以下一些特点：

(1)存在于生物体内一切健全组织中。

(2)在不同动物体内的浓度和含量有一较恒定的最适范围。

(3)一旦生物体丢失或缺少这种元素，生物体在构造上和生理上即发生异常。

(4)元素缺乏所导致的组织结构和生理功能异常，常伴有体内一定的生物化学改变。

(5)补充这种元素的不足，可防止机体结构和生理异常的发生，防止体内的生化改变，或使已发生的异常和改变恢复正常。

三、微量元素概念

(1)微量元素的命名：微量元素曾命名为：①寡量元素(oligo element)。②微量营养元素(micro-nutrient element)。③小量元素(minor element)，对常量元素、宏量元素(major element)而言。④微量元素(trace element)，亦称："痕迹元素"。此命名为现通用名。

(2)微量元素的种类：自然界存在元素100余种，属微量元素的约30余种。按生物需要微量元素可分为三类：①食物中必不可少的，即"必需微量元素"，如铜、锰、锌、钴等。②食物中可能是不可少的，如砷、硼。③食物中并非不可少的，或是有毒的"有害元素"，如铅、镉、汞等。

四、必需微量元素概念

1. 必需微量元素的定义

必需微量元素必备条件为：①维持生物生命、发育、繁殖所必需的元素。②在体内的含量与铁等量,或等量以下含量极少的元素。③一日摄取量在100mg以下的元素。

2.必需微量元素的发现

最早被证明为高等动物所必需的微量元素是铁,在17世纪。以后到19世纪发现碘为必需微量元素。20世纪以后陆续发现必需微量元素铜、锰、锌、钴、钼、硒、铬、锡、钒、氟、硅、砷、硼等,发现年代见表10-1-1。

表10-1-1 必需微量元素发现年代

元素	发现年份	元素	发现年份
铁	17世纪	铬	1959
碘	1850	锡	1970
铜	1928	钒	1971
锰	1931	氟	1971
锌	1934	硅	1972
钴	1935	镍	1974
铅	1953	砷	1975
硒	1957		

3.必需微量元素人体需要量

经多年的动物实验研究以及对人体的临床观察,对必需微量元素人体的需要量虽有逐步认识,但对有些必需微量元素的人体需要量至今尚不十分清楚,如对锡、钒、硅等。另外,尚有一些必需微量元素在人体中缺乏后可能引起什么病症表现也未完全了解,如锡、钒、硅等的缺乏。已知必需微量元素人体需要量见表10-1-2。

表10-1-2 必需微量元素人体每日需要量

元素	人需量(mg/d)	元素	人需量(mg/d)
铁	10~18	钼	0.1
碘	0.014~0.1	硒	0.03~0.06
铜	1.0~2.8	铬	0.29
锰	3~9	氟	0.5~1.7
锌	10~15	镍	0.05~0.08
钴	0.02~0.16		

第二节 微量元素的生理生物功能

为了解微量元素与老年疾病的关系,必须首先了解微量元素的一般生理生物代谢功能。有关铁和碘的代谢将在造血系统和甲状腺疾病章节中叙述。有关钼、锡、钒、砷、硼的研究尚缺乏确切了解。现将了解较系统的锌、铜、锰、硒、铬、镍、硅、铝、镉等的生理生物功能分述于下。

一、锌(zinc,Zn^{2+})

(一)生理代谢

人体每日需锌15mg。锌经肠道吸收,几乎全由肠道排出。成人每日饮食中摄入锌14.0~15.0mg,吸收2.5~4.0mg,由粪排出11.8~13.7mg,尿排出0.6~0.8mg。

含锌丰富的动物食品为瘦肉、家禽和鱼。豆类和谷类是植物食品锌的主要来源。蔬菜和水果供锌很少。饮水中含锌也很低。

成人血清锌浓度:男性17.2±2.8μmol/L(112.4±18.4μg/dl),女性16.6±2.4μmol/L(108.7±16.0μg/dl)。血清锌<10.7μmol/L(70μg/dl)为明显缺锌。

成人头发锌含量:男性133.2±37.6μg/g,女性219.2±72.9μg/g。

(二)生物功能

(1)锌是组成金属蛋白的基本成分,是多种酶活动中不可缺少的物质,并在酶反应中起辅因子作用。含锌的金属酶有碳酸酐酶、羧肽酶、超氧化物歧化酶、氨基乙酰丙酸脱水酶、碱性磷酸酶、醇脱氢酶等。

(2)锌在胶原合成中起辅因子作用。故锌为组织再生中所必需的物质。

(3)锌为组织中高分子和复杂结构(如核糖体、细胞膜、微管结构等)的完整性均不可缺少。缺锌可致胸腺嘧啶激酶和DNA聚合酶活力降低,造成DNA转录和RNA转译失常,使细胞分裂和分化过程受损害。

(三)缺锌的表现

(1)免疫功能障碍。缺锌对细胞免疫和体液免疫均受影响,患者易于感染。

(2)伤口愈合延缓。因胶原合成障碍。

(3)特殊感觉功能障碍。味觉、嗅觉敏感性下降,夜盲等。

(4)内分泌功能障碍。性功能不足、肾上腺类固醇激素和生长激素分泌紊乱等。

(5)食欲缺乏。

(6)皮炎、脱发等。

(四)锌过多的影响

摄入大量锌可产生毒性反应。见低密度脂蛋白(LDL)增高,高密度脂蛋白(HDL)降低。

二、铜(copper,Cu^{2+})

(一)生理代谢

人体需铜每日约2mg。经消化道摄入之铜约20%~25%由肠道吸收,75%经粪排出,少部分由尿排出(5%)。进入体内的铜先以离子形式存在血浆中,并与白蛋白松散结合为共价键;随后入肝与α1球蛋白结合成铜蓝蛋白;然后再从肝进入血液。血浆铜蓝蛋白涉及血中铜的运输和铁的运转,以及生物胺的调节等作用。

铜在体内主要存在于肝、心、肾、毛发、血液和大脑;其次是脾、肺、肌肉和骨骼。

血浆铜正常值10.0~25.7μmol/L(64~164μg/dl)。正常红细胞含铜15.7μmol/L(100μg/dl),存在于两种形式:①可弥散部分(小部分),与血清铜维持平衡。②不可弥散部分(大部分),为牢固地结合的红细胞铜蛋白(erythrocuprein)和血铜蛋白(hemocuprein)。

(二)生物功能

铜是体内组成一些酶的必需成分。含铜的酶有:①细胞色素C氧化酶,为胶原蛋白交联所需。②超氧化物歧化酶,为清除氧还原时有害的自由基中间产物所需。③酪氨酸酶,涉及酪氨酸转为黑色素。④多巴胺羟化酶,为多巴胺形成去甲肾上腺素的催化剂。铜的主要生物功能:

1)对血红蛋白起活化剂作用,促进铁在体内的吸收和利用。

2)在电子传递、弹性蛋白合成、结缔组织代谢、嘌呤代谢以及磷脂和神经组织的形成中起重要作用。

3)参与免疫功能。

(三)缺铜的表现

1)铁代谢缺陷。低血色素小细胞性贫血。

2)血管缺陷。主动脉壁弹性蛋白明显减少,形成夹层动脉瘤。

3)免疫缺陷。胸腺重量下降,血清抗体水平降低。

4)骨骼异常。缺铜时胶原蛋白交联受阻。骨骼变形,易骨折。

5)运动失调。脑铜含量降低时多巴胺羟化酶活力减弱,神经髓鞘发育异常。

6)皮肤色素沉着。由于酪氨酸酶活力减弱。

(四)血铜增高的表现

(1)加剧动脉粥样硬化。

(2)引起急性溶血性贫血。

三、锰(manganese,Mn^{2+})

(一)生理代谢

成人每日需锰3~9mg。人体锰主要来源于植物食品,如绿叶蔬菜、谷类、坚果类、茶叶等含锰多。动物食品含锰很少。

锰在食物中以有机络合物形式存在。锰主要在十二指肠吸收,进入血后与血浆中运锰蛋白结合而被输送至全身。锰的吸收极不完全,约97%从粪排出。肝脏是调节锰代谢的主要器官。锰主要由胆道排泄,小部分随胰液进入肠道。肝细胞溶酶体起向胆汁排锰的作用。

成人男子体内锰总量为10~20mg,相对集中于脑、肾、肝和胰腺。成人红细胞含锰:男491.4±112.8nmol/L(2.70±0.62μg/dl),女749.8±120.1nmol/L(4.12±0.66μg/dl)。平均575.1±167.4nmol/L(3.16±0.92μg/dl)。锰含量与年龄和性别关系密切。初生婴儿红细胞锰高于成年人3~4倍,但出生后很快下降,约1岁前趋于稳定。青年期男性明显低于女性,至成年期男女差别更大。这种女性含锰高于男性的现象一直延续至老年期(表10-1-3)。

表10-1-3 男女各年龄组RBC含锰量(x±s)

年龄分组	RBC含锰(μg/L)	
	男	女
<1月		120.7±25.3
2~3月		68.2±19.3
4~12月		43.6±8.7
1~5岁	42.1±8.7	39.5±6.8
6~11岁	42.0±7.2	43.3±9.8
12~19岁	35.5±5.3	44.0±8.0
20~40岁	27.0±6.2	41.3±6.5
>70岁	35.5±2.9	45.8±3.9

(二)生物功能

锰分布在细胞内线粒体中,其生物功能有:

(1)参与酶活性基因组成。含锰的金属酶有丙酮酸羧化酶、超氧化物歧化酶、脯氨酸肽酶、精氨酸酶等。

(2)作为酶的激活剂,调节酶的活性。在体外可由锰激活的酶有水解酶、脱酰酶、脱羧酶、转移酶、肽酶、多糖聚合酶、腺苷酸环化酶、碱性磷酸酶等上百种酶。

(3)参与核酸和蛋白质代谢。主要是激活RNA依赖性DNA多聚酶,与DNA牢固结合,起稳定DNA二级结构和传递信息作用。

(三)缺锰的表现

(1)神经功能紊乱。共济失调、帕金森综合征、癫痫等患者全血锰水平低。

(2)糖、蛋白和脂质代谢障碍。见严重的低胆固醇血症、低凝血蛋白水平。临床有皮炎、指甲毛发生长受阻、头发变红、体重下降等。补充维生素K后仍不能提高凝血蛋白水平时,可作为缺锰的间接证据。

(3)生殖功能紊乱。

(4)骨骼异常。

(5)心肌和肝细胞线粒体结构受损。血AKP、Mn依赖性SOD和肝精氨酸酶活性降低。

(四)锰中毒的表现

锰经口入一般不易中毒,但粉尘吸入可中毒。慢性锰中毒早期表现为锥体外神经系损伤症候群:无力、动作迟缓、表情呆滞、食欲减退、易激动等。中晚期表现为平衡失调、细运动障碍、语言模糊、面部痉挛、肢体发硬等。补充锌、铁、硒可预防锰中毒。

四、硒(selenium,Se^{2+})

(一)生理代谢

成人每天摄入硒50~200μg,最大耐受量500μg。儿童每天摄入10~120μg。含硒丰富的食物是海产品和肉类(0.01~0.4mg/kg),其次为谷类(0.24mg/kg),乳制品含少量硒(0.07mg/kg)。硒在植物中以甲硫丁氨酸硒(seleno-methionine)形式存在,很容易从胃肠道(主要回肠)吸收。

人体全身硒总量14.6mg(13.0~20.3mg)。

全血硒水平μmol/L(μg/dl):中国1.2(9.5),芬兰0.7~1.0(5.6~8.1),英国1.5~4.0(12.0~32.0),苏联1.4~5.6(11.0~44.2),美国1.9~3.3(15.7~25.6),埃及和新西兰0.9(6.8)。

血浆硒:0.6~2.3μmol/L(5~18μg/dl)。

红细胞硒：0.7 ~ 0.2ng/mgHb。尿硒：7 ~ 79μg/L。

(二)生物功能

硒具有对抗过氧化物破坏细胞膜的作用。作用机制是通过对含硒酶(seleno - enzyme)的激活，达到分解有害的过氧化物。含硒酶中最重要的是硒谷胱甘肽过氧化物酶(Se · GSH-Px)。因此，测定谷胱甘肽过氧化酶的活力是了解缺硒者体内硒状态的可靠标志。

人体组织含 GSHPx 量：心脏 149.3 ~ 156.6U/g，骨骼肌 118.7 ~ 196.7U/g，肝脏 57.4 ~ 124.3U/g。

全血 GSHPx 值：61.2 ± 10.0U/g。

红细胞 GSHPx 活力：17.5U/gHgb。

(三)缺硒的表现

缺硒时心肌、骨骼肌和肝脏均可受损。

(1)特发性心肌病：临床有多发性室早、室颤猝死。尸检见心脏扩大增重，心肌细胞坏死纤维化。如克山病。

(2)肌肉痛：见于长期接受胃肠道外营养，以及因 Crohn 病影响回肠吸收硒的患者。也见于土壤和蔬菜缺硒地区的人群。

(3)肝硬化和肝癌：此类患者血硒低。

(四)硒中毒表现

过量摄入硒可引起中毒。一般血硒 > 313μg/L 可发生硒中毒。临床见指甲和毛发脱落，牙病，以及皮肤和神经系病。

五、铬(Chromium，Cr^{3+})

(一)生理代谢

无机铬经口入吸收率仅 1.8%，大部从粪排出。故每日需铬 50 ~ 200μg，吸收 0.6 ~ 0.2μg 即为正常。三价铬与烟酸、甘氨酸、谷氨酸和半胱氨酸组成有生物活性的有机复合物葡萄糖耐受因子(GTF)较易被吸收。故用活性铬 GTF 每日仅需 4μg 即够。

食品中啤酒、酵母和动物内脏肝肾含铬多。

(二)生物功能

(1)铬与糖代谢：铬是胰岛素的"协同激素"(co - hormone)。铬以 GTF 形式增强胰岛素的作用。铬作用于细胞膜上胰岛素敏感部位，参与葡萄糖氧化和形成脂肪等代谢过程。因此，缺铬可致糖代谢紊乱。

(2)铬与脂质代谢：缺铬致 LDL 和胆固醇增高，促使血管受损和动脉粥样硬化的形成。

(3)铬与心肌缺血：心肌缺氧致心肌细胞膜 Na - K - ATP 酶活性降低，细胞钾外排，从而增强心肌细胞的异位自律性，可促发严重的心律失常。胰岛素改善葡萄糖的利用，分解出 ATP，对维持 Na - K - ATP 酶的活性起重要作用。活性铬(GTF)作为"协同激素"，通过对胰岛素活性的影响，可协助改善心肌缺氧。

(三)缺铬的表现

(1)血脂升高。

(2)动脉受损，平滑肌细胞增生，促使动脉粥样硬化的形成。因此，缺铬为心血管病危险因素。

(3)引起糖尿病和神经病变。

六、镍(nickel，Ni^{2+})

(一)生理代谢

成人饮食中每天含镍 0.3 ~ 0.5mg。对镍的需要量每天 0.05 ~ 0.08mg。镍的需要量和中毒量之间距离很大，一般不会因膳食引起镍中毒。

镍主要存在于脑、脊髓、肺和心脏。血镍正常值为 0.7μmol/L(4.2μg/dl)。

(二)生物功能

镍参与人体一些酶的合成。含镍酶的主要作用有：

(1)参与糖代谢中葡萄糖转化为糖原的过程，是胰岛素的辅因子。

(2)参与蛋白质和核酸代谢。镍在细胞中聚集于核酸部分,有抵御 RNA 和 DNA 的降解、维持结构稳定的作用。

(3)参与激素释放的调节作用。镍刺激垂体对生长激素、促甲状腺素、促卵泡激素和促肾上腺皮质激素的释放,抑制胰岛素的释放。

(三)缺镍的表现

(1)血糖降低,血清蛋白降低,血胆固醇和β脂蛋白降低。

(2)毛发不旺,皮肤多鳞变硬。

(3)生长抑制,发育异常。

(4)动物实验中见肝超微结构改变,肝和骨锌、铜含量减少,加重缺铜、缺锌症状。

七、铝(aluminum,Al^{3+})

微量元素铝影响人体健康的问题有两方面。

(一)铝与慢性肾功能障碍

肾功能衰竭的终末期常见铝在体内的积聚。血液透析患者经骨活检,有铝中毒的占52.3%,血清铝达300μg/L。铝中毒的临床表现:高血钙症,甲状旁腺激素水平低下,X 线检查见纤维性骨炎(osteitis fibrosa)。对长期透析患者,间歇滴注去铁胺(deferoxamine)可促铝从胆道随粪排出,清除骨积聚的铝,预防骨病的发生。给慢性肾衰患者骨化三醇(calcitriol)也可防止铝中毒骨病的发生。

(二)铝与老年性痴呆

早老性痴呆的病理基础不同于多发梗死性痴呆。老年性痴呆患者脑含铝明显升高,约为正常人之10~30倍。给猫注射铝后出现记忆缺失和行为异常,并见铝聚集在核染色质中。老年性痴呆患者脑组织病理改变是神经元纤维缠结,其中心区有铝存在。

八、硅(silicon,Si^{4+})

硅于二十世纪40年代开始用于美容时认为对人体是无害的。自60至70年代以来发现硅制剂经皮下注入或置入关节腔均可产生不良后果。且硅与一些病症关系密切。

(一)硅与结缔组织病

硅置入人体后可造成多种免疫反应性结缔组织病。根据临床表现可分为两类:①明显的结缔组织病,占52.2%。包括红斑狼疮、类风湿性关节炎、干燥综合征、桥本慢性甲状腺炎、进行性全身性硬化症等。②尚不能确诊为结缔组织病,但具自身免疫病症和免疫化验异常的患者,占47.8%。包括关节痛、局部淋巴结肿、血清球蛋白升高、血沉增快、类风湿因子阳性等。硅置入体内尚可侵及全身多种器官,包括脑、肾、肝、肺、胰腺、卵巢、肾上腺和淋巴结等,形成硅肉芽肿(silicomas);尚可致高热、急性肺炎和肾炎。

(二)硅与中枢神经系病

硅与帕金森病、肌萎缩、侧索硬化和早老性痴呆等病有关。在这些患者脑海马区的神经元细胞体和轴突中测得钙和铝的同时,测出了硅(干重3000mg/kg),而在正常对照组的相应脑组织中未测出硅。

(三)硅与老年斑

以能量弥散 X 线微量分析法在老年斑中心区测得硅和铝。经高速解析核磁共振技术处理显示,硅和铝以硅化铝(alumino silicate)形式存在。硅在老年斑中心的存在,提示硅参与了老年斑的形成。

(四)硅与动脉粥样硬化

测定老年人主动脉粥样硬化斑块处硅的含量,较正常无病变的主动脉内膜处的硅含量明显降低。

(五)硅与恶性肿瘤

在动物实验中,硅有抑制肉瘤生长和预防肉瘤转移的作用。

九、镉（cadmium，Cd^{2+}）

人类日常接触镉的途径是食物和香烟。一般植物食品镉不超过0.2mg/kg鲜重。含镉的蔬菜莴苣、菠菜、胡萝卜等平均不超过0.1mg/kg。含镉较高的食品是水生贝壳类（0.2～0.3mg/kg）和动物内脏（>0.5mg/kg）。镉的平均吸收量是摄入量的5%。故从食品中每日吸收约0.24～5.04μg。世界卫生组织建议镉摄入最大耐受量400～500μg/周（0.06～0.07μg/d）。儿童<200μg/周。

镉广泛用于电镀、染料、蓄电池、稳定剂等工业生产，可使空气和土壤污染。镉在一般空气中浓度为0.001～0.05μg/m^3，而冶炼厂区高达5μg/m^3。土壤含镉>1mg/kg时，植物食品含量也明显高于正常，可造成镉摄入过量。

吸烟者体内总镉量和肝肾中镉浓度均明显高于非吸烟者。

镉摄入过量对人体健康影响表现在：

1.镉与肝肾损伤

镉对肝细胞的毒性是由于镉分布于线粒体内膜，使线粒体ATP酶和胆碱酯酶活性降低。

慢性镉中毒可引起甲状旁腺激素分泌增多和维生素D代谢紊乱，致肾小管受损，造成肾性骨软化症的“疼痛症”。

2.镉与心血管疾病

接触氧化镉的工人心血管病发病率高于一般人群的4倍。实验中见镉对心脏的毒性：①心脏增重。②心肌受损。③心脏GSHPX和SOD活性降低。硒是镉的最有效拮抗剂。

3.镉与免疫功能

镉干扰有丝分裂原和淋巴细胞表面受体的结合，降低淋巴细胞的转化率。锌有阻止镉对淋巴细胞转化的抑制作用。

4.镉与癌症

一般大鼠肺癌自发率为1%。吸入镉50μg/m^3时肺癌发生率高达71.4%，且大部肿瘤为多发性。皮下注入镉见局部发生肉瘤和睾丸网织细胞瘤。锌、钙、镁具拮抗和防止镉的致突变性。

第三节　微量元素与老年疾病

根据微量元素的生理生物代谢功能，及其与人体健康影响的研究进展，目前了解微量元素的缺乏或过多与老年人患病的有关问题有：

一、微量元素与心血管疾病

1.微量元素与动脉粥样硬化

锌：血清锌低与闭塞性动脉硬化症和动脉栓塞症关系密切。老年急性心肌梗死（AMI）患者血清锌低。

铬：缺铬时平滑肌细胞增生，动脉壁易受损。

铜：血铜增高可加剧动脉粥样硬化的发生和发展。老年AMI患者血清铜低。

锰：心肌梗死和充血性心力衰竭时血锰增高。

硅：动脉粥样硬化斑块处硅含量明显降低。

2.微量元素与心血管受损

硒：缺硒时Se·GSHPX减少，心肌细胞易于受损坏死纤维化，因对抗过氧化物对细胞膜的破坏作用受阻。酒精性心肌病也与缺硒相关。口服维生素E可改善缺硒病症。

锰：缺锰时心肌锰依赖型SOD活性降低，心肌细胞线粒体结构和功能受损。

镉：慢性镉中毒时，心脏GSHPX和SOD活性降低，心肌受损。

铜：缺铜时细胞色素C氧化酶活力降低，胶原蛋白合成障碍，动脉壁弹性蛋白含量减少，管壁缺陷。

二、微量元素与脂质代谢紊乱

1. 微量元素与高脂血症

铬：缺铬时，低密度脂蛋白（LDL）和胆固醇增高，HDL/LDL 比值降低。补充铬可使血清 HDL 增高。

锌：高锌使 LDL 增高，HDL 降低。

2. 微量元素与低脂血症

锰：缺锰可致严重的低胆固醇血症。

镍：缺镍时胆固醇和 β 脂蛋白降低。

三、微量元素与中枢神经系统疾病

1. 微量元素与共济失调

铜：铜为多巴胺羟化酶的必需成分，并与磷脂代谢和神经组织的形成有关。缺铜可致髓鞘发育不全，造成共济失调。

锰：缺锰致共济失调、帕金森病和癫痫发作。

硅：帕金森病患者脑海马区神经元细胞和轴突中测出含硅。

2. 微量元素与早老性痴呆

铝：早老性痴呆患者脑组织含铝高于正常者 10～30 倍。

硅：硅在早老性痴呆患者脑组织中以硅化铝形式存在。

四、微量元素与糖尿病

1. 与糖代谢有关的微量元素

铬：铬是胰岛素的“协同激素”，以具活性的含铬有机复合物“葡萄糖耐受因子（GTF）”形式增强胰岛素的作用。缺铬可致糖代谢紊乱。食糖过多，促铬从尿排出，可造成缺铬。

镍：镍是胰岛素的“辅助因子”。缺镍使葡萄糖转化为糖原的过程受障碍。

硒：缺硒使胰岛素分泌减少，糖耐量减低。

锌：缺锌使胰岛素在外周组织的活性受阻，致糖耐量曲线异常。

2. 与糖尿病有一定关系的微量元素

锰：有报道，糖尿病患者血锰水平低，约为正常人的一半。也有报道，糖尿病患者中血锰增高（＞16μg/L）的多，占 62%；血锰低（＜10μg/L）的少，占 7%。

硅：据报道，糖尿病患者血硅水平低。

五、微量元素与肝胆疾病

1. 微量元素与肝炎、肝硬化、肝癌

锌：肝炎、肝硬化患者血清锌低，与血清白蛋白低有关。锌参与肝脏内维生素 A 的运调入血。缺锌时，肝内褐黄醇结晶合成障碍，维生素合成受阻。因此，肝硬化患者出现暗适应异常时，单给维生素 A 无效，同时补锌可使暗适应恢复。

硒：慢性肝炎和肝癌患者血硒低。

锰：肝炎、肝硬化患者血清锰升高。

铜：肝炎、肝硬化患者血清铜升高。

2. 微量元素与肝结构受损

锰：缺锰时，肝细胞线粒体结构受损，肝精氨酸酶活性降低。

镍：缺镍时，肝超微结构改变，肝组织中锌铜含量减少，可加重缺锌缺铜症状。

3. 微量元素与胆道疾病

铜：胆道阻塞患者，血清铜升高，因铜大部通过胆汁排泄。

六、微量元素与肾脏疾病

1. 锌铜与肾病综合征

患肾病综合征患者，因与蛋白结合的锌铜的排泄和肾小管再吸收的障碍，血清锌铜值均降低。肾衰透析的患者血浆锌更低。

2. 铝与慢性肾功能障碍

慢性肾功能不全需长期血透治疗者，容易发生“痴呆症”。主要因控制血透中发生高磷血症需使用含铝凝胶，而造成慢性铝中毒所致。

七、微量元素与血液系统疾病

1. 微量元素与贫血

与贫血有关的微量元素除铁和钴以外尚有锌、铜。

锌：患缺铁性贫血、镰状细胞贫血、恶性贫血和再生不良性贫血时，血清锌低。患溶血性

贫血时，血清锌高。

铜：缺铜时，铁的吸收和利用受障，产生低色素小细胞型贫血。血铜过高可引起急性溶血性贫血。

2. 微量元素与出血

锰：缺锰使凝血酶原水平降低，可有出血倾向。补充维生素 K 也不能纠正。

3. 微量元素与白血病

白血病患者血清锌低、铜高。

八、微量元素与骨骼肌肉病

硒：缺硒可引起肌肉痛。长期接受静脉营养的患者由于缺硒可发生肌肉痛，从静脉补充甲硫氨酸硒（seleno - methionine）后疼痛可完全消失。

铜：缺铜使细胞色素 C 氧化酶活性降低，胶原蛋白合成受阻，致骨骼变形，容易发生骨折。

锰：缺锰时，粘多糖和硫酶软骨素等合成障碍，容易发生骨骼畸形。

九、微量元素与免疫性疾病

1. 微量元素与免疫功能缺陷

锌：缺锌既影响 T 细胞免疫系统，同时也影响体液免疫。人进入老年后胸腺随增龄而逐渐萎缩，胸腺素减少，免疫功能减退。缺锌时具活性的锌依赖性胸腺肽更少，容易发生“免疫缺陷综合征”。老年人口服硫酸锌，可增加血清胸腺素水平，T 淋巴细胞显著增多，IgG 抗体应答能力和淋巴细胞应答反应均见改善。可缓解对纯蛋白衍生物的迟发型超敏反应。

铜：缺铜可致胸腺重量下降，细胞免疫功能低下，血清抗体水平降低。患者易发生呼吸道和尿路感染。应用铜治疗，可减少患者的易感性。

锰：缺锰可致抗体产生受障碍。

硒：缺硒可致抗体滴度下降，中性白细胞杀菌力减退。

2. 微量元素与自身免疫性疾病

硅：作为整形用的硅胶制剂，对体质过敏者可致类风湿性关节炎、系统性红斑狼疮等自身免疫性疾病。

3. 微量元素与免疫功能受损

镉：镉通过干扰有丝分裂原与淋巴细胞表面受体的结合，抑制淋巴细胞的转化率。

十、微量元素与恶性肿瘤

1. 有防癌作用的微量元素

硒：硒由于其具抗氧化物功能，有预防锑、砷、镉、铬、钴、铅等金属混合气体对从业工人致癌的保护作用。

锌：动物缺锌组食管癌的发生率高于补锌对照组的 2 倍。

硅：可抑制动物肉瘤的生长（70%）和预防肉瘤的转移。

2. 有致癌作用的微量元素

铬：铬可致肺癌和其他部位的癌症。一般食品含铬低，不易致癌。烟草含铬 5mg/kg，最高达 30mg/kg；大工业城市空气中含铬最高量 0.01 ~ 0.03μg/m^3，均系致癌因素。

镍：炼镍工人肺癌和鼻咽癌患病率及死亡率高，所致肺癌以鳞癌为多（90%）。镍致癌的机制：镍能与 DNA 共价结合，引起核苷酸断裂而致细胞突变，或因改变了染色质结构，引起肿瘤的去阻遏而致癌。

镉：工业污染区吸入镉可致肺癌。

第四节　微量元素研究工作中的问题

一、认识必需微量元素缺乏存在一定困难

微量元素影响人体健康的研究虽有较多进展，但在临床上监测和确定人体必需微量元素的缺乏仍是较难的问题。困难在于：

1. 临床不易查出微量元素缺乏的早期症状和体征

在必需微量元素中，除对铁和碘的研究时间较长和认识较多外，对多数必需微量元素的

缺乏在临床上很难被早期发现，往往发展至不可逆或危及生命时才被认识。

2. 临床尚缺乏统一的测定微量元素含量的化学方法

目前各地测定微量元素的方法各不相同。有应用原子吸收分光光度计的火焰法和无火焰法、X射线荧光极谱法、气相色谱法和中子活化分析法等。这些多种检测方法的结果很难直接作为准确的对比。有待解决的问题是研究出特异的、可靠的、统一公认的、可作对比的化学检测方法。

3. 微量元素与其他营养素之间关系尚不十分明了

目前对微量元素与微量元素之间，以及微量元素与其他营养素之间的营养学和细胞学水平的相互关系尚未能很好了解。因此限制了人们对微量元素所致临床病症的关系的认识。

二、临床认识必需微量元素缺乏可能的途径

临床认识必需微量元素的缺乏，首先应掌握各种微量元素的生物功能，其次应了解人体每日需要量和吸收情况，熟悉临床上可能导致微量元素缺乏的原因，才能掌握微量元素缺乏时可能发生的临床表现，这样就有可能尽早发现微量元素缺乏的问题。

1. 系统掌握必需微量元素的生物功能

必需微量元素缺乏对人体健康影响明显的有锌、铜、锰、硒、铬、镍。它们的主要生物功能见表10－4－4。

表10－4－4　必需微量元素主要生物功能

生物功能	锌	铜	锰	硒	铬	镍
参与免疫功能	+	+	+	+	－	－
具清除过氧化物作用	+	+	+	+	－	－
具防癌作用	+	－	－	+	－	－
参与胶原蛋白合成	+	+	－	－	－	－
参与糖代谢	+	－	+	+	+	+
参与蛋白、核酸代谢	+	－	+	－	－	+
参与脂肪代谢	－	－	+	－	+	－

2. 了解必需微量元素每日需要量和吸收率

为推测有无微量元素缺乏的可能，必需了解微量元素的需要量和吸收情况。主要必需微量元素每日需要量和吸收率见表10－4－5。

表10－4－5　必需微量元素每日需要量和吸收率

元素	需要量（每日）	吸收率或量（每日）	排泄（%）	
			粪	尿
锌	15mg	2.5～4.0mg	94	5
铜	2mg	20%～25%	75	5
锰	3～9mg	约3%	97	－
硒	50～200μg	最大耐受量500μg	4	81
铬	50～200μg	1.8%（0.6～0.2μg）	大部	－
镍	0.3～0.5mg	?	－	－

3. 熟悉可能发生微量元素缺乏的情况

（1）饮食不当。如偏食、厌食、进食少。因各种微量元素存在于不同的食品中。必需微量元素存在的食品种类见表10－4－6。

表10－4－6　微量元素存在的食品种类

微量元素	含量较多的食品
锌	瘦肉、家禽、鱼、谷类、豆类
锰	绿叶蔬菜、谷类、坚果类、茶叶
硒	海产品、肉类、谷类
铬	酿酒酵母、动物肝肾

（2）不适当的减肥。为减肥应用低热卡膳食，可致锌和铜的摄入不足。

（3）长期胃肠道外营养，致营养不足。

（4）小肠吸收功能障碍。如克罗恩病，影响硒的吸收。

5）手术后易缺锌。对手术后患者应每日补锌15～30mg。一般口服硫酸锌220mg，每日2～3次，可耐受。

4. 掌握微量元素缺乏时常见临床表现

（1）体重下降。

(2)免疫功能障碍。

(3)中枢神经系统功能障碍。

(4)肝肾功能障碍。

(5)心血管系统疾病。

(6)肌肉骨骼系统疾病。

(7)造血系统疾病等。

（潘天鹏）

参考文献

1. 潘天鹏．微量元素与老年疾病．1988 年 10 月第三届全军老年医学专业学术会议专题报告(《潘天鹏从医五十年医学文献综述论文汇编》第 361－374 页)

2. 潘天鹏，石津生．现代系统老年医学．北京；科学出版社．1998，40－53

第十一章　基因研究与老年疾病

自1909年在遗传研究中识别出DNA的化学构成，并首次使用"基因"(gene)这一名词已近百年。1953年科学家克里克和沃森发现DNA的双螺旋结构，至今也有半个世纪。但真正投入研究人类基因组计划的工作只是近10多年的事。1990年美国国家卫生研究所开始人体基因组计划，绘制人体基因代码图，很快英国加入此项工作。此后日本、法国、德国和中国陆续加入其中，形成"6国人类基因组计划"。2000年6月26日美国总统克林顿代表六国在白宫宣布由美、英、日、法、德、中六国科学家参加测定的人类基因组草图完成。此外，美国私营公司塞莱拉基因组数据公司(Celera Genomics)于1998年开始人体基因组图谱的研究，也取得较快进展。2001年2月12日为"人类基因组图谱揭密"在美国举行庆祝仪式。庆祝以首席科学家弗朗西斯·柯林斯(Francis Collins，美国人类基因组研究所所长)代表六国人类基因组计划和以首席科学家克雷格·文特尔(Craig Venter，塞莱拉公司总裁)代表Celera公司发表"人类基因组的初步测定和分析"论文，分别刊于《自然》(2001.2.15)和《科学》(2001.2.16)上。研究共识是：人类基因组由31亿多个碱基对组成，共有3～4万个蛋白编码基因。2001年4月13日《科学》发表美国威斯康星州立大学麦迪逊分校肖恩·卡罗尔教授发现"负责指挥的基因"的论文。他在研究果蝇1.3万个基因组中发现有10多个是"负责指挥的基因"，称为"扇形基因"，其他多数基因都受少数"指挥基因"的调配。

第一节　基因研究的历史

1909年：在遗传研究中识别出DNA的化学构成，为一条长长的，由磷酸盐和糖组成的分子链。并首次使用"基因"(gene)这一名词。

1953年：描述了DNA的双螺旋结构(弗朗西斯·克里克和詹姆斯·沃森)。

1969年：分离出第一个基因。

1970年：诞生第一个人造基因。

1978年：利用细菌制造出胰岛素。

1984年：推出基因蛋白质分析。

1990年：开始人体基因组计划，绘制人体基因代码图(由美国国家卫生研究所发起)。

1996年：绘制出酵母的基因图谱。

1998年：绘制出多细胞动物C. elegans线虫的基因图谱(美Celera基因组公司)。

2000年：绘制出果蝇和老鼠的基因图谱(美国和英国)。找出第一种有效的、帮助免疫缺陷婴儿的基因疗法(法国)。

2000年6月26日：完成第一份人体基因组草图。美国总统克林顿于美东部时间10时10分(北京时间22时10分)在白宫宣布，由美(54%)、英(33%)、日(7%)、法(2.8%)、德(2.2%)、中(1.0%)六国科学家参加测定的人类基因组草图宣告完成。这为进一步弄清全部基因的位置、结构和功能，为人类征服多种疑难病症铺平了道路。

2001年2月12日：在美国举行"人类基因组图谱揭密"庆祝仪式，由美、英、日、法、德、中等6国科学家和美国塞莱拉公司联合公布人类基因组图谱及初步分析结果，由中科院基因组信息中心、北京华大基因研究中心副主任于军研究员代表我国科学家参加了庆祝仪式和相关的学术研讨活动。6国人类基因组计划的论文“人类基因组的初步测定和分析”（60多页）发表在2月15日的《自然》杂志上，而塞莱拉公司的论文发表在2月16日的《科学》杂志上。研究共识是：人类基因组由31亿多个碱基对组成，共有2.6万～3.9万个及3万～4万个蛋白编码基因。因此，人类所具基因比线虫仅多1万个，比果蝇多2万个，远小于原先估计的10万个基因。

2001年4月13日：《科学》杂志发表美国卡罗尔教授发现“负责指挥”的基因（扇形基因）的论文。

第二节　基因的基本概念

基因是DNA分子上具有遗传效应的特定核苷酸序列的总称，是具遗传效应的DNA分子片段。

基因分子位于细胞核的染色体上，它通过复制把遗传信息传给下一代，从而使后代表现出与亲代相似的性状。因此，要了解基因的基本概念，可从了解“生物的遗传基因”入手。

（一）DNA是遗传基因工具

不同种属的动物各有其极限寿命的差异。如人能生活数十年至百年，而蝴蝶只能生活数小时。这是由各自的遗传基因决定的。

已知遗传的主要物质存在于细胞核的染色体。染色体中的主要化学成分是含有DNA的核蛋白。遗传信息即贮存于DNA核蛋白分子中。作为遗传信息载体的DNA有二种重要功能：

1. DNA的复制　细胞的分裂，染色体的一分为二，DNA的成倍增长，遗传信息由亲代DNA分子传到子代DNA。这是DNA的繁殖再造，即“复制”。

2. DNA的转录　遗传信息由DNA转抄到信息RNA（m RNA），这是DNA的“转录”。转录了的m RNA将核酸中的信息转移成蛋白质中的氨基酸，形成有特定功能的蛋白质，这是“翻译”。

生物之所以能发育发展，主要依靠三种因素：①基因信息的存在：具密码信息的DNA转录为m RNA。②特殊蛋白的形成：m RNA转移（翻译）为去密码信息的特殊蛋白。③功能部分：蛋白质在酶的影响下通过催化作用产生特殊功能。

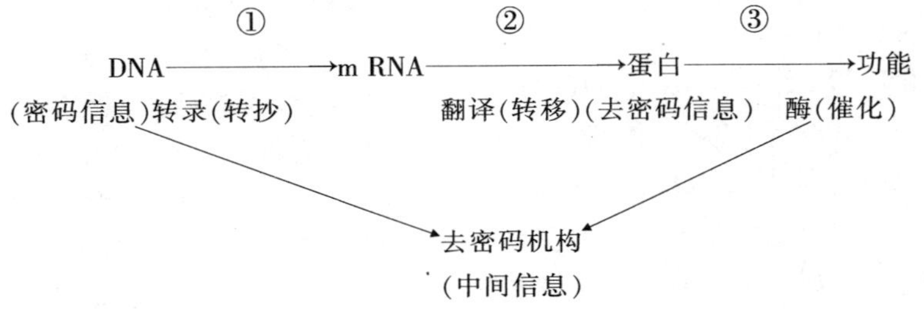

（二）DNA 的组成

DNA 之所以能转录转移是由于其特定的分子组成所造成的。DNA 是一巨大聚合体，是由 4 种去氧核糖核苷酸按各自的特定规律组成的。即：

腺核苷酸 (Adenosine，A)	－C	G－
鸟核苷酸 (Guanosine，G)	－A	T－
胞核苷酸 (Cytidine，C)	－T	A－
胸腺核苷酸 (Thymidine，T)	－G	C－

这些核苷酸由磷酸脂桥接在一起。每个 DNA 分子有二个线圈紧靠一起组成，结果一个线圈上的 G 端对着另一线圈上的 C，每一线圈上的 A 对着邻近线圈上的 T。这种 A－T 和 G－C 的互相亲合就形成 DNA 复制（繁殖）、转录（转抄为 m RNA）和翻译（转移成蛋白）的基础。

人类有 23 对染色体，含 3 万～4 万个基因组，由约 31 亿多个碱基对组成。

（三）DNA 的基因特性

DNA 既是遗传基因工具，也各具其构成序列及特性。每一特定动物的所有细胞有一相同的基础 DNA 序列，而在其发育过程中所以能分化成各种不同的细胞形态和功能，主要是对整个 DNA 序列的不同部位，通过有选择性的致活和（或）抑制来完成的。因此，研究蛋白合成的序列，及其在各个生命阶段如何在细胞中的演变，即可探知细胞生长发生发展和变化的奥秘。

DNA 作为细胞遗传基因的工具，一旦完成其最终核丝分裂发育后，即永远存在而不被替代，无论是肌肉细胞、中枢神经细胞，或分泌腺细胞中的 DNA 均如此。因此，DNA 本身的变质或被破坏，必然导致细胞的变质和被破坏。DNA 变质和被破坏的方式有：DNA 的裂解，DNA 中某个基质被其他物质所代替，DNA 与其周围物质发生物理性或化学性反应等。这为 DNA 的研究开辟了广阔前景。

（四）人类基因组计划和基因图谱

世界自然科学史上有“三计划”，即“曼哈顿”原子弹计划、“阿波罗”登月计划和“人类基因组计划”。其中基因组计划对人类自身的影响，将远远超过前两项计划。

人类的基因决定人的生老病死。表达基因的 DNA 分子存在于人体每一个细胞内细胞核的染色体上。DNA 分子由两条相互盘绕的链组成，每一条链都由 4 种碱基（A、T、G、C）相接呈纵向排列而成。人类有 23 对染色体，含 3 万～4 万个基因组，由约 31 亿多个碱基对组成。人类基因组计划的目的，首先是把人类 23 对染色体上的碱基排列顺序一一测试出来，以供科学研究。所谓基因图谱就是绘出 30 亿个“字母”（A、T、G、C）的排列组合。

基因图谱的完成等于编撰了一本大字典。要想读懂这本大字典，要经很长时间的研究。因为所谓读懂，一是要搞清哪一段 A、T、G、C 排列组合表示一个基因（有些排列不表示任何基因），二是这个基因决定了人类的什么行为。一般搞清一个基因至少要花 10 年的时间，而人类基因有数十万之多，足以说明其工程是何等的巨大。

由于基因图谱的完成，今后人们对一些目前病因诊断不够清楚和治疗方法尚不完善的病症，如心脑血管病、糖尿病、高脂血症、肥胖症、癌症等，将通过对基因的研究得到解决。因为一旦将人体基因破译、对排序工作获得突破，将为我们诊断、预防和治疗工作提供更确切的依据。也就是说，只要找到某些疾病中基因的缺陷，作出明确的病因诊断，从而通过相应的、更有针对性的手段（包括药物）来改变自身基因缺陷，达到治愈各种与遗传相关的疾病。因此，人类基因图谱的完成是医学史上的一场革命。

第三节　我国基因研究现状

(一)加入国际基因组测序俱乐部

我国开展基因研究工作已多年。至于中国参加不参加基因序列图绘制的国际合作也讨论了十多年。结论是:我国必须加入国际基因组测序俱乐部。

前几年我国对虾养殖遇到前所未有的病毒侵害,大量对虾死亡,损失严重。要对付这种病毒,必须进行对病毒的基因组测定。当时请国外专家来做,付款 180 万元。完成后还将 1/3 的知识产权白白奉送。其实这项基因图谱工作测定量,相当于我们后来承担的人类基因组计划任务的很少一部分,只需 30 万元就足够了。这样认识到如果所有基因图谱都要向国外去买,那是买不起的。21 世纪有两个支柱产业,即信息产业和生物产业,其中信息产业我们已失掉了源头,如果我们不努力,还会付出更多代价。因此无论如何对生物产业不能再失了。何况人类基因在亚洲人和白种人之间存在人种间的基因差异,我们必须研究中国人自己的基因图谱。

(二)建立了人类基因组研究基地

1998 年 8 月,中科院遗传所成立人类基因组中心。1999 年 2 月,中心开始搞大规模的基因组测序。仅用半年时间完成了 3 号染色体上 3000 个碱基对的测序任务。这虽仅占人类基因组全部序列的 1%,但它破译了人类 3 号染色体部分很重要的遗传密码。同年 9 月,在伦敦举行的第五次人类基因组测序战略会议上,此项工作被各国科学家认可,并正式加入了"国际测序俱乐部",成为 6 个国际俱乐部成员中唯一来自发展中国家的一员。这样使中国生物产业在起步时就没有落后。我们有资源,现在又有技术,将来很可能走在世界前面。

(三)我国基因研究取得显著成果

当前我国基因研究的显著成果有:

(1)对癌症的诊断和治疗:肺癌的基因研究,肝癌的基因表达,食管癌的基因突变,应用基因芯片技术辅助鉴别肝癌和肝炎,白血病的治疗,治疗肝癌、胃癌的基因工程"瘤苗"(白细胞介素 2 基因导入)。

(2)多基因疾病的研究:发现原发性高血压病的易感基因在人类 2 号染色体 2q14 - q23 区域。

(3)传染性疾病的基因研究:破译痢疾杆菌基因组遗传密码。

(4)心源性猝死的基因研究:发现导致中国人猝死的两个基因突变点。

(5)其它:鸟鸡骨基因的研究,鸟的基因排序与人类最接近;而鸡的基因段只有 10 亿个碱基对,所以研究投入较少,可较快取得成效。

现在全国各地有生物技术研究中心 30 多个。预计在不远的将来,我国基因研究工作可立于国际领先地位。

第四节　基因研究用于老年疾病

人类因基因因素引起的疾病可分为三种类型:①单基因疾病。如神经性和遗传性耳聋。②多基因疾病。如高血压病、糖尿病。③肿瘤特殊基因疾病。

关于基因研究用于老年疾病的诊断和治疗,以及生物衰老的基因研究均取得一定的进展。

（一）基因研究用于诊断

1. 癌症的基因诊断：①胃癌。新西兰报道，识别出人易患胃癌的蛋白质 E（Codherin）所发生的基因突变。苏格兰应用“基因表现序列分析”装置的扫描技术，观察到胃癌细胞的基因活动情况。②乳腺癌。英、美、巴西等国绘制的乳腺癌基因图谱已近完成。③肺癌、肝癌、食管癌。我国研究了上述癌症的基因突变表现，并应用基因芯片技术辅助鉴别肝癌和肝炎。

2. 心血管病的诊断：①高血脂、高血压病的基因研究。1999 年阜外医院报道，从人的心脏和主动脉 DNA 基因片段库中找到 172 个基因，并找到家族性高脂血症和高血压病的致病基因位点。我国尚发现高血压病的易患基因在人类 2 号染色体 2q14 - q23 区域。②心源性猝死的基因研究。我国发现导致中国人猝死的两个基因突变点。

（二）基因研究用于治疗

基因药物治疗有两个方面的工作：①通过修复或替代有缺陷的基因使病患恢复正常。即针对患者的基因缺陷判定药方，使医疗更个性化。②通过基因生物工程引导和增强其他药物的疗效。已有成效的基因治疗：

（1）癌症：如用白细胞介素 - 2 基因导入，治疗肝癌、胃癌的基因工程“瘤苗”，以及白血病的基因治疗等。

2. 免疫代谢缺陷：如注入经基因工程处理的病毒（即健康的基因物质），有助自身制造所缺乏的酶。

3. 精神思维智能障碍的基因治疗。

（三）衰老防治的基因研究

2000 年 3 月《科学》杂志报道，莱纳博士等发现在人体 6000 个基因中至少 61 个基因在人 9 岁到 90 岁之间发生突变。由于这些突变而造成头发灰白、皮肤生皱、肌肉松弛和骨质疏松等人体常见的衰老迹象。并指出在细胞中有一种与品质控制有关的检验基因。这些基因在细胞分裂后决定细胞是否能够继续存活。如检验基因发挥作用，基因缺陷就会被立即阻止；一旦检验基因失灵，DNA 上的缺陷就会延续下来。这种有缺陷的细胞分裂出新的细胞将带有同样的基因缺陷。由于一系列基因缺陷的产生，将造成衰老和功能丧失。

美国报道已发现致生物衰老的基因。以“少食长寿”的概念，对两组实验鼠的 6347 个基因研究，一组投正常食，另一组食量减少 24%。结果非常小的基因束（<2%）发生相当大的变化。正常食量组鼠中引起衰老的基因束发生明显变化，而少食组体内相同基因几乎无变化。现在工作已进入猴子和人作为研究对象。通过这项研究技术可以最终绘出基因衰老图，从而找到对相关基因发挥作用的食品和药物。

老化基因如果被发现，人类后代可更年轻。

第五节　基因研究的展望

（一）基因研究在医学领域的应用

如果说 20 世纪是物理学世纪，那么 21 世纪将是生物学世纪。基因组研究目前和今后可能被应用的范围将涉及以下 6 大领域：

1. 分子医学

基因研究将在分子医学水平上给临床医学带来革命：

（1）改进对疾病的诊断，并及早检出由遗传因素导致的疾病。如通过对基因组图谱的绘成，找出癌症、糖尿病、心血管病、肥胖、秃顶、哮喘、牛皮癣、耳聋、癫痫、偏头痛等顽固病的基因缺陷，及早作出诊断。

（2）合理的药物设计。今后在基因研究分

子医学时代，治疗疾病不再是针对症状的治病，而是根据引起疾病的根本原因，找出更换或替代缺陷基因的药物和免疫技术。

2. **法医学**

DNA 医学用于：①身份鉴定。确定犯罪嫌疑人、亲子关系。②物种保护。查明污染环境和食品的生物体。③鉴别商品真伪。如鱼子酱、葡萄酒等动、植物食品的真伪。

3. **微生物基因组学**

在微生物世界，迄今已知其特性并得到利用的种类不足微生物总数之 0.01%。通过基因研究：①找出新的生物燃料，有益于能源生产和改善环境。②检测污染物进行环境监督。③防止生物战和化学战。

4. **风险评估**

了解人类基因组，可以帮助我们评估有害物质会给人们带来何等大的危害和影响。如评估低剂量辐射和各种致突变的化学物质及其致癌毒性，对健康可能造成的危害和风险。

（二）基因研究带来的医学模式问题

人类所有的疾病在某种意义上讲，都是基因病。一个人病不病的问题在其出生前就已绘在各自的基因蓝图上。将来对测定个人的全部基因序列不太昂贵时，人们看病就可带着自己基因图记录光盘——一张信用卡大小的塑料"基因卡"去就医。卡中装有患者的基因背景情况、易患疾病以及药物过敏等资料。医生看病可先打开光盘，把主要区域位点搞清楚，查出有问题的"候选基因"，为其开出适合个体的"特效药"。这样就避免了以往对患同一种病的所有患者用同一种药的片面性。基因疗法可针对个体差异作出更合理的最佳治疗。

因此基因研究对医学可说是一场革命。

（三）基因研究的伦理和法律问题

基因知识在解决医疗上很多难点的同时，也会带来一些问题，首先是伦理问题。例如通过筛选技术可以为有钱人设计"孩子"，如要男要女，要黄头发还是黑头发，要蓝眼睛还是绿眼睛，要生一个既健康又最漂亮的宝宝，可能可以做到。但是今后的家庭和社会将变成什么样？何况遗传基因改性技术在动物实验中，已出现了变形、致畸等新的缺陷，难免在人身上也会同样发生。

又如对衰老基因的识别，通过改造，人的寿命可能无限制的延长，活 150 岁完全没问题。如能拨动人体的生物钟，人将活至 500 岁。现在全世界人口 60 亿，人口增长速度已超过粮食增产的速度。将来人口死亡率大大下降，长寿人越来越多，社会经济和伦理问题必将出现困扰。

有人担心，基因研究可能将人类带入高科技优生学黑暗时代。带有基因缺陷的人们有可能受到歧视。又如对那些已经诊断出若干年后将患致命疾病的人来说，他将如何渡过余下的日子？

基因研究也必然带来一系列新的法律问题。如个人的基因图谱是否属隐私问题？其所有权属谁。雇主或人寿保险公司是否有权查阅应聘者或投保人的基因资料？又假如医生根据某 20 岁的青年人的遗传密码，确认其到 50 岁时会患某种致命的疾病。那么谁应该知道这一消息呢？他本人？他的亲属？还是他的老板或他的保险公司。

（四）基因疗法可能带来不良后果及基因工作中的滥用问题

基因疗法也可造成不良后果。美国宾夕法尼亚大学于 1999 年 9 月报道，对一名患代谢缺陷疾病的 18 岁男青年，从肝内注入经基因工程处理的病毒，意图运进健康的基因物质、有助于自身制造所缺乏的酶。结果第二天肝功能急剧下降，三天后其他器官，包括大脑也出现衰竭而死亡。

在基因技术的研究发展工作中，尚须警惕发生滥用问题，包括"种族清洗"问题、"制造新人类"问题等等。优生学从 20 世纪初诞生到纳粹"种族清洗"狂的发生，无疑警告人们：一些自誉为"优等民族"的科学家可能做出"基因歧视”、“基因清洗”等野蛮行为。又如利用对人类和鸟类基因的研究，将鸟的翅膀插到人身上，制造出新的人类，世界将会是怎么样？

为此，有人建议应成立世界范围的“国会”，由经验丰富的科学家和哲学家作为议员组成。这种世界性的“国会”为政界和商界人士提出决策建议，指出哪些基因技术研究成果对人类和社会是有益的、安全的、可行的，哪些基因技术是有害的、危险的、不可行的。

（五）人造基因的研究

人类基因组测序工作的创始人之一，美国Celera公司总裁克雷格·文特尔博士已开始研究制造“人工基因”，目前已完成约3万个碱基对的人造基因，今后研究目标是让碱基对数量达60万个，达到设计出一种新的生物体——完全无害的细菌或病毒，用于制造药物，或能吞噬污染物的新生物体。

（潘天鹏）

参考文献

1. 潘天鹏，基因研究的现状与展望，解放军保健医学杂志，2001，3（2）：127－129

第十二章　干细胞生物技术与老年疾病

第一节　干细胞基本概念

(一)什么是干细胞

“干细胞”之名译自“stem cell”。“stem”是“干、茎”之意,含义是“主干”和“起源”。因此,干细胞是主干细胞,即主要起源细胞。

细胞在分化过程中达到高度分化后,即失去再分裂能力,最终衰老死亡。为弥补此缺陷,机体在发展适应过程中保留了一部分未分化的原始细胞,即干细胞。一旦需要时,干细胞可按发育途径,通过分化产生所需要的特定细胞。因此,干细胞是一种无差别的原始细胞。

(二)干细胞的种类

1. 干细胞来源分类:分两类

(1)胚胎干细胞:是胚胎发育最早期的未分化细胞。它可分化成各种组织细胞,最后形成所有器官。

对胚胎干细胞是在什么条件下向不同组织细胞定向分化的机制,目前尚不完全清楚。因此研究胚胎干细胞的主要问题是要弄清胚胎干细胞发育的调控机制,从而能在体外培养、增扩并分化。

(2)成体干细胞:几乎人体所有组织都存在成体干细胞。成体干细胞不同于胚胎干细胞,因已有一定程度的分化。一种组织的成体干细胞多倾向于分化成该组织的各种细胞。如骨髓干细胞分化成各种血细胞,神经干细胞分化成神经元细胞和各种神经胶质细胞。

成体干细胞尚具横向分化机制。如造血干细胞除分化成各种血细胞外,尚可分化为神经细胞、心肌细胞和肝细胞;脂肪干细胞除分化成骨、软骨和肌肉细胞外,也可分化为神经细胞。成体干细胞这种横向分化趋向,为利用患者自身健康组织的干细胞修复病损组织成为可能。因此,研究成体干细胞的主要问题,一是建立和发展分离成体干细胞的有效技术方法,二是探讨成体干细胞横向分化的调控机制。

2. 干细胞功能分类

(1)全能干细胞:全能干细胞是具形成完整个体的分化潜能的干细胞。胚胎干细胞是全能干细胞,他可无限增殖,并分化成全身200多种细胞类型,并最终形成机体所有各种组织器官。

(2)多能干细胞:多能干细胞具分化出多种细胞组织的潜能,但不能发育成完整的个体。成体干细胞为多能干细胞。如骨髓干细胞除具分化血细胞外,尚能横向分化为肝细胞、心肌细胞、韧带软骨细胞和神经元细胞。

(3)专能干细胞:专能干细胞是由多能干细胞进一步分化形成。它只能分化成某一特定类型的细胞,或最多向另一密切相关类型的细胞分化。如上皮组织基底层的干细胞和肌肉成肌细胞中的干细胞均为专能干细胞。

第二节　干细胞技术发展由来

（一）造血干细胞移植（Hematopoietic stem cell transplantation，HSCT）

1. 骨髓造血干细胞移植

骨髓移植（Bone marrow transplantation，BMT）是最早应用于临床的造血干细胞移植技术。最初由于对移植后发生“移植物抗宿主病（graft versus host disease，GVHD）”认识不足，临床疗效不佳。直至上世纪70年代，对人类白细胞抗原（human leukocyte antigen，HLA）的发现，解决了配型相合问题，疗效显著提高。至90年代初，全世界接受骨髓移植治疗的人，已超过4万。

我国于1962年用同基因骨髓移植（Syngenetic BMT，Syn－BMT）治疗再生障碍性贫血获成功。至90年代已做异基因骨髓移植（Allogenetic BMT，Allo－BMT）400多例，做自身骨髓移植（Autologenetic BMT，Auto－BMT）超过1000例。我国红十字会于1992年创建“中华骨髓库”，后发展为“造血干细胞库”。至2001年初全国有9万人报名参加“中国造血干细胞捐献者资料库”，经检测后累积入库4万份。

2. 外周血造血干细胞移植（Peripheral blood stem cell transplantation，PBSCT）

1962年Goodman与Hodgson证实，鼠外周血中存在造血干细胞。1981年临床应用急性白血病患者自身外周血造血干细胞移植治疗获得成功。此外，除应用于治疗白血病和再生障碍性贫血以外，又陆续用于治疗多发性骨髓瘤、淋巴瘤，以及治疗乳腺癌、卵巢癌、脑瘤等实体瘤的辅助治疗。

已知外周血中含CD34＋细胞约$0.2\% \pm 0.1\%$，约为骨髓（含$1.8\% \pm 0.9\%$）的十分之一，故治疗需采取足够的量。PBSCT的优点是：供者损伤小、采取方便、重建造血功能快。一般治疗后9～12天，血白细胞达$0.5 \times 10^9/L$。成功移植所需干细胞数为$(1 \sim 8) \times 10^6$ CD34＋/kg。

3. 脐带血造血干细胞移植（Umbilical cord blood transplantation，UCBT）

1989年法国报道用脐带血移植治疗1例范可尼贫血患儿获成功。至上世纪90年代后期，在全世界范围内已接受脐血移植治疗500多例。

我国于1991年进行首例脐血移植，接受治疗的晚期肿瘤患儿在术后，造血功能得以重建。1998年用同胞脐血移植治疗地中海贫血患儿获得成功。2001年天津和上海相继建成“脐带血造血干细胞库”（即生命银行）。北京开展了“脐带血自体库”业务。

脐血干细胞的优点：配型成功率高，为几百分之一，远远高于骨髓配型成功率（约万分之一）。缺点：脐血量少、费用昂贵、移植后造血功能恢复较慢。

（二）胚胎干细胞研究

由于对人类胚胎干细胞研究存在伦理道德问题，且费用颇昂贵，多年来胚胎干细胞的研究多局限在动物实验中进行。直至1998年人类胚胎干细胞的提取工作才得以完成。此外，为避开对人类胚胎所设的“法律和道德”限制，进一步研究了“单性生殖”提取干细胞工作，以及从胎盘中分离出近似胚胎干细胞的工作。

1. 人类胚胎干细胞研究

1995年威斯康星大学校友研究基金会出资赞助生物学家詹姆斯·汤姆森的人类胚胎干细胞研究工作。汤姆森利用父母拟丢弃的胚胎提取人体胚胎干细胞获成功，并研究了人体胚胎干细胞定量分化的多能性，以及遏制其异化发展的条件等。成果发表于1998年11月的《科学》杂志上。1999年被评为当年世界十大科学成就之首。因此，人类胚胎干细胞的研究成为事实只是最近几年的事。

由于汤姆森对人类胚胎干细胞研究成果的发表，促使世界各国相继急起直追。英国为希望保持其生物技术在欧洲的领先地位，众议院于2000年以压倒多数通过一项“允许科学家应用和克隆人类早期胚胎，用于提取干细胞研究”的方案。自此，德国、日本、俄罗斯、瑞典和印度等国都相继支持人体胚胎干细胞的研究。有关利用干细胞技术治疗各种疑难病的疗法也就不断问世。

近年来我国干细胞技术研究进展成绩显著。我国从事干细胞研究已达国际水平的有北京大学干细胞研究中心、军事医学科学院干细胞中心、上海第二医学院、中国医学科学院血液研究所和中山医科大学等单位。

2. 单性生殖干细胞研究

单性生殖技术是一种以不破坏胚胎为前提的、获取胚胎干细胞的研究方法。由于一些国家的法律和道德不允许通过正常或克隆的胚胎获取干细胞，科学家设想能制成永远不能发育成人的胚胎，并使生成的细胞群长至足够量，从而提取为相当于胚胎干细胞的研究用。美国马萨诸塞州的细胞高级技术研究所与洛杉机的生殖医学遗传测试研究所两家研究“单性生殖技术”在灵长目动物身上提取到类似胚胎干细胞的工作获成功。但这种单性生殖干细胞的易变程度和安全系数等问题尚未完全解决。因此在人类中的可行性有待证实中。

3. 胎盘干细胞研究

美国新泽西州“人类创造”生物技术公司从人类胎盘中分离出干细胞，其性能和用途与胚胎干细胞近似。

（三）成体干细胞研究

为回避对人类胚胎干细胞的伦理争议，科学家门着眼于研究找到更多的成体干细胞做为替代。在成体干细胞研究中，骨髓干细胞和脐血干细胞应用于临床的经验较成熟，已如前述。当前主要是研究成人体内更多的多能干细胞，如神经干细胞、脂肪干细胞、皮肤干细胞等的提取分离培养和定向分化研究工作，前景是乐观的。

第三节　干细胞生物技术概念

（一）胚胎干细胞生物技术

胚胎干细胞被用于临床的过程，可从干细胞在胚胎中的形成、分离、提取、增殖、分化等一系列步骤中得到了解。

（1）卵子与精子结合：卵子受精后形成胚胎原始细胞，然后开始成倍分裂。

（2）胚胎细胞球形成：受精卵细胞几天内分裂成一组具相同遗传因子的细胞群，为胚胎细胞球。

（3）胚泡（囊胚）形成：至第四天，经多次分裂形成一个胚泡，约有细胞140个。在显微镜下观察，看似一粘稠的花粉颗粒，形似一通体毛绒绒的圆球状囊胚。胚泡的外层细胞将变成胚盘。内层细胞即为尚未决定今后生长发育走向的干细胞群。

（4）干细胞的分离与培育：胚胎干细胞可从胚泡内层分离出来，并在体外培养，进行增殖备用。

（5）干细胞的使用：途径有二：①将干细胞群直接注入患病部位，使转变成该部位所需类型的细胞，达到修复病损的目的；②在实验室通过改变体外培养条件（如改变细胞生长的化学环境）促使胚胎干细胞分化为所需的组织细胞，最后将此专能干细胞置入病变部位。

（二）成体干细胞生物技术

（1）成体干细胞的直接移植：取自骨髓的造血干细胞储存于骨髓库，供需生成全血细胞的患者备用。脐带血干细胞也可储存，用于需移植骨髓的患体。神经干细胞移植可用于修补脑组织损伤。

（2）成体干细胞的横向分化：骨髓干细胞可横向分化为肝细胞、心肌细胞和神经细胞；脂肪干细胞可分化为骨和软骨，还可横向分化为神经细胞。

(三)干细胞生物技术发展阶段

干细胞生物技术用于临床将经历以下各个阶段。

(1)“直接移植”阶段：即将一种组织的成体干细胞直接移植至相应组织受损坏的患者体内，起“组织替代”的治疗作用。

(2)“定向分化”阶段：当掌握了干细胞向某一特定组织细胞分化的条件后，可在体外将干细胞进行诱导，使之定向分化成所需细胞，而后移置入病体。这也是组织替代疗法。

(3)“基因修饰”阶段：对某些遗传性疾病，可将干细胞进行基因修饰后，筛选“合格”的细胞做移植用。这仍属“组织替代”治疗。这种经基因修饰后的干细胞替代疗法，可望用于治疗糖尿病等遗传性疾病。

(4)“器官克隆”阶段：干细胞技术发展的理想阶段是能将干细胞在体外进行“器官克隆”，以供需器官移植的患者用。

第四节　干细胞技术与老年医学

干细胞技术研究对医学、制药，乃至人类对生命的理解都有巨大推动作用。临床应用较成熟的有骨髓造血干细胞移植和脐血干细胞移植，用于治疗难治的血液病，已如前述。干细胞技术用于治疗老年人疾病的工作也已开启，并在进展研究中。

(一)损伤性病症的治疗

(1)修复因慢性心脏病或急性心肌梗死致损伤的心肌细胞；

(2)对风湿性关节炎等骨关节病，置换修复软骨；

(3)大面积烧伤后，用于皮肤修复；

(4)用自体神经干细胞移植，促进脑组织损伤患者的脑功能恢复(2001年)。

(二)多种疑难病症的治疗

(1)临床初步成功的病例。用自体外周血干细胞骨髓移植治疗多发性硬化症(北京宣武医院，2001年)，并预计对重症肌无力及运动神经元病等也会有一定疗效。

(2)已完成动物实验，一经人体实验成功即可用于临床的疾病。糖尿病、老年性痴呆症、脊萎缩侧索硬化症、亨廷顿舞蹈症和脑中风等。

(3)用于癌症患者的辅助治疗。

(4)用成人骨髓干细胞培育出成熟的肾脏组织，为治疗肾病提供可能(英·伦敦癌症基金研究会)。

(三)器官再造工作

(1)用胚胎干细胞培育出人类血管(美，麻省理工学院，2001.3)。

(2)从胚胎干细胞培育出人类心脏组织，具心脏组织的电特性和机械特性，可自然跳动(以色列，兰巴姆医学中心，2001.8)。

第五节　干细胞研究工作中存在的问题

(一)伦理问题

胚胎干细胞需通过破坏胚胎才能获得。一些人权保护主义者把人类胚胎看作是人的生命，认为胚胎干细胞研究灭杀生命，不能被认可。2001年11月，美国马萨诸塞州先进细胞公司在《再生医学杂志》上公布，为胚胎干细胞研究完成了首例克隆人体胚胎的工作，同样在其本国和国际上引起极大的争议。同年美国政府对干细胞研究设定了界限。西欧多国也有类似对干细胞研究设限的法律。

1. 国际准则的推出

鉴于全球各地对胚胎干细胞研究制订的法规五花八门，极其混乱，2006年美国报道，一些科学家、伦理学家和其他各方人士发起号召，确定制订一套规范各国研究的准则，其精神包括：①对胚胎干细胞研究的限制应减少到最低限度，要具足够的灵活性，以适应这一迅速发展的领域的变化。②应允许科学家在国外从事在本国受禁的研究。

2. 中国制定的方针

当前国家科技部对干细胞研究的态度：干细胞研究应严格遵循国际公认的4项生物伦理准则，即不伤害原则、有利原则、尊重原则和公正原则。坚决反对生殖性克隆，反对克隆人。在不违背伦理道德的原则下，支持对可改善人类健康、治疗疾病的干细胞研究。

（二）技术问题

1. 人类胚胎干细胞研究

在胚胎干细胞研究中，目前供研究的胚胎多属人工受精中心反复筛选后被淘汰的所谓“劣质产品”。可预想在用于移植后，难免会带来一定的不利影响。至于依靠干细胞克隆器官的技术更是难题重重。设想要在体外克隆一拥有正常血管供应、具正常神经调控的三维结构，是何等复杂的一项系统工程。

2. 成体干细胞研究

有关成体干细胞研究工作，在分离和提纯技术中存在一定的难度，且能提取到的成体干细胞量少而罕见，常跟不上临床需要。

3. 注射技术问题

英国国家医学研究所干细胞专家罗宾·洛弗尔·班吉教授表示：确保用于治疗的干细胞能被注射到达需要的部位很难。

4. 干细胞新来源的研究

“生殖细胞重组”的发现：2006年在西班牙巴仑西亚举行的一次国际干细胞学术会议上，美国科学家介绍，成功地从男性睾丸中提取出未成熟细胞，重组为功效强大的干细胞，称为“生殖细胞重组”。并将这些细胞培养成为神经细胞、骨细胞和心脏细胞。此项研究成果尚待干细胞领域通过有关标准检测程序的评估和认可。

（三）安全性和合理性问题

在干细胞疗法取得较多成功报道的同时，有科学家对其安全性和合理性提出质疑。

（1）过早采用干细胞治疗会否阻碍可能疗效更好的主流治疗研究。如对“癌症”的多种治疗研究。

（2）干细胞疗法会否引起致癌的危险。

（3）干细胞注射会否有引入传染病的危险。

（4）干细胞置入体内，人体免疫系统会否遭受到排斥。

（潘天鹏）

参考文献

1. 潘天鹏. 干细胞技术与临床医学. 解放军保健医学杂志，2003，5(1)：54－56

第三篇

老年医学临床特殊问题

△ 老年人患病的临床特点
△ 老年人多器官功能不全
△ 老年人围手术期内科常见疾病的处理
△ 老年人疼痛问题
△ 老年人合理用药
△ 老年人膳食营养问题
△ 纳米技术与老年疾病

第十三章　老年人患病的临床特点

人进入老年后，由于人体解剖组织结构和生理代谢功能的一系列变化，使老年人患病时临床表现明显不同于中青年人，主要是老年人患病时临床表现常不典型，易于漏诊误诊；老年人患病时常多系统器官同时或先后受损致病，导致临床表现的复杂性；此外，老年人患病后容易发生各种并发症，容易致伤、致残和死亡。

第一节　老年人所患疾病分类及常见疾病

一、老年人所患疾病分类

老年人所患疾病可分五类：

(1)原发性老年疾病，主要是正常变老过程中必然发生的组织结构和功能障碍疾病，如脑动脉硬化。

(2)继发性老年疾病，主要是老年化病变后继发的疾病，如脑动脉硬化基础上继发的脑血管意外“脑卒中”。

(3)老年人易感性疾病，如癌症、糖尿病、痛风、震颤麻痹、变形性关节炎等在老年人中容易发生的疾病。

(4)老年人一般较轻的疾病，包括多数任何年龄均可发病的疾病。

(5)老年人中少见的疾病，如儿童期的各种传染病很少在老年人中发病。

二、老年人常见疾病

据统计，老年人常见疾病为：

(1)心血管系统	
冠心病	49.6%～65.0%
高血压病	42.5%～52.0%
心律失常	32.0%～45.0%
(2)呼吸系统	
慢性支气管炎	43.1%～55.3%
肺气肿	10.5%～13.1%
肺心病	0.6%～8.0%
陈旧性肺结核	18.0%～31.3%
(3)消化系统	
溃疡病	11.3%～26.0%
慢性胃炎	11.9%～33.7%
肝硬化	1.3%～7.0%
(4)神经系统	
脑血管意外	5.6%～7.0%
震颤麻痹	1.3%
(5)代谢内分泌系统	
高脂血症	16.4%～43.8%
糖尿病	20.5%～21.3%
痛风	0.6%～1.5%
(6)骨科	
颈椎病	21.0%～32.5%
肥大性脊椎炎	11.3%～55.0%
(7)眼科	
白内障	25.3%～35.0%
(8)耳鼻喉科	
耳聋及听力障碍	15.6%～63.6%
(9)恶性肿瘤	1.7%～2.5%

第二节 老年人患病临床特点

一、老年人患病临床表现常不典型

老年人与青年人患同样疾病时，临床症状和体征常与青年人极不相似。老年人患病后，常常表现为病情重而症状轻或则以其并发症表现就诊，因而容易遗漏对原发病的诊断和延误对病情严重性的判断。举例如下：

肺炎：老年人患肺炎时，常常很少咳嗽和咯痰，发热轻或根本不发热，血白细胞计数不升高。常表现为厌食、精神淡漠、嗜睡。故临床很容易忽略其病情的严重性。一旦延误诊治，病情进一步增重，很可能丧失治愈的机会。

糖尿病：老年人患糖尿病约半数以上无任何典型糖尿病“三多”症状。多数在体检中或因其他病就诊时被检出。老年糖尿病患者因其并发症起病的占 31.7%（178/561）。包括以感染起病的 39.3%，以心血管病起病的 34.3%，以酮症酸中毒和高渗性昏迷等急性并发症起病的 10.1%。老年糖尿病并发高糖高渗性非酮症综合征者约半数以上发生在无糖尿病病史，或新发病的患者、血糖未得到妥善控制而又大量失水时，临床易被忽略。

急性心肌梗死：老年人患急性心肌梗死时，常无心绞痛症状，或仅因充血性心力衰竭致足肿，表现轻微而误为水液代谢紊乱，或因其他主要疾病，如上感肺炎等而被掩盖，造成延误诊断治疗的严重后果。

二、老年人患病常多发

随着老年人体内各器官的组织结构和生理功能都先后发生老年性变化，老年人一旦发病多难以单一病症解释，而常常存在多发性病理改变，包括一个系统一种器官本身同时存在多种病理改变，或同时患多个系统和多种器官的疾病，并在系统和系统、器官和器官多种病症之间相互作用，造成临床表现的多变化性和复杂性。

据医院尸体解剖统计，老年人常同时患病平均 6 种以上。以心脏为例，尸检中常发现冠状动脉粥样硬化、肺心病、心瓣膜疾病、心脏肥大、心脏传导系统退行性变及心包炎等病变同时存在于一人身上。临床上也常见老年人某一器官致病受损重时，可起动激发全身其他多种器官的功能衰竭。如老年人患重症肺部感染时，可因呼吸衰竭发展致肺性脑病而患者进入昏迷脑功能衰竭状态，可诱发应激性胃溃疡而致上消化道大出血，还可导致心肝肾的功能衰竭，给临床治疗和处理带来很多复杂问题。

三、老年人患病容易发生并发症

老年人患病后不同于中青年人，容易发生并发症。

1. 容易发生意识障碍和精神症状

老年人患病后很容易发生意识障碍，有时一般发热或腹泻都可导致昏厥。此外，老年人容易发生体位性低血压，也是容易发生意识障碍的原因之一。一般 70 岁以上老年人从卧位改为坐位 2～5min 后收缩压下降 20mmHg(2.7kPa)以上者占 37%，最多可下降 60mmHg(8kPa)。所以应经常警惕老年人的体位性低血压问题。

老年人用药后发生精神症状的也较中青年人多见。如老年人用镇静安眠药过多后很容易产生精神恍惚、精神错乱。给老年人用异菸肼等抗结核药也较青年人容易发生精神分裂症。

2. 容易发生肺炎

肺炎在老年人的死因中占 34.8%。故有所谓“终末性肺”（terminal pneumonia）之称。如老年人患脑出血者合并肺部感染的占 68%，一般脑卒中 72h 后感染因素逐渐上升，成为导致死亡的主要原因。老年人患糖尿病也容易并发各种感染，其中肺部感染占 30%；老年糖尿病患者死于严重感染者占 37.3%，其中也以肺部感染居首位。

3.容易发生水电解质酸碱平衡失调

老年人由于体内总体液量的减少，体细胞数的减少造成细胞内外液的分布不均及细胞钾总量的减少，又由于调节水电解质酸碱平衡的主要器官肾和肺的慢性损伤和退行性变，以及老年人容易发生贫血，造成老年人患病时，常常不能及时调整水电解质酸碱平衡出现的失衡现象。

近代研究表明，随着年龄的增高，机体的老化，肾小球旁置产生肾素的能力降低。在60岁以后更明显，一般肾素活力下降30%～50%，血浆醛固酮降低30%～50%。在血浆肾素活性的基础值降低的同时，尚见其对利尿剂、立位负荷等各种刺激的反应也降低。这种低肾素和低醛固酮倾向，使老年人对脱水的适应能力也随之降低。因此又易于导致高血钾症和酸中毒。

4.容易发生血栓和栓塞症

老年人由于血液流变学异常，血粘稠度和凝固性较中青年人明显增高，红白细胞变形能力的降低和对血管粘附性的增强，老年人在动脉粥样硬化病变基础上很容易并发心脑血管的血栓形成而致脑梗死和心肌梗死，以及并发下肢闭塞性动脉硬化症而致肢端坏疽等严重血管并发症。最终使老年人因血管病而致残和致死。

5.容易发生外伤和意外

由于体力下降和对周围事物的反应能力减退，老年人较易发生意外。据统计，因突然摔倒致死的，60岁以上老年人占64%，占60岁以上老年人群的5%。意外发生中毒、烧伤、割伤、动物伤的也是老年人中多见的。汽车撞伤也多见于老年人，尤其是老年妇女。

6.容易发生猝死

以心、脑、肺急重症发生猝死的，在老年人中多见。急性胰腺炎和睡眠中发生的低血钾性猝死也以老年人多见。

第三节　老年人死亡疾病统计

据空军总医院对死亡的成年人475例（其中包括18～59岁的青壮年362例，60岁以上老年人113例）的尸体解剖，主要病理诊断分析：

（1）按系统分别统计。老年人死于心血管系统疾病最多，青壮年死于消化系统疾病最多（表13－3－1）。

表13－3－1　475例成年人尸检病理诊断按系统分类统计

疾病种类	老年组（60岁以上）		青壮年组（18～59岁）	
	例数	%	例数	%
心血管病	34	30.1	55	15.2
呼吸系疾病	26	23.0	68	18.8
消化系疾病	25	22.1	112	30.9
神经系疾病	12	10.6	28	7.7
泌尿生殖系疾病	11	9.7	23	6.4
传染性疾病	2	1.8	9	2.5
血液淋巴系疾病	2	1.8	32	8.8
代谢内分泌疾病	1	0.9	8	2.2
其他	–	–	27	7.5
合计	113	100.0	362	100.0

（2）按病种分类统计。恶性肿瘤在老年组和青壮年组均占第1位。占第2位的在老年组为冠心病，青壮年组为肝病。此外老年组致死较多的尚有肺心病、脑血管病和肺部感染等（表13－3－2）。

表 13－3－2　475 例成年人尸检病理诊断按病种分类统计

疾病种类	老年组(60 岁以上)		青壮年组(18～59 岁)	
	例数	%	例数	%
恶性肿瘤	41	36.2	172	47.5
冠心病	18	15.9	27	7.5
肺心病	12	10.6	3	0.8
脑血管病	11	9.7	7	2.0
肺部感染	10	8.9	8	2.2
尿毒症	4	3.5	7	2.0
结核病	4	3.5	6	1.7
肝硬化、肝坏死	2	1.8	35	9.6
急性胰腺炎	2	1.8	4	1.1
肺动脉栓塞	2	1.8	3	0.8
主动脉瘤	1	0.9	4	1.1
糖尿病	1	0.9	–	–
其他心脏病	1	0.9	22	6.1
外伤	–	–	11	3.0
其他	4	3.6	53	14.6
合计	113	100	362	100

(3)恶性肿瘤分系统和病种统计。213 例恶性肿瘤中老年组以肺癌最多,青壮年组以肝癌最多(表 13－3－3)。

表 13－3－3　213 例成年人恶性肿瘤分系统和病种统计

疾病种类	老年组(60 岁以上)		青壮年组(18～59 岁)	
	例数	百分比%	例数	百分比%
呼吸系				
肺癌	11	26.9	30	17.4
胸膜间皮癌	1	2.4	1	0.6
鼻咽癌	–	–	8	4.7
消化系				
肝癌	8	19.5	43	25.0
胃癌	5	12.2	17	9.9
食管癌	4	9.8	5	2.9
胰腺癌	3	7.3	5	2.9
结肠癌	1	2.4	4	2.3
泌尿生殖系				
肾癌	1	2.4	2	1.2
膀胱癌	1	2.4	–	–
生殖器官癌	4	9.8	6	3.5
血液淋巴系				
白血病	–	–	8	4.7
淋巴系肿瘤	–	–	18	10.5
骨髓恶性瘤	2	4.9	4	2.3
其他肿瘤	–	–	21	12.1
合计	41	100.0	172	100.0

(潘天鹏)

参考资料

1. 潘天鹏、常见老年病诊疗手册、空军总医院内部资料，1980 年 1 月

2. 潘天鹏、老年医学基础知识及常见老年病、空军总医院内部资料，1985 年 5 月

3. 潘天鹏，石津生．现代系统老年医学．北京；科学出版社．1998，53－59

第十四章　老年多器官功能不全

第一节　概　述

老年多器官功能不全(multiple organ dysfunction syndrome in the elderly, MODSE)是老年人在器官老化和患有多种慢性疾病的基础上,由某种诱因激发,在短时间内出现2个或2个以上器官序贯或同时发生障碍与衰竭的临床综合征。MODSE同成年人常见的多器官功能不全综合征(MODS)有相似的特点,但其发病基础、临床过程、致病原因、病理生理、救治成效方面,均有不同之处,是一个有别于一般MODS的独立的临床综合征。流行病学研究显示,在60岁以上老年人群中,MODSE的患病率约为7.27‰,发病率为6.38‰,病死率为62.12‰,死亡率为4.40‰。有必要引起足够的重视。

MODSE的特征及与MODS的关系:MODSE和MODS有着许多相似的特点。但两者在研究对象、发病基础、致病原因等方面又有着许多不同之处,二者的区别在于:MODSE以老年人为研究对象,而MODS的研究对象多为中青年人;MODSE在器官老化和多种慢性疾病基础上发病,而MODS多无明确慢性疾病史,发病前各器官功能多正常;MODSE的发病诱因多为肺部感染,MODS的发病诱因多为创伤、大手术、败血症等。

与普通意义的多器官功能不全综合征不同,MODSE有其自身的特点。这些特点包括:发生于老年人;诱因多是较轻微的病因,如普通感冒等;基础病变复杂多样,可隐匿起病;可反复多次发生,很难完全恢复健康状态;老年患者的反应性差,临床工作中很容易被忽略;有独特的病理生理过程。除了上述特点外,MODSE的一个很重要的特点为:有2/3病例起因于呼吸系统疾病,如感冒、肺炎等。

第二节　MODSE的发病机制

MODSE的发病机制较复杂,主要可能与以下方面有关。

一、炎症免疫应答与MODSE

机体免疫功能的下降不仅是衰老的重要标志,而且也是MODSE的主要原因。MODSE早期即出现T淋巴细胞功能降低、白细胞吞噬功能下降。同时,NK细胞、巨噬细胞和中性粒细胞等功能也随着年龄增长而明显下降。由于NK细胞、巨噬细胞和中性粒细胞是免疫的第一道屏障,因此老年患者患细菌或病毒感染疾病,特别是呼吸道如肺脏、支气管等感染的机会增加。局部的炎症反应是机体的一种保护和适应性反应,但局部炎症一旦扩散则属于适应不良,对机体自身具有破坏作用。细菌胞壁成分如内毒素或脂多糖(LPS)可诱导大量细胞因子的合成、释放,是导致MODSE的重要原因。

目前认为,肿瘤坏死因子α(TNF-α)等炎症细胞因子是最早引发SIRS/MODSE的炎症介质。在 LPS 刺激后，细胞因子如 TNFα、白介素（IL-1、IL-2、IL-6、IL-8、IL-12）、NO、干扰素-γ（IFN-γ）、血小板活化因子（PAF）、白三烯 B4（LTB4）等显著增加，促发炎症反应。NF-κB 的 DNA 结合活性在老化小鼠的各脏器中均显著上升，同时其表达量也有所增加。在心脏、肝脏和肺脏中的上升率分别为 17.9%、11.9%、59.4%，以肺部为最高，这与老化小鼠肺脏中的氧化压力最高呈正相关。LPS 通过核因子 κB 信号途径，诱导多种炎性递质基因转录与表达。Toll 样受体（TLRs）是高度保守的模式识别受体，识别病原体上高度保守的分子结构，在机体天然免疫中发挥着重要作用。TLR4 介导内毒素血症时心肌局部炎症因子的表达，且与内毒素引起心肌功能抑制密切相关。TLR4 介导的炎症因子的产生，在内毒素血症早期又可能起到限制炎症扩散的作用。

二、细胞凋亡的失调与 MODSE

细胞凋亡（apoptosis）是一种由基因调控的不同于坏死的细胞死亡形式。MODSE 的发生可能是靶器官细胞大量凋亡及免疫炎症细胞凋亡紊乱的结果。内皮细胞同 MODSE 的发生密切相关，其在炎症的发生与发展方面起着重要作用。在 LPS 可以模型导致血管内皮细胞凋亡明显增加，自由基同样介导了内皮细胞的凋亡。内皮细胞功能失常被认为是发生 MODS 的重要途径之一。

炎症反应时，中性粒细胞聚集到炎症区清除病原菌，同时也可造成细胞的破坏。体外观察表明，LPS 能够抑制中性粒细胞的凋亡。同样，多种细胞因子如 TNFα 和热休克蛋白均能加重 LPS 诱导的凋亡抑制。中性粒细胞的延迟凋亡可导致肺细胞和肝细胞破坏。

三、微循环障碍和内皮功能损伤与 MODSE

全身性感染和 MODSE 患者有微循环和细胞线粒体功能损害，存在着氧摄取和氧利用障碍，特别是危重患者常出现“释放依赖性氧消耗”，由此导致无氧代谢，发生组织细胞乳酸中毒。研究显示，D-半乳糖催老大鼠（制备老龄大鼠模型）肝、脑、肺、肾等重要器官抗氧化水平下降、氧化损伤增加。此外，多种血管活性物质，如花生四烯酸代谢物 TXA2、LT、PAF、内皮素等的释放，加之 NO、PGE2 等的舒张血管作用，均参与诱发或加剧全身微循环障碍，促进 MODSE 发生。

衰老刺激引起静脉内皮细胞（HUVEC）中的纤维状肌动蛋白（F-actin）重组，微血管通透性升高。晚期糖基化终产物（AGEs）诱导细胞骨架形态学改变。人血清白蛋白 AGEs 修饰蛋白对细胞骨架的影响是通过与内皮细胞上的 RAGE（AGEs 受体）结合并引起细胞内的氧化应激所介导的，这一作用可能与 AGEs 所致血管通透性升高有关。缺血/再灌注过程中产生的氧自由基可加重内皮细胞的损伤。MODSE 患者的血中脂质过氧化产物含量显著增高，超氧化物歧化酶显著降低。通过清除氧自由基防治缺血/再灌注造成的器官损伤，在动物实验中已取得了明显的效果。

四、MODSE 的肺启动机制

MODSE 的一个重要特征为大多数病例由呼吸系统疾病所致。肺脏在 MODSE 的发生和发展过程中可能起几方面的作用：①机体衰老过程中，肺是最易损器官，肺脏功能损害可导致机体其他器官相继发生器官功能障碍；②在衰老基础上和其他器官疾病发生过程中，通过肺的介导，促进了 MODSE 的发生和发展；③肺是机体进行气体交换的必经器官，随着肺老化进展，肺脏的生理功能减退，多器官氧供减少促进了其他器官功能改变和老化过程，可能直接导致了其他器官功能障碍的发生。

基于系统的临床和基础研究，我们提出了 MODSE 的肺启动假说，该假说重要内容包括：①老年人的易损器官，肺损伤（如肺部感染）可导致机体其他器官相继发生功能障碍；②在衰老基础上和其他器官疾病发生过程中，通过肺的介导,促进了 MODSE 的发生和发展。③随着肺老化进展,肺脏的生理功能减退引起的氧供减少,促进了其他器官功能改变和老化过程,可能直接促进了其他器官功能障碍的发生。

（一）老年人呼吸系统疾病是引发 MODSE 的首要原因

各种致病菌和条件致病菌易于侵入老年人的呼吸系统。分泌型 IgA 的减少和功能降低,使呼吸道局部的免疫功能减退;全身细胞免疫和体液免疫功能的降低,使肺间质免疫功能减退。这些使入侵的致病菌易于繁殖造成感染。在我们的一组统计资料中,老年人住院死亡的最常见诱因是上呼吸道感染和肺炎(约为 75%)。在肺脏衰老的同时,主要脏器老化所致的结构与功能改变为 MODSE 肺先导机制。老年人肺炎时造成 MODSE 的机制除了低氧血症、酸碱与水电解质失衡外,还受血流动力学改变的影响,各种炎性因子的作用也不容忽视。在老年人患肺炎时,血浆炎性介质的浓度不是像年轻人那样在感染初期即明显升高并很快降至正常。由于老年人肺内巨噬细胞等参与炎性反应细胞的反应性降低,炎性刺激引起炎性介质升高的过程发生缓慢,峰值浓度较低,但持续时间明显延长,这可能是老年人肺炎相对迁延难愈的原因之一,也是造成远隔器官功能障碍的重要因素。例如,重要的炎性介质肿瘤坏死因子 α(TNFα),不仅有促进机体炎性反应瀑布效应发生的作用,更能直接作用于不同组织细胞,通过多种信号通道转导,对组织细胞的功能及亚细胞结构产生直接损伤作用,如促进凋亡、增强氧应激损伤、造成线粒体功能障碍、促进其他炎性介质产生等。而多种炎性介质的共同作用可能是 MODSE 形成和发展的重要通路。在炎性介质发生作用的同时,由于老龄机体免疫系统功能减退,抗炎反应会较弱,这为炎性因子对远隔器官的损伤提供了机会。在几组有关肺炎的统计资料中,老年人肺炎的发生率占肺炎患者总数的 12% ~20%;在因肺炎死亡的病例中,老年人占 70% ~75%。这充分说明肺炎对老年人全身各系统功能的影响。

（二）随着肺脏生理功能减退,促进了其他器官功能改变和老化

体内许多物质的生成、释放、激活和灭活等代谢过程都在肺脏进行。肺脏重要的生理功能决定了肺脏本身功能障碍必然导致肺外器官的功能变化。老年人胸廓由成年时的扁圆形变为桶状,膈肌等呼吸相关肌肉萎缩,这使呼吸肌肌力减弱;腹腔脂肪沉积,影响呼吸时膈肌的运动幅度;老年人小支气管肺泡管及肺泡增大、肺泡数量减少并硬化、肺泡隔弹性纤维减少使肺的顺应性降低、小气道周围支持减少使呼吸时易于萎陷;肺泡增大、毛细血管床减少致使气/血比例失调;这些都使老年人呼吸功能减退。例如,老年人的肺活量明显下降,80 岁时肺活量仅为 20 岁时的 50%;也有报道认为肺活量降低的发生与心肌梗死发生率呈直线相关;随着肺活量的降低,老年人死亡概率明显增加。成年人的平均呼吸频率为 14.1 次/min,而老年人为 19.1 次/min;由于气体弥散面积减小和氧弥散障碍,老年人血氧分压会明显下降(成年人 > 95mmHg,老年人可降至 75 ~ 80mmHg)。老年人呼吸功能的储备明显降低。另外,大量尸体解剖资料显示,肺实质在肺容积中的比例随增龄而减小,成年人为 10% ~11%,老年人仅为 7%。这提示老年人肺脏功能可能在多方面发生了明显的改变。老年人肺功能减退造成的动脉血低氧状态长期存在,可能是造成肺外器官功能损害的直接原因。缺氧直接影响组织的能量代谢,使各种组织的功能降低。例如缺氧使心肌电活动不稳定,易于诱发心律失常;慢性缺氧可促进心肌的纤维化;缺氧状态下肺脏小血管的收缩,肺动脉压增高,是造成肺心病的重要原因,可促进心力衰竭的发生。缺氧还可引起内脏血管收缩,

造成肾脏血流减少,促进肾脏功能障碍;缺氧使肝脏细胞凋亡增加,纤维组织增生,肝功能损害。这些都促进了机体的老化和多器官功能障碍的发生。

（三）老年人肺外器官疾病通过肺的介导促进 MODSE 的发生和发展

机体是一个整体,各个器官功能均有相互关联。肺脏作为全身血液的氧合器官,由于其特殊的功能和结构,同时也是全身血液的滤过器官。来自不同组织器官的细小栓子、侵入血液的细菌、各个器官产生的炎性介质和代谢产物都要经肺脏的滤过。这也为肺脏的损伤创造了条件。肺脏还是一个易损器官,肺外器官疾病时很容易造成肺脏损伤。肺脏有丰富的血管床,在这里血流缓慢,含有丰富的炎性细胞,如巨噬细胞/单核细胞系统。这些细胞系统的存在,为炎性反应造成肺脏损伤提供了发病基础。在烧伤患者中,肺脏对烧伤引起的继发性损伤最为敏感;在外科监护室中,老年患者手术后肺炎的发生率较成年人明显增加;在老龄动物的实验中,经静脉注射内毒素最先引发的器官损伤发生在肺部,表现为动物呼吸困难、动脉血氧分压降低、肺脏体积增大、大体标本可见肺表面有点片状出血、镜下可见支气管上皮细胞破坏、肺间质和肺泡出血水肿、肺泡隔水肿增厚、有大量炎性细胞浸润等,其他器官的损伤在时间顺序上远落后于肺脏。随着老年肺损伤的发生和发展,肺功能障碍的恶化又为肺外器官功能障碍提供了条件。老年人肺功能储备已经明显降低,肺损伤的出现必然造成肺功能进一步损害,随之发生的就是肺外器官功能的序贯性损伤,直至出现 MODSE。

（四）MODSE 肺启动机制研究

首先,建立 MODSE 的动物模型。在整体、组织器官分别建立多器官功能不全和单一器官功能不全的模型,并从细胞水平对老化细胞的功能特点进行探讨,为寻找 MODSE 可能的启动因素提供实验基础。研究肺老化造成的全身重要器官的缺氧或缺氧/复氧损伤。研究老年肺在氧代谢变化中的特点及对 MODSE 启动的影响。阐明肺表面活性物质和多肽水解酶等在老年肺和 MODSE 的变化规律及其作用。

研究肺功能障碍时生物学调理介质－效应介质系统对其他器官功能的影响。研究肺启动后到 MODSE 发生的信号转导内容、方式和启动机制。研究器官衰老与 MODSE 发生机制的共同问题与相互关联。间隙连接是细胞间交流信息和分子进行通讯的结构,参与细胞生长分化和调控。老年人重要脏器的功能存在神经递质、激素以及各器官自身分泌活性物质通过旁分泌途径进行的局部调节、细胞内自分泌调节,共 4 个层次的调节机制,而且性质和作用不同,并形成一个多调节因子的复杂网络,这种网络在器官衰老和 MODSE 发病中可能具有重要的意义。细胞内和细胞间的信息交换可能是导致器官功能代谢、形态结构改变随增龄变化的共同基础。从器官衰老发生与发展过程入手,在微观层次研究以及多层次研究的基础上,对老年人器官功能活动(增长与衰退、收缩与分泌)的调控及其网络整合机制、分子发生机制、间隙连接通讯和信号转导进行研究。针对老年多器官功能不全综合征的肺启动机制和关联因素制定防治策略和措施。正常情况下,每一种生物学调理介质——效应介质系统都呈现机体的正常反应,机体的某些反应增强和减弱,可能是器官衰老和老年病的重要病因。因此,依补充不足、供给所需、去除过剩、拮抗过强的原则,以器官衰老和 MODSE 启动机制及关联因素为研究突破中心,探索阻断器官功能不全的途径和措施,为老年疾病的防治提供技术和思路。

总之,MODSE 肺先导机制的假说是不同于一般多器官功能不全综合征及衰竭的其他器官启动学说的新观点,为 MODSE 的治疗提供了理论依据及新的理念。既往对老年多器官功能衰竭的研究,主要着眼于器官衰竭这一病程的终点，随着肺启动与先导假说的提出，将会使人们真正纠正过去只强调器官功能衰竭标准的偏差，而忽略器官功能衰竭前的早期预警和治疗，开始从病程发展的总体上看待这一综合征。虽然这一新假设的基础来源于大量的临床资料与一部分实验研究，但重要的是通过对肺启动假说的研究，将研究重点由治疗引向预防，这不仅是防治和避免 MODSE 发生的核心，而且可能为预防器官衰老和防治重要老年疾病提供一个新的切入点。

（五）SARS 与 MODSE 由"肺启动"的假说

严重急性呼吸窘迫综合征是一种由 SARS 相关病毒侵犯呼吸道引起的急性传染病，SARS 相关病毒主要侵犯肺部，导致肺部损伤。其发病以青壮年为主，20～29 岁者占 33%，大于 60 岁者仅占 10%。死亡以老年人为主。2003 年 SARS 在我国内地流行情况显示，确诊病例 5327 例，治愈出院 4944 例，死亡 348 例，死亡率 6.5%，治愈率 92.6%。而在死亡病例中年龄大于 60 岁者占 66.7%，合并其他基础疾病者 55.6%。以上资料显示，患有多种基础疾病的老年 SARS 患者多因肺部炎症启动 MODSE 而引起死亡。这场自然界突如其来、无法预料的以肺部炎症为主的急性传染病，客观地、自然地印证了 MODSE 由"肺启动"的假说，与临床所见相吻合。给予 MODSE 机制"肺启动"假说以有力支持。

第三节　MODSE 的临床特征

一、老年人生理功能低下，基础疾病多，治疗矛盾突出

许多老年人都同时患有高血压、冠心病、慢性阻塞性肺病、糖尿病、脑血管硬化等疾病，有的甚至还患有恶性肿瘤。多种慢性疾病的并存，明显增加了老年人对肺炎的易感性，而感染又加重原有疾病，使得病情更加复杂，治疗更为棘手。

老年人发生肺部感染，除了造成低氧血症，水、电解质及酸碱失衡外，血流动力学及各种炎性递质也有相应改变。

老年人呼吸系统结构和功能变化为感染性疾病的发生打下了基础。与成年人相比，老年人的鼻尖下垂，吸气时易于形成湍流；鼻腔周围组织萎缩，气流阻力增加；口腔及咽部的常驻菌群发生改变，咽部反射减弱，易于造成误吸及由误吸引起的肺部感染；气道纤毛上皮细胞减少，纤毛运动减弱，而杯状细胞增多，分泌物粘稠不易排出。

老年人心肌逐渐发生褐色萎缩，致心脏功能减退。65 岁老人心搏量仅为 25 岁时的 40%；心肌功能储备在 70 岁时仅为 50 岁时的 50%；血管系统也发生明显改变，弹性纤维减少，胶原纤维增多；心血管系统内的分泌功能改变也十分明显，80 岁老年人静息时血浆去甲肾上腺素的含量是 30 岁青年人的 2 倍。

消化系统的结构、分泌和运动功能均有相应改变，胃肠道肌肉萎缩、分泌功能降低、消化吸收功能减弱。肝脏的合成、解毒、药物代谢功能下降，易于发生药物性肝损害。胰腺萎缩、分泌功能降低，同时胰酶的活力也明显降低。

老年人肾脏萎缩，80 岁时肾脏重量较 50 岁以前减少 20% 以上，肾小球数量明显减少，肾单位在 70 岁时较 50 岁以前减少 1/2～1/3，肌酐清除率下降 50% 以上。

这些已经处于功能不全边缘的器官，在肺部感染发生时的低氧环境下很容易发生器官功能进一步损害，形成多器官功能不全。国内外的许多资料表明，老年人肺炎的特点之一是容易产生肺外器官并发症，常见的有心律失常、心力衰竭、肾脏功能不全和衰竭、肝脏功能障

碍等。

二、MODSE 的病死率高

根据解放军总医院和沈阳军区总医院 1995 年 1 月 ~2000 年 12 月间住院 1605 例 MODSE 病例的统计分析，其中男性 1204 例，女性 401 例，年龄 60 ~94 岁，平均（71.2 ±7.4）岁，死亡 1075 例，病死率为 67.0%。99% 的 MODSE 患者发病前患有 1 种以上的基础疾病，多数患者有 2 ~3 种疾病，最多的患有 9 种疾病，用优势比估计法对 1075 例 MODSE 死亡患者的死亡危险因素作单因素分析，发现 MODSE 的病死率随年龄增长而增高。在衰竭器官的类型中，以血液和肾功能衰竭的病死率最高，由于肾功能衰竭首发频率较高（42.8%），因而预防肾衰的发生和积极治疗肾衰尤为重要。对 MODSE 患者，应特别加强肾功能的保护，慎用或不用肾毒性药物，严密监测肾功和尿量的变化，控制感染，及时纠正低血容量及心功能不全，维持水与电解质的平衡，已有肾衰者应积极救治，以降低 MODSE 的病死率。

三、起病隐匿，症状及体征不典型

老年人由于患多科疾病，症状相互掩盖，易被忽略。一方面因存在老龄所致的器官功能退化，另一方面又患多器官慢性疾病，极易因某一诱因激发即可出现相应的器官功能衰竭。如：肺心病并发呼吸道感染常是诱发心肺功能衰竭的重要因素，感染带来的发热、咳嗽使心脏储备能力降低，心脏负荷增加，造成呼吸困难；心衰时回心血量减少，导致肾血流量减少，诱发肾衰。由于脏器之间的相互影响造成的连锁反应，极易促使 MODSE 的发生和发展。老年人肺部感染的发病可以没有明确的诱因，且与青壮年相比，畏寒、寒战、高热、胸痛等症状少见，有的甚至没有咳嗽、咳痰，即使有也可仅表现为轻咳、咳少许白色泡沫或粘液痰。还有的患者可能仅出现呼吸频率增加，呼吸急促或呼吸困难。体格检查很难查见典型的肺实变体征，即使肺底部听诊发现湿性啰音，也难于完全同慢性阻塞性肺病或心衰相鉴别。观察发现，老年肺部感染患者常以消化道、心血管、神经精神症状甚至原有疾病恶化为首发表现。因此，有人概括出老年患者常以老年病五联征之一或几项表现而发病，即尿失禁、精神恍惚、不思活动、跌倒、丧失生活能力。

四、肺部感染是常见诱因

患者中诱发因素以肺部感染居首位（77.8%）。衰竭的器官以肺脏居首位，其首发衰竭频率为 2.43%，显著高于其它脏器，余为心、脑、肾常见。这是因为肺组织在解剖和生理功能上易受侵袭的特点，决定了其常常是 MODSE 的首发衰竭器官；再者由于肺在整个机体内环境中的重要作用，决定了它易成为 MODSE 的启动器官。

第四节　MODSE 的临床诊断

一、诊断标准

2004 年，王士雯和王今达等 6 名国内著名的老年医学专家牵头制定的第一个老年多器官功能不全综合征（MODSE）诊断标准（试行草案），在《中国危重病急救医学》杂志上发表。该诊断标准在“2003 年中国危重病急救医学会议”讨论通过，是目前被认可的专门针对 MODSE 的诊断标准。

表 14-4-1 老年多器官功能不全综合征(MODSE)诊断标准

项目	器官功能不全期	器官功能衰竭期
心	新发心律失常,心肌酶正常;劳力性气促,尚无明确心衰体征;肺毛细血管嵌顿压增高(13~19mmHg)	心搏量减少(EF≤40%);肺毛细血管嵌顿压增高(≥20mmHg);有明确的心衰症状和体征
肺	动脉血二氧化碳分压45~49mmHg;动脉血氧饱和度<90%;pH值7.3-7.35,或7.45-7.5;200mmHg<氧合指数≤300mmHg;不需用机械通气	动脉血二氧化碳分压≥50mmHg;动脉血氧饱和度<80%;pH值<7.3;氧合指数≤200mmHg;需用机械通气
肾	尿量21~40ml/h,利尿剂冲击后尿量可增加;肌酐177~265.2μmol/L,尿钠20-40mmol/L(或上述指标在原有基础上恶化超过20%);不需透析治疗	尿量<20ml/h,利尿剂效果差;肌酐>265.2umol/L,尿钠>40mmol/L,(或上述指标在原有基础上恶化超过20%);需透析治疗
外周循环	尿量20~40ml/h;平均动脉压50~60mmHg或血压下降≥20%,但对血管活性药物治疗反应好;除外血容量不足	尿量<20ml/h,肢体冷、有紫绀;平均动脉压<50mmHg,血压需要多种血管活性药物维持,对药物治疗反应差;除外血容量不足
肝脏	总胆红素35~102μmol/L;谷丙转氨酶升高≤正常值2倍;或酶-胆分离	总胆红素≥103μmol/L或谷丙转氨酶升高超出正常值2倍以上;肝性脑病
胃肠	明显腹胀、肠鸣音明显减弱;胆囊炎(非结石性)	高度腹部胀气,肠鸣音近于消失;应激性溃疡出血或穿孔或坏死性肠炎,自发性胆囊穿孔
中枢神经	明显反应迟钝;有定向障碍;glascow评分9-12分	严重的弥散性神经系统损伤表现;对语言呼叫无反应;对痛刺激无反应;glascow评分≤8分
凝血功能	血小板51~99×10^9/L;纤维蛋白原≥2-4g/L;PT及TT延长量少于3秒;D-二聚体升高<2倍;无明显出血征象	血小板≤50×10^9/L,并进行性下降;纤维蛋白原<2g/L;PT及TT延长3秒;D-二聚体升高≥2倍;全身出血明显
其他		年龄≥65岁

说明:1. 在诱因刺激下数日内出现2个或者2个以上器官功能不全或衰竭,诊断为"多器官功能不全——功能不全期/衰竭期";
2. 如果2个或2个以上器官功能达到"器官功能衰竭前期"标准,其他器官功能正常,诊断为"多器官功能不全(功能不全期)";
3. 如果2个或2个以上器官功能达到"器官功能衰竭期"标准,其他器官功能正常或处于"器官功能不全期",诊断为"多器官功能不全(衰竭期)";
4. 上述诊断标准每项中异常值超过2条以上方可诊断。

二、MODSE的分型

Ⅰ型(单相速发型,Single - phase, Rapid Pattern):系在感染(主要是肺部感染)或心、脑、肾等慢性疾病急性发作等诱因下,首先发生单一器官功能不全,继之在短时间内发生2个或2个以上器官相继功能不全,在短时间内恢复或死亡者占49%。

Ⅱ型(双相迟发型,Two - phase, Slow Pattern):系在单相型的基础上,短期内恢复,有一个较短的间歇期,此期病情相对稳定,以后在短时间内再次发生2个或2个以上器官相继功能不全,经治疗恢复或死亡者占32.4%。

Ⅲ型(多相反复型,Multiple - phase, Recurent Pattern):系在双相型基础上反复多次发生MODSE,以后恢复或死亡者约占18.2%。该型是MODSE的特有临床类型。之所以出现此型主要与下列因素有关:①Ⅲ型患者多数在前两次多器官功能不全中累及不多或仅累及心、肺两大器官,较易救治。②未累及肾脏、血液等预后不佳的系统。预后虽然与侵及器官的数量有关,但若侵及肾脏,即使侵及器官不多其预后也差。③患者年龄相对年轻。④救治经验的积累与救治条件的改善。预计随着综合急救技术的提高和 MODSE 救治经验的累积，Ⅲ型患者的比例可能还将有增加的趋势。

三、MODSE 的分期

Ⅰ期（MODSE 衰竭前期）：有关器官在老化和慢性疾病基础上已有功能和结构改变，一些反映器官功能的敏感指标已介于正常和异常之间。

Ⅱ期（MODSE 衰竭代偿期）：有关器官已不能维持其正常功能，但病程进展尚不严重，有相当的代偿能力，对治疗反应较好，应不失时机地进行器官功能支持治疗。

Ⅲ期（MODSE 衰竭失代偿期）：有关器官的功能已明显衰竭，对一般药物和治疗措施反应差，但如果能及时采取强有力的治疗措施如使用呼吸机、血液净化疗法、代谢支持治疗等，仍可能救治恢复，如治疗不及时或措施不当，则器官衰竭进入不可逆阶段，患者将死亡。

表 14－4－2　MODSE 各期脏器的临床确定指标

器官	Ⅰ期	Ⅱ期	Ⅲ期
心	有器质性心脏病，已引起心肌结构和功能的改变，但无心衰的表现	有间歇性左和右心衰的表现，但对治疗反应好	心输出量减少，血压需要药物维持或有明显心衰症状，对药物治疗反应差
肺	有慢性阻塞性肺部疾病，肺功能及血气分析接近正常范围	短暂性、间歇性 $PaO_2 < 6.67kPa$，$PaCO_2 > 6.67kPa$，经治疗可恢复接近正常范围	呼吸困难伴有神经障碍，$PaO_2 < 6.67kPa$，$PaCO_2 > 6.67kPa$ 或需要机械辅助通气
肾	有器质性肾脏病，BUN < 7.14mmol/L，肌酐 < 176.8μmol/L	血尿素氮波动性升高 > 14.3mmol/L，肌酐 > 265.2μmol/L，经治疗可好转	不论尿量多少，尿素氮持续 > 17.9mmol/L，肌酐 > 265.2μmol/L
肝	有慢性肝炎疾病，GOT、GPT 波动在正常和轻度异常之间	GOT、GPT 间歇性 > 正常值 2 倍，胆红素 > 3mg	GOT、GPT 持续 > 正常值 2 倍，胆红素 > 3mg，凝血酶原时间 > 20s，伴神经意识改变
胃肠	有消化道慢性疾病及出血史，胃液 pH≤3	经常反复从胃管内抽出咖啡样物或少量呕血、便血，胃液 pH≤2	消化道难以维持口服食物的消化吸收功能，或胃肠糜烂溃疡引起出血或穿孔
神经	有脑血管病史，偶有精神混乱	反应降低、嗜睡或伴有短暂的意识障碍	严重的意识障碍或持续性嗜睡、昏迷 DIC
血液	血小板、白细胞数基本正常	外周血及骨髓穿刺证实有明显异常，但经治疗可恢复接近正常	血小板 < 50×10^9g/L、凝血酶原时间 > 20s，纤维蛋白原 < 1.5g/L，纤维蛋白降解产物 > 200mg/L

四、MODSE 的实验室诊断指标

（一）炎性介质

炎性介质包括细胞因子及其受体、黏附分子、C 反应蛋白等。MODSE 的危重病患者检测肿瘤坏死因子－α（TNF－α）、白细胞介素－6（IL－6）、白细胞介素－8（IL－8）、可溶性白细胞介质素 2－受体（sIL2－R），结果危重病患者 TNF－α，IL－6，IL－8，sIL－R 较正常对照组明显升高，MODSE 组较非 MODSE 组升高更明显，死亡组与存活组比较，TNF－α，IL－6，IL－8，sIL－R 均明显升高，表明危重病患者细胞因子检测可反映病情，预测预后。司良毅等根据

62例老年慢性心力衰竭患者（CHF）是否合并多器官功能衰竭（MOF）分为单纯CHF组和CHF＋MOF组，再根据治疗后是否存活分为存活及死亡两个亚组，另设正常对照组，分别于入院时和治疗后检测肿瘤坏死因子－α（TNF－α）、白细胞介素－1β（IL－1β）、可溶性细胞间黏附分子－1（sICAM－1）等。结果显示：血浆TNF－α，IL－1β，sICAM－1水平在同是存活与或死亡之间比较，CHF＋MOF组较CHF组明显升高，而组内比较，死亡者又较存活者明显增加。这一研究结果表明，细胞因子TNF－α，IL－1β，sICAM－1的血浆水平增加与MOF的发生发展密切相关，通过检测血浆中TNF－α，IL－1β，sICAM－1的水平，可作为判断有无MOF及其严重程度的指标。

袁桂莉等回顾性分析51例65岁以上患急性心肌梗死患者，发病前4h内检测血清高敏C反应蛋白（hs－CRP），根据hs－CRP水平分为hs－CRP正常组、hs－CRP轻度升高组、hs－CRP明显升高组。结果：hs－CRP轻度升高组发生MODSE多于hs－CRP正常组，hs－CRP明显升高组比hs－CRP正常组和hs－CRP轻度升高组发生MODSE多，表明随着hs－CRP水平增高，MODS的发病率增多，呈正相关。

（二）甲状腺激素

近来发现，在老年非甲状腺疾病，如慢性疾病、危重症等患者中常有甲状腺激素水平的下降。在老年危重症、老年多器官衰竭患者中T3和T4水平的动态变化越来越受到重视。肖迅等观察老年正常对照组、老年无器官衰竭组、老年单器官衰竭组、老年多器官衰竭组患者血清TT3，FT3，TT4，FT4，TSH的变化及4周内的死亡率，结果与正常对照组及无器官衰竭组比较，老年单一器官衰竭组和老年多器官衰竭组T3或T4降低，并随病情加重，降低越明显，死亡率也越高，表明测定MODSE患者的甲状腺激素水平，有助于判断病情及预后估计。

（三）血小板计数

血小板是许多MODSE诊断标准中反映凝血功能的指标之一，危重患者血小板计数变化在临床上较为重视。冯文明等回顾性分析152例年龄在8～85岁的急性胰腺炎患者，按持续全身炎症反应综合征（SIRS）时间分为无SIRS发生组、持续SIRS≤3d组、持续SIRS＞3d组，比较各组血小板计数、MODSE发生率和病死率，并描绘血小板计数预测急性胰腺炎并发MODSE的ROC曲线。结果入院4h内三组患者的血小板计数有显著差异，SIRS＞3d组患者的MODSE发生率及病死率明显高于其他两组，SIRS＞3d和血小板计数 $<80\times10^9/L$ 预测急性胰腺炎并发MODSE的似然比分别是12.65和5.29，血小板计数预测MODSE的敏感性和特异性分别为88.8%和83.2%。这一研究结果表明血小板计数和持续SIRS对预测急性胰腺炎并发MODSE有较高的价值。

第五节　MODSE的预防和治疗

随着对MODSE病理生理认识的不断深化，人们的着眼点从单纯的、被动的对症治疗转移到复杂、积极的预防和病因治疗。MODSE一旦发生，救治效果极差，因此预防极为重要。

一、MODSE的预防策略

（1）定期全面查体，老年人每年至少一次，动态监测各个重要器官的功能指标，及早发现潜在的疾病。

（2）对原发病和慢性疾病进行积极治疗，有效控制病情进展，阻断危重病理过程的发展。

（3）对已有脏器功能受损，营养状况不良或免疫功能低下者，平时加强营养支持和免疫功能的调理，一旦有重症感染，除及早进行抗感染治疗外，及时加强各器官功能的指标监测，以便及时有效控制老年 MODSE 的发生。

（4）防止肺直接启动：预防肺部感染。对老年人要警惕易患肺炎的危险因素，充分认识和重视老年肺部感染的隐匿性和不典型性，做到早期发现，及时治疗。对于高危人群可预防性应用疫苗、菌苗等主动免疫方法，加强肺功能锻炼，提高肺的抗病能力。

（5）防止肺间接启动：减少创伤和手术损伤。创伤和手术常常是肺间接启动的重要原因，对于老年患者应做好防护、避免外伤和骨折的发生，对于择期手术者，医生应尽可能使患者处于最佳手术状态，尽可能采用创伤小的手术方式，以减少术后 MODSE 的发生。

二、MODSE 的治疗原则

（1）积极治疗慢性基础性疾病，防治器官功能不全进入衰竭期甚至失代偿期；中断或去除引起 MODSE 的始发因素。

（2）支持已功能不全的器官，阻断已被激活的病理途径，逆转已被激活的体液介质对各器官的不良影响。

（3）器官功能不全是一个连续的过程，临床上不但要及早识别，及时给予人工支持和机械辅助，而且应避免因治疗某一个器官而影响其他器官功能。

（4）积极而尽可能早期进行代谢支持，为恢复器官功能提供物质基础。

三、MODSE 的临床处理策略

老年人的急性疾病和器官功能衰竭的治疗是极其困难的，是对临床医师基础理论知识和临床实践经验的检验，也是评价临床综合分析和处理能力的试金石。因此要遵循对立统一的法则，抓主要矛盾，这是 MODSE 临床治疗中的基本原则。其次，在老年疾病的治疗中，既要敢于冒险，勇于承担风险，同时又要全面细心，谨慎从事。尤其是在复杂情况下，一定要分清主次，抓住有利时机，争分夺秒。如一旦错过用药的有利时机，病情会迅速恶化。另外在 MODSE 的抢救中，充分权衡利弊，对某些危重情况和可能的突发事件要有预见性，早期采取预防措施，避免突发事件的发生，这往往是抢救成功的关键。

（一）MODSE 应用抗生素抗感染与抗生素致肝肾功能不全之间的矛盾

老年人肝脏和肾脏功能损害在临床上较常见。随年龄增长，肝脏代谢功能障碍，吞噬功能减退，解毒功能明显降低。肾脏结构也会发生退行性变，肾小球滤过率和肾血流量均有可能下降，肾小管功能受损，肾脏储备功能下降，极易发生急性肾功能衰竭。其中 MODSE 合并的肾功能衰竭预后非常差，病死率达 90% 以上，故一旦发生肾功能衰竭，不易救治。因此在 MODSE 临床治疗中，必须注意对老年患者肝脏和肾脏功能的影响。但是在临床上常遇到肝肾功能不全的 MODSE 患者，因严重感染、医院内感染、霉菌感染、产生超广谱 β 内酰胺酶细菌的感染，及多重耐药菌株和细菌生物被膜存在等情况下，必须选择一些对肝肾功能有一定影响的高效广谱抗生素，这样在用抗生素抗感染和保护肝肾功能之间出现了治疗矛盾。

在临床上当遇到抗生素抗感染与致肝肾功能不全之间的矛盾时，应在尽可能对肝肾功能损害较少的原则下使用抗生素。处理方法如下。

（1）重新评估：首先对存在肝肾损害作用的抗生素，应用的必要性进行重新评估，如能用其他一些替代疗法，如外科手术、增强免疫疗法、对肝肾损害无影响的抗生素，和能避免使用存在肝肾损害的抗生素，将是解决矛盾的最佳方法。但是这在临床上往往很难实施，因为感染是病情发展的主要问题，错过用药时机，可能会加重病情。

（2）药物选择：当必须使用抗生素时，应对抗生素的药效学、药代动力学有较全面的了解，以制定最佳用药方案。使抗生素在发挥最大抗菌效应的前提下，尽可能减少药物高浓度所持续的时间，因肝肾损害的程度往往和药物浓度的持续时间有关。在临床上可根据情况选择有抗生素后效应(postantibiotic effects)和非浓度依赖型的杀菌药物。因许多抗生素在体内达峰浓度时,与细菌短暂接触后产生持续的抗生素后效应,故不必始终保持较高的血药浓度,可以适当延长给药间隔时间。其次,青霉素类和头孢菌素类一般半衰期短,体内清除快,以往常采用连续缓慢静滴方案,在肝肾功能不全时可改为快速静滴方法。因此类药物是快速杀菌剂,体内峰浓度较高,与致病菌短暂接触后可造成细菌的非致死性损伤,当其在体内消除后可持续较长时间的抑菌作用,故采用快速静滴方法可获得较好的临床疗效。

(3)联合用药:还可采用联合用药方案,通过测定联合用药的药物敏感度,计算部分抑菌指数和检测联合的抗生素后效应来评价其合理性。如对金葡菌,双氯西林与庆大霉素联合应用后,抗生素后效应呈相加作用。氨基糖甙类抗生素与β内酰胺类联合作用于肠球菌,抗生素后效应有协同作用或相加作用,但该联合对革兰阴性杆菌的抗生素后效应则无相加作用;亚胺培南与妥布霉素联合应用对绿脓假单胞菌的抗生素后效应呈协同效应。联合用药使抗生素后效应有协同或相加作用的,提示可提高疗效,减少各药给药剂量,延长给药间隔时间,减少肝肾毒性。

(4)避免滥用药:应根据病情变化及时调整药物,将老年人用药种类尽量减少。对主要经肾脏排泄的药物减量应用。该类药物常用者有地高辛、氨基糖甙类抗生素、青霉素G、苯巴比妥、磺脲类降糖药、四环素类、普鲁卡因酰胺,头孢菌素等,应相应减量或延长给药时间。

(5)监测血药浓度:定期细致观察患者临床表现、肾功能及有关生化指标。必要时监测血药浓度的动态变化,一旦出现毒副作用,给予及时处理。老年人急性肾功能衰竭的预后较年轻人差,即使痊愈,内生肌酐清除率也难完全恢复正常,但药物性急性肾功能衰竭停药后,部分患者肾功能可恢复正常。所以要密切监测肾功能,除了尿素氮、肌酐升高外,尿量逐日或逐时减少,常是老年慢性肾功能衰竭的先兆。

(6)祛除诱因:祛除可加重肝肾损害的诱因。常见的诱因有:脱水、低血压、滥用利尿剂、非甾体类抗炎药、造影剂及其他肝肾毒性药物。

(二)MODSE需营养代谢支持与胃肠功能紊乱之间的矛盾

老年人本身常合并多种疾病,营养不良的发生率可高达50%以上,营养代谢支持对维持老年患者的机体免疫力,降低感染发生率和死亡率均具有重要意义。当发生MODSE时,内环境处于不稳定期,此阶段的代谢改变系由于组织破坏和感染等因素引起的应激反应,机体处于分解代谢期。此时代谢支持是MODSE治疗中的重要措施,应及早进行。其目的是减少体内分解代谢,支持器官结构和功能。

由于老年人本身存在胃肠功能障碍,消化吸收不良。在MODSE时,可有腹胀、呃逆、恶心、呕吐、返流等症状,也可合并上消化道出血,甚至出现胃肠糜烂、溃疡及大量出血和胃肠道穿孔。另外由于肠黏膜结构和功能受到严重损害,肠黏膜萎缩、肠黏膜通透性增高而引起肠道细菌和毒素易位,造成内源性感染、脏器功能损害或脓毒血症。使胃肠道消化吸收功能进一步减退。尤其是长期进行全肠外营养,可导致肠道细菌计数及向肠系膜淋巴结转移明显增加,加重了肠黏膜损害。因此,MODSE患者存在着需营养代谢支持与胃肠功能紊乱之间的矛盾。在临床上因MODSE患者各器官耐受力极差,为防止营养代谢支持进一步加重胃肠功能紊乱,故补充能量及各种营养物时应十分谨慎。

(1)对于需全量代谢支持的MODSE患者,尤其是第1天就出现腹泻的患者,可考虑给予半量,如仍耐受不良,可改为1/4量,以后再逐渐递增。

(2)对于MODSE患者,应尽早给予代谢支持,一般原则是先进行肠道内营养,然后再考虑全肠外营养。因为肠内营养有助于维持肠黏膜细胞结构和功能的完整性,支持肠黏膜屏障,保持正常的生理代谢过程,可明显减少肠源性感染的发生率。肠内营养还可刺激消化液和胃肠道激素的分泌,促进胆汁的排泄,减少肝胆系统的并发症。

(3)近年来发现,谷氨酰胺与肠外营养联合应用可减少肠黏膜受损,防止肠道细菌和毒素入血。其机制可能是谷氨酰胺能促进氮平衡,维持胃肠道黏膜细胞的完整,促进修复与增殖。另外一些中药制剂,如大黄,可能在保护胃肠道黏膜方面有一定的意义。

(4)MODSE 的营养补充应有阶段性。在生命体征不正常时,如休克状态,主要用电解质溶液和葡萄糖支持,以细胞复苏和恢复内环境平衡为主,此时不宜用脂肪乳剂和氨基酸。因为在休克状态下,组织器官灌注不足,组织缺氧,在无充足氧保证情况下脂肪分解受到抑制,脂肪代谢不完全,外周组织不能直接摄取脂肪酸作为燃料,只有在休克纠正后,机体无缺氧情况下才能提供脂肪乳剂做为能源。且在分解代谢期,输入氨基酸,加重细胞负荷却无法改变蛋白质分解状态,反而有可能使血液非蛋白氮增加,加重肝肾负担。因而氨基酸一般在休克纠正、肝肾功能无明显受损情况下开始使用。如长时间不提供氮源及脂类不利于细胞代谢的更新和组织修复。

(三)MODSE 呼吸衰竭机械通气与心功能下降和器官低灌注之间的矛盾

在 MODSE 中,因外伤、大手术、烧伤及感染等应激状态而诱发者只占很小比例,而呼吸系统疾患所致者却占较大比例。有报道,手术或外伤所致 MODSE 仅占 16%,出血性休克和败血症所致者各占 4.9%,而肺部感染占第 1 位,高达 75%。即老年人呼吸功能减退,换气功能和排痰能力均随年龄的增加直线下降,且常伴有肺气肿、低氧血症及多种肺部疾患,使肺脏功能进一步恶化。防治措施除了控制肺部感染和加强痰液的引流外,纠正缺氧则十分重要,因为缺氧时,药物的敏感性增加,易产生不利的影响,所以对老年呼吸功能减退的患者应重视氧的供给。急性呼吸衰竭患者应随时准备进行人工呼吸机辅助呼吸。当常规措施纠正缺氧不满意时应考虑利用呼气末正压通气,以使萎缩的肺泡重新扩张,增加功能残气量和改善气体交换,减少肺内分流,从而提高氧分压。但是采用机械通气进行加压给氧,可使心输出量降低,影响血压及肾脏的灌注等。采用间歇性正压通气对循环的影响主要有 3 方面:①吸气时胸内压增加,影响静脉回流。②吸气时对心脏的压迫作用,影响心脏充盈。③吸气时肺泡内压力增加,肺循环血量减少,右心负荷加重。上述因素使血压下降,心输出量减少。这对心功能正常者,由于机体代偿作用,影响不大。而对于 MODSE 患者,本身存在心血管疾患,循环功能代偿不足,就会产生明显的不良影响。尤其 MODSE 患者,往往呼吸衰竭与心力衰竭并存,像一对孪生兄弟。此时 MODSE 患者存在着采用机械通气进行加压给氧与机械通气过程中使血压下降,心输出量减少和器官低灌注之间的矛盾。

在临床上采用机械通气进行加压给氧时,原则上不使用升压药。如血压下降,可考虑采用多巴胺等升压药物,它通过兴奋心肌 β 受体,增加心肌收缩力和扩张肾血管,从而抵消机械通气对血流动力学的影响。待机体适应机械通气后,再逐步停用升压药物。其次,多巴胺等升压药物的剂量不宜过大,能满足器官的基本灌注即可。另外,在采用机械通气进行加压给氧时,为减小对循环的影响,还须注意通气压力的调节不可过大,吸气时间不可过长,并对血流动力学状况进行密切观察,发现问题及时处理。

(四)MODSE 用糖皮质激素治疗与诱发胃肠道出血之间的矛盾

由于 MODSE 存在重要脏器严重功能不全时,体内循环儿茶酚胺水平明显增高,交感神经活动增强,致使胃黏膜层的动静脉短路开放,使正常流经胃黏膜毛细血管床的血液分流至黏膜下层动静脉短路中,胃黏膜下血流明显减少。加之缺氧使胃黏膜血管痉挛,造成了胃黏膜缺血、糜烂,胃黏膜细胞脱落多于再生,修复困难。

且胃肠黏膜结构和功能受到严重损害，肠黏膜萎缩、肠黏膜通透性增高；还可合并上消化道出血，甚至出现胃肠糜烂、溃疡及大量出血和胃肠道穿孔。另外，老年人本身就存在胃肠功能障碍，故极易诱发胃肠道出血。MODSE 抢救治疗中常常需使用糖皮质激素。它可促进胃酸分泌，破坏胃肠道黏膜屏障。曾有国外学者在犬胃造瘘的动物模型中观察到，给予糖皮质激素后，发现胃黏膜出现糜烂、出血、溃疡形成，甚至穿孔。因此 MODSE 抢救治疗中存在使用糖皮质激素与糖皮质激素诱发胃肠道出血之间的矛盾。在临床使用糖皮质激素治疗过程中，除尽可能减少糖皮质激素的用量和疗程外，对已存在胃肠道出血的 MODSE 患者，应积极给予制酸剂及止血药物。对有可能诱发胃肠道出血的患者，可预防使用一些制酸剂，如雷尼替丁、洛赛克等，尤其是合并缺血缺氧等应激情况下，更应积极使用。其中洛赛克除能强有力地抑制 H^+-K^+-ATP 酶的活性，减少胃酸分泌外，还能升高胃黏膜电位，稳定胃细胞黏膜的功能，保护胃黏膜屏障功能。故它不仅能抗胃酸分泌，而且能改善微循环，加速胃黏膜的再生和修复。其次，还应注意提高胃内 pH 值，防止再出血。早期研究已经发现，止血过程为高度 pH 敏感的生理反应，近中性的环境最有利于止血，而胃内酸性环境则阻碍止血，还能使已经形成的血栓溶解，导致再出血。其中血小板凝聚在 pH 值为 7 时最为理想，低 pH 值会使血凝块溶解。因此持续、有效地提高胃内 pH 值是成功治疗上消化道出血的关键。尤其是经内镜治疗活动性出血停止后，维持 3～5 天胃内 pH 值在 6 或 7 左右非常重要，这个 pH 值是保持止血状态的最佳环境。但从消化过程来讲，低 pH 值是非常有利的，故有学者则认为制酸剂不利于 MODSE 患者胃肠功能的恢复。

（五）MODSE 致凝血机能障碍与血液净化疗法时使用肝素之间的矛盾

在 MODSE 中，各器官衰竭的预后意义不同，其中肾脏衰竭预后不佳，病死率高达 90% 以上，这是因为随年龄增长出现的肾功能衰竭不易被觉察，在此基础上一旦发生肾功能衰竭，不易救治。肾功能衰竭对 MODSE 的预后影响极大，且是 MODSE 初期渡过以后的防治关键。因此血液透析和血液滤过等血液净化疗法是 MODSE 的临床治疗的重要组成部分。由于 MODSE 的全身组织低灌注，使肝细胞变性坏死，代谢和解毒功能降低，并导致凝血功能障碍。内毒素亦可通过粒细胞介导作用，导致弥漫性血管内凝血，进一步加重凝血功能障碍。而 MODSE 患者进行血液净化疗法时必须应用肝素抗凝。因此 MODSE 存在着进行血液透析和血液滤过等血液净化疗法时使用肝素与凝血功能障碍之间的矛盾。在 MODSE 进行血液透析和血液滤过等血液净化疗法时，肝素等抗凝剂的使用不同于一般患者，可根据具体情况少用肝素，甚至可不用肝素，做到具体问题具体分析。同时，密切监测出凝血指标，根据凝血障碍的程度，调整肝素的用量和应用时机。另外，还要考虑肝素剂型的选择，不同种类的肝素的作用机制和强度存在着一定程度的差别。近来低分子肝素的出现为 MODSE 的临床治疗提供了新剂型。

（六）抗生素抗感染与肠道菌群失调之间的矛盾

任何事物都有两重性，在 MODSE 的治疗中，抗生素也具有两重性。它既能治愈大量的感染病例，也具有毒副作用，其中二重感染是其主要副作用之一。尤其是老年人由于机体老化，免疫系统功能减退，抵抗力差，对抗生素的耐受性也差。再加上误吸机会多，肺脏等器官对致病菌的防御能力减弱，致病微生物易于生长繁殖，多数病变发展迅速，是主要的易感人群。常常是二重感染，尤其是真菌感染的主要侵袭对象。其中一些第三代头孢菌素、亚胺培南或氨苄西林等广谱抗生素，由于经胆道排泄率较高，治疗时间过长时，易于使肠道菌群失调。如难辨性梭状芽胞杆菌过度生长是引起伪膜性肠炎的主要原因。所以在 MODSE 的治疗中存在着用抗生素抗感染与抗生素引起肠道菌群失调和二重感染之间的矛盾。因此在使用抗生素抗感染时,应重视引起肠道菌群失调和二重感染问题。根据具体情况,决定抗生素的应用。如细菌感染已基本控制,可停用抗生素,否则可采用抗生素与抗真菌药并用的方法。另外还需根据抗菌谱,尽可能选择窄谱抗生素。

临床上还应注意以下几点:

(1)合理应用抗生素是预防肠道菌群失调和二重感染的前提,抗生素的应用不合理为真菌感染的发生创造了条件。故应注意抗生素应用的适应证;选用抗生素的起点不可过高;慎重选择广谱抗生素;切忌配伍品种过多和更换频繁。另外还要注意老年人即使是局部感染,抗生素用量不大,时间不长,也可能发生真菌感染。

(2)早期诊断是控制肠道菌群失调和二重感染的先决条件,MODSE是发生真菌感染的易感人群,尤其是免疫功能低下者更常见。因此应密切观察临床表现,尽早送标本做涂片和培养,做到早期发现。

(3)综合治疗是改善肠道菌群失调和二重感染的根本方法,抗生素引起真菌感染一经确定,就应调整抗生素用药方案,并开始抗真菌治疗。抗真菌治疗因根据具体情况,除选用全身用药外,还应注意局部给药,如漱口、喷雾外用,以及碱化尿液等综合治疗。

(七)MODSE使用糖皮质激素与感染扩散之间的矛盾

首先,老年患者的各器官功能随年龄的增加而进一步衰退,而同时合并多个器官的慢性疾患,使各器官功能进一步恶化。此时某些轻微的诱因影响某个器官的功能,并通过器官之间的相互作用,导致连锁反应,相继出现多个器官的功能失调,故MODSE来势凶猛。

其次,由于常合并心力衰竭,出现多个器官低灌注状态。其中肺组织低灌注可导致肺毛细血管通透性增加,间质性肺水肿,肺泡表面活性物质减少,引起肺不张,出现呼吸衰竭。肾脏低灌注则使肾小动脉收缩,肾缺血,肾实质受损,发生肾功能衰竭。胃肠道低灌注引起胃肠黏膜缺血、糜烂、坏死。心肌低灌注加重心肌缺血。缺血和心输出量下降,造成各器官进一步低灌注,由此形成恶性循环,加重MODSE。

所以中断此恶性循环,纠正休克往往成为抢救成功的重要步骤。其中细胞膜稳定剂糖皮质激素的应用对恢复血管敏感性,减少组织渗出,以及在休克的治疗中均有重要意义。

然而感染常是MODSE最常见的诱发因素,且老年人由于免疫力降低,又极易发生感染。

所以在MODSE治疗中存在应用糖皮质激素和糖皮质激素使感染扩散之间的矛盾。因此在临床上如感染明确,为防止感染的扩散,在使用糖皮质激素的同时,可加用抗生素。如感染不明确,除存在少数免疫功能障碍者外,一般不预防性使用抗生素。

另外,在糖皮质激素的疗程和药物选择方面,尽量采用短期大剂量冲击疗法,并有针对性地选择药物,尽可能不用半衰期长的糖皮质激素,以防止感染的发生。

(八)MODSE纠正低血容量与加重心力衰竭之间的矛盾

在MODSE的治疗过程中,由于失血、脱水及血液重新分布等因素,纠正血容量不足是常遇到的临床问题。尤其是出现器官灌注障碍和血压降低时,使本已低下的器官灌注量进一步减少,有可能促进了其他器官功能不全的发生,故需快速补充液体。但是,老年人因器官退行性变,且在合并一些心脏疾病的基础上,已存在一定程度的心功能不全。这样在MODSE的治疗过程中存在着纠正低血容量快速补充液体与加重心力衰竭之间的矛盾。

因此在MODSE的治疗过程中,首先要对机体血容量是否充足进行初步评价。在临床上判断血容量不足有时很困难,即使有多年经验的临床医师也容易在此问题上犯错误。一些高度水肿的患者,仍有可能存在严重的血容量不足。笔者曾治疗1例高度水肿的老年患者,阴囊似足球样大,临床确认存在血容量不足,并用漂浮导管进行血流动力学监测,做到及时处理。其次,根据血流动力学指标进行补充液体是最合理的。

(九)MODSE合并严重心律失常时应用抗心律失常药物与致心律失常之间的矛盾

老年人心律失常的发生常与器质性心脏病有关,如冠心病、高血压和肺心病等。尤其是心力衰竭和缺血性心脏病导致的心律失常,猝死的危险性明显增加。在MODSE患者中,由于合并心力衰竭及心肌缺血缺氧等临床过程,此时合并的心律失常,往往需紧急处理,如应用抗心律失常药物,以免加剧心功能的恶化,避免引起组织低灌注和诱发肝肾等重要脏器衰竭的多米诺效应。由于多种原因致使老年患者窦房结功能和传导系统病变和退行性变,使抗心律失常药物无论通过何种机制发生作用,均可出现不同程度的不良反应,特别是一些致心律失常作用有时是致命的。即抗心律失常药物也是一把双刃剑。这样在MODSE的临床治疗中存在着严重心律失常时,应用抗心律失常药物与致心律失常之间的矛盾。

因此在MODSE患者进行抗心律失常治疗时,要注意以下几点:

(1)分析和寻找心律失常的原因,排除医源性因素和药物的影响,以及电解质紊乱等因素,积极采取病因治疗。

(2)对器质性心脏病患者出现的心律失常,应积极治疗。但应注意不同抗心律失常药物致心律失常药物的发生率不同,其中奎尼丁、索他洛尔和胺碘酮较多见。尤其是在低血钾和低血镁等状态下,易于发生,故用此类药物应慎重,用药后观察要细致。

(3)掌握好抗心律失常药物剂量,用药前应了解肝肾功能,以调节药物剂量,并了解药物的协同作用和拮抗作用及个体差异。

(4)当考虑到致心律失常等副作用的发生可能性较大时,可事先采取一些预防措施。尤其是快速心律失常合并传导障碍,如病态窦房结综合征合并快速房颤时,可考虑先安装临时起搏器,再用抗心律失常药物,这样较安全有效。

(十)MODSE合并出血性疾病时采用止血疗法与诱发心脑血管闭塞性疾病之间的矛盾

MODSE患者心脑血管疾病的发生率较高。既往的研究表明,多数MODSE患者有冠心病(70.9%),部分患有心肌梗死(21.8%)和风湿性心脏病(7.2%)。还有相当一些患者存在老年退行性心脏瓣膜病和潜在的心功能不全。且老年人由于常常存在脑动脉硬化,对缺氧及药物的耐受性较差。所以在MODSE的治疗过程中,容易诱发或加重心脑血管性疾病。

而MODSE患者容易合并出血性疾病。由于应激及胃肠黏膜缺血等因素造成消化道出血;肝脏功能衰竭导致凝血功能障碍;血液系统衰竭导致出血;诱发弥漫性血管内凝血可进一步加重凝血功能障碍,故常需要采用止血疗法。

这样在MODSE治疗中存在着合并出血性疾病时采用止血疗法,与止血药物的促凝作用诱发心脑血管闭塞性疾病之间的矛盾。因此在MODSE的临床抢救中,对于出血性疾病,应首选局部治疗,尽可能避免全身用药。如胃溃疡出血,可采用口服凝血酶粉和云南白药等局部治疗;合并外科情况时,应积极手术处理。尽可能不用有全身作用的抗凝剂。如必须应用,一定要密切观察,防止发生心脑血管并发症。

由于MODSE累及多个器官,在治疗过程中,存在着众多的治疗矛盾。采用抓主要矛盾的治疗原则,并采取一些辅助治疗措施,可获得良好的治疗效果。熟练掌握这些矛盾的处理原则,对提高MODSE抢救的成功率有重要意义。MODSE的救治成功率已有显著提高,尽管

MODSE，特别是MOFE，大多病情危重，病死率高，救治难度大，但近年来由于医学科学的进步，对MODSE及MOFE的诊断制定了分期标准，在救治上积累了较为丰富的经验，使救治水平有了显著提高。

解放军总医院老年心血管病研究所抢救的2个以上器官功能衰竭的患者的病死率已由69%降至29%，4个或4个以上救治成功率由几乎为0提高到8%，近年来进一步提高到10%～12%，使不少垂危患者重获新生。1998年以来，他们成功抢救老年危重患者300余例，抢救成功率在94.5%以上，虽然MODSE病情危重，但并非不治之症，只要对该病能早期识别，早期诊断，积极救治，无疑可以不断提高抢救的成功率。

（王士雯　李　泱）

参考文献

1. 王士雯．老年多器官功能不全综合征的肺启动机制[J]．中华老年多器官疾病杂志．2002，1(1)：4

2. 王士雯．老年多器官衰竭临床处理中的十大矛盾[J]．实用老年医学．2000，14(4)：173

3. 钱方毅．老年多器官功能不全综合征的临床重要性[J]．实用老年医学．2004，18(5)：228

4. Qinglei Zhu，Xiaoshun Qian，Shiwen Wang，et al. A comparison of elderly and adult multiple organ dysfunction syndrome in the rat model [J]. Experimental Gerontology. 2006，41：771

5. Jackson，RJ，Johnson，DD，Maxson，RT，et al. A comparison of neonatal and adult multiorgan failure in a rat model[J]. J. Pediatr. Surg. 2000，35：428

6. Volman，TJ，Hendriks，T，Goris，RJ. Zymosan－induced generalized inflammation：experimental studies into mechanisms leading to multiple organ dysfunction syndrome[J]. Shock. 2005，23：291

第十五章 老年人围手术期内科常见疾病的处理

一、围手术期的定义

围手术期(perioperative period)一词始见于20世纪70年代的国外文献中,其后国内逐渐开始使用。然而,对于围手术期至今仍然没有明确的时间规定。一般来讲,围手术期是指以手术治疗为中心,包括手术前、手术中以及手术后的一段时间。围手术期处理是以手术为中心,包括术前、术中、术后三个阶段的处理,目的也是将这三个阶段的处理贯穿起来作为一个整体,使患者获得最佳的治疗效果。

二、老年人围手术期内科疾病处理的意义

近20年来外科的发展,麻醉、手术、监护技术的进步以及对手术应激认识的深化,使得老年外科患者的死亡率较前明显降低。已能对90岁高龄的患者施行手术。社会老龄化,使得需要接受外科治疗的老年人相应增加。然而,在总的术后死亡统计中,老年患者所占比例在60%以上,老年人术后并发症仍显著高于年轻人。调查表明,不论疾病的严重程度及手术范围,术后死亡率随年龄而递增,在40岁年龄段为2.3%,而在60岁、80岁年龄段则分别为6.8%及8%。在这当中与年龄相关的病理生理改变以及老年外科患者的慢性合并症等因素起了重要作用。

老年人生理功能随年龄而减退,身高、体表面积减少,肌肉萎缩,代谢活性细胞总数下降,心脏、血管、呼吸、肾脏等器官功能减退,使得应激状况下维持内环境稳定的储备能力下降。另一方面,老年人常患有多种心血管及其他内科疾病,研究表明,老年外科患者中合并心血管疾病占50%,有呼吸系统疾病占30%,营养不良占30%,糖尿病占20%。手术应激给机体的器官系统增加了负担,机体氧耗增加30%~70%,心肌氧耗亦相应增加;内分泌系统激活,皮质醇、儿茶酚胺相应升高;术后营养需求急剧增加,如术前营养不良,则术后并发症增加。老年患者的内环境稳定储备因疾病、亚临床疾病存在而受影响,可能导致预后不良或意外。

围手术期处理应当重视术前评估,对心血管、肺、肝、肾功能,及营养状况等做全面评价,发现危险因素,以便及早纠正。注意改善患者的一般情况,纠正水电解质紊乱、休克、贫血、低蛋白血症等;改善心肌供血、控制血压、纠正心律紊乱、控制呼吸道感染、改善肺功能、加强营养支持、控制血糖水平等,这些措施可有效减少手术风险及术后并发症。

三、老年围手术期内科常见疾病的处理

(一)心血管疾病

每年在美国大约有2500万患者接受非心脏手术,其中约5万人在围手术期并发心肌梗死,4万人于围手术期死亡,超过50%的死亡病例因心脏事件引起。老年人围手术期心脏事件的发生主要与心肌缺血、充血性心力衰竭、心律失常、高血压有关。

1. 术前评估

大多数围手术期心脏事件高危患者,可通过仔细询问病史、体格检查、常规十二导联心电图、超声心动图及胸片检查等被发现。若患者有不能解释的头晕、晕厥、胸痛或心悸,则需做动态心电图检查,明确是否有心律失常、传导阻滞或心肌缺血。术前应常规做心电图检查。一般而言,不伴有心力衰竭或心绞痛的稳定的心

电图异常的患者几乎可如正常人一样耐受手术。

择期手术的主要禁忌证是不稳定型心绞痛、急性心肌梗死、严重的主动脉瓣狭窄、高度房室传导阻滞、未治疗的心力衰竭和严重的高血压。

非心脏性大手术后发生危险的因素包括：70岁以上高龄、近期心肌梗死、静脉压增加、第三心音奔马律、频发性早搏、低氧血症、低钾血症、血肌酐增高以及主动脉瓣狭窄。

目前，美国心脏病学会（ACC）和美国心脏协会（AHA）将可导致围手术期心血管事件的危险因素分为重度、中度和轻度三组（表15-1-1）

表15-1-1　增加围手术期心血管事件（心肌梗死、心力衰竭、死亡）危险性的危险因素分级

重度
不稳定性冠状动脉综合征
近期心肌梗死[(1)]伴临床症状或无创检查提示严重缺血危险的证据
不稳定性或严重[(2)]心绞痛（加拿大分级：Ⅲ或Ⅳ级）
失代偿性充血性心力衰竭
严重心律失常，如：
高度房室传导阻滞
心脏病患者伴有症状的室性心律失常
未能控制心室率的室上性心律失常
中度
轻度心绞痛（加拿大分级：Ⅰ或Ⅱ级）
既往心肌梗死病史或心电图病理性Q波
代偿性或既往有充血性心力衰竭
糖尿病
轻度
高龄
心电图异常（如左心室肥厚，左束支传导阻滞和ST-T改变）
异位节律（如心房颤动）
功能储备较差（如不能随身携带一个行李包登上飞机）
卒中病史
未控制的体循环高血压

（1）7天前发病且病史不超过1个月的近期心肌梗死。

（2）也包括某些稳定性心绞痛。

2. 处理

（1）冠心病：隐匿性或症状不明显的冠心病，一般可耐受较大的手术而危险性并不增加，但以往有心肌梗死、频发心绞痛，或伴有心功能损害者，则有较大的危险。手术时应充分供氧，避免血压大幅度波动，尽量缩短手术时间。

1）心肌梗死：手术距心肌梗死发生的时间越近，手术后再梗死的发生率越高，择期手术应推延至心肌梗死6个月后。若外科情况紧迫而必须手术，应减轻患者的精神负担，术前给以足量镇静剂和长效硝酸盐制剂。手术时宜用静脉强化麻醉。在近期心肌梗死后1个月内手术，术中或术后再发心肌梗死的几率高达40%。术后发生心肌梗死时常无明显疼痛，诊断有赖于心电图或心肌酶学的变化。

2）心绞痛：稳定型心绞痛患者，术前应评估产生心绞痛的负荷水平，可由运动试验来测定心率与收缩压乘积，术中术后应尽量控制在此水平以下。不稳定型心绞痛患者，应争取在较稳定的条件下进行手术。如需急诊手术，则应增加使用血管扩张剂的次数、用量或改变种类、剂型。对顽固性严重心绞痛患者，在非心脏手术前先做经皮冠脉成型术（PTCA）或冠脉旁路手术，可减少术后心肌梗死的发生率及死亡率。

围手术期抗心肌缺血治疗可降低心脏事件和死亡率。β受体阻滞剂通过降低心肌氧耗及减轻冠脉斑块破裂的作用，降低围手术期心脏事件。钙通道阻滞剂在围手术期宜继续使用，但不主张开始使用。对于无冠脉缺血症状的患者，硝酸甘油静滴可能有害，可引起低血压、增加心率和降低冠脉灌注。

（2）高血压：轻度至中度高血压患者，如果不伴心力衰竭、肾功能衰竭或冠心病等并发症，可和血压正常者一样耐受麻醉和手术，但在麻醉和手术时血压易有较大的波动，血压突然升高可加重心肌缺血，甚至引起急性左心衰竭和脑血管意外，此时应静滴乌拉地尔或硝普钠控制血压。血压已控制的患者，降压药应一直用到手术当天，术后应尽早恢复口服降压药，如术后口服有困难，可选用相应药物注射给药。老年收缩期高血压患者，术前要用缓和而副作用小的降压药,使血压稳定到一定水平即可手术。如血压在170/90mmHg左右,一般无需药物治疗,若用药物过度降压可引起严重低血压,从而有一过性脑缺血、心肌缺血或心肌梗死的危险。已有明显心、脑、肾病变的高血压患者,手术危险性随病变严重程度而增大,可能会出现脑出血、心衰和肾衰,术中血压突然升高或降低均对患者不利。

(3)心律失常:老年人手术时有心脏病者较无心脏病者心律失常的发生率明显增多,但大多数是暂时性的,当麻醉浅时或通气改善后会消失,若术前已有心律失常,麻醉和手术时可使之加重,因此术前应给以充分估计与准备,以减少或避免致死性心律失常的发生,术中宜心电监测。

1)偶发房性或室性早搏:术前一般无需特殊处理。

2)频发房性或室性早搏:术前应使用抗心律失常药物控制后再行手术;频发性室性早搏及室性早搏伴明显ST段压低者,若伴有较严重的心脏病变,手术危险性大,应先静注利多卡因,继之以静滴维持。

3)慢性心房颤动:如心室率控制在70～80bpm,可耐受手术,但应警惕发生栓塞性并发症。

4)无症状的一度或二度Ⅰ型房室传导阻滞:一般可耐受手术,但术中应避免引起迷走神经张力增高的因素。

5)二度Ⅱ型或三度房室传导阻滞:尤其伴有室内束支传导阻滞者,术前需安置临时起搏器。

6)无症状的右束支或左束支传导阻滞:对手术无明显影响。

7)高度房室传导阻滞或严重病窦综合征:宜术前安置临时起搏器。

8)术中出现房性快速心律失常可用洋地黄控制;室性快速心律失常可用利多卡因;由气管插管或腹腔内脏器牵拉或眼部手术刺激眼肌引起副交感神经兴奋导致的心动过缓,可用阿托品纠正。

(4)充血性心力衰竭:心力衰竭是手术时的主要危险,不论何种原因引起,均有较高的死亡率。心力衰竭的严重程度与手术死亡率密切相关。心功能Ⅱ级者一般用洋地黄和利尿剂使心功能处于代偿状态即可手术,但利尿剂引起的低血容量和低血钾,在术前必须纠正。心功能Ⅲ级或Ⅳ级者,术前除应用洋地黄和利尿剂外,应加用血管扩张剂治疗,并在术前、术中和术后进行心电及血流动力学监测。根据血流动力学改变指导治疗,如左室充盈压升高而心排出量正常,可静滴硝酸甘油;如左室充盈压正常而心排出量降低,可静滴多巴酚丁胺;如左室充盈压升高而心排出量降低,可静滴硝普钠。老年人即使既往无心力衰竭表现,围手术期也易出现肺水肿,应严密监护。

(二)慢性阻塞性肺疾病

慢性阻塞性肺疾病(COPD)是一种具有气流受限特征的可以预防和治疗的疾病,气流受限不完全可逆、呈进行性发展,也可引起全身的不良反应。COPD与慢性支气管炎和肺气肿密切相关。在我国COPD患病率在40岁以上达8.2%,老年人的患病率更高。COPD由于外周气道阻塞、肺气体交换能力减少,产生低氧血症,以后出现高碳酸血症。长期慢性缺氧可导致肺血管广泛收缩和肺动脉高压,最终出现慢性肺源性心脏病及右心衰竭。合并COPD的患者,无论在任何年龄,都是最重要的危险因素,术后并发症的发生率是正常人的20倍。

1. 术前评估

肺功能检查和动脉血气分析是COPD患者能否耐受手术的主要评估手段。老年COPD患者手术前应做肺功能检查,肺功能检查包括肺活量、最大通气量(MVV)等。一般认为,MVV在预估值70%以上,无手术禁忌;预估值在69%～50%可以考虑手术;49%～30%时手术要非常慎重,应以保守治疗为主;低于30%则属手术禁忌。用力呼气量(FVC)在肺功能损害时降低,有用第1秒用力呼出量(FEV1)和

FEV1 与/FVC 比值作为估计参数，FEV1 与/FVC比值 >0.65 为正常，0.64 ~ 0.45 为轻度危险，0.44 ~ 0.30 为中度危险，0.29 ~ 0.21 为中度危险，<0.20 为极度危险。

如 COPD 患者有严重低氧血症（PaO_2 < 8.0kPa）、高碳酸血症（PCO_2 >6.0kPa），或两者兼有，则患者处于高危险范围。

2. 术前准备

除术前危险性评估，常规检查肺功能、血气分析、胸片、心电图、超声心动图外，术前准备还包括：

(1)戒烟：有吸烟史的 COPD 患者应至少戒烟 2 周以上；

(2)呼吸功能锻炼：练习深呼吸和咳嗽；

(3)药物治疗：包括支气管扩张剂、抗生素、化痰药等。支气管扩张剂可根据病情选择氨茶碱、β 激动剂气雾剂、肾上腺糖皮质激素等。肺功能损害合并感染者手术危险性极高，尤其是老年人，COPD 患者术前 1 天应用抗生素，有肺部感染者应行细菌培养，根据药敏试验选择有效抗生素，抗菌素应使用 1 周以上。痰液粘稠者应采用雾化吸入或口服盐酸安溴索等，使痰易于咯出；

(4)胸部理疗；

(5)营养支持治疗。

3. 手术中的处理

老年人多采用全麻，有利于麻醉和手术期间预防低氧血症。麻醉方式本身不能减少 COPD 患者肺部并发症的发生，但麻醉过程应力求平稳，用药量应适当减少。手术中注意清除呼吸道分泌物，保持呼吸道通畅及湿润，当气管内插管时，间断向气管内滴入少量生理盐水，每次 2 ~5ml，以帮助深部支气管痰液吸出。外科医生应考虑老年人的特点，尽可能缩短手术时间，以减少术后肺部并发症的发生。术中进行血氧饱和度、血气分析、心电监测，如发现通气不足可给予间歇性正压呼气。气管插管和麻醉过深时应避免发生支气管痉挛，一旦发生可立即给予 β 激动剂和肾上腺皮质激素，吸入高浓度氧等。

4. 手术后处理

原则是保持足够的肺膨胀，肺泡通气和呼吸道的清理，预防肺部并发症。应进行动脉血气分析、心电、氧饱和度及呼吸功能等监测。适当少量多次给予镇痛剂，以缓解疼痛、避免因疼痛导致的限制性通气障碍。鼓励和帮助患者咳嗽、间歇做深呼吸运动、翻身、拍背，早期下床活动，以保证肺扩张与呼吸道通畅。可给予雾化吸入以稀释痰液，对咳痰无力者及早采用鼻导管吸痰，必要时考虑气管切开，以利于呼吸道管理。应用支气管扩张剂防治支气管痉挛，给予足量抗生素对预防肺部并发症有一定的帮助作用。患者术后仍有通气不足或气体交换障碍时，可间断给予无创正压面罩机械通气辅助呼吸。

5. 术后常见并发症的处理

通气不良、肺水肿、肺不张、肺炎和肺梗塞是老年人术后的常见并发症，也是术后急性呼吸衰竭的主要原因。

(1)通气不良：由于术中使用的麻醉、肌松药的残余作用，及术后使用的镇静、镇痛药物可抑制呼吸中枢或呼吸肌，发生通气不良，处理不当可致急性呼吸衰竭。术后良好的呼吸监护、氧疗和呼吸道管理是预防通气不良的关键。可根据情况选用呼吸兴奋剂或麻醉性拮抗药（如纳洛酮、新斯的明等）。阻塞性 SAS 患者应尽早行气管切开行机械通气治疗。

(2)肺水肿：老年患者心肺储备功能低下，常伴有慢性呼吸系统心血管、肝、肾疾患，在心、肺、胸腹联合切口和上腹部等大手术后，若输血输液不当时可产生高压性肺水肿；误吸、感染、手术创伤和全身性炎症反应损伤肺泡毛细血管膜，引起渗透性肺水肿。以间质性肺水肿常见，处理不及时可发展为肺泡性肺水肿，导致肺泡萎陷，气道阻力增加，肺顺应性减低和弥散障碍，肺内分流增加，引起中度到重度低氧血症。术中术后控制输血输液的量和速度是预防肺水肿的重要措施。一旦发生肺水肿，应积极予以氧疗，对于高压性肺水肿应针对病因给予强心、利尿、扩血管药物；渗透性肺水肿，若处理不当可发展成急性呼吸窘迫综合征(ARDS)。首先应消除病因,病变早期可以由 CPAP 过渡到自主呼吸,ARDS 患者应及时气管插管,行机械通气及呼气终未正压(PEEP)辅助呼吸治疗。

(3)肺不张:胸部和上腹部的大手术,术后肺不张的平均发生率约为 20%,老年患者或有吸烟、肥胖、慢性支气管炎和肺气肿、哮喘的患者,肺不张发生率是年轻健康者的 3 倍。麻醉和手术创伤导致术后膈肌松弛,胸廓和肺顺应性降低,术后切口疼痛限制了呼吸肌运动,使呼吸变浅变快,肺活量(VC)和功能残气量(FRC)减少;又因术后小气道易于塌陷使闭合容量(CC)/FRC 比值增大,加上术后呼吸道纤毛运动减弱,咳嗽反射受抑制,使分泌物聚积阻塞气道,形成肺不张。长时间仰卧位时背部的肺段更容易发生肺不张。预防肺不张措施包括鼓励患者术后及早活动、经常变换体位和拍背、雾化、深呼吸和用力咳嗽排痰、适度镇痛和选用敏感抗生素控制感染等。术后及早进行 IS 练习是防治肺不张的有效手段。必要时可用支气管镜吸除下呼吸道分泌物。

(4)肺炎:患者术后 4~10 天出现高热时应首先考虑到并发肺炎。术前吸烟、慢性阻塞性肺病史,术后气道内分泌物滞留、肺不张、卧床、呼吸道管理过程中的污染及肺外感染病灶的血行转移等都是导致术后肺炎的重要原因。术后加强气道分泌物引流、及时治疗肺不张和消除引起胃内容物反流如幽门梗阻、肠麻痹以及严格气道管理过程中的无菌操作、加强患者术后的营养支持等可减少肺炎的发生。引起术后肺炎的常见致病菌为肺炎克雷伯杆菌、大肠杆菌、阴沟肠杆菌、金黄色葡萄球菌、铜绿假单胞菌、厌氧菌和真菌等,对抗生素耐药率高,治疗较困难。最好在获取下呼吸道标本后给以经验性治疗,选用第三代头孢菌素或氟喹诺酮类抗生素,然后根据疗效和药敏结果及时进行调整。

(5)肺梗塞:肺梗塞也是老年人术后发生急性呼吸衰竭的重要原因,多发生于肥胖、恶性肿瘤、糖尿病、高血压、慢性肝病、红细胞增多者,术后缺乏活动时发生率更高。发生于下肢和盆腔深静脉等处的血栓脱落,可造成肺动脉栓塞。术后高发率在 5~12 天,患者出现咳嗽、胸痛、咯血、呼吸困难等时应考虑肺梗塞的可能。低氧血症和肺泡-动脉血氧分压差[$P(A-a)O_2$]增加 20% 以上提示本病,胸部 X 线片呈现局限性肺血流减少、楔状或截断的圆锥体可诊断。X 线片不典型时,可进一步检查肺通气和灌注显像及肺动脉造影。一旦确诊即应行肝素抗凝和尿激酶等溶栓治疗。

(三)糖尿病

随着糖尿病(DM)发病率的日渐增加,DM 患者接受手术的机会也越来越多。2 型 DM 占 DM 中的 80%~90% 以上,而发病年龄高峰在 60~70 岁,即老年阶段,因此老年 DM 是接受手术的主要 DM 人群。

1. 老年 DM 手术危险性的评估

决定老年 DM 手术危险性的主要因素有以下几点:①术前 DM 是否已明确;②有无 DM 慢性并发症及合并症,脏器功能状态尤其是心、肺、脑及肾功能状况如何;③手术前后血糖控制是否良好;④手术本身的大小、范围、缓急,术前是否有一定的时间对控制血糖采取充分的治疗措施及对患者的全身状况(尤其是脏器功能状态与 DM 慢性并发症)进行全面评估。

2. 手术前检查与处理

所有 60 岁以上进行手术的老年患者,无论既往有无 DM 病史,均需常规行血糖测定,包括空腹血糖与餐后血糖,仅测空腹血糖容易漏诊,因为不少老年 DM 患者空腹血糖正常而餐后血糖升高。已确诊为 DM 的老年患者,除常规检查血糖及糖化血红蛋白(HbAlc),了解血糖控制程度外,应重点判断 DM 慢性并发症及合并症,尤其是冠心病、脑血管病、高血压、DM 神经病变、DM 肾病、肺疾病及肺功能状况等。

老年 DM 手术前的处理原则如下:

(1)手术日期的选择:对非急症手术患者,应在术前将血糖控制在理想范围内,并要求心血管功能状态基本稳定。术前理想血糖范围目前尚无统一标准，一般认为空腹血糖在 8mmol/L 左右，餐后 2 小时血糖在 10mmol/L 左右。对病情紧急需急诊手术者，可利用手术前的准备时间给予静滴胰岛素，尽量使高血糖状态得到改善。

（2）手术前 DM 治疗方案的调整：如术前血糖控制良好，可维持原有的治疗方案不变。但对大、中型手术者宜在术前 1 周将口服降血糖药改为胰岛素皮下注射，以便为术后继续注射胰岛素提供剂量参考。

（3）麻醉方案的选择：全麻引起应激反应及胰岛素拮抗激素如 ACTH、生长激素、儿茶酚胺、胰高血糖素等分泌均超过硬膜外及局部麻醉，故对血糖影响较大，老年患者尤其如此，且易致乳酸酸中毒。因此，能用局麻及硬膜外麻醉者尽量不采用全麻。

3. 手术中的处理原则

采用局麻、无需禁食的小型手术可维持原治疗方案不变，术中监测血糖，如血糖保持在 10mmol/L 以下，无需特殊处理。其他各型手术患者在手术当日停止原治疗方案，改用小剂量胰岛素静脉滴注。胰岛素剂量应视术中监测的血糖值而定，一般每小时滴注 1～12U，个别情况下仍可采用大剂量静脉滴注或推注，使血糖值保持在 10mmol/L 以内为安全。老年 DM 患者多合并心脑血管病，肝肾功能多有减退，自身调控能力低下，易发生低血糖，尤其是非感知性低血糖较常见，引起低血糖症状的血糖阈值多上调（一般 DM 为 3mmol/L 左右，老年 DM 可达 4～5mmol/L），一旦发生低血糖而未及时纠正，可导致严重后果，其危害不低于高血糖，因此在手术过程中，血糖值不宜低于 5.5mmol/L。低于此值可暂时停用胰岛素。

手术过程中应常规监测血糖，一般每1～2h 检查 1 次，同时应监测尿酮、血乳酸、电解质及血渗透压、血气分析等。

4. 手术后的处理

手术结束后仍应监测血糖、尿酮、电解质等指标，根据血糖水平调整胰岛素静滴速度，患者恢复进食后，可改为皮下注射胰岛素，对每日胰岛素用量低于 30U、血糖稳定、病情基本控制者则可改为口服降血糖药治疗。

老年 DM 患者手术后体质虚弱明显，胃肠功能低下，全身恢复过程及创口愈合比一般 DM 患者慢，因此应加强支持治疗，在饮食方面可以放宽，应根据其要求自由选择饮食品种，不要强调高纤维饮食，不要急于恢复手术前的食谱，蛋白质摄入要增加。

所有老年 DM 患者，无论其手术大小，无论有无感染迹象，手术后均应常规给予抗生素。抗生素使用原则为：一般性小手术口服抗生素，大、中型手术，特别是已有感染迹象者应静脉给药，抗菌药物应选用高效、广谱杀菌剂，必要时联合用药，以尽快消灭病原菌，控制感染。应根据老年 DM 患者肝、肾功能状态选用抗菌药物的种类与剂量。

（四）肾功能不全

无论是中青年人，还是老年人，肾功能不全均可增加外科手术的危险。老年人由于各脏器功能减退，加之常患有动脉硬化、高血压、糖尿病及肾囊肿等损害肾功能的疾病，肾功能不全明显高于中青年人，因此、老年人围手术期应特别注意肾功能不全的处理。

1. 术前准备

主要是评估肾功能、维持机体内环境的稳定和改善肾功能。包括：

（1）肾功能检查，常规检查尿微量白蛋白、血清尿素氮、肌酐、内生肌酐清除率、肾小球滤过率等。

（2）及时发现并纠正水、电解质及酸碱平衡紊乱。

（3）适当限制蛋白质摄入，在保证最低蛋白质需要中，尽量给予富含必需氨基酸、生理价值高的蛋白质如鸡蛋、牛奶等，同时给予充分热量，以减少蛋白质分解，可加用苯丙酸诺龙等，促进蛋白质合成并使血中氮的代谢产物下降。

（4）足够的血容量可减少全身麻醉和手术导致的肾小球滤过率的下降，因此，在心功能良好、血压稳定的的情况下，手术前 2 天应停用利尿剂并增加钠盐的摄入。肌酐清除率 >50mmol/min 时无需特殊处理，在 30 ~ 50mmol/min 时术前要补液，防止血容量不足，在 15 ~ 29mmol/min 时应结合中心静脉压和尿量行控制性输液。

(5)避免使用损伤肾脏的药物。

(6)肾功能不全严重时术前可给予透析治疗，透析不仅改善血小板功能、血容量状态、避免高血钾，而且改善患者的精神状态。

2. 术中处理

尽可能选择对肾功能影响较小的麻醉方法和麻醉药物。肾功能不全患者常伴贫血和凝血机制障碍，术中应减少出血和输血，确需输血时应输新鲜血。注意体液平衡，补充足够的液体，保持血容量稳定，并增加内生肌酐清除率、维持足够的尿量。密切观察尿量变化，术中尿量应 >40ml/h。术中少尿可为肾前性，也可为肾性，应加以鉴别。肾前性少尿主要原因为血容量不足，心排血量降低致肾灌注减少，其特点为尿浓缩，比重 >1.020，尿钠 <20mmol/L，尿渗透压 >600mmol/L。肾性少尿时比重 <1.010，尿钠 >40mmol/L，尿渗透压 <400mmol/L。肾前性少尿的处理是快速输液以恢复血容量，肾性少尿则应严格控制输液量。

3. 术后处理

包括防止感染，保持水、电解质、酸碱平衡稳定，营养支持，保持血压及血容量、改善微循环等。肾功能不全患者，由于体液免疫功能下降及贫血导致机体抵抗力显著下降，易并发感染，防止感染时不应选择对肾脏有损害的抗生素。应严格控制输液量和补钾量，严密监测血钾等指标，出现高血钾时给予葡萄糖 + 胰岛素静脉输入，同时给予 5% 碳酸氢钠和 10% 葡萄糖酸钙静脉注射，必要时透析治疗。老年肾功能不全患者术后营养支持主要以葡萄糖和脂肪为能量来源，也必须补充足够的维生素。有血容量不足或低血压时，应及时纠正，在血容量不足已纠正的情况下仍然少尿，可给予多巴胺(1 ~ 3ug/kg 静滴)及利尿剂等。

(五)感染

老年人由于全身器官生理功能减退，对创伤、感染的应激反应能力降低，免疫抑制和防御功能减弱，因此、老年人不仅围手术期感染及感染性并发症发生率较成年人高，而且与一般成年人相比，老年外科感染及其处理也有很多不同。

1. 老年人外科感染的特点

老年人外科感染的特点主要有：

(1)大多同时患多种慢性病和与外科感染有关的疾病。

(2)发病后症状体征常不典型，感染早期，体温常不升高，全身反应迟钝，体征多不明显，不易早期发现首发感染灶。

(3)平时用药多而乱，感染后对很多药物不敏感，不宜使用某些影响心、肺、肝、肾的药物。

(4)以多种细菌混合感染 G^- 菌感染多见，与感染相关的并发症多而重。

(5)对外部环境如室内外空气、温度、湿度的适应性以及对院内感染的抵抗能力差，发病率和病死率比一般人高。

2. 老年围手术期常见的感染

老年人常有慢性支气管炎、前列腺增生等，且皮肤结缔组织水分减少，微循环及组织氧含量降低，因此，术后肺部感染、尿路感染、褥疮、败血症及伤口裂开等是老年患者术后主要感染并发症。

(1)肺部感染：最常见。老年人术后并发症中，肺炎居首位。主要原因为：老年人肌肉松弛、反应差、呼吸道对痰液及吸入物不能有效咳出。外科多见于昏迷、脑血管意外、颈部手术和腹部手术置胃管；气管插管全麻术后造成呼吸和咳嗽反射的抑制；术后伤口疼痛使呼吸运动受限等。吸入性肺部感染发病后症状不典型，常潜隐发病，无寒战，轻微咳嗽、咳痰，白细胞计数正常或偏低，而主要表现为呼吸急促和心动过速，严重时可出现呼吸窘迫综合征和呼吸衰竭。

(2)尿路感染:老年人常有慢性前列腺增生,膀胱肌、腹肌松弛无力,加上手术麻醉因素,常引起排尿困难,术后留置导尿,使尿路感染的机会增加。据报道,留置导尿2天即有90%出现菌尿,主要是G^-杆菌。尿管拔除后不能排尿而再次或多次置入导尿管,可增加尿路感染和全身败血症的机会。

(3)褥疮:多见于老年骨科患者。原因为长期卧床,很少活动与变换体位,皮肤菲薄干燥,对磨擦和刺激耐受性差等。易发生于骶尾部、股骨大粗隆、足跟、外踝等容易受压且皮下软组织较少的部位。

(4)败血症及伤口感染:老年人术后败血症及伤口裂开感染较多见。常无典型寒战高热和白细胞计数增高,有时仅表现为不同程度的意识障碍、心率加快。有肺部、尿路感染,胆道及腹腔感染,留置补液管、胃管、导尿管、气管切开者易于发生。部分老年人营养状况差,有贫血、低蛋白血症等,常影响创口愈合。拆线后易于发生伤口部分或全层裂开,并伴有不同程度的伤口感染。

3. 老年围手术期感染的防治

(1)手术前评估与处理:全面了解可能发生感染的潜在因素,包括慢性支气管炎、支气管哮喘、阻塞性肺气肿、吸烟史、糖尿病及术前血糖水平、贫血、低蛋白、营养不良、腹水等。手术前应积极妥善处理这些不利于手术的因素。嗜烟者术前至少戒烟2周,糖尿病患者积极监测及控制血糖,有水、电解质紊乱及营养不良者术前应尽量予以纠正。除急症和恶性肿瘤外,应评估不利于手术的各种因素,经权衡利弊后,再决定是否手术并选择适当的手术时机。

(2)手术中的处理:急症、肿瘤等必需手术时,应选择简单、安全、有效的术式或分期手术。在麻醉的选择上,能用局麻、颈丛、臂丛、硬膜外或硬膜外加静脉辅助全麻完成的手术,尽可能不用插管全麻。插管全麻时异物刺激可使气管分泌物增多,肺部感染及并发症发生率比其他麻醉方式显著升高。

(3)手术后的处理

1)抗生素的合理应用:应根据细菌培养和药敏试验选择抗生素。Ⅰ类手术患者,只要严格遵守无菌原则,手术感染的机会较少,一般无需使用抗生素预防感染。老年人确需预防用药者,一般在术前和术中给抗生素各1次,术后继续用1~2天即可。60~80岁或更高龄老年人个体差异大,在抗生素用药剂量与时间上应遵从个体化原则。一般情况下,老年人用药剂量应为成年人的1/2、2/3或3/4。根据病情需要,疗程通常为3~7天,待全身情况稳定,体温、白细胞计数正常后即可停用抗生素。

2)其他:老年手术患者应尽可能地减少非病情和手术所必需的一些管子,如胃管、吸氧管、导尿管、静脉补液管等。如确实需要,应严格管理,密切观察它们给患者带来的局部和全身影响。胃管常刺激咽喉,使患者干渴不适,甚至疼痛声嘶,肠蠕动一旦恢复,不管有无肛门排气可及时将胃管拔出。需吸氧时最好用氧气面罩给氧,不用吸氧皮管,氧气管置人鼻腔可使感染几率增加。留置导尿宜用气囊导尿管,严格无菌操作,应每日更换引流袋并消毒尿道口,定时检查尿常规,必要时细菌培养。老年人术后应争取早进食,减少静脉补液时间,对禁食时间较长的患者,采用中心静脉置管营养要比四肢浅静脉每天穿刺补液感染并发症少。对吞咽困难,进食不便的患者,应留置胃管鼻饲,以防止发生吸入性肺炎和肺部感染。

(刘 平)

参考文献

1. 童步高. 老年外科患者心血管问题的围手术期处理. 实用老年医学,2000,14(1):8-10

2. Eagle KA. Perioperative evaluation of patients with known or suspected cardiovascular disease who undergo noncardiac surgery // Fuster V, Alexander RW, O'Rourke RA, et al. Hurst's The Heart, 11th ed. New York: Mc-Graw-Hill, 2004; 2037-2050

3. Eagle KA, Brundage BH, Chaitman BR, et al. Guidelines for perioperative cardiovascular evaluation for noncardiac surgery: Report of the American College of Cardiology/American Heart Association Task Force on Practice Guidelines, Circulation, 1996;84:

505 - 509

4. 何戎华．老年糖尿病围手术期处理．实用老年医学，2000,14(1):10 - 12

5. 周新,朱光发．老年外科患者呼吸道问题的围手术期处理．实用老年医学,2000,14(1):6 - 8

6. 张阳德,彭健．腹部外科围手术期并存肾功能不全的处理．临床外科杂志,2008,16(2):89 - 90

7. 徐焱成．糖尿病合并肾功能不全患者围手术期处理．临床外科杂志,2003,11(2):71 - 72

8. 张志德．老年围手术期感染及防治对策．实用老年医学,2000,14(1):14 - 16

第十六章　老年人疼痛问题

第一节　老年人疼痛的临床表现

老年人患病时出现疼痛是常见症状。老年人主诉疼痛可因病因的不同而出现不同临床表现。

一、老年人疼痛的常见病因

(1)外感“风、寒、湿、热”病邪,致突发头痛及周身肌肉关节疼痛。

(2)老年性动脉粥样硬化致缺血性疼痛。

1)心血瘀阻,致心绞痛。

2)腹主动脉及其分支动脉粥样硬化,致心脏缺血综合征,引起腹痛。

3)下肢闭塞性动脉硬化症,致表现为“间歇跛行”的腿痛。

4)末端微循环功能障碍,致缺血性“肢端坏疽”。

(3)老年人骨关节病致疼痛

1)类风湿性关节炎。

2)颈椎病致手臂及指痛。

3)腰椎间盘突出致坐骨神经痛。

4)老年性骨关节炎致肩周炎痛及膝关节痛。

(4)老年人癌症致痛。

(5)其他各种局部炎症病变致痛。

二、老年人疼痛的临床表现

(1)反应敏感:由于老年人对疼痛的耐受性差,对疼痛的反应强烈,无法忍受。医务人员应尽快为其解除病痛。

(2)反应迟钝:部分老年人,尤其是进入耄耋之年的老人,对疼痛反应不明显。容易延误对病症的及时诊断和处理,给进一步治疗带来困难。

(3)表现各异:由于导致老年人疼痛的病因各不相同,临床表现的疼痛部位和痛的性质也各不相同。应及时作出正确的诊断和治疗。

三、老年人疼痛的处理原则

(1)首先弄清病因。从根本上治疗其原发病,是治疗疼痛的最基本原则。

(2)尽量少用止痛剂。

(3)充分应用物理性治疗。

(4)注意疼痛肢体的功能锻炼。

(5)重视预防工作。包括预防感染、预防外伤骨折等。

第二节　老年人的几种特殊性疼痛疾病

一、急性带状疱疹

急性带状疱疹(acute herpes zoster, AHZ)是一种最具有痛性特征的疾病。绝大多数病例,疱疹消失后,仍存在疱疹后遗神经痛(postherpetic neuralgia, PHN)。

(一)病因

19世纪后叶就有学者发现,本病是由于带状疱疹病毒(herpes zoster verus ,HZV)所引起。现知 HZV 是通过皮肤的感觉神经末梢侵入人体,进入脊神经根的神经节细胞内呈休眠状态,当机体正常免疫防卫功能降低时,可激活 HZV 而致病,所以临床上 AHZ 多发于机体抵抗力降低的年老患者或肿瘤患者。HZV 可引起全身感染、局部感染,皮肤水疱,在全身各部位均可明显出现急性带状疱疹,伴有剧烈的疼痛。

(二)发病率

本病易感人群为成年人,发病率根据种族和人群略有差异,年龄之间差异较大,年龄越大,发病率越高,尤以 50 岁以上的老年人多见,儿童罕见,无性别差异。60 岁以上者发生 PHN 为 65%,据报道,统计发病率每年 4% ~5%,70 岁以上者为中年人的 5 倍,为 10 岁以下儿童的 12 倍,无性别差异。70 岁以上患者中的 75% 在治愈后 1 个月仍感到疼痛,皮肤感染越重,水疱的数目越多,其 PHN 的发病率越高。

(三)病程

HZ 的急性痛和带状疱疹后神经痛,是依据疼痛时间长短来划分的,有的学者认为,PHN 是指皮疹痊愈后仍有持续性疼痛,也有人认为 PHN 是指皮疹出现 4 周、3 个月或 6 个月或皮疹消退后一定时间的持续疼痛。

AHZ 的病程约为 2 ~4 周,而疼痛超过 12 周则为 PHN。在 AHZ 期,由于 HZV 在脊神经后根和脊髓后角内大量增殖,在显微镜下可见到显著的炎性改变,包括水肿、炎性细胞浸润、出血、灶性坏死。同时亦可累及邻近组织,如软脊膜、硬脊膜及外周神经组织等也发生炎性细胞浸润、脑髓鞘及纤维化等炎性反应。PHN 的病程一般为 2 ~5 年。

AHZ 和 PHN 的自然病程:70% ~80% 患者典型的先兆症状是出疹前相应的皮肤疼痛,少数患者有较长的先兆期,而有些患者皮疹出现的前 7 天甚至前 3 个月就已有皮肤疼痛,且常伴有其他症状,如疲劳和疼痛等。

几乎所有 HZ 患者在急性感染期都有疼痛症状,那些无先兆疼痛的患者在出皮疹时或出皮疹后也开始出现疼痛,只有软组织疼痛而无皮疹出现者称为隐性 HZ。极少数病例只有持续性放射痛但无皮疹,但在患者脑脊液中发现有 HZV 的 DNA 存在,为无皮疹 HZ 的存在提供强有力的证据。

HZ 的病程不很长,多在皮疹出现后 3 周内皮损即能痊愈,疼痛经过治疗一段时间后也通常会逐渐消失,只有年老体弱、免疫力较差的患者其病程可能较长。

(四)分期

(1)前驱期:此期一般为 1 ~6 天。

(2)疱疹期:此期患者的局部皮肤可出现不规则的红斑或粟粒样丘疹、小的疱疹,短期内即可变成表面发亮的水疱群,周围有红晕,沿着神经支配区分布,多见单侧性发生,腹背面疱疹常常先后由近向远分批发生,偶尔可同时发生。早期疱疹可独立分布,后期有时可融合成大片皮损,处理不当发生混合感染则皮损更明显,此期大约为 1 ~2 周 。

(3)恢复期:根据机体状况而异,一般1 ~2 周,如果机体抵抗力较强,疱疹群局限且范围小,则短期内即可恢复,往往在疱疹成熟后即逐渐消退、结痂并脱落,同时主要症状消失,仅遗留局部色素改变;反之或再加上发生混合继发感染,恢复时间自然延长。

(4)后遗症期:临床上差异更大,大多数患者经过及时合理的治疗,疼痛和其他不适感逐渐消失,达到临床治愈的目标,而部分患者则进入后遗神经痛期。通常将急性带状疱疹临床皮损治愈后持续疼痛超过 1 个月者认定为后遗神经痛(PHN),PHN 是困扰中、老年人群的顽痛症之一,其持续时间短则 1 ~2 年,长者甚至超过 10 年,如无有效的疼痛治疗,一般病史均长达3 ~5年。

(五)临床表现

(1)典型 AHZ 的临床表现:有两大特征性表现:疼痛和皮肤疱疹,在病程中大约 70% 患者先出现疼痛,之后出现皮肤疱疹,大约15%患者疼痛和皮肤疱疹同时发生。疼痛和皮疹均沿受累神经分布,当颅神经受累时,以三叉神经分布区常见,尤其是三叉神经眼支最为常见,亦可发生在颅神经和腰骶神经皮支分布区,但较少见。

(2)非典型AHZ的临床表现:常见有以下6种类型。

1)不全型带状疱疹:仅出现红斑、丘疹,无典型水疱。

2)大疱型带状疱疹:可形成豌豆至樱桃大的水疱。

3)出血型带状疱疹:疱疹内为血性液体。

4)坏疽型带状疱疹:皮疹中心坏疽,结黑痂不易剥离,愈后遗留瘢痕。

5)无疹型带状疱疹:在某一感觉区内出现典型的疼痛,但无典型的疱疹出现。

6)播散型带状疱疹:多见于恶性肿瘤或年老体衰的患者,局部发疹数日内,患者全身出现类似水痘样皮疹,常伴有高热,可并发肺及脑损害,严重者可致死。

(3)特发性AHZ的临床表现

1)眼带状疱疹:多散发,每年的9~11月多见,常伴有三叉神经第1支受累,疼痛和皮肤损害主要位于一侧眼睛和额顶部皮肤,可出现眼睛的并发症,如角膜炎、角膜溃疡或疱疹、结膜炎甚至全眼炎,同时视力可明显下降。在后期可形成瘢痕导致失明。

2)耳带状疱疹:又称Remsay-Hunt综合征,因HZV侵犯面神经和听神经所致,表现为耳部剧痛和同侧面瘫,伴重听、眩晕,可伴有发热、局部淋巴结肿大和腮腺炎。

3)带状疱疹性脑炎:多见于颅神经、颈或上胸脊髓神经节段受累者,HZV直接从神经根向上逆行侵犯中枢神经系统所致,患者表现为头痛、呕吐、惊厥或进行性感觉障碍,共济失调等小脑症状。

4)内脏带状疱疹:由HZV侵及交感神经及副神经的内脏神经纤维所致的胃肠道或泌尿道症状,累及胸、腹膜时,有刺激症状或出现积液。

(六)诊断

(1)有带状疱疹的疼痛病史。

(2)有典型的临床症状和体征。

(3)皮疹结痂后,到开始脱落为止需要10~14天,结痂完全脱落平均20天。此时疼痛的性质发生了变化,出现了PHN的神经性疼痛,其特征为:①结疤部位的皮肤表面感觉低下。②疼痛性质为皮下针刺样疼痛或电击样疼痛或烧灼样感或紧束样感。③痛觉过敏,非疼痛性触摸及刺激也引起疼痛。

(4)血清抗体测定:血清IgM、IgA抗体可确定原发性感染,而当HZV再活化时可出现IgG、IgA抗体。

(5)带状疱疹病毒的诊断:可从疱疹处采取分泌物或搔刮丘疹的物质,采用氢化萤光素标记单克隆抗体的检出法来确定HZV。

(6)病程早期在疱疹基底部刮屑涂片,采用Giemsa氏染色镜检,发现有含病毒包涵体的多核上皮巨细胞,即可确诊。

(七)一般治疗

(1)抗病毒药物:带状疱疹发病是由于脊髓后根及皮肤等处的水痘带状疱疹病毒被激活和复制,此时,HZV存在于细胞内,所以抗病毒药被吞吸到细胞内才可发挥充分的药理效应。

1)阿昔洛韦(acyclovir):阿昔洛韦口服法:阿昔洛韦按5mg/kg一次口服,3次/d,连续用5d,能够维持阿昔洛韦血中一定的浓度,并保持其效果。口服是最佳安全法,48h内给药的镇痛效果比72h给药者更好。一般来说,皮疹出现48h开始给药,800mg/次,5次/d,连续7d。以后给药量视病情而定。对带状疱疹急性期中、重度皮疹应尽早静脉点滴阿昔洛韦,同时并用神经阻滞疗法。

2)甲氰咪胍(西米替丁,cimetidine):甲氰咪胍为一种H_2受体拮抗药,它具有抗病毒作用,能减弱免疫抑制细胞的活性,增强免疫反应。每次口服200mg,睡前服用药量可增至400mg,直至症状被控制后停药。

3)利巴韦林(三氮唑核苷):成人口服0.3g/次,3次/d,连服7d。长期或大量服用,可引起红白细胞及血红蛋白下降,停药后可恢复。

4)阿糖腺苷(Ara-A):常用剂量10~15mg/kg/次,静脉注射,1次/d,10d为1个疗程,与干扰素合用可提高疗效。

5)干扰素:人血白细胞干扰素(HLI)可用作高危患者活动感染的辅助治疗,HLI 40u肌内注射,2次/d,4ml/次,6d为1个疗程。干扰素-α(IFN-α)和阿糖胞苷(Ara-C)联合应用治疗播散型带状疱疹:IFN-α100u/d,分次肌内注射,阿糖胞苷25~50mg/d静脉滴注,4~6 d为1个疗程。

(2)其他药物

1)神经妥乐平:是一种治疗带状疱疹后遗神经痛较新和疗效较好的药物。为牛痘疫苗接种家兔皮肤组织后的提纯精制液,不仅对神经系统和免疫细胞功能的修复有促进作用,而且还有止痛作用。3.75u,静脉滴注2次/d,连用14d;口服8u,2次/d,疼痛消失后停用。

2)B族维生素:常用的有维生素B_1、维生素B_2,可以长期应用。

3)抗抑郁药:带状疱疹后遗神经痛患者多有烦躁、焦虑、抑郁症状,应用抗抑郁药常能减轻疼痛。以三环类抗抑郁药较常用。如阿密替林10~20mg,2~3次/d或每晚50~70mg,1次顿服,最大剂量为150mg/d。效果不佳时可与吩噻嗪类药物或氟奋乃静合用(1mg/次,2~3次/d,口服)。长期应用注意其对肝、肾和血液系统的损伤,偶尔可诱发癫痫。

4)吩噻嗪类药:具有轻度镇痛作用,其镇痛作用可能与降低网状结构上行的激活作用、镇静、抗组胺及降低肌张力等有关。如氯丙嗪100~150mg/d(注意:氯丙嗪应用剂量过小时,仅可增加疼痛及产生忧郁症状,中等剂量才具有镇痛作用。)据报道,大剂量短疗程应用氯普噻嗪可使疼痛长时间解除,方法为200mg/d,连续应用5d。

5)镇痛药:可应用阿片类药或阿片类镇痛药或非甾体抗炎药。

6)局部用药:①10%利多卡因霜:本药起效快,镇痛效果好,外涂患处2次/d。②辣椒辣素(capsaicin):它能减少局部感觉神经末梢中神经肽P物质的作用,(P物质在外周神经末梢部位参与痛觉感受神经元产生疼痛)。0.025%辣椒辣素霜外用,涂5次/d。用一周后改为3次/d,3周为1个疗程。其副作用可以引起患部烧灼感或刺痛。③阿司匹林氯仿液:阿司匹林1g溶入15ml氯仿中,涂于患处2~3次/d,勿使药液接触皮损以外的皮肤,以防刺激正常皮肤。④复方红花膏药:由红花、黄连、大黄、苍术、黄柏、白芷、南星、陈皮、冰片等组成。用法:取消毒纱布,将配制的膏药铺在敷料上,厚约0.3cm,摊药面积稍大于患区。用三棱针常规消毒后刺破水疱放出脓液,将带药敷料贴于患处,胶布固定,1次/d或隔日1次。⑤大蒜醋糊:先用生理盐水洗净患处,取大蒜瓣30g,去皮捣成泥状加适量食醋调匀,用毛笔尖醮药糊涂于患部,2次/d,重者夜间加1次,涂药后敞露患部,待药糊自然干燥。大蒜为百合科植物,大蒜的鳞茎性味辛温有小毒,具有良好的消肿止痛作用。

(3)口服中药治疗:应用龙胆泻肝汤。药物为龙胆草、柴胡各25g,黄芩、车前子、泽泻各12 g,生地、木通、山栀、当归各10 g,甘草5 g,每日1剂,水煎服,2次/d。用药次数视病情而定;口服双黄连口服液,2瓶/次(10ml/瓶),2次/d。

(4)经皮电子刺激疗法。

(5)神经毁损治疗:有周围神经毁损术、脊神经后根、半月神经节及交感神经毁损术等。

(6)紫外线照射:用于急性期,1次/d,治疗次数视病情而定。

如痛点阻滞、颅神经阻滞(尤其三叉神经)、肋间神经阻滞、枕大及枕小神经阻滞、肢体神经阻滞。阻滞液采用0.2%亚甲蓝复合液或0.2%碘复合液。

二、晚期癌性疼痛

癌性疼痛(cancer pain)是晚期癌症患者的

主要症状，有 30% 的患者在确诊时，都有不同程度的疼痛，随着病情的发展，癌痛逐渐加重，疼痛的患者可达 65% ~85%，夜以继日地受癌痛的折磨，达到了痛不欲生的程度，面临死亡的恐惧心理使患者精神往往陷入崩溃状态。因此，癌痛治疗一直是世界卫生组织（WHO）重点科研课题之一，并提出 3 阶梯治疗方案。据报道，全球每年癌症发生率约 590 多万人，死亡约 450 多万人，其中有 25% 癌症患者到死亡时，其疼痛仍得不到有效的治疗，因此，癌痛治疗是当前面临的一项极其艰巨的任务，同时亦是医务人员义不容辞的责任，要多方面多层次地探索、研究出更多的好方法以求解除和缓解癌性疼痛，消除癌症患者的痛苦。

（一）分类

癌症患者的疼痛一般分为 5 类：

（1）急性疼痛：与癌肿诊断有关或与癌肿治疗有关（手术、化疗和放疗）的疼痛。

（2）慢性疼痛：与诊断有关或与癌肿进展有关的疼痛。

（3）癌肿伴有其他慢性疼痛：先前有慢性疼痛并存在癌性疼痛。

（4）癌痛伴有药物依赖：应用违禁药物，如用美沙酮维持用药，或有滥用药物史。

（5）晚期癌痛的濒死患者。

（二）癌痛机制

（1）癌细胞通过神经鞘或周围淋巴结或沿着神经周围轴突侵入，此时引起疼痛有 3 种原因：某种致痛物质产生疼痛、神经营养血管被癌细胞所闭塞及神经组织处于缺血状态导致疼痛。

（2）癌肿本身机械性压迫或浸润、化学性、活化和致敏伤害感受器，使骨骼、软组织、淋巴管、血管、神经及内脏发生一系列神经病理与生理改变，而引起急性间歇性或持续性疼痛。

（3）癌细胞浸润管腔脏器或伴有管腔通过障碍引起疼痛。

（4）放射治疗法引起的烧伤与长期治疗使组织纤维化，产生末梢损害或压迫血管，使血流障碍引起疼痛。手术治疗后损害神经末梢和所致瘢痕而产生疼痛。化疗后疼痛综合征是由于使用抗癌药物所致的中毒性周围神经损害。

（5）患者全身衰弱所致疼痛，如久卧产生褥疮、便秘等。

（6）心理性疼痛：因手术切除肿瘤，使部分脏器功能不全，患者对失去本来的生理功能产生自卑感，因病丧失工作能力，由于与家族、社会间的交往不断减少，从而在心理上产生强烈的社会孤独感，加之对死亡的恐惧不安，心绪烦乱和对疾病认识不足，以致产生严重的精神压抑和焦虑情绪等，都是引起疼痛的重要诱因。

（三）癌痛诊断

（1）癌症病史：包括外科手术、放疗、化疗及疼痛病史。

（2）临床表现：持续顽固性剧烈疼痛。

（3）影像学检查：CT、MRI、B 超及 X 线检查及骨扫描证实，癌症晚期骨转移或其他远处转移。

（4）病理检查：明确诊断肿瘤的类型。

（四）鉴别诊断

头面部癌痛与偏头痛、三叉神经痛相鉴别；颈肩及上肢癌痛与颈椎病、肩周炎、雷诺病相鉴别；腹部癌痛应与慢性胃炎，胃、十二指肠溃疡，胰腺炎，胆囊炎，附件炎及急腹症引起的疼痛相鉴别；腰背部癌痛应与腰椎间盘突出症、脊椎结核、腰椎压缩性骨折、神经根炎等相鉴别；会阴部位癌痛与坐骨神经痛相鉴别。

癌性疼痛与上述病症的疼痛，通过询问病史、临床表现及特殊检查是容易鉴别的。

（五）治疗癌痛效果标准

优：疼痛被控制：采用本治疗方法疼痛被控制，症状缓解 1 个月以上者，一般情况良好，食欲增加，夜间睡眠好。

良：疼痛缓解：部分疼痛被缓解，有时还需要应用非麻醉性止痛药或麻醉性药物。

差:疼痛未被控制:还需要应用大量的麻醉性镇痛药物。

（六）一般治疗

(1)非甾体类抗炎药治疗:在 WHO 提出的治疗癌痛的三阶梯方案中,第一阶梯用药主要是非甾类抗炎药。在治疗癌痛的第一、第二阶梯都推荐应用非甾类抗炎药。本组药物主要分为 6 大类。

1)水杨酸类药物:阿司匹林、赖氨酸阿司匹林、精氨酸阿司匹林、肠溶阿司匹林、卡巴匹林钙、双扬水酯、贝诺酯及三柳胆镁素等。

2)乙酸类:双氯芬酸、吲哚美辛等。

3)丙酸类:布洛芬(芬必得)、萘普生等。

4)灭酸类:氟芬那酸、氯芬那酸等。

5)喜康类;吡罗昔康等。

6)吡唑酮类:乙酰氨基酸(扑热息痛)、保泰松等。

(2)第二阶梯镇痛常用的药物:①曲马多 1 次 50 ~ 100mg 肌内注射或静脉滴注。②可待因:临床常用药物为路盖克和泰诺因。③喷他佐辛,既有阿片受体激动效应,又有微弱的阿片受体拮抗作用。1 次 30 ~ 40mg 肌内注射,20min 起效,镇痛维持 3h。

(3)第三阶梯镇痛常用的药物:WHO 推荐,对于重度的癌痛患者应使用强效的阿片类药物。常用的口服药物是美施康定(即吗啡控释片),每片含吗啡 30mg,每次 1 ~2 片,每 12h 口服 1 次,若不能口服时,可经肛门给药或肌肉内注药,或应用自控镇痛方法。

应用吗啡类药物时应注意以下几点:①剂量的确定:增加或降低药物的剂量应为当前用量的 1/4 ~1/2。②服药方式的改变:当从口服改为直肠用药时,先用与口服相同的剂量,然后再慢慢增加。胃肠外用药需降低剂量,皮下、肌内及静脉内途径的剂量相似。③吗啡类药物停药:当患者经过其他治疗(如毁损神经)而疼痛消失时,要逐渐减少吗啡类药物的用量直至停药,以防止停药反应的发生。

4. 神经毁损治疗:应用神经毁损药物注入到蛛网膜下腔或硬膜外腔,毁损脊神经根、神经干、腹腔神经丛、脑垂体及自主神经节等进行镇痛。

5. 针灸治疗。

6. 核素治疗:放射性核素治疗又称内放射治疗。本法治疗骨转移性癌症及其疼痛。是一种疗效明显、副作用少、不成瘾,而且对肿瘤细胞有直接杀伤作用的治疗方法之一,实际是一种抗癌镇痛治疗方法。目前在临床常用的内放射治疗药物有 89 锶(89Sr)153Sm—EDTMP 等。153Sm 在病变骨中的亲和力比正常高 16 倍,其半衰期为 46.6h,可以大剂量反复应用。其优点为制备方便,无明显副作用,可多次使用。

153Sm 的适应证:①临床、病理、X 线、骨扫描确诊为骨转移。②白细胞 > 3.5×10^9/L,血小板 > 90×10^9/L。③由骨转移瘤所致的骨痛,经化学治疗和放射治疗无效者。

153Sm 的禁忌证:①进行过细胞毒素治疗的患者。②化学治疗或放射治疗出现严重骨髓障碍者。③骨显像显示转移瘤仅为溶骨性冷区,而且呈空泡者。④严重肝肾功能障碍者。

下列患者可以反复使用:①骨痛未完全消失或有复发;②第 1 次治疗反应好,效果明显,但未达到红骨髓最大吸收剂量;③虽达到红骨髓最大吸收剂量,间隔 1 个月后,血像变化不明显者(白细胞 > 3.0×10^9/L,血小板 > 80×10^9/L),为达到肿瘤消退的目的可以重复使用。

7. 经皮肤给药:芬太尼经皮肤给药除药物动力学特点外,具有口服给药相似的优点,最适用于不需求镇痛药物变化较大的患者。芬太尼皮贴剂(多瑞吉)适用于所有的癌性疼痛的患者。本贴剂产生便秘的发生率比口服阿片类药物少。一次应用 25、50、75、100μg/h 贴剂,其芬太尼的稳态血药浓度可维持 72h。表面区域的大小与芬太尼的吸收量成正比,而皮贴剂常有各种剂型。贴剂表面禁用置放热敷袋。

8. 利多卡因静脉滴注法:采用 0.3% ~ 0.6% 利多卡因 8mg/kg 加入 5% 葡萄糖液 500ml 内,持续静脉滴注,滴速 1 ~ 2mg/min,1

次/d。或改用0.5%～1.0%普鲁卡因静滴，每日最大剂量为1～1.5g，以患者缓解疼痛或解除了疼痛或尚能忍受疼痛为准，效果确切。

静脉滴注利多卡因后因体内神经细胞膜对Na^+的通透性减弱，阻止Na^+的内流，影响神经末梢的动作电位的产生和传递。对中枢神经系统有明显的抑制作用，患者表现镇静或嗜睡，对外界事物淡漠，痛阈明显提高。产生良好的镇痛效应。利多卡因不能高浓度滴注或用药过多，以防发生惊厥等不良反应。

另外，应用三氧和过氧化氢治疗癌症已经有20余年的历史了，三氧治疗在癌症治疗上的应用基于三个重要的发现。1966年诺贝尔奖获得者德国医生Warburg提出了癌症的发生发展是由于细胞水平缺氧的理论；同时另一位诺贝尔奖获得者DNA双链结构的创立者Watson和Crie认为癌症是由病毒引起的；1974年德国人Warro发现癌细胞对过氧化氢敏感，可降低癌细胞的代谢水平，从而使肿瘤的生长受到抑制。

（于亚洲）

第十七章　老年人合理用药

老年人随着年龄增长，各重要器官的结构及功能随之减退，在容易身患各种老年病的同时，药物代谢动力学也发生了根本变化。因此，老年人是一个最容易遭受不合理用药困扰和发生药物不良反应的弱势群体。据美国 1997 年一项调查发现，有 35% 的随访老年患者同时使用 5 种以上的药物，高达 30% 的药物不良反应需就医治疗。养老院有 2/3 的老年人经历过药物不良反应的困扰，其中 1/7 需住院治疗。在医院住院的老年患者中，有 30% 的患者与不合理用药有关。可见，老年人用药的合理性、安全性和有效性，已成为老年医学亟待研究解决的临床难题。

一、合理用药的概念

合理用药的含义是指安全、有效、适当和经济地使用药物。按照世界卫生组织对合理用药的定义应包含以下几层意思：

（一）在患者明确诊断的前提下，选择经过最科学、最先进的循证医学证据证明对该病的治疗是最有效、最可信的药物

据报道，美国 65 岁以上的老年人占全国人口的 15%，但其消耗处方药的数量却高达 33%，其中不合理用药占 25%。我们在临床用药中也同样存在着较严重的不合理、不规范的现象。尤其是在公费医疗群体、干部保健对象、城市居民等人群中，存在着过度使用药物，重复性使用药物，预防性使用药物、错误地使用药物的现象。如我们现在滥用抗生素的情况就很严重。世界卫生组织已经不止一次地向我们发出警告。

据广西医科大学一项临床研究，调查 1389 例住院老年病例（平均年龄 66.2 岁），使用抗生素的有 1055 例，使用率高达 76%，抗生素二联使用率占 46.4%，四联以上使用率占 7.1%，平均使用抗菌药物 16.8 天，不良反应发生率为 13%，其中肝、肾功能损害占 27.1%，发热占 21.2%，抗生素引起腹泻占 9.5%。

据上海市医院调查，抗生素用药金额占全部用药金额的 1/3，占第一位，而无科学证据的预防性用药，无适应证的滥用药占了 40% ~ 50%，住院患者抗生素使用率为 50% ~70%，门诊患者抗生素使用率为 30% ~40%。

开发一个新的抗生素，从研究到上市的周期，一般需要 5 ~10 年，一上市，大家一起滥用的结果，2 ~3 年之后，60% 以上的细菌耐药了。细菌耐药的时间比开发新的抗生素周期所必需的时间快了好几倍。长期发展下去，我们可能要回到 20 世纪 40 年代，回到无抗生素应用，传染病肆虐的时代，这不是危言耸听！

最科学、最先进的证据是指经过严格科学设计，由许多临床研究中心和专家随机对照观察成千上万例患者，跟踪随访 3 ~5 年以上所得的科学结论。应该说这是经过长期临床实践考验，集累了许多专家的智慧，所获得的循证医学证据。而不是一个医生观察了几例或者几十例患者所得的非常局限的个人经验。看广告、看说明书用药，更是缺乏循证用药的科学证据。

（二）安全、无毒害作用是合理用药的重要原则

是药三分毒！药物是一把双刃剑，用得好它可以治疗疾病，用得不好它又可导致药源性疾病，损害患者的健康，甚至危及患者的生命。

（1）据我国国家食品药品监督管理局（SF-

DA)药物不良反应监测中心公布:我国50~60岁患者药物不良反应(ADR)发生率为14.4%,61~70岁为15.7%,71~80岁为为18.3%,80岁以上为24%。药源性死亡占住院死亡人数的25%。在我国各级医院住院患者中,每年约有19.2万人死于药源性疾病,远远超过了我国每年27种法定传染病死亡总人数的10倍以上。每年因ADR住院的人数为250万,其中有1/5为严重反应(轻者致残,重者致死)。急症患者中约有1%~4%是由于用药不当所致。

(2)据武汉市9所医院2000例死亡病例的死因分析,由药源性致死者占死亡总人数的11%。

(3)1990年全国调查聋哑儿童为182万,其中用抗生素致聋逾百万,且以每年2~4万人的速度递增。

(4)据美国报道,每年有10.6万人死于药源性疾病,占死因的第4位,仅次于心血管病、中风及肿瘤。

(三)剂量恰当,疗程适当,给药途径适当

给药途径要选用最方便、最安全的方式。如能用口服药品解决问题就不用注射的方法,能每日用1次药解决问题,就不用1日3~4次,以减少患者的麻烦和误用、漏用率。能用肌内注射解决问题就不用静脉注射,尽量减轻患者负担及痛苦,获取最佳的疗效。

合并用药时,各种药都要从最小剂量开始,逐渐增加,直至摸索到合适剂量为止。

合并用药要注意充分发挥各种药物之间的协同作用,尽量减少药物之间相互矛盾作用及不良反应。还要照顾到对并存的疾病不要产生有害的作用。因为有些药对一种病有治疗效能,而对另一种病可能会带来一定的危害。如高血压伴糖尿病患者,选择降压药时,就应注意首选钙拮抗剂和血管紧张素转换酶抑制剂。这两类药合并应用,降血压有协同作用,可提高降压疗效;同时还有保护心血管及肾脏功能的良好效果,有利于改善患者远期预后和提高生活质量,对糖尿病无不利影响。高血压伴糖尿病患者,一般不选用噻嗪类利尿剂和β-受体阻滞剂。

(四)经济实用是合理用药的物质基础

目前我国卫生资源还相当贫乏,我们必须用好有限的卫生资源,获取最大的效益。以最小的成本取得最大的治疗效果,这是一个医生必须遵循的医德医风。不合理的滥用贵重药品已成为当前我们国家和民众医疗负担过重的重要原因。

二、老年人各重要器官生理功能逐渐衰退与用药之间的关系

生理学研究资料显示,人类各重要器官的结构和生理功能,自成年(20~25岁)之后就以每年1%左右的速度衰减,随着年龄的增长,各器官功能逐渐衰退的趋势是不可抗拒的,这也是自然规律。当各个系统器官功能的衰退到一定的限度,就必然会对药物吸收、利用、代谢和排泄及其作用产生重要的影响。

(一)消化器官的生理变化以及对药物吸收的影响

老年人消化系统随着年龄的增长可发生如下变化:

(1)胃肠黏膜萎缩,细胞数量逐渐减少,胃酸分泌下降,消化功能减弱。

(2)消化道蠕动逐渐缓慢,所以老年人容易患便秘。

(3)供应肠道血液的动脉硬化使供血减少,65岁以上的老人胃肠道血流量减少约40%。

由于以上的生理变化因素致使口服药物的吸收减少,疗效降低。此外,老年人比较脆弱的消化功能很易受一些药物的干扰而致消化功能障碍。如地高辛、氯化钾、抗生素、抗肿瘤药等,很易引起食欲不振、恶心、呕吐、腹胀、便秘或腹泻等,使本来已经衰弱的身体更加虚弱。

（二）体重和营养的生理变化，以及对药物分布的影响

老年人随着年龄的增长，体内的水分和肌肉组织逐渐减少，脂肪的比例相对增加，这就会引起药物分布的变化。一些亲脂性的药物如巴比妥类（镇静催眠药）、地西泮（安定）维生素A、D、K等，容易在脂肪组织内蓄积，长期服用就可能产生毒性反应。尤其老年女性，脂肪成分的增加比男性明显。因此，中老年人的药物分布与性别有很大差异。女性、肥胖者选用亲脂类药物时，须注意减量并密切观察病情变化，随时调整药物剂量，以避免发生不良反应。

老年人血浆蛋白随着年龄的增长而降低。一般75岁以上老年人血浆蛋白要比青年人下降1/4左右。一般药物被吸收或直接静脉注射入血后，一部分药物与血浆蛋白结合，被暂时贮备起来，不发挥药效作用，待缓慢分解释放；另一部分不与蛋白结合，呈游离状态，可直接发挥药效作用。当中老年人血浆蛋白相对减少时，则药物游离状态的浓度就会升高，容易出现毒副作用。

（三）肝脏功能的生理变化以及对药物代谢的影响

肝脏是药物代谢的主要器官，很多药物都要经过肝脏代谢，被一组特殊的酶系统进行氧化、还原或水解，将其破坏，这种酶称之为肝脏微粒体细胞色素CYP450酶系统。随着年龄的增长这种酶系统的生成及活性逐渐降低，对药物的代谢、排泄减少。

据研究，70岁老人肝脏代谢药物的能力可下降30%以上，使一些药物如氨基比林（解热镇痛药）、保泰松、苯妥英钠（抗癫痫）、巴比妥、眠尔通、四环素等，在血液及组织中的浓度上升，在体内滞留的时间延长20%～50%，有的药如地西泮（安定）等在体内滞留的时间，老年人比年轻人可延长4～5倍。老年人对药物代谢缓慢，可能是老年人对药物敏感性增强和容易发生药物毒性反应的重要原因之一。

（四）肾脏功能的生理变化，以及对药物排泄的影响

老年人肾脏的肾单元（包括肾小球和肾小管，每个肾脏约有100万～200万个肾单元组成）随年龄的增长而减少，80岁以上的老年人肾单元仅为青年人的1/3，其余2/3的肾小球和肾小管都萎缩或纤维化了，失去了正常的功能。也就是说，高龄老年人肾脏排泄药物的能力仅为青年人的1/3，使药物在体内滞留时间延长，血浆药物浓度升高，容易出现药物的蓄积中毒。因此，老年人用药的剂量要比青年人小的多。

（五）老年人对药物的耐受性趋向降低

老年人各器官功能逐渐衰退，对药物耐受的程度明显降低，女性比男性更显著。主要表现对药物剂量耐受性降低，有时虽应用小剂量，亦可出现超量反应。此外，对联合用药耐受性降低，如用一种催眠镇静药（安定）可以耐受，而与硝西泮（硝基安定）两药合用时，就会出现头昏、嗜睡、全身软弱无力，甚至站立不稳，高血压患者用降血压药物时，若用安定与利尿药（双氢克尿噻）合用时，老年人就可能会出现体位性低血压。

（六）老年人对多数药物敏感性增高，不良反应增多

老年人对药物过敏者趋向增多，如青霉素、磺胺类、水杨酸类制剂等许多药物，年轻时并无过敏，随着年龄增长，免疫功能减退，可能会产生新的过敏反应。对中枢抑制药敏感性增强，如老年人使用常规剂量的吗啡，可产生呼吸抑制的超敏反应。应用安定、利眠宁、硝基安定等易引起明显困倦、共济失调、尿失禁等。

对肝素及口服抗凝剂华法令等，敏感性增强，易致出血并发症，甚至脑出血。

（七）老年人对药物反应和用量的个体差异很大

老年人对药物剂量个体差异很大，切不可凭以往经验用药。同一个患者在不同年龄时，用药剂量可相差很多倍。

（八）老年人用药依从性较差，影响治疗效果

用药依从性是指患者遵照医嘱用药的顺从程度，即是否按照医生的医嘱不打折扣地按时准确用药。判断用药依从性可测定依从性指数。比较理想的依从指数应要求达到 90 ~100。

$$依从指数 = \frac{实际服用药片数}{按医嘱应服药片数} \times 100$$

老年人由于记忆力减退、耳聋、眼花、智力下降，忘服、漏服、错服及多服药的现象是很常见的。此外，老年人患的多是老年病、慢性病，病情发展很慢，有些病又无明显症状，如高脂血症、糖尿病、高血压等，多数人无何不适。因此，这些病也称为"无声的杀手"，容易使人们麻痹大意，不重视遵从医嘱用药，随意性很大，不利于疾病的有效控制。

有人调查，出院 6 周后的老年患者有 48% 服药量比医嘱规定的用药数量无故减少了一半，另有 26% 的人比医嘱规定的药物用量又无故增加了一倍。高血压患者约有 60% ~85% 的人不按医嘱服用降压药，其中约有 50% 以上的人根本就不用药物治疗。严格按照医嘱用药而又将血压控制在正常或理想水平者，只占高血压患者总数的 5% ~20%，致使我国心脑血管病的发病率和死亡率居高不下。因此，加强健康教育，提高中、老年人自我保健水平和用药的依从性，是提高中老年人合理用药及疗效，保证健康的一个重要措施。

三、老年人常用药物之间的相互作用及其不良反应

近年来，药物种类日益增多，新药不断出现，用途交错。老年人由于一人多病，常常联合多种用药。

据笔者调查，老年住院患者，平均每人患 3 ~5 种重要疾病，用药 6 ~ 8 种之多，最多的 1 人用药 22 种，每天服药 60 多片。这么多种药物一起应用，必然会产生有益的和不良的相互作用，甚至产生严重的毒副作用。用药种类越多，不良反应的发生率越高。因此，老年人用药应尽量减少品种，可用可不用的药，尽量不用，以避免由于多种药物相互作用而引起的不良反应。现就常见的几类容易发生相互作用而致不良反应的药物简述如下。

（一）加速胃肠道蠕动的某些药物可以影响另一些药物的吸收

如甲氧氯普安（胃复安）与左旋多巴等药合用时，因甲氧氯普安促进胃肠道运动致使后者提前进入肠道，而加速吸收，从而提高疗效。某些药物在肠道内有固定吸收的部位，如地高辛、维生素 B_2 只能在十二指肠和小肠的前段才能吸收，当该药与胃复安、吗丁啉合用时，因上述药物加速肠道蠕动，使药物迅速离开吸收部位，减少吸收而降低了地高辛和维生素 B_2 的疗效。

（二）促进或降低代谢酶的活性而相互影响药物的疗效

酶促作用：即甲类药物促进了乙类药物代谢酶的活性，使乙类药物加速代谢而迅速失效。如巴比妥类催眠药物可促进另一些药物如 β－受体阻滞剂、甲氰咪胍、苯妥英钠、口服抗凝剂、皮质激素等，上百种药物代谢酶的活性，使这些药物迅速破坏而降低疗效。

酶抑作用：即甲类药物抑制了乙类药物代谢酶的活性，可使乙类药物代谢减慢，从而提高了血药浓度，增强了乙类药物的疗效，若不相应减量，即可引起药物中毒。如氯丙嗪（冬眠灵）与普萘洛尔（心得安）合用时，由于前者降低了后者药物代谢酶的活性，使心得安血药浓度上升，加强了对心血管的抑制作用，可引起心率缓

慢、血压降低,甚至休克、心脏骤停。

(三)相互竞争血浆蛋白而影响药物的疗效

许多药物口服吸收后或直接注射入血后,分成两部分,一部分为游离体,另一部分为结合体,药物只有在游离状态下,才能起到有效作用,而部分或大部分药物要与血浆蛋白结合形成结合体,暂时不起作用,待以后缓慢释放,以维持游离药物在血内的恒定浓度,以保证持久的药效。这也就是为什么有的药需要6-8小时用1次,另一些药需要12或24小时用1次的主要根据。若与血浆蛋白结合的多一些,牢一些,释放的慢一些,间隔用药的时间就可以长一些,反之,就可以短一些。药物与血浆蛋白结合力有强弱之分,结合能力强的药物进入血液后迅速与血浆蛋白结合,占据了大部分血浆蛋白,使结合能力弱的药物失去了与血浆蛋白结合的机会,因而后者游离药物在血中的浓度升高了,既可增强疗效,又可引起毒副作用。如阿司匹林与血浆蛋白结合力较强,当与血浆蛋白结合力较弱的药物如青霉素、磺胺类、氨甲喋呤等合用时,可使后者血药浓度升高,增强疗效。若两药合用时间过久又不注意减量,则可引起后者的中毒反应。

(四)竞争肾小球排泄而影响药物的疗效

多数药物都是通过肾小球滤过而进入尿中排泄出体外。肾小球滤过的能力也是有一定限度的,尤其是高龄老人肾小球已经所剩无几了,当您用药的种类太多,剂量过大,超过了肾小球的负荷时,肾小球滤过率,也遵循它的自然法则,即先易后难,将容易排泄的小分子量的药物优先排出,不容易排泄的大分子药物就长时间滞留在体内,使血药浓度升高,提高疗效,当积累到一定程度,就会出现中毒反应。如丙磺舒与青霉素合用时,丙磺舒较易透过肾小球过滤,优先排出体外,而青霉素不易透过肾小球过滤,使青霉素血浓度升高而增强疗效,这两种药物合用时,青霉素要相应减量或延长给药的间隔时间,否则就容易出现青霉素的毒副反应。

四、老年人在用药方面常见的几个误区

(1)求新:市场上和媒体上经常出现一些新药广告,其实很多产品只是剂量或组合做一些小的调整,换换包装或药名更新一下,而成分并没有多大变化,但价格即可成倍上升。老年人用药应首选疗效确实,副作用小,久经考验的老药,千万不要跟着广告走。一个新药上市,一般要经过3~5年的临床实践考验,才能给予公正的评价。临床实践中,有的药品用了5~10年以上,才发现它有明显的毒副作用,而被淘汰的情况屡见不鲜。

(2)求洋:很多药的用量及反应存在着严重的种族差异,国人用洋药必须重新摸索合适的剂量,切不可按照国外剂量用药,以免发生严重不良反应。

(3)求贵:认为价钱高,便是好药,这是个误区。药物的疗效绝不是依据价格而定,很多疗效确实的药,往往是很便宜的。如阿斯匹林、洋地黄、硝酸甘油、青霉素等,都已用了几十年,甚至上百年了,久盛不衰,质优价廉。

(4)求多:用药物的品种越多,产生药物相互作用及药物不良反应(ADR)的发生率越高。据调查,用5种药物以下,ADR发生率为5%以下,6~10种,ADR发生率增至10%以上,若同时应用15种以上,ADR发生率高至40%以上。

(5)滥用补药和保健品:补药一般是指维生素、微量元素、补益中药等。应用补药的原则应是缺什么,补什么,缺多少,补多少,不缺不补,更不能滥补。

(6)中药无毒说:很多人认为中药无毒,尤其是服用补益药可以长期服用无妨,这也是个误区。中医用补益药也是很有讲究的,主张气虚补气,脾虚补脾,血虚补血。补益要适度,不能过补。祖国医学认为,“一日过补,十日不复”。

近年来，加强了对中药的监管，已经陆续发现了数十种中药有明显的肾毒性。其中有雷公藤、马兜铃、山慈姑、木通、牵牛子、苍耳子、大麻、使君子、益母草、胖大海等，有的人服药一天至数周，出现明显胃肠反应，如恶心、呕吐、食欲不振、腹胀、腹泻等；若继续服用，即可损害肾小球及肾小管，进一步发展下去，出现少尿、无尿、尿毒症、肾功能衰竭，重者死亡。最近，经国内外监管发现，有数十种中成药存在着一定的毒性，不能长期服用，如安宫牛黄丸、苏合香丸、冠心苏合丸、朱砂安神丸、冰硼散、磁朱丸、六神丸、玉枢丹、牛黄清心丸等，汞含量均超过食用安全标准。

五、老年人用药原则

（一）严格掌握用药指征，用药要少而精，杜绝不合理处方用药

老年人由于生理衰老、病理变化，病情往往复杂多变，若药物使用不当可使病情急转直下，甚至无法挽救。因此，老年人用药要十分小心，必须严格掌握用药指征，选择药物时要考虑到既往疾病、并存疾病及各器官的功能情况，根据年龄、病情的变化，不断做出适时的调整，慎重用药。尽可能将用药压缩至5种以下。杜绝不规范、不合理处方用药。

美国作为一个拥有全世界最先进的医疗技术，较完善卫生保障系统和较规范用药制度的发达国家之一，也面临着老年人不合理用药的挑战。一项涉及45 000名养老院老人的调查发现，不合理使用药物的处方率高达33%。最常见的不合理用药为心血管药物（地高辛、丙吡安、双密达莫、甲基多巴和利血平）和抗焦虑药（长效苯二氮䓬类、劳拉西泮、三唑仑、地西泮和甲丙氨酯）。可能导致的不良反应有心律失常、心功能不全、抑郁症、药物依赖性、便秘、眩晕和共济失调导致摔倒引发股骨颈骨折等。这些经验教训都是值得我们借鉴和引以为戒的。

（二）掌握好最佳的用药剂量

老年人肝肾功能多有不同程度的减退或合并多器官严重疾病。因此，用药一定要因人而异，一般应从“最小剂量”开始。我国老年人用药通常是根据年龄、性别、体重和体质情况而定。对年龄较大、体重较轻、一般情况较差的老年患者，先从成人剂量的1/10或1/5开始，然后密切观察病情，进行调整。必要时，按成人剂量的1/4，1/3，1/2，2/3，3/4等逐渐加量。尤其对体质较弱，病情较重的患者切不可随意加药。对于急症患者，起始用量可以稍大一点，一旦病情稳定应及时减量或停药。

（三）掌握好用药最佳时间

不同的药物均有各自的最佳吸收和作用时间，若能按此规律给药可以得到事半功倍的疗效。如洋地黄、胰岛素在凌晨四时给药，其效果比其他时间要大几倍。皮质激素在上午6～8时给药，不仅可以提高疗效而且还可以减少激素的副作用。有些药对胃肠道刺激性较大，如铁剂、某些抗生素、抗肿瘤药等，放在饭后服就会减轻胃肠道的刺激。而另一些药则要求在饭前服才能收到较好的疗效，如健胃药、收敛药、抗酸药、胃肠解痉止痛药、降糖药、利胆药等。许多药为了维持长久的疗效，必须相应地维持血内一定的有效浓度，因此，必须根据各种药物在体内代谢、排泄速度的快慢（即半衰期）和患者的具体情况合理用药。

（四）加强用药后的临床监护

据调查，老年人出现的药物不良反应中，有2/3是可以预防的。因此，对老年患者选择用药时，要详细询问以往有无药物过敏史，慎重选择用药，并细致向患者交待药物名称、特性、药效、用法、可能发生的副作用、不良反应及处理方法、药物的适应证、禁忌证、贮藏方法等。

老年人应用地高辛、抗心律失常药、抗高血压药、抗糖尿病药、利尿药、抗凝药、抗肿瘤药、抗精神病药、抗生素、β－受体阻断剂等，应密

切监视药物不良反应，定期做血药浓度监测或其他有关检查，如心电图，血钾、钠、氯，肝、肾功能，血糖，血脂，血压等，以指导准确、合理用药。因为上述十大类药品的治疗剂量与中毒剂量比较接近，被认为是“高危药物”，必须密切监视用药后的疗效及不良反应，并及时进行合理的调整，以最小的剂量，达到最好的疗效。

（五）遵照循证医学原则，从患者根本利益着想

在为患者选择治疗保健措施时，必须应用现代最新研究成果，既严格遵照循证医学原则（前瞻性、大样本、多中心、长时间、随机对照、观察终点明确过硬及正确的统计学分析）操作所获得科研结果。从患者最高利益（重视远期预后、提高生活质量、康复最好、疗效最高、副作用最小、价格最低）出发，尊重患者的自身价值和愿望（知情权、选择权、决断权和隐私权），与患者及其家属密切协商，明智地选择最佳的治疗措施。

（六）重视配合非药物治疗措施

据现代医学研究认为，老年病70%以上为心－身疾病，即由于心理失衡导致器官功能障碍。如肿瘤、心脑血管病、糖尿病、抑郁症、焦虑症等均属心身疾病的范畴。老年人随着年龄的增长，精神心理自我调适平衡的功能也逐渐弱化，容易产生孤独、失落、自卑、焦虑、固执、消极、悲观等负性情绪，对许多老年病的发生、发展起着至关重要的作用。需要及时正确的心理疏导，社会、家庭应给予更多的热情关照，细心呵护，将其精神情绪调整至最佳状态，能起到药物不能代替的效果。如早期高血压、糖尿病、高脂血症等，只需适当加强运动、调理膳食结构、限制钠盐及饮食热量、减肥、调整精神情绪、戒烟限酒及规范生活方式等，也许不用药物或用很小剂量药物，即可达到治疗目标。

（陶国枢）

参考文献

1. 傅得兴．老年人药物不良反应及用药原则[J]．中华老年医学杂志，2004. 23(5)：359

2. 黄渤济，汪彤彤，汪培山等．美国老年人不合理用药的现状和面临的挑战[J]．药物流行病学杂志，2002. 11(5)：243－245

3. 陈新谦，金有豫，汤光．新编药物学[M]．第16版．北京：人民卫生出版社．2007：16－18

4. 匡培根．神经系统疾病药物治疗学[M]．第1版．北京：人民卫生出版社．2002：114－136

5. Boutledge PA，OMahony MS，Woodhouse KW. Adverse drug reactions in elderly patients Br J Clin Pharmacol. 2004，57(2)：121－126

6. Juurlink DN，Mamdani M，Kopp A. et al. Drug－drug interactions among elderly patients hospitalised for drug toxicity. JAMA，2003，289(13)：1652－1658

第十八章 老年人膳食营养问题

第一节 概 述

人进入老年期后,随着年龄的增长,消化器官功能必然逐渐衰退,也同时容易出现一系列病理现象。这就为老年人的膳食营养带来一些需特殊照顾的问题。

一、老年人消化器官功能生理衰老的变化

(1)口腔:牙龈萎缩,牙松动脱落,舌乳头萎缩,味蕾减少,舌肌萎缩,活动能力下降,咀嚼及吞咽功能受限。

(2)食管:蠕动能力减退,可出现第三蠕动波,影响食物从食管推入胃。

(3)胃:胃黏膜萎缩,胃酸分泌减少,老年人胃酸缺乏的占24% ~65%。因此,易导致铁、钙和维生素B_{12}的吸收能力下降。此外,由于胃平滑肌松弛无力,致胃排空延迟。

(4)肠:小肠黏膜萎缩、表面积减少,从而降低对营养素的消化和吸收能力。

(5)消化液的质和量的变化:老年人唾液、胃液、胰液、小肠液分泌均减少。唾液淀粉酶、胃蛋白酶、胰蛋白酶、胰脂肪酶等消化酶活性下降,直接影响营养的消化和吸收。

(6)胆:老年人胆囊功能障碍,影响脂质的消化和吸收。

(7)肝:老年人肝组织易出现纤维化,体积缩小,重量减轻。老年人肝细胞酶活性降低,肝解毒能力下降,同时对氨基酸合成能力下降。因此,老年人对外来损伤因素,乃至饮食规律变化的反应和适应能力减退。

二、老年人消化器官容易出现的病理表现

(1)吞咽困难:由于食管运动障碍、食管憩室炎症、食管周围病变压迫等。

(2)便秘:以功能性因素多见。如食物中缺少纤维素、液体摄入量减少、应用可致便秘的镇痛药和降压药等。

(3)腹泻:如患过敏性结肠炎。

(4)缺铁性贫血:由于胃酸低,造成铁吸收障碍。

(5)消化道出血:出血性胃炎、溃疡病、对水杨酸类药物过敏等可致上消化道出血。痔疮、肛裂、缺血性肠炎等可致便血。

(6)黄疸:老年人中多因胆道阻塞引起黄疸,如总胆管结石,胰、胆管肿瘤等。

三、老年人营养素代谢特点

(一)能量代谢

老年人能量代谢变化有二:

(1)基础代谢率(BMR)降低。成年人年龄每增加10岁,BMR下降2% ~3%;60以上老人的BMR约为青年时的90%。

(2)老年人活动量减少,能量利用率下降。因此,老年人总热耗量随增龄而逐渐降低。

(二)碳水化合物代谢

老年人对碳水化合物的代谢率下降。葡萄糖耐量试验常出现高糖曲线,虽空腹血糖水平常在正常范围,但糖耐量随年龄的增长而逐渐下降。据统计,60岁以上老年人葡萄

糖耐量试验在餐后呈糖尿病曲线的占 34.5%以上。

（三）蛋白质代谢

老年人白蛋白合成率降低。随着年龄的增长，老年人体内核酸总量降低，必需氨基酸含量下降；具特殊功能的蛋白质含量下降，聚合胶原蛋白上升；血清总蛋白量和白蛋白含量降低，肝功能下降产生球蛋白和白蛋白之比值上升。在氮平衡试验中发现，同样的蛋白质供给量在年轻人中足以保持正氮平衡，而在老年人中呈负氮平衡。

（四）脂肪代谢

随年龄的增长，老年人血清中胆固醇浓度增高，同时低密度脂蛋白（LDL）水平增高。据统计，从 20 岁至 70 岁血清胆固醇约上升 0.3% ~0.5%。在老年人中发生饥饿时，脂肪动员慢，说明在人的老年期，脂肪代谢容易失衡。

（五）水、电解质代谢

老年人体内水分总量减少，主要是细胞内液减少。同时老年人对水的储备能力减退，故老年人在应激情况下易发生脱水，造成水和电解质失衡。

老年人易发生水、电解质失衡的情况和原因有：

（1）老年人尿浓缩功能减退，当摄入水分不足时易发生脱水。

（2）老年人因精神因素过度饮水，可造成水中毒。

（3）老年人常因心、肾功能不全，易发生水钠潴留。

（4）老年人因神经性厌食、呕吐、腹泻，造成低钠、低钾血症。

（5）老年人因过用利尿剂及泻药，可造成钠、钾代谢不平衡。

（6）老年人如患“抗利尿激素分泌过多综合征”，可引起低钠血症。

四、老年人对营养素的需求

由于老年人消化器官功能生理衰退的特点，以及老年人对总热量和各种营养素代谢的变化，老年人对营养素的需求可完全不同于其他年龄段的需要。老年人的营养供给可根据每一老人的具体情况进行个体化处理。总的原则是：

（一）总热量需求减少

老年人能量的需求取决于老年人活动量的多少，以及老年人机体组织代谢活动程度所需。一般情况下，由于老年人基础代谢水平随增龄而下降，老年人体力活动相应减少时能量消耗也下降，故适当限制老年人的总热量是可行、且有益的。2007 年我国推荐国人每日需要热卡量（kJ/d）如下：

表 18－1－1 中国成年人的平均能量摄入水平

年龄组	城市 kJ(kcal)		农村 kJ(kcal)	
	男	女	男	女
18 岁～59 岁	9200(2200)	7550(1800)	10900(2600)	9200(2200)
60 岁以上	8350(2000)	6700(1600)	10050(2400)	8350(2000)

* 年龄 18～79 岁，BMI：18.5kg/m^2～24.9kg/m^2，无高血压、糖尿病、血脂异常

当老年人健康情况发生改变时，尤其是发生一些疾病后，为能使健康尽快恢复，应给老年人提供更多的能量。

（二）碳水化合物需求量减少

由于老年人随增龄而基础代谢率下降的同时，对碳水化合物的代谢率也下降，故老年人碳

水化合物的摄入量也应相应下降。

老年人每日碳水化合物供给量占总热量之55%～60%为宜。碳水化合物供给过多，易使内源性甘油三酯生成增多，尤其是单糖更易发生甘油三酯及胆固醇血症。故在碳水化合物供给中，单糖比例不应超过10%（蔗糖、葡萄糖等）。果糖易于吸收，转化为脂肪的量较少，且能经氨基化及转氨基作用合成氨基酸，有补充蛋白质的作用。但大量采用果糖（如蜂蜜制品），易发生乳酸血症，临床上也建议不宜多用。多糖类渗透压小，易于在胃肠道消化吸收，也有利于降低血清甘油三酯水平。

碳水化合物中应供给含纤维素和果胶多的食品，有利于促进肠道蠕动，且具吸附解毒和降低胆固醇作用。但供给量过多，可影响钙、磷等营养素的吸收。故建议每日供给纤维素量6～8g。

（三）蛋白质需求量应充足

由于老年人消化器官生理功能发生退行性变，老年人对蛋白质的吸收率和利用率均低于青壮年时期。为维持老年人的正氮平衡，对老年人蛋白质的供应量必须充足，尤其是要供给富含必需氨基酸齐全的高生物效价的蛋白质，此类蛋白质含于动物蛋白中。

老年人每日蛋白质供给不少于1.0～1.5g/kg·d。其与总热量供给比约627kJ/g氮。高生物效价蛋白质供给量可占总供给量的50%。但蛋白质供给过多会增加消化器官和肾脏的负担。鉴于老年患者常肾功能减退，供给老年人蛋白质可按0.8～1.0g/kg·d计算，或按老年患者肾功能改变情况作相应调整。有人提出，适当限制蛋白质的摄入有利于老年人长寿，但有待更多研究资料的证实。

食物蛋白的氨基酸模式：食物蛋白中所含各种氨基酸比例模式合理，则有利于在老年人中消化、吸收、利用。通常我们所提食物蛋白的氨基酸仅考虑色氨酸、赖氨酸和含硫氨基酸之比例，标准比为1∶3∶3。FAO推荐合理的食物蛋白氨基酸模式为：色氨酸1，苏氨酸、苯丙氨酸各2，赖氨酸、缬氨酸、异亮氨酸、含硫氨基酸各3，亮氨酸3.4。一般认为，动物蛋白如奶蛋白、卵蛋白、瘦肉蛋白都含完全蛋白质，含人体所需的一切必需氨基酸；植物蛋白除大豆蛋白外，生物效价均较低，如掺杂食用可提高其生物效价。因此要求老年人一定要杂食，并给一定量的动物蛋白。

（四）脂肪要求量应控制

老年人随增龄而体内脂肪含量比例增多。老年人患病常伴脂质代谢异常，故对老年人膳食中脂肪的供给量要严格控制。

老年人的脂肪需求应注意两点：

（1）脂肪供给总量。一般认为1g/kg·d为宜，每日不应超过供热能总量的20%，最高限量不超过30%。但应注意过低供给脂肪量有可能影响脂溶性维生素的吸收，以及减少必须脂肪酸的供给。

（2）脂肪供给质量。对老年人应多供应质量高的不饱和脂肪酸。原则上应保证饱和脂肪酸、单不饱和脂肪酸、多不饱和脂肪酸之比为1∶1∶1，即饱和脂肪酸与不饱和脂肪酸之比等于1∶2。一般动物油（鱼油除外）含较多饱和脂肪酸，植物油（椰子油除外）含不饱和脂肪酸为多。故主张老年人多应用植物油，既可满足必须脂肪酸的供给，又不致血脂浓度过度增高。但不饱和脂肪酸过高易出现胆汁淤积和结石的形成，以及促使细胞衰老的过氧化脂质生成增高。因此，从保健角度出发，对老年人可增加维生素C和维生素E的摄入。

研究证明，由C8～C12中链脂肪酸组成的甘油三酯用于老年人、消化吸收不良及手术后患者更有利。因中链脂肪酸的代谢特点：①在肠道分解快而完全，吸收迅速。②不经淋巴系统而经门静脉系统从肠道直接运入血循环。③氧化代谢快，不在机体中蓄积，降低血浆中游离脂肪酸含量。④吸收时不需脂肪酶介入。中链脂肪酸合成甘油三酯后能直接被吸收。⑤运输时不需与其他脂类物质形成乳糜微粒，也不易与蛋白结合。

(五)维生素的需求

维生素作为人体一些酶的主要成分,在调节人体代谢和延缓细胞衰老过程中起极其重要作用。多数维生素不能在人体内合成和储存,必须由食物中供给。人进入老年期后,由于胃肠消化功能减退,进食量又减少,常致维生素的摄入和利用不足,造成维生素缺乏。目前对老年人维生素的正常需要量尚无统一的国际标准,一般认为老年人每日维生素需要量和供给量应高于正常成年人的标准。推荐 51 岁以上人群每日维生素需要量如下:

表 18-1-2

性别	Vit. A(μg)	Vit. D(μg)	Vit. E(mg)	Vit. C(mg)	Vit. B_1(mg)	Vit. B_2(mg)	Vit. B_6(mg)	烟酸(mg)	叶酸(μg)	Vit. K(μg)
男	1000	5	10	60	1.2	1.4	2.2	16	3.0	70-140
女	800	5	8	60	1.0	1.2	2.0	13	3.0	70-140

维生素摄入量过多,也可引起中毒。某种维生素摄入过量,还可影响其他维生素的吸收和利用,尤其是脂溶性维生素,如摄入维生素 E 过量,可阻抑维生素 K 的作用。

(六)微量元素的需求

微量元素是指人体每日需要量小于 100mg 的元素。微量元素是体内合成酶、激素、核酸等调整生命代谢所必需的化学元素。已知必需微量元素有 14 种,包括铁(Fe)、碘(I)、铜(Cu)、锰(Mn)、锌(Zn)、钴(Co)、钼(Mo)、硒(Se)、铬(Cr)、锡(Sn)、钒(V)、氟(F)、硅(Si)镍(Ni)等。老年人微量元素每日供给推荐量(mg)如下:

表 18-1-3

性别	铁	碘(μg)	锌	硒	铜	锰	钼	铬	氟	钴
男	10	150	15	0.05-0.2	2-3	2.5-5.0	0.15-0.5	0.05-0.2	1.5-4.0	含于 B_{12} 中
女	10	150	15							

上述微量元素主要来源于食物,坚果类食品富含各种微量元素。微量元素是维持人体正常代谢的重要物质。微量元素在酶系统中起催化作用,是激素和维生素构成的必需成分,并作为辅助因子发挥作用,在提高和调整免疫功能、抗恶性肿瘤细胞等方面担负极其重要作用。因此,微量元素是人体必不可少的营养素,但摄入量过多,也可引起中毒。

五、老年人饮食营养保健

(一)老年人合理饮食

(1)平衡饮食:为使老年人获得合理营养,达到平衡饮食,应提供符合老年人供给量标准的饮食,满足营养需要。要注意老人体重变化,防止能量过剩致肥胖。

(2)食物多样化:为使主食与副食来源多样化,并保持各营养素比例,老年人饮食保证有几类食物组成,包括粮油类、奶类、鱼类、肉类、蛋类、豆制品及蔬菜、水果类,以提供完善、全面的营养。

(3)符合老人消化生理特点:根据老年人消化生理特点,提供符合老年人营养需要的饮食。宜软宜清淡,应少吃或不吃荤油、肥肉、油炸食物、甜点心、动物内脏及胆固醇较高的食物。

(4)少量多餐:因老年人对一时性低血糖或高血糖耐受能力降低,所以进餐时间不宜间隔过长,防止过饥过饱。应提倡少量多餐,每天食物可分 4~5 次进食,要注意早餐质量,早餐可进食牛奶、鸡蛋、米粥、麦片、发糕、面包、馒头等。避免早餐只进食稀粥、小菜、馒头的单调现象。晚餐不宜过饱或油腻，以防夜间血液粘稠发生脑梗或心肌梗死。晚餐距睡觉要在 4 小时以上。

(5)良好感官性状：食物要粗细搭配，宜于消化。注意食物的色、香、味、形状，食物硬度适中，既应适合老年人咀嚼与吞咽功能，又能保持食物的风味。

(6)就餐环境舒适：为老人提供安静、良好进餐环境，使其充分享受进食的乐趣。进餐时不要边吃边看电视，防止胃酸分泌减少。进餐时不要说些不愉快的事情，防止情绪变化，影响进餐。

(7)不能盲目节食：有些食物会致某些老年人不舒服，但不能任意取消某类食物，以免减少对食物选择的余地。体重超重或肥胖的老年人要在医师的指导下进行饮食控制，不能盲目节食。

(二)中国老年人膳食指南

1. 食物要粗细搭配、松软、易于消化吸收

随着人们生活水平提高，我国居民主食的摄入减少，食物加工越来越精细，粗粮摄入减少，油脂及能量摄入过高，导致 B 族维生素、膳食纤维和某些矿物质的供给不足，慢性病发病率增加。老年人消化器官生理功能有不同程度的减退，咀嚼功能和胃肠蠕动减弱，消化液分泌减少。许多老年人易发生便秘，患高血压、血脂异常、心脏病、糖尿病等疾病的危险性增加。老年人选择食物要粗细搭配，粗粮含丰富 B 族维生素、膳食纤维、钾、钙、植物化学物质等。食物的烹制宜松软宜于消化吸收，以保证均衡营养，促进健康，预防慢性病在适合老年人咀嚼功能前提下，要兼顾食物的色、香、味、形。要注意烹调的方法，以蒸、煮、炖、炒为主，避免油腻、腌制、煎、炸、烤的食物。宜选用的食物：柔软的米面及其制品，如面包、馒头、麦片、花卷、稠粥、面条、馄饨；细软的蔬菜、水果、豆制品、鸡蛋、牛奶等；适量的鱼虾、瘦肉、禽类。

2. 合理安排饮食，提高生活质量

老年人进餐的环境和进食情绪状态十分重要，和家人一起进餐往往比单独进餐具有更多的优点。

老年人营养需要特点：随着年龄的增加，其消化功能衰退，导致老年人食欲减退，能量摄入降低，必需营养素摄入相应减少，使老年人健康和营养状况恶化。为适应老年人蛋白质合成能力降低、利用率低的情况，应选用优质蛋白质。老年人胆汁酸减少，酶活性降低，消化脂肪的功能下降，摄入脂肪量占能量的 20% 为宜，并以植物油为主。老年人糖耐量低，胰岛素分泌减少，且血糖调节作用减少，易发生骨质疏松和骨折，应注意补钙和维生素 D。维生素 A 可减少老人皮肤干燥和上皮角化。β－胡萝卜素能清除过氧化物，有预防肺癌功能，增强免疫功能，延迟白内障的发生。维生素 E 有抗氧化作用，能减少体内脂质过氧化，消除脂褐质，降低血胆固醇浓度。老年人常见 B 族维生素的不足，应特别注意补充叶酸，维生素 C 对老人有防止血管硬化的作用。老年人应常食用富含各类维生素的食物。锌是老人维持和调节正常免疫功能所必需，硒可提高机体抗氧化能力，与延缓衰老有关，适量的铬可使胰岛素充分发挥作用，并使低密度脂蛋白水平降低，高密度脂蛋白水平升高，故老年人应注意摄入富含这些微量营养素的食物。

3. 重视预防营养不良和贫血

60 岁以上的老年人随着年龄增长，出现不同程度的老化，包括器官功能减退、基础代谢降低和体质成分改变等，可能存在不同程度和不同类别的慢性疾病。或因牙齿、口腔问题和情绪不佳，致食欲减退，能量摄入降低，必需营养素摄入减少，而造成营养不良。因此老年人要重视预防营养不良与贫血。

4. 多做户外活动，维持正常体重

2002 年中国居民营养与健康状况调查结果显示，我国城市居民经常参加锻炼的老年人仅占 40%，不锻炼者高达 54%。大量研究证实，身体活动不足、能量摄入过多引起的超重和肥胖是高血压、高血脂、糖尿病等慢性非传染性疾病的独立危险因素。适当多做户外活动，在增加身体活动量、维持健康体重的同时，还可接受充足紫外线照射，有利于体内维生素D合成，预防或推迟骨质疏松症的发生。运动可以使心肌收缩加强，血液循环得到改善，肺活量扩大，血液含氧量增加，使全身各组织细胞得到充足的氧气；有利于促进食欲，保持大便通畅，防止便秘；能改善神经系统功能，减少紧张和忧虑，有利于睡眠；能改善肌肉和关节的血液循环，减少骨骼脱钙，延缓骨质疏松、关节增生和退变。根据老年人的生理特点，老年人适合耐力性项目，如步行、慢跑、游泳、跳舞、太极拳、打乒乓球、打门球、保龄球等。

（三）老年人如何选用保健食品

我国卫生部于1996年3月15日颁发了《保健食品管理方法》，并为保健食品下了这样的定义："保健食品是指表明具有特定保健功能的食品。即适宜于特定人群食用、具有调节机体功能、不以治疗疾病为目的的食品。"也就是说，保健食品不同于普通食品，具有特殊的功效作用，如抗衰老、免疫调节、增智健脑等，没有功效作用就不能称之为保健食品，所以保健食品并非人人皆宜。

保健食品要经过严格的动物或人群试验，具有稳定的、明确的保健功能，对人体安全无害，经科学配方，合理的加工工艺设计制成，是以食品而不是药物的形式存在。

保健食品的保健作用各不相同，功效因子很多，如香菇多糖、灵芝多糖、冬虫夏草菌丝多糖、绞股蓝皂甙、银杏黄酮、苦荠黄酮、二十碳五烯酸（EPA）、二十二碳六烯酸（DHA）、过氧化物歧化酶等，均有益于抗衰老、抗疲劳、抗突变、抗辐射、降血脂、降血糖及保护心血管功能。

目前的老年保健食品大致可分为四大类：

第一类，功能性老年食品。是指在食品加工中强化某一种营养素或者有意识降低某种营养素的食品，以适应某些老年人生理需要及老年人常见病所需或所忌讳的食品。如强化赖氨酸，维生素A、B_1、B_2，尼克酸，亚铁盐和钙、锌、硒、碘等食品，还有低钠、高纤维食品等。

第二类，适应性老年食品。容易嚼烂和消化吸收，适应老年人生理特征的，采用冷冻升华干燥工艺制成的糊状食品，还有泥状、酱状、液状的食品，如芝麻糊、花生酱、果冻、果汁等食品。

第三类，康复性老年食品。是指针对老年常见病而言，基本功能是配合药物食用，不是单纯起作用，而是与药物协同起作用的食品。如降糖与低糖食品，降脂食品等。

第四类，滋补性老年食品。是指在食品中添加某些天然滋补食物，可以起到修补组织的作用，把有限的滋补成分组合到食品中。可以经常食用，比单纯吃滋补品好。如含花粉、蜂蜜、珍珠粉、花旗参粉、枸杞、大枣等的食品。

当了解了保健食品的种类后，可根据个人的需要适当补充。

第二节　老年人心血管疾病膳食营养问题

一、冠心病的饮食治疗

（一）膳食营养因素与冠心病的危险性

在膳食营养与心血管疾病危险因素中，传统的危险因素如：脂肪的数量和种类。近年来出现了一些新的研究动向和观点：调控膳食中碳水化合物和蛋白质种类和数量，以降低心血管疾病危险性。抗氧化维生素对心血管疾病的预防作用，发现其与心血管疾病的相关性不大；随着对冠心病新的危险因素确定，一些B族维生素和植物性化学物质与心血管疾病危险因素之间的关系受到较大的关注。

1. 膳食脂类

（1）总脂肪：膳食脂肪与心血管疾病的关

系,认为与血脂的致动脉粥样硬化作用有关。对膳食脂肪与血栓形成、血管内皮功能以及血浆和组织中脂质对炎症反应的途径有了更多的研究。富含 SFA 的饮食增加灵长类动物的心室纤颤和心脏猝死。

(2)脂肪酸种类:饱和脂肪酸(SFA)能显著升高血浆 TC 和 LDL - C 的水平,降低膳食中 SFA,最近美国膳食推荐量建议:SFA 应占 7% ~8% 总能量。我国营养学会推荐 SFA < 10% 总能量。用单不饱和脂肪酸(MUFA)代替 SFA 降低血浆 LDL - C、TC,并不会降低 HDL - C 。多不饱和脂肪酸(PUFA)替代膳食中 SFA,可使血清中 TC、LDL - C 水平显著降低,并不会升高 TC。有研究表明,高 PUFA 的膳食能使 HDL - C 水平降低、增加某些肿瘤的危险,体外试验发现 PUFA 增加 LDL 氧化的作用,可能会增加心血管疾病的危险性。每周食用 1 -2 次海洋高脂鱼可提高 EPA、DHA 的供给水平,此外一些坚果如核桃也含较丰富的 a - 亚麻酸,应当增加食用频率。鱼类食品供应不足或不吃鱼的冠心病危险人群适量补充鱼油,可以降低冠心病的危险性。增加反式脂肪酸的摄入量,可使 LDL - C 水平升高,HDL - C 降低,使 TC/HDL - C 比值增高,LDL - C/HDL - C 比值增加,脂蛋白(a)升高,明显增加心血管疾病危险性,反式脂肪酸致动脉粥样硬化的作用比 SFA 更强,反式脂肪酸应 < 1% 总能量。

(3)用反式脂肪酸替代 2% 的 SFA,使冠心病危险性增加 83%,用 PUFA 替代 SFA 对降低冠心病危险性的作用最好,其次为 MUFA 和碳水化合物,用反式脂肪酸替代 SFA 的能量使冠心病危险性明显增加。

(4)膳食胆固醇:摄入高胆固醇膳食是引起血清 TC 升高的主要决定因素,并使心脑血管疾病发病的危险性增加。

2. 膳食碳水化合物

(1)碳水化合物对血脂的影响:当进食大量碳水化合物时,特别是进食能量密度高、缺乏纤维素的双糖或单糖时,使糖代谢加强,细胞内 ATP 增加,脂肪合成增加,膳食碳水化合物摄入量占总能量的百分比与血清 HDL - C 水平负相关。高碳水化合物的膳食,只要不伴随体重的降低,都有降低血 HDL - C 和升高 TC 的作用。

(2)血糖指数(GI):指含有碳水化合物的食物在一定时间内体内血糖应答水平的百分比值。高 GI 食物进入胃肠后,消化快,吸收完全,葡萄糖迅速进入血液;低 GI 的食物在肠道停留时间长,释放缓慢,葡萄糖进入血液后峰值低,血浆速度慢。根据 GI 将碳水化合物分类,> 70 为高 GI 食物,55 ~77 为中等 GI 食物,< 55 的为低 GI 食物。含可溶性纤维丰富的食物其 GI 较低,因此经常食用 < 55 的低 GI 食物有利于降低冠心病的危险性。

(3)膳食纤维:膳食纤维摄入量与心血管疾病的危险性呈负相关。膳食纤维有调节血脂的作用,可降低血清 TC、LDL - C 水平。可溶性膳食纤维比不溶性膳食纤维的作用更强。

(4)低聚糖类(OS):低聚糖是指通过 β - 糖苷键连接 2 ~10 个单糖组成的一类碳水化合物,广泛存在于自然界和天然食品中,也可通过酶解发酵等工艺制成,常见的品种有低聚果糖(FOS)、低聚半乳糖(GOS)、低聚麦芽糖、异构化乳糖等。低聚糖属于膳食纤维的范畴。动物实验表明,在无膳食纤维的高碳水化合物膳食或高脂肪的膳食中添加低聚果糖,使血浆 TC 和 TG 含量显著降低。这种作用基于低聚果糖下调脂肪合成酶的基因表达,使体内脂肪合成降低。

3. 膳食蛋白质

(1)动物蛋白:大豆蛋白对许多心血管疾病有预防作用,流行病学资料表明,蛋白质摄入量高(占 24% 总能量)可显著降低心血管疾病的危险性。低脂肪的肉类和奶类,可减少冠状动脉新的损伤,当蛋白质的平均摄入量降低时,患者出现冠状动脉新的损伤。人体试验表明,当用低脂肪的动物蛋白(如:瘦牛肉、鱼、禽、脱脂奶)替代碳水化合物时,血脂发生一系列有利的变化。通过动物食品增加蛋白质,如果不是选择瘦肉和脱脂奶,将会增加胆固醇的摄入。

(2)大豆蛋白:增加大豆蛋白的摄入量可

降低血液胆固醇的含量。亚洲人大豆的消费量比西方人高 30～50 倍,亚洲国家无论男性和女性,大豆制品的消费量与血清总胆固醇含量成显著负相关。大豆蛋白中精氨酸含量高,增加精氨酸摄入量能诱导餐后胰岛素/胰高血糖素比值降低,使脂肪合成受抑制而导致血清 TC 降低。精氨酸是一氧化氮合成的底物,具有舒缓血管改善血管内皮功能的作用。此外大豆中含有许多生物活性物质,尤其是异黄酮类,具有降低血清 TC 和抗动脉粥样硬化的作用。大豆蛋白和异黄酮还能抑制血小板凝结、降低 LDL 的氧化易感性、减少平滑肌细胞移行和增殖的作用。大豆异黄酮无论是否有大豆蛋白的存在都有改善血管功能的作用。此外大豆异黄酮作为植物雌激素与雌激素受体结合,具有与雌激素相似的保护心血管的作用。

4. 抗氧化膳食成分

自由基介导的氧化反应及其产物在动脉粥样硬化过程中起重要作用,导致动脉壁的吞噬细胞对修饰后的 LDL 摄取增加,产生泡沫细胞,并进一步损伤内皮,体内和体外试验表明,维生素 E、维生素 C、胡萝卜素有抗氧化和清除自由基的作用,因而被认为有预防动脉粥样硬化的作用。

(1)维生素 E:从食物或补充剂中摄入大剂量的维生素 E 有预防动脉粥样硬化或延缓其病理进展的作用,可能与以下途径有关:①抑制 LDL 氧化;②抑制与炎性反应有关的细胞因子的释放;③抑制血小板的反应性和平滑肌细胞的增殖;④控制血管的张力;⑤抑制蛋白激酶 C(PKC)的活性,调控细胞信号,减少血管内皮与免疫和炎性细胞的交互作用。研究表明,维生素 E 的摄入量和心血管疾病存在负相关,但这种作用只表现在每日使用大剂量的维生素 E 补充剂连续 2 年以上的人群中。流行病学调查资料显示的高维生素 E 摄入量和高血浆维生素 E 水平对降低心血管疾病危险性的作用,鼓励人们食用平衡膳食,从天然食物摄取丰富的维生素 E 等抗氧化营养素。

(2)维生素 C:维生素 C 对心脏保护作用的证据比较弱而且不一致。对男性的冠心病有一定的保护作用。但这种保护作用可能受到食物中其他成分如叶酸的干扰。

5. B 族维生素与同型半胱氨酸

(1)同型半胱氨酸是冠心病的新的危险因素:病理学和流行病学证据表明,传统的心血管疾病的危险因素:如肥胖、高血压、脂质代谢紊乱、糖尿病、吸烟等,只能解释 1/2～2/3 的动脉粥样硬化形成和血管疾病的发生。20 世纪 90 年代以后,通过很多的实验研究、流行病学、营养素补充干预研究得出基本结论:血浆同型半胱氨酸水平增高是冠心病的独立危险因素。20%～30% 的冠心病患者伴有血浆同型半胱氨酸升高,人群危险百分比为 10%。同型半胱氨酸水平每升高 5μmol/L,冠心病危险性分别增加 60%(男性)、80%(女性)。血浆同型半胱氨酸浓度可以预测心肌梗死和脑卒中。研究认为,血浆同型半胱氨酸水平与心血管疾病的联系稳定、联系强度大、存在剂量反应关系并具有合理性,可以用现有生物学知识解释。

(2)同型半胱氨酸是一种含硫氨基酸,为必需氨基酸蛋氨酸的分解产物。同型半胱氨酸代谢过程中需要维生素 B_6、维生素 B_{12} 和叶酸作为重要的辅助因子。血浆同型半胱氨酸含量增高将取决于以下的因素:一方面是遗传缺陷。如先天性同型半胱氨酸代谢酶缺乏,则血浆同型半胱氨酸显著升高(达到 200～300μmol/L),血管栓塞性疾病也明显增多。另一方面的原因是叶酸、维生素 B_6、维生素 B_{12} 等 B 族维生素缺乏。

(3)增加叶酸摄入量可降低血浆同型半胱氨酸水平:血浆同型半胱氨酸水平与血清叶酸、维生素 B_6、维生素 B_{12} 含量及其摄入量负相关。70% 的高同型半胱氨酸血症者血清叶酸和 B 族维生素较低。95% 的叶酸和维生素 B_{12} 缺乏症的人群伴有高同型半胱氨酸血症。体内叶酸的营养状况是最重要的血浆同型半胱氨酸浓度的决定因素,单独补充叶酸或与维生素 B_6、维生素 B_{12} 同时补充,都能降低血浆同型半胱氨酸浓度,进而降低血浆同型半胱氨酸。膳食中叶酸等 B 族维生素主要来源于蔬菜、水果、蛋类和肉类。以谷类产品为载体的强化叶酸被认为是简便、有效、安全、经济的方法，1998 年美国 FDA 提出，谷类产品中叶酸的强化量为 140μg/100g。有人建议，冠心病患者或高危人群每天补充含叶酸 400μg 的多种维生素有利于防止冠心病的进展，而且是安全的。

6. 坚果

增加坚果的食用频率（如核桃、杏仁、花生等）可降低冠心病的危险，两者呈现明显的剂量效应负相关。食用坚果 5 次/周以上的人群与从不吃坚果的人比较，前者冠心病的相对危险度在 0.43～0.82。坚果中的脂肪酸（含不饱和脂肪酸高，SFA 含量低），还含丰富的膳食纤维。

7. 茶和咖啡

茶和咖啡是人类膳食中抗氧化物质的主要来源，其黄酮类、多酚类、绿原酸等含量比蔬菜水果中高出数倍。动物实验和流行病学调查表明，饮茶有降低胆固醇在动脉壁沉积，抑制血小板凝集，促进纤溶，清除自由基等作用。绿茶的作用优于红茶。

（二）膳食营养与冠心病预防

冠心病的预防涉及对所有可调控危险因素的控制，包括戒烟、限酒、控制体重、调节血脂、积极的生活方式、饮食控制等。膳食预防是重要和积极措施之一。

（1）高碳水化合物膳食：即用碳水化合物替代部分 SFA 的能量，蛋白质相对恒定，低 SFA 和低反式脂肪酸的膳食，以降低总脂肪含量。碳水化合物≥55%总能量；高碳水化合物的膳食对降低血浆 TC、LDL－C 的作用明显，但能使 HDL－C 下降，并使 TG 升高，尤其是不伴体重下降时，这二者都可以使心血管疾病的危险性增加。

（2）高多不饱和脂肪酸（PUFA）膳食：用单不饱和脂肪酸（MUFA）或替代 SFA，脂肪的供能占 30%～35%。由于 MUFA 和 n－3 脂肪酸在调控心血管疾病危险因素方面的显著作用，近年来受到高度重视。在降低心血管疾病危险方面减少 SFA 是绝对必要的。用高 MUFA（MUFA≥10%）膳食，可较明显地降低血浆 TC、LDL－C 水平，但对 TG 的作用差。而高 n－3PUFA 的膳食降 TG 作用最明显，同时还伴 HDL－C 的升高，但对降 TC 的作用弱。

（3）高蛋白质膳食：以瘦肉或低脂脱脂奶制品提供高动物蛋白膳食，或以含大豆蛋白 25g/d 的高植物蛋白的膳食（蛋白质占 20%～25%的总能量）替代更传统的低脂肪、高碳水化合物的膳食，可以改善多种心血管疾病的危险因素。在降低各种不利的血脂和脂蛋白的同时升高 HDL－C 水平。

（三）冠心病的膳食建议

（1）食物多样、谷类为主：多选用复合碳水化合物，多吃粗粮，粗细搭配，少食蔗糖、单糖、甜食。限制含单糖和双糖高的食品，如各种糖果、甜点心、巧克力、冰淇淋、蜂蜜等。

（2）多吃蔬菜、水果和薯类：蔬菜水果中含大量维生素、膳食纤维、矿物质等，每日摄入 400g～500g 新鲜蔬菜水果有助于降低冠心病、脑卒中、高血压的危险。增加维生素 B_6、维生素 B_{12}、叶酸摄入量可降低血清同型半胱氨酸的水平，有利于降低冠心病的发病率和死亡率。绿叶蔬菜、水果、豆类等食品含丰富的 B 族维生素。蔬菜、水果和薯类富含膳食纤维，膳食纤维不被人体胃肠道的酶所消化，不提供能量，再加上纤维不保留水分的作用，使纤维在胃肠道中所占体积增加，能量密度相对减低，总能量因而减少。纤维素能使胃排空时间延长，小肠蠕动增加，使食物在小肠中停留时间缩短，从而使能量吸收减少。由于有些水溶性纤维素和木质素能与胆固醇结合，能使胆固醇的排出增加。纤维素还能与胆汁结合，既能使脂肪和胆固醇吸收减少，还能使胆汁盐的肠肝循环减弱，使体内由胆固醇合成胆汁的活动加强，血脂及血清胆固醇水平因而降低。研究证明钾与血压升高呈负相关，钾的主要来源是新鲜蔬菜、水果，高血压是冠心病的重要危险因素，冠心病患者多吃新鲜蔬菜水果,以提高膳食中钾及纤维素的含量。膳食钾有降低血压和预防心律失常、脑卒中的作用。膳食中钾的摄入量应与钠相等,即使钠钾比例保持在1:1。多吃蔬菜水果或应用高钾低钠的盐可提高钾的摄入量。

要多吃一些保护性食品,如洋葱、大蒜、苜蓿、木耳、海带、香菇、紫菜等。研究人员发现大蒜和洋葱含有精油,这是防治动脉粥样硬化的有效成分。精油是一种含硫化合物的混合物,主要是烯丙基二硫化物和二烯丙二硫化物。如果按每公斤体重1克的标准吃生大蒜,或者每公斤体重2克的标准吃生洋葱,就可以起到预防冠心病的作用。

适量饮茶可防治冠心病。茶叶具有抗凝血和促进纤维蛋白溶解的作用。茶叶中的茶多酚,可改善微血管壁的渗透性,能有效地增强心肌和血管壁的弹性和抵抗力,减轻动脉粥样硬化的程度。茶叶中的咖啡因和茶碱,可直接兴奋心脏,扩张冠状动脉,增强心肌功能。

(3)常吃奶类、豆类或其制品:奶类除含丰富的优质蛋白质和维生素外,含钙量较高,且利用率很高,是天然钙质的极好来源,研究指出,缺钙可以加重高钠引起的血压升高。因此冠心病患者要常吃奶类,以脱脂奶为宜。大豆蛋白含有丰富的异黄酮、精氨酸等,多吃大豆制品有降低血清TC和抗动脉粥样硬化的作用,每天摄入25g以上含有异黄酮的大豆蛋白,可降低心血管疾病的危险性。

(4)经常吃适量禽、蛋、瘦肉,少吃肥肉、荤油和煎炸食品 控制膳食中总脂肪量及饱和脂肪酸的比例,摄充足的单不饱和脂肪酸。SFA < 10%总能量,尤其要控制肉豆蔻酸、棕榈酸的摄入。少用氢化植物油脂,以减少反式脂肪酸摄入量,反式脂肪酸 < 1%总能量。不吃肥肉,选用低脂肪奶及其制品。膳食中总脂肪的摄入量一般不超过30%总能量。用MUFA代替SFA可降低血浆LDL-C水平,不会升高TG。含MUFA丰富的食物有橄榄油、茶油、花生、核桃等坚果食品。每周食用1~2次鱼和贝类食品。鱼和其它海洋动物的脂肪酸组成含丰富的EPA、DHA。因为作为海洋生物食物链基础的浮游植物,可以合成EPA和DHA,经过各级生物富集,在鱼和海洋动物体内含量较高。据估计高危人群摄入海鱼40~60g/d(或200~300g/w),可以提供EPA和DHA200mg/d,使冠心病引起的死亡降低大约50%。在谷类、根茎类和乳类素食者的膳食中,植物油、大豆和绿叶蔬菜中不含EPA、DHA,但能提供机体所需的EPA/DHA的前体物质,建议多选用含亚麻酸丰富的植物油和坚果等食品。PUFA占6%~10%总能量。

烹调菜肴时,应尽量不用猪油、黄油等含有饱和脂肪酸的动物油,最好用芝麻油、花生油、豆油、菜籽油等含有不饱和脂肪酸的植物油。应尽量减少肥肉、动物内脏及蛋类的摄入,增加不饱和脂肪酸含量较多的海鱼、豆类的摄入,适当吃一些瘦肉、鸡肉,少用煎炸食品。

(5)保持能量摄入与消耗的平衡,控制总能量,增加运动,防治超重和肥胖。

(6)吃清淡少盐的膳食:膳食中各种来源的钠都能影响人群的血压,所以应当限制钠的摄入量以降低冠心病和脑卒中的危险。研究表明,钠的摄入量控制在70mmol/d~1.7g/d有助于降低血压又不会产生副作用。冠心患者饮食宜清淡,改变嗜咸的饮食习惯,减少食盐、食品添加剂和味精等使用量均有助于控制膳食钠摄入量,盐的摄入量每人每天以不超过4g为宜。并应忌用或少用全脂乳、奶油、蛋黄、肥猪肉、肥羊肉、肥牛肉、内脏、黄油、猪油、牛油、羊油、椰子油。

(7)膳食中应注意补充矿物质及微量元素:多吃含镁、铬、锌、钙、硒元素的食品。含镁丰富的食品有小米、玉米、豆类及豆制品、枸杞、桂圆等。镁可以影响血脂代谢和血栓形成,促进纤维蛋白溶解,抑制凝血或对血小板起稳定作用,防止血小板凝聚。含铬丰富的食品,如酵母、牛肉、肝、全谷类、干酪、红糖等。铬能够增加胆固醇的分解和排泄。动物实验证明,微量铬可以预防动脉粥样硬化的形成,降低胆固醇。含锌较多的食品有肉、牡蛎、蛋、奶。科学家认为锌铜比值可影响血清胆固醇的含量。含钙丰富的食品有奶类、豆制品、海产品如虾皮等，近年的研究表明，膳食中的钙含量增加，可预防高血压及高脂膳食引起的高胆固醇血症。当增加镁的摄入时，上述症状可得到缓解，甚至消除。提高人们在钙的摄入量时，也就增加镁的摄入量。含硒较多的食物有牡蛎、鲜贝、虾皮、海虾等。补硒能够抗动脉粥样硬化、降低全血粘度、血浆粘度，增加冠脉血流量，减少心肌的损伤程度。

(8)补充抗氧化的食物：多吃蔬菜和水果有益于心脏。蔬菜和水果是人类饮食中不可缺少的食物，含有丰富的维生素 C、无机盐、纤维素和果胶。凡绿色蔬菜或黄色蔬果中含有较多的胡萝卜素，它具有抗氧化的作用，维生素 C 能够影响心肌代谢，增加血管韧性，使血管弹性增加，大剂量维生素 C 可使胆固醇氧化为胆酸而排出体外。猕猴桃、柑桔、柠檬和紫皮茄子含有丰富维生素 C，应多吃含维生素 C 较多的食品。

（四）心肌梗死的饮食治疗

营养治疗的目的是保护心脏功能，挽救濒死的心肌，防止梗死面积扩大，缩小心肌缺血范围，治疗并发症，使患者安全度过急性期，保持更多的心肌组织，恢复正常的心功能。

当急性期时，应绝对卧床休息，减轻受损心肌的工作，应禁食。当 2 ~ 3 日后，逐步给予流食，以米汤、藕粉、菜汁、去油肉汤或果汁为主。避免胀气及刺激性的流食，如豆浆、牛奶、浓茶或咖啡等。总量 1000 毫升 ~ 1500 毫升，每日 5 餐 ~ 6 餐，每餐 200 毫升。温度适宜，不宜过冷或过热，以防引起心律失常。卧床休息时期，吃饭应由他人协助，防止加重心脏负担。

待病情逐渐好转后，可选用低盐半流质膳食，经常食用清淡易消化的食物，如各种米粥、面条、面片、小馄饨、碎菜、肉末、煮水果等，应少食多餐，保持大便通畅，排便时，用力过猛，可加重心脏负担，心率加快，3 ~ 4 周后，随着病情的好转，患者可下床活动，活动量逐渐增加，可过渡到软食或低脂低盐膳食。

注意水、电解质的平衡，当患者伴有高血压或心衰时，应限制钠盐，但临床上经常观察到急性心肌梗死发生后，尿液有钠的丢失，应根据血液生化指标及时调整。镁对缺血性心肌病有良好的保护作用，膳食中含一定量的镁，有助于降低心肌梗死的死亡率与发病率。成人镁的每日需要量为 300 毫克 ~ 400 毫克，主要存在于有色蔬菜、小米、面粉、肉、海产品中。

恢复期后，应保持理想的体重，防止复发。控制脂肪和胆固醇摄入，防止饱餐，防止血液粘稠度增高和血小板聚集。应忌烟、酒。

国外研究的改良膳食，即低脂、低胆固醇，高不饱和脂肪酸膳食，对治疗心肌梗死有一定的效果，研究发现，饮食治疗组患者的胆固醇稳定下降，5 年后心肌梗死死亡率和复发率显著降低。而无饮食治疗组未能显示明显的效果。当心肌梗死痊愈后，应坚持饮食治疗（参照冠心病，心力衰竭，高血压饮食治疗）。

（五）心血管病的保健食物

(1)燕麦：含蛋白质 15%、脂肪 9%，且富含亚油酸、燕麦胶和可溶性纤维，常食可降低胆固醇，可使过高血糖下降。

(2)玉米：玉米具有抗血管硬化的作用，亚油酸含量高达 60% 以上，还有卵磷脂和维生素 E 等，具有降低血清胆固醇，防治高血压、动脉硬化、防止脑细胞衰退的作用，有助于血管舒张，维持心脏的正常功能。

(3)荞麦：荞麦中含有芦丁、叶绿素、苦味素、荞麦碱以及黄酮物质。芦丁具有降血脂、降血压的作用，黄酮类物质可以加强和调节心肌功能，增加冠脉的血流量，防止心律失常等作用。

(4)大豆和花生：大豆及豆制品含有皂草碱和纤维素，具有减少体内胆固醇的作用。花生含有多种氨基酸和不饱和脂肪酸，经常食用，可防止动脉硬化。

(5)洋葱：洋葱含有刺激溶纤维蛋白活性成分，能够扩张血管，降低外周血管和心脏冠状动脉的阻力，能够对抗体内儿茶酚胺等升压物质以及促进钠盐排泄等作用。实验证明，冠心病患者每日可食用 100 克洋葱，其降低血脂作用较好。

(6)生姜：生姜中主要含有姜油，姜油中的有效成分是油树脂和胆酸螯合物,能够阻止胆固醇的吸收,并增加胆固醇的排泄。生姜中的姜醇、姜烯、姜油萜、姜酚等,可促进血液循环。

(7)大蒜:大蒜中含有大蒜精油,精油中含有硫化合物的混合物,对血脂过高有明显的降脂作用,大蒜还具解毒功能,每日食用大有好处,除消炎解毒外,还有预防癌症的功能。

(8)甘薯:甘薯含有丰富的糖类、维生素 C 和胡萝卜素,可提供大量的粘多糖和胶原物质,这类物质能够有效地维持人体动脉血管的弹性,保持关节腔的润滑,防止肾脏结缔组织萎缩。常吃甘薯(含丰富的膳食纤维)能够防止脂肪沉着、动脉硬化等。

(9)茄子:茄子含有丰富的维生素,紫色茄子还含有维生素 PP。常吃茄子可以防止胆固醇升高,茄子纤维中含有皂草碱,可增加微血管的弹性。

(10)胡萝卜:胡萝卜含有丰富的胡萝卜素和多种营养素,实验证明可增加冠状动脉血流量,降低血脂,促进肾上腺素合成,因此具有降血压、强心等效能。

(11)芹菜:芹菜主要含有挥发油、甘露醇等,具有降压、镇静、健胃、利尿等作用。

(12)韭菜:韭菜含有丰富的纤维素,挥发性精油和含硫化合物,能够促进肠蠕动,减少胆固醇的吸收,具有降血脂的作用。

(13)菇类和食用菌:蘑菇等食用菌富含蛋白,低脂肪,不含胆固醇,具有明显的降脂降压作用。黑木耳能够防止血栓形成,防止动脉硬化和冠心病。

(14)藻类:海带、紫菜、海蜇、石花菜等,均含有丰富的矿物质和多种维生素,尤其是褐藻酸盐类具有降压作用;淀粉类的硫酸酯具有降脂功能。

(15)山楂:山楂含有三萜类黄酮类、金丝桃碱等成分,具有降低血清胆固醇、降压作用,又有扩张血管、促进气管纤毛运动、排痰平喘功能。

(16)茶叶:经常饮茶能够加强毛细血管韧性,促进甲状腺功能,降低血清胆固醇浓度,调整胆固醇与磷脂比值等,能够防治动脉硬化,增强心脏收缩,加快心率,改善心肌功能。

二、高血压病

(一)高血压的营养、膳食因素

影响血压的主要膳食因素公认的有盐、酒精和体重。高血压非药物治疗的途径还包括增加钾的摄入量、增加需氧运动,以及戒烟。

1. 钠

盐摄入量高对血压的升高起部分作用。最近在一个仔细控制的研究中证明,在黑猩猩的日常膳食(水果和蔬菜,其特点是低钠高钾)中加盐 20 个月以上,结果黑猩猩血压明显升高。

(1)观察研究:人群内钠摄入量与血压之间直接关系的观察支持钠在高血压中的病因作用。1998 年,INTERSALT 研究:在世界各地 32 个国家,52 个中心,10079 名 20 ~ 59 岁男女(包括我国的北京、南宁、天津和台湾)中,测定 24 小时尿钠排出量与血压的关系,结果表明,平均尿钠排出量和血压呈正相关。

(2)干预研究:在早期的观察研究中,严重的高血压患者食用 Kempner 大米膳食,虽然这种膳食构成也是多水果、低脂、低蛋白质,并补充维生素,但血压有很大的降幅,常常将其归因于钠含量低(7mmol 或 150mg/d)。长期随机临床试验提出了证据,即不论有无减低体重,适量减钠可降低高血压和心血管事件的发生率,尤其是超重者。在老年人非药物干预试验中,减 10 磅体重和减 40mmol/d 膳食钠者,与那些标准护理者相比,在抽去药物治疗后,高血压或心血管危险性降低 40%。

(3)社区人群干预 8 年后,在干预食堂就餐者平均每人每天盐摄入量从 16.0g 降低到 10.6g($P < 0.05$),而对照食堂就餐者平均每人每天盐摄入量从 16.9g 变为 15.4g($P > 0.05$)。日本是一个摄盐量很高的国家,20 世纪 50 年代日本东北部人群平均每天钠摄入量高达 448mmol,南方达 241 mmol,经国家将健康膳食的教育列为国策后,到 20 世纪 80 年代末,男性尿钠排出量仅为 169 ~ 214 mmol,较前已显著降低,脑卒中死亡率降低了 80%,冠心病死亡率也降低了。

(4)盐敏感性:在现实生活中,人们常注意到,高盐摄入人群中仅一部分人发生高血压,而其他人血压并不高,提示盐对血压的作用存在个体差异。在日常膳食中,钠一般是以 NaCl 的形式存在的,与钠相伴的氯离子是盐敏感高血压表达的另一方面,在盐敏感高血压实验模式和在人当中,血压并不为高膳食钠与除氯离子以外的阴离子所增高,无钠的高氯离子对血压的作用要小于 NaCl。

2. 钾

钾降低血压的作用在不同类型的研究中所取得的证据始终是一致的,钾通过直接的扩血管作用、改变血管紧张肽原酶-血管紧张肽-醛固酮轴线对肾钠控制以及钠尿排出作用而降低血压。流行病学调查支持膳食钾在血压控制中的作用,表明单独的钾量和钠-钾比值两者都与血压相关联。高血压动物模型中,钾负荷能防止或减轻高血压的发生。在钾摄入量高的社区,其平均血压和高血压的流行都比钾摄入量低的社区低得多。高钾膳食能降低脑卒中死亡率并降低肾损伤,前瞻性临床研究表明,脑卒中死亡危险性与钾摄入量呈负相关。

3. 钙

硬水的钙和镁的含量比较高,它与心血管死亡率呈负相关,人群中钙的膳食摄入量与血压呈负相关,钙摄入量低与增加高血压流行相关联。流行病学报告和动物研究资料提出钙摄入的阈限值,低于这个阈限值,动脉压就会增加,钙摄入量低可以增强高盐膳食对血压的作用。降低钙流入血管平滑肌细胞并增加这些细胞挤出钙的能力;钙调节激素(甲状旁腺激素、1、25-(OH)2 D,与降钙素—基因有关的多肽)调节交感神经系统活性。素食者通常摄入的镁和膳食纤维含量高,血压比非素食者倾向为低,膳食镁与血压呈负相关。镁对血压作用的生理解释有:镁降低血管弹性和收缩力,这可能是由于降低了细胞钙的摄入量,从而降低了胞液钙;当血清镁提高时,刺激前列腺素 I_2 的产生。

4. 脂类

n-6 的多不饱和脂肪酸有调节血压的作用。在高血压实验模型中,亚油酸和鱼油都能减少血管紧张肽原酶依赖性高血压的发生。而且许多平均血压低的人群,其摄入的膳食总脂肪和饱和脂肪酸也低,相反,n-3 脂肪酸高的膳食与血压较低相关。基于对鱼油反应的不确定性和需要大剂量才能引起血压的微小变化,权威的结论是鱼油不可能对健康人防治高血压有益,作为健康膳食的一部分,鼓励多吃鱼比服用鱼油补充剂更为明智。有人提出单不饱和脂肪酸(MUFA)高的地中海型膳食也可降低血压。发现在 8 年期间膳食胆固醇与收缩压的变化有明显的、独立的正相关。

5. 蛋白质

1989 年中国 10 组人群研究表明,人群的血压均值与人群每天平均动物蛋白质摄入量呈显著负相关。浙江舟山渔民,食盐和酒精摄入量都很高,但鱼类蛋白质摄入量居 10 组人群首位,他们的血压均值却最低。研究中发现,高蛋白质摄入量与降低舒张压和收缩压相关联。动物研究也证明,低蛋白膳食增加血压和脑卒中,而高蛋白膳食有保护作用。补充脱脂奶不仅提供了附加的蛋白质,还有其他营养素,包括钙和镁,而这两种营养素都可以影响血压,因此,血压的反应可能是包括蛋白质在内的多种营养因素所引起的。膳食蛋白质可以影响血压的根本机制尚不清楚,有人提出特殊氨基酸,如:精氨酸、酪氨酸、色氨酸、蛋氨酸和谷氨酸影响神经介质或影响血压的激素因子。因此有人推测大豆蛋白能降低血压是因大豆富含精氨酸,它是一种潜在的血管抑制剂。

6. 碳水化合物

服用果糖,血压明显降低,而服用葡萄糖则无作用。

7. 膳食纤维

证明膳食纤维与血压呈负相关,不同来源的膳食纤维,包括水果纤维和谷物纤维均与血压降低相关。

8. 肥胖

成年人体重增加是导致高血压的一个重要危险因素。随着体重的增加出现高血压的趋势也增加，尤以20～40岁开始增加体重者危险性最大。超重使发生高血压的危险性增加2～6倍。当患高血压者体重下降后，其血压也常随之下降。观察研究，肥胖和高血压之间的关联已得到充分的证实。无论男女，决定血压是否增高，中心部位的体脂比周围部位的体脂更为重要。肥胖之所以与高血压相关，可能是由于：①血容量过多。②心输出量增加而周围抗力降低。③交感神经系统活性增加。④胰岛素抵抗。

9. 酒精

研究显示，过量饮酒与血压升高和较高的高血压流行程度相关联。每天饮酒3～5杯以上的男子和每天饮酒2～3杯的女子尤其处于较高的危险之中，而低于上述杯数者则不会增加危险性。每天饮2杯以上的酒所引起的高血压流行程度为5%～7%。但饮酒所致的高血压危险男子仍高于女子。饮白酒每日增加100g，高血压发病的相对显著性增加19%～26%。1998年日本一项在中年男子中研究结果表明：每天饮酒精量少于46g，血压升高到临界以上的危险增加35%；超过46g，则危险性增加73%。酒精与血压相关的确切机制尚不清楚，可能包括：刺激交感神经系统；抑制血管弛张物质；钙和镁耗竭；血管平滑肌中细胞内钙增加。

（二）高血压的膳食防治

膳食干预对血压影响最为明显。随着适当的膳食改变，有可能用较少数的药物和较小的剂量治疗高血压，一部分高血压患者，尤其是轻度高血压者膳食改变完全可以使药物治疗成为不一定需要。已经用药物控制血压的高血压患者，抽去药物治疗后，靠减体重或限盐即能维持血压正常的可能性增加了一倍以上。生活方式改变可以作为高血压的辅助的或常规的治疗：如果超重就减体重；有氧运动；限盐；限酒；维持足够的膳食钾、钙和镁摄入；戒烟；降低膳食饱和脂肪和胆固醇的摄入量。

1. 减体重

体重与血压、体重变化和血压变化之间的强相关表明，过重者减体重和避免肥胖都应是防治高血压的关键策略。高血压患者体重减少10%，则可使胰岛素抵抗、糖尿病、高脂血症和左心室肥厚改善。适度的减体重，即使没有到理想体重水平，也能使血压正常化。尽力使能量摄入与能量消耗维持平衡，以全面健康为前提达到可能性的最佳体重。要改变长期的不良饮食习惯，要多吃水果、蔬菜、粗粮、杂粮等谷类制品以增加复杂碳水化合物的摄入量，要少吃肥肉和荤油、油炸食品、糖果、甜点和含糖饮料以降低脂肪和简单碳水化合物的摄入量。改变进食行为，努力放慢吃的速度，要细嚼慢咽、不狼吞虎咽，少吃或不吃高能量零食，如巧克力、炸薯片、甜点等。

2. 采用合理膳食

（1）减少钠盐：避免过多地摄入膳食钠，适当减少钠盐的摄入有助于降低血压，减少体内的钠水潴留。世界卫生组织建议每人每日食盐用量不超过5g或酱油10毫升为宜。可在菜肴烹调好后再放入盐或酱油，以达到调味的目的。也可以先炒好菜，再醮盐或酱油食用。要特别注意隐藏在加工食品中的食盐，如：罐头、快餐食品、方便食品和各种熟食品。食品工业在食品加工过程中应减少食盐用量，包括那些日常的食品，如：面包、挂面等。蒸馒头时，避免用碱，应改用酵母发面。烹调时用食盐代用品如无盐酱油等，都有利于高血压病患者。

（2）减少膳食脂肪，补充适量优质蛋白质，能将膳食脂肪控制在占总能量的25%以下，P/S比值维持在1，连续40天，可使收缩压和舒张压下降12%。鱼类特别是海产鱼所含不饱和脂肪酸有降低血脂防止血栓的作用。肥肉和荤油为高能量和高脂肪食物，摄入过多往往会引起肥胖，并是某些慢性病的危险因素，应当少吃。调整以猪肉为主的肉食结构，大力提倡吃鱼、鸡、兔、牛肉。少吃肉汤类，因为肉汤中含氮浸出物增加，能够促进体内尿酸增多，加重心、肝、肾的负担。低脂的动物性蛋白质能有效地改善一些危险因素，大豆蛋白由于对血浆胆固醇水平的显著降低作用近年来备受关注。

(3)适量摄入蛋白质。以往强调低蛋白饮食,但目前认为,除合并有慢性肾功能不全者外,一般不必严格限制蛋白质的摄入量。高血压患者每日蛋白质的量为每公斤体重 1 克为宜,例如:60 公斤体重的人,每日应吃 60 克蛋白质。其中植物蛋白应占 50%,最好用大豆蛋白,大豆蛋白虽无降压作用,但能防止脑卒中的发生,可能与大豆蛋白中氨基酸的组成有关。每周还应吃 2~3 次鱼类蛋白质,可改善血管弹性和通透性,增加尿、钠排出,从而降低血压。平时还应多注意吃含酪氨酸丰富的食物,如脱脂奶、酸牛奶、奶豆腐、海鱼等,如果高血压合并肾功不全时,应限制蛋白质的摄入。

(4)注意补充钾和钙:大部分食物都含有钾,钾盐能促使胆固醇的排泄,增加血管弹性,有利尿作用,有利于改善心肌收缩能力。蔬菜和水果是钾的最好来源,每 100g 食物中,豆类钾含量 600 mg~800mg,蔬菜和水果中钾含量 200 mg~500mg,肉类中钾含量约为150 mg~300mg,鱼类中含 200 mg~300mg。每 100g 食物含钾量高于 800mg 以上的食物有:赤豆、杏干、蚕豆、扁豆、冬菇、竹笋、紫菜等。奶和奶制品是钙的主要来源,其含钙量丰富,吸收率也高。发酵的酸奶更有利于钙的吸收。每 100ml 的牛奶约含 100mg 左右的钙。含钙丰富的食物还有芝麻酱、虾皮、土豆、芋头、茄子、海带、莴笋、冬瓜、西瓜、绿色蔬菜等,对心血管有保护作用。镁盐通过舒张血管达到降压作用。选用含镁丰富的食品,如绿叶蔬菜、小米、荞麦面、豆类及豆制品。

(5)多吃绿色蔬菜和新鲜水果:有利于心肌代谢,改善心肌功能和血液循环,促使胆固醇的排泄,防止高血压病的发展。

素食者比肉食者有较低的血压,其降压的作用可能是由于水果、蔬菜、膳食纤维和低脂肪的综合作用。

(6)限制饮酒:过量饮酒会增加患高血压卒中等危险,而且饮酒可增加服用降压药物的抗性,故提倡高血压患者戒酒。

忌食用兴奋神经系统的食物,如高浓度酒、浓茶、咖啡等,吸烟者应戒烟。

三、心力衰竭

(一)心力衰竭的饮食治疗

饮食治疗在心力衰竭的治疗中占有重要的地位,与药物治疗是彼此联系而相辅相成。营养治疗的目的在于控制体内的钠、水潴留,减轻心脏负荷,调节水、电解质平衡,预防和减轻水肿。采用低热能、低钠膳食,应选用清淡、宜消化且富有营养的食品。注意少吃多餐。以减轻餐后胃肠过度充盈,横膈抬高和避免心脏工作量的增加。

1. 采取低热量膳食

心衰时,可引起横膈抬高,肺容积的减少及心脏位置的变化,因而可成为心力衰竭加重的因素,如有肥胖还将加重心脏本身的负担,因此宜采取低热量膳食,使患者的净体重维持在正常或略低于正常的水平,低热能饮食可减少机体的氧消耗,从而减轻心脏的工作负荷。脂肪饮食在胃内停留时间长,影响消化,使胃胀满,会出现不适感,每日不超过 60 克,其余的热能由复合碳水化合物供给,例如米、面、粗粮等。

2. 蛋白质摄入要适量

蛋白质过高可增加心脏额外的能量需求,过低可影响机体的代谢,主张每公斤体重摄入蛋白质 0.8 克为宜。

3. 限制钠盐摄入

控制心力衰竭最为合适的膳食方法就是减少钠盐的摄入。中度心衰者的每日钠的摄入量应控制在 1000 毫克以内,相当于 2.5 克食盐。重度心衰者每日不得超过 500 毫克,相当于 1.3 克食盐。钠不仅存在于食盐中,也存在于其他食物及调味品,如味精、防腐剂、食品添加剂和一些药物中,均应注意。临床实践证明,低钠饮食对右心衰竭患者的水肿、腹水有较好的影响。对左心衰竭的阵发性呼吸困难、肺水肿也有明显的预防效果。但长期食用低钠饮食可产生电解质紊乱,可产生食欲减退、恶心、虚弱无力等,此时应定期复查血钠,应根据病情及时调整饮食中的含钠量。

4. 多食含钾丰富的食物和水果

在心衰患者中,钾的平衡失调是最常见的电

解质紊乱之一。临床上常见的缺钾,主要是摄入不足,呕吐、腹泻、吸收不良综合征以及利尿剂的应用。缺钾可引起肠麻痹等,易诱发洋地黄中毒,对长期应用利尿剂的患者应多吃含钾丰富的食物及水果,例如土豆、紫菜、油菜、西红柿、牛奶、香蕉、红枣、桔子等。临床上经常给予补钾治疗。另一方面,心衰也可出现高钾血症,多见于严重的心衰或合并肾功能减退的患者,这时应药物排钾,并注意不要吃含钾较多的食物和水果。

5. **适当限制水的摄入**

充血性心衰时,水的潴留主要继发于体内钠的滞留。当采用低钠膳食时,可不必严格限制进水量。主张一般患者的液体量每日为1000毫升~1500毫升,夏季时,可适当增加水的摄入量。如肾功能减退的患者,在采用低钠饮食的同时,必须控制水的摄入,要在医生的指导下控制水的摄入。

6. **注意镁、钙的摄入**

当心衰时,常伴有镁的缺乏,可吃含镁较多的食品,如香菇、紫菜、苋菜、海带、木耳、银耳等。膳食中的含钙量要适中,因为高钙可使心肌收缩性增强,可引起期外收缩和室性异位节律。低钙可使心肌收缩性减弱。

7. **补充维生素**

由于膳食的限制,心衰患者容易缺乏维生素B族与维生素C,应补充维生素制剂。

(二)低钠食谱(<500毫克)

表18-2-1 低纳食谱

食物名称	含钠量(毫克)	每日量
牛奶或豆浆	125(15)	250毫升
米饭、粥或面食	5	300毫升
瘦肉、淡水鱼或豆腐	30~100	60~120克
脂肪	1	20克
蔬菜	50~100	500克
鸡蛋	40	1个
水果	10	3只
食糖	—	少许
茶水	—	适量

(三)可食用与忌用(或少用)的食物

表18-2-2 可食用与忌用(或少用)的食物

食物类别	可食用的食物	忌用(或少用)的食物
谷物及其制品	各种米面,如大米、面粉、小米、玉米、高粱	各种面包或切面,饼干,油炸食品及各种点心
油脂类	植物油为主(限量食用)	奶油
禽、肉类	瘦猪肉、瘦牛肉、去皮鸡肉、去皮鸭肉	含食盐和各种罐头食品、香肠、肥肉、咸肉、腊肉、肉松
豆类及其制品	各种豆类、豆浆、豆腐	各种酱制豆腐干,霉豆腐等
水产类	淡水鱼类不超过100克,部分含钠低的海鱼	咸鱼、熏鱼及部分含钠高的海鱼
乳类	牛乳及其制品视患者耐受情况定	
蛋类	鸡蛋或鸭蛋,每日1只,去黄蛋清	松花蛋、咸鸭蛋、咸鸡蛋、蛋黄每周不超过3个
蔬菜	多种新鲜蔬菜	各种酱菜、咸菜、榨菜、含钠较高的蔬菜,如菠菜、芹菜、卷心菜等
水果	各种水果、鲜果汁	水果罐头、葡萄干
调味品	醋、糖、胡椒、葱、姜、咖喱、无钠酱油、无钠盐	味精、食盐、酱油、各种酱类
饮料	淡茶、咖啡	汽水、啤酒、肉汤等

第三节　老年人呼吸系统疾病膳食营养问题

一、慢性支气管炎

（一）饮食治疗

（1）应供给足够的热能，蛋白质及维生素丰富的食品，以增强呼吸道的抵抗能力，有利于支气管组织的修复，提高机体免疫力，减少反复感染的机会。蛋白质的供给量每公斤体重为1.2克～1.5克，应以动物蛋白和大豆蛋白等优质蛋白为主。

（2）膳食中应选用宜于消化吸收的食物，采用少量多餐的进餐方式，每日可用6餐。

（3）吞咽或咀嚼困难时，应给予软食或流食，以利于吞咽或咀嚼。适当限制奶类及奶制品，奶类奶制品易使痰液变稠、感染加重，应避免食用。但奶制品是钙的主要来源，在不用奶制品时，应每日补钙1000毫克，相当于碳酸钙2.5克。

（4）应增加液体摄入量，大量饮水有利于体液稀释，保持气管通畅，每天饮水量2000毫升。同时避免过冷，过热或有刺激性的食品，以免引起阵发性咳嗽。

（5）应补充足量的维生素，增强机体免疫力，减轻呼吸道的感染症状，促进支气管黏膜修复。每日补充维生素A5000国际单位，维生素C200毫克。

（二）注意事项

治疗慢性支气管炎的许多药物对患者的食欲和营养代谢均有副作用。

（1）当服用茶碱类药物时，应避免饮用咖啡、茶叶、可可及可乐饮料，以免加重对胃肠黏膜的刺激。

（2）服用间羟异丙肾上腺素和间羟异丁肾上腺素时，应在饭后用果汁吞服，以免异味影响，引起胃肠道反应。

二、肺气肿

（一）饮食治疗

（1）能量摄入：轻度肺气肿时，因不影响工作和生活，每日的总能量可与正常人相近，为8.4兆焦耳（2000千卡）。中度肺气肿时，可适当降低能量，为6.69兆焦耳～8.37兆焦耳（1600千卡～2000千卡）。重度肺气肿时，要限制总热量，可为4.2兆焦耳～5.04兆焦耳（1000千卡～1200千卡）。过高的热量会增加心肺功能的代谢，使呼吸加快。

在膳食总热量中，碳水化合物应占65%，脂肪20%，蛋白质15%。

（2）供应适量的碳水化合物和脂肪。适量的碳水化合物和脂肪量能够维持正常人体的新陈代谢，能够耐受缺氧，所以糖与脂肪不要过分的限制，应给予高维生素A和维生素C的食品，有利于肺泡上皮细胞的修复。

（3）无论有无临床症状，肺气肿的患者都应忌烟、酒。吸烟可加速心跳、呼吸，使肺气肿的患者支气管痉挛，产生呼吸困难。当嗅到浓烈的酒精味时，会立即咳嗽或打喷嚏，也可引起呼吸困难。研究人员发现，即使少量饮酒，也会对哮喘患者带来不利，加重哮喘，降低平喘药的疗效，饮酒可使血气成分失常，酸碱平衡紊乱，最后引起肾上腺皮质功能降低，皮质激素分泌减少，诱发哮喘，所以肺气肿的患者一定要戒酒。

（4）肺气肿患者适宜温和的饮食，避免使用辛辣刺激性食品，如辣椒、花椒、大葱、大蒜、生姜，不宜吃过热或过凉的食品，宜软细及温度适宜。肺气肿的患者由于呼吸困难或哮喘，常伴有食欲不振、恶心等症状，胃黏膜常处于充血状态，所以食欲较差。应给予宜消化、富于营养的食品。

(5)研究发现,哮喘患者经常吃富镁的食物,对平息哮喘有益。镁是人体内多种酶的辅助因子,可激活肌体腺苷环化酶,这种物质能促使三磷酸苷生成环磷酸腺苷,从而阻止生物活性物质的释放,解除支气管平滑肌痉挛,缓解支气管哮喘。此外,镁还能舒张由于缺氧引起痉挛的毛细血管和小动脉,改善微循环,降低心脏负担,减轻肺瘀血,间接地改善呼吸功能,促使支气管哮喘的康复。建议肺气肿并哮喘的患者应常吃些富镁的食品,如荞麦、黄豆、黑豆、绿豆、蚕豆、芹菜、苋菜、菠菜、荠菜、黄花菜以及牛奶等。另外食物不可太精制,因为精制的食品几乎不含镁。

(二)良好的烹调环境

保持烹调环境的清洁非常重要,提倡煮、清炖、蒸、焖、熬等方法,这些烹调方法,不产生刺激性烟雾,同时有湿化空气的作用,有利于呼吸道。爆炒或煎炸时,油温过高,产生刺激性烟雾,对人体有害,可引起刺激性咳嗽和哮喘,加重肺气肿。

三、慢性阻塞性肺疾病

(一)营养治疗

(1)能量及来源:对于慢性阻塞性肺疾病患者,为了使降低的体重得以纠正,应增加10%的基础能量消耗。其中碳水化合物占50% ~60%,脂肪占20% ~30%,蛋白质为15% ~20%。对于急慢性患者应给予高脂肪、高蛋白和低碳水化合物为宜。碳水化合物与脂肪混合物提供非蛋白能量,两者能量比为4:6。

(2)营养途径:营养治疗包括肠内营养和肠外营养2种。重症肺心病患者特别是肺性脑病患者,可短期使用静脉营养治疗,对缓解期的慢性阻塞性肺疾病患者,多主张采用经胃肠道营养治疗。

大多数COPD患者半卧位和卧位。应根据病情给予高热能,高营养素食物,由于患者肺淤血,呼吸困难,很难顺利就餐,且多无食欲。在这种情况下,宜给予宜消化吸收的软食及半流体食物,膳食要清淡,无刺激性,温度适宜,防止过咸、辛辣等食品的刺激,引起阵发性咳嗽,加剧缺氧或呼吸困难。已经不能完全通过消化道给予充足的营养,应给予静脉补液,可通过静脉输入所需的葡萄糖、氨基酸、脂肪乳剂及维生素等,保证机体的正常代谢。

应经常食用养肺止咳食品,如西洋参、燕窝、罗汉果、百合、黄精、豆浆、石斛、银耳、冬虫夏草、阿胶等,再结合止咳祛痰药,可配制成补肺阿胶豆奶、二冬黄精汤、虫草沙参蜜、龟椒阿胶汤、百合地黄汤、梨膏糖、罗汉果山枣补肺、百合贝母粥、甘草蛋黄粉等,均有助于养肺止咳祛痰。

(3)鼻饲的患者应给予匀浆膳食。匀浆膳食是将各种食品去刺和去骨后,用高速组织捣碎机加水搅成糊状物,其营养成分与正常饮食相同,宜于消化吸收,可调制成热能充足,各种营养素齐全的平衡饮食,渗透压不高,对胃肠道无刺激性,可以避免长期食用混合奶过多而引起的腹胀、腹泻等反应,且含有较多的纤维素,可预防便秘。在医院和家庭中均可长期食用,无任何副作用。正确的操作方法是将食物煮熟后再捣碎,(因用生食物捣碎后再煮,易凝结成块,不能灌注)若必要时,还要过筛,但尽可能要细而不需过筛,防止营养素的流失。做匀浆膳的食物要新鲜卫生,一般为每餐烹制后捣碎灌注,最好不要放置过久,应放入冰箱储存,食用前一定要煮沸。

(二)注意事项

(1)避免加重通气负担:进食或输注过多的碳水化合物可使呼吸商值增大,加重通气负担,发生二氧化碳潴留及高碳酸血症。

(2)注意保护胃肠功能:经消化道补充过多的营养可引起腹胀、腹泻、恶心、呕吐,此时应立即停止肠道营养1 ~2天,再缓慢恢复肠道营养。

(3)注意水、电解质和酸碱平衡:在静脉营养治疗特别是重症患者全胃肠外营养时，出现水潴留、低钠、低磷、代谢性酸中毒等。特别是过量的葡萄糖输入引起或加重低磷血症。

(4)注意维护肝脏功能：应避免供给过量碳水化合物，增加供给非蛋白质能量中的脂肪。

(5)营养制剂及配方：应选高脂肪低碳水化合物的食物，因为脂肪的呼吸商最低为0.7，葡萄糖为1。

第四节　老年人消化系统疾病膳食营养问题

一、反流性食管炎

(一)饮食治疗

(1)低脂饮食：采用低脂肪饮食是反流性食管炎饮食治疗的关键。

1)脂肪能够刺激胆囊收缩素的分泌引起食管下端括约肌张力降低，促使胃食管反流，同时使胃、十二指肠压力差颠倒，造成十二指肠内容物反流入胃。摄入过多的脂肪可延缓胃的排空，增加上腹部不适感，使胃膨胀。因此平时应注意饮食中少用肥肉、奶油及烹调油，应以煮、炖、氽、烩、蒸为主，少吃和不吃油炸食品。

2)脂肪摄入过多可致肥胖。肥胖可使腹内压力增加，有利于食物的反流，使病情及症状加重。

(2)高蛋白饮食：食物蛋白质可刺激胃酸和胃泌素的分泌，胃泌素可使食管下端括约肌张力增加，抑制胃食管反流。饮食中适当增加蛋白质，如瘦肉、牛奶、豆制品、鸡蛋清等。

(二)注意事项

(1)避免刺激性食品：饮食中应用宜消化、细软的食物，少用刺激性食品，如咖喱、胡椒粉、薄荷、辣椒等；不用能引起食管下端括约肌张力降低的食物，如浓茶、咖啡、可可、巧克力、鲜柠檬汁、鲜桔汁、番茄汁等酸味饮料。

(2)禁烟酒：烟酒可引起食管下端括约肌张力下降，尤其是烈性酒可使食管蠕动收缩波的频率下降。同时使食管清除酸性能力下降，对食管炎的治疗起不良的作用。

(3)晚餐勿吃过饱，睡前不要加餐，防止加重症状。

二、胃炎

(一)急性胃炎时饮食治疗

患急性胃炎时，首先要去除病因，对症治疗，大量呕吐及腹痛剧烈者应禁食，卧床休息。

(1)急性发作时最好用清流质饮食，如米汤、杏仁茶、清汤、淡茶水、藕粉、薄面汤、去皮红枣汤。应以咸食为主，待病情缓解后，可逐步过渡到少渣半流食，尽量少用产气及含脂肪多的食物，如牛奶、豆奶、蔗糖等。

(2)严重呕吐腹泻，宜饮糖盐水，补充水分和钠盐。若因呕吐失水，以及电解质紊乱时，应静脉注射葡萄糖盐水等溶液。

(3)腹痛剧烈时，应禁食，使胃肠充分休息；待腹痛减轻时，再酌情进食。

(4)禁用生冷、刺激性食品，如醋、辣椒、葱姜蒜、花椒等，也不要用兴奋性食品如浓茶、咖啡、可可等，烹调时，以清淡为主，少用油脂或其它调料。

(二)慢性胃炎时饮食治疗

(1)慢性胃炎的饮食治疗原则是调整胃的各项功能，养成良好的饮食习惯和生活习惯。吃饭时要细嚼慢咽，使食物与消化液充分混合。饮食宜清淡，少刺激性，晚餐勿过饱，待食物消化后再睡觉。

在平时饮食中尽量做到清淡、少油腻、少脂肪过高的食物，如肥肉、奶油、油煎食物能延缓胃的排空，这些食物能够增加腹部饱满感。应减少刺激性食物，如辣椒、洋葱、咖喱、胡椒粉、芥末粉、浓咖啡等均不利于胃黏膜炎症的恢复，对胃酸分泌减少者，如萎缩性胃炎，可给予浓肉汤、鸡汤等味道鲜美的食物，以刺激胃酸分泌，促进食欲，对高酸性胃炎（胃酸分泌过多者）应禁用肉汤、鸡汤以及过多的鲜味食品。可将肉类煮熟去汤后再烹制。食物要做得细、碎、软、烂。烹调的方法多采用蒸、煮、烩、炖与煨等。

（2）要注意食用有营养的食物，多吃些高蛋白食物及高维生素食物，保证机体的各种营养素充足，防止贫血和营养不良，对贫血和营养不良者，应在饮食中增加富含蛋白质和血红素铁的食物，如瘦肉、鸡、鱼、肝、腰等内脏。高维生素的食物带有深色的新鲜蔬菜及水果，如绿叶蔬菜、西红柿、茄子、红枣等。每餐最好吃 2～3 个新鲜山楂，以刺激胃液的分泌。

（3）要注意食物酸碱平衡，当胃酸分泌过多时，可喝牛奶、豆浆、吃馒头或面包以中和胃酸，当胃酸分泌减少时，可用浓缩的肉汤、鸡汤、带酸味的水果或果汁，以刺激胃液的分泌，帮助消化。

（4）要避免引起腹部胀气和含纤维较多的食物，如豆类、豆制品、蔗糖、芹菜、韭菜等。

（5）平时一定要把握进餐量，不能因喜好的食物而多吃，一定要少吃多餐，以增进营养，减轻胃部负担为原则，同时要禁忌烟酒。

（6）当患有萎缩性胃炎时，宜饮酸奶。

1）酸奶中的磷脂类物质会紧紧地吸附在胃壁上，对胃黏膜起保护作用，使已受伤的胃黏膜得到修复，酸奶中特有的乳糖分解代谢所产生的乳酸和葡萄糖醛酸能增加胃内的酸度，抑制有害菌分解蛋白质产生毒素，同时使胃免遭毒素的侵蚀，有利于胃炎的治疗和恢复。

2）当口服抗生素治疗某些炎症性疾病时，应同时饮用酸奶，既补充了营养，又避免了抗生素对人体产生的副作用。

3）酸奶中含有大量的活性杆菌，可以使抗生素药物引起的肠道菌群失调现象重新获得平衡，同时保护了胃黏膜。

三、消化性溃疡病

（一）饮食治疗目的和原则

（1）饮食治疗的目的是减轻症状，减少胃酸的分泌，保护溃疡面，使之尽快愈合，防止溃疡再次发生。

饮食的要求是营养充足，能够改善全身状况，促进溃疡愈合，给予充足的蛋白质是溃疡愈合的重要因素之一，每天每公斤体重不少于 1 克，应选用宜消化的蛋白质食品，如牛奶、鸡蛋、豆浆、豆腐、嫩豆腐、鸡肉、鱼肉、瘦肉等。脂肪有抑制胃酸分泌的作用，可适当用些宜消化的脂肪食品，但不宜长期过多的使用，以防高脂血症。碳水化合物既不抑制胃酸分泌，也不刺激胃酸分泌，可食用，以供充分的热能。

（2）溃疡病的基本饮食原则是去除对胃肠的刺激物，包括刺激性的药物如消炎痛、阿斯匹林、保泰松、布洛芬、消痛灵等。同时应忌烟、酒。应采用多次、少量，刺激性小而宜消化的食物，特别是在溃疡活动期，要食用刺激性小，中和胃酸能力强的而且对胃没有机械性刺激的食品。应限制辛辣的调味品，因为这些调味品如肉汤、浓茶、咖啡、巧克力、可乐饮料和酒类是胃酸分泌的强烈刺激物。粗糙的食品如干豆类、小米、高粱米、玉米、榛子等，含纤维素高的蔬菜如芹菜、韭菜、生萝卜、卷心菜、洋葱等也应该加以限制。理想的食品有面片、面条、粥、豆浆、乳类、蛋类、肉类、菜叶等，这些食物刺激性小而宜消化，具有较高的缓冲酸的能力。

（3）食物应不损伤溃疡面为宜，在急性活动期饮食温度要适宜，勿过烫过冷，以防刺激溃疡面。调料中不宜用干辣椒、芥末、咖喱粉等，也不宜于食用大量的糖。禁忌易产酸产气食物，如土豆、地瓜、过甜点心及糖醋食品、生葱、生蒜、生萝卜、蒜苗、腊肉、火腿、蚌肉。

（4）除给予优质的动物性蛋白外，还要给予维生素 A 和维生素 C，以促进溃疡愈合。美国进行了为期 6 年的调查研究表明，增加膳食中的胡萝卜素，有预防十二指肠溃疡的作用。每日食用较多的水果与蔬菜的人比少食用者发生溃疡的几率降低33%，研究人员指出，溃疡病的形成除幽门螺杆菌感染外，与肠道内环境因素也有关，建议常吃水果和蔬菜可预防溃疡。近年的生理学研究已证实，糖、蛋白质、脂肪产热营养素中，脂肪抑制胃酸的能力最强。当饱餐一顿高脂饮食后，往往会延长饥饿的时间，其原因在于脂肪食物进入小肠后，可刺激肠壁产生肠抑胃素，通过血液循环抵达胃部，抑制多种酶的释放，减慢对食物的消化，从而减轻了胃部溃疡面的伤害。从这一点来说，溃疡患者可适当吃些脂肪。

(5)溃疡患者在膳食中减少膳食纤维时，易产生便秘，故可常吃香蕉、蜂蜜、果汁、菜汁、洋粉冻等，以起润肠作用。

(6)溃疡病膳食的烹调方法可选用蒸、煮、汆、软烧、烩、焖、炖等方法，不宜用油炸、油煎、爆炒醋溜、冷拌等方法。

(二)溃疡病饮食治疗四个阶段

Ⅰ期饮食治疗适用于溃疡病急性发作或出血刚停止后。进流质饮食，每日6～7餐，其中2次牛奶，若牛奶不适应者或腹部胀气者，可用豆浆代替，或加米汤稀释。其他餐次可给予豆浆、米汤、蛋羹、稀藕粉、豆腐脑等。

Ⅱ期饮食治疗适用于无消化道出血，疼痛较轻，自觉症状缓解，食欲基本正常者，可食用细软易消化的少渣半流食，如鸡蛋粥、肉泥、烂面条等，每天6餐，每餐主食50克，加餐时可用牛奶、蛋花汤等，禁食碎菜及含渣较多的食物。

Ⅲ期饮食适用于病情稳定，自觉症状明显减轻或大致消失者。饮食应以细软宜消化半流质为主，每日6餐，每餐主食不超过100克，可食用面条、面片、粥、小馄饨、小笼包、清蒸鱼、汆丸子等。防止过饱引起腹胀，禁止食用粗纤维多的蔬菜和咸菜等。

Ⅳ期饮食适用于病情稳定，溃疡基本愈合并渐康复的患者。选用软而宜消化食物为主，主食不限量，除三餐主食外，另加二次点心，不宜进油煎炸及粗纤维多的食物。

四、上消化道出血

(一)饮食治疗原则

(1)目前，对于非大量出血的患者能否进食的问题还有争论，但多数人趋向于进食。因为合理的饮食可中和胃酸，容易保持体内水、电解质的平衡，保证营养，而进食可促进肠蠕动，胃内的积血和饮食往下运行，反而会减少恶心、呕吐。对进何种饮食意见不一致，有主张流食或纯牛奶，有主张进一般饮食，或事先经过消化的软食，多数人认为这些饮食本身引起出血的可能性很小。

(2)出血量不大或出血刚停止的患者，每日进食6～8餐，每日2次牛奶。也可用豆浆代替，或加适量的米汤稀释。一般情况下，牛奶和豆浆中可添加5%蔗糖，以防胃酸分泌增加。因为牛奶或豆浆可在胃壁上形成一层保护膜，从而抑制了胃酸分泌。注意甜咸相间，并选用无刺激及宜消化的流体食物，如豆腐脑、蒸嫩蛋、菜水、稀藕粉等都可食用。

(二)溃疡病大量出血时

(1)大出血时禁食。每隔2～3小时给予少量冷流质食品，如不加糖的冷牛奶、冷豆浆、冷蛋羹等，每次100～150毫升，每日6～7次。

(2)出血量少时，可逐渐进展到流质膳食，少量多餐。

(3)出血明显好转后，可过渡到少渣半流食，以减少对溃疡的刺激。

五、胰腺炎

(一)急性胰腺炎的饮食治疗

(1)急性期禁食三天：急性胰腺炎的饮食治疗目的主要是使胰腺的分泌活动保持在最低限度。食物及酸性胃液进入十二指肠后，会刺激胰腺分泌消化酶，不利于胰腺的恢复，因此在禁食的同时要进行胃肠减压。切忌过早进食，一般禁食不得少于3天。

(2)待患者的腹痛和呕吐基本消失时，可以吃不含脂肪的纯碳水化合物流食，包括米汤、稀藕粉、杏仁茶、果汁、菜汁等。待患者逐步适应后，适当增加过箩粥、冲蛋清(不用蛋黄)，还可吃一些米粥、面片、挂面、面包及碎软蔬菜。

(3)控制蛋白质的摄入　膳食要以米面等碳水化物为主。忌食肉汤、鸡汤、牛奶、蛋黄。因这些食物可引起胃液及胰液的分泌并加重病情。维生素要供应充足，可用维生素制剂补充。

(4)禁止饮酒，忌暴饮暴食。

(二)慢性胰腺炎的饮食治疗

(1)慢性胰腺炎的饮食治疗原则基本与急性胰腺炎相同。应采用对胃肠没有机械和化学刺激的食物，要求食用高碳水化合物和低脂肪的半流饮食。

(2)蛋白质的供给量每日60克，其中包括适量的优质蛋白质。

(3)脂肪的摄入量要严格限制，每日20克，逐步过渡到每日40克，在烹调方法上多选用蒸、煮、烩、炖、氽等用油少的烹调方法。

(4)多选用宜于消化的糖类，如红糖、蔗糖、蜂蜜等，因碳水化合物是能量的主要来源，可给予300克以上。要少食多餐，每日4次或5次，防止暴饮暴食。

(5)膳食纤维的用量不易过多。少用胀气的食物，如萝卜、洋葱、粗粮、干豆类等，避免刺激性食物。

(6)忌饮酒及动物内脏。

六、肝炎、肝硬化

(一)急性肝炎的饮食治疗

(1)过去，肝炎患者的饮食治疗原则一直是“高蛋白、高碳水化合物、高热量、低脂肪”，称“三高一低”。由于高热量，高糖饮食可导致肥胖，影响转氨酶的下降，通过国内外的实践证明，这种饮食对急性肝炎有害无益。所以，近年来已废除了“三高一低”的饮食原则，而主张以高蛋白为主，适量的碳水化合物和热能为辅，有利于急性肝炎的恢复。

(2)避免有刺激性的香料和油腻的食物。宜选用清淡、易消化、少量多餐的软食或半流食。清淡的饮食容易被患者消化和吸收。可多饮含碳酸的饮料、水果汁。在高蛋白饮食中要多吃动物类蛋白，动物性蛋白含必需氨基酸多，且含较多的蛋氨酸。蛋氨酸是体内抗脂肪肝的物质。含蛋氨酸较多的食物有鱿鱼、瘦肉、蛋类、豆制品及豆类等。但对并发肝昏迷前期患者，要严格控制这类食物，以防止肝昏迷的发生。

(3)患黄疸时应限制油腻食品及肉类。这类食品可影响胃肠消化吸收，易产生腹胀、恶心、呕吐、腹泻等，从而加重肝脏的负担。要严格控制饮食中胆固醇含量，因胆固醇吸收后经胆汁排泄时，将增加胆汁的粘滞性，不利于胆汁的排泄，造成胆郁。黄疸患者的饮食中应控制动物的内脏、脑和蛋黄等食物。炒菜时要清淡，可适当增加食用醋，以促使食物消化与吸收。

(4)补充维生素，患者患急性肝炎时体内维生素的消耗增多，应多吃富含各种维生素的食物，尤其是富含维生素 B_1 的食物(全麦、豆芽、扁豆、花生、新鲜蔬菜、水果等)、富含维生素 B_2 的食物(小米、大豆、酵母、豆瓣酱、绿叶蔬菜和肉、肝、蛋、乳类)、富含维生素 B_6 的食物(豆类、新鲜蔬菜、肝、肾、肉及酵母等)、富含维生素C的食物(蔬菜、水果，尤其是野苋菜、青椒、油菜、青蒜苗、西红柿、山楂等)、富含维生素A的食物(胡萝卜、动物肝、牛奶、蛋黄、荠菜、韭菜、玉米、菠菜、空心菜、雪里蕻、苋菜等)、富含维生素K的食品(菠菜、卷心菜、菜花、花生油)。

(二)慢性肝炎的饮食治疗

(1)饮食治疗原则：慢性肝炎患者常有倦怠、厌食、脂肪吸收障碍等症状。饮食量要少，质精，取易消化吸收和利用的食品。选蛋、奶、瘦肉、禽类、鱼和豆制品等营养价值高的食物。

多吃新鲜的蔬菜和水果，能增加水分，促进胆汁稀释，加速废物排泄。同时，水果和蔬菜含膳食纤维多，可促进胆汁的分泌，同时也是维生素和矿物质的丰富来源。避免营养成分过量或缺乏。

(2)不宜吃过多的葡萄糖和水果糖。尤其是肥胖者，因糖易发酵，可加重胃胀气。过多的糖会转变成脂肪，脂肪微滴涌入肝内形成脂肪肝。

(3)膳食脂肪量不宜过少。缺乏脂肪时，不利于胆汁分泌及必需脂肪酸的供给。

(4)忌食强烈刺激性食品及调味品。不宜食用过酸、辛辣以及怪味食品；不要吃霉变的食品和含有防腐剂、着色剂的食品；要禁饮酒类，避免加重肝细胞的损伤，以保护肝脏。

(5)当出现黄疸时，要严格限制膳食中动物的内脏、肝、脑和蛋黄，菜要清淡，可适当增加食用醋，以促进患者的消化与吸收。

(6)补充维生素：尤其是 B 族维生素和维生素 C，为维护肝脏的生理功能。

(7)肝病患者中可观察到锌的缺乏，有时有感觉神经的变化，应适当增加含锌的食物如牡蛎等。

(8)忌用的食物：加油脂制备的主食、糯米、高粱等难消化的谷类，全脂牛奶不超过 250 毫升，勿用肥牛肉、肥猪肉、肥羊肉、香肠、火腿、咸肉、油浸鱼、整粒黄豆、油炸蔬菜、动物脂肪和酒类。

(三)肝硬化的饮食治疗

(1)通过各种途径保证足够的能量，及时调整蛋白质的供给量：能量供给应高于正常人，高蛋白膳食是为了促进受损肝细胞修复和再生。血浆蛋白过低、伴有浮肿及腹水者，高蛋白膳食尤为重要。可以吃以酪蛋白为基础的饮食，可将奶酪掺入适量的鸡、鱼、瘦肉、蛋中食用。蛋白质的供给量以患者能耐受、能维持氮平衡，并能促进肝细胞再生而又不致诱发肝性脑病为限。伴有顽固性腹水时，食欲极度减退，可采用肠内营养或静脉营养。如出现肝功能衰竭、肝昏迷倾向时，要限制蛋白质供给量至 25 ~ 35g/d，以免血氨升高，加重病情。

(2)脂肪不宜过分限制，也不宜过高：肝硬化患者膳食中采用中链甘油三酯作为烹调油有良好的作用。

(3)充足的碳水化合物和食物纤维，起保肝、通便、解毒等作用。每天可吃淀粉类食物 350 克 ~ 450 克。

(4)补充各种维生素和微量元素。

(5)患腹水时，限盐、限水。

(6)服用排钾利尿剂时应补充钾盐。

(7)每日摄入钠盐不超过 3 克。严重水肿时用无盐饮食，钠应限制在 500 毫克左右。禁食含钠较多的食物，例如蒸馒头时不要用碱，可改用鲜酵母发面，或吃无盐面包。挂面中含钠较多，不宜食用。其次，各种咸菜和酱菜钠含量多，肝硬化患者应绝对限制。同时调味品中味精以谷氨酸钠为主，会加重肝脏对水钠代谢的负担。其他含钠较高的食品，如海产品、火腿、松花蛋、肉松等也应严格控制。每日进水量应限制在 1000 毫升 ~ 1500 毫升。

(8)患食管静脉曲张时，用无刺激性软食，食品做工要细，避免坚硬粗糙，少用含纤维多的食品。当上消化道出血时，应禁食。

(四)肝功能衰竭及肝性脑病

(1)营养治疗的总目的是控制总能量和蛋白质的供给，减少体内代谢氨的产生，避免肝昏迷的发生及向危险的方向发展。

蛋白质食物的选择 应以大豆蛋白质为主，应补充植物蛋白质 10 ~ 20g/d。严重肝昏迷患者，不宜供给动物蛋白质。开始增加动物蛋白时，用含氨少的动物蛋白，牛奶含氨较少，鸡类次之，肉类含氨最多。

(2)虽然肝衰竭患者对脂肪的消化吸收能力降低，但脂肪可供给必需脂肪酸和脂溶性维生素，增加食物美味，促进食欲，并能润肠通便，脂肪不须过分限制。

(3)供给多种维生素丰富的食物，特别是富含维生素 C 的食物，有利于解毒。

(4)维持水、电解质及酸碱平衡。及时纠正低钾血症。出现高钾血症则需避免用含钾多的食物,并注射葡萄糖以纠正。发生腹水、水肿时宜给予低盐或无盐膳食,并限制液体摄入量。一般每日供1000ml左右,通常参考前一日排出量而定。

七、胆囊炎、胆石症的饮食治疗

(一)急性胆囊炎

(1)急性发作期应禁食,使胆囊得到充分休息,以缓解疼痛。疼痛缓解后,可给予清淡流质、低脂肪、高碳水化合物饮食,如米汤、藕粉、豆浆等。病情进一步好转后,给予低脂半流质饮食或低脂少渣软饭。

(2)应忌食刺激性或产气食品,如牛奶、萝卜、苤蓝、洋葱等。少用肉汤、鸡汤、牛奶、蛋黄等能促进胃液及胰液分泌的食物。禁饮酒。

(3)急性化脓性胆囊炎急诊术后,禁食24小时。一旦肠蠕动恢复,可进低脂清流饮食,以后逐步过渡到低脂半流或低脂软饭。

(二)慢性胆囊炎

(1)低脂饮食:禁用动物内脏、肥肉、蛋黄、油炸食物等高脂食品。应供足量的水和果汁等饮料,以稀释胆汁。脂肪摄入量,开始每天<20g,以后逐渐增至30~40g。

(2)供给正常或稍低于正常的能量,每天约8.37MJ(2000kcol)。

(3)供应适量蛋白质,每天50~70g。多选用高生物价蛋白质,如豆制品、鱼虾类、瘦肉、蛋清等。

(4)供给碳水化合物每天300~500g,以达补充能量、增加肝糖原、保护肝细胞的目的。选用含多糖的复合碳水化合物为主的食物,适当限制单糖,如砂糖、葡萄糖的摄入。

(5)供给丰富的维生素。维生素A有防止胆结石的作用,有助于胆管上皮生长和保持完整性,帮助病变胆道的修复。B族维生素和维生素C、E,也应该充分供给。

(6)增加膳食纤维,能促进胆盐排泄,抑制胆固醇吸收,降低血脂,减少胆石形成的机会。膳食纤维不但有利胆作用,且能刺激肠蠕动,有利于通便,促使肠内产生的吲哚、粪臭素等有害物质尽快排出,防止胆囊炎发作。含膳食纤维高的食物,有绿叶蔬菜、水果、粗粮及香菇、木耳等。

(7)供给足量水和饮料,每天以1000~1500ml为宜。有利于胆汁的稀释和排出,防止胆汁淤积。

(8)饮食禁忌:刺激性的食物和强烈调味品,如辣椒、咖喱、芥末、烈性酒、咖啡等;少吃牛奶、洋葱、蒜苗、萝卜、黄豆等产气食物。

(三)胆石症的饮食治疗

(1)严格限制脂肪摄入。可给予高碳水化合物食物,如浓米汤、藕粉等,多喝水以稀释胆汁,促进胆汁排出,每日以1500毫升为宜。提供低纤维的少渣、无渣的半流质饮食或软饭。适量给予高生物价蛋白质,如豆制品、瘦肉、蛋清、鱼、虾类。适量限制葡萄糖、砂糖的摄入。

(2)选用含维生素A、C、B、E丰富的食物,以保护肝脏。

(3)忌食刺激性食物和辛辣调味品,如辣椒、咖喱、芥末、酒、咖啡、油炸食品及产气食物,如牛奶、洋葱、蒜苗、萝卜、黄豆、烈性酒、浓茶、咖啡等。

八、便秘

(一)饮食治疗原则

(1)梗阻性便秘:应去除梗阻的病因。饮食宜提高热能、减少食物的残渣,以清流食为主。痉挛性便秘时应适当增加脂肪,以进一步促进肠蠕动,有利于排便,每日不超过100克为宜。要多饮水和饮料,保持肠道的水分,以利通便,可多喝蜂蜜水。平时多进食能够软化粪便的食物,如洋粉及果冻等。禁食蔬菜和水果。便秘缓解后,可用低渣饮食。要避免刺激性食物,禁止饮酒、饮浓茶、咖啡。柿子中含较多的鞣酸，不利于通便，应少用。

（2）无力性便秘：应给予粗纤维含量高的食物，如芹菜、韭菜、萝卜、海带、豆角、杂豆、粗粮、带皮水果等，可刺激肠蠕动，增强排便动力。同时多饮水，每日6杯～8杯，以利粪便的软化。适当增加高脂食物，如花生、芝麻、核桃及花生油、芝麻油、豆油等，每日的脂肪量可达到100克左右。决明子是我国公布的69种药食同源物品之一，有清肝明目，通便的作用，可以代茶饮。

（3）多食产气的食物，如洋葱、萝卜、蒜苗等，有助于排便。

（4）多用维生素B族，粗粮、酵母、豆类及其制品等富含维生素B，能促进消化液分泌，增强肠道蠕动。

（5）可吃吸水性强的洋粉冻、魔芋糕、魔芋精粉制品，以利通便。

（二）注意事项

（1）应禁忌烟酒，辛辣的食物。

（2）加强体力活动和锻炼，达到增强肠肌的功能。

（3）不要依赖泻药。泻药可加速食物在肠道的通过，减少消化和吸收，致多种营养素的流失。此外，长期使用泻药，可使肠肌松弛变形，加重便秘。

第五节　老年人代谢内分泌疾病膳食营养问题

一、肥胖症

（一）饮食治疗原则

（1）节食是超重和肥胖病治疗中最常用的方法之一。主要是减少肥胖者饮食中的能量，使能量的摄入少于消耗，使体内脂肪动员，体重下降。但长期不合理的节食常给患者带来抵抗力下降、疲乏、精神不振以及体内内环境紊乱等诸多问题，而建立在健康饮食原则基础上的平衡膳食尤其是低能量平衡膳食则具有良好的长期效果。

（2）低能量平衡膳食是让肥胖者减少摄入食量而不改变食物中蛋白质、碳水化合物和脂肪比例的一种膳食方案。该方案除能量供给较低外，其他所有的营养素供给都基本符合DRIS建议，副作用较少。一般不会因体重降低，而产生疲劳、眩晕、落发，甚至心脏疾病等。原则是控制能量摄入，使之呈负平衡。每月减肥0.5～1.0kg。中度以上的成年肥胖者，每周减少体重0.5～1.0kg。在限制能量范围内，合理分配蛋白质、脂肪和碳水化合物的能量比值。碳水化合物占40%～55%，蛋白质占20%～30%，脂肪占25%～30%。无机盐、维生素和膳食纤维供应也要充足。

（3）要合理地选择食物。由于摄入的能量降低，在选食时既要注意营养成分是否能满足需要，又要考虑所选食物是否具饱腹感。多选含脂肪低的蛋白质食物，如精瘦肉、鱼、虾、鸡、蛋、去脂乳类以及豆腐、豆浆、豆腐干等。

（4）进食餐次则应因人而异。通常为三餐，能量分配：早餐27%、午餐49%、晚餐24%。

（5）思想指导：肥胖的营养治疗要注意患者心理的调节，引导患者认识肥胖的不良后果及其营养调节的意义。患者有了正确的认识，才有可能改变饮食行为，能自觉自制，效果会更好。建立良好的生活和饮食习惯：①情绪不佳时，应避免采用进食来缓解焦虑；②避免边看电视边吃零食；③进食时充分咀嚼，避免进食速度过快；④不暴饮暴食，避免吃饭过饱；⑤避免经常喝酒，禁咖啡、浓茶；⑥晚餐要少，避免睡前加餐；⑦避免偏食、挑食，多吃蔬菜，少吃甜食、荤腥。

（二）营养素的调配

（1）避免高碳水化合物的食物。如蔗糖、

糖果、蜜饯、糕点、啤酒等。

(2)减少高脂肪类食物。如五花肉、干乳酪、黄油、烤鸭、炸鸡、扣肉、红烧肉等。

(3)多用优质蛋白类食物。如豆类及其制品、淡奶粉、肉松、牛肉干、精瘦肉、禽肉、鱼、虾、蟹、贝等。

(4)可用低热能食物。如鲜菇、魔芋、绿豆、薏苡仁、燕麦、荞麦、各种蔬菜和瓜类等。

二、糖尿病

(一)饮食治疗原则

(1)饮食控制是治疗糖尿病的基本措施。控制饮食是指每日摄入的总能量要有一定的限度。碳水化合物、蛋白质和脂肪要有一定合适的比例。

糖尿病患者的能量供给以维持或略低于理想体重为宜。对肥胖者必须减少能量摄入以减轻体重。对消瘦者必须提高能量摄入以增加体重。

(2)标准体重计算　每日总能量的设计应以维持标准体重为原则。标准体重计算方法:

1)Broca 法:标准体重 = 身高(cm) - 110(身高在 165cm 以上或年龄 < 40 岁者)

或 = 身高(cm) - 105(身高在 165cm 以下或年龄 > 40 岁者)

2)BMI:BMI = 身高(cm)/[体重(kg)]^2 按 WHO 标准,BMI 18.5 ~ 24.9 为正常体重。

(3)限制饮酒:饮酒可影响食欲,因酒精含有高能量(1 克酒精可产 7 千卡能量);此外酒精有抑制肝糖原分解及糖异生作用,容易发生低血糖。

(4)血糖生成指数(GI)的应用。血糖生成指数(GI)是指食物摄入后引起血糖反应的一项有生理意义的指标,是衡量各种食物对血糖可能产生多大影响的依据。高 GI 食物进入胃肠后消化快,吸收完全,血糖迅速增高;低 GI 食物在胃肠停留时间长,释放缓慢,血糖峰值低。对糖尿病患者来说,要尽量选择 GI 值低的食品。中国人习惯以谷类食物为主,主食过精则 GI 较高,应选用粗粮、杂粮、全麦面包等 GI 值低的食品为佳。

(5)做好患者、家属和医生的密切配合工作。

1)维持理想体重,避免肥胖和消瘦。饮食中摄取的能量以满足每日正常生理活动、工作和劳动的需要即可。

2)平衡饮食,以摄取足够的营养素。每日食物应包括 4 大类食品:谷薯类,蔬菜水果类,肉、禽、鱼、乳、蛋、豆类,油脂类。

3)减少糖类或高糖分的食物,不用或少用精制糖及糖制甜食,适量选用含有淀粉的食物。

4)烹调宜清淡。

5)终生坚持,吃饭是人生的一大享受,应确保每一餐都有好的口味和营养质量。对于糖尿病患者来说,重要的是坚持不懈、持之以恒地坚持饮食治疗。

(二)营养素的调配

(1)蛋白质:为减轻肾脏负担,建议每日摄入 0.8 ~ 1.0g/kg · d,或保证 10 ~ 15% 的能量来源于蛋白质,其中 50% 来源于动物蛋白。并发糖尿病肾病时,蛋白摄入控制在 0.6 ~ 0.8g/kg · d。

(2)脂肪:糖尿病患者对脂肪的日需要量为 0.6 ~ 1.0g/kg,占总能量的较适合的比例为 20% ~ 25%。胆固醇摄入量每日低于 300mg。

(3)碳水化合物和甜味剂食品:碳水化合物摄入量占每日总能量的 55% ~ 65%,避免或减少单糖和双糖的摄入。人工合成甜味剂食品为患者提供了甜味又不会导致血糖的波动,从而改善了患者的生活质量。目前市场上的甜味剂有天冬酰苯丙氨酸甲酯(阿斯巴甜)、糖精、双氧恶噻嗪钾(acesulfame)、三氯蔗糖(sucrolose)、阿里糖(alitame)等。

膳食纤维每日摄入 20 ~ 35 克,可减少碳水化合物在胃肠道的吸收并降低血糖,同时产生较强的饱腹感而有利于减少膳食总能量。膳食纤维分为可溶性和非溶性两种,可溶性纤维尚能降低血脂。如豆胶、果胶、树胶和藻胶等;非溶性膳食纤维可在肠道吸附水分，形成网络状，使淀粉类食物消化吸收减慢，降低餐后血糖、血脂。非溶性膳食纤维存在于谷类和豆类的外皮及植物的茎叶部。

（4）矿物质

1）钠：糖尿病患者容易并发高血压，应限制食盐摄入，每日4~6克。如伴高血压病或糖尿病肾病应用低盐饮食，每日用盐<3克。

2）微量元素：①铬是"葡萄糖耐量因子"，具调控血糖作用。对糖尿患者需注意补铬（包括吡啶酸铬、氨基酸铬），含铬丰富的食物有海带、莲子、绿豆等。②锌参与胰岛素的合成与降解，患者应注意补锌。含锌丰富的食物有贝壳类及肉类，中药中淮山药、太子参、白术等含锌量较高。③硒是谷胱甘肽过氧化酶的重要成分，可降低血中的脂质过氧化物，预防糖尿病并发症（心肌细胞、肾小球及眼晶体受损）的发生。含硒丰富的食品有海带、紫菜、大蒜等。④钒能影响胰岛素的分泌、保护胰岛的功能，促进脂肪组织中葡萄糖的氧化和运输及肝糖元的合成，抑制肝糖异生。含钒丰富的食物有芝麻、苋菜、黑木耳、核桃、莲子、黑枣等。

（5）抗氧化的维生素

1）β－胡萝卜素：β－胡萝卜素在人体内可以转化成维生素A，有较好的抗氧自由基能力，有利于控制糖尿病和预防糖尿病并发症。每天可补充15~25mg。

2）维生素E：是脂溶性的抗氧化营养素，可预防糖尿患者心血管病并发症。正常人每日摄入量为10mg，必要时可补充至100~200mg。

3）维生素C：与维生素E及β－胡萝卜素有协同作用。可降低2型糖尿病患者增高的血浆脂质过氧化物，降低血总胆固醇、三酰甘油，提高高密度脂蛋白胆固醇，降低LDL，缓解微量蛋白尿及早期糖尿病性视网膜病变。每日补充100~500mg。

4）其他维生素：维生素B_1、维生素B_2、维生素B_6、维生素B_{12}对糖尿病多发性神经炎有辅助治疗作用。维生素B_6和维生素B_{12}及叶酸能降低血浆中的同型半胱氨酸，后者的血浓度与动脉粥样硬化呈正相关。

三、高脂血症

（一）膳食营养因素对血脂代谢的影响

（1）膳食脂肪和脂肪酸　我国调查资料表明，当动物性食品和油脂消费量增加，脂肪提供的能量增加5%，人群平均血胆固醇水平升高10%。含饱和脂肪酸高的食物可导致TC升高。

1）饱和脂肪酸（SFA）：SFA可以显著升高血浆TC和LDL－C的水平。美国推荐SFA不应超过总能量之7%~8%。我国营养学会推荐SFA小于总能量之10%。

2）单不饱和脂肪酸：膳食中单不饱和脂肪酸主要是油酸（C18：1）。橄榄油中含油酸达84%，茶油、花生油、玉米油、芝麻油中分别占80%、56%、49%、45%。

3）多不饱和脂肪酸：包括n－6的亚油酸和n－3的a－亚麻酸以及长链的EPA和DHA。研究表明，用亚油酸和亚麻酸替代膳食中饱和脂肪酸，能使血清中TC、LDL－C水平显著降低，并且不会升高TG。

4）反式脂肪酸（TFA）：反式脂肪酸是在氢化油脂中产生的。反式脂肪酸或氢化油与天然油的不饱和脂肪酸相比有增加血浆胆固醇的作用，可使LDL－C水平升高，HDL－C降低，使TC/HDL－C比值增高，LDL－C/HDL－C比值增加，以及脂蛋白（a）升高，明显增加心血管疾病危险性，致动脉粥样硬化的作用比SFA更强。我国传统的膳食中反式脂肪酸的含量较低，膳食中反式脂肪酸大多数来自氢化的植物油，也可以来自乳脂和反刍动物肉中脂肪。

（2）膳食碳水化合物及其构成：进食大量糖类，可使脂肪合成增加。尤其是能量密度高、缺乏纤维素的双糖或单糖类，可使血清VLDL－C、TG、TC、LDL－C升高、HDL－C下降。膳食纤维有调节血脂的作用，降低血清TC、LDL－C水平。

(3)微量元素

1)镁对心血管系统有保护作用，具降低胆固醇和增加冠状动脉血流量的功能。

2)缺钙可引起血 TC 和 TG 升高，补钙后，可使血脂恢复正常。

3)缺锌可引起血脂代谢异常，血清锌含量与 TC、LDL－C 呈负相关，而与 HDL－C 呈正相关。

4)缺铬可使血清 TC 增高，并使 HDL－C 下降。补铬则使血清 HDL－C 升高，TC 和 TG 降低。

(4)维生素

1)维生素 C 促进胆固醇降解，从而降低血清 TC 水平，增加脂蛋白脂酶活性，加速血清 VLDL－C、TG 降解。维生素 C 在体内参加胶原的合成，使血管韧性增加，脆性降低，可防止血管出血。维生素 C 还具有抗氧化作用，防止脂质的过氧化反应。

2)维生素 E 是脂溶性抗氧化剂，可抑制细胞膜脂类的过氧化反应，能影响参与胆固醇分解代谢的酶的活性，有利于胆固醇的转运和排泄，对血脂起调节作用。

(5)饮酒：酒精可升高血清 HDL－C 水平，而且无性别差异，其确切机制尚不清楚。但饮酒引起血浆 HDL－C 升高的同时，也使血浆 TG 升高。

(二)膳食组成和安排

(1)食物多样、谷类为主、粗细搭配。

(2)多吃蔬菜、水果和菌类，大蒜和洋葱具降低血清 TC，提高 HDL－C 的作用。

(3)常吃奶类、豆类或其制品：奶类含丰富的优质蛋白质和维生素，且含钙量高。豆类是我国的传统食品，含丰富的蛋白质、不饱和脂肪酸、钙及维生素 B_1、维生素 B_2、烟酸等。大豆中的豆固醇尚具降血脂作用。

(4)多吃鱼、禽、蛋、瘦肉，少吃肥肉和荤油。

(5)吃清淡少盐的饮食，多喝茶。

四、痛风

(一)饮食营养原则

(1)限制能量：痛风症与肥胖、糖尿病、高血压及高脂血症等关系密切。故应降低体重、限制能量，体重最好能低于理想体重之 15%。能量根据病情而定，通常为 6.28 ~ 7.53MJ (1500 ~ 1800kcal)。

(2)限制嘌呤：痛风患者应长期控制含嘌呤高的食物。如动物内脏、沙丁鱼、凤尾鱼、鲭鱼、小虾、扁豆、黄豆、浓肉汤及菌藻类等。正常人嘌呤摄取量为 600 ~ 1000mg/d。痛风急性发作期，摄入的嘌呤量应限制 <150mg/d，选用含嘌呤低的食物，牛奶及其制品，蛋类、蔬菜、水果、细粮。

(3)适量蛋白质：标准体重时蛋白质可按 0.8 ~ 1.0g/kg 供给，全天在 40 ~ 65g。以牛奶、鸡蛋等动物蛋白为主，适量用瘦肉、鱼禽类。

(4)控制脂肪：脂肪可减少尿酸正常排泄，应控制在 50g/d 左右。

(5)多用碱性的食物：如蔬菜、水果等。碱性食物能提高尿酸盐溶解度，有利于尿酸排出。

(6)足量维生素：供足 B 族维生素和维生素 C。维生素 C 能促进组织内尿酸盐溶解。

(7)限制钠盐：痛风症易合并高血压。

(8)供给足量水分：液体量维持在 2000ml/d 以上，最好达 3000ml。

(二)注意事项

(1)禁用刺激性食物：如酒、强烈香料及辛辣调味品。

(2)可适量用咖啡、茶叶和可可。因咖啡因、茶叶碱和可可碱在体内代谢中并不产生尿酸盐，也不在痛风石里沉积。

五、骨质疏松症

(一)营养治疗原则

营养治疗的目的是通过饮食补钙、磷和维

生素 D 及其他相关的营养素，以预防或治疗骨质疏松症。

(1)科学补钙：老年人每日应摄入钙 1000 ~1500mg。食物补钙最为安全。补钙食物首选奶及奶制品。酸奶含钙亦较高，适合于体内缺乏乳糖酶，不能耐受鲜奶者食用。其他含钙丰富的食品有虾皮、芝麻酱、海带、紫菜、黑木耳、干酪、绿叶菜、核桃、各种发酵类谷类食品。

(2)维生素 A、D：维生素 D 能调节钙磷代谢，促进钙、磷吸收和骨胶原的合成。老年人补钙时可用维生素 D_2，每日 10 ~ 20μg(4000 ~ 8000IU)；或维生素 D_3(骨化三醇)，每日 0.25 ~1.0μg。维生素 A 参与骨有机质胶原和黏多糖的合成，对骨骼钙化有利。含维生素 D、维生素 A 丰富的食品，有蛋黄、青鱼、鲑鱼、沙丁鱼、水果、深绿色和黄红色蔬菜等。

(3)维生素 K：骨质疏松时，尤其发生骨折者，血清维生素 K 水平低。应用抗凝剂和抗生素时，可致维生素 K 缺乏而使骨和血清中骨钙素水平下降。均应补充维生素 K。

(4)维生素 C：是参与骨组织中的蛋白质、骨胶原氨基多糖等代谢物的重要物质，对酶系统有促进催化作用，有利于钙的吸收和向骨骼中沉积。应多吃含高维生素 C 的新鲜蔬菜和水果等。

(5)蛋白质：蛋白质是构成骨基质的主要原料，“适量”的蛋白质可增加钙的吸收与储存，有利于骨骼的再生和延缓骨质疏松的发生。但过量的蛋白质又可以引起尿钙排出增多，因此，蛋白质供给应适中。

(6)磷：高磷摄入可引起骨盐丢失。每天可摄入磷 1250mg。钙、磷比值应高于 2:1。

(7)锌和铜：锌和铜与各种骨基质合成酶有关。含锌高的食物有肉类、海产品如海鱼、牡蛎等，蛋类、大豆及某些坚果如核桃、花生、松子、瓜子仁等。含铜高的食物有虾、蟹、贝类、蘑菇、坚果、巧克力和可可粉等。

(二)注意事项

(1)注意烹调方法

1)含草酸较多的蔬菜(如菠菜、苋菜等)，影响钙的吸收。应在沸水中先焯一下，可滤去部分草酸。

2)谷类中含植酸酶，能分解植酸盐、释放游离钙和磷。为了增加植酸酶的活性，固将大米用水浸泡后再洗，可使植酸水解，促游离钙增多。

3)过量饮酒可影响钙的吸收，饮酒应限量。

(2)运动和体力活动

1)老年人经常参加体力活动，可增强周身骨骼的密度和强度。有助于防止摔跤和骨折。

2)运动可以使成年妇女骨量丢失减少，避免骨质疏松性骨折的发生。

第六节　泌尿与生殖系统疾病营养膳食问题

一、肾炎

(一)急性肾炎饮食治疗原则

(1)低钠膳食：伴有浮肿和高血压的患者应采用低盐、无盐或低钠膳食。①低盐膳食一般每日用食盐 <3 克或酱油 10 毫升 ~15 毫升。②无盐饮食，烹调时不用盐和酱油。可用糖、醋、芝麻酱、蕃茄酱调味。③低钠膳食，不用含钠高的食品，如蔬菜、发酵粉或碱制作的馒头、糕点、饼干、挂面等。全日膳食含钠不超过 500 毫克。

(2)限制含钾丰富的食品：当出现少尿、无尿或血钾升高时，应限制含钾高的蔬菜及水果，如黄豆芽、韭菜、青蒜、芹菜、菜花、香椿、菠菜、冬笋、春笋、百合、干红枣、鲜蘑菇、紫菜、榨菜、川冬菜、冬菇、杏、藕、高梁、玉米、扁豆、蕃茄、丝瓜、苦瓜等。

(3)控制液体摄入:可根据每天的尿量计算入液量。应根据前一日的尿量,加 500 毫升 ~1000 毫升液体。如果尿量少或伴有浮肿者,每日摄入的液体量不应超过 1000 毫升。

(4)控制每日热能量:急性肾炎患者多卧床休息,固热能不宜过高,成人每日约 105 千焦耳 ~126 千焦耳(25 千卡 ~30 千卡)/公斤体重。能量的主要来源为淀粉和脂肪,约占总能量的 90% 以上。脂肪的含量不宜多,应多用含多不饱和脂肪酸丰富的油脂类(植物油)。

(5)补充维生素:由于限制含钾较多的食物,摄入的蔬菜和水果减少了,维生素的摄入也明显减少。应补充各种维生素制剂,尤其维生素 C 每日不应少于 300 毫克。

(二)慢性肾炎的饮食治疗原则

(1)根据肾功能损害的程度来确定蛋白质的摄入量。如果病程长、肾功损害不严重,食物中的蛋白质则不必严格限制,但每天不宜超过每公斤体重 1 克,优质蛋白质要达到 50% 以上。

(2)热能供给以碳水化合物和脂肪为主。能量供给视劳动强度而定。休息者,成人每日可供给 126 千焦耳 ~147 千焦耳(30 千卡 ~35 千卡)/公斤体重。

(3)控制钠盐。严重水肿及高血压,钠盐量控制在 2 克/日以下,甚至给予无盐饮食。

(4)给充足的维生素。长期慢性肾炎患者患贫血,补充维生素 C 能增加铁的吸收。同时多补充维生素 B 和叶酸丰富的食物,如动物的内脏,绿叶蔬菜等食品,有助于纠正贫血。

(5)高血钾时要忌食含钾高的食物,如蔬菜和水果。

(6)忌食糖类饮料和刺激性食品。

二、肾功能衰竭

(一)急性肾功能衰竭的饮食治疗

(1)急性少尿期,热量供给应以易消化的碳水化合物为主,可采用水果、麦淀粉、面条、麦片、饼干,加少量米汤或稀粥。要减少蛋白质和非必需氨基酸的摄入,以减轻肾脏负担,防止氮质滞留加重。应根据尿素氮的情况来确定每日供给蛋白质的量。以低蛋白为主,可采用瘦肉类,鱼、鸡、虾等高生物价的动物蛋白。

少尿期,尚须严格限制各种水分的摄入,以防止体液过多而引起急性肺水肿或稀释性低钠血症。食物的含水量要加以计算,如 1 克蛋白质生水 0.43 毫升,1 克脂肪生水 1.07 毫升,1 克碳水化合物生水 0.55 毫升。要记录饮水量和尿量,根据体液排出量来决定每日的摄入量,一般情况下,要遵照医生的嘱咐饮水。

少尿期时,多伴有浮肿,要根据血钠的测定分别采用低盐、无盐或低钠的饮食。

(2)高血钾时,要避免含钾高的食物。含钾高的食物可通过冷冻,加水浸泡或弃去汤汁以减少钾的含量。

(3)多尿期时,尿量增多,血尿素氮下降,食欲日渐好转,可适当增加营养。注意补充水和电解质,每日饮水 1000 毫升左右,静脉补液时,再加上前一天的尿量计算。要注意给予维生素制剂。

(4)恢复期时,血肌酐和血尿素氮逐渐下降,膳食中的蛋白质可逐步增加。必要时可给予氨基酸注射液。氨基酸注射液中含有异亮氨酸、亮氨酸、赖氨酸、蛋氨酸、缬氨酸、精氨酸、组氨酸等必需氨基酸。其中支链氨基酸应占必需氨基酸的 40% ~50%,

(5)急性肾衰时忌用刺激性食品,如酒、咖啡、辣椒等。

(二)慢性肾功衰竭的饮食治疗

(1)低蛋白饮食:蛋白质摄入每日 0.5 ~0.6g/kg。应以优质蛋白为主,如奶、蛋、鱼、瘦肉类。临床研究证实,含必需氨基酸的高生物价蛋白食品,有利于尿毒症的治疗。

(2)充足膳食中热能:每公斤体重最少 35 千卡。在膳食中应降低植物蛋白量。临床常采用麦淀粉作为热能的主要来源。也可用玉米淀粉、土豆淀粉代替大米和面粉。因淀粉中植物蛋白低，每100克仅含0.4克～0.6克的植物蛋白，而面粉中的植物蛋白每100克含有6克～10克。

(3)控制饱和脂肪酸和胆固醇摄入：饮食中30%的能量来自脂肪，其中饱和脂肪酸应小于10%，胆固醇摄入量应少于300mg/d。

(4)鼓励患者多用碳水化合物复合物，而少用单纯碳水化合物。有利于减少TG合成以及改善糖的耐量。

(5)注意水钠平衡和限制钾的摄入：慢性肾功能衰竭患者常不能保持机体钠平衡。当钠摄入减少时，易发生钠缺乏，导致细胞容量降低，血容量和肾血流量降低，进一步引起肾小球滤过率下降。出现不易解释的体重下降和血压降低。当肾小球滤过率降至2～5ml/min，常发生水潴留，因此限制水摄入。

慢性肾功能衰竭患者每日钾摄入量控制在不超过70mEq，而不至于引起高钾血症。

(6)补钙和VitD：慢性肾功能衰竭患者因维生素D缺乏以及对维生素D抵抗，需要增加饮食钙。每日需钙1200～1600mg才能保持钙平衡。部分慢性肾衰的患者中，可有血磷升高和血钙下降现象，因此而诱发骨质疏松。理想的饮食应提高钙含量降低磷的含量。含钙丰富的食品有牛奶、绿叶蔬菜、芝麻酱等。烹调鱼和瘦肉时，用水煮一下捞出，再进行热炒，能够降低鱼、肉的含磷量。

(7)高纤维饮食除可防治便泌、小肠激惹综合征、憩室炎，改善糖耐量以及减少结肠癌肿的发生率外，还能使慢性肾功能衰竭患者结肠内细菌产氨减少，增加粪便氮的排泄，从而降低血尿素氮。一般推荐慢性肾功能衰竭患者膳食纤维摄入量为20～25g/d。

(8)补充维生素制剂。

(三)维持性血透患者的营养治疗

维持性血透患者的饮食治疗目的是达到和维持良好的营养状态，预防或减轻肾功能衰竭所致代谢紊乱引起的尿毒症症状和特殊营养问题。

(1)蛋白质需求：及时补充蛋白质，若患者每周进行3次血液透析时，食物蛋白质每天的最低需要量为1.0g/kg，其中优质蛋白应占50%。腹膜透析治疗时，蛋白质宜为1.2～1.5g/kg，其中优质蛋白质占60%～70%为宜。每周血透1次，每次5～6h。给予优质低蛋白饮食，蛋白质每天可按0.6g/kg供给，透析前1d给予饮食放开，蛋白质可按1.0g/kg。极低蛋白饮食加口服氨基酸疗法：食物中蛋白质每天按0.3～0.4g/kg，并口服肾安干糖浆，或肾灵，或含酮氨基酸3g，使患者能维持较好营养状态，纠正高磷血症，减轻甲状腺功能亢进，有利于保留残存肾单位，延缓肾功能减退的速度及减少透析频率。

(2)能量：静坐及轻体力活动的维持性血透患者推荐35kcal/(kg·d)能量摄入。60岁以上需30kcal/(kg·d)。对于肥胖或肥胖倾向者，能量摄入宜减少。对于体力活动较多则宜增加。

(3)控制脂肪摄入：患者常有高脂血症，故应控制饮食中脂肪及胆固醇量。每天饮食中脂肪总量以50～60g为宜，包括食物本身脂肪含量及烹调用油，其中植物油为20～30ml。由脂肪提供的能量不超过30%，脂肪中饱和脂肪酸应少于10%，胆固醇不超过300mg/d。

(4)钠和水：目前推荐维持性血透患者每天摄钠量为1000～1500mg(43～64.5mmol/d)。

(5)矿物质：钾和钠供给，可根据尿量、血压和水肿情况而定。少尿或无尿时应限制钠和钾，钠摄入量最好每天控制在65～87mmol(1500～2000mg)；钾建议每天摄入52mmol(2030mg)。注意补充含钙、铁高的食物，减少磷的摄入。必要时可辅以药物，如血磷增高，可用适量氢氧化铝降低磷的吸收。血透患者忌食或少用富含钾的食物。

(6)钙：血透患者钙摄入应为1.25～1.5mmol/d。接受钙盐或1,25-$(OH)_2D_3$治疗的患者，需监测血钙。

(7)维生素D_3：透析患者因肾功能衰竭1

-羟化障碍常缺乏 1,25-$(OH)_2D_3$ 需补充。维持性血透患者常规口服剂量为 0.25～1.0μg/d,也可在每次血透时静脉注射。

(8)磷:每次透析时大约可清除 250mg 磷。应及时检测血磷,根据检测结果补充含磷丰富的食物,通常给予含磷丰富的高蛋白饮食。

(9)其他维生素:维持血透患者血中维生素 B_2、B_1、泛酸和生物素正常水平,可经常食用新鲜的蔬菜和水果,必要时补充水溶性维生素。

(10)微量元素:血透患者的微量元素需要量尚未明确。患者普遍存在铁缺乏,病因为胃肠道出血、透析器凝血、透析膜上铁附着、经常抽血检验等。口服铁剂有硫酸亚铁,延胡索酸铁,葡萄糖酸铁,乳酸亚铁。硫酸亚铁 250～500mg,一日三次,餐后半小时服用以减轻胃肠道反应,能为大部分患者接受。补充锌可改善维持性血透患者的味觉障碍。

(四)肾移植患者的营养治疗

合适的营养治疗有助于患者术后的恢复,对肾移植的预后起重要作用。肾移植前存在的营养不良将导致肾移植术后早期的营养不良,并将直接影响术后伤口愈合。测定 24 小时尿尿素氮将反映饮食蛋白质和能量摄入情况,测定血浆白蛋白和转铁蛋白,将反映体内蛋白贮存情况。

1. 肾移植后的早期营养治疗

术后第 1～2 天,应禁食,因手术、麻醉,肠蠕动尚未恢复正常,进食可致腹胀。术后 2～3 天时,患者已有肛门排气,可给予无蔗糖或 3% 低蔗糖优质低蛋白流质。此时患者肾功能尚未恢复正常,应适当限制蛋白质摄入。3～5 天为试餐阶段,此时患者的肾功能已恢复正常,给予易消化、无刺激、质软的半流质饮食,每天供给能量 6.28～7.11MJ(1500～1700kcal),蛋白质 55～60g,食盐 4～5g。术后 5～7 天后直至 2～3 个月,应注意给予优质蛋白高维生素低盐饮食,能量 146.4～221.8kJ(35～53kcal)/kg,蛋白质 1.6～2.4g/kg,多补充含维生素丰富的新鲜蔬菜和水果。多补充逐水利尿含脂肪的鱼类,如黑鱼、鲤鱼、鲫鱼及冬瓜等食物。给予高纤维素的食物,如燕麦 50g/d。每天牛奶 220～450ml,鸡蛋每天或隔天 1 个。

(1)蛋白质和能量:术后早期适宜的能量摄入应为 30～35 kcal/(kg·d),能维持正氮平衡。

(2)碳水化合物:糖皮质激素治疗常会引起碳水化合物代谢异常,包括糖耐量异常和相对胰岛素抵抗。适宜的碳水化合物摄入量是指其占总能量的 50% 左右。因腹部手术后肠蠕动慢,又卧床休息,多食产气的食物可致腹胀,增加伤口疼痛,影响进食,多注意用复合糖类,如藕粉、麦淀粉等用为能量来源。

(3)脂肪:高脂血症是肾移植后期常见的合并症,因此早期不宜限制脂肪摄入。适宜的脂肪摄入量应大于总能量的 30%。

(4)液体和电解质:肾移植术后早期体液和电解质随肾功能变化而改变,肾移植术后移植肾功能延迟恢复而需要透析的患者,钠、钾以及水摄入应限制。治疗措施主要是供给高磷饮食,高蛋白饮食富含磷,因此摄入高蛋白饮食即等于增加磷的摄入。使用 CsA 的患者常伴有低镁血症,总镁和离子镁均降低,而 CsA 中毒时,低镁血症更常见,因此对于使用 CsA 的患者,应定期检测血镁浓度,如有降低应予补充。

(5)叶酸和维生素 B_{12}:肾移植术后早期常伴有叶酸缺乏,长期硫唑嘌呤使用会影响小肠黏膜对叶酸的吸收,以及硫唑嘌呤本身对叶酸代谢的干扰等。适当的补充叶酸可以预防巨幼红细胞贫血。

2. 肾移植后的后期营养治疗

主要目的:保持良好的营养状态;减少高脂血症、肥胖、高血压发生率;维持血糖正常;预防和治疗骨病。

(1)能量:低于标准体重 10%～20% 时,每天按 146.4～188.8kJ(35～45kcal/kg);正常标准体重时,每天按 125.5 kJ(30kcal)/kg 提供能量;体重高于标准体重 10% 时则应限制能量摄入,每天按 104.6 kJ(25kcal/)kg 提供能量。

（2）碳水化合物：糖皮质激素长期治疗易导致高血糖，使术后高血糖发生率增加，降低患者和移植肾的存活，同时增加术后感染。

（3）脂肪和胆固醇：移植后期常伴有高脂血症，发生率约60%，是发生心血管疾病的危险因素。糖皮质激素和CsA的使用、移植肾功能不全、蛋白尿、高脂饮食、肥胖以及利尿剂和β－受体阻滞剂的使用，均是导致高脂血症的病因。低胆固醇饮食能降低肾移植术后血胆固醇水平。给予富含Omega－3多不饱和脂肪酸的鱼油饮食，能抑制肝脏VLDL－C合成和分泌。对降低血脂，减少心血管疾病发病率有益。

（4）钠和钾：肾移植术后导致的高血压并非单一因素，慢性排异、移植肾动脉狭窄、肥胖、饮食因素（高钠、高脂肪）以及免疫抑制剂使用等均是导致高血压的原因，如CsA能引起钠潴留。肾移植后期饮食中是否限制钾盐摄入应根据定期检测的血生化指标结果而定。

（5）钙、磷和维生素D：移植后由于糖皮质激素以及其他免疫抑制剂的持续治疗，仍可加重骨病，降低小肠钙转运，加速钙排泄。口服钙剂对部分患者有效，可以增加内源性1,25－$(OH)_2D_3$产生，但CsA可以阻止钙负荷后内源性1,25－$(OH)_2D_3$的分泌。成人肾移植受者推荐钙摄入剂量为每天800～1500mg。磷供给应根据临床检验结果，高磷血症应限制饮食磷的摄入量。

3. 注意事项

肾移植后需抗排异治疗，免疫抑制剂必须终身应用。肾移植后的患者经前期和恢复期积极补充营养，使患者长期营养不良状态得到进一步纠正和改善，进入维持正常营养阶段，此阶段的病情特点是肾功能持续正常，病情稳定，无排异、无感染等并发症，且大部分患者可恢复工作。因免疫抑制剂对营养的影响，营养治疗原则必须根据免疫抑制剂应用标准，结合病情和劳动强度而定。

（1）豆和面制品供给：如肾功能稳定，血肌酐持续在140μmol/L以下，血红蛋白、血浆清蛋白、肝功能稳定在正常范围，无明显感染、排异，健康状况良好的患者，可在术后3～6个月后进食豆类及面、豆制品，每天低于50g。

（2）低盐饮食：术后前期及恢复期，均需供给低盐饮食，每天供给食盐3～4g，或酱油20ml。长期饮食中含钠量需要根据有无水肿、高血压及尿量而定。若有水肿，或高血压，或尿量少，继续低盐饮食；若无上述情况，饮食则应清淡，全天食盐3～5g。

（3）限制胆固醇：因免疫抑制剂可致高脂血症，可致动脉硬化，因此饮食宜清淡，防止油腻，不食用油煎、炸的食物。必需限制含胆固醇高的食物摄入，如动物内脏、蛋黄、猪蹄、乌贼鱼等。同时须增加食物纤维的供给，如燕麦片等。

（4）忌用提高免疫功能食物：忌用提高免疫功能的食物及保健品，如白木耳、黑木耳、香菇、红枣、蜂皇浆及人参等。患者在使用各种保健品时应谨慎，以免降低环孢霉素A的免疫抑制作用。

（5）注意补钙：补充奶及奶制品、小虾皮及绿色蔬菜等。维生素D能促进钙吸收，并应增加户外活动。

（6）防止体重过重：防止后期体重增长过快，通常在术后1～2个月时体重增加较快。消瘦者如术后体重增长大于标准体重10%时，主食需适当控制，蛋白质适当减少，以防短期内体重增长过快，影响体内环孢霉素A的浓度，而增加环孢霉素A的用量。术后体重最好能维持在低于标准体重5%的范围内。

三、尿路结石

（一）饮食治疗目的

（1）调整饮食，改变饮食习惯，消除成石因素和用预防结石的饮食。如尿路结石患者多为肥胖体型，应用低热能饮食以减轻体重；蛋白质应限制，每日蛋白质总量不超过0.8克～1.0克/公斤体重。

(2)供给富含维生素A及B族的食物。当维生素A供给量不足时,使尿道内黏膜变形角化,上皮细胞脱落,易形成结石。

(3)应大量饮水,每日水入量不得少于3000毫升,多饮水有利于小结石的排出。

(二)不同尿路结石的饮食治疗

(1)尿酸结石在碱性尿液中易于溶解,应尽量使尿液碱性化,因此应多吃蔬菜、水果、牛奶等碱性食品。并采用低嘌呤饮食以减少尿酸的生成。

(2)草酸钙结石应采用低草酸、低钙饮食。避免食用牛奶、豆制品、田螺、虾米等高钙食物及草酸含量较高的荸荠、苋菜、菠菜、青蒜、茭白、洋葱头及笋类等。

镁能与钙竞争草酸而形成溶解度较大的草酸镁,以阻止尿石的生成,补充维生素B_6可减少草酸结石。患有草酸钙结石的患者忌服大量的维生素C,每日要口服叶酸5毫克,防止甘氨酸转变为草酸盐,同时还要注意大量饮水。

(3)磷酸盐结石在碱性尿液中形成,应多食用酸性食物。尤其是甲状旁腺机能亢进患者常排出大量钙盐,易产生磷酸钙结石,应经常服用小剂量氢氧化铝乳胶以预防磷酸钙结石形成。

第七节　神经与精神系统疾病膳食营养问题

一、脑血栓

(一)饮食治疗原则

(1)脑血栓的患者常有高脂血症和肥胖。饮食治疗原则应以控制脂肪的摄入,减轻体重,降低血液的粘度为目的。每日膳食中要减少总的脂肪量,增加多不饱和脂肪酸,减少动物脂肪,使P/S比值达到1.8以上,以减少肝脏合成内源性胆固醇。烹调时不用动物油,多用植物油,如豆油、花生油、玉米油等,用量每日25克,每月在750克以内为宜。要限制食物的胆固醇,每日应在300毫克以内,即每周可吃3个蛋黄。增加膳食纤维和维生素C丰富的食物,其中包括粗粮、蔬菜和水果。有些食物如洋葱、大蒜、香菇、木耳、海带、山楂、紫菜、淡茶、魔芋等食品有降脂作用。

(2)适当增加蛋白质:可由瘦肉,去皮禽类提供。可多用鱼类,特别是海鱼。每日要吃一定量的豆制品,如豆腐,豆干,对降低血液胆固醇及改善血液粘滞有利。

(3)控制精制糖和含糖类的甜食,包括点心、糖果和饮料的摄入。糖在体内会转化成脂肪,在体内积蓄,导致体重增加和增高血糖、血脂及血液粘度。

现在许多厂家生产保健型饮料,其中以低糖饮料为主。用一些甜味剂来替代蔗糖,受到了人们的欢迎,满足了喜甜食人的要求和口感。常见的甜味剂有阿斯巴甜、甜菊甙等。其甜度是蔗糖的几十倍,用量小,不产生热量、无毒、体内不吸收,能够从肾脏随尿液排出体外。

(4)用低盐饮食:脑血栓患者常合并高血压病,故食盐用量要小,每日低于3克。可在烹调后再加入盐拌匀即可。如果在烹调中放入盐,烹调出来的菜仍然很淡,难以入口。为了增加食欲,可以在炒菜时加一些醋、蕃茄酱、芝麻酱。食醋除可以调味外,还可加速脂肪的溶解,促进消化和吸收;芝麻酱含钙量高,经常食用可补充钙,钙离子可增加血管内皮的致密性。

(二)注意事项

(1)经常饮水,尤其在清晨和晚间。清晨饮水,水分迅速入血液后,随活动以汗液和尿液的形式排出体外。晚间活动量小,睡眠前饮水的最大好处是可以稀释血液，防止血栓栓塞。

（2）脑血栓患者平时宜吃清淡、细软、含丰富膳食纤维的食物，宜用蒸、煮、炖、熬、清炒、氽、熘、温拌等烹调方法，不适宜煎、炸、爆炒、油淋、烤等方法。

二、脑出血

（一）饮食治疗目的

是为保护脑功能，促进神经细胞及其功能的修复，并达到全身营养支持。

（1）患者无并发症，消化功能较好者，可参照高血压、冠心病饮食治疗章节。予低盐、低脂、高蛋白膳食。可用鱼、禽、瘦肉类，豆制品每日不少于30克，新鲜蔬菜500克以上。

（2）病情重伴昏迷、消化道出血或呕吐时，应禁食。3天后开始予鼻饲，应以果汁、米汤、藕粉汁、杏仁霜汁为主。每日4次或6次，每次150毫升~200毫升，而后逐渐加量至每次250毫升~300毫升，防止呕吐。待病情进一步恢复时，适当增加能量，可给予肠内营养制剂，从5%低浓度100毫升开始，逐渐增加浓度和量，最高可达到20%浓度2000毫升。直至过渡到经口进食。

（二）注意事项

（1）进餐要定时定量，晚餐要清淡，睡前要饮水，防止夜间血液粘稠度增加。

（2）要补充足够的维生素制剂。

（3）如患者全身衰竭者，予静脉补充氨基酸、脂肪乳等各种营养素，尽快纠正衰竭状态。

三、帕金森氏病

（一）饮食治疗原则

（1）热能摄入以维持正常体重为宜，过度消瘦与肥胖均不利。

（2）服用多巴胺治疗者宜限制蛋白质摄入量。因蛋白质可影响多巴胺的治疗效果。蛋白质摄入量限制在每日每公斤体重0.8克以下，全日总量约40~50克优质蛋白质。

（3）供应充足的无机盐、维生素和膳食纤维，多选用新鲜蔬菜和水果。

（二）注意事项

（1）食物制备应细软、易消化，便于咀嚼和吞咽。

（2）按半流质或软食供给。

四、老年痴呆

（一）饮食治疗原则

（1）保证充足的必需脂肪酸，为大脑维持正常功能提供不可缺少的营养物质。含必需脂肪酸多的食品有核桃、鱼油、红花油、月见草油等。

（2）予低糖饮食。过多的糖，特别是精制糖的摄入，易使脑神经过敏或出现神经衰弱症状。

（3）补充含维生素E、维生素C和β-胡萝卜素丰富、具有抗氧化物质的食品，如麦胚油、棉籽油、玉米油、花生油、芝麻油等能延缓衰老。

（二）注意事项

（1）烹调时，勿放过多的味精。味精中的谷氨酸可在脑组织中转换成γ-酪氨酸，引起头痛、恶心等症状。

（2）禁饮酒，少用浓茶及浓咖啡等饮料。

五、老年精神障碍

（一）饮食治疗原则

（1）增进食欲，改善营养。首先要鼓励进食，饮食要多样化，注意色香味，以促进食欲。

（2）控制饮食脂肪量。

（3）经常头痛的患者要注意节制饮食，多吃新鲜蔬菜和水果，膳食中可补充维生素B_1、B_2、B_6和维生素C片剂。

（二）注意事项

（1）为了促进精神状态的恢复，可将食物作为治疗的手段之一，使患者对食物发生兴趣、经常做患者喜欢吃的食物，以获得生理上和精神上的满足。同时注意利用食物的色香味来调动患者对周围环境事物的关心和兴趣，减轻孤独、解除抑郁。最好同家人或朋友一起就餐，增加亲切感。

（2）注意给予少量多餐，菜肴宜软不宜硬，宜细不宜粗，少用或不用带刺、带骨的食物和刺激性（过酸、过辣、过麻）食品。

第八节　老年肿瘤患者膳食营养问题

一、化疗患者饮食营养

（一）化疗对机体的影响

化疗是治疗癌症的重要手段之一，在杀死癌细胞的同时也杀伤了机体正常的细胞。

（1）化疗药物刺激消化道，产生恶心、呕吐、纳差、体重下降等。对肠结构和肠道屏障功能有不同程度的损坏，导致肠道细菌和毒素移位，引起肠源性感染，严重者引起败血症，甚至引起器官功能衰竭。部分患者口腔、肠道、膀胱产生炎症反应或黏膜损伤。

（2）化疗还可引起骨髓抑制，表现为贫血、白细胞减少、血小板下降等。

（3）化疗可发生脱发、皮肤色素沉着、味觉下降；会有神经毒性反应、心脏毒性反应、肾脏损伤等并发症。

（二）化疗患者的营养支持

化疗患者需要补充大量的营养。充足营养有利于病情的改善。据临床观察，肺癌患者体重下降超过 6%，若抗癌药与营养治疗同时进行，可使 50% 的患者取得较满意的疗效，如果不给予营养治疗只有 20% 患者有疗效，可见营养对治疗癌症的重要性。

（1）食物要少而精：化疗期间会出现恶心呕吐、腹泻、食欲不振等症状，多数人食量较少。因此食物选择应是高质量蛋白质，高热量食品，多样交替，坚持进食。患者因呕吐食物摄入量少时，可从静脉辅助葡萄糖、氨基酸、蛋白等。

（2）多吃富含维生素 C 和维生素 A 的食物。研究证明，维生素 C 能增强细胞中间质功能，是阻止癌细胞生成扩散的第一道屏障。可多用富含维生素 C 的蔬菜水果，如西红柿、山楂、橙子、柠檬、大枣等。

（3）少食多餐：在三餐之外可增加一些体积小、热量高、营养丰富的食品，如巧克力，面包干，蛋类制品。进餐时避开化疗药物作用高峰。

（4）调理饮食：在饮食中增加一些调味品，使食物味道鲜美，增进食欲。

（5）饮食清淡：为防止呕吐等消化道反应，可选择比较清淡、易消化食物，以减轻胃的负担。

（6）化疗当天，增加饮水量，每天在 2500 毫升以上，以促药物及代谢产物排泄，减轻对肾脏损伤。

（7）增加谷氨酰胺：谷氨酰胺对化疗产生的副作用或某些应激状态下造成的反应有保护作用。

（8）更换食谱，改变烹调方法，以利促进食欲。烹调时一定要达到食物比较熟烂的程度，有利消化吸收。忌食辛辣刺激性食品，如辣椒、芥末、胡椒及酒类。化疗反应较重者，可采用少油或无油饮食，可用清淡爽口的生拌凉菜和水果，或一些酸性食物，起开胃作用。如醋拌心里美萝卜，醋拌白菜心，素沙拉，银耳拌芹菜，胡萝卜丝拌豆芽，山楂糕拌鸭梨等。

（三）药膳开胃健脾

（1）山楂肉丁：山楂 100g，瘦猪（或牛）肉 1000g，菜油 250g，及香菇、姜、葱、胡椒、料酒、味精、白糖各适量。先将瘦肉切成片，油爆过，再用山楂调料等卤透烧干，即可食用。既可开胃又可抗癌。

（2）黄芪山药羹：用黄芪 30g，加水煮半小时，去渣，加入山药片 60g，再煮 30 分钟，加白糖（便秘者加蜂蜜）即成。每日早晚各服 1 次。具有益气活血，增加食欲，提高胃肠吸收功能的作用。

二、放疗患者饮食营养

（一）放疗对机体的影响

1. 全身反应

表现为一系列的功能紊乱与失调，如精神不振、食欲下降、身体衰弱、疲乏、恶心、呕吐、厌食、食后胀满、体重下降等。

2. 局部反应

（1）皮肤：干性皮肤表现为皮肤瘙痒，色素沉着及脱皮，能产生永久浅褐色斑。湿性皮肤表现为照射部位湿疹、水泡，严重时可造成糜烂、破溃等。

（2）口腔黏膜反应：①轻度：表现为黏膜红肿、红斑、充血、分泌物减少、口干、稍痛、进食减少。②中度：口咽部明显充血水肿，斑点状白膜、溃疡形成，有明显疼痛，进食困难。③重度：口腔黏膜极度充血、糜烂、出血，融合成白膜，溃疡加重，并有脓性分泌物，剧痛，不能进食，并偶有发热，此期需暂停放疗，加强口腔护理等。

（二）放疗患者的营养支持

（1）多饮水，以利代谢物的排泄。恶心、呕吐是肿瘤放疗时常见的反应之一，大多数是因为放疗引起的胃肠功能紊乱造成的。应多饮水，每天 1500 毫升 ~2000 毫升。

（2）少食多餐，每天 4 ~6 餐。可给予半流食、软食等易消化的食物。勿吃过甜、辛辣、油腻等刺激性的食物。适当进带咸味的食物和点心，可防止或减轻消化道症状。

（3）增加蛋白质。膳食中适当增加蛋白质，动物性蛋白占 2/3 以上，以禽类、鱼类、奶类、蛋类、瘦肉为主。

（4）适当限制脂肪。烹调油不宜过多，全天用油 25 克，可减轻患者恶心、呕吐等反应。

（5）增加维生素丰富的食物，尤其是维生素 A、维生素 C 和 B 族维生素。选择瘦肉、鸡蛋、牛奶、鱼虾、新鲜蔬菜和水果等富含脂溶性和水溶性维生素的食品。

（6）予增强免疫力的食物。可补充菌类，增加香菇、木耳、金针菇、鸡腿菇、芦笋等食物。

（7）适当增加抵御射线的食物，以防射线对正常组织的损伤，可给予海带、紫菜等。

（8）注意烹调方法。多用蒸、煮、炖、炒、拌、烩等烹调方法。避免油炸、爆炒、油浸、熏、烤等方法。可减轻恶心、呕吐等反应。

三、肿瘤手术前和手术后的饮食治疗

（一）手术前饮食管理

肿瘤患者在手术前如无特殊禁忌证时，应尽可能补充身体对各种营养素的需要，以保证患者术中或术后的顺利渡过，以减少并发症为目的。

（1）应采用高热量、高蛋白、高维生素的饮食，脂肪量不可过多。经口饮食困难时，可鼻饲混合奶、匀浆膳、要素膳及肠内营养制剂等。必要时输血，或输入各种氨基酸及脂肪乳。

（2）要根据手术部位的不同，术前应采取不同的饮食准备。

1）胃肠道及其它腹部手术患者，手术前 3 ~5 天应停用普通膳食，改为少渣半流食，避免采用胀气及纤维素多的食品，以瘦肉、鸡蛋、禽类为主。手术前 1 ~2 天，应改为全流质饮食，以牛奶、豆浆、去油肉汤，藕粉为主。手术的前一天晚上应禁食，保证胃肠清洁，术中顺利和防止术后感染。

2)非腹部手术的患者,一般不限制饮食,但在手术前12小时须禁食,手术前4～8小时禁止饮水,以防止麻醉或手术过程中呕吐并发吸入性肺炎或窒息。

3)糖尿病合并肿瘤的患者,手术前应按糖尿病饮食原则就餐,尽可能控制血糖、尿糖在正常范围之内。

4)肥胖患者或循环功能低下的患者,应在手术前1～3天限制食盐和水的摄入。或在手术前一周采用半饥饿饮食减少心脏负担及麻醉药物负荷。

(3)部分肿瘤患者由于进食困难、摄入的维生素量远不能满足机体的需要,应及早给予各种维生素制剂治疗。

(二)手术后饮食管理

患者手术后会出现发烧、疼痛加剧、代谢功能紊乱等症状,这是手术对机体创伤的反应。为了保证肿瘤术后的营养,原则上应给予高蛋白、高热量、高维生素的营养物质,可通过各种途径补充。

(1)消化道肿瘤术后须禁食2～3天,此时可给予静脉补液,以保证机体有足够的液体、糖类和无机盐等;术后3～4天,肛门排气后,肠道功能开始恢复,可给予少量清流质饮食。可根据疾病的恢复情况逐渐改为一般流质,一周后改为少渣半流质,再逐步改为半流质,10天后可改为软饭。直肠及肛门手术的患者应禁食2～3天后采用清流食、流食及少渣半流食,膳食中应限制粗纤维的食物,如芹菜、韭菜、萝卜、粗粮等,以减少大便次数,保护伤口。

(2)非消化道肿瘤手术的患者,也应从流食开始,逐渐过度到普通膳食。应采用低脂肪,蛋白质高的膳食,补充维生素制剂。

(3)不能经口饮食的患者,应给予强制性饮食,如鼻饲混合奶、匀浆膳及要素饮食,必须在营养医生的指导下进行。通过合理的选配饮食,注意电解质平衡,使患者逐步恢复正常后再改为普通膳食。

四、常用的抗癌食物

(一)选用合理平衡膳食

(1)按年龄、性别、基础代谢率以及劳动强度制订合理的能量供给量,以达到既能满足人体的需要,又能避免能量过多或过少。

(2)蛋白质、脂肪和碳水化合物的分配比例应分别为12%～14%、25%～30%和65%左右。

(3)应注意动物蛋白质及豆类蛋白质占蛋白总量的30%～50%。

(4)脂肪应注意饱和脂肪酸、单不饱和脂肪酸和多不饱和脂肪酸三者之间的能量比例以1:1:1为宜。

(二)经常食用有防癌作用的食品

(1)蘑菇类食品,如香菇、冬菇等含多碳水化合物。金针菇有降低胆固醇的功能和明显的抗癌作用,对肿瘤的抑制率达81%。

(2)海带含有藻酸,可抑制致癌物吸收。莼菜含维生素 B_{12}、天门冬素及海藻多糖碱,尤以海藻多糖碱能有效地阻止癌细胞的增殖。

(3)新鲜蔬菜和豆芽中含有叶绿素,可防止直肠癌和其他癌症的发生。四季豆含有植物血凝素(PHA),在体外能抑制人体食管癌及肝癌细胞株的生长;对移植性肿瘤,如肉瘤、艾氏腹水癌等均有抑制作用。卷心菜、南瓜、豌豆、莴笋等蔬菜中含能破坏亚硝胺的物质。胡萝卜、菠菜、番茄、紫菜等,都含有大量的胡萝卜素、维生素C等具有抗癌作用的成分,经常食用有预防癌症的作用。

(4)大蒜含硒,有一定防癌作用,还含有脂溶性挥发油,可激活巨噬细胞,提高机体的免疫力。葱类含有的谷胱甘肽,可与致癌物结合,有解毒功能;同时也含有维生素C,经常食用对健康有益。

(5)萝卜中含有多种酶,可使亚硝胺分解,消除其致癌作用;另外,其中的粗纤维,能预防大肠癌的发生，木质素可提高巨噬细胞的活力2～3倍，而巨噬细胞有吞噬癌细胞的能力。

（6）大豆中含有具特殊氨基酸模式的异黄酮、蛋白酶抑制剂和植酸等成分，可推迟或预防肿瘤的发生。尤其引人注意的是异黄酮、染料木黄酮和黄豆甙原的防癌作用。染料木黄酮的抗癌机制可能包括：①抑制酪蛋白激酶。②抑制血管瘤的形成。③抗氧化作用。

（7）大枣有抑癌作用，无花果是较好的抗癌食品。经常饮茶有一定的防癌作用，茶叶中含有丰富的茶多酚等抗癌成分。

（8）苹果除含有苹果酸、柠檬酸、酒石酸外，还含有大量纤维；果胶与致癌性放射性物结合，有防癌作用。

（9）鱼类含有丰富的锌、硒、钙、碘等物质，具有防癌的作用，尤其是青鱼含核酸丰富，有利于防癌。

（10）海参体内的海参素对小鼠肉瘤有抑制作用，玉足海参提取的硫酸黏多糖，能明显增加小鼠脾脏的重量，提高腹腔巨噬细胞的吞噬功能。

（11）牛奶、羊奶等奶类均含有某些防癌的物质。

（12）茶叶尤其是绿茶，绿茶中含有茶多酚及黄酮类物质，对预防肿瘤有一定的作用。

（13）人参中的蛋白合成促进因子，可抑制人体胃癌、胰腺癌、结肠癌、乳腺癌，连续服用3个月，多数患者症状改善，寿命延长。

（刘东莉）

参考文献

1. 邵继智、顾景范、张思源.《经肠营养》. 军事医学科学出版社，1999年8月，第262－270

2. 王者悦.《中国药膳大辞典》. 大连出版社，1992年第1版

3. 蔡轩关.《现代饮食治疗学》. 人民军医出版社，1996年5月第1版

4. 王云新.《家庭药膳手册》. 天津科技出版社，1998年第1版

5. 赵晓利.《家庭药膳全书》. 河北科学技术出版社，1997年第1版

6. 刘东莉.《拨打糖尿病饮食热线》. 人民军医出版社，2004年9月第1版

7. 葛可佑.《中国营养科学全书》. 人民卫生出版社，2004年第1版

8. 刘东莉.《患者营养膳食指导》. 化学工业出版社，2007年10月第1版

第十九章　纳米技术与老年疾病

“纳米技术”是物理学微观领域中的一个新概念。由于“纳米”这一微加工技术的发现，对改造自然界的事物发生了划时代的突变，也必然对医学界的人体健康保障带来各种影响。

第一节　纳米技术基本概念

1. 什么是纳米技术?

“纳米技术”这一述语来自“纳米(nanometer)”一词。纳米即一米的10亿分之一(10－9),略等于45个原子排列起来的长度。一个典型的病毒约有100纳米。在纳米大小范围内进行微型机器的制作,即是“纳米技术”。

2. 纳米技术的3种概念

对什么是纳米技术,不同研究领域和科研人员可有不同的看法。根据当前各界研究情况,大体有3种概念。

(1)“分子纳米技术”概念:可任意组合所有种类的分子,制成任何种类实用的分子结构机器。即“将分子组成微型机器”的概念。

(2)“微加工技术极限”概念:通过纳米精度的“加工”,人工造成纳米大小的结构的技术。即“纳米精度加工技术”的概念。

(3)“纳米生物细胞”概念:生物在其细胞和细胞膜就存在纳米级结构。即“自然界存在着纳米结构的物质”的概念。

3. 纳米机器必须具备的功能

制造所需纳米机器必须具备两种功能:一是具备完成其基本任务的功能;二是具备制造自身复制品的功能。因要完成一次任务,需动用大量的纳米机器人。如清理一条血管需数十亿个机器人,清理一个有毒废物站需数万亿个机器人等。

第二节　纳米技术发展由来

1. 纳米技术设想的提出

理论物理学家理查德·费因曼于1959年发表题为“底部有很大空洞”的报告中提到,也许有一天人们能造出仅有几个原子组成的微型机器。

2. 纳米技术研究工具的制成

IBM公司于1981年发明“扫描探测电子显微镜”(SPM)。用扫描探测电子显微镜可移动原子个体,使之形成自然界不存在的新排列方式的微型结构。从而设计出用几十个分子结构组成的微型齿轮(一种比微生物还小的纳米齿轮)。

3. 纳米技术操作材料的发明

1991年碳纳米管的发明,解决了制作纳米机器的材料问题。将石墨条在氦气或氢气室中经过电弧汽化,可被慢慢压制冷却成宽仅0.4纳米的碳纳米管。这种碳纳米管直径只有头发的五万分之一,比一根丝状DNA还细,但它的强度是钢的100倍,能导热、导电,完全可以弯曲切割。

4. 纳米技术带来的纳米热

由于纳米技术研究工具和操作材料两大难题得到解决,在20世纪90年代出现了世界各地的纳米热。可以预言21世纪将是“世界纳米之战”的一个崭新的纳米时代。美国国防高级研究计划局于20世纪90年代即开展了对纳米武器的研究。美国前总统克林顿于1999年为“国家纳米技术计划”提供4.22亿美元，于2000年底又宣布，美国2001年财政年将以4.97亿美元优先实现新的“全国纳米计划”。美国现总统布什于2001年又制订了4.87亿美元的计划。鉴于纳米技术在民用和军用多方面的广阔前景，世界各国政府都争抢挤入纳米世界。

5. 我国纳米技术工作进展情况

早在20世纪90年代纳米技术兴起之时，我国就紧跟国际水平，在全国各地建起了10多个纳米材料的研究基地和生产线，还制成令全世界为之瞩目的纳米材料—纳米铜。2000年10月30日中科院集中其物理所、化学所、感光所、金属所等11个从事纳米技术研究开发单位的精干力量，正式组成中科院纳米科技中心。至2001年4月13日中科院纳米科技中心举行揭牌仪式，召开第一次理事会，由中科院白春礼副院长担任理事长。同时在海淀区永丰乡建立“永丰高新技术产业基地”，占地448公顷，总投资63亿元。产业支柱主要是“国家纳米工程”。2001年7月光大银行一次贷款20亿注入中关村科技园区使永丰基地建设得到提速。

第三节　纳米技术应用范围

纳米技术在新世纪中将在以下领域发挥作用：

1. 生物技术开发

纳米技术可制成监视系统、探测生物极微小的结构，如对DNA分子进行分析。纳米技术尚可制成模拟生物系统的各种智能材料，并在磨损后自动修复。

2. 农业技术改良

纳米技术可直接用于促进农业发展。如改良动物和植物基因，改善农作物营养供给和保护农作物免遭虫害等。

3. 电子技术发展

纳米技术可生产出微型晶体管和存储芯片，使计算机的速度和效率提高数百万倍，使通信带宽度增大数百倍。

4. 工程材料开发

纳米技术将大大改进工程材料，如为飞机、火箭、空间站制造出更高强度、更轻质和更热稳定的材料。而所耗费用则大大降低。

5. 能量消耗领域

运用纳米技术可对能量功效、能量储存和能量生产等起显著影响。如生产更节能的照明技术，开发强度大而质地轻的运输工具，从而减少能量的消耗。

6. 军事技术开发

通过纳米技术，在军事领域可产生超微型的、高智能的纳米武器。如“苍蝇”飞机、“蚊子”导弹、“麻雀”卫星、“蚂蚁”士兵等，使武器隐蔽性更好、安全性更高、更便于单兵携带。

7. 医疗保健事业

应用纳米技术，将大大改进医疗保健事业，包括对多种疾病的早期诊断，治疗技术的极大发展和高性能、新型的生物相容材料的制成等。

第四节　纳米医学的展望

(一)两种纳米医学微型机器

在现有生物纳米技术研究可能取得的成果中，有两种纳米微型机器形式。

1. 纳米级潜艇

用微小纳米机器人(纳米壳、纳米潜艇)通

过血液或体液，在游动中作出诊断、治疗或生物生理功能研究等。

2. **纳米装配器**

应用纳米技术，可将所需原子或分子在瞬间被组成任何东西，因而在医学领域中可用于修补受损的组织、器官，以及进行复杂的器官再生和器官移植。

（二）纳米技术应用于医疗保健和老年疾病

1. **纳米诊断分析工具**

应用纳米技术制成微型生物传感器和纳米成像技术等新型分析工具，通过细胞生物学和生理学的基础研究，为癌症和其他疾病进行早期检测或预警。

2. **纳米潜艇治疗装置**

应用纳米技术开发出在人体血液中运动的一种微型装置。这种潜艇式纳米机器人能分解血管壁上沉积的胆固醇，治疗动脉粥样硬化；或用于急性心肌梗死时，瞬间粉碎阻碍血液循环的血栓，使其死亡率大大降低至近于零。

3. **纳米生物医学材料**

我国武汉理工大学李世普教授在长期从事生物医学材料的研究中，发现羟基磷灰石复合陶瓷的纳米材料，有明显杀死癌细胞和抑制肿瘤生长的作用。而对正常组织丝毫无损。

4. **纳米生物相容材料**

通过控制材料的纳米结构，可制成所需的高性能生物相容材料，制成人造器官，且大大延长人造组织的使用寿命。

5. **纳米技术防治衰老**

新的纳米医学能在细胞老化时，一个一个分子地制造出新的细胞，使人的寿命得到延长。

第五节　纳米技术可能带来的问题

1. **纳米技术的滥用问题**

纳米技术发展中可能存在的潜在危险是不受限制的重复复制问题。当纳米机器人在复制过程中没有内在终止信号，不及时停止复制，将造成灾难性后果。因为快速复制的纳米机器人在人体中扩散的速度可能比癌细胞的发展还要快，从而排挤掉周围一切正常组织。

“纳米技术计划”是继“人类基因组计划”之后又一重大科技计划。纳米技术将会超过计算机和基因医学，成为21世纪的决定性技术。希望纳米技术专家们在组装纳米机器人时，注意装配能自动终止复制的装置，达到排除滥用或过用的危险。

2. **纳米技术的社会问题**

当“纳米”这一名词在普通人还处于似懂非懂的状态时，很多“企业”乘机将各种冠以“纳米”的产品推向市场。其中不免出现鱼目混珠和以假乱真的现象。

3. **纳米技术带来的消极影响**

纳米技术可能对环境构成新形式的污染，还可能给人类健康带来新风险。如纳米材料是否有毒，纳米粒子被吸入肺会有何影响，均值得深入研究。

据我国统计，目前与纳米技术相关的企业多达300多家。其中，实际参与纳米技术研究和开发的公司仅有五、六十家。有许多公司是投资公司，或仅仅冠以纳米技术的名字，实际上同纳米技术毫无关系。

（潘天鹏）

参考资料

1. 潘天鹏，纳米技术应用于医学领域的展望，解放军保健医学杂志，2002，4（3）：191－192

第四篇

临床系统老年性疾病

△ 老年人心血管系统疾病
△ 老年人呼吸系统疾病
△ 老年人消化系统疾病
△ 老年人神经系统疾病
△ 老年人血液淋巴系统疾病
△ 老年人泌尿生殖系统疾病
△ 老年人代谢内分泌疾病
△ 老年人结缔组织疾病
△ 老年人骨关节疾病
△ 围绝经期及老年期妇女疾病
△ 老年人耳鼻咽喉科疾病
△ 老年人眼科疾病
△ 老年人口腔疾病
△ 老年人皮肤疾病
△ 老年康复医学

第二十章　老年人心血管系统疾病

第一节　概　述

心血管病也称循环系统疾病(即心脏病与血管病)。心血管疾病在老年人常见病中占极为重要的位置,其发病率及死亡率均居首位。老年心脏病最常见的是冠心病、高血压病,其次是肺心病、心脏瓣膜病、心肌病、风湿性心脏病等。老年血管病中常见脑出血、脑梗塞、脑栓塞、短暂性脑缺血发作及蛛网膜下腔出血,其次是主动脉瘤、夹层动脉瘤、肺动脉栓塞、周围血管闭塞性动脉硬化症。高血压病、冠心病和脑血管病有着不可分割的内在联系,许多发病因素是一致的。据世界疾病统计资料表明,脑血管病至少在40余个国家中已成为三大主要死因之一;而与高血压有关的死亡原因主要为脑血管病和冠心病两个常见的并发症。

现美国老年人口占13%,到2030年,美国的老年人将增加到21%,这组老年人中广泛存在心血管疾病,预计冠心病患者达420万人。因急性心肌梗死而住院的患者中,一半以上是老年人,死于心血管病的6个人中有5个是65岁以上的老年人。据我国各地调查及国家卫生部统计资料表明,目前严重威胁我国老年人健康及生命的三大疾病是脑血管病、心脏病(主要是冠心病)和恶性肿瘤。空军总医院统计,60岁以上113例死亡的老年人中,34%死于心血管疾病。可见加强对老年人群心脑血管病的防治有助于老年人的健康长寿。

一、老年人心血管系统的老化

(一)形态结构的变化

(1)心肌老化:随着增龄,心肌逐渐增厚,80岁时左心室比30岁时增厚约25%,提示心脏的负荷随年龄增长而增加。其原因是由于周围血管硬化,血液阻力增大所致。老年人常因高血压使左心室的后负荷加大,导致左心室心肌肥厚。其他的老年常见多发病(冠心病、心肌病等)也常发生心肌肥厚。心脏老化的典型变化为“褐色萎缩”,心肌纤维脂褐质沉着,呈褐色,心肌纤维之间有结缔组织增生;尸检中20%～40%的老年人可见心肌有淀粉样沉积物,但大多不伴有临床症状。

(2)心瓣膜退行性病变和钙化:心瓣膜在一生中不停地进行着周而复始的开闭交替运动,在这种长期持续的机械刺激作用下,老化瓣膜周缘部呈逐渐扩大的趋势。有些老年人,因主动脉瓣周缘的扩大导致主动脉瓣血液反流。在老化的过程中,钙盐在心瓣膜的某些部位沉积。心瓣膜的钙化以二尖瓣和主动脉瓣为主,以瓣膜的根部较明显,并可侵及瓣环,导致二尖瓣关闭不全和主动脉瓣狭窄。钙化还可延及室间隔而影响传导束。

(3)心脏传导系统退行性变化:在老化的窦房结中,起搏的数目减少,致窦房结自律功能降低。房室结、希氏束老化,脂肪向传导系统内浸润,有时出现钙化。心室内传导系统与心脏纤维支架发生纤维化或钙化。

(4)血管的老化:老年人动脉因增龄所致的老年退行性变化与病理过程的粥样硬化常合并在一起,两者难以区别。随着增龄,冠状动脉粥样硬化逐渐显著,管壁变性,钙化明显。主动脉和大动脉管壁中钙和脂类物质沉着,管壁增厚、硬化,胶原、弹力蛋白以及黏多糖等相对增多,内膜出现增厚的斑块,可使内腔狭窄。内脏器官在粥样硬化的基础上伴血栓等复杂病变而致管腔狭窄或闭塞,可引起脏器缺血性甚至坏死性病变,如心肌梗死、脑梗塞、内脏缺血综合征、周围血管闭塞性动脉硬化症等。毛细血管总数减少,弹性降低,脆性、通透性增加,毛细血管代谢率下降,导致机体各部位供氧不足等微循环系统的改变。

(二)功能的变化

(1)心率减低:安静时的心率不随增龄而改变,但运动时最大心率随年龄而下降,运动后恢复到静息心率的时间延长。

(2)每搏心排出量减少:老年人在最大负荷下的心排血量随增龄而下降,70~80岁的老年人心输出量与20~30岁的人相比约减少40%。每年约下降1%。可能与室壁顺应性降低或心肌收缩力降低有关;老年人心排出量减少,各器官供血不足,冠状动脉血流量减少35%,其他组织的血流减少更明显。增加心脏负荷时,如从事体力活动、精神刺激、呼吸道感染与不适当的治疗(输液过多、激素用量过大)等,可出现心力衰竭、心律失常、急性冠状动脉供血不足。

(3)窦房结功能减弱:由于窦房结和房室结内与束支内结缔组织增多、心肌纤维中儿茶酚胺受体可能减少,应激时心率加快不多。心脏传导系统的老化可导致窦房结的功能低下或病态窦房结综合征。

(4)血管功能的变化:老年人由于动脉管壁增厚、硬化,致使主动脉和大动脉的弹性作用明显减弱,左心室后负荷增加致使收缩期血压升高,由于对舒张压影响不大,故脉差压增大,老年人常为单纯收缩期高血压;老年人由于老化后血管舒张能力减低,主动脉弓和颈动脉窦中压力感受器受到的牵张减轻,而敏感性减弱,致老年人易出现体位性低血压。

二、心血管系统的内分泌功能老化改变

随着分子生物学研究的进展,证明心脏、血管、内皮细胞和血细胞具有重要的内分泌功能,它们产生和分泌几十种体液因素和某些活性物质,对心血管系统的调节和对心血管某些疾病的发生、发展与防治具有重要意义。因此,心血管系统不仅是一个血液动力学系统,亦是体内的一个重要的内分泌系统。主要的循环激素和局部激素如下。

(1)心钠素(ANP):亦称心房利钠因子或多肽。ANP是一种由心房合成、贮存和分泌的活性多肽。ANP具有强大的利钠、利尿、舒张血管、降低血压、对抗肾素-血管紧张素系统和抗利尿激素的作用,老年人ANP分泌相对或绝对不足是引起高血压和心力衰竭的重要因素,给老年高血压、心力衰竭患者应用ANP可明显改善症状。

(2)脑钠素(BNP):BNP和ANP一样,具有强大的舒张血管、降低血压和利钠、利尿作用,其降压作用较ANP持续时间长。老年高血压和脑卒中患者血浆BNP水平显著升高,提示BNP在老年人高血压和脑卒中的发病也有一定意义。

(3)舒张因子(EDRF):由内皮细胞产生。Moncada实验证明一氧化氮(NO)是EDRF,它为各种激素、神经递质及药物的舒血管作用找到了共同的道路,明确了已应用一百多年的硝基类扩血管药物的作用机制。大气中含量最丰富的氧和氮以1比1形式的极其简单的化合物质,其本身是一个自由基,却具有如此重要的生理作用。EDRF有强烈扩张血管作用,除能扩张主动脉与冠状动脉外,对较小动静脉亦有作用。推测EDRF的扩血管作用机理是由内皮细胞产生的EDRF弥散至血管平滑肌,导致血管扩张。EDRF具有抑制血小板聚集作用,其抑制血小板聚集是通过使血小板cGMP水平升高而发挥作用的。老年人血浆EDRF明显减低,致使小动脉痉挛导致组织器官供血不足。因而老年人动脉粥样硬化、高血压、血栓栓塞性疾病的发病率增加。

(4)降钙素基因相关肽(CGRP):CGRP广泛分布于中枢与外周神经系统、心血管系统和肺组织内,是调节心血管活动的重要神经递质。

心脏、肺和血管壁上都有 CGRP 特异性受体,心房密度最高,而老年人 CGRP 特异性受体密度下调。CGRP 与受体结合后可激活腺苷酸环化酶。使细胞内 cAMP 水平增加,并可促进前列腺环素(PGI2)的释放,CGRP 具有强大的扩血管作用和扩张冠状动脉的作用,对粥样硬化的血管仍有扩张作用,其扩血管作用比硝酸甘油、硝普钠强 240 倍。CGRP 对心脏具有正性变力和变时作用,可使心率加快,心肌收缩力增加,心输出量增加。CGRP 对缺血心肌有保护作用,能有效防治组织的缺血 - 再灌注的损伤,可以促进心肌功能恢复,抑制脂质过氧化的产生,防止心肌细胞内蛋白和酶的漏出等。因此 CGRP 在老年人高血压、冠心病、心衰等疾病的发病及治疗中具有重要意义。

(5)内皮素(ET):ET 具有强烈缩血管作用,可引起冠状动脉、主动脉、肺动脉、肠系膜和四肢动脉收缩,尤其冠状动脉最敏感。ET 对脑血管也有强烈收缩作用,ET 也可能是诱发动脉硬化的一个重要因素。老年人 ET 水平增高,因此 ET 可能是老年人心肌梗死、动脉硬化、脑卒中等疾病发病中的重要因素之一。

(6)内源性洋地黄因子(EDF):EDF 是一种生物活性多肽,在体内广泛分布于心、脑、肝、肾、肾上腺等组织及血浆、尿中。EDF 具有强心、利尿和缩血管作用。EDF 亦可提高血管平滑肌对某些血管活性物质的敏感性,注射 EDF 可使血压升高,其作用是通过抑制 $Na^+ - K^+ -$ ATP 酶而实现的。EDF 在高血压、心力衰竭、冠心病的发病方面可能具有极其重要的作用。EDF 分泌过多可能参与老年人高血压、冠心病的发生、发展。EDF 分泌相对或绝对不足可能是心力衰竭发生的重要因素。

(7)局部肾素 - 血管紧张素系统(LRAS):肾素 - 血管紧张素(RAS)在机体的心血管活动和水电解质平衡调节中起着十分重要的作用。近年发现肾素不仅是肾脏近小球旁器分泌的一种循环激素,在肾外组织,特别是脑和心血管系统本身,还存在着 RAS,它们不依赖于肾脏,可以自身合成、释放,起着自分泌、旁分泌和胞内分泌的作用,调节局部的血流和血管紧张性。促进心肌和血管平滑肌的生长和代谢,在老年人高血压、心肌缺血、心肌肥厚、心肌梗死和心律失常等疾病的发生中具有重要作用。

心脏 LRAS 可以作为自分泌和旁分泌激素调节冠状循环,引起冠状血管紧张性收缩;它可以增加心肌收缩力,促进心内交感神经末梢释放儿茶酚胺;它可以通过心肌细胞核上的血管紧张素(AGT)受体,促进心肌细胞蛋白质合成,刺激心肌细胞生长而致心肌肥厚。此外它可以加重和诱发心肌缺血或再灌注损伤而导致的室性心律失常;血管的 LRAS 可以通过自分泌或旁分泌的方式,作用在平滑肌细胞、内皮细胞和交感神经的末梢上,调节血管的紧张性和局部血流。血管组织的 AGT 活性增加可能是老年人慢性高血压的原因之一。应用血管紧张素转换酶(ACE)抑制剂,可以阻止血管内 AGT - Ⅱ的产生,抑制交感神经末稍释放儿茶酚胺,因而可以降低血管阻力,改善血液循环。由此可见,心血管系统 LRAS 对老年人心血管系统的调控具有重要意义。

(8)抗心律失常肽(AAP):AAP 是一种活性多肽,在机体许多组织中存在,以心房含量最高,其次为肾、肺、血管等。血清中亦有 AAP,老年人 AAP 分泌减少。AAP 具有强大的抗心律失常作用,有类似奎尼丁的作用,但比奎尼丁强 20 倍,也明显优于异搏定,它可对抗室性心动过速、房颤、室颤和心室停搏的发生,显著缩短恢复窦性心律的时间,无毒副作用。AAP 还有强大的抗血栓作用及抗血小板聚集作用,可有效地防止冠脉内血栓形成及心肌缺血。

三、老年心血管疾病流行病学

(一)老年心血管病的患发病率和死亡率

随着我国人口老龄化趋势的加快,老年心血管病日益突出,并成为致残致死的首要原因。在我国,心血管病的患病率和死亡率呈不断上升的趋势。近期卫生部公布我国首部《中国心血管病报告》统计显示，我国心血管病患者已经超过千万人，其中脑卒中700万人、心肌梗死200万人、心力衰竭400万人。心血管病的死亡人数在人口总死亡人数中约占40%，每年全国死于心血管病的患者达300万。

(1)冠心病发病率及死亡率：冠心病是目前世界范围内危害最大的心脏病。我国是冠心病低发国家之一，但现在多数地区都处于逐年上升趋势。据卫生部1988～1996年我国部分城市和农村冠心病资料表明，9年内冠心病增加53.5%，平均每年以5.9%的速度递增；农村9年内增加40.4%，每年以5%的速度递增。北京地区1990～2000年统计，心肌梗死年增长4.33%，猝死增长4.66%，合计增长4.41%，表明近10年来冠心病发病率增长速度加快。卫生部年报资料表明，冠心病死亡率由38.6/10万升高到71.3/10万。其发病率及死亡率的特点：①北方显著高于南方。如1987～1989年中国心血管病趋势和决定因素监测(MONICA)研究显示，北京、河北、内蒙古、黑龙江、新疆等地区冠心病发病率≥50/10万；沈阳和吉林为25～<50/10万；而上海、江苏、四川均在14/10万以下。②城市高于农村。城市比农村高2～6倍。③男性高于女性。男性自45岁开始，发病率随增龄逐渐上升，发病高峰年龄在50～59岁；女性自55岁开始发病率随增龄逐渐上升，发病高峰年龄在60～69岁。

(2)高血压病的患病率：高血压是中老年人的常见病，患病率随年龄的增长而升高。近些年来高血压患病率在全球范围内呈上升趋势。世界各个国家的高血压患病率高达10%～20%。据美国预防、检测、评估与治疗高血压全国联合委员会2003年第七次报告(JNC7)，目前全球有高血压患者10亿左右，而大约有2/3的65岁以上老年人患有高血压。随着我国人均寿命的延长，老年人高血压发病率逐年上升。2002年流行病学调查显示，我国高血压患病率已达18.8%，患者数超过者1.6亿。与1991年相比，患病率增长31%，患者增加7000多万。老年高血压患病率达40%～60%。依此推算，目前我国老年高血压患者在6400万人以上。特点是北方地区高于南方，城市高于农村。脑出血、脑梗塞及急性心肌梗死的患病率与血压呈正相关，有高血压者是无高血压者的16～29倍。

(3)脑血管病发病率与死亡率：在我国，脑卒中的死亡率较冠心病为高，相差3～5倍，比率与日本相似，而与一般西方国家相反。据1984年卫生统计资料粗略估计，冠心病的全国粗死亡率约为20/10万，稍低于日本。相当于北美、澳洲国家的1/10～1/5。脑卒中的粗死亡率约为102/10万，与日本情况相似，但高于北美、澳洲。国内一组资料证实，我国每年新发脑卒中患者150多万人，脑卒中累积幸存者约500～600万人，其中75%不同程度丧失劳动力。脑血管病死亡率在城市各死因中居第一位，占死亡总人数的22.6%。我国每年死于脑血管病的患者约100万。其发病率、死亡率特点：男性高于女性，北方显著高于南方，城市高于农村。发病率和死亡率从40岁开始逐年升高，80岁以上达高峰。

(二)老年人心血管病的危险因素

(1)冠心病的危险因素：近10年来我国人群冠心病的危险因素明显增高，主要有高血压、血清胆固醇水平增高和吸烟，还有肥胖、糖尿病。人群平均血压水平和血清胆固醇水平的增高，都与冠心病死亡率的上升呈连续性递增的关系。据国家"九五"科技攻关课题协作组研究结果表明，高血压患病率近16年来有明显升高，多数人群收缩压均值升高4～10mmHg；血清胆固醇水平增加人群为15%～25%，最高达40%；据卫生部调查显示，2003年我国有2型糖尿病患者2260万，每年约新增120万患者，有糖尿病者冠心病及急性心肌梗死的发病率是无糖尿病者的5.2～8.1倍，由于血糖控制不理想导致的死亡也在增加；肥胖(超重)的人群冠心病和急性心肌梗死的发病率较正常体重者高1.3～2.3倍。吸烟是冠心病的主要危险因素之一。吸烟比不吸烟者脑梗塞及急性心肌梗死的发病率高1.6～10倍。烟中尼古丁可促进胆固醇在血管壁沉着,加速动脉粥样硬化。我国目前吸烟人数众多,男性占60%～70%,女性不足10%。男性吸烟率虽高,但未见冠心病大量增加,可能与我国人群血清胆固醇保持在一个低水平有关。

(2)脑卒中的危险因素:以高血压最为重要,吸烟有一定的影响。脑卒中随年龄升高而增多,也有家族性聚集倾向。脑卒中的发生未肯定与血清胆固醇水平的高低有明显一致的关系。可能是血胆固醇增高的人容易患脑血栓形成,而胆固醇低的人容易脑出血。日本和中国的研究表明,膳食中动物蛋白质,特别是鱼蛋白,能减少高血压和脑卒中的发病。在我国沿海鱼区和一些临近的南方低发地区,吃鱼较多,可能是高血压与脑卒中少见的重要因素之一。

(3)高血压的危险因素:在一般人群中,血压水平和高血压患病率有随年龄而升高的趋势。高血压的发生虽受遗传因素的影响,但常与一定的环境因素相结合,其中最重要的是肥胖、膳食中的钠盐量过高和饮酒(每日超过相当于50g酒精白酒的量)。肥胖与食量大和活动量有关。钠的入量与高血压患病率或血压水平有明显相关性。据调查,我国北方等高血压患病率较高的地区,每人平均每天摄入的钠盐高达13～19g,而南方等地区高血压较少,每人每天的食盐摄入量约7～8g。还可能有其他膳食因素及社会心理因素起作用。

随着各种危险因素的增加,心血管病的高危人群也在大量增加,要减少其发病率应从预防着手,干预高危因素、减少高危人群,从而降低心血管病的发病率及死亡率。

(三)心血管疾病的预防对策

加强三级预防是降低老年人心脑血管病发病率、死亡率的根本措施。

(1)一级预防:是指控制危险因素而从根本上防止或减少疾病的发生。主要包括全人群策略和高危对象的个体策略。降低老年人心脑血管病发病率应从儿童时期即开始,为全面健康打下良好的基础。对于危险因素已处于高水平的个人,需要给以有针对性的个别帮助和指导,制定严密的随访计划和预防措施,使这部分高危人群晚发病或少发病,防患于未然。对高血压、脑卒中、冠心病的预防应采取综合措施:①合理膳食是预防心血管疾病的重要基础。老年人要多食低脂肪、低饱和脂肪酸、低胆固醇、低碳水化合物、高蛋白、高维生素等食物。少吃含饱和脂肪酸较高的动物脂肪。每日摄盐量最好在5g以下。此外,食物中要有适当的纤维素。②戒烟。吸烟是损害健康的不良习惯,在中国,需从各方面努力,促进戒烟和劝阻吸烟,提倡公共场所禁止吸烟。③控制饮酒。少量饮酒不致引起冠心病,甚至有报道对冠心病患者有保护作用。但大量饮酒、饮烈性酒是有害的。④增加体力活动,加强体质锻炼。控制体重,防止肥胖。

(2)二级预防:对老年人群坚持定期体检及疾病诊治。对疾病及早发现、及早治疗。尤其对已患高血压、高血脂、糖尿病、冠心病、脑卒中等患者,要进行系统的治疗,以减少疾病的恶化和再发,控制危险因素,减少老年心血管疾病的患病率。

(3)三级预防:主要是降低老年心血管疾病的病死率和死亡率,积极开展康复医疗、心理医疗、家庭医疗护理,防止病情恶化,减少病残,延长寿命,提高老年人的生活质量。

(石津生)

参考文献

1. 潘天鹏,石津生. 现代系统老年医学(M). 北京:科学出版社,1998:94－102

2. 方圻. 现代内科学(M). 人民军医出版社 1995:924－969

3. 中华人民共和国卫生部,中华人民共和国科学技术部,中华人民共和国科学统计局. 中国居民营养与健康现状. 中国心血管病研究杂志,2004,2(12):919－922

4. 庞明. 中国老年心血管病流行现状. 广西医学,2007,29(1):139－140

第二节 充血性心力衰竭

充血性心力衰竭是由于心脏器质性或功能性疾病损害心室充盈和射血能力而引起的一组临床综合征。它可由许多心脏疾病所引起，是指心脏泵出的血液不能满足机体代谢的需要，或必须使充盈压升高方能维持其功能的一种病理生理状态。心力衰竭在老年人群中是一种常见病、多发病，是老年心血管疾病患者死亡的重要原因，随着年龄的增加，其患病率及死亡率均明显增加。

一、衰老对心脏功能的影响

衰老对心脏功能的影响主要表现在心脏贮备功能降低，应激能力下降。其原因主要有：①应激时心率不能成比例地增加；②心肌等长收缩及舒张时间延长；③心室壁肥厚，室壁僵硬度增加，顺应性降低。

二、老年人心力衰竭常见的病因及诱因

（一）常见病因

（1）冠心病、高血压病是老年人心衰最常见的原因。Framingham 研究显示，老年人心力衰竭患者中约70%以上为高血压和/或冠心病引起。我国老年心衰住院患者中40.86%为冠心病所引起，占老年心衰病因的首位。急性心肌梗死并发心衰已成为心梗后的主要死因。

（2）老年患者中非风湿性瓣膜疾病引起的心衰有逐年增多的趋势。主动脉瓣钙化、狭窄及关闭不全是老年人心衰的常见原因之一；二尖瓣关闭不全、脱垂引起的反流也占有相当比例。二尖瓣关闭不全中大部分为乳头肌功能不全、腱索断裂引起，其主要原因是冠心病所致的乳头肌缺血性改变。二尖瓣钙化也是引起反流的原因之一。风心病瓣膜病变在老年人心衰患者中仅占极少部分。

（3）慢性肺源性心脏病也是引起老年心衰的常见原因之一。

（4）较少见而易被忽视的病因有甲状腺功能亢进或低下，感染性心内膜炎等。心肌淀粉样变性在老年心衰患者中占一定的比例，但生前不易诊断。

（5）多病因性：老年人往往同时患有几种心脏病或其他疾病，如冠心病、高血压性心脏病、慢性肺源性心脏病、退行性心瓣膜病，以及肺气肿、慢性支气管炎、慢性肾功能不全等。以其中一种为主要病因，其他则参与并加重心衰，使病情复杂化。文献报告，老年心衰患者中同时患有两种以上心脏病者占38.61%。

（二）诱发因素及特点

大多数老年心衰患者都有诱发因素，这些诱因对心衰的影响往往大于原有心脏病。故纠正或控制诱因是预防老年人心衰的重要环节。常见的诱因有：

（1）感染性疾病：呼吸道感染（尤其是肺炎）最多见，占诱因的首位（20%以上）。患肺炎的老年人9%死于心衰。其他还有泌尿道、胃肠道及胆道感染。由于发热、心率快、心室充盈不足、心排血量下降、肺静脉及肺毛细血管压升高，导致急性左心衰竭。呼吸道感染易发生低氧血症，使心肌缺氧，促使发生心衰。

（2）急性广泛的心肌缺血影响室壁运动的一致性和收缩功能，诱发急性心衰。

（3）心律失常：以快速心律失常多见，如快速房颤、房扑及阵发性室上性心动过速。因心动周期中，心房收缩状况对心室充盈的影响增加，故快速室上性心律失常易发生心衰。缓慢性心律失常也诱发心衰，如高度房室传导阻滞、病态窦房结综合征等。

（4）医源性诱因：老年人心脏储备能力下降，输液、输血过多或过速、输入钠盐过多、利尿

剂应用过量引起电解质紊乱,长期服用激素引起水钠潴留,洋地黄类药物治疗中断或用量不当,使用抑制心肌收缩药物等,均易诱发心衰。

三、老年人心力衰竭的临床表现特点

老年人心衰的症状、体征与青壮年人大致相同,但老年人心衰的临床症状多不典型,除有心脏疾病外,常同时伴有其他系统器官的疾病或衰老所引起的改变,心衰的症状和体征常易被这些疾病或衰老改变所掩盖,使病情复杂多样,需注意以下几个方面。

(1)老年人心衰的症状多不典型,部分患者已处于中度心衰可完全无症状,或表现为极度疲倦。一旦受到某种因素诱发,即可发生重度急性左心衰,危及生命。

(2)劳力性呼吸困难是青壮年左心衰的典型临床症状,但老年人体力活动有限,坐、卧位时间较多,多不出现劳力性呼吸困难,即使有轻度的劳力性呼吸困难,也会因其不自觉地减少活动量而使症状消失;而由于心输出量减少,疲劳、衰弱、食欲不振等一些非特异性症状明显,常易被认为是衰老所致。心输出量下降,造成脑供血不足,出现脑缺血症状,甚至出现急性意识障碍,易被误诊为脑血管病。

(3)某些患者短期内可反复发作急性左心衰,尤其是急性心肌缺血所致者。有些人可表现为白天阵发性呼吸困难,尤其是餐后或体力活动后,其意义与夜间阵发性呼吸困难相似。

(4)老年人常有多种疾病并存,而且互相影响,掩盖或加重心脏的症状及体征,导致诊断困难,易出现漏诊或误诊。急性心肌缺血或急性心肌梗死时无症状者增多,对心衰的病因诊断带来困难。心衰时肺部体征不典型者多,常合并肺部感染,两者鉴别较难。心绞痛常有胸部闷压感或呼吸困难的感觉,要仔细分析发生呼吸困难的合并症状及诱发因素等。

(5)老年心衰时易合并其他器官功能障碍,如肾功能不全、代谢性酸中毒、脑供血不足、低氧血症、电解质紊乱、心律失常等。

四、老年人心力衰竭的诊断与鉴别诊断

(一)诊断与临床评价

心力衰竭的诊断主要是根据患者的症状、体征、既往心脏病史等临床表现的评估来诊断。

(1)临床症状:劳力性呼吸困难或阵发性夜间呼吸困难、乏力、衰弱、食欲不振等。

(2)体征:肺部湿啰音、心脏增大、浮肿、颈静脉充盈等。

(3)基础心脏疾病的病史及体征:如冠心病、高血压、心脏瓣膜病、心肌病等,根据临床症状判断左心衰竭、右心衰竭及全心衰竭。

(4)心脏超声:二维超声心动图及多普勒超声检查:可以判定心脏疾病的性质、心脏结构的变化、测定心脏的收缩和舒张功能,对判断预后及评价治疗具有指导意义。

(5)核素心室造影及核素心肌灌注显像:核素心室造影可准确测定左室容量、LVEF及室壁运动。核素心肌灌注显像可诊断心肌缺血和心肌梗死,对鉴别扩张型心肌病和缺血性心肌病有一定帮助。

(6)X线胸像:提供心脏增大、肺淤血、肺水肿及原有肺部疾病信息。

(7)心电图:可了解既往是否有心肌梗死、左室肥厚、广泛心肌损害及心律失常等信息。

(8)冠状动脉造影:有心绞痛或既往有心肌梗死,需血管重建者或临床怀疑冠心病者应行冠状动脉造影,也可鉴别缺血性和非缺血性心肌病。但冠状动脉造影不能判断存活心肌。存活心肌的评估对陈旧性心肌梗死患者血管重建的必要性至关重要。有心肌存活的患者,血管重建可有效改善左室功能。

(二)鉴别诊断

(1)劳力性呼吸困难可由于阻塞性肺气肿、肺功能不全、身体虚弱或肥胖等引起,前三种情况老年人常见。夜间阵发性呼吸困难可由支气管哮喘发作引起。肺底湿啰音可见于慢性

支气管炎、肺炎、支气管扩张等，一般心衰引起的湿啰音大多为两侧性，偶而呈单侧性或仅有哮鸣音。老年人心衰合并慢性肺部疾患患者鉴别诊断有时存在困难。以下情况支持左心衰的诊断：咳嗽及呼吸困难突然出现或加重、夜间阵发性呼吸困难、呼吸困难加重时肺部湿性啰音异常增多且随体位变化，应用血管扩张剂或利尿剂后症状迅速缓解。

(2)颈静脉充盈可由肺气肿、纵隔肿瘤或其他上腔静脉压迫综合征等原因引起。

(3)下肢水肿在老年人常可因静脉曲张、静脉炎、淋巴性水肿、肾脏或肝脏病引起，心脏阳性体征如心脏扩大有助于判断心源性水肿。

(4)腹水可由肝硬化、结核性腹膜炎、甲状腺功能低下等引起，但不存在颈静脉充盈及肝颈静脉反流。

(三)心功能不全的程度判断

(1)NYHA心功能分级：I级：日常活动无心力衰竭症状。Ⅱ级：日常活动出现心力衰竭症状(呼吸困难、乏力)。Ⅲ级：低于日常活动出现心力衰竭症状。Ⅳ级：在休息时出现心力衰竭症状。心力衰竭患者的LVEF与心功能分级症状并非完全一致。

(2)6min步行试验：在特定的情况下，测量在规定的时间内步行的距离。虽然心力衰竭患者在6min内步行的距离可能受到医师诱导或患者的主观能动性的影响，但此方法安全、简便、易行，已逐渐在临床应用。6min步行距离不但能评定患者的运动耐力，而且可预测患者预后。

五、老年人心力衰竭的预防

冠状动脉疾病和高血压已逐渐上升为心力衰竭的主要病因，积极控制血压、血糖，调脂治疗和戒烟等，可减少发生心力衰竭的危险。4S(scandinavian simvastatin survival study)试验表明，降低胆固醇后，不仅使总死亡率降低了30%，而且发生心力衰竭的危险降低了20%($P = 0.015$)。SHEP(systolic hypertension in the elderly program)试验显示，降低血压使卒中危险降低了30%，心力衰竭危险降低了49%($P < 0.001$)，特别是以往有心肌梗死史者，发生心力衰竭的危险降低竟达81%($P = 0.002$)。HOPE(heart outcomes prevention evaluation study)试验显示，对心血管病高危人群不伴有心力衰竭或左室功能低下者应用雷米普利治疗，心血管事件的复合危险降低了22%；心力衰竭的危险降低了16%。上述结果表明，积极控制心血管危险因素，减少各种原因造成的心肌损害，就可明显降低心力衰竭的危险。

对于已发生心肌梗死或严重缺血造成的心肌损害，积极地进行溶栓和冠状动脉血管再通，缩小心肌受损的范围，亦可降低心衰的危险。

已有左室功能不全，不论是否伴有症状，应用ACEI制剂均可防止发展成严重心力衰竭的危险，一些临床试验表明，心肌梗死后有心功能不全者，应用ACEI制剂可使总死亡率及心力衰竭发生的危险明显降低。

六、老年人心力衰竭的治疗

老年人心衰的治疗主要包括：纠正发生心衰的基本病因、去除诱发心衰的原因、控制心衰状态三个组成部分。治疗原则是减轻心脏的工作负荷、控制水钠潴留、增强心肌收缩力。但是，由于老年人许多重要器官的功能随年龄增长而减退，使生理应激能力降低，药物代谢、排泄缓慢而易出现严重副作用或中毒，应用洋地黄、利尿剂治疗老年人心力衰竭时用药方法、药物剂量与中青年均有所不同。老年心衰时也常合并其他慢性病，治疗时应予相应处理。

(一)病因治疗

高血压、冠心病、肺心病和瓣膜病是老年人心衰最常见的病因。

(1)高血压作为心力衰竭的病因，或者作为心力衰竭的加重因素，都必须加以重视。控制血压在适当水平以减轻心脏排血阻力，增加心排血量，改善心衰。老年人高血压应降低到什么程度适宜，既往曾有不同看法，目前认为，在不影响重要脏器灌注的前题下，尽量降到140/90mmHg以下。伴有糖尿病，或者肾功能不全者，血压应控制在130/80mmHg以下水平。

（2）冠心病心肌缺血也是老年人心衰的重要病因及诱发因素，应积极应用抗心肌缺血药物改善心肌缺血，对于药物不能控制的频繁心绞痛发作或反复发作的急性肺水肿应行冠状动脉旁路移植术或经皮冠状动脉成形术，以改善缺血部位心肌的供血。

（3）肺心病心力衰竭的治疗重点是控制感染，改善通气、换气功能，解除缺氧状态，可使肺动脉压降低，右心排血量增加。

（4）瓣膜性疾病，尤其是主动脉瓣膜疾病，应选择适当的时期进行瓣膜置换。

（5）老年人心脏传导系统的退行性变较常见，可引起窦房结功能不全及房室传导阻滞，当心室率过慢时，心排血量显著下降，除可引起脑、肾供血不足外，常可引起心衰。治疗的重点在于提高心室率，药物治疗不佳时，常需要安装永久性人工心脏起搏器。

（6）甲状腺功能亢进或低下、贫血等既可以是心脏病的病因，也可以是心力衰竭的诱因。在此种情况下，甲状腺功能亢进或低下、贫血等不纠正，心衰是不可能满意控制的。值得注意的是老年人甲状腺功能亢进或低下的临床表现常不典型，极易被漏诊。

（二）诱因治疗

（1）老年心衰常见的诱因是感染，其中以呼吸道感染最常见，其次是泌尿道感染、胆道感染及胃肠道感染，应积极控制感染。

（2）心律失常，以快速房颤和室上性心动过速较多见，发作时心排血量有显著下降，窦性心动过缓或窦房阻滞也可使心脏代偿功能减退，应及时纠正上述心律失常。

（3）水电解质紊乱易诱发心衰，应注意防止及纠正。使用排钾利尿剂、腹泻、呕吐都可引起电解质紊乱；输液速度过快、总量过多、肾上腺皮质激素引起水钠潴留在老年人皆可诱发心衰，治疗时应注意。

（4）药物使用不当在老年人也是心衰的一个诱发因素，如洋地黄中毒，或停用洋地黄维持量，应用抑制及损害心肌的药物等，临床上应注意识别并防止。

（三）一般治疗

（1）休息与适当的体力活动：老年患者若长期坐卧，易导致血栓性疾病、关节僵硬、肌肉萎缩及排尿困难等并发症，在病情允许的情况下，应适当活动，活动量以不感到心慌、气短为宜。

（2）精神上安静休息：精神上的安静休息在心衰治疗中不可忽视。紧张、焦虑、悲观等不良情绪可诱发或加重心衰。安慰、鼓励以及适当的药物治疗有助于克服这些不利的情绪。但老年人应尽量避免用巴比妥类镇静剂，因可加重神志不清、定向力丧失。

（3）饮食与钠盐：老年人消化功能差，常食欲不振，应给予低热量、易消化、高维生素饮食，少量多餐，保证足够的钾盐摄入。老年人肾功能减退时钠盐潴留应适当限制钠盐，而在应用利尿剂时，钠盐不宜过分限制，以防止发生低钠血症。

（四）药物治疗

1. 利尿剂的应用

在老年心衰患者中，利尿剂已作为一线药物使用。利尿剂通过排出过多的水和钠，降低循环血量，有效地降低左室充盈压及肺动脉压，因而减轻肺和体循环充血和水肿而产生的症状，适用于各种类型的心衰。年龄相关的肾功能减退及循环血浆容量减少，可影响利尿剂在老年心衰患者中的应用。常用的利尿剂有以下几类。

（1）噻嗪类利尿剂：作用于远曲小管近端，抑制尿钠、钾和氯的重吸收，属中等强度利尿剂，用于轻、中度老年心衰患者。常选用双氢克尿噻（氢氯噻嗪）25mg，1～2次/d。肾小球滤过率低于30ml/min时其利尿作用明显减弱，故不适于肾功能不全的患者。主要不良反应是低钾、低氯血症性碱中毒，使用时宜间断给药，或同时补钾及与保钾利尿剂合用。

（2）襻利尿剂：利尿作用强，适用于中重度心衰用噻嗪类无效或急性左心衰的患者。它尚有扩张小静脉作用，在明显排尿前即可扩张容量血管，减轻肺淤血，缓解气急。肾小球滤过率很低时，给予大剂量仍有利尿效果。常用速尿20～40mg，1～2次/d，口服或静脉、肌肉注射。不良反应主要是低钾、低钠、低氯性碱中毒，应用时注意调整。

（3）保钾利尿剂：作用于远曲小管远端，抑制 Na^+-K^+ 交换，减少醛固酮在远曲小管的 Na^+-K^+ 交换作用，而且抑制钠的再吸收，起到保钾利尿作用。利尿作用较弱，常与噻嗪类利尿剂或襻利尿剂联合使用。常用安体舒通20～40mg，1～2次/d，或氨苯蝶啶50～100mg，1～2次/d口服。此类药物可导致高血钾，与血管紧张素转换酶抑制剂卡托普利合用时应注意，肾功能不全者慎用。

老年心衰患者应用利尿剂时要注意监测血清电解质。低钾、低镁可诱发心律失常与洋地黄中毒；低钠可激活肾素－血管紧张素系统，加重水钠潴留。老年人体液总量少，过度利尿易引起血容量减少，血压下降，肾功能衰竭，脑供血不足，甚至发生血栓形成。另外，由于舒张功能不全引起的充血性心衰患者，要求有较高的左室充盈压以维持每搏心搏出量和心输出量，这些患者使用利尿剂时宜谨慎，从小剂量开始，而不能用大剂量的利尿剂，以免发生明显的低血压、低灌注综合征。

2. 血管紧张素转换酶（ACE）抑制剂

ACE抑制剂具有多种效应，治疗心衰时，ACE抑制剂可阻止循环中及局部组织中的血管紧张素Ⅰ转化为血管紧张素Ⅱ；抑制缓激肽的降解，增加循环中前列腺环素和一氧化氮水平，从而扩张外周小动脉和小静脉系统；抑制交感神经系统，降低儿茶酚胺水平，使心衰患者下调的β受体密度上升而改善心室功能；具有阻止心肌及血管壁肥厚的作用，可能防止心室重塑，目前已明确，心室重塑是导致心力衰竭发生发展的基本机制；能潴留体内钾，有利于纠正心衰患者低钾、低镁血症，降低室性心律失常的发生率。

ACE抑制剂的血流动力学效应有：明显降低全身血管阻力，降低平均动脉压、肺动脉压、肺楔压及右房压，略降低心率，增加心输出量，改善舒张功能，增加脑血流量，降低肾血管阻力，增加肾血流量。

ACE抑制剂对各种轻、中、重度心衰均有效。可改善心衰患者症状，提高生活质量及运动耐量，降低心衰患者病死率，是治疗慢性心衰疗效显著的药物。除严重瓣膜狭窄和梗阻型心肌病不宜用外，其他利尿剂或洋地黄未能控制的心衰患者首选ACE抑制剂。常用药物：①卡托普利：初始剂量6.25mg，如血压降低不明显，一般可用12.5～25mg，2～3次/d。②依那普利：初始剂量2.5mg。如无低血压，以后增至10mg，2次/d。③培哚普利：初始剂量2mg，以后增至4mg，1次/d。④苯那普利：10～20mg，1～2次/d。

老年心衰患者应用ACE抑制剂宜小剂量开始，使用时应注意：①密切监测血压，以免血压过低，影响重要组织器官血液灌注。严重心力衰竭，收缩压＜13.3kPa、血清钠＜135mmol/L、年龄＞75岁，是首次应用ACE抑制剂发生低血压的高危患者。②应用中监测肾功能，如血肌酐、尿素氮水平；肾动脉狭窄或重度肾动脉硬化者，慎用ACE抑制剂，防止肾功能进一步减退。血清肌酐＞250μmol/L应慎用ACE抑制剂，剂量应＜1/2靶剂量。肌酐清除率＜30ml/min需减少剂量。③最好避免同时应用ACE抑制剂和保钾利尿剂，若必须同时应用，则应注意监测电解质变化，避免发生高血钾。④应用中部分患者可出现干咳，停用或减量症状可消失。发生血管性水肿时应停用。

3. 血管紧张素Ⅱ受体拮抗剂

目前临床应用的主要是血管紧张素Ⅱ受体1（AT1）拮抗剂。常用的有氯沙坦，25～100mg，1次/d；缬沙坦，40～160mg，1次/d。AT1拮抗剂能拮抗血管紧张素Ⅱ的所有作用，其血流动力学效应与 ACEI 一致,且无咳嗽的负作用。

4. β 受体阻滞剂

慢性肾上腺素能系统的激活介导心肌重塑是心衰发生发展的重要基础。心衰时通过神经体液机制的代偿,肾上腺素能系统激活,而 β_1 受体信号转导的致病性明显大于 β_2 及 α_1 受体,这就是应用 β 受体阻滞剂治疗慢性心力衰竭的理论基础。目前已有的临床试验结果表明,选择性 β_1 受体阻滞剂,如美托洛尔、比索洛尔及兼有 β_1 和 α_1 受体阻滞作用的卡维地洛都能明显降低心衰患者的死亡率。国内的心衰治疗指南明确指出,所有 NYHA 心功能Ⅱ、Ⅲ级患者病情稳定,LVEF <40% 者,均必须应用 β 受体阻滞剂,除非有禁忌证或不能耐受。病情不稳定的或 NYHA 心功能Ⅳ级的心力衰竭患者,一般不用 β 受体阻滞剂。但 NYHA 心功能Ⅳ级患者,如病情已稳定,无液体潴留,体重恒定,且不需要静脉用药者,可考虑在严密监护下,由专科医师指导应用。

禁忌证:支气管痉挛性疾病、心动过缓(心率 <60 次/min)、二度及以上房室传导阻滞(除非已安装起搏器)均不能应用。

临床应用注意点:①需从极低剂量开始,如美托洛尔缓释片 6.25mg,2 次/d,比索洛尔 1.25mg,1 次/d,卡维地洛 3.125mg,2 次/d。如患者能耐受前一剂量,可每隔 2 ~4 周将剂量加倍,如前一较低剂量出现不良反应,可延迟加量直至不良反应消失。②起始治疗前和治疗期间患者必须体重恒定,如果患者有体液不足,易产生低血压;如有液体潴留,则有增加心力衰竭恶化的危险。③如何确定最大剂量:确定 β 受体阻滞剂治疗心力衰竭的剂量,原则与 ACE 抑制剂相同,并不按患者的治疗反应来定,应增加到事先设定的靶剂量。如患者不能耐受靶剂量,亦可用较低剂量,即最大耐受量。临床试验表明高剂量优于低剂量,但低剂量仍能降低死亡率,因此如不能耐受高剂量,低剂量仍应维持应用。目标剂量如何确定,目前尚不明确,可参考临床试验所用的最大剂量。因国人缺少有关资料,而且 β 受体阻滞剂的个体差异很大,因此治疗宜个体化,以达到最大耐受量,但清醒时静息心率不宜 <55 次/min。一旦达到目标剂量或最大耐受量后,一般长期维持并不困难。应避免突然撤药,以防引起病情显著恶化。如在 β 受体阻滞剂用药期间,心力衰竭有轻或中度加重,首先应调整利尿剂和 ACE 抑制剂的用量,以达到临床稳定。如病情恶化需静脉用药时,可将 β 受体阻滞剂暂时减量或停用,病情稳定后再加量或继续应用。如需静脉应用正性肌力药时,磷酸二酯酶抑制剂较 β 受体激动剂更为合适,因后者的作用可被 β 受体阻滞剂所拮抗。④必须监测以下情况:一是低血压:特别是有 a 受体阻滞作用的制剂易于引发。一般在首剂或加量的 24 ~48h 内发生。通常重复用药后可自动消失。为减少低血压的危险,可将 ACE 抑制剂或血管扩张剂减量或与 β 受体阻滞剂在每日不同的时间应用,以后再恢复 ACE 抑制剂的用量。一般情况下,不主张将利尿剂减量,因恐引起液体潴留,除非上述措施无效。二是液体潴留与心力衰竭:常在起始治疗 3 ~5 天后体重增加,如不处理,1 ~2 周后常致心力衰竭恶化。因此,应要求患者每日称体重,如有增加,应立即增加利尿剂用量,直至体重恢复到治疗前水平。三是心动过缓和房室传导阻滞:低剂量 β 受体阻滞剂不易发生这类不良反应,但在增量过程中,危险性亦逐渐增加。如心率 <55 次/min 或出现二、三度房室传导阻滞,应将 β 受体阻滞剂减量或停用。此外,医生应注意药物相互作用的可能性。

β 受体阻滞剂制剂的选择:临床试验表明,选择性 β_1 受体阻滞剂与非选择性 β 兼 α_1 受体阻滞剂同样可降低死亡率和罹患率。二种制剂究竟何者为优,目前虽有一些试验,但样本量偏小,力度不够,使用的是血液动力学等替代终点等,因而尚不足以定论。目前的意见是:选择性 β_1 受体阻滞剂美托洛尔、比索洛尔和非选择性 β 兼 α 受体阻滞剂卡维地洛均可用于慢性心力衰竭。

5. 洋地黄制剂的应用

洋地黄在老年心衰中仍有广泛的适应证。

洋地黄苷通过增强心肌收缩力，增加心排血量、促进利尿作用，而减少肺淤血和体循环压力，从而达到治疗作用。对高血压心脏病、主动脉瓣病变等，洋地黄甚有疗效，尤其是合并房颤、房扑和心室率增快者更为显著。对于以心肌受累为主要病变的疾病如扩张型心肌病，由于受累心肌对洋地黄不敏感，因此强心效果稍差。肺心病患者，由于全身缺氧，心肌的供氧不足，易发生洋地黄中毒和心律失常，洋地黄效果相对较差，但伴房颤和快速室上性心律失常时可减量小心使用。对于继发于严重贫血、甲状腺功能亢进诱发的心衰，洋地黄疗效较差，因为这些情况下，心肌能量产生已有障碍，而强心苷又不能改进心肌能量的产生。急性心肌梗死合并心力衰竭时，因洋地黄对心肌缺血区和坏死区不能改善收缩功能，而且增加心肌耗氧量，同时易引起心律失常，故应避免使用洋地黄制剂，尤其是发病 24 小时以内的患者。如并发急性左心衰合并快速房颤者，仍可谨慎使用。以舒张功能不全为主的心衰患者，因洋地黄可影响心肌的松弛，加重舒张功能障碍，故不可使用洋地黄制剂。

老年人对洋地黄的耐受性降低，且易发生蓄积，故中毒反应较青年人多见。老年人易发生洋地黄中毒的原因主要有：①老年人肝、肾功能减退，分布容积减少，其血药浓度较一般成年人高。②老年心衰患者多患有冠心病、肺源性心脏病等，心肌缺血、缺氧，对洋地黄的耐受性降低。③老年人心衰多同时患有其他多种疾病，常服用多种药物，药物的相互作用可使洋地黄血药浓度增加、半衰期延长、排泄减慢。如奎尼丁与地高辛合用能使 90% 患者的地高辛血药浓度提高 1 倍；胺碘酮、维拉帕米能降低肾及全身对地高辛的清除率；普罗帕酮降低地高辛的非肾清除率。四环素、红霉素可影响肠道细菌对地高辛的代谢作用，使血清地高辛浓度增加；止泄药可增加洋地黄的肠道吸收等。④老年人用利尿剂易导致低钾与低镁血症，促发洋地黄毒性反应，引起心律失常。因而，对老年人应更严格地掌握洋地黄的适应证，注意药物之间的相互作用，给药剂量宜小。老年人多选用易排泄的毛花丙苷和地高辛。目前已不采用负荷量给药法，老年人每日 0.125mg ~ 0.25mg，4 ~5 个半衰期后即可达到稳定的血药浓度。

对于老年心衰应用洋地黄治疗的患者，应对洋地黄中毒反应保持足够的警惕，如出现室性早搏、非阵发性交界性心动过速伴房室分离及房室传导阻滞等心律失常情况及胃肠道症状时要注意是否有洋地黄中毒的可能，出现上述中毒反应症状要及时确定，早期诊断，及时停药。血清地高辛浓度大于 3ng/ml 可以确诊为中毒，但老年人这一值有较大变化，伴有低血钾时，小于 2ng/ml 即可出现中毒反应，应结合临床判断。

洋地黄中毒的治疗：①快速心律失常可用钾盐静脉滴注，轻者口服。对严重者还宜用苯妥英钠，它能控制室性早搏、心动过速，且不减慢房室传导。苯妥英钠能与强心苷竞争性争夺膜 Na^+、K^+ - ATP 酶，因而有解毒效应。利多卡因也可用于解救室性心律失常。心动过缓及Ⅱ、Ⅲ度房室传导阻滞者宜用阿托品治疗。严重地高辛中毒引起的致命心律失常可用地高辛抗体 Fab 片段治疗。

6. 非洋地黄类正性肌力药物

非洋地黄类正性肌力药物包括拟交感性正性肌力药物及磷酸二酯酶抑制剂两类。前者常用制剂为多巴胺及多巴酚丁胺，多巴胺是去甲肾上腺素的前体，主要通过多巴胺受体及 β 受体的兴奋作用而作用于心血管，对 β 受体作用相对微弱。它虽兴奋 α 受体，有血管收缩作用，但不能抗衡兴奋多巴胺受体的扩血管作用。适量的多巴胺治疗心衰时除产生正性肌力作用外，又可扩张外周血管（主要是肠系膜及肾血管），并排钠利尿。适用于左室充盈压高、外周血管阻力低、心排血量低、有轻至中度低血压患者。与硝普钠合用可收到良好效果，可明显增加心输出量，增加肾血流量，增加尿量；但剂量大时增加心率，使外周血管及左室充盈压增高，不利于心衰的治疗。用量宜在 2 ~ 10μg/(kg. min)静滴。多巴酚丁胺是多巴胺的衍生物，具有增加心肌收缩力效应，而增加心率与致心律失常作用极弱，适用于左室充盈压高、血管阻力和动脉压正常者，用量与多巴胺相同。两药增加心排血量的效应大致相同。而多巴酚丁胺降低体循环阻力的效应小于多巴胺，对心率的影响不大，多巴酚丁胺联合应用硝普钠治疗心衰患者也可增强疗效。

磷酸二酯酶抑制剂有二氢吡啶类的氨力农（amrinone）及米力农（milrinone）和咪唑类的依诺昔酮（enoximone）、比罗昔酮（piroximone）。它们都具有显著的正性肌力作用和扩张血管的作用，其治疗宽度大，可供口服。但长期的临床试验中发现有增快心率、增加心肌耗氧量的作用，使患者生活质量下降，甚至引起室性心律失常，缩短寿命。

拟交感性正性肌力药物和磷酸二酯酶抑制剂不能作为一线药物长期应用，仅适用于下列情况短期使用：①慢性心衰急性恶化时。②慢性心衰在利尿剂、地高辛和血管扩张剂联合应用无效时。③心脏手术患者心肌抑制所致的急性收缩功能不全性心衰。

七、老年人急性肺水肿的治疗

急性肺水肿是老年人临床常见的危重病症，必须采取迅速有效的治疗措施，药物治疗以静脉给药为主，其步骤建议如下：

（一）扩张血管药

（1）硝普钠：用于严重急性肺水肿患者。硝普钠25mg加入到5%葡萄糖250ml中，6～9滴/min（20～30μg/min）。伴高血压者硝普钠滴速自30μg/min逐渐增加，使血压降至正常范围和适合该患者的水平。血压正常者用药后收缩压低于12.6kPa或休克者，可合用多巴胺或多巴酚丁胺20～40mg于250ml液体中，使收缩压维持在12.5～13.3kPa（100～95mmHg）。硝普钠一般用量25～50mg/d，维持时间2～3日，用药期间监测血压。

（2）硝酸甘油：适合于急性心肌梗死引起的急性肺水肿，硝酸甘油5～10mg加入液体中静点，以5μg/min开始，逐渐加大剂量，一般40～60μg/min维持，最大可增至200μg/min。

（3）乌拉地尔：可用于急性肺水肿。乌拉地尔12.5～25mg稀释于生理盐水10ml中缓慢注射，维持量50mg加入250ml液体中静滴，100～400μg/min，维持2～3日。

（二）速尿

20mg静脉注射，大量快速利尿可减低血容量，对由于慢性心衰、心脏明显扩大、血容量增加而发生急性肺水肿的患者是合理有效的，但对急性心肌梗死所致的肺水肿、主动脉瓣狭窄肺水肿者，可引起低血压、休克或严重心律失常等不良反应，应慎用。应用时剂量宜小。

（三）西地兰

未用洋地黄制剂的患者可用西地兰0.2～0.4mg静脉注射，如1小时后不好转可重复使用1次；已用洋地黄维持者，可试用以上半量。对急性心肌梗死发病24h内合并急性肺水肿的患者应慎用。

八、老年人舒张性心力衰竭的治疗

老年人由于室壁增厚、细胞间质纤维增生及心肌细胞松弛延迟，使室壁僵硬度升高，顺应性下降，故老年人易发生心脏舒张功能不全。对舒张性心力衰竭的治疗尚在探索中，除病因治疗外，如心肌缺血和高血压心室肥厚引起者给予改善心肌血供及降压治疗，利尿剂、硝酸酯类、β受体阻滞剂、钙离子拮抗剂及ACE抑制剂常可起到一定的疗效。

（1）利尿剂：利尿剂通过减少血容量、降低心室充盈压，可减轻肺充血引起的症状。但舒张性心衰患者对利尿剂极为敏感，因为舒张性心衰患者对前负荷高度依赖，血容量的突然减少，将使每搏输出量、心输出量明显减少，血压降低。故使用利尿剂时要谨慎，从小剂量开始，根据临床情况调整用量。

（2）硝酸酯类：扩张静脉，能降低LVEDP，提高心肌的顺应性，治疗有效。对舒张功能障碍而致急性肺水肿者,可用硝酸甘油静点降低LVEDP以取得疗效。

(3)β受体阻滞剂:可通过减慢心率、降低氧耗量改善心肌收缩力;抑制交感神经所致的血管收缩,减轻心脏前后负荷;使心肌细胞β受体上调,增加心肌对儿茶酚胺的敏感性,切断恶性循环。临床常用β受体阻滞剂如阿替洛尔、美托洛尔,其效果优于非选择性β受体阻滞剂。因心衰时主要是β受体下调,非选择性β受体阻滞剂阻滞所有的β受体,给支气管和血管收缩带来不利的影响。由于β受体阻滞剂的负性肌力作用,应用时要注意以下问题:①应从小剂量开始,在严密的观察下逐步增加用量,这样可以使药物的副作用减少到最小程度,让心衰的心脏有足够的时间增加受体数量,恢复功能,从而使正性肌力充分表现出来而避免负性肌力作用。②要长期用药。由于β受体阻滞剂的负性肌力作用,开始使用时部分患者可能出现左心室射血分数降低,一般3个月后左室射血分数明显升高。③β受体阻滞剂在心衰的哪个阶段合适,大多数研究认为在心功能Ⅱ~Ⅲ级较适宜,对心功能Ⅳ级者尤其难治性心衰的疗效如何有待研究。④因个体差异和心衰程度不同,确定剂量必须因人而异。

(4)钙离子拮抗剂:是治疗舒张性心衰的首选药物。钙离子拮抗剂通过控制血压、减慢心率、逆转左室肥厚、减少心肌氧耗、扩张冠状循环及减轻心肌细胞内的钙负荷,而对舒张性心衰有良好治疗作用。临床研究表明,对冠心病及肥厚型心肌病引起的舒张功能不全,可以改善症状及舒张功能指数,对肥厚型心肌病患者效果最明显;但对以广泛的心肌纤维化引起室壁僵硬度升高的心脏舒张功能不全没有效果。常用硝苯地平、维拉帕米、地尔硫唑、尼莫地平、尼群地平等。

(5)ACE抑制剂:是治疗舒张性心衰的理想药物。因为ACE抑制剂能控制血压、降低后负荷,改善心肌缺血;能逆转左室肥厚,减轻室壁厚度和张力,增加心室舒张期顺应性。动物实验表明,左室肥厚时伴有肾素-血管紧张素活性上调,促使血管紧张素Ⅰ转换为血管紧张素Ⅱ;另外,激活的肾素-血管紧张素-醛固酮系统可刺激心肌纤维化。ACE抑制剂通过抑制上述过程而改善心脏的舒张功能。临床上ACE抑制剂对舒张性心衰患者是否具有这些有益作用还需进一步研究,小样本表明,依拉普利对于心梗后NY心功能分级Ⅲ级,LVEF > 50%的心衰患者可以改进心功能,增加运动耐量,改善舒张充盈参数及减少左室质量数,但尚没有大样本研究的报道。常用卡托普利、依那普利等。

九、心力衰竭伴心律失常的治疗

心力衰竭患者可伴有频发、复杂型室性心律失常并可能与猝死危险有关,但几乎所有抗心律失常药物的临床试验,都显示这些药物在心力衰竭患者中可有效抑制室性异位心律但并不降低猝死危险。相反,由于这类药物的负性肌力作用及促心律失常作用可能使死亡率增高。迄今尚未证实抗心律失常药物治疗可显著降低总死亡率、改善心力衰竭预后。因此,对无症状、非持续性室性及室上性心律失常不主张积极抗心律失常药物治疗,但下列情况例外。

(1)心房颤动(房颤):房颤使心功能进行性恶化,并且与心力衰竭互为因果使脑栓塞年发生率达16%。有报道指出,心力衰竭房颤复律后难以维持窦性心律,且持续应用抗心律失常药对心功能不利,因此不主张积极将房颤纠正为窦性心律。但近年研究认为,纠正并维持窦性心律可显著改善心脏功能,且药物治疗的进步可避免抗心律失常的心功能抑制,故处理原则如下:

1)慢性房颤应尽可能复律并维持窦性心律,复律及维持窦性心律药物以胺碘酮首选,复律后继续胺碘酮维持。

2)对不宜复律或复律后难以维持窦性心律的患者,必须使心室率降低,并持续抗凝治疗,以尽可能避免脑栓塞的发生。降低心室率首选洋地黄(静脉及口服),避免以降低心室率为目标使用β受体阻滞剂及钙拮抗剂。对于房颤抗凝治疗至今仅有华法林经临床试验所证实,其剂量及用法与一般同,以使国际标准化比值维持在2~3之间为宜。心力衰竭伴房颤患者中抗血小板药物在预防脑栓塞发生中的价值尚未证实。

3)阵发性房颤治疗药物与上同,包括复律及维持窦性心律、降低心室率等。对频发的阵发性房颤也需抗凝治疗。

(2)持续性快速室性心动过速、心室颤动曾经猝死复苏或室上性心动过速伴快速室率或血液动力学不稳定者,治疗原则与非心力衰竭者相同,包括药物及电器械方法,应尽量避免使用明显具有负性肌力作用的抗心律失常药。发作中止后,一般需要个体化给予预防性药物治疗,用药选择见抗心律失常药物选择。

(3)抗心律失常药物选择:Ⅰ类:钠通道阻滞剂,临床试验证明这类药物可增加心力衰竭猝死危险,除急诊短时应用外,通常不宜用。Ⅱ类:β受体阻滞剂。临床研究证明,这类药物可降低心力衰竭患者的猝死率并使总死亡率降低。但上述有利作用并不直接与心律失常的抑制有关。Ⅲ类:延长动作电位时间,具有钾通道阻滞作用的一类药物。已用于心力衰竭心律失常治疗研究的药物有胺碘酮、索他洛尔及dofefilide三种。目前的临床研究表明,相对Ⅰ类及Ⅲ类中其他药物而言,胺碘酮可抑制心律失常且并不增加死亡危险,并具有潜在的对预后有益作用,因此是心力衰竭心律失常药物治疗中较好的选择。胺碘酮通常剂量为0.2g,3次/d,口服5~7d;然后0.2g,2次/d,口服5~7d;随后用0.2g,1次/d维持。如治疗有效可试用0.2g,2次/d,每周5d,直至减量为0.2g隔日1次。

(4)心力衰竭合并心律失常,除针对心律失常治疗外必须加强对心力衰竭本身的治疗并纠正伴发的病理状态如心肌缺血、电解质紊乱等。

(李明阳)

参考文献

1. 方圻,王士雯,宁田海等. 充血性心力衰竭诊断和治疗对策. 中华心血管病杂志,1995,23(2):83-94

2. 中华医学会心血管病分会,中华心血管病杂志编辑委员会. 慢性收缩性心力衰竭治疗建议. 中华心血管病杂志,2002,30(1):7-23

3. Hunt SA, Abraham WT, Chin MH, et al: ACC/AHA 2005 Guideline Update for the Diagnosis and Management of Chronic Heart Failure in the Adult - Summary Article: A Report of the American College of Cardiology/American Heart Association Task Force on Practice Guidelines (Writing Committee to Update the 2001 Guidelines for the Evaluation and Management of Heart Failure): Developed in Collaboration With the American College of Chest Physicians and the International Society for Heart and Lung Transplantation: Endorsed by the Heart Rhythm Society. Circulation, Sep 2005; 112: 1825 - 1852

第三节 老年人心律失常

老年人心律失常颇为常见,而且往往能引起严重后果。有流行病学研究心律失常类型:窦性心动过速20%;窦性心动过缓15%;窦性心律不齐6%;房性早搏15%;室性早搏26%;交界性早搏6%;心房颤动38%;阵发性室上性心动过速5%;各种类型传导阻滞23%。其他包括电解质紊乱、预激综合征等。其中出现两种或两种以上心律失常者32%。

老年人心律失常的特点是:①老龄变化:老龄心肌的解剖、生理和生化变化使心肌的正常生理性质发生改变,产生较高的兴奋性、较慢的传导。如窦房结和结间束及周围区域的弹性和胶原纤维局灶性增厚和脂肪浸润,引起心房性心律失常,如发生于房室结和房室束,以及束支和分支,引起不同部位的传导障碍。②生理变化:老年人常有二氧化碳潴留,可以增加心肌的兴奋性,也可促进心律失常。③心肌疾病:由于窦房结动脉或其发源动脉的动脉粥样硬化引起心房缺血及炎症、纤维化等，导致房性心律失常。冠心病引起的心肌梗塞和心室扩大，可以导致心室过度牵张，缺氧和钾积蓄，改变动作电位，引起室性心律失常。心室肌缺血，受损心室肌与正常心肌间的电生理不均匀性，可以诱发折返而引起反复发作或持续的室性心动过速。肺心病时多源性房性早搏心动过速较多见。在老年性心肌淀粉样变中，心房颤动见于心房内有多量淀粉样物质沉着。老年人二尖瓣环可有退行性变及钙化，病变可涉及到传导系统，引起房室或束支传导阻滞。④药物作用：老年人对药物的耐受性较低，在用药物治疗中比年轻人容易发生毒性反应。由于老年人多窦房功能障碍，在中年人应用无顾虑的药物，可能在老年人引起对窦房结及其周围组织的不良作用。老年人肝肾功能减退，药物在体内的半衰期延长，因此，各种药物，尤其是抗心律失常药、交感神经兴奋药、强心药如洋地黄等，其他如各种降压药、支气管扩张药、麻醉药及抗忧郁药物均可引起心律失常的发生。⑤各种器质性心脏病：包括冠心病、高血压性心脏病、肺心病、心脏瓣膜病、心肌病、心肌炎和心包炎等，特别是在急性心肌缺血或梗塞、急性心肌炎及心功能不全时，老年退行性心脏病变及心肌淀粉样变等。其他脏器疾病还有，全身各种疾病均可引起心律失常，包括内分泌疾病如甲亢、甲减、嗜铬细胞瘤，肺部疾病如肺炎、肺梗塞，消化道疾病如呕吐、腹泻、出血，中枢神经系统疾病如脑出血、脑水肿，焦虑及忧郁等均可引起老年心律失常。⑥电解质紊乱及酸碱失衡：老年人总体钾含量减少，加上内环境稳定性减低，易发生低钾、低镁情况，而低氧血症、代谢性酸碱中毒等均常见于老年患者，易于诱发心律失常。⑦手术及其他诱因，特别是心脏手术、心导管术等，均可导致心律失常，其他如外伤、疼痛刺激、精神紧张、过度体力活动、吸烟、酗酒、饱餐、发热、感染、缺血、缺氧等，任何增加心脏负荷、降低心肌供氧以及神经功能紊乱的因素均可诱发心律失常。

一、老年人心律失常的诊治和预防

（一）心律失常的分类

心律失常可按发生原理、心律失常时心率的快慢以及心律失常时循环障碍严重程度和预后分类。

后两种分类方法简易可行，结合临床实际对心律失常的诊断和防治有一定帮助。

（1）按发生原理：心律失常分为冲动发生异常、传导异常以及冲动发生与传导联合异常。这种分类方法主要根据实验研究结果，在临床诊断技术目前尚难确定心律失常电生理机制的状况下实用价值不高。此外，某些快速心律失常起始和持续的机制可能不同，如由异常自律性引起的室性早搏，可由折返机制而形成持续型室性心动过速。

（2）按心律失常时心率的快慢：心律失常可分为快速性和缓慢性心律失常。

（3）按心律失常时循环障碍严重程度和预后：近年来有些学者还提出按心律失常时循环障碍严重程度和预后将心律失常分为致命性、潜在致命性和良性三类。

（二）老年人心律失常的诊断

（1）心律失常性质的确诊大多要靠心电图，但相当一部分患者可根据病史和体征作出初步诊断。详细追问发作时心率、节律（规则与否、漏搏感等），发作起止与持续时间，发作时有无低血压昏厥或近乎昏厥、抽搐、心绞痛或心力衰竭等表现，以及既往发作的诱因、频率和治疗经过，有助于判断心律失常的性质。

（2）发作时体检应着重于判断心律失常的性质及心律失常对血流动力状态的影响。听诊心音了解心室搏动率的快慢和规则与否，结合颈静脉搏动所反映的心房活动情况，有助于作出心律失常的初步鉴别诊断。心率缓慢（<60次/min）而规则的以窦性心动过缓，2:1或3:1或完全性房室传导阻滞，或窦房阻滞房室交界处心律为多见。心率快速（>100次/min）而规则的常为窦性心动过速、室上性心动过速、心房扑动或房性心动过速伴 2∶1 房室传导或室性心动过速。窦性心动过速较少超过 160 次/min。心房扑动伴 2∶1 房室传导时心室率常固定在 150 次/min 左右。不规则的心律中以过早搏动为最常见；快而不规则者以心房颤动或扑动、房性心动过速伴不规则房室传导阻滞为多；慢而不规则者以心房颤动（洋地黄治疗后）、窦性心动过缓伴窦性心律不齐、窦性心律合并不规则窦房或房室传导阻滞为多见。心律规则而第一心音强弱不等（大炮音）尤其是伴颈静脉搏动间断不规则增强（大炮波）的提示房室分离，多见于完全性房室传导阻滞或室性心动过速。

（3）颈动脉窦按摩对快速性心律失常的影响有助于鉴别诊断心律失常的性质。为避免发生低血压、心脏停搏等意外，应使患者在平卧位有心电图监测下进行，老年人慎用，有脑血管病变者禁用。每次按摩一侧颈动脉窦，一次按摩持续时间不超过 5 秒，可使心房扑动的室率成倍下降，还可使室上性心动过速立即转为窦性心律。

（4）心律失常发作时的心电图记录是确诊心律失常的重要依据，应包括较长的Ⅱ或 V_1 导联记录，注意 P 和 QRS 波形态，P－QRS 关系，PP、PR 与 RR 间期，判断基本心律是窦性还是异位。房室独立活动时找出 P 波与 QRS 波群的起源（选择Ⅱ、aVF、aVR、V_1 和 V_5、V_6 导联）。P 波不明显时，可试加大电压或加快纸速，作 P 波较明显的导联的长记录。必要时还可以用食管导联或右房内电图显示 P 波。经上述方法有意识地在 QRS、ST 和 T 波中寻找但仍未见 P 波时，考虑有心房颤动、扑动、房室交界处心律或心房停顿等可能。通过逐个分析提早或延迟心搏的性质和来源，最后判断心律失常的性质。

（5）发作间歇期体检应着重于有无高血压、冠心病、心脏瓣膜病、心肌病、心肌炎等器质性心脏病的证据。常规心电图、超声心动图、心电图运动负荷试验、放射性核素显影、心血管造影等无创和有创性检查有助于确诊或排除器质性心脏病。

（三）老年人心律失常的检查方法

（1）心律失常发作时的心电图记录是确诊心律失常的重要依据，应包括较长的Ⅱ或 V_1 导联记录，注意 P 和 QRS 波形态，P－QRS 关系，PP、PR 与 RR 间期，判断基本心律是窦性还是异位。房室独立活动时找出 P 波与 QRS 波群的起源（选择Ⅱ、aVF、aVR、V_1 和 V_5、V_6 导联）。P 波不明显时，可试加大电压或加快纸速，作 P 波较明显的导联的长记录。必要时还可以用食管导联或右房内电图显示 P 波。经上述方法有意识地在 QRS、ST 和 T 波中寻找但仍未见 P 波时，考虑有心房颤动、扑动、房室交界处心律或心房停顿等可能。通过逐个分析提早或延迟心搏的性质和来源，最后判断心律失常的性质。

（2）动态心电图：通过 24 小时连续心电图记录可能记录到心律失常的发作、自主神经系统对自发心律失常的影响、自觉症状与心律失常的关系并评估治疗效果，然而难以记录到不经常发作的心律失常。

（3）有创性电生理检查：除能确诊缓慢性心律失常和快速心律失常的性质外，还能在心律失常发作间歇应用程序电刺激方法判断窦房结和房室传导系统功能，诱发室上性和室性快速心律失常，确定心律失常起源部位，评价药物与非药物治疗效果，以及为手术、起搏或消融治疗提供必要的信息。

（4）信号平均心电图（signal averaged ECG）又称高分辨体表心电图（high resolution body surface ECG）：可能在体表记录到标志心室肌传导延缓所致局部心肌延迟除极的心室晚电位。心室晚电位的存在为折返形成提供了有利基础，因而记录到心室晚电位的患者，其室性心动过速、心室颤动和猝死发生的危险性相应增高。

（5）运动试验可能在心律失常发作间歇时诱发心律失常，因而有助于间歇发作心律失常的诊断。抗心律失常药物（尤其是致心室内传导减慢的药物）治疗后出现运动试验诱发的室性心动过速，可能是药物致心律失常作用的表现。

（四）老年人心律失常的鉴别诊断

通过心电图检查一般可以确诊。临床上最主要的是对引起心律失常的原因进行鉴别。颈动脉窦按摩对快速性心律失常的影响有助于鉴别诊断心律失常的性质。为避免发生低血压、心脏停搏等意外，应使患者在平卧位有心电图监测下进行。老年人慎用，有脑血管病变者禁用。每次按摩一侧颈动脉窦，一次按摩持续时间不超过5秒，可使心房扑动的室率成倍下降，还可使室上性心动过速立即转为窦性心律

（五）老年人心律失常的并发症

心律失常的预后与心律失常的病因、诱因、演变趋势是否导致严重血流动力学障碍有关。发生于无器质性心脏病基础上的心律失常，包括过早搏动、室上性心动过速和心房颤动，大多预后良好；但QT延长综合征患者发生室性过早搏动易演变为多形性室性心动过速或心室颤动，预后不佳；预激综合征患者发生心房扑动或心房颤动且心室率很快时，除易引起严重血流动力学改变外还有演变为心室颤动的可能，但大多可经直流电复律和药物治疗控制发作，因而预后尚好。室性快速心律失常和心率极度缓慢的完全性房室传导阻滞、心室自主节律、重度病态窦房结综合征等，可迅速导致循环功能障碍而立即威胁患者的生命。房室结内阻滞与双束支（三分支）阻滞所致的房室传导阻滞的预后有显著差别，前者预后较好而后者预后恶劣。发生在器质性心脏病基础上的心律失常，如本身不引起明显血流动力障碍又不易演变为严重心律失常的预后一般尚好，但如基础心脏病严重尤其是伴心功能不全或急性心肌缺血者预后一般较差。

（六）老年人心律失常的治疗

心律失常的治疗应包括发作时治疗与预防发作。除病因治疗外，尚可分为药物治疗和非药物治疗两方面。

病因治疗包括纠正心脏病理改变、调整异常病理生理功能（如冠脉动态狭窄、泵功能不全、自主神经张力改变等）以及去除导致心律失常发作的其他诱因（如电解质失调、药物不良副作用等）。

药物治疗缓慢心律失常一般选用增强心肌自律性和（或）加速传导的药物，如拟交感神经药（异丙肾上腺素等）、迷走神经抑制药物（阿托品）或碱化剂（克分子乳酸钠或碳酸氢钠）。治疗快速心律失常则选用减慢传导和延长不应期的药物，如迷走神经兴奋剂（新斯的明、洋地黄制剂）、拟交感神经药间接兴奋迷走神经（甲氧明苯福林）或抗心律失常药物。

目前临床应用的抗心律失常药物已有50种以上，常按药物对心肌细胞动作电位的作用来分类（Vaugham Williams法）：Ⅰ类药抑制0相除极，曾被称为膜抑制剂。按抑制程度强弱及对不应期和传导速度的不同影响再分为Ⅰa、Ⅰb和Ⅰc亚类，分别以奎尼丁、利多卡因和恩卡尼作为代表性药物；Ⅱ类为肾上腺素能β受体阻滞剂；Ⅲ类延长动作电位时限和不应期，以胺碘酮为代表性药物；Ⅳ类为钙内流阻滞剂，以维拉帕米为代表性药物。近年又Sicilian Gambie分类法。抗心律失常药物治疗不破坏致心律失常的病理组织，仅使病变区内心肌细胞电生理性能如传导速度和不应期长短有所改变，长期服用均有不同程度的不良副作用，严重的可引起室性心律失常或心脏传导阻滞而致命，因而临床应用时宜严格掌握适应证并熟悉几种常用抗心律失常药物的作用，包括半衰期、吸收、分解、排泄、活性代谢产物、剂量和副作用。

非药物治疗包括机械方法兴奋迷走神经、心脏起搏器、电复律、电除颤、电消融、射频消融和冷冻或激光消融，以及手术治疗；反射性兴奋迷走神经的方法有压迫眼球、按摩颈动脉窦、捏鼻用力呼气和摒住气等。心脏起搏器多用于治疗缓慢心律失常，以低能量电流按预定频率有规律地刺激心房或心室，维持心脏活动；亦用于治疗折返性快速心律失常和心室颤动。通过程序控制的单个或连续快速电刺激中止折返形

成。直流电复律和电除颤分别用于终止异位性快速心律失常发作和心室颤动，用高压直流电短暂经胸壁作用或直接作用于心脏，使正常和异常起搏点同时除极，恢复窦房结的最高起搏点。为了保证安全，利用患者心电图上的R波触发放电，避免易惹期除极发生心室颤动的可能，称为同步直流电复律，适用于心房扑动、心房颤动、室性和室上性心动过速的转复。治疗心室扑动和心室颤动时则用非同步直流电除颤。电除颤和电复律疗效迅速可靠而安全，是快速终止上述快速心律失常的主要治疗方法，但并无预防发作的作用。

晚近对严重而顽固的异位性快速心律失常，如反复发作的持续室性心动过速伴显著循环障碍、心源性猝死复苏存活者或预激综合征合并心室率极快的室上性快速心律失常患者，主张经临床电生理测试程序刺激诱发心律失常后静脉内或口服抗心律失常药，根据药物抑制诱发心律失常的作用判断其疗效而制定治疗方案。药物治疗无效者，结合临床电生理对心律失常折返途径的定位，考虑经静脉导管电灼射频、冷冻、激光或选择性酒精注入折返径路所在区心肌的冠脉供血分支或手术等切断折返途径的治疗。

（七）老年人心律失常的预防

完全预防心律失常发生有时非常困难，但可以采取适当措施减少发生率。

(1)预防诱发因素：一旦确诊后患者往往高度紧张、焦虑、忧郁，严重关注，频频求医，迫切要求用药控制心律失常而完全忽略病因诱因的防治，常造成喧宾夺主、本末倒置。常见诱因：吸烟、酗酒、过劳、紧张、激动、暴饮暴食、消化不良、感冒发烧、摄入盐过多、血钾血镁低等，患者可结合以往发病的实际情况，总结经验，避免可能的诱因，这比单纯用药更简便安全有效。

(2)稳定情绪：保持平和稳定的情绪，精神放松，不过度紧张。精神因素中尤其紧张的情绪易诱发心律失常。所以，患者要以平和的心态去对待，避免过喜、过悲、过怒，遇事自己能宽慰自己，不计较小事，不看紧张刺激的电视球赛等。

(3)自我监测：在心律失常不易被抓到时，患者自己最能发现问题。有些心律失常常有先兆症状，若能及时发现及时采取措施，可减少甚至避免再发心律失常，心房纤颤的患者往往有先兆征象或称前驱症状，如心悸感，摸脉有“缺脉”增多现象，此时及早休息并口服安定片可防患于未然。

有些患者对自己的心律失常治疗摸索出一套自行控制的方法，当发生时用以往的经验能控制心律失常，如“阵发性室上性心动过速”患者发作后立即用刺激咽喉致恶心呕吐或深呼吸动作或压迫眼球可达到刺激迷走神经减慢心率的目的，也能马上转复

(4)合理用药：心律失常治疗中强调用药个体化，而有些患者往往愿意接收病友的建议而自行改药、改量，这样做是危险的。患者必须按医生要求服药并注意观察用药后的反应。有些抗心律失常药有时能导致心律失常，所以应尽量少用药，并且做到合理配伍。

(5)定期检查身体：定期复查心电图、血电解质、肝功、甲功等。因为抗心律失常药可影响电解质及脏器功能，用药后应定期复诊及观察用药效果和调整用药剂量。

(6)生活要规律：养成按时作息的习惯，保证睡眠，因为失眠可诱发心律失常。运动要适量，量力而行，不勉强运动或运动过量，不做剧烈及竞赛性活动。可练气功，打太极拳。洗澡水不要太热，洗澡时间不宜过长，养成按时排便习惯，保持大便通畅。饮食要定时定量，节制性生活，不饮浓茶，不吸烟，避免着凉，预防感冒，不从事紧张工作，不从事驾驶工作。

二、快速心律失常的药物治疗

近年非药物方式治疗快速心律失常取得了重大进展，例如射频导管消融根治房室结折返性心动过速、房室折返性心动过速、心房扑动和心脏结构正常的室性心动过速；埋藏式自动心脏复律除颤器(ICD)可显著改善恶性室性心律

失常的预后，但是心房颤动的射频导管消融疗效不确切，恶性室性心律失常的射频导管消融成功率低，或即使接受了 ICD 治疗也需长期服药。因此，抗心律失常药物仍然是治疗快速心律失常的主要方法。

药物治疗快速心律失常的适应证：抗心律失常药物和其他任何一类药物如洋地黄类等一样，都有明确的适应证，并非所有的心律失常患者都需要抗心律失常药物治疗。在 20 世纪 80 年代中期前的一段时期，为数不少的临床医师一遇到包括良性早搏在内的心律失常，似乎没有不用抗心律失常药物的。但在后来的临床实践中，人们发现并开始重视抗心律失常药物的致心律失常作用（proarrhythmia），以及负性变力性、脏器毒性作用等，认识到服用抗心律失常药物面临的后果有 3 种，即有效、无效和病情恶化。1989 年心律失常抑制试验（CAST）结果的发表，在医学界引起巨大震动。其结果表明，用 I 类抗心律失常药物治疗心肌梗死后患者的室性早搏和非持续性室速，非但不能改善患者的预后，反而显著增加患者的猝死率和病死率。因此，对有心律失常的患者在给予这类药物之前，一定要认真权衡利弊，即评估患者使用药物的获益与风险比率。目前，临床使用抗心律失常药物的适应证应该为：①心律失常导致的临床症状影响患者生活质量和工作能力。②因心律失常存在直接或潜在的导致或增加猝死危险。

（一）房颤的治疗

人们喜欢将房颤分为阵发性房颤、持续性房颤和永久性房颤。房颤治疗的目标除了预防血栓栓塞并发症以外，仍为满意控制心室率、恢复窦性心律并防止其复发。用于房颤的抗心律失常药物有两类：①转复房颤，恢复窦性心律和预防复发的药物，包括 IA 类（如奎尼丁）、IC 类（如普罗帕酮、莫雷西嗪）和Ⅲ类（胺碘酮、索他洛尔）抗心律失常药物。它们主要作用于心房，以延长心房不应期或减慢心房内传导。②减慢心室率的药物，包括 β 受体阻滞剂、非双氢吡啶类钙拮抗剂（维拉帕米和地尔硫卓）以及洋地黄类药物。它们作用于房室结，以延长房室结不应期，增加隐匿传导。过去，曾有些临床医师将减慢心室率的药物误解为有转复房颤为窦性心律或预防房颤复发的功能，如洋地黄类（毛花苷丙、地高辛）、非双氢吡啶类（维拉帕米和地尔硫卓）和 β 受体阻滞剂。一些随机双盲的研究表明，毛花苷丙与安慰剂比较，其复律的有效率和恢复窦性心律距开始给药之间无显著差异。奎尼丁曾在我国广泛用于持续性房颤的复律和预防房颤的复发，但临床研究表明，奎尼丁虽可有效治疗房颤，但可能增加病死率。

临床中常根据房颤患者的一般情况、是否合并心力衰竭以及不同抗心律失常药物的特点来选药。可用于房颤心室率控制的药物包括地高辛、各种类型的 β 受体阻滞剂以及钙通道阻滞剂如地尔硫卓等。AFFIRM 研究表明，心室率控制组患者应用最多的抗心律失常药物为 β 受体阻滞剂（24%），其次为钙通道阻滞剂（17%）和地高辛（16%），两药联用的情况在 30% 以上。β 受体阻滞剂在房颤心率控制方面的作用已被人所熟知，以地尔硫卓为代表的非二氢吡啶类钙通道阻滞剂同样发挥着重要的治疗作用。美国心脏病学会（ACC）/美国心脏学会（AHA）/欧洲心脏病学会（ESC）2006 年房颤指南指出，钙通道阻滞剂是唯一被证明能够改善生活质量和运动耐量的房颤治疗药物，其中口服地尔硫卓和 β 受体阻滞剂用于控制房颤心室率均为 I 类推荐适应证。地尔硫卓起效迅速，一般在 30 分钟内即可使心室率降至 100 次/min 以下，对于应激或运动时心室率的控制要优于地高辛，特别适宜于初发房颤心室率的控制。对于有阻塞性肺病或支气管哮喘的患者，选用钙通道阻滞剂较选用 β 受体阻滞剂如普奈洛尔和艾司洛尔更为合理。甲亢合并房颤的心室率很难控制，由于甲状腺素对 β 受体的刺激作用，因此在这种情况下应选用非选择性 β 受体阻滞剂。若不能使用 β 受体阻滞剂，可选用钙通道阻滞剂控制心室率。但需要注意的是，静脉注射钙通道阻滞剂可导致房颤合并心力衰竭患者心脏功能恶化，应当避免。

与 β 受体阻滞剂和钙通道阻滞剂相比，地高辛控制心率作用起效慢（通常需要 60～120min），对于运动时的心室率控制较差，因此常作为心率控制治疗的辅助用药，尤其适用于活动量较小，特别是伴有心力衰竭的老年患者，但常需要联用其他抗心律失常药物。如将地高辛与 β 受体阻滞剂或钙通道阻滞剂联合应用，可有效控制患者静息以及活动状态下的心室率，但应注意个体化调整药物剂量，避免心动过缓的发生。

心脏状况不同选用的心室率控制药物也有所不同。急性心肌梗死伴发房颤时，如无左室功能障碍、支气管痉挛或房室传导阻滞，可选用静脉注射 β 受体阻滞剂和钙通道阻滞剂控制患者心室率。对于有高血压、缺血性心脏病的患者，首选 β 受体阻滞剂治疗；而存在心功能不全的患者，控制心室率首选洋地黄类药物。由于在应激或运动时使用地高辛常常无效，因此 β 受体阻滞剂、维拉帕米或地尔硫卓对年轻人更有效。心脏手术后房颤十分常见，控制心室率以 β 受体阻滞剂为首选用药。

目前尚无证据表明，严格控制房颤患者的心室率能够降低死亡率。近来的临床研究显示，心室率控制并不比节律控制疗效差，甚至在改善生活质量方面优于节律控制策略。然而，即使心室率控制达标却并不能改善患者的预后和运动耐量，而且对于卒中高危患者，还需要接受终生的抗凝治疗。因此，控制心室率只是目前对房颤的姑息性治疗，房颤治疗状况的改观还需等待导管消融等新技术的发展和普及。

1. 各种类型房颤的治疗对策

（1）阵发性房颤：在房颤发作时，既可选用减慢心室率的药物，也可选用复律的药物。对发作频繁者，在其发作的间歇应使用作用于心房的复律药物，而不应选用减慢心室率的药物。孤立性房颤和高血压或左室肥厚的非冠心病房颤，首选普罗帕酮或莫雷西嗪，如无效，则选索他洛尔，后选胺碘酮。冠心病和心肌梗死后房颤，不用Ⅰc 类药物。如患者年轻、心功能好，可选用索他洛尔；年龄大、心功能差，选用胺碘酮；治疗慢性充血性心力衰竭的阵发性房颤，选用胺碘酮。

（2）持续性房颤：其治疗对策包括：①复律和长期应用抗心律失常药物预防复发。②减慢心室率和抗凝。如选对策①，应考虑用作用于心房的复律药物，选药原则同阵发性房颤；如选对策②，应选用减慢心室率的药物。

（3）永久性房颤：是不可能恢复窦性心律的一类房颤，治疗上应选用减慢心室率的药物和抗凝药物。

2. 洋地黄类药物

减慢心室率的同时有正性肌力作用，可用于心功能不全的房颤患者。因洋地黄类药物减慢心室率的机制是通过兴奋迷走神经，间接作用于房室结，延长其不应期，增加隐匿传导，所以洋地黄类药物可满意控制睡眠与静息时房颤的心室率。而在活动时交感神经占优势或在肺心病、哮喘、急性左心衰竭、围手术期等危重急症时，交感神经兴奋状况下，洋地黄类药物疗效有限。

3. β 受体阻滞剂

可拮抗交感神经活性。非二氢吡啶类钙拮抗剂通过阻断钙离子通道而减慢房室传导，减慢心室率，不但对睡眠或静息状态，而且对运动时的房颤均可有效控制心室率。在上述危重急症中，毛花苷丙等药物无效时，可选用静脉地尔硫卓。另外，预激综合征合并的房颤，禁用洋地黄、非二氢吡啶类钙拮抗剂，也不用 β 受体阻滞剂。应选用延长房室旁道不应期的药物（如静脉普鲁卡因酰胺、普罗帕酮或胺碘酮）。Ibutilide 也是新的Ⅲ类抗心律失常药物，延长心房和心室有效不应期，对正常心脏组织的传导几乎没有作用。Ibutilide 对新近发生的房颤转复有效。研究表明，Ibutilide 转复房颤的疗效优于普鲁卡因酰胺。

（二）室性心律失常的治疗

1. 室性心律失常的危险度分层

早期的 Lown 分级对室性心律失常危险度

的分层忽略了患者心脏和全身整体临床情况，而片面强调了室性早搏频发及复杂程度，其结果是脱离患者实际情况，造成临床医疗实践的混乱。

结合患者全面的临床背景综合分析，对室性心律失常进行分类较为合理。例如，偶发、频发、“复杂”的室性早搏和无症状的非持续性室速，一般随年龄的增长而增多，随心脏病严重程度加重而增多。这些病例多没有独立的预后意义，但可能是心脏病的早期表现。持续性有症状的室速，通常为严重心脏病的标记，而并非是早先存在的“复杂性”室性心律失常的后果。心室颤动（室颤），多为与先前存在的室性心律失常无关的电意外事件，但可由一次持续性室速恶化而来。

目前主要根据室性心律失常的预后意义和有无导致明显相关症状与血流动力学障碍来分类室性心律失常，从而制定相应的治疗策略。通常分为三大类：良性室性心律失常、有预后意义的室性心律失常、恶性或致命性室性心律失常。

2. 不同类型室性心律失常的治疗

（1）良性室性心律失常：主要指的是无器质性心脏病的室性早搏或非持续性室速。这类患者多无心律失常直接相关的症状，不必使用抗心律失常药物，更不应行射频导管消融，而应充分向患者说明预后良好，解除其心理紧张。如确有与心律失常直接相关的症状，也应在对患者做解释工作的基础上，首选 β 受体阻滞剂，也可用普罗帕酮、美西律、莫雷西嗪等，但不宜使用有脏器毒性或不良反应的药物，如奎尼丁、索他洛尔和胺碘酮。治疗后果的评价以症状减轻或消失为判断标准，不宜反复做动态心电图。

（2）有预后意义的室性心律失常：主要是指器质性心脏病患者的室性早搏或非持续性室速。不可用 I 类抗心律失常药物，而应对基础心脏病进行治疗。对急性左心衰竭患者出现的各种心律失常，应尽快控制心力衰竭，注意查找和纠正低钾、低镁、洋地黄中毒等原因。对慢性充血性心力衰竭患者，提倡先使用血管紧张素转换酶抑制剂、利尿剂、洋地黄类和 β 受体阻滞剂。急性心肌梗死后，应尽快实施再灌注治疗、溶栓和直接 PTCA，梗死相关血管开通时出现的室性早搏和加速性室性自主心律大多为一过性，一般不必使用抗心律失常药物。早期预防性使用利多卡因可增加总死亡率，对于导致血流动力学不稳定的频发室早或非持续性室速，可临时静脉应用利多卡因。陈旧性心肌梗死患者主要使用阿司匹林、β 受体阻滞剂、他汀类降脂药，有左心功能不全者使用血管紧张素转换酶抑制剂，对左室射血分数明显降低，或严重心力衰竭的频发非持续性室速患者，也可考虑用胺碘酮。

（3）恶性室性心律失常：指有血流动力学后果的持续性室速和室颤。这些患者有明确的器质性心脏病（如冠心病、心肌病、心力衰竭等）。恶性室性心律失常的治疗对策包括：①一级预防，主要寻找和确定预测恶性心律失常的临床指标（24 小时动态心电图监测、心室晚电位、心率变异性、QT 离散度和压力反射敏感性以及左室射血分数等）。抗心律失常药物在一级预防中的地位不明确。②二级预防，主要针对发生于无急性冠心病事件时的室颤，或血流动力学不稳定的室速的生存者。大量的临床试验表明，治疗恶性室性心律失常患者应首选 ICD，抗心律失常药物的疗效总的来说不可靠，其中：I 类抗心律失常药物，不改善患者预后，且显著增加器质性心脏病的室性心律失常患者的死亡风险。Ⅱ类抗心律失常药物即 β 受体阻滞剂，为降低心肌梗死后和慢性心力衰竭患者的猝死和总死亡率的唯一的抗心律失常药物，为恶性室性心律失常一级预防的首选药物。Ⅲ类抗心律失常药物，胺碘酮可减少心肌梗死后和慢性心力衰竭患者的猝死风险，但对所有原因所致死亡率的降低不显著。临床试验结果表明，胺碘酮是 β 受体阻滞剂之外唯一能够减少心肌梗死后（无论是否有室性早搏或左心功能不全）和慢性心力衰竭患者猝死风险的抗心律失常药物。胺碘酮和索他洛尔可作为无条件接受 ICD 恶性室性心律失常一级预防的药物，或与 ICD 联合使用。一般多考虑以胺碘酮为主线，索他洛尔为辅助的选药原则。对心功能差的老年患者首选胺碘酮，心功能好的年轻患者可用索他洛尔。Ⅳ类抗心律失常药物，维拉帕米可用于终止 QT 间期正常，由配对间期短的室性早搏起始的多形性室速，也用于左室特发性室速或起源于右室流出道的室速。

先天性长 QT 间期综合征患者的尖端扭转性室速或室颤：应使用患者可耐受的足够剂量的 β 受体阻滞剂，或起搏器与 β 受体阻滞剂联合使用。Brugada 综合征的室颤无可靠药物，应使用 ICD 治疗。

三、老年人心律失常的中医药治疗

老年人所患的心律失常，多为气血不足、阴阳亏虚、气虚血瘀、痰瘀阻络等引起。临床表现多见不足和虚损的症候。因此，用中药治疗时多用补益气血、滋阴补阳法则治疗。中药治疗心律失常时毒副作用少，安全度较大，但作用发挥也较缓慢，多需长期使用，才会逐渐显出效果。

（一）不同类型老年人心律失常的中药治疗

（1）窦性心动过速：多用滋阴补肾，养血安神宁心法。临床多用天王补心丹（《摄生秘剖》）：生地 15g，人参 6g，丹参 15g，玄参 10g，茯苓 15g，五味子 10g，远志 6g，桔梗 6g，当归身 15g，天冬 15g，麦冬 15g，柏子仁 15g，酸枣仁 12g。

（2）缓慢心律失常：窦性心动过缓、房室传导阻滞及窦房传导阻滞等，结合临床症候所见，多用温通心阳、温补肾阳等法则治疗。

1）温通心阳：①桂枝汤（《伤寒论》）：桂枝 15g，白芍 10g，大枣 10g，甘草 10g，生姜 10g。②麻黄附子细辛汤（《伤寒论》）：麻黄 1.0g，附子 15g，细辛 6g。③四逆汤（《伤寒论》）：附子 15g，干姜 10g，甘草 10g。

2）温补肾阳：①右归饮（《景岳全书》）：熟地 12g，山药 12g，枸杞子 15g，山萸肉 10g，附子 15g，肉桂 10g，杜仲 12g，甘草 10g。②肾气丸（《金匮要略》）：熟地黄 12g，山药 12g，山萸肉 10g，泽泻 10g，丹皮 10g，茯苓 15g，桂枝 15g，附子 15g。③鹿茸 3g，每日 1 次，3 日为 1 疗程。疗程之间间隔 7～10 天，可连续应用 3～4 个疗程。有很好的补肾阳，温命火之作用。

（3）各类早搏：多用气血双补法治疗。常用方有：①炙甘草汤（《伤寒论》）：炙甘草 12g，桂枝 10g，麦冬 12g，生地 12g，麻仁 12g，大枣 10g，阿胶 15g，红参 10g。②十全大补（《和剂局方》）加味：黄芪 20g，肉桂 10g，当归 12g，川芎 10g，白芍 12g，熟地 12g，人参 6g，茯苓 1.5g，白术 15g，炙甘草 12g，苦参 10g。③生脉饮（《内外伤辨惑论》）：人参 10g，麦冬 15g，五味子 10g。

（4）心律失常有气虚血瘀见症者多选用：①桃红四物汤（《医宗金鉴》）：桃仁 10g，红花 6g，当归尾 15g，赤芍 10g，生地 10g，川芎 10g。②血府逐瘀汤（《医林改错》）：当归 12g，生地 12g，红花 6g，桃仁 10g，枳壳 12g，牛膝 10g，川芎 10g，柴胡 10g，赤芍 12g，桔梗 6g。③失笑散（《太平惠民和剂局方》）：蒲黄 10g，五灵脂 12g。

（二）中药治疗老年人心律失常注意事项

（1）心律失常，在老年人群器质病变多。老年人的心律失常，多数是由心脏本身器质性病变如冠心病、心肌病、风心病等引起。在治疗上难度较大，一时难以见效。故在选择中药治疗时，原来服用的西药不宜绝对停用，最好在服用一段时间中药后，感觉比单一用西药时症状有明显减少、减轻时，可考虑逐渐分阶段减少或调配西药用量，不要以停用西药为目的。在用中药治疗期间宜定期做心电图检查，以便和没有用中药前作比较。这样有利于观察效果。

（2）老年人阴阳失调，气虚血瘀，脾虚痰浊，虚多实少：祖国医学认为，“人年四十，阴气自半”、“八八（六十四岁）肾气衰”。同时，其他脏腑也相继出现衰退的症状。因此,在老年人出现心律失常,多是以虚证为主,故中药治疗时补益类药使用较多。

1)心肾阳虚的症候较为突出:年老肾气不足,故老年人久病肾气虚衰,不能正常地温润五脏,也不能温煦心阳。故心肾气虚、阳虚比较突出而见心悸、短气、胸闷、神差、畏寒等表现。在治疗上应多考虑用补益心气、肾气的药物。

2)气虚导致血瘀:心本于肾,心肾阳气不足,无力推运血循,阳虚生寒,寒凝血涩也使血液运行失畅,而见舌质淡黯、紫黯或见瘀斑瘀点,脉也沉涩或细弦,并且感胸闷痛或刺痛,痛有定处。出现这些临床表现,宜依据症候表现或以活血化瘀为主,或益气活血,或温阳祛寒活血等。力求阳复寒散,瘀化血活。

3)脾虚痰浊内阻:由于肾虚脾阳不足,运化功能失调,水谷精微不能正常吸收和运化,致使聚精成痰,内阻清窍,而见纳呆、腹胀、咳吐浊痰、舌苔厚腻等。饮食稍有不当,即可诱发胸痛心悸,治疗时健脾化浊祛痰则是祛邪宁心的主要手段。

4)肾精不足:老年人年过"八八,肾气衰",肾精明显不足,而见耳聋、耳鸣、头昏眩晕、腰酸膝软、心悸气短。中医认为"精不足者,补之以味","脾为后天之本"。因此,在治疗肾精不足心律失常时,在选用补肾填精的味厚之品时,健脾滋肾也是一个重要治则。补后天以益先天,诸如参苓白术散、六君子汤、补中益气汤等均可选用。同时加用补肾精之品,不失为化平淡为神奇之法。

5)肝气郁滞,气机失畅:老年人由于长期多病,离退休后心理失衡,家庭、子女等诸多纷繁原因,常有七情内伤,多愁善感的情况,而出现肝气抑郁,失于条达,影响气机升降,进而损及心肾,致使脉络阻滞,经气循行不畅而出现心律失常,或使心律失常加重。因此,在治疗时,除用中药的疏肝解郁,条达气机等治则,选用逍遥散、柴胡疏肝散、四逆散、越鞠丸等调治外,心理治疗尤为重要。要指导患者面对现实,超脱纷繁,恬淡虚无,以长享天年。

四、老年人常见相关心律失常的特殊问题

(一)心脏节律异常的器械治疗指南([CRJ]ACC/AHA/HRS 2008)

ACC/AHA临床指南工作组(撰写委员会因置入型心脏起搏器和抗心律失常器械修订了ACC/AHA/NASPE 2002年指南更新),以下10点是来自心律失常器械治疗指南的最新资料(J Am Coll Cardiol. 2008;51:e1-62.):

(1)窦房结功能不全患者有症状性心动过缓或变时性功能不全是起搏器置入指征,如为无症状性窦房结功能不全则无此指征。

(2)任何程度的二度或三度房室传导阻滞伴有症状,或清醒时房室传导阻滞期间心率<40次/分或心搏停顿≥3.0s,均为起搏器置入指征。

(3)射血分数(EF)≤35%、QRS≥0.12s及心功能分级Ⅲ~Ⅳ级的患者,如为窦性心律,是心脏再同步化治疗(CRT)的指征,如患有心房颤动(AF),也适宜CRT。

(4)与心房起搏相比,双腔起搏减少AF和卒中的发病率,并提高生活质量和功能状态,而对死亡或心力衰竭风险无影响。

(5)最小化心室起搏应当被用于减少右室起搏的有害作用。

(6)心搏骤停的幸存者、结构性心脏病患者、能耐受或不能耐受的持续性室性心动过速(VT)均为埋藏式心律转复除颤器(ICD)治疗指征。

(7)在有心肌梗死病史患者中,心功能Ⅱ~Ⅲ级且EF<35%或心功能Ⅰ级而EF<30%,均为ICD治疗指征。

(8)肥厚型心肌病伴≥1个危险因素(室间隔厚度≥30mm、非持续性VT、晕厥、猝死家族史)的患者适宜行ICD治疗。

(9)特发性VT可行导管消融治疗的患者,非ICD治疗指征。

(10)心脏结节病患者适宜ICD治疗。

(二)经导管消融心房颤动中国专家共识[CCC 2008]

心房颤动(房颤)我国人群的发病率约为0.77%,且随人口老年化,其发病率进一步提升。自1998年国内开展房颤导管消融以来,迄今已累计完成房颤导管消融近万例。面对众多的房颤患者,为使更多的医师了解和掌握房颤导管消融技术,中华医学会心电生理和起搏分会(CSPE)集国内本领域主要专家,围绕房颤导管消融治疗,就适应证和禁忌证,消融技术、终点、能量选择、成功及复发的判定标准、并发症,及心房颤动导管消融的三维标测系统、围术期处理、术后随访及监测等问题,制订了反映最新进展、适合我国国情的房颤消融专家共识和建议:

(1)肺静脉解剖存在很大变异性,手术中可结合影像定位、标测定位、造影定位3种方式来确定肺静脉开口的位置。

(2)对于症状明显的阵发性房颤,导管消融可以作为一线治疗;对于病史较短、药物治疗无效、无明显器质性心脏病的持续性房颤,导管消融可以作为首选治疗;对于病史较长、伴有器质性心脏病的持续性房颤,导管消融可以作为维持窦性心律或预防复发的措施之一。执行上述建议时,需充分考虑到术者及所在中心的经验、患者的经济承受能力。导管消融的禁忌证较少,左房/左心耳血栓是其绝对禁忌证。

(3)肺静脉和(或)肺静脉前庭处系大多数房颤发病及维持的主要部位,应是消融的主要靶区。环肺静脉前庭消融并隔离可作为不同类型房颤的基本消融策略。复杂碎裂电位消融及自主神经消融可提高房颤的消融成功率,但作为一种独立的消融术式尚待进一步证实。建议在环肺静脉前庭消融并隔离的基础上,术中根据房颤发作情况,结合复杂碎裂电位消融、附加心房线性消融及自主神经消融,以进一步提高成功率。

(4)肺静脉隔离是必须的消融终点;心房线性消融应尽量完整、连续,尽可能达到双向阻滞;对于持续性房颤,应尽量通过消融达到房颤终止,但经过广泛消融后房颤或房性心律失常仍持续者,药物或直流电复律亦可以接受;诱发试验可以在预设消融完成后和/或房颤终止后常规进行,其在阵发性房颤的意义超过持续性房颤。

(5)射频能可以用于不同类型房颤消融,亦可用于不同消融策略;冷冻及其他消融能源,由于其安全性及疗效未得到充分证实,有待进一步探讨。

(6)经导管消融术后达到下列之一者为即刻成功:消融径线完整;消融径线完整的基础上,以电刺激和(或)药物不能诱发房颤;CAPV术后,电压标测,消融线以内的电压 <0.1mV;激动标测,消融径线任何部位两侧的局部激动时间(LAT) >30ms,在激动图上表现为消融线两侧的颜色突然变化。治疗成功标准:消融术3个月后,不使用抗心律失常药物而无房颤/房扑/房速发作。如果术后使用抗心律失常药物,判断时间应是停用抗心律失常药物5个半衰期以后,或停用胺碘酮3个月后。治疗有效标准:术后使用术前无效的抗心律失常药物而无房颤、房扑或房速发作。术后3个月内发生的房颤/房扑/房速,如果持续时间≥30s,视为早期复发。手术3个月后发生的房颤/房扑/房速,如果持续时间≥30s,均视为远期复发。

(7)主要并发症包括:心脏穿孔/压塞、血栓栓塞并发症、肺静脉狭窄、术后房速、左心房-食管瘘、膈神经损伤、食道周围迷走神经丛损伤、急性冠脉闭塞、血管并发症。

(三)非瓣膜病性心房颤动及心房扑动临床工作指标评价共识要点分析(2008年ACC/AHA)以及老年人心房颤动抗凝治疗

心房颤动(房颤)是常见的心律失常类型,也是影响老年患者健康的主要因素之一。在普通人群中,房颤患病率约为0.4% ~1%,并随年龄的增加而升高。我国流行病学调查显示,在80岁以上老年人中,超过7%有房颤发生。女性的房颤发病风险可能稍低于同龄男性,但随着年龄增加,房颤发病风险的性别差异也在缩小。其主要危害之一为脑卒中,15%左右的缺血性卒中与房颤有关。因此,近年的房颤规范化治疗更重视整合大规模临床试验的结果,将预防血栓栓塞作为房颤治疗的重点。最近,美国心脏病学学会(ACC)、美国心脏协会(AHA)联合美国内科医师协会共同推出了“非瓣膜病性房颤及心房扑动(房扑)临床工作指标评价共识”。该共识主要由ACC/AHA特别工作组发起并完成,旨在进一步推进全球非瓣膜病性房颤及房扑规范化抗栓治疗及管理的进程。

(1)危险分层的评价:通过对不同临床研究中各种影响因子的危险度评价,提出对于非瓣膜病性房颤患者血栓危险因素存在的判定应该包括既往有卒中/短暂性脑缺血(TIA)发作史、患者的年龄≥75岁、患有高血压、糖尿病、心力衰竭或左心室收缩功能下降等。尤其对非瓣膜病性房颤患者,栓塞史是重要的卒中危险因子,冠心病不再是卒中的高危因子。

(2)抗栓治疗采取分层管理:首先要强调抗栓治疗的重要性:除孤立性房颤和有禁忌证外,所有房颤患者均建议服用抗栓药物以预防血栓栓塞。其次,不同房颤患者根据危险分层的不同,抗栓治疗策略要个性化。抗血栓治疗(华法林或阿司匹林)应该对那些存在中等风险因素的患者使用。对需要华法林抗凝治疗的患者选择更加谨慎:除具备高危因素外,必须有1项以上其他中危因素才推荐应用华法林,其他患者可选择阿司匹林抗栓治疗。阿司匹林用于卒中预防的日剂量应该在81~325mg。慢性房扑患者和房颤患者一样,均应该接受抗血栓形成治疗。另外,除了必须华法林抗凝(只要伴其他任何一项卒中危险因素,均可选择华法林抗凝)和阿司匹林抗血小板(只要无卒中高危因素或1项以上的中危因素,均可选择阿司匹林抗栓)两种情况外,在其他情况下,都是既可以选择华法林也可以选择阿司匹林,为个体化治疗提供了很大的空间。因此,医生更应该结合患者的临床特征并充分考虑患者的意愿,进行仔细甄别。

(3)INR值测定周期:是否选用华法林抗凝治疗,取决于卒中的绝对风险和出血的相对危险的各自权重。如无禁忌证,服用华法林抗凝时,非瓣膜病患者国际标准化比值(INR)目标值应维持在2~3之间。华法林抗凝治疗开始阶段,INR值要每周测量1次,1个月后当测定的INR稳定在2~3的水平时,可以改为每月测量1次。

本次共识就抗凝治疗的相关问题作了总结:除高危患者及有1个以上中危因素的患者外,在何时、何种情况下对中危及低危患者采用抗凝治疗策略目前还缺乏明确的界定;目前还很难做到对所有INR数据进行跟踪记录及统计分析;对于先后接受过不同医护人员抗凝治疗管理的患者,其INR数据也很难记录完整。这必然会对患者实际应用华法林情况的统计分析带来一定的困难。

(4)老年人心房颤动抗凝的具体问题:

1)老年房颤预防脑卒中:很多非瓣膜病房颤抗凝和抗血小板治疗研究,均纳入了老年患者。其中四项研究(AFASAK、SPAF、SPINAF和ACTIVE-W)纳入的患者平均年龄均在70岁左右,以凝血酶原国际标准化比率(INR)2~3为目标的华法林治疗,可以使卒中和血栓栓塞的发生率下降达60%以上。同时,抗血小板药物阿司匹林也可减少血栓栓塞的发生,但疗效不如华法林。ACTIVE-W试验还显示,联合抗血小板治疗(阿司匹林加氯吡格雷)的疗效也不及华法林。曼特(Mant)等在937例75岁以上房颤患者中比较了华法林和阿司匹林预防血栓栓塞的疗效。研究观察的终点事件为致死或致残性卒中、颅内出血或有临床意义的动脉栓塞。结果显示,华法林组终点事件发生率显著低于阿司匹林组(1.8%:3.8%)。终点事件组分分析显示,华法林组卒中(特别是缺血性卒中)发生率明显低于阿司匹林组。亚组分析则提示,患者获益并未随年龄的增长而改变。所以,在老年房颤患者中,抗凝治疗优于抗血小板治疗。

2)老年人心房颤动抗凝的安全性:虽然人们认识到有必要对房颤患者进行抗凝治疗,但在有抗凝适应证的房颤患者中,华法林的使用率却十分不理想。如欧洲心脏调查所示,这一比例只有约60%。我国一项横断面调查显示,有适应证患者的华法林使用率仅为7.1%,甚至在既往有血栓栓塞病史的高危患者中,使用率也只有29%,在75岁以上老年人中仅有20%使用。华法林使用率不理想,可能与以下因素有关:①年龄与剂量反应的差异,达到同样的INR指标,年龄越大,华法林的剂量越小。②老年人使用的其他药物较多,会与华法林发生相互作用。③华法林治疗窗口窄,患者对安全性有顾虑。④需要频繁监测,对老年人十分不便。对安全性的顾虑是老年人抗凝的主要障碍之一。华法林的主要不良反应是出血,在几乎所有临床试验中,达到目标INR后,使用华法林的出血发生率显著高于安慰剂,也明显高于阿司匹林,且随年龄增加有升高趋势。虽然从风险效益比来看,抗凝治疗的益处远超过风险,但出血不能不成为医生和患者都担心的一个问题。我国一项非瓣膜病房颤抗凝试验得出结论:高龄既是血栓栓塞的危险因素,又是抗凝出血的危险因素。但在这个问题上也有其他声音,如前述Mant等的研究并未显示,在75岁以上患者中,接受华法林治疗者出血发生率高于阿司匹林治疗者。

3)老年房颤抗凝治疗决策依据:当前根据现有专家共识,对老年房颤患者进行抗凝治疗决策时,一般应考虑的因素是。效益评估(表20-3-1):使用$CHADS_2$评分对患者血栓栓塞发生危险进行分层,得分越高,血栓栓塞发生危险越大,抗凝益处就越大。风险评估(表20-3-2):根据老年人特点,识别华法林治疗相对、绝对禁忌证。“容易跌倒”和“由于高龄不能认识控制INR的重要性”并不是华法林的禁忌证。同时要对患者具体情况进行分析,提高对华法林抗凝治疗的知情度,并与患者和家属充分沟通可能的获益与风险。

表20-3-1　非瓣膜病房颤患者的危险分层($CHADS_2$)

$CHADS_2$ 风险指标	分数
既往卒中或短暂性脑缺血发作	2
年龄>75岁	1
高血压	1
糖尿病	1
心力衰竭	1

注:$CHADS_2$为以上5项指标的英文缩写

表20-3-2　老年患者应用华法林的风险评估

指标	使用华法林的禁忌
出血素质	绝对
血小板减少(<50×103/μl)	绝对
未治疗或难以控制的高血压(>160/90mmHg)	绝对
药物治疗及INR监测依从性不好	绝对
大量酗酒(>60ml/d)	相对
常规使用NSAID(无细胞保护作用)	相对
参加容易造成外伤的活动	相对
容易跌倒	无
由于高龄不能认识控制INR的重要性	无
常规使用NSAID但同时使用米索前列醇和质子泵抑制剂	无
使用环氧化酶抑制剂	无
近期已停止的消化性溃疡出血(检测幽门螺杆菌并接受治疗)	无
既往卒中史	无

NSAID:非类固醇类抗炎药

4)老年人心房颤动抗凝的展望:寻找疗效不劣于华法林,出血风险低于华法林,对其他系统无明显安全性问题,服用方法简便,不需频繁监测的药物。正在进行的几项临床试验对一些直接凝血酶抑制剂和Xa因子抑制剂进行了评价,还没有得出结论,但这些药物至少都具备服药方法简单和无需监测的特点。

(四)起搏器在心律失常中的应用

1. 按装起搏器的适应证

早期的起搏器置入主要用于完全性房室传

导阻滞伴有阿斯综合征发作者。随着科学技术的发展，起搏器的种类及功能日渐增多，起搏适应证也得到不断拓宽，除治疗缓慢性心律失常外，还用于治疗某些快速性心律失常、肥厚性梗阻型心肌病、长 QT 综合征、药物难以控制的充血性心力衰竭及心房纤颤的预防等。根据新的 ACC/AHA/NASPE 和中华心律失常学会的置入起搏器指南，将永久起搏器适应证分为 3 类：Ⅰ类适应证：无争议的，公认必须行永久性心脏起搏器置入者；Ⅱ类适应证：永久心脏起搏虽对患者有益，但对其必要性尚有不同意见；Ⅲ类适应证：公认不需要行永久性心脏起搏者，本类情况实际上属于非适应证。

（1）Ⅰ类适应证：①获得性完全性房室传导阻滞伴有一过性晕厥发作，或近似晕厥发作、黑蒙、头晕、活动耐力下降以及心功能不全；先天性完全性房室传导阻滞，有严重心动过缓而引起明显症状及活动能力受限者。②症状性二度Ⅱ型房室阻滞；症状性二度Ⅱ型房室阻滞伴有血流动力学不稳定者。③有晕厥、近似晕厥、头晕、重度乏力或充血性心衰等症状。这些症状被明确证实与心动过缓有关。④由于长期用抗心律失常药而引起的症状性心动过缓而又不能停用药物或采用其他方法治疗者。⑤虽无症状但逸搏心率 < 40bpm 或心搏间歇大于 3.0s 者。⑥心房纤颤、房扑或阵发性室上性心动过速合并完全性或高度房室阻滞或心动过速终止时有大于 3.0s 的长间歇的室性停搏者。⑦双束支阻滞伴有间歇性完全性阻滞或晕厥发作者；双束支阻滞及三分支阻滞伴二度Ⅱ型房室阻滞，无论是否有症状者。⑧急性心肌梗死后出现持续的不可恢复的完全性或高度房室阻滞。⑨心内手术及心脏介入治疗后并发的高度或完全性房室阻滞，经临时性起搏持续 3 ~ 4 周仍无恢复迹象者；心脏移植术后，供心出现窦房结功能低下及完全性房室阻滞者。⑩颈动脉窦过敏综合征的心脏抑制型反应具有临床症状，或心搏节律达到上述第 7 项情况者起搏有效，但对血管抑制型引起的症状起搏治疗无效。

（2）Ⅱ类适应证：①永久性或间歇性完全性房室阻滞，不论其阻滞部位，有无症状，逸搏心率小于 50bpm 者。②无症状的永久性或间歇性的二度Ⅱ型房室阻滞。③有症状的二度Ⅰ型房室阻滞，其阻滞部位在希氏束内或希氏束以下。④双束支阻滞伴有明显 HV 时间延长者（ > 100ms）。⑤双束支或三分支阻滞患者伴有晕厥发作病史，但未能证实晕厥发作系房室阻滞引起。⑥急性心肌梗死（AMI）时出现一过性完全性或二度Ⅱ型房室阻滞，为了预防目的置入心脏起搏器。⑦肥厚性梗阻型心肌病，不论是否合并房室阻滞，左室流出道压差静态 > 30mmHg 或动态 > 50mmHg，且有症状者。

（3）Ⅲ类适应证：①一度房室阻滞（由于无 PR 间期明显延长而导致血流动力学障碍者）。②无症状的二度Ⅰ型房室阻滞。③窦性心动过缓大于 50bpm 者。④束支阻滞不伴有房室阻滞且无症状者。

2. 使用心脏起搏器的注意事项

如果没有严重的器质性心脏病或其他疾病的限制，埋置起搏器后可恢复正常工作。刚置入起搏器的第一周，置入侧的手臂不要高举过头或剧烈活动。置入后的三个月内，置入侧的手臂避免剧烈活动。以后的生活中，避免用起搏器置入侧的手臂负重。如果开车，避免安全带撞击或压迫起搏器，可垫一个垫子以分散压力。避免打开引擎盖修理汽车发动机。如果起搏器是置入在腹部，则需要保护的部位相应在腹部。洗桑拿或热水浴原则上对起搏器没有影响，但如有严重的原发性心脏病（如冠心病严重、血管病变没有干预），水温过高可能对您不利，请您在出院时或以后复查时征求医生的建议。性生活原则上不影响起搏器，而与原发病有关，请征求负责医生的意见。适度饮酒不影响起搏器。起搏器本身不受饮食的影响。如乘飞机，出示起搏器卡可免除安全检查。避免使磁铁靠近起搏器，包括所有的磁疗健身器械。保证所有的常用电器接地，避免接触漏电的设备。使用手机时保证距离起搏器 30 厘米以上，使用无绳电话的原则同手机。驾驶摩托车或乘坐剧烈颠簸的汽车时，可能对频率适应性起搏器有影响,具体听从医生的建议。起搏器受到干扰不能正常工作时,您可能会出现心悸、头晕、乏力甚至晕厥,或者脉搏规律突然改变,或者您觉得又出现了置入起搏器之前的症状。脱离干扰后,这些症状通常很快消失。如果在确信脱离干扰后症状仍然存在,请尽快通知您的医生。(表 20-3-3、表 20-3-4)

表 20-3-3　日常生活中常见设备对起搏器的影响

没有影响	电视机　助听器 收音机　传真机 吸尘器　复印机 电吹风　音响 电熨斗　耳机 洗衣机　电脑 微波炉　冰箱 电烤箱　电炉 电热毯　按摩椅 汽车　摩托车
靠近时有影响	手机 大功率对讲机 电焊机 金属探测仪 手持电钻机
严重影响,不可靠近	高压设备 大型电动机 发电机 雷达 广播天线 有强磁场的设备

表 20-3-4　医疗设备对起搏器的影响

没有影响	超声检查 核医学检查 肺灌注/通气扫描 CT、X 线检查 心电图
有影响,但可采取保护措施	电针治疗仪 体外震荡碎石机 电休克治疗 超声洗牙机(去牙石)
有影响,应避免	磁共振(MRI) 电除颤、电刀、电烙器 短波/微波透热治疗 高/低频治疗仪 放射治疗

(王建昌)

参考文献

1. 潘天鹏,石津生. 现代系统老年医学. 北京:科学出版社,1998:113-131

2. Epstein AE, Dimarco JP, Ellenbogen KA, et al. ACC/AHA/HRS 2008 Guidelines for Device-Based Therapy of Cardiac Rhythm Abnormalities. A Report of the American College of Cardiology/American Heart Association Task Force on Practice Guidelines (Writing Committee to Revise the ACC/AHA/NASPE 2002 Guideline Update for Implantation of Cardiac Pacemakers and Antiarrhythmia Devices) Developed in Collaboration With the American Association for Thoracic Surgery and Society of Thoracic Surgeons [J]. J Am Coll Cardiol, 2008,51 (21):e1-e62

第四节　心律失常的药物治疗与药物促心律失常

一、抗心律失常药物分类

随着电生理学和药理学的研究进展,现在临床应用的抗心律失常药多达数十种。为指导临床医生合理用药,既往曾提出过多种分类方法,目前基本采用改良的 Vaughan Williams 分类法,将抗心律失常药分为Ⅰ、Ⅱ、Ⅲ、Ⅳ4 类:

Ⅰ类为钠通道阻滞剂,有膜稳定作用。抑制 0 相去极化速率并延长复极过程。Ⅰ类药物根据药物与通道作用动力学和阻滞强度的不同又可分为:Ⅰa 类,其主要电生理作用为在心肌细胞膜除极时，阻滞快速流入的钠离子，延长复极时间，中度减慢传导时间。以奎尼丁为代表。Ⅰb类，降低心室肌应激性，缩短复极时间，提高室颤阈值。以利多卡因为代表，包括苯妥英钠、慢心律等。Ⅰc类，轻度延长复极时间，减慢传导时间。以恩卡胺为代表，包括劳卡胺、普罗帕酮等。除普罗帕酮外，主要用于室性心律失常。这类药物对病态心肌、重症心功能障碍和缺血性心肌特别敏感，应用要慎重，尤其Ⅰc类药物，易诱发致命性心律失常（心室颤动、无休止心动过速）。

Ⅱ类为β受体阻滞剂，降低交感神经效应，减轻由β受体介导的心律失常。包括有膜稳定作用的普萘洛尔，无膜稳定作用的噻吗洛尔等。

Ⅲ类为钾通道阻滞剂，延长心肌细胞动作电位时程，延长有效不应期，但不减慢传导。以胺碘酮为代表，包括溴苄胺等。用于室上性和室性心律失常。

Ⅳ类为钙离子通道阻滞剂，延长房室结的不应期及其传导，减少后除极和触发活动，终止折返激动。以维拉帕米为代表，包括地尔硫卓等。适用于快速型室上性心律失常。

对心律失常的药物治疗应严格掌握适应证。抗心律失常药物的选用往往注重药物可能出现的不良反应和耐受性，而非疗效。1988年一项大规模的“抗心律失常药临床试验”（CAST），经过随机、双盲对照、长疗程的研究，结果表明，用氟卡尼、恩卡尼、莫雷西嗪等抗心律失常药后，心律失常虽能控制，但心肌梗死后的死亡率却比安慰剂组高2～3倍，从而引起人们对心律失常药促心律失常的高度重视。促心律失常作用是指用药后引起新的心律失常，或使原有的心律失常恶化，抗心律失常药的促心律失常作用的发生率为5%～20%，尤以Ic类多见。

二、常用的抗心律失常药物

（1）奎尼丁（Ⅰa类）：常用口服硫酸奎尼丁，剂量按心律失常与病情紧急情况而定。1次口服量后血浓度2h左右达高峰，4～8h内明显下降。常每2h服药1次，1d内共5～6次，每次量为0.2g开始，必要时增加至0.3g，后0.4g，1d内总量以不超过2.0g为妥，维持量为0.2～0.3g/次，3～4次/d。不良反应有恶心、呕吐、腹泻、头痛、视觉障碍、耳鸣等，对心脏的毒性可表现为心动过缓、室性心动过速、室颤、血压下降等，严重者可发生奎尼丁晕厥、心脏停搏。

近年，我国已进口长效奎尼丁，主要有：①双氢硫酸奎尼丁，每片0.25g，相当于普通奎尼丁0.2g，2次/d，每次2片。②葡萄糖酸奎尼丁0.33～0.66g/次，Q12h，长效制剂一般作为预防用。

（2）普鲁卡因酰胺（Ⅰa类）：优点在于可安全地静脉注射，作用快，适用于心肌梗死急性期出现的室性心律失常的防治（但一般先选用利多卡因），常用口服每天2.0～4.0g，一般不超过6.0g；常用预防或维持量为0.25～0.5g，Q4～6h。需快作用或不能口服者可静脉给药，负荷量10～15mg/kg体重，约在1h内滴注完，每分钟10mg，注意渐减量，在老年人和肾功能差者适当减量。口服可有厌食、恶心、腹泻等；少数有发热、关节痛、肌肉痛及皮疹、红斑狼疮样症状，个别有粒细胞减少；静注过快可使血压下降而发生休克；PR及QT间期延长、QRS波增宽等心电图改变。静注应取卧位，并连续监测心电图。定期监测血象、心电图、血压、肝肾功能及抗核抗体。

（3）利多卡因（Ⅰb类）：适用于防治急性心肌梗死，并为心脏手术后室性心律失常的首选药物，对洋地黄毒性反应引起的心律失常也有效，对室上性心律失常效果差，一般静脉给药，可先给予50mg，静脉注入，共3～4次，以后每分钟滴注1～3mg。毒副作用较小，但也可以引起中枢神经系统的不良反应，如嗜睡、头痛、听力减退、视物模糊、肌肉抽搐甚至晕厥。大剂量时抑制心肌收缩力，降低血压，影响房室传导，加重室内阻滞，甚至引起心脏停搏。

（4）慢心律（Ⅰb类）：作用类似利多卡因，

可以口服，常用口服量0.1～0.2g，3～4次/d。静脉内可首次在10分钟内注入100mg或在15～30分钟内滴注200mg，以后2～3h内滴注200mg，毒副作用与利多卡因相似。

（5）苯妥英钠（Ⅰb类）：对室性心律失常有效，主要用于洋地黄毒性反应引起者，急性时可静脉内1次用100～125mg，3～5分钟内缓慢注入，5～10分钟可重复给药，最多4～5次。口服50～100mg，3次/d。口服可引起消化道反应，对血液系统影响可致贫血、粒细胞与血小板减少及淋巴结肿大。大量快速静注可抑制呼吸及心脏功能，并使血压下降。神经系统反应如眼球震颤、运动失调及精神失常等见于血药浓度过高引起的中毒。低血压、重度心动过缓、严重房室传导阻滞、心衰、肝病患者慎用或禁用。

（6）普罗帕酮（Ⅰc类）：对房内、房室、心室内和房室旁道传导有显著减慢作用，可用于室上性和室性心律失常，对阵发性室上速（包括预激综合征）疗效较好。房扑、房颤可用于减慢心率，但转复窦律成功率较低，对室速有一定效果。可用1～1.5mg/kg体重（一般总量为70mg）稀释于20ml葡萄糖溶液中，3～5分钟静注，必要时15～20min可重复1次，总量不宜超过280mg。口服一般为150mg，3～4次/d，维持量300～450mg/d，分2～3次服。不良反应有恶心、头痛、眩晕等，个别出现心动过缓、窦房或房室传导阻滞，停药或减量消失。严重心衰、休克、心动过缓、房室传导阻滞或重度阻塞性肺部疾病等禁用。

（7）β肾上腺素能受体阻制剂：适用于与交感神经兴奋或儿茶酚胺增加有关的室性心律失常，如由运动诱发或由洋地黄毒性引起者，或发生于心肌急性缺血、嗜铬细胞瘤、肥厚型心肌病及二尖瓣脱垂者。已证明，对急性心肌梗死后患者长期应用能减少猝死发生、降低死亡率。对防止阵发性室上速及减慢房颤或房扑的心室率有效。不作为控制室速发作药物。普萘洛尔（心得安）30～240mg/d，分3～4次服；阿替洛尔（氨酰心安）25～100mg/d，分2次或1次服；美托洛尔（美多心安）100～200mg/d，分2次服。静脉用美托洛尔主要用于迅速控制室上性心动过速及室性早搏、围手术期心律失常、有效缓解心肌缺血症状、改善心肌梗死预后，开始5mg加入GS中稀释后缓慢静脉注射，病情需要可5～10min重复注射，总剂量10～15mg，常见不良反应为眩晕、头昏、失眠多梦，个别病例有低血压、心动过缓，通常与剂量有关。

（8）胺碘酮（Ⅲ类）：适用于各种室上性和室性心律失常，对阵发性室上速可终止和预防发作，对控制房颤、房扑的反复发作或电转复后的再发有较好的效果，特别适用于预激综合征。对慢性持续性房颤转为窦性的可能效果差。其半衰期达30d。开始0.2～0.4g，3次/d，日剂量1.0～1.2g，一般限于头3d，0.8g以上不宜超过2周，见效后可改为每天服0.2g以下，每周可停药2天。静脉用药主要用于中断室上速或减慢房颤、房扑的心室率，也有时用于反复短阵室速或加快头1～2d负荷量之用。每次用5mg/kg体重，稀释后5min注入，需要时15min后可重复注射半量，30min内不超过10mg/kg体重。一般反应为消化道不适及头晕、头痛、失眠等。长期服用，角膜可出现本品经泪腺排出后的沉淀颗粒，通常不影响视力，可间歇服药或滴用1%甲基纤维素或钠碘肝素眼液防治。皮肤光过敏、运动失调及锥体外系症状等均于停药后消失。对心脏的不良影响有心动过缓、房室传导阻滞，偶致快速型心律失常甚至室颤、血压下降。长期服用可致甲状腺功能亢进或减退，血中T_4或rT_3明显升高。少数还可致肺间质浸润与肺纤维化，预后严重。故近年来主张用较小剂量，用药时间宜短。

（9）地尔硫卓（硫氮唑酮）（Ⅳ类）：有非特异性抗交感兴奋作用，能抑制窦房结的自律性。适用于控制阵发性室上速及减慢房颤、房扑的心室率。对心肌收缩力无明显抑制作用。静脉0.1～0.2mg/kg体重，1～2min内注入，口服30～60mg，3～4次/d。不良反应有心动过缓、房室传导阻滞、心肌收缩力降低、血压下降及头痛与消化道反应。因本品促进旁道的前向传导，故房颤或房扑伴预激综合征者不宜。

三、心律失常的药物治疗

(一)室上性快速心律失常

1. 窦性心动过速

①寻找并去除引起窦速的原因。②首选β受体阻滞剂。若需迅速控制心率,可选用静脉制剂。③不能使用β受体阻滞剂时,可选用维拉帕米或地尔硫卓。

2. 房性期前收缩

对于无器质性心脏病且单纯房性期前收缩者,去除诱发因素后一般不需治疗。症状十分明显者可考虑使用β受体阻滞剂。伴有心衰或缺血的房性期前收缩,随着原发因素的控制往往能够好转,而不主张长期使用抗心律失常药物治疗。对于可诱发室上速或心房纤颤等心律失常的房性期前收缩应给予治疗。

3. 房性心动过速

①治疗基础疾病,去除诱因。②发作时治疗的目的在于终止心动过速或控制心室率。可选用洋地黄类、β受体阻滞剂、胺碘酮、普罗帕酮、维拉帕米或地尔硫卓静注。对血流动力学不稳定者,可采用直流电复律。③对反复发作的房性心动过速,长期治疗的目的是减少发作或使发作时心室率不至于过快,以减轻症状。可选用不良反应少的β受体阻滞剂、维拉帕米或地尔硫卓。洋地黄可与β受体阻滞剂或钙拮抗剂合用。如果心功能正常,且无心肌缺血,也可选用Ⅰc或Ⅰa类药物。对冠心病患者,选用β受体阻滞剂、胺碘酮或索他洛尔。对心衰患者,可考虑首选胺碘酮。④对合并病态窦房结综合征或房室传导功能障碍者,若需长期用药,需安置永久心脏起搏器。⑤对特发性房速,应首选射频消融治疗。无效者口服胺碘酮。

4. 室上性心动过速

(1)急性发作的处理:阵发性室上性心动过速绝大多数是旁路参与的房室折返性心动过速及慢-快型房室交界区折返性心动过速,这些患者一般不伴有器质性心脏病,射频消融已成为有效的根治办法。终止发作除可采用刺激迷走神经的手法、经食道快速心房起搏及同步电复律外,药物治疗可选用:①维拉帕米静脉注入。②普罗帕酮缓慢静脉推注。如室上速终止则立即停止给药。以上两种药物都有负性肌力作用和负性传导功效,故对有器质性心脏病、心功能不全、基本心律有缓慢性心律失常的患者应慎用。③腺苷或三磷酸腺苷:静脉快速推注,往往在10~40秒内能终止心动过速。④静脉地尔硫卓或胺碘酮也可考虑使用,但终止阵发性室上速有时效率不高。⑤毛花苷C静脉注射,因起效慢,目前已少用。在用药过程中,要进行心电监护,当室上速终止或出现明显的心动过缓及(或)传导阻滞时应立即停止用药。

(2)防止发作:发作频繁时,应首选经导管射频消融术以根治室上速。药物有口服普罗帕酮或莫雷西嗪,必要时伴以阿替洛尔或美托洛尔。发作不频繁者不必常年服药。

5. 加速性交界区自主心律

异位节律点位于房室交界区,频率多为70~130次/min,见于心肌炎、下壁心肌梗死、心脏手术、洋地黄过量,也可见于正常人。积极治疗基础疾病后心动过速仍反复发作并伴有明显症状者,可选用β受体阻滞剂。如系洋地黄过量者,应停用洋地黄,并给予钾盐、利多卡因、苯妥英钠或β受体阻滞剂。

6. 房颤及房扑

(1)房颤的治疗:房颤是最常见的心律失常之一,发生于器质性心脏病或无器质性心脏病的患者,后者称为特发性房颤。按其发作特点和对治疗的反应,一般将房颤分为三种类型:能够自行终止者为阵发性房颤;不能自行终止但经过治疗可以终止者为持续性房颤;经治疗也不能终止的房颤为永久性房颤。①控制心室率:永久性房颤一般需用药物控制心室率,以避免心率过快,减轻症状,保护心功能。地高辛和β受体阻滞剂是常用药物;必要时两药可以合用,剂量根据心率控制情况而定。上述药物控制不满意者可考虑换用地尔硫卓或维拉帕米。个别难治者也可选用胺碘酮或行射频消融改良房室结。慢－快综合征需安置永久心脏起搏器后用药,以策安全。②心律转复及窦性心律维持:房颤持续时间越长,越容易导致心房电重构而不易转复,因此转复治疗宜尽早开始。阵发性房颤多能自行转复,如果心室率不快,血流动力学稳定,患者能够耐受,可以观察 24 小时。24 小时后仍不能恢复者需进行心律转复。超过 1 年的持续性房颤者,心律转复成功率不高,即使转复也难以维持。复律治疗前应查明并处理可能存在的诱发或影响因素,如高血压、缺氧、急性心肌缺血或炎症、饮酒、甲状腺功能亢进、胆囊疾病等。上述因素去除后,房颤可能消失。无上述因素或去除上述因素后,房颤仍然存在者需要复律治疗。对器质性心脏病本身的治疗不能代替复律治疗。

房颤心律转复有药物和电转复两种方法。电转复见效快、成功率高。电复律后需用药物维持窦律者在复律前要进行药物准备,用胺碘酮者最好能在用完负荷量后行电复律,也可使用奎尼丁准备。拟用胺碘酮转复者,用完负荷量而未复律时也可试用电复律。

药物转复常用Ⅰa、Ⅰc 及Ⅲ类抗心律失常药物,包括胺碘酮、普罗帕酮、普鲁卡因胺、奎尼丁、丙吡胺、索他洛尔等,一般用分次口服的方法。静脉给普罗帕酮、依布利特、多非利特、胺碘酮终止房颤亦有效。有器质性心脏病、心功能不全的患者首选胺碘酮,没有器质性心脏病者可首选Ⅰ类药。有报道用普罗帕酮 450～600mg 顿服终止房颤发作,成功率较高,但首次应用最好在住院或心电监护下进行。

房颤心律转复后要用药维持窦律,此时可继续使用各有效药物的维持量。偶发的房颤不须维持用药,较频繁的阵发性房颤可以在发作时开始治疗,也可以在发作间隙期开始用药。判断疗效要看是否有效地预防了房颤的发作。

阵发性房颤发作时,往往心室率过快,还可能引起血压降低甚至晕厥,应该紧急处理。对于预激综合征经旁路前传的房颤或任何引起血压下降的房颤,立即施行电复律。无电复律条件的可静脉应用胺碘酮。无预激综合征的患者也可以静注毛花苷 C,效果不佳者可以静脉使用地尔硫卓。

(2)房扑的治疗:房扑相对少见,一般将其分为两型。Ⅰ型房扑心房率为 240～340 次/min,Ⅱ、Ⅲ、aVF 导联 F 波倒置,V1 导联直立,电生理检查时可以诱发和终止,折返环位于右心房。Ⅱ型房扑心房率为 340～430 次/min,Ⅱ、Ⅲ、aVF 导联 F 波向上,F 波不典型,电生理检查不能诱发和终止。Ⅱ型房扑有时介于房颤与房扑之间,称为不纯房扑。房扑可表现为阵发性,亦可表现为持续性。Ⅰ型房扑射频消融是首选方法,成功率达到 83%～96%。药物治疗原则与房颤相同。

(3)房颤血栓栓塞并发症的预防:风湿性心脏瓣膜病合并房颤,尤其是经过置换人工瓣膜的患者,应用抗凝剂预防血栓栓塞已无争议。目前非瓣膜病房颤的发生率增加,≥80 岁的人群中超过 10%,非瓣膜病房颤的血栓栓塞并发症较无房颤者增高 4～5 倍。临床上非瓣膜疾病房颤发生血栓栓塞的 8 个高危因素有:高血压,糖尿病,充血性心力衰竭,既往血栓栓塞或者一过性脑缺血病史,高龄(≥75 岁)尤其是女性,冠心病,左房扩大(＞50mm),左室功能下降(左室缩短率＜25%,LVEF≤0.40)。小于 60 岁的"孤立性房颤"患者,脑血栓年发生率仅 0.55%,当合并高危因素≥1 小时,栓塞几率成倍增长。在血栓栓塞并发症中以缺血性脑卒中为主,并随年龄增长。一旦发生,约有半数致死或致残。

20 世纪 80 年代进行了几个大规模随机对照临床试验,在 6000 余例非瓣膜病房颤患者中用抗凝药物对脑血栓进行一级或二级预防,综合结果显示华法林降低脑卒中危险率 68%,阿司匹林降低 21%,均明显优于安慰剂组。华法林又确切比阿司匹林有效(降低危险率相差 40%)。因此,20 世纪 90 年代末,欧、美心脏病学会分别建议:对＜65 岁、无高危因素的永久性持续性非瓣膜病房颤可用阿司匹林,≥1 个高危因素者则用华法林;65～75 岁、无高危因素者,仍应首选华法林,也可用阿司匹林,有高危因素者应用华法林；>75 岁者，一律用华法林，如不能耐受则可用阿司匹林。

抗血栓药物的主要并发症为出血，与剂量无关。使用华法林需要定期检测凝血酶原时间及活动度。由于各单位制备标准品条件不同，造成测试结果不稳定，缺乏可比性。近年世界卫生组织建议用国际标准化比值(INR)作为抗凝监控指标，代替直接测得凝血酶原时间值。调整华法林剂量，使 INR 在 2～3 的范围，可获得最佳抗血栓效果而出血几率与安慰剂相近。临床试验所用阿司匹林剂量为 75～325mg/d，但只有 325mg/d 达到统计学差异的效果。其他抗凝、抗血小板药物或配药方案尚未证实其安全性和效果。

超过 48h 未自行复律的持续性房颤，在需要直流电或药物复律前应投以华法林 3 周(剂量保持 INR2～3)，复律后继服华法林 4 周，避免左房耳内血栓脱落或形成新的血栓，也有学者主张用食管超声检查左房，若未见左房内血栓或云雾状显影(SEC)，便直接转复，以缩短发作时间，减轻电重构。此种做法的安全性尚待证实。

(二)室性心律失常

近年来已明确合并于器质性心脏病者，特别是合并于缺血和心功能不全的患者有预后意义，应作为临床治疗依据。

1. 室性期前收缩

其预后意义因不同情况有很大差异，应进行危险分层而施治。

经详细检查和随访明确不伴有器质性心脏病的室性期前收缩，即使在 24h 动态心电监测中属于频发室性期前收缩或少数多形、成对、成串室性期前收缩，预后一般良好，从危险－效益比的角度不支持常规抗心律失常药物治疗。对某些室性期前收缩多、心理压力大且暂时无法解决者，可考虑短时间使用Ⅰb或Ⅰc类抗心律失常药(如美西律或普罗帕酮)。

伴有器质性心脏病患者的室性期前收缩，特别是复杂(多形、成对、成串)室性期前收缩伴有心功能不全者预后较差，应该根据病史、室性期前收缩的复杂程度、左室射血分数，并参考信号平均心电图和心律变异性分析进行危险分层。越是高危的患者越要加强治疗。应用抗心律失常药物时，要特别注意促心律失常作用。

在下列情况下的室性期前收缩应给予急性治疗：急性心肌梗死、急性心肌缺血、再灌注性心律失常、严重心衰、心肺复苏后存在的室性期前收缩、正处于持续室速频繁发作时期的室性期前收缩、各种原因造成的 QT 间期延长产生的室性期前收缩、其他急性情况(如严重呼吸衰竭伴低氧血症、严重酸碱平衡紊乱等)。

2. 有器质性心脏病基础的室速

(1)非持续性室速：发生于器质性心脏病患者的非持续性室速很可能是恶性室性心律失常的先兆，应该认真评价预后并积极寻找可能存在的诱因。心腔内电生理检查是评价预后的方法之一。如果电生理检查不能诱发持续性室速，治疗主要针对病因和诱因，即治疗器质性心脏病和纠正如心衰、电解质紊乱、洋地黄中毒等诱因，在此基础上，应用 β 受体阻滞剂有助于改善症状和预后。对于上述治疗措施效果不佳且室速发作频繁、症状明显者，可按持续性室速用抗心律失常药预防或减少发作。对于电生理检查能够诱发持续性室速者，应按持续性室速处理。如果患者左心功能不全或诱发出有血流动力学障碍的持续性室速或室颤，应该首选埋藏式心脏复律除颤器(ICD)。无条件置入 ICD 者，按持续性室速进行药物治疗。

(2)持续性室速：发生于器质性心脏病患者的持续性室速多预后不良，容易引起心脏性猝死。除了治疗基础心脏病、认真寻找可能存在的诱发因素外，必须及时治疗室速本身。对室速的治疗包括终止发作和预防复发。①终止室速：有血流动力学障碍者立即同步电复律，情况紧急(如发生晕厥、多形性室速或恶化为室颤)也可非同步转复。药物复律需要静脉给药。利多卡因常用，但效果欠佳，剂量大时易出现消化道和神经系统不良反应，也会加重心功能不全；其优点是半衰期短，数分钟药物作用即可消失，便于继续使用其他药物。胺碘酮静脉用药安全有效。心功能正常者也可以使用普鲁卡因胺或普罗帕酮。多形室速而 QT 正常者，先静脉给予 β 受体阻滞剂。常用美托洛尔 5 ~ 10mg 稀释后在心电监护下缓慢静注，室速终止立即停止给药。β 受体阻滞剂无效者，再使用利多卡因或胺碘酮。药物治疗无效应予电复律。心率在 200 次/min 以下的血流动力学稳定的单形室速可以置右心室临时起搏电极，抗心动过速起搏终止。②预防复发：可以排除急性心肌梗死、电解质紊乱或药物等可逆性或一过性因素所致的持续性室速是 ICD 的明确适应证。无条件安置 ICD 的患者可给予胺碘酮治疗，单用胺碘酮无效或疗效不满意者可以合用 β 受体阻滞剂，β 受体阻滞剂从小剂量开始，注意避免心动过缓。心功能正常的患者也可选用索他洛尔或普罗帕酮。注意索他洛尔有引起扭转型室速的可能，应在住院条件下开始用药，如用药前使用过胺碘酮，需待 QT 间期恢复正常后再使用。索他洛尔的 β 受体阻滞作用明显，需时刻警惕其减慢心率和负性肌力作用。普罗帕酮也可引起心功能不全，用药过程中要注意。

3. 无器质性心脏病的室速

此类室速亦称特发性室速，一般不合并有器质性心脏病，发作时有特征性心电图图形，据此可分为：起源于右室流出道（偶可起源于左室流出道）的特发性室速和左室特发性室速。发作终止后，窦律时可出现电张调整性 T 波改变。持续发作时间过长且有血流动力学改变者宜电转复。药物治疗可分为：①发作时的治疗：对起源于右室流出道的特发性室速可选用维拉帕米、普罗帕酮、β 受体阻滞剂、腺苷或利多卡因；对左室特发性室速，首选维拉帕米静注。②预防复发的治疗：对右室流出道室速，β 受体阻滞剂的有效率为 25% ~50%，维拉帕米和地尔硫卓的有效率为 20% ~30%，β 受体阻滞剂和钙拮抗剂合用可增强疗效。如果无效，可换用 Ⅰc 类（如普罗帕酮、氟卡尼）或 Ⅰa 类（如普鲁卡因胺、奎尼丁）药物，其有效率为 25% ~ 59%，胺碘酮和索他洛尔的有效率为 50% 左右。对左室特发性室速，可选用维拉帕米 160 ~320mg/d。特发性室速可用射频消融根治，成功率很高。

4. 某些特殊类型的室速

（1）扭转型室速：其发作常反复，也可能恶化为室颤。多见于 QT 延长者。QT 延长综合征可以是先天的，也可以是后天获得性的。先天性长 QT 综合征是控制离子通道的基因异常所致，合并下列情况应视为高危患者：先天性耳聋、婴幼儿、家系中有猝死、T 波交替、QTc > 600ms。获得性 QT 延长综合征可由电解质紊乱如低血钾、低血镁引起，可发生于严重的心动过缓，如三度房室传导阻滞伴缓慢心室逸搏，也可由药物引起，如抗心律失常药、非竞争性抗组胺药（如阿司咪唑）、三环抗抑郁药等。因此防治扭转型室速与及时识别和处理 QT 延长关系密切。

扭转型室速发作期的紧急治疗措施如下（包括获得性 QT 延长综合征）：①首选寻找并处理 QT 延长的原因，如血钾、镁浓度降低或药物引起等。②采用药物终止心动过速时，首选硫酸镁，首剂 2 ~5g 静注（3 ~5min），然后以 2 ~20mg/min 速度静滴。无效时，可试用利多卡因、美西律或苯妥英钠静注。③上述治疗效果不佳者行心脏起搏，可以缩短 QT，消除心动过缓，预防心律失常进一步加重。④异丙肾上腺素增快心率，缩短心室复极时间，有助于控制扭转型室速，但可能使部分室速恶化为室颤，使用时应小心，适用于获得性 QT 延长综合征、心动过缓所致的扭转型室速而没有条件立即行心脏起搏者。

（2）Brugada 综合征：患者心电图表现为右束支阻滞并 V_{1-3} ST 段抬高，或仅有 V_{1-3} ST 段抬高，出现类似终末 R 波，并有室颤发作史。ICD 能有效地预防心脏性猝死，在安置 ICD 后，可试用胺碘酮或（和）β 受体阻滞剂。

（3）极短联律间期的室速：维拉帕米能有效地终止并预防其发作，对反复发作的高危患者应安置 ICD。

(4)加速性室性自主心律:为一种异位室性心律,其频率一般为 60~110 次/min。见于冠心病、风心病、高血压病、心肌炎、扩张型心肌病、洋地黄过量、吸食可卡因等。也可发生于正常成人和儿童。在急性心肌梗死,特别是再灌注治疗时,其发生率可达 80% 以上。这是一种良性异位心律,多为一过性。由于频率不快,通常可耐受。除治疗基础病外,对心律失常本身一般不需处理。由于丧失了心房同步收缩功能,原有心功能不全的患者,症状可能加重。阿托品通过提高窦性心律、夺获心室可终止这种异位室性心律。

(三)宽 QRS 心动过速的处理

宽 QRS 心动过速指的是发作时 QRS 间期 ≥0.12s 的心动过速。以室速最为常见,也可见于下列室上性心律失常:伴有室内差异性传导或窦律时存在束支或室内传导阻滞的室上性快速心律失常,部分或全部经房室旁路前传(房-室传导)的快速室上性心律失常(如预激综合征伴有房颤/房扑,逆向折返性心动过速)。

在能够明确诊断的情况下可按照各自的治疗对策处理。如不能明确心动过速的类型,可考虑电转复,或静脉用普鲁卡因胺或胺碘酮。有器质性心脏病或心功能不全的患者,不宜使用利多卡因,也不应使用索他洛尔、普罗帕酮、维拉帕米或地尔硫卓。

(四)特殊临床情况下快速心律失常的处理

1. 心肌梗死心律失常的处理

(1)急性心肌梗死伴室上性快速心律失常的治疗:①房性期前收缩与交感神经兴奋或心功能不全有关,无特殊治疗。②阵发性室上速的快速心室率增加心肌耗氧量,必须积极处理。可静脉用维拉帕米、地尔硫卓或美托洛尔。合并心衰、低血压者可用电转复或食管心房起搏治疗。洋地黄制剂有效,但起效时间较慢。③急性心肌梗死合并房扑少见且多为暂时性。④合并房颤常见且与预后有关。如血流动力学不稳定,需迅速电转复治疗。血流动力学稳定的患者,以减慢心室率为首要。无心功能不全者,可用美托洛尔、维拉帕米、地尔硫卓静注,然后口服治疗;心功能不全者,首选洋地黄制剂。但在急性心肌梗死早期(24 小时内)应尽量避免使用。胺碘酮对终止房颤、减慢心室率及复律后维持窦律均有价值,可静脉用药并随后口服治疗。⑤通常情况下,不建议使用 Ic 类药物治疗。

(2)急性心肌梗死伴室性快速心律失常的治疗:急性心肌梗死中出现的所谓"警告性心律失常"(如频发、多形、成对、R 在 T 上室性期前收缩),多项研究的报告均未能证明其在预示严重室性心律失常中的价值。

鉴于急性心肌梗死住院治疗室颤发生率已显著降低,且无证据说明利多卡因预防应用可降低其死亡率,因此不主张常规预防性应用利多卡因。

治疗建议如下:①室颤、血液动力学不稳定的持续性多形室速应迅速非同步电转复。②持续性单形室速,伴心绞痛、肺水肿、低血压(<90mmHg)应尽早同步电转复。③持续性单形室速不伴上述情况可选用静脉利多卡因、胺碘酮、普鲁卡因胺和索他洛尔治疗。④频发室性期前收缩、室性期前收缩成对、非持续性室速可严密观察或利多卡因治疗(<24h)。⑤加速性室性自主心律、偶发室性期前收缩可予观察。⑥溶栓、β 受体阻滞剂、主动脉内气囊反搏、急诊经皮冠状动脉腔内成形术或旁路移植术、纠正电解质紊乱均能预防或减少心律失常发生。

(3)梗死后室性心律失常的治疗:不宜把心律失常的抑制作为治疗的最终目标。在整体治疗的基础上,可适当选用抗心律失常药。Ⅲ类药物中胺碘酮可降低心律失常的死亡率,促心律失常作用低,宜低剂量维持,以减少不良反应的发生。Ⅱ类药物降低死亡率,其有利作用并不主要与心律失常抑制有关。

2. 心衰中心律失常的处理

有关心律失常的治疗必须在积极治疗心衰及原发病、消除诱发因素及纠正电解质紊乱的基础上进行。心脏性猝死占心衰总死亡率的

30%～70%，主要与心衰时快速室性心律失常有关。

胺碘酮对降低心衰猝死、改善生存有益，对心脏功能的抑制及促心律失常作用小，如无禁忌证，是严重心衰患者室性或房性心律失常的可选治疗药物。

（1）伴有心衰的房颤治疗：①应尽可能使房颤转复为窦性，对提高心功能，避免血栓栓塞及快速不规则心律均有利。胺碘酮可用于复律并维持窦律。②房颤可见于大约20%的心衰患者中，伴死亡率增加。心衰伴慢性房颤者并发脑卒中的发生率可达16%/年；如合并其他危险因素，发生率更高，必须同时抗凝治疗。

（2）心衰室性心律失常的治疗：①对于无症状非持续性室速，不主张积极抗心律失常药物治疗。②室颤、血流动力学不稳定的持续性室速应立即电转复；血流动力学稳定的持续性室速，首选胺碘酮，其次利多卡因，无效者电复律。③心衰中ICD置入对预防猝死的价值尚待证实。④心衰中室性药物治疗选择时应注意，Ⅲ类钾通道阻滞剂，以胺碘酮为主，可降低心脏性猝死，对降低总死亡率可能有益。Ⅱ类交感抑制剂，使心脏猝死率降低，总死亡率降低。Ⅰ类钠通道阻滞剂可能增加心脏猝死的危险，不宜用。

3. **心源性猝死的抗心律失常治疗**

心源性猝死主要由恶性室性心律失常即室颤和快速或多形室速引起，其中很小一部分是由预激综合征伴发房颤经房室旁路下传引起室颤所致，少数心脏猝死发生于心动过缓。因此，除心肺复苏的常规步骤外，关键是处理快速室性心律失常或心动过缓。电复律是处理致命性快速室性心律失常的最迅速有效的方法。对心动过缓所致者应进行临时起搏。

在没有条件电复律或临时起搏，或电复律后不能恢复自身心律时，需进行人工心肺复苏。对于快速心律失常性心脏猝死，在复苏的同时经静脉应用抗心律失常药，目前主张首选胺碘酮。利多卡因仍可使用，但效果不如胺碘酮确切。ARREST试验结果表明，在采用标准心肺复苏措施的过程中，静脉应用胺碘酮300mg可以提高院外心脏骤停患者的入院成活率。电复律虽然有效，但对屡除屡发者静脉用胺碘酮尤为重要。

在心肺复苏过程中，要注意分析可能存在的诱因并进行针对性处理，如电解质紊乱、药物毒副作用、心肌缺血等。

非一过性或非可逆性因素引起的室速或室颤所致的心脏骤停是ICD应用的明确适应证；无条件置入者可以口服胺碘酮或索他洛尔。预防心动过缓所致的心脏性猝死的方法是安置永久性起搏器。

四、抗心律失常药物的促心律失常作用

抗心律失常药物可以促使心律失常发生的现象久已被认识。促心律失常是指用药后诱发既往未曾发生过的心律失常，或者是原有的心律失常恶化。所用药物的剂量或血浆药物浓度低于中毒水平，从而区别于药物中毒或过量导致的各种心律失常。确定促心律失常作用前需除外自身心律失常的恶化，以便确定停药或是加药。

用药后QT间期延长引起扭转型室速是较特异的促心律失常现象，但以某一种心律失常的量变来判断就很困难。20世纪80年代初提出过以室性期前收缩次数增加来判断，原10次/h用药增加10倍，1000次/h用药后增加2倍，或非持续性室速连续增多10倍及以上为促心律失常作用；或者室性期前收缩在用药前1～50次/h、51～100次/h、101～300次/h、>300次/h，分别增加10、5、4、3倍等为促心律失常作用。现在认识到，室性期前收缩本身有较大波动，加上受病情变化影响，这些定量标准已不可靠，促心律失常作用的标准确需修订。

1998年美国部分专家认为，促心律失常不仅表现为快速心律，也可有缓慢型心律失常，部位除心室外，心房、房室结及窦房结水平均可发生，据此提出一新的促心律失常作用共识，介绍如下：

其一是新出现的持续性心律失常：

一为快速心律：①扭转型室速，QT延长。

②多形室速,QT 正常。③室颤。④持续性单形室速,间歇发作。⑤持续性单形室速,不间断性。⑥房扑,1:1 传导。

二为心动过缓及传导障碍:①窦房结功能低下。②房室阻滞。③明显的 QRS 增宽。

其二是原有心律失常恶化:

一为非持续性转变为持续性。

二为心动过速频率加快。

药物引起 QT 间期延长,尤其在低血钾或心动过缓时,可发生特异的扭转型室速。各种因素增加细胞内钙离子浓度,可能诱发后除极电位的触发活动,导致室速或室颤。促心律失常作用的发生明显受整体心脏状况和肝肾功能的影响。如奎尼丁引起的猝死是安慰剂的 2 ~ 3 倍,主要发生在心功能障碍患者,很少见于正常心脏。在肝功能衰竭时,扭转型室速也可增加。Podrid 等报道,Ⅰ类药在 LVEF < 35% 和 > 35% 患者中促心律失常分别为 43% 和 26% 。Ⅰc 类药明显减缓室内传导,可能造成新的室内折返途径,引起不间断性室速。在心肌缺血或明显心肌肥厚、心脏扩大时,加重正常与病态心肌间不均匀的复极和传导,产生新的折返,出现单型室速或扭转型室速。所以Ⅰ类药不宜用于明显心肌缺血和心功能障碍者。Ⅲ类药中胺碘酮虽延长复极和 QT 间期,但急性心肌梗死或心衰临床试验证实,其扭转型室速发生率仅不及 1%。索他洛尔的促心律失常随剂量上升,每日剂量超过 320mg,扭转型室速发生率明显增加。Ⅰc 类药物用于控制房颤或房扑时,可以延长房内传导,减少心房频率,或者使房颤转变为房扑,反而造成更多的心房激动下传,出现 1:1 房室传导,加快心室率。

促心律失常多发生在开始用药 24 ~ 48h,72h 后渐为减少。若使用易于发生心律失常的药物,特别是有心肌功能障碍或有诱因的患者,宜于医院内开始给药。胺碘酮起效缓慢,促心律失常现象不严重,可在门诊严密观察下给药。药物血清浓度变化范围较大,除了有中毒可能性时,测定血药浓度指导用药并不实用。应强调严格掌握抗心律失常药物的适应证。

发生促心律失常时应及时停药,测定血清电解质浓度,包括血钾和血镁,并按具体心律失常处理。必要时可心室起搏,严重血流动力学障碍时可以电复律。Ⅰc 类药造成的不间断性室速处理较难,可给乳酸钠或碳酸氢钠,必要时可试用利多卡因。

(魏　璇)

参考文献

1. Van Gelder IC, Hagens VE, Bosker HA, et al. A comparison of rate control and rhythm control in patients with recurrent persistent atrial fibrillation [J]. Nengl J Med, 2002, 347 (23): 1834 – 1840

2. 王士雯,钱方毅. 老年心脏病学[M],第 2 版. 北京:人民卫生出版社,1998,12:765 – 819

3. 傅得兴. 老年人的药代动力学特点[J]. 中华老年医学杂志,2004,23(4):287 – 8

4. 林治湖,杨延宗,杨东辉. 自主神经系统与心律失常[J]. 中华心律失常杂志,2002,6(2):120 – 2

5. Alboni P, Pirani R, Paparella N, el al. A method for evaluating different modes of action of an anitiarrhythmic drug in man[J]. Int J Cardiol, 1985, 7:255 – 8

6. 吴宇. 抗心律失常药物治疗建议[J]. 中华心血管病杂志,2001,29(6):323 – 6

7. 廖志云. 老年人心律失常的初步探讨[J]. 中国循环杂志,1991,6(4):311

8. 陶国枢,何慧德. 老年人的合理用药[M],第 1 版. 北京:人民军医出版社,1991,3:102 – 19

9. 侯应龙. 抗心律失常药物的致心律失常作用[J]. 中国心脏起搏与电生理杂志,2007,21(1)14 – 15

第五节　冠状动脉粥样硬化性心脏病

冠心病是指由于冠状动脉粥样硬化使冠脉狭窄或阻塞,导致心肌缺血、缺氧而引起的心脏病,是冠状动脉粥样硬化性心脏病的简称。它和冠状动脉功能性改变(痉挛)一起,统称为冠状动脉性心脏病，有时也称冠状动脉病或缺血性心脏病。冠心病是动脉粥样硬化导致器官病变的最常见类型。

一、流行病学

冠心病多发生于40岁以上，男性多于女性，且以脑力劳动者居多，是工业发达国家的流行病。本病在欧美国家极为常见，在美国占人口死亡数的1/3～1/2，占心脏病死亡数的50%～75%。作为亚洲国家，冠心病在我国不如欧美国家多见，约占心脏病死亡数的10%～20%，但近年有增多的趋势。

冠心病发病率和死亡率有明显的地区性差异，不仅在不同国家间存在，而且在一个国家不同地区、不同人群间也常存在。世界卫生组织（WHO）报告1985～1990年29个人群35～64岁急性心肌梗死或可能的冠脉事件发病率，男性最高的为芬兰北卡来利（818/10万），中国北京最低（79/10万）；男性死亡率最高的仍为北卡来利（395/10万）和英国的格拉斯哥（385/10万），最低是北京（45/10万）。29个人群都显示冠心病无论发病率或死亡率男性都3～5倍于女性，女性死亡率最高为格拉斯哥（127/10万），中国女性仅次于西班牙，排序倒数第2（26/10万）。我国16省市急性冠心病事件发病率和死亡率的比较表明，山东青岛最高，男、女发病率分别为203/10万和96.3/10万，而安徽滁县最低，男、女发病率分别为11.9/10万和5.14/10万。

冠心病发病率和死亡率有明显的年龄差异，其和年龄的关系已众所周知。从年龄特点看，男性超过40岁患病率增高，年龄每增长10岁患病率就上升1倍。人群猝死的年发病率为男性10.5/10万，女性3.6/10万；而60岁以上则分别为65.4/10万和50.4/10万。在美国因心血管病致死者72%发生于65岁以上人群，其中主要是冠心病。据北京市冠心病协作组统计，急性心肌梗死60岁以上年龄组病死率明显高于60岁以下各年龄组。根据北京阜外医院的统计，1978～1981年CCU病房398例急性心肌梗死患者中，60岁以上占53.3%，<50岁、50～59岁和60岁以上病死率分别为2.7%、9.2%和16%。表明急性心肌梗死患者中60岁以上患病率及病死率均占半数以上，病死率随年龄而增加。由北京、天津和沈阳等25个单位组成的病理普查协作组的分析资料显示，冠状动脉粥样硬化病变始于0～9岁，检出率为1.17%，以后随年龄而增高，60～89岁检出率最高，80岁以后检出率为95%以上。

二、危险因素及分析

（一）危险因素

危险因素（risk factor）是指个体固有的生理、心理因素或生活环境中的其他因素，它们的存在可促使疾病的发生，去掉之后可减缓甚至阻止疾病的发生。与冠心病相关的危险因素称冠心病危险因素。目前明确的冠心病危险因素有：

（1）血脂异常：各种血脂异常中，高胆固醇（TC）血症与冠心病危险增高的相关性最明确，特别是低密度脂蛋白胆固醇（LDL－C）升高。高密度脂蛋白胆固醇（HDL－C）均值与冠心病发病率呈显著负相关。虽然血浆甘油三酯与冠心病的关系，还没有像胆固醇与冠心病的关系那么确定，但流行病学资料提示，甘油三酯在判断冠心病危险时起重要作用。

（2）高血压：血压升高是西方人群冠心病的独立危险因素，弗明汉心脏研究及MRFIT研究已经证实。我国首钢公司男性冠心病危险因素的前瞻性研究显示，收缩压120～139mmHg时冠心病相对危险比<120mmHg者增高40%，140～149mmHg者增加1.3倍，同样说明血压升高在中国人群中对冠心病发病的作用。血压急剧升高可诱发急性心肌梗死。也有报道脉压水平与冠心病有关。

（3）吸烟：是公认的心血管疾病发生的重要危险因素，吸烟可加重其他冠心病危险因素的作用。研究表明，吸烟者冠心病发病的相对危险比不吸烟者增高2倍，吸烟总量每增加1

倍，急性心肌梗死发病危险就增加4倍。

(4)超重和肥胖：超重和肥胖是高血压发病的危险因素，同时也是冠心病和脑卒中发病的独立危险因素。

(5)糖尿病和胰岛素抵抗：糖尿病是动脉粥样硬化性疾病的明确危险因素，也是冠心病的危症。血清胰岛素水平与心血管病的许多危险因素显著相关，如高甘油三酯，低 HDL－C，超重和肥胖，高血压，高血清胆固醇和高尿酸等。

(6)C－反应蛋白：C－反应蛋白与冠心病发病有关，可预测心血管事件的发生，其预测能力与 LDL－C 一样强。

(7)缺少体力活动：体力活动减少是造成超重/肥胖的重要原因之一，缺少体力活动可增加高血压患者心血管病发生的危险。

(8)心血管病病史(或称家族史)：有心血管病家族史、患者本人有心血管病史，均可增加冠心病发病危险。

(9)年龄：冠心病发病随年龄而升高，这是由于多数危险因素水平随年龄的增长而升高，虽然年龄越大增高的速度有所减慢，但由于老年发病率高，故绝对危险仍很高。

(10)性别：男性冠心病发病率高于女性，但60岁以后性别差异缩小。

(二)危险因素分析

上述危险因素中血脂异常、高血压、吸烟、糖尿病、超重和肥胖、C－反应蛋白、缺少体力活动是可干预的危险因素，心血管病病史、年龄和性别是不可干预的危险因素。另外，各种凝血因素如纤维蛋白原、凝血因子Ⅶ、纤维蛋白溶解活性、纤溶酶原激活剂抑制剂(PAI－1)，高同型半胱氨酸血症，饮酒，A型性格和应激，血液中抗氧化物浓度低等也被认为是冠心病的危险因素。

三、发病机制及病理生理

冠心病的病理基础是冠状动脉粥样硬化，以及因此引起的心肌缺血、坏死的病理改变。发生动脉粥样硬化时，动脉壁出现脂质条纹、纤维斑块和复合病变三种类型的病理变化。

由于冠状动脉内膜和部分中膜的血供由管腔直接供给，血中的氧和营养物质直接透入内膜和中膜，因而脂质也易于透入，同时由于冠状动脉与主动脉的交角几乎呈直角，其近端及主要分支的近端受到的血流冲击力大，内膜易受损伤，因此，冠状动脉易于发生粥样硬化。

发病机制方面近年比较强调巨噬细胞的增多和游移，在巨噬和积聚脂质中的作用；成纤维细胞的增生和游移在形成纤维脂肪病变的作用；血小板的黏附和聚集，促使内皮细胞损伤和增生、血栓形成以及上述这些细胞增生和游移的作用。所有这些细胞都会释出多种因子，这些因子通过不同的途径促进动脉粥样硬化的形成，也促进这些细胞的增生和游移，形成恶性循环，使病变不断发展。

冠状动脉有左、右两支，左冠状动脉在主干下又分为前降支与回旋支。左冠状动脉主要供应左心室，右冠状动脉主要供应右心室，也有部分左心室接受来自右冠状动脉的血液。右冠状动脉、左前降支和左回旋支之间有许多小分支之间互相吻合，连同左冠状动脉主干，合称为冠状动脉的四支。粥样硬化可累及四支中的一、二或三支，也可四支冠状动脉同时受累。粥样硬化最常累及的冠状动脉为左前降支，病变也最重，其次为右冠状动脉、左回旋支和左冠状动脉主干。病变在血管近端较远端重，主干较边缘支重。粥样斑块多分布在血管分支的开口处，且常偏于血管的一侧，呈新月形。

心肌的需血和冠状动脉的供血是矛盾对立统一的两个方面。生理状态下，冠脉血流量主要受冠脉口径的大小和冠脉灌注压的影响，当心肌耗氧量增加时，通过冠脉扩张扩大冠脉口径，以增加冠脉血流量，从而保证心肌氧的供给。冠脉血流还受多种因素控制，包括神经体液因素、心肌代谢因素和肌源性因素等。冠状动脉粥样硬化引起管腔狭窄，当血管腔轻度狭窄（<50%）时，心肌血供未受影响，患者无症状，各种心脏负荷试验未显示心肌缺血的表现，故虽有冠状动脉粥样硬化，也还不能认为已有冠心病。当管腔狭窄大于50%时，静息心肌血供和局部心肌血流才受影响，是为冠心病。冠状动脉供血不足范围的大小，取决于病变动脉支的大小和多少，其程度取决于管腔狭窄程度及病变发展速度。发展缓慢者，细小动脉吻合支由于代偿性血流增大而逐渐增粗，增进了侧枝循环，改善了心肌供血，即使动脉粥样硬化病变较严重，心肌损伤也不重；反之，发展较快者，管腔迅速堵塞，心肌出现损伤、坏死；冠状动脉粥样硬化心肌长期血供不足，可致心肌萎缩、变性、纤维组织增生，心脏扩大。

冠状动脉粥样硬化斑块破裂或出血，血栓形成，粥样硬化（或无粥样硬化）的冠状动脉发生痉挛，均可引起病变血管不同程度的阻塞，导致严重的心肌缺血或坏死。

四、临床类型

由于冠状动脉病变部位、范围、血管阻塞程度和心肌供血不足的发展速度、范围和程度不同，本病可有不同的临床特点，一般可分为五种临床类型。

（一）无症状型冠心病

此型也称隐匿型冠心病，患者无临床症状，但静息时或负荷试验后心电图，或放射性核素心肌显像有心肌缺血改变，病理检查无心肌组织形态改变。由于发作隐匿，常为患者和医务人员所忽视，以至于延误诊治，引起心肌梗死和猝死等冠状动脉急性事件。

（二）心绞痛

由心肌一过性缺血引起的发作性心前区疼痛，心肌多无组织形态改变，心电图可见缺血性ST和（或）T波改变，血清酶学无变化。根据世界卫生组织“缺血性心脏病的命名及诊断标准”，心绞痛可分为以下三类。其中，稳定型劳力性心绞痛称为稳定性心绞痛。初发劳力性、恶化型劳力性和自发性心绞痛统称为不稳定性心绞痛。

（1）劳力性心绞痛：由运动、劳累、情绪激动或其他增加心肌需氧量的情况所引起，休息或舌下含服硝酸甘油后，疼痛可迅速缓解。包括：

1）稳定型劳力性心绞痛：为最常见的心绞痛，劳力性心绞痛的性质稳定1～3个月以上。

2）初发型劳力性心绞痛：初次发生劳力性心绞痛，病程在1个月以内。

3）恶化型劳力性心绞痛：原为稳定型心绞痛，在3个月内疼痛的频率、程度、持续时间、诱发因素经常变动，进行性恶化，可发展为心肌梗死或猝死，也可恢复为稳定型。

（2）自发性心绞痛：心绞痛发作与心肌需氧量的增加无明显关系，与冠状动脉血流储备量减少有关，与劳力性心绞痛比较，疼痛程度较重，持续时间较长，不易被舌下含服硝酸甘油所缓解。包括：

1）卧位型心绞痛：发生于休息或熟睡时的心绞痛，病情程度较重，硝酸甘油疗效不明显。机制可能与夜梦、夜间血压降低或发生未被察觉的左心室衰竭，以致狭窄的冠状动脉远端心肌灌注不足，也可能与平卧时静脉回流增加，心脏工作量和需氧量增加有关。

2）变异型心绞痛：发作时心电图有关导联出现一过性ST段抬高，而相对应导联ST段压低。机制为冠状动脉在粥样硬化基础上发生痉挛，患者迟早发生心肌梗死。

3）急性冠状动脉供血不全：也称中间综合征。疼痛在休息或睡眠时发生，历时较长，达30min～1h以上，但无心肌梗死的客观证据，常是心肌梗死的前奏。

4）梗死后心绞痛：急性心肌梗死发生后1个月内重新出现的心绞痛，发生机制为心肌梗死后心肌未完全坏死，部分未坏死的心肌在严重缺血的情况下再次发生疼痛，有随时发生再梗死的可能。

(3)混合性心绞痛:既在心肌需氧量增加时发生心绞痛,也可在心肌需氧量不增加时发生心绞痛。兼有劳力性和自发性心绞痛的临床特点。

(三)心肌梗死

心肌梗死是冠状动脉阻塞,血流中断,使部分心肌因严重的持久性缺血而发生局部坏死,属冠心病的严重临床表现类型。

1. 急性心肌梗死

病史中有剧烈而较持久的心前区疼痛,但老年人疼痛可不典型,或较轻微甚至没有,可以出现其他症状,如腹痛、头痛、心力衰竭、心律失常、心源性休克、晕厥等。心电图有两种改变,分别为 Q 波心肌梗死和非 Q 波心肌梗死。前者可见持久的病理 Q 波或 QS 波以及持续 24h 以上的演进性 ST 段抬高,后者表现为无病理 Q 波或 QS 波,但有 ST 段抬高或压低和 T 波倒置。两者均有心脏损害的血清学标志物如肌酸磷酸激酶(CK)、CK－MB、肌红蛋白、心脏特异性肌钙蛋白(肌钙蛋白 I 和肌钙蛋白 T)等的改变。

在急性心肌梗死恢复期,有些患者可呈现自发性胸痛,并伴有心电图改变,如伴有血清标志物水平再次升高,则可能为急性心肌梗死扩展,如不伴有血清标志物水平变化,则为梗死后心绞痛。

2. 陈旧性心肌梗死

陈旧性心肌梗死主要表现为肯定性心电图改变,即遗留的病理 Q 波或 QS 波,可伴有或不伴有 T 波改变,在合并室壁瘤的患者可见固定的 ST 段抬高。如果没有遗留心电图改变,可根据急性期的典型心电图改变或肯定性血清酶变化而诊断。

(四)缺血性心肌病

为心肌供血长期不足,心肌组织发生营养障碍和萎缩,或多次发生局限性心肌梗死,以致纤维增生所致,主要表现为心脏增大、心力衰竭和心律失常。此型患者大多左室射血分数≤35%,冠脉造影可见多支血管严重病变。这些患者预后不良,五年存活率和七年存活率分别为 45% 和 34%。左室射血分数越低,预后越差。治疗包括纠正心力衰竭和控制心律失常。可联合使用消心痛、洋地黄和利尿剂,血管转换酶抑制剂可长期改善患者的症状和血液动力学,延长患者的生存期。小剂量 β 受体阻滞剂可能对改善症状有益,其作用仍有争议。有明显症状或恶性室性心律失常者需用抗心律失常药物治疗。由于冠脉病变多弥漫,多数患者不宜接受 PCI 治疗。冠状动脉旁路手术仅限于以缺血性心绞痛症状为主的患者,风险极大。上述治疗无效,经慎重选择,可作心脏移植。

(五)猝死

猝死是冠心病最严重的一种临床类型。世界卫生组织定为发病后 6h 内死亡为猝死,多数学者主张定为 1h,但也有人主张将发病后 24h 内死亡也归于猝死。各种心脏病均可发生猝死,但冠心病是最常见的心脏病猝死病因,其引起的猝死约占心脏病猝死的 50% 以上。由于冠心病引起的猝死可能存活,故世界卫生组织认为称原发性心脏骤停较妥。其机理主要为缺血局部发生心电紊乱,导致一过性严重心律失常所引起。多数患者发病前无前驱症状,以往冠心病的证据可有可无。

上述分型是 1979 年世界卫生组织基于冠心病临床表现而来,并一直沿用至今。近 30 年来,随着对冠心病的病理生理及与临床表现关系研究的日益深入,上述分型已不能满足临床需要,结合病理生理、发病机制的冠心病分型已成为其有益的补充。目前基于病理生理机制,将冠心病分为慢性稳定性冠心病和急性冠脉综合征(ACS);急性冠脉综合征又分为 ST 段抬高的急性心肌梗死(STEMI)和非 ST 段抬高的急性冠脉综合征;非 ST 段抬高的急性冠脉综合征又分为不稳定性心绞痛(UCP)和非 ST 段抬高的急性心肌梗死(NSTEMI)。猝死是急性冠脉综合征最严重的一种临床类型。

五、慢性稳定性心绞痛

心绞痛是由于暂时性心肌缺血引起的以胸痛为主要特征的临床综合征，是冠心病的最常见表现。常见于冠状动脉一支或多支大的心包脏层动脉管腔直径狭窄在50%以上的患者，当运动或情绪激动时，冠状动脉血流不能满足心肌代谢的需要，导致心肌缺血，而引起心前区疼痛或胸部不适，但无心肌梗死，休息或含服硝酸甘油可以缓解，从心电图和其他检查方法常能发现心肌缺血的客观证据。慢性稳定性心绞痛是指心绞痛发作的程度、频度、性质及诱发因素在数周内无显著变化的情况。

老年人心绞痛的特点是心前区疼痛不典型，发病时疼痛轻微甚或没有疼痛，而代之以心肌缺血的其他症状，如呼吸困难、胸闷、昏倒、疲劳、嗳气等，由于老年人常患有多器官疾病，故心绞痛症状易为其他疾病症状所掩盖或混淆，从而忽视了心脏情况，以至于延误对心绞痛的治疗，造成严重后果。

因不稳定性心绞痛将在有关急性冠脉综合征的章节中介绍，故本节主要介绍稳定性心绞痛。

（一）病因

心绞痛的最常见病因是冠状动脉粥样硬化。粥样斑块所造成的固定狭窄多超过冠脉直径的50%以上，且多存在于冠脉主干的近端及分叉处。冠状动脉“正常”者也可由于冠状动脉痉挛或内皮功能障碍等原因引发心绞痛。其他原因包括先天性动脉异常、冠状动脉血栓栓塞、冠状动脉炎、主动脉狭窄、引起严重右心室高压的二尖瓣狭窄、严重肺动脉高压、肺动脉狭窄、肥厚型心肌病、高血压。其他少见原因包括主动脉反流、扩张型心肌病、梅毒性心脏病、二尖瓣脱垂。严重贫血、心动过速、发热、甲状腺功能亢进也可影响心肌的氧供需平衡、诱发或加重心绞痛。老年人主动脉瓣退行性改变常使瓣膜增厚、钙化，少数可发展为钙化性主动脉瓣狭窄，瓣膜狭窄严重或冠状动脉口钙化、狭窄均可导致冠脉血流减少。先天性二叶主动脉瓣和风湿性主动脉瓣狭窄的患者进入老年后也可发生心绞痛。

（二）病理生理

冠状动脉血流和心肌耗氧量之间的供需失衡是冠心病的主要原因。临床上，当心肌氧的需求超过冠状动脉氧的释放能力时，就会引起心绞痛。正常心脏因有冠状动脉血流储备，即使进行剧烈的体力活动也不会发生心肌缺血。心包脏层冠状动脉或冠状动脉微血管粥样硬化时，即使轻度运动也可出现心肌氧的供需失衡。影响心肌耗氧量的主要因素是心率、心肌收缩力和室壁张力。室壁张力与动脉血压和心室容积呈正相关，与室壁厚度呈负相关。临床上多采用“心率×收缩压”（即二乘积）方法估计心肌耗氧量。心肌供氧取决于冠状动脉血流量和血氧含量。冠状动脉血流量主要受冠脉口径的大小、主动脉舒张压和心室舒张间期的影响。冠状动脉粥样硬化性血管狭窄与冠状动脉痉挛所致血管暂时性狭窄均可增加冠状动脉阻力，使冠脉血流减少。粥样硬化的冠状动脉血管内皮功能失调，当有心肌需氧量增加的因素存在时，如运动、心动过速等，冠状动脉不能扩张提供足够的血流供应。大部分冠状动脉粥样硬化性心绞痛患者的心肌缺血均可由冠状动脉阻塞以及内皮功能障碍引起。

心绞痛发作中疼痛的确切原因未明，一般认为是心肌无氧代谢释放的缓激肽、五羟色胺或组织胺等物质刺激心脏内传入神经末梢所致。

（三）临床表现

1. 发作特征

（1）部位及范围：典型的心绞痛部位是在胸骨后或左前胸，范围常不局限，可放射至咽部、颌部、肩背部、左臂及左手指内侧，也可放射至其他部位。心绞痛还可以发生在胸部以外如腹部、咽部、颈部等。每次发作的部位往往是相似的。

(2)性质:常为压榨样闷痛,有胸部紧缩感、窒息感,也可有烧灼感,严重者可伴有冷汗,濒死感,有的患者仅诉胸部不适,主观感觉个体差异较大,但一般不会是针刺样疼痛。发作时,患者常不自觉停止原来的活动,直至发作缓解。老年人可无上述典型表现,主要为憋闷感、呼吸困难等。

(3)持续时间:呈阵发性发作,大多数患者的心绞痛逐渐加重,10~30s达高峰,停止活动后数分钟缓解,症状通常持续数分钟,一般不超过15min,极少数患者可持续30min。

(4)诱因与缓解方式:慢性稳定性心绞痛的发作常由劳累或情绪激动所诱发,如快走、上楼、爬坡时诱发,停下休息即可缓解,多发生于劳累当时而不是之后。寒冷、饱餐及闷热等也可引起发作。增加心率或血压的药物以及可卡因也可诱发心绞痛。含服硝酸甘油2~5min内症状迅速缓解。

临床上通常采用加拿大心血管病学会分级评分对心绞痛进行分级,静息心绞痛最严重,运动后心绞痛最轻(表20-5-1)。

表20-5-1 加拿大心血管病学会心绞痛分级标准

Ⅰ级	一般日常活动如行走、登梯不引起心绞痛,心绞痛发生在剧烈、速度快或长时间的体力活动或运动时。
Ⅱ级	日常活动轻度受限。心绞痛发生在快步行走、登梯、餐后行走、冷空气中行走、逆风行走或情绪波动后。
Ⅲ级	日常体力活动明显受限,心绞痛发生在平路一般速度行走时。
Ⅳ级	轻微活动即可诱发心绞痛,患者不能做任何体力活动,但休息时无心绞痛发作。

2.体格检查

稳定性心绞痛平时可无异常体征,心绞痛发作时多有心率加快、血压升高、面色苍白、停止活动、焦虑、出汗,偶尔可见心率减慢和血压降低。听诊可闻及第四心音(最常见)或第三心音,如乳头肌缺血引起功能障碍还可闻及心尖部收缩期杂音,心尖部触及收缩期震颤。也可发现颈动脉杂音、足背动脉搏动减弱、主动脉瘤等其他非冠状动脉粥样硬化体征。

3.诊断性检查

(1)心电图检查:所有可疑心绞痛患者均应检查12导联心电图,约50%以上慢性稳定性心绞痛患者的静息心电图可以正常,但静息心电图正常不能除外冠心病心绞痛。约50%心绞痛及静息心电图正常者胸痛发作时心电图出现暂时性心肌缺血表现,如果ST-T改变符合心肌缺血,则支持心绞痛诊断,也可出现心脏传导阻滞(最常见是左束支阻滞和左前分支阻滞)和室性心律失常。心电图显示陈旧性心肌梗死时,心绞痛可能性增大。静息心电图有ST段压低或T波倒置但胸痛发作时T波出现直立时,称为T波假正常化,也有利于心绞痛的诊断。慢性稳定性心绞痛患者心电图上表现左心室肥厚,提示有高血压、主动脉瓣狭窄或肥厚梗阻性心肌病存在,预后往往不佳。

(2)心电图运动负荷试验:对有心绞痛症状但静息心电图正常,临床怀疑冠心病者心电图运动试验对诊断有一定的价值。目前常用的是平板运动试验,诊断冠心病的阳性标准为运动中出现典型心绞痛,运动中或运动后出现ST段水平下斜型下降≥1mm(J点后60~80ms),或运动后出现血压下降。心电图运动试验在冠心病诊断中的敏感性相对较低,因此,阴性结果不能排除冠心病诊断。除用于诊断目的外,心电图运动试验,也可用于确诊稳定性冠心病患者的危险分层。Duke活动平板评分是一经过验证的根据运动时间、ST段压低和运动中心绞痛程度来进行危险分层的指标,Duke=运动时间(min)-5×ST段下降(mm)-(4×心绞痛指数)。心绞痛指数:0为运动中无心绞痛;1为运动中有心绞痛;3为因心绞痛需终止运动试验。Duke评分:≥5分低危,1年病死率0.25%;-10至+4分中危,1年病死率1.25%;≤-11高危,1年病死率5.25%。75岁以上老年人,Duke计分可能会受影响。对静息心电图有 ST 段下降 >1mm、完全性左束支传导阻滞（LBBB）、预激综合征、室性起搏心率以及正在服用地高辛的患者，不宜行心电图运动试验。

（3）动态心电图：可以长时间连续记录患者在日常生活和工作活动情况下所发生的心电图变化，尤其适用于静息心电图正常又不能耐受运动试验的老年患者。24 小时动态心电图表现如有与症状相一致的 ST－T 改变，对诊断有参考价值。

（4）核素心肌显像：心肌显像的方法可以观察心肌灌注缺损的数量、大小，从而对冠状动脉病变进行定位诊断。下列患者需进行核素心肌负荷显像以诊断冠状动脉疾病：静息心电图异常、LBBB、ST 段下降 >1mm、起搏心律、预激综合征、服用地高辛等心电图运动试验不能精确评估者；心电图运动试验不能下结论，而冠状动脉可能性较大者；既往进行过血管重建（PCI 或 CABG），症状复发、需了解缺血部位、病变部位功能及存活心肌者。目前采用的负荷方法有运动负荷和药物负荷，如果患者能运动至所要求的运动量并持续 6～12min，运动试验优于药物负荷试验。不能运动的患者，可进行药物负荷试验，包括双嘧达莫、腺苷、多巴酚丁胺等。心肌灌注显像对冠状动脉疾病患者的危险分层有重要意义，负荷试验阴性者冠心病的可能性较低，已知有冠心病而负荷试验正常者心血管事件发生率也较低。

（5）负荷超声心动图：适应证同核素负荷显像。安静时超声显示室壁节段性运动异常，负荷超声试验时出现新的可逆性区域性运动障碍，负荷超声试验后室间隔和左室后壁室壁收缩期增厚率、舒张期室壁变薄最大速率、左室射血分数短轴缩短率较试验前下降，均可考虑诊断冠心病。有些病例二维超声心动图还可显示冠状动脉左主干狭窄病变。

（6）多层 CT 或电子束 CT：多层 CT 或电子束 CT 平扫可检出冠状动脉钙化并进行积分。钙化与冠状动脉病变的高危人群相联系，但钙化程度与冠状动脉狭窄程度却不相关，因此，目前不主张将钙化积分常规用于心绞痛的临床评价。CT 造影是显示冠状动脉病变的无创检查方法，有较高的阴性预测价值，若 CT 冠状动脉造影未显示狭窄病变，一般可不进行有创检查，但 CT 冠状动脉造影对狭窄病变及程度的判断仍有一定的局限性。

（7）冠状动脉造影和左心室造影：冠状动脉造影是诊断冠状动脉疾病的金标准，最适合有典型心绞痛症状、临床高度怀疑严重冠状动脉疾病或无创检查提示高度危险的患者。冠状动脉造影术能显示冠状血管的全部分支，了解冠脉病变的程度、部位及侧支循环情况，了解室壁运动情况、二尖瓣反流情况和左室功能，为冠心病的诊断提供可靠的解剖和功能信息，为治疗方案的选择提供科学的依据。经血管造影评价冠状动脉和左室功能也是目前评价患者长期预后的最重要预测因素。目前常用的对血管病变评估的方法是将冠状动脉病变分为 1、2、3 支病变或左主干病变。对糖尿病、>65 岁老年患者、>55 岁女性的胸痛患者，冠状动脉造影的价值更高。

（8）血管内超声：可较为精确地了解冠状动脉腔径、血管腔内及血管壁粥样硬化情况，指导介入治疗操作并评价介入治疗效果。目前仅用于科研目的。

（四）诊断与鉴别诊断

（1）诊断：根据典型临床表现，包括胸痛发作的诱因、疼痛性质、疼痛部位及范围、疼痛持续时间和疼痛缓解方式等，胸痛发作时心电图缺血性 ST－T 改变，慢性稳定性心绞痛一般不难诊断。如胸痛发作时未记录到异常心电图，可进行心电图运动试验检查。冠状动脉造影是诊断冠心病的“金指标”。老年患者体力差，易患多器官疾病，在不能耐受运动试验和冠状动脉造影的病例，动态心电图、负荷超声心动图、核素心肌负荷显像、多层 CT 或电子束 CT 也可提供诊断的辅助依据。

（2）鉴别诊断：①消化系统疾病：包括反流

性食道炎、食道裂孔疝、食管痉挛、食道下段括约肌压力增加、胆石症、胆囊炎、胆管炎、溃疡病等。②胸壁疾病：包括肋骨炎、肋软骨炎、带状疱疹、颈椎病、胸椎病等。③肺部疾病：包括肺栓塞、气胸、肺炎、胸膜炎等。④精神疾病：包括焦虑、抑郁、心脏神经官能症等。⑤其他心血管疾病：包括心包炎、肥厚性心肌病、主动脉夹层、二尖瓣脱垂等。

（五）治疗

慢性稳定性心绞痛的治疗包括控制冠心病危险因素、药物治疗和非药物治疗三个方面。

1. 控制危险因素

应进行冠心病危险因素评估，并积极纠正，包括：戒烟；严格控制高血压，将血压控制在140/90mmHg以下，对糖尿病与慢性肾脏病患者，应控制在130/80mmHg以下；调脂治疗；治疗糖尿病，使糖化血红蛋白≤6.5%；控制体重等。

2. 药物治疗

慢性稳定性心绞痛的治疗目的是：①预防心肌梗死和死亡，改善预后。②减轻心绞痛症状和缺血发作的频率、程度，提高生活质量。目前主要用于减轻症状、改善缺血的药物有β受体阻滞剂、硝酸酯类药物和钙拮抗剂，主要用于改善预后的药物有阿司匹林、氯吡格雷、β受体阻滞剂、调脂治疗和血管紧张素转换酶抑制剂（ACEI），其中β受体阻滞剂同时具有两方面的作用。

（1）硝酸酯类：硝酸酯类药为内皮依赖性血管扩张剂，能减少心肌需氧和改善心肌灌注，从而改善心绞痛症状。硝酸酯可扩张正常人和冠心病患者的动脉（包括冠状动脉）和静脉，但主要是扩张静脉，降低心脏前负荷，从而减少心室壁张力和需氧量。

舌下含服硝酸甘油仍是治疗心绞痛的一线药物，患者的症状通常在1～5min内缓解，剂量是每次0.3～0.6mg，如果单剂不能缓解症状，可间隔5min增加1次，但15min内不能超过1.2mg。紧急时也可口喷硝酸甘油，每喷可释放0.4mg。

如心绞痛发作频繁，可预防性应用长效硝酸酯类，应从小剂量开始，逐渐增加剂量。主要用法为二硝酸异山梨酯普通片10～30mg，3～4次/d口服，缓释片或胶囊20～40mg，1～2次/d口服；单硝酸异山梨酯普通片20mg，2次/d口服，缓释片或胶囊40～60mg，1次/d口服。

硝酸酯类药可反射性增加交感神经张力使心率增快，因此常与负性心率药物如β受体阻滞剂或非二氢吡啶类钙拮抗剂联合应用治疗慢性稳定性心绞痛，联合用药的作用优于单独用药。长期使用硝酸酯类以及应用长效硝酸酯类药物的主要问题是硝酸酯类的耐药性，最有效的防治方法是给予足够的无药间期。硝酸酯类常见的副作用有头痛、头晕、面色潮红、低血压等，与西地那非合用可显著增加潜在性致命性低血压。

（2）β受体阻滞剂：β受体阻滞剂能抑制心脏β肾上腺素能受体，从而减慢心率、降低动脉压、减弱心肌收缩力，以降低心肌耗氧量，避免或减少心绞痛发作和增加运动耐量。在没有禁忌证时，β受体阻滞剂几乎可应用于所有慢性稳定性冠心病患者，在控制心绞痛时，β受体阻滞剂应作为首选治疗。除可减少心绞痛发作外，β受体阻滞剂也能降低心肌梗死后稳定性心绞痛患者死亡和再梗死的风险。

临床上有多种β受体阻滞剂，推荐选用β1受体阻滞剂，如美托洛尔、阿替洛尔及比索洛尔等。在控制心绞痛方面，几乎所有β受体阻滞剂均可选用；在改善预后方面美托洛尔及比索洛尔的证据多一些。常用剂量为美托洛尔25～100mg，2次/d口服，或美托洛尔缓释片50～100mg，1次/d口服，阿替洛尔25～50mg，2次/d口服，比索洛尔5～10mg，1次/d口服。β受体阻滞剂用药应个体化，从较小剂量开始，逐级增加剂量，老年人应小于以上推荐用药剂量，如美托洛尔可从12.5mg，2次/d口服开始。用药后要求静息心率降至55～60次/min，严重心绞痛患者如无心动过缓，可降至 50 次/min。如需停药，应在 3 ~ 10d 内逐渐减少，以避免加重心肌缺血、心绞痛反跳。

有严重心动过缓、高度房室传导阻滞、窦房结功能紊乱及有明显的支气管痉挛或支气管哮喘的患者，禁用 β 受体阻滞剂。外周血管疾病及严重抑郁是应用 β 受体阻滞剂的相对禁忌症。变异性心绞痛不宜使用 β 受体阻滞剂，而应首选钙拮抗剂。不良反应是心动过缓、低血压、加重心力衰竭、加重束支传导阻滞、疲劳、嗜睡、失眠、恶梦、加重跛行、勃起功能障碍等。

(3)钙拮抗剂：钙通道阻滞剂通过扩张动脉、减弱心肌收缩力而降低心肌耗氧量。此外，钙拮抗剂可扩张冠状动脉、预防冠脉痉挛。非二氢吡啶类钙拮抗剂尚可减慢心率。临床试验证实，钙拮抗剂在缓解心绞痛、改善运动时心绞痛或心肌缺血的发病时间方面与 β 受体阻滞剂相同。

非二氢吡啶类钙拮抗剂地尔硫卓和维拉帕米能减慢房室传导，常用于伴有心房颤动或心房扑动的心绞痛患者，但因可减慢心率，故不应用于已有严重心动过缓、高度房室传导阻滞和病态窦房结综合征的患者。常用剂量为：地尔硫卓 90 ~ 120mg/d，分 3 ~ 4 次口服；维拉帕米 120 ~ 320mg/d，分 3 ~ 4 次口服。

长效二氢吡啶类钙拮抗剂能减少心绞痛的发作，对高血压合并冠心病患者，其有效性和安全性已在 ACTION、CAMELOT 及 ALLHAT 等试验中得到证实，目前长效钙拮抗剂的代表药物是硝苯地平控释片、氨氯地平和非洛地平。常用剂量分别为硝苯地平控释片 30 ~ 60mg，氨氯地平 5 ~ 10mg，非洛地平 5 ~ 10mg，1 次/d 口服。不良反应包括外周水肿、心悸、面色潮红、低血压、头痛、头晕等。当稳定性心绞痛合并心力衰竭必须应用长效钙拮抗剂时，可选择氨氯地平或非洛地平。

长效钙拮抗剂与 β 受体阻滞剂联合应用可减少不良反应，增加疗效。当 β 受体阻滞剂疗效不佳或出现不能耐受的副作用时，应联合应用长效钙拮抗剂和 β 受体阻滞剂，或将长效钙拮抗剂和非二氢吡啶类钙拮抗剂作为 β 受体阻滞剂的替代治疗。非二氢吡啶类钙拮抗剂与 β 受体阻滞剂合用应慎重。

(4)阿司匹林：通过抑制环氧化酶和血栓烷(TXA2)的合成达到抗血小板聚集的作用，可降低慢性稳定性心绞痛患者发生心肌梗死、脑卒中或心血管死亡的风险。常用剂量为 75 ~ 150mg/d。所有患者如无禁忌证均应终身服用阿司匹林。其不良反应包括胃肠道出血或对阿司匹林过敏。

(5)氯吡格雷：通过选择性的不可逆的抑制血小板 ADP 受体而阻断 ADP 依赖激活的 GPⅡb/Ⅲa 复合物，有效减少 ADP 介导的血小板激活和聚集。主要用于支架置入以后及对阿司匹林有禁忌的患者。首剂顿服 300mg，维持量为 75mg，1 次/d 口服。

(6)调脂治疗：他汀类药物可有效降低胆固醇(TC)和低密度脂蛋白胆固醇(LDL－C)，从而降低已确诊冠状动脉患者发生缺血事件的危险，因此，在慢性稳定性心绞痛患者中，即使 LDL－C 轻度至中度升高，也应进行调脂治疗。冠心病患者 LDL－C 目标值应 <2.6mmol/L (100mg/dl)，对于经过选择的高危患者，则应 <1.82mmol/L(80mg/dl)。目前研究认为，他汀类药物除可降低 LDL－C 外，还可以通过减轻炎症反应、改善内皮功能等而稳定粥样硬化斑块。

临床常用的他汀类药物及用法为：洛伐他汀 25 ~ 40mg，辛伐他汀 20 ~ 40mg，阿托伐他汀 10 ~ 20mg，普伐他汀 20 ~ 40mg，氟伐他汀 40 ~ 80mg，瑞舒伐他汀 5 ~ 10mg，每晚 1 次口服，血脂康 600mg，2 次/d 口服。因他汀类药物可能引起肝脏损害和肌病，故服药期间应严密监测转氨酶及肌酸激酶等，服药后转氨酶超过正常上限的 3 倍时，应该停用他汀类药物，转氨酶正常后，可以再次尝试另外一种他汀类药物，但应从小剂量开始，服药后转氨酶升高不到正常上限的 3 倍时，可以密切观察，或减量观察。脂肪肝患者转氨酶升高不是他汀类药物的禁忌证，活动性肝炎转氨酶升高时不宜应用他汀类药物。

(7)血管紧张素转换酶抑制剂(ACEl):多项循证医学研究(HOPE、EUROPA)证实,ACEI可减少不伴有心力衰竭的高危心血管疾病患者或稳定性心绞痛患者心血管死亡、心肌梗死以及卒中的危险。研究表明,ACEI可以应用于所有稳定性冠心病患者。对于合并高血压、糖尿病、心力衰竭或左心收缩功能不全的高危患者,应常规使用ACEI。

(8)其他治疗药物:曲美他嗪是一种代谢性药物,通过调节心肌能源底物、抑制脂肪酸氧化、优化心肌能量代谢,能改善心肌缺血及左心功能,缓解心绞痛。常用剂量为60mg/d,分3次口服。尼可地尔是一种钾通道开放剂,与硝酸酯类药物具有相似的药理特性,对稳定性心绞痛可能有效。常用剂量为6mg/d,分3次口服。

(9)中医药治疗:冠心病心绞痛在中医属“胸痹”范畴。是因“素体阳虚,胸阳不足,阴乘阳位,气机不畅”所致。《金匮要略》云:“阳微阴弦,即胸痹而痛,所以然者,责其极虚故也。”《医门法律》云:“胸痹总因阳虚,故阴得乘之。”说明内因“阳气虚”是本病的基础,而外因尚包括“寒邪侵袭”和“饮食不节”。《诸病源候论》云:“寒气客于五脏六腑,因虚而发,上冲胸间,则为胸痹。”即患者素体阳气不足,寒邪乘虚而入,阴寒内盛,痹阻脉络,而致胸痛。故心绞痛的发病多在气候寒冷季节。导致心绞痛的另一外因是饮食不当。由于过食肥甘生冷,或嗜酒成性,而伤及脾胃,造成湿浊内蕴,上犯胸间,引起气机失畅,脉络闭塞不通而致胸痹。故暴饮暴食或过量饮酒,常导致心绞痛发作。根据上述病因病机分析,治疗胸痹的原则宜通阳泄浊。方选栝蒌薤白半夏汤或枳实薤白桂枝汤,加益气助阳和活血化瘀药。栝蒌薤白半夏汤为《金匮要略》方,方中栝蒌开胸散结、畅气涤痰;薤白滑利通阳、行气止痛;半夏散结化痰。原方中的白酒,可以助药上行;后去白酒,改用枳实、厚朴散胸中之结气,而成为《金匮要略》的另一方“枳实薤白桂枝汤”。枳实薤白桂枝汤由栝蒌、薤白、枳实、厚朴、桂枝五味药组成,用于痰浊痹阻胸阳,气逆不下引起的胸满、气塞、心痞等证。

因本病的本质是阳气虚在先,且多数患者因气虚而致气滞血瘀,故在治疗中用栝蒌薤白以外,必须加用黄芪、党参、白术、茯苓、当归、丹参、白芍、川芎等益气养血活血药。现用治疗冠心病心绞痛的药方为:黄芪15~30g,党参10~15g,白术10~15g,茯苓10~15g,当归10~15g,丹参15g,白芍10~15g,栝蒌15g,薤白10g,半夏10g,陈皮10g,枳壳10g,川朴10g,郁金10g,川芎10g,桂枝6g。

3. 心肌血管重建

慢性稳定性心绞痛的冠脉血运重建治疗包括经皮冠状动脉介入干预(PCI)和冠状动脉旁路移植术(CABG)两种方法。对多数无症状或症状较轻、药物治疗有效的患者应首先采取药物治疗;对于有严重症状和心肌缺血、药物治疗效果差的患者,采取PCI或CABG是达到缓解症状,改善生活质量的积极治疗手段。

(1)经皮腔内冠状动脉介入术(PCI):1977年经皮腔内冠状动脉成形术(PTCA)的首次成功应用开创了冠心病介入治疗的新纪元,近年随着技术的改进和成熟,介入治疗发展迅速,已成为冠心病治疗的主要方法之一。PTCA是采用球囊扩张技术治疗冠状动脉狭窄性病变,PTCA术后部分患者出现夹层撕裂、急性冠脉闭塞,此外影响PTCA远期预后的主要因素是再狭窄,术后6个月内再狭窄率达30%~50%。20世纪80年代后期,冠状动脉内支架置入术的应用是介入治疗技术的重要进展。冠状动脉内支架置入较单纯球囊扩张术降低再狭窄率,扩大了PTCA的适应证,同时对PTCA并发夹层、急性闭塞时可紧急置入支架,避免了急性心肌梗死的发生,大大减少了急诊CABG的需要,从而提高了PCI的安全性和临床疗效。目前约70%~80%介入治疗的患者置入了冠状动脉内支架,但术后支架内再狭窄率仍可达20%。新近药物洗脱支架的问世,在预防和治疗再狭窄、改善冠状动脉介入治疗远期疗效上具有可喜的临床前景。随着 PTCA 发展而来的新技术还有冠脉内膜斑块旋切和旋磨术、激光冠脉成形术等，为介入治疗提供了更大的选择空间。

(2)冠状动脉旁路移植术(CABG):CABG 是采用自体动脉或自体静脉搭桥至病变冠脉的远端以恢复心肌的血供。虽然介入治疗技术有了很大发展，但左主干或弥漫性狭窄等复杂的病变目前仍是 CABG 的适应证。较大规模临床随机试验表明，CABG 与内科治疗比较，不但可提高生活质量，而且在高危患者，如左主干、三支病变、伴有左前降支近端严重狭窄的单支或双支病变、左心功能不全及老年患者，可提高生存率。近年非体外心脏不停跳旁路移植术和微创直接冠脉旁路移植术应用于临床，不仅能达到与常规 CABG 相同的效果，而且减少了对机体的创伤，术后恢复快，对高龄、合并多种疾病的患者可能更有益。

2007 年中华医学会心血管分会有关慢性稳定性心绞痛患者 PCI 或 CABG 指南如下(表 20-5-2)。

表 20-5-2　慢性稳定性心绞痛血管重建术

血管重建改善稳定型心绞痛患者预后的治疗建议：
Ⅰ类
1. 严重左主干或同类病变(即 LAD 和回旋支开口/近段严重狭窄)行 CABG(证据水平 A)。
2. 3 支主要血管的近段严重狭窄行 CABG，特别是左室功能异常或检查较早出现的，或广泛的可逆性缺血(证据水平 A)。
3. 包括 LAD 近段高度狭窄的 1~2 支血管病变，且无创性检查提示可逆性缺血者行 CABG(证据水平 A)。
4. 左室功能受损且无创检查提示有存活心肌的严重 CAD 患者行 CABG(证据水平 B)。
Ⅰa 类
1. 无 LAD 近段严重狭窄的 1~2 支血管病变，从心脏性猝死或持续性心动过速存活的患者行 CABG(证据水平 B)。
2. 糖尿病患者 3 支血管严重病变且功能检查提示可逆性心肌缺血者行 CABG(证据水平 C)。
3. 功能检查提示可逆性缺血并且证据表明在日常活动中频繁发作缺血事件的患者行 PCI 或 CABG(证据水平 C)。
血管重建改善稳定性心绞痛患者症状的治疗建议：
Ⅱ类
药物治疗不能控制症状的中、重度心绞痛患者，若潜在获益大于手术风险者：
1. 技术上适合手术血管重建的多支血管病变行 CABG(证据水平 A)。
2. 技术上适合经皮血管重建的单支血管病变行 PCI(证据水平 A)。
3. 技术上适合经皮血管重建的无高危冠状动脉解剖情况的多支血管病变行 PCI(证据水平 A)。
Ⅱa 类
1. 药物治疗不能满意控制症状的轻、中度心绞痛，若潜在获益大于手术风险者：
(1)技术上适合经皮血管重建的单支血管病变行 PCI(证据水平 A)。
(2)技术上适合手术血管重建的多支血管病变行 CABG(证据水平 A)。
(3)技术上适合经皮血管重建的多支血管病变行 PCI(证据水平 A)。
2. 药物治疗不能满意控制症状的轻、中度心绞痛，若潜在获益大于手术风险，技术上适合手术重建的单支血管病变行 CABG(证据水平 A)。
Ⅱb 类
药物治疗不能控制症状的中、重度心绞痛患者，潜在获益大于手术风险者，技术上适合手术血管重建的单支血管病变行 CABG(证据水平 A)。

Ⅰ类：已证实和(或)一致认为某诊疗措施有益、有用和有效。Ⅱ类：某诊疗措施的有用性和有效性的证据尚有矛盾或存在不同观点。Ⅱa 类：有关证据和(或)观点倾向于有用和有效。Ⅱb 类：有关证据和(或)观点尚不能充分说明有用和有效。Ⅲ类：已证实和(或)一致公认某诊疗措施无用和无效并在有些病例可能有害，不推荐应用。

证据水平 A：资料来源于多项随机临床试验或汇总分析。证据水平 B：资料来源于单项随机临床试验或多项非随机试验。证据水平 C：专家共识和(或)小型试验结果。

六、无症状心肌缺血

此型患者存在心肌缺血的客观证据，但临床无心绞痛或其他有关症状，是心肌缺血的表现形式之一。发病原理可能和心绞痛报警系统缺损、缺血性疼痛阈值增高及心肌缺血程度较轻有关，多见于老年人、伴有糖尿病和神经系统病变的患者。Cohn 建议将无症状心肌缺血分为以下三种类型：

Ⅰ型：临床完全无症状而冠状动脉造影或尸体解剖证实有明显冠状动脉病变。

Ⅱ型：心肌缺血发作时有时伴有疼痛，有时无症状。据统计，心绞痛患者中 70% ~80% 同时存在无症状心肌缺血，且后者的发作次数为前者的 3 ~4 倍。

Ⅲ型：急性心肌梗死后仍有心肌缺血但患者无症状。

无症状心肌缺血是一种更常见的心肌缺血状态，由于没有症状，不易为患者所重视，容易延误治疗，并增加冠心病突发事件和死亡率。对于这类患者必须认真检查心肌缺血证据，并给予积极治疗。治疗方法与心绞痛相同。

七、冠心病的预防

（1）冠心病的一级预防：即病因预防，是在健康或高危人群中，通过改变可干预的危险因素，从而达到防止和减少群体内冠心病发病率的目的。

冠心病一级预防采取的是人群策略和高危策略。具体措施和内容是依据可干预的危险因素制定的，包括改善生活方式、戒烟、不暴露在吸烟环境中、控制高血压、降低胆固醇特别是 LDL－C 水平、经常性体育运动（最好每天都运动）、控制体重、口服阿司匹林、对于持续性或阵发性心房颤动者口服华法林、积极治疗糖尿病、改变行为类型等。

（2）冠心病的二级预防：是针对已患有冠心病的个体或群体进行预防，目的是减少心绞痛患者急性心肌梗死的发生率或减少心肌梗死的复发和恶化。

冠心病二级预防的具体措施和内容是更严格地进行病因预防、积极治疗心绞痛和心肌梗死，还包括抗凝、抗血小板，以及他汀类、β 受体阻滞剂、血管紧张素转换酶抑制剂、血管紧张素Ⅱ抗体拮抗剂（ARB）等药物的应用等。

（刘　平）

参考文献

1. Chambless L, Keil U, Dobson A, et al. Population versus clinical view of case fatality from acute coronary heart disease results from the WHO MONICA project 1985 – 1990. Circulation, 1997, 96: 3849 –3859

2. 吴锡桂．我国人群冠心病流行现状与趋势[J]．中国慢性病预防与控制，2003，11(4)；190 –191

3. 陈灏珠．实用内科学．11 版，北京，人民卫生出版社，2004；1367 –1395

4. 中华医学会心血管病学分会，中华心血管病杂志编辑委员会．慢性稳定性心绞痛诊断与治疗指南．中华心血管病杂志，2007，35(3)；195 –206

5. Poole – Wilson PA, Lubsen J, Kirwan BA, et al. Effect of long – acting nifedipine on mortality and cardiovascular morbidity in patients with stable angina requiring treatment (ACTION trial): randomized controlled trial. Lancet, 2004, 364 (9437); 849 –857

6. Nissen SE, Tuzcu EM, Libby P, et al. Effect of antihypertensive agents on cardiovascular events in patients with coronary disease and normal blood pressure: CAMELOT study: a randomized control trial. JAMA, 2004, 292(18); 2217 –2225

7. Gibbons RJ, Abrams J, Chatterjee K, et al: ACC/AHA/2002 guideline upgrade for the management of patients with chronic stable angina: A report of the ACC/AHA Task Force on Practice Guidelines (Committee on the Management of Patients with Chronic Stable Angina). J Am Coll Cardiol , 2003, 41(1); 159 –168

8. O'Rourke RA. Optimal medical management of patients with chronic ischemic heart disease. Curr Probl Cardiol, 2001, 26; 195 –244

9. O'Rourke RA, O'Gara P, Douglas JS Jr. Diagnosis and management of patients with chronic ischemic heart disease. In: Fuster V. Alexander RW, O'Rourke RA. et al (eds): Hurst's The Heart, 11th ed. New York, McGraw – Hill, 2004; 1465 –1493

10. Smith SC, Allen JJ, Blair SN, et al. AHA/ACC Guidelines for secondary prevention for patients with coronary and other atherosclerotic vascular disease: 2006 Update: endorsed by the national heart, lung, and institute. Circulation, 2006, 113; 2363 –2372

第六节　急性心肌梗死

一、定义

急性心肌梗死(acute myocardial infarction, AMI)是因严重而持续的心肌缺血所致心脏的部分心肌急性坏死。按照欧洲心脏病学会(ESC)/美国心脏病学会(ACC)/美国心脏学会(AHA)/世界心脏联盟(WHF)2007 年 10 月联合颁布的定义,当临床上具有与心肌缺血相一致的心肌坏死证据时,应被称为"心肌梗死"。

心肌坏死的证据是心脏生化标志物[心脏肌钙蛋白(cardiac troponin, cTn)最佳]水平升高,至少一个检测值超过参考值上限(URL)99 百分位值。

缺血症状包括:①心电图(ECG)提示新发缺血性改变[新发 ST－T 改变或新发左束支传导阻滞(LBBB)]。②ECG 提示病理性 Q 波形成。③影像学证据提示新发局部室壁运动异常或存活心肌丢失。④突发心源性死亡(包括心脏停搏),通常伴有新发 ST－T 改变或新发 LBBB,和(或)经冠脉造影或尸检证实的新发血栓证据。

ESC/ACC/AHA/WHF 的定义认为,当临床存在心肌坏死的证据并同时至少伴有上述心肌缺血证据之一者,即可诊断为心肌梗死。但此诊断标准中未包括临床症状。

ESC/ACC/AHA/WHF 定义中缺血的临床症状包括静息或用力时胸部、上肢、下颌或上腹部的不适。这些与心肌梗死相关的不适感通常持续 20 分钟以上,呈弥散性,非局限性,非体位性,不受局部运动影响,有时伴随呼吸困难、大汗、恶心或晕厥。由于这些症状并非心肌缺血的特异性表现,因而常被误诊为胃肠、神经、肺部或骨骼肌系统异常。心肌梗死有时表现为不典型症状,甚至没有任何症状,仅能通过 ECG、心肌标志物升高或影像学检查被发现。

二、病因与诱因

(一)病因

急性心肌梗死的直接原因是急性冠状动脉闭塞,大多由于血栓形成使冠脉管腔完全阻塞,但血栓均发生在粥样斑块的基础上。冠状动脉痉挛所致的变异性心绞痛严重发作时持续不缓解,也可导致 AMI。

1. 冠状动脉粥样硬化

动脉粥样硬化是随增龄而发生的血管改变。形成动脉粥样硬化有生理性变化因素,也有病理性改变因素。

随年龄增加,心血管系统出现生理性老化。动脉壁弹性硬蛋白增加,动脉内壁增厚,动脉中膜弹性纤维丧失,胶原纤维增多,加之钙质沉着,内膜粥样斑块等致使动脉硬化,小动脉壁透明样变性,血管对收缩剂、扩张剂和神经、内分泌刺激的反应性发生改变。

血管内皮细胞随衰老而寿命变短,内皮细胞功能不良,其分泌的生理活性物质发生变化,有研究发现,血浆内皮素浓度随年龄增大而增加。高龄老年人大动脉内皮细胞的分裂寿命变短,在血管分叉处,血管内皮细胞因受到血流紊乱应力的作用而易受损伤,内皮细胞反复分裂而发生衰老,为动脉硬化灶最常见的部位。

随年龄的增加,体质量指数(body mass index, BMI)、血糖、低密度脂蛋白胆固醇(low－density lipoprotein cholesterol, LDL－C)水平升高,胰岛素抵抗增加。在老年人中,高血压、糖耐量异常、2 型糖尿病、血脂异常、冠心病等的发病率增加。因此,随增龄而出现的老年糖、脂代谢紊乱,性激素水平改变以及随增龄而发病增加的老年心血管病及等危症如高血压、糖尿病、睡眠呼吸暂停－低通气综合征(sleep apnea－hypopnea syndrome, SAHS)等是老年患者动脉粥样硬化发生的病理性因素。

高血压与动脉粥样硬化互为因果。高血压的患病率随年龄增长而增加，而其中单纯收缩期高血压可占65%。由于收缩压升高，心脏的后负荷增加，心肌常随增龄而逐渐肥厚，心肌细胞内出现脂褐质，结缔组织及胶原增加，左室壁增厚；冠状血管的内膜及肌层进行性损害－钙化、胶质增多、小血管及毛细血管相对减少，血管曲折。心肌的肥厚、血管的病变（管壁硬化，管腔狭窄，血管减少）导致心肌缺血缺氧。老年人心功能减退，静息心搏量、运动试验最大心输出量和最大运动心率均随增龄而降低。高血压可增加心脏负荷和氧耗，产生或加重缺血性心脏病的发作，老年高血压患者心肌梗死、心性猝死、心力衰竭的发生率数倍于血压正常者。

糖尿病与高血压、脂代谢紊乱关系密切，是冠心病的等危症。糖尿病时的胰岛素抵抗造成高胰岛素血症，激活肾素－血管紧张素系统（renin angiotensin system，RAS）和肾上腺素能系统，并增加循环儿茶酚胺、去甲肾上腺素，造成血压和血脂的升高，循环中的糖化血红蛋白升高和糖基化产物增多，对各级血管均可造成损伤，包括心脏的冠状动脉。

血脂异常是动脉粥样硬化致病性的危险因素，血浆胆固醇尤其是LDL－C升高是动脉粥样硬化发生、发展的必备条件。随着胆固醇进入在动脉内膜下的单核巨噬细胞进而形成泡沫细胞，继之产生一系列动脉粥样硬化的病理过程。从最早的脂肪条纹，到中间型的动脉粥样硬化病灶，进一步发展为脂质核心，并析出胆固醇结晶，随着动脉的搏动，细胞破裂坏死自溶，导致胆固醇堆积的进一步增加，加上血凝系统等因素的参与，最终形成进行性的动脉粥样硬化斑块；另外，脂蛋白（a）与纤维蛋白的结合，抑制纤溶酶原（plasminogen，PG）及组织型纤溶酶原激活物（tissue plasminogen activator，t－PA）等的活性使纤溶功能低下、凝血功能亢进，促使动脉粥样硬化斑块表面的急性或慢性血栓形成，促进了动脉粥样硬化病变的发展；而心肌缺血的发生不仅与冠状动脉斑块引起的管腔严重狭窄有关，也与斑块破裂合并血栓形成有关。60岁以上老年人高胆固醇血症的发生率最高，因此冠心病是老年人最常见的心血管疾病。

睡眠呼吸障碍与心脑血管疾病关系密切，具有很高的人群发病率，尤其在老年人群，为年龄依赖性疾患。国外流行病学资料提示，65岁以上老年人睡眠呼吸暂停－低通气综合征（SAHS）的发病率高达20%～40%。SAHS引起的低氧血症、高碳酸血症和交感－迷走神经张力的改变导致心血管系统的神经体液调控紊乱，引起心血管系统的功能紊乱以及组织器官受损。研究已证实，SAHS与高血压、冠心病、心律失常、心力衰竭发病的关系密切，是高血压、冠心病、心肌梗死和脑卒中的重要危险因素。

男性性别是心血管疾病的独立危险因素，而女性进入绝经期时心血管疾病发病率即开始升高，在绝经之后心血管疾病的发病率直追男性，提示了性激素与心血管疾病之间的密切内在关系。性激素水平随增龄而下降，性激素水平的降低与血脂代谢的紊乱、血管内皮功能的异常以及肥胖、高胰岛素血症等心血管疾病的危险因素有密切关系，生理情况下的性激素水平下降可增加心血管事件的发生。男女冠心病患者性激素水平发生相反的改变。男性患者表现为高雌激素血症和（或）低雄激素血症。女性患者则表现为低雌激素、高雄激素水平。临床流行病学和临床试验的结果显示，当体内性激素的平衡被打破之后，心血管事件的发生率上升。

2. 其他少见的原因

①冠状动脉栓塞。如细菌性或真菌性心内膜炎的栓子或血栓、气栓、瘤栓等引起的冠状动脉栓塞。②冠状动脉开口处闭塞，如主动脉夹层、梅毒性主动脉炎等累及冠状动脉开口。③冠状动脉炎（大动脉炎累及冠状动脉，结节性动脉周围炎，病毒性冠状动脉炎）。④冠状动脉先天性畸形，心脏挫伤等，均可导致AMI。

（二）诱因

体力活动过多过重、疲劳、精神紧张或情绪

激动、强冷刺激、高脂肪餐或进食过饱、天气变化、饮酒或频繁抽烟、感染、腹泻脱水、手术等均是老年 AMI 常见的诱发原因。各种诱因导致心率增快、血压急骤升高、血液高凝均可导致冠状动脉痉挛、冠脉内不稳定斑块破裂、血栓形成而导致冠脉闭塞而发生 AMI。反复频繁发作的心绞痛未能及时去除诱因和得到有效处理,可发展为 AMI。

天气和气候的变化与 AMI 发病有关。北京地区资料逐步回归分析显示,与发病有关的最优气象因子为气温、日变差(相邻两日的日平均气温之差)和平均风速。上海地区发病的季节性特点与寒潮、强冷空气活动基本一致,持续低温、阴雨和大风天气容易发病。广州地区回归分析气象最优因子为日变差和相对湿度,即在降温和湿度低的情况下容易发病。

对心肌缺血昼夜节律的研究发现,在晨 6 时至午 12 时的时间段内,疼痛性和无症状性心肌缺血多发,AMI 和猝死发病最高。血管造影冠状动脉张力在清晨比下午高,因而容易引起血管收缩;清晨醒后交感神经活动增加,对体力、脑力或吸烟的应激性反应增高,增加心率、血压和心肌收缩力,引起血管收缩,增加血小板聚集性和血液凝固性,致使冠脉内压力和应切力增加,斑块局部压力增高、破裂,胶原和基质暴露,血栓形成。

老年患者尤其应注意感染诱发的 AMI。由于老年患者的特点,一些诱发因素易被临床忽视,如低血钾、血压的骤然变化以及其他系统疾病的突然加重等。

三、病理解剖

(一)病理学特征

病理学定义:缺血时间过长导致的心肌细胞坏死。细胞死亡从病理学角度可分为细胞凝固性坏死和(或)收缩带坏死。

急性期时心肌呈大片灶性凝固性坏死,心肌间质充血、水肿、伴有多量的炎性细胞浸润,以后坏死的心肌纤维溶解吸收,形成肌溶灶,随后逐渐出现肉芽组织。病变波及心包可出现反应性心包炎,波及心内膜引起附壁血栓形成。在心腔内压力的作用下,坏死的心壁可破裂,多发生在心室游离壁、乳头肌和心室间隔处。从凝固性坏死到肌溶约一周时间,故 AMI 后一周内易发生心脏破裂。

冠状动脉痉挛引起的严重心肌缺血损伤常表现为心肌收缩带形成和坏死。心肌纤维几个肌节收缩在一起形成收缩带,有的收缩带纹理消失呈不规则增粗、断裂和深嗜酸性染色,心肌纤维呈不同程度的过度收缩,在过度收缩区域一带相互靠拢甚至完全消失,肌原纤维扭曲、破坏甚至结构完全消失,各带不能辨认,闰盘排列紊乱,心肌细胞核染色质密度明显降低,心肌纤维间质水肿,尤其心肌间质毛细血管周围水肿明显,心肌内小动脉管腔变小甚至完全闭塞,管壁变厚,呈现收缩状态。超微结构显示线粒体肿胀、嵴断裂和排列紊乱,基质空隙增大和出现不定形基质,胞质糖原减少或消失。

心肌缺血发生后较短时间内(通常 20 分钟,有些动物模型甚至更短)就会演变为坏死,心肌细胞的完全坏死需要 2 ~4 小时甚至更长时间。这取决于缺血区域的侧支循环、冠脉闭塞的持续性/间歇性、心肌细胞对缺血的敏感性以及心肌氧供和养分的个体需求差异。

根据心肌梗死的面积可分为:局灶坏死、小面积(小于心室肌的 10%)、中面积(左室心肌的 10% ~30%)和大面积(大于左室心肌的 30%)坏死。

根据心肌坏死的部位可分为透壁性、灶性和心内膜下心肌梗死三种类型,透壁性心肌梗死最为常见。

(二)病理学分期

AMI 在病理学上可分为急性期、愈合期和陈旧期。急性期心肌梗死的特征是可见多形核白细胞。当缺血至细胞坏死的时间较短(如 6 小时)时,则仅有少量甚至无多形核白细胞。仅有单核细胞和成纤维细胞、未见多形核白细胞,则提示梗死已进入愈合期。陈旧性梗死表现为没有细胞浸润的瘢痕性组织。从急性期过渡到陈旧期常至少需要5～6周。再灌注会产生具有收缩带的肌细胞，使大量红细胞外渗。从而改变坏死区的宏观和微观结构。

根据临床、病理以及其他特征，心肌梗死可分为：进展期（<6小时）、急性期（6小时～7天）、愈合期（7～28天）和陈旧期（≥29天）。但临床和ECG所记录的心梗分期与实际病理学分期并不一定完全相符。

四、病理生理

特征是由于梗死心肌丧失收缩功能所产生的左室收缩力降低和舒张功能异常，血流动力学异常和左室重构。

（一）左室功能异常

（1）左室收缩力降低：在冠脉闭塞后短时间内缺血区心肌几乎立即发生收缩障碍，根据收缩失调程度可分为：①收缩不能。②收缩减弱。③反常收缩。④收缩不同步。心室收缩不协调的范围和程度均能影响心室作功。

心肌梗死发生后，梗死区心肌收缩功能很快丧失，左室节段性收缩运动异常，整体收缩功能降低，临床表现为不同程度的泵衰竭。其程度取决于心肌梗死的面积和左室节段运动异常的范围，若坏死心肌面积达到左室面积的10%，左室射血分数可下降；达到15%，左室舒张末压将升高；梗死面积>40%，临床可出现心源性休克；若节段运动异常的范围>25%，则临床可出现左心衰。

（2）左室舒张功能异常：心肌梗死区水肿、炎性细胞浸润、愈合修复和最终纤维化均可导致左室顺应性下降，舒张功能异常。表现为左室内压下降最大速率（-dp/dt）下降和等容舒张期延长，室壁张力和心肌耗氧量增加，心肌灌注和心排血量下降，左室舒张末压（LVEDP）异常升高，肺循环阻力增高而发生肺淤血和肺水肿。

在AMI的最初阶段，无收缩功能的梗塞区心肌顺应性增高。梗塞6～8小时后由于梗塞区水肿及炎症反应心肌顺应性逐渐降低，梗塞区的收缩期膨出亦渐趋减弱。临床上顺应性明显降低多见于梗塞后48～72小时。已观察到急性心肌缺血时，舒张功能开始变化和最大变化时间均先于收缩功能变化，舒张功能的变化甚至可早于心外膜心电图ST段的上移。

（二）血流动力学异常

左室功能下降即可导致特征性的血流动力学异常，即每搏输出量、心排血量和左室舒张末压升高。前者导致血压下降和组织灌注不足，后者引起肺淤血、肺水肿，临床出现不同程度的左心衰竭，急性肺水肿，心源性休克。血流动力学异常的程度取决于心肌梗死和缺血范围的大小和左室功能降低的程度。

Swan、forrester根据心肌梗死患者心排血量和肺毛细血管楔压将AMI的血流动力学分为四型：Ⅰ型为正常型，心搏出量（cardiac output，CO）和肺毛细血管楔压（pulmonary capillary wedge pressure，PCWP）均在正常范围，组织灌注正常，无肺淤血；Ⅱ型为肺淤血、水肿型，即CO正常，PCWP增高，组织灌注正常，有肺淤血、肺水肿；Ⅲ型为组织低灌注型，即CO降低，PCWP正常，临床外周组织低灌注，无肺淤血；Ⅳ型为心源性休克型，既有CO降低，又有PCWP升高，临床既有组织低灌注又有肺水肿的典型心源性休克表现。

（三）左室重构

系AMI后左室大小、形态和室壁厚度的变化过程。

AMI激活交感神经系统和肾素－血管紧张素－醛固酮系统（renin angiotensin aldosterone system，RAAS），启动Frank－starling等代偿机制，儿茶酚胺大量释放，心率增快，梗塞区心肌受牵张变薄伸展，内膜面和外膜面相继向外膨出，梗塞区表面积扩大，形成室壁瘤；非梗塞区心肌肌节长度增加，代偿性收缩增强，左室舒张末容积增加，心肌产生离心性肥厚。这些梗塞区和非梗塞区重构的结果导致左室进行性扩张和变形(球形变)并伴有心功能的下降,影响 AMI 近、远期预后。

五、临床表现

(一)症状

AMI 的早期临床表现中,通常有持续 30 分钟以上且对硝酸甘油无效的严重胸痛病史,其他常见的表现可有呼吸困难、虚弱或晕厥。重要的线索是既往冠心病史,以及胸痛放射至颈部、下巴或左臂。多数患者有自主神经系统激活的表现:苍白、大汗、低血压或脉压变小,其他体征还包括脉搏不齐、心动过缓或心动过速、第三心音奔马律和肺底啰音等。

不典型的症状可表现为背部、上肢、下颌或上腹部的不适。这种不适呈弥散性,非局限性,非体位性,不受局部运动影响,有时伴随呼吸困难、大汗、恶心或晕厥。

老年患者由于血中 β 内啡肽、脑啡肽浓度增高,痛阈增高;脑动脉硬化,功能障碍,对痛觉反应迟钝;糖尿病患者神经病变;以及长期吸烟等对疼痛常不敏感。所以在发生 AMI 时,可表现为多种不典型的临床症状,有时甚至完全无任何心脏方面的症状,容易导致漏诊或误诊。

老年 AMI 可以急性左心衰竭、高度房室传导阻滞、反复晕厥、心源性休克、脑供血障碍甚至消化道出血、急性胃肠炎为首发症状。但往往伴有恶心呕吐、面色苍白、大汗淋漓等。对老年患者突然发作气促或心衰恶化,突然性精神错乱、意识障碍,脑血管意外、晕厥、眩晕、肢体无力,周围动脉栓塞、坏死,心悸,急性肾衰,反复呕吐,软弱无力,肺栓塞,神志不安、出冷汗甚至猝死等症状时应警惕 AMI 可能。

有研究表明,恶心呕吐在诊断 AMI 中既不敏感也不特异,但合并胸痛时则 AMI 的可能性明显增加。

AMI 患者的临床表现由于梗死部位的不同而不同,下壁心肌梗死由于累及窦房结动脉和房室结动脉可影响窦房结、房室结和希氏束供血,多表现为心动过缓－低血压综合征,出现房室传导阻滞和缓慢性心律失常。前壁 AMI 患者则多为交感神经亢进的表现,表现为心动过速－高血压综合征,易出现室性快速性心律失常。但如果心排血量明显下降,也可出现血压降低的现象。

(二)体征

临床症状典型者呈重病容,面色苍白,烦躁不安,脉搏细弱,皮肤湿冷,血压多偏低。合并高血压或心力衰竭者,心脏向左扩大。心尖搏动可能弥散,心尖部第一心音减低,可听到第三心音和/或第四心音奔马律,并发心律失常者可听到各种相应的心律紊乱;有高血压者常有主动脉区第二心音亢进;伴有左束支传导阻滞者可听到反常的第二心音分裂。体征中还应注意有无颈静脉压增高、肝脾肿大、两肺湿啰音的存在,检查外周动脉搏动,四肢循环状况和精神神志情况,注意尿量的多少,以综合判断心肌梗死面积、心功能和血流动力学状况。老年患者尤其患有慢性支气管炎者,平时肺内即有湿性啰音,但一般较为固定。

较广泛的透壁心肌梗死在发病次日至一周内可听到心包摩擦音,是由于梗死处纤维蛋白性心包炎所致。如心包摩擦音在梗死后 10 日出现,应考虑为梗死后综合征的可能性。

病程中在心尖部出现新的收缩期杂音,多为乳头肌缺血或坏死引起功能不全所致的二尖瓣关闭不全,杂音呈喷射状,常为全收缩期杂音。如胸骨旁的全收缩期粗糙杂音伴有震颤,提示室间隔穿孔可能。

心肌梗死后 24 ~ 48 小时患者可出现低至中度发热,为非特异性炎性反应和坏死心肌吸收所致。

六、并发症

(一)乳头肌功能失调或断裂

AMI 时,由于乳头肌缺血缺氧、坏死,收缩无力造成房室瓣脱垂及关闭不全,主要为二尖瓣关闭不全,心尖部出现响亮的吹风样收缩期杂音和收缩中晚期喀喇音，可引起心力衰竭。乳头肌断裂可导致严重心衰，迅速发生肺水肿。

（二）心脏破裂

为AMI早期的严重并发症，常在发病的一周内出现，透壁性心肌梗死时容易发生。发生的部位多为左心室游离壁，偶为心室间隔破裂穿孔。前者可因心包积血致急性心包填塞、电-机械分离而猝死，后者则迅速引发心力衰竭死亡。

（三）室壁瘤

为急性透壁性心肌梗死的较常见并发症之一，主要见于左心室。为心脏收缩时梗死部位心室壁在心室腔压力影响下向外膨出而形成。患者可出现难治性心力衰竭、心律失常，附壁血栓形成和栓塞。

（四）血栓形成与栓塞

透壁性心肌梗死伴发室壁瘤时左室心内膜常可形成附壁血栓，血栓脱落可致体循环动脉栓塞。同时，由于AMI患者的血液处于高凝状态，发病后卧床休息，可能导致下肢深静脉血栓形成，深静脉血栓脱落引起肺动脉栓塞，产生相应的症状。

（五）心肌梗死后综合征

多在AMI后数周至数月内出现，少数也可在发病后数日之内出现。表现为心包炎、胸膜炎或肺炎，临床出现发热、胸痛、呼吸急促、咳嗽等症状。发病的原因可能是机体对心肌组织的一种自身免疫反应。此心包炎主要应与AMI早期并发纤维素性心包炎鉴别，后者发生于AMI后2~5天，一般持续2~4天。多见于急性前壁透壁性心肌梗死，早期出现一过性心包摩擦音，伴有胸痛，临床无心包积液体征，提示心肌梗死累及心外膜下心肌。

七、实验室检查

AMI后心肌细胞发生不可逆损伤，细胞膜损伤引起细胞内大分子物质-心肌酶和结构蛋白（心肌损伤标志物）的释放。通过检测坏死心肌细胞释放入血中的蛋白物质，如肌红蛋白、心脏肌钙蛋白T（cTnT）和肌钙蛋白I（cTnI）、肌酸激酶（creatine kinase，CK）、乳酸脱氢酶（lactate dehydrogenase，LDH）等可以识别心肌细胞的坏死。

（一）心脏标志物

（1）肌钙蛋白：cTnI或cTnT几乎完全具有心肌组织特异性并具有高度敏感性，即使心肌组织发生微小区域的坏死也能检查到cTn的升高。因此是心肌坏死的首选标志物。cTn与CK-MB同步释放，血清cTn水平多于发病后3~6小时升高。cTn的升高对于诊断AMI至关重要，应在初诊及6~9小时后重复测定，如初期cTn检测阴性而临床又高度怀疑AMI时，应在12~24小时后再次测定。AMI患者cTn水平升高可持续7~14天。没条件检测cTn时，肌酸激酶同工酶（CK-MB）为最佳替换指标。

与传统采用的CK-MB检测比较，cTn在血中出现升高的时间及峰值时间均与CK-MB相似，但升高的持续时间明显长于CK-MB，为发病48~72小时后入院AMI患者的诊断提供了依据。Bertinchant报告疼痛发作后cTnI的检出时间（4.5±2.3小时）明显早于CK-MB（6.3±3.6小时），消失时间（165±51小时）则明显晚于CK-MB（49.5±10.6）。

cTn可以用来检测再发心肌梗死。AMI患者再发心梗症状时应在发作当时及3~6小时后重复检测心脏标志物。重复检测标志物水平较之前升高20%以上时定义为再发心肌梗死。

（2）肌红蛋白（myoglobin，Mb）：肌红蛋白存在于平滑肌、骨骼肌和心肌细胞的胞浆中，以心肌中含量最高。3.0克心肌坏死即可出现血清Mb升高。血清Mb明显增高是AMI的早期定量指标。研究表明，AMI的症状一出现，血清Mb水平立即升高，6~12小时内达到高峰，然后迅速下降，3~4天恢复到原来的水平。临床研究发现,AMI患者血清Mb在发病后1.6±0.4小时即明显升高,3小时阳性率接近100%,达峰值时间为8.2±2.1小时,明显早于CK。血清Mb与梗塞面积呈高度相关。

由于Mb可以较快地从血液中清除,故AMI后Mb升高恢复正常的速度比CK快,这对于确定酶水平升高期间是否再发生心肌梗死很有价值,血清Mb的屡屡增高提示原有心肌梗死的延续。

正常人尿Mb定性阴性,24小时尿中含量<4mg。尿Mb在AMI后5~40小时开始排泄,持续时间平均为83小时。

急性肌损伤、各种原因引起的肌病、急性或慢性肾功能衰竭、严重的充血性心力衰竭及长时间的休克等均会引起Mb的升高。因此,采用血清Mb作为早期、定量诊断AMI的指标仅限于不患有上述或与之有关的疾病、AMI发病18小时内的患者。

（二）血清酶

血循环中有关酶活性升高,提示心肌发生不可逆损伤。AMI早期,心肌细胞释出的酶为胞浆酶,可溶性的线粒体酶亦可被释出,但在血循环中出现较晚。血清酶的释出受下列因素影响:①受损心肌血液灌注情况:受损心肌循环恢复较好,即血液灌注较好时,酶进入血循环的时间早而快;反之则酶进入血循环的速度明显减慢。②酶分子量的大小:分子量小的酶出现早,分子量大的酶则出现晚。③心脏循环系统解剖情况:如左室心内膜下心肌供血较差,此处发生心肌梗死时细胞死亡最快,但由于侧枝循环血流缓慢,酶进入血循环的速度延缓。

(1)肌酸激酶(CK)、肌酸激酶同工酶(CK-MB):为AMI后血清中最早出现改变的心肌酶,通常在AMI疼痛症状出现后4~6小时开始升高,CK一般在12~36小时(平均24小时)达高峰,3~4天降至正常;CK-MB在12~24小时(平均18小时)达高峰,24~48小时降至正常基线水平。由于CK广泛分布于骨骼肌,缺乏特异性,目前已不推荐用于诊断心肌梗死。

为了明确诊断心肌梗死,应在初诊及6~9小时后重复检测CK-MB以动态观察其变化的幅度。

AMI后施行溶栓治疗的患者,血清CK-MB酶峰提前在发病14小时以内提示冠脉再通。

(2)天门冬氨酸转氨酶(aspartase tranasaminase,AST):AMI发病6~12小时内AST显著升高,12~72小时内达高峰,6~12天内恢复正常。发病4日内连续检测AST活力,如均正常可排除AMI。

红细胞中AST水平高,故溶血标本不能采用。磷酸吡多醛(VitB6)为AST的辅酶,在维生素B严重缺乏患者,AST测定结果严重偏低。

由于心、肝、骨骼肌和肾脏组织的AST含量相近,因此,AST的升高特异性不强,但可提示体内存在组织损害。

(3)乳酸脱氢酶(LDH):LDH为AMI时变化出现较晚的酶,AMI后12~48小时(平均24小时)开始升高,3天左右达高峰,变化时间可持续约2周。

LDH同工酶的变化较LDH的特异性高,由于LDH-1仅存在于心肌、肾脏和红细胞中,故LDH-1升高仅见于心肌梗死、肾皮质梗死以及溶血性贫血。LDH-1的变化较AST敏感,当心肌梗死面积较小时,AST可能正常,而LDH-1会升高。

(4)羟丁酸脱氢酶(hydroxybutyrate dehydrogenase,,HBD or HBDH):为用α-羟丁酸代替乳酸或丙酮酸作底物测定LDH总活性。实际为间接测定LDH-1、2。HBDH在AMI后的变化规律与LDH相同。

对于AMI后上述各酶的变化时间,不同作者报告略有不同(表20-6-1),但总的规律为AMI后血清CK、CK-MB首先升高,随后为AST改变,然后LDH、HBDH升高。这一时间顺序对于AMI的鉴别、心梗面积扩大或再发梗塞的诊断均有帮助。根据AMI后血清酶变化的规律,应在适当的时间多次采取标本。

表 20-6-1 AMI 时的血清酶测定

酶	开始升高时间	高峰时间	持续时间	敏感度(%)	假阳性原因
GOT (AST)	8~12h	18~36h	3~5d	90	充血性心力衰竭、肝病、骨骼肌疾病、休克、肺梗塞、急性胰腺炎、心脏手术、药物影响如双香豆素类
CK	5~8h	24h	3~4d	96	骨骼肌疾病、糖尿病酮症、肝昏迷、电复律、抽搐,肌内注射镇痛剂、抗生素等
LDH	24~48h	3~6d	8~14d	86	充血性心力衰竭、溶血和溶血性病、白血病、肿瘤、心肌炎、休克、肺梗塞、肾梗塞、肝病、心脏手术

引自《中国医学百科全书·心脏病学》"心肌梗塞"P40

(三)坏死组织和炎症反应的非特异性指标

同各种组织细胞损伤一样,心肌细胞损伤后蛋白分解增加,各种细胞因子、炎性反应物质产生增多,促进红细胞的缗钱状聚集及骨髓贮备池粒细胞释放增加。引起红细胞沉降率增快、白细胞计数增加以及全身炎性反应等变化。

(1)白细胞计数:白细胞计数和中性粒细胞升高。AMI 后 1~2 天内,白细胞计数明显增高,可增至 $10.0 \times 10^9 \sim 20.0 \times 10^9/L$,中性粒细胞多在 75%~90%,嗜酸性粒细胞减少或消失。数日后恢复正常。

(2)红细胞沉降率:AMI 发病后 1 周左右红细胞沉降率增快,可持续 2~3 周。心绞痛时血沉正常。

(3)白细胞介素(interleukin,IL):AMI 时血清 IL-1、IL-6、IL-8 浓度明显升高,且与 AMI 的病理变化及病情严重程度有关。IL-6 于 AMI 发病 24 小时已显著升高,72 小时达高峰,以后逐渐下降,至 4 周仍高于正常;AMI 合并心力衰竭及心律失常者明显高于不合并者。在 AMI 的极早期 IL-8 浓度呈一过性增高,IL-8 可于症状发生 24 小时内测出(双抗体夹心 ELISA 法,浓度范围 301.8±105.39pg/ml),随后迅速消失。其水平随梗塞面积增大相应渐增而呈正相关。

(4)超敏 C 反应蛋白(super C-reactive protein,SC-RP):为非特异性炎性反应指标。心肌梗死急性期与心肌酶同步升高,其升高的程度提示炎性反应的程度,并可提示预后。

(5)其他:血液流变学检查发现,AMI 患者红细胞变形能力明显降低,血液黏度增加。对单胺类物质及递质氨基酸检查发现,AMI 时血浆 5-羟色胺(5-HT)、去甲肾上腺素(NE)、多巴胺(DA)含量均较对照组升高,提示 AMI 发病时机体释放增强。而递质氨基酸则发生不同改变。γ-氨基丁酸(GABA)、甘氨酸(Gly)含量增高,谷氨酸(Glu)、天冬氨酸(Asp)和牛磺酸(Tau)含量降低。这些变化均可进一步加重心肌损害。AMI 患者红细胞内的氧化与抗氧化失衡,AMI 时红细胞丙二醛(MDA)显著增高,而谷胱甘肽过氧化物酶(GSH-Px)显著降低。但这些检查尚未作为临床诊断应用。

(四)其他项目

对 AMI 患者还应检查肝肾功能、凝血功能、血糖、血脂、手术感染八项、动脉血气以及尿便常规、大便潜血等。为了解判断病情、用药及手术提供依据。

八、辅助检查

(一)心电图(electrocardiography,ECG)检查

由于 AMI 的血清生物学改变多出现于发病数小时之后,因此 AMI 的早期诊断主要根据临床表现及心电图改变。由于少数患者缺乏典

型的临床表现,心电图作为客观判定指标,无疑地具有其特殊重要性。应尽可能进行12导联心电图检查,必要时加作$V_{7\sim9}$,$V_3R\sim V_5R$,并应重复。有条件时,应将发病时心电图与既往心电图进行比较。心电图ST-T和Q波的急性或进展性改变有助于识别心肌梗死的发生,并提示梗塞相关血管及梗死心肌的范围。冠脉的供血优势、大小、分布、侧支循环、血管狭窄程度均可影响心电图的表现。

心肌缺血或心肌梗死的心电图异常包括PR段、QRS波群、ST段或T波的改变。心肌缺血最早期的表现为ST段和T波的改变,相邻两个以上导联T波波幅对称性增高提示随后ST段可能抬高。ST段抬高的导联往往可见R波波幅增高增宽。而T波增高往往反映了缺血心肌的传导延迟。一过性Q波有时可见于急性缺血发作或偶尔见于成功再灌注的AMI患者。

O'Rourke等经对505例胸痛患者及胸痛发作24小时内发生AMI的21例患者的心电图分析,提出就地诊断心肌梗死的ECG标准,①相邻几个导联ST段抬高≥1mm($V_1\sim V_3$应≥2mm)。②至少一个导联有对应性的ST段压低≥0.5mm。③典型损伤型或坏死型图形。

可能发生AMI的缺血性心电图改变见表20-6-2。J点用于决定ST段抬高的幅度。相邻导联是指前壁导联($V_1\sim V_6$)、下壁导联(Ⅱ、Ⅲ、aVF)、侧壁或心尖导联(Ⅰ、aVL),V_3R和V_4R导联反映右心室情况。尽管要求ST段移位至少在相邻两个以上的导联,但有时急性心肌缺血在某一导联表现为ST段明显移位,而在相邻导联仅有轻度移位,故ST段移位程度较轻且不伴有高大R波并不能排除急性心肌缺血或梗死。

表20-6-2 急性心肌缺血的ECG表现(无左室肥厚和LBBB)

ST段抬高:
相邻2个导联新发ST段J点抬高:$V_2\sim V_3$导联男性≥0.2mV、女性≥0.15mV,和(或)其他导联≥0.1mV。
ST段压低和T波改变:
相邻2个导联新发ST段水平或下斜性压低≥0.05mV,和(或)相邻导联T波倒置≥0.1mV合并高大R波或R/S>1

某些局部导联ST段抬高或病理性Q波比ST段压低更具有特异性。$V_1\sim V_3$导联ST段压低,尤其是终末T波阳性往往提示心肌缺血,而且可能伴随$V_7\sim V_9$导联ST段抬高≥0.1mV。下壁心梗患者应同时记录右胸导联(V_3R、V_4R)以明确是否合并右心室梗死。

急性胸部不适发作时,倒置T波的假性正常化提示可能存在急性心肌缺血。肺栓塞、颅内病变、心肌炎或心包炎等均可导致ST-T异常,需进行鉴别诊断。

患者存在LBBB时会为AMI的诊断带来困难,对比患者以往的心电图有助于诊断;存在右束支传导阻滞(RBBB)的患者,$V_1\sim V_3$导联ST-T异常十分常见,但出现ST段抬高或Q波时则应考虑缺血或心梗。

数个导联同时发现Q波对诊断心肌梗死具有很高的特异性。ST段压低或单纯性T波改变对诊断心梗不具有特异性,但与Q波同时出现在相同导联则心梗的可能性增大。

以下情况出现的Q波属正常:V1导联呈QS型;额面电轴介于0~30度,Ⅲ导联Q波<0.03s且<1/4R波;额面电轴介于60~90度,aVL导联出现Q波;Ⅰ、aVL、aVF、$V_4\sim V_6$导联的非病理性室间隔Q波<0.03s且<1/4R波。

再发心梗:缺血症状持续20分钟以上或伴有2个以上相邻导联新发Q波或ST段较之前抬高≥0.1mV考虑为再发心梗。

ST段再次抬高也可见于致死性心脏破裂。ST段抬高持续不恢复,提示室壁运动障碍或室壁瘤形成。心电图出现异常的导联可作出心肌梗死定位。前壁：$V_{1\sim4}$导联，侧壁：$V_{4\sim6}$导联，前间壁为 $V_{1\sim2}$导联，高侧壁为 Ⅰ、aVL，下壁为 Ⅱ、Ⅲ、aVF 导联，正后壁：$V_{7\sim9}$，右室导联：$V_3R\sim V_5R$。

（二）影像技术

1. 各种影像技术简介

（1）超声心动图：具有良好空间和时间分辨率，在评价心肌厚度、肥厚性和静息运动等方面具有优势。

（2）放射性核素成像技术：为目前唯一直接评价心肌细胞活性的检查手段。^{201}铊、^{99m}锝－甲氧基异丁基异腈（MIBI）、氟脱氧葡萄糖（^{18}F－FDG）等放射性核素追踪剂通过心肌细胞代谢可直接对心脏进行成像，其中 ECG 门控的核素成像是心肌运动、肥厚度和整体功能的可靠评估方法。

（3）磁共振技术（magnetic resonance imaging，MRI）：心血管系统 MRI 具有高质量的空间分辨率和良好的时间分辨率，已成为评估心肌功能的标准方法，在理论上 MRI 检测心梗的效力与超声心动图相似，但由于费时较长而较少应用于急诊。顺磁性造影剂的应用有助于评价心肌灌注。

（4）计算机断层扫描（computed tomography，CT）：梗死心肌起初在 CT 下呈现局部性左室增强减弱，而后在 MRI 钆造影剂对比下呈现增强延迟。近年来应用于临床的双源 CT 显著提高了时间分辨率，无需心率控制就能完成冠状动脉成像。有报道对冠状动脉狭窄的敏感性、特异性、阳性和阴性预测值达到 96.4%、97.5%、85.7%、99.4%，对心脏运动、功能提供高质量的影像。在急性胸痛时可用于鉴别肺动脉血栓栓塞、主动脉夹层动脉瘤或壁间血肿等心肺血管疾病。

2. 心梗急性期的影像学应用

超声心动图可用于发现多种缺血性急性胸痛的原因，如心包炎、心肌炎、瓣膜性心脏病、心肌病、肺栓塞和主动脉夹层等；还可发现急性心梗的并发症，如游离壁破裂、急性室间隔穿孔以及乳头肌断裂或缺血引起的二尖瓣反流。二维超声心动图有助于评价左室壁节段性运动异常如室壁瘤，了解乳头肌功能情况及有无附壁血栓形成，脉冲多谱勒能较好地观察左室舒张功能，对右室梗死节段运动不正常与右室功能不全具有鉴别意义。彩色多谱勒则可较好地观察冠状动脉的血流量。

超声心动图或 ECG 门控的核素成像结果正常，对 AMI 具有 95%～98% 的阴性预测值。由于局部室壁运动异常或室壁变薄既可能由 AMI 引起，也可能由陈旧性心梗、急性缺血、心肌顿抑或冬眠引起，且其他非缺血性疾病也可导致局部存活心肌的丢失，因此影像学技术对于 AMI 的阳性预测价值较低，排除诊断的意义大于诊断意义。

九、诊断和鉴别诊断

（一）诊断

按照以往的诊断标准，根据典型的临床表现、特征性的心电图改变和血液心脏生化标志物（结构蛋白和心肌酶）水平动态变化三项中具有两项即可确诊。对于无典型临床表现的老年患者，及时的心电图检查和心肌生化标志物检测以及动态观察对于确定诊断尤其重要。AMI 患者约有 15%～20% 无疼痛症状，尤其 80 岁以上老年人，原患脑血管病、糖尿病等或手术后患者，常可发生无痛性心肌梗死。凡老年患者突然出现呼吸困难、较重而持久的胸闷或胸痛而原因未明，严重的心律失常、心力衰竭或原有的慢性心力衰竭突然加重，或者突然出现精神错乱、意识不清，晕厥、眩晕，极度乏力，上腹胀痛或反复呕吐，频繁便意，烦躁不安，出冷汗，突然发生休克甚至猝死时，均应考虑 AMI 的可能性。

（二）鉴别诊断

（1）不稳定性心绞痛：心绞痛疼痛部位和心肌梗死相同，但发作时间较短，一般不超过 30 分钟；临床症状较心肌梗死轻，一般不伴有恶心、呕吐、休克、心力衰竭等；发作时虽有心电图ST段和T波的改变，但为一过性；实验室检查无血清酶学的改变，但可有心肌结构蛋白的轻度、一过性升高。心绞痛发作时ST段下降明显或伴有T波倒置，应注意与心内膜下心梗鉴别。如T波倒置24h仍未恢复，应复查血清酶以排除心内膜下心肌梗死。如心绞痛频繁发作，心肌缺血的累积影响可使缺血最严重的心内膜下心肌发生坏死，应注意血清酶学改变和ST－T衍变。心绞痛时一般不出现异常Q波，但心肌缺血特别严重时，可以出现异常Q波，有时伴有典型的缺血性ST－T改变，是继发于严重心肌缺血损伤后的心肌电位暂时性丧失。随心肌缺血损伤的逆转，心肌电功能恢复，R波能在数小时内再现。缺血性心肌暂时出现电激动消失，随后数小时完全或部分恢复的现象称为心肌震荡综合征，易与AMI混淆。

(2)主动脉夹层：起病有类似AMI的前胸痛，但更为突然，起始即较为剧烈。随夹层累及的部位不同，疼痛可以极为广泛，同时出现相应脏器受累的症状和体征。发病时常伴有焦虑不安、大汗淋漓、面色苍白和四肢厥冷等休克症状，但与血压不相符，血压可以很高。主动脉夹层也常有恶心、呕吐症状。主动脉夹层累及升主动脉时可出现主动脉瓣关闭不全的体征；累及腹主动脉及其大分支时，影响腹腔脏器的供血，可出现各种类似急腹症表现，腹部有压痛；主动脉夹层引起周围动脉阻塞和脑血管症状多在发病后数小时之内。X线检查主动脉进行性增宽，超声、CT和MRI检查可明确诊断。主动脉夹层累及冠状动脉开口时可并发AMI，心包积血时也可出现急性心包炎的心电图改变，应注意鉴别。

(3)肺动脉栓塞：肺动脉栓塞时可出现突然发作的胸痛、憋闷、气促和休克等，但临床体征方面无急性左心衰的表现，可有肺动脉瓣区第二心音亢进，心动过速、心房扑动、心房颤动等快速性心律失常，心电图表现为电轴右偏，极度顺钟向转位，$S_{I}Q_{III}T_{III}$，T_{V1-4}倒置，aVF导联和右胸导联R波增高，T波倒置等，可出现肺性P波。CT肺动脉造影有助于确诊。

(4)急性心包炎：常急性起病，临床表现急性胸痛、发热和气短，心电图出现普遍导联的ST段抬高，继之T波倒置。急性心包炎常有胸痛同时或之前的发热和白细胞增高，疼痛常于深呼吸和咳嗽时加重，坐位前倾时减轻，临床病情一般不如AMI严重，早期可发现心包摩擦音，其后可出现心包积液甚至心包填塞的症状体征。心电图表现为除aVR以外的导联ST段凹面向上的抬高，无异常Q波；血清心肌酶学正常等可资鉴别。

(5)急腹症：急性胆囊炎、胆石症，溃疡病穿孔，急性胰腺炎及急性胃肠炎等常有上腹疼痛并伴有恶心、呕吐或休克，易与AMI患者相混淆。但根据病史、腹部体征，结合心电图和血清心肌生化标志物检查可作鉴别。冠心病合并胆石症患者，胆绞痛发作时可诱发心绞痛，出现心肌缺血的心电图改变，应予注意。

(6)其他疾病：肺炎、急性胸膜炎、自发性气胸、纵隔气肿、胸部带状疱疹等均可引起胸痛，注意相应的临床征状、体征，结合X线胸片和心电图特征以及血清心肌生化标志物检查不难鉴别。

十、治疗

AMI急性期治疗应着重于降低心肌耗氧量，尽快开通急性堵塞的冠状动脉，恢复严重缺血心肌的灌注，挽救濒死心肌；同时尽量减少再灌注损伤和防止血管再堵塞，改善冠状动脉残余血流量或侧支血流，从而缩小梗死范围；防治各种急性严重并发症，保护和维持左室功能，以改善急性期和远期预后。病理学及实验心脏病研究表明，AMI初期100分钟是治疗的最佳时间。

(一)院前急救和转运

AMI常发生于院外，并可因早期发生的严重心律失常而致猝死，因此院前阶段的急救处理对于降低AMI的死亡率至关重要。AMI患者在医疗过程中常因多种因素而造成有效治疗的延误。及时而有效的院前抢救，医院内急救绿色通道的开通，可减少转运和在医院内耽搁的时间，使患者得到尽早的治疗，对于早期挽救濒死心肌，防止猝死发生，保护心脏功能，改善预后，提高生存质量有重要意义。

院前急救的医疗处理将在其后的急救处理中详述。根据ST段抬高急性心肌梗死（ST elevated myocardial infarction，STEMI）诊疗指南，如不能在预期时间内行经皮冠脉内介入治疗（percutaneous coronary intervention，PCI），可在院前进行溶栓治疗。

AMI的院前急救中，良好装备的流动救护系统，迅速的急救反应能力，熟练掌握AMI急救业务的医护人员，是必不可少的条件。AMI患者经院前急救处置后，若病情相对稳定，生命指征基本平稳，就应使用配备监护抢救设备的救护车（mobile coronary care unite，MCCU）尽快将患者转送医院。患者转运过程中的处置是否得当亦是整体抢救取得成功的关键环节。文献报告转运途中发生心律失常及心性猝死者占院前死亡的10%～20%。转运前，应做好各项准备工作：①与医院取得联系，通报病情，安排床位及协调有关科室，必要时通过绿色通道直接PCI。②向患者家属说明病情、途中可能出现的情况及发生意外的可能，取得同意和谅解，必要时签署有关协议。③对患者做好解释工作，解除焦虑、紧张，取得配合。④准备好途中所需药品。⑤搬动患者前测定各项生命指征，可根据需要给予镇静及抗心律失常药物。转运途中应不间断地监护患者的心电、血压等生命指征及病情，保护好静脉通道，一旦出现心跳骤停，应立即复苏抢救。

（二）急救及综合处理

1. 急救处理

（1）缓解疼痛，解除焦虑：AMI抢救中，缓解疼痛是重要的措施之一。因疼痛与交感神经激活有关，而交感神经激活可引起血管收缩，释放多种活性物质，加重心肌梗死。常选用吗啡静脉给药。2～4mg静脉注射，5～15min可重复。老年患者、慢性阻塞性肺疾病患者注意可能的呼吸抑制。吗啡的副作用有恶心、呕吐、低血压伴心动过缓以及呼吸抑制，阿托品和纳洛酮可对抗之。静脉注射β受体阻滞剂或硝酸盐制剂对缓解疼痛亦常有效。如患者焦虑不安，可适当用安定类药。注意非甾体类抗炎药可增加死亡、再梗死、高血压、心衰及心肌破裂危险，故AMI时不应使用（阿司匹林除外）。

（2）给氧：通常采用鼻塞给氧，3～5L/min，应保证动脉血氧饱和度大于90%。如合并左心衰、肺水肿，可给予高流量吸氧或面罩给氧，必要时应用无创呼吸机辅助通气治疗。

（3）建立静脉通道：方便静脉给药及保证急救用药之需。但要注意控制液体入量，防止加重老年患者的容量负荷而导致肺水肿。

（4）生命指征监测：AMI早期，可能发生的心律失常、心力衰竭、心源性休克均会出现生命指征的变化，尤其AMI早期的心律失常，特别是室性心律失常可导致严重的血流动力学障碍甚至猝死。因此，应尽早进行心电、血压、血氧饱和度的监测，并注意观察患者的神志、呼吸、出汗和末梢循环情况及尿量，以及时发现病情变化，及时处理。

（5）心律失常防治：AMI早期的心律失常，尤其是室性心律失常可导致严重的血流动力学障碍而导致心力衰竭、猝死，患者发生严重心律失常的最大危险是在症状出现后的最初4小时内。Lown的心律失常分级在AMI中具有实际意义。目前对无心律失常者多不主张预防性用药，但在搬动、转运患者前，可给予小剂量利多卡因（50～75mg）肌内注射以防止发生致命性室性心律失常。AMI时一旦出现室性心律失常应高度重视。对伴有血流动力学障碍的快速心律失常首选电复律，药物治疗可给予利多卡因75～100mg静脉注射，必要时重复，心律失常控制后以1～4mg/min静脉滴注维持。若负荷剂量达5mg/kg仍不能控制，就应改用胺碘酮、普鲁卡因酰胺或心律平等药物。对伴有心功能不全的患者应首选胺碘酮，首剂150mg缓慢静脉注射后以1～1.5mg/min持续静脉点滴,24 小时总量可达 2000 ~ 3000mg。对缓慢性心律失常者,可给予阿托品、山莨菪碱静脉注射,有条件可安装体外起搏除颤电极,以备必要时之用。

(6)实验室检查:接诊后应及时抽血查血常规、凝血三项、心肌生化标志物(结构蛋白、心肌酶等)、肝肾功能、手术感染八项等,了解病情,掌握患者脏器功能基本状况,为介入治疗和用药做好准备。对心肌损伤生化标志物,应动态随访观察,以明确诊断,了解血管再通,掌握病情,判断预后。

2. 一般治疗处理

(1)休息:患者应卧床休息,避免情绪激动、用力、饱餐等。应注意保持环境安静,防止不良刺激,适当应用镇静剂和通便药物。无并发症患者严格卧床 3 天,以后可轻微床上活动,适当坐起,防止下肢深静脉血栓和坠积性肺炎。一周后可视病情开始室内活动,活动量应逐渐增加,循序渐进。有并发症者视病情相应延长卧床时间。

(2)饮食:发病初期有恶心呕吐症状者,可肌注甲氧氯普胺(胃复安、灭吐灵),如进食即引起呕吐者可暂不进食,静脉补液应注意控制总入量和速度,保持血电解质平衡,但应尽可能给予肠内营养,以防止静脉入量增加而加重老年患者心功能不全。饮食以低脂、低胆固醇、容易消化吸收为宜,适当限盐,少食多餐。对合并糖尿病、高尿酸血症患者应作相应的饮食控制。

(3)保持大便通畅:老年患者胃肠动力减弱,常合并排便困难,加之卧床、应用多种抑制平滑肌功能药物,或合并糖尿病等,均可造成胃肠动力进一步减弱,加重便秘和排便困难。对 AMI 患者注意给予润肠通便药物,如患者排便困难可给予开塞露纳肛,必要时给予甘油硫酸镁溶液保留灌肠,以防止排便时过度用力造成不测。

(4)原发病治疗:感染,尤其肺部感染是老年患者多种疾病加重的诱因,也常是诱发 AMI 的原因。应注意可能合并的感染,选用适当的抗生素控制感染,并注意避免抗生素的肾毒性,保护肾功能。

(三)综合药物治疗

(1)硝酸酯类:因可直接扩张静脉、动脉和小动脉,从而降低心脏前后负荷,减轻双侧心室压力和容量,减低心室壁张力及心肌耗氧量;扩张冠状动脉改善心肌供氧,扩张侧支循环增加血流量,使局部心肌缺血区血流再分布,因而减少心肌缺血,缩小梗死范围,改善左室功能。发病早期立即舌下含服硝酸甘油 0.5 ~ 1mg 或吸入硝酸甘油后静脉滴注。选用短效的硝酸酯类较为适宜,因其半衰期短而易于调控对血流动力学的影响。可以硝酸甘油 15mg 加入 5% 葡萄糖注射液 250ml 中(以此配比,每小时输入 ml 数即为滴入药物速率 μg/min)静脉滴注,可以 10μg/min 起始,逐渐增至 50 ~ 100μg/min。临床应用老年患者 20ml/h(20μg/min)起始并维持即可获良好疗效,且较为安全。治疗可视病情、血压调整滴速。在静点硝酸甘油 24 ~ 48 小时,心绞痛得以控制后,可改硝酸异山梨酯口服,可在停止输液前 30min 给药,防止更换药物过程中出现反跳。静脉滴注一般不要超过 72 小时,以防止发生耐药。当下壁梗死并有右室梗死、容量负荷不足、低血压时应慎用或不用硝酸甘油。

(2)β 受体阻滞剂:无论 STEMI 或非 ST 段抬高急性心肌梗死(non - ST elevated myocardial infarction,NSTEMI)患者,有胸痛发作及无禁忌证的患者,均应给予 β 受体阻滞剂。根据 2007ACC/AHAST 段抬高心肌梗死(STEMI)诊疗指南更新版,对无心衰、低心输出量、心源性休克危险增加和其他 β 受体阻滞剂相对禁忌证(PR > 0.24s、Ⅱ ~ Ⅲ度房室传导阻滞、哮喘发作或反应性气道疾病)的患者,应在 24 小时内开始口服 β 受体阻滞剂治疗。心源性休克危险因子包括:年龄 > 70 岁,收缩压 < 120mmHg,窦性心动过速 > 110 次/min 或心率 < 60 次/min,以及距 STEMI 症状发作的时间较长。

几乎所有的 AMI 患者都有自主神经系统

的活性增强。合并交感神经兴奋者由于儿茶酚胺大量释放，患者呈高动力循环状态，表现为血压增高，心率增快，以及快速性心律失常。对此类患者，可给予β受体阻滞剂静脉注射，适应证为：胸痛（给予吗啡后仍未缓解）、反复发作的心肌缺血、需要控制的高血压、心动过速或心律失常（持续室速或室上性心动过速）。药物可选用美托洛尔静脉注射，标准的方法为5mg（0.2mg/kg）稀释后缓慢静注（1mg/min），5分钟后检查血压、脉搏，如患者脉搏<60次/min、平时血压正常的患者收缩压<100mmHg、高血压患者的血压<平时的70%停止注射，如无变化或未达上述标准可重复注射，注射5min后再次检测，总剂量为3次15mg。但美托洛尔的药物半衰期为3～5小时，老年患者可能更为延长，间隔5分钟重复注射间隔略嫌过短，老年患者心功能减退，使用尤需慎重。从安全的角度考虑，老年患者可选用超短效β受体阻滞剂艾司洛尔，该药分布半衰期仅2分钟，消除半衰期约9分钟，具有起效快、停药后作用迅速消失的特点，便于对急性患者处理和控制用药；小剂量即可达到β受体阻滞效果而不引起明显的血流动力学变化；而其血流动力学效应及电生理学效应均可在停用后30分钟恢复用药前水平，可用于COPD、左心功能不全等心肺功能受损患者。剂量可用0.5～1mg/kg稀释10ml静脉注射，然后以0.05～0.15mg/(kg·min)持续静点，每4～5min递增0.05mg/(kg·min)，最大剂量0.3mg/(kg·min)（6ml/min），一般以0.2mg/(kg·min)维持静点。

口服药物主要为美托洛尔，推荐剂量可用至100mg～200mg/d；实际应用可口服12.5mg～50mg，q6～12h。对老年患者尤其应注意小剂量（6.25mg～12.5mg/次）起始，观察心率、血压，逐渐达目标水平。循证医学证实对AMI后具有二级预防作用的β受体阻滞剂有普萘洛尔、美托洛尔、卡维地洛、噻吗洛尔、醋丁洛尔等。

（3）钙拮抗剂：对β受体阻滞剂禁忌且心肌缺血频发，没有严重左室功能受损或其他禁忌证者可应用非二氢吡啶类钙拮抗剂维拉帕米（异搏定）或地尔硫卓（合心爽）治疗。此类钙拮抗剂扩张心外膜冠状动脉，增加冠状动脉的血流量，同时具有负性心率、负性肌力作用，可以降低心肌耗氧量，但应注意避免与β受体阻滞剂合用。长效钙拮抗剂苯磺酸氨氯地平和硝苯地平控释片等具有改善心肌缺血、显著减少心血管事件的作用，循证医学证据已证实苯磺酸氨氯地平、非洛地平缓释片等对心功能无负性影响。对于强化β受体阻滞剂及硝酸酯类治疗仍有反复胸痛发作且无禁忌证者可口服长效钙拮抗剂。

（4）他汀类：AMI急性期他汀强化调脂可降低急性期病死率并明显改善预后已得到循证医学证实，故AMI后应尽早开始使用他汀类药物。此外，他汀具有抗血小板、抗凝作用，防止血栓形成；上调血管内皮一氧化氮合成酶，改善内皮功能；增加斑块内胶原蛋白含量，稳定斑块；显著降低C反应蛋白（C－reactive protein，CRP）及其他炎症因子水平，抑制斑块内炎症；抑制平滑肌细胞增殖、迁移；抗氧化，减少自由基对心肌的损伤；稳定心脏电生理等调脂以外的心血管保护作用，可以改善心肌供血，稳定易损心肌，减少冠脉事件。他汀对老年人还具有减少骨折危险，降低糖尿病危险，减少深静脉血栓形成等益处。

注意，应在AMI发病后24小时内测定血脂水平，因AMI发病24小时后血胆固醇水平可自然下降。

（5）血管紧张素转换酶抑制剂（angiotensin－converting enzyme inhibitor，ACEI）或血管紧张素受体拮抗剂（angiotensin receptor blockor，ARB）：ACEI类药物阻断肾素－血管紧张素－醛固酮系统，具有抗心肌重塑作用。所有的AMI患者均应使用ACEI。对ACEI不耐受者，可服用ARB。对老年患者，ACEI类药物宜从小剂量起始，逐渐增加剂量，以防止血压降至过低。

（6）抗栓治疗：

1）抗血小板治疗：无论STEMI或NSTEMI

均为适应证。

阿司匹林：为首选，无禁忌者即开始服用。溶栓和 PCI 患者可首次顿服 300mg 水溶片，以后以肠溶片 100mg/d 维持。以往一直服用者可继续维持服用。

氯吡格雷：血小板 ADP 受体拮抗剂。阿司匹林不耐受者服用或与阿司匹林联用。首剂 300mg，以后 75mg/d 维持。STEMI 患者、PCI 置入药物涂层支架者应持续服药 1 年。

2）抗凝治疗：STEMI 溶栓再灌注治疗患者应至少接受 48 小时抗凝治疗。未行再灌注患者应接受抗凝治疗，持续时间最长 8 天（2007 ACC/AHA）。对老年患者，充分掌握适应证应用低分子肝素抗凝治疗是安全和有效的。尽管有临床研究表明依诺肝素的收益大于普通肝素和与之疗效相似的达肝素（法安明）、那屈肝素（速碧林），但老年患者仍建议选择达肝素（法安明，吉派林），因其分子量较大而不易在体内蓄积，安全性与年轻人无差异，无需调整剂量。依诺肝素在老年患者应用时应注意下调剂量。

作者对老年 PCI 围手术期患者采用阿司匹林、氯吡格雷、低分子肝素联合抗栓治疗，观察疗效和安全性良好。低分子肝素的常规用量为 5000IU，q12h 皮下注射。

（四）再灌注治疗

早期施行再灌注治疗，可通过重建阻塞的梗死相关冠状动脉血流，尽早恢复缺血心肌的血流灌注，对于挽救濒死心肌、提高 STEMI 患者的生存率、降低病死率至关重要。一旦确定为 STEMI，应尽快决定再灌注策略。发病在 12 小时之内应首选再灌注治疗，包括溶栓（院前，来院 30min 内）和急诊 PCI（90min 内）。对于 NSTEMI 患者建议早期侵入治疗，包括 PCI 和冠状动脉搭桥（coronary artery bypass grafting，CABG）

1. 溶栓治疗

临床研究表明，溶栓治疗的时间与 AMI 面积、死亡率具有相关性。AMI 早期溶栓能使可逆性损伤的心肌得到再灌注，因此限制了梗塞范围，保护了左心室功能及降低了 AMI 早期及远期死亡率。溶栓的获益主要取决于治疗时间和达到的梗死心肌中的溶栓血流，开始治疗的时间与溶栓后患者的转归似乎并非呈线性关系，再灌注出现越早，获益越大。在症状出现 2～3 小时内进行溶栓治疗的患者生存机会最大，12 小时后进行溶栓治疗几乎看不到什么益处，很可能是同时丧失了挽救心肌和恢复血流的机会，随着时间推移，血栓在冠状动脉内逐渐机化。因此，有条件者应开展院前溶栓。

溶栓治疗仅针对 STEMI 患者，对 NSTEMI 患者不主张溶栓治疗。

对于 STEMI 患者，如首诊医院不具备直接 PCI 条件，溶栓治疗应在到诊后 30 分钟内进行。

高龄老年（>75 岁）溶栓的总体获益小于年轻患者，但高龄不再成为溶栓治疗的主要禁忌证。

（1）溶栓治疗的适应证：①无溶栓禁忌 STEMI 症状出现 12 小时内，心电图两个胸前相邻导联 ST 段抬高 0.2mV 或以上，肢体导联 >0.1mV 或以上，新出现或可能新出现的左束支传导阻滞患者。②无溶栓禁忌 STEMI 症状出现 12～24 小时，仍有缺血症状以及心电图仍有 ST 段抬高。再梗死患者如症状发作 60 分钟内不能立即血管造影和 PCI，应给予溶栓治疗。

（2）溶栓治疗的禁忌证：

1）绝对禁忌证：①既往任何颅内出血史。②已知结构性脑血管病变。③已知恶性颅内肿瘤（原发或转移）。④3 个月内的缺血性中风（除外 3 小时内的急性缺血性中风）。⑤可疑主动脉夹层。⑥活动性出血或出血性素质。⑦ 3 个月内闭合性头部或面部创伤。

2）相对禁忌症：①收缩压 >180mmHg 或舒张压 >110mmHg。②3 个月前的缺血性中风。③痴呆或其他颅内病变（除绝对禁忌证外）。④创伤性或长时间心肺复苏（>10min）或 3 周内的大手术。⑤近期（<2～4 周）内出血。⑥不能压迫部位的血管穿刺。⑦曾经（5d 之前）使用该制剂（链激酶或阿尼普酶）或有既往对

该制剂过敏史。⑧妊娠。⑨活动性消化性溃疡。⑩正在使用抗凝剂：INR 较高，出血风险大。>75 岁者主张首选 PCI。

（3）溶栓药物：

1）尿激酶（urokinase，UK）：150 万 U（2.2U/kg）以 10ml 生理盐水溶解，再加入 100ml 5% ~10% 葡萄糖溶液中 30min 内静脉滴入。UK 滴完 12 小时后，肝素 7500U 皮下注射，每 12 小时 1 次，持续 3~5 天。

2）链激酶（streptokinase，SK）或重组链激酶（rSK）：150 万 U 用 10ml 生理盐水溶解，再加入 100ml 5% ~10% 葡萄糖溶液中，60min 内静脉滴入。

3）阿替普酶[重组组织型纤溶酶原激活物（recombinant tissue plasminogen activator，rt－PA）]：使用前先给予肝素 5000U 静脉滴注，选用下述方法之一给药：①加速给药法：rt－PA 15mg 静脉推注，0.75mg/kg（不超过 50mg）30min 静脉滴注，随后 0.5mg/kg（不超过 35mg）60min 内静脉滴注。总量≤100mg。小剂量法：rt－PA 8mg 静脉推注，42mg 于 90min 内静脉滴注。总量为 50mg。滴毕后应用肝素每小时 700~1000U，静脉滴注 48 小时，监测 APTT 在 60~80 秒。以后皮下注射肝素 7500U，每 12 小时 1 次，维持 3~5 天。国内研究证实小剂量法 rt－PA 治疗可达到良好效果。

4）目前第三代溶栓药物已应用于临床。为采用基因工程改良天然溶栓药物，为 t－PA 的衍生物。其溶栓的选择性更强，血浆半衰期更长，药物剂量和不良反应减少，适于静脉注射，便于院前给药。已用于临床的有瑞替普酶（reteplase，r－PA）、兰替普酶（n－PA）和替奈普酶（tenecteplase，TNK）等。

（4）选药方法：对发病 6 小时内就诊的患者推荐使用阿替普酶和替奈普酶，对链激酶过敏的患者推荐使用阿替普酶、瑞替普酶和替奈普酶，再梗死患者避免使用链激酶。

国内观察平均年龄 59±12 岁的 AMI 患者应用瑞替普酶的安全性，常规剂量为 10U 静脉注射（≥2min），30min 后重复 1 次 10U 静脉注射；同时给予肝素 75U/kg 静脉注射。溶栓结束后继续使用肝素持续静脉滴注 48 小时，维持活化部分凝血活酶时间（APTT）为正常对照的 1.5~2 倍（50~75s），认为可安全应用。

2. 经皮穿刺冠状动脉内介入治疗（PCI）

（1）STEMI：

1）直接 PCI：即没有先前或伴随溶栓治疗而直接进行 PCI。及时而高质量的 PCI 治疗效果优于溶栓，如生存率增加，颅内出血率和再梗死率较低等，尤其对于高龄老年、有溶栓禁忌患者。对于直接接受 PCI 治疗的 STEMI 患者，进门至球囊扩张时间（door－to balloon time）是治疗质量的一个关键指标，患者应在到诊后 90min 内实施。

2）转运 PCI：如首诊医院不具备直接 PCI 条件，且不能在 90 分钟内转运实施 PCI 时，应考虑溶栓治疗和转运 PCI。溶栓治疗应在到诊后 30 分钟内（除外有禁忌证者）进行。一些临床试验提示，即使有所延迟，转运 PCI 仍可能优于就地溶栓。对于大面积心肌梗死、心源性休克、Killip Ⅲ~Ⅳ级和溶栓失败的患者，即使预期到诊至 PCI 的时间>2h，仍可考虑转运 PCI。

3）晚期 PCI：对发病至就诊时间>12h 的 STEMI 患者，晚期直接 PCI 可能有益。

4）溶栓后 PCI：溶栓后立即 PCI 是易化 PCI 的一种。高危患者、90 分钟内无法立即 PCI 及出血风险小（年龄较轻、无控制不佳的高血压、体重正常）的患者可将非足量溶栓治疗的易化 PCI 作为再灌注策略；但研究没有发现易化 PCI 能够减少梗死面积和改善预后，低危患者无益，而高危患者出血并发症明显增加，尤其是老年人，因此不主张常规应用。足量溶栓后立即 PCI 治疗可能有害。

5）已行溶栓治疗并具有下列情况之一患者建议冠脉造影并拟行 PCI 或急诊冠脉搭桥（CABG）：①<75 岁适宜血运重建的心源性休克患者。②重度充血性心力衰竭和（或）肺水肿。③导致血流动力学紊乱的室性心律失常证

据。年龄≥75岁、适宜血运重建的溶栓后且发生心源性休克患者亦为适应证范围。

6)挽救性PCI:伴有以下一项或多项的患者可接受挽救性PCI:①血流动力学或电活动不稳定。②持续的缺血症状。③溶栓治疗失败(初始损伤导联ST段在溶栓治疗90分钟后回落幅度小于50%)且具有中度或大面积心肌梗死风险(前壁心梗、合并右室心梗或心前区ST段压低的下壁心梗。

(2)NSTEMI:NSTEMI高危患者应采取早期侵入治疗,即早期(发病24小时内)进行心导管检查,根据检查结果选择PCI或CABG进行冠状动脉血运重建。具有下列高危因素者,建议早期有创治疗:①反复发作的静息心绞痛。②动态ST段变化[ST段压低>0.1mV或暂时的(<30min)ST段抬高<0.1mV]。③cTnI、cTnT或CK-MB升高。④观察期间血流动力学不稳定。⑤出现严重的心律失常(室性心动过速或心室颤动)。⑥心肌梗死后早期出现的不稳定型心绞痛。⑦糖尿病。⑧伴有充血性心衰症状,第三心音奔马律、肺水肿、肺部啰音增多或新出现或恶化的二尖瓣关闭不全。⑨左心收缩功能障碍(LVEF<0.40)。>70岁的老年人,糖尿病、既往心肌梗死、心功能不全及吸烟等患者早期侵入治疗(PCI或CABG)较保守治疗获益更大。

对NSTEMI患者急性期的危险性分层(表20-6-3)为预测患者14天的三重终点不良后果(死亡、非致命性再梗死或严重缺血必须血运重建)的可能性,≥4分为高危人群。较高积分的高危患者早期PCI获益更大。

表20-6-3　UA/NSTEMI的TIMI危险评分法

不良事件预测变量	危险计分
年龄≥65岁	1
冠心病危险因素≥3个(家族史、糖尿病、高血压、吸烟、高胆固醇)	1
先前冠脉造影有冠脉狭窄≥50%	1
ST段偏移	1
24小时内心绞痛发作≥2次	1
近一周应用阿司匹林	1
心肌损伤标志物升高	1

老年NSTEMI患者多属中高危人群,属介入和手术治疗的适应证。高龄本身不是PCI和OPCAB治疗的禁忌,老年患者可以和中青年患者一样很好地耐受PCI和OPCAB治疗并获得良好疗效。对老年NSTEMI患者,在条件许可的状况下应尽早冠脉造影,视病变行PCI或搭桥手术,可有效地改善患者心肌供血,保护心功能,显著减少死亡、心肌梗死、反复发作心绞痛等心血管事件,使患者获得良好的生活质量。

(3)造影剂(对比剂)肾病(contrast-induced nephropathy,CIN)的预防:造影剂相关肾病(CIN)是指经过放射学造影后发生的急性肾功能损害,诊断主要依据血清肌酐浓度的升高而定,即在使用造影剂后,血清肌的酐浓度升高至少为0.5mg/dl(44.2μmol/L)或1.0mg/dl(88.4μmol/L),或血肌酐相对增加值较基线值至少升高25%或50%。虽然目前PCI中使用的非离子型碘造影剂的肾毒性低于离子型造影剂,但相关分析表明造影剂的肾毒性存在剂量依赖关系。老龄、高血压、糖尿病、合并糖尿病肾病、原有肾功能不全、脱水、充血性心力衰竭以及造影剂用量过大等均是造成CIN高发的危险因素,其中原有肾功能不全、糖尿病肾病、脱水等是主要的危险因素。有关CIN的预防目前尚无公认的药物,有研究发现速尿不仅不能预防CIN,反而加速肾功能的恶化。对于水化治疗预防CIN的效果评价不一,以往曾用0.45%的低渗盐水,但目前主张应用等渗盐水。有报告应用碳酸氢钠液水化较氯化钠液水化更为有效。有关血管扩张剂作用的评价也不一致。因此,对老年高危人群在PCI过程中,应注意严格掌握适应证,尽量减少造影剂的用量,避免短期内重复造影等。目前常规水化治疗主张在术前12小时及术后6~24小时给予0.9%氯化钠注射液1~1.5ml/kg/h持续静点,但此方案在老年患者尤其在心功能不全患者很难完全做到,临床可在术前2~4小时开始水化治疗,持续至术后6~8小时,输入液体的速度在80ml~120ml/h,总量在

1000ml 比较安全。对 CIN 高危患者可采用预防性血液透析或血滤，对减少、避免 CIN 的发生有一定价值。

3. **冠状动脉搭桥**

AMI 患者经冠脉造影后根据血管病变的情况，选择 PCI 或 CABG。严重左主干病变、三支血管病变、两支血管病变伴左前降支近段冠状动脉病变以及左心室功能不全（EF < 0.5）或负荷试验心肌缺血者，大隐静脉桥多处狭窄尤其是到左前降支的桥血管严重狭窄，多支血管病变且有糖尿病者，以及 PCI 失败后出现并发症等，适合选择 CABG。老年患者由于多支病变、严重病变多，需 CABG 者多。又由于老年患者脏器功能减退，常规 CABG 手术的风险高于年龄较轻者是不争的事实。多元回归分析表明，老年 CABG 围手术期死亡的术前独立危险因素为肾功能不全、应用体外循环、心外部位血管粥样病变及近期心肌梗死史等，其中应用体外循环是主要危险因素。

目前多采用非体外循环下冠脉搭桥（off - pump coronary artery bypass grafting，OPCAB），为常温、心脏不停跳搭桥。心脏不经受缺血 - 再灌注损伤，无体外循环下搭桥引起的全身炎性反应，对年龄大、肾功能差的患者更为安全，可显著减少老年患者术后并发症，降低围手术期死亡率。不同年龄组老年患者初次冠脉搭桥术的住院死亡率无明显差别，高龄并不明显增加 OPCAB 的危险性。

（五）合并临床情况的处置

1. **心律失常**

为 AMI 最常见的并发症，发生率 60% ~ 100%。AMI 时各种致死性心律失常是导致死亡的主要原因。AMI 的各个阶段均可发生心律失常，其发生和程度不可预知。极早期由于心肌缺血和迷走神经兴奋，以窦性心动过缓和房室传导阻滞（AVB）较多，早期心肌缺血坏死、炎症水肿，以室性心律失常多见，后期则由于坏死心肌的修复，心律失常减少。AMI 时出现的起搏传导功能损害和传导阻滞的严重程度与梗死部位和传导系统的血液供应有关。前壁心肌梗死时，由于冠状动脉前降支病变影响束支系统的供血，且梗死范围较大，常引起室性心律失常及室内传导阻滞，房室传导阻滞的部位在希氏束内或其分叉远端，逸搏心率常低于 40 次/min，QRS 波增宽，逸搏点不稳定；下壁心肌梗死时右冠状动脉病变影响窦房结、房室结的供血，常引起窦性缓慢性心律失常及房室传导阻滞，但下壁梗死时的房室传导阻滞多在房室结水平，逸搏心律多在 40 次/min 以上，多数 QRS 波不宽。

急性心肌梗死时心律失常的治疗，首先是改善缺血的治疗，β 受体阻滞剂抗交感风暴、纠正电解质紊乱等均可预防或减少心律失常的发生。

（1）室性心律失常：

1）心室颤动、持续性多形性室性心动过速应立即非同步直流电复律。起始电能量 200J，如不成功可给予 300J 重复，同时进行复苏术。

2）持续性单形性室性心动过速，可首先给予药物治疗：胺碘酮 150mg 于 10min 内静脉注射，必要时重复，继之以 1mg/min 静脉滴注 6 小时，改为 0.5mg/min 维持静滴，不提倡使用利多卡因。如伴心绞痛、肺水肿、低血压（< 90mmHg），则应予同步直流电复律（能量同前）。

3）频发室性早搏、成对室性早搏、非持续性室速可严密观察或胺碘酮治疗（使用不超过 24 小时）。偶发室性早搏、加速的心室自主心律可不作特殊处理，严密观察。QT 间期正常的短阵多形室性心动过速可用胺碘酮治疗。

（2）室上性快速心律失常：

1）房性早搏不需特殊治疗。

2）阵发性室上性心动过速，伴快速心室率，必须积极处理。无心力衰竭、低血压者可给予维拉帕米、硫氮卓酮或美托洛尔静脉用药；合并心力衰竭、低血压者采用同步直流电复律或心房起搏治疗，酌情升血压治疗。洋地黄制剂有效，但 AMI24 小时内应避免使用。

3）心房颤动：研究发现，AMI 急性期发生房颤的患者多有较严重的冠状动脉病变，并发房颤的患者充血性心力衰竭、再梗死的发生率高，预后差。血流动力学不稳定者需迅速同步电复律。血流动力学稳定者以减慢心率为首要治疗。无禁忌证者可静脉注射 β 受体阻滞剂，也可使用洋地黄制剂；如无效或禁忌且无心功能不全可静脉使用维拉帕米或硫氮卓酮。胺碘酮对复律、减慢心室率及复律后维持窦律有效，可静脉用药后口服维持。

（3）缓慢性心律失常：

1）症状性窦性心动过缓、二度Ⅰ型房室传导阻滞、三度房室传导阻滞伴窄 QRS 波逸搏心律患者常有低血压、心功能障碍、心率 <50 次/min 等，可以阿托品 0.5mg 静脉注射，3 ~ 5min 重复，至心率达 60 次/min 左右，最大可用至 2mg。如治疗无效需行临时起搏治疗。

2）三度房室传导阻滞伴宽 QRS 逸搏、心室停搏、双束支传导阻滞（包括交替性左、右束支阻滞，右束支传导阻滞伴交替性左前、左后分支阻滞）、新发生的右束支传导阻滞伴左前或左后分支阻滞、新发生的左束支传导阻滞并一度房室传导阻滞、二度Ⅱ型房室传导阻滞均应临时起搏治疗。

3）不能肯定新发生的右束支传导阻滞伴左前或左后分支阻滞、右束支传导阻滞并一度房室传导阻滞、新发生的或不肯定的左束支传导阻滞、反复窦性停搏 >3s 对阿托品治疗无反应者也倾向于临时起搏治疗。

2. 急性左心衰

主要为吗啡和利尿剂应用，辅以其他药物。

（1）患者取坐位或半卧位，双腿下垂。

（2）给氧：高流量面罩给氧。如常规治疗无效、临床症状严重且氧分压显著降低者给予双水平无创呼吸机辅助呼吸以纠正缺氧，减少静脉回心血量、减轻肺水肿。

（3）静脉注射吗啡 3 ~ 5mg，以迅速扩张体静脉，减少静脉回心血量，降低左房压，镇静，减轻呼吸困难，降低周围动脉阻力，减轻后负荷。

（4）静脉注射呋塞米 20 ~ 40mg，该药在利尿作用之前可通过扩张静脉系统降低左房压，减轻呼吸困难症状；其后大量利尿减少血容量，进一步降低左房压。对血压偏低的患者慎用，以免引起低血压或休克。血压过低时肾脏灌注压不足，亦无法达到利尿作用。其他可用依他尼酸（利尿酸）50mg 以 50% 葡萄糖注射液 50ml 稀释后缓慢静脉注射，或布美他尼（丁尿胺）0.5 ~ 1mg 静脉注射，或托拉塞米等。

（5）血管扩张剂：舌下含服或静脉滴注硝酸甘油可迅速降低肺楔压或左房压，但须防止血压降至过低。硝普钠可迅速减低心脏前后负荷，降低血压。可以 50mg 加入葡萄糖注射液 500ml 中静脉滴注，以 25 ~ 50μg/min 起始，每 5min 增加 5 ~ 10μg/min 至症状缓解或收缩压 ≤100mmHg。乌拉地尔具有降低血压、降低心脏前后负荷和改善心功能、降低肾血管阻力的作用，但半衰期较长，对血压的影响不容易调控。对血压高的患者可给予 25mg 静脉注射，继以 50mg 加入 100ml 液体中持续静脉滴注，0.4 ~ 2mg/min，视血压调节滴速。

（6）其他辅助治疗：二羟丙茶碱 0.25 静脉注射，以缓解支气管痉挛，减轻呼吸困难，还具有增加心肌收缩力、扩张周围血管、利尿等作用；对伴有低血压者，可静脉点滴多巴胺 2 ~ 10μg/（kg · min），保持收缩压在 100mmHg。洋地黄制剂对室上性快速心律失常引起的肺水肿疗效显著，但 AMI 早期尽量避免使用。根据老年患者的特点，尽量选用快速排泄的制剂如西地兰，剂量宜小。

3. 心源性休克

7% ~ 10% 的 STEMI 患者伴发心源性休克，是住院死亡的主要原因。处理原则为升高血压并增加组织灌注，尽可能进行完全血运重建，包括溶栓治疗，PCI，CABG。研究表明，在药物治疗尤其是在 IABP 辅助支持下直接 PCI 明显改善患者预后。对合并心源性休克的 STEMI 患者急诊 PCI 的时间窗可放宽。

（1）升压药物：对合并急性肺水肿的患者，可在持续静脉点滴硝酸甘油的同时给予多巴胺静脉点滴，通过血流重新分布改善肾血流灌注，并可增强心肌收缩力，提升血压。

（2）适当补充血容量：AMI 患者可由于大汗、呕吐或进食减少造成脱水、入量不足，右室梗塞导致回心血量减少等造成有效循环血量不足，可根据患者情况适当补液，补液时注意观察患者心率、肺内啰音情况，有条件者应作血流动力学监测。

（3）血管扩张剂：硝酸甘油、硝普钠等，降低周围血管阻力，目的为减轻心脏负荷。在严重泵衰竭患者，硝普钠减轻心脏负荷后可使患者血压得以回升，从而逆转病情。

（4）主动脉内气囊反搏（intra - aortic balloon counterpulsation，IABP）。IABP 可增加主动脉内舒张压，增加冠脉血流；降低心室后负荷，减少心室作功；并可降低外周循环阻力和肺楔压。

（5）其他：纠正酸中毒和水电解质紊乱，避免脑缺血，保护肾功能等。

4. 心搏骤停

立即心肺复苏抢救。强调持续胸外心脏按压和紧急电除颤。

5. 高血压

AMI 急性期血压过高，可明显增加心肌耗氧量，增加心肌梗死范围，透壁性心梗则可增加心脏破裂的危险。应将血压降至安全范围。但心肌梗死后由于心肌收缩力减弱等诸多原因，患者血压又多有下降，故宜选用半衰期短的降压药物控制血压，如艾司洛尔。

6. 控制血糖

老年患者糖耐量减低，冠心病患者常合并糖尿病，AMI 后机体应激反应可出现血糖升高，因此 AMI 时常合并高血糖。而高血糖可加重乳酸堆积，造成局部酸中毒，使血管通透性增加，且不利于心肌缺血早期再灌注的钙离子恢复，加重心肌细胞水肿，影响局部心肌血流的恢复。同时，应激性血糖明显升高的患者显示体内应激反应强烈，此类患者心律失常尤其是室性心律失常的发生率增高，并发症多，死亡率高，因此应激性血糖升高患者提示预后差。应注意患者血糖水平并加以控制，对应激性血糖增高患者应严密监护。

十一、AMI 后的二级预防

（1）戒烟：彻底戒烟，避免被动吸烟。

（2）降压：< 140 ~ 150/90mmHg，糖尿病、慢性肾脏病患者 <130/80mmHg。

（3）降脂：低密度脂蛋白胆固醇（LDL - C）<100mg/dl（2.6mmol/L）。

（4）运动：步行运动，每周至少 5 次，每次 30 分钟。

（5）控制体重：体质量指数（BMI）18.5 ~ 24.9kg/m^2；腰围：男性 <94cm，女性 <80cm。

（6）控制糖尿病：糖化血红蛋白（HbAIC）<7%。

（7）ACEI/ARB/醛固酮拮抗剂：无禁忌证患者均应持续用 ACEI；对 ACEI 不耐受的心肌梗死、心衰和高血压患者应使用 ARB；收缩障碍性心衰可联合应用 ACEI 和 ARB；射血分数 ≤40%、心梗后无明显肾功能不全或高钾血症者，已接受治疗剂量的 ACEI 和 β 受体阻滞剂，同时伴有糖尿病或心衰，应用醛固酮拮抗剂。

（8）β 受体阻滞剂：无禁忌证的心肌梗死、急性冠脉综合征、伴或不伴心衰症状的左室功能不全患者应持续用 β 受体阻滞剂。

（9）流感疫苗接种：心血管疾病患者应每年接种流感疫苗。

（侯晓平）

参考文献

1. 孙志军摘译自 Circulation（2007 年 10 月 19 日在线发表）. 全球心肌梗死统一定义. 中国医学论坛报. 循环系统疾病研究进展. 2007，第 4 期：3 - 7

2. 陈灏珠，钱菊英，李清. 冠状动脉粥样硬化性心脏病. 见：陈灏珠主编. 实用内科学第 12 版. 北京：人民卫生出版社，2005，1467 - 1493

3. 张宗军综述，卢光明审校. 双源 CT 及其临床应用. 医学研究生学报. 2007，20（4）：416 - 418

4. 侯晓平，江一清. 急性冠脉综合征的院前急救和转运. 中国急救医学. 1999，19（6）：379 - 381

5. 缪京莉，侯晓平，尹巧香. 70 岁以上患者冠脉支架术后联合抗栓治疗的安全性观察. 实用老年医学. 2006，20（2）：136 - 137

6. 孙志军摘译自 J Am Coll Cardiol（2008，51：210）. 2007

ACC/AHA,ST 段抬高心肌梗死诊疗指南(更新版). 中国医学论坛报. 循环系统疾病研究进展.2008 年,第 1 期:6 - 8

7. 杨跃进,赵京林.2004 年 ACC/AHA ST 段抬高急性心肌梗死治疗指南评价. 中国实用内科杂志.2007,27(12):907 - 910

8. 马长生.ESC 非 ST 段抬高急性冠脉综合征治疗指南评价. 中国实用内科杂志.2007,27(12):903 - 906

9. 侯晓平,杜军,刘朝中,等. 老年急性冠脉综合征的临床治疗. 实用老年医学.2006,20(1):31 - 33

10. 侯晓平,缪京莉,伦立德,等. 血液透析预防和救治老年造影剂相关肾病. 中华老年多器官疾病杂志.2006,5(4):300 - 301

第七节　老年人心脏性猝死

老年人心脏性猝死(sudden cardiac death, SCD)是指老年人由于心脏原因在急性症状发生后 1 小时内突发性意识丧失无法预测的自然死亡。老年人 SCD 是老年心脏疾病中最严重的临床综合征。目前全球 SCD 发生率仍居高不下,据统计,美国年 SCD 的发病率为 0.1% ~ 0.2%,每年约有 30 ~ 50 万人发生 SCD。国家"十五"科技攻关项目研究结果提示,我国 SCD 发生率为 41.84/10 万。若以 13 亿人口推算,我国每年 SCD 的总人数约为 54.4 万人。SCD 大多数发生在中老年人,而且随年龄增长而增加,随着人口的老龄化,老年人 SCD 的发生日益增多,这给老年人的健康带来了极大的危害。因此,及早识别发生老年人 SCD 的高危患者,采取有效的防治措施,对减少猝死事件具有重要意义。

一、老年人 SCD 的病因及发病机制

(一)病因

(1)冠心病:冠心病是 SCD 最常见的病因。大多数患者都有多支血管严重病变。尸检及临床研究表明,约 80% 以上 SCD 患者由冠心病及其并发症所致。38% ~ 95% 的病例有斑块破裂、出血和血栓形成等急性冠状动脉(冠脉)损伤表现,因此冠心病尤其是心肌梗死是 SCD 的主要病因。

(2)非冠心病:占 SCD 患者的 5% ~ 10%。主要包括心肌病(肥厚型、扩张型)、高血压引起的左心室肥厚、心脏瓣膜病(主动脉钙化狭窄、二尖瓣脱垂、风湿性心瓣膜病)、心肌电活动紊乱(QT 延长综合征、病窦综合征、房室传导阻滞)、电介质紊乱(高血钾及低血钾)、药物(致心律失常的药物及心脏毒性药物)等。

(二)发病机制

(1)心脏结构异常:SCD 是在心脏结构异常的基础上发生一时性功能障碍,破坏了心肌细胞的完整性和稳定性,引发致命性室性快速心律失常。如冠心病、肥厚性心肌病、心脏瓣膜病等患者,绝大多数有心脏结构异常,这些心脏结构改变是室性快速心律失常发生的基础。

(2)暂时性功能因素:某些暂时性功能因素如心电不稳、血小板聚集、冠脉痉挛、心肌缺血等均可使原有稳定性心脏结构异常并发不稳定性心脏情况而导致 SCD。

(3)触发因素:某些触发因素如自主神经不稳定、电解质紊乱、过度劳累、情绪压抑,以及致室性快速心律失常的药物等均可诱发 SCD。

二、老年人 SCD 危险因素及预测

(一)危险因素

(1)心脏骤停幸存者:临床研究表明,心脏骤停幸存者中 50% 在 1 年内将再次发生心脏骤停事件,因此 SCD 的最高危因素是曾经有过心脏骤停事件者。

(2)与 SCD 有关的心脏病:包括冠心病及急性心肌梗死、原发性扩张型心肌病、肥厚性心肌病、高血压性左心室肥厚、心脏瓣膜病、QT 间期延长综合征、心功能不全、电介质紊乱、致心律失常的药物等。

(3)心律失常:频发性室性早搏可作为心肌梗死后患者 SCD 的独立危险因素。有室性早搏患者的猝死率为无室性早搏患者的 2～4 倍。起源于左心室者,室性平行心律、RonT 现象、多发或多源的室性早搏或短暂室性心动过速(室速)者,属致命性心律失常,其猝死的危险性更大。根据 24 小时心电监测证实,60 岁以上的老年人 2/3 有室性早搏,而老年冠心病患者发生心律失常更易诱发猝死,心肌缺血是心室颤动和猝死发生的主要诱因;高度房室传导阻滞(AVB)及高度室内传导阻滞均可作为猝死危险因素。急性心肌梗死并发高度 AVB(莫氏Ⅱ型)及高度室内传导阻滞(双束支、三束支)其猝死远比无 AVB 和无室内传导阻滞者高。

(4)精神等因素:SCD 发生的常见诱因,如精神过度紧张、劳累、感染、情绪激动、用力排便、饮酒、饱餐等。老年人 SCD 的一个显著特点是有明确的诱因者居多,其中争吵、情绪激动、精神过度紧张和轻度外伤者多见,占 75.53%。

(5)有 SCD 家族史者:家族史是 SCD 的独立预测因子。如某些遗传因素与冠心病的发生有关;先天性长 QT 综合征、肥厚性梗阻型心肌病等已被证明有发生 SCD 的高度危险。

(6)冠心病危险因素:由于冠心病是 SCD 的主要病因,故冠心病的危险因素也是 SCD 的危险因素,包括高龄、高血压、糖尿病、高胆固醇血症、肥胖、吸烟、长期大量饮酒、紧张、日常生活缺乏运动及饮食中缺乏蔬菜和水果等。

(二)预测指标

至今 SCD 的预测没有明确的可靠指标,老年人猝死准确预测也比较困难,但根据有关研究表明下列指标对心脏性猝死高危患者的预测有一定的价值。

(1)病史:有以下病史者,可作为老年人 SCD 预测的参考。

1)高龄、高血压、糖尿病、高胆固醇血症、肥胖、吸烟、大量饮酒者。

2)有猝死家族史者;研究表明 SCD 复苏成功的幸存者,再次发生 SCD 的危险性很高,其一年内再发 SCD 的发生率为 25%～30%。

3)既往有冠心病及心肌梗死史以及应用抗心律失常药物史等;心肌梗死后在 6 个月内伴有左心功能障碍或心衰者。

(2)左心室的结构与功能的改变:左心室的结构改变如心脏重度增大、室壁瘤、多支冠状动脉严重病变等有较高的猝死的危险性;多项研究证实,左室功能减退,也即左室射血分数(LVEF)是 SCD 的独立危险预测指标,LVEF 越低,猝死的危险性越大。LVEF 测定 <40%～30% 患者即属猝死的高危人群。

(3)心电图检查:对部分 SCD 的高危患者,心电图检查有一定的预测价值。

1)室性心律失常:急性心肌梗死合并频发性室性早搏,RonT、RonP、多源性室早、室速;Lown 等按室性早搏频率与复杂程度进行分级,级别越高,猝死的危害性越大,但这种分级不完全符合实际,还需与缺血心肌的范围、梗死面积的大小、左心功能状态结合起来分析。急性心肌梗死合并严重心动过缓、高度房室传导阻滞及高度室内传导者可能为 SCD 的高危患者。

2)OT 间期延长:OT 间期延长或各导联间 OT 间期离散度增大、T 波和 T 波交替电压改变可作为急性心肌梗死患者发生猝死的预测信号;任何原因引起 QT 间期延长,此时如在易损期有强刺激,可诱发心室颤动致猝死。QT 间期 ≥440ms 占 SCD 者的 81%。

3)ST 段及 T 波改变:ST 段压低或 T 波倒置对心血管死亡及 SCD 有一定的预测价值;ST 段明显抬高或呈单项曲线提示缺血心肌细胞与正常心肌细胞间存在损伤电流,后者可使心肌细胞除极异常而诱发早搏。不稳定心绞痛频繁发作、ST 段压低 >2mm 者,有高度猝死危险。

(4)动态心电图:主要适于那些疑诊室速(特别是临床表现为晕厥),但发作频度却较少的患者。还可观察有无 QT 间期或 ST 段动态变化、T 波交替等。

(5)心室晚电位(VLP):VLP 是出现于

QRS 终末部与 ST 段高频、低振幅的电活动，是受损心肌延迟除极所致。VLP 是采用信号平均心电图(SAECG)检测。VLP 阳性提示心室肌存在着缓慢传导，与形成折返性室速关系密切。国内外文献报道，冠脉有病变者 VLP 阳性率有增加趋势；VLP 阳性者，持续性室速发生率高，猝死机会大，尤其心肌梗死患者。故 VLP 阳性可作为恶性室性心律失常的初筛指标。但在溶栓治疗后，VLP 发生率下降，而限制了它的临床应用。但 VLP 阴性者发生恶性心律失常的危险性较小，故可用来筛选低危人群。

(6)心率与心率变异性(HRV)：心率快是 SCD 独立的危险因素，休息时心率 >90 次/min 者，SCD 的危险性增加；HRV 是指心脏节律变化，是连续出现的正常心搏间期的变异程度，它是反映心脏交感和迷走神经活性及平衡协调关系的指标。现已证实心肌梗死后持续 HRV 降低与猝死及持续性室速密切相关，故也是心肌梗死后猝死危险性的一项独立敏感的指标。严研究表明，HRV <50ms 患者 SCD 的相对危险为 >100ms 患者的 5.3 倍。

三、老年人 SCD 的临床表现及早期诊断

(一)SCD 前的临床表现

老年人 SCD 前一般没有明显的先兆，而死亡可能是唯一的临床表现。部分患者在猝死前数分钟至数日有一些先兆或前驱症状，常见的先兆症状有胸闷或心前区不适、典型的心绞痛、心慌、气短、乏力、面色苍白、大汗淋漓、室性早搏等。睡眠中猝死可有奇怪的鼾声或惊叫声。

(二)SCD 时的临床表现

(1)心音消失。

(2)大动脉如颈动脉、股动脉搏动消失、血压测不出。

(3)意识突然丧失或伴有短阵全身抽搐。抽搐多发生在心脏骤停后 10s 以内。

(4)呼吸断续，呈叹息样，随即停止。多发生在心脏骤停跳 20 ~ 30s 内。

(5)昏迷，多发生在心脏停跳 30s 后。

(6)瞳孔散大，在心脏骤停后 30 ~ 60s 出现。如在此期间予以及时恰当的抢救，有复苏的可能。如在头 4 ~ 6min 内未予心肺复苏，则预后很差。如在头 10min 内未予心肺复苏，几无存活。

(三)SCD 时的心电图表现

1. 三种电活动现象

(1)心室颤动(或扑动)：最多见，心电图上可见两重室颤波形。①振幅较大及宽的心室颤动波，是冠心病猝死的常见表现，易被复苏。②振幅低而细小的颤动波，多见于重症患者的临终表现和重症冠心病患者，复苏较难。

(2)窦性静止：心电显示为一条直线，可有缓慢的、宽大无型的室性自搏异常心电活动，其维持时间不长，可见于老年人大面积心肌梗死重症患者的临终表现。

(3)心电机械分离：即心肌电活动 - 机械活动分离(心肌电 - 机械分离)。心电图往往示规则的、代表心脏正常起搏(有 P)传导和心室除极、复极过程(有 QRS - T)的心电图形。但是心脏在电活动后没有跟随有效的机械活动(心脏无收缩)。这种现象主要见于急性心肌梗死，左室游离壁破裂时，可作为心脏破裂的强有力判断指标。在复苏过程中，这种可见的心电活动维持较久，有的可达 10min 以上。虽然如此，仍无复苏成功的可能。另外，对于这种貌似良好的心电活动现象，如果只依赖心电监护而较少观察患者临床表现，常误导监护人员，不能及时地发现患者已经死亡。

2. 意义

以上三种心脏电活动现象，均不能导致心脏的机械活动(心室收缩和舒张)，因而循环终止的临床表现是心音、脉搏和血压突然消失，随即出现呼吸停止和意识丧失等一系列临床死亡状态。分清以上三种表现对指导复苏有极重要意义。

(四)SCD 的早期诊断

SCD 诊断要点是突然意识丧失和大动脉搏动消失。SCD 诊断的关键在于及时、准确。不要等待静听心音或心电图检查,如老年肥胖或肺气肿患者有时很难确定心音是否消失,心电图检查虽是肯定的诊断依据,但需花费时间,不利于早期诊断和抢救。患者一旦被确认猝死,应迅速行心肺复苏。

四、老年人 SCD 的救治——心肺复苏(cardio pulmonary resuscitation,CPR)

(一)基础生命支持(basic life support,BLS)

传统的程序 ABC,即开放气道、人工呼吸和人工循环。

1. 开放气道(airway,A)

这是简而易行的、复苏的重要措施。不论患者心脏骤停猝死发生地点(在床上或倒在地上)或体位不同,一旦循环停止、意识丧失时,舌咽部肌肉立即松弛,舌根后坠,会厌塌向咽后壁而阻塞气管开口。此时首先应迅速将患者放置成仰卧位,头、颈、躯干平卧、无扭曲。若有枕头,需立即撤除。一般用抬颏仰头法打开气道,同时清除呼吸道异物,保持呼吸道通畅。老年人咽部及软腭部松弛,易下垂而致心脏骤停后更易造成呼吸道堵塞,因此,开放气道在老年人 SCD 抢救中尤为重要。

2. 人工呼吸(breathing,B)

猝死后立即人工维持呼吸,对保证机体重要器官、大脑的有氧代谢,保护呼吸中枢的功能,防止缺氧性脑水肿的发展至关重要。2005 年国际心肺复苏指南(以下简称 2005 指南)推荐:如果不能在 10s 之内检测到适当的呼吸,应先对患者进行 2 次紧急吹气,每次吹气约 1s,应保证有足够量的气体(500～600ml)进入;口对口吹气或口对鼻吹气,是人工呼吸中最简单的方法。救护者将气体吹入猝死者口中(一手捏紧患者鼻孔),或经猝死者鼻腔吹入气体(一手捏合患者上、下嘴唇)。吹气完毕后,放松鼻孔或嘴唇,患者被动呼气,排出二氧化碳。对于有心跳,仅需要提供呼吸支持的患者,需要 10～12 次/min 的通气。对于需胸外按压患者,按压频率为 100 次/min,且不需被通气打断,通气频率 8～10 次/min。在 CPR 过程中,各种通气方式包括口对口、口对鼻、面罩通气和高级气道通气,均推荐持续 1s,以使患者胸部起伏。如有救生呼吸所用的屏护装置(隔板装置或面罩)可采取口对屏护装置呼吸。有条件者可用面罩或简易呼吸机进行人工呼吸。

3. 人工循环(circulation,C)

这是心肺复苏术的重要措施,人工循环和人工呼吸必须同时进行。其基本内容是胸外心脏按压。

胸外心脏按压是重建循环中最重要和最有效的措施。如能正确有效地实施胸外按压,经颈动脉流入大脑的血流量可达正常机体血流量的 1/3～1/4。血流量虽然少,但是将含有氧的血液送入大脑,对维持组织的最低有氧代谢至关重要。此措施应坚持到窦性心律恢复为止。按压部位在胸骨下半部,将一手的掌根置于按压部位,另一手掌根置于其上,两手平行重叠。深度 4～5cm,按压频率 100 次/min,且不需被通气打断。2005 指南将按压与呼吸的比率定为 30:2。胸外按压有效的指征如下:①颈动脉搏动。按压有效时,每一次按压可以摸到一次颈动脉搏动,按压时动脉测压可至 8.0～10.7 kPa(60～80 mmHg)。②周围循环改善。可见面色、唇、皮肤色泽转红,指甲床发绀减轻,呈红色。老年人随着年龄增长肺弹性减退,出现不同程度的肺气肿,胸廓前后径增宽等是常见现象。只要经按压后胸廓有变化就说明胸腔内压会受影响,如果达不到胸廓前后径压缩的效果,胸外心脏按压无效时,则应及早直接心脏挤压。2005 指南不推荐基础生命支持进行盲目的心前区叩击。

4. 体外除颤器除颤

80% 的 SCD 患者心电活动表现为室颤。室颤可能在数 min 内转为心脏停跳,而室颤最有效的治疗是电击除颤,其每延迟1min除颤成功率下降7%～10%。因此,在心脏骤停3～5min内进行除颤是生存链中最关键的一环。

2005指南指出,双相波终止室颤较单相波更安全有效,建议将原来连续3次单相波除颤改为1次单相波除颤。首次电击后,立即进行5个循环或2min的CPR。应用单相波除颤首次和系列能量为360J;使用双相波除颤时能量为150～200J。

电极板接触部位正确及紧贴皮肤是保证一次放电成功的关键。如果电极板和皮肤之间留有空隙,电流不能完全进入机体,还可造成皮肤灼伤。室颤时因为没有QRS波,勿需随QRS同步放电,用非同步放电即可。

(二)高级心肺复苏

即进一步生命支持(advanced life support, ALS),包括使用高级气道设备、药物治疗、复苏后处理。

1. 高级气道呼吸支持

因建立高级气道(气管内插管、食道气管插管)时,会中断胸外按压,故应权衡复苏时气管插管与胸外按压之间的益处与危险。气管插管可以延迟到复苏几分钟以后进行。2005指南建议应将中断的时间限制在10s以内。高级气道建立后,通气频率为8～10次/min,通气时间1s,同时以100次/min的频率进行持续不间断的胸外按压。对于自主循环血流好于胸外按压时所能提供的血液灌注的患者实施单纯通气,频率为10～12次/min,通气时间1s。对有严重的慢性阻塞性肺疾病患者,应给予更低的呼吸频率(6～8次/min)。

2. 药物治疗

(1)肾上腺素:肾上腺素是具有α和β肾上腺素能活性的内源性儿茶酚胺。它可以增加全身血管阻力使动脉压升高,提高主动脉舒张压,增加冠状动脉和脑血流,因而改善心肌及脑组织血流灌注。肾上腺素又可兴奋心脏的各级起搏点及传导系统。心脏静止时可促使自主心律恢复。能使心室细颤波转为粗颤而易于电击除颤。肾上腺素也可增加心肌收缩力,是目前公认的治疗心脏骤停首选药物。2005指南推荐的标准剂量为1.0mg,每隔3～5min 1次,目前已不再推荐使用大剂量肾上腺素首次给药,因为研究表明此法并未改善心肺复苏患者的生存率。只有当1mg无效时才能使用更大剂量肾上腺素,应逐渐增加剂量(1mg、3mg、5mg)。最好通过中心静脉给药,如在静脉通道建立前已完成气管插管,则气管内给药,用生理盐水稀释为5～10ml,每次1～2ml,3～5min重复1次。由于心内注射时需中断胸外按压术而影响抢救,心内穿刺还可造成以下并发症:如气胸、损伤心肌、刺破冠状动脉等,所以已不再推荐经心内注射药物的方法。

(2)血管加压素:可增加冠脉灌注压、重要器官的血流量、室颤增幅频率和大脑氧的输送。近年国外已有多个国家进行了加压素和肾上腺素联合运用抢救心脏骤停的相关研究,并取得了一定疗效。用法是心肺复苏开始时立即注射40IU加压素,如果在3min内自主循环尚未恢复,则再次注射。

(3)胺碘酮:对心室颤动和无脉性室速,在除颤和应用肾上腺素无效时,建议使用胺碘酮,并更适合于严重心功能不全患者的治疗,如射血分数<40%或有充血性心衰征象时,胺碘酮为首选。首次剂量300mg(或5mg/kg)静注;用后立即电复律,若仍不成功可再给150mg,复苏后静滴,1mg/min,连续6h,以后0.5mg/min,连续18h,最大剂量≤2.2g/d。

(4)阿托品:对于心脏停搏、无脉搏电活动、高度房室传导阻滞,可选用阿托品0.5～1mg静注,必要时3～5min重复使用,总量≤3mg。阿托品无效时考虑进行起搏器治疗,在等待安装起搏器期间或起搏器无效时,可静滴异丙肾上腺素2～10μg/min;如出现低血压则用多巴胺2～10μg/(kg·min)。

(5)硫酸镁:硫酸镁对尖端扭转性室速、低镁血症的治疗有效,剂量2g静注,继续以8mg/min维持。

(6)碳酸氢钠:对致命性的高血钾或与高

血钾有关的心脏骤停、代谢性酸中毒的患者可考虑应用碳酸氢钠,但不建议在心肺复苏中常规使用碳酸氢钠,心搏骤停10min以上并建立有效通气后,给予4%碳酸氢钠50~100ml静滴。

3. **复苏成功的标志**

窦性心律恢复,血压恢复,出现自主呼吸,神志恢复至与猝死前情况相同者,属复苏成功。

4. **复苏后处理**

(1)保护脑组织,防治脑水肿:在心肺复苏中脑功能能否恢复是衡量复苏成败的关键,而意识的恢复是脑复苏的重要标志。头部低温可使脑血管收缩,血流量减少,缩小脑组织体积,预防和控制脑水肿,降低颅内压。所以在心肺复苏开始时即平卧,头抬高约30°,头戴冰帽,颈、腋下、腹股沟处置冰袋或冰水毛巾;用20%甘露醇125~250ml静滴,6~8h重复;速尿20~40mg静脉注射,6~8h重复,与甘露醇交替使用,但应注意水电解质平衡失调;激素地塞米松5~10mg静脉注射,每6~8h用1次,共用3天。

(2)补液和纠正酸中毒治疗:当CPR正确实施,4min内心脏复苏成功的病例一般不需要补液治疗,扩充血容量(扩容),也无酸中毒表现。复苏开始晚或复苏时间大于5min者,几乎都有组织严重缺氧,乳酸蓄积,很快出现酸中毒。酸中毒可抑制心肌的收缩力,细胞内钾丢失,周围血管对儿茶酚胺的反应减低,心肌室颤阈降低,影响复苏效果,此时可给予代血浆扩容和5%碳酸氢钠100ml或4%碳酸氢钠125ml静滴,并监测血气。

(3)呼吸兴奋剂:这类药物不能改善呼吸中枢的缺氧状态,没有根本性的治疗作用。只有当循环功能恢复后呼吸中枢仍处于抑制状态时可间断用小量洛贝林。

(4)血糖控制;心肺复苏后的危重患者,应经常监测血糖浓度变化。高血糖时应静脉滴注胰岛素,需机械通气的患者血糖应控制在4.4~6.6mmol/L。

五、老年人SCD的预防

老年人SCD的预防包括一级预防和二级预防。一级预防是指对未发生过但有可能发生SCD的高危患者采取相应的措施以预防SCD的发生;二级预防是针对已经发生过心脏骤停而抢救成功的患者,以防止他们再次发生SCD。

(一)一级预防

1. **纠正危险因素及治疗原发心血管病**

预防SCD最根本的是干预SCD的危险因素,积极预防和治疗原发心血管病,以及识别和控制各种可能的诱发因素。老年人SCD常见的原因为冠心病,故应预防冠心病,严格控制冠心病所有的危险因素,如改变不良生活方式及不健康饮食习惯,积极控制高血压,严格控制血脂、防治糖尿病及肥胖,戒烟,适当运动,避免不良因素的刺激,保持良好的心理状态等;对已患有冠心病的患者应积极进行干预,如药物治疗、埋藏式心脏复律除颤器、冠状动脉血运重建以及外科手术治疗等。

2. **抗心律失常药物(AAD)**

心肌梗死后频发室性早搏、非持续性室速、或左室功能不全患者是SCD的高危人群,因而应用AAD控制上述心律失常的发生是预防SCD的重要治疗策略。

(1)β受体阻滞剂:研究证明β受体阻滞剂有抗心肌缺血和抗心律失常作用,可降低各种心脏病伴或不伴心力衰竭者SCD的发生率。大量的研究均证实了β受体阻滞剂可以预防心肌梗死后SCD,且可以降低病死率,因此有关治疗指南建议心肌梗死后患者,只要无禁忌证,均应常规使用β受体阻滞剂以预防SCD的发生。

(2)胺碘酮和索他洛尔:胺碘酮和索他洛尔属Ⅲ类AAD,具有多种药理作用,被认为是治疗室上性和室性心律失常最有效的药物,可用于治疗、预防威胁生命的室速或心室颤动,改善电除颤效果。

目前对应用胺碘酮和索他洛尔预防 SCD 有一些争议。某些临床试验，如西雅图心脏骤停幸存者 AAD 治疗随机研究（CASCADE）、阿根廷重症心力衰竭随机研究（GESIC）均表明，胺碘酮是除 β 受体阻滞剂外唯一能降低心肌梗死和慢性心力衰竭患者猝死危险的 AAD；而欧洲心肌梗死胺碘酮试验（EMAT），发现胺碘酮组的心律失常所致病死率较常规治疗组降低 35%（$p = 0.05$），但两组间总病死率及心源性病死率无显著差异。近年的心衰研究（SCD - HeFT）显示，胺碘酮与安慰剂比，未能显示提高生存率；索他洛尔在抑制室性心律失常上有效，但有较大的促心律失常作用，未显示能降低死亡率。因此，从整体远期生存优势来看，胺碘酮和索他洛尔多数研究表明并不优于安慰剂。

《2006 年美国心脏病学会、美国心脏协会、欧洲心脏病学会（ACC/AHA/ESC）室性心律失常的处理与心脏性猝死的预防指南》（以下简称 ACC/AHA/ESC 指南）推荐预防 SCD 的 AAD 主要是 β 受体阻滞剂、胺碘酮和索他洛尔，强调 β 受体阻滞剂是 AAD 治疗中的一种安全有效的一线用药。而其他现阶段常用的 AAD 均不宜作为一线治疗药物，包括胺碘酮和索他洛尔。ACC/AHA/ESC 指南还根据不同的临床情况作出如下建议：①对不具备心脏复律除颤器（ICD）指征的室速患者，β 受体阻滞剂是唯一的一线药物，只有当该药无效时方可考虑应用胺碘酮和索他洛尔。②已经置入 ICD，但室速频繁发作，并导致 ICD 频繁放电的患者，可选择索他洛尔或者胺碘酮和 β 受体阻滞剂联用；或置入 ICD 后，有频繁的伴有快速心室反应的房颤发作，并导致 ICD 的不适当识别与放电的患者，首选 AAD 是 β 受体阻滞剂和（或）钙通道阻滞剂，如果无效、无法耐受或有用药禁忌者，可用胺碘酮。

3. 非抗心律失常药物

（1）血管紧张素转换酶抑制剂（ACEI）：许多研究发现，ACEI、血管紧张素Ⅱ受体拮抗剂对心肌梗死、高血压病和充血性心力衰竭等疾病可能并发的 SCD 具有一定的防治作用。其机制可能与 ACEI 具有抗交感活性、抗心室重构及降低心衰患者再发心肌梗死的作用有关。Domanski 等一项 15104 例患者荟萃分析结果显示，ACEI 可明显降低近期急性心梗患者的总死亡率以及 SCD 的发生率。

（2）其他：如醛固酮拮抗剂、抗血栓、抗血小板药物对于左心功能障碍患者有降低 SCD 的作用；在低血钾和（或）低血镁时及时补充钾离子和镁离子也可预防由于低血钾症和（或）低血镁症导致的 SCD。

4. 埋藏式心脏复律除颤器（implantable cardioverter defibrilator，ICD）

ICD 是一种能自动检测室速和心室颤动并进行电击的装置，1980 年开始用于临床。ICD 适用于 SCD 由室速和心室颤动所致，或室速反复发作而药物不能控制者；电生理检查易诱发恶性室性心律失常而无合适药物防治者。ICD 目前已发展至第四代，集起搏、终止心动过速和除颤功能于一体。ICD 置入不仅可作为 SCD 的二级预防，而且也用于一级预防，是目前最为有效预防 SCD 的手段。

近些年，大规模的临床试验反复证明 ICD 可通过终止快速室性心律失常而防止 SCD 的发生。2006 年国家十五科技攻关项目“ICD 的临床应用及心脏性猝死预防研究”在全国 31 家医院选了 1073 例 SCD 高危患者，所有患者均推荐 ICD 治疗，其中 144 例置入 ICD，与 929 例未能置入 ICD 者作对照，平均随访 10.4 个月。未置入组总死亡率是置入 ICD 组的 4.2 倍。充分证明了 ICD 预防 SCD 的显著效果，为我国推广和应用 ICD 提供了依据。但因价格昂贵，且手术及随访均需经验丰富的医生，在国内目前安装 ICD 作为 SCD 的一级预防还受到一定的限制。

5. 冠状动脉血运重建

包括经皮冠状动脉介入治疗（PCI）和冠状

动脉旁道移植术(CABG)。一般轻症冠状动脉左主干或三支病变可予药物及PCI联合治疗,重症患者须行CABG。通过PCI或CABG可解除冠状动脉狭窄,恢复缺血心肌的血供,从而降低冠心病患者SCD的风险。

6. 其他

(1)室性心律失常的外科手术治疗:近20年来,应用手术切割、冷冻或激光等方法可成功地控制或根治室速和/或心室颤动,从而减少SCD的发生率。在电生理检查指导下行心内膜病灶切除术可治疗单形性持续性室速。其他还有心内膜环形切除术、左室交感神经切除术(适合于部分难治性QT间期延长综合征)、冷冻消融术及外科激光消融术等。

(2)室性心律失常的导管射频消融治疗:对于冠心病源于左室的折返性室速患者,可行射频消融治疗。但目前将这种技术用于冠心病再发心脏骤停患者的干预性治疗或用于SCD的高危患者的预防性治疗,还缺乏大规模临床试验证据。因此,导管射频消融治疗恶性室性心律失常仅仅是其他治疗手段的补充。

(二)二级预防

有关ICD的二级预防研究表明,持续性室速是SCD幸存患者再次发生SCD的高危因素,而ICD可有效地降低心律失常性猝死的发生。AVID试验是在SCD幸存者中,对比ICD与AAD对生存率的影响,发现ICD使SCD幸存者1年的死亡率下降38%,2年死亡率下降25%。AVID、CASH和CIDS试验荟萃分析显示,置入ICD患者与AAD治疗的患者比较,前者死亡风险下降28%。结果表明ICD治疗可有效降低心律失常性猝死的发生。因此,ICD是大多数SCD幸存患者的首选治疗方法。

(石津生)

参考文献

1. Zipes DP, Camm AJ, Borggrefe M, et al. ACC/AHA/ESC 2006 guidelines for management of patients with ventricular arrhythmias and the prevention of sudden cardiac death - - executive summary; A repot of the American College of Cardiology/American Heart Association Task Force and the European Society of Cardiology Committee for Practice Guidelines (Writing Committee to Develop guidelines for management of patients with ventricular arrhythmias and the prevention of sudden cardiac death) developed in collaboration with the European Heart Rhythm Association and the Heart Rhythm Society[J]. Euro Heart J,. 2006,27(17):2099-2140

2. 陈灏珠. 实用内科学[M]. 第12版. 北京:人民卫生出版社,2005:1406-1419

3. International Liaison Committee on Resuscitataon. 2005 International Consensus on Cardiopulmonary Resuscitataon and Emergency Cardiovascular Care Science with Treatment Recommendations[J]. Circulation,2005,112(suppl Ⅰ):Ⅲ-1~Ⅲ-72

4. Doval HC, Nul DR, Grancelli HO, et al. Randomized trial of low - dose amiodarone in severe congestive heart failure [J]. Lancet,1994;344(8921):493-498

5. Julian DG, Camm AJ, Frangin G, et al. Randomized trial of effect of amiodarone on mortality in patients with left - ventricular dysfunction after recent myocardial infarction[J]. Lancet, 1997; 349(9035):667-674

6. Bardy GH, Lee KL, Mark DB, et al. Amiodarone or an implantable cardioverter - defibrillator for congestive heart failure[J]. N Engl J Med,2005,352(3):225-237

7. Domanski MJ, Exner DV, Borkowf CB, et al. Effect of angiotensin converting enzyme inhibition on sudden cardiac death in patients following acute myocardial infarction. A meta - analysis of randomized clinical trials[J]. J Am Coll Cardiol,1999,33(3):598-604

8. The Antiarrhythmics Versus Implantable Defibrillators(AVID) Investigators. A comparison of antiarrhythmic - drug therapy with implantable defibrillators in patients resuscitated from near - fatal ventricular arrhythmias[J]. N Engl J Med,1997,337(22):1576-1583

9. Connolly SJ, Hallstrom AP, Cappato R, et al. Meta - nalysis of the implantable cardioverter defibrillator secondary prevention trials. AVID, CASH, and CIDS studies. Antiarrhythmics vs Implantable Defibrillator Study. Cardiac Arrest Study Hamburg. Canadian implantable Defibrillator Studys[J]. Eur Heart J,2000,21(24):2071-2078

10. 石津生. 老年人心脏性猝死的预防. 实用老年医学(J). 2007,21(6):372-375

第八节　急性冠状动脉综合征

急性冠状动脉综合征(acute coronary syndrome, ACS)是由于冠状动脉不稳定性斑块的破裂,引起冠状动脉内血栓形成所致严重心肌缺血而产生的一组临床综合征,包括不稳定性心绞痛(UA)、非ST段抬高心肌梗死(non－ST－segment eievation myocardial infaction, NSTEMI)和ST段抬高心肌梗死(ST－segment eievation myocardial infaction, STEMI)。ACS是冠心病的一个类型,占全部冠心病的30%～50%。其特点是发病急、病情变化快、死亡率高,严重病变可导致猝死。冠心病主要发生于老年人,而且随着年龄增长病变更加复杂,ACS患者临床表现更为危重,严重威胁着老年冠心病患者的生命。因此,及时诊断和进行危险分层,及早采取相应防治措施,对防止、减少并发症及改善预后具有重要的临床意义。

一、ACS的分型

近年来许多研究证实,ACS患者的治疗决策主要取决于ST段是否抬高,二者在治疗上有原则性区别。因而,临床上根据患者发病时心电图表现,将ACS分为ST段抬高ACS和非ST段抬高ACS两类。前者表现为STEMI,而不再称为Q波心肌梗死;后者包括NSTEMI(CK－MB≥正常值上限2倍)和UA(CK－MB＜正常值上限2倍),不再使用非Q波心肌梗死的概念(图20－8－1)。

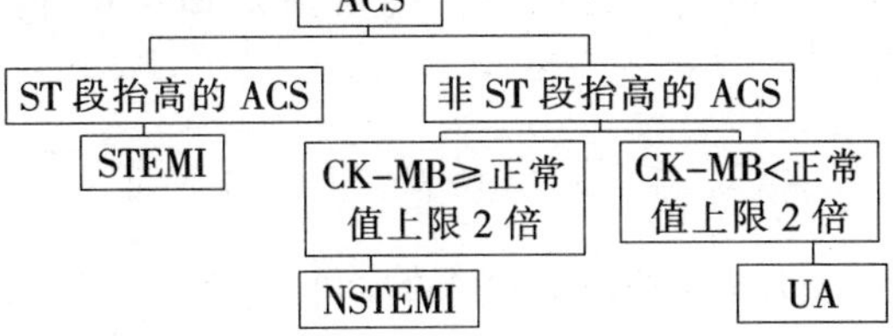

图20－8－1　急性冠状动脉综合征新的分型

研究发现,在CK－MB正常的ACS患者中,有30%～40%心脏肌钙蛋白(cTnT或cTnI)增高,且这些患者未来心脏事件的危险增加5～10倍。因而Jaffe等提出,结合临床,只要cTnT或cTnI升高就可诊断MI,不再行CK－MB检查(图20－8－2)。

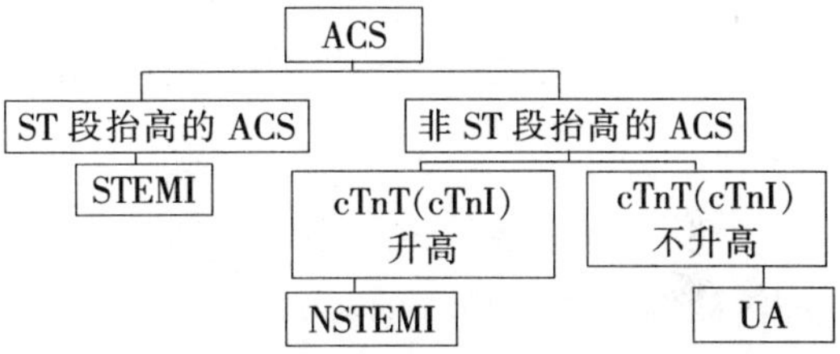

图20－8－2　急性冠状动脉综合征的cTnT(cTnI)分型

这种新的分型法对尽快作出病情判断和治疗决策有重要意义。ST段抬高的ACS是冠状动脉血栓完全闭塞的结果,治疗原则是紧急开通冠状动脉血运,即溶栓和经皮冠状动脉介入治疗(PCI);而非ST段抬高ACS患者形成的血栓没有完全闭塞冠状动脉,主要的治疗措施是抗血栓,防止冠状动脉闭塞,在此基础上有条件的行PCI治疗,而不宜采用溶栓治疗。

二、ACS的发病机制

动脉粥样硬化斑块分为软斑块和硬斑块,斑块的稳定性决定着冠脉疾病的严重程度。软斑块即不稳定性动脉粥样硬化斑块(亦称"易碎斑块")是ACS患者发病的病理基础。其特点是:①大脂池,斑块内含脂肪多,胶原较少。②斑块内膜由薄纤维帽覆盖。③有大量炎性细胞、单核细胞,尤其是巨噬细胞浸润。④斑块较小,质地较软,管腔多是轻、中度狭窄。⑤易发生破裂。一但斑块破裂,便激活血小板和凝血系统,在破裂斑块的基础上形成富含血小板的血栓。如果损伤较轻,则形成的血栓为富含血小板而纤维蛋白较少的"白血栓",常导致冠状动脉不完全闭塞,心电图表现为ST段压低和(或)T波倒置,临床表现为UA或者NSTEMI。如果损伤严重,在血小板血栓的基础上形成以纤维蛋白和红细胞为主的闭塞性血栓,即红色血栓,此时冠状动脉血流完全中断,心电图出现 ST 抬高并演变为病理性 Q 波,临床表现为 STEMI。硬斑块即稳定性动脉粥样硬化斑块,内含脂肪少,无明显炎症,内膜覆以胶原和蛋白多肽组成的硬厚纤维帽,不易破裂,常见于中至重度狭窄导致的稳定性心绞痛(SA)。

三、ACS 心肌损伤生化标志物的临床意义

反映心肌损伤的血清生化指标主要有磷酸肌酸激酶同工酶-MB(creatin kinasc-MB,CK-MB)、心脏肌钙蛋白 T(cardiac tropomin-T,cTnT)、心脏肌钙蛋白 I(cTnI)、C-反应蛋白(C-reactive protein,CRP)、纤维蛋白原(Fibrinogen,FBg)等。如上述指标轻度升高可能反应有小灶性心肌坏死,显著升高者提示有明确的急性心肌梗死(AMI)存在,升高程度可预示死亡的风险。

(1)CK-MB:CK-MB 于 AMI 后 6h 升高,持续 24~48h。CK-MB 峰值超过正常值上限 2 倍为异常。CK-MB 升高程度可作为未来心脏事件危险性增高的指标。缺点是:①特异性较差,骨骼肌损伤时也增高。②敏感性不高,不能诊断微小心肌梗死。

(2)心脏肌钙蛋白:心脏肌钙蛋白在 ACS 患者发病后约 2~4h 即升高,峰值在 12~24h,持续升高 4~5d。cTnT 和 cTnI 二者是心肌损伤最敏感的指标,是 ACS 患者的独立危险预测指标。测定心脏肌钙蛋白与测定 CK-MB 相比,心脏肌钙蛋白浓度能够更特异和敏感地诊断 AMI 和有效评估预后。心脏肌钙蛋白增高的 ACS 患者属高危,其近期及远期并发症均增加。患者首次心脏肌钙蛋白正常不能除外 ACS,需连续检测,以提高准确性。

(3)肌红蛋白:肌红蛋白在 AMI 发生后 1~2h 即出现在血中,24h 后消失,其缺点是特异性差,如骨骼肌损伤、创伤、肾功能衰竭等疾病均可升高。临床意义是:①ACS 早期排除诊断,如肌红蛋白阴性,则基本可排除 AMI。②再梗死的诊断,如肌红蛋白重新升高,应考虑为再梗死或梗死延展。

(4)炎性标志物:

1)CRP:CRP 是高度敏感的非特异性炎症标志物,是 ACS 另一个独立危险预测指标。多项研究表明,在 ACS 时血清 CRP 浓度明显升高,而且升高程度与患者预后明显相关,即 CRP 水平升高被视为粥样斑块不稳定的标志。CRP 于 ACS 发生后 6~8h 开始升高,24~48h 达高峰值,7~12d 可恢复正常水平。因此动态检测 CRP 有利于观察 ACS 患者病情的演变过程,同时 CRP 检测方便、经济、快速,有助于评价病情和疗效观察,对治疗和判断预后有重要意义。

2)FBg:FBg 是非特异性炎症活动指标。是 UA 患者预测未来缺血发作的独立指标。如与 cTnT(或 cTnI)同时升高,提示预后更差。FBg 降解产物 D-二聚也可预测血栓并发症的高危患者。

四、ACS 的诊断

(一)ST 段抬高 ACS 的诊断

符合下述 3 项中的 2 项即可诊断:①持续性缺血性胸痛,胸痛的性质类似心绞痛,但更严重、持续时间更长,且休息或舌下含服硝酸甘油不能缓解,伴呼吸困难、恶心、呕吐、出汗等表现。某些糖尿病、高血压或老年患者可无胸痛而表现为神志模糊、呼吸困难、原有心力衰竭症状加重等。②心电图示心肌缺血、ST 段抬高与异常 Q 波等动态变化。③心肌损伤生化标志物升高,且有动态变化。

(二)非 ST 段抬高 ACS 的诊断

(1)UA 的诊断:UA 的诊断主要依靠病史,可表现为初发严重的心绞痛、恶化性心绞痛、静息性心绞痛或梗死后心绞痛。

1)临床表现:有冠心病病史,如既往患 AMI、行 PCI 或冠状动脉旁路移植术(CABG),

或既往冠状动脉造影明确冠心病诊断的患者出现病情恶化者或有典型的心绞痛发作者不难诊断;但临床表现不典型者容易漏诊,有冠心病危险因素,如糖尿病、高胆固醇血症、高血压、吸烟、超重及缺乏体力活动等,一旦出现下列症状应考虑UA的可能:①胸部不适,表现为压迫感、压榨感或充填感,持续数min以上或反复发作。②上半身其他部位不适,如一侧或双侧上肢、背部、颈、颌或胃部等任何部位。③气短或伴有胸部不适。④其他表现,如出冷汗、恶心等。但并非所有的UA患者都有冠心病危险因素。

2)心电图:①胸痛时应及时记录心电图,胸痛伴ST段压低≥0.5mm。②或出现与胸痛相关的T波变化,或倒置T波伪改善,无病理性Q波。③动态心电图监测,一般采用胸前V5、Ⅱ、Ⅲ、aVF导联,观察ST段动态变化。

3)心肌损伤标志物:入院时CK-MB、cTnT或(和)cTnI阴性,且入院后6~12h复查仍为阴性者。

(2)NSTEMI的诊断:

1)有典型缺血性胸痛症状。

2)心电图示ST段降低和(或)T波倒置,无ST段抬高和病理性Q波。

3)反映心肌损伤标志物升高且有动态变化。对怀疑有NSTEMI患者,应多次复查心电图和心肌损伤生化标志物。

五、ACS患者的危险分层

在选择有效的治疗方案之前,应根据年龄、病史、体格检查、心电图改变和心肌损伤生化标志物,如CK-MB、cTnT、cTnI和CRP等,对ACS的患者进行危险分层。

(一)ST段抬高ACS的危险分层

(1)高危组　ST段抬高的AMI患者如出现持续性胸痛、左室功能低下甚至心源性休克、广泛ST段抬高或既往有PTCA或CABG史者。

(2)低危组　无左室功能低下或心源性休克表现者,不伴反复缺血发作者。

(二)非ST段抬高ACS的危险分层

(1)高危组(有下列特征之一者):①持续静息性心绞痛(>20min,舌下含服硝酸甘油不缓解)。②观察期间出现血流动力学不稳定,如低血压、肺水肿等。③心电图有严重心律失常,如反复室性心动过速、室颤者,ST段压低>0.1mV、新出现的左束支传导阻滞者。④心脏肌钙蛋白明显增高者。⑤既往有过心肌梗死者。⑥冠状动脉造影证实有严重病变者。⑦做过PTCA或CABG者。⑧年龄75岁以上者。

(2)中危组(无高危组特征,但有下列特征之一者):①>20min的持续静息性心绞痛已缓解者。②心电图ST段压低<0.1mv或有T波倒置者。③心脏肌钙蛋白水平正常或轻度升高者。④年龄>70岁者。

(3)低危组:①无静息性心绞痛复发。②发作时心电图正常或无动态变化。③在初次和再次(6~12h之间)测定中,无心脏肌钙蛋白增高者。

六、ACS的治疗

ACS治疗的主要目的是防止死亡,缩小梗死面积或降低梗死危险,并预防再梗死、缺血事件和其他并发症的发生。其主要治疗方法是血运重建,包括药物溶栓、PCI、冠脉搭桥术(CABG),在此基础上,各类辅助治疗药物,如双重抗血小板治疗(氯吡格雷+阿司匹林)、抗凝治疗、β受体阻滞剂治疗、控制血糖、血脂及血压等。

ACS患者的具体治疗措施

(一)药物治疗

1.抗血小板药

(1)阿司匹林:阿司匹林为环氧酶抑制剂,通过抑制环氧酶,阻断花生四烯酸通过环氧酶途径转变为前列腺素,进而减少血栓素A_2(TXA_2)的形成而抑制血小板聚集。所有ACS患者只要无禁忌证,均应立即服用。用法:首剂150~300mg,以后75~100mg/d,长期维持。

(2)氯吡格雷:氯吡格雷是二磷酸腺苷(ADP)受体拮抗剂,可抑制 ADP 诱导的血小板聚集,促使血小板解聚。由于阿司匹林与氯吡格雷抗血小板机制不同,氯吡格雷与阿司匹林合用可进一步减少心血管事件的发生率。ACS 全部患者均应服用氯吡格雷,急性期和至少 9~12 个月的长期治疗(对在 5~7d 内计划做冠状动脉旁路移植术者例外)。用法:首剂 300mg,维持量 75mg/d。近年来多项大型临床试验证实了双重抗血小板治疗在 ACS 治疗中的基础地位。无论对于 UA 患者、NSTTEMI 患者、STEMI 患者,还是对于是否行 PCI 手术的 ACS 患者,氯吡格雷加阿司匹林双重抗血小板治疗较单纯阿司匹林治疗显示出更佳的临床疗效。因此,2007 年美国心脏病学会(ACC)与美国心脏学会(AHA)指南、欧洲心脏病学会(ESC)的 ACS 治疗指南均推荐对 ACS 患者使用双重抗血小板治疗。

(3)血小板Ⅱb/Ⅲa 受体拮抗剂:血小板 GPⅡb/Ⅲa 是阻断血小板聚集的最终环节,即阻断纤维蛋白原与 GPⅡb/Ⅲa 结合而达到抑制血小板聚集和抗血栓形成作用。是目前理论上最好的抗血小板聚集药物。主要用于三种情况:一是 ACS 患者接受 PCI 前后的辅助治疗;二是难治性 UA 拟 24h 内行 PCI 前后的辅助治疗;三是不管是否行 PCI 的 ST 段抬高 ACS 和非 ST 段抬高 ACS 的高危患者。有三种静脉制剂:①阿昔单抗(abciximab)。用法:PCI 之前立刻 1 次 0.25mg/kg,静注 1min,然后以 0.125μg/(kg·min)(最大剂量为 10μg/min)持续静滴 12h 或 20~24h。用于难治性 UA 拟 24h 内行 PCI 者,在 PCI 前以上述剂量持续静滴 18~24h 至 PCI 后 12h。②替罗非班。用法:PCI 之前立刻 1 次 0.4μg/(kg·min)静注 30min,然后以 0.1μg/(kg·min)的速度持续静滴 24~36h。③依替非特。用法:180μg/kg 静注 1~2min,然后以 2μg/(kg·min)的速度持续静滴 72h。

2. **抗凝血酶药物**

肝素通过抑制凝血酶活性,防止血栓形成和血管再梗塞。ACS 患者在阿司匹林基础上应用静脉肝素(UFH)或低分子肝素(LMWH)优于单独应用阿司匹林。LMWH 有高效抗栓活性,皮下注射生物利用率高,无需监测 APTT,使用方便,且疗效优于 UFH,目前 LMWH 已逐渐取代 UFH,成为治疗 ACS 的首选药物。常用的制剂有:那屈肝素(nadroparin,速碧林),4100IU 皮下注射,1 次/12h;达肝素(dalteparin,法安明):5000IU 皮下注射,1 次/12h;依诺肝素(enoxaparin,可塞):1mg/kg/次或 40~80mg,1 次/12h,皮下注射。一般使用 5~7d 左右。

3. **抗心肌缺血药物**

(1)硝酸酯类药物:硝酸酯类药是缓解急性心肌缺血的一线药物,对于 ACS 患者,在无禁忌证的情况下,可考虑静脉使用硝酸酯类药,常用硝酸甘油 5~10mg 加入极化液或 5% 葡萄糖 500ml 静滴,从 5μg/min 开始,每 10~15min 增加剂量,注意加量过程中心率和血压的变化,最大剂量可用至 100μg/min 或用至患者的心绞痛满意控制而不出现低血压或不可耐受性头痛的剂量水平。一般维持剂量 10~30μg/min,持续滴注 24~48h。停止静脉用药后继续口服维持治疗,如硝酸异山梨醇酯 10~20mg,3~4/d,或 5-单硝异山梨醇酯 20~40mg,2/d。

(2)β 受体阻滞剂:β 受体阻滞剂通过减慢心率、降低血压及心肌耗氧量、改善心脏功能、缩小梗死范围、抗心律失常等用于治疗 UA、AMI、心源性猝死。目前认为只要患者无禁忌证,可常规使用 β 受体阻滞剂。凡有心率增快或血压升高的 ACS 患者效果好。应从小剂量开始,逐渐增加剂量,目标心率在 50~60 次/min。常用美托洛尔 12.5~25mg,2~3/d,阿替洛尔 12.5~25mg,2~3/d。高危患者应静脉给药,美托洛尔 5mg 静脉注射 1~2min,每 5min 重复用药 1 次,共 15mg。静注 5min 后开始口服给药,12.5~25mg/次,1/6h,共 48h,然后给予维持量。老年患者常有慢性阻塞性肺部疾患、心功能不全或低血压等,应个体化使用。

(3)钙拮抗剂:钙拮抗剂可控制心肌缺血的发作,但短效双氢吡啶类药物如硝苯地平可反射性地增快心率，使血儿茶酚胺水平升高，导致血压过度波动，加重心肌缺血，增加 AMI 或死亡风险，故不应推荐单独用于 ACS 患者。ACS 患者抗心肌缺血常联合应用硝酸酯类和 β 受体阻滞剂，对某些顽固心绞痛患者可再加用长效钙拮抗剂。对于因哮喘不能使用 β 受体阻滞剂的患者，可选用地尔硫卓或维拉帕米。因地尔硫卓和维拉帕米有负性传导、负性频率和负性肌力作用，与 β 受体阻滞剂合用应十分谨慎。对于 UA 患者，钙拮抗剂中硝苯地平、氨氯地平、非洛地平可有效缓解平滑肌痉挛，故为变异性心绞痛首选药物。硝苯地平一般 10 ~ 20mg，1/6h。或地尔硫卓 30 ~ 60mg，3 ~ 4/d。

(4) 血管紧张素转换酶抑制剂（ACEI）：ACEI 在 AMI 中可防止心室重构、改善心脏功能、减少心血管事件、降低病死率。常用卡托普利 12.5 ~ 75mg/d，雷米普利 5 ~ 10mg/d，培哚普利 2.5 ~ 5mg/d，贝那普利 10 ~ 20mg/d。

4. 溶栓治疗

溶栓治疗可明显降低 ST 段抬高 ACS 的病死率，减少并发症，改善左室功能，改善早期和晚期预后。目前认为发病 < 4h 溶栓的患者获益最大，发病 6 ~ 12h 虽获益较小，但仍能挽救部分心肌，故溶栓治疗的时间窗为发病后 12h。新近欧洲心脏病学会（ESC）出版的 ST 段抬高急性心肌梗死治疗指南中要求 STEMI 溶栓治疗应在患者呼叫后 90min 内（从呼叫到溶栓开始）或在患者到达医院 30min 内（从入院到溶栓开始）完成。只要有除颤或监护设备，并有专业的医护人员在场，对院外明确诊断 ST 段抬高的心肌梗死患者，若无纤溶治疗禁忌，可实施院前溶栓治疗。另外，近年研究显示，年龄 > 75 岁的 ST 段抬高 ACS 患者在 12h 内溶栓能明显降低死亡率。因此无溶栓禁忌证的老年 ST 段抬高 ACS 患者，若无法进行机械再灌注治疗，也应给予溶栓治疗。常用的溶栓药物有：①尿激酶 150 万 U 加入 5% 葡萄糖液 100ml 中于 30min 静滴。②地塞米松 5mg 静注预防过敏反应后，予链激酶 150 万 U 加入 5% 葡萄糖液 250ml 中于 30 ~ 60min 静滴。③重组组织型纤溶酶原激活剂（rt - PA），于 90min 内静滴 100mg。

（二）冠状动脉血运重建

1. PCI 手段

PCI 是一种以非手术方式治疗冠状动脉疾病的有效方法。在 X 线指引下，通过经皮穿刺技术，将一特制球囊送至冠状动脉狭窄局部并进行扩张（PTCA 技术）或置入一支架（支架置入术），达到机械扩张冠状动脉的目的，从而改善心肌供血。PCI 是 ACS 治疗的主要手段之一。

近些年的研究显示，与置入裸金属支架（BMS）相比，置入药物洗脱支架（DES）可明显降低支架再狭窄的发生率。因此，DES 被广泛用于临床，其应用比例已逐渐上升至 50% 以上，一些大医院甚至上升至 80% ~ 90%。在国际上，美国应用比例最高，已接近 90%。而 2006 年 9 月在西班牙巴塞罗那举行的世界心脏病学术大会和欧洲心脏病学术大会对 DES 的临床评价显示，应重新评价使用 DES 的安全性。

新近的临床研究显示，与 BMS 相比，DES 能显著减少再狭窄主要体现在小血管（直径 < 3mm）、长病变和糖尿病患者，而在直径 ≥ 3mm 的血管简单病变，则未见 DES 减少再狭窄的优势。对 DES 的安全性评价表明，置入 DES 后患者发生血栓的风险明显高于置入 BMS 的患者，死亡率和 AMI 率显著高于接受 BMS 的患者，DES 的广泛应用，不仅导致介入治疗费用的增加，同时也带来了一些新的问题。因而，在临床实践中应正确评价 BMS 在 PCI 治疗中的作用，在此基础上再选择更适合置入 DES 的病变和患者。STEMI 患者行 PCI 治疗，较溶栓治疗能明显减少患者的再闭塞率，降低死亡率、再梗死与脑卒中复合事件发生率；对高危的非 ST 段抬高 ACS 患者，在充分抗缺血和抗栓治疗的同时，经冠状动脉造影评价有进行 PCI 适应证者，应早期干预。

2. CABG 方式

CABG是一种更完善的冠状动脉血运重建方式。在开胸状态下,以手术方式将身体其他部位的正常血管移植到心脏,从主动脉至冠状动脉狭窄远端架起旁路,由主动脉直接供血而改善心肌缺血。对于左主干严重病变或严重三支病患者,除了有严重禁忌手术的并存疾病外,建议行CABG。

(三)他汀类药物的早期干预

多项大规模临床试验证实他汀类药物是降低低密度脂蛋白胆固醇的首选药物,而且能改善内皮功能、稳定斑块、抑制病变炎症反应及血管平滑肌增殖、改善血液流变学、预防血栓形成等,并有降低心血管病病死率和致残率方面的作用。近期研究显示ACS患者早期接受他汀类药物治疗,可降低心血管事件发生率,因此ACS住院患者应尽早开始应用他汀类药物。用法:辛伐他汀20~40mg或阿托伐他汀10~20mg,1次/d口服。

七、ACS患者的治疗策略

(一)ST段抬高ACS的治疗策略

随着对ACS概念和机制的认识以及大量临床试验研究结果提示,所有的ST段抬高ACS患者,只要无禁忌证,都应尽早接受开通“罪犯血管”,实现再灌注治疗。

(1)早期治疗策略:应尽早、充分而持续地再灌注治疗,主要方法是静脉溶栓、PCI或CABG。近年多采用联合PCI方案(亦称易化PCI),即在ST段抬高ACS发生后尽早予以院前静脉溶栓,并加强抗血小板治疗(阿司匹林+Ⅱb/Ⅲa受体拮抗剂或氯吡格雷),在上述药物再灌注的基础上,尽快进行PCI,以上三者联合其优势互补,从而达到最为理想的冠脉再灌注。

(2)胸痛发作>12h:一般不给予静脉溶栓,应在积极抗栓(抗血小板、抗凝血酶)、抗心肌缺血治疗的同时评价临床情况。对于高危患者,如仍有持续性胸痛、广泛ST段抬高、左室功能低下,或存在影响血流动力学稳定的恶性心律失常,既往有MI、PCI、CABG史等高危因素,应早期行冠状动脉造影,明确冠状动脉病变,并给予相应的血运重建(PTCA或CABG);对病情平稳的低危患者,除药物治疗外,应择期行冠状动脉造影、PCI或CABG。老年ST段抬高ACS患者常伴有心衰、心源性休克,且就诊较晚,无法进行早期溶栓治疗,而溶栓禁忌证也多,相比较更适宜做PCI。

(二)非ST段抬高ACS的治疗策略

对于非ST段抬高的ACS患者采用抗栓(即抗血小板、抗凝血酶)不溶栓的策略。国际多中心的临床试验(TIMI ⅢB)证明,用AMI的溶栓方法治疗UA反而有增加AMI发生率的倾向,故不主张采用。原因是由于这类患者发病机理是冠脉内形成以血小板为主的“白血栓”导致冠脉不全阻塞,因此抑制血小板和凝血酶是治疗的中心环节,而如果使用纤溶剂,可进一步激活血小板,可因溶解少量的纤维蛋白致使创面重新暴露,使不稳定斑块变得更不稳定,并可引起斑块内出血,促进血栓加重,从而使原来未完全闭塞的冠脉病变完全闭塞,使非ST段抬高ACS恶化为STEMI,甚至发生猝死。

1. 高、中危患者

即刻缓解缺血和预防严重并发症,包括药物治疗和介入治疗。

(1)在等待和准备血管造影时,继续用阿司匹林+氯吡格雷和低分子肝素,并开始应用Ⅱb/Ⅲa受体拮抗剂。

(2)尽早安排冠状动脉造影:一小部分患者需要在第1h内冠脉造影。这部分患者包括正在发生严重缺血者、严重心律失常者及血流动力学不稳定者。大多数情况下,冠状动脉造影在48h内进行。对于病变适合心肌血运重建的患者,应评价病变程度和特点,选出最适合患者的治疗方案(PCI或CABG)。

研究表明,无禁忌证的老年非ST段抬高ACS高危患者,早期介入治疗能显著改善预后。因此,高龄不应视为早期介入治疗的障碍。

2. 低危患者

对于低危患者建议口服药物治疗，包括阿司匹林、氯吡格雷、β受体阻滞剂、硝酸酯类和钙拮抗剂。在观察期后，如果心电图变化不明显，第二次肌钙蛋白测定阴性，可停用低分子量肝素。待病情稳定后再评价，决定进一步治疗方案。

八、ACS 患者的康复治疗

（1）积极建立健康的生活方式：合理膳食，适量运动，戒烟限酒，保持心理平衡等。

（2）控制多重危险因素：持续控制高血压、高血脂和糖尿病，无禁忌证者应坚持服用阿司匹林、β受体阻滞剂、ACEI 及他汀类降脂药物。高血压患者血压的目标值：青中年为 140/90mmHg 以下；老年患者的收缩压降至 150mmHg 以下；有糖尿病和肾病的高血压患者，降压目标是 130/80mmHg 以下。ACS 患者早期他汀类治疗的血脂水平为 LHL－C < 2.6mmol/L；危险性越高的人群 LHL－C 控制越严格。此外，血糖控制也应达标。

（3）积极随诊、检测心肌损伤生化标志物及负荷心肌缺血试验。

在对所有 ACS 的患者的康复治疗中，应强化 ABCDE 防线：A——阿司匹林和 ACEI；B——β受体阻滞剂和控制血压；C——控制胆固醇和戒烟；D——控制糖尿病和饮食；E——运动和健康教育。

（石津生）

参考文献

1. ACC/AHA Task Force on Practice Guidelines. ACC/AHA guidelines for the management of patient with unstable angina and non－ST－segment elevation myocardial imfarction [J]. J Am Coll Cardiol. 2000. 36(3):970－1062

2. 许俊堂、胡大一. 对急性冠状动脉综合征分型的看法[J]. 中华心血管病杂志[J]. 2001,29(9):566－568

3. Jaffe AS, Ravkilde J, Roberts R, et al. It′s time for a change to a troponin standard[J]. Circulation, 2000, 102(11): 1216－20

4. Rossi ML, Marziliano N, Merlini PA, et al. Different quantitative apoptotic traits in coronary atherosclerotic plaques from patients with stable angina pectoris and acute coronary syndromes[J]. Circulation, 2004, 110(13):1767－1773

5. Libby P. Current concepts of the pathogenesis of the acute coronary syndromes[J]. Circulation, 2001, 104(3):365－372

6. 胡大一. 急性冠脉综合征的治疗新对策和新模式[J]. 心肺血管病杂志, 2003, 22(3):120－121

7. Mulvihill NT, Foley JB. Inflammation in acute coronary syndromes[J]. Heart, 2002, 87(3):201－204

8. Mckay RG. "Ischemia－guided" versus "early invasive" strategies in the management of acute coronary syndrome/non－sT－segment elevation myocardial infaction: the interventionalist, s perspective[J]. J Am Coll Cardiol, 2003, 41(4 Suppl S):96S－102S

9. 陈纪林. 无 ST 段抬高的急性冠状动脉综合征[J]. 中华心血管病杂志, 2001, 29(8):501－503

10. 石津生. ST 段不抬高的急性冠状动脉综合征诊断和治疗[J]. 中华综合临床医学杂志, 2003, 5(7):4－5

第九节　老年人心脏瓣膜损伤性疾病

临床所见老年人心脏瓣膜受损性疾病有两大类：

第一是缺血性损伤：由于心脏冠状动脉粥样硬化发展至心肌梗死时，当乳头肌供血受障碍时，可致二尖瓣关闭不全。正常二尖瓣在心脏收缩期之前开始关闭，受连接二尖瓣至心室壁之腱索和乳头肌的调控。在乳头肌缺血而失去其收缩功能时，腱索不能被拉紧，造成二尖瓣脱垂而致二尖瓣关闭不全。临床称为“乳头肌功能失调”，即“乳头肌功能紊乱”（papillary muscle dysfunction）。

第二是硬化性损伤：心脏瓣膜因风湿病炎症侵袭或因老年性退行性纤维钙化病变而致病。

（1）老年人风湿性心脏瓣膜疾病：多因在年轻时患风湿病，炎症侵及心脏之二尖瓣和主动脉瓣而致瓣膜狭窄或关闭不全。自青霉素问世后，咽部链球菌感染得到较好控制，风湿热的发病率大大降低，故风湿性心脏瓣膜病在老年人中已很少见。

(2)老年人退行性心脏瓣膜疾病：人进入老年期，心瓣膜结缔组织发生退行性变，瓣膜纤维化增厚、变硬，乃至钙质沉着，导致瓣膜狭窄或关闭不全，多以侵及主动脉瓣和二尖瓣为主。这种老年性退行性心脏瓣膜疾病已成为老年人心力衰竭、心律失常、晕厥，乃至老年人猝死的主要原因之一。

一、乳头肌功能失调

Burch 于 1963 年最早指出：左心室乳头肌因缺血、纤维化或梗塞坏死而影响其收缩功能，造成二尖瓣关闭不全，被称为“乳头肌功能失调”。此后，DePasquale(1971)和 Cheng T. O.(1972)又陆续报道“乳头肌功能紊乱”与冠状动脉缺血性心脏病的关系。自此，乳头肌功能失调导致的二尖瓣关闭不全开始为临床工作者所重视。

(一)解剖生理基础

1. 二尖瓣器组成

(1)二尖瓣环：为一纤维弹性紧密组织，周长约 18～77 毫米。

(2)二尖瓣叶：前内瓣叶大，后侧瓣叶小。两片瓣叶在前后间隙处连接在一起。

(3)乳头肌和腱索：连接二尖瓣于室壁。

2. 左室乳头肌血液供应

左心室内有两组乳头肌，即前侧乳头肌和后内乳头肌。每组乳头肌有 1～6 个乳头不等，其底部附着于心室壁，其顶端有腱索分别与二尖瓣前后叶相连。

(1)前侧乳头肌供血：主要是左回旋支，尚有前降支。

(2)后内乳头肌供血：主要是右冠脉后降支，或左回旋支。

3. 二尖瓣和乳头肌正常功能状况

二尖瓣在舒张早期退缩回左室腔，至舒张期终了时开始向上向左房内移动，由边缘处开始接合直至瓣膜房面的大部接合，一起关闭了房室孔。因此，房室孔关闭发生在心室收缩期之前。在心室开始收缩时，有两组相反作用力影响着二尖瓣，即心室内压力的离心力和乳头肌张力的向心力，这两组相反的作用力使二尖瓣能很好地接合，既不至于关闭不全，也不至于向左心房内脱垂。在收缩早期，从乳头肌基底部至二尖瓣口的距离变化不大。到收缩期的最高排出期时，由于心尖向二尖瓣口移动，使二者之间的距离缩短，这时因为腱索的长度是固定不变的，所以由乳头肌的正常收缩来保持腱索不至于松弛，使二尖瓣保持在良好的关闭位置。

(二)病理生理概念

乳头肌起源于心室壁，部分突出于心室腔，紧位于心内膜下。因此，乳头肌属于心内膜心肌的一部分，接受冠状动脉末端分支的供血，是冠状动脉供血的最后部分，其营养血管起源于较远的心外膜面的主干血管，呈直角分出，管径狭小，历经整个心肌层，故供血较不丰富，且极易受冠状动脉灌注不足和心肌收缩压力的影响，因而容易发生缺血，影响乳头肌的正常功能。另外，乳头肌的工作负荷比心室壁肌大。从理论上推算，一个血压 120/80mmHg、心率 70 次/分正常成人的左心室每一组乳头肌在 24h 内需承受累积性负荷约 19t(吨)。在心室排出期压力开始下降时，乳头肌的负荷不仅无减，甚至反有增加。因此，乳头肌的单位面积耗氧量一般高于其他部分心肌，所以极易缺血、纤维化乃至坏死。据 422 例心脏解剖统计，乳头肌有新的或陈旧性梗塞的占 25%。乳头肌缺血或梗死后即失去收缩功能，因而在收缩期的最高排出期时失去了向心力作用，腱索松弛不被拉紧，使瓣叶向左心房内反流，造成二尖瓣脱垂而关闭不全。

冠心病与乳头肌功能失调的关系极为密切。导致乳头肌功能不全的病症中，冠心病是最常见的病因。冠心病引起二尖瓣反流的病理生理机制为：

(1)乳头肌慢性缺血、纤维化或萎缩：早期冠心病心绞痛发作时，乳头肌暂时性缺血加剧而致功能障碍，出现可恢复性的二尖瓣反流情况。当心绞痛缓解时，二尖瓣反流随之获控制或消失。当心肌缺血而纤维化时，收缩力减退，喷射期左心室负荷高而收缩力减低，导致二尖瓣不能保持紧密结合；如乳头肌收缩力继续下降，则在等容收缩期即出现二尖瓣反流。若乳头肌萎缩变短，可使瓣叶活动受限，心室收缩期瓣叶不能上升到瓣缘闭合的高度，因而出现二尖瓣反流。

乳头肌的缺血及收缩力减退可影响其所附着的腱索。继发性腱索断裂或变性伸长，同样也可造成二尖瓣关闭不全。

(2)乳头肌梗死急性断裂：见于急性心肌梗死后1周内，由于乳头肌突然断裂使二尖瓣失去支撑，心室收缩时二尖瓣完全脱入左房，瓣口不能关闭，形成急性二尖瓣反流，左房压力骤升，左室负荷剧增，常常失去代偿适应的机会而并发严重的肺水肿或心源性休克。此类患者大多急性死亡。

(3)冠心病所致心肌广泛缺血病变，左室肥厚扩大，导致乳头肌空间方位的改变和牵引力作用方向的改变，使二尖瓣不能正常关闭。

(4)冠心病时室壁肌收缩失调，或因乳头肌附着处室壁瘤形成，造成局部与整个心肌形成矛盾运动，结果在收缩期乳头肌基底部与瓣环之间的距离加大而致瓣膜不能关闭。

(三)病因

1. 缺血性因素

(1)冠心病心绞痛。

(2)乳头肌梗死，急性或陈旧性纤维化。以下壁梗死多见。重症者并发乳头肌或腱索断裂。

(3)全身性循环功能不全：如低血压、贫血、休克、心力衰竭等。

2. 感染性因素

(1)感染性心内膜炎。

(2)病毒性心肌炎。

3. 先天性发育异常

(1)乳头肌及腱索先天性过长或过短。

(2)乳头肌异位，或排列紊乱，或一侧缺如。

(3)腱索异位连接。

(4)假腱索。

4. 退行性病变

(1)老年乳头肌萎缩。

(2)消瘦或恶病质致心肌萎缩。

(3)心肌退行性变。

5. 其他

左室内腔增大或缩小，心肌原发瘤或转移癌浸润，心肌淀粉样变及肉芽肿，手术损伤等。人工心脏起搏器也可引起乳头肌过早或过晚收缩。

(四)临床表现

乳头肌功能不全由于其发生的速度和程度不同，临床表现各异。

1. 症状

逐渐发生的轻度乳头肌功能失调虽导致轻、中度二尖瓣关闭不全，但由于血液动力学影响较小，可无任何自觉症状。临床仅为一些基础心脏病的表现，如患有冠心病者可因缺血致心绞痛发作。当乳头肌功能损伤明显，造成中度以上二尖瓣关闭不全，致反流量大时，可引起心悸、气促、胸闷、咳嗽、乏力等症状。老年人可并发头昏、眩晕、焦虑、胸痛等。如反流进行性加重，可诱发和增重心力衰竭，乳头肌急性断裂而突发严重二尖瓣反流者，常出现致死性肺水肿和心源性休克。

2. 体征

(1)心尖部收缩晚期杂音：心尖部收缩期杂音是本症最突出的体征，可伴有喀喇音和震颤，心尖部第一心音增强(70%以上)，重症者可伴有第三、第四心音和奔马律。

乳头肌功能失调造成二尖瓣脱垂、关闭不全引起的心尖部收缩期杂音表现为2～4级的收缩晚期杂音，多呈菱形或渐增型，并有一定的发生和变化规律。当心绞痛发作致乳头肌一过性缺血时，在胸骨左缘下端至心尖区出现较强收缩期杂音；当供血一旦恢复，杂音迅即消失。杂音的不恒定性，尚受体位、呼吸、用药等多种因素的影响而发生变化。凡降低左室舒张末期容量和减轻心脏前负荷的因素可使杂音减弱并前移，如深吸气后用力屏气，或坐位向前倾，或吸入亚硝酸异戊酯，使静脉回心血量减少，舒张末期左室容量小，反流轻，杂音减弱；也因舒张末期心室容量小，瓣叶脱垂提前发生，故杂音前移。当增加动脉阻力，增加心脏后负荷的因素时，如下蹲、口服异丙肾上腺素、静注新福林等升压药物，可使杂音增强，出现时间推后。

乳头肌梗死后出现的收缩期杂音常消失缓慢。急性乳头肌断裂则出现突然的、粗糙的全收缩期杂音。

临床病例：某男性老人，61岁，住院号19698。于1981年4月9日因左下肢痛2个月，诊断"坐骨神经痛"住院诊治。既往有"隐性冠心病"史，心电图示前侧壁供血不足（TV_4、V_5、V_6低）。5月20日凌晨1点下床入厕时突感剑突下痛，伴恶心。2点呕吐1次，血压由120/80mmHg降至80/50mmHg。2点50分心尖部出现4级吹风样收缩期杂音，血压50/?mmHg，心电图V_7、V_8、V_9导联出现q波。诊断：急性正后壁心肌梗死，并发后内乳头肌缺血性功能失调，致二尖瓣脱垂关闭不全，伴心源性休克。予静点多巴胺、阿拉明和极化液（葡萄糖+氯化钾+胰岛素）治疗。3点58分血压升至70/50mmHg，4点偶发室性早搏，4点30分血压80/60mmHg。4点50分心尖部杂音减轻，5点03分杂音消失，血压108/76mmHg。此后病情逐渐稳定，至1981年7月18日治愈出院。

本患者发病于1981年61岁时，因突发心肌梗死致乳头肌缺血功能失调，造成二尖瓣关闭不全，并心源性休克。经治疗后乳头肌功能于发病后2小时恢复正常，渡过了心梗急性期。此后20多年心脏情况一直平稳。直至2005年因患肺炎病故，时年已86岁高龄。

（2）腱索拍击音（chordal snap）：是乳头肌功能失调时在收缩中晚期出现的一种附加音。当乳头肌功能不全时，在收缩早期左心室向主动脉的排血正常，至收缩中晚期时向主动脉的排血减少，二尖瓣受到的压力则迅速增加，使腱索突然拉紧，或瓣叶突然绷紧而产生爆裂音，称为"非喷射性收缩期爆裂音"（non－ejection systolic click），或称"喀喇音"，也称"腱索拍击音"。约50%的乳头肌功能失调患者可出现这种爆裂音。爆裂音可出现在杂音之前，或在杂音之中，也可有多个收缩期爆裂音。因此，响亮的爆裂音在听诊时可误为第二心音，将收缩晚期杂音误为舒张早期杂音，将第二心音误为第三心音。

3. 心音图

心音图示收缩晚期杂音。杂音形态呈菱形的占33%，呈渐增型的占44%，其余为减弱型或一贯型。约半数有爆裂音，发生在杂音之中的占67%，发生在杂音之前的占33%。

4. 超声心动图

乳头肌本身在超声图像上无显性改变，但见二尖瓣关闭不全征象。收缩期见二尖瓣前后两个瓣叶分离；因二尖瓣脱垂，左房腔内出现形似吊床的波形。采用二维超声可观察到脱入左心房的瓣叶。用脉冲多普勒超声可探测反流情况。

5. 左心室造影

经左心室导管收缩末期造影，见二尖瓣后叶脱出占75%，前叶脱出占17%，前后叶均脱出占8%。

（五）诊断

乳头肌功能失调的诊断依据为：

（1）心绞痛发作或急性心肌梗死后，心尖部出现Ⅲ级以上收缩期杂音。

（2）收缩期杂音的强度和性质易变，并可在短期内消失。可伴有喀喇音，病理性第三、第四心音和奔马律。

（3）用力屏气或吸入亚硝酸异戊酯后，杂音可减轻；下蹲或口服异丙肾上腺素后，杂音可增强。

（4）心音图示典型的收缩中晚期菱形或渐增型杂音。

(5)超声心动图示二尖瓣瓣叶脱垂和二尖瓣环口关闭不全。

(6)左心室造影示二尖瓣瓣叶脱入左心房。

(六)鉴别诊断

当在心尖部听到较强收缩期杂音,在诊断乳头肌功能失调时,应与以下病症鉴别:

(1)风湿性心瓣膜病:风湿性心脏病所致二尖瓣关闭不全多见于年龄较轻的患者。常有风湿病史,杂音较恒定而不易变化,第一心音减弱。常伴有二尖瓣狭窄导致的舒张期杂音。

(2)主动脉瓣狭窄:乳头肌功能失调之收缩期杂音可传至心底部及颈部,应与主动脉瓣狭窄的心底部杂音鉴别。主动脉瓣狭窄多因老年性瓣膜退行性变钙化所致,常伴有胸闷气短、晕厥发作等表现。超声心动图检查示主动脉瓣增厚、活动受限、瓣环口缩小,而无二尖瓣关闭不全表现。

(3)继发性主动脉瓣下狭窄:也称特发性肥厚性主动脉瓣下狭窄(ldiopathic hypertrophic subaortic stenosis)。本病由于不均匀性的室间隔肥厚,肥厚的间隔凸入左室流出道,造成左室流出道狭窄;同时因室间隔上部增厚,使乳头肌排列紊乱,明显向前向上移位,在心室收缩时,腱索牵引二尖瓣前叶进入流出道,形成"驼峰"样曲线,在进一步加重左室流出道狭窄的同时,导致二尖瓣前叶关闭不全。临床可有类似心绞痛发作症状和胸骨左缘的收缩期杂音,超声心动图检查示CD段呈一"驼峰",而无二尖瓣脱垂。

(4)先天性心脏病。

(七)治疗

轻度乳头肌功能失调常无任何不适,无须特殊治疗。防治乳头肌功能不全的原则为:

(1)病因治疗:主要是积极治疗冠心病、心绞痛、心肌梗死,努力改善心肌循环供血,减少心肌的缺血损害,防止乳头肌功能不全的发生;同时注意防治感染性心肌炎和心内膜炎,减少造成损伤乳头肌和腱索的机会。重视对高血压病的防治。

(2)对症治疗:当二尖瓣反流严重而出现左心衰竭、肺水肿时,可使用血管扩张剂,降低全身血管阻力和肺动脉压及肺楔嵌压,并通过增加左室排血量、减少反流量及肺静脉充血,缓解存在的心功能不全。这种血液动力学改变,在减轻二尖瓣反流的同时,也改善了乳头肌功能。积极治疗存在的心律失常。

(3)手术治疗:对二尖瓣反流严重并永久性乳头肌功能不全者,或因乳头肌断裂、腱索严重受损致顽固性左心衰竭者,常常远期预后较差,应争取瓣膜置换手术治疗。如因室壁瘤引起者,可手术切除室壁瘤及做相应的修补手术。

二、退行性心脏瓣膜疾病

多年来,心脏瓣膜疾病的临床表现发生了明显变化。主要是炎症性瓣膜疾病越来越少,退行性瓣膜疾病越来越多。这是因为:一方面感染性疾病得到了较好控制,风湿性心脏病明显减少;另一方面人群寿命延长,老年人退行性心脏瓣膜疾病则逐渐增多;再之因超声诊断技术的发展,依靠无创伤的二维超声和连续波多普勒超声心动图检测,能及早检出心脏瓣膜的增厚钙化病变,从而极大地推动了临床诊疗工作。目前退行性心脏瓣膜疾病已成为老年临床心脏病学的一个突出问题。

(一)发病情况

老年人心脏瓣膜纤维钙化影响最多的是主动脉瓣,少数兼有二尖瓣钙化。

Aronow等报道超声检测781例老年人(男233,女548),平均年龄82±8岁,主动脉瓣狭窄(AS)发现率为18%(142/781);另一组有心脏收缩期杂音的老年人220例,超声检测有AS的占54%(118/220)。Selzer等报道平均年龄58岁的各种患者尸检发现AS的占46%。Walker等报道生前无严重心脏病史的40例高龄老人(男11,女29。年龄90~103岁)尸检发现主动脉钙化22例(55%),形成AS的2例(5%)。

老年人二尖瓣钙化发生率:Roberts等报道

65例老年人有严重AS者21例，其中生前诊断的仅10例，尸检中同时见二尖瓣钙化的16例，占76.2%。Fulkerson报道80例老年人，平均75岁，经X线检查证实有二尖瓣钙化的68例占85%；其中伴主动脉瓣钙化的6例（8.8%）。Nair等报道104例二尖瓣钙化老人，平均70±9岁，同时伴主动脉瓣钙化68例；无二尖瓣钙化的对照组（平均68±8岁）检出主动脉瓣钙化20例（16.5%）。

我国解放军总医院报道自1986年7月至1992年7月的6年中尸检110例心脏瓣膜情况，分为中青年组（15～41岁）13例，老年前期组（50～59岁）21例，老年期组（60～95岁）76例。结果：中青年组未见瓣膜退行性病变，老年前期组有轻度瓣膜钙化，60岁以上老年组瓣膜钙化明显增重，检出率46.1%。此外，检出二尖瓣钙化男占21%，女占47%。主动脉瓣和二尖瓣联合钙化21.7%，均见于老年组。并发现二尖瓣钙化的女性骨无机盐含量测值显著低于无二尖瓣钙化的女性对照组。故认为老年女性二尖瓣钙化率高于男性的原因与老年女性骨质脱钙和钙异位沉着有关。

上海王国梁等报道，经多普勒超声检测的354例老年人（男192，女162。年龄60～88岁）中，发现退行性心脏瓣膜钙化213例，占60.2%。其中主动脉瓣钙化209例（59.0%），二尖瓣钙化30例（8.5%），双瓣膜钙化26例（7.4%）。主动脉瓣钙化中，主动脉瓣环前叶钙化占49.3%，主动脉瓣环后叶钙化占39.7%。二尖瓣钙化中，后叶钙化为96.7%，前叶钙化为16.7%。并认为老年人心脏瓣膜钙化的易患因素为：年龄高、高血脂、高血压、糖尿病和冠心病。

福建林荣等报道，对497例老年人（60～83岁）经彩色超声心动图检查，发现退行性心脏瓣膜病60例（男42人，女18人），占12%。心瓣膜钙化的检出率随增龄而增高（表20－9－1）。在瓣膜钙化的60例中，主动脉瓣钙化55例（91.6%），二尖瓣钙化43例（71.6%），肺动脉瓣钙化2例（3.3%）。单主动脉瓣钙化17例（28.3%），单二尖瓣钙化3例（5%），主动脉瓣和二尖瓣双钙化38例（63.3%），主动脉瓣、二尖瓣和肺动脉瓣三瓣钙化2例（3.3%）。瓣膜功能状况：主动脉瓣关闭不全（AR）29例（48.3%），主动脉瓣狭窄13例（21.6%），二尖瓣关闭不全（MR）14例（23.3%）。单AR13例（21.6%），单AS4例（6.6%），单MR5例（8.3%），AR并AS7例（11.6%），AR并MR7例（11.6%），AR并AS并MR2例（3.3%）。

表20－9－1 各年龄组心脏瓣膜钙化检出率

年龄（岁）	受检人数	阳性人数	检出率（%）	P值
60～69	398	44	11.0	－
70～79	83	17	20.0	<0.05
>80	16	9	56.0	<0.05

（二）诊断依据

老年人退行性心脏瓣膜病（senile degenerative heart valvular disease）中最常见和最影响老人健康的是主动脉瓣狭窄（aortic stenosis，AS）。诊断AS主要依靠：①临床听诊，主动脉瓣区有收缩期喷射样杂音。②X线检查，见瓣膜区钙化影。③左心导管检查。④超声心动图检测，主动脉瓣口面积（AVA）缩小和峰值跨瓣压差变异。

采用连续波多普勒超声检查，诊断准确率超过95%。现诊断AS的依据为：①AVA缩小和跨瓣瞬间压差的增大。②X线示主动脉瓣钙化。③排除了风湿性及其他炎症性瓣膜受损疾病。

正常人主动脉瓣口面积为3～4cm²。当AVA减至1.5～1.0cm²时，血流阻力即可从跨瓣瞬间压差测出。连续波多普勒超声检测诊断AS的依据是：最大的瞬间压差≥2.1kPa（16mmHg）。根据AVA的大小和跨瓣压差测值，AS可分为轻度、中度和重度三型：

轻度AS…AVA>1.1cm²，压差<5.3kPa（40mmHg）。

中度AS…AVA0.7～1.09cm²，压差<9.3kPa（70mmHg）。

重度 AS…AVA < 0.7cm², 压差 > 9.3kPa (70mmHg)。

（三）病因及发病机制

（1）病因：老年人退行性心瓣膜病中最常见的是主动脉瓣狭窄。造成主动脉瓣狭窄的基本病因有：①先天发育异常。②炎性病变，包括心内膜炎和风湿性损伤。③主动脉瓣先天性二尖瓣畸形钙化。④正常主动脉三尖瓣钙化。后两种病属老年性退行性心脏瓣膜病。据 Subramanian 等报道，因 AS 做手术的 374 例患者中属老年性退行性瓣膜病者为 209 例，占 56%。（表 20－9－2）

表 20－9－2　374 例 AS 患者手术后诊断

病因	例数	百分比（%）	平均年龄（岁）
先天性二尖瓣钙化	171	46.0	59（21～78）
炎症后纤维钙化	130	35.0	60（21～84）
三尖瓣退行性变	38	10.0	72（59～91）
先天性融合瓣钙化	21	6.0	48（22～65）
原因不明	14	3.0	66（47～82）

李慧娟等报道，经超声检查，结合病史、体检、X 线和心电图等检查发现有心脏瓣膜疾病的老年人 111 例（包括男 66 人、女 45 人），平均年龄 68.5 岁（60～82 岁）。其中退行性心脏瓣膜病 48 例，占 43.2%；风湿性心瓣膜病 44 例，占 39.6%；二尖瓣脱垂 6 例，占 5.4%；乳头肌功能不全 3 例，占 2.7%；梅毒性心脏病 2 例，占 1.8%。（表 20－9－3）

表 20－9－3　111 例老年人心脏瓣膜病病因统计

病因	例数	百分比（%）
退行性心脏瓣膜疾病	48	43.2
风湿性心脏瓣膜疾病	44	39.6
二尖瓣脱垂	6	5.4
乳头肌功能不全	3	2.7
梅毒性心脏病	2	1.8
其他及原因不明	8	－

（2）发病机制：老年人退行性心脏瓣膜病的发病机制尚不完全清楚。据推测可能由多种因素造成。其发病过程大概是：瓣膜损伤→脂质沉积→纤维钙化→瓣膜活动受限→血流障碍→瓣膜进一步受损→不可逆损伤→瓣口狭窄→心功能障碍。

1）机械动力学因素：造成瓣膜损伤的首要因素是动力学因素。由于长期受持续较高压力的影响，瓣膜受损后钙质沉积于内膜下层。因此，病变多发于左心主动脉瓣，临床也是在有高血压的男性中多见。此外，患糖尿病者由于其先天性缺陷，体细胞容易受损，因此 AS 患者中合并糖尿病的明显多于无 AS 的同龄人。（表 20－9－4）

表 20－9－4　AS 与糖尿病的关系

年龄（岁）	AS 组		无 AS 组		P 值
	例数	糖尿病数（%）	例数	糖尿病数（%）	
<50	8	1（12.5）	102	12（11.8）	NS
50～59	20	7（35.0）	256	37（14.4）	<0.01
≥60	25	7（28.0）	103	16（15.5）	<0.01

2）慢性炎症学说：退行性主动脉瓣狭窄早期损害包括：①慢性炎症细胞浸润，主要是巨噬细胞和 T 淋巴细胞（在动脉硬化斑块处可找到肺炎衣原体）。②损伤区及其毗邻纤维层脂质聚集。③纤维层增厚，主要是胶原纤维和弹性纤维聚集。④钙质沉积。

退行性主动脉瓣狭窄的终末表现为：主动脉侧瓣叶的非接合部位不规则纤维钙化斑块积聚，显微镜下表现为瓣叶厚度增加、脂质积聚、胶原纤维排列紊乱及钙质沉积。

3）高脂血症因素：高脂血症与心脏瓣膜纤维钙化关系密切。Deutsch 等统计，老年人伴

AS者的血胆固醇水平明显高于同龄不伴AS者。(表20-9-5)

表20-9-5 AS与高脂血症的关系

年龄(岁)	AS组		无AS组		P值
	例数	胆固醇≥7.8mmol/L	例数	胆固醇≥7.8mmol/L	
<50	7	0	102	17(16.6)	NS
50~59	19	6(31.6)	253	29(11.5)	<0.01
≥60	25	6(24.0)	98	12(12.2)	<0.01

(四)生理病理

老年人主动脉瓣退行性变的病理形成过程与先天性二尖瓣畸形和正常三尖瓣钙化患者有所不同。后二者发病年龄较早,钙化由瓣膜边缘开始沉积,逐渐向根部扩展;前者发病年龄稍晚,钙化由瓣膜根部开始,逐渐向边缘处扩展。很少发生瓣膜连接处的融合粘连。AS的病理改变可分为轻度、中度和重度三型:

轻度病理改变:瓣膜轻度增厚、变硬。局灶性点片状钙盐沉积。

中度病理改变:瓣膜增厚硬化。瓦氏窦内弥漫斑点状或针状钙盐沉积,瓣环呈多灶性钙化。

重度病理改变:瓣叶明显增厚僵硬变形。瓦氏窦内结节状钙盐沉积,瓣膜区钙化灶融合呈"C"形,或瓣膜间粘连。

当主动脉瓣钙化后,因瓣膜口径缩小,或因瓣膜活动受限,造成左室射血受阻。因此从左室压力的增高和心搏出量的减少,可推算出主动脉瓣狭窄的严重程度。由于AS造成的压力负荷,必然导致左室代偿性增厚。开始左室腔扩大,但左室功能维持正常,收缩和舒张末期容量也可保持正常,直至出现心绞痛和晕厥等典型的AS临床症状时,左室功能仍可维持正常。一旦出现呼吸困难症状时,即提示开始有左室功能不全。此外,AS尚可并发心律失常。

1. AS致心绞痛机制

(1)心室内较高的左室压与冠状动脉灌注压之差,可导致心内膜下心肌供血不足。

(2)收缩期的延长和舒张期的相应缩短,造成冠状动脉灌注减少(正常情况下冠状动脉灌注80%来自舒张期)。

(3)经狭窄的主动脉瓣口射血流的增速,使冠状动脉口的灌注减少。

2. AS致发作性晕厥机制

(1)AS致心搏出量减少,造成脑供血不足。

(2)并发严重心律失常时,常致心搏出量进一步减少。

(3)因压力感受器机制反常,造成周围血管扩张。

晕厥发作严重者可致猝死。

3. AS致心功能不全机制

呼吸困难是AS患者的晚期症状,是左室功能不全的表现。AS患者多数表现为收缩期功能障碍,较少发生舒张功能失常。其机制:①由于左室未能形成代偿性的增厚。②狭窄阻塞病变进展严重,致左室过负荷而失代偿。

对AS患者维持正常的心搏出量至关重要。AS一旦发展至左室功能不全,心搏出量减少,左室流出道受阻会更加严重,从而形成恶性循环,即增重了的后负荷,可进一步降低左室功能,并相互作用。因此,AS患者一旦出现心功能不全,临床表现可急剧恶化。如将狭窄阻塞及时纠正,心室肥厚和心功能均可恢复。

此外,患AS时左室功能在男女性别之间存在一定差异。Carroll等报道有严重AS的男女两组老年患者,两组的病变程度、临床表现和左室搏出受阻情况相似,但心功能指标反映男性较女性为差。提示老年女性AS患者有较小的左心室和较好的收缩功能。老年男性患者则左室明显增厚,心功能指数明显下降。这种差异是因激素水平差异或受其他因素影响还有待进一步研究。(表 20－9－6)

表 20－9－6　AS 男女患者左心室功能比较(x ± s)

项目	女(n = 34)	男(n = 29)	P 值
AVA(cm^2)	0.54 ± 0.20	0.54 ± 0.19	NS
临床表现(%):			
心绞痛	45.0	46.0	NS
晕厥	21.0	14.0	NS
呼吸困难	80.0	88.0	NS
肺静脉淤血	64.0	68.0	NS
心功能分级(平均)	3.2	3.0	NS
心功能指标:			
心脏指数	2.49 ± 0.63	2.12 ± 0.59	0.02
收缩期射血时间(ms)	370 ± 40	340 ± 40	0.02
左室收缩压(kPa)	28.0 ± 4.6	24.3 ± 3.8	0.001
平均肺动脉压(kPa)	3.6 ± 1.3	4.6 ± 1.7	0.01

4. AS **致心律失常机制**

老年人退行性心脏瓣膜病常并发心房纤颤和房室传导阻滞,主要与传导系统受侵有关。邢福泰等报道,经食道调搏探查 28 例老年退行性心脏瓣膜病(包括主动脉瓣钙化 16 例,二尖瓣钙化 22 例)的窦房结 SAN 和房室结 AVCS 功能,均较 26 例健康老人为差。瓣膜钙化组老人的窦房结传导时间(SACT)和窦房结恢复时间(SNRT)明显延长,以及房室结前向传导的有效不应期(ERP)延长和文氏阻滞点缩短。(表 20－9－7)

表 20－9－7　瓣膜钙化患者心脏电生理检测(x ± s)

分组	例数	年龄(岁)	SAN(ms)		AVCS(bpm)	
			SACT	SNRT	ERP	文氏阻滞点
钙化组	28	69.5 ± 7.9	161 ± 21	1624 ± 371	450 ± 79	123 ± 24
对照组	26	66.4 ± 8.7	142 ± 36	1421 ± 432	302 ± 69	132 ± 22
P 值			< 0.01	< 0.01	< 0.01	< 0.05

(1)二尖瓣环钙化致房室瓣反流,使左房负荷增重,加之钙质沉积延伸入心房,导致 SAN 功能受损,而发生房颤作为替代性心律。

(2)二尖瓣环与希氏束密切相连,瓣环钙质易侵入希氏束,因而导致房室传导阻滞。

(3)尸检见退行性心脏瓣膜病者常有冠状动脉内膜钙质沉积,造成供血不足而使 SAN 和 AVCS 功能减退。

(五)临床表现

1. 症状

老年人主动脉瓣钙化狭窄后,在初期可无任何自觉症状。故有一较长时间的亚临床期。

AS 发展至中度狭窄(AVA1.0 ~ 0.7cm^2)时可出现临床症状。一般出现症状的年龄平均为 61.1 岁。早期症状为心绞痛和发作性晕厥;晚期出现呼吸困难,提示已有左心功能不全。

也有少数 AVA 狭窄至 0.5cm^2 而无临床症状者。一般轻度 AS 患者有临床症状的占 24%，中度 AS 患者有临床症状的占 61%，重度 AS 患者有临床症状的占 89%。在中度和重度 AS 患者中发生心绞痛的占 17.6% ~48.0%，有发作性晕厥的占 12.2% ~44.0%，出现呼吸困难的占 40.0% ~83.3%。

2. **体征**

(1)心脏杂音：AS 患者突出的体征是在胸骨右缘第二肋间听到明显的收缩期喷射样杂音(60% ~90%)。杂音可传至胸骨左缘及心尖部，或传至颈部。偶有收缩期震颤。杂音是因瓣膜硬化、增厚、钙化，甚至变形、狭窄，或瓣环和升主动脉扩张，以致血流异常而产生的。杂音强度可随时间和生活因素的变化而变化，如体力活动、情绪激动、贫血等均可因射血的量和速度的变化而影响杂音的强度。

(2)主动脉瓣区第二音(A2)降低或消失：Aronow 报道，在中、重度 AS 老年人 68 例的心脏听诊中，A2 降低占 49% ~74%，A2 消失占 10% ~16%。

(3)左室增大：AS 患者经体检、X 线及心电图检查常见左室扩大及肥厚。张克智等报道 12 例 AS 患者左室增大 8 例(66.6%)。Roberts 报道 21 例 AS 患者左室肥厚 11 例(52.4%)，左室扩张 14 例(66.6%)。Peter 等报道 49 例 AS 患者，经心电图检查，有左室肥厚者 32 例(65.3%)。

(4)心律失常：主要是心房纤颤和心脏传导障碍。张克智等报道 12 例 AS 老年人(70.6 岁)，伴双束支传导阻滞和心房纤颤各 4 例(33.3%)，病窦综合征 1 例(8.3%)。Walker 等报道 90 岁以上老年人尸检 40 例，有主动脉钙化 22 例(55.0%)和二尖瓣钙化 19 例(47.5%)，生前有心房纤颤和完全性束支传导阻滞各 16 例(40%)。

Nair 等报道二尖瓣钙化患者并发心律失常者更多。104 例二尖瓣钙化患者并发心房纤颤和传导障碍的 73 例(70%)，而 121 例正常对照组并发心房纤颤和传导障碍的仅为 41 例(34.0%)。提示临床上对二尖瓣钙化也应重视。

3. **并发症和合并症**

(1)心力衰竭：心功能不全是 AS 患者最严重的并发症。一般 AS 患者并发充血性心力衰竭者占 20% ~ 40%，重症者并发心衰的占 83%。

(2)钙颗粒栓塞：钙颗粒脱落可造成冠状动脉、脑动脉和眼底动脉栓塞。一般钙颗粒栓子较小，所以不一定造成临床严重问题。

(3)合并症：AS 患者合并冠心病占 20%，高血压病占 20%，脑卒中占 12.5%，主动脉粥样硬化及动脉瘤占 12.5%，间歇跛行占 12.5%，肺动脉栓塞占 5%。因此，对 AS 患者应警惕其全身性动脉硬化症的问题。

(六)治疗

1. **积极治疗基础病**

老年人心脏瓣膜退行性病变的发病机制尚不完全清楚，但已知与高血压、高脂血症和糖尿病等关系密切。因此，为防治瓣膜退行性病变的急剧进展，应重视对以上各种基础病的治疗。

2. **对早期症状的治疗**

AS 的早期症状是心绞痛和晕厥，可酌情用硝酸甘油类药物和活血化瘀中药；并针对存在的心房纤颤和传导障碍等常见心律失常，采用相应的抗心律失常药物。

3. **对晚期心功能不全的治疗**

临床出现呼吸困难的心功能不全症状时，可用适量洋地黄制剂和利尿剂，也可并用血管紧张素转换酶抑制剂巯甲丙脯酸。对心功能不全进展迅速的患者，应采取积极的手术措施，包括球囊扩张成形术、瓣膜置换术和高频超声消融法等。

老年人患 AS 者需手术处理的依据：①狭窄的严重程度。一般 AVA >1cm^2 不需急于手术，≤0.75cm^2 需手术。②临床症状表现。出现频发晕厥，或明显呼吸困难，LVEF <0.5 者，需手术处理。

（1）球囊扩张成形术：Kuntz 等报道 AS 老年人 205 例（年龄 78 ± 10 岁，男：女 = 0.8：1）做球囊扩张成形术后，跨瓣最大压差由 8.9 ± 3.7kPa（67 ± 28mmHg）降至 4.4 ± 2.0kPa（33 ± 15mmHg），AVA 由 0.6 ± 0.2cm^2 增至 0.9 ± 0.3cm^2。并发症有：血管损伤 20 例（9.9%），左室穿孔 3 例（1.5%），主动脉瓣关闭不全 2 例（1%），心肌梗死 1 例（0.5%）。死亡 9 例（4.4%），包括进行性心衰 4 例，心室穿孔、主动脉瓣关闭不全、室性心动过速、慢性心律失常和肾衰各 1 例。随访 1 ~3 年，无意外发生者（无症状复发，不需再扩张，不需瓣膜置换）的成活率 1 年占 50%，2 年占 25%。

Letac 等报道 96 例成年人患主动脉瓣狭窄，经球囊扩张成形术后随诊 7 ± 5 月，发生再狭窄（AVA 缩小 >50%）者占 48%。

虽然在扩张成形术后所有患者的心功能均可得到改善，但术后再狭窄率高，因此目前只适用于不能接受瓣膜置换术的老年患者。

（2）主动脉瓣置换术：多年来对主动脉瓣置换术已积累了丰富的经验。目前认为主动脉瓣置换术危险性小，长期随诊预后较好。

Strauman 等报道对 140 例有症状的 AS 老年患者（平均 67.2 岁）行主动脉瓣置换手术，死亡率为 3.6%（5/140）。术后随诊平均 51 个月，2 年死亡率为 9%，5 年死亡率为 13%。成活的患者心功能均维持Ⅰ ~ Ⅱ级。此组患者在住院中出现并发症 39 例（27.8%），包括心房纤颤 12 例（8.6%），室性心动过速或室颤 6 例（4.3%），出血需再手术 5 例（3.6%），脑卒中 3 例（2.1%），胸骨伤口感染 3 例（2.1%），肺炎、心肌梗死和瓣膜下阻塞再手术各 2 例（1.4%），主动脉破裂、Ⅲ度房室传导阻滞、右心衰竭和心包积液各 1 例（0.7%）。死亡 5 例，包括手术中心肌梗死、室颤、主动脉破裂、肺炎和脑卒中各 1 例。

（3）微创手术：近些年来国内外兴起一种采用胸壁小切口行瓣膜成形或置换的微创手术方法。由于胸壁切口较小，术后失血减少，疼痛减轻，有利于患者术后尽早恢复活动；但与标准胸骨正中切口相比，术中显露稍差，操作较困难，主动脉阻断时间延长。

（4）高频超声消融法：上世纪 80 年代后期，在动物实验基础上采用高频超声消融法，对严重主动脉瓣狭窄者行去钙化术。此后又有报道用电液压冲击波去除沉积于狭窄瓣膜上的钙化块。此类电生理技术均能去除瓣膜钙化灶，恢复瓣膜功能，且不需抗凝，并发症少，故适用于不能应用抗凝剂、心功能差而不能耐受外科手术的高龄患者。缺点是技术操作有一定难度和狭窄易复发。

（七）预后

老年人患 AS 者一旦症状出现，一般病程进展较快，猝死率高（5% ~34%）。

Chizner 等报道 42 例 AS 患者中，属中度和重度狭窄的 23 例均未做手术治疗。随诊中 1 年死亡 26%，2 年死亡 48%，3 年死亡 57%，5 年死亡 64%，11 年死亡 94%。据 16 例死亡统计，猝死 8 例（50%），进行性充血性心力衰竭 4 例（25%），心肌梗死 2 例（12.5%），肺水肿昏迷 1 例，死因不明 1 例。

AS 患者进行手术处理的预后较好。Dale 等报道 AS 患者行主动脉瓣置换术 449 例（平均 53.2 岁），7 年中死亡 72 例，死亡率 16%。死因包括心衰 26 例，猝死 9 例，动脉栓塞 9 例，败血症 6 例，颅内出血 4 例，心肌梗死 4 例，室颤 3 例，二尖瓣关闭不全 3 例，再手术 2 例，室壁瘤破裂和瓣膜旁瘘各 1 例，癌症 4 例，死因不明 1 例。

另外，AS 患者有心绞痛、晕厥和心功能不全症状者的预后较无症状者明显差。Kelly 等报道 90 例 AS 患者，有症状组 39 例（平均 72 ± 11 岁）和无症状组 51 例（68 ± 19 岁），两组行多普勒超声检测跨瓣瞬间压差相似（9.1 ± 2.5kPa，68 ± 19mmHg），临床听诊心底部杂音相似,随诊平均 17 ±9 个月,无症状组预后较好,表现在总死亡率、心性因素死亡率和猝死率均明显低于有症状组。(表 20 -9 -8)

表 20 -9 -8　AS 患者有及无症状组死亡情况

组别	例数	死亡数(%)	心性死亡数(%)	猝死数(%)
有症状组	39	15(38.4)	15(100.0)	5(12.8)
无症状组	51	8(15.7)	2(25.0)	1(1.9)

但无症状组在随诊过程中出现症状的有 21 例,占 41%(21/51)。最多见的症状是呼吸困难,其次是心绞痛和晕厥。因此,对无症状的 AS 患者也应临床上重视随诊,及时进行积极处理。

(何志原　潘天鹏)

参考文献

1. 汪师贞. 老年退行性瓣膜病的超声显像特点. 实用老年医学,2000,14(6):288 -289

2. 王士雯,王琳,余颂涛. 老年钙化性心瓣膜病的病理学研究. 实用老年医学,2000,14(6):284 -286

3. 秦建伟,马文珠. 老年退行性瓣膜病的治疗. 实用老年医学,2000,14(6):289 -291

第十节　老年高血压

老年高血压是指年龄在 60 岁以上,在未服抗高血压药物的情况下,血压持续或非同日 3 次以上坐位血压收缩压(SBP)≥140mmHg 和(或)舒张压(DBP)≥90mmHg;SBP≥140mmHg 和 DBP <90mmHg 则可定义为老年单纯性收缩期高血压(ISH);患者既往有高血压史,目前正在用抗高血压药物,血压虽低于 140/90mmHg,也应诊断为高血压。高血压是老年人最常见的心血管病,也是导致冠心病、脑卒中、充血性心力衰竭、肾功能衰竭、主动脉瘤的重要危险因素。老年高血压与中青年高血压患者比较,发生心脑血管并发症的危险性更高,是老年人致死、致残的首要原因。因此,及时诊断及防治老年高血压对提高老年人生活质量和保证老年人健康长寿具有重要意义。

近年来高血压患病率在全球范围内呈上升趋势,而且与迅速增长的人口老龄化一同增长。据美国预防、检测、评估与治疗高血压全国联合委员会 2003 年第七次报告(JNC7),目前全球有高血压患者 10 亿左右,而大约有 2/3 的 65 岁以上老年人患有高血压。根据目前的资料预测,到 2025 年全球将有 29.2% 的成年人患有高血压,即有 15.8 亿患者。2002 年流行病学调查显示,我国高血压患病率已达 18.8%,患者数超过 1.6 亿。与 1991 年相比,患病率增长 31%,患者增加 7000 多万。随着我国人均寿命的延长,老年高血压患病率已达 40% ~60%。尽管目前安全、有效的药物越来越多,但高血压的治疗现状仍较差。2006 年公布的《中国心血管病报告 2005》数据表明,目前我国人群高血压知晓率、治疗率和控制率分别仅为 30.6%、24.7%、6.1%,提示我国高血压防治工作还处于较低水平。

一、发病机制

(一)动脉壁结构成分的变化

老年人发生高血压的主要原因是动脉硬化。随着年龄的增长,主动脉和其主要分支动脉中层弹力纤维减少或丧失,胶原纤维和脂质含量增加,钙盐沉着,内膜表层不规则、内膜下间隙的细胞浸润,从而导致大动脉僵硬,管腔变窄,腔壁比例降低,弹性下降。老年人由于大动脉硬化,当心脏收缩期时,主动脉弹性减弱而不能充分扩张,此时小动脉收缩以阻抗血流，导致收缩压增高；舒张期时，主动脉回缩力减弱，血流量减少，需增加主动脉的容积和主动脉壁张力以维持回心血量，舒张压下降。由于收缩压上升，舒张压下降，使脉压差增大，从而导致单纯性收缩期高血压（ISH）。

（二）动脉壁功能的变化

动脉壁功能（即血管平滑肌张力）受许多循环和局部的血管活性物质的影响，如去甲肾上腺素、血管紧张素Ⅱ、内皮素、5－羟色胺等均可增强血管壁收缩反应，使动脉顺应性减退。随着年龄的增长，老年人体内去甲肾上腺素灭活和清除能力降低，致血浆去甲肾上腺素浓度升高。另外，血管平滑肌细胞上的β受体数目减少及敏感性下降，而交感神经系统α受体数目不变或相对增多，导致α受体功能亢进，血管收缩性增加，使血压升高。其他如老年人主动脉弓和颈动脉的压力感受器功能降低，血小板释放功能增强，缩血管活性物质较多地释放入血浆，使总外周阻力增高；老年人肾功能减退，肾脏排钠能力减退，致体内钠潴留等。最近的基因研究提示，在肾素－血管紧张素系统（RAS）激活的患者中容易发生ISH。即ISH和普通人高血压一样是与遗传有关的疾病。

二、老年高血压的诊断

（一）血压的定义与分类

2005年《中国高血压防治指南》以我国近年来心血管病流行病学、循证医学及大规模高血压临床研究进展为依据，根据我国的实际特点，并参考2003年国际高血压联盟/世界卫生组织（ISH/WHO）高血压指南和有关国外最新研究成果，对1999年《中国高血压防治指南》进行了修订。该指南对老年人高血压未做特别分类，血压水平的定义和分类与普通成年人相同。（表20－10－1）

表20－10－1　血压水平的定义和分类

类别	收缩压（mmHg）	舒张压（mmHg）
正常血压	＜120	＜80
正常高值	120～139	80～89
高血压	≥140	≥90
1级高血压（“轻度”）	140～159	90～99
2级高血压（“中度”）	160～179	100～109
3级高血压（“重度”）	≥180	≥110
单纯收缩期高血压	≥140	＜90

若患者的SBP与DBP分属不同级别时，则以较高的分级为准；按血压的水平分为1、2、3级（ISH也可按照SBP水平分为1、2、3级）。

（二）高血压的危险分层

老年人高血压的危险分层与普通成年人相同，即不仅要根据血压水平，还要根据：心血管病危险因素，靶器官损害或糖尿病，并存的临床情况如心、脑血管病及肾病等。为了便于危险分层，ISH/WHO指南委员会根据“弗明汉心脏研究”观察对象10年心血管病死亡、非致死性卒中和非致死性心肌梗死的资料，计算出几项危险因素合并存在时对以后心血管事件绝对危险的影响以及危险评估。（表20－10－2、表20－10－3）

（三）诊断性评估

2005年《中国高血压防治指南》强调，对于已经明确诊断的高血压患者，必须首先进行诊断性评估，评估包括三个方面：①确定血压水平。②识别高血压病因（明确有无继发性高血压）。③寻找其他心血管疾病危险因素、靶器官损害情况及并发的临床情况。根据患者的病史、家族史、体格检查和室验室检查作出诊断性评估，指导诊治措施及判断预后。诊断应包括确定患者高血压的分级（1、2或3级）以及危险分层（低危、中危、高危或很高危）。

（四）血压测量

血压测量是高血压诊断及其评估过程中的主要手段，目前主要用以下三种方法。

表 20-10-2 影响预后的因素

心血管病的危险因素	靶器官的损害(TOD)	糖尿病	并存的临床情况(ACC)
①收缩压与舒张压水平(1～3级) ②男性>55岁 ③女性>65岁 ④吸烟 ⑤血脂异常 TC≥5.7mmol/L(220mg/dl) 或 LDL-C>3.6mmol/L(140mg/dl) 或 HDL-C<1.0mmol/L(40mg/dl) ⑥早发心血管病家族史 一级亲属发病年龄<50岁 ⑦腹型肥胖或肥胖 腹型肥胖 WC 男性≥85cm 女性≥80cm 肥胖:BMI≥28kg/m^2 ⑧缺乏体力活动 ⑨高敏C-反应蛋白≥3mg/L 或C-反应蛋白≥10mg/L	①左心室肥厚 心电图 超声心动图:LVMI 或X线 ②动脉壁增厚 颈动脉超声 IMT≥0.9mm 或动脉粥样硬化性斑块的 超声表现 ③血清肌酐轻度升高 男性 115-133μmol/L (1.3-1.5mg/dl) 女性 107-124μmol/L (1.2-1.4mg/dl) ④微量白蛋白尿 尿白蛋白 30-300mg/24h 白蛋白/肌酐比: 男性≥22mg/g (2.5mg/mmol) 女性≥31mg/g (3.5mg/mmol)	空腹血糖≥7.0mmol/L (126mg/dl) 餐后血糖≥11.0mmol/L (200mg/d)	①脑血管病: 缺血性脑卒中史 脑出血史: 短暂性脑缺血发作史 ②心脏疾病: 心肌梗死史 心绞痛 冠状动脉血运重建 充血性心力衰竭 ③肾脏疾病: 糖尿病肾病 肾功能受损(血清肌酐) 男性>133mol/L (1.5mg/d) 女性>124μmol/L (1.4mg/dl) 蛋白尿(>300mg/24h) ④外周血管疾病 ⑤视网膜病变: 出血或渗出 视乳头水肿

注:TC:总胆固醇;LDL-C:低密度脂蛋白胆固醇;HDL-C:高密度脂蛋白胆固醇;LVMI:左室质量数;IMT:颈动脉内膜中层厚度;BMI:体重指数;WC:腰围。

表 20-10-3 按危险分层,量化地估计预后

其他危险因素和病史	血压(mmHg)		
	1级高血压: SBP140～159 或 DBP90～99	2级高血压: SBP160～179 或 DBP100～109	3级高血压: SBP≥180 或 DBP≥110
Ⅰ无其他危险因素	低危	中危	高危
Ⅱ1～2个危险因素	中危	中危	很高危
Ⅲ≥3个危险因素、靶器官损害或糖尿病	高危	高危	很高危
Ⅳ并存的临床疾病	很高危	很高危	很高危

注:本表暂沿用1999年指南的分层及定义,但量化估计预后应根据我国人群10年中发生心血管病的绝对危险。若按低危患者<15%、中危患者15%～20%、高危患者20%～30%、很高危患者>30%作为中国人的标准,将高估我国人群的危险,故尚待对上述标准进行评估,以最终确定适合我国的危险度定义分层。

(1)诊所血压:选择符合标准的水银柱式血压计或符合国际标准(BHS 和 AAMI)的电子血压计进行测量。应相隔 1 ~ 2min 重复测量,取 2 次读数的平均值,如果 SBP 或 DBP 的 2 次读数相差 5mmHg 以上,应再次测量,取 3 次读数的平均值。

(2)自测血压:目前,患者家庭自测血压在评价血压水平和指导降压治疗上已经成为诊所血压的重要补充。推荐使用符合国际标准(BHS 和 AAMI)的上臂式全自动或半自动电子血压计。正常上限参考值为 135/85mmHg。家庭自测血压低于诊所血压,家庭自测血压 135/85mmHg 相当于诊所血压 140/90mmHg。

(3)动态血压:使用符合国际标准(BHS 和 AAMI)的监测仪。动态血压的国内正常值参考标准:24h 平均值 < 130/80mmHg,白昼平均值 < 135/85mmHg,夜间平均值 < 125/75mmHg。正常情况下,夜间血压均值比白昼血压均值低 10% ~20% 。对于已明确诊断的高血压患者可进行 24h 动态血压监测,对预测靶器官损害及指导治疗具有十分重要的意义。

(五)老年高血压的临床特征

(1)ISH 多见:ISH 反映大动脉顺应性下降,是大动脉粥样硬化的结果,也是老年高血压的主要形式。Framingham 研究(ISH 的定义为 SBP > 160mmHg/DBP < 90mmHg)发现,老年(65 ~89 岁)男性 ISH 患病率占血压增高总人数的 57.3% ,老年女性占 62.5% 。65 岁以上的 ISH 患者为混合型高血压患者的 2 倍。提示 SBP 随年龄增长而增高,DBP 在 60 岁后则缓慢降低或不变。美国国家健康和营养调查(NHANES - Ⅲ)研究表明,60 岁以上的老年人群中 ISH 占 87% 以上。近年统计我国老年人 ISH 占老年人高血压总人数的 53.21% 。老年 ISH 危害大,预后差。多危险因子干扰试验(MRFIT)显示,ISH 患者冠心病病死率更高,发生脑卒中和冠心病的危险分别增加 4 和 5 倍,因此,对老年高血压患者要重视 SBP 的控制。

(2)脉压增大:由大动脉粥样硬化导致的脉压增大是老年人 ISH 的一个重要的临床特征,所以老年人脉压增大是重要的心血管事件预测因子。

(3)血压波动大:随着年龄增长老年人的颈动脉窦压力感受器敏感度下降,而动脉壁僵硬度增加,顺应性下降,随季节、体位和情绪的变化血压易出现较明显的波动,造成昼夜、季节变化时的血压波动幅度较大,尤其是 SBP,一天内血压波动范围可达 40/20mmHg,约 1/3 的老年高血压患者表现为夏季血压低而冬季血压高;老年高血压患者在情绪稍微激动时血压可迅速升高。急剧的血压波动易造成靶器官损害,引起心脑血管意外。因此,老年高血压患者需特别强调平稳降压。

(4)常见血压昼夜节律异常:老年高血压患者非构型血压(夜间血压下降幅度不足 10%)发生率高达 60% 以上。患者凌晨血压增高多见于老年人,其主要原因是老年人大动脉顺应性较差及凌晨交感激活增加。该类高血压患者有两种形式:一种为夜间血压高的凌晨高血压患者(非构型),另一种是夜间血压低的凌晨高血压患者(构型)。

(5)易发生体位性低血压:老年高血压患者易发生体位性低血压,即立位比卧位的 SBP 下降超过 20mmHg。其原因可能是动脉系统硬化与老化,使颈动脉窦压力感受器敏感度降低,自主神经功能障碍等,发生频率随年龄升高及神经系统代谢紊乱而增加。老年高血压患者及在降压治疗过程中体位性低血压发生率达 30% 。患者可出现头晕,甚至晕厥、突然摔倒。久卧病床的老年人更易发生。因此,除了测坐位、卧位血压,也要测立位血压。临床应用利尿剂、血管扩张剂或精神类药物者也易发生体位性低血压。

(6)易发生靶器官损害:因老年高血压多以 SBP 升高为主,使心脏后负荷增加,左心室室壁及室间隔肥厚,同时心肌胶原纤维增多,使心肌肥厚、心脏舒张及收缩功能受损,心排血量下降,可导致心绞痛、心力衰竭与猝死;老年高血压时,肾功能变化更早、更严重,易导致肾功能衰竭;SBP的异常升高易导致脑出血;由于心输出量降低,易使心脑血流灌注不足而发生心肌缺血、脑缺血(腔隙性脑梗塞)等。

(7)同时并存多种疾病:老年高血压常与糖尿病、高脂血症、冠心病、慢性支气管炎、前列腺肥大、青光眼、动脉粥样硬化、肾功能不全、老年痴呆等疾病并存。这些疾病相互影响,使高血压的治疗变得复杂。因此,应注意个体化治疗,从多方面评价和选择适合患者的降压药物。

三、老年高血压的治疗

(一)治疗目标

老年高血压治疗的主要目标是将血压调整至适当水平,最大限度地防治和降低心脑血管病的发病率、病残率和死亡率。要求医生在治疗高血压的同时,干预患者检查出来的所有心血管病危险因素、靶器官损害、糖尿病,并适当处理患者同时存在的各种临床情况。

1999年ISH/WHO、2003年《JNC7》和《欧洲高血压防治指南》要求目标血压在140/90mmHg以下,老年高血压也不例外。2005年《中国高血压防治指南》将老年高血压收缩期目标值定为150mmHg以下,这一改变主要考虑到老年人SBP控制的实际难度,在临床实践中更具有操作性。而80岁以上的高血压患者,降压的风险与益处及目标血压尚有争议。对于伴有糖尿病或肾病的高危、极高危的老年高血压患者,首要任务是强化降压,目标值≤130/80mmHg。

(二)治疗策略

2005年《中国高血压防治指南》指出,对高血压患者应全面评估其总危险度后,根据患者属低、中、高危或很高危确定治疗策略。①很高危与高危患者:必须立即开始对高血压及并存的危险因素和临床情况进行药物治疗。②中危患者:如患者病情允许,先观察患者的血压及心血管病危险因素数周,进一步了解病情,然后决定是否开始药物治疗。③低危患者:观察患者数月,然后决定是否开始药物治疗。根据患者不同的危险层次制订具体的全面治疗方案,监测患者的血压和各种危险因素。2007年欧洲高血压学会/欧洲心脏病学会(ESH/ESC)高血压指南再次强调高血压诊治的心血管总危险度治疗策略,包括降压本身和逆转所有相关危险因素两方面。即控制高血压(平稳、早期、长期、有效、优化组合降压);根据患者合并的危险因素情况,使用相应的调脂、降糖或抗血小板药物等多重危险因素干预。这是降低心血管事件及死亡危险的关键,是预防心血管事件的重要策略。

(三)非药物治疗

非药物治疗是高血压治疗的基本策略,也是其他心血管病及糖尿病治疗不可缺少的基础。非药物治疗的原则:①所有高血压患者应终身进行,均需认真、持久地与患者的日常工作和生活条件相结合,即使接受药物治疗亦不容松懈。②应针对患者各种不合理生活方式进行全方位干预,包括改善生活方式、消除不利于心理和身体健康的行为和习惯。

非药物治疗的主要内容:①保持正常体重:超重或肥胖者减轻体重可以使循环血容量减少,血浆去甲肾上腺素、肾素和醛固酮水平下降,血压降低。建议BMI控制在24kg/m^{2}以下。减重方法是减少总热量的摄入。强调少脂肪并限制过多碳水化合物的摄入。②适当减少摄盐量:SBP的升高主要是容量依赖性的,而减少摄盐量,可有效降低SBP,SBP越高,所获得的降血压效果越好。减少摄盐量不仅可防止血压升高,还可使降压药更好地起效,WHO建议每人每日的盐应控制在6g以下。③饮食干预:多食蔬菜水果、坚果、鱼类、禽类、全谷类食品和低脂乳制品。饮食干预配合低钠可更有效地降低血压。④限酒戒烟:尽管有证据表明非常少量饮酒可能减少冠心病发病的危险,但是饮酒和血压水平以及高血压患病率之间呈线性相关,因此高血压患者应严格限制饮酒量。戒烟也是重要的,尼古丁可使血压一过性升高,可能增加降压药物的剂量，戒烟可减少吸烟导致的心血管事件和危害。⑤坚持适量体力活动：规律性体育运动对控制体重和血压的效果得到了越来越多研究的支持，十分有助于降低 SBP、DBP 和心率。⑥注意心理卫生：自我调节紧张情绪、避免情绪波动、减轻精神压力、保证充足睡眠、劳逸结合。

（四）药物治疗

1. 治疗原则

（1）从小剂量开始：为患者确定一个最小的有效剂量，既达到控制血压的目的，又将不良反应降到最低。老年人应缓慢降压，如效果不满意，可逐步增加该药剂量以获得最佳疗效。

（2）使用长效降压药：为了有效地防止靶器官损害、减少心脑血管事件发生的危险，要求每天 24h 内血压稳定于目标范围内，尽量使用每日 1 次给药而且能持续 24h 作用的长效制剂，以防止从夜间较低血压到清晨血压突然升高而导致猝死、脑卒中和心脏病发作，并可提高患者的依从性。这对于需要长期或终身治疗的患者是十分重要的。

（3）合理的联合用药：大多数老年高血压患者合并有危险因素、靶器官损害以及心脑血管等疾病，单一药物治疗并不能使血压降至理想水平，而药物剂量增加常伴随不良反应加大，往往使患者难以耐受，采用两种或两种以上药物小剂量联合治疗，可增大降压效果，而不增加药物不良反应。高血压最佳治疗试验（HOT）结果也证明，约 70% 的高血压患者需联合使用两种及两种以上抗高血压药物才能严格控制血压，即联合用药是绝大多数患者成功达到目标血压的关键。

（4）调整好最佳服药时间：血压变异性（即血压波动的规律）在正常情况下呈杓型曲线，24h 有两个血压高峰时间，即上午 8～10 时，下午 4～7 时。在这两个高峰前的半小时用药，降压作用比较理想。对非杓型的凌晨高血压患者可在睡前加服 1 次药物。对杓型的凌晨高血压患者，建议早晨服的降压药物提前到凌晨醒后服用。

为了将高血压患者调整到最佳血压，应对患者进行血压监测。长期以来人们采用诊室血压进行血压监测，但诊室血压不能反映夜间高负荷血压（非杓型血压）、凌晨高血压及白大衣高血压，而在高血压合并糖尿病、脑卒中及冠心病的患者中有更多的凌晨及非杓型高血压现象。因此，在高血压治疗中应重视将诊室血压与动态血压及家测血压相结合，以更好地控制全天血压，并遏制凌晨高血压。

（5）个体化治疗：老年人对治疗反应的个体差异大，要特别注意个体化治疗。应根据年龄、存在的心血管病危险因素，有无靶器官损害、心脑血管病、肾脏病及糖尿病，有无影响抗高血压药物使用的其他伴随疾病，与现有的其他药物有无相互作用，所用药物的疗效如何，以及患者长期治疗的经济承受能力等综合因素，选择符合患者实际情况的抗高血压药物及其治疗方案。

2. 降压药物的种类及合理选择

降压治疗的获益主要来自降压本身，合理选择降压药物不但可以有效控制老年高血压患者的血压，更重要的是最大限度地降低患者的心血管疾病发病率和死亡率，以达到防治脑卒中、冠心病、心力衰竭和肾病发生、发展的目的。因此，要达到高血压的治疗目标，所使用的药物不仅能控制血压，而且还可以降低心、脑血管意外的风险。当前用于降压的药物主要有 6 类，即利尿药、β 受体阻滞剂、血管紧张素转换酶抑制剂（ACEI）、血管紧张素Ⅱ受体拮抗剂（ARB）、钙拮抗剂（CCB）、和 α 受体阻滞剂。

老年高血压的理想降压药物应具有平稳，有效，安全，不良反应少，服药简单、方便，依从性好等特点。

（1）利尿剂：大部分循证医学资料研究表明，利尿剂不仅可以控制血压，还能有效降低心血管疾病的发病率和死亡率。常用制剂如下。

1）噻嗪类利尿剂主要通过促进肾脏对氯化钠的排泄而产生利尿作用。其降低 SBP 的作用优于 DBP，适用于老年 ISH 或并发心力衰竭、水肿的患者，能有效降低心血管疾病的发病率和死亡率。近期抗高血压和降脂治疗预防心脏病研究（ALLHAT）结果表明，利尿剂作为代谢综合征患者高血压治疗的起始用药，效果比ACEI、α 受体阻滞剂和 CCB 等更好，预防心血管病的作用比 ACEI 更强，其作用温和、持久，且费用低廉、不良反应较少，被推荐为降压治疗的基本用药。主要不良反应是低血钾，小剂量或与保钾利尿剂，或与 ACEI 合用可防止发生低血钾。噻嗪类利尿剂还可增加胆固醇、甘油三酯和尿酸血浓度，可致糖耐量降低和胰岛素抵抗。痛风患者禁用，糖尿病和高脂血症患者慎用。用法：氢氯噻嗪（hydrochlorothizide）12.5mg，1～2 次/d。

2）吲哒帕胺具有利尿作用和钙拮抗作用，其利尿作用比氢氯噻嗪弱，主要作用机制是抑制平滑肌细胞钙离子内流、降低血管壁张力和对升压物质的反应性，降低周围血管阻力。除个别患者出现低血钾外，没有噻嗪类利尿剂的不良反应。适用于轻中度高血压患者或伴有肾功能不全者。用法 1.25～2.5mg，1 次/d。

3）襻利尿剂如呋噻米（furosemide），利尿作用强，可供口服或静脉注射，降压效果不及氢氯噻嗪，仅用于并发肾功能衰竭时。一般用量：20～40mg 口服或静脉注射，1～2 次/d。

4）螺内脂：临床研究证明，高血压导致的心肌间质纤维化与血浆高醛固酮有关。给予醛固酮拮抗剂螺内脂可预防和制止心肌纤维化，这对高血压心脏损害的预防和治疗可能有重要意义。用法：安体舒通 25mg，1 次/d；氨苯蝶啶一般不用于降压，但与噻嗪类利尿剂合用，可增加利尿作用，并防止低血钾。用法 25mg，1 次/d。

（2）钙拮抗剂（CCB）：钙拮抗剂其抗高血压作用主要是由于扩张小动脉、降低外周阻力，可用于治疗各种程度的高血压。目前，临床上使用的主要为长效二氢吡啶类钙拮抗剂，该药也是老年高血压降压治疗的基本药物。长效二氢吡啶类钙拮抗剂有以下特点：①对老年、低肾素型患者疗效好，不发生体位性低血压。②主要作用于动静脉扩张，不降低心排血量。③起效快，一般不产生水钠潴留。④一般不引起脂质代谢及葡萄糖耐受性的改变、不影响尿酸和肾素－血管紧张素水平，适合于伴代谢综合征和（或）胰岛素抵抗的高血压患者。⑤有扩张冠状动脉作用，不引起周围血管和支气管痉挛，适用于高血压合并心绞痛、慢性阻塞性肺部疾病、支气管哮喘及外周血管病患者。⑥增加肾血流量，不影响肾功能。英国临床优化研究所/高血压学会（NICE/BHS）2006 年版的高血压指南指出：CCB 价－效比合理，在高血压治疗中应该作为优先考虑的一线药物，适用于各种年龄的男性和女性患者，适用于合并糖尿病和冠心病的患者。55 岁以上的高血压患者应首选二氢吡啶类 CCB；2008 年美国心脏病学会（ACC）年会指出，根据目前的许多研究均证实了血管选择性的 CCB 在血压控制和器官保护上的有效性。那些具有较高血管选择性的长效 CCB 不但能平稳降压，并有较好的预防脑卒中、血管性痴呆和抗动脉粥样硬化作用，对糖、脂肪和电解质代谢无影响。因此具有高度血管选择性的 CCB 是最佳选择之一。例如非洛地平和氨氯地平，在具有良好的控制血压作用的同时，还有利于器官保护。而那些非高度血管选择性的 CCB，如硝苯地平，尽管对血压的控制很有效，但器官保护作用欠佳。在欧洲和美国，所用的 CCB 主要是血管选择性的非洛地平和氨氯地平。主要不良反应包括面部潮红、头痛、踝部浮肿、便秘、交感神经兴奋性增加等。第一代钙拮抗剂（维拉帕米、地尔硫卓、硝苯地平）由于降压作用持续时间短、血管选择性较低、不良反应较多等特点，已不推荐用作一线降压药物。长效钙拮抗剂无绝对禁忌证，降压效果显著，与其他 5 类基本降压药物可联合使用。

可以选用以下制剂：非洛地平（felodipine）缓释片 5～10mg，1 次/d；硝苯地平（nifedipine）控释片 30mg，1 次/d；氨氯地平（amlodipine）5～10mg，1 次/d；拉西地平（lacidipine）2～4mg，1 次/d。

（3）血管紧张素转换酶抑制剂（ACEI）：肾素血管紧张素醛固酮系统（RAAS）在原发性高

血压的形成和发展中起到很重要的作用，ACEI不仅能抑制血循环中的肾素－血管紧张素（AngⅡ），还能抑制局部组织（尤其是血管壁）产生的AngⅡ，能降低周围血管阻力。应用ACEI后缓激肽破坏减少——后者是一种血管扩张肽。ACEI还能激活磷酸脂酶合成花生四烯酸和前列腺素。缓激肽和前列腺素不但本身可直接扩张血管，还可降低血管对加压物质的反应性。ACEI优选于胰岛素抵抗、糖尿病、左心功能不全、心力衰竭、心肌梗死的患者；ARB有减少新发糖尿病的作用。ACEI、ARB有利于防止肾病进展，在老年人慢性肾病中应用也较多。此类药起效较慢，故需合用利尿剂，使起效加快、作用增强。

ACEI主要用于高血压合并冠心病、糖尿病，或者并发左心功能不全、慢性肾脏疾病或蛋白尿的老年高血压患者。对老年低肾素高血压患者的降压效果可能较差。ACEI对心率和心排出量无明显影响，不影响代谢，不良反应较少。主要不良反应为咳嗽、皮疹，少部分患者可出现味觉异常、肾功能恶化。ACEI不宜与钾盐和保钾利尿剂合用。肾动脉狭窄、肾功能衰竭（血肌酐 > 265μmol/L 或 3mg/dL）患者禁用。

可以选用以下制剂：卡托普利（captopril）12.5～25mg，2～3次/d；依那普利（enalapril）10～20mg，1～2次/d；培哚普利（perindopril）4～8mg，1次/d；西拉普利（cilazapril）2.5～5mg，1次/d；苯那普利（benazepril）10～20mg，1次/d；雷米普利（ramipril）2.5～5mg，1次/d，赖诺普利（lisinopril）20～40mg，1次/d。

（4）血管紧张素Ⅱ受体拮抗剂（ARB）：ARB降压效果与ACEI相似，但咳嗽等不良反应较少，目前主要用于ACEI治疗后发生干咳的患者。适用和禁用对象与ACEI相同，可选择使用的制剂：氯沙坦50～100mg，1次/d；缬沙坦80～160mg，1次/d；厄贝沙坦150mg，1次/d。

（5）β受体阻滞剂：β受体阻滞剂降压机制可能是通过抑制心肌收缩，减慢心率，使心排血量减少而降低血压；抑制肾素的释放，阻碍RAAS系统对血压的调节而发挥其抗高血压的作用；抑制中枢性血压调节机制而产生降压作用；阻滞突触前β受体，使交感神经末梢释放去甲肾上腺素减少而降低血压。由于β受体阻滞剂对心率、心脏传导功能和左心室收缩功能的抑制作用使其应用受到限制。近年对β受体阻滞剂在降压治疗中的地位存在争议。2006年英国（NICE/BHS）高血压指南特别指出：β受体阻滞剂不再是治疗原发性高血压的一线用药，尤其是对≥55岁的老年高血压患者。我国2005年修订发布的《中国高血压防治指南》尚未考虑修改。2007年11月在北京召开的第六届亚太地区高血压会议（APCH）会上，比利时鲁汶大学Jan Staessen教授认为β受体阻滞剂仍是目前一线治疗药物。β受体阻滞剂在控制心率、心肌梗死后及其他二级预防方面起到重要作用。目前尚无足够的临床证据动摇β受体阻滞剂的治疗地位。我们应该本着治疗个体化的原则，合理选择抗高血压的一线药物。

β受体阻滞剂主要用于轻中度高血压。由于β受体阻滞剂对老年高血压患者疗效稍差，对合并糖尿病者可增加胰岛素抵抗，故老年人常存在心动过缓、窦房结功能异常，一般不用β受体阻滞剂作为一线单药治疗；但对于心血管事件风险较高的老年人，如患有心绞痛、心肌梗死、快速心律失常或慢性心力衰竭等患者应使用β受体阻滞剂。

药物可选用有β_1受体阻滞剂作用的美托洛尔（metoprolol）12.5～25mg，1～2次/d；阿替洛尔（atenolol）12.5～25mg，1～2次/d；比索洛尔（bisoprolol）2.5～5mg，1次/d；也可选用α－β受体阻滞剂卡维地洛尔（carvedilol）12.5～25mg，1～2次/d；阿罗洛尔（arotimolol）10～15mg，1～2次/d。该类药物对β_1和β_2受体都有阻滞作用，同时兼有α_1受体阻滞的作用，能降低周围血管阻力、扩张血管，使血压下降。对心输出量及心率影响较小。其不良反应较少，可引起皮疹、眩晕、乏力等。

β受体阻滞剂禁用于Ⅱ度及Ⅱ度以上房室传导阻滞、支气管哮喘、慢性阻塞性肺病与周围血管病患者，长期大量使用可引起糖脂代谢紊乱。胰岛素依赖性糖尿病患者慎用。

(6)α受体阻滞剂：α受体阻滞剂对小动脉及静脉均有舒张作用，降压时使外周阻力降低，心输出量略升或不变，心率加快不明显，血浆肾素活性也不增高。长期应用能改善脂质代谢，降低总胆固醇、甘油三酯、LDL胆固醇，升高HDL胆固醇，对糖代谢无影响。由于α受体阻滞剂容易使老年高血压患者出现体位性低血压，一般不作为首选用药；但α受体阻滞剂可通过阻滞膀胱颈、前列腺、尿道的α受体，而减轻前列腺增生患者的排尿困难。因此，α受体阻滞剂对老年男性前列腺增生有治疗作用，合并前列腺疾病的老年高血压患者可优先选用。治疗时应从小剂量开始，睡前服用，并监测立位血压以避免发生体位性低血压，根据患者对治疗的反应逐步调整剂量。

常用药物：哌唑嗪首次剂量0.5mg，临睡前服用，常用剂量2～3mg，2～3次/d。特拉唑嗪(高特灵)首次剂量1mg，常用剂量为2～10mg，1次/d。多沙唑嗪(可多华)，4mg，1次/d。

3. 降压药物的联合应用

联合用药治疗高血压与单药治疗比较有明显优势，因多种药物通过不同机制降低血压，可增加降压疗效，减少不良反应，更好地保护靶器官，从而提高患者用药的依从性。老年高血压患者常需服用2种以上降压药物才能使血压达标。现今认为比较合理的配伍为：利尿药与β受体阻滞剂；利尿药与ACEI或ARB；CCB(二氢吡啶类)与β受体阻滞剂；CCB与ACEI或ARB；CCB与利尿药；α受体阻滞剂与β受体阻滞剂。联合用药治疗方案有两种，一种是按需联合用药(即处方联合)，另一种是固定小剂量复方制剂。

(1)按需联合用药：其优点是较适宜起始治疗，可根据临床情况灵活调整药物品种和剂量，个体化处理，避免不必要的联合治疗；缺点是治疗方案较复杂，尤其在多种药物给药次数不同时，且患者依从性较差。

(2)固定复方制剂：目前多项指南推荐，将低剂量固定复方制剂作为高血压的初始和一线用药。优点是可提高降压疗效，较快地使血压达标；减少因大剂量用药产生的不良反应；使用方便、简化药物调整过程、有利于提高患者服药依从性；老年高血压患者应优先选择固定剂量的复方制剂，以便于患者长期坚持用药。目前在临床上使用的制剂有：①Hgzaar(海捷亚)：氯沙坦50mg+氢氯噻嗪12.5mg。这两种药物可互相作为补充，氢氯噻嗪降低血钾，升高尿酸水平，而氯沙坦防止血钾丢失，降低尿酸水平，起到了防止代谢异常的作用。②Coaprovel(安博诺)：厄贝沙坦150mg+氢氯噻嗪12.5mg。③Capozidi：卡托普利25mg+氢氯噻嗪12.5mg或25mg。④Preterax：培哚普利2mg+吲哒帕胺0.625mg。⑤诺释：比索洛尔2.5mg+氢氯噻嗪6.25mg。⑥氨氯地平2.5mg+贝拉普利5mg。⑦北京降压0号：其成分有硫酸双肼屈嗪、利血平、氢氯噻嗪、氨苯蝶啶、利眠宁，作用温和、持久、服用方便、副作用少。可使高血压的主要合并症脑卒中及急性心肌梗死明显减少，具有降压和轻度镇静作用，治疗轻、中度高血压，对重度高血压可与其他降压药合用。⑧复方降压片：其成分有利血平、氢氯噻嗪、利眠宁。循证依据显示，ACEI和血管选择性CCB应该作为联合治疗的首选药物。

四、老年高血压患者特殊临床情况的降压治疗

1. 高血压合并心力衰竭

对于无症状性左心功能不全的老年高血压患者，推荐使用ACEI和β受体阻滞剂，对于有症状的左心功能不全和终末期心脏病患者，推荐使用ACEI、ARB、β受体阻滞剂和醛固酮拮抗剂与襻利尿剂联合使用，如果不能使血压达标，可加用二氢吡啶类CCB非洛地平或氨氯地平。

2. 高血压合并冠心病

冠心病是高血压靶器官损伤中最常见的并

发症。如无禁忌证，均应使用β受体阻滞剂。高血压伴稳定性心绞痛患者首选β受体阻滞剂，也可选用长效CCB；急性冠脉综合征患者（包括不稳定性心绞痛或急性心肌梗死）首选β受体阻滞剂和ACEI类。大多数患者至少需两种降压药联合治疗，最有效的联合降压治疗是长效CCB与RAAS阻滞剂合用，该联合用药方案不仅减少心血管事件，还可避免胰岛素抵抗和2型糖尿病的发生。对于稳定型心绞痛合并中、重度心力衰的患者，可选用非洛地平或氨氯地平。

近期美国Messerli等对INVEST的一项研究分析提示，合并冠心病的高血压患者接受降压治疗后，随着血压的降低，心血管事件减少，但当DBP降低至<60～70mmHg时，主要终点事件发生率显著增加。因此，对高血压患者的积极降压治疗无疑能改善预后，但并非血压降得越低越好，至少对合并冠心病的患者DBP不宜低于70mmHg。冠心病患者的病情有较大差异，应个体化制定达标所需时间，不宜快速降压，以免血压急剧波动诱发心血管事件。

3. 高血压合并脑血管病

研究表明，发生过脑卒中的患者（缺血性中风或TIA发作），脑血管事件复发率和发生冠心病的危险均增高，并与血压水平有直接关系，中等度降压即可使危险性有相当程度的降低。因此，慢性脑血管病的老年高血压患者，应重视维持脑血流量，初始治疗可选择一种降压药或联合应用降压药物，如CCB、ACEI或ARB。应评估脑血管病的情况，如无禁忌证，在保障脑供血的前提下，逐步将血压控制在目标水平。关于急性期脑卒中患者高血压的处理尚无统一标准。JNC7指出急性期不宜快速降压，在患者情况稳定或好转前，应将血压控制在160/100mmHg左右。

4. 高血压合并肾功能不全

肾功能不全与心血管事件的风险密切相关。在各种原发或继发性肾脏疾病中，合并高血压者可达80%～90%。控制高血压对于防止肾脏疾病的持续进展都起到十分关键的作用。为达到降压目标，常需要联合3种或3种以上降压药物，包括襻利尿剂。首选ACEI、ARB，用于降低蛋白尿，改善肾功能，延缓肾功能不全的进展，减少终末期肾病。临床研究证实ACEI、ARB与其他类降压药相比，在相同的血压降低水平上ACEI和ARB组24h尿蛋白显著减少，提示该类药物有独立于降压作用之外的特殊的肾脏保护作用。可减缓糖尿病和非糖尿病性肾病的进程。应用ACEI和ARB时需注意监测血肌酐和血钾水平，在血肌酐与用药前相比升高30%以内的情况下可以使用；病情严重的通常须加用襻利尿剂，或与其他类降压药CCB、β受体阻滞剂联合应用。

5. 高血压合并糖尿病

糖尿病患者约50%合并高血压。临床试验证明，及早发现和控制患者的血糖和血压有利于防治或延缓冠心病、脑卒中和糖尿病肾病的发生和发展。糖尿病合并高血压的患者，通常需要联合2种或2种以上的药物达到降压目标。首选ACEI、ARB，这类药物在降压同时对糖尿病患者的血糖、血脂有有利的作用，并可减低蛋白尿、保护靶器官、减缓糖尿病肾病的进展，降低心血管事件的发生率及死亡率。长效CCB与ACEI或ARB联用，不但有效降压。而且对心脏及肾脏有更好的保护作用。需要时可加用小剂量噻嗪类利尿剂和β受体阻滞剂。

6. 难治性高血压

应用改善生活方式和包括利尿剂在内的合理搭配足量的至少3种抗高血压药物治疗的措施，仍不能将收缩压和舒张压控制在目标水平时，称为难治性高血压（或顽固性高血压）。临床研究显示该类患者约占高血压患者的20%～30%。难治性高血压治疗步骤是在控制相关危险因素的同时采用合理药物治疗。难治性高血压患者应接受有效的多药联合治疗方案。尽量采用每天1次的长效复合制剂：如CCB+ACEI（或ARB）与噻嗪类利尿剂的三联组合，降压效果及患者耐受性均较好；若效果不佳还可加用α受体阻滞剂或β受体阻滞剂。利尿剂是最有效的控制难治性高血压的药物，对于多数患者，长效噻嗪类利尿剂效果最佳。对于已接受多种药物联合治疗者，盐皮质激素受体拮抗剂，如螺内酯、阿米洛利，可进一步降低血压，且这些药物的安全性及患者耐受性一般良好。

7. **高血压危象**

2005 年中国高血压防治指南修订版指出，高血压危象包括高血压急症和高血压亚急症。高血压急症的特点是血压严重升高(BP >180/120mmHg)并伴发进行性靶器官功能不全的表现。高血压急症包括高血压脑病、颅内出血、急性心肌梗死、急性肺水肿、不稳定性心绞痛、主动脉夹层动脉瘤、急性肾功能衰竭等，需立即进行降压治疗，以阻止靶器官的进一步损害。高血压急症的患者应持续监测血压和尽快应用合适的降压药，选择静脉输注降压药物，1h 使平均动脉压(1/3 收缩压 +2/3 舒张压)迅速下降但不超过 25%，在以后的 2 ~6h 内血压降至 160/100 ~110mmHg。如果这样的血压水平可以耐受和临床情况稳定，在以后 24 ~48h 逐步降低血压达正常水平；但急性缺血性脑卒中和主动脉夹层动脉瘤除外。缺血性脑卒中急性期不宜快速降压，应将血压控制在 160/100mmHg 左右；主动脉夹层动脉瘤，如能耐受，应将 SBP 迅速降至 100mmHg 左右。高血压急症应选择静脉药物。常用的静脉降压药有：①硝普钠：是强有力的血管扩张剂，能直接扩张小动脉和小静脉，给药后数秒钟内起效，停药后作用迅速消失，仔细调节静脉滴速，即可取得任意程度的血压目标值。适用于绝大多数高血压急症患者。用法：硝普钠 25mg 加 5% 葡萄糖 250ml，20μg/min 起始静滴，根据血压情况调整滴速。②乌拉地尔(α 阻滞剂)：具有外周和中枢降压双重作用。用法：乌拉地尔 12.5mg 加 5% 葡萄糖 20ml 缓慢静注，继而乌拉地尔 50mg 加 5% 葡萄糖 250ml，100 ~400μg/min 静滴，使血压降至正常水平。③硝酸甘油：能松弛阻力血管和大容量血管，对小动脉的松弛作用比静脉强。特别适用于高血压急症中度血压增高的急性冠状动脉综合征或心肌缺血的患者。用法：硝酸甘油 10 ~20mg 加 5% 葡萄糖 250ml，10μg/min 起始静滴，根据血压情况调整滴速，常用剂量 10 ~100μg/min。④拉贝洛尔(α_1 与 β 受体阻滞剂)：可用于急性心力衰竭以外的各种高血压急症，每 10min 静注 20 ~40mg 或用 0.5 ~2mg/min 静滴。达标后改为口服。⑤尼卡地平：对大多数高血压有效，近年应用较多，从 5mg/h 开始，每 15 ~20min 加快滴速 2.5mg/h，直到最大推荐剂量 1.5mg/h。

高血压亚急症是指血压严重升高但不伴有靶器官损害，通常不需要住院，但应立即联合使用口服抗高血压药物治疗。高血压亚急症常用的口服降压药包括拉贝洛尔、卡托普利、可乐定等，也可以增加原有药物的剂量或加用新的降压药物。以往常使用的硝苯地平短效片剂，因为降压太快，可能引起严重的并发症，现已不推荐使用。

五、总结

综上所述，对老年高血压患者应及时诊断和进行危险性分层，评估预后，根据患者的具体情况选择合理的治疗方案。长期有效地控制高血压、改善血脂、抗血小板等治疗是预防心脑血管事件的重要策略；合理选择抗高血压药物是治疗高血压的重要环节；而多种降压药物优化组合，特别是低剂量固定复方制剂是目前降压治疗的新趋势。

(石津生)

参考文献

1. The seventh report of the joint national committee on prevention, detection, evaluation, and treatment of high blood pressure. The JNC7 Report[J]. JAMA,2003;289;2560 -2571

2. 中华人民共和国卫生部，中华人民共和国科学技术部，中华人民共和国科学统计局. 中国居民营养与健康现状. 中国心血管病研究杂志,2004,2(12):919 -922

3. Safar ME. Hypothesis on isoiated systolic hypertension in the elderly[J]. J Hum Hypertens,1999,13(12):813 -815

4. Sethi AA, Nordestgaard BG, Agerholm - larsen B, et al. Angiotensinogen polymorphisms and elevated blood pressure in the

general population: the Copenhagen City Heart Study. [J]. Hypertension, 2001, 37: 875 - 881

5. 中国高血压防治指南修订委员会. 中国高血压防治指南(2005 年修订板)[M]. 北京. 人民卫生出版社. 2006, 1 - 38

6. Franklin SS, Jacobs MJ, Wong ND, et al. Predominance of isolated systolic hypertension among middle - aged and eldely US hypertensives: analysis based on National Health and Nutrition Examination Survey (NHANES) Ⅲ [J]. Hypertension, 2001, 37(3): 869 - 74

7. Hansson L, Zanchetti A, Carruther S G, et al. Effects of intensive blood - pressure lowering and low - dose aspirin in patients with hypertension: principal reslts of the hypertension optimal teatment (HOT) randomised tria[J]. Lancet, 1998, 351(9118): 1755 - 1762

8. PROGRESS Collaborative Group. Randomised trial of a perindopril - based blood - pressure - lowering regimen among 6,105 individuals with previous stroke or transient ischaemic attack [J]. Lancet, 2001; 358(9287): 1033 - 1041

9. American College of Cardiology Annual Scientific Sessions; Chicago, Illinois: 29 March - 1 April 2008

10. 石津生. 高血压的药物治疗进展. 现代实用医学, 2001, 13(12): 55 - 58

第十一节　老年人低血压

低血压往往不被人们所重视，这是因为在生活中低血压对健康的危害不像高血压那么突然和急骤。事实上，低血压同高血压一样可以造成脑梗死、痴呆等疾病，只是未被人们充分认识。

青年人的低血压往往表现为精神疲惫，四肢乏力，坐起时感头晕，眼前发黑，心慌等；好发于青年女性，身体瘦弱者，特别是在月经来潮期，血压多在 80/50mmHg 上下。老年人可因体弱或神经血管调节功能退化导致低血压，高血压患者在服用降压药不当的情况下也会出现相对低血压征。

一、定义与分类

低血压是指动脉血压的收缩压低于 12 千帕(90mmHg)，舒张压低于 8 千帕(60mmHg)。也就是说低于 90/60mmHg 是成人的标准，而老年人低于 100/70mmHg，也称为低血压。低血压可分为急性和慢性两种。平时我们讨论的低血压多为慢性低血压，即血压长期偏低，并伴有头晕、头昏、乏力、易疲劳等症状。据统计，低血压发病率为 4% 左右，老年人群中可达 10%。急性低血压多为继发性，继发于其他严重疾病如心肌梗死，中风，腹泻，大出血等；剧烈疼痛或过度失水也可引起低血压甚至昏厥或休克，病情复杂急剧。慢性低血压一般可分三类：

(1)体质性低血压：最为常见，一般认为与遗传和体质弱有关，多见于 20～50 岁的妇女和老年人，轻者可无任何症状，重者出现精神疲惫、头晕、头痛，甚至昏厥。夏季气温较高时更明显。这类患者的血管收缩调节功能差，多缺乏体育锻炼。

(2)体位性低血压：是指患者从卧位到坐位或直立位时，或长时间站立，突然出现血压下降超过 20mmHg，并伴有明显的头昏、头晕、视力模糊、乏力、恶心、认识功能障碍、心悸、项背部疼痛。这种现象与其说是突然血压下降，不如视为血压调节不良。体位性低血压与多种疾病有关，如多系统萎缩、糖尿病、帕金森病、多发性硬化病、更年期障碍、血液透析、手术后遗症、麻醉、降压药、利尿药、催眠药、抗精神抑郁药等，其他如：久病卧床体质虚弱的老年人。

(3)继发性低血压：由某些疾病或药物引起的低血压，如脊髓空洞症，风湿性心肌病，降压药，抗抑郁药和慢性营养不良症，血液透析患者。

(4)餐后低血压：餐后发生的低血压。

(5)排尿性低血压：排尿中或排尿后突然晕倒，神志不清，发作后 2～3 分钟恢复正常。多因夜间膀胱满后突然排空使腹腔压力骤减，静脉扩张，回心血量减少，血压下降所致。

(6)药物性低血压：老年人因病服用降压

药如甲基多巴、胍乙啶、优降宁、安定类、氯丙嗪、奋乃静，双氢克尿噻、速尿、抗心绞痛药如消心痛、硝酸甘油等也可引起低血压。

二、病因

生理性立位性低血压发生在健康老年人，此型低血压日日有剧烈的变化，与老年人血压增高以及属老年人特征性的对血浆去甲肾上腺素体位改变反应的增强有关。它常为一般的低血压应激所诱发，例如血容量减低、服用降压药物或排尿时所作的Valsalva动作。生理性立位性低血压虽一般无症状并属脆性，但可能足以降低脑血流引起头昏或晕厥。长期卧床休息可进一步降低血压的内环境稳定性，发生严重的体位性低血压。

病理性立位性低血压常有症状。此型低血压常伴有体位性头昏或晕厥。急性立位性低血压最常由急性病引起脱水所致。在年轻患者中，立位时心率明显增快提示由于低血容量引起的，而非自主神经功能失调引起的立位性低血压。但在正常老年人中，心率增快常不明显，因此在低血容量引起的立位性低血压中可能不出现心率增快。急性体位性低血压的一个更少见的原因是肾上腺皮质功能不全伴有低钠血症和高钾血症。

慢性立位性低血压患者常伴有自主神经系统功能失调如心率固定不变、尿失禁、便秘、不出汗、不能耐热、阳痿和易疲乏等。

立位性低血压患者如查不出低血压的原因，可能为原发性或特发性。单纯自主神经功能不全（过去称特发性立位性低血压）的特点为平卧位时基础血浆去甲肾上腺素水平较低，起立时去甲肾上腺素水平不断增高，输注去甲肾上腺素的增压反应阈值较低，即使在交感神经末梢释出的去甲肾上腺素少的情况下，对酪胺的增压反应仍增高。这些改变提示由于交感神经末梢去甲肾上腺素缺乏引起突触后神经支配过敏所致。

Shy－Drager综合征的患者其血循环中去甲肾上腺素水平正常，对输注去甲肾上腺素和酪胺的反应也正常，但站立时血浆去甲肾上腺素水平不断增高。此综合征伴有中枢神经系统若干部位的神经原退行性变，包括大脑皮质延髓、皮质脊髓、锥体束外和小脑系统。因此，Shy－Drager综合征为交感神经血压控制方面的中枢神经系统疾病，常伴有锥体束外和小脑的症状。

周围自主神经系统疾病也引起病理性立位性低血压。它们包括胰岛素依赖性糖尿病，发生严重周围神经病变和其他终末器官损害；较少见的还有淀粉样变性、维生素缺乏和伴发于恶性肿瘤尤其是肺癌和胰腺癌的神经病变。

立位性低血压最常见的原因可能是应用了药物，例如用吩噻嗪、三环类抗抑郁药、抗焦虑药和抗高血压药。降压药较常见的包括中枢作用（例如甲基多巴和可乐定）和周围作用（例如派唑嗪、肼屈嗪和胍乙啶）的制剂。由于心室舒张期充盈程度随年龄的增高而下降，老年人依赖于足够的静脉回流来提供正常的心排血量。因此减少静脉回流的药物尤其是硝酸酯和利尿剂常引起立位性低血压。许多药物在老年人即使采用常规剂量也可引起立位性低血压。

三、临床表现

低血压患者病情轻微时，症状可有头晕、头痛、食欲不振、疲劳、脸色苍白、消化不良、晕车船等，以及情绪自控能力差，反应迟钝或精神不振奋。严重时表现为站立性眩晕、四肢厥冷、心悸、呼吸困难、共济失调、发音含糊，甚至昏厥，需长期卧床。

这些症状主要因血压低，脑和各脏器的血液灌流不足，导致血液循环缓慢，远端毛细血管缺血，以致影响组织细胞氧气和营养的供应，二氧化碳及代谢废物的排泄。尤其影响了大脑和心脏的血液供应。长此以往使机体功能大大下降，主要危害包括：视力听力下降，诱发或加重老年性痴呆，头晕、昏厥、跌倒、骨折发生率大大增加；乏力、精神疲惫、心情压抑、忧郁等情况经常发生，影响生活质量。据国外研究，低血压可能导致脑梗死和心脏梗死。直立性低血压病情严重后，患者可出现每当变换体位时血压迅速下降，发生晕厥，以致被迫卧床不起，另外诱发脑梗死、心肌缺血，给患者、家庭和社会带来严重问题。

许多与年龄相关的生理改变影响血压。在西方国家有许多研究显示年龄与血压增高之间的相关性。然而，与血压增高相关的年龄增长也增加低血压的危险性。

压力反射机制通过对抗动脉血压的暂时降低和阻尼动脉血压的暂时升高来调节体循环血压。压力反射对高血压和低血压刺激的反应都随年龄增长而进行性地降低。高血压也降低压力反射。因此，压力反射功能在老年高血压患者中损害最明显。这种损害的征象显示于日常活动中血压反应脆性增强和对低血压刺激的反应也显著，尤其是药物引起者。压力反射反应减弱的原因可能部分地由于动脉僵硬之故。后者在动脉血压变化时引起压力感受器的伸张和松弛发生障碍。老年心脏的肾上腺素能反应性降低可减弱低血压刺激时压力反射介导的心率增快。这些改变在一般的低血压应激，例如体位改变时，显得有临床重要性，因其不能通过代偿性地增快心率或增加血管阻力而使之消除。

脑血流随年龄增长而降低。脑血管病的危险因素（如高血压、心脏病、糖尿病和高脂血症）进一步减低血流。因此，老年患者有这些危险因素时可能在即使血压仅稍微下降的情况下即发生脑血管缺血。

脑自动调节机制常在急性血压降低时起代偿作用。目前的资料提示脑血流量的自动调节，总的说来除有症状性体位性低血压的某些患者外，年龄增长而这种调节仍然维持。然而，慢性高血压使自动调节所维持脑血流的最低血压水平增高。低于此水平，血流可减少，从而增高脑缺血的危险。虽然可能老年高血压患者不能耐受血压的急剧下降，但可采用各种制剂使血压得到缓慢下降而不致降低脑血流。

立位性低血压立位时收缩期血压下降20mmHg(2.7kPa)。立位性低血压是内环境稳定受损的常见临床表现，见于15%～20%的一般老年人。其患病率随年龄、患心血管病和基础血压的增高而增多。许多老年人其体位变化时血压有大范围的变化，并与其基础卧位收缩期血压的高低密切相关。即当基础卧位收缩期血压最高时，体位性的收缩期血压下降最大。立位性低血压是老年人晕厥和昏倒的重要危险因素，即使在无其他自主神经系统功能失调证据者中也是如此。

四、诊断

老年人如申诉体位性头昏和轻度神志模糊，临床医师不能认为他就是患立位性低血压。应先让患者平卧至少5分钟后测血压和脉率，然后安静站立1分钟后测血压和脉率，继续站立3分钟后，再测血压和脉率。低血压反应可能在站立后立即或延迟出现。为了发现潜在的低血压反应可能要延长站立时间或作倾斜试验。在开始治疗之前，应多次测量血压以确认立位性低血压的持续存在。

五、治疗

低血压轻者如无任何症状，无需药物治疗。主要的治疗方法为积极参加体育锻炼，改善体质，增加营养，多喝水，多吃汤类食品，每日食盐略多于常人。重者伴有明显症状，必须给予积极治疗，近年来推出α受体激动剂，具有血管张力调节功能，可增加周围动、静脉阻力，防止下肢大量血液淤滞，并能收缩动脉血管，达到提高血压，增加大脑、心脏等重要脏器的血液供应，改善低血压的症状，如头晕、乏力、易疲劳等。其他药物还有：麻黄素，双氢麦角胺，氟氢可的松等，中药金匮肾气丸、六味地黄丸等有治疗作用，甘草是被肯定的治疗低血压单味草药。

1. 一般治疗

治疗的目标是减轻或消除症状；此常可在立位性低血压尚未完全纠正前就已达到。不论病因如何，立位性低血压应按下列阶梯方式治疗。

起始治疗：最先用的治疗措施包括纠正低血容量，查看患者服药，以找出可能的病因。有慢性立位性低血压的患者，应嘱其在长时间卧床或坐在椅子上要起立时,动作宜缓慢。起立前做双脚的背弯动作可促进静脉血回流心脏、增加脉率和增高血压。站立时做交叉双腿的动作也可有助于增高血压。在许多患者中,给予高盐饮食使体重轻度增高,可减轻立位性低血压的症状。穿弹力长袜覆盖小腿和大腿以及用腹带包扎,对某些患者可能有效。将床头抬高 5°~20°以预防利尿作用和由于晚间组织间隙液体从双腿移向循环系统的其余部位而引起的平卧位高血压。

2. 药物治疗

经上述治疗而患者仍有症状则需要给予药物治疗。曾试用过各种药物,但多数无效或还需进一步研究。然而,醋酸氟氢可的松对多数类型的立位性低血压有效。口服给予每日 0.1~1.0mg 的剂量,直至出现轻度周围性水肿。这种盐肾上腺皮质激素增加细胞外液和血浆容量并使血管对去甲肾上腺素的血管收缩作用敏感化。上述这些生理改变能代偿多数轻至中度的立位性低血压患者在起立时引起的内环境稳定性改变时所受的损害。醋酸氟氢可的松治疗的并发症包括平卧位高血压和心力衰竭。由于用盐肾上腺皮质激素可引起低钾血症,因此治疗过程中应每隔数月做一次血钾测定。

在研究中的药物尚有非类固醇类抗炎症药如吲哚美辛、α_2 肾上腺素能受体拮抗剂育亨宾(yohimbine)、α_2 激动剂可乐定和阻滞 β_2 血管扩张受体或有内源交感活性的 β 肾上腺素能拮抗剂如吲哚美尔。中枢性 α_2 拮抗剂育亨宾可增加中枢交感神经系统冲动的输出。倘若此种输出减少(如在 Shy-Drager 综合征),此时在正常人中抑制中枢交感神经输出的 α_2 激动剂能作用于静脉中的周围 α_2 受体,促进静脉收缩,因而增加静脉回流。一种直接 α_1 激动剂米多君(midodrine)对治疗某些 Shy-Drager 综合征或单纯自主神经功能不全患者有帮助。

各种拟交感神经制剂如麻黄碱和苯福林的治疗结果并不确定。反之,每日晨间服 250mg 咖啡因可减轻较年轻患者的立位性低血压,也可安全地在老年患者中应用。麦角类生物碱包括口服酒石酸麦角胺和皮下注射双氧麦角胺加咖啡因,曾于某些患者有效。

六、需要注意的问题

1. 低血压要防脑血栓形成

血压偏低也可诱发脑血栓形成,也能导致中风,这是因为在血压较低时,脑血流速度缓慢,甚至暂时停顿,使本身黏稠度偏高的血液易在已发生硬化的血管壁上形成血栓。事实上,极大多数脑血栓形成发生在老年人安静睡眠时,因为这时老年人心跳偏慢,血压偏低,血流缓慢。

处于低血压的人也不能不时时谨慎,如出现头晕、站立不稳甚至晕厥时应检查血压。收缩压低于 100mmHg 则为低血压,在排除其他原因所致上述症状之后,应在积极防治动脉硬化和降低血液黏稠度的同时,防止和纠正低血压,预防脑血栓形成。平时应注意以下几点:对高血压患者,平时服药应遵循逐渐增量和个体化原则,防止服用降压药物过量及降压作用过快,应尽可能选用降压作用平稳的药物;慎用安眠药。很多老年人有失眠等轻度精神障碍症状,长期用安定、苯巴比妥、氯丙嗪等药物,此类药不但能抑制大脑皮质,也能使血压降低,导致低血压;必须提醒注意,处于低血压的人若有营养不良的状态或一下子喝大量的酒,会使原本已低的血压很快地下降。所以,低血压的人平时应注意保养和保健,以少饮酒或忌酒为宜;积极治疗老年性低血压。老年人因自身调节功能减退,常有低血压发生,若平时常发生头昏、黑蒙、昏厥症状,应口服米多君、麻黄素或利他林药物治疗低血压。

2. 体位性低血压(直立性低血压)是脑卒中的危险因素

由美国北卡罗利那大学公共卫生学院 Eigenbrodt 等进行的社区动脉粥样硬化危险性研究(ARIC),纳入了 11 707 名在基线时无脑卒中和明显心脏病的中年人。体位性低血压的定义为:从平卧位到直立位时,收缩压下降 20mmHg(收缩期体位性低血压);舒张压下降 10mmHg(舒张期体位性低血压);或二者之一(交感性体位性低血压)。结果显示,即使在调整了许多卒中危险因素之后，体位性低血压仍是缺血性脑卒中的预测因素（交感性体位性低血压的危险比为2.0,95% CI为1.2～3.2）。根据体位性低血压不同类型，基线特征与体位性低血压的变化相关，所有类型均有相似的卒中风险。结论认为，体位性低血压是一个易于测定的指标，有助于确定中年人脑卒中的危险。

（王建昌）

参考文献

1. 潘天鹏，石津生．现代系统老年医学．北京：科学出版社，1998：168－171

第十二节　主动脉疾病

一、主动脉粥样硬化

动脉粥样硬化是老年人常见疾病，增龄与动脉粥样硬化有着密切关系，但正常老化过程与动脉粥样硬化是有区别的。在健康成年人，随着年龄增长，主动脉中层弹性减低，平滑肌纤维退化，动脉扩展性降低，而动脉粥样硬化是指主动脉内膜脂质沉着，引起内膜增生，其后内膜与中层逐渐退化与钙化。主动脉粥样硬化病变的发生较冠状动脉、脑动脉等中型动脉为早。由于粥样硬化病变的存在，使主动脉延长、扩张及弹性降低，临床上可表现为主动脉瓣区有轻度收缩期杂音和第二心音亢进，有时带金属性音调，X线检查可发现胸主动脉屈曲延长，主动脉弓向左突出，有的可见钙化影。由于主动脉管腔粗大，粥样硬化病变对血液循环影响较小，故一般临床意义不大。病变广泛而严重者，主动脉弹性严重降低，对动脉收缩压与舒张压波动的缓冲作用减弱，可使脉压差增大，主动脉则不能正常协助心脏维持血流，左心室负荷相应逐渐加重，但单纯的主动脉粥样硬化无并发症时，不至引起明显心功能不全或全身循环障碍。

二、主动脉瘤

动脉粥样硬化是引起主动脉瘤最常见的原因，尤其多见于老年男性患者，男女发病之比约为10∶1，多数在60岁以后发病。粥样硬化病变主要侵犯主动脉内膜及中层，虽外膜保持完整，由于中层受损使管壁薄弱，管腔内血流压力使薄弱区管壁向外膨出，随时间推移，主动脉管腔进行性扩张，体积逐渐增大，变为梭形或囊状主动脉瘤。除非有血栓或疤痕组织形成而防止瘤体进一步发展，否则瘤体随岁月逐渐增大，终至破裂。由于动脉粥样硬化病变在腹主动脉远较胸主动脉严重，因此动脉粥样硬化性主动脉瘤更多见于腹主动脉。其他引起主动脉瘤的原因还有炎症和免疫反应、先天性、遗传因素等。

（一）分类

主动脉瘤按其发生部位可分为胸主动脉瘤和腹主动脉瘤两类。胸主动脉瘤可分为：①升主动脉瘤：从主动脉根部至无名动脉起始部止，可并发主动脉瓣关闭不全。②弓部主动脉瘤：从无名动脉至左锁骨下动脉。③降主动脉瘤：从左锁骨下动脉起至腹主动脉上端。胸主动脉瘤好发部位依次为：降主动脉、升主动脉、主动脉弓。腹主动脉瘤多见于肾动脉水平以下。

（二）临床表现

多数主动脉瘤早期均无症状，于查体或胸部摄片时偶然发现，随着动脉瘤体积增大与部位的不同，只有当压迫累及周围组织与器官或破裂时才出现下列症状和体征。

（1）疼痛：为常见的症状，疼痛性质多为胀痛和跳动，可能系动脉壁内神经因动脉扩张受牵拉或动脉瘤压迫周围组织所致。胸主动脉瘤引起的疼痛多位于胸骨后或背部，如压迫侵蚀胸骨、肋骨或脊椎及神经时疼痛可加重。腹主动脉瘤疼痛部位多位于脐周及中上腹，可放射至腰部或大腿，疼痛随体位变动可有所改变，动脉瘤侵犯腰椎时可出现持续腰骶部疼痛。动脉瘤体积逐渐增大时一般疼痛并不剧烈，若疼痛突然加剧常预示瘤体濒临破裂。

（2）压迫症状：主动脉弓动脉瘤可刺激、压迫气管或阻塞支气管引起咳嗽和呼吸困难，压迫上腔静脉可出现上腔静脉阻塞综合征的表现，压迫喉返神经可出现声音嘶哑或失音。降主动脉瘤可压迫食管出现呼吸困难。腹主动脉瘤压迫幽门或十二指肠可出现恶心呕吐，肠系膜动脉受压可出现麻痹性肠梗阻的症状，若压迫脊髓可出现不同节段脊髓受压征象，输尿管受压可致慢性肾盂积水。

（3）心功能不全：主要见于升主动脉根部动脉瘤，由于常伴有主动脉瓣关闭不全及反流，可逐渐出现左心室扩大及心功能不全的表现，主动脉瓣听诊区可闻舒张期及收缩期杂音。一旦出现心力衰竭后心功能可迅速恶化。

（4）瘤体破裂：瘤体破裂约见于30%～50%的患者，可为初发的致命症状。胸主动脉瘤破裂时患者可突发胸部疼痛或原有疼痛加重，为剧烈撕裂样痛，不能被止痛剂缓解，破裂至气管、支气管可发生咳血，破裂至食道可出现大量呕血，破裂致心包可致心包填塞。腹主动脉瘤破裂常破入腹膜后或腹膜腔，患者出现腹部及背部撕裂样疼痛及出血性休克，腹部肿块压痛，腹肌强直及反跳痛。动脉瘤破裂后如不紧急手术，绝大多数患者因而死亡。

（5）腹部肿物：腹部搏动性肿物是腹主动脉瘤最明显的体征。常见于中上腹或脐部，触诊有扩张性搏动的特点，并在瘤体部位有时可听到血管性杂音或伴有震颤，则诊断常可确立。但需与正常主动脉的搏动相鉴别，尤其在体形较瘦的女性患者需特别注意。如腹部肿物出现明显压痛，提示瘤体接近破裂。

（三）诊断

（1）体格检查：脐周或中上腹触及扩张性搏动的肿物对腹主动脉瘤具有诊断意义。

（2）X线胸片：胸主动脉瘤从后前位或侧位胸片可发现主动脉异常扩大的阴影，透视下可观察搏动性肿物。腹主动脉瘤从腹部平片常可显示腹主动脉直径增宽，管壁钙化，瘤体外周的蛋壳样钙化阴影为特征性表现。瘤体破裂时腰大肌影可消失。

（3）主动脉造影：为准确的诊断技术，可明确瘤体的确切部位、范围以及瘤体内腔与内脏动脉的关系，对决定能否手术治疗，采取何种手术方式都有意义，但由于是有创检查，有一定危险性和并发症发生的可能性，有时因瘤腔内薄片状血栓形成，主动脉造影不能显示动脉腔扩大。数字减影造影技术可经静脉给药，用药量少，方法简便、安全，对腹主动脉瘤能取得与普通主动脉造影相同的效果。

（4）电子计算机X线断层扫描（CT）：增强CT扫描能清楚显示动脉瘤的部位、范围、瘤壁钙化、瘤腔内附壁血栓及瘤周的情况，对疑及腹主动脉瘤破裂者可显示破裂后瘤周的情况，如后腹膜血肿、肾周间隙液体积聚、腰大肌影增大模糊。

（5）超声心动图：显示主动脉内径增宽，能发现升主动脉瘤，并能明确显示腹主动脉瘤的长度、直径及附壁血栓，测定瘤体壁的厚度，已成为目前常用的重要无创性检查方法。经食管超声心动图克服了经胸壁检测的局限性，可清楚显示胸主动脉瘤的部位、范围，具有很大诊断价值。

（6）磁共振成像（MRI）：可显示胸主动脉瘤的部位、长度及扩张情况，测定动脉瘤外径。MRI诊断腹主动脉瘤准确性很高，可清楚显示瘤体大小、形状、范围、瘤壁厚度及与肾动脉和髂总动脉的关系。

诊断中应注意鉴别的疾病有纵隔肿物、肾绞痛、胰腺囊肿、消化性溃疡、胆囊炎、肠梗阻、心肌梗死等。

（四）治疗

内科治疗的作用尚不确切，主要是采取预防瘤体破裂的措施、对症治疗及控制并发症，如避免过度活动或突然剧烈用力，对动脉粥样硬化性主动脉瘤应综合控制危险因素，如调脂、降压治疗，合并高血压者控制血压处于维持心、脑、肾供血的最低水平。β受体阻滞剂可能有助于降低动脉瘤扩张和破裂的危险性。由于本病自然经过险恶，手术疗效良好，争取破裂前择期手术仍是目前治疗主动脉瘤的理想方法。

手术治疗包括动脉瘤切除和人造血管移植，择期手术危险性较小，已破裂或濒临破裂者均应立即手术。对肾动脉开口以下的腹主动脉瘤，尤其直径 >5cm 者，如无重要脏器严重疾患，应考虑手术切除瘤体并行血管移植。年龄界限不应作为禁忌证。肾动脉开口以上的腹主动脉瘤切除术，由于手术涉及腹腔内脏动脉的阻断和重建，可影响这些脏器和脊髓的功能，手术危险性大，死亡率较高。胸主动脉瘤手术治疗的效果较非手术为佳，手术死亡率高于腹主动脉瘤。囊状瘤可切除瘤壁，在其颈部行主动脉壁修补。梭形瘤须切除并行端端吻合或人工血管替换，手术危险性较大。

近年开展的带膜支架腔内隔绝术具有微创、操作简便、术后恢复快等优势，应用于腹主动脉瘤的治疗取得了满意的效果，尤其适用于有较多合并症、不能耐受腹主动脉瘤切除术的老年患者。

（五）预后

本病自然经过险恶，瘤体破裂是致命的并发症，破裂的可能性随动脉瘤体积的增大而增加，因此预后与瘤体大小及扩展速度密切相关。瘤体内径大于 7cm 者 60% ~80% 死于破裂，大于 10cm 者 95% 死于破裂，小于 5cm 者破裂的危险性则很小。

三、主动脉夹层

主动脉夹层是指由于主动脉中层病变，循环血液经撕裂的内膜渗入主动脉壁，分离其中层形成的壁间夹层血肿。这种主动脉壁间的剥离性血肿可沿着动脉纵轴扩展，侵犯主动脉的大分支，并可向动脉壁外膜破裂引起大出血，有时破入远端内膜与主动脉腔相通，则病情可暂得缓解。

（一）发病情况

主动脉夹层是并不罕见的严重血管疾病，在国外尤其在美国已成为最常见的一种主动脉急性疾病。据估计，美国每年新发现急性主动脉夹层约 2000 例，年发病率为 5 ~10/100 万。国内尚缺乏这方面的资料。本病男性发病率高于女性，约为 2 ~3∶1。发病年龄因病因而不同，除先天性主动脉缩窄等畸形、马凡综合征及孕妇中多见于年轻的病例外，发病年龄多在 50 ~70 岁。

（二）病因

本病的确切病因至今尚未完全阐明。高血压是最常见的致病因素，大多数患者有高血压病史，急性发作时血压一般均升高。动脉粥样硬化可能亦是致病因素，尤其在老年患者。遗传性疾病马凡综合征可致先天性主动脉中层囊性变性，易发生升主动脉夹层，这类患者可无高血压病史，发病年龄轻。40 岁以下女性发病多见于妊娠晚期或早期产褥期，与妊娠时内分泌改变可能有关。先天性心脏血管疾病，如主动脉缩窄、二叶式主动脉瓣畸形、主动脉发育不全、主动脉瓣狭窄等亦可发生急性主动脉夹层。梅毒性主动脉炎、巨细胞性主动脉炎引起的急性主动脉夹层极罕见。

本病在老年患者中，发病因素多与高血压和动脉硬化有关，可能由于在主动脉长期承受较高压力的基础上，主动脉壁的营养血管持久痉挛收缩及硬化，致使主动脉壁中层弹力纤维和平滑肌发生退行性变。

（三）病理

动脉内膜撕裂，动脉管壁分离和夹层血肿在动脉壁间蔓延扩大是主动脉夹层的基本病理发展过程，而基本病变是动脉中层囊性坏死。

主动脉内膜撕裂最常见于升主动脉，50% 以上的撕裂都在升主动脉起始 2cm 以内，原发性内膜撕裂以横向或绕周性为多见，为纵向撕裂的 5 倍。造成内膜撕裂的主要因素有：①主动脉中层病变薄弱。②心脏搏动引起的主动脉运动。③左心室射血和收缩期血压水平对主动脉壁的冲击力。在这三者中主动脉中层的病理改变可认为是引起夹层分离的基础。内膜一旦撕裂,由于血流的冲击,主动脉管壁分离的范围越来越大,这对于高血压患者更为严重,血肿蔓延多在内膜与中层的中1/3和外1/3之间发展,这种现象与动脉壁滋养血管的分支分布有关。壁间的夹层血肿可向主动脉远端扩展,可单独或同时累及主动脉各主要分支,直达双侧髂动脉则形成广泛主动脉夹层。有时夹层血肿远端再破入内膜与主动脉腔贯通,形成主动脉内假腔通道,则管壁分离可暂停止。升主动脉根部的内膜撕裂对主动脉瓣功能有重要意义,可引起瓣膜下垂、移位、撕裂或瓣环扩张,均可致主动脉瓣关闭不全及左心衰竭。夹层血肿可穿破外膜破入心包、胸腔、纵隔和腹腔,其中心包积血造成急性心包填塞是主动脉夹层最常见的死亡原因。

显微镜检查的主要病理变化为动脉中层囊性坏死,黏液样变性,弹力纤维断裂,平滑肌细胞破坏,慢性炎症肉芽组织增生等。

(四)分型

1965年De Bakey根据内膜撕裂部位和夹层血肿的范围将本病分为3型(图20-12-1)。I型:内膜撕裂位于升主动脉,扩展范围超过主动脉弓至降主动脉,此型最常见。Ⅱ型:内膜撕裂与I型相同,但夹层血肿仅限于升主动脉,此型多见于马凡综合征。Ⅲ型:内膜撕裂位于左锁骨下动脉开口远端,向降主动脉扩展,此型预后较好,较多见于年龄较大的高血压和动脉硬化患者。1970年Daily等从治疗的观点,提出根据病变是否累及升主动脉而简化为A、B两型的Stanford分类法(图20-12-2)。A型:夹层累及升主动脉,内膜撕裂可位于主动脉任何部位,最常见于升主动脉近端,也包括起始在远端扩展至升主动脉或从升主动脉扩展至降主动脉者。B型:夹层局限于降主动脉,原发撕裂常在左锁骨下动脉开口之下2~5cm内。由于病变是否累及升主动脉是一个对预后和治疗方式选择起决定性的重要因素,因此这一分类方法有较大临床意义。

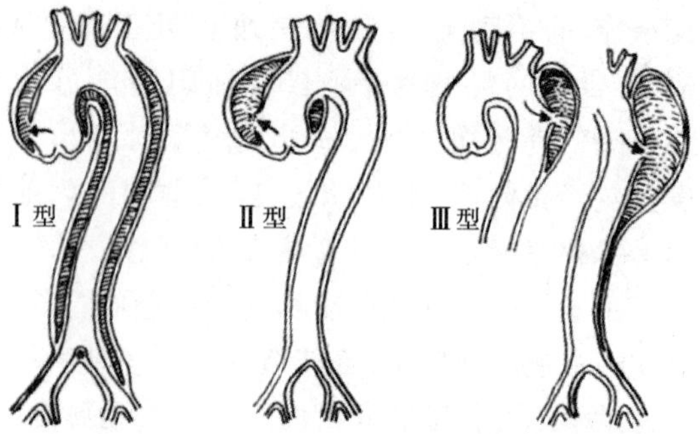

图20-12-1 根据病变部位主动脉夹层分型示意图(De Bakey)

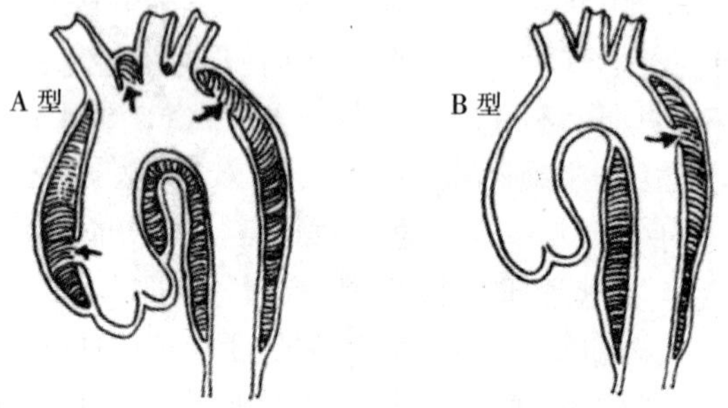

图20-12-2 根据病变是否累及升主动脉简化分型示意图(Daily等)

(五)临床表现

根据病程长短可将本病分为三型。①急性型:起病急而凶险,多于24h之内穿破外膜,造成出血性休克或重要脏器受累而死亡。②亚急性型:发病后生存数天至数周,临床特点多类似急性型。③慢性型:起病较缓,病程可延至6周以上,常因主动脉夹层的远端再破入内膜形成主动脉假性通道而症状缓解,或因夹层血肿内血液凝固或纤维化而自行愈合。

1. 疼痛

为发病初始最常见的症状,约见于80%~90%的患者。疼痛具有特征性,为撕裂样持续性疼痛,往往从疼痛发作一开始即极为剧烈,不能耐受,可伴有窒息感或濒死的恐惧感。疼痛部位多在前胸部,并扩展到背部,特别是肩胛间区,随着夹层血肿扩展,疼痛还可放散至头颈、腹部、腰部、腹股沟及下肢,强烈的止痛剂如吗啡或扩冠药常不能缓解疼痛。若夹层远端内膜破裂使夹层血肿中的血液重新回到主动脉腔,疼痛常可缓解。疼痛消失后如再出现，应警惕夹层继续扩展并有向外膜破裂的危险。少部分无疼痛的患者可能多系昏厥或神经系统症状掩盖了疼痛症状。

2. 休克

约有1/3～1/2的患者在急性发病后出现颜面苍白，大汗淋漓，皮肤湿冷，脉搏快而弱等休克表现，但血压与休克表现不平行，常反而增高，这是本病另一特征。起病早期因剧痛、烦躁，血压一般均较平日增高，以后血压稍降低，但仍维持在一定高度。少部分明显低血压者可能由于破裂出血致血容量减少或心包填塞，心力衰竭所致。

3. 其他系统表现

由于夹层血肿压迫周围器官或波及主动脉大分支，根据受累部位的不同可出现下列各种不同的症状和体征，形成复杂多变的临床表现。

(1)循环系统：主动脉瓣听诊区突然出现舒张期杂音伴有收缩期杂音，这是具有诊断意义的体征，杂音产生系由于主动脉根部夹层血肿使主动脉瓣移位、脱垂，瓣环扩张，内膜破裂后呈瓣状向管腔内突出引起血流旋涡。胸痛伴有新出现的主动脉瓣关闭不全，是升主动脉夹层动脉瘤的重要征象，可出现脉压增宽和水冲脉等周围体征，严重的主动脉瓣关闭不全可导致进行性充血性心力衰竭，左心室扩大可引起相对二尖瓣关闭不全，心尖部出现收缩期杂音。主动脉夹层可波及冠状动脉，多见于右冠状动脉，引起急性心肌梗死。夹层血肿破裂至心包腔致心包积血，引起急性心包填塞的症状，病情可急剧恶化，是致死的主要原因。

夹层血肿波及或压迫主动脉主要分支，可出现动脉阻塞现象，表现为双侧颈、肱、桡及股动脉搏动消失或不对称，双上肢血压明显差别或上、下肢血压差距减小。动脉搏动的改变多见I(或A)型患者，胸锁关节处出现异常搏动是11I(或B)型患者特有的征象之一。少数患者出现腔静脉受阻的表现。

(2)神经系统：由于夹层血肿累及供应大脑半球、脊髓的动脉或因低血压导致脑灌注不足时，可引起一系列神经系统症状。无名动脉或颈动脉受侵，则出现头晕、神志模糊或晕厥，重者出现偏瘫、失明、失语等脑卒中表现，眼底检查视网膜苍白。病变累及肋间动脉或腰动脉，可导致脊髓缺血，出现迟缓性或痉挛性截瘫。夹层血肿扩展至髂总动脉，则下肢动脉搏动可消失，周围神经缺血性坏死，出现肢体感觉异常或丧失，肢体发冷，皮肤斑驳样发紫，肌张力减弱或麻痹。喉返神经受压迫可出现声音嘶哑。

(3)呼吸系统：夹层血肿压迫气管、支气管或破裂至胸腔引起胸腔积血，均可出现呼吸困难和咳嗽。夹层破裂至胸腔一般见于左侧，如血肿侵蚀直接破入支气管可引起咯血。

(4)消化系统：由于腹主动脉及其分支受累，影响腹部脏器供血，可出现类似各种急腹症的表现，易被误诊为急腹症。上腹疼痛见于10%～50%的患者，常伴有恶心、呕吐等症状。夹层血肿压迫食管可致呼吸困难，如破入食管则引起呕血。肠系膜上动脉受侵可致麻痹性肠坏死而发生便血。

(5)泌尿系统：夹层血肿侵及肾动脉时可引起急性肾缺血及肾功能衰竭，出现少尿、无尿、血压显著升高，有时可见血尿。肾区可触及肿物，并可出现腰部或脊肋角处疼痛。

(六)实验室检查

(1)心电图：本病无特异性心电图改变。夹层血肿压迫冠状动脉时可出现急性心肌缺血甚至急性心肌梗死的改变。心包积血时可出现急性心包炎的改变。多数患者因合并高血压可表现左心室肥厚及劳损。

(2)X线胸片：胸部X线平片可观察到下列改变：①纵隔影增宽，主动脉增宽延长，短期内复查主动脉的宽度更有意义，还应注意主动脉分支有无异常影像。②主动脉内膜有钙化影时，则可测量主动脉壁厚度，正常为2～3mm，超过lcm时可肯定诊断。③心影明显急性增大，可能系严重主动脉瓣关闭不全或夹层破入心包所致。④夹层穿破可出现左胸腔或纵隔积血的X线征象。胸部X线平片对本病诊断有重要提示意义,但非特异性,不能作为确诊手段,与已往的胸片比较可提高诊断的准确性。

(3)超声心动图:主要表现为主动脉腔内可见撕裂的主动脉壁内膜,呈随心动周期摆动的带状回声,将主动脉分为真假双腔,真腔血流速度快,假腔血流缓慢,此对诊断有高度特异性。彩色多普勒血流图可显示真假腔中血流情况,并可见真假腔间相交通血流的信号,有助于判断入口与再入口部位,合并主动脉瓣关闭不全时可见不同程度的主动脉瓣反流。如假腔中有附壁血栓形成则显示低水平均匀回声,而无血流信号出现。常规经胸壁超声探测法由于分辨力不够或显像能力受限,除升主动脉外,对胸降主动脉的结构和血流常难以清晰显示,经食管超声心动图(TEE)可清晰显示主动脉壁内膜破口、真假腔及交通口血流,对升主动脉近端、主动脉弓远端尤其是胸降主动脉的夹层病变具有独特的诊断价值。具有准确、安全、快捷的特点。

(4)CT:CT常作为急性主动脉夹层的首选检查方法。造影剂增强扫描可显示主动脉真假腔影像及两腔之间的内膜分离片影像,并可探测内膜钙化是否向腔内移位。多层螺旋CT的应用,提高了CT诊断主动脉夹层的敏感性和特异性。采用三维图像重建,有助于显示主动脉分支血管受累情况,辨别真假腔。

(5)MRI:MRI具有多平面成像能力,可准确显示内膜撕裂部位,辨别真假血管腔及腔内血栓形成,并能提供夹层扩展范围的准确估计,了解主动脉分支受夹层波及的范围和程度。MRI的不足处是不能满意显示主动脉瓣的功能状态,亦不适用于置入起搏器等金属物体者。

(6)主动脉造影与数字减影血管造影术(DSA):主动脉造影是可靠的诊断方法,可显示主动脉夹层的一些特有表现:①主动脉真腔因受血肿压迫而发生不规则狭窄变形,主动脉壁增厚。②造影剂进入夹层腔可显示双腔主动脉,在主动脉管腔内有一透明线形带把血管分为两部分。③可显示内膜撕裂口的部位。④当夹层远端再破入主动脉腔时,则在破口近端形成圆锥形阴影。主动脉造影对明确诊断,了解夹层病变的范围和主动脉分支受累情况,判断内膜破裂部位及有无并发主动脉瓣关闭不全,均有重要价值,可为手术适应证及手术方法选择提供重要依据,但因是有创检查,操作较复杂,用于急性危重患者危险性较大,一般不作为常规诊断方法。DSA诊断技术创伤小,操作较简便,静脉DSA可显示双腔主动脉,内膜撕裂口及胸、腹主动脉主要分支及冠状动脉受累情况,但对主动脉根部夹层病变诊断受限,亦无助于判断有无主动脉瓣关闭不全。

(7)化验检查:发病后数小时血白细胞轻度或中度增高,中性粒细胞也增多,随病程进展,红细胞比积渐下降,可出现正常细胞性贫血。若侵及肾动脉,尿常规检查可出现蛋白、管型及红细胞,肾功能受损时血中尿素氮、肌酐增高。由于夹层血肿吸收有时可出现黄疸,中枢神经系统受累则可在脑脊液中发现红细胞。

(七)诊断与鉴别诊断

本病因主动脉夹层分离部位、扩展范围、主动脉分支受累及合并症的不同,而致临床表现复杂多变,极易误诊。医生必须提高对本病的认识,高度警惕与主动脉夹层有关的任何危险因素,详细了解症状发生及发展过程,密切观察体征变化,方能形成正确的诊断思路。

(1)本病的诊断要点:①突发胸背部疼痛,疼痛于发作开始即达高峰,呈撕裂样剧痛,并具有移行性。②临床虽有休克的末梢表现,但血压下降常与之不相平行,多数患者血压不低或增高,尤其发病早期。③突然出现主动脉瓣关闭不全或心包填塞征象。④一侧颈、肢体动脉搏动消失或双侧不对称,双臂血压明显差别。⑤突然出现急腹症或神经系统缺血性障碍的表现。⑥X线胸片的改变非特异性,目前公认的特异性影像诊断方法有经食管超声心动图、造影剂增强的CT扫描、MRI和主动脉造影,应结合患者临床表现和诊断需要选用,争取尽快、最大限度地获得有利于患者处理的影像诊断信息,包括分型、夹层范围、破口部位、分支血管受累、主动脉瓣关闭不全等情况。

（2）本病应与下列疾病鉴别：

1）急性心肌梗死：其鉴别要点为：①主动脉夹层疼痛发作开始时即达高峰，为撕裂样剧痛，部位更广泛，可涉及头颈、背部、腹部、腰部和下肢，常不能被止痛剂所缓解。急性心肌梗死疼痛一般逐渐增剧，呈钝痛或绞痛，有紧缩感，止痛或扩冠药物能减轻或缓解。②主动脉夹层伴有休克表现时，血压不一定下降，常反而增高。心肌梗死并发休克，血压则下降。③心肌梗死引起脑动脉或周围动脉栓塞，一般多在发病后数天或数周之后。主动脉夹层引起周围动脉阻塞或脑血管症状多在发病后数小时内。④心肌梗死有典型心电图改变和血清酶活力增高。主动脉夹层除少数侵及冠状动脉引起心肌梗死外，一般无特异心电图改变。⑤X线胸片和超声心动图可提供主动脉夹层的诊断线索或依据。

2）急腹症：夹层病变侵犯腹主动脉及其主要分支时，可出现各种类似急腹症的表现，易误诊为肠系膜动脉栓塞，急性胆囊炎、胰腺炎，溃疡病或肠梗阻等。急腹症一般腹部有压痛或反跳痛。主动脉夹层疼痛程度常与腹部体征不符，腹痛常呈移行性，身体其他部位可出现血管阻塞体征。超声检查、CT或主动脉造影可作出鉴别。

3）脑血管意外：除神经系统体征外，主动脉夹层常可出现身体其他部位血管阻塞体征或突然出现主动脉瓣关闭不全的体征。

4）肺动脉栓塞：表现为突然胸痛、呼吸困难、咳嗽和咯血，类似主动脉夹层症状，但胸痛不及后者剧烈广泛，胸部X线、肺CT扫描等有助于鉴别。

5）引起突然主动脉瓣关闭不全的其他疾病：主动脉窦瘤破裂、感染性心内膜炎等也可于胸痛后出现主动脉瓣反流的杂音，并发生进行性充血性心力衰竭，但其胸痛不及主动脉夹层持久剧烈，超声心动图和主动脉造影可鉴别。

（八）治疗

早期诊断，迅速正确地采取处理措施是本病成功治疗的关键。随着内科治疗的进步，外科治疗方法的改进，特别是近年介入治疗方法的应用取得了较好的临床效果，本病的生存率有了明显提高。对于累及升主动脉的A型急性主动脉夹层的治疗，由于此型夹层病变通常不稳定，夹层血肿逆行扩展易造成严重主动脉瓣反流，或迅速破裂至心包、胸膜腔引起急性心包填塞及大出血，预后不良。目前比较一致的意见是优先选择手术治疗。据统计该型手术治疗的死亡率远低于单纯内科药物治疗，远期疗效亦优于后者。对于仅累及降主动脉的急慢性B型主动脉夹层，由于其发生破裂的危险性相对较低，且手术死亡率较高，因此多数仍主张采取内科治疗为主的方针，但如出现血压或疼痛不能控制、夹层扩展或濒临破裂、累及重要脏器等情况时，则应考虑手术治疗。不管手术与否，药物治疗对每位急性主动脉夹层的患者都是必不可少的。

1. 紧急内科治疗

一旦疑为主动脉夹层，应将患者收入加强监护病室（ICU），严密监测血压、心率、心律；中心静脉压和尿量，出现主动脉瓣关闭不全伴左心衰竭者，应监测肺毛细血管楔压和心排出量。对烦躁不安者应予以镇静剂。剧烈疼痛者需注射吗啡或哌替啶以镇痛，必要时采取冬眠疗法。瘤体破裂出血或夹层血肿破裂至心包、胸腔者应输血补充血容量。对血压明显低于正常的休克患者，可用多巴胺等升压药，但要注意控制血压和心率在合适水平。

主动脉夹层死亡的主要原因在于夹层血肿的分离扩展，影响后者最重要的因素是动脉压和左心室射血速率（dp/dtmax），因此药物治疗的目的是降低动脉收缩压和减弱心肌收缩力，以减少血流压力及搏动波对主动脉壁的冲击，阻止夹层血肿进一步扩展。

控制血压和降低心率是治疗的关键，可联合使用血管扩张剂和β受体阻滞剂。血管扩张剂首选硝普钠，25～50mg加入5% GS250～500ml中静脉滴注，起始25～50μg/min，逐渐增加剂量，宜将动脉收缩压控制在100～120mmHg或足以维持重要脏器灌注（尿量25～30ml/h）的最低血压水平。血压有效控制后可渐停静脉给药，改口服降压药物(钙通道阻滞剂、ACEI 等)巩固治疗。β 受体阻滞剂能减少心肌收缩力及左心室射血速率,对防止夹层血肿扩展有利,故常在降压同时应用。可静脉缓慢注射普萘洛尔 0.5 ~ 1mg,隔 4 ~6h 可用药 1 次,也可静脉注射美托洛尔 5mg,5min 后可重复注射 1 ~2 次,或艾司洛尔先在 2 ~ 5min 内给负荷剂量 0.5mg/kg,然后以 0.10 ~0.20mg/(kg · min)静滴。艾司洛尔为超短效 β 受体阻滞剂,可根据需要随时停用,尤其适合于动脉血压不稳定或将要接受手术的患者。给药期间严密观察心率和血压变化,控制心率在 60 ~80 次/min,病情稳定后继续口服 β 受体阻滞剂维持给药。对老年患者 β 受体阻滞剂应从小剂量开始应用。对 β 受体阻滞剂禁忌者可选用维拉帕米或地尔硫卓。血压下降后疼痛明显减轻或消失是夹层分离停止扩展的指征。伴有主动脉大分支阻塞的高血压患者,因降压可使缺血加重,不宜降压治疗。

2. 手术治疗

手术方式包括修补术与人工血管移植术,切除内膜撕裂部位主动脉,修复两断端剥离内膜,闭合假腔。如假腔很小,切除修复后可直接吻合血管,手术死亡率及并发症相对较低。如假腔较大,切除夹层瘤体后移植整段合成的人工血管。常用的手术方法有单纯升主动脉人工血管置换、人工血管主动脉弓半弓或全弓置换、带瓣膜人工血管置换、"象鼻子"手术等。近年来手术技术和手术材料的改进使手术死亡率下降,五年生存率可达 70% 以上。据统计年龄与手术死亡率有密切关系,对老年患者确诊后,应全面考虑重要脏器功能,有无慢性系统疾病,结合主动脉夹层的分型和特点,决定是否选择手术治疗。

3. 介入治疗

近年介入性血管治疗技术已应用于主动脉夹层的治疗,尤其在 Stanford B 型夹层的治疗中取得了较好的效果,可显著降低死亡率,有望提高远期预后。常用的治疗技术如经皮主动脉腔内覆膜支架置入术,通过封堵夹层原发破口,阻断真假腔之间的血流交通,对夹层血肿压闭真腔导致重要脏器缺血者,用支架可扩大真腔,改善分支血管灌注,稳定夹层病变;经皮主动脉内膜开窗术主要用于有分支血管缺血并发症的主动脉夹层,通过在真假腔之间的内膜片上开窗,降低假腔内灌注压,减少主动脉扩张和破裂的危险,改善受累分支血管的血供,缓解缺血症状。

4. 长期治疗和随诊

长期适当的治疗是改善慢性主动脉夹层预后的重要措施,不论发病后接受手术或内科药物治疗,对所有主动脉夹层的患者急性期后仍应持续积极降压,并长期口服 β 受体阻滞剂治疗,注意理想控制血压和心率。对存活的主动脉夹层患者应进行密切随访和评估,定期监测主动脉影像学的变化,早期发现并发症,如动脉瘤形成或迅速扩大、夹层分离扩展或复发、主动脉瓣反流等,以及时采取有效的治疗措施。

(九)预后

本病自然预后险恶,未经治疗者 20% 于 24 小时内死亡,60% 于 2 周内死亡,90% 于 3 个月内死亡。死亡原因与夹层血肿扩展有关,多由于瘤体向外膜破裂至心包腔或胸膜腔、纵隔、腹膜腔引起急性心包填塞和出血性休克。夹层发生部位与预后有关,越在主动脉远端预后越好,此外夹层腔内血液凝固机化可阻止瘤体进一步扩张,如夹层远端再破入内膜,使夹层内血液重新流入主动脉腔内,有助于夹层自行愈合,均对预后有利。早期诊断,积极选择合理有效的治疗方法,是降低病死率的关键,可改变本病的自然过程,使预后得到改善。

(张　力)

参考文献

1. 王士雯,钱方毅主编. 老年心脏病学. 第 2 版. 人民卫生出版社,1998,593 - 611

2. Braunwald. Heart disease. Fifth Edition, Philadelphia: W B Saunders Co. ,1997

3. Hagan PG, Nienaber CA, Isselbacher EM , et al. The international registry of acute aortic dissection (IRAD):New insights into an old disease. JAMA,2000,283:897 - 903

4. 汪忠稿. 主动脉夹层和夹层动脉瘤的研究进展. 中华普通外科杂志,2002,17(1):5－8

第十三节　颈动脉粥样硬化

颈动脉粥样硬化在老年人中多见,是全身性动脉硬化症的一个组成部分。它与短暂性脑缺血发作(transient ischemic attak,TIA)、暂时性单眼失明(transient monocular blindness,TMB)和脑卒中发作(apoplectic stroke)关系密切,且与冠状动脉粥样硬化和下肢闭塞性动脉硬化症有一定联系。对颈动脉粥样硬化的诊断,早年依靠临床听诊,并需经动脉造影确诊。随着无创伤性超声诊断技术的不断发展,对颈动脉粥样斑块的早期诊断和组织成分有了更多的了解,并为防治工作提供了更多的依据。

一、发病情况

Prati 等报道经超声检查一组无症状的人群,男 630 人,女 718 人,年龄 18～99 岁,发现有颈动脉病变的男 160 人(25.4%),女 191 人(26.6%)。按病变轻重分为内膜增厚、斑块形成和明显狭窄三组,男、女分别为 9.4% 和 11.7%,13.3% 和 13.4%,以及 2.7% 和 1.5%。并认为颈动脉粥样硬化的发病与增龄关系密切。40 岁以下男女性几乎无发病,50～70 岁组发病占 35.6%～85.4%(男)和 17.7%～87.9%(女),80 岁以上发病占 100%(男)和 97%(女)。(表 20－13－1)

表 20－13－1　1348 例成年人颈动脉超声检查结果

年龄(岁)	动脉正常		内膜增厚		非阻塞斑块		阻塞斑块	
	例数	%	例数	%	例数	%	例数	%
(男性)								
18～29	130	100.0	－	－	－	－	－	－
30～39	100	99.0	1	1.0	－	－	－	－
40～49	125	92.6	6	4.4	3	2.2	1	0.7
50～59	71	63.4	18	16.1	22	19.6	1	0.9
60～69	37	41.1	21	23.3	27	30.0	5	5.6
70～79	7	14.6	9	18.8	33	47.9	9	18.8
≥80	－	－	4	28.6	9	64.3	1	7.1
合计	470	74.6	59	9.4	84	13.3	17	2.7
(女性)								
18～29	127	100.0	－	－	－	－	－	－
30～39	111	99.0	1	1.0	－	－	－	－
40～49	121	95.3	5	3.9	1	0.8	－	－
50～59	102	82.3	12	9.7	10	8.1	－	－
60～69	54	51.9	19	18.3	28	26.9	3	2.9
70～79	11	12.1	37	40.7	39	42.2	4	4.4
≥80	1	3.0	10	30.3	18	54.5	4	12.1
合计	527	73.4	84	11.7	96	13.4	11	1.5

Pujia 等报道经多普勒超声检查 239 例老年人(男 57、女 182。年龄 65～94 岁)的颈动脉,发现有颈动脉病变的 159 例(66.5%),包括颈内动脉斑块 128 例(53.6%),颈外和颈总动脉病变 106 例(44.3%),有 3 支病变的 75 例(31.4%)。

我国施仲伟等报道超声检查54～94岁老年人100例的颈动脉，发现内膜增厚占79%，斑块形成占49%，轻度狭窄（内径减小＞20%）占40%，显著狭窄（面积减小＞50%）占3%。其中斑块形成和管径缩小程度随增龄而明显增重。（表20－13－2）

表20－13－2 各年龄组颈动脉各种病变检出率（%）

年龄（岁）	例数	内膜增厚	斑块形成	内径减小＞20%	面积减小＞30%	内径减小＞50%
＜65	18	72.2	22.2	11.1	0	0
～74	56	76.8	53.6	46.4	7.1	0
≥75	26	88.5	57.7	46.2	38.5	11.5
	P值	＞0.25	＜0.05	＜0.025	＜0.005	

二、病因

颈动脉粥样硬化的病因与全身动脉粥样硬化的病因类同。据调查与颈动脉粥样硬化有关的危险因素有：高血压病、高脂血症、吸烟、糖尿病、肥胖症，并与男性和增龄有关。

Fabris等报道对457例成年人（男231，女226。年龄18～97岁，平均55.4±18.7岁）行颈动脉超声检查，发现有颈动脉粥样硬化者（178例）并有高血压病、高脂血症、糖尿病和吸烟者明显高于无颈动脉病变者（279例）。（表20－13－3）

表20－13－3 颈动脉粥样硬化危险因素统计

危险因素	颈动脉粥样硬化（n＝178）	无颈动脉病变（n＝279）
男性（%）	59.0	45.2
吸烟（%）	33.7	28.3
高血压病（%）	30.9	14.0
糖尿病（%）	9.6	1.8
年龄（岁）	68.3±10.4	47.1±18.2
胆固醇（mg/dl）	238.5±58.7	211.6±42.4
甘油三酯（mg/dl）	256.9	211.2

Aronow等报道超声检查478例老年人（男121，女357），平均82±8岁（60～101岁）。发现颈内和颈总动脉明显狭窄（40%～100%）者64例，占13%。其中有高血压病、高脂血症、糖尿病、肥胖症和吸烟史者的发病率明显高于无类似病症组。（表20－13－4）

表20－13－4 颈动脉粥样硬化发病与危险因素的关系

危险因素	动脉粥样硬化发病率（%）	
	有危险因素组	无危险因素组
吸烟	36.0（10/28）	12.0（54/450）
高血压	20.0（33/167）	9.9（31/311）
糖尿病	22.3（19/85）	11.4（45/393）
肥胖	19.2（5/26）	13.0（59/452）
高胆固醇血	18.3（18/98）	13.6（23/169）
高甘油三酯血	17.0（13/77）	12.7（51/401）

我国施仲伟等认为老年人颈动脉粥样硬化的发病与增龄关系密切，而与高血压病、高脂血症、糖尿病、冠心病和脑梗死等均无明显关系。（表20－13－5）

Dempsy等研究吸烟与颈动脉粥样硬化的关系，检测无高血压病和糖尿病的吸烟者385例的颈动脉：①少量吸烟（1～30包/年）131例，颈动脉斑块厚1.65mm。②中量吸烟（31～60包/年）142例，颈动脉斑块厚1.80mm。③大量吸烟（＞61包/年）112例，颈动脉斑块厚1.97mm（$P<0.0001$）。提示吸烟越多，颈动脉粥样硬化病变越重。Whisnant等认为有长期吸烟史者发生严重颈动脉粥样硬化者3.5倍于不吸烟者。

表 20－13－5　颈动脉粥样硬化与危险因素的关系

	冠心病(%)		脑硬死(%)		高血压(%)		高血脂(%)		糖尿病(%)	
	有	无	有	无	有	无	有	无	有	无
内膜增厚	87	74	85	78	88	77	93	77	100	70
斑块形成	51	48	69	46	44	50	60	47	58	48
内径缩小＞20%	46	37	49	36	44	39	33	41	42	40
面积减小＞30%	20	11	15	14	19	13	13	14	17	14

P 值均＞0.05

三、病理

颈动脉粥样硬化的病理改变，根据粥样斑块阻塞的程度、斑块有否形成溃疡喷火口，以及斑块组织结构成分的不同，导致临床的表现也不一样。

（一）斑块阻塞程度

正常颈内动脉直径约 5～6mm。一般斑块增厚明显，阻塞程度越重，临床发病越多。以发生脑血管症状为依据，Imparato 等报道 50 例有症状的颈动脉病变标本 69 个中，阻塞＞70%者占 70%，仅有纤维性增厚者占 20%。Fisher 等报道 108 例 TIA 或脑卒中患者中，颈动脉内径＜2mm 者占 100%；管径＜1mm 者中，90%发生 TMB，94%发生脑卒中（$P<0.001$）；而 33 例无症状的颈动脉病变中，管径＜1mm 者仅占 15%。

斑块形成后的进展速度也与脑血管病的发病有关。Weinberger 等报道颈动脉粥样斑块造成完全阻塞者发生症状的占 40%，而不完全阻塞发生症状的仅占 13%（$P<0.001$）；斑块形成后增长进展快的发生症状的占 25%，而斑块形成后停止增长发展的发生症状的仅占 8%（$P<0.001$）。

（二）斑块溃疡形成

Imparato 等报道无论有无临床症状，颈动脉粥样斑块形成溃疡者占 33%，有内膜壁血栓附着者占 25%，均为有临床症状者。Fisher 等报道颈动脉病变造成 TMB 者中有溃疡型斑块的占 57%，造成 TIA 者中有溃疡性斑块的占 24%，而无临床症状者有溃疡性斑块的占 27%。因此认为，斑块的溃疡形成与发生临床脑血管病的关系尚不能完全肯定。

（三）斑块组织成分

颈动脉粥样硬化斑块的组织成分可分为脂质性（fatty）、纤维性（fibrous）和钙化性（calcific）物质。根据超声探测所见分别称为：①软性斑块（soft plaque）。②厚密斑块（dense plaque）。③钙化性斑块（calcified plaque）。

O'Holleran 等报道，颈动脉粥样硬化发生 TIA 和卒中者以软性和厚密斑块多见，包括狭窄阻塞＜75%者。Lansfeld 等也报道，临床有症状的患者多与软性脂质性和厚密纤维性斑块有关。

（四）斑块壁出血

Lusby 报道有症状的 53 个颈动脉粥样斑块中有出血的 49 个（92.5%），无症状的 27 个斑块中有出血的仅 7 个（27.0%）。Persson 等报道，对 54 例有颈动脉病变者取出斑块 55 个，有症状的 34 个斑块者有出血的 33 个（97.1%），21 个无症状的斑块中有出血的 11 个（52.3%）。Fisher 等报道，临床有 TIA 者中，斑块有出血的占 39%；有 TMB 者中，斑块有出血的占 65%；而无症状者中，斑块有出血的仅占 19%。Imparato 等报道，275 个有症状的斑块中，有壁内出血的 94 个（34.2%），而无症状的 101 个斑块中，有壁内出血的仅 21 个（20.8%）。因此认为，斑块壁有无出血是预测颈动脉病变会否导致脑血管病的危险因素。

斑块壁出血，多因斑块形成后，斑块内为再通而生成的新生血管所引起。因新生血管的管壁薄，极易导致出血。这将联系到另一问题，即对颈动脉粥样硬化患者该否和能否用抗血小板和抗凝治疗的问题，如应用抗凝和抗血小板药物，则会否促进壁内出血的发生和增加脑血管症状的发病。

四、诊断

颈动脉粥样硬化临床诊断方法有二，即超声诊断和动脉造影。

（一）超声诊断

应用彩色多普勒超声诊断仪检测颈动脉管壁厚度、管径大小和血流速率及血流量已为临床广泛应用。一般顺序检测颈总动脉至颈动脉分叉处，以及颈内动脉颅外段。观察动脉内膜厚度、管腔内有无斑块和（或）血栓形成致局部隆起，管径有无狭窄。

1. 诊断标准

（1）单纯内膜增厚：颈动脉内膜厚度≥1.0mm，管腔内无斑块形成、无局部隆起，无管径变窄。

（2）内膜增厚伴斑块：血管内膜的厚度≥1.0mm，管腔内斑块形成、局部隆起、明显增厚致管腔狭窄。

2. 诊断评价

高分辨超声检查为无创性技术，可被重复验证，已被公认为诊断、评估动脉粥样硬化病症较理想的手段。庞超等曾于2006年报道，检测80例高血压病患者，包括老年前期（42～59岁）和老年期（60～83岁）各40例，平均年龄62±13岁，颈动脉粥样硬化检出率76.2%（老年前期72.5%，老年期80.0%）。（表20－13－6）

表20－13－6 高血压病患者不同年龄组颈动脉超声检查结果

年龄组	例数	单纯内膜增厚		内膜增厚伴斑块		阳性率（%）
		例数	（%）	例数	（%）	
老年前期（42～59岁）	40	15	37.5	14	35.0	72.5
老年期（60～83岁）	40	14	35.0	18	45.0	80.0
合计	80	29		32		76.2

P值均＞0.05

（二）动脉造影

动脉内膜粥样硬化斑块形成致管腔变窄的早期，临床可无任何表现。一般经动脉插管作血管造影，可确定病变部位、病变范围及严重程度，然后决定需否手术或进行何种介入治疗，但对颈部动脉插管造影应谨慎再谨慎。因为在动脉插管造影操作时，一旦小的斑块脱落进入颅内动脉可引起急性脑梗塞的严重并发症。因此，当彩色多普勒超声诊断这种无创技术已趋完善实用后，应尽量避免做颈部动脉插管造影检查。

临床病例：李××，男，71岁，住院号19837。因主诉头晕多年，加重2个月于1994年5月7日住院。既往有冠心病史9年，腔隙性脑梗塞史3年。入院后测右上臂血压112/60mmHg，左上臂血压90/60mmHg。5月19日做颈动脉彩色超声检查，示双侧颈总动脉粥样硬化。5月30日做动脉插管造影，经右股动脉插入导管，至左锁骨上动脉开口处进行造影检查，见左锁骨下动脉离开口部1cm处呈环形狭窄。术后出现口唇发麻，右眼视物不清，恶心呕吐，左肢体麻木无力，临床诊断“左侧轻偏瘫”。5月31日查颅脑CT见左枕叶大片状梗塞灶（6

×3cm²)，及两侧小脑半球内片状梗塞灶。按“急性脑梗塞”处理后，病情逐渐稳定，轻瘫好转，于1994年8月24日出院，出院后7年，于2001年11月13日复查CT示左枕叶及右侧小脑半球内脑软化灶。

五、临床表现

颈动脉粥样硬化本身多无特殊临床症状。如发展至出现脑血管症状时，原发的颈动脉病变仍可能被忽略。颈动脉粥样硬化斑块形成导致管腔狭窄后，临床可造成颈部血管杂音，这是颈动脉粥样硬化仅有的临床体征。

（一）头颈部杂音

(1)产生杂音的原因：①动脉管腔狭窄部位的远、近端产生压差，以至血流加快而造成血管杂音。②血流量增加后，引起所谓“功能性狭窄”，即代偿性血流增加而造成血管杂音。

杂音的出现及其性质与狭窄的程度及其远端供应区侧支循环形成的充分与否有关。如狭窄显著，远端侧支血流不足，即产生收缩期杂音，甚至连续性收缩期舒张期杂音。反之，则不产生杂音。因此，当管腔狭窄>50%时，可听到颈部血管杂音；狭窄>85%时或管径<1mm时则杂音消失；当远端侧支循环建立充分时，也可听不到杂音。

(2)杂音的听诊方法：①用钟罩头听诊。②活动后杂音可增强。③变换体位(立位，坐位，仰、俯、侧卧位)，可听到杂音。④改变头颈位置(前俯、后仰、左右旋转)，可听到杂音。

(3)杂音与血管病变位置的关系：

1)一侧颈总动脉闭塞时，杂音主要出现在对侧颈总动脉区，因代偿性血流增加引起；或由于锁骨下动脉向颈内动脉建立侧支循环，出现同侧侧支循环杂音。

2)颈总动脉不全闭塞时，杂音主要出现在狭窄部位之上。

3)颈总动脉根部杂音，主要是由无名动脉或锁骨下动脉不完全闭塞的杂音上传所致。

4)颈内动脉口部完全闭塞，杂音可出现于两处：①同侧下颌角处，因颈外动脉侧支血流增加而致。②对侧，因代偿性血流增加所致。

5)颈内动脉口部不完全闭塞，杂音近于同侧下颌角处。

6)颈内动脉颅内段虹吸部病变，因靠近眼部，杂音在同侧眼球上听到。

7)椎动脉病变，杂音产生在同侧狭窄部，完全闭塞时产生在对侧。杂音部位在后头部，或在锁骨上窝，该处是椎动脉进入横突孔前的起始段。

(4)杂音的鉴别：颈动脉病变引起的头颈部杂音应与以下颈部杂音区别：生理性杂音、动静脉瘘、血管瘤畸形、颅内肿瘤、甲状腺功能亢进、发热、贫血，以及传导自心脏的杂音。

（二）颈动脉粥样硬化与脑血管病

Hougaku等报道118例老年人(平均62±9.4岁)经MRI诊断无症状的脑梗塞54例(43.7%)。又经超声检查颈动脉，发现脑梗塞的发病与颈动脉粥样斑块造成管腔狭窄的程度呈正相关，同时与增龄关系密切。(表20－13－7)

表20－13－7　脑梗塞与颈动脉狭窄程度的关系

颈动脉	无症状脑梗死(%)		
	50～59岁组	60～69岁组	70～79岁组
无病变	16.6(3/8)	30.0(3/10)	50.0(4/8)
轻度狭窄	30.8(4/13)	35.0(7/20)	42.8(3/7)
中度狭窄	57.1(4/7)	54.5(6/11)	83.3(10/12)
高度狭窄	75.0(3/4)	50.0(1/2)	100(6/6)
合计	33.3(14/42)	39.5(17/43)	69.7(23/33)

Norris等报道对有颈动脉阻塞的318例老人，分为无症状组115例和有症状组203例，经CT检查发现脑梗塞的无症状组占19.1%(22/115)，有症状组占47.2%(96/203)。

（三）颈动脉粥样硬化与冠心病

Hertzer等报道行颅外颈动脉重建术的506例患者，在术前检查并有冠状动脉粥样硬化病变的占93%,其中病变严重的占65%。

我国姚依群等报道尸检老年人14例(平均63.5±10.2岁。男6人,女8人)中,发现颈动脉粥样硬化与冠状动脉病变有一定的相关性。即颈动脉无明显粥样硬化者,冠状动脉也无明显变化;而颈动脉有明显病变者,冠状动脉粥样硬化也较明显。但颈动脉病变的多少并不能预示冠状动脉病变的范围,两者之间无明显相关性。因此,颈动脉与冠状动脉存在粥样硬化,除有相同的致病因子外,其病变范围的不一致性可能由遗传因素或血管壁自身因素等较多的不明原因造成。

(四)颈动脉粥样硬化与间歇跛行

Kesler等报道患下肢闭塞性动脉硬化症伴间歇跛行症状者,约1/3同时伴有颈动脉病变。但大多无症状,仅8%可发生TIA。

六、治疗

(一)内科治疗

(1)病因治疗:必须了解有关颈动脉粥样硬化的致病危险因素,有针对性地进行内科治疗。包括治疗高血压病、高脂血症、糖尿病、肥胖症和禁吸烟等。

(2)抗凝治疗:对颈动脉粥样硬化患者发生TIA者,可用华法林等进行抗凝治疗。

(3)抗血小板功能治疗:可用阿司匹林、潘生丁等。如有粥样硬化斑块出血倾向者,应禁用或慎用抗血小板药物。因伴有内膜壁出血者易发生脑血管病,应及早进行手术治疗。

(二)手术治疗

颈动脉粥样硬化斑块属软性-厚密斑块者、斑块有出血者及显著狭窄阻塞(>75%)者,易并发脑血管病,需手术治疗。

1. 颈动脉内膜剥离术(carotid endarterectomy,CEA)

颈动脉内膜剥离术(CEA)于1953年为De Bakty首创。后经多年经验总结,肯定了CEA手术可明显降低缺血性脑卒中的发生和复发率,包括对颈动脉粥样硬化有症状组降低>70%,无症状组降低>60%。

Hobson等报道,对444例男性无症状的颈动脉阻塞>50%者随机分为两组:内膜切除手术组211例(同时服阿司匹林),和内科服阿司匹林治疗组233例。随诊4年,结果手术组明显好于内科治疗组,表现在手术组发生TIA、TMB、卒中和死亡数均明显低于内科治疗组。(表20-13-8)

表20-13-8 颈动脉病变手术治疗和内科治疗转归比较

转归	手术组(n=211)		内科组(n=233)	
	例数	%	例数	%
TIA	9	4.3	17	7.3
TMB	1	0.5	12	5.2
卒中	17	8.1	28	12.0
卒中死亡	1	0.5	4	1.7

(1)CEA手术适应证:①颈动脉狭窄超过75%,尚无临床症状者。②临床有相应的TIA发作,狭窄达50%以上者。③颈动脉斑块出现溃疡,或形成夹层者。④颈动脉狭窄病变不高于C2水平者。⑤不伴有对侧颈动脉狭窄闭塞者。

(2)CEA手术效果:CEA治疗效果很大程度上取决于手术医生的技术,同时也受可能发生多种并发症的影响,包括再卒中、心肌梗死、深静脉血栓、肺栓塞、肺部感染,以及喉返神经和舌下神经损伤等并发症(约占10%)。Spencer等报道患颈内动脉严重狭窄者行内膜切除的196例,对其中91例在术中进行颅内多普勒超声检查。见出现血栓57例(62.6%),固体栓子24例(26.3%)。发生气栓的57例中1例在术后出现半身轻瘫,1周内恢复。24例固体栓子中有11例出现在术前及术中切开颈动脉时,此11例在分叉处均有溃疡形成;10例(41.6%)出现TIA或卒中;2例发生在压缩颈总动脉时,但未发生脑血管症状;2例术后发生脑血管症状,另外,在术中发现栓子征象时,一旦停止操作,栓子信号即消失。

由于 CEA 手术可发生上述各种严重并发症,在一定程度上限制了 CEA 手术的普及工作。

2. **支架置入颈动脉血管成形术**(carotid artery stenting,CAS)

自 1990 年报道第一例将扩张支架置入颈动脉治疗颈动脉狭窄获得成功以来,经近 10 多年的应用探索,肯定了 CAS 用于治疗颅外颈动脉狭窄的安全性和有效性,而且初步证实尚可用于不适合做 CEA 的高危患者,以及多发狭窄和颅内动脉高位狭窄等患者。

(1)CAS 的适应证包括:①颈总动脉近端和颈内动脉颅内段等手术难以抵达、狭窄≥75%的部位。②对侧颈动脉闭塞。③多血管病变。④串联的狭窄病灶。⑤手术后复发的颈动脉狭窄。⑥非动脉粥样硬化性狭窄,如放疗后致颈动脉狭窄或肌纤维发育不良等病症。⑦虽宜做 CEA 的颈动脉狭窄,但不能耐受全麻手术时。

(2)CAS 的禁忌证包括:①病变严重钙化,或有血栓形成。②颈动脉重度迂曲或狭窄严重,操作有困难时。③难以纠正的高血压、糖尿病、肾功能不全以及各种血管炎性病变的活动期。

(3)CAS 的并发症:CAS 无疑提高了治疗颈动脉狭窄的水平,但尚有 2% ~8% 的并发症发生于术中和术后。包括:①颅内出血。原因是在颈动脉重度狭窄的情况下,置入支架成形后使管腔直径迅即扩大,血流量显著增多,当大量血流突然进入既往低灌注部位时,会对该处血管床产生较高压力,导致长期缺血状态下部分血管壁破裂出血,造成术后颅内出血。此外,由于长期应用抗血小板药和术前后应用肝素等抗凝药,也是构成术后致命性颅内血肿的原因。文献报道,在颅内动脉狭窄支架成形后发生颅内出血的时间大多在术后数小时之内。因此,在围手术期应重视全身血液动力学的动态变化,调整好血压。对原有高血压病的患者,术前应用有效的降压药,将血压控制在个体正常值的上限;血压不宜降太低,因血压长时间偏低,将诱发颅内缺血意外。②卒中再发。由于支架置入术中,一些破碎硬化斑块可脱落、随血流进入颅内血管而致再卒中。自 2000 年采用"脑保护过滤装置"(cerebral filter protection)以来,由于在 CAS 手术过程中有效地过滤了脱落的小斑块,使术后脑梗塞的发生率由 6% 降至 <2%。③心动过缓。颈动脉外周的颈动脉窦存在压力传感器。当支架置入操作时,如颈动脉窦受到刺激,可经迷走神经反射致心动过缓,甚至心脏骤停。故在 CAS 术前应预防性用药(阿托品类),将心率提高到 80 次/分以上。如遇重度房室传导阻滞时,术前应安放临时或永久心脏起搏器,以达保证 CAS 的成功。

3. **血管架桥重建术**(by - pass revasculari zation)

由于对颈动脉狭窄采用置入自膨式支架治疗后,不仅取得较好疗效,且具较高安全性,对患者负荷较大的血管搭桥手术常被取代。

七、预后

Fabris 报道,经超声检查 85 例患者的 150 支颈动脉,有粥样斑块 112 支,无病变 38 支。随诊 4 年,112 支有病变的颈动脉中 16 支病变有明显进展(14.3%),病变分解 1 支(0.9%),无变化 95 支(89.8%),死亡 8 例(7.1%),行血栓内膜切除术 3 例;原来无病变的 38 支,发展至出现狭窄病变的 7 支(18.4%)。

Luisani 等报道 146 例无肥胖、无糖尿病、无心血管症状的高血压患者,经超声检查发现有颈内动脉粥样硬化斑块的 63 例(43.1%)。对其进行降压治疗后随诊 3 年,发现颈内动脉病变有进展的 20 例(31.7%),出现脑血管症状的 4 例(6.3%),死于卒中的 1 例(1.5%)。

Kesler 等报道,对无症状的有颈部血管杂音的患者随诊 15 年,发生 TIA 者占 20%,轻卒中者占 12%,发生致死性卒中者占 3%。

因此,颈动脉粥样硬化一旦形成,其病变进展虽多缓慢,但即使是无症状者,也可在相当时间中出现脑血管症状,以至影响老年人的健康和生命。临床应重视其防治工作。

采取支架置入治疗颈动脉粥样硬化狭窄的预后是较好的。北京空军总医院神经内科主任石进教授等于2006年报道约两年的经验,对10例颈内动脉高度狭窄的患者,平均年龄64.5岁(53～74岁),病变狭窄程度平均78.3%(70%～95%),经置入自膨式支架后,狭窄程度降至12.5%±7.2%。在置入支架前均使用保护过滤装置,有3例患者在其保护装置中回收到黄色片状碎组织块。术后有8例出现程度不同的心率减慢,3例需用药物处理,其中1例心率减慢持续3天,并出现脑低灌注表现。10例中在术前有TIA史7例(各1、2、3、5、10、11、13次),有多发脑梗死5例、分水岭梗死3例、腔隙梗死2例;术后随访6月以上,未发现新的脑卒中。超声检查未发现颈内动脉支架部位再狭窄,也无支架形态改变。初步认为,颈内动脉自膨式支架置入术治疗颈内动脉粥样硬化狭窄是安全有效的。

(潘天鹏)

参考文献

1. Roubin GS, New G, Iyar SS, et al. Immediate ard later clinical outcomes of carotid artery stenting in patients with symptomatic and asymptomatic carotid artery stenosis, a 5 - year prospective analysis. Circulation, 2001, 103:532 - 537

2. Rath PC, Lakshmi G, Agarwals M, et al, Carotid arlevy stenting with filter protection. Indian Heart J, 2003, 55:241 - 244

3. 赵振宇,赵志荣．缺血性脑血管病患者颈动脉粥样硬化与血脂、脉压的相关性研究．实用神经内科杂志,2004,7:20 - 22

4. 庞超,郭纪元,杨霄鹏．80例高血压病患者颈动脉超声检查结果分析．解放军保健医学杂志,2006,8(3):159 - 160

5. 李宝民．粥样硬化性颈动脉狭窄及其外科和血管内治疗．解放军保健医学杂志,2007,9(1):8 - 10

6. 石进,吕强,张英谦等．颈内动脉粥样硬化狭窄血管内支架置入术的疗效观察．神经损伤与功能重建,2006,1(1):17 - 19

第十四节　内脏缺血综合征

内脏缺血综合征(splanchnic ischemia syndrome)是指因器质性或功能性原因造成分布于腹腔消化器官的动、静脉管腔的阻塞或血流减少,而引起的一系列临床急、慢性综合病症。内脏缺血病症见于报道已有上百年历史,本是较少见的病,但随着人的寿命的延长,和对本病认识的不断深入,近一二十年来发病有明显增多。一旦急性发病,临床表现复杂,容易误诊漏诊而造成较高死亡率。

一、腹腔消化器官供血脏支的解剖

腹主动脉分布至消化器官的脏支主要有三,即腹腔干(celiac trunk)、肠系膜上动脉(superior mesenteric artery)和肠系膜下动脉(inferior mesenteric artery)。三个脏支及其分支均可发生阻塞性缺血病变。病变发生最多的部位是肠系膜上动脉,称为“肠系膜缺血”(mesenteric ischemia)。

(一)腹腔干动脉分支的供血分布

(1)脾动脉:①脾支,供应脾脏。②胰支,供应部分胰腺。③胃短动脉,供应胃底部。④胃网膜左动脉,供应胃大弯上段。

(2)胃左动脉:供应胃小弯上段。

(3)肝总动脉:①胃右动脉,供应胃小弯下段。②胃十二指肠动脉分为两支:胰十二指肠上动脉,供应部分胰及十二指肠;胃网膜右动脉,供应胃大弯下段。③肝固有动脉,分为左支、右支和胆囊动脉,分别供应左右叶肝和胆囊。

（二）肠系膜上动脉（SMA）分支的供血分布

（1）空肠动脉：供应空肠。

（2）回肠动脉：供应回肠大部。

（3）回结肠动脉：供应回肠末端及盲肠。

（4）右结肠动脉：供应升结肠。

（5）中结肠动脉：供应右半横结肠。

（6）胰十二指肠下动脉：供应部分胰及十二指肠。

（三）肠系膜下动脉（IMA）分支的供血分布

（1）左结肠动脉：供应左半横结肠及降结肠。

（2）乙状结肠动脉：供应乙状结肠。

二、病理生理

健康人在休息时，胃肠道供血约占心排出量的 20%，进食后占 35%。在休息状态，肠系膜毛细血管仅有 1/5 开放，说明肠道有较大的储备功能，对缺血有较高的耐受性。但是，当血压低于 70mmHg（9.3kPa）时，肠灌注同样受到影响，这时组织仍能依靠释放更多的氧而维持其成活状态。当血压降至 40mmHg（5.3kPa）时，这种代偿机制即消失，约 15min 即见小肠绒毛受损伤，3h 黏膜脱落。在此阶段如血循环得到恢复，新上皮即可再生；但此时因肠功能尚未恢复，进食后可有腹痛、腹胀和渗透性腹泻。缺血 6h，坏死病变可发展至浆膜面，如不进行手术处理，将死于穿孔、败血症和多器官功能衰竭。如缺血范围较小，病变轻且局限，受侵肠段可恢复，或发展为肠狭窄和肠梗阻。

（1）上述肠系膜缺血的发展过程受 2 个因素的影响：①侧支循环的建立。侧支循环丰富，即使 3 个脏支均有阻塞，也可无特殊临床症状。②内脏的自身调节功能有否受到破坏。如交感神经张力的影响，循环中儿茶酚胺、肾素、血管紧张素、加压素、血栓素等的增多，甚至应用药物地高辛，均可造成血管收缩，可引起非阻塞性肠系膜动脉缺血。

（2）肠缺血后必然导致“感染”：缺血的肠段缺乏抵抗细菌入侵的能力，将很快发生内毒素血症、菌血症和败血症。在肝功能受损时，细菌和毒素更易由门脉系统进入全身循环；大量内皮细胞的脱落，以及白细胞和血小板的介入，将进一步加重酸中毒，并发展为弥漫性血管内凝血（DIC）。由于渗透性作用的增强，体液和蛋白大量渗入组织间、肠腔和腹腔，血液浓缩、血容量减少和血黏度增高，将进一步加重灌注不足，同时导致肾功能受损。

一旦组织坏死已不可逆，再重建血循环不仅无济于事，且能促成“内脏休克”（splanchnic shock）的发生。因再灌注只会注入全身自由循环更多的有害物质，包括缺血时微循环处产生的过氧化物（O^{-2}，H_2O_2）羟基（-OH）等有害的自由基、激活的白细胞和血小板等，随时可发生成人呼吸窘迫综合征（ARDS）。

（3）根据内脏缺血影响解剖部位的不同，临床可分为：

1）肠系膜缺血（mesenteric ischemia）：小肠受侵。

2）缺血性结肠炎（ischemic colitis）：结肠受侵。

3）急性糜烂性胃炎（acute erosive gastritis）：胃受侵。

4）缺血性肝炎（ischemic hepatitis）：肝受侵。

5）缺血性胰腺炎（ischemic pancreatitis）：胰受侵。

6）非结石性胆囊炎（non-calculous cholecystitis）：胆囊受侵。

（4）静脉系统的阻塞，如发病突然，且闭塞完全，同样可表现为严重的急腹症，发生肠坏死，迅速发生“菌内毒素血症”，导致循环衰竭而危及生命。动物实验观察，当门静脉未闭塞前，在门静脉和全身静脉血中均无菌内毒素测出；门静脉闭塞后 29min，门静脉血测出菌内毒素的占 60%，全身静脉血测出内毒素的占 50%；闭塞 30min 后，25% 动物死亡；闭塞

60min,动物全部死亡。结扎家兔肠系膜上动脉后也出现菌内毒素血症和大肠杆菌性败血症,造成血浆丢失,血容量不足,最后死于循环衰竭。如在结扎前,将庆大霉素或羧苄青霉素注入胃肠道控制肠道细菌,可防止休克的发生和避免动物的死亡。此外,在阻断动物的门静脉和肝动脉 10min 后,可出现血钾增高,造成心脏中毒,出现心律紊乱和心脏停搏。这可能是因为肝细胞在缺血缺氧状态下释出大量钾而导致高钾血症。

静脉血栓形成缓慢者,如有侧支循环建立,可无特殊影响。也可出现亚急性的腹痛,伴发热,数周后发展为慢性肠梗阻。如血栓形成波及门静脉,可逐渐形成门静脉高压症,发展至产生腹水和食道静脉曲张。

三、病因

肠系膜缺血在临床上多见,其病因主要有三种情况。

(一)动脉阻塞性缺血

1. 急性阻塞

(1)栓子阻塞(embolism):多来自房颤患者的左心房血栓,以及主动脉瘤壁血栓。尚有报道支气管肺癌切除术后发生瘤栓在 SMA 的。

(2)血栓形成(thrombosis):基础病因是动脉粥样硬化。诱因有系统性红斑狼疮、主动脉夹层动脉瘤、肠道炎症及各种原因引起血容量不足和脱水的情况,如心衰、手术等。也有发生在老年心肺血管旁路术后的。

(3)手术损伤:做胃肠手术中,误结扎了内脏动脉的分支,可造成急性阻塞。

2. 慢性阻塞

(1)动脉本身疾患:主要是动脉粥样硬化(95%)。尚有血栓闭塞性脉管炎(buerger 病)、锁骨下颈动脉闭塞性血栓性动脉炎(takayasu 病)。

(2)全身性疾患:糖尿病、白塞氏病等。

(3)机械性因素:内脏脱垂、肿瘤、粘连、扭转、憩室等造成外压因素。

(4)放射治疗损伤。

(5)纤维肌性异常(fibro - muscular dysplasia):据统计 1100 例纤维肌性异常患者中,发生在 SMA 的 14 例,在腹腔干动脉的 10 例,合计占 2.2%。

(二)静脉阻塞性缺血

肠系膜静脉急性血栓形成中,除一小部分原因不明为特发性(10%)外,临床分为两类:原发性占 30%,继发性占 60%。

1. 原发性

(1)血液病:包括血小板增多症、红细胞增多症、镰状细胞症等。

(2)凝血和抗凝血系统异常:如不良纤维蛋白原血症(dysfibrinogenaemia),遗传性缺乏凝血抑制因子,如缺乏抗血凝素Ⅲ(antithrombin Ⅲ)、缺乏蛋白 C、蛋白 S(protein C&S)。

(3)其他:脾切除术、癌症等。

2. 继发性

(1)门静脉高压症:包括肝前、肝及肝后原因引起所有的门静脉高压。

(2)腹腔内感染:包括急慢性胰腺炎、胆管炎、阑尾炎、憩室炎、盆腔脓肿等。

(3)胃肠炎:包括细菌、病毒和寄生虫性的。

(4)手术后:如对食管静脉曲张注射硬化剂治疗、门静脉与体循环短路手术。

(5)其他:腹腔内肿瘤、腹部外伤、肠道穿孔等。

(三)非阻塞性缺血

(1)低血压、低灌注状态:包括出血性休克、败血症、心肌梗死、急性胰腺炎、肾功能衰竭、肝病、外伤、多器官功能衰竭、中枢神经系统受损等。

(2)大手术:如心脏体外循环手术发生非阻塞性肠系膜缺血的占 5% ~27%。

(3)药物:地高辛类有血管收缩作用。

(4)非特异性,自发的。

四、临床表现及处理原则

(一)急性动脉缺血

1. 病变性质

造成肠系膜动脉急性缺血的病变分为:①栓子阻塞,占30%。②血栓形成,占50%。③非阻塞性缺血,占20%。

(1)急性栓子阻塞:发生在肠系膜上动脉的栓子占所有全身性栓塞症的5%,约1/3患者既往有血栓栓塞史。栓子阻塞部位,15%发生在开口处,50%在远端空肠和中结肠分支,35%分散在更远端。因此阻塞将节段地影响十二指肠、部分空肠和右半结肠。临床表现为突然发生急腹痛,排出血样大便。

(2)急性血栓形成:血栓形成多发生在原有粥样硬化病变的开口处。常有其他部位的动脉粥样硬化症,如心肌梗死、脑卒中、下肢缺血症等。可由血容量不足、脱水等诱因导致发病。突出的症状是腹痛,偶有血样大便,逐渐出现腹胀、呕吐,易误诊为肠梗阻。肠坏死可从十二指肠一直扩展至横结肠,预后极差。如有侧支循环建立,临床症状出现缓慢,或不易叙述清楚。

(3)非阻塞性缺血:多由于低灌注或血管痉挛引起。表现为黏膜层坏死,常有腹痛、腹胀。超声检查和血管造影可与阻塞性缺血鉴别而明确诊断,避免采用手术治疗。非阻塞性缺血一般均有发病诱因,如大手术、胰腺炎、心梗、肾功能衰竭、肝病、外伤等。如注意用硝酸甘油及钙离子拮抗剂,可减少非阻塞性缺血的发生。

2. 阻塞部位

急性肠系膜缺血阻塞部位的不同,临床表现也有不同。

(1)急性结肠缺血:多见于60岁以上老年人。常局限,多发生于中结肠动脉及脾曲。约20%可查出发病诱因,如不完全性肠梗阻(60%)、憩室、粪便阻塞等,因肠蠕动增强、腔内压力增高而造成灌注不足;也可发生于结扎肠系膜下动脉后。多数患者可有左侧腹间隙作痛,数小时或数日后腹泻,排血样便,即所谓"缺血性结肠炎"表现。重症患者可发生穿孔和中毒性肠扩张。也可表现为慢性肠炎,临床与克罗恩病(Crohn′s disease)难鉴别,但不会发生肠瘘。结肠镜检查可见缺血表现。钡灌肠检查有助于诊断的特征是早期出现的"拇指压印"(thumb - printing),约占75%,提示黏膜及黏膜下水肿物出血,此征约1周内消失;约60%见深浅不一的黏膜溃疡;12%见狭窄。但钡灌肠检查有一定危险性,可加重灌注不足或诱发穿孔。

临床病例:刘××,女,70岁,住院号30244。主诉:腹痛,便血,口服黄连素和氟哌酸治疗3天无效,于2004年3月29日入院。既往有高血压病和冠心病史32年,常服硝苯地平控释片和单硝酸异戊酯治疗而病情稳定。入院时测血压160/90mmHg,当日行电子肠镜检查,见距肛门45cm处降结肠有一长5cm的隆起病变,似菜花样,表面糜烂污秽出血,两端充血水肿,侵及肠腔全周,肠腔狭窄,但可顺利通过肠镜。取6块结肠黏膜送病理检查。临床拟诊缺血性结肠炎致结肠溃疡,不能除外结肠癌。当即静滴环丙沙星0.2g,2次/d,和口服氟派酸胶囊0.2,3次/d等消炎治疗。病理诊断报告符合结肠黏膜炎性坏死病变。3月31日开始静点川芎嗪160mg/d等活血化瘀、扩血管药物治疗。4月6日复查肠镜,见原局部充血样隆起基本消失,结肠黏膜溃疡性病变较前局限,边缘规整,底部附着干净白苔,周围黏膜充血水肿明显好转,管壁柔软。4月15日改用血塞通500mg静滴,1次/d。4月25日出院。现随诊4年至2008年无复发。

(2)急性小肠缺血:多"急腹症"表现。症状和体征常分离而不典型,如腹痛之剧烈程度与平静的腹部差别大,血白细胞计数的显著增高与低体温状态的分离现象,以及心率的极度增快和血压的波动性大等,因此常易误诊和漏诊。多数患者在剖腹探查时或死后尸检中才作出诊断。因此,临床上如排除了胰腺炎、胆囊炎和胃肠穿孔等急腹症后,即应警惕本病的可能。一旦发展至肠坏死,死亡率高达70%~90%。

临床病例：刘××，男，61岁，住院号11543。原患高血压病、冠心病，并两次脑梗塞2年。此次因再发脑梗塞于1975年8月17日住院。入院时右侧偏瘫，中枢性失语，表现为脑软化性痴呆，意识模糊不清。此后长期卧床，经人工喂养护理治疗，病情稳定有11年。至1986年8月29日，患者时年72岁，突然出现恶心呕吐，血压由140/120mmHg降至90/80mmHg。急查血白细胞$38 \times 10^9/L$，中性粒细胞97%。腹腔穿刺抽出淡红色液体，混浊，蛋白(+)，白细胞计数1700，多核占95%。拟诊"急性原发性腹膜炎，并感染性休克；不能除外门静脉血栓形成"。即予抗感染和抗休克治疗，血压渐升至90～120/60～86mmHg；同时静点川芎嗪、肝素，并从右股动脉注入尿激酶20万单位等扩张血管与抗凝治疗。至9月4日下午患者突然解柏油样大便两次，量多，血压急剧下降。当晚18时经急救无效死亡。

尸体解剖病理报告(917)：①肠系膜上动脉粥样硬化Ⅳ级，伴血栓形成，致空肠起始段出血性坏死，长130cm。腹腔血性积液500ml。②主动脉和腹腔动脉粥样硬化，Ⅳ级。心冠状动脉粥样硬化，Ⅰ级。③脾脏多发出血性梗死。死亡原因：肠系膜上动脉血栓形成，致空肠段坏死，并发腹膜感染，造成感染中毒性休克死亡。

3. 检查方法

X线腹部平片约1/4患者无异常，部分患者见扩张的肠段和肠胀气。CT检查30%正常，偶见腹水、小肠壁增厚及黏膜"拇指压印"。

血管造影：可见阻塞在肠系膜上动脉开口部及其2cm内，有利于与非阻塞性缺血鉴别。非阻塞性缺血时仅有血管痉挛，表现为"穿珠线"(string of beads)样。在造影前应注意补充液体，和检测凝血机制。但血管造影对急性动脉缺血患者有局限性，因为：①患者病情重、死亡率高，多在监护室观察，不便于造影。②内脏血管结构的异常，可造成假阳性结果。③由于操作经验所限，可出现假阴性结果。④更重要的是可能延误手术时机。

放射性核素标志的白细胞在肠道的追踪：注入99Tc－HMPAO标志的白细胞后3h，在缺血的小肠部位活性显著增高。

4. 治疗

急性肠系膜动脉缺血的治疗措施为：

(1)经皮腔内介入治疗：对非阻塞性动脉缺血，用扩管药罂粟碱(papaverine)30～60mg/h经导管注入，可迅速改善供血，缓解症状。由于罂粟碱90%在肝内代谢，将不至于产生全身反应。如遇到全身衰竭或休克时，可小剂量点滴多巴胺或正肾素，以增高内脏和肝的血流量。

(2)溶栓治疗：用于血栓形成和栓子阻塞的早期，可选链激酶、尿激酶或纤溶酶原激活剂。但如发展至肠坏死，则不宜溶栓。

(3)血管重建术：包括取栓术和血管旁路术。可直接将肠系膜上动脉移植至近处腹主动脉或髂总动脉，或用自身静脉架桥。

(4)坏死肠段切除术：是抢救患者生命的最后手段。

(5)治疗原发病和诱发病因：包括消炎、补充血容量等支持治疗。

(二)慢性动脉缺血

1. 发病情况

慢性肠系膜动脉缺血约95%是由于腹主动脉粥样硬化侵及内脏动脉开口处所致。其他病因尚有白塞病、血栓闭塞性脉管炎，以及外压因素等。一般需内脏血管三支中的二支受阻才会出现症状。

2. 临床表现

肠绞痛常发生在餐后1 h内，以后数小时内逐渐缓解。导致疼痛的机制尚不十分清楚。可能是迷走神经反应导致肠系膜血管床扩张，或因由小肠盗血至胃所引起。疼痛的程度与饮食量的多少有关，与饮食内容无关。此外，患者可有明显的消瘦。当腹腔干动脉受侵时，可影响胃和胆囊功能，出现消化不良症状。

3. 检查方法

超声检查有一定帮助。但因患者常体胖、肠胀气，或因复杂手术后解剖关系的改变等问题，为检查诊断造成困难。

血管造影可了解动脉阻塞的程度和侧支循环建立的情况，并可了解主动脉和髂动脉情况，为能否用于旁路手术提供依据。

磁共振显像术可检测餐前后肠系膜动脉血流变化情况，有助于鉴别健康人、无症状的和有症状的患者。

4. 治疗

慢性肠系膜动脉缺血的治疗措施为：

(1)经皮腔内血管成形术(PTA)：介入治疗早期成功率70%～100%，但复发率高，4～28月约有10%～50%复发，尚有造成远端血栓的副作用。

(2)血管重建术：如有肠绞痛反复发作和体重明显下降，检查见二支阻塞，应行血管重建术。Geelkerken等报道14例患者的42支有病的内脏动脉，对其中23支做了血管重建术。随访11.8年，存活的13例患者，术后症状均很快缓解；对8例患者的13支重建血管做血管造影复查，11支保持通畅，2支再阻塞的无任何临床症状，因自建有侧支循环。

(三)肠系膜静脉栓塞(mesenteric venous thrombosis)

1. 发病情况

肠系膜静脉血栓形成占所有胃肠缺血症的15%～30%，约20%～40%可扩展至门静脉。门静脉血栓形成在门脉高压症患者中的发生率为10%。实验模型中见肠系膜静脉急性阻断后，大量体液和蛋白渗入肠腔和腹腔，造成与动脉阻塞时一样的低血容量、血液浓缩和循环衰竭。同时因高凝状态而进一步促使血栓的发展，造成小动脉淤积，微血管完整性受损，管壁出血，以至组织坏死。肠系膜静脉血栓可扩展至脾静脉、门静脉和肝静脉，造成门脉高压症。

2. 临床表现

门静脉系统急性血栓形成的临床表现，无论是原发性或继发于胰腺炎、胆囊炎等病，与急性动脉阻塞有类同的急性重症过程，凸出的症状是难以忍受的腹痛，需用吗啡类较强止痛剂才能缓解。同时有“三高二变”的特征性表现。“三高”是血白细胞计数显著增高，血红蛋白异常增高，和心率极度增高。“二变”是血压由开始时增高，变为以后的降低；体温由开始时的正常或略升高，变为以后的低体温状态。白细胞数增高是机体的防御性应激效应，可增至40.0×10^9～60.0×10^9/L。血红蛋白增高是由于血液的高度浓缩，可增至180g/L以上。心率增快是重度中毒和血容量不足所致，可增至160次/分以上。低血压和低体温状态均为中毒性休克表现。

3. 诊断

肠系膜静脉血栓形成的临床诊断存在一定困难。手术探查前能确诊的仅占10%～15%。

(1)X线腹部平片：仅见肠胀气。

(2)超声检查：门静脉血流减少，或可直接探查到阻塞病变。

(3)血管造影：在注射罂粟碱后做血管造影有助诊断。可见动脉痉挛和充盈期延长，以及静脉阻塞。

(4)CT扫描：90%可查出血栓阻塞。

4. 治疗

肠系膜静脉血栓的治疗措施为：

(1)抗凝溶栓治疗：诊断一旦成立，首先给肝素抗凝治疗。如无肠坏死，可持续内科系统的溶栓和抗凝治疗。

(2)手术治疗：如表现为急腹症，应急诊手术，包括：①取栓术，可获成功。但需是早期的新鲜血栓。取栓后复发率极高，故需持续抗凝治疗，甚至需终身接受抗凝治疗。②坏死肠段切除术。

(3)抗感染和其他支持治疗：肠系膜静脉阻塞致肠坏死后造成的毒血症和败血症是致死的重要原因，因此应积极大量应用抗杆菌感染的抗生素，同时注意补充血容量、纠正循环衰竭和警惕血钾增高的危险。

五、中医药诊治

腹主动脉及其分支血管粥样硬化后管腔

狭窄致供血受阻，造成患者发生缺血性腹痛时，中医认为属“血瘀腹痛”。中医辨别“血瘀症”的依据是患者的主诉、表征、舌诊、脉象。患者多主诉脐周及脐上腹痛，疼痛性质呈刺痛，部位多固定不移。体征可见口唇色紫，肤色晦滞，眼眶暗黑，指甲枯槁。舌诊示舌质瘀暗，可有瘀斑；舌苔净或厚腻。脉象沉细或弦滑。中医治则宜“益气养血，活血化瘀”，方选“膈下逐瘀汤”。

“膈下逐瘀汤”为《医林改错》方（清·王清任）。膈下逐瘀汤主治膈膜以下血瘀腹痛。全方计当归、赤芍、川芎、丹皮、桃仁、红花、灵脂、香附、枳壳、元胡、乌药、甘草共12味药。其中当归、赤芍、川芎是主药，为养血活血；丹皮清热凉血，助活血化瘀；桃仁、红花、灵脂破血逐瘀；配香附、元胡、枳壳、乌药行气止痛，增强逐瘀之力；甘草调和诸药。全方以活血、化瘀、破血和行气药物为主，在于使气帅血行，达到活血逐瘀止痛的目的。经现代药理研究，方中的当归、赤芍、川芎、红花等有扩张血管和改善微循环的功能。

此外，除用活血化瘀主方外尚须根据患者的兼症和杂症辨证加减用药。如体弱气虚者可加黄芪、党参、人参、洋参等补气药；湿浊痰聚者加白术、茯苓、苍术等渗湿燥湿行水药。

临床病例：女性患者，78岁。主诉脐周腹痛半个多月，经西医全胃肠道及腹部检查未见器质性病变。于2004年3月29日来诊时见舌体胖大，舌边齿痕明显，舌质瘀暗，苔薄白，脉滑兼弦。经腹主动脉彩色超声检查见腹主动脉明显增宽，呈粥样硬化改变。临床符合“内脏缺血综合征”，中医诊为“气血两虚、气滞血瘀”，属“血瘀腹痛”，治宜益气养血、活血化瘀。首诊处方如下：黄芪15g，党参15g，白术15g，茯苓15g，当归10g，丹参15g，白芍15g，赤芍15g，川芎10g，红花10g，柴胡10g，郁金10g，川朴10g，元胡10g，陈皮10g，半夏10g。用药一周后于4月5日复诊，原方黄芪加至20g，加鸡血藤15g和首乌藤15g。再用药一周于4月12日三诊时，脐周腹痛明显减轻，三诊后将黄芪加至30g，腹痛完全消失。病情一直稳定。

六、预后及远期随访

急性肠系膜缺血由于其发病突然，进展迅速，诊断困难，临床容易误诊漏诊，因此死亡率高。据统计，肠系膜动脉栓子阻塞患者死亡率为50%，动脉血栓形成死亡率为95%，非阻塞性动脉缺血死亡率为67%，肠系膜静脉栓塞死亡率为30%。我国有关报道急性腹卒中患者也是死亡的多。1992年顾同进等报道老年人急性肠系膜上动脉阻塞5例，包括男4、女1，平均年龄78.6岁（66～86岁），均因急腹痛伴呕吐和腹泻（先水样便，后大便带血）入院，既往有冠心病并房颤史4人，脑梗死史1人。手术前误诊为急性胆囊炎2例，急性胃肠炎、急性阑尾炎穿孔和部分性肠梗阻各1例。手术中发现腹腔有渗液4例；肠系膜上动脉血栓形成2例；脱落栓子阻塞2例。阻塞部位在SMA的根部及分叉处。缺血肠段涉及部分空肠3例，全回肠1例，空回肠1例。术后存活1例，死亡4例。

无论何种原因造成的肠系膜缺血，其预后与有否发生肠坏死和受侵肠段广度密切相关。因此，预后的好坏有赖于及早诊断，和进行阻止肠坏死的治疗；同时要系统了解肠缺血后的病理生理变化规律，从而能进行有效的内科防治。有时为挽救生命，需进行必要的手术处理，其中介入性诊断和治疗也起重要作用。

急诊肠系膜动脉重建术后的预后较少系统总结。如在肠未坏死前行取栓手术或血管重建手术，大多近期预后较好，但不能排除再阻塞的可能。因此，应注意对血栓来源的处理，以及进行长期系统的抗凝治疗。对部分患者为挽救生命，需切除较长的坏死肠段，可后遗所谓“短肠综合征”（short bowel syndrome），需经胃肠道外营养维持。

Darling等（1994）报道做内脏动脉重建术

30例,包括腹腔干动脉10例,肠系膜上动脉20例。共做旁路术19例,内膜切除术11例。19例血管旁路术用自身静脉7例,人造血管12例。旁路连接附近主动脉12例,连接人造主动脉5例,连接右肾动脉和左髂总动脉各1例。手术后死亡1例,手术死亡率为3.3%。手术失败1例。术后又并发空肠回肠坏死1例。

总之,肠系膜缺血可因动脉缺血或静脉阻塞而造成局部和全身一系列广泛的病理生理改变,其共同特点是它们的预后都取决于肠坏死的存在与否,以及坏死的程度和范围。因此,减少死亡率的唯一途径是及早作出诊断和采取积极合理的治疗。

（潘天鹏）

参考文献

1. 潘天鹏,石津生. 现代系统老年医学. 北京:科学出版社. 1998,214－222

第十五节 下肢闭塞性动脉硬化症

下肢闭塞性动脉硬化症是老年人常见病之一。早年在医学分科中属血管外科范畴,后由于介入放射诊疗技术的迅速发展,研究报道多归之于放射学杂志。但患者因下肢动脉阻塞产生缺血性肢痛时,大多首先找内科医生就诊。因此,老年医学工作者必须全面了解周围血管闭塞性动脉硬化症的发病规律、临床特点、检诊方法,以及合理的防治措施。

一、发病情况

（一）全身闭塞性动脉硬化症总发病情况

闭塞性动脉硬化症在全身的发病分布中以下肢闭塞性动脉硬化症为最多见。

Debakey等报道13 827例动脉粥样硬化阻塞性疾患,根据病变损及的部位分为五组:Ⅰ. 冠状动脉床,即左、右冠状动脉。Ⅱ. 主动脉弓主要分支,即颈总动脉、锁骨下动脉。Ⅲ. 腹主动脉各脏支,即肠系膜上动脉、肾动脉。Ⅳ. 腹主动脉末端及其分支,即肾动脉以下腹主动脉、髂动脉、下肢动脉。Ⅴ. 同时存在Ⅰ～Ⅳ组中的两组以上病变。从统计分析发现,Ⅳ组发生率最高,占42.4%;其次Ⅰ组,占32.1%;Ⅱ组占17.2%;Ⅲ组占2.6%。(表20－15－1)

表20－15－1 全身闭塞性动脉硬化症病变部位分布

分组	例数	百分比(%)	平均年龄(岁)
Ⅰ	4427	32.1	55.4
Ⅱ	2380	17.2	61.7
Ⅲ	361	2.6	49.4
Ⅳ	5866	42.4	59.4
Ⅴ	793	5.7	60.8
合计	13 827	100.0	

闭塞性动脉硬化症的再发率也以Ⅳ组下肢动脉阻塞率为最高,再发率为15.7%;再发时间短,平均38.8月。Ⅰ组冠状动脉病变的再发率较低(2.56%),再发时间也较长,平均62.3月。在再发病例中,Ⅱ组容易再发Ⅳ组病,Ⅳ组也容易发展为Ⅱ组病。(表20－15－2)

表20－15－2 闭塞性动脉硬化症再发率统计

分组	例数	再发患者		平均再发时间(距首次发病月数)
		例数	%	
Ⅰ	4 427	80	2.56	62.3
Ⅱ	2 380	133	7.12	35.9
Ⅲ	361	6	1.51	34.7
Ⅳ	5 866	881	15.70	38.8

据解剖所见，动脉粥样硬化病变常局限在动脉的一定部位。一般多在各支动脉的近端或中近端。但在冠状血管中病变可侵及远端细支。

（二）下肢闭塞性动脉硬化症发病情况

汪忠镐等报道69例动脉硬化性下肢缺血患者，男60例，女9例，双下肢受累者23例（33.3%），涉及缺血肢体92条，其中同时兼有近端和远端血管病变者7例，病变部位99处。病变发生最多的部位是髂－股动脉以上较大血管，占66.7%，其次股腘动脉占18.2%，腘动脉以下较小血管病变占15.7%。（表20－15－3）

表20－15－3　下肢闭塞性动脉硬化病变部位分布

阻塞部位	闭塞性动脉硬化	
	肢数	%
近肾动脉处腹主动脉	14	14.1
主－髂动脉	16	16.2
髂－股动脉	36	36.4
股－腘动脉	18	18.2
腘动脉分叉以下动脉	15	15.1
合计	99	100.0

钱允庆等报道140例下肢动脉硬化性闭塞症也是男多于女；年龄40～80岁，以50～70岁多见。病变部位分布也以股动脉以上较大血管多见（77.1%），胫动脉有病变的仅22.9%。狭窄病变和血栓阻塞多发生在动脉分叉的起始部位。如主－髂动脉闭塞常发生在主动脉后壁及髂总动脉上端，股动脉病变多发生在股浅及股深动脉分叉处。少数见腘动脉分叉部胫前及胫后动脉硬化病变。

（三）小动脉综合征发病情况

一般认为周围血管闭塞性动脉硬化症在妇女中少见。1969年，Johnson报道腹主动脉远端发生闭塞性动脉硬化症的21例女性，均为年轻、个矮、体胖妇女，其肾动脉以下腹主动脉管明显细小，认为与动脉发育不全有关，命名为“小血管综合征”（small blood vessel syndrome）。由于腹主动脉分叉处面积比值小，易于发生粥样硬化和早期阻塞。1977年，Vroonhoven提到此类妇女的间歇跛行与长期服抑制排卵的避孕药有关。1983年Cronenwett称之为“妇女小主动脉”（female small aorta）。1985年Cases报道106例腹主动脉造影女患者中见小主动脉11例，占10.4%。11例首次出现症状的年龄为37～63岁（平均49±3岁），均有间歇跛行和吸烟史，有用避孕药史1年以上者5例，兼有上肢病变者3例。并认为腹主动脉分叉处动脉直径＜10mm可诊断为“小动脉”。

腹主动脉发育不全致动脉粥样硬化阻塞者在男子中也可见到。Palmaz报道408例男子周围动脉造影中见腹主动脉发育不全者18例，占4.4%，平均年龄52.7±7.1岁，较动脉发育正常男子发病（平均62.0±9.6岁）早约10年。

二、临床表现

（一）症状及体征

1. 患肢的缺血性改变

（1）症状：肢体发凉，间歇跛行。

（2）体征：皮肤苍白，体表温度降低，动脉搏动减弱或消失。

（3）营养性改变：皮肤干燥、脱屑脱毛、趾甲增厚、肌肉萎缩。

（4）坏疽：严重缺血时肢端干性坏疽，并发感染后组织溃烂坏死。

2. 临床表现特征

外周闭塞性动脉硬化症的临床表现可归纳为“5P”征：①Pulselessness（无脉）。②Pain（疼痛）。③Pallor（皮肤苍白）。④Paresthesia（感觉异常）。⑤Paralysis（运动障碍）。

（二）临床分期

（1）亚临床期：动脉粥样硬化初期，表现为肢端动脉搏动减弱,但无临床症状。

(2)间歇跛行期:下肢缺血早期,小腿部痛为间歇跛行病变常发部位,提示病变在股腘动脉;发生在股或臀部的疼痛,提示病变在髂股动脉较高部位。

(3)静息痛期:下肢缺血中期,当病变进展,间歇跛行的距离日渐缩短,直至不走路也痛,为“静息痛”。这种疼痛常局限在趾及(或)足,夜间尤甚,下垂患肢可缓解。

(4)坏疽期:下肢缺血症的晚期。当动脉闭塞发展至严重供血障碍时,缺血趾端干枯变黑,呈干性坏疽;继发感染后呈湿性坏疽,创面溃烂久治不愈。

(三)合并症

下肢闭塞性动脉硬化症常合并以下病症:

(1)高血压病。

(2)糖尿病。

(3)其他部位的动脉粥样硬化:冠心病、脑动脉硬化、肾动脉硬化、肠系膜动脉硬化等。

三、诊断方法

(一)节段性动脉压测定

节段性动脉压测定是指测量肢体各平面的动脉收缩压,包括末端的指、趾收缩压。经计算上下肢收缩压的比值,从而判断下肢缺血的范围和程度。过去常用测压的容积描记仪有:①应变容积描记仪(strain - gauge plethysmography,SPG)。②阻抗容积描记仪(impedence plethysmography,IPG)。③光电容积描记仪(photo - electric plethysmography,PPG)。现多采用多普勒超声诊断仪,也可用钟罩头听诊器听诊测定。

踝部血压测量法:袖带环绕腘部后,用多普勒仪测胫前动脉或胫后动脉踝区血流;也可用听诊器听诊。

测压用的袖带以大于被测肢体直径的20%为准。袖带宽度要求:上臂、小腿、踝部12cm,大腿部19cm,前臂10cm,指、趾1.2~2.5cm。

1. 踝/臂指数(ankle/brachial index,A/B指数)

A/B指数是指测踝部胫前或胫后动脉压与同侧上臂肱动脉压之比值。正常值≥1.0。

测A/B指数的临床价值在于:

(1)判断下肢缺血的严重程度。指数降低的程度一般与下肢缺血的严重性是一致的。如间歇跛行时A/B指数约为0.5~0.8,静息痛与坏疽时指数<0.5。

(2)观察动脉旁路移植后的效果。Ramsay等报道做胫腓动脉旁路移植65例共68肢,A/B指数由术前的0.32±0.20升至术后的0.93±0.29。恢复良好的25肢随诊6月至5年以上,A/B指数波动在平均0.11(0.04±0.28)。19肢于1月内A/B指数下降0.61±0.24,需重做手术。余24肢术后很快发生血栓阻塞,未能观察A/B指数的变化。故术后A/B指数从原来稳定值下降达0.61±0.24者即提示移植血管已开始闭塞。

2. 节段性动脉压绝对值测定

测定节段性动脉收缩压绝对值的临床实用价值为:

(1)判断缺血性坏疽的趋向:一般踝动脉压>60mmHg(8.0kPa),肢体存活率为86%;踝压<60mmHg(8.0kPa)时,坏疽率达77%。

(2)选择截肢平面参考:腘动脉压>50mmHg(6.7kPa)可膝下截肢;未探到腘动脉血流时,应选膝上截肢。

3. 节段性动脉压同侧相邻段之比及两侧相对称部位之比

同侧肢体相邻段血压差,或两侧肢体对称部位血压差>20mmHg(2.7kPa)时,提示压力降低部的近端动脉狭窄或闭塞。

(二)经皮氧分压测定

通过测定局部组织的氧分压,可间接了解局部组织血流灌注情况。可在静息状态、体位改变及运动后反复检测对比分析。有助于间接了解局部供血情况，指导临床确定截肢水平，判断手术后伤口愈合趋向及旁路手术后效果。

White 等报道，经皮氧分压测定与其他非创伤性检查方法和动脉造影检查的价值近似。如 $PtcO_2$ > 50mmHg(6.7kPa) 者，多普勒动脉压平均 122mmHg(16.3kPa)，动脉造影示病变少而轻；$PtcO_2$ < 40mmHg(5.3kPa) 者，多普勒动脉压平均 46.6mmHg(6.2kPa)，动脉造影示病变多且重。并总结 25 例截肢手术处理的周围动脉阻塞患者应用经皮氧分压测定，确认截肢平面的选择：局部皮肤 $PtcO_2$ > 50mmHg(6.7kPa) 者，伤口愈合的可能性大；$PtcO_2$ < 40mmHg(5.3kPa) 者，一般伤口愈合不良。

（三）多普勒超声检测

彩色多普勒超声可直接观察肢体动脉管径大小、血流情况以及动脉搏动传导时间变化等，从而确定病变的部位和严重程度。

（四）磁共振显像检查

Wesbey 等对 24 例周围血管病患者进行动脉 MRI 检查，发现病变 75 处；在行 MRI 前后 14 天内行动脉造影，发现病变 82 处，符合率 91.5%。MRI 中"粥样硬化斑块"组假阴性 4 例，均因有钙质沉积所致；"显著狭窄"组假阴性 3 例，病变均在股动脉之远端的股浅动脉和股深动脉分支。（表 20－15－4）

表 20－15－4　周围血管病 MRI 显像与动脉造影对照

病变分组	动脉造影组	MRI 组	符合率(%)
粥样硬化斑块(狭窄 <50%)	50	46	92.0
局部显著狭窄(狭窄 >50%)	12	9	75.0
动脉硬化性阻塞(包括移植血管)	10	10	100.0
手术动脉瘤	3	3	100.0
管腔扩张	7	7	100.0
合计	82	75	91.5

MRI 可清晰显示主动脉及髂动脉部位凸入腔内的粥样硬化斑块、管腔的狭窄和阻塞，以及做血管手术后的并发症，如血管瘤、动脉扩张等。但较难显示股动脉以下较小分支的狭窄病变，也难显示钙化的斑块。因此，MRI 尚不能完全替代手术前的血管造影。

（五）周围动脉造影

经皮穿刺股动脉插管可按需要达腹主动脉的肾动脉分支以上，做双侧或单侧下肢动脉造影。动脉造影能明确病变部位、范围和严重程度，是确定需否、能否和如何手术治疗的依据。但血管造影不能对局部组织的灌注作出定量分析，因此临床仍应与局部动脉压和氧分压等检测结合起来，才能作出更准确的判断。

泛大西洋介入学会（Trans Atlantic Inter－Society Consensus，TASC）于 2000 年根据髂及股腘病变严重程度，分为 A、B、C、D 四型，有助于指导治疗方案的选择。下肢动脉病变的 TASC 形态学分型见表 20－15－5。

表 20－15－5　下肢动脉病变 TASC 形态学分型

分型	髂动脉	股腘动脉
A 型	CIA 或 EIA 单处病变 <3cm(单侧/双侧)。	浅股动脉或腘动脉,单处病变 <3cm。
B 型	单处病变长度在 3～10cm,未延展至 CFA;CIA 和(或)EIA 的两处狭窄病变,长度短于 5cm,未延展至 CFA;单侧 CIA 闭塞。	不累及远端腘动脉,单处病变长度 3～10cm;重度钙化狭窄长度达 3cm;多处病变,每处均小于 3cm(狭窄或闭塞);单处或多处病变,胫动脉无持续血流情况。
C 型	CIA 和(或)EIA 双侧病变,长度 5～10cm,未延展至 CFA;单侧 EIA 闭塞,未延展至 CFA;单侧 EIA 狭窄,延展至 CFA;双侧 CIA 闭塞。	单处狭窄或闭塞,长度 >5cm 多处狭窄或闭塞,每处长度在 3～5cm,伴或不伴严重钙化。
D 型	单侧弥漫的多处狭窄,包括 CIA、EIA 和 CFA(通常长度 <10cm);单侧闭塞,累及 CIA 和 EIA;双侧 EIA 闭塞;弥漫病变累及主动脉和双侧髂动脉;髂动脉狭窄伴动脉瘤,或存在需手术治疗的其他主动脉或髂动脉狭窄。	完全的股总或股浅动脉闭塞,完全的腘动脉及三叉近端闭塞。

CIA:髂总动脉;EIA:髂外动脉;CFA:股总动脉。

四、鉴别诊断

下肢闭塞性动脉硬化症在临床上需与多种动脉闭塞性疾病造成的下肢缺血性疼痛鉴别,也需与其他病症引起的腿痛相鉴别。

(一)与血栓闭塞性脉管炎鉴别

血栓闭塞性脉管炎(thromboangitis obliterans,Buerger′s disease)是一种周围血管的慢性炎症性闭塞性疾病,主要发生于四肢的中小动脉和静脉,以下肢更多见,故可出现间歇跛行。临床表现不同处是,发病年龄较轻,持续剧痛为主,受侵血管较小,动脉造影无粥样斑块,兼有静脉病变。(表 20－15－6)

表 20－15－6　闭塞性动脉硬化症与血栓闭塞性脉管炎鉴别

项目	闭塞性动脉硬化症	血栓闭塞性脉管炎
发病年龄	>50 岁	20～45 岁
受累血管	大中动脉	中小动脉
其他部位 A 硬化	心脑肾动脉硬化	常无
浅静脉炎	无	40%
血脂	增高	一般正常
糖尿病	20%	无
疼痛程度	相对较轻	持续剧痛
动脉造影	动脉扭曲扩张,不规则狭窄	动脉节段性血栓,血管壁大多光滑
坏疽与感染	多为混合型坏疽,常继发感染	多为干性坏疽,继发感染不明显

(二)与雷诺病鉴别

雷诺病(Raynaud′s disease)是血管神经功能紊乱引起的肢端小动脉痉挛性疾病。临床有指趾端皮肤发白、发绀、麻刺痛等发作性缺血表现。病情发展至小动脉内血栓形成,引起管腔闭塞时,可有局部组织的营养性改变,甚至指趾端溃烂坏死。

雷诺病多见于青年女性,有其特殊发病规律和临床表现,一般不难与闭塞性动脉硬化症

相鉴别。但雷诺病侵及下肢时应与妇女小血管综合征鉴别。(表20－15－7)

表20－15－7 雷诺病与闭塞性动脉硬化症鉴别

项目	雷诺病	闭塞性动脉硬化症
发病年龄	20～30岁多见	>50岁
性别	男<女(1:10)	男>女
发病率	少见	高
季节性	寒冷季节发病	无
发作性	初期为发作性,去除诱因即缓解	无
发病诱因	寒冷刺激,情绪激动	无
受累肢体	上肢指端多见	下肢趾端多见

(三)与动脉栓塞鉴别

动脉栓塞后的临床特征为肢体的“5P”症。

(1)疼痛(pain):开始在栓塞部位,渐向远侧延伸,可随栓子移动。

(2)感觉异常(paresthesia):袜套状感觉障碍。

(3)运动障碍(paralysis):肌肉坏死麻痹。

(4)无脉(pulselessness)。

(5)苍白(pallor)。

动脉血栓常有原发病因:①心源性,占86%～91%。②血管源性,如动脉瘤、动脉炎、动脉粥样硬化、创伤等致血管壁血栓形成。③医源性,如心瓣膜手术后的动脉栓塞,占15.5%。④其他。如空气、肿瘤组织、脂肪、羊水、折断的导丝和导管头,以及来源不明的栓子。

根据动脉栓塞发病的突然性,结合临床的“5P”特征和已存在的栓塞原发病因,一般不难与闭塞性动脉硬化症相鉴别。

(四)与腰椎骨关节病鉴别

老年人因“腰椎间盘脱出症”、“腰椎后关节紊乱症”、“梨状肌损伤综合征”等。均有腰痛,并牵及臀部及腿痛。一般根据骨科检查,参考X线片,结合病史不难作出正确诊断。但当下肢闭塞性动脉硬化症的病变发生在髂动脉时,疼痛常反应在臀部及大腿部,易与腰椎骨关节病所致腿痛相混淆。所不同的是动脉阻塞所致缺血性痛多为间歇性跛行,并伴患肢动脉搏动减弱或消失。腰椎骨关节病所致腿痛多与肢体变换体位关系密切,并有特定的骨关节及神经系体征,无血管阻塞病变的表现。

五、治疗

(一)一般内科治疗

用降脂、降压及扩张血管药物。如静滴低分子右旋糖酐、川芎嗪、脉络宁等,对早期间歇跛行可缓解症状。

(二)中医药治疗

1. 身痛逐瘀汤

下肢闭塞动脉硬化症引起的缺血性腿痛,中医将此类腿痛归之于血瘀所致“痹证”(“痹”是闭塞不通之意),治宜活血祛瘀、疏风除湿、通络止痛,方选“身痛逐瘀汤”。身痛逐瘀汤是《医林改错》方,由桃仁、红花、当归、川芎、没药、灵脂、香附、秦艽、羌活、牛膝、地龙、甘草等12味药组成。方中桃仁、红花、当归、川芎活血去瘀,没药、灵脂、香附行血止痛,秦艽、防风祛风除湿,牛膝、地龙疏通经络,甘草调和诸药。

临床病例:男65岁。主诉走路时左小腿间歇性疼痛4个月,加重1周,于1979年2月26日入院。入院时走不到100米即腿痛不能再走,查左下腿皮肤苍白、左足背动脉搏动消失,符合“左下肢闭塞性动脉硬化症”之诊断。中医见舌苔黄、脉弦滑,诊为“气滞血瘀,脉络阻隔”,予理气活血药治疗。药用桃仁 12g,红花 12g,当归 15g,白芍 12g,赤芍 30g,川芎 12g,鸡血藤 30g,菊花 15g,黄芩 9g,金银花 30g,蒲公英 30g,川楝子 12g,元胡 9g,牛膝 12g,白术 15g,甘草 12g。用药 1 周后,加三棱 12g,莪术 12g,葛根 12g,地龙 12g,石斛 30g,增强活血通络养阴作用。第 3 周,加黄芪 15g,元参 15g,天花粉 30g。用中药治疗近 1 月时,间歇跛行症状明显减轻,左足背动脉搏动恢复。后随诊 10 年,间歇跛行无复发。

2. 熄风通络汤

山东医学院牛志世报道以“熄风通络汤”(当归、牛膝、地龙、蝉蜕、僵虫、生牡蛎)治疗闭塞性动脉硬化症,分为三型加减用药:①正气虚损、痰瘀凝结型。治以益气活血熄风化痰通络。原汤加黄芪、川芎、桂枝、附子、白芥子、巴戟天、淫羊藿。②肝肾不足、痰瘀阻络型。治以育阴潜阳熄风通络解毒。原汤加生地、白芍、元参、丹参、金银花。③痰瘀久凝、热毒蕴结型。湿热重者加黄柏、虎杖、玉竹、泽泻、益母草、赤小豆、车前子;热毒重者加金银花、蒲公英、干蟾皮、元参、山甲、蚤休、生甘草,兼服六神丸。

(三)血管成形术

经皮腔内血管成形术(percutaneos transluminal angioplasty,PTA)对髂动脉病变初期成功率为 96%(148/154),并发症 4 例(2.6%),包括血肿 2 例、动脉瘤 2 例。远期(1 ~7 年)通畅率为 90%,可与血管重建术媲美。因此对髂动脉阻塞的治疗,PTA 应属首选。

对股、腘动脉阻塞病变做 PTA 的初期成功率为 84%(138/164)。远期(1 ~ 7 年)通畅率为 59.8%。病变范围 >3cm 者 PTA 成功率低(26%)。

(四)血栓溶解术

对病变范围大而广的病例,常因粥样硬化斑块形成后继发前向及后向的血栓形成。因此需先做血栓溶解治疗后再做血管成形术,才能取得理想效果。溶栓方法有:

(1)链激酶(streptokinase)治疗:将导管插入血栓内,每间隔 5min 注链激酶 2500U,平均 2.5h(1 ~ 7h),即刻再通率 75%(35/47),发生出血倾向为 4.2%。

(2)纤溶酶原激活剂(rt - PA)治疗:复合人体组织型纤溶酶原激活剂(recombinant human tissue - type plasminogen activator,rt - PA)能产生快速溶栓作用,并特异作用于凝血块而不引导全身性纤维蛋白溶解,故无出血副作用。且生物半衰期短,无抗原作用,是较理想的溶栓剂。动脉滴注 rt - PA0.1mg/(kg · h),持续 1 ~6.5h,产生溶栓作用达 92%(23/25)。

(五)激光血管成形术(laser angioplasty)

1. 有效率

Lefbvre 用激光血管成形术治疗股动脉狭窄 49 例,初期有效率为 95%;治疗股腘动脉完全阻塞(长 12cm)38 例,初期有效率为 52%。

2. 激光治疗中存在的问题

(1)理想的激光问题:激光虽有多种波长可选择,但尚无只作用于粥样斑块而不损及周围组织的特定激光。即使用脉冲式激光也可造成损伤,造成血管瘤、血管穿孔(10% ~20%)等并发症。

(2)理想的光导纤维问题:现用石英光导纤维仍有一定硬度、顶端较尖,易致损伤造成血管机械性穿孔。

(3)斑块吸收激光量的计算问题:粥样斑块的组成包括脂质、纤维质和钙质等,其组成比例在每个斑块中各不相同。目前尚难对各个斑块的组成作出精确的定量分析,故难以计算出适合每一斑块理想的激光波长和合理的曝光时间。

(六)血管重建术

血管重建术是通过重建动脉通道,增加血流灌注。

（1）血管旁路移植术：用自体大隐静脉优于人造血管。

（2）动脉血栓内膜切除术：适用于髂动脉病变。

（3）大网膜移植术：适用于不能做旁路移植术的胫腓动脉病变。

（七）经皮穿刺血管腔内支架置入术

经皮穿刺血管腔内支架置入术是将一能自动扩张的金属支架，经动脉导管穿刺置入病变处后，支架自动扩张，建立通道。犹如在血管内置入一金属的短人造血管。此项技术在上世纪80年代末经Yoshiota、Sutton、Rollis等人的动物实验取得成功，90年代已应用于临床。中国医学科学院心血管研究所于1992年用此法治疗髂动脉粥样硬化症重度狭窄患者获成功，自此在国内逐渐推广应用。此法适用于不能做手术的老年静息痛患者。

（八）血管重建方式的选择和评价

下肢闭塞性动脉硬化症致髂、股、腘动脉狭窄需做血管重建术的方式有二：①介入技术配合支架治疗。包括球囊扩张（PTA）、内膜旋切、激光成形，冷冻、内照射和支架置入等多种技术。②外科血管重建手术治疗，主要采用人造血管旁路术，连接腹主动脉至髂动脉和（或）股动脉的旁路血管吻合术。2005年AHA/ACC（美国心脏协会和心脏病学会）公布：对髂、股、腘动脉病变按TASC分型，其中A型病变以介入治疗较外科手术治疗取得更好的效果；D型病变则相反，手术治疗效果较介入治疗为好。对B、C型病变治疗方法的选择，目前存在较多争议，认为对治疗效果的评价，很大程度取决于医生的诊疗水平，尤其是对介入或外科手术的熟练程度。

（潘天鹏）

参考文献

1. Domandy JA, Rutherford RB. Management of peripheral arterial disease(PAD). TASC Working Group. Trans Atlantic Inter－Society Consensus(TASC). J Vasc Surg, 2000, 31(I pt2): S1－S296

2. Wang JC, Criqui MH, Denenbery JO, et al. Exertional leg pain in patients wich and without paripheral arterial disease. Circulation, 2005, 112: 3501－3508

3. 杨庭树. 老年闭塞性外周动脉疾病的介入治疗进展. 解放军保健医学杂志, 2007, 9(1): 4～6

4. 郭伟、杨代华. 下肢动脉硬化性闭塞的介入及外科手术治疗选择. 解放军保健医学杂志, 2007, 9(1): 11～13

第十六节　冠心病介入性治疗

自Grüntzig等1977年9月成功地进行了首例经皮冠状动脉内球囊成形术（percutaneous transluminal coronary angioplasty, PTCA）后，冠心病的治疗进入了一个崭新的阶段——冠心病介入治疗（percutaneous coronary intervention, PCI）时代。我国于1983年首例PTCA成功。进入上世纪90年代以后，我国的PCI几乎呈逐年成倍递增的速度发展。PCI已是冠心病治疗进展的又一重要里程碑。所谓的PCI是采用微创伤的方法，借助特殊的导管材料和装置，经皮肤和血管到冠状动脉内操作，达到清除阻碍冠状动脉血流的病变，重建冠状动脉血流的目的。PCI的最大特点是患者在几乎无痛苦的情况下，在很短的恢复期内，达到完全重建或部分重建冠状动脉血流的效果。现在世界年平均PCI例数已超过了年平均冠状动脉旁路移植术（CABG）例数。

一、经皮冠状动脉内球囊成形术

（一）PTCA的作用原理

当球囊置于冠状动脉狭窄病变处，用造影

剂充盈，使球囊内达到一定的大气压后，产生的挤压力将冠状动脉病变部位斑块撕裂，血管中膜和外膜扩张伸展变形，外膜丧失了回缩功能，保持扩张后的形态，使原狭窄的冠状动脉通畅。另外在扩张同时中膜损伤，外膜可呈轻度瘤样扩张。

（二）PTCA 的设备和材料

PTCA 要求有较好的设备条件，必备的设备有 C 形臂 X 光机、高压注射器、心电示波、压力监测仪、临时起搏器、除颤仪、主动脉内气囊反搏仪等。术中除冠状动脉造影所需要的导管材料外，还需要指引导管、指引导丝和球囊导管等，有关导管材料的选择如下：

（1）指引导管的选择：根据左主干的粗细，球囊导管的粗细及发生并发症可能性的大小选择指引导管的粗细（6～9F）；根据左主干的走行方向和主动脉根部的宽窄选择导管的型号和类型（J3.5、4、5；A1、3 等）。理想的标准：①为球囊和导丝通过病变提供足够的支撑力。②对冠状动脉血流的影响不足以造成心电图和动脉压的明显改变。③管腔在同等外径下有尽可能大的内径。

（2）导丝的选择：根据病变特点选择导丝。严重狭窄用最软的导丝，完全阻塞病变用稍硬的导丝或超滑导丝。导丝的塑型是根据血管粗细决定导丝远端的形状，根据血管分叉角度决定导丝近端塑型。

（3）球囊的选择：根据病变软硬度和是否钙化选择有无顺应性球囊；根据病变血管的粗细及病变的长短选择球囊直径和长度，一般球囊直径与血管直径为 1∶1，长度应略超过病变。另外球囊导管的杆径、硬度、表面光滑度都影响着手术的成功。

（4）特殊类型的导管：①长球囊：弥漫性病变的长度如果在 20mm 以上，常规的球囊仅有 20mm，采用常规球囊扩张将会发生“推雪”现象，使内膜剥脱，冠状动脉急性闭塞。30～40mm 长球囊的出现在一定程度上解决了内膜剥脱的问题。②灌注球囊：在供应侧支循环的血管进行扩张时，不仅被扩张血管的远端无血流，而且由其提供的侧支循环也无血流，使大面积心肌缺血引起严重并发症。灌注球囊是在球囊的近端和远端建立侧孔，当球囊充盈后，血流可以经近端的侧孔进导管跨过球囊，经远端的侧孔出导管，保证扩张期的心肌供血。③快速交换球囊（Monorail 型）：仅在球囊导管的远端有 20～30cm 的导丝轨迹。其特点是在不用延长导丝的情况下，方便地更换不同大小的球囊，以利于不同病变的扩张。④切割球囊：在球囊的表面镶嵌三把相隔 120°角的刀片，当球囊充盈后，刀片由与球囊表面平行转为垂直，随着球囊的充盈切割病变部位，使内膜在病变扩张中被均一化地纵向切开，防治内膜的塌陷。⑤导管材料的改进使导管越来越细，穿过性增加，前推力增大，球囊的顺应性更适应临床。⑥指引导管结构的改进和类型的增加为 PTCA 提供了更多的选择，以适应不同的主动脉类型，为球囊通过病变提供最佳的支撑力，保障手术成功。⑦辅助灌注泵、主动脉内气囊反搏（IABP）和辅助循环的应用为严重心功能不全，急性心肌梗死（AMI）等重症患者的 PTCA 提供了条件。

（三）PTCA 方法

1. 基本过程

先将指引导管放入冠状动脉开口内，给硝酸甘油后造影确认病变部位、狭窄的程度、狭窄两端相对正常的血管内径和病变长度，决定选择球囊的直径和长度。

（1）Over－the－wire 型球囊的输送：经 Y 型接口将导丝和球囊导管送入指引导管，当球囊导管将出指引导管时停止送球囊，这时将球囊导管内的导丝前送到病变血管的最远端，再将球囊送到狭窄部位，进行扩张。

（2）Monorail 型球囊的输送：经 Y 型接口在引导针帮助下，将导丝送到病变血管的最远端，去掉引导针，将球囊沿导丝送到狭窄部位，进行扩张。根据病变对扩张的反应和球囊的顺应性及公司提供的产品参考指数选择球囊充盈的压力，根据患者对扩张引起的缺血耐受情况决定扩张的时间。

(3)扩张后多角度重复造影,判定扩张效果和内膜撕裂情况,决定扩张次数和是否采用其他介入方法。

2. **术前术后处理**

术前除冠状动脉造影的术前准备外,必须服用阿司匹林,如有可能放支架者还应口服氯吡格雷。术后保留鞘管加压包扎,根据凝血时间的恢复情况在12~24小时拔鞘管,并继续卧床24小时,在拔鞘管前后可持续静滴肝素和硝酸甘油3天,然后逐渐减量,可防止急性血管闭塞。出院后定期复查超声心动图、心电图和心脏负荷试验。症状复发者行冠状动脉造影。

(四)PTCA成功的标准及影响因素

1. **手术成功标准**

术前冠状动脉内注射200μg硝酸甘油后,多角度造影,展示病变血管,选择最佳显示病变的角度,测量狭窄程度。术后选择与术前相同的角度造影,测量残余狭窄程度,以残余狭窄小于30%或狭窄减少50%,远端血流良好,并且不伴有重要并发症如AMI、急诊CABG或死亡等为手术成功。多支病变PTCA后,所有的狭窄血管被成功地扩开,血运完全重建或主要造成临床症状的狭窄血管被成功地扩开,血运部分重建均视为手术成功。

2. **影响手术成功率和治疗效果的因素**

(1)年龄和性别:高龄患者(70岁以上)冠状动脉钙化发生率高,复杂病变多是造成手术并发症高的重要因素之一。经流行病学研究发现女性患者PTCA的并发症明显高于男性患者,其机理尚不清楚。

(2)合并疾病:合并糖尿病者易出现急性并发症,影响手术成功率,其可能与糖尿病患者常合并微血管病变、心肌病变和血脂异常有关。高脂血症者易发生再狭窄。

(3)病变特点:根据美国ACC/AHA推荐标准将病变分为以下三型:A型病变:成功率>85%,血管急性闭塞的危险性低。病变特点为分离的,每处狭窄长度<10mm;向心性狭窄;导丝与球囊易通过病变;非成角段(<45°);病变外形光滑;很少或无钙化;不完全阻塞;不是位于血管开口的狭窄;不涉及较大血管分支;无血栓。B型病变:成功率60%~85%,中等危险性。病变特点为管状病变,长度为10~20mm;呈偏心性;近段中等弯曲;中等成角(45°~90°);管腔不规则;中到重度钙化;完全阻塞<3个月;位于开口部位、分叉部的病变;有血栓存在。C型病变:成功率<60%,高危险性。病变呈弥漫性狭窄,长度>20mm;狭窄近端过度扭曲;病变段有>90°的转折;完全阻塞超过3个月;被扩张处有不能保护的较大分支;易破裂的退化变性的静脉桥病变。Ellis等又将B型病变分为B_1和B_2亚型:仅有一项B型病变特征为B_1型;有二或二项以上B型病变特征为B_2型。B_1型的手术成功率为88%,并发症发生率6%;B_2型手术成功率为75%,并发症发生率13%。

(4)血管解剖特点:①冠状动脉开口方向异常使指引导管不易到位或难以提供较好的支撑力。②冠状动脉左前降支与左旋支成角过大,使指引导管为球囊和导丝通过左旋支的病变难以提供足够的支撑力。③左主干过短,在操作中指引导管易脱位。

(五)PCI适应证和禁忌证

随着支架技术的广泛应用,单纯球囊扩张的应用已经少见了。临床中更多见的是球囊和支架的联合应用。由此明显扩展了PCI的适应证。

1. **适应证**

(1)临床适应证:患各种心绞痛,但变异性心绞痛应慎重;心肌梗死,但AMI应有完备的设备器材和较丰富的PTCA经验;CABG后症状复发;任何一种检查证实有确切的心肌缺血。

(2)解剖适应证:有狭窄>75%的病变;在3个月以内的完全阻塞病变(不伴自身桥状侧枝循环的3个月以上完全阻塞病变者成功率也较高)。

(3)支架置入适应证:①除上述适应证外,

还可用于 PTCA 中出现内膜撕裂,夹层等影响病变远端血流的并发症时。②易再狭窄和再狭窄病变。③左主干病变。

(4)临床选择依据:近年来,临床表现决定 PCI 越来越得到大家的共识。如稳定心绞痛者,在系统药物治疗后,效果不理想,合并心衰等严重事件时才考虑 PCI;不稳定心绞痛属于高危险者首先考虑 PCI,而中低危险者首选系统药物治疗。单纯以影像结果决定 PCI 是值得商榷的问题。

2. 禁忌证

(1)绝对禁忌证:①无明显狭窄病变。②严重的碘过敏。

(2)相对禁忌证:①凝血机制障碍;合并出血性疾病;合并高凝状态性疾病。②无自发或诱发心肌缺血的临床依据。③预计扩张成功率低,危险性高的病变。④小于 75% 狭窄有变异性心绞痛者。⑤多支病变者,非急性心肌梗死相关的血管病变。⑥严重弥漫性的多支病变,做 CABG 效果更好者。⑦无保护左主干病变。

(六)并发症

①内膜撕裂(Ⅰ型:内膜裂开;Ⅱ型:内膜形成夹层;Ⅲ型:内膜脱落形成活瓣)。②冠状动脉痉挛。③冠状动脉破裂。④冠状动脉开口损伤。⑤冠状动脉病变部位血栓形成。⑥主动脉及股动脉损伤。⑦冠状动脉急性闭塞引起的严重心律失常;心肌梗死;休克;猝死等。⑧穿刺部位的出血,血肿,动脉瘤,动静脉瘘等。

(七)PTCA 后再狭窄

1. 定义

经冠状动脉造影证实,在前次 PTCA 残余狭窄基础上,原扩张部位狭窄程度增加 50% 以上为再狭窄。

2. 机制

(1)弹性回缩:在 PTCA 过程中血管的中膜和外膜被动性扩张,扩张解除后在弹力纤维及其他纤维成分的作用下血管中膜和外膜逐渐回缩到扩张前的状态,此为近期内再狭窄的重要原因之一,尤其在偏心性病变更易发生。

(2)内膜增生,是支架置入后再狭窄的主要原因。在 PCI 过程中,内膜损伤或撕裂为血管中膜平滑肌移行提供条件,同时扩张的机械作用使内膜产生和释放促平滑肌增生因子,导致内膜增厚,发生再狭窄。

(3)血管重塑(vascular remodeling):在 PTCA 后狭窄部位的血管壁的结构和血流发生变化,血管壁的局部张力和剪切应力在流体动力学和局部血管活性物质的作用下改变,使血管形态重塑。目前认为血管重塑是再狭窄的重要机制,如何改变血管重塑作用,尚无研究结果。

3. 危险因素

(1)男性、有吸烟嗜好、糖尿病、高脂血症和不稳定心绞痛者。

(2)被扩张的病变为偏心性、钙化性、分叉部位、血管成角部位、长度大于 10mm 或呈弥漫性病变和大隐静脉桥或吻合口病变。

(3)手术后残余狭窄严重或内膜撕裂明显。

4. 发生情况

PTCA 后平均再狭窄率为 33%。好发部位是左前降支 > 右冠状动脉 > 左旋支。

5. 预防

冠状动脉内支架是目前经大系列临床实验证实可以降低再狭窄的唯一方法。在首次进行介入治疗的病变处(de novo lesion)放置支架可将再狭窄的发生率降至 20% 左右。药物涂层支架的出现使再狭窄降到了 10% 以下。局部放射治疗可作为药物支架后再狭窄的治疗方法之一。

二、冠状动脉内支架(intracoronary stents)

自 1978 年 Sigwart 首次报道冠状动脉内支架的临床应用以来,冠状动脉内支架已成为冠心病介入治疗的重要部分,现有数十种支架用于临床。

(一)冠状动脉内支架的种类

根据支架膨胀方式分为自膨胀型支架和球

囊膨胀型支架；根据支架的结构分为缠绕型支架和管型支架。根据是否有支架输送系统分裸露和非裸露支架。根据有无药物涂层分为裸金属支架和药物支架。

自膨胀支架根据其自膨胀机理分为记忆金属型支架和不锈钢弹性支架，前者利用镍钛合金在不同温度情况下的变形作用，使其在体温下膨胀，起到支撑血管的作用。后者是将弹性金属支架放入束缚膜鞘内，当支架到位后撤出束缚膜使支架的弹力释放，发挥支撑作用。

球囊膨胀支架是将支架固定在球囊上，当球囊充盈后使支架呈扩张状态。

缠绕型支架是用单根金属丝以不同的缠绕方法缠绕而成，如 Gaintrco - roubin Ⅰ、Ⅱ型 Stent, Cordis Stent, Wiktor stent, eXTraordinary stent 等。这类支架的优点是：金属与血管面积比低，不易发生血栓；易于通过弯曲的血管，对指引导管的支撑力要求低，较易于放置。缺点是支撑力小，弹性回缩略多，用于硬病变时支架容易变形，失去支撑作用。管型支架是将极薄的不锈钢管用激光镂成规则的缝隙，套于球囊上，在球囊充盈后将缝隙撑开形成网状支架，如 Palmaz - Schatz stent, Crown stent, Multilink stent, NIR stent, Bestent 等支架。这类支架的优点是支撑力大，对防止血管弹性回缩更有力，可用于较硬的病变；但金属与血管面积比高，血栓率高，不易通过过度弯曲血管，尤其是长度在 20mm 以上的支架。

药物涂层支架：是在金属支架的表面涂以防止再狭窄的药物，目前使用较多的是雷帕霉素和紫杉醇。近年的研究表明，药物涂层支架的使用明显降低了再狭窄的发生率，合并糖尿病者收益更明显，使冠心病介入治疗发生了质的飞跃。但是，晚期血栓的问题越来越受到人们的关注。

（二）冠状动脉内支架的放置

1. 放置方法

先经 PTCA 方法行病变部位预扩张，根据病变的特点及扩张的效果选择支架的类型，退出 PTCA 球囊，沿指引导丝将支架输送系统送至病变部位将支架置入。

2. 支架放置时应注意的问题

（1）在放支架前一定了解指引导管的支撑力，如无很好的支撑力，应更换指引导管，以防出现支架出了指引导管又无法达到病变部位的进退两难局面。

（2）在支架放置后将无法收回，因此，在扩张前一定要反复造影或“冒烟”保证位置准确。

（3）如果病变较长，支架可能在放置后不能完全覆盖病变，应尽可能将病变远端覆盖，根据放置后的影像结果决定放置第二个支架。以防第二个支架不易放置。

（4）在支架贴靠不好的情况下，支架放置后应用耐高压球囊扩张支架，使支架与血管内膜贴紧，防止血栓形成和再狭窄。支架放置后，在影像学上要求无残余狭窄，甚至扩后的血管内径可略大于两端的“正常血管”，不宜大于 10%。

（三）药物涂层支架

自 2002 年 4 月药物支架被获准在临床正式使用以来，由于其有效地防止了再狭窄的发生，其应用比例逐年增加，在美国药物支架达到 80～90%，欧洲达 50%～60%，国内的大部分医院也在 80% 以上。现有临床试验支持药物支架适合于所有适合裸金属支架置入的患者（ACC/AHA/SCAI, ESC 指南为 Ⅰa 类）。在小血管病变，长病变，合并糖尿病的冠状动脉病变，已有较多的临床试验支持药物支架不论在防止再狭窄还是降低主要急性心脏事件方面，均优于裸金属支架。慢性完全阻塞病变，分叉病变，支架内再狭窄病变，无保护左主干病变，桥血管病变，AMI 等血栓病变的应用还待进一步临床试验的证实。在降低死亡率方面，药物支架未优于裸金属支架。因此在药物支架的选择方面按照指南要求更为妥善。

（四）支架内血栓形成

支架技术应用明显提高了单纯球囊扩张的

手术安全性,也降低了再狭窄的发生。但是,随之而来的是血栓形成问题。裸支架时代主要是急性血栓和亚急性血栓,药物支架时代又增加了晚期血栓问题,甚至药物支架置入1年后还有血栓发生。尽管发生率低,但是后果严重,以心肌梗死和猝死更多见。血栓发生和以下因素有关:

(1)患者和病变因素:血管直径小、长病变、急性冠状动脉综合征、易损斑块、体内血小板和凝血系统的激活程度高、射血分数低、慢性心衰、血流速度慢等因素。

(2)生物相容性和支架结构:支架表面的涂层物质引起炎症反应、开放式孔径易使过多的斑块凸入管腔,闭合式孔径容易发生支架和血管壁贴靠不良。

(3)操作相关因素:病变形态认识有误,测量不准、过度充盈,支架两端内膜撕裂、支架贴靠不全、机械性血管损伤、选择支架过多和支架过长。

(4)抗血栓治疗不完全。

(五)支架内血栓的关键预测指标

①中断抗血小板治疗。②肾功能衰竭。③分支病变。④糖尿病。⑤低射血分数。⑥支架长度,尤其是亚急性血栓,支架每长1mm,血栓风险是原来的1.03倍。

三、其他冠心病介入治疗方法

(一)冠状动脉内斑块旋磨术(coronary rotational ablution)

钙化病变或弥漫性病变的PTCA易发生并发症。PTCA手术的成功率也较低。表现为扩张不全,球囊破裂,支架难以达到理想位置等。冠状动脉内斑块旋磨术的出现则弥补了PTCA的不足。冠状动脉内旋磨的原理是在高压气体的驱动下使旋磨导管产生20万转/分的转速,在旋磨导管的头部镶有一些细小的钻石颗粒,其特点只磨硬的组织而不损伤软组织,磨下的颗粒不足血小板大,沿血流到心脏的微循环中被吞噬细胞清除。由于旋磨后的小微粒淤积于细小血管末梢,需经一定的时间才能清除,可致心肌缺血和心功能障碍。所以,常规每次只旋磨一支血管。另外,高速的旋磨较其他介入方法更易引起冠状动脉痉挛。常用药物预防和球囊导管低压力扩张防治痉挛。

(二)冠状动脉内定向斑块旋切术(directional coronary atherectomy ,DCA)

开口部病变和偏心病变的PTCA易发生斑块移行、分支堵塞和内膜撕裂等并发症,并且扩张的结果也不尽人意。Simpson旋切导管主要用于上述病变。Simpson旋切导管由定向的窗式切刀和球囊组成,在透视下将窗口对准病变,然后充盈球囊将斑块组织挤入窗内,打开电切刀以2000转/分的速度切除斑块。被切除的组织可随装置带到体外,做病理学研究。冠状动脉内斑块旋切后再狭窄率高于PTCA约40%,其操作较复杂,易发生并发症。

(三)冠状动脉内激光成形术(coronary laser angioplansty)

目前通过美国FDA的是准分子激光,波长为308nm,呈脉冲波,可气化钙化斑块,对组织产生光化学效应而不伴热损伤。激光导管是在导丝引导下输送,当到达狭窄部位时,接通激光仪,激光沿光导纤维到导管的远端,将斑块组织气化,消除狭窄。其主要优越性与旋磨相近,另外现有人用其治疗主干病变。

(四)冠状动脉内超声消融术(coronary ultrasound ablution)

实验研究发现超声能达到一定强度后可以使粥样斑块物质破碎,可使2~5mm的阻塞产生通道。现临床已开展急性心肌梗死的冠状动脉内超声消融术。其作用机理是将高能量、低频率超声波送到冠状动脉血栓部位,产生空穴作用,导致强大的涡流场,通过涡流作用将血栓拉向导管尖端,使其溶解。特点是快速,无病理损坏地将血栓溶解成正常血液成分,冠状动脉再通率可达87%。

(五)冠状动脉内斑块旋切吸引术(coronary extraction atherectomy)

该装置的特点是在旋切头沿导丝方向前进旋切的过程中,切下的组织被吸入导管内,流入负压瓶内,防止切下的碎屑阻塞远端血管,尤其在切除血栓病变时效果更佳。

(六)冠状动脉回拉旋切术(coronary pullback atherectomy)

该装置在通过病变后,在拉回高速旋切刀的同时将病变组织切下存于导管腔内带出体外。其特点为防止了旋磨术所致的远端血管的栓塞和旋切吸引术所致的失血过多。

(七)经皮心肌内血管重建术(percutaneous myocardial revascularization,PMR)

PMR是通过光导纤维将激光从体外经动脉系统导入心腔,从心内膜向心外膜方向用激光成孔,每孔间距1cm,每孔的直径1mm,深度3mm。其治疗效果可降低心绞痛程度1~2个级别(加拿大分级)。

1. 用于存活心肌内血管重建的方法

(1)双向左室造影法:在指引导管到位后,沿指引导管送左室造影管,采用平静呼吸下右前斜30°和左前斜60°同时左室造影,然后固定C型臂和操作床,将造影图像冻结在最大舒张末期并画出其轮廓图,以此作为激光心肌成孔的参照。

(2)左室电机械成像法(left ventricular electromechanical mapping):在患者背部固定放置三个可形成低磁场的体外电极板。将两根尖端装有微型电磁转换器和电极的可控导管分别送入左心室和冠状静脉窦(或下腔静脉),左心室内的导管内含有光导纤维。位于冠状静脉窦的导管作为参照电极。位于左心室的导管同时探测磁场强度及心内膜局部电活动时间(local activation time),经过多点取样后,经计算机处理,同步将左心室机械运动和电活动成象,辨别出电活动接近正常而机械运动明显降低的冬眠心肌。通过左心室导管内的光导纤维行激光心肌成孔。

2. PMR缓解心绞痛的作用机理

(1)激光通道引导血流进入心肌的直接供血作用。

(2)激光通道周围的损伤愈合过程产生新生的血管增生作用。

(3)激光通道与冠状动脉血管间直接交通,形成循环作用。

(4)激光通道打通了心肌内窦状隙的连接交通作用。

(5)激光对缺血心肌的去神经纤维作用。

(6)治疗的暗示作用。PMR的最佳适应证:不能行PCI、CABG和药物治疗无效的3级(加拿大分级)以上的心绞痛患者。但是,有临床实验研究认为其仅起安慰剂作用。

四、介入治疗方法的选择

在临床使用介入治疗过程中,常常遇到各种形态和性质的血管病变,有时是几种情况的混合。因此,正确地选择介入方法直接影响手术的成功与效果。

(一)钙化病变

钙化病变是在粥样斑块的基础上沉积了大量的钙盐,增加了病变的硬度。老年患者更为多见。在扩张钙化病变时,常需要高压力才能将狭窄的病变扩开,由此将可能比软病变更容易引发严重内膜撕裂,同时在高压下更易出现球囊破裂造成血管损伤,所以钙化病变是PTCA并发症的重要原因之一。在严重钙化病变,尤其是内膜钙化的介入治疗时应首选冠状动脉内斑块旋磨术或冠状动脉内激光术。两者的效果明显优于单纯的球囊扩张,在旋磨和激光成型术后附以球囊扩张可以得到更佳的造影效果。有报道使用切割球囊也可获得较好的效果,但是在成角钙化病变中应用旋磨、激光或切割球囊都易发生血管穿孔,应予以注意。近年来随着冠状动脉内超声的广泛应用,使人们发现钙化病变由48%增加到76%，使钙化病变的判别和术后效果的确定更为准确，也更有利于指导介入方法的选择。

（二）偏心病变

偏心病变是指粥样斑块物质仅累积了血管周径的一部分，常见于急性冠状动脉综合征的患者。其形态的特殊性导致了PTCA过程中易于发生严重的内膜撕裂和弹性回缩，后期再狭窄率也高于向心病变。一般直径在3mm以上血管的严重偏心狭窄以DCA效果较好。但是，由于操作和长期效果的原因，临床更多用的是PTCA和支架置入。

（三）长病变

长病变是指病变长度大于2mm以上的病变。长病变的PTCA的成功率明显降低而并发症和再狭窄率明显增加。长球囊的使用使急性并发症的发生率降低，但是再狭窄率未见减少。有人报道切割球囊对管状病变的效果优于普通球囊。冠状动脉内斑块旋磨术，冠状动脉内激光术和使用长支架也是长病变的常用方法，但均难以解决再狭窄率高的问题。有人试用短支架处理长病变的最狭窄处，认为有降低支架内再狭窄的趋势。药物涂层支架的应用使长病变的支架内再狭窄率降到和短支架相同的程度。目前长病变的PCI首选长药物涂层支架，要求尽可能将病变全程覆盖。但是，长支架使用中更易发生支架远端血管内膜损伤、支架贴靠不良、支架膨胀不充分等情况，由此容易导致晚期血栓的发生。冠状动脉内超声和后扩张的应用有可能减少晚期血栓。

（四）成角病变

成角病变是指病变所在部位的血管的弯曲度等于或大于45°。成角病变常容易给术者一种类似简单病变的感觉，而在实际操作中往往需用多种介入手段，因此在鞘管、指引导管、导丝的选择过程中要想到适用球囊以外的方法。在球囊扩张成角病变过程中使原有的角度呈变直趋势，造成位于内角和外角的血管壁承受的挤压力明显不同，常常发生内角处内膜严重撕裂，而外角处病变扩张不充分。在使用球囊时应选择对血管的角度改变较小的球囊如PET材料的球囊。在支架置入角度大的病变时，看似狭窄程度不重，预扩张的球囊也通过容易。但是，支架常难以通过狭窄处。可尝试以下方法：充分预扩张；更换硬导丝或用双导丝减小病变的成角；选用软支架，短支架；改善指引导管的支撑力。

（五）慢性完全阻塞性病变

慢性完全阻塞病变是指未发生相应部位的心肌梗死，而造影中血管完全中断。以往对于完全阻塞病变的PTCA成功率很低。随着指引导管使用经验的积累和微导管的使用，为输送导丝提供较大的后坐力，同时新型导丝的应用使完全阻塞病变的成功率明显增加。提高成功率的方法还有会师造影法，即左右冠状动脉同时注射造影剂使正向血流和经侧支循环的逆向血流相会合，了解闭塞病变远端的血管走行。也可用球囊导管造影法显示闭塞部位的残余腔隙，以防治导丝进入血管夹层。平行导丝技术和逆行导丝技术提高了导丝的通过率。在导丝通过病变后可先用小球囊预扩病变，再用血管直径相等的球囊扩张或放置支架。如球囊通过失败，可根据血管的特点选择冠状动脉内斑块旋磨术和冠状动脉内激光术，再附以球囊扩张。值得术者注意的是，慢性完全阻塞病变的成功率和长期开通率均低于其他类型病变，理想的适应证选择更为重要。

（六）分叉部位的病变

据病变所在部位分型。A型是分叉处前的病变；B型是分叉处后的病变；C型是主支病变围绕分叉口；D型是主支围绕并累及分支开口；E型是仅为分支开口的病变；F型是病变同时累及血管分叉前和分支开口。在血管分叉部位行PTCA或放置支架时常常造成分支闭塞，尤其是 D 和 F 型分叉病变。如果分支较大必须使用双导丝或双球囊技术防止分支的闭塞。如果主支内的病变偏于非分支开口侧的血管壁，使用 DCA 也可以获得很好的效果，同时可防止分支的闭塞。分叉病变的介入治疗是尚未最后攻克的堡垒，由此产生了多种支架置入技术如 Crush 技术、T 支架技术、Culotte 技术、SKS（对吻支架）技术、Inverted Crush 技术和其他改良的 Crush 技术。上述技术的近期效果是明显的，远期效果有待临床试验的证实。目前的共识是在保证供血明显改善的前提下，分叉病变的处理是越简单越好。主支内支架要完美，分支内血流要完好。

（七）多支病变

多支病变多见于老年冠心病患者。患者的心肌缺血范围较大，心功能较差，血管病变复杂，PCI 的风险大，治疗的成功率低。合并糖尿病的多支病变无 CABG 禁忌者应首选 CABG。非糖尿病的多支病变 PCI 效果和 CABG 相同，应综合评定风险和成功率后再选择治疗方案。随着介入技术的提高和介入材料的改进，多支病变的 PCI 越来越多，大约占全部 PCI 的 40%。多支病变 PCI 主要见于以下情况：①CABG 后易发生桥血管动脉硬化的青年多支病变者。②因其他器官的疾病预计 CABG 危险性大的老年患者。③患者具有药物难以奏效的心绞痛，或不能耐受抗心绞痛药物，其左心室功能良好，拟扩张病变危险性低（A 或 B 型）者。④患者虽有一处 C 型病变，但其他病变适于 PCI，并且 PCI 成功可收益较大者。⑤患者心功能较差，但预扩张病变的血管特性属低危险，并且 PCI 易成功者。

1. 在多支病变的 PCI 中，首选扩张病变血管时，应考虑的因素

（1）扩张后一旦出现并发症对心肌影响的大小。

（2）扩张的血管是否受到侧支循环的保护。

（3）病变扩张成功后的受益情况和是否为下一支血管的扩张提供帮助。

（4）如果是犯罪血管，要考虑其操作难度和危险程度。

（5）手术的难易程度。

2. 手术血管的选择

通常首先扩张最狭窄或完全闭塞的病变；首先扩张接受侧支循环的病变血管；首先扩张可能改善临床症状最有意义且低危险的病变血管。当一支血管为多处病变时，应从远向近扩张，只有全部病变成功后，又无发生并发症的迹象时，再扩张另一支血管。一旦首选血管 PCI 失败或有可能发生并发症时便终止手术。不少作者即使首选血管 PCI 成功，也选用分期分支的手术方案。即第一支血管扩张成功后观察一天或几周后，再扩张其他病变血管。

3. 高危患者的识别

在多支病变 PCI 术中应注意识别以下高危患者：①类左主干病变，如左前降支和左旋支的起始段病变。②靶血管是侧支循环的供血血管。③优势供血血管近端的 B2 或 C 型病变。④左心功能较差，射血分数小于 40%。在这类患者的 PCI 中需备有应急措施如 IABP 等。

（八）开口病变

根据解剖特点可以分为主动脉开口病变，即右冠状动脉、左主干和大隐静脉桥开口处的病变；分支开口病变，即大的心外血管结合部和主要分支的开口处的病变；开口附近病变，即开口 3mm 以内可以不涉及开口处的病变。主动脉开口处病变的 PCI 并发症和再狭窄率高于非开口病变，要求高压力扩张，支架置入时要保留 1mm 在主动脉内防止再狭窄。手术的关键是指引导管的使用。在球囊膨胀时要求球囊位于指引导管之外，否则容易球囊破裂。因此，在球囊到位后需将指引导管退出开口，并保证球囊已在指引导管之外。这时如果指引导管的同轴性不好，就会将球囊甚至导丝全部脱出。另一要点是球囊的定位要求准确。由于病变的解剖特点所决定，当定位不准时，在球囊膨胀后可以向外滑动进入主动脉或向内滑动进入病变远端血管，均可引起内膜撕裂等严重并发症。使用长球囊和缓慢膨胀球囊可以减少球囊移位的发生。充分预扩张后置入支架。分支开口病变的处理见分叉处病变的 PCI。

(九)左主干病变

左主干病变一直被列为 PTCA 的禁区。原因是由于左主干病变经常合并其他分支血管的病变，患者的心功能差，死亡率高；球囊扩张左主干病变时使大面积心肌缺血，易发生猝死；在 PTCA 过程中一旦出现左主干内膜撕裂，造成血管闭塞等严重并发症，常常无挽救机会。虽然支架的使用使无保护左主干病变的 PCI 成为可能。但是，目前人们认可的左主干病变的 PCI 仅限于以下几种情况：①有桥支保护的左主干病变。②右冠优势的冠状动脉，同时有右向左形成侧支循环的左主干病变。③与其他介入方法并用如冠状动脉内支架和激光成形术。随着药物支架的应用已有作者开始左无保护的左主干病变，甚至是左主干分叉部位病变。认为近期效果优于 CABG。

(十)非 ST 段抬高性急性冠状动脉综合征

病理生理研究证实斑块破裂、溃疡和血栓形成是主要病理机制。不稳定性心绞痛发作 48 小时内的冠状动脉造影研究发现，血栓检出率是 50%，病变边缘不规则的(irregular border)，病变呈悬突状的(overhangs)或模糊不清的(haziness)占所有病变的 83%。病变的特殊性决定了 PCI 的结果。不稳定性心绞痛活动期 PCI 的成功率与慢性心绞痛患者相同，而急性并发症明显高于后者，其中 AMI 者为 4.9% ~ 9.5%，急诊冠状动脉搭桥术者为 3% ~29%。(表 20－16－1)

表 20－16－1 不稳定心绞痛的 PCI 结果比较

研究	病例数	AMI	急诊 CABG	死亡
Plokker	469	4.9%	3%	1.0%
Faxon	442	9.5%	29%	0.9%
deFeyter	200	8%	9%	0.5%

发生并发症的病变主要是 B 和 C 型病变。经药物控制的不稳定性心绞痛 PCI 研究发现，发病后 2 ~ 4 周比 1 周内的 PCI 成功率增加(86.3%：79.1%)，主要心脏事件明显减少(4.8%：11.5%)。但是，近期的临床试验发现，高危不稳定心绞痛早期 PCI 优于保守治疗。非 ST 段抬高性急性冠状动脉综合征治疗方案如图 20－16－1 所示。

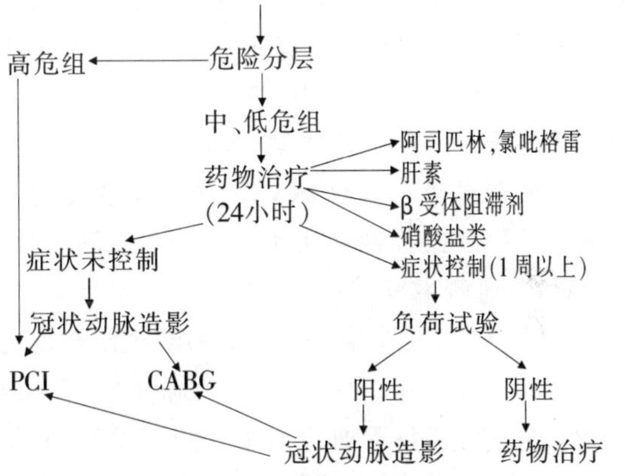

图 20－16－1　非 ST 段抬高性急性冠状动脉综合征治疗方案

(十一)AMI 的治疗

虽然大量的研究已证实静脉溶栓使 AMI 的死亡率明显减少。但是，同时也发现溶栓治疗仍有它的局限性。不论使用何种溶栓剂和何种剂量，其即刻开通率都停留在了 75%；仍然存在再灌注时间延迟，平均为 45 分钟；缺乏准确地评价再灌注的临床指标；在溶栓治疗后仍然有 15% ~30% 的患者再发心肌缺血，0.5% ~1.5% 的患者发生脑血管并发症；就目前的溶栓标准将有 10% ~25% 的 AMI 患者被排出在溶栓治疗之外；心源性休克的患者并未因溶栓而收益。因此，AMI 的 PCI 孕育而生。现有临床研究认为 AMI 以急诊 PCI 效果最佳。尤其是合并心源性休克或泵衰竭时,在 IABP 的支持下行 PCI 明显降低心肌梗死死亡率。其主要原因是术者熟练地掌握了 PCI 技术,可以在很短的时间内开通阻塞的血管,挽救存活的心肌,提高了心肌梗死者的生存率。

急诊 PCI 可以分为 4 种情况:直接 PCI,即在进行 PCI 前不做溶栓治疗,目的是尽早再灌注和挽救存活心肌。补救性 PCI 即在溶栓失败后立刻行 PCI,目的是实现再灌注和挽救存活心肌。即刻 PCI 是在溶栓治疗成功后即刻行 PCI,目的是防止再闭塞和促进左室功能的恢复。延迟 PCI 是溶栓治疗 1 ~7 天行 PCI。目的同即刻 PCI。急诊 PCI 的方法同于常规的 PCI。但是,在心肌梗死的情况下,患者的内环境和心肌电活动处于不稳定状态,极易发生生命体征改变,手术过程中,应注意止痛,补充液体,纠正低血压和心律失常,维持生命体征的平稳,有泵衰竭或心源性休克等并发症者应使用 IABP,尽快开通梗塞相关血管。通常不处理非梗塞相关血管的病变。

直接 PCI:其有利方面是可用于溶栓禁忌证的患者;可尽早地了解冠状动脉解剖情况以便制订治疗方案;增加即刻血管的开通率,有报道达 98%;有利于心源性休克的改善;减少了脑出血等严重的出血性并发症。其不利的方面是受到医疗费用和人员的限制;必须有受过训练的经验丰富的介入心脏病医生;必须有急诊心脏外科的保驾;因搬运和术前的准备将延误治疗时间;仍然存在再狭窄和再阻塞的问题。

补救性 PCI:随着静脉溶栓的广泛应用,在临床上溶栓失败者也不少见。这部分患者的心肌梗死并发症和死亡率仍高居不下。补救性 PCI 正是为了改善这些溶栓失败者的预后。但是,早期的 TAMI1 和 TIM2a 研究发现,在补救性 PCI 后发生再闭塞者分别达 31% 和 21%,曾一度对补救性 PCI 持怀疑态度。后来的研究认为再闭塞是与溶栓剂作用时间过短有关,经在补救性 PCI 中加用溶栓剂后可将再闭塞率降至 4%。另外,采用补救性 PCI 后可明显改善局部室壁运动异常和左心室 EF 值。国内高润霖等和袁重果等的研究也证实补救性 PCI 可明显改善 AMI 的预后。补救性 PCI 的方法可以看作为 PCI + 冠状动脉内溶栓,尤其是使用 tPA 静脉溶栓失败者,即在 PCI 进行过程中如发现血栓或怀疑有血栓则经冠状动脉注射尿激酶 10 ~50 万单位。

(十二)左室功能障碍

1. 在 PCI 中可以诱发心功能不全的因素:①大量造影剂的使用,尤其是离子型造影剂的使用使心脏的容量负荷明显增加。②导管材料进入冠状动脉系统,影响冠状动脉的血流量,心肌缺血缺氧,心功能障碍。③患者对手术恐惧,交感神经兴奋,心肌耗氧量增加,心肌相对缺血。在心功能正常或接近正常的患者基本可以耐受上述因素对心功能的不利影响。

2. 以下情况需高度警惕急性心功能不全的发生:①被扩张的血管供应着大部分存活的心肌。②伴有严重的心功能不全,射血分数小于 20% ~30%。③未被保护的左主干病变的扩张。④扩张过程中出现低血压或突然血管闭塞。⑤伴有心源性休克和多支病变。

(十三)在老年患者中的应用

老年患者合并多器官疾病者较多,尤其是肾功能不全、糖尿病和外周血管疾病直接增加了手术的危险性。同时老年人血管病变的复杂程度高,累及的血管数量多,明显增加了手术的操作难度,降低了成功率。但是,PCI 的成功对降低老年人冠心病的死亡率和改善生活质量是明显有益的。所以,合理地制订 PCI 治疗方案,提高 PCI 的成功率,在老年患者中更为重要。Mick MJ 等比较了 80 岁以上的冠脉搭桥患者(n = 142)和 PTCA 患者(n = 53)的手术并发症、住院死亡率、3 年生存率(除外了住院期间的死亡病例),发现 PTCA 组的并发症和住院死亡率低于搭桥组,两组的 3 年生存率无统计学差别。提示老年患者的介入治疗可以达到类似冠脉搭桥的效果。Ten Berg JM 等前瞻性地将 192 例 70 岁以上行血管成形术老年患者和除年龄外性别、心绞痛分级、左室功能相配伍的192例40～65岁患者进行了随访5年的比较，发现两组的心脏源性死亡率分别为92.4%∶97.9%（$P=0.049$）；心绞痛发生率为54.6%∶75.1%（$P=0.03$）。他们认为在老年患者冠脉成形术后远期心源性死亡率略高于年轻组而心绞痛复发和再血管成形术率明显低于年轻组。Thompson RC等将1980～1989年982例65岁以上患者的冠脉成形术技术成功率和近期并发症与1991～1992年的768例年龄更高、含心肌梗死和冠脉搭桥比例更高的老年患者进行了比较，发现后组的手术成功率明显高于前组（93.5%∶88.1%　$P<0.001$），而1年内的心肌梗死、冠脉搭桥、再次血管成形术和再发严重的心绞痛的发生率明显低于前组（54.9%∶66.7%　$P<0.001$）。Lindsay J等对3199例PTCA患者（含75岁以上474例）进行危险因素的多元回归分析发现年龄作为一个独立的危险因素与死亡、AMI、输血和动脉并发症有关，而与病变的成功率、急诊冠脉搭桥和再PTCA无关。

上述的临床试验研究发现，介入治疗用于老年冠心病患者是行之有效和较为安全的，疗效优于药物治疗并与CABG相近。

五、介入治疗中的操作技术

（一）双导丝和双球囊技术

此技术是用于分支病变的PCI，通常是现将导丝放入较难进的血管或是被保护的血管，再将第二根导丝放入较好进的血管或是靶病变的血管，在双导丝到位后，沿进入靶病变的导丝送球囊到位，行预扩张（短时间低压力）观察被保护支是否受累，如无受累或受累较轻则继续扩张直到结果满意。如保护支已受累或有血流减少并且该支的内径与靶病变支相近，则立即将扩靶病变的球囊退出再沿保护支内的导丝送入受累部位进行扩张直到结果满意，然后再换球囊回到原靶病变将病变扩至满意。如果二次扩张中再发生被保护支受累或是被保护支的内径与靶病变血管内径明显不同时，可将直径相匹配的双球囊同时到位，根据患者的心功能、被扩血管的供血范围情况，采用双球囊同时扩张或先后扩张以求达到相对最佳效果。双球囊技术更多用于分叉病变支架置入后的后扩张，是防止血栓形成和分支再狭窄的有效方法。

（二）球囊导管造影技术

球囊造影技术用于完全阻塞病变时判断血管真腔的走行方向。通常在慢性完全闭塞病变的PCI时。如果闭塞远端来自同侧冠状动脉的侧支循环不充分，通过常规造影难以显现远端血管的走行方向，同时受病变附近的分支血管影像的干扰，也难以辨别何为应该进入的血管，如果盲目送导丝容易进入血管的假腔（夹层）或导丝穿出血管。在这种情况下可用OVER－THE－WIRE球囊沿导丝尽量放到病变部位，然后退出导丝，用2ml的注射器通过球囊导管的导丝腔造影，可以较明确地显示完全闭塞病变的局部情况，如果造影剂可以显示远端血管并很快消失则为血管真腔，导丝可沿此方向输送。反之出现造影剂滞留为血管形成夹层。如果造影剂呈烟雾状消失则发生血管穿孔。在造影时应注意防止气栓。

（三）增加导丝通过的技术

对于慢性完全闭塞病变和弯曲的硬病变导丝常常难以通过，造成手术失败。这时候除了选择合理的指引导管提供最大的支撑力和用超滑导丝外，还可以利用球囊导管为导丝提供支撑力，方法是将直径1.5或2.0mm的Over－the－wire球囊导管送到病变部位，在用球囊导管造影找到了导丝的走行方向后尽可能先前送导丝，再沿导丝方向送球囊，两者相互借力使导丝通过病变。如果球囊可能通过了最狭窄病变后，而导丝和球囊均不能再前进时，可先用球囊扩张病变再试送导丝。此为不得已而为之。选择直径2.0mm球囊的目的是为了再扩张后可直接放置支架以节省手术的费用。

（四）不用延长导丝换球囊技术

在更换 Over－the－wire 球囊时，如手头无延长导丝或 3m 导丝时，可将导丝完全退入球囊腔后，将充盈球囊的压力表内换成盐水连接到球囊的导丝腔接口，助手将压力维持在 4 个大气压，利用高压水流引起的导丝和导管的反向运动，术者可缓慢拔除导管而保留了导丝的原位置。然后换用 Monorail 球囊。如仍用 Over－the－wire 球囊则在输送时应轻柔，防止导丝穿出血管，最好将导丝在血管内做成 180°的回弯，可以防止送导管时用力过猛将导丝穿出血管。如果用上述方法不能换出球囊时，在导丝完全退入球囊导管的导丝腔内后，可以用一个旧球囊或交换球囊导管放入指引导管，到达要换球囊远端的尽可能远的位置，但确定是在指引导管内。然后，充盈球囊将导丝完全挤压在指引导管壁上，（注意选择的旧球囊一定大于指引导管的内径），此时可以退出要换的球囊导管，送入所需要的球囊导管，在导丝露出球囊导管的导丝腔接口后，将旧球囊或交换球囊去充盈，退出指引导管，完成球囊的更换。

（五）保留导丝更换指引导管技术

在 PCI 过程中因为指引导管的支撑力不足，常可遇到导丝到位后球囊难以通过病变部位的情况。为了防止导丝脱位后再通过病变失败，可采用原位保留导丝更换指引导管技术。首先将难以到位的球囊退出指引导管，将 0.014’导丝尽量向冠状动脉远端推送，同时将指引导管退出冠状动脉开口，并保证 0.014’导丝在升主动脉内保留一定的长度，防止在操作指引导管过程中误将导丝脱位，在确定指引导管在升主动脉内后，将 0.35’的导丝送入指引导管，再次确定指引导管位于冠状动脉开口之外后，将 0.35’的导丝送出指引导管进入升主动脉内，当导丝较硬的部分通过指引导管的塑性段，并将导管塑性段“变直”后，固定 0.35’的导丝，一边推送 0.014’导丝，一边退出指引导管及 0.35’导丝。在指引导管大部分退出后，将 0.014’导丝延长，最后全部退出指引导管及 0.35’的导丝。透视后证实 0.014’导丝未易位后，将穿有 0.35’的导丝的新指引导管沿 0.014’导丝送入血管，操作步骤与退出时相反。在退出 0.35’导丝时，应将指引导管开口调向冠状动脉开口，在 0.35’导丝退入指引导管的同时将指引导管送入冠状动脉内或冠状窦内。最后还可以通过 0.014’导丝将指引导管就位。

六、介入治疗中常见并发症的判别和处理

（一）血管穿孔

在完全闭塞病变的导丝通过时，由于远端血管走行不明确和分支血管的干扰常常使术者误以为走行正确，尤其是超滑导丝和激光导丝的应用和在球囊导管提供支撑力下，可以使导丝穿出血管外进入心包腔。导丝进入心包时有以下特点：①有“突破感”。②导丝可以非常顺畅地前行。③造影时可见破口处有瞬间的“烟雾”出现。④延迟发现可有心包填塞的表现。此时将导丝退入破口内并保留在操作的血管内，造影观察如无自行闭合的迹象，将球囊放于穿孔的近端使其充盈以阻断血流，待破口处血栓形成，如用 Over－the－wire 球囊可沿导丝腔注射 25～50mg 鱼精蛋白。切忌扩张穿孔处。如在球囊扩张破口后才发现血管穿孔，则破口难以自行闭合，应先将球囊置于穿孔处的近端，非穿孔处，再退导丝到血管内用前方法充盈球囊及给药。充盈球囊的压力以能使球囊闭塞血管即可，时间在保证患者生命指征平稳的前提下尽可能长一些，在分叉附近的穿孔要注意是否充盈的球囊累及了大分支的开口。确定穿孔闭塞后，停止该血管的操作。

（二）血管破裂

常见于球囊破裂、旋切和旋磨成角病变时，影像学表现除破裂处出现“烟雾”外，可有心肌造影剂染色，如破裂口大，很快出现心包填塞

或/和心肌梗死表现。此时可用处理穿孔的方法,同时进行 IAPB、心包引流,准备心脏急诊手术。

（三）心包填塞

常见原因是血管穿孔、破裂和临时起搏器引起的右心室穿孔。临床表现为持续的心前区痛伴气短,可有或无心肌缺血的心电图改变,以难纠正的持续低血压为突出表现伴心率增快。透视下可见心影逐渐增大,搏动减弱。超声心动图可见心包积液征象。一经确诊,立即行心包穿刺放置引流导管,尽可能多地抽出心包内积血,防治后期心包粘连。如引流量多,出血处难以闭合则行外科修补术。

（四）血管夹层形成

在导丝通过完全闭塞的病变和溃疡型病变时,尤其在选择的导丝不合理时,可以使导丝从病变部位进入血管内膜下,影像上导丝走行与血管走行相同,则可以误导术者将球囊也送入血管夹层,加重了血管的损伤。判断导丝在血管真腔有以下影像特征:①导丝可以进入血管分支。②导丝在前进和旋转时前端的塑型不变,有时可以形成 180°的回弯,回弯的直径与血管内径相同。③导丝的推送阻力无明显增加(推送时指引导管不脱位)。④造影时尤其是用球囊导管造影时病变处无造影剂滞留。出现血管夹层后,如能找到真腔应放置支架覆盖夹层开口处及全部或大部分夹层。如找不到真腔切忌"恋战",防止血管穿孔和其它并发症的发生。

（五）支架脱落

在支架前送时和支架难以到达病变部位将退回指引导管时易发生支架脱落。如果支架半脱落,在尽可能保留导丝的情况下将指引导管及支架一并缓慢退出冠状动脉,退入动脉鞘。如支架完全脱离了支架输送系统,在保证导丝和指引导管不离位的情况下退出支架输送系统放另根导丝到前部位,尽可能多地跨过支架,然后将双导丝同向旋转,在导丝将支架缠住后退出双导丝及支架。也可以不放第二根导丝,用 1.5mm 球囊代替支架输送系统,将球囊送入支架内,用 1 ~ 2 个大气压充盈球囊,使未裹支架的球囊部分充盈形成葫芦状,然后退出球囊及支架。此方法较前者成功率低,但取出的支架可以再用。在非危险的血管可以先试此方法,而在左主干及其大分支的近端仍以先取出支架为更安全。如果支架脱落后导丝也脱出冠状动脉时,可送抓钳式回收器到位后将支架抓出。如果支架在较细的冠状动脉或在冠状动脉的较远端成功率降低,在无法取出支架时,应将导丝再次放入原冠状动脉,沿导丝送入球囊将支架尽量退向血管的远端。有一些作者在支架到位困难时,为避免在支架退出时脱落将支架放置于非病变部位。

（六）球囊破裂

多发生在高压扩张支架,钙化病变的扩张和球囊导管的重复使用时。表现为压力表难以维持球囊内的压力,球囊内高压的造影剂释放可引起造影剂滞留血管内膜的造影剂心肌染色,甚至血管破裂。在释放支架时发生球囊破裂,应尽快地充盈球囊达到膨胀支架所需的压力,在支架膨开后,更换球囊重新扩张支架。

（七）血管痉挛

更多见于支架放置后和血管旋磨后,通常冠状动脉内注射硝酸甘油就可以缓解,如无效可给罂粟碱,也可用球囊低压力扩张痉挛部位。

（八）血栓形成

多见于冠状动脉开通后血流不充分和 AMI 犯罪血管的开通后。前者重点在于充分开通血管,后者可用未充盈的球囊沿导丝尽量远送,将血栓块挤碎。在前方法无效时可行冠状动脉内溶栓治疗。近期有报道冠状动脉内注射血小板 IIb/IIIa 受体拮抗剂有防治血栓的作用。

七、介入治疗的用药问题

介入治疗中抗凝药及抗血小板药的应用会影响手术的成功率和术后并发症。用药过于积极可引起出血性并发症,过于保守可引起靶病变部位血栓形成,导致急性或亚急性闭塞。

(1)术前用药:肠溶阿司匹林 80 ~ 150mg;继续服用日常扩冠状动脉药物;可能放置支架者氯吡格雷 300 ~600mg;氯吡格雷不能耐受者华法林 3mg。肾功能不全者水化治疗 0.9% 盐水 1ml/(kg · h)静滴,造影前 12 小时至造影后 12 小时。

(2)术中用药:动脉及静脉鞘管放置好后,行肝素化治疗。参考剂量为:首剂静脉内 100μ/kg,以后为 2000μ/h,直至手术结束。术中发生急性血栓形成者可附以尿激酶。另有急性心肌梗死 PCI 后冠状动脉内使用血小板Ⅱb/Ⅲa 受体抑制剂可明显减少术后并发症、提高疗效。

(3)术后用药:注意术中失血、失液所引起的低血压。可根据心功能情况补充盐水或低分子右旋糖酐。术中有痉挛现象和血压偏高者可用硝酸甘油静滴 20 ~ 30mg/d,注意滴速,防止低血压发生。

(刘朝中)

参考文献

1. Pocock S, Henderson R, Richards, et al. Coronary angioplasy versus coronary artery bypass surgery: Overview of the published randomized trails. Criculation 1995;92(1):47

2. 刘朝中、江一清、黄从春等. 老年冠心病的 PTCA 治疗. 中国实用内科杂志,全国心血管疾病学术会议专辑,1994 年,福州,P116

3. Mehilli J , Dibra A , Kastrati A , et al. Randomized trial of paclitaxel - and sirolimus - eluting stents in small coronary vessels, European Heart Journal. 2006; 27 :260 - 266

4. Tanimoto S, Daemen J, Tsuchida K, et al. Two - Year Clinical Outcome After Coronary Stenting of Small Vessels Using 2. 25 - mm Sirolimus - and Paclitaxel - Eluting Stents: Insight Into the RESEARCH and T - SEARCH Registries. Catheterization and Cardiovascular Interventions. 2007;69:94 - 103

5. Colombo A, Mikhail GW, Michev I , et al. Treating Chronic Total Occlusions Using Subintimal Tracking and Reentry: The STAR Technique. Catheterization and Cardiovascular Interventions. 2005;64:407 - 411

6. Elezi S, Dibra A, Mehilli J, et al. Vessel Size and Outcome After Coronary Drug - Eluting Stent Placement. JACC. 2006; 48(7): 1304 - 9

7. Pache J, Wessely R, Sch? mig A, et al. Results From a Large Cohort of Patients Treated With Sirolimus - or Paclitaxel - Eluting Stents. JACC. 2006; 48(7): 1309 - 10

8. Sabaté M , Jiménez - Quevedo P , Angiolillo D J , et al. Randomized Comparison of Sirolimus - Eluting Stent Versus Standard Stent for Percutaneous Coronary Revascularization in Diabetic Patients Circulation. 2005;112:2175 - 2183

9. Jiménez - Quevedo P, Sabaté M, Angiolillo DJ, et al. Vascular Effects of Sirolimus - Eluting Versus Bare - Metal Stents in Diabetic Patients. J Am Coll Cardiol 2006;47:2172 - 9

10. Nayak AK, Kawamura A, Nesto RW, et al. Myocardial Infarction as a Presentation of Clinical In - Stent Restenosis. Circ J 2006; 70: 1026 - 1029

第十七节 人工心脏起搏器

一、心脏起搏器总述

1958 年瑞典的 Karolinska 医院置入世界首例全埋藏式人工心脏起搏器。50 多年来,心脏起搏器技术进展迅速,心脏起搏器的体积越来越小,心脏起博器的功能越来越多,使用寿命越来越长,生理性特征越来越多,智能化和自动化程度也越来越高。同时,心脏起搏治疗的适应证不断在拓宽:从单纯治疗心电活动衰竭(如病态窦房结综合征等缓慢性心律失常)扩展到治疗心电活动的紊乱(如心房颤动);从治疗心电疾患扩展到治疗非心电疾患(如肥厚性梗阻型心肌病)。今后其使用范围将继续扩大。

（一）起搏器功能的进展

根据起搏器的功能可以将起搏器划分为四代：

（1）第一代为固律型起搏器（1958～1968年）：为VOO型起搏，不能感知心脏自身电活动，按自身固定频率发放脉冲起搏心室，有可能造成恶性竞争性心律失常。

（2）第二代为按需型起搏器（1968～1977年）：为VVI型起搏，能够感知心脏自身电活动，自主心律过缓时才发放起搏脉冲，由于采用右室心尖部起搏，而失去房室同步及双室同步的收缩顺序，可能发生起搏器综合征。

（3）第三代为生理性起搏器（1978～1996年）：在感知和起搏功能的基础上又增加了各种生理性功能，如双腔起搏器（DDD），可以根据患者的实际需要保证房室的顺序激动，取得更好的血液动力学效果。20世纪80年代出现的频率适应性起搏器可以根据患者所处的不同生理状态来改变起搏频率，如睡眠时频率慢，活动时频率快。90年代开始双传感器频率适应性起搏器在临床中应用。双传感器（体动传感器+QT间期传感器，或体动传感器+呼吸频率－肺通气量传感器）能互相补充对生理需要的感知灵敏性和反应速度，使起搏频率更接近于实际生理需要，生理性起搏更加符合人体需要，但需要定期随访，并且有发生起搏器介导性心动过速的可能。

（4）第四代为自动化起搏器（1996年至今）：自动化起搏器可以随时记录搜集患者的心律情况及起搏器工作情况，并对这些数据进行综合归纳、分析、判断，然后自动调节新的起搏参数，从而大大减少医生的随访次数，节省医生和患者进行日常随访所需要的时间，同时集中众多医生和工程师的智慧，在大量数据资料的基础上设置新参数，使其工作更加符合个体需要。新一代起搏器可以自动调整起搏和感知功能、PR间期、工作模式，自动判断并终止起搏器介导的心动过速，甚至自动调整频率适应性的相关参数等。

（二）起搏器电极导线的进展

最初的电极采用被动固定，后来采用了主动固定电极。上个世纪60年代，导管顶部电极的面积为100mm^2，70年代中期减至25～50mm^2，目前已缩小到6mm^2。直到70年代末，多数阴极是光滑的，1991年Amundson等人证实，多孔电极可以降低极化效应，相应出现"多孔表面电极"和"完全多孔电极"，铂电镀制作的微孔表面电极，以及电极蚀刻成的微孔表面电极等各种低极化电极。为了降低起搏阈值，临床已开始应用头端装有含地塞米松磷酸钠栓剂的铂镀钛多孔半球状电极，频率适应性起搏更加符合人体生理需要，目前临床应用日趋广泛，相应出现了频率适应性起搏系统的标准导线和带有传感器的导线。前者用于QT间期传感器以及每分钟通气量传感器，后者包括装有感知血液温度变化、心内阻抗变化、心房内血氧饱和度传感器的导线等。

（三）起搏器置入部位的进展

最初置入人体的起搏器是心室单腔起搏器，起搏电极被动固定在右室心尖部的肌小梁处，进行心内膜右心室起搏。此后，心房电极问世，它被固定在右心耳的梳状肌中起搏心房。双腔起搏器通过分别置入在右房心耳部及右室心尖部的电极，对心房和心室进行顺序起搏，使起搏治疗更符合生理性。

常规的右室心尖部起搏也存在着不足：①心室正常收缩顺序颠倒，心室收缩协调性下降，收缩效率降低。②心室激动延缓、左右心室收缩和舒张不同步，影响心功能。③右室心尖部提前收缩、QRS波增宽，引起心室腔内的血液分流等。因而，有学者尝试采用主动固定电极在右室间隔部位靠近His束的部位进行起搏。

近年来，随着起搏治疗适应证的拓宽，三腔及四腔起搏技术相继出现。三腔起搏主要分两种：①双心房及右心室起搏：即双腔起搏原有的右心耳、右心室的两支电极导线外，另一支左房电极导线经右心房的冠状静脉窦开口，置入在冠状静脉窦的中远段,进行左心房起搏。右心耳与左心房的电极导线经适配器联接后,可进行双心房同步起搏,可用于有房间阻滞患者存在的阵发性房颤。②双心室及右心房起搏:这种三腔起搏是在传统的双腔起搏的基础上增加了左心室起搏。左心室起搏电极经右心房的冠状静脉窦开口,通过冠状静脉窦进入其心室的分支来起搏左心室,所用电极是特殊设计的。双心室同步起搏可减少心衰患者的二尖瓣反流、恢复双室的同步电和机械活动,改善心功能,双心室起搏优于右室起搏或不起搏。四腔起搏是上述两种三腔起搏的组合,即 2 根电极均从冠状静脉窦口插入,1 根固定在冠状静脉窦中、远端起搏左心房,另 1 根固定在心室静脉支起搏左心室。四腔起搏器治疗心衰患者伴有房间传导阻滞引发的房颤。

(四)起搏器适应证的进展

1. 从治疗心电衰竭发展到纠正心电紊乱

起搏器最初用于治疗心电活动的衰竭,如病态窦房结综合征、三度房室传导阻滞等,应用起搏器的起搏与传导功能纠正已发生的过缓性心律失常,防止心电过缓引起的心功能减退、血压低、晕厥以及猝死等。现在已经发展到起搏治疗心电紊乱,如起搏治疗阵发性房颤,治疗长 QT 间期综合征预防室颤发生等。此外,单纯性长 PR 间期(一度房室传导阻滞)患者由于房室收缩不同步可出现血流动力学异常,因此 1998 年 ACC 和 AHA 已将有症状的一度房室传导阻滞患者列为永久起搏器置入的适应证。

2. 从治疗心电疾病发展到治疗非心电疾病

(1)血管迷走性晕厥的预防和治疗:血管迷走性晕厥的发生率较高,约占人群的 20%,是因为强的减压反射所引起的。患者在长时间站立、情绪激动等诱因下,交感神经活动减弱,而使血管扩张、心率减慢、心肌收缩力下降,导致脑供血不足及中断而发生晕厥。抗晕厥起搏器置入后,当其感知器发现心率突然下降时,即可判断晕厥即将发生,应当及时给予快速起搏治疗,从而避免晕厥发生或减轻发作时的症状。临床资料表明,抗晕厥起搏器置入后的总有效率为 75%。

(2)顽固性心力衰竭的治疗:顽固性心力衰竭的特点是心脏进行性扩大和心功能进行性下降,患者往往处于功能性残废状态,2 年病死率极高。多数顽固性心力衰竭患者存在着二尖瓣大量反流、双心室电与机械活动不同步等功能性紊乱,并加重其恶性循环。双室同步起搏虽然不能治疗心衰的原发病(如心肌缺血及心肌纤维化),但可纠正上述的功能性因素,恢复双室电及机械活动的同步化,明显减少二尖瓣反流,Ⅲ ~ Ⅳ级心衰患者的心功能得到不同程度的改善。临床资料表明,双室同步起搏使心脏缩小、左室射血分数提高,改善预后,延长生存时间等。

(3)肥厚性梗阻型心肌病的治疗:肥厚性梗阻型心肌病患者由于左室流出道的梗阻,而容易发生晕厥甚至猝死。梗阻的原因是收缩期肥厚的室间隔向左室流出道凸出及二尖瓣的前向运动。置入双腔起搏器后,右室心尖部起搏可使右室和室间隔先收缩,待左室延后收缩时,室间隔收缩已毕,进而缓解梗阻。通过双腔起搏治疗,梗阻型心肌病患者的梗阻可以消失,心功能提高一级以上,减少晕厥及猝死的发生。

(五)起搏治疗展望

未来的起搏器将更加精巧、功能更加完善、使用寿命更长。其能源可能从目前的锂电池向体积更小、容量更高的锰锂电池等方向发展。单个起搏器将同时具有抗房颤、抗晕厥等自动功能,防治心电紊乱疾病的功能将进一步增强。例如:多腔起搏与 ICD 的结合用于治疗同时患有房颤、室颤和心衰的患者。电极也将随着起搏功能的进展而不断改进,例如电极从传统的由中心导丝支撑向侧壁导丝支撑发展,有利于通过较为崎岖的静脉到达更佳的起搏部位。起搏器的适应证也将进一步拓宽,例如睡眠呼吸暂停综合征患者也将受益于起搏治疗。随着分子生物学、基因治疗的发展,也可能出现新型的生物起搏器。发表于自然杂志(NATURE)的一篇文章宣称,在动物试验中,基因治疗已经成功地利用胚胎心肌细胞制造出“生物起搏器”,估计不久将可用于人类。

二、窦房结疾病

(一)解剖和病理生理

窦房结位于右心房前外侧与上腔静脉入口交界处的心外膜下,其形状为椭圆形或新月形,长约5~8mm、宽1.5mm。窦房结细胞围绕在窦房结动脉周围。窦房结动脉55%的人来自右冠脉,45%的人来自左冠脉的回旋支。从组织学上看窦房结由P细胞(起搏细胞)、移行细胞和心肌细胞组成。除此之外,窦房结内还包含有胶原纤维、结缔组织和神经细胞的分支。P细胞与移行细胞紧密接触,移行细胞将P细胞产生的冲动传导到心房肌,然后依次传导到整个心房。窦房结内的结缔组织随年龄的增长而增多,在老年人则以结缔组织为主。这种变化与患者本身的动脉硬化的程度无关。

窦房结内有丰富的自主神经末梢,受交感和副交感神经的双重支配。结内迷走神经通过释放乙酰胆碱使4相除极速度减慢,从而使窦性节律减慢,窦房传导时间延长。结内交感神经通过释放去甲肾上腺素,使4相除极速度加速,而使窦性节律加速,窦房传导时间缩短。

激动在窦房结内传导很慢,主要是由于P细胞缺乏桥粒。因此冲动在P细胞之间及从P细胞向移行细胞的传导很慢。这可以说明,当患者窦房结内结缔组织增加时,可引起结内病变。

引起窦房结疾病最常见的直接原因是由于P细胞减少。其减少的程度远远大于随年龄的增长而引起的P细胞减少。临床上引起病态窦房结综合征(SSS)的病因并不十分清楚,可能与自身免疫性疾病、淀粉沉积或胶原结缔组织疾病有关。常见的疾病有甲状腺疾病、心肌病、心肌炎、心肌手术后继发的心肌损伤、胶原性血管疾病、风湿性心脏病和白喉。遗憾的是,许多患者起病常常是隐匿性的,其窦房结的组织学改变与由于年龄老化所引起的病变相差无几。缺血性心脏病很少引起SSS。

某些患者窦房结本身及其周围组织并无组织上的异常,而是由于支配的自主神经发生了改变,此即所谓的结外病窦。临床上常见的自主神经系统异常还有颈动脉窦综合征和血管迷走神经综合征。三者的临床表现各有不同之处,但均有自主神经异常。

(二)流行病学

窦房结疾病可以发生于任何年龄组,其发生率随年龄的增长而增加。在老年人,窦房结功能异常极为常见,但往往由于无明显的临床表现而常常被忽视。儿童患者主要并发于先天性心脏病,中年患者主要见于全身性疾病和冠心病,而老年人则主要由于退行性变或自主神经异常所致。在西方发达国家,随着年龄老化现象的出现,SSS的发病率明显上升。据统计每百万人口中约有150~200人由于SSS而需要行永久性心脏起搏器治疗,占所有需行人工起搏治疗总数的40%~60%,其中20%~50%的患者是由于同时并发有Ⅲ度或高度AVB而需行起搏治疗。SSS患者常伴发有房颤,据推测患者在发生房颤之前,往往已有窦房结功能不全。

(三)临床表现

SSS的临床表现主要是由于心、脑、肾血流灌注不足所引起的。临床表现常常多种多样,在疾病初期临床症状间断出现。患者一旦出现典型的症状如头晕和晕厥,容易引起临床医生的高度重视,并给予必要的治疗。临床上更常见的情况是症状不典型,难以评价或辨认,如阵发性心慌、乏力、劳累后呼吸困难、失眠、注意力不集中、记忆力下降等。有时患者可以以充血性心衰为首发症状。

SSS患者体格检查常无异常,常见的体征为心动过缓。对于有临床症状的老年患者,如伴有心动过缓,应高度警惕SSS;然后进一步检查有无窦性停搏或房性心律失常。有时需通过长时间心电监护方可发现异常改变，同时需积极寻找全身有无其他原发性疾病。

（四）诊断

1. 诊断标准

临床上诊断 SSS 主要依靠标准 12 导联心电图、动态心电图和窦房结功能电生理检查。单用一种方法有时很难确定有无窦房结功能异常。对于大多数患者来说，必须有临床症状和心电图异常同时存在方能确诊为 SSS。Ferrer 在 1974 年提出的 SSS 诊断标准为：

（1）持续严重的窦性心动过缓，包括绝对和相对的窦性心动过缓。

（2）窦性停搏：①短暂停搏，无逸搏节律。②长时间停搏，有心房或结性逸搏。③长时间停搏而无有效的替代节律，可出现室性心律失常而引起心脏骤停。

（3）与药物治疗无关的窦房传导阻滞。

（4）取代窦性节律的慢性心房纤颤，心室律较慢（同时伴有房室结病变）。

（5）心脏电转复律后无窦性节律。

2. 临床诊断

临床上必须注意首次确诊的 SSS 患者中，有 16% 的患者可伴有 AVB。评价窦房结功能时需注意药物对窦房结功能的影响。检查前需停用所有的抗心律失常的药物、β 受体阻滞剂、血管扩张剂、洋地黄类制剂及其他心血管药物。因为在许多情况下，药物可以产生类似 SSS 的表现，从而掩盖诊断。

利用心电图诊断Ⅱ度窦房传导阻滞时需注意窦房传导阻滞所引起的 P－P 间期延长的时间与基础窦性心律周期有倍数关系，而窦性停搏所引起的 P－P 间期延长的时间与基础窦性心律周期无关。小于 3 秒的窦性停搏常无临床症状，而大于 3 秒的窦性停搏常有明显的临床症状。心电图上不能观察到Ⅰ度和Ⅲ度窦房传导阻滞。大约有 50% 的患者有慢－快综合征。这是由于 SSS 患者常伴有心房病变，在窦性心律缓慢时常出现快速房性心律失常，最终形成房颤，临床上应当注意。在某些健康的青少年或运动员，尤其是夜间睡眠时可以出现短暂的窦性心动过缓、窦房传导阻滞和窦性停搏。

在下列情况下需进一步行电生理检查：①怀疑有 SSS，但心电图正常者。②患者出现难以解释的头晕或晕厥，而心电图检查正常者。③SSS 患者安装心脏起搏器之前需进一步了解窦房结功能和房室传导功能者。

（1）窦房结恢复时间（SNRT）：窦房结恢复时间是利用心房调搏的方法逐级提高刺激心房的频率，使窦房结受到超速抑制。从高于基础窦性心率 10 次开始，每级刺激 30～60 秒，突然停止刺激。窦房结经过一段时间温醒后恢复窦性心律，从突然停止刺激的最后一个脉冲到第一个窦性 P 波出现的时间间期称为 SNRT。正常人 SNRT 小于 1400mm，如大于 1600mm 可高度怀疑 SSS；大于 2000mm 则可确诊 SSS。有时停止刺激后，首先恢复的激动不是来自窦房结，而是来自心房或交界区，称为“窦结恢复时间”（SJRT）。而有的患者恢复窦性心律后出现继发性 P－P 间期延长。此两种情况均有重要的临床意义，诊断标准可参照 SNRT，因此停止刺激后至少连续记录 10 次心脏搏动。

（2）窦房传导时间（SACT）：是指窦房结 P 细胞产生的激动传导到心房所需的时间。测定方法分为间接法和直接法两种。间接法测定 SACT 有两种方法。第一种方法为 Strauss 法，第二种方法为 Narula 法。总传导时间为 198～304ms。直接测定 SACT 的方法为记录窦房结电图。由于窦房结电冲动传导慢，且振幅低，因此在体表极难记录到窦房结电图。必须采用创伤性电生理检查方法，在窦房结局部直接记录窦房结电图。

（3）阻滞自主神经法：窦房结功能在很大程度上受到交感神经的影响，上述方法所测定的数值并不能代表窦房结本身有病变，需要在阻断自主神经后重复应用上述方法测定窦房结功能。具体方法是在电生理检查中同时静脉注射阿托品 0.04mg/kg（最大剂量 3mg）和心得安 0.15mg/kg（最大剂量 10mg）。此种方法对于诊断结外病态窦房结综合征很有帮助，但不能取代现代的无创或有创电生理检查。

(4)其他检查方法：其他检查窦房结功能的方法包括静脉应用阿托品、异丙肾上腺素及运动试验等，可用以评价它们对窦房结功能的影响，也可以用来诊断颈动脉窦综合征和血管迷走性晕厥。后两者毫无疑问与结外 SSS 有密切关系。

1)异丙肾上腺素试验：异丙肾上腺素对窦房结具有正性变时作用，应用的起始剂量为 0.1μg/min，逐渐增加剂量，以不出现室性早搏为度。若心室率 <90 次/min，可诊断 SSS。

2)动态心电图监测：最具有特异性诊断价值的是在患者症状发作时记录到心律失常的心电图，动态心电图由于其记录容量大，对间歇性或短暂性心律失常往往能捕捉到有用的信息。对于住院患者和门诊患者常需连续记录 48～72 小时。有时门诊患者由于其症状发作不频繁而需要记录更长时间。

3)运动试验：在运动中或运动后出现心率相对缓慢，则表示有窦房结功能不良。运动中出现心率相对缓慢是缺血性心脏病的一个明确指标。Wan 和 Ellestad 称之为变时性窦房结功能不全。运动时心率加速缓慢、延迟或运动后心率迅速下降，均表示有变时性窦房结功能不全。运动试验中心率相对缓慢受多种因素的影响，如运动方案、患者体重等。阳性结果变异范围大，目前尚无统一的标准。一般认为运动中心率小于 100 次/min 即为阳性。

4)颈动脉窦按摩试验：标准颈动脉窦按摩是诊断 SSS 的一种试验方法，阳性说明有结外 SSS。如果同时有窦房结功能不全，则说明有颈动脉窦综合征。

5)直立倾斜试验：直立倾斜试验主要用来诊断血管迷走性晕厥，阳性结果说明患者有结外 SSS。目前根据此实验结果将颈动脉窦综合征划归为血管迷走神经综合征。

（五）SSS 的药物治疗

SSS 患者应用药物治疗有两个方面的作用，一是控制疾病本身症状，二是作为起搏治疗的辅助用药。

SSS 本身的性质决定了应用药物控制其病情几乎是不可能的，因为目前还没有这样一类药物，它既可以控制快速性心律失常，又可以治疗缓慢性心律失常。临床上常用的抗心律失常药物，主要用来控制快速性心律失常，但常常加重缓慢性心律失常。影响自主神经系统的药物如副交感神经阻滞剂或交感神经兴奋剂，虽可提高患者的心率，但常引起患者难以忍受的不良反应，而且可以诱发房性心律失常。

作为起搏治疗的辅助用药，主要用来控制心律失常和防止并发症，已行心房起搏治疗的患者如仍有房性心律失常，则必须进行治疗。此种情况下首选胺碘酮，尽管胺碘酮有很多不良反应，小剂量应用仍很安全。对于老年人来说，每天应用 0.1g 除了偶尔出现睡眠改变和对紫外光敏感外，其他不良反应很少。其他抗心律失常药物如心律平、氟卡胺等效果较差，可以使起搏器敏感性下降，起搏阈值增高，而且不良反应较多。一般情况下，安装起搏器后需要进行动态心电图监测，一旦发现快速房性心律失常，必须进行有效治疗，只有这样才能预防慢性房颤、体循环栓塞和充血性心力衰竭的发生。

另外一类药物，就是对有房颤的患者应用抗凝剂以预防血栓形成和栓塞。常用的药物有华法林和阿司匹林。对已安装心脏起搏器和应用抗心律失常药物的患者，如仍有快速房性心律失常，则必须应用抗凝药。

（六）永久性起搏器治疗

1. SSS 患者安装永久性起搏器的适应证

有 SSS 的患者是否需要安置永久性心脏起搏器，取决于患者有无与缓慢性心律失常直接相关的症状，如有头晕、晕厥、心衰等则必须安装起搏器。更宽的适应证包括下列症状如乏力、嗜睡、注意力不集中、记忆力差或运动后呼吸困难、与慢－快综合征有关的心悸等。对无症状者则暂时不需置入起搏器，尤其不宜置入 VVI 起搏器，因为非但无益，反而会引起起搏综合征。有适应证的患者应尽可能安装接近或完全符合生理情况的生理性起搏器,如 AAI、DDD 或 AAIR、DDDR 等。

有下列情况者应当考虑安装永久性心脏起搏器:

(1)严重的窦性心动过缓伴有临床症状,而且药物治疗无效者。

(2)慢-快综合征伴有临床症状者。

(3)窦性停搏伴有临床症状者。

(4)窦房阻滞伴有临床症状者。

2. SSS **患者进行生理性起搏的概况**

早在 20 世纪 60 年代就开始应用起搏器治疗 SSS,当时主要是应用心室起搏。由于心室起搏可以引起负性肌力作用,失去心房协同收缩功能,使心输出量下降。加上部分患者发生起搏器综合征,因此 70 年代初期有作者开始应用心房起搏。从血流动力学和控制心律失常方面看,心房起搏优于心室起搏。

(1)心房起搏的优点:大量的回顾性研究,对比研究了安装 AAI、DDD 和 VVI 起搏器的患者。结果表明,AAI、DDD 明显优于 VVI,在发生房颤、充血性心力衰竭、AVB、中风、死亡率等方面,VVI 组明显高于 AAI 和 DDD 组,而 AAI 和 DDD 组之间无明显差别。心房起搏有如下优点:①保证了正常的房室传导顺序。②可以减少房性心律失常的发生。③提高生活质量。④活动能力增加。⑤体循环血栓减少。⑥避免房室逆向传导。⑦较少发生充血性心力衰竭。⑧死亡率降低。

(2)起搏器类型的选择:

1)心房起搏还是双腔起搏:选择起搏器类型时应考虑下列三种情况:①患者有否发生 AVB。②是否会发生房颤。③患者的经济来源。一般来说,电生理检查时房室结文氏阻滞点大于 120 次/min 的患者以后发生 AVB 的可能性较小,因此不伴有 AVB 的患者应尽可能安装 AAI 起搏器。在我国现有的经济条件下,AAI 心房起搏较双腔(DDD)起搏少放一根电极,经费亦较便宜,而且基本上符合生理性起搏的要求,因此 AAI 适合我国国情。选择双腔起搏者可以避免日后发生 AVB 而需再次手术置入心室电极。但是,安装双腔起搏器,医生需要合理调控起搏参数,是否利用心室起搏主要取决于 AV 延迟,如果 AV 延迟较长,则可允许较多的自身节律或心房起搏下传到心室,效果则如同心房起搏,而心室起搏受到抑制。如果同时出现心室起搏,有可能出现室房逆向传导,则可出现起搏器介导的心动过速(pacemaker-mediated tachycardia,PMT)。缩短 AV 延迟,使心室起搏次数增多,PMT 则明显减少,但可出现心室起搏的缺点。由于心室起搏电极位于右室心尖部而可引起负性肌力作用,从而引起心排血量下降。安装起搏器之前还要考虑是否会发生慢性房颤,如果患者发生房颤,则 AAI 起搏即失去作用,患者可能由于心室率过慢,反复发作头晕或晕厥,需要重新行心室起搏。双腔起搏器则可避免这种情况的发生。

2)选择 DDD 还是 DDI:安装 DDD 的患者,如果发生快速房性心律失常,由于心房电极可以感知每一个激动而可以导致过快的心室起搏。Florol1984 年提出 DDI 的起搏方式。此种类型为心房按需起搏,心室激动不是由于心房所触发,可以避免由于房率过快而应答性心室率增快,也可避免 PMT;但可以出现室房逆向传导。这种起搏模式最适用于有慢-快综合征的患者。目前几乎所有的 DDD 起搏器中均设有此种起搏模式,当患者出现房率过快时,可以自动转换为 DDI,严格地说此种起搏方式可称为 VDI。

3)频率适应起搏,选择 AAIR 还是 DDDR:频率适应起搏器带有生物传感器,可以感知机体生理情况的变化,有可能使患者根据机体的需要而相应改变心率的快慢,最适宜于 SSS 的患者。对于 AVB 的患者,可以采用双腔起搏,双腔感知而调整心率。窦房结功能正常者,当机体运动量增加时,由于房率可相应增加,从而触发心室频率相应增加。而 SSS 的患者失去了此项功能。对 SSS 的患者选择何种频率最合适?AAIR 很有吸引力,但在安装 AAIR 之前应注意下列问题:①当自主神经系统对房室结的作用与对窦房结的作用不一致时,则相应增快的心房率不能下传，从而产生暂时性生理性AVB。②颈动脉窦高敏的AVB患者不适宜安装AAIR。③运动试验评价起搏器感知功能时，当运动时PR间期大于200～240ms时不适宜安装AAIR。④存在束支阻滞或双束支阻滞时不适宜安装AAIR。⑤电生理检查中房室1∶1阻滞点低于120次/min时，不适宜安装AAIR。因此，大多数专家同意在上述情况下安装AAIR应慎重。如果SSS患者无病理性AVB或慢性房颤，则AAIR是首选的起搏方式。由于AAIR的感知系统可以与自主神经系统出现最佳配合，尽管在某种情况下随着起搏频率的增加AR间期亦会增加，但由于无心室起搏则不应出现负性肌力效应。

安装DDDR/DDIR时，随着起搏频率的增加，亦会出现自然的AR延长，而心室起搏增加，由此而产生的负性肌力作用可能抵消心率增快而产生的效应。改变AV延迟滞后作用有可能克服此种问题。已经证明，在有AVB时不缩短AV延迟对患者有利。随着起搏频率增加，延长AV延迟可以保护自然房室传导，这样可以避免由于心室起搏而产生负性效应。但如果发生AVB，则可以出现心室起搏。在这种情况下，由于AV延迟较长，则有可能发生PMT。在大多数情况下应该使AR延长到心室起搏的长度，这个长度比出现心室起搏可产生更多的好处。尽管AAIR有许多优点，但在安装时如果经费允许则多数医生宁愿安装DDDR，因为在发生房性心律失常、AVB时，DDDR更保险。

4）逆向室房传导与起搏综合征起搏产生的血流动力学改变：早在20世纪70年代就发现起搏的血流动力学改变与室房逆向传导有关。Wirtzfeld的研究表明，SSS患者心房起搏心脏每搏量并无增加，由于心率增加，心输出量明显增加。相反心室起搏时以同样的起搏频率，则每搏量明显降低，心输出量甚至可以低于自然窦性过缓时，主要是由于心室起搏的负性肌力作用和室房传导作用所致，Wirtzfeld的研究还证明，有无室房逆向传导，血流动力学有明显差异，而且是主要的因素。室房逆向传导可以间歇性出现，也可仅在某一频率范围内出现。心房起搏并非完全不会发生起搏综合征。下列情况下心房起搏亦会发生起搏综合征：①当心房起搏联合应用抗心律失常药物而使AV延长的足够时，使得心房收缩与心室收缩同时发生。②心房起搏伴有房内传导阻滞时，当激动从右房传到左房时，左房与左室同时发生收缩。

室房逆向传导还可以引发房性心律失常，最终可以导致房颤发生，其机制为室房逆向传导可以使心房在心室发生收缩时，心房突然发生收缩，而引起心房过度扩张。心房过度扩张心房肽过度释放，致使血管扩张。另外由于心房血逆向流回体静脉和肺静脉，引起静脉压上升。综上所述，SSS患者应尽可能避免安装心室起搏器，除非患者合并有快速房颤或心房麻痹，否则可产生上述各种不良反应。心室起搏的不良反应总结如下：①室房逆向传导－起搏综合征：心输出量下降，房性心律失常，可能产生血管扩张反射，心房肽释放增加，增加肺循环阻力。②负性肌力效应。

5）起搏治疗对预后和生活质量的影响：20世纪80年代早期有关起搏治疗的报告均为心室起搏。普遍的概念是起搏治疗并不改变预后，而心房或双腔起搏可以明显改变预后。除此以外，AAI、DDD与VVI相比，还可以改变机体的内环境，降低心房肽和儿茶酚胺水平，明显提高患者的运动耐量。

三、房室传导系统疾病

（一）概述及解剖

在起搏器的发展历史上，最早安置起搏器的适应证是AVB伴有晕厥。以后对于间歇性发作发展缓慢的，或急性发生的高度AVB者，均考虑安置心脏起搏器。AVB阻滞的部位在很大程度上决定着逸搏的频率和效果。从目前情况看，无论逸搏节律起源于何处、形态怎样，只要患者有症状，均需要安置起搏器。

房室交界区包括房室结、希氏束及其分支。房室结位于房间隔心内膜下，由来自心房的三条优势传导通路的末端会聚而成。房室结和窦房结一样受交感和副交感神经的支配，支配房室结的动脉90%来自右冠脉，10%左右来自左冠脉的回旋支。房室结由过渡区、致密结（结区）、结希区（穿透支）三部分组成。过渡区由来自心房的三条优势传导通路末端的细胞组成，尔后会聚成致密结。此区细胞4期自动除极速率最高。结区由相互连接的无自律性的小细胞束组成，这些细胞延伸进入中心纤维体和二尖瓣、三尖瓣环，房室结传导延缓主要由于此区细胞传导延缓所致。结希区细胞直接与希氏束相连，有较低的自律性。浦肯野纤维起源于AVN远端，逐渐会聚成希氏束及其分支。希氏束行走于室间隔膜部下方的室间隔肌嵴中，尔后分为左、右束支。支配希氏束的神经纤维少，血液供应同时来自左、右冠状动脉的分支。右束支、左束支主干及左前分支的血供来自左冠脉前降支的间隔支，左后分支的血供来自房室结动脉和左冠脉回旋支的后降支。

（二）流行病学

完全性AVB时，心房节律和阻滞下方的逸搏节律相互独立，逸搏节律可以来自房室交界区、希氏束、束支或传导系统远端，偶尔起源点位于心室肌细胞。房室传导阻滞可分为先天性和后天性两大类。

先天性完全性AVB多为遗传性疾病。遗传性AVB表现为常染色体显性后天型、常染色体隐性先天型、伴有心肌病的进行性家族型、伴有淀粉样变性和多神经病变的类型等。病理组织学研究发现本病患者的窦房结和房室结正常，在室间隔嵴下约2cm处肌细胞成分严重缺乏，被胶原和结缔组织取代。病变累及束支及其分支，破坏了正常传导途径的完整性。希氏束发生阻滞部位多发生在希氏束近端。本病如不伴有心脏其他病变，可无晕厥发作，预后一般良好。病情严重者在幼儿或者青年时就反复发作晕厥，需安置永久起搏器治疗。

后天获得性完全性AVB的患者，其阻滞部位大约70% ~90%位于希氏束远端，15% ~20%位于希氏束内，16% ~20%位于房室结内。先天性AVB者其逸搏节律大多来源于希氏束近端或房室结。

完全性AVB亦可根据其发作急缓分为急性阻滞和慢性阻滞。急性AVB主要由心肌缺血引起。高度AVB是指AV比例为3:1、4:1或更高。阻滞点和完全性AVB一样，可以发生在房室传导系统任一部位。其后果是可以发展为完全性AVB，或出现伴有严重症状的心动过缓。

阵发性AVB是指在1:1房室传导的情况下突然发生短暂的完全性AVB，在逸搏节律出现之前，常发生短暂的心室停搏。它可以见于各种临床情况，如自主神经系统诱发的晕厥，可能是由于阵发性AVB所致。有快频率依赖性希氏束内阻滞的患者可以在活动中突然发作心动过缓或Ⅱ度Ⅱ型AVB。

获得性AVB可以继发于各种原因引起的心肌普遍纤维化，包括特发性纤维化疾病、动脉粥样硬化、扩张型心肌病、高血压、心脏手术后、神经肌肉疾病、各种炎症和传染病等。

一般来说，Ⅰ度AVB和中度P－R间期延长的患者预后良好，大约有4%的患者可以发展为完全性AVB。大约有68%的患者可有轻度的P－R延长，Ⅱ度AVB预后较差，部分患者可以发展成完全性或高度AVB。而安装永久起搏器的患者，可以明显改善预后。

有束支传导阻滞或双束支阻滞的患者，大多数均有器质性心脏病的基础。慢性双束支阻滞常常可发展为三支阻滞，每年大约有5% ~10%的患者发展为完全性AVB。无症状的双束支阻滞电生理检查时有HV延长者，大约每年有2%的患者发展为完全性AVB。

（三）诊断

1. 心电图

心电图可以确定AVB的类型，并可大致确定AVB的部位。Ⅰ度AVB常常由于房室结内传导延迟所致。一般情况下，QRS波不增宽的

Ⅱ度Ⅰ型 AVB 的阻滞点位于房室结内。当Ⅱ度Ⅰ型 AVB 伴有束支阻滞时,30% 的患者位于希氏束以下。在出现高度 AVB 以前有文氏周期现象者,阻滞点多位于房室结内。应用地高辛、β 受体阻滞剂、钙通道拮抗剂发生的 AVB,其阻滞部位亦在房室结内。Ⅱ度Ⅱ型 AVB 多伴有 QRS 波增宽,其阻滞点多位于希浦系统内,偶尔为窄 QRS 波时,其阻滞点则位于希氏束内。

完全性 AVB 时,心房和心室节律完全分离。房颤时如不规则的心室律变规整时,则可能发生完全性 AVB。在确定有器质性房室传导阻滞之前,需除外药物中毒引起的 AVB,例如地高辛中毒等。

心电图对确诊束支传导阻滞非常有帮助。由于束支传导阻滞的类型和组合不同。心电图表现各异。根据心电图表现将其分为以下几类:①束支传导阻滞。分为 RBBB、LBBB、左前分支阻滞和左后分支阻滞。②双分支传导阻滞,心电图上习惯将心脏传导系统的右束支、左束支的左前分支和左后分支总称为三支。双分支传导阻滞是指心脏传导系统的三支中有任何两支发生不同程度的传导阻滞现象。③三分支传导阻滞。包括三分支中某些支的永久性或暂时性传导阻滞的各种组合,从而产生各种各样的传导阻滞的心电图表现。④双束支传导阻滞。可表现两侧束支相同或不同程度的阻滞的各种组合,分为两侧束支第Ⅰ度传导阻滞、两侧束支第Ⅱ度传导阻滞和两侧束支第Ⅲ度传导阻滞。

2. 心脏电生理检查

有创电生理检查主要是记录希氏束电图。在无症状的 AVB 患者确定是否需要安装永久起搏器之前,电生理检查可精确评价房室传导功能。在下列情况下不必要行电生理检查:①体表心电图或动态心电图记录到高度或完全性 AVB,而且伴有明显的临床症状者。此类患者不必进行电生理检查,即可确定必须安置永久性起搏器。②间歇性 AVB 明显临床症状,心电图表现为 P 波脱落之前心率逐渐减慢,P-R 间期逐渐延长,QRS 综合波正常(无增宽)。此类患者亦不必行电生理检查,一般认为亦不必装永久性心脏起搏器。据目前已有的研究证明,此类患者预后良好。

电生理检查可用以确定 AVB 的部位。有研究证明,束支传导阻滞的患者,HV 间期延长者,其发生晕厥和三支阻滞的可能性比无 HV 间期延长者要高。对于无症状的束支传导阻滞患者,不必行电生理检查,而有晕厥或晕厥前征兆者必须行电生理检查。

(四)起搏适应证

AVB 的患者安置起搏器的指征取决于患者有无症状、阻滞的部位及其持久性。美国心脏病学院和美国心脏病协会 1991 年制定的安置永久性起搏器适应证,将是否需要安置起搏器分为三种情况:

第一类:符合此种情况的患者,医生认为必需安置永久性人工心脏起搏器。此类患者多为慢性发作或反复发作,但必须除外由药物中毒、急性心肌缺血、急性心肌梗死及由电解质紊乱引起的 AVB。

第二类:符合此种情况的患者一般认为应该安置起搏器,而且无反对意见。

第三类:此类患者无明确指标表明患者安装起搏器后可获得明显益处,一般认为无安装起搏器必要。

1. 成年人获得性房室传导阻滞的起搏适应证

(1)第一类:

1)伴有临床症状的永久性或间歇性Ⅲ度 AVB。临床症状包括:①晕厥或晕厥前兆。②充血性心力衰竭。③精神错乱,临时起搏可以改善症状。④与缓慢逸搏节律有关的室性异位搏动、持续性或非持续性室性心动过速或心室纤颤,并且伴有临床症状。⑤无症状但室性逸搏节律的心室率 <40 次/min。⑥无临床症状但室性停搏 >3s。⑦逸搏起源点的变时性功能不良。⑧对中等量的运动明显不能耐受。⑨强直性肌萎缩。

2)有晕厥或晕厥前症状的Ⅱ度 AVB 者。

3)房颤、房扑或房性心动过速时有症状的高度 AVB 者。

4)直流电或射频消融术后出现有症状的高度 AVB 者。

5)有症状的Ⅰ度房室传导阻滞者。

(2)第二类:

1)无症状的完全性 AVB 者,其心室率 >40 次/min。

2)无症状的Ⅱ度Ⅱ型 AVB 者。

3)阻滞点在希浦系统(电生理证实)内,无临床症状的Ⅱ度Ⅰ型 AVB 者。

(3)第三类:

1)Ⅰ度 AVB 者。

2)无症状的Ⅱ度Ⅰ型 AVB 者。

2. 双束支或三支阻滞的起搏适应证

(1)第一类:

1)有间歇性发作性完全性 AVB 的双束支阻滞,伴有与心动过缓相关的临床症状者。

2)双束支或三支阻滞,有间断发作性Ⅱ度Ⅱ型 AVB 者,无与心脏阻滞相关的临床症状者。

(2)第二类:

1)双支或三支阻滞伴有晕厥,但未能肯定晕厥与完全性 AVB 有关,其他与晕厥有关的原因亦未得到肯定者。

2)HV 间期显著延长者(>100ms)。

3)心房起搏时以 150 次/min 的频率可以诱发出希氏束下传导阻滞者。

(3)第三类:

1)无 AVB 或临床症状的分支阻滞者。

2)分支阻滞伴有Ⅰ度 AVB 但无临床症状者。

3. 心室内传导阻滞的起搏适应证

(1)第一类:

1)束支阻滞或双支阻滞有间歇性完全性 AVB 发作,伴有与心动过缓相关的临床症状者。

2)束支阻滞或双支阻滞有间歇性Ⅱ度Ⅱ型 AVB,而无与心脏阻滞相关的临床症状者。

3)在 1∶1 房室传导的情况下出现三支阻滞者,如交替出现左束支传导阻滞和右束支传导阻滞,固定的右束支传导阻滞伴有左前分支阻滞和左后分支阻滞,并伴有临床症状者。

(2)第二类:

1)束支或双支阻滞伴有晕厥,但未证明晕厥与完全性 AVB 有关,而且其他与晕厥有关的原因亦未得到肯定者。

2)HV 间期显著延长者(>100ms)。

3)起搏诱发希氏束以下传导阻滞者。

4)在 1∶1 房室传导的情况下发生无症状的三支传导阻滞,如交替出现左、右束支传导阻滞,固定的右束支传导阻滞伴有左前和左后分支阻滞者。

(3)第三类:

1)束支、分支或双支阻滞不伴 AVB 或无临床症状者。

2)束支、分支或双支传导阻滞伴有Ⅰ度 AVB 但无临床症状者。

(五)预后

未行起搏治疗的无症状的完全性 AVB 患者,1 年后生存率仅为 50%~70%,明显低于正常人群。无症状的Ⅱ度 AVB 患者,未经起搏治疗,在短时间内可出现明显的临床症状,部分可发展为完全性 AVB。

(六)起搏方式的选择

目前对于完全性 AVB 和高度 AVB 的患者,一般安装 VVI 或 DDD 起搏器。据研究,由于 DDD 起搏器保证了正常的房室顺序收缩,与 VVI 起搏器相比,可以使患者在血流动力学方面获得更多益处。患者左、右心室充盈压降低,心输出量明显增加,充血性心力衰竭、心房纤颤、中风的发生率明显降低。但 DDD 起搏器安装要求技术水平高,费用亦明显增加。20 世纪 80 年代以后得到充分发展的 VDD 或 VAT 起搏方式尤其适用于窦房结功能正常的完全性或高度 AVB 患者,目前多趋向于安装单根双极电极导管,顶端电极用于感知、起搏心室,近端电极用于感知心房电活动。此种方法既简化了安装技术，亦保持了正常房室顺序收缩和频率应答功能。关键在于心房电极能否感知到心房的电活动，要求心房电极尽可能贴靠在心房中部的外侧壁上，心房电图的幅度在深吸气时应大于0.5mV。对于有发作性窦性心动过缓、阵发性室上性心动过速、心房过大者不适于应用此种起搏方式。

（七）急性心肌梗死永久性心脏起搏适应证

急性心肌梗死时发生持续性Ⅲ度AVB或Ⅱ度AVB，无论伴有或不伴有束支传导阻滞，均应安装永久性心脏起搏器。心梗时出现持续性的AVB比较少见。据研究，急性期出现AVB，在患者出院时伴有束支阻滞者，有89%的患者恢复为1:1的房室传导；不伴有束支阻滞者，有95%的患者恢复为1:1的房室传导。因此，在急性期很难确定患者是否会发生永久性AVB。一般认为，凡出现严重的心动过缓伴有与之相关的临床症状时均应安置永久性心脏起搏器，以使高危患者得到保护，避免发生猝死。

四、颈动脉窦性晕厥和血管迷走神经性晕厥

颈动脉窦性晕厥和血管迷走神经性晕厥是由于反射引起自主神经活动过度增强，导致短暂的血压下降、心率减慢、呼吸抑制等，以至由于短暂脑缺血引起短暂意识丧失而发生晕厥。晕厥就是由于各种原因引起大脑缺血、缺氧，导致暂时性意识丧失，随后自行缓解，而且不遗留局灶性神经损害。晕厥可以是多种因素共同作用的结果。本章主要讨论神经－心源性晕厥的原因。临床上常见的是血管迷走神经性晕厥（VVS）和颈动脉窦性晕厥（CSS）。此两种晕厥可以通过永久性起搏治疗而使临床症状得到缓解。

VVS和CSS均是由于自主神经反射高度敏感所致，但两者可以通过临床特征、发生的病理生理机制、简单的临床试验区别开。两者的区别见表20－17－1。

（一）颈动脉窦性晕厥

颈动脉窦高敏根据其对颈动脉窦按摩的异常分为心脏抑制型和血管抑制型，单纯的心脏抑制型最常见约占60%～80%，单纯的血管抑制型占5%～10%，其余为混合型。当应用颈动脉窦按摩刺激颈动脉窦出现晕厥或晕厥前兆，或者患者的病史中有引起相似的晕厥时，方称为颈动脉窦综合征或颈动脉窦晕厥。

表20－17－1　颈动脉窦晕厥（CSS）和血管迷走神经性晕厥（VVS）的区别

特征	VVS	CSS
发病率	常见	少见
发病年龄	年轻	年龄偏大
先兆征	有	无
相关的潜在心脏病	无	有
诊断方法	直立倾斜试验	颈动脉窦按摩试验
主要的血流动力学反应	血管抑制＋心脏抑制	心脏抑制＋血管抑制
未经治疗的病史	自然缓解	反复发作
治疗	不需治疗或药物＋起搏	起搏治疗

1. 病理生理

一般认为颈动脉窦反射是维持血压平衡调节机制的一个组成部分，当颈动脉窦内压增高时，机械性感受器受到刺激，神经冲动通过舌咽神经和迷走神经传入脑干，然后经过迷走神经传出支传导到周围效应器，反射性引起心脏迷走神经活动增强，导致心率减慢；神经冲动通过脊髓索抑制横纹肌交感神经活动，导致周围血管扩张，如此，颈动脉窦的机械性感受器同其他部位的压力感受器一起共同调节血压，使血压保持在正常范围内。在颈动脉窦高敏者，由于颈动脉窦反射过度可以出现血压、心率过度抑制，但目前对于此反射弧中何部分异常而导致反射过度尚不清楚。

心脏传导系统的异常如窦房结和房室结的异常可以加重颈动脉窦反射的异常或起到协同作用，从而诱发晕厥。

2. 颈动脉窦综合征的临床表现

与迷走神经性晕厥相比，颈动脉窦综合征主要发生于老年人，常并发于冠心病。有统计认为每年每百万人的发病率为35。然而无症状的颈动脉窦高敏症在成年人群中却相当常见。与此相反，颈动脉窦综合征的患者却比较少见，大约11% ~19%的颈动脉窦高敏者可以发生晕厥。晕厥发生迅速，常常无先兆征象，患者一般不能回忆起发作前的情况。衣领过紧、刮胡子、转头、咳嗽、提重物、Valsalva动作、吹号、过度仰头均可诱发颈动脉窦晕厥。某些生理情况下尤其是引起迷走神经兴奋者亦可诱发晕厥，如吞咽、排尿、排便等。颈动脉窦区局部解剖异常如颈动脉窦瘤、头颈部肿瘤、淋巴结瘤亦可诱发颈动脉窦晕厥。

患者可以有头晕、头昏，严重者出现短暂意识丧失。由于晕厥发生迅速，有时患者倒下时可伴发外伤，如骨折、裂伤等。部分患者不能回忆起发作前情况，尤其老年人发生不明原因的晕厥、摔倒时要考虑本病。

3. 颈动脉窦按摩试验(CSM)

CSM可以安全、方便地在床边进行。在检查同时最好行连续心电图监护。下列情况不宜行颈动脉窦按摩检查：局部存在血管杂音、有脑血管病病史、短暂性脑缺血病史及行动脉内膜切除术后。颈动脉窦位于颈部下颌角下方，依次按压左、右侧颈动脉窦，不可同时按压双侧颈动脉窦。两侧按压间隔至少10 ~20s时间，每侧按压5 ~10s，如出现特征性的心室停搏应立即停止按压。按压的压力应适度，不可将血管完全堵塞，以可以触到同侧颞动脉搏动为宜。一般来说，右侧颈动脉窦比较敏感。CSM主要用于不明原因的晕厥患者。应同时检查直立、仰卧位两个体位的反应。采取不同体位可以排除其他原因引起的血管抑制效应。有时做CSM的同时行Valsalva动作，可以加重反应程度，此种方法常用来终止室上性心动过速。

患者对CSM反应可以分为心脏抑制型和血管抑制型或两者混合存在。心脏抑制型是指在行CSM 3秒或3秒以上时出现心室静止或心室停搏，主要是窦性停搏，也可以继发AVB。一般来说，CSM主要抑制窦房结，也可引起全心脏系统抑制，使下级异位起搏点受到抑制，逸搏频率减慢。典型的心脏抑制型颈动脉窦高敏症行CSM时，迅速发生心脏停搏。长时间心室停搏可以引起意识丧失，CSM一旦停止，症状迅速消失，完全恢复正常。

血管抑制型是指在行CSM时收缩压下降50mmHg以上或出现脑部症状时血压下降30mmHg以上。如果同时存在心脏抑制效应，则很难区分血管抑制效应。为避免行CSM时出现心室停搏，有作者采用检查前静注阿托品或行临时心室起搏或临时房室顺序起搏，以排除心脏抑制效应。行心室起搏时，应首先排除心室起搏负性肌力效应和室房逆传引起的血压降低所致的起搏综合征。与心脏抑制型引起的症状发生迅速、恢复也迅速的特点相对应，血管抑制型出现慢、恢复时间也较长。

混合型的症状是由于心脏抑制型和血管抑制型共同作用的结果，症状的变化取决于二者抑制程度所占的比重。据此可将其分为两种类型：Ⅰ型以心脏抑制为主，但应用阿托品后症状仍可持续一段时间；Ⅱ型主要以血管抑制型为主，症状出现较迟。区分两种类型主要是决定采用何种起搏器进行治疗。Ⅰ型患者不伴有直立性低血压、起搏综合征或室房逆传时，可行VVI起搏治疗；Ⅱ型患者应行DVI或DDD起搏治疗。

4. 电生理检查的作用

在不明原因的晕厥患者，有时难下确切诊断时需行电生理检查。由于颈动脉窦高敏症相当常见，而且多伴发于有冠心病和高血压病史者；但这两种患者也可由于室性心动过速而发生晕厥。因此，在下列情况下应行电生理检查，以排除由于室性心动过速而引起的晕厥，如有心肌梗死病史、扩张性心肌病和肥厚性心肌病、晚电位阳性及左心室功能不全者。除此之外，电生理检查还可以判定窦房结和房室结功能，以判定在晕厥发生中有无协同作用。在行CSM检查时行电生理检查可用于确定有无血管抑制作用。最后可在确定治疗时，为选择起搏方式提供依据。

5. 颈动脉窦性晕厥的治疗

确诊为颈动脉窦性晕厥后，其治疗主要是去除诱发因素。如：①不穿戴过紧的衣领和领带，剃须动作要轻等。②避免应用钙离子拮抗剂、地高辛和β受体阻滞剂。③避免应用利尿剂等，以避免出现低血容量，加重血管抑制作用。在出现起搏治疗之前，尚有用外科的方法切除支配颈动脉窦的自主神经进行治疗者，但切除神经后可以诱发高血压危象，因此目前已不再应用。但在头颈部肿瘤、淋巴结病、颈动脉窦内膜切除术时，对于难治性颈动脉窦过敏，亦可同时行神经切除术。

6. 颈动脉窦性晕厥的起搏治疗

对于反复发作、症状严重的CSS者，特别是心脏抑制型者，目前最好的治疗方法是安置永久性心脏起搏器。对CSS来说，常常可以合并AVB。因此对于所有患者，一般不适宜安装AAI起搏器。对于无AVB无起搏器综合征的患者，可以安装VVI起搏器，但最佳的起搏方式仍然是DDD或DDDR。根据意大利的一项研究表明，安置起搏器后，晕厥的发生率明显降低。

（二）血管迷走神经性晕厥

血管迷走神经性晕厥是临床上最常见的反射性晕厥，但由于大多数患者发作较少，无明显前驱症状，故未引起临床足够重视。其常见诱因有长时间站立、看见流血、疼痛、恐惧、紧张；贫血、流血、低血容量；长期卧床、长时间头低位、长时间直立倾斜位；硝酸盐首剂效应等。患者可以出现恶心、大汗，随后由于低血压而导致晕厥发生。意识短暂消失，伴有或不伴有心动过缓或心室停搏，可在数秒钟恢复正常。

与这些良性的VVS相对比，有些人将那些无先兆征象、无明显诱发因素、有明显心动过缓和心室停搏者称为恶性VVS。直立倾斜试验常用于VVS的鉴别诊断，动态心电图和电生理检查主要用于排除SSS、AVB以及结外SSS。

1. VVS的病理生理

目前关于VVS的病理生理机制尚不完全清楚，一般认为疼痛、恐惧或精神紧张等所导致的VVS是由于皮质－丘脑下部中枢异常，而不受心脏感受器的影响，因此称为中枢性。这种潜在反射亦存在于正常人和某些哺乳动物，只不过VVS的患者其反射程度高于正常人。第二种血管迷走神经反射类型为周围型，是由于心脏的感受器受到异常刺激，而引起迷走神经活动过度，导致心动过缓和低血压。除此之外，由于支配心脏的交感神经活动降低，副交感神经失去拮抗作用，可以引起心动过缓，此反射称为Bezold－Jarisch反射。它是心脏活动过度的一个闸门，如血容量过低或心脏强烈收缩均可触发此反射。在主动脉狭窄、肥厚性梗阻型心肌病、下壁心肌梗死引起的低血压－心动过缓及右冠脉造影时引起低血压的发病机制中，Bezold－Jarisch反射均起到重要作用。反射最终导致严重的血压降低、心动过缓、肌张力降低，继之发生虚脱。据报道在VVS发作时，中枢神经系统的血管与周围血管的舒张反应相反,反而出现收缩,与周围血管扩张起协同作用,诱发晕厥发作。

2. VVS 的临床表现

典型的 VVS 患者发作前均有明显的诱发因素(如静脉注射、空气闷热、长时间站立)和先兆征象(如恶心、焦虑、大汗)。发作常与情绪的变化有关,如工作劳累、情绪紧张等常可诱发晕厥发作。有些女性患者晕厥发作与月经周期有关,这是由于其发作与内分泌和血容量变化有关。一般来说 VVS 发作缓慢,常有先兆征象,患者常顺势倒下,而不会突然跌倒,因此很少发生骨折。但部分所谓恶性 VVS 患者,由于无明显先兆征象,患者常迅速跌倒,可发生骨折、头部受伤或引起脑震荡。

自然发作的 VVS 和 HUT 试验诱发的 VVS 临床特征基本一样,意识丧失可以持续 30 ~ 45 秒钟。患者可有肢体颤动,旁观者常认为患者为“癫痫”发作。因此,HUT 可以鉴别患者为 VVS 发作还是癫痫发作。尤其在儿童中,其鉴别更为重要。VVS 发作时出现的肢体痉挛是由于大脑缺氧所致,脑电图为慢波和寂静波,与室性心动过速发作时脑电图一样。恢复知觉后患者常有面色苍白、大汗,偶尔可以出现呕吐。一般来说,患者在短时间内不会因突然站起而再次发作,患者清醒后常感觉疲乏无力、视物朦胧,症状可迅速消失。

3. 直立倾斜试验

(1)HUT 的方法:在 20 世纪 80 年代之前主要应用电生理的方法来诊断和鉴别诊断不明原因的晕厥,但仍有许多患者不能得到明确诊断。80 年代才开始将 HUT 与电生理检查相结合,使得许多 VVS 的患者得到确诊。由于此项检查开始时间尚短,缺乏统一的检查方法和诊断标准。检查前禁食 6 ~ 8 个小时,常在早上进行。患者采取直立位,以减少回心血量。为了检查患者潜在的血管迷走神经反射是否可以引起 VVS,要求患者下肢尽量不动,保持静止状态。检查前停服下列可以诱发 VVS 的药物至少五个半衰期:如硝酸盐制剂、利尿剂、抗高血压药物等。实验中用无创血压监测仪连续测定血压变化,应用心电监护仪连续监测心率变化。检查室内的光线不宜太亮,室内尽量保持安静,患者首先平卧状态下保持 30 分钟,测定血压、心率等,然后逐渐直立倾斜 15°、30°、45°,每次间隔 2 分钟,最后达到 60°,持续 20 分钟,以避免患者快速直立引起自发性严重的体位性低血压而影响实验结果。偶尔有患者在倾斜 15°或 30°时即出现 VVS。

(2)HUT 结果判定:血管迷走神经性晕厥的阳性反应表现为突然意识丧失并伴有迅速的心率减慢、血压降低。血管抑制性晕厥表现为无意识丧失而仅有血压下降,并保持正常窦性心律。体位性低血压(不是血管迷走反射所致)表现为收缩压逐渐下降 30mmHg 以上、舒张压下降 10mmHg 以上。HUT 试验阴性(正常)表现为收缩压下降 10 ~ 20mmHg,舒张压轻度下降不大于 10mmHg,心率增加 <10 次/min。

HUT 患者阳性绝大多数为 VVS 患者,不到 10% 的患者为单纯血管抑制性晕厥。从心电图监护可以看到,无论是自发性晕厥还是 HUT 诱发的晕厥,在血压降低前,首先出现心动过缓。心动过缓可以表现为心房静止或停搏、窦性心动过缓、AVB 或结性逸搏心律。

患者在试验中常常诱发轻度恶心、周身发热、过度通气等,此为晕厥的先兆征象。有时患者迷走反射被触发,诊断证据已足够,不一定非等到患者意识丧失不可,即可让患者恢复到仰卧位。对于不明原因的晕厥,下列因素可以作为预测 HUT 阳性的危险因素:年轻患者、无器质性心脏病、晕厥发作频繁者。

4. VVS 的治疗

大多数 VVS 的患者不需要治疗,临床上通过患者的病史及 HUT 实验基本上可以确诊。病程常呈良性经过。要求患者避免诱发因素,并采取一些措施阻止晕厥发作。如出现先兆症状时迅速平卧、抬高下肢、用力重复咳嗽等可有效地避免晕厥发生。必要时患者可穿紧身袜,减少下肢静脉血管血量,增加有效循环血量,可减少病情发作。

与心脏抑制型 CSS 需要行永久性起搏治

疗相反，VVS 一般不需起搏治疗。因为此类患者主要或完全是由于血管抑制引起晕厥，起搏治疗不能减少或阻滞晕厥发作。但有时对于晕厥伴有严重心动过缓或长时间心室停搏者，起搏治疗可能阻止晕厥发生或减慢晕厥发生（可使患者在晕厥发生之前有足够的时间采取平卧位或其他措施）。在安装永久起搏器之前，要求在临时起搏条件下重复进行 HUT 试验，检查患者能否从起搏治疗得到益处，一般建议采用 DDT 起搏方式，可以避免 DVI 产生心房竞争，也可避免应用 DDD 时产生起搏器介导的快速心律失常。

药物对 VVS 治疗的效果不理想，往往伴有许多不良反应而终止治疗。早期曾用阿托品类药物抑制迷走神经反射，但长期应用不良反应较多。茶碱由于有拮抗腺苷的作用而用于 VVS 的治疗。据研究，药理剂量的腺苷（20mg）可以诱发血管迷走性反射。双异丙吡胺具有抗胆碱作用和负性肌力效应，可预防晕厥发作，但其本身有严重的致心律失常作用而限制其使用。β 受体阻滞剂通过负性变时和负性肌力作用可阻止 VVS 发生。β 受体阻滞剂可引起心动过缓，在晕厥发生伴有心动过缓或心室停搏时，可加重此种反应，因此目前尚未找到确切有效的药物治疗。

总之，对于诊断明确、有明显临床症状、反复发作 CSS 的患者，永久性起搏治疗是最好的方法。与此相反，永久性起搏治疗对于大多数 VVS 患者无明显效果，可以考虑应用 β 受体阻滞剂进行治疗。对于药物难治、存在心脏抑制而且临时起搏治疗有效的 VVS 患者，可考虑行永久性起搏治疗。

五、其他疾病的起搏治疗

过去心脏起搏治疗的适应证主要是 SSS 和 AVB。目前已扩大到治疗扩张性心肌病、肥厚梗阻型心肌病及长 QT 间期综合征。随着起搏工程技术的发展，起搏器不仅可以治疗缓慢性心律失常，而且对快速性心律失常如室上性心动过速、室性心动过速、室扑、室颤可以进行识别，然后自动进行心脏程序刺激和超速抑制刺激或电转复治疗。

（一）肥厚梗阻型心肌病的起搏治疗

肥厚梗阻型心肌病主要是由于室间隔非对称性肥厚，引起心室收缩时左室流出道梗阻，心输出量下降，从而引起一系列的临床表现，目前尚无特殊的治疗方法，如应用 β 受体阻滞剂、钙离子拮抗剂等降低心肌收缩力，降低左室流出道压力阶差、减轻梗阻、缓解临床症状。药物治疗无效者可采用室间隔部分切除术进行手术治疗，但治疗效果均不确切。1975 年开始有作者报道采用心脏房室顺序起搏（双腔起搏）的方法治疗肥厚性梗阻型心肌病，机制为采用 P 波触发心室起搏 VAT 方式以缩短房室传导时间。由于起搏电极位于心尖部，因此心尖部先激动、先收缩，在室间隔发生梗阻之前左右心室已开始收缩，降低了左室流出道的压力阶差，心输出量增加。Fananapazir 研究结果表明：所有患者的自觉症状均得到不同程度的改善，心功能改善Ⅰ～Ⅲ级，运动试验时间平均增加 2.5 分钟。B 超显示左室流出道压力阶差明显下降。心导管检查发现肺动脉压、肺毛细血管楔嵌压明显降低，心输出量增加。最新研究表明，对无梗阻的肥厚型心肌病 DDD 起搏治疗则无明显效益。

右心室起搏降低左室流出道压力阶差的机制是由于右心室起搏改变了心室的激动顺序，使室间隔出现矛盾运动，类似于 LBBB 时出现的室间隔运动顺序。左心室收缩时，室间隔向右突出，在收缩早、中期左室流出道扩大，二尖瓣前叶前向运动降低，梗阻程度减轻，因而左室流出道压力阶差降低。

（二）扩张型心肌病的起搏治疗

扩张型心肌病发病原因不明，其突出表现是心腔增大，两侧心室扩张，收缩功能损害，发生充血性心力衰竭。目前尚无有效的治疗方法，主要采取对症治疗。目前有作者应用双腔起搏（DDD）治疗扩张型心肌病取得了较明显

的效果。其基本原理是利用双腔起搏提高心房率和心室率,缩短房室传导时间。可以引起以下结果:

心率增快有助于减少左室舒张末期容量,使扩张的肌纤维回缩,舒张末期容量减少。根据 Starling 曲线可以使每搏量减少,但心率增快可使心输出量增加,代偿了每搏量的减少。

心房起搏使右心室舒张末期容量减少,使右心室充盈压降低,进而使左心室充盈压下降,则可以使二尖瓣、三尖瓣反流明显减少,从而使心输出量增加。

房室间期缩短可以使左心室充盈时间延长,二尖瓣反流减少。

扩张型心肌病的起搏治疗,心衰的改变有多因素参与,包括 DDD 起搏保持了房室顺序收缩、增加心输出量、减少二尖瓣反流、心肌收缩力增强、室壁张力下降、心肌收缩协调性增加、血压增加使得患者可以加大 ACEI 的剂量等。目前扩张型心肌病的起搏治疗已经取得了比较好的结果。治疗前最好在临时起搏时测定血流动力学变化,以决定起搏是否有益,再行永久性起搏治疗。

(三)长 QT 间期综合征的起搏治疗

利用起搏器治疗长 QT 间期综合征主要是用于预防多形性室性心动过速的发作。先天性长 QT 间期综合征是一种少见的心电紊乱综合征,主要是肾上腺素能神经依赖型长 QT 综合征,包括 Lange - nielson Jevell 综合征和 Bomanoward 综合征等。多发于儿童,也可以延至成年发病。主要特征是发作性晕厥,其原因是 QT 间期延长引起尖端扭转性室性心动过速。典型发作呈肾上腺素依赖型,即因突然运动、恐惧、惊吓或情绪激动诱发,心电图特点是尖端扭转性室性心动过速发作前有 QT(u)间期的进行性延长。过去有作者采用切除支配心脏的交感神经节(左侧是星状神经节)的方法(即心脏去神经术)治疗本病,可以明显减少晕厥发作。β 受体阻滞剂亦可收到较好疗效。近年有作者报道应用 AAI、VVI 或 DDD 起搏治疗亦可减少晕厥发作,至少说可以作为神经节切除术的一种替代疗法。其基本原理是起搏可以缩短 QT 间期,使心肌复极趋于一致,减少尖端扭转性室性心动过速的发作。对于应用 β 受体阻滞剂后出现心动过缓或不能耐受 β 受体阻滞剂的患者,不失为一种较好的治疗方法。目前对起搏治疗本病尚有不同看法,因此需要进一步通过临床应用积累更多的经验。

(四)快速性心律失常的起搏治疗

1. 阵发性心动过速的起搏治疗

心脏电生理学研究发现,临床上常见的阵发性心动过速其发生机制绝大多数为折返。常见类型有房内折返性心动过速、房室折返性心动过速、房室结内折返性心动过速及室性折返性心动过速。心动过速都可被刺激所诱发和终止,在心动过速发作周期中均有一个终止窗口,若附加的电刺激落在终止窗,即可使心动过速终止。因此可以利用抗心动过速起搏器进行治疗。

(1)抗心动过速起搏器的工作原理:抗心动过速起搏器具有两大功能:一是能够识别心动过速;二是识别心动过速后能够按一定程序发放电刺激,从而终止心动过速。其发放电刺激的方法有以下几种:①亚速起搏。②超速抑制。③单发 2~3 个期前刺激等。④正常速率的非同步刺激法。⑤扫描刺激等。一般采用单心腔刺激法,刺激的位置应尽量接近环形运动路径的位置。心房折返性心动过速应做心房刺激,房室结折返性心动过速以做心房刺激为好,房室折返性心动过速心房心室刺激均可奏效,必要时对预激综合征引起的房室折返性心动过速可行双腔起搏。

(2)抗心动过速起搏器的适应证:随着射频消融术治疗心动过速的进展,目前大多数室上性心动过速或室性心动过速均采用射频消融术治疗,但对部分消融治疗无效或有其他并发症而不能进行消融治疗的患者,仍可考虑行抗心动过速起搏器治疗。

1)室上性心动过速:①发作频繁且药物治

疗无效者。②药物治疗过敏或不能耐受者。③因心动过缓而诱发的快速性心律失常，即心动过患－心动过速综合征者。④不宜电复律的心动过速者。⑤不宜进行消融治疗的心动过速者。

2）室性心动过速：反复发作的快速室性心动过速，药物治疗无效又不宜电复律和消融者。

（3）抗心动过速起搏器安装前的准备：患者安装抗心动过速起搏器前须进行电生理检查，其目的为：①筛选起搏治疗的对象。适于起搏治疗的心动过速应具有以下特征：心动过速频率较慢；心动过速周期规则；心电图表现为单形性心动过速；心动过速发作时血流动力学稳定，起搏治疗未见心动过速加速或恶化。②明确心动过速的机制为折返，并测定其终止窗口。③程序刺激可诱发和终止心动过速，并为选定起搏器参数提供依据。

2. 埋藏式自动心脏除颤器的适应证

在美国每年大约有45～60万人发生心源性猝死，其中80%是由于快速性恶性心律失常所致，恶性心律失常包括伴有严重血流动力学紊乱的室性心动过速（VT）和室颤（VF）。因此，20世纪80年代开始出现埋藏式自动心脏除颤器（AICD）。AICD主要用于自动电击转复恶性VT和VF。AICD主要功能包括感知VT和VF，然后自动放电除颤。

（1）AICD的适应证：①有心跳骤停史，电生理检查能诱发出快速性室性心律失常，药物治疗无效且又不能进行手术治疗者。②VT伴有低血压，电生理检查可诱发VT或VF，药物疗效差而不能手术者。③QT延长综合征伴有VT或VF，反复发作而药物治疗无效和起搏效果不好者。④心肌病伴有VT或VF反复发作晕厥者。

（2）AICD的禁忌证或相对禁忌证：①基本原因可逆转的VT，如电解质不平衡、药物中毒、急性心肌梗死等。②心率缓慢的VT不伴有血流动力学紊乱，而且无快速VT或VF者。③预期生命在6个月以内者，如肿瘤或心脏移植前，一般认为无AICD的必要。④VF发作频繁以致AICD电能消耗过大者。⑤有明显精神障碍者。

（3）展望：目前临床上已出现了第三代自动心脏除颤器（AIPCD或PCD），除颤后如有缓慢性心律失常，还可进行起搏治疗。由于AIPCD和PCD价格昂贵、安置技术复杂，在我国开展的医院较少。随着社会经济的发展，相信AIPCD和PCD亦将会在我国得到迅速发展。

六、人工心脏起搏的并发症及处理

人工心脏起搏置入术是将起搏系统这一异物埋置于体内，为有创性治疗方法，并发症的发生是不可避免的。产生并发症的原因大致可分为：与置入手术有关的并发症、与炎症反应有关的并发症、与电极导管有关的并发症、与脉冲发生器有关的并发症。从并发症的发生时间上分类有：早期并发症、后期并发症和可发生于任何时期的并发症。随着心脏起搏技术的迅速发展、制造工艺的改进和提高以及临床应用经验的积累，起搏器并发症的总发生率呈逐渐降低的趋势。

（一）与置入手术有关的并发症

1. 气胸和血气胸

（1）临床表现：常发生于选择锁骨下静脉穿刺法放置电极导线的患者。在穿刺过程中误穿破同侧肺尖部，引发气胸。如同时误穿锁骨下动脉和肺尖则可导致血气胸。气胸和血气胸可发生于穿刺即刻或术后24～48h，主要表现为胸痛、呼吸困难和不能解释的低血压。适时拍X线胸片或行透视检查对气胸和血气胸的诊断极其重要，并可为治疗的选择提供依据。

（2）预防方法：一般主张首选头静脉切开术放置起搏电极导线，以减少穿刺锁骨下静脉的机会。因头静脉过细或经此途径不能将电极导线送至心腔的患者，在穿刺锁骨下静脉过程中一定要明确穿刺点的定位和解剖标志。插入扩张鞘管前，应反复证实并排除引导钢丝在锁骨下动脉的可能，以免误扩张动脉。对于胸廓畸形或穿刺解剖标志异常的患者，可采取外周静脉注射造影剂的方法，使锁骨下静脉显影，并指导穿刺。

(3)处理方法：根据胸片或透视检查结果和患者的症状采取相应治疗措施。对气胸仅占胸腔容积10%以下或肺尖压迫至2、3肋间的患者，一般不需胸腔穿刺处理，在严密监测和观察下，如不继续发展则可于术后1~2周内逐渐吸收。而在下述情况下应放置胸腔引流管：①气胸达胸腔的10%以上。②严重呼吸困难。③血气胸。

2. 囊袋血肿

(1)临床表现：囊袋血肿是与置入手术相关的常见并发症之一。主要为术中止血不彻底所造成，尤其是小动脉的出血。出血的部位有皮下组织弥漫性渗血、胸大肌筋膜的动脉出血和放置电极导线的静脉途径出血，并沿电极导线顺流到囊袋内。患者常于术后当天感囊袋处剧烈疼痛，局部肿胀隆起，触诊有波动感。

(2)处理方法：对经沙袋局部压迫后不再继续出血的轻度血肿患者，可采取保守治疗，如应用抗生素和观察伤口等。对局部压迫不能有效止血的严重血肿，应尽早重新打开囊袋，直视下止血，去除囊袋内的血块和积血，必要时放置引流。经皮穿刺抽吸治疗囊袋血肿的方法较为简单和方便，虽可缓解部分症状，但不能完全去除囊袋内已形成的血块，同时反复穿刺抽吸也增加了囊袋感染的机会。有人认为对早期轻度血肿不宜采用经皮穿刺抽吸治疗，可待后期血肿液化后在无菌条件下进行。

(3)预防方法：术前应对患者的凝血功能进行必要的检查，如检查出凝血时间和凝血酶原时间。对用肝素治疗的患者，需停用肝素至少6个小时后再行置入手术。服用血小板抑制剂是引起术后囊袋血肿的重要诱因，术前尽可能停用阿司匹林类药物5~7d，术中采用电刀止血。囊袋内局部使用表面凝血酶或冷沉淀物制剂，可起到快速止血和减少血肿形成的作用。对需要继续抗凝治疗的患者，一般在术后24~48h后给予肝素或华法林。

3. 误穿锁骨下动脉和误置电极导线于左心室

这是锁骨下静脉穿刺的并发症之一。如仅是穿刺针误穿动脉，及时拔出后，一般不产生严重的后果。一旦扩张鞘管误送入锁骨下动脉并拔出，常常导致血胸的发生。对此，原则上应暂留置扩张鞘管，由外科大夫开胸取出并缝合动脉伤口。误穿锁骨下动脉的另一个严重后果是将电极导线送入左心室，通常可见电极导线行走于心影中部，右前斜体位透视见电极导线位于心影的后部。起搏心电图示RBBB图形。尽管有些文献报道长期左心室起搏并无明显不良反应，但仍存在一定的危险性，如血栓形成、栓塞和脑卒中。有作者认为，如果证实电极导线置于左心室，应尽早取出并重新放置。电极导线误置于左心室还可发生于室间隔缺损的患者。

4. 皮下气肿

锁骨下静脉穿刺的并发症常同时伴有气胸。皮下气肿累及并聚积于囊袋时，隔离了起搏器与皮下组织，可使单极起搏方式的起搏和感知功能发生异常。处理方法是在无菌条件下经皮穿刺囊袋，排出气体。紧急时亦可直接压迫囊袋，暂时恢复起搏器的功能。

5. 心律失常

多因电极导线的机械刺激所致，表现为频发房性或室性早搏、一过性短阵室性心动过速等，及时调整和撤出电极导线即能终止心律失常。对缺血性心脏病和静脉点滴异丙肾上腺素的患者，电极导线的刺激可诱发出室颤。因此，术中操作需轻柔，并做好电除颤的准备。

6. 其他

与置入技术有关的并发症还包括气体栓塞、动静脉瘘、胸导管损伤和激惹臂丛神经等。

(二)与组织损伤和炎症反应有关的并发症

1. 囊袋伤口破裂

多发生于术后第1周，常因囊袋血肿或炎症反应造成伤口缝合处的张力过大；也可见于糖尿病患者,因其自身免疫力低下,术后伤口易感染,并且愈合缓慢。处理的办法是在无菌条件下打开囊袋,取出血肿,重新缝合后,辅以蝶形胶布固定伤口。

2. **囊袋皮肤坏死**

见于起搏器置入术1个月后。有以下4个主要的原因:①术后出现无痛性感染。②囊袋过小,起搏器持续压迫局部组织,造成缺血。③起搏器直接埋于皮下组织中,影响了皮肤血运。④囊袋过于偏外侧,同侧上肢活动时带动起搏器,不断与局部组织摩擦。

囊袋皮肤坏死的初期表现为局部皮肤红肿,随后皮肤和皮下组织变薄,呈暗褐色或透亮,从外表可见埋于皮下的起搏器。发生囊袋皮肤坏死后,应尽早在囊袋尚未破溃和感染的情况下,进行清创手术,切除坏死组织,修复囊袋,此时仍可继续使用原起搏系统。如果合并囊袋感染,则应将整个起搏系统取出,对原囊袋行彻底的清创术,在对侧另做囊袋和置入新的起搏系统。

3. **囊袋感染**

为起搏器术后的严重并发症之一,发生率为2% ~19%。表现为局部组织红肿,有脓性分泌物,严重时可引起皮肤破溃、起搏系统外露和败血症。根据发生的时间可分为早期感染(术后2周内)和晚期感染(手术1个月以后)。早期感染的常见菌种为金黄色葡萄球菌,而晚期感染则多由白色葡萄球菌引起。

对于囊袋感染的治疗,原则上应尽早采取外科清创手术,摘除被感染的整个起搏系统,在远离原感染病灶的部位或对侧胸壁重新埋置新的起搏器,否则不能彻底有效地控制感染,可造成慢性瘘管或全身感染。有人采用一次性手术同时摘除感染起搏器和埋置新起搏系统;也有人则是分阶段进行治疗,首先摘除起搏器和行局部清创术,放置临时起搏器,经抗生素治疗控制感染后,置入新的起搏器。此外,是否对所有的囊供感染患者都需要更换起搏器,尚有不同的意见。文献报道中有的作者主张采用保守治疗方法,即在大剂量抗生素的基础上,在对囊袋清创和消毒处理起搏器后,将起搏器仍埋置在原囊袋中,术后部分患者的感染被控制。对于有关预防术后囊袋感染的某些措施,如术前和术后1周给予抗生素治疗,目前仍有争议。许多研究结果表明,预防性使用抗生素治疗患者的感染发生率与不用者无显著性差异。有文献报道,术中用抗生素灌注囊袋能减少感染的发生。

(三)与电极导线有关的并发症

1. **心肌穿孔**

术中发生的心肌穿孔系操作粗暴所造成;术后的心肌穿孔则多因电极导线过硬或张力过大,不断冲击组织结构较薄的右室所致。穿孔后的电极可达心包或膈肌,也可穿破室间隔到达左室。在心肌穿孔的病例中,老年女性所占的比例较大,可能与老年女性的心肌偏薄有关。

心肌穿孔的临床表现有:①起搏阈值升高。②肋间肌或膈肌收缩。③粗糙的摩擦音。④心包炎、心包积液和心包填塞。无明显临床症状的心肌穿孔并非少见,有些患者仅表现为起搏阈值的改变。胸片、心电图和超声心动图对心肌穿孔的诊断和治疗均有重要意义。原则上一旦确诊心肌穿孔,即应将电极导线撤出并重新放置。在撤出电极导线后,一般不会发生心包积血和填塞等严重后果。如果心肌穿孔引起了心包填塞,应立即采取外科开胸手术。

2. **电极导线损坏**

置入术中电极导线受损的发生率远远高于所发现者,主要是因术者的操作失误,例如使用手术刀或剪刀不谨慎,破坏了电极导线的绝缘层或将整个电极导线切断。以硅橡胶为材料做绝缘层的电极导线受损率较低,而聚胺酯材料电极导线的损坏率则明显较高,其原因是固定电极导线时有些术者未使用所附带的保护袖套,而是将固定缝线直接结扎在电极导线上。有时指引钢丝插入通过电极导线的弯曲处,用力过猛也可穿过电极导线的电极圈和绝缘层,引起损伤。

置入术中电极导线外绝缘层的破损,可进

行修补，具体办法是确定破损的部位后，将特殊黏合胶抹在破损处，外套一段塑料套管，然后结扎两端。对破损严重无法修复者，只有更换新的电极导线。

起搏电极导线的晚期断裂和绝缘层破损多见于早期的起搏系统。断裂的部位多发生于电极导线与起搏器的连接处和电极导线进入静脉血管处。电极导线断裂后，应重新更换。如果是双极电极导线出现部分断裂，可体外程控为单极起搏方式，以暂时获得正常的起搏，而后择期进行更换。聚胺酯绝缘材料的电极导线易在结扎固定处和经过肋锁间隙处发生晚期绝缘层破损。

3. **静脉血栓栓塞**

电极导线可刺激静脉血管壁，引起血栓形成，其发生率为44%。通常静脉血栓栓塞并无明显的临床症状，只是在血栓累及到上腔静脉、腋静脉或心腔后可能出现：①上腔静脉闭塞和上腔静脉综合征。②血流动力学改变或肺栓塞。③上肢肿胀和疼痛。

急性静脉血栓多局限于电极导线的静脉插入处，如锁骨下静脉或头静脉，常无明显症状或不适。血栓发展到腋静脉或肱静脉，又无良好的侧支循环，则可导致同侧上肢的肿胀。有明显症状的静脉血栓栓塞应给予治疗，急性期采取静脉点滴肝素，随后口服华法林3个月以上。关于急性期是否需将电极导线取出，Byrd等人认为除非经抗凝治疗无效，并有肺栓塞或上肢进行性肿胀的患者应尽早取出电极导线，其他情况下取出电极导线反而可使血栓向近远端扩展。此外，重新放置电极导线也同样面临着重新发生血栓形成的问题。上腔静脉较少发生急性静脉血栓，一般是存在某些诱发条件时才可发生。例如上腔静脉原有永久性起搏电极电线或近期经上腔静脉摘除过电极导线并造成静脉壁的损伤。

慢性静脉闭塞最可能的诱发因素是电极导线对静脉壁的机械性压迫，引起血栓和炎症反应刺激局部纤维组织过度增生。血栓处静脉血流紊乱和停滞又进而加速血栓的扩大。慢性静脉闭塞以放置电极导线的锁骨下静脉和头臂静脉最为常见。因闭塞是逐渐发展的，同时由于伴有较丰富的侧支循环，故一般无临床症状。静脉内存在多根电极导线、电极导线过粗过硬和置入时间较长均是加重静脉闭塞的因素。必要时可采用静脉球囊扩张的方法治疗静脉闭塞，重建血运。

上腔静脉综合征的急性期首选静脉溶栓和抗凝治疗，如无效则由外科手术清除血栓和纤维组织。

4. **心外肌肉收缩**

行起搏器置入术后，心外肌肉的电刺激收缩主要见于膈肌和胸肌。膈肌的电刺激收缩有两种表现：一是起搏刺激直接作用于膈肌，以左侧膈肌收缩为主；二是起搏刺激作用于膈神经，引起右侧膈肌收缩。起搏器置入术后早期的膈肌电刺激收缩是由于电极导线的明显或轻度移位。另外，心肌穿孔后起搏电极到达膈肌也是引起膈肌收缩的一个原因，但较少发生。膈肌电刺激收缩常引起患者顽固性呃逆，影响正常生活。一般单极起搏的膈肌电刺激收缩发生率明显高于双极起搏。置入术中经常以高输出电压（5～10V）试起搏来检测有无膈肌收缩，但此项检测均是在患者平卧下进行，所以仍不能完全排除术后站立情况下发生膈肌收缩的可能性。通过降低起搏输出电压和（或）刺激脉宽的方法可减轻或消除膈肌电刺激收缩。

胸肌电刺激收缩的原因有以下几种：①电极导线绝缘层破裂。②电极导线与起搏器接口处漏电。③起搏器的绝缘层破裂。④起搏器的阳性面直接接触胸肌。⑤双腔起搏器以单极起搏方式高输出电压起搏心房。同样，双极起搏的胸肌刺激收缩发生率较单极起搏明显降低。单极起搏系统的起搏器或电极导线绝缘层破裂，降低起搏输出电压或脉宽可减轻胸肌电刺激收缩，则可体外程控为双极起搏方式，缓解对胸肌的刺激。晚期发生的胸肌电刺激收缩应高度怀疑起搏器绝缘层的退化破损，此时常伴有肌电干扰对起搏器的抑制作用。

5. **输出阻滞**

输出阻滞是指置入术中起搏阈值良好，术后在无电极导线移位的情况下，起搏阈值呈进行性不断增高的现象，与通常的起搏阈值急性期升高而后逐渐至稳定的规律不相符。输出阻滞的机制尚不十分明确，可能与局部心肌对起搏电极的过度炎症反应有关。输出阻滞可导致起搏中断，但心电图上仍有规律性的电刺激脉冲。置入术后，服用地塞米松具有减轻电极与心内膜界面的炎症反应的作用，可用于治疗早期的输出阻滞。此外，新型缓释微量地塞米松的激素电极能限制术后起搏阈值的升高，对预防输出阻滞有一定的疗效。

6. **电极移位**

电极移位是心脏起搏治疗中最常见的并发症之一，多见于术后1～2天内。电极移位有明显移位和微移位两种。前者X线胸片上电极的位置明显异常，后者则从胸片上难以明确诊断。但两种电极移位的临床表现相同，均为起搏阈值升高和间断或完全起搏中断，仍可有起搏信号。有时明显的电极移位也伴有感知功能障碍。

电极移位的发生与电极导线顶端造型、患者心脏结构和术者的技术熟练程序有关。以往采用国产柱状头电极导线的电极移位率较高（34%）。心脏扩大的患者，其心内膜面光滑和肌小梁纤细，不利于电极的嵌顿固定。近年来，电极导线的顶端多为翼状或锚状造型，并且还有螺旋状主动固定式电极，明显降低了术后电极导线的移位。目前心室电极和心房电极移位的发生率分别降至2%和5%以下。电极移位后应尽早手术重新调整电极的位置。有人强调术后头3天患者绝对卧床，尽量减少体位的转动，可防止电极的移位。但近来大量的事实证明，电极的移位与术后早期下床活动无关。

7. **电极导线引发感染**

电极导线引发的感染发生于起搏器术后晚期，原因为皮下电极导线磨破皮肤或囊袋感染累及电极导线。临床表现为皮肤红肿或破溃，电极导线和（或）脉冲发生器外露。

（1）电极导线引发感染的治疗：治疗方法是通过各种方法将电极导线完全拔出体外。临床实践证明电极导线的拔除是治疗起搏器置入术后某些严重并发症的唯一有效方法。由于电极导线在置入后1～2个月便被胶原纤维组织包绕，并与血管和心腔内壁粘连而无法直接分离，致使电极导线难以拔除。以往临床上曾应用过多种拔除方法，但成功率偏低，且又具有较大的危险性。1987年美国Byrd首次报道采用血管内反推力这一新技术，不仅大大地提高了电极导线的拔除成功率，同时也明显减少了与拔除过程相关的并发症。

（2）电极导线的拔除指征：根据电极导线所致并发症的严重程度或可能导致的并发症，Byrd等人将电极导线的拔除指征分为以下三类：

第一类是必须拔除的电极导线（如不拔除，则危及生命）：①感染性电极导线引起全身性感染，如败血症或感染性心内膜炎。②电极导线断裂，残端游离于心室腔内，机械刺激引起室性心律失常。

第二类是需要拔除的电极导线（如不拔除，则难以控制病情或可能发生致命性并发症）：①囊袋感染或破溃。②电极导线引起静脉血栓，可能发生静脉闭塞。③长期电极导线感染并形成慢性瘘管。④起搏电极导线与ICD误感知和误放电。⑤电极导线破裂，弹簧钢圈暴露于心腔内，可能引起血栓栓塞。

第三类是谨慎拔除的电极导线（暂无拔除的医疗指征）：①电极导线引起局部慢性疼痛。②非感染性弃用电极导线。

任何一种电极导线的拔除方法均属有创性，术前应充分权衡利弊，严格掌握适应证。对于弃用的非感染性电极导线是否需要拔除，一直存有争议。尽管临床随访表明此类电极导线的残端如能可靠地固定于皮下组织，长期留置体内并无明显的危害，极少引起三尖瓣关闭不全；但也有人认为随着留置时间的延长，弃用电极导线更加不易被拔除，同时也能增加血栓栓塞的发生率（高达44%），因此主张在允许的情况下尽可能予以拔除。

目前在所拔除电极导线的病例中,多数是因各种起搏系统感染,其中以囊袋感染者居多。虽然少数囊袋局部感染者,经彻底清创术和抗生素治疗后,感染可得到有效控制,但大多数患者仍应将整个起搏系统尤其是电极导线完整地取出,否则残留被感染的电极导线可使患者的病死率高达66%。

(3)电极导线的拔除方法:拔除方法大致可分为直接牵引法、血管内反推力牵引法和外科手术法。

1)直接牵引法为临床上应用最早的一种拔除方法。根据电极导线受牵引的部位,有牵引血管外电极引线和心腔内电极导线的两种方法。前者是通过术者的手动和重物悬吊或胶布固定法,将牵引力直接作用于分离出的皮下电极导线,牵引过程一般需要几天。以往临床上多采用此方法,但成功率极低,尤其是被动固定式电极导线和置入时间超过半年者,失败的主要原因是远端翼状电极难以通过血管和心腔内的纤维组织鞘,结果常常导致电极导线或绝缘层被拉长。同时此方法易发生多种严重并发症,如电极导线断裂、心内膜和三尖瓣叶撕裂、心脏破裂和心包填塞,甚至死亡。另外也可因牵引不适当致使电极导线的结构被损坏,给以后其他拔除方法的实施造成一定困难。目前此方法已较少使用,仅限试用于置入时间较短(<2个月)和非被动固定式的电极导线。

后者是用活检钳、猪尾导管或套圈导管经静脉途径将体外牵引力作用于心腔内的电极导线。采用此方法拔除电极导线的病例数较少,并不常用。

2)血管内反推力牵引法(intravasular countertraction techniques)是目前临床上最有效和较为安全的电极导线拔除方法。采用一套标准化的拔除工具(Cook公司生产),几乎可拔除不同条件下的所有电极导线,其唯一明确的禁忌症是心腔内电极导线附着赘生物。血管内反推力牵引法的基本原理:通过锁定导丝或网篮导管,将牵拉力直接引至电极导线的远端,并防止电极导线的断裂;经套叠式扩张鞘管分离出与血管和心腔内粘连的电极导线,使牵拉力更加有效地集中于电极导线的远端,提高拔除成功率;在牵拉锁定导丝或网篮导管的同时,扩张鞘管顶住局部心肌,保持与牵引方向相反的推力,有利于远端电极脱离所附着的心内膜,同时避免牵引过程中可能发生的血流动力学障碍和心肌撕裂。

血管内反推力牵引法有经上腔静脉和经下腔静脉两种途径,所用工具不同,一般首选前者。

经上腔静脉途径所需的条件是皮下或血管外段留有一段电极导线。主要的特殊工具包括:①远端附有螺旋状细钢丝的长锁定导丝,其型号为直径0.13~0.3mm,以适用于不同的电极导线内径。②不锈钢和Byrd双层套叠式扩张鞘管,内外两层扩张鞘管分别为8.5~10F和14~16F。上述特殊工具的使用:在切开皮肤和分离出靠近静脉入口处的皮下电极导线,剪断后去除一段绝缘层,暴露出1~2cm的弹簧钢丝;通过探针测量电极导线内腔的大小,选择与之匹配的锁定导丝;锁定导丝插入电极导线内腔后,以顺钟向旋转方式尽可能送至电极导线的远端;随之逆钟向旋转和回撤锁定导丝,螺旋状细钢丝被压缩并固定于电极导管远端。沿锁定导丝和电极导线,Byrd双层套叠式扩张鞘管交替推进至起搏电极远端,钝性分离出血管和心腔内的电极导线。在手动牵引锁定导丝和内层扩张鞘管的同时,反向推动外层扩张鞘管,使之顶住远端电极附着的心肌,并经外层扩张鞘管取出电极导线。经上腔静脉途径操作的关键步骤是将长锁定导丝卡牢于电极导线的远端,并扩张鞘管送至心腔内。不足之处是锁定导丝为一次性使用,对于需要拔除多根电极导线的患者,则要选用多根锁定导丝。

经下腔静脉途径用于上腔静脉途径拔除失败或电极导线完全脱入心腔的患者。置入时间越长的电极导线,因纤维包绕越严重并易发生钙化,则经下腔静脉途径拔除的几率越高。特殊工具为:①11F的内鞘管和16F的长鞘管。

②远端可控的套圈钢丝。③Dotter 网篮导管。常规穿刺股静脉后，在长钢丝引导下送入内鞘管和长鞘管于下腔静脉；经鞘管将套圈钢丝和网篮导管送至右房下部后，套住电极导线并拽入内鞘管中，长鞘管沿电极导线到达远端电极附着的局部心肌；在牵引网篮导管和内鞘管的同时，反向推动长鞘管，并从长鞘管内取出电极导线。

经临床实践证实，影响血管内反推力牵引法成功率的两个主要原因是电极导线置入时间的长短和术者的经验。置入时间 <4 年者，成功率为 93.5%；5～6 年者为 85%，>7 年者为 72%。有 10 例以上经验的术者，成功率为 91%，不到 10 例的术者，成功率为 79%～85%。其他影响成功率的因素还有：电极导线的固定方式（主动式的成功率高于被动式的）、电极导线的结构（双极的成功率高于单极的）和既往是否接受过直接牵引法治疗。

血管内反推力牵引法的术前准备和术后处理：同其他的电极导线拔除方法一样，血管内反推力牵引法也有发生并发症的可能，但相对而言其发生率较低。要求具备一定的设备和充分的术前准备：①手术应在 X 线下进行，需要高清晰 X 线透视条件，以便观察锁定钢丝扩张鞘管的走向和位置；同时配有起搏、电除颤和心包穿刺设备。②心脏外科作后盾，以防不测。③术前进行超声心动图检查，排除心内电极导线有赘生物存在。④术前详细了解病史、电极型号、置入途径和时间，备好所需的锁定导丝和扩张鞘管。⑤做好开胸手术的准备，如准备开胸包、配血、胸部消毒和术前通知麻醉科和心脏外科大夫。⑥对起搏器依赖患者，应先安置临时起搏器。

术中监测心电和血压，监测指端血氧饱和度。

术后监测心率和血压，抗生素治疗 1～2 周。对需要重新置入起搏器的患者，应在术后 2 周于对侧安置。

血管内反推力牵引法的临床应用结果：

国外多中心临床研究，Smith 等报道对 1299 例患者共 2195 根起搏电极导线的拔除结果，患者平均年龄 64±17 岁。拔除的指征：各种起搏系统感染（54%）、非感染性弃用电极导线（40%）和其他原因（6%）。电极导线平均置入时间为 4.7 年，其中 25% 为 7 年以上者。心房和心室电极导线分别为 32% 和 67%。电极导线完全和部分拔除率分别为 86.8% 和 7.5%，拔除失败 5.7%。经上腔静脉途径拔除者占 82%，下腔静脉途径占 6%，两种途径均采用者为 12%。

严重并发症的发生率为 2.3%，包括：①心包积血或填塞。②血胸。③肺栓塞。④脑卒中。⑤拔除失败后引发菌血症。⑥电极导线断片在循环中漂移。⑦拔除过程中室性心律失常。其中 8 例患者因上述并发症导致死亡。

国内阜外心血管病医院对 9 例患者的共 14 根起搏电极导线进行拔除。拔除指征均为慢性起搏系统感染或菌血症，经长期抗生素治疗和反复局部清创术无效，7 根电极导线曾用直接牵引法拔除失败。电极导线平均置入时间 5.9±5.3 年，>5 年者 11 根。均采用上腔静脉途径拔除法，完全拔除 10 根，部分拔除（远端电极脱落）2 根；另 2 根因电极导线内腔堵塞，锁定钢丝不能送至远端而拔除失败，后经外科开胸手术取出。拔除术中和术后无并发症发生，平均随访 9 个月，感染被满意控制。

3）外科手术法：外科手术法即开胸手术切开心房或心室，直视下取出电极导线，有时需在体外循环下进行。创伤大，有一定的死亡率，不适于年龄大和一般情况差的患者。主要用于血管内反推力牵引法失败或有禁忌证（如有赘生物）而又必须拔除的患者。

（四）与起搏器有关的并发症

1. 起搏器的移位

主要见于老年女性，因乳房松弛下垂，起搏器可自原埋藏处向下移行 4～6cm。囊袋过大或过于偏胸廓侧壁也是引起起搏器移位的因素。在移位的过程中，起搏器还可发生翻转，并带动和牵拉电极导线,引发电极导线的移位。

2. **电池提前耗竭**

如果起搏器出现较预期使用寿命明显提前的起搏次数减少或脉宽增加,表明起搏器电池提前耗竭。其原因有:①长期起搏器的高电量输出,消耗电量过多。②电极导线绝缘不佳,存在漏电现象。当发生电池提前耗竭时,体外常对起搏器无法进行程控,甚至可能出现起搏器完全不起搏的现象。电池提前耗竭应及时更换起搏器,更换术中需复测原电极导线的起搏阈值和阻抗,如不符合要求,应同时更换电极导线。

3. **起搏器感知障碍**

有两种表现:①感知失灵。主要原因是心内电信号较低如下壁心肌梗死、心肌纤维化和电极移位,起搏器不能感知自身心律而成为固定频率起搏,此时需体外程控增加起搏器的感知灵敏度或重新调整电极位置。②感知过度。即在感知自身心律的同时,也感知到肌电信号,使起搏器的起搏功能被抑制,无起搏信号或出现两种起搏频率,处理办法是体外程控降低感知灵敏度。

4. **起搏器奔放**

缘于起搏器内电路故障,致使起搏信号骤增至每分钟成百上千次,引起室颤,是最为严重的并发症。起搏器奔放主要见于早期的起搏器,也有放射治疗引起起搏器奔放的报道。目前临床使用的起搏器均安置有最高频率保护电路,极少发生此类并发症。发生起搏器奔放时,应立即终止起搏器工作或阻断起搏信号到达心脏的途径。对体外佩戴式起搏器采用剪断体外电极的办法;对体内埋藏式起搏器则应快速取出起搏器。

5. **旋弄综合征**

因囊袋过大或起搏器移位,患者有意或无意中捻弄或旋转囊袋内的起搏器,导致起搏器的极性发生改变,电极导线拧转和盘绕,最后折断或移位。表现为起搏和(或)感知功能异常。处理办法是重新修正囊袋和固定起搏器,必要时更换损坏的电极导线。

6. **起搏器介导性心动过速**(pacer - mediated tachycardia,PMT)

见于双腔起搏器置入患者。当心室起搏发生室房逆传时,逆传 p 波可被具有心房感知功能的起搏器所感知,经适当的房室延迟触发心室起搏,如此循环往复形成环形运动型心动过速。起搏器介导性心动过速可自行终止或持续不停,其自行终止的机制是因传导系统发生疲劳现象,使室房传导出现阻滞,或偶见于心房未感知。发生起搏器介导性心动过速的机制有:①室性早搏伴室房逆传最多见,约占 90%。②房性早搏使心室激动充分延迟,心房的不应期恢复并伴室房逆传,约占 10%。③心房起搏失灵,心室起搏伴室房逆传。④上限频率时的文氏型起搏所诱发的心动过速。⑤心房电极对窦性 P 波感知不良,但能正常感知逆传 P 波。⑥心房电极感知肌电干扰,并触发心室起搏伴有室房逆传。发生起搏器介导性心动过速时,患者有明显的心悸和气短症状,冠心病患者可引发心绞痛,心电图上见快速心室起搏心率,并有逆行 P 波。

终止起搏器介导性心动过速的方法有:①延长心房不应期,使心室起搏的逆传激动落在心房不应期中。②缩短起搏器的房室延迟间期,减少房室结发生逆传的可能。③如逆向 P 波较窦性 P 波振幅低,则可通过降低心房感知灵敏度,使心房电极不能感知逆向 P 波。④降低起搏器的上限频率,减慢心动过速时的心室率。⑤应用磁铁使 DDD 起搏方式转变为 DOO 方式。⑥体外程控将 DDD 起搏方式改变为无心房感知功能的 DVI 或 VVI 起搏方式。

7. **起搏综合征**

起搏综合征是心室起搏后引起血流动力学和电生理异常改变的一组临床症状。起搏综合征的发生率占所有心室起搏患者的 7% ~ 21%。其临床表现差异较大,轻者仅为轻度血压下降,严重时可发生晕厥和充血性心力衰竭。起搏综合征主要见于 VVI 起搏方式,其发生机制是多因素的和综合性的,包括丧失正常的房室收缩顺序、二尖瓣和三尖瓣反流、心室除极异常、室房逆传和心律失常等因素。临床表现为低心排出量,如低血压、头昏、眩晕、晕厥、呼吸困难和充血性心衰等。

对起搏综合征的诊断须慎重,因为在心室起搏后出现的症状或起搏后症状呈进行性加重者,要排除患者在短期内对起搏治疗不适应而感到的不适和不能耐受。对起搏功能正常而反复发生晕厥或充血性心衰的患者,应进一步做心内电生理和血流动力学检查。如心室起搏伴有室房逆向传导和症状而改为心房起搏或房室顺序起搏后症状明显改善或消失者,或心室起搏时动脉压下降 >20 ~ 30mmHg 和右房压升高 >20mmHg 且同时有症状者,均应诊断为起搏综合征。治疗的措施为根据病情将 VVI 起搏改为心房或双腔起搏。

(魏 璇)

参考文献

1. Lamas GA , Lee KL, Sweeney MO, et al. Ventricular pacing or dualchamber pacing for sinus node dysfunction [J]. N Engl J Med,2002,346:1854 -1862

2. Simometta DD , Paolo V , Enrico MG. Sensors for rate responsive pacing [J] ,Indian Pacing Electrophysiol [J] , 2004 ,4 : 137 -145

3. ToffWD, Skehan JD ,De Bono DP,et al. The United Kingdom pacing and cardiovascular Events [J]. Heart, 1997 , 78 (3) :221

4. Lamas GA , Orav EJ, StamblerBS, et al. Quality of life and clinical outcomes in elderly patients treated with ventricular pacing as compared with dualchamber pacing. Pacemaker Selection in the Elderly Investigators [J]. NEngl J Med, 1998, 338: 1097

5. Robert WP, Micheal RG, Implantable cardiac defibrillators [J]. Med Clin North Am, 2001, 85: 343 -367

6. Stephane R. Cost effectiveness of dualchamber pacing compared with ventricular pacing for sinus node dysfunction [J] . Circulation, 2005, 111: 165

7. 张澍,王方正,黄德嘉,等. 置入性心脏起搏器治疗——目前认识和建议。中华心律失常学杂志,2003,7:8 -21

8. Link Ms Estes NA 3rd ,Griffin JJ, et al. Complications of dual chamber pacemaker implantation in the elderly. Pacemaker selection in the elderly (PASE) investigators. J Interv Card Electrophsiol, 1998,2: 175 -179

9. 张建军,杨新春,胡大一,等. 462 例永久起搏器置入术并发症的相关因素分析及防治对策. 中国心脏起搏与心电生理杂志,2004, 18:456 -457

10. 臧红云,王冬梅,韩雅玲,等. 永久起搏器常见并发症的临床分析. 中国实用内科杂志,2005,25:44 -45

第十八节 高龄冠心病患者各种治疗方法的评估

21 世纪是一个老龄化社会,老年人群在快速增长,美国 65 岁以上老年人约占总人口的 12.1%,加拿大大约总人口的 2.8% 是 80 岁以上老年人,我国 60 岁以上老年人约占总人口的 10%。心血管疾病是老年人死亡和致残的主要原因,老年冠心病尤其高龄老年冠心病传统多用药物治疗。上世纪 80 年代后,冠脉介入(PCI)和冠脉旁路移植术(CABG)逐渐在老年患者中开展,而且随着技术的熟练和经验的积累,国外已有大量的文献报道把焦点放在高龄(80 岁以上)老年冠心病患者上。这可能有三方面原因:一是高龄人群快速增大,临床必须面对这一特殊人群,而既往的经验又少。二是由高龄老年患者的临床特点所决定:①随着年龄的增加,冠脉多支病变包括左主干病变增多,2 支以上严重病变的比例由≤60 岁的 32.4% 增加到≥80 岁 的 57.9%;且冠脉病变越来越复杂,B 型和 C 型病变由≤60 岁的 50.9% ~65.0% 增加到≥80 岁 的 59.0% ~72.0%;钙化斑块较多。②高龄患者合并症多,如慢性阻塞性肺疾病(COPD)、糖尿病、高血压、脑血管疾病、肾功能不全、周围血管疾病等。③老年患者心功能不全(CHF)、射血分数(EF)低的情况较年轻患者多。④高龄患者心绞痛级别高(多为加拿大分级 III 或 IV 级),病情重而紧急,因此,高龄老年人是一组高危患者。三是解决了高龄患者的治疗问题,中低龄老年人的治疗问题也就迎刃而解。因此,根据高龄冠心病患者的不同病情选择各种治疗方案时，必须对各种治疗方法用于这一特殊人群的安全性和有效性有一基本评估。

一、药物与 PCI 比较

ACME 试验是第一个随机试验，将 212 例稳定性心绞痛(SAP)且有 1 支冠脉病变的患者随机分入 PTCA 组与药物组，药物治疗为阶梯式方法使用硝酸酯、β 受体阻滞剂、钙拮抗剂，或这些药物联合，目标是消除心绞痛。所有患者均口服阿司匹林 325mg。6 个月后，两组患者均重复运动试验和血管造影，试验终点为评估运动耐力和心绞痛频度。比较药物治疗患者，PTCA 组患者运动持续时间延长，心绞痛发作减少，^{201}铊心肌灌注显像明显改善，精神生活显著好转。但 $ACME_2$(也就是第二个随机试验)试验结果认为，比较药物组和 PTCA 组，6 个月时两者无明显区别。这两个试验都有一定缺点，是从几千例患者中筛选，只有 4% 患者符合条件，这些患者很少有临床事件，减少了两组间发现不同结果的力度。此外，药物组也没有使用调脂治疗。

第三个随机试验是 ACIP 试验，将 558 例无症状心肌缺血患者随机分入抗心绞痛药物组、抗缺血药物组、PTCA 组或 CABG 组，2 年后，死亡率在各个组分别为 6.6%、4.4% 和 1.1%(抗心绞痛组与血运重建组之间，$P<0.005$)，心肌梗死和因心血管事件再住院者，各个组分别为 41.8%、38.5% 和 23.1%(抗心绞痛组与血运重建组之间，$P<0.003$)，此外，两个药物组有 29% 适合于做血运重建。试验开始后的 1 年，Holter 监测示完全抑制心肌缺血在各个组分别为 31%、36%、57%。后者与前两者比较，$P<0.001$。作者认为如果冠脉病变适合做血运重建，开始即行血运重建可以明显改善心肌缺血。该试验虽是一个随机试验，但样本太小、药物没有滴定到最大剂量、没有使用调脂治疗是其不足之处。

RITA－2 是一个大型随机对照、多中心试验，入选 1018 例血管造影有明显狭窄的患者且适合于做 PTCA 者随机分入 PTCA 组或药物组，随访 2.7 年，结果示非致命性 MI 前者多于后者，原因是 PTCA 组有 7 例系与操作有关的 MI。死亡率两组间无差异，但 PTCA 组改善症状和运动耐力比药物治疗组好。

AVERT(阿伐他汀对血运重建治疗)是一个随机、开放、多中心试验，共有 341 例 LDL－C ≥115mg/dl、TG≥500mg/dl、心绞痛为 CCS≤II 级、能完成平板运动试验≥4min、平均冠脉狭窄大约是 80% 的患者，接受强化调脂治疗用阿伐他汀 80mg/d 或行 PTCA。PTCA 组在试验期间约 70% 患者接受调脂治疗，但剂量很小。作者的结论：强化调脂治疗在减少稳定性心绞痛患者缺血事件发生上至少与 PTCA 同样有效，且可延迟或预防血运重建的需要。

最近报告的 TIME 试验全部选 75 岁以上(平均年龄 80 岁)的老年 SAP 患者 300 例，随机分入“最佳药物”组或“冠脉干预”组，最佳药物组包括增加抗心绞痛药物的数量和剂量，尽可能减少心绞痛发作，同时口服抗血小板药和调脂药。主要目的是评价药物或血运重建后高龄老年人生活质量的改善。最终冠脉干预组 152 例中 68 例放置支架，11 例行 PTCA，30 例做 CABG，43 例转入药物组。随访 6 个月，发生心血管事件在干预组为 19%，而在药物组为 49%。总死亡率 6%，但药物组死亡率是干预组的 2 倍。研究过程中药物组由于症状不能控制而有 1/3 患者需要转入干预组行血运重建。研究结果表明，两组在生活质量和症状控制上均有改善，但干预组比药物组更明显。

从以上这些临床随机试验中我们可以发现以下一些倾向：①对于稳定性心绞痛和无症状心肌缺血患者，其基本药物 ABC 包括 Aspirin 和 Antianginal(阿司匹林和抗心绞痛药物)、Beta－blackers 和 Blood pressure control(β 受体阻滞剂和控制血压)、Cholesterol management(调脂治疗)是无创性的，无须承担侵入性治疗的风险，对于一些心功能不全、肾功能不全、COPD、一般情况差的高龄患者较合适。②药物在长期疗效上如改善死亡率、心血管事件、无事件生存率方面不如 PCI。③在改善患者症状、提高生活质量方面药物不如 PCI，而对于高龄老年人来说，提高生活质量比延长寿命更重要。④部分患者由于症状加重药物控制效果差，还需要做 PCI。因此，如果血管条件合适，不如早做 PCI。⑤随着技术的进步和经验的丰富，目前做高龄患者的 PCI 安全性是好的。⑥如果患者条件不允许或患者拒绝做 PCI，药物治疗必须剂量足够，同时一定要行达标的调脂及抗血小板治疗。

二、老年人的支架置入

上世纪 90 年代初，支架置入的血管并发症大约为 16%，70 岁以上老年人血管并发症大约为 45%。到 90 年代中期，70 岁以上老年人血管并发症降至 13.2%。经过十多年的努力和经验积累，目前条件下高龄患者做 PCI 的手术成功率、术后近期血管并发症和死亡率、MI 与年轻组无明显差异，因此可以说是安全的，效果也是满意的。Nasser 等报告 1238 例老年人置入冠脉支架的结果，分为 <65 岁，65～75 岁，>75 岁 3 个组，3 个组在住院期间手术成功率、血管并发症、主要事件，包括死亡、MI、CABG、再次 PTCA 均无明显差异。6 个月时无事件生存率、死亡、MI、靶血管再次血运重建也无明显差异。这一报告的结果表明，年龄并不是妨碍冠脉内支架置入的危险因素。但高龄患者支架置入中远期效果不令人满意，较突出的问题是术后再狭窄发生率高，这与临床印象相似。如何解决这个问题，目前采取的措施有术前后应用血小板糖蛋白 IIb/IIIa 拮抗剂静滴，术后口服血小板抑制剂阿司匹林和氯吡格雷，口服抗凝剂华法林等，可能会减少再狭窄。Gregorio 等报告 2688 例老年冠脉内支架置入的结果，这些患者分成 75 岁以上和 75 岁以下两组，术后随访 5 个月，老年组支架内最小腔径和狭窄百分数比年轻组更明显，再狭窄高龄老年组为 47%，而年轻组为 28%，$P<0.0007$。老年组无事件生存率为 54%，再发心绞痛、再次血运重建、MI 或死亡为 46%。他们应用术前口服阿司匹林，术中注射肝素，术后口服阿司匹林和抵克立得方案，75 岁以上组血管并发症为 0.8%，与 75 岁以下组无差异。作者认为，老年人支架置入后 5 个月内能生存的话，有望长期存活。其不良结果与 5 个危险因素有关，包括不稳定心绞痛、陈旧性 MI、EF 低、多支病变、复杂病变。目前有很多预防再狭窄的方法，如药物涂层支架、血管内放射治疗、放射性球囊、基因治疗等的研究，前景令人鼓舞。但不管怎么样，高龄患者术后总死亡率、脑血管意外事件、肾衰发病率仍然比年轻人高。Batchelor 等与国家心血管网协作报告 7472 例 80 岁以上高龄老年人与 <80 岁（平均 62 岁）102 236 例 PCI 的结果，其死亡率与年龄呈线性关系，从 <55 岁的 0.5% 到 85 岁的 5%，高龄组的死亡率是年轻组的 3 倍，手术的成功率两组相似，术后医院并发症高龄组是年轻组的 1.5～3.5 倍，包括死亡/MI/脑血管意外（CVA）是 4.9% 对 1.9%（死亡是 3.8%∶1.1%，Q 波 MI 是 1.9%∶1.3%，CVA 是 0.58%∶0.23%，肾衰是 3.2%∶1.0%，血管并发症是 6.7%∶3.3%）。多变量回归分析显示高龄老年人在医院死亡的独立预测因素依次为心源性休克、无休克的 AMI、LVEF <35%、肾功能不全、首次 PCI、年龄 >85 和糖尿病。因此，对于 80 岁以上的高龄老年人，适当选择无休克或非 AMI、无肾功能不全、左室收缩功能较好的患者做 PCI，将获得好的效果。冠脉内支架置入降低了 PTCA 术后急性闭塞率，并能获得更大的血管内径，再狭窄率低，因此高龄患者最好选择支架置入。支架置入后患者在减少心绞痛症状、改善运动耐力、提高生活质量上都优于药物治疗，但如何预防冠脉内支架置入后再狭窄仍然是一个难题。

三、高龄患者的 CABG

随着体外循环技术、心肌保护、改进围手术期监护的进展，80 岁以上患者进行 CABG 从上世纪 70 年代开始成为现实，经过 30 多年的经验积累，手术成功率越来越高，并发症和死亡率越来越低。上世纪 70～90 年代，高龄患者

CABG 的术后死亡率为 8.3% ~24.0%，肾功能不全为 2% ~13%，脑卒中为 2% ~9%。Mullany 等在 1977 ~ 1989 年对 159 例 80 岁以上患者进行单纯 CABG，不稳定心绞痛或 AMI 后占 89%，心功能Ⅲ或Ⅳ级占 97%，有 6% 术前需要 IABP 支持，平均每人置入 3.2 条血管。术后总死亡率为 10.7%，其中 30 天死亡率为 6.3%。死亡原因为低心输出量和(或) AMI、卒中、呼衰。术后并发症主要是低心输出量、延长机械通气时间、脑血管意外和房性心率失常。随着时间的推移，高龄组内乳动脉移植从 1977 ~ 1985 年的 11% 增至 1989 年的 50%。随访 29 个月，79% 患者心绞痛消失，89% 患者心功能改善到Ⅰ或Ⅱ级，81% 患者对结果表示满意。最近 Alexander 等报告 4743 例 80 岁以上(11% 在 86 ~ 89 岁，15 例为 90 岁) CABG 的结果，其中 4306 例单纯做了 CABG，345 例行 CABG + 主动脉瓣修补或替换(AVR)，92 例行 CABG + 二尖瓣修补或替换术(MVR)。术后高龄组死亡率和致残率明显高于 80 岁以下组(8.3%∶3%)，死亡率与年龄呈直线关系，CABG + 瓣膜修补或替换的死亡率比单纯做 CABG 的高，CABG/AVR 者增加 3%(为 10.1%)，CABG/ MVR 者更高(19.6%)。术后神经和肾脏并发症为 80 岁以下组的 2 倍，单纯做 CABG 的高龄组术后脑卒中为 3.9%、肾衰为 6.9%。这组高龄老年人 CABG 术后效果较以前文献报告要好的原因，是由于较好地选择了病例和外科医生技术与经验的提高。作者认为，应尽量少选择有糖尿病、阻塞性肺气肿、既往有血运重建史的患者做 CABG。临床预测，CABG 术后死亡的因素为：年龄、性别、原先曾做过 CABG 术、血管病变、阻塞性肺气肿、慢性心衰史、休克或急诊手术、EF 低、肾功能不全或透析、术前 MI。其中最重要的危险因素是患者本身疾病的严重度和左室功能(最近有 MI、休克、心功能Ⅲ ~ Ⅳ级、EF 低、原先曾做过 CABG 术)，在校正其他危险因素后，年龄是最强的预测因子。Craver 等报告 601 例 80 岁以上患者心脏外科手术的结果，并与 70 ~ 79 岁组、60 ~ 69 岁组进行比较。这组 80 岁以上患者与 60 ~ 69 岁组比较，女性较多(44.4%)，Ⅳ级心绞痛占 54.1%，心衰Ⅳ级较多，LVEF 较低，急诊手术较多。该 601 例中有 430 例(71.5%)只做了 CABG，其中 329 例 CABG 用大隐静脉(CABG - SVG)，101 例用左内乳动脉(CABG - LIMA)。601 例围手术期总死亡率为 9.1%，手术室内死亡为 1.3%. CABG - SVG 组选择性手术死亡率为 8.2%，急诊手术为 24.1%，明显高于其他两个组。CABG - LIMA 组医院内死亡率为 2.3%。但 CABG - LIMA 组不管选择性或急诊手术，三个组之间手术死亡率无差异。术后并发症中卒中、IABP 支持和肺炎高龄组明显高于其他两个组。

尽管高龄老年人 CABG 术后死亡率和术后并发症要比年轻组高，但只要病例选择恰当，相对还是安全的；选择病例时尽量不选原先曾做过 CABG 术、血管病变严重、阻塞性肺气肿、慢性心衰史、休克、EF 低、肾功能不全或透析、术前有 MI 和一般情况较差的患者；择期手术比急诊手术安全；单独做 CABG 术比联合 CABG 加瓣膜修补或替换术成功率和安全性要高；选择内乳动脉搭桥比大隐静脉效果要好；要加强围手术期的监护。

四、老年人冠脉血运重建后的生存期

Mullany 等报告 159 例 80 岁以上进行单纯 CABG 的患者 1 年和 5 年生存率分别为 84% 和 71%，如果除去医院死亡率，那么 1 年和 5 年生存率分别为 95% 和 80%。Graham 等报告在 1995 ~ 1998 年之间对 21573 例老年人因缺血性心脏病而行导管检查，其中 15392 例 < 70 岁，5198 例在 70 ~ 79 岁，983 例为 80 岁以上。80 岁以上组 133 例做了 CABG，289 例行 PCI，561 例药物治疗。4 年生存率：< 70 岁组 3 种治疗方案总生存率为 92%；70 ~ 79 岁组做 CABG 者为 86.1%、PCI 者为 87.2%、药物治疗组为 81.7%；80 岁以上组 4 年生存率分别为 83.2%、77.4% 和 65.7%，各组间 $P < 0.0001$。

校正4年生存率对<70岁组CABG、PCI和药物治疗者分别95%、93.8%、90.5%，70～79岁组分别为87.3%、83.9%、79.1%，80岁以上组各自为77.4%、71.6%、60.3%。本研究表明，血运重建后老年患者生存率明显优于药物治疗，如果比较血运重建与药物之间绝对生存率，最好的还是80岁以上组。此外，80岁以上药物治疗组校正4年生存率仅为60.3%的原因，可能与条件较好的高龄患者进行了CABG、PCI，而大部分EF低、CHF、肾功能不全、身体条件较差的患者进入了药物治疗组有关。Craver等报告601例80岁以上患者CABG的结果，并与年轻组比较。601例中有430例单独行CABG。其中329例(54.7%)用大隐静脉(CABG－SVG)，101例用左内乳动脉(CABG－LIMA))。CABG－LIMA组围手术期死亡率为2.3%，明显低于CABG－SVG组的8.2%；紧急手术者围手术期死亡率前者为7.1%，后者为16.6%；前者2年与5年生存期分别为79%和61%，后者分别为74%和53%。其结果表明，高龄老年人行CABG时最好选用左内乳动脉，可降低死亡率，延长生存期。

（郑秋甫）

参考文献

1. Parisi AF, Folland ED, Hartigan P. A comparison of angioplasty with medical therapy in the treatment of single－vessel coronary artery disease . N Engl Med 1992;326:10－16

2. Folland ED, Hartigan P. M , Parisi AF, et al. percutaneous transluminal coronary angioplasty versus medical therapy for stable angina pectoris. J Am Cardiol 1997;29:1505－1511

3. Davies RF, Goldberg AD, Forman S, et al. Asymptomatic cardiac ischemia pilot (ACIP) study two－year follow－up. Circulation 1997; 95:2037－2043

4. Coronary angioplasty versus medical therapy for angina: the second randomized intervention treatment of (RITA－2) trial. Lancet 1997;350:461－468

5. Pitt B, Waters D, Brown WV, et al: Aggressive lipid－lowering therapy comparded with angioplasty in stable coronary artery disease . N Engl J Med 1999; 341:70－76

6. Trial of invasive versus medical therapy in elderly patients with chronic symptomatic coronary－artery disease (TIME): a randomisedtrial. Lancet 2001;358:951－957

7. Nasser TK, Fry ET. A, Annan K, et al: Comparison of six－month outcome of coronary artery stenting in patients <65, 65－75, >75 years of age. Am J Cardiol 1997; 80:998－1001

8. Gregorio J DE, Kobayashi Y, Albiero R, et al : Coronary artery stenting in the elderly: short－term outcome and long－term angiographic and clinical follow－up. J Am coll Cardiol 1998; 32: 577－583

9. Batchelor WB, Anstrom KJ, Muhlbaier LH, et al: Contemporary outcome trend in the elderly undergoing percutaneous coronary intervention: results in 7472 octogenarians. J Am Coll Cardiol 2000;36:723－730

10. Mullany CJ, Darling GE, Pluth JR, et al: Earlyand late results after isolated coronary Artery Bypass surgery in 159 patients aged 80 years and older. Circulation; 1990; 82 (supplIV) 229－236

11. Alexander KP, Anstrom KJ, Muhlbaier LH, et al: Outcome of cardiac in patients age ≥80 years: results from the national cardiovascular network. J Am Coll Cardiol 2000; 35:731－738

12. Craver JM, Puskas JD, Weintraub WW, et al: 601 octogenarians undergoing cardiac surgery outcome and comparison with younger age groups. Ann Thorac surg 1999;1104－1110

13. Graham MM, Ghali WA, Faris PD, et al: Survival after coronary revascularization in the elderly. Circulation 2002; 105: 2378－2384

第十九节　老年人心血管病发病危险因素和一级预防

发病危险因素的概念是：一种生物学的或环境的因素，由于它的影响可使疾病发生的概率增加，虽然不一定是致病的唯一原因，但它与发病有因果关系。冠心病和脑血管病都是多重危险因素导致的非传染性疾病，其发病危险因子或因素是几个因素集合的结果，而每一个因素都可以独立地使发病概率增高，几种因素联合存在，更增加发病的危险。危险因素又可分为不能改变的因素和可以改变的因素。

(1)不能改变的因素(如年龄、性别、家族史等)：虽然无法改变，但有助于找出防治的重点对象，一般情况下，男性40岁以后冠心病的现患率随年龄增长而增加，每增加10岁，发病率递增1倍；女性冠心病的平均发病年龄比男性晚10岁左右，到更年期后，逐渐接近男性。冠心病的死亡率也是男性高于女性。脑血管意外的发病率随年龄的增长而提高，尤其是60岁以上，发病率较高，且男性高于女性，但75岁以后，女性发病率高于男性。许多资料证明：超体重(体重超过标准体重的10%)和肥胖是心脑血管疾病的易患因素。在冠心病发病率高的国家和地区观察到：冠心病有较肯定的家族聚集性。有冠心病家族史的人群，其冠心病死亡率为一般人群的2.4倍。有脑血管意外家族史的人群，其发病率显著高于对照组。

(2)可以改变的因素：比如生活方式、环境因素，是我们要了解和控制的重点内容。一级预防可称为原发预防，是针对降低发病因素所采取的预防措施，它是在整个人群中降低发病危险因素，比如改善膳食、改变生活习惯、改善不良的环境因素等等。一级预防既有预防发病的作用，也是患者的基础治疗，其重要性有时甚至比药物治疗还重要。

一、心血管病危险因素流行病学

近年来，心血管疾病已成为我国人民首要的健康问题，居死亡原因首位，而且心血管病死亡率呈明显上升趋势，每年心血管病死亡人数约300万。随着我国经济的发展，城市化、现代化速度将逐步加快，主要心血管病的危险因素同时也是慢性疾病，高血压、血脂异常、糖尿病、肥胖等患病率明显升高，患者已达到相当数量。据2002年全国抽样调查结果，我国人群中高血压和血脂异常者均为1.6亿人，超重肥胖共2.6亿人，吸烟3.5亿人，糖尿病2000万人。我国大规模队列研究证实高血压、吸烟、血脂异常、糖尿病、超重及肥胖均显著增加缺血性心血管病(冠心病和缺血性脑卒中)危险，其中高血压和吸烟不仅有较高的相对危险同时也有较高的人群归因危险，因此具有重要的公共卫生学意义，应作为心血管患者群防治的重点。

危险因素长期监测研究显示，自20世纪90年代初以来，我国人群心血管病危险因素出现明显增高的趋势，近10余年来，一些人群危险因素进一步增高，并已达到较高水平。一些研究显示，不同时期、不同人群危险因素水平增高幅度不同，提示危险因素变化不仅与经济发展水平有关，而且受传统生活习惯等其他因素影响。

1983、84至1987、88年的4年中，北京、广州城乡人群血压水平的变化幅度和高血压发病率均为北方高于南方。1983、84至1993、94的10年中，广州男女城乡人群血清胆固醇水平增高明显，平均值增高10～20mg/dL(0.26～0.52mmol/L)，而相应的时间段北京人群未见明显增高。1984～1993年北京城乡人群危险因素10年变化趋势为农村危险因素上升趋势更明显。

上世纪80年代初至90年代末的15年间，中国多中心心血管病流行病学合作研究三次独立调查结果显示，不同地区有可比性资料的9组中年(35～59岁)人群中，高血压、高血清胆固醇(TC≥200mg/dl)和超重肥胖率在多数人群呈连续增长趋势。与80年代初相比，男性不同人群高血压年龄标化患病率增高0.1～1.7倍，其中3组人群患病率超过30%；超重及肥胖(BMI≥25kg/m^2)增高0.6～22.8倍，其中2组人群患病率超过50%。高胆固醇增高0.6～4.2倍，其中4组人群患病率超过30%。女性人群分布趋势相同。而相同时期，吸烟率逐渐下降，而多数男性人群吸烟率仍较高(>60%)。2004年再次重复调查结果显示，几乎所有人群超重肥胖患病率仍有持续增高趋势，而部分人群中高血压、高胆固醇也在继续增高。与90年代初相比，2004年多数人群糖尿病患病率明显增高。9组男性人群2004年糖尿病年龄标化患病率1.6%～11.5%，均高于女性。

大量研究已证实，多数心血管病危险因素，如高血压、吸烟、血清胆固醇增高和糖尿病及超重肥胖是可以改变的，因此心血管病可以预防。

国外已有大量成功经验。90 年代以来,国内已针对各种主要危险因素陆续制定了符合我国特点的防治指南或防治建议,旨在规范各种主要危险因素的检出、评估和患者管理,为防治工作提供指导。

人群调查结果显示,人群中各种危险因素防治水平尚有很大差距。2002 年全国调查显示,我国人群高血压知晓率为 30.2%,治疗率为 24.7%,控制率为 6.1%,与 1991 年相比有所提高,但仍处于较差水平。Inter Asia 研究显示,2000～2001 年我国 10 省市 35～74 岁男性人群高胆固醇(≥240mg/dl)知晓率、治疗率和控制率仅为 21.3%、14.0% 和 11.3%,而胆固醇临界增高(≥200mg/dl)以上人群相应比例更低。女性略低于男性。1998 年 14 组中年人群调查结果显示,糖尿病知晓率、治疗率控制率分别平均为 33.3%、27.2% 和 9.7%,农村更低。

医疗卫生人员是各种危险因素防治的重要力量。1998 年对不同级别医院的抽样调查显示,1609 名医疗卫生人员中知道目前高血压诊断标准者为 30.8%;知道心血管病危险分层者几乎为零;正确选择 JNC Ⅵ 推荐开始非药物治疗和药物治疗标准者分别为 9.5% 和 13.6%。提示我国医疗卫生人员高血压防治知识和观念亟待更新。2006 年第二次中国临床血脂控制状况调查初步结果显示,21 所省部级医院和 6 所地市级医院的 2237 例患者中,按照 1997 年我国血脂异常防治建议的标准,血脂治疗达标率在省部级医院和地市级医院分别为 35% 和 24%,比 2000 年明显提高,但仍不理想。按照美国 ATP Ⅲ 标准,LDL－C 总达标率 34%。应进一步加强各种防治建议和指南的普及推广工作,提高医疗卫生人员防治技术,改善治疗效果。

二、高血压的发病危险因素

(一)超重肥胖

国内外的研究均证明,体重超重是高血压的发病危险因素。体重指数(体重公斤/身高米^2)达到或超过 25 为超重。一项在北京、广州工人农民中的前瞻性研究表明,基线检查时体重指数相差 3,4 年内发生高血压的危险约相差 50%。较短时间内体重增加也是发生高血压的危险因素。上述同一研究表明,4 年内体重增加 3.7 公斤,发生高血压的危险概率增加约 36%。证明超重和体重较快增长都是高血压的发病危险因素。近年来研究表明,不仅是超重,而且体脂分布也与高血压发病有关。身体的脂肪过多地集中于腹部而形成的向心性肥胖(通常以腰围/臀围比例来衡量)不仅血压增高,而且往往与胰岛素抵抗、糖耐量异常,脂质代谢异常都有密切关系,从而形成心血管病的危险因素的全面上升。

(二)长期持续饮酒

饮酒和心血管病的关系近来颇受重视。有报告认为,小量饮红葡萄酒可能有预防冠心病的作用,但长期中等量以上饮酒肯定对血压有不良影响。长期饮白酒每日 50 克以上是高血压的发病危险因素。

(三)膳食高盐低钾

膳食高盐低钾是我国尤其是北方地区高血压发病率高的主要原因之一。我国人群间对比研究结果表明,膳食钠/钾比值每增加 1,人群的收缩压均值上升 2.9mmHg,舒张压均值上升 1.6mmHg。

(四)长期精神紧张或超负荷工作

紧张或超负荷工作也是高血压的重要发病危险因素。

三、冠心病的发病危险因素

(一)高血压

高血压是冠心病的重要发病危险因素。我国的研究表明,收缩压每增高 10mmHg,9 年内得心肌梗死或冠心病猝死的危险增加 28%,舒张压每增加 5mmHg，9 年内得心肌梗死或冠心病猝死的危险增加 24%。

（二）血脂异常

胆固醇升高、低密度脂蛋白胆固醇升高及高密度脂蛋白胆固醇降低都是冠心病的发病危险因素。血清总胆固醇 200～239mg/dl，低密度脂蛋白胆固醇 130～159mg/dl 为临界增高，总胆固醇 240mg/dl 及以上，低密度脂蛋白胆固醇 160mg/dl 及以上即为增高。临界增高时冠心病的发病危险比血脂正常者增加约一倍，确定增高者发病危险增加约两倍。

（三）血清高密度脂蛋白胆固醇（HDL－C）过低

高密度脂蛋白可以将动脉壁泡沫细胞中的胆固醇运转到肝脏而防止粥样斑块形成，因此是冠心病者的保护因素。高密度脂蛋白胆固醇低于 35mg/dl 已为许多流行病学研究证明是冠心病的独立危险因素，而高于 60mg/dl 则被认为是保护因素。血清甘油三酯升高常与高密度脂蛋白胆固醇降低同时存在，也是冠心病的危险因素，甘油三酯增高以 200mg/dl 为界限。

（四）吸烟

吸烟是冠心病的三大危险因素之一。我国 2 万余人的前瞻性研究表明，吸烟比不吸烟者冠心病发病的相对危险增加 2.2 倍。吸烟能促使冠状动脉痉挛，在一些粥样硬化程度较轻的人也能导致心肌梗死发病。吸烟还使血浆中的凝血因素和纤维蛋白原增高，促使血栓形成，增加冠脉堵塞的危险。

（五）超重肥胖

超重肥胖者往往伴有血清胰岛素升高，糖耐量异常，血清甘油三酯升高，高密度脂蛋白降低等一系列代谢异常，使冠心病的各项危险因素呈聚集现象。流行病学研究证明，体重指数每增加 1，冠心病的发病危险可增加 12%。

（六）糖尿病

糖尿病患者有一系列代谢异常，使冠心病的发病危险大大增高。

四、脑血管病的发病危险因素

脑卒中包括出血性和缺血性两种病理基础不同的急性脑血管病。前者多由高血压结合脑动脉病变而诱发，后者的病理改变则是在动脉粥样硬化的基础上加上血栓形成。这两类脑卒中的发病危险因素有许多共同之处，又有不同之处。我国出血性脑卒中所占比例大于西方人群，约为脑卒中发病的 30%～40%，而西方人群中仅占 10%。但近年来我国人群中缺血型卒中所占比例有增多的趋势。

（一）高血压

高血压是出血性和缺血性脑卒中的主要危险因素。前瞻性研究表明，收缩压每增高 10mmHg，出血性脑卒中的发病危险增加 54%，缺血性脑卒中的发病危险增加 47%。舒张压每增高 5mmHg，发生脑卒中的危险增加 46%。因此，血压增高是引起脑血管病发病的最重要的因素。

（二）超重肥胖

超重肥胖是缺血性脑血管病的发病危险因素。体重指数每增加 1，缺血性脑血管病的发病危险增加 6%；其对出血性脑血管病发病未见显著影响。

（三）吸烟

吸烟比不吸烟者缺血性脑血管病的发病危险增加 96%，可能因吸烟能使血中纤维蛋白原增高而增加了血栓形成的危险，吸烟还增加血液黏稠度，促使血管收缩，加速动脉粥样硬化，从而增加脑血管病发病的危险。

（四）饮酒

长期大量饮酒超过每日二两白酒可增加各

种脑血管病的危险。但中度饮酒对缺血性和出血性脑血管病的作用似不完全相同。中度饮酒者,随饮酒量的上升出血性脑血管病的发病也增加,但对缺血性脑血管病的作用尚不能肯定。

（五）血清胆固醇

血清胆固醇与脑血管病发病的关系尚不很清楚。已有研究表明,当血清总胆固醇超过200mg/dl后,随其水平的上升缺血性脑血管病的发病危险也上升,但血清胆固醇水平过低(低于140mg/dl)又会增加出血性脑血管病的发病。血清总胆固醇水平过低往往反映膳食中缺少优质蛋白质,其对血压及血管壁的影响是正在研究的问题。我国的人群对比研究表明,人群的脑血管病发病率和膳食动物蛋白质的摄入量呈负关联,即使在分析时控制了人群的血压水平,此种负关联仍然存在,提示蛋白质的质与量可能对脑血管病的发病有直接影响。

（六）风湿性心脏病

风湿性心脏病所致的心律不齐、心房血栓,易造成栓子脱落,是脑栓塞的发病危险因素。

五、生活方式、行为因素和发病危险因素的关系

常见的心血管病的危险因素有许多共同之处。有些本身就是行为因素,如吸烟、饮酒都和人们的生活方式及行为有密切关系,此外最重要的是膳食和运动。

膳食高盐低钾是高血压的重要病因。我国膳食钠的来源是烹调用盐及含盐高的调料以及咸菜等盐腌制食品。钾的来源是蔬菜水果。高盐而蔬菜水果少的膳食不仅高钠低钾,而且含钙及优质蛋白质也少,这就更加重了高钠的升血压作用。这种膳食类型是我国华北、东北地区,尤其是某些农村地区,高血压发病率高于华中、华南的原因之一。

血清胆固醇和膳食有密切的关系。食物中的饱和脂肪酸和胆固醇是增高血清胆固醇的主要成分。饱和脂肪主要存在于动物油和肥肉之中,胆固醇则主要存在于蛋黄和内脏之中。在城市和经济比较发达的农村,人们生活提高了,又缺乏正确的膳食指导,故而过多吃大油大肉,加上过量地吃蛋类及动物内脏,常是血清胆固醇增高的原因。

超重和肥胖的起因是膳食摄入总热量超过能量消耗,以致脂肪在体内蓄积,尤其是在腹部蓄积而形成超重肥胖。膳食热量过多常来源于摄入脂肪过多,除上述肉类外,煎炸食品即便所用为植物油也同样增加热量,因为脂肪是高热量食物,100克脂肪产生900千卡热量。再有就是糖果点心,尤其是奶油点心也是高热量食物。吃零食,吃煎炸食品,或习惯性地食量过多,而体力活动又少,常是人们体重过快增长造成超重肥胖的原因。

六、高血压、脑血管病、冠心病的一级预防

（一）一级预防的对象

一级预防的目的在于降低发病危险因素水平,其重点对象不是已患病的人,而是未患病的广大人群,包括目前健康的人和危险因素偏高的人。常见的心血管病多有家族病史,即一级直系亲属中有高血压,冠心病或脑血管病者的发病概率高于没有家族史的人。但又不是有家族史的人必然发病,这些高危的人也是可以预防的。关键在于及早采取预防措施。男性发病危险一般高于女性,女性绝经后发病危险高于绝经前,因此对中年以上男性及女性绝经后应格外注意。上述高危对象的覆盖面已经很广,故在一级预防的实际工作中常是以整个人群为对象,即对整个人群进行健康生活方式的教育,而对高危对象进行有针对性的咨询和指导。

（二）一级预防的内容

(1)合理的膳食:低盐(以每日6克为目标,首先减至10克以下),多吃蔬菜、水果尤其是深绿色及红黄色的蔬菜、水果,每日达到400

~500 克。改善动物性食物结构，多选用鱼类、禽类及适量瘦猪、牛、羊肉，不吃或少吃动物油、肥肉及内脏。瘦肉每天不超过 100 克，鸡蛋每天不超过一个，增加豆类、豆制品及杂粮，以碳水化合物为主，少吃煎炸食品及糕点甜食。已有高脂血症、超重肥胖者，肉类每天不超过 75 克，适当控制主食，不吃零食。鼓励每日喝半斤鲜奶，但要避免奶油、乳酪等其他奶制品。

(2)保持适量体力活动，坚持每日有一定的体育锻炼，每次 20~30 分钟，如快步走、慢跑、体操等，有条件时参加游泳及球类运动则更好。

(3)绝对戒烟，不饮或少饮酒。

(4)对社会生活和工作中的压力和心理的紧张进行自我调整，自我放松，做到心理平衡。

七、动脉硬化早期病变检测

(一)血管早期病变检测的意义

以动脉粥样硬化(atherosclerosis)和动脉硬化(arteriosclerosis)为典型特征的动脉血管结构与功能病变是心肌梗死、脑卒中等心脑血管疾病的共同病理学基础。早期发现动脉血管的结构和功能病变，并进行及时、有效的干预，是预防这些严重致死性疾病发生的根本措施。

动脉粥样硬化主要表现为动脉壁的脂肪性退化(atheroma)，形成动脉粥样斑块，导致管腔狭窄，同时也可以引起血管壁的机械功能障碍。动脉硬化主要表现为血管壁弹力板退化、内中膜增厚，不仅导致管腔狭窄，还可引起血管收缩和舒张功能的异常。

动脉结构与功能病变的机制尚不完全明确，需要进一步深入研究。但动脉粥样硬化和动脉硬化的主要危险因素非常明确。高脂血症是动脉粥样硬化的根本原因，使用他汀类药物可以降低血脂，减少心肌梗死等心脑血管疾病的发生。高血压、糖尿病、吸烟等是动脉硬化的主要危险因素，降压、降糖、戒烟等措施均可显著减缓动脉硬化。进行动脉结构与功能的检测，不仅可以预测心脑血管并发症的发生，还可以直接指导临床治疗。譬如，与其他种类的降压药物相比，钙离子拮抗剂可以更为显著地减缓颈总动脉内中膜增厚。通过进行动脉的结构与功能检测，可以更有针对性地选择治疗药物。

近年来，血管结构与功能的检测技术迅速发展，一些能早期发现动脉壁异常的无创性检测方法已经具有临床应用价值。在严格规范使用范围的前提下，有序地推广这些检测手段，对提高心脑血管疾病的防治水平具有重要意义。

(二)动脉血管的分类和功能

在人体的体循环系统中，动脉主要分为弹性贮器动脉、肌性分配动脉、小动脉和微动脉。

弹性贮器动脉一般指大动脉，包括主动脉主干及其大分支，如颈总动脉等。这些血管富含弹性纤维，有明显的弹性(elasticity)和可扩张性(distensibility)。左心室射血时，主动脉压升高，一方面推动动脉内血液向前流动；另一方面使主动脉扩张，容积增大，心脏射出的一部分血液贮存在扩张的大动脉内。当主动脉瓣关闭心脏停止射血时，扩张的动脉壁弹性回缩，将贮存的血液继续推向外周。大动脉的这种功能既缓冲了收缩压，又维持了舒张压。心脏虽然间断射血，但外周血管内的血液是连续流动的。

肌性分配动脉血管主要指中动脉，如肱动脉、股动脉等，是弹性大动脉至小动脉的动脉管道。其管壁中膜主要由平滑肌组成，收缩性较强。动脉收缩时流入某部位的血量减少，动脉舒张时流入的血量增多，故称分配血管。

小动脉和微动脉的管壁富含平滑肌。在神经和体液因素的调节下，通过平滑肌的收缩与舒张调节血管直径，改变血管阻力。由于小动脉和微动脉的直径小，血流速度快，因此血流阻力大，约占体循环总外周阻力的 47% 左右，是形成外周阻力的主要部位，故又称为阻力血管。

(三)评价动脉结构和功能的方法

目前，评价动脉结构和功能病变的方法，除了直观的影像学手段外，还可以进行在脉搏波(波形和传导速度)基础上的弹性功能检测。

此外，各种生物标记物和内皮功能的检测，也有助于诊断动脉血管的结构和功能病变。

动脉功能检测的方法主要有三种：①测量动脉的脉搏波传导速度（pulse wave velocity，PWV）。②通过进行脉搏波波形分析（pulse contour analysis），计算反射波增强指数（augumentation index，AI）。③使用超声成像手段，直接检测某个特定动脉的管壁的可扩张性和顺应性（Compliance）。

动脉结构检测主要有两种方法：①使用超声成像、CT、磁共振成像等影像学手段，检测某个动脉的管壁内中膜厚度（intima - media thickness，IMT）和粥样斑块形成情况。②通过测量上臂与踝部血压，计算踝臂血压比值，即Ankle - Brachial Index（ABI），评估下肢动脉血管的开放情况。许多生物标记物（biomarker），如微量白蛋白尿、C反应蛋白等，也可以间接反映血管的早期病变，并已广泛应用。

（四）动脉弹性功能的检测

动脉弹性，取决于动脉壁的僵硬度（stiffness）或可扩张性和动脉腔径的大小。动脉的僵硬度主要取决于管壁中弹性蛋白和胶原蛋白的比例，但也受动脉壁斑块和动脉血压的影响。大动脉近端（主动脉及其大分支）由于弹性蛋白丰富，弹性非常好。随着年龄的增长，动脉壁中弹性蛋白的比例下降，导致动脉硬化，动脉壁脂肪退行性变，导致动脉粥样硬化形成，最终使动脉僵硬度增加。此外，动脉内压越大，胶原纤维的作用就越大，动脉僵硬度越高。

1. 脉搏波传导速度（PWV）

心脏将血液搏动性地射入主动脉，主动脉壁产生脉搏压力波，并以一定的速度沿血管壁向外周血管传导。通过测量两个动脉记录部位之间的脉搏波传导时间和距离，可以计算出PWV。无创测定PWV需要选择两个在体表能够触摸到的动脉搏动点，如选择颈动脉和股动脉的搏动点测定颈动脉 - 股动脉PWV（cfPWV）、肱动脉和踝部动脉的搏动点测定臂踝PWV（baPWV）、颈动脉和肱动脉的搏动点测定上臂PWV（cbPWV）、颈动脉和桡动脉的搏动点测定臂PWV（crPWV）等。

PWV能够很好地反映大动脉僵硬度，是评价主动脉硬度的经典指标。年龄和血压水平是影响PWV的重要因素。但PWV不受反射波影响。cfPWV的正常值 $<9m/s$，baPWV的正常参考值 $<14m/s$，大于该值提示全身动脉僵硬度升高。

不论在终末期肾病患者中，还是在自然人群中，PWV均可独立预测心脑血管事件的发生和死亡。但PWV是主动脉僵硬较晚期病变的一个标志，而且是血压依赖性的，易受到长时间结构改变的影响。因此，PWV的敏感性较差，不易发现轻微的动脉弹性改变；而且传统PWV测量时，体表距离测量有误差，可明显影响数据的准确性。

近年来，随着测量技术的进步，欧姆龙公司使用先进的示波测量技术，通过测量baPWV，实现了PWV测量的自动化，不仅提高了测量效率，也提高了测量的准确性。这种方法的优点是：方法简便，重复性好，与传统的平面张力法测定的cfPWV相关性良好。baPWV的测得值略高于cfPWV，主要因为周围肌性动脉的PWV显著高于主动脉。示波法baPWV作为筛查和判断预后的工具，用途更加广泛。

2. 反射波增强指数（AI）

血液从中心动脉流向外周的过程中，形成反射波，该反射波在收缩晚期形成增强压（augmentation pressure）。通过对外周或颈动脉收缩晚期的波形进行分析，可以计算出能够反映动脉弹性的“反射波增强指数（AI）”。AI通常指反射波高度（增强压）除以整个收缩期压力波高度（即脉搏压）。但也有学者认为，收缩晚期反射波所达到的压力除以收缩早期（即反射波发生前）压力更能反映动脉硬化情况。

AI能定量反映整个动脉系统的总体弹性，较敏感地显示因大小动脉弹性改变引起的压力波反射状况（wave reflections）。但是，AI所直接反映的是压力波反射情况，因此明显受到身高和心率等与压力反射有关的因素的影响。身材矮小或心率减慢，AI 均显著增加。在解释 AI 检查结果时，应注意考虑这些因素。也正因此，难以提供统一的正常值。尚在进行中的有关研究将根据性别、年龄甚至人种提供正常值。

有研究显示，AI 可以独立于心血管危险因素，预测心脑血管事件的发生和死亡，但目前尚无证据显示，AI 是否可以替代 PWV，或具有独立于 PWV 的预测作用。AI 检测方便，对药物的作用反应敏感，适合对比观察药物特别是降压药物的疗效。此外，通过检测脉搏波，根据肱动脉血压，可以使用转换方程计算出中心动脉血压。与肱动脉血压相比，中心动脉血压更能预测心脑血管事件的发生。

3. 动脉的可扩张性和顺应性

使用超声成像技术，可以检测浅表动脉如颈动脉、股动脉和肱动脉的腔径从舒张期到收缩期的变化，即扩张幅度（distention）。根据该扩张幅度可以计算出血管横截面积的变化，该变化除以脉搏压即为顺应性系数，再除以舒张末期横截面积则为可扩张性系数。

可扩张性和顺应性系数能够比较准确地反映所测量动脉的弹性，但因测量的只是一段血管的弹性，所以不能准确了解其他部位的血管的情况。另外，测量方法有一定的技术难度，因而测量结果对测量者依赖性强。

可扩张性和顺应性系数可以预测心脑血管事件的发生和死亡。因技术难度大，大样本研究较少，其临床意义仍需更进一步研究。其直观准确的特点，特别适合观察影响血管功能的药物的疗效。

4. 动脉弹性功能的其他检测方法

通过分析桡动脉脉搏波中的舒张压部分，即进行舒张期的脉波分析，可以使用 Windkessel 公式计算出"大动脉弹性指数（C1）"和"小动脉弹性指数（C2）"。C1 是舒张期血流容积减少与压力下降之间的比值，又称容量顺应性。C2 是舒张期血流容积振荡变化与振荡压力变化之间的比值，又称振荡顺应性。但是，该方法测定动脉弹性的准确性还有待于进一步探讨。

收缩压与舒张压的差值即脉搏压也可反映血管硬化的程度。脉压增大与心血管危险之间的关系密切。脉压增大表明大动脉弹性降低，僵硬度增加，间接反映大动脉功能；但肱动脉脉搏压增大往往是动脉弹性功能明显减退的晚期标记。脉压作为评估动脉弹性功能的指标不够敏感，准确性也欠佳。

动态的动脉硬化指数（AASI）是最近发现的一个建立在动态血压监测基础上的反映动脉硬化程度的新指标。其定义是用 1 减去舒张压与收缩压变化的回归斜率。AASI 与 PWV 相关性良好，可以独立预测心脑血管疾病尤其是脑卒中的发生。

（五）动脉结构的检测

1. 动脉内中膜厚度（IMT）

动脉 IMT 是指动脉腔 - 内膜界面与中膜 - 外膜界面之间的距离。采用高频 B 型超声探头（7.5 ~ 10MHz）测定。超声波难以分辨内膜与中膜之间的界面，只能测得内膜和中层的总厚度。根据 2003 年欧洲高血压治疗指南，颈总动脉 IMT ≥ 0.9mm 确定为内中膜增厚。一般在测量 IMT 之前，应先在较大范围内检测粥样斑块形成情况。选择没有斑块处测量 IMT。

颈动脉 IMT 能够独立预测心脑血管病事件。也有研究显示股动脉 IMT 可能有独立于颈动脉 IMT 的预测能力。发现和测量斑块不能替代 IMT 的测量。前者反映动脉粥样硬化的程度；而后者则主要反映动脉硬化的情况，特别是中膜的增厚情况。也正因此，随着年龄的增长，未必有动脉斑块形成，但所有大动脉的 IMT 均呈线性增厚。譬如，自然人群中，颈总动脉增厚的速度平均约为每年 6 ~ 8μm。

颈动脉 IMT 还可用于评价各种治疗方法对动脉硬化的消退或逆转作用，如高胆固醇血症患者应用他汀类降脂药物可减小最大 IMT。AHA 第五次预防会议指出，测定颈动脉 IMT 适用于 45 岁以上的中危人群的危险评估。

2. 踝臂血压指数（ABI）

踝臂血压指数是指胫后动脉或足背动脉的

收缩压与肱动脉收缩压的比值。测量 ABI 的目的是评估下肢动脉血管的开放情况。当将 ABI 阈值定义在 0.90 时，同血管造影相比，ABI 诊断下肢动脉疾病的敏感性为 95%，特异性接近 100%。

ABI < 0.90 为异常。ABI 值在 0.41 ~ 0.90 时表明血流轻到中度减少，ABI 值 ≤ 0.40 时，表明血流严重减少。ABI 值明显减低表明患者发生静息痛、缺血性溃疡或坏疽的风险很高。ABI 有助于预测肢体存活、伤口愈合和心血管事件等。下肢动脉疾病患者由于常合并有冠状动脉病变与脑血管病而使心血管缺血事件增加。下肢动脉疾病患者因冠心病事件导致死亡的危险增加 2 ~ 6 倍，心肌梗死的危险增加 20% ~ 60%，中风的危险增加约 40%。ABI 还可用于监测治疗措施的疗效。

（王建昌）

参考文献

1. Maron DJ, Grundy SM, Ridker PM, Pearson TA, Dyslipidemia, Other Risk Factors, and the Prevention of Coronary Heart Disease. In Fuster V, O'Rourke R, Alexander RW, et al (eds): Hurst" s The, 11th ed. New York: McGrawHill; 2004: 1093 - 1122

2. Howard BV, Best LG, Galloway JM, et al. Coronary heart disease risk equivalence in diabetes depends on concomitant risk factors[J]. Diabetes Care, 2006, 29(2): 391 - 397

3. 国家"十五"攻关"冠心病、脑卒中综合危险度评估及干预方案的研究"课题组. 国人缺血性心血管病发病危险的评估方法及简易评估工具的开发研究. 中华心血管病杂志, 2003, 31(12): 893 - 901

第二十一章　老年人呼吸系统疾病

第一节　概　述

一、老年人呼吸系统变化

研究表明，随着年龄的增长，即使是一个非常健康的人其呼吸系统也会出现明显的变化，特别是在60岁以后。然而，评价老年人呼吸系统的改变，是老化的原因还是环境或病理性的影响十分困难，通常情况下假定无职业伤害性暴露、吸烟和疾病影响的作用，老年人呼吸系统变化主要表现为六个方面：

（一）肺结构的变化

（1）肺的形态：表现为前后径增加，近似于圆形，结果导致胸廓继发性改变如桶状。

（2）传导气道：传导气道是指从口鼻至呼吸型细支气管这一段气体进入肺泡所经过的通道，传导气道的容积代表了气体交换解剖死腔的大小，其几何形态影响着气体传导的阻力；老年期鼻黏膜腺体萎缩，分泌减少，空气滤过与加温加湿功能下降，咽部黏膜和淋巴组织萎缩，上气道屏障作用受到影响；大气道直径、支气管和肺泡管扩张，解剖死腔略有增加；小气道由于肺弹性牵拉的作用减弱，呼气时提早陷闭，阻力增加。

（3）肺实质：人在30岁后呼吸性细支气管和肺泡管进行性扩大，肺泡管占肺的比例增加，肺泡隔变短，肺泡呈"扁平形"，这种几何形态的特点，导致肺泡壁相对增加而肺泡表面积与肺泡容量比减少。此外，终末气道扩张也造成了肺实质中肺泡容量的相对减少，到70岁肺泡表面积减少将近15%。老年性肺气肿的病理学特点就是肺泡隔的变短与融合，终末气腔扩大。

（二）肺机械性能的变化

（1）肺组织弹性下降：经典的方法是采用食道压代表跨肺压，用以研究肺的机械力学特性。用这种方法检测不同静态肺容积状态下的跨肺压力，可客观地评价肺的弹性回缩力大小。用压力为横坐标、容量为纵坐标，描记出肺的压力－容积曲线，与青壮年人群比较，老年人和肺气肿患者肺静态压力－容积曲线明显右移，表明老年人肺组织的弹性回缩力下降。肺的弹性回缩力受肺泡的表面张力以及肺弹性纤维组织的影响。老年人肺表面积减少，气－液内表面积也随之减少，结果表面张力下降，可能是导致肺弹性回缩力下降的主要原因。还没有充分的证据显示肺弹性纤维的年龄形态变化对肺弹性的影响。

（2）胸壁顺应性降低：老年期胸壁的弹性下降而刚性增加，肋骨与胸骨和脊柱连接部钙化，胸壁顺应性下降，呼吸肌肉做功增加，70岁老人消耗在胸壁上的呼吸功占总呼吸功的70%，而20岁时仅占40%。

（3）呼吸肌收缩力降低：无论是吸气肌还是呼气肌，30岁以后其做功能力都会随着年龄的增加而下降，表现为最大吸气压力、最大呼气压力下降以及阻力负荷下的呼吸耐力减低。这种下降可通过适当的锻炼获得提高。

（三）呼吸控制功能的变化

老年人对高二氧化碳和低氧刺激通气反应的敏感性均下降。与青年人比较，刺激后潮气量增加幅度和开始吸气后100ms时呼吸道阻断压（P_{100}）明显减少。究其原因，是呼吸中枢功能下降，还是化学感受器敏感性减低，尚不能确定。

(四)肺循环的变化

老年人年肺循环的评价，采用右心导管检测肺循环血流动力学显示，老年人群的右房、肺动脉和肺动脉楔嵌压略微增加，但经性别、体重、身高调整后的结果没有明显统计学意义，最困难的是难以区别是否存在沉默(silent)型冠状动脉心脏疾病或与年龄相关的心功能变化的影响。

(五)肺功能的变化

(1)肺容积：肺总量(total lung volune，TLC)随着年龄的增长略有减少；用力肺活量(forced vital capacity，FVC)随着年龄的增加而下降，横向研究显示老年男性 FVC 平均每年减少 21～33ml，女性平均每年减少 18～21ml；残气量(residual volume，RV)、残气量与肺总量的比值(RV/TLC)、功能残气量(functional residual capacity，FRC)随着年龄的增长而增加；肺闭合气量(close volume，VC)和闭合总量(closev capacity，CC)增加。

(2)呼吸气流：老年人最大流速－容量曲线(maximal flow－volume curve)与青年人比较趋向于减少，特别是在低肺容量时更明显；呼气流速峰值(peak expiratory flow，PEF)在 30～35 岁时达到高峰，此后随着年龄的增长下降，50 岁以后男性平均每年下降约 4L/min，女性平均每年下降约 2.5L/min；第 1 秒用力呼出气量(forced expiratory volume in 1s，FEV1)与 FVC 变化一致，呈减少趋势。

(3)通气储备能力：老年人最大自主通气量(maximum voluntary ventilation，MVV)减低。

(4)气道阻力：老年人中央气道增大，周围小气道由于肺的弹性牵拉作用减低趋向于闭合，因而老年人中央气道阻力减低，周围气道阻力升高，总阻力变化不大。值得注意的是，呼吸道阻力 90% 来自于大气道，周围小气道的变化不容易在总阻力中反映出来。

(5)气体交换：老年人肺一氧化碳弥散量(carbon monoxide capacity，DLCO)随着年龄的增长而下降，但并不成线形关系，下降的原因主要是由于肺泡表面积的减少所致。肺泡氧分压无明显变化，动脉氧分压下降，肺泡－动脉氧分压差增大，动脉氧分压下降的原因可能与呼吸死腔增大和小气道过早闭合引起的通气血流匹配失衡有关，动脉血二氧化碳和 pH 变化不大。

(6)运动肺功能：无论是静态还是活动状态，老年人的峰值氧耗量(peak VO_2)均随着年龄的增长而减低。

(六)睡眠与呼吸

采用多导睡眠监测仪监测睡眠期间的脑电图、眼动图、肌电图、心电图、呼吸气流、鼾声、胸腹运动、睡眠体位和血氧饱和度，可清晰地记录人类睡眠呼吸事件。睡眠与呼吸紊乱包括阻塞性睡眠呼吸暂停(obstructive sleep apnea，OSA)，阻塞性睡眠低通气(obstructive sleep hypopnea，OSH)，中枢性睡眠呼吸暂停(central sleep apnea，CSA)，中枢性睡眠低通气(central sleep hypopnea，CSH)。OSA 和 OSH 可能与老年期体重增加、肺容量减少、呼吸控制功能减弱、上气道周围肌肉张力减低、气道壁易于塌陷、慢波睡眠减少和睡眠效率减低等因素有关。CSA 和 CSH 可以是特发性也可以是继发于器官疾病如脑血管病、心力衰竭、糖尿病酮症酸中毒和运动神经元病等，临床上可导致陈施氏(Cheyne－Stokes)呼吸，CSA 和 CSH 在非快速眼动(none rapidely eye movement，NREM)睡眠期容易出现。

二、老年人呼吸系统疾病的流行病学

老年人呼吸系统疾病是老年人的常见病和多发病。根据美国 2007 年度健康报告，老年人呼吸系统疾病在老年人群致残、制死性疾病中位居第六，排列在关节疾病、心脏及血管疾病、听力疾患、视力下降和糖尿病之后。老年人呼吸道疾病致死原因中主要是肺癌、感染和慢性下呼吸道疾病(见表21－1－1)。在中国还缺少详尽的统计资料,但在中国疾病预防与控制中心公布的资料中,国人疾病致死性原因中,呼吸系统疾病在城市排列第四,在农村位居第三。

表2－1－1 美国25岁以上人群呼吸系疾病致死原因(每10万人口死亡人数)

疾病/年龄	25～34	35～44	45～54	55～64	65～74	75～85	85岁以上
肺癌	0.3	5.3	29.7	103.2	259.6	375.6	302.3
感染:							
流行性感冒			0.1	0.2	0.7	3.7	19.3
肺炎	0.9	2.1	5.0	11.1	34.8	138.5	574.3
急性气管支气管炎					0.1	0.6	3.3
非特异性下呼吸道感染						0.2	1.4
慢性下呼吸道疾病:							
慢性支气管炎			0.1	0.2	0.6	1.6	7.4
肺气肿		0.2	1.0	5.5	20.1	41.4	51.9
支气管哮喘	0.5	0.8	1.4	1.7	2.5	5.4	14.5
其他慢性下呼吸道疾病	0.1	1.0	6.9	34.5	137.2	337.2	563.5
呼吸系统其他疾患	0.7	1.5	4.3	11.5	38.1	115.1	300.4

老年人肺癌患病率增加的原因主要是由于主动、被动吸烟,其次是环境污染、职业暴露等致癌因素与年龄增长因素共同作用的结果,这种作用从青少年就已经存在,只是经过相当长时间的累积作用后由量变到质变的过程,通常45岁后开始增加,到75至85岁达高峰,85岁以后发病率略有下降;同时也与遗传背景有关,中国人特别是中国男性人群是肺癌的高发人群,每10万人口发病近40人。因此老年人肺癌的预防应从青少年做起,中年以后应加强临床监测,重点是男性人群。

老年人群呼吸道与肺部感染同老年人的宿主因素、生活环境、经济条件、生活行为等因素有关。环境污染、吸烟,老年人脑血管病、糖尿病、肿瘤、吞咽功能异常,胃食道反流性疾病、周围血管性疾病及慢性肾功能不全等都是老年人肺炎多发的原因。住院和生活在老年长期照料中心的老年人,是呼吸道和肺部感染的高发人群,也是防治的重点。及时接种流感疫苗已经证明可明显减少流感流行季节老年人呼吸道感染和肺炎的发生率和死亡率。

老年人下呼吸道疾病,主要是慢性阻塞性肺病,是老年人致残和致死的主要原因之一,也是老年人肺康复的重点和难点。

老年人肺血管性疾病,特别是肺动脉血栓与栓塞,长期以来没有受到足够的重视,肺动脉血栓与栓塞在60岁以后明显增加,85岁左右达到高峰,主要是由于老年期腿部肌肉衰弱,关节炎症,视力下降,心脑血管疾病等,导致活动减少,静坐和卧床时间增加,加上血液流变状态和血管本身的因素,深静脉血栓形成的机会增加。

睡眠与呼吸紊乱性疾病也是老年人呼吸系统疾病研究的又一个重点和热点,流行病学调查显示,70%的老年男性和56%的老年女性存在不同程度的睡眠期间打鼾和阻塞性呼吸暂停,中枢性呼吸暂停也很常见。老年人睡眠呼吸紊乱不仅仅导致睡眠期肺通气功能减低和睡眠效率的下降,还包括可能引起高血压、心律失常、代谢紊乱、内分泌功能失调、夜间多尿等,甚至可能是老年人夜间猝死和病情恶化事件增加的原因之一,已经越来越受到老年医学界的广泛重视。

三、老年人呼吸系统疾病临床诊断与治疗

通常情况下老年人患病时主诉不清，对病史和发病过程、治疗经过描述不清，甚至不能描述，这给临床诊断带来一定困难。老年人临床症状和体征不典型，老年人的生理性改变和疾病有时难以甄别，如桶状胸、肺纹理增加、呼吸音强度的变化、肺功能的改变等，临床应结合其他检查结果全面评估。老年人多器官疾病并存，呼吸系统的症状往往可能是其他系统疾病的结果，特别是咳嗽、呼吸困难、胸痛，这些特点在临床上都应注重鉴别。老年人呼吸系统疾病治疗时，要特别注意肺外器官特别是心、肝、肾功能的保护。老年人对药物或器械治疗的顺从性差，药物耐受性减低，药物不良反应常见，常用的β受体阻滞剂可以引起气道张力的增加，镇静催眠药可导致睡眠相关的呼吸紊乱加重，不适当的氧疗可能加重通气功能衰竭，有创和无创机械通气管理不当可导致相关的损害等，应引起老年呼吸病治疗者的足够重视。老年患者常常是以慢性呼吸道疾病或慢性疾病急性发作寻求治疗，医生的药物干预有效但有限，必要的心理干预和健康教育应当成为临床医师治疗的重要手段之一。

（高 和）

参考文献

1. Rossi, A., Ganassini, A., Tantucci, C., Grassi, V., Aging and the respiratory system. Aging Clin. Exp. Res 1996,8, 143 - 161

2. Chan, E. D., Welsh, C. H. Geriatric respiratory medicine. Chest 1998,114, 1704 - 1733

3. U. S. Department of Health and Human Services, Center for Disease Control and Prevention ,National Center for Health Statistics. Health , United States,2007

4. High KP. Infection as a cause of age - related morbidity and mortality Ageing Reseach Reviews 2004,3:1 ~ 14

5. Alberg AJ et al. Lung cancer, population - Level and Individual - Level Perspective Resp and Cirt Care Med 2008,29(3): 223 ~ 232

6. 邓朝生，林其昌，王辰. 老年人肺栓塞的特点和肺栓塞症诊断策略. 中华结核和呼吸病杂志，2008;27(1):12 ~ 13

第二节 老年人肺炎

老年人肺炎常指在老年期(≥65岁)由病原体引起的肺实质炎症，是老年人的常见疾病，占老年感染性疾病的54%。随着社会人口的老龄化，老年人肺炎在住院患者中占的比例亦越来越大。由于老年人呼吸器官老化，功能下降，机体免疫功能减退，对病原微生物的易感性增加，极易发生肺炎，特别是患有慢性支气管炎、肺气肿、肺结核、糖尿病及脑血管疾病而长期卧床者，发生肺炎的几率更大。老年人患肺炎时症状常不典型，易被误诊漏诊，且病情发展快，易并发心肺功能不全，甚至多脏器功能衰竭而导致死亡。据统计，肺炎在65岁以上的老年人死亡原因中居首位，是严重威胁老年人健康与长寿的大敌。因此，充分了解老年人肺炎的特点，早期诊断、早期治疗，可显著改善其预后。

一、流行病学

WHO于20世纪90年代初的统计资料表明：感染所导致的死亡占世界人口死因的32.7%，其中急性呼吸道感染(主要是肺炎)位居首位。近年我国卫生部公布的十大死因中，呼吸系统感染在我国农村一直居于首位，在城市居第四位。美国的社区获得性肺炎(community acquired pneumonia)每年约有400万人，60万人需要住院治疗。以肺炎作为主要死因的死亡人数7.5万人，病死率呈上升趋势，1979年为20.0/10万，1993年上升至31.8/10万，医疗费用支出44亿美元；医院获得性肺炎(hospital acquired pneumonia)发病率为0.5% ~1.0%，在内、外科ICU高达15% ~20%，病死率为

50%～90%，因此而增加的医疗费用超过 20 亿美元。随着社会人口老龄化，老年人防御功能减退，使老年人成为肺炎的多发人群。据统计，65 岁以上老人肺炎的年平均发病率为 11.6%，44 岁以下仅为 0.54%。我国在北京等九城市中的调查结果显示，老年人所患常见病构成比中肺炎占 26%，在我国肺炎所导致的医疗费用的增加，也已成为大多数老年人负担的主要疾病。

二、病原学

老年人肺炎的病原仍以细菌为主。近年随着三代头孢菌素等抗生素的广泛应用和耐药菌株的增加，其病原菌在构成和药物敏感性上发生了较大的变化，并且由于感染发生地点不同，病原菌也各有不同。

老年人社区获得性肺炎常见病原菌：肺炎链球菌，约占社区感染的 40%～60%，其次为流感嗜血杆菌。有基础疾病者则以金黄色葡萄球菌、克雷白杆菌属以及其他革兰阴性杆菌、厌氧菌为常见菌群。以厌氧菌为主的吸入性肺炎为老年人常见的肺部感染性疾病。据报道，吸入性肺炎在老年人社区肺炎中可高达 15%～20%，其他如病毒、支原体、衣原体及嗜肺军团菌亦常有所见，其中嗜肺军团菌肺炎更易发生在免疫功能低下及吸烟的老年人群中，且多为重症肺炎。老年社区获得性肺炎的病原菌较青壮年复杂。

老年人医院获得性肺炎常见病原菌：以革兰阴性杆菌居多，约占老年医院获得性肺炎的 75%，以肺炎克雷白杆菌、肠杆菌、绿脓杆菌、阴沟杆菌、变形杆菌等多见，其中肠杆菌科细菌占首位，不动杆菌和非发酵菌感染在逐年上升；而革兰阳性球菌中金黄色葡萄球菌、表皮葡萄球菌和肠球菌等也成为老年人院内感染日趋重要的致病菌。耐药性病原菌感染也日渐增多，如耐甲氧西林金葡菌（MRSA），耐甲氧西林凝固酶阴性葡萄球菌（MRCoNS）以及产超广谱酶（ESBLs）及 AmpC 酶菌株等。并且，30% 以上的老年患者常为多种病原菌混合感染，包括阴性与阳性杆菌球菌、厌氧菌与需氧菌、细菌与真菌等的混合感染。老年人医院获得性肺炎的发病率明显高于年轻人。

三、发病的危险因素

（一）全身免疫功能降低

在衰老过程中，机体免疫力随着年龄增长而逐渐降低。老年人全身免疫功能的降低，使机体对致病菌清除能力及防御功能减弱，因而细菌易在肺内生长繁殖并发生感染，因此免疫衰老是老年人肺炎发病率及病死率增高的重要原因之一。

（1）皮肤黏膜屏障作用减弱。

（2）胸腺退化、胸腺激素减少。

（3）免疫应答中抗原刺激所产生的淋巴细胞活力及增殖能力明显降低。

（4）成熟 T 淋巴细胞减少（老年人外周血中 T 淋巴细胞数仅为青年人的 70%～75%），T 淋巴细胞对 IL－2 的反应性也降低。

（5）中性粒细胞趋化性降低，吞噬细胞的吞噬及杀灭病原体的能力下降。

（6）特异性抗体产生减少，IgM 减少，体液免疫水平降低等。

（二）呼吸系统功能减退

随着年龄增长，呼吸系统结构和功能也发生相应变化。这些结构和功能的改变均影响老年人呼吸道异物和分泌物的排出，易导致感染。

（1）上呼吸道黏膜和腺体萎缩，黏液、唾液分泌减少，黏膜－黏液系统的防御功能下降，病原菌易在上呼吸道定植并繁殖，成为老年人肺炎发生的病原学条件。

（2）骨质疏松，脊柱后凸和肋软骨钙化，肋间肌和辅助呼吸肌萎缩，胸廓活动受限，由扁平胸向桶状胸转化，使肺通气功能下降。

（3）气管和支气管黏膜上皮和黏液腺退行性改变，鳞状上皮化生，分泌功能减退，软骨变硬，纤毛运动减弱，支气管内分泌型 IgA 产生减少。

（4）小气道周围弹力纤维减少，管壁弹性

牵引力减弱，致使小气道变窄、塌陷，气道阻力增加。

（三）防御反射功能低下

吞咽反射与咳嗽反射是防止误吸的两大防御反射。随着年龄增长，气管、支气管黏液－纤毛功能降低，肺组织弹性减退，咳嗽反射减弱，致排痰功能降低，并且老年人由于脑功能衰退，吞咽与声门常不协调，遇有异物时出现吞咽运动的时间比年轻人明显延长，因此上呼吸道病原体吸入的发生率明显高于年轻人。目前认为，所有健康成人在睡眠中均会发生吸入，但正常的咳嗽反射和黏液－纤毛运输功能可迅速排出吸入的异物，保持下呼吸道的清洁。而老年人的这两种功能明显减弱，大大增加了吸入危险，使异物及寄生于咽喉部的病原菌易进入下呼吸道而发生肺炎。

（四）口咽部寄殖菌增加

由于老年人口咽黏膜及淋巴组织萎缩，唾液中溶菌酶分泌减少，口咽部抗菌机制被破坏，口咽部的寄殖菌较青年人明显增加，尤其革兰阴性杆菌的寄殖，其分离率常随年龄增长而增加，如一般人群的革兰阴性杆菌分离率为2%，而65岁以上老人达20%，患有基础疾病的老年人则达60%。另外，金葡菌的分离率亦有所增加。上呼吸道寄殖菌的吸入已成为老年肺炎的主要原因。

（五）基础疾病多

老年肺炎患者70%～90%有一种或多种基础疾病存在，使机体抵抗力进一步降低。

（1）脑卒中：部分患者出现意识障碍，咳嗽反射消失或减弱。患者咳嗽、咳痰无力或痰液黏稠不易咳出；部分患者出现球麻痹，吞咽障碍，反复发生误吸。

（2）糖尿病：血糖过高使血浆渗透压升高，可抑制白细胞的吞噬功能，影响抗体的形成，导致呼吸道局部免疫功能缺陷，不利于细菌的杀灭清除，且长期糖尿病引起血管病变，导致肺内血管壁增厚，管腔狭窄血流减少，肺内营养状况降低。

（3）慢性支气管炎：慢性支气管炎患者纤毛柱状上皮鳞状化生，黏液腺体增多，炎症破坏管壁的平滑肌和软骨，造成管壁塌陷，使分泌物增多且不易排出，细菌易于繁殖。

（六）医源性因素

有一些医源性因素可增加肺部感染。

（1）气管插管、切开：人工气道的建立使呼吸道防御屏障消失，失去了上呼吸道对吸入空气的湿化及过滤作用，气管黏膜干燥，影响了纤毛运动，阻碍分泌物排出，易发生肺部感染。

（2）呼吸机的应用：通气管路中污染凝集物，可在不经意的情况下反流至患者的呼吸道，种植在支气管树内。吸痰操作时损伤呼吸道黏膜或直接污染，均增加了感染的机会。

（3）鼻饲管和H_2受体阻滞剂应用：H_2受体阻滞剂应用使胃液pH值升高，大量革兰阴性菌生长繁殖，胃液含菌量增加。胃管插入阻止了食管下段括约肌的收缩与关闭，患者常有胃内容物反流和误吸现象，继发肺部感染。

（4）抗生素、激素不合理应用：长期大量应用抗生素诱发耐药菌感染，形成二重感染。激素的不合理应用，削弱机体免疫力，导致条件致病菌感染。

四、临床特点

（一）临床表现不典型

老年肺炎常缺乏明显呼吸系症状，临床表现多不典型，起病隐匿，可以无发热、咳嗽、咯痰、白细胞升高等肺炎的特征性表现，常出现食欲不振、意识状态改变、心悸、气促、虚弱、乏力、休克、水电解质紊乱等非特异性肺外症状，或原有基础疾病不明原因加重，或非特异的健康状况恶化。肺炎易被其他疾病的临床表现所掩盖。老年人肺炎常伴发菌血症而出现相应症状，40%可有脓毒症。体征：可出现脉速、呼吸快，通常无肺实变体征，胸部听诊可闻及湿性啰音或伴有呼吸音减弱，易与并存的慢性支气管炎、心衰等相混淆。

（二）胸部X线表现复杂

胸部X线检查仍是诊断老年肺炎的主要手段，尤其是缺乏呼吸道症状的肺炎诊断。但胸部X线表现较复杂，要注意分辨。胸部X线片大叶肺炎少见，80%呈支气管肺炎改变，显示两肺中下野肺纹理增粗、模糊不清，可见多数小片状及斑点状阴影，大片阴影少见。若患者伴有脱水，特别在血白细胞偏低时，肺部浸润灶可延缓出现；肺部基础病变如肺气肿、肺大疱常导致不完全实变阴影；伴发心力衰竭、肺不张、肺栓塞等使肺炎难以识别；老年人肺炎吸收可延迟至6周，常与老年人同样好发的阻塞性肺炎或肺结核不易鉴别。

（三）实验室检查结果不典型

血常规检查白细胞总数可增高或不高，但半数以上可见核左移，因此中性粒细胞核左移在诊断老年肺炎时具有重要意义。C反应蛋白增高、血沉加快等也提示炎症改变。

动脉血气分析：可出现动脉氧分压下降，二氧化碳分压下降，但合并慢性阻塞性肺疾病时，因肺疱换气不良而二氧化碳分压升高。

（四）病原菌诊断限制因素多

老年人常常无力咳嗽或者咳嗽反射减弱，很难获取来自下呼吸道深部的咳痰标本，而老年卧床、生活难以自理的患者口腔卫生状况差，口咽部细菌包括厌氧菌增加，使老年人咳痰标本细菌学检查的诊断价值进一步降低。加之，老年人由于体质差或合并多种基础疾病等原因，限制了侵袭性诊断技术的应用。

（五）并发症多

老年肺炎并发症远较青壮年患者多。最常见的并发症是心力衰竭和循环功能衰竭，特别是已有缺血性心脏病或高血压心脏病的患者。电解质紊乱、酸碱代谢失衡、心律失常、呼吸衰竭、上消化道出血等亦颇常见。大约1/3老年肺炎患者特别是年龄超过85岁的患者常并发急性意识障碍，从轻微的定向力障碍到幻觉、谵妄等严重障碍；老年人病情变化快，同时还可加重原有基础疾病，形成恶性循环，如治疗不当或延误，很容易诱发呼吸衰竭和多脏器功能衰竭，预后甚差。

五、诊断

由于老年人肺炎的临床表现常不典型，易与基础疾病及并发症表现混淆而延误诊断。因此，早期诊断的关键在于提高警惕，充分掌握老年人肺炎的临床特点，重视其非特异表现。如临床上遇老年人出现不能解释的功能状态降低，尤其是出现精神、神经系统功能紊乱或原有基础疾病不明原因恶化时，应考虑老年人肺炎，及时给予胸片检查。胸部X线片检查仍是老年肺炎诊断的主要依据，但须注意与肺肿瘤、肺栓塞、肺水肿、结缔组织病肺浸润等非感染性疾患鉴别，必要时行胸部CT检查；并且在经验性抗生素治疗前还应及时留取细菌或其他可疑微生物的检查标本，如血液、胸液和深部痰液等，以明确病原菌诊断。

临床常用诊断标准为中华医学会提出的社区获得性肺炎（CAP）和医院获得性肺炎（HAP）诊断和治疗指南中CAP、HAP和重症肺炎的诊断标准。

（一）社区获得性肺炎（CAP）的诊断依据

①新近出现的咳嗽、咳痰或原有呼吸道疾病症状加重，并出现脓痰，伴或不伴胸痛。②发热。③肺实变体征和（或）湿性啰音。④WBC $>10\times10^9/L$ 或 $<4\times10^9/L$ 伴或不伴有核左移。⑤胸部X线检查显示片状、斑片状浸润性阴影或间质性改变，伴或不伴胸腔积液。以上1～4项中任何一项加第5项，并除外肺结核、肺肿瘤、非感染性肺间质性疾病、肺水肿、肺不张、肺栓塞、肺嗜酸性粒细胞浸润症、肺血管炎等，可建立临床诊断。

（二）医院获得性肺炎（HAP）的诊断依据

患者入院时不存在，亦不处在感染潜伏期，而于入院 48 小时后在医院内发生的肺炎。临床诊断依据同 CAP。

（三）重症肺炎的诊断依据

确诊为肺炎的患者出现下列症状考虑为重症肺炎：①意识障碍。②呼吸频率 >30 次/分。③PaO_2 <60mmHg、PO_2/FiO_2 <300，需要机械通气治疗。④血压 <90/60mmHg。⑤胸片显示双侧或多肺叶受累，或入院 48 小时内病变扩大≥50%。⑥少尿，尿量 <20ml/h 或 80ml/4h，或急性肾功能衰竭需要透析治疗。⑦存在肺外感染灶如败血症、脑膜炎等。患有基础疾病的老年人（≥65 岁）以及肺炎晚发性发病（入院 >5 天、机械通气 >4 天），即使不完全符合重症肺炎的规定标准，亦视为重症。

六、常见类型

（一）肺炎球菌性肺炎

常为社区感染，多突然发病，高热，半数伴寒战、全身肌肉酸痛，体温可达 39℃～40℃，可有咳嗽、咳痰、痰中带血丝等呼吸系统症状，但老年患者常以消化道或神经精神症状为主要表现，以食欲不振、乏力、精神萎靡等症起病，气促、发绀较常见，早期呼吸音正常或减弱，实变体征不明显。胸片多呈肺叶或肺段实变影，无空洞，25% 患者可出现少量胸腔积液。有基础疾病的老年人易合并感染性休克或心功能不全。痰培养查到病原菌可确诊。

（二）流感嗜血杆菌性肺炎

近年流感嗜血杆菌已成为老年社区获得性肺炎的重要致病菌。常在慢性肺病基础上继发感染，表现为发热，咳嗽加剧，咳脓性痰，严重者出现气急、发绀、呼吸衰竭，可并发脓胸、脑膜炎及败血症。肺部可闻及湿啰音，可有肺实变体征。胸片多为支气管肺炎改变，呈两下肺叶浸润，少数可呈一叶或多叶段肺炎改变。痰培养可查到病原菌。

（三）金黄色葡萄球菌性肺炎

此病多发于老年人，可因人工通气和雾化治疗等吸入感染；也可为金黄色葡萄球菌败血症的一部分。发病多急骤，症状凶险，常畏寒高热、胸痛气急、全身衰竭、中毒症状重，甚至合并休克、ARDS 及多脏器功能衰竭。约半数患者有皮疹。治疗不及时可合并肺脓肿及脓胸。血白细胞明显增高，并有中毒颗粒。胸片示多发节段或大叶阴影；血源性者可见多发棉絮团块影。近年来耐药菌株广泛出现，特别是耐甲氧西林金黄色葡萄球菌（MRSA）越来越多，目前已占金黄色葡萄球菌肺炎的 20% 以上，成为老年肺炎的一大治疗难点。

（四）克雷白杆菌性肺炎

此病常继发于有慢性疾病的老年患者，特别是慢性酒精中毒者。大多数患者发病急骤，常有发热、寒战、咳嗽、胸痛，可很快出现呼吸困难，发绀，甚至休克，病死率高达 20% 左右。典型者痰呈砖红色胶冻状，可出现肺实变体征及啰音。胸片示大片高密度影，以上叶居多，也可为支气管肺炎表现，可跨叶出现。常因渗出液厚重而使叶间隙下坠，病灶内可见多发性蜂窝状肺脓肿，易发展为多发性空洞。痰培养易生长。

（五）绿脓杆菌性肺炎

绿脓杆菌性肺炎好发于老年慢阻肺和恶性肿瘤患者，以及气管切开和插管等患者，是一种严重而又常见的院内获得性感染，治疗困难，病死率高。近年随着三代头孢菌素的广泛应用，其发病率及耐药率均有升高，已占院内获得性肺炎的 10%～25%。临床中毒症状明显，体温波动大，伴有寒战，体温高峰多在上午，约半数有缓脉；咳嗽，大量黄脓痰，约 1/3 患者有典型黄绿色或绿色荧光痰，咯血罕见。化验检查白细胞增高或正常，核左移明显。X线胸片早期为间质水肿，数天后出现多个肺叶或沿支气管树蔓延的结节影，表现为弥漫性双侧支气管肺炎，可累及多个肺叶，以下叶常见；晚期形成多发性小脓腔，甚至呈“类海绵肺”。合并胸水时，胸水呈绿色，细菌培养可出现阳性。血清检查外毒素A抗体阳性，免疫性特异性脂多糖阳性。痰的单克隆抗体免疫荧光试验与痰培养符合率达80%。在用药治疗前做痰培养对诊断最为重要。

（六）吸入性肺炎

常发生于高龄患者及中枢神经病变或长期卧床的患者，是老年人中常见和独特的问题。临床症状常不典型，高热仅占34%，无呼吸道症状者14%，35%以上患者以消化道症状为主，常以无食欲或精神差为唯一表现，误诊率高。20%患者出现神经精神症状、低血压、感染性休克、发绀、乏力等，胸痛和铁锈痰少见，白细胞不增高，易出现水、电解质紊乱。胸片显示斑点或小片状阴影，以下肺为著。吸入性肺炎多为混合感染，痰菌检查以厌氧菌、肺炎链球菌、金黄色葡萄球菌及革兰阴性杆菌为主，其中革兰阴性杆菌感染占30%～50%，混合感染占30%，革兰阳性球菌感染仅占10%。

（七）嗜肺军团菌性肺炎

军团菌性肺炎更易发生在老年人或免疫力低下的人群中，且多为重症肺炎，近年发病有上升趋势。临床多呈亚急性起病，逐步出现高热、肌痛、胸痛，部分患者有呼吸困难，半数患者有肺外症状，如胸水、腹泻、呕吐、关节肌肉痛、精神神经症状、尿蛋白等。体检可见相对缓脉、肺部啰音、胸膜摩擦音。胸片见跨肺叶多发浸润影，以下肺野多见，少数有空洞形成。血白细胞正常或升高，伴核左移；如出现白细胞下降，提示预后差。常见低钠、低钾血症，血沉快，肌酶谱LDH、CPK、AST和AKP、ALP增高。病原菌分离较困难，诊断多靠特异抗体测定，如间接荧光、酶联免疫、血凝试验、尿抗原测定等。血凝法抗体浓度>160，结合临床有诊断意义，发病以后抗体浓度增高4倍以上亦有诊断价值。

（八）真菌性肺炎

真菌性肺炎多见于恶性肿瘤、慢性肺病、糖尿病、尿毒症以及长期使用抗生素的老年人。接受器官移植和大量使用免疫抑制剂及皮质激素者亦易发病。医疗中各种导管的使用常为真菌侵入的门户。侵袭性真菌感染以真菌性肺炎最多见。主要病原菌有白色念珠菌、球形酵母菌、隐球菌、曲霉菌、组织胞浆菌、奴卡菌和放线菌等。临床表现多样，症状轻重差异极大。长期不愈的肺部阴影，或强有力抗生素治疗无效的肺炎，应疑及真菌性感染，组织真菌培养及病理检查为诊断的金标准。多次痰培养为同一菌种有诊断意义。血清学检查，包括放射免疫、免疫扩散、补体结合试验等可作为参考。

（九）支原体肺炎

支原体肺炎在老年社区感染中占20%，起病隐匿，主要临床表现为刺激性干咳，不规则发热、头痛、胸闷、恶心，肺部体征少；胸片多为间质性肺炎改变，显示肺纹理增多、增粗，或呈斑片状、点状阴影，病变多累及双下肺叶，少数患者可伴有少量胸水。白细胞计数多正常。临床上难与病毒或轻度细菌性感染区别，误诊率高达55%。肺炎支原体IgM抗体阳性可提示急性感染，血清补体结合试验双份血清效价呈4倍以上升高，冷凝试验>1∶32均具有诊断意义。

（十）病毒性肺炎

病毒感染在老年社区获得性肺炎中所占比例随年龄增加而增高，如65～74岁占6%，75岁以上占13%，尤其在流行季节起重要作用，常可继发严重的细菌感染。病毒性肺炎常由上呼吸道感染向下蔓延至肺实质所致，以流感病毒、副流感病毒、腺病毒、鼻病毒和呼吸道合胞病毒等常见。临床表现为高热、咳嗽，多呈阵发性干咳，外周血白细胞计数不高或偏低（继发细菌感染时升高），淋巴细胞可升高，血沉往往正常。痰培养阴性，胸片以弥漫间质病变为主，重者可发展为Ⅰ型呼吸衰竭。抗生素治疗常无效。病毒分离和血清检测有一定诊断价值。

七、治疗

早期合理的抗生素治疗能显著降低老年人肺炎的病死率，明确病原菌后进行针对性治疗最为合理，但在未获得致病菌前的早期经验性治疗和积极的综合治疗也非常重要。

（一）老年人肺炎的抗菌治疗原则

（1）及时经验性抗菌治疗：老年人病情变化快，预后差，任何延误都可能是致命的，要求在就诊 8 小时内即给予经验性抗菌药物治疗。

（2）尽可能选择杀菌剂：β－内酰胺类因其毒副作用少，临床最为常用；并且用药应足量，疗程应足够，否则不但不能杀灭细菌，导致临床治疗失败，还会诱导耐药菌的产生。

（3）适当调整用药剂量：由于老年人各组织器官呈退行性改变，对药物耐受性差，容易产生毒性反应，特别是肾脏功能随年龄增加而减退。一些主要经肾排泄的药物如青霉素、哌拉西林、头孢唑啉、头孢他啶、氨基糖苷类和氧氟沙星等给药剂量应减少，一般为青壮年人的 2/3，可根据肾功能减退程度合理确定。环丙沙星一般可按常规剂量使用；应用毒副作用明显的品种如氨基糖苷类、糖肽类应进行血药浓度测定，以达到个体化给药。

（4）加强不良反应监测：老年人药物不良反应发生率相对高，但表现较隐匿，临床上需要注意观察和及时处理，并要注意抗菌药物与其他治疗药物的相互作用，如红霉素、克拉霉素和喹诺酮类与茶碱类联合应用时可使茶碱血药浓度升高，而增加其不良反应；老年人易发生菌群失调、伪膜性肠炎、二重感染等，应及时监测防治。

（二）老年人肺炎的抗生素选择

在病原菌未分离出以前，可根据院内外感染规律、感染程度及患者基础情况经验性地选用抗生素。致病菌确定后，则应根据病菌种类及药敏结果选择用药。

（1）CAP 的初始经验性治疗，以覆盖肺炎链球菌等常见革兰阳性菌为主，但应兼顾革兰阴性杆菌和非典型菌的治疗。对既往健康的轻至中度老年患者可选用青霉素、半合成青霉素、第一或第二代头孢菌素；重症肺炎选用三、四代头孢菌素或碳青霉烯类，还可与氟喹诺酮类抗生素伍用，重症 CAP 应覆盖军团菌；对伴有基础疾病的患者，革兰阴性杆菌感染机会增加，应选用二、三代头孢菌素；疑及支原体肺炎或军团菌肺炎者，选用大环内酯类抗生素。吸入性肺炎多为厌氧菌参与的混合感染，应首选三代头孢菌素加甲硝唑或碳青霉烯治疗。

（2）HAP 的病原菌多以革兰阴性杆菌和金黄色葡萄球菌为主，且常为耐药菌株，病情轻者可选用二代或三代头孢菌素，重症 HAP 要选择广谱抗菌药物，覆盖可能的致病菌，如选用三代头孢菌素或氟喹诺酮类抗生素联合氨基糖苷类，或碳青霉烯类抗生素；考虑耐甲氧西林金葡菌（MRSA）感染者，可用万古霉素、替考拉宁或利奈唑胺；对产 AmpC 酶及产超广谱 β－内酰胺酶（ESBLs）细菌的重症肺炎则首选碳青霉烯类抗生素（如亚胺培南）治疗。同时还应注意抗厌氧菌的治疗。

（三）老年肺炎的辅助治疗

（1）加强支持治疗：在感染状态下，由于应激、高分解状态以及广谱抗生素对胃肠道黏膜及菌群的影响，患者容易出现营养不良，使肺的防御和免疫功能受损，影响疗效与预后。因此，加强营养支持，给予充足的营养和热量，尤其是蛋白质的摄入，纠正贫血和低蛋白血症，满足机体感染时能量的需求，可增强患者自身抵抗力，提高治愈率，此对老年肺炎至关重要。同时注意全身状况和各脏器功能，维持机体的内环境平衡，防止水电解质紊乱、酸碱失衡及重要脏器功能衰竭；必要时给予免疫调节剂，提高机体抵抗力，改善全身情况。

（2）促进排痰：老年肺炎常因发热、摄入减少等伴有脱水、呼吸道干燥、咳嗽无力，使痰液黏稠不易咳出，导致支气管阻塞，感染加重。充分补充水分是稀化痰液的最好方法，但要注意适量，并鼓励患者咳嗽、深呼吸，给予翻身拍背，使用祛痰剂、超声雾化湿化呼吸道等促进排痰。必要时还可行纤维支气管镜吸痰。

(3)纠正缺氧：由于生理状态下氧分压随年龄增加而降低，因此老年人患肺炎时更容易发生低氧血症。可采用鼻导管或面罩给予较高浓度吸氧（40% ~50%），及时纠正缺氧，伴有二氧化碳升高时应给予低流量吸氧（<30%），ARDS时采用呼气末正压给氧。

(4)防止误吸：对吸入性肺炎，尤其是无症状性吸入者应高度重视，并采取预防措施，如：谨慎进食，抬高头部，以防再次吸入，平卧时头部抬高30°~45°，侧卧时头部抬高15°；对有明显球麻痹、意识障碍者，应放置鼻饲管予以鼻饲，鼻饲后采取半卧位，减少吸入性肺炎的发生；加强口腔护理，及时清除呼吸道及口腔内的分泌物，保持呼吸道通畅，防止口腔内的细菌进入肺部。对人工气道者，严格执行无菌操作技术，加强病室环境卫生，减少探视，避免交叉感染。

（四）防治并发症

老年人肺炎并发症多，尤易并发多脏器功能衰竭，是老年人肺炎的主要死亡原因，因此应严密监测血气、水电解质与酸碱平衡情况，监测肝、肾功能，防止药物毒性反应出现，警惕多脏器功能衰竭的发生，并及时治疗并发症，改善其预后。如并发呼吸衰竭，应加强氧疗，必要时予呼吸机辅助通气；并发心衰者给予强心、利尿、扩血管药物治疗；发生低钠、低钾血症要及时补充电解质，纠正水电解质与酸碱平衡失调；心律失常时，可根据不同类型选用抗心律失常药物；发生休克时，应补充血容量，合理应用血管活性药物；并发ARDS、咯血、脓胸等，积极给予相应治疗。注意在各项治疗过程中严格无菌操作，防止交叉感染。

（五）积极治疗基础疾病

积极治疗基础疾病，可切断恶性循环，提高老年人肺炎的治疗效果。如患糖尿病者应积极控制血糖，心衰患者积极改善心功能，否则肺炎很难控制；因肿瘤所致阻塞性肺炎者，应积极控制肿瘤；因脓毒败血症所致肺炎，应及时清除和治疗原发病灶及其他迁徙病灶。

（六）病毒性肺炎的中医药治疗

病毒性呼吸道感染（包括病毒性肺炎）是除"感冒"以外较常见的呼吸系急性病。临床表现多在受凉等外因条件下突然发病，常高热、轻咳、咯痰。检查血白细胞总数无明显增高。西医用抗生素静点常难见效。

某男性71岁老年患者，于1993年9月10日夜突然发热至39.7°C，伴周身不适、气憋，无明显咳痰。9月11日上午入院，查体在右肺听到湿啰音。血白细胞总数9500/mm^3，中性粒细胞62%。X线胸片示右下肺炎。舌苔厚腻、微黄；脉滑。即日用以下中药：杏仁、连翘、柴胡、羌活、葛根、陈皮各10克；双花、菊花、板蓝根、鱼腥草、全瓜蒌各15克；熟大黄10克。服药第一天当晚体温降至36.2°C。9月13日复诊舌苔见退，仍微黄。改方：杏仁、连翘、陈皮仍用10克，双花、菊花仍用15克；加桔梗、生地、沙参、麦冬各10克，熟军、甘草各6克；去柴胡、羌活、葛根、板蓝根、鱼腥草、全瓜蒌。9月15日随诊舌苔更见退，脉滑细，诉右腹胀。热退已4天，改方：党参、陈皮、半夏、白术、茯苓各10克，生地、沙参、麦冬各10克，柴胡、郁金、枳壳、元胡各10克。9月17日复查X线胸片示"肺炎"已完全吸收。9月18日治愈出院。

以上病例系急性病毒性肺部感染，选方以"五味消毒饮"为主。"五味消毒饮"是《医宗金鉴》方。《医宗金鉴》外科心法要诀，卷七十二以"五味消毒饮"为治疗各种疔疮的主方。原方有金银花、野菊花、蒲公英、紫花地丁、紫背天葵共五味药，用水煎加酒服发汗，疔疮即愈。对本例患者用双花、菊花、连翘、板蓝根、鱼腥草作为清热解毒之药；用柴胡、葛根、羌活，取其解表退热、散风寒湿；用杏仁、陈皮宣肺下气、燥湿化痰；用全瓜蒌润肺宽胸、涤痰通便；用熟大黄以助泻热通肠。患者用药后当日即退烧，后去解表药，减少清热解毒药，加用养阴益肺药。肺炎于入院后第6天完全吸收，住院7日痊愈出院。

这些年来常遇病毒性呼吸道感染患者，发热退烧很快，但咳嗽咯痰一直不止，可迁延多日，甚至数月，静点任何抗生素不能见效，只有改用中药见效较快。举例：男性患者，73岁。于2004年8月24日开始发热、咳嗽、咯痰，住院后静点抗生素，次日热退，但咳痰增重，由于阵咳而影响夜间睡眠。大便干结。9月1日见患者咽充血，舌苔厚腻，脉滑。证属外感咳痰、余热未清。处方：菊花、双花、板蓝根、紫花地丁各15克，连翘10克；杏仁、桔梗、陈皮、半夏各10克；紫菀、前胡、川贝、枇杷叶、款冬花各10克；生地、沙参各15克，麦冬10克；甘草3克。服药2天后，感胸中较前舒畅，咳痰稍好，大便通顺。见舌苔仍腻，微黄，将原方加黄芩15克，连服5天。咳痰明显见好，已能入睡。9月8日复诊，舌苔仍腻，前方去黄芩、紫花地丁，改用鱼腥草、全瓜蒌连服5天。9月13日随诊，咳痰已愈，腻苔见退。处方中去止咳化痰药，减少清热解毒药，在原有养阴药基础上增加补益肺气药：杏仁、桔梗、连翘、陈皮、半夏各10克，双花、菊花、瓜蒌各15克，黄芪、党参各15克，白术、茯苓各10克，生地、沙参、麦冬各10克，川贝10克。前后经10多天的中药治疗，完全康复。

病毒性呼吸道感染，包括病毒性感冒、病毒性咽炎、支气管炎和病毒性肺炎，无论是急性型或慢性迁延型，在各类年龄段的人员，包括古稀以上的老人中均可见。用中药治疗常可取得较快较好疗效。总结现用主方为：①菊花、双花、连翘、板蓝根、紫花地丁，用以清热解毒。为改良“五味消毒饮”。②柴胡、羌活，用于急性期，以解表、退热、疏风、散寒、祛湿。③杏仁、桔梗、陈皮，用以宣肺理气。④前胡、紫菀、川贝、款冬花、枇杷叶、瓜蒌皮，用以止咳化痰。⑤生地、沙参、麦冬，用于迁延慢性期补益肺阴（久咳伤阴）。⑥黄芪、党参、白术，用于后期恢复，补益肺气。

八、预防

（一）适当锻炼

老年人应坚持户外锻炼，接受阳光照射，呼吸新鲜空气，增加肺活量，增强体质，提高耐寒和御寒能力，提高抗病能力。

（二）加强营养

老年人体内分解代谢大于合成代谢，易出现负氮平衡，导致免疫力低下，故老年人应加强营养，平时多吃些营养丰富、易于消化的食物，补充足量优质蛋白、维生素、微量元素，做到饮食均衡、营养充足，以增强免疫能力。

（三）预防感冒

尽量少去公共场所或大气污染严重的环境，吸烟者要坚决戒烟，在感冒流行季节，老年人应少去人多拥挤的公共场所，不要接近感冒或呼吸道感染者，一旦发生感冒要及时治疗。室内保持通风换气，空气新鲜，阳光充足，温度、湿度适宜，要根据气温变化合理增减衣服，注意防寒保暖，切勿受凉。

（四）积极治疗慢性病

尤其是患慢性呼吸道疾病（如COPD、支扩等）者，要积极治疗；糖尿病患者要严格控制血糖；长期卧床的老年患者应经常变换体位，拍背排痰，以免发生坠积性肺炎；每天要多饮水，以利痰液排出。

（五）接种疫苗

老年人患流感后很容易诱发细菌性肺炎，因此预防流感的发生对老年人肺炎的预防至关重要。对体弱、经常容易发生呼吸系统感染的老年人可通过注射流感疫苗来预防流感。接种流感疫苗能减少流感发生率、减轻病情及缩短病程，对65岁以上的老年人可在每年深秋或冬季时接种流感疫苗一次;接种肺炎球菌疫苗可预防肺炎,其诱导产生的抗体可持续5年。

(王蓉美)

参考文献

1. 中华医学会呼吸病学分会. 社区获得性肺炎诊断和治疗指南.[J],中华结核和呼吸杂志,2006,29(10):651-655

2. Hospital - acquired pneumonia guideline committee of the American Thoracic Society and Infectious Diseases Society of America. Guidelines for the management of adults with hospital - acquired, ventilator associated and healthcare associated pneumonia. [J], Am J Respir Crit Care Med. 2005,171:388-416

3. 秦桂玺,佟学一,肖伟,主编. 老年呼吸病学[M],第一版. 北京:科学出版社,2003:365-378

4. Mandell LA, Bartlett JB, Dowell SF, et al. Update of Practice Guidelines for the Management of Community - Acquired Pneumonia in Immunocompetent Adults. Clin Infect Dis, 2003, 37(11):1405-1433

5.《内科学》[M],第六版. 北京:人民卫生出版社,2006, 15-28

第三节 慢性阻塞性肺疾病

慢性阻塞性肺疾病(COPD)是老年人最常见的慢性呼吸系统疾病,尤其在吸烟的老年男性中发病率高,严重危害老年人身体健康和生活质量。

COPD是一种具有气流受限特征的肺部疾病,气流受限不完全可逆、呈进行性发展,其病因认为与肺部对有害气体或有害颗粒的异常炎症反应有关。COPD主要累及肺脏,但也可引起全身的不良效应。当患者有咳嗽、咳痰或呼吸困难症状和(或)疾病危险因素接触史时,应考虑COPD,肺功能检查可明确诊断。

一、流行病学

COPD主要发生在中老年人群,并在吸烟普遍的国家发病率高。韩国Kim等报道,在年龄>45岁的人群中,COPD发病率为17.2%,且随年龄增加而增高。我国近期在七个地区(北京、上海、广东、辽宁、天津、重庆和陕西)大规模COPD流行病调查结果中显示:40岁以上人群中COPD的总患病率为8.2%,同样随年龄增加患病率也呈上升趋势;男性患病率高于女性(12.4%与5.1%),男性患者占COPD患者的2/3,吸烟者的COPD患病率高于不吸烟者(13.2%与5.2%);农村患病率高于城市(8.8%与7.8%)。COPD发病率高,死亡率也高,在我国城市人口的十大死因中,COPD占13.89%,居第4位,在农村占22.04%,居第1位,全国每年因COPD死亡的人数达100万。

二、危险因素

引起COPD的危险因素包括个体易感因素及环境因素,在环境因素中以吸烟、空气污染和呼吸道感染三个最重要。

(一)吸烟

吸烟为COPD的重要发病因素。吸烟者肺功能的异常率较高,FEV1的年下降率较快,吸烟者死于COPD的人数较非吸烟者为多,吸烟开始时间愈早,吸烟时间愈长,吸烟量愈大,吸入愈深,则COPD的患病率也愈高。被动吸烟也可导致呼吸道症状以及COPD的发生。我国老年男性吸烟率高,中国预防医学科学院估算,若目前吸烟情况不加控制,到2020年,我国COPD死亡者每年将达71.2万人,2030年将达81.0万人。

(二)大气污染

(1)职业性污染:与COPD的发病有明显关系。当职业性接触粉尘及化学物质,如烟雾、过敏原、工业废气等的浓度过大或接触时间过久,均可导致与吸烟无关的COPD发生。

(2)空气污染:城市大环境的空气污染是

发展中国家引起 COPD 的重要原因。空气中的有害气体如二氧化硫、二氧化氮、氯、臭氧等可损伤气道黏膜，使纤毛清除异物和病原菌的功能下降，黏液分泌增加，细菌感染几率增大。

(3)家庭空气污染：烹饪产生的油烟和燃料产生的烟尘、二氧化硫、氮氧化物等污染物，是家庭空气污染的严重来源，也与 COPD 的发生有关，对女性的影响比男性大。

(4)感染：呼吸道感染是 COPD 发生发展的另一个重要因素。病毒、支原体、衣原体和细菌也是引起本病急性加重的主要因素。病毒主要为流感病毒、鼻病毒、腺病毒和呼吸道合胞病毒等；细菌以肺炎链球菌、流感嗜血杆菌、卡他莫拉菌及葡萄球菌为多见。老年人因抵抗力低，免疫功能差，其鼻咽部的常住菌群在病毒感染后乘虚而入，向下蔓延，继发下呼吸道细菌感染，引起 COPD 急性加重，并促进病情继续发展。儿童期的重度下呼吸道感染认为与部分不吸烟的老年 COPD 发病有关。

(5)个体易感因素：某些遗传因素可增加发生 COPD 的易感性。已知遗传性 α_1－抗胰蛋白酶缺乏与非吸烟者的肺气肿形成有关，但在我国尚未见类似报道。在老年人由于器官功能减退如内分泌腺，特别是性腺及肾上腺皮质功能衰退，以及呼吸道免疫功能及防御能力降低，成为老年 COPD 发病的易感因素。部分老年患者存在自主神经功能紊乱，表现为副交感神经功能亢进或交感神经功能低下，均使气道反应性增高，微弱的刺激即可引起支气管平滑肌痉挛，分泌增多，参与 COPD 的发生发展。

三、发病机制

(一)炎症机制

引起 COPD 的各种危险因素如吸烟、大气污染及感染等，均可导致气道的慢性炎症。表现为支气管黏膜充血水肿，黏膜下多种炎性细胞浸润，黏液腺增生肥大，分泌功能亢进，管壁增厚狭窄，导致气道阻塞。肺部的特征性炎症反应为各类炎性细胞数量增加，主要有中性粒细胞、巨噬细胞、T 淋巴细胞，尤其是 CD_8^+ T 淋巴细胞增加，部分患者急性加重期可有嗜酸细胞数量增加。去除危险因素后，COPD 特征性肺部炎症反应仍可持续存在。这种由不同有害颗粒和气体刺激引发的异常炎症反应被认为是 COPD 最重要的发病机制。

(二)氧化应激

氧化应激在 COPD 的病理过程中起了重要作用。香烟中存在大量活性氧自由基，可直接引起肺损伤，使肺泡内的中性粒细胞、巨噬细胞增多，而致内源性氧自由基释放增加，中性粒细胞合成化学趋化因子白三烯 B4(LTB4)，又促进中性粒细胞向气道聚集和活化，使 COPD 患者的氧化应激反应进一步增强，加重肺损伤，在急性加重期更明显。氧化应激不仅影响肺的炎症反应，还影响辅助呼吸的骨骼肌功能，特别是在低氧的情况下。

(三)蛋白酶－抗蛋白酶平衡失调

体内的一些蛋白水解酶对肺组织有破坏作用，而抗蛋白酶对于弹力蛋白酶等多种蛋白酶有抑制作用，蛋白酶和抗蛋白酶的平衡是维持肺组织正常结构免于破坏的重要因素。破坏肺组织的蛋白酶有两种来源，外源性来自细菌和霉菌等病原体，内源性来自中性粒细胞和肺泡巨噬细胞。吸烟使弹性蛋白酶活性增加，并使抗蛋白酶失活。

四、病理生理

COPD 的病理生理改变主要为黏液分泌亢进、纤毛功能紊乱、气流受限、肺过度充气、气体交换异常、肺动脉高压和肺心病以及全身的不良效应。

(一)黏液分泌亢进和纤毛功能紊乱

COPD 的病理改变特征是气道的慢性炎症。由于炎症因子的长期刺激使支气管黏膜的柱状上皮细胞变性坏死、脱落、增生，甚至鳞状化生和杯状细胞增生。纤毛柱状上皮的纤毛发生粘连、倒伏、变短、卷曲、折断、脱失，黏液腺增生、肥大和黏液变；黏膜下层混合性腺体增生、肥大、黏液变性，而致黏液分泌亢进、纤毛功能失调。黏液高分泌和纤毛功能失调导致慢性咳嗽及多痰，这些症状可出现在其他症状和病理生理异常发生之前。

（二）呼吸功能异常

包括气流受限、肺过度充气和气体交换异常。呼气气流受限，是 COPD 病理生理改变的标志，是疾病诊断的关键。早期小气道炎症、纤维化及管腔的渗出等使小气道阻力增加，闭合气量增加，随病情发展，大气道受累，肺通气功能明显障碍，FEV1、FEV1/FVC 下降，并肺泡附着破坏，使小气道维持开放的能力受损，管腔塌陷，肺组织弹性减退，肺泡过度充气，残气量增加。COPD 病情持续发展，肺泡膨胀破裂，肺实质破坏以及周围毛细血管受膨胀肺泡压迫等减少了肺气体交换面积及交换能力，产生低氧血症，气流受阻还可出现高碳酸血症。

（三）肺动脉高压及肺心病

慢性缺氧是造成肺动脉高压的主要原因。长期慢性缺氧导致肺血管持续痉挛，血管内膜肥厚，纤维组织增生，血管狭窄，致肺动脉高压形成；而慢性缺氧导致红细胞增多，使血容量和血液黏稠度增高，增加肺循环阻力，促进肺动脉高压。气道炎症波及伴行的肺小动脉，引起肺小动脉炎，使动脉管壁增厚变性、管腔狭窄，血栓形成，甚至闭塞，也可造成肺动脉高压。COPD 晚期出现的肺动脉高压是其重要的心血管并发症，进而产生慢性肺源性心脏病及右心衰竭。

（四）全身不良效应

COPD 可以导致全身不良效应，包括全身炎症和骨骼肌功能不良等。全身炎症表现为全身氧化负荷异常增高、循环血液中细胞因子浓度异常增高以及炎症细胞异常活化等；骨骼肌功能不良表现为骨骼肌重量逐渐减轻等。COPD 的全身不良效应具有重要的临床意义，它可加剧患者的活动能力受限，使生活质量下降，预后变差。

尤其在老年人，随着年龄增长，肺泡逐渐变薄，肺泡腔变大，弹性减退，肺泡壁毛细血管相应减少甚至部分丧失，血管内膜出现不同程度的纤维化，胶原成分增多，使肺残气量增加，肺活量减少；肺泡有效通气量下降和肺毛细血管床面积减少，加重了肺的气体交换功能障碍。并且老年人外周化学感受器和中枢化学感受器敏感性也有减退，使其对低氧和高二氧化碳的刺激反应减退，发生肺泡低通气，更易出现缺氧和二氧化碳潴留，发生呼吸衰竭，并发肺动脉高压、肺心病，以及全身不良效应等，使老人活动能力受限，健康状况进一步下降，进而影响其预后。

五、临床表现

（一）症状

本病起病缓慢，病程长。多于中年以后发病，症状好发于秋冬寒冷季节。

（1）慢性咳嗽咳痰：通常为首发症状。起初早晨咳嗽较重，以后早晚或整日均有咳嗽。通常咳少量白色黏痰，合并感染时痰量增多，常有脓性痰，少数可咳血痰或咯血。少数病例仅有咳嗽不伴咳痰。也有部分病例虽有明显气流受限但无咳嗽症状。

（2）气短或呼吸困难：这是 COPD 的标志性症状，是使患者焦虑不安的主要原因，早期在劳力时出现，后逐渐加重，以致日常活动甚至休息时也感气短。

（3）喘息和胸闷：部分患者特别是重度患者有喘息或急性发作时出现喘息；胸部紧闷感通常于劳力后发生，与呼吸费力、肋间肌等容性收缩有关。

（4）全身性症状：在疾病晚期，特别是在较重患者，可出现体重下降、食欲减退、外周肌肉萎缩和功能障碍、精神抑郁和（或）焦虑等全身性症状。

（二）病史特征

多有长期较大量吸烟史；可有职业性或环境有害物质接触史：如较长期粉尘、烟雾、有害颗粒或有害气体接触史；部分患者有 COPD 家族史；常有反复呼吸道感染及急性加重史，并随病情进展，急性加重愈见频繁；后期有右心衰竭病史。

（三）体征

COPD 早期体征可不明显。随疾病进展出现以下体征：

（1）视诊及触诊：胸廓形态异常，包括胸部过度膨胀、前后径增大、剑突下胸骨下角增宽（桶状胸）；常见呼吸变浅、频率增快，辅助呼吸肌参加呼吸运动，重症可见胸腹矛盾运动及缩唇呼吸；触觉语颤减弱；低氧血症者可见唇指发绀，伴右心衰竭者可见下肢水肿、肝脏触诊增大。

（2）叩诊：肺叩诊呈过度清音，心浊音界缩小，肺肝界降低。

（3）听诊：两肺呼吸音减低，呼气相延长，部分患者平静呼吸时可闻干啰音和（或）湿啰音；心音遥远，并发肺心病者 $P_2 > A_2$，剑突部心音增强。

六、实验室检查及其他监测指标

（一）肺功能检查

肺功能检查是判断气流受限的客观指标，其重复性好，对 COPD 的诊断、严重程度评价、疾病进展、预后及治疗反应等均有重要意义。

（1）气流受限：是以 FEV1 和 FEV1/FVC 降低来确定的。FEV1/FVC 是 COPD 的一项敏感指标。FEV1 占预计值的百分比是评估 COPD 严重程度的良好指标，其变异性小，易于操作，是 COPD 肺功能检查的基本项目。吸入支气管舒张剂后 FEV1/FVC% <70% 者，可确定为不能完全可逆的气流受限。

（2）肺过度充气指标为：肺总量（TLC）、功能残气量（FRC）和残气容积（RV）增高，肺活量（VC）减低，RV/TLC 增高。深吸气量（IC）与肺总量（TLC）之比（IC/TLC）是反映肺过度膨胀的指标，它在反映 COPD 呼吸困难程度，甚至在反映 COPD 生存率上具有意义。

（3）弥散功能受损：一氧化碳弥散量（DLCO）降低，DLCO 与肺泡通气量（VA）之比（DLCO/VA）比单纯 DLCO 敏感。

（二）胸部 X 线检查

COPD 早期 X 线胸片可无明显变化，以后出现肺纹理增多、紊乱等非特征性改变。X 线检查主要为肺过度充气征象：肺容积增大，胸腔前后径增长，肋骨走向变平，肺野透亮度增高，横膈位置低平，心脏悬垂狭长，肺门血管纹理呈残根状，肺野外周血管纹理纤细稀少等，有时可见肺大疱形成。并发肺动脉高压和肺源性心脏病时，可见肺动脉圆锥膨隆、右心增大、肺门血管影扩大及右下肺动脉增宽等。X 线检查对确定肺部并发症及与其他疾病（如肺间质纤维化、肺结核等）鉴别有重要意义。

（三）胸部 CT 检查

CT 检查不作为 COPD 常规检查。但在鉴别诊断时 CT 检查有益。高分辨率 CT（HRCT）对辨别小叶中心型或全小叶型肺气肿及确定肺大疱的大小和数量，有很高的敏感性和特异性，对预计肺大疱切除或外科减容手术等的效果有一定价值。

（四）血气检查

对确定低氧血症、高碳酸血症、酸碱失衡以及呼吸衰竭的类型有重要价值。当 FEV1 < 40% 预计值时或具有呼吸衰竭或右心衰竭的 COPD 患者均应做血气检查。呼吸衰竭的血气诊断标准为静息状态下海平面吸空气时动脉血氧分压（PaO_2）<60mmHg（1mmHg = 0.133kPa）伴或不伴动脉血二氧化碳分压（$PaCO_2$）增高 >50mmHg。

（五）其他实验室检查

低氧血症，即 PaO_2 < 55mmHg 时，血红蛋白及红细胞可增高，红细胞压积 > 55% 可诊断为红细胞增多症。并发感染时痰涂片可见大量中性粒细胞，痰培养可检出各种病原菌，常见病原菌为肺炎链球菌、流感嗜血杆菌、卡他摩拉菌、肺炎克雷白杆菌等。

七、诊断与鉴别诊断

（一）诊断

COPD 的诊断主要根据吸烟等高危因素接触史、临床症状、体征及实验室检查等资料综合分析确定。不完全可逆性气流受限是诊断 COPD 的必备条件。肺功能测定指标是诊断 COPD 的金标准。用支气管舒张剂后 FEV1/FVC < 70% 可确定为不完全可逆性气流受限。诊断成立后还应对疾病严重程度进行评价，对病程做出分期，以指导治疗。

（1）严重程度分级：根据患者的症状、肺功能异常、是否存在合并症（呼吸衰竭、心力衰竭）等确定，其中反映气流受限程度的 FEV1 下降有重要参考意义。

Ⅰ级（轻度 COPD）：其特征为轻度气流受限（FEV1/FVC < 70%，但 FEV1 ≥ 80% 预计值），通常可伴有或不伴有咳嗽、咳痰。

Ⅱ级（中度 COPD）：其特征为气流受限进一步恶化（50% ≤ FEV1 < 80% 预计值）并有症状进展和气短，运动后气短更为明显。

Ⅲ级（重度 COPD）：其特征为气流受限进一步恶化（30% ≤ FEV1 < 50% 预计值），气短加剧，并且反复出现急性加重，影响患者的生活质量。

Ⅳ级（极重度 COPD）：为严重的气流受限（FEV1 < 30% 预计值）或者合并有慢性呼吸衰竭。此时，患者的生活质量明显下降，如果出现急性加重则可能有生命危险。

（2）COPD 病程分期：分为急性加重期与稳定期。COPD 急性加重期是指患者出现超越日常状况的持续恶化，并需改变基础 COPD 的常规用药，通常在疾病过程中，患者短期内咳嗽、咳痰、气短和（或）喘息加重，痰量增多呈脓性或黏脓性，可伴发热等炎症明显加重的表现。稳定期则指患者咳嗽、咳痰、气短等症状稳定或症状轻微。

（二）鉴别诊断

COPD 应与支气管哮喘、支气管扩张症、充血性心力衰竭、肺结核等鉴别。

（1）支气管哮喘：通常在儿童期发病；以发作性喘息为特征，发作时两肺满布哮鸣音，缓解后消失，每日症状变化快；常有过敏性鼻炎和（或）湿疹史及哮喘家族史；气流受限大多可逆。

（2）充血性心力衰竭：多有高血压、心脏病病史，听诊肺基底部可闻细啰音；胸部 X 线片示心脏扩大、肺水肿；肺功能测定示限制性通气障碍（而非气流受限）。

（3）支气管扩张症：反复咳嗽，咳痰，或反复咯血，伴感染时咳大量脓痰；肺部常闻及固定性粗湿啰音，常有杵状指；X 线胸片或 CT 示支气管扩张、管壁增厚。

（4）肺结核：近年老年人发病有增多趋势，并午后低热、盗汗等结核中毒症状常不典型，要注意鉴别。X 线胸片发现肺浸润性病灶或结节状空洞样改变，痰检查见结核分枝杆菌可确诊。

（5）弥漫性泛细支气管炎：大多数为男性非吸烟者；几乎所有患者均有慢性鼻窦炎；X 线胸片和高分辨率 CT 显示弥漫性小叶中央结节影和过度充气征，大环内酯类药物治疗效果好有助于诊断。

八、治疗

COPD 治疗包括早期干预、稳定期治疗和急性加重期治疗。

（一）早期干预

主要是减少危险因素。吸烟是导致 COPD 的主要危险因素，而戒烟是目前证明唯一可有效阻碍肺功能恶化的措施，任何年龄或烟龄的患者在戒烟后都可有效地减缓 FEV1 下降和病情发展的速度，因增龄引起的 FEV1 下降戒烟后也可减缓，因此应积极戒烟。同时，对于接触有害气体或粉尘者，应脱离污染环境，并要注意加强营养支持，预防呼吸道感染。

（二）稳定期的治疗

包括药物治疗、氧疗、呼吸康复和肺的手术治疗等措施。

1. 药物治疗

（1）支气管舒张剂：以吸入治疗为主，具体用药见急性加重期。

（2）糖皮质激素：长期规律地吸入糖皮质激素，较适用于 FEV1 < 50% 预计值（Ⅲ级和Ⅳ级）并且有临床症状以及反复加重的 COPD 患者，可减少急性加重的频率，改善生活质量。但长期吸入糖皮质激素并不能阻止 COPD 患者 FEV1 的降低趋势。联合吸入糖皮质激素和 β_2 受体激动剂，比单用效果好，目前有布地奈德/福莫特罗、氟地卡松/沙美特罗两种联合制剂。对 COPD 患者以吸入治疗为主，不推荐长期口服糖皮质激素治疗，因其在老年患者易引起高血压、白内障、糖尿病、骨质疏松及继发感染等。

（3）祛痰药：有利于气道引流通畅，改善通气，对痰不易咳出者可应用盐酸氨溴索（ambroxol）、乙酰半胱氨酸等；N - 乙酰半胱氨酸还有抗氧化作用。

（4）免疫调节剂和疫苗：老年人免疫功能低下，应用免疫调节剂可提高免疫力，对减少 COPD 急性加重发作次数有一定作用，可用胸腺肽、转移因子或中药西洋参、黄芪及百宁胶囊等。流感疫苗可减低 COPD 患者的急性加重频次及严重程度，65 岁以上老人可在每年发作季节前应用；肺炎疫苗可以降低老人肺炎的发病率，肺炎球菌疫苗含有 23 种肺炎球菌荚膜多糖，老年 COPD 患者可每 5 年应用 1 次。

2. 氧疗

对 COPD 慢性呼吸衰竭稳定期的患者，给予长期家庭氧疗可提高其生活质量和生存率。长期家庭氧疗（LTOT）的目标是使患者在任何状态下（包括运动、活动与睡眠）的动脉血氧饱和度 > 90%。LTOT 指针：①PaO_2 ≤ 55mmHg 或动脉血氧饱和度（SaO_2）≤ 88%，有或没有高碳酸血症。②PaO_2 55 ~ 60mmHg，或 SaO_2 < 89%，并有肺动脉高压、右心衰竭或红细胞增多症（红细胞比积 > 55%）。长期家庭氧疗一般是经鼻导管吸入氧气，流量 1.0 ~ 2.0L/min，吸氧持续时间 > 15h/d。

3. 康复治疗

有呼吸困难或运动活动受限的患者要进行康复治疗，可改善患者活动能力、提高生活质量，是 COPD 患者一项重要的治疗措施。包括采用健康生活方式，缩唇呼吸，进行呼吸肌锻炼和体力锻炼等。

4. 外科手术治疗

COPD 治疗的一大进展就是外科手术，包括肺大疱切除、肺减容和肺移植，纤维支气管镜介入性放置活瓣肺减容术的应用也取得了一定效果。但对老年患者要严格限定手术指征，充分估计到手术的危险性。

（三）COPD 急性加重期的治疗

1. 治疗方法

（1）确定 COPD 急性加重的原因：最常见原因是病毒和细菌感染。对老年患者尤其要注意肺炎、充血性心力衰竭、心律失常、气胸、胸腔积液、肺血栓栓塞症等可引起酷似 COPD 急性发作的症状，需要仔细加以鉴别。

（2）抗生素：COPD 急性加重多由细菌感染诱发，故抗生素治疗在 COPD 加重期治疗中具有重要地位。年老 COPD 患者呼吸道防御能力降低，病毒性上呼吸道感染后易蔓延到下呼吸道，继发细菌感染。而老年人反应性低，半数以上病例并无发热、白细胞增多等现象，常仅感全身疲劳无力，纳差，心率增快，痰液带黄色或呈脓性，且增多或不易咳出，肺底啰音增多。

因此，当患者呼吸困难加重，咳嗽伴有痰量增多及脓性痰时，应根据 COPD 严重程度尽早经验性选择抗生素治疗。如对初始治疗方案反应欠佳，应及时根据细菌培养及药敏试验结果调整抗生素。

抗生素的选择：通常Ⅰ级（轻度）或Ⅱ级（中度）患者COPD加重时，主要致病菌多为肺炎链球菌、流感嗜血杆菌及卡他莫拉菌，可选用青霉素、β内酰胺酶/酶抑制剂（阿莫西林/克拉维酸）、大环内酯类、第1代或第2代头孢菌素、多西环素、左氧氟沙星等，一般可口服；Ⅲ级（重度）及Ⅳ级（极重度）COPD急性加重时，除以上常见细菌外，尚可有肠杆菌科细菌、铜绿假单孢菌及耐甲氧西林金黄色葡萄球菌，选用β内酰胺/酶抑制剂、第2代头孢菌素、氟喹诺酮类、第三代头孢菌素等；考虑铜绿假单孢菌感染者，选用头孢他啶、头孢哌酮/舒巴坦、哌拉西林/他唑巴坦、亚胺培南、美洛培南等，可联合用氨基糖苷类、氟喹诺酮类（环丙沙星等），静脉用药为主。由于氨基糖苷类的耳毒性、肾毒性不宜在老年患者长期应用，并应监测其听力及肾功能变化；老年患者常有吸入因素，因此选用抗生素时应覆盖厌氧菌，可联合应用克林霉素，或林可霉素及甲硝唑等治疗。长期应用广谱抗生素和糖皮质激素易继发深部真菌感染，应密切观察真菌感染的临床征象并采用防治真菌感染措施。

（3）支气管舒张剂：支气管舒张剂可松弛支气管平滑肌、扩张支气管、缓解气流受限，是控制COPD急性期症状的主要治疗措施。短期按需应用可缓解症状，长期规则应用可预防和减轻症状，增加运动耐力，但不能使所有患者的FEV1都得到改善。与口服药物相比，吸入剂不良反应小，因此多首选吸入治疗。主要的支气管舒张剂有$β_2$受体激动剂、抗胆碱能药物和甲基黄嘌呤类。

$β_2$受体激动剂：主要有沙丁胺醇、特布他林等，为短效定量雾化吸入剂，数分钟内开始起效，15～30min达到峰值，持续疗效4～5h，每次剂量100～200μg（1～2喷），24h内不超过8～12喷。主要用于缓解症状，按需使用。福莫特罗（formoterol）为长效定量吸入剂，作用持续12h以上，吸入后1～3min起效，常用剂量为4.5～9μg，2次/d。虽然理论上讲$β_2$受体兴奋药对$β_1$受体兴奋作用不明显，但本类药物大剂量仍可引起心动过速、心律失常，长期应用可引起肌肉震颤，老年患者常难于耐受，故应严格掌握。

抗胆碱药：是COPD的常用剂型。主要有异丙托溴铵（ipratropium）气雾剂，可阻断M胆碱受体。吸入30～90min达最大效果，维持6～8h，剂量为40～80μg（每喷20μg），3～4次/d。该药不良反应小，长期吸入可改善COPD患者健康状况。噻托溴铵（tiotropium）选择性作用于M_3和M_1受体，为长效抗胆碱药，作用长达24h以上，吸入剂量为18μg，1次/d。

茶碱类药物：可解除气道平滑肌痉挛，广泛用于COPD的治疗。另外，还有改善心搏血量、舒张全身血管和肺血管，增加水盐排出，兴奋中枢神经系统、改善呼吸肌功能以及某些抗炎作用等。常用缓释型或控释型茶碱，每天1次或2次口服可达稳定的血浆浓度，对COPD有一定效果。症状严重可考虑静脉使用茶碱类药物。老年人肝肾功能差，代谢缓慢，静脉使用茶碱类药物时要注意监测其血药浓度，对估计疗效和不良反应有一定意义。

以上药物可根据其作用机制及患者的治疗反应选用，临床常选择联合用药，不同作用机制的支气管扩张药联合应用可提高疗效，降低不良反应。值得注意的是，老年人常合并有高血压、冠心病、心功能不全及前列腺肥大等慢性疾病，联合应用上述药物时须注意原有慢性疾病的恶化。

（4）糖皮质激素：COPD加重期住院患者在应用支气管舒张剂的基础上，可短期口服或静脉滴注糖皮质激素。延长给药时间不能增加疗效，反而会使不良反应增加。老年人尤其要注意权衡激素的疗效及安全性。

（5）控制性吸氧：发生低氧血症者应予鼻导管或面罩吸氧，吸入氧浓度一般控制在28%～30%，以避免吸入氧浓度过高而致二氧化碳潴留。

（6）辅助支持治疗：维持水和电解质平衡；补充营养；对卧床、红细胞增多症或脱水的患者，无论是否有血栓栓塞性疾病史，均可考虑使用肝素或低分子肝素；注意痰液引流；老年患者多有伴随疾病如冠心病、糖尿病、高血压等，并易出现并发症，如休克、弥漫性血管内凝血、上消化道出血、肝肾功能不全等，均应积极治疗。

(7)机械通气：合理使用机械通气可以改善患者通气和换气功能，改善动脉血气，为药物治疗消除COPD急性加重病因、逆转急性呼吸衰竭创造条件。根据病情需要，可选择有创或无创方式给予机械通气，但目前主张首选无创性机械通气(NIPPV)方式。COPD急性加重期应用NIPPV可降低$PaCO_2$，减轻呼吸困难，从而减少气管插管和有创呼吸机的使用，缩短住院天数，降低患者病死率，治疗成功率达80%～85%。若患者昏迷或NIPPV治疗无效以及不适合NIPPV者，则及时应用有创呼吸机辅助通气。

2.个体化方案的运用

总之，在老年人COPD的治疗中，除了遵循COPD的诊治规范外，更要考虑老年人的病理生理特点，在抗感染治疗、平喘药物的选用以及新的治疗方法研究方面，更应强调其安全性，采取个体化方案，减少不良反应，提高疗效，改善预后。

(四)中医药治疗

慢性支气管炎是常见病，尤其老年人中多见。如不积极防治，多发展为肺气肿，反复发作，久而久之形成慢性阻塞性肺病。一旦并发急性肺部感染，可在原来慢性缺氧的基础上，发生呼吸性酸中毒和呼吸衰竭，导致脑中枢严重缺氧而危及患者生命。对这种慢性阻塞性肺病患者，西医用各种疫苗和球蛋白制剂定期注射，常难预防其可能随时发生的严重并发症，但用中药调治可起到较好的预防作用。

某男性75岁患者患慢性阻塞性肺病多年，多次因急性肺部感染，发展为呼吸衰竭和肺性脑病，每次经抗生素静点控制急性感染，并用呼吸中枢兴奋剂纠正呼吸衰竭而获救。1997年10月9日再次因并发右下肺炎，发热咳嗽入院。经静点抗生素后，体温渐降至正常，但嗓痒咳痰不止。10月15日按“病毒性肺部感染”用中药治疗，共用药12天。至10月27日咳痰痊愈，以后转入持续中药调养，改用以下方药：黄芪、党参、白术、茯苓各15克，陈皮、半夏各10克，生地、熟地、沙参各15克，麦门冬、山萸肉各10克，当归、丹参、白芍、赤芍各15克，川芎10克，双花、菊花各15克，连翘、桔梗、桑白皮、瓜蒌皮、枇杷叶各10克。自此长期以上方为主，个别时候少数药物加减调整，持续应用多年，以后多年未再发生呼衰、肺性脑病等严重并发症。

急、慢性支气管炎在中医属“咳嗽病”。咳嗽无论是外感病邪或内伤之邪引起，必然致肺本身功能失常，造成肺气不宣、肺失肃降、肺气上逆等变化而致病。如能将肺功能(肺气)巩固好，则可避免外感或内伤之邪伤及肺而致病。肺气来源于胸中之宗气，宗气来源于上输之脾气。脾气是后天之气，来源于脾胃对水谷精微之消化和吸收。脾气尚须与先天之气作为互补。先天之气来之于肾气。故固益脾肾两脏，使先后天之气均充盈丰实，则肺气平和而不罹病。此外，慢性支气管炎患者久咳易伤阴，常气滞血瘀，故在预防治疗中在补益脾肾之气的同时，兼顾补阴、养血、活血，并配合平和的清热解毒之品。

(1)补脾用“六君子汤”加减：“六君子汤”来自《医学正传》，是“四君子汤”(《和剂局方》)和“二陈汤”(《和剂局方》)合方。取人参补中益气、扶脾养胃，白术、茯苓健脾燥湿，陈皮理气化痰，半夏燥湿和中。选药时可去人参，改用黄芪和党参。因党参性平、黄芪性微温，可长期用于补中益气；人参较热，不宜久用。

(2)补肾用“六味地黄汤”加减：“六味地黄汤”来自《小儿药证直诀》，原名“地黄丸”，是《金匮》肾气丸去肉桂、附子。用熟地、山药、山萸肉三补，并泽泻、丹皮、茯苓三泻，可选用三补为主。

(3)养阴用“增液汤”化裁：增液汤来自《温

病条辨》。取生地养阴清热，麦冬滋阴润燥，玄参生津润下。因玄参味苦性寒，现改用北沙参养阴生津，其性微寒、味甘苦。

(4)养血活血用“四物汤”加减：四物汤来自《和剂局方》，取当归养血和血，熟地黄滋阴补血，白芍和营理血，川芎行气活血。用芍药时可同用白芍和赤芍，并加用丹参。

(5)清热解毒从“桑菊饮”和“银翘散”两方中选药：桑菊饮和银翘散来自《温病条辨》，现取连翘、金银花和野菊花。

(6)止咳化痰药：必要时配杏仁、桔梗、桑皮、川贝、瓜蒌等宣肺止咳化痰药。

（王蓉美）

参考文献

1. 中华医学会呼吸病学分会慢性阻塞性肺疾病学组．慢性阻塞性肺疾病诊治指南(2007 年修订版)．[J]，中华结核和呼吸杂志，2007，30(1)

2.《内科学》第六版．北京：人民卫生出版社，2006

3. Weiss ST，DeMeo DL，Postma DS．COPD：problems in diagnosis and measurement．[J]，Eur Respir J Suppl．2003 Jun，41：4－12

4. 周玉民，冉丕鑫．慢性阻塞性肺疾病的流行病学．[J]，中国呼吸与危重监护杂志，2004，3(2)：68－70

5. 王蓉美，张波，王东等．无创正压通气对不同轻重 COPD 呼吸衰竭患者的治疗效果研究．[J]，实用诊断与治疗杂志，2005，19(3)：639－642

第四节　慢性肺源性心脏病

慢性肺源性心脏病(chronic pulmonary disease)，简称慢性肺心病(chronic cor pulmonary)，是由肺组织、肺血管或胸廓的慢性病变引起肺组织结构和(或)功能异常，致肺血管阻力增加，肺动脉压力增高，使右心室扩张或(和)肥厚，伴或不伴右心功能衰竭的心脏病，须排除先天性心脏病和左心病变引起者。慢性肺心病多由慢性阻塞性肺疾病(COPD)所致，其病程是一个慢性的渐进过程，患者群主要集中在中老年人，尤其是 60 岁以上的老年人，因此该疾病也是老年人的常见疾病。

一、流行病学

慢性肺心病在我国是常见病、多发病。20 世纪 80 年代普查结果表明，肺心病平均患病率为 0.4%～0.47%，1992 年北京房山区对 5 万农民中 15 岁以上人群做了肺心病患病率调查，结果是该地区的肺心病标化患病率为0.86%，其中男性 1.19%，女性 0.61%，较 10 年前全国平均患病率明显增高。55～64 岁男性患病率为 4.74%，女性为 2.0%，65～70 岁男性患病率为 5.38%，女性为 2.57%。

引起肺心病的最主要原因是慢性阻塞性肺疾病(COPD)。2003 年在对北京延庆县 5 个自然村 40 岁以上 1624 人进行入户调查中，发现慢性肺心病在 COPD 中的发生率为18.92%，占 40 岁以上人口的 1.72%，患者的平均年龄为 55.12±11.84 岁，随着年龄增加慢性肺心病的发病率明显增加，70～79 岁年龄组的肺心病患病率达 55.24‰。受近年来社会人口老龄化、空气污染严重、吸烟危害等因素的影响，本病的发病率还有增高趋势。

另外，我国边疆广阔，气温差异很大，寒冷的东北、西北地区较温暖的华东、中南地区患病率高；高原山区较平原为高；农村较城市为高；吸烟者较不吸烟者为高，从事多尘工业者如煤矿工人的患病率特别高。

二、病因与发病机制

(一)病因

(1)影响支气管、肺为主的疾病：①COPD、支气管哮喘、支气管扩张等气道疾病。在我国 80%～90%左右的慢性肺心病病因为 COPD。②主要影响肺间质或肺泡的疾病，如特发性肺间质纤维化、结节病、慢性纤维空洞性肺结核、放射性肺炎、尘肺以及结缔组织疾病引起的肺部病变。

(2)神经肌肉及胸部疾病:重症肌无力、多发性神经病、胸膜广泛粘连、类风湿关节炎等造成的胸廓或脊柱畸形等疾病,影响呼吸活动,造成通气不足,导致低氧血症。

(3)通气驱动失常的疾病:如肥胖 - 低通气综合征、睡眠呼吸暂停低通气综合征、原发性肺泡通气不足等。因肺泡通气不足,导致低氧血症。

(4)以肺血管病变为主的疾病:反复肺动脉栓塞、广泛结节性肺动脉炎、结缔组织疾病如SLE引起的血管病变等,以及原发性肺动脉高压(指不明原因的持续性、进行性肺动脉压力升高)等,各种肺血管病变可导致低氧血症及肺动脉高压,并最终发展为慢性肺心病。

(二)发病机制

多种支气管肺组织、胸廓以及肺血管疾病均可以导致肺心病,其发病机制虽然不完全相同,但共同点是这些疾病均可造成患者呼吸系统功能和结构的明显改变,发生反复的气道感染和低氧血症,导致一系列体液因子和肺血管的变化,使肺血管阻力增加,肺动脉血管构型重建,出现肺动脉高压。肺动脉高压使右心室负荷加重;再加上其他因素共同作用,最终引起右心室扩大、肥厚,甚至发生右心功能衰竭。

(1)肺动脉高压的形成:各种原因造成肺的结构和功能的改变导致肺动脉高压为引起肺心病的主要原因。在早期,肺动脉高压为功能性的,随着病情的不断进展,肺动脉高压发展为持续性,在此基础上右心负荷加重,最终导致右心室肥大和肺心病。

缺氧是肺动脉高压形成的最重要原因:缺氧一方面可引起肺小动脉持续收缩,使肺血管口径缩小,阻力增加;另一方面可影响血管内皮细胞功能,引起肺血管重构,从而引起肺动脉高压;低氧可直接作用于肺血管平滑肌细胞膜上的钾离子通道,使细胞内钙离子浓度升高,引起血管收缩;缺氧可使肺血管内皮细胞释放的内皮素增多,合成和释放的一氧化氮和前列环素减少,从而引起肺动脉压升高和肺血管重构。另外,缺氧使血管内皮生长因子及其受体过度表达、血管紧张素Ⅱ受体增加也在肺动脉高压形成中发挥十分重要的作用。

慢性炎症长期刺激可激活各种炎症细胞、肺血管内皮细胞、平滑肌细胞、成纤维细胞和血小板等多种细胞成分,使血管发生重构,另外,血管剪切力在血管重构中也起着一定的作用。

COPD严重者可出现长期慢性缺氧,促红细胞生成素分泌增加,导致继发性红细胞生成增多,血液黏滞性增高,使肺血流阻力增高。缺氧可使醛固酮水平增高,使水、钠潴留;缺氧使肾小动脉收缩,肾血流减少也加重水、钠潴留,血容量增多。COPD患者还存在肺毛细血管床面积减少和肺血管顺应性下降等因素,血管容积的代偿性扩大明显受限,因而肺血流量增加时,可引起肺动脉高压。

(2)右心功能的改变:慢性胸肺疾患影响右心功能的机制主要为肺动脉高压引起右心室的后负荷增加,右室后负荷增加后,右心室壁张力增加,心肌耗氧量增加;此外,右心冠状动脉阻力增加,右室心肌血流减少,心肌供氧量减少;还有,低氧血症和呼吸道反复感染时的细菌毒素对心肌可以产生直接损害。这些因素长期作用,最终造成右心室肥厚、扩大。当呼吸道发生感染、缺氧加重或其他原因使肺动脉压进一步增高而超过右心室的负担者时,右心室排出血量就不完全,收缩末期存留的残余血液过多,使右室舒张末期压增高,右心室扩张加重,最后导致右心功能衰竭。

三、临床表现

起病缓慢,临床上除原有胸、肺疾患的症状及体征外,主要表现为逐步出现肺、心功能衰竭以及其他脏器损害的表现。

(一)肺、心功能代偿期

患者可有咳嗽、咳痰、气促,活动后心悸、呼吸困难、乏力和运动耐力下降,急性感染后症状加重。体格检查可有不同程度的肺气肿及发绀等;心音遥远、肺动脉瓣听诊区第二心音亢进,$P_2 > A_2$,右房室瓣区可闻及收缩期杂音,剑突下心脏收缩期搏动增强等右心室肥厚的征象。可有颈静脉充盈、肝界下移等体征。

(二)肺、心功能失代偿期

因肺组织严重损害导致缺氧和二氧化碳潴留,发生呼吸衰竭和/或心力衰竭。呼吸衰竭多发生在呼吸道急性感染后,严重者出现肺性脑病。心力衰竭常与呼吸衰竭并存,且以右心衰竭为主,患者颈静脉怒张、剑突下可闻及收缩期杂音,甚至出现舒张期杂音。肝大且压痛、肝颈静脉回流征阳性、下肢水肿,甚至腹水。少数可出现肺水肿和全心衰竭的体征。

四、并发症

(一)常见并发症

(1)肺性脑病:肺心病急性发作期感染加重,不适当地过量吸氧及使用镇静剂使二氧化碳潴留加重,导致精神障碍、中枢神经系统功能紊乱的综合征,称为肺性脑病。这是肺心病的主要死亡原因。早期可表现为头痛、烦躁不安、恶心、呕吐、视力下降、记忆力和判断力减退等症状;后期可出现神志恍惚、谵妄、无意识动作、肌震颤、癫痫样发作,严重者逐渐昏睡、神志模糊乃至昏迷。动脉血气分析二氧化碳分压升高,血氧分压降低。但必须与脑血管疾病、电解质紊乱,特别是与低钠低氯血症、感染中毒性脑病相鉴别。

(2)酸碱平衡失调及电解质紊乱:当肺心病患者机体发挥最大限度代偿能力仍不能保持体内酸碱平衡时,可发生各种不同类型的酸碱平衡失调及电解质紊乱,最常见为呼吸性酸中毒、呼吸性酸中毒合并代谢性酸中毒,以及因应用机械通气潮气量过大所致的呼吸性碱中毒、低钾、低氯、低钠、低钙、低镁等。

(3)心律失常:为肺心病常见并发症。晚期肺心病患者动态心电图检查可发现90%以上均有心律失常,但偶尔做心电图仅可发现20%~30%。多表现为房性期前收缩及阵发性室上性心动过速,也可出现心房扑动、心房颤动,少数患者出现心室颤动以致心脏停搏。

(4)休克:慢性肺心病休克并不多见,一旦发生,预后不良。常见有感染中毒性休克、失血性休克以及心源性休克。

(5)消化道出血:是肺心病晚期严重并发症,其机制主要有:①缺氧和高碳酸血症引起胃黏膜屏障损害,使胃腔内的 H^+ 发生逆向扩散,致胃黏膜充血、水肿和糜烂。②长期慢性应激和胃黏膜血流量的降低,使胃黏膜缺血缺氧而发生糜烂和溃疡。③药物刺激,在胃肠黏膜屏障作用减弱的基础上,激素、氨茶碱、氯化钾、非甾体抗炎药等可损伤胃肠黏膜,导致出血。

(6)弥散性血管内凝血(DIC):主要原因为肺心病急性发作时的感染、缺氧、酸中毒等因素破坏血管内皮细胞,激活凝血因子,诱发血小板聚集及释放反应,通过多种途径促进DIC发生。因为消耗,1/3患者血小板计数下降,而且病情愈重血小板计数愈低。

(二)老年人易出现的并发症

老年人因一般具有病程长、起病隐匿、临床表现不典型等特点,除常见并发症外,还容易发生自发性气胸、肺叶肺段性肺炎、肺栓塞和肺梗死、支气管肺癌、肺结核、冠心病等并发症,但通常许多症状常被误认为是原发病的加重,因此临床中应注意鉴别。

(1)自发性气胸:多见于并发肺大疱的老年患者,肺气肿症状加重时,由于气道阻塞、剧烈咳嗽,可使肺大疱破裂,引发气胸。由于老年患者敏感性下降,临床常无明显胸痛,如遇呼吸困难、咳嗽、发绀加重时应警惕自发性气胸可能,而不应一味认为是原发病加重。

(2)肺叶肺段性肺炎:由于患者年龄大、长期吸烟、营养不良、缺氧,导致全身和局部的免疫防御功能降低,同时反复呼吸道感染易引起气道阻塞、扭曲、引流不畅,以致病原菌容易进入下呼吸道,引起肺炎。

(3)肺栓塞和肺梗死：主要原因是由于老年肺心病患者病程长，长期缺氧，导致继发性红细胞增多，血容量增加，血流缓慢、淤滞，血液处于高凝状态，同时严重缺氧导致血管内皮细胞损伤，释放某些趋化物质，使血小板聚集，进一步促使凝血和血栓形成。因此，对于老年肺心病患者出现突然的休克、顽固性右心衰竭、呼吸衰竭加重，需考虑是否肺心病并发肺栓塞和肺梗死。

(4)支气管肺癌：老年肺心病患者机体防御和免疫功能低下，大部分有长期吸烟史，反复支气管黏膜损伤，鳞状上皮细胞化生，易导致细胞恶变并发肺癌。如肺心病患者出现咳嗽性质改变、痰中带血、消瘦或出现胸腔积液表现，胸闷、气短进一步加重则应引起高度警惕。

(5)肺结核：20 世纪 80 年代以来，结核病疫情出现回升，感染率高，尤其是老年人，机体的防御和免疫功能低下，同时反复呼吸道感染引起气道阻塞、扭曲、引流不畅，结核菌很容易进入下呼吸道，引起肺结核。因此，对于反复出现呼吸道症状的患者，如果外周血白细胞总数及中性粒细胞增高不明显，应用抗生素疗效不好，应注意是否合并肺结核。

(6)冠心病：肺心病合并冠心病并不少见，但由于二者临床症状有相似之处，故极易漏诊，临床应注意。

五、实验室检查

(一)常规检查

可见红细胞和血红蛋白升高，电解质及酸碱失衡等，部分患者可见肝肾功能改变。

(二)X 线检查

除基础疾病外，尚可有肺动脉高压及右心室肥大的表现。

右肺下动脉扩张是肺动脉高压的重要指征，并认为右肺下动脉干≥15mm，其横径与气管横径比值>1.07，就可诊断肺动脉高压。此外，后前位肺动脉段凸出 3～5mm，中心肺动脉干扩张而外围分支细，两者之间形成鲜明对比也是肺动脉高压的重要征象。

心脏 X 线征象为：心尖上翘或圆凸；右心室流出道增宽，表现为后前位心脏左上部膨隆和后前斜位圆锥部凸出；心前缘向前凸隆，提示右心室肥大。

(三)心电图检查

主要为右心室肥大的表现，如电轴右偏、额面平均电轴≥+90°、重度顺钟向转位、RV1+SV5≥1.05mV 及肺型 P 波(Ⅱ、Ⅲ、aVF 导联中 P 波高尖)。也可见右束支传导阻滞及低电压图形，可作为诊断慢性肺心病的参考条件。由于重度顺钟转位，在 V_1、V_2 甚至延至 V_3，可出现酷似陈旧性心肌梗塞图形的 QS 波，应注意鉴别。

(四)超声心动图检查

测定右心室流出道内径(≥30mm)、右心室内径(≥20mm)、右心室前壁的厚度、左右心室内径比值(<2)、右肺动脉内径或肺动脉干及右心房增大等指标，可诊断慢性肺心病。

(五)血气分析

慢性肺心病可出现低氧血症或合并高碳酸血症，当 PaO_2 <60mmHg、$PaCO_2$ >50mmHg 时，提示Ⅱ型呼吸衰竭。

(六)肺功能检查

肺功能检查对早期或缓解期慢性肺心病患者有意义。

六、诊断及鉴别诊断

(一)诊断

根据我国 1977 年颁布的慢性肺源性心脏病诊断标准：有慢性支气管炎、肺气肿、其他肺胸疾病和肺血管病变引起的心脏病，有肺动脉高压、右心室增大或右心功能不全表现(如 P_2 >A_2、颈静脉怒张、肝大压痛、肝颈静脉反流征阳性、下肢水肿及体静脉压升高等，心电图、X线胸片、超声心动图有右心增大肥厚的征象）可作出诊断。

（二）鉴别诊断

本病需与冠状动脉粥样硬化性心脏病、风湿性心脏瓣膜病、缩窄性心包炎及原发性心肌病等鉴别。

(1)冠状动脉粥样硬化性心脏病（冠心病）：慢性肺心病与冠心病都常见于老年患者，均可发生心脏扩大、心律失常和心力衰竭，但冠心病常有典型心绞痛或心肌梗死的临床表现，并体检、X线及心电图检查多以左室肥厚为主，可资鉴别。

(2)风湿性心瓣膜病：肺心病患者在三尖瓣区可闻及吹风样收缩期杂音，有时可传到心尖部；并可出现肺动脉瓣关闭不全的吹风样舒张期杂音，并有右心肥大、肺动脉高压等表现，易与风湿性心脏病三尖瓣病变相混淆。但风心病患者常有风湿病史，二尖瓣区有器质性杂音，结合X线片、心电图及超声心动图的特殊表现可助鉴别。

(3)原发性扩张型心肌病：本病心脏呈球形增大，常伴心力衰竭，但无慢性呼吸道疾病史，无肺动脉高压的X线表现等，可与肺心病相鉴别。

(4)缩窄性心包炎：有心悸、气促、发绀、颈静脉怒张、肝肿大、腹水、浮肿及心电图低电压等，需与肺心病相鉴别。本病多有结核病及急性心包炎病史，脉压差小，可有心包钙化等，一般通过病史、X线片、心电图等检查不难鉴别。

七、治疗

（一）急性加重期的治疗

(1)积极控制感染：急性呼吸道感染是慢性肺心病急性发作最常见的诱发因素，所以应采取积极有效措施予以治疗。一般先根据临床表现、血象、X线检查结果、感染的环境及痰涂片革兰染色结果，经验性地选择抗生素，待痰菌培养及药物敏感试验结果报告后再酌情调整抗生素。感染病原谱总体情况和趋势是：①肺炎链球菌是社区获得性感染的主要病原菌，占9%～20%。②肺炎支原体、衣原体、军团菌等非典型病原菌所占比例增加，其比例分别为1%～36%、3%～22%、1%～16%，这些非典型病原菌有1/3～1/2与肺炎链球菌合并存在，并加重临床病情，尤其多见于肺炎支原体。③对于合并COPD基础疾病者，流感嗜血杆菌和卡他莫拉菌也是社区获得性感染的重要病原菌。④医院获得性感染病原菌更加复杂，感染革兰阴性杆菌机会明显增加，常见病原菌为铜绿假单胞菌、大肠埃希菌、肺炎克雷白菌、不动杆菌、金黄色葡萄球菌，特别是耐甲氧西林的金葡菌有增加趋势。在长期反复应用抗生素的患者，高耐药的革兰阴性杆菌将成为主要病原菌。肺炎链球菌耐青霉素菌株近年来在世界许多国家和地区显著增加，我国大中城市的耐药率也在20%以上，但大多属于低度耐药，头孢呋辛、头孢替安、头孢曲松钠、头孢噻肟钠等第2与第3代头孢菌素，以及高剂量阿莫西林、阿莫西林－克拉维酸对中等耐药肺炎链球菌都很有效。流感嗜血杆菌主要是耐氨苄西林，对联合β－内酰胺酶抑制剂复方制剂、第2与第3代头孢菌素等依然敏感，卡他莫拉菌产β－内酰胺酶的比率高达90%以上，但主要是水解青霉素，对头孢菌素依然十分敏感。肠道革兰阴性杆菌和铜绿假单胞菌耐药甚为严重，需根据各地区或医院耐药监测资料和所分离细菌的耐药敏感试验结果选择用药，一般而言，β－内酰胺酶抑制剂复方制剂、第3与第4代头孢菌素、碳青霉烯类联合氨基糖苷类或喹诺酮类是通常被推荐的方案。

总之，纵观美国胸科协会、欧洲呼吸病学会、加拿大胸科学会等推荐的指南，初始推荐方案基本相同，即β－内酰胺类加新大环内酯类或喹诺酮类，上述两种方案之一如果在近3个月使用过，则选用另一种方案。在明确病原体后，则应根据药物敏感情况用药，还应注意可能继发的真菌感染。老年人抗生素的选择则应尽量选用对肝肾功能影响较小的药物，并酌情减量，定时监测血常规及肝肾功能。

（2）保持呼吸道通畅：由于气道内炎症使分泌物增加、支气管平滑肌痉挛，加重了气道阻塞。因此，保持气道通畅是改善通气功能的主要措施。应保持病室内空气湿润，加强患者的气道湿化。痰多不易咳出者，可采用变换体位、拍背或压迫双侧季肋部等物理方法协助患者排痰；意识不清者可经气管导管定期吸痰。给予黏液溶解剂（如乙酰半胱氨酸、α 糜蛋白酶）及祛痰药（溴环己胺醇）可有助于患者排痰。适当应用支气管舒张药可解除支气管平滑肌痉挛。常用选择性 β_2 受体激动剂、茶碱类药物及抗胆碱药物等，前者常用药物有沙丁胺醇、特布他林、非诺特罗等，长效制剂有丙卡特罗、沙美特罗及福莫特罗等，使用其溶液或气雾剂雾化吸入较口服用药效果为佳。茶碱类药物的最佳血药浓度（10～20mg/L）与其中毒量十分接近（>20mg/L），故主张通过测定血浆茶碱水平来调整茶碱的剂量。近年来推出的长效制剂，如多索茶碱（doxofy11ine）、茶碱缓释片，用药次数少、不良反应小，可维持恒定的血浆水平，是用于维持治疗的理想药物。常用抗胆碱药物为溴化异丙托品，其与 β_2 受体激动剂并用效价更佳，如可比特气雾剂含溴化异丙托品及沙丁胺醇。老年人通常基础疾病为 COPD，可应用肾上腺皮质激素治疗，有利于消除气道的非特异性炎症。病情严重者可给予氢化可的松（200～300mg/d）或甲泼尼龙（40～80mg/d）静脉滴注 3～5 日，同时可给予倍氯米松、布地奈德或氟替卡松气雾剂或溶液吸入。近年来，长效 β_2 受体激动剂联合激素雾化吸入，如舒利迭（沙美特罗/氟替卡松）、信必可都宝（氟莫特罗/布地奈德），不论是急性加重期还是维持用药都有很好疗效。

（3）纠正缺氧及二氧化碳潴留：慢性肺心病并发呼吸衰竭的治疗，主要是纠正缺氧、降低血二氧化碳浓度。合理的氧疗可提高动脉血氧分压，降低呼吸肌作功及肺动脉高压，减轻右心负荷。一般采用控制性低浓度给氧。适当应用呼吸兴奋药，可增加通气量、改善缺氧并促进二氧化碳排出，用药前应先通畅气道，剂量不宜过大，时间也不宜过长。严重呼吸衰竭的患者可行机械通气治疗。对于意识清楚者，应先使用面罩无创正压通气治疗，降低 $PaCO_2$；如效果不佳，应及时建立人工气道行呼吸机辅助通气。通气模式可采用间歇正压呼吸，或加压间歇指令通气，伴肺水肿或急性呼吸窘迫综合征者可加呼气末正压通气，待患者意识清楚、自主呼吸稳定、潮气量超过 10ml/kg、动脉血氧分压大于 8kPa（60mmHg）、高碳酸血症纠正后，即可撤离呼吸机。

（4）降低肺动脉高压与控制心力衰竭：目前认为长程氧气疗法和某些血管扩张药可降低肺动脉压力，前者是指每日低浓度鼻导管吸氧 15～18 小时，可明显降低静息或运动时的肺动脉压力。全身性血管扩张药大多对肺血管也有扩张作用，如直接扩张血管平滑肌的药物钙离子拮抗药硝苯地平、α 受体阻滞剂酚妥拉明、ACEI 药物卡托普利以及 β 受体激动药、茶碱类、依前列醇等，均可不同程度地降低肺动脉压力。但应注意这些药物对心排血量及动脉血压的影响。另外，心钠素、脑钠素及一氧化氮吸入也有降低肺动脉压力的作用。

慢性肺心病是以右心病变为主的全心病变，可发生右心衰竭、急性肺水肿或全心衰竭，并且心力衰竭往往与呼吸衰竭并存。因此，治疗心力衰竭前应先治疗呼吸衰竭，一般随着呼吸功能的改善，急性增高的肺动脉压可随之下降，右心室负担减轻，轻症心力衰竭患者可得到纠正。经抗感染及改善通气后心率仍未纠正者，可应用利尿药降低心脏前负荷，应用血管扩张药减低心脏后负荷，应用正性肌力药物（如 β_1 受体激动剂多巴酚丁胺、磷酸二酯酶抑制药米力农等）及洋地黄类强心药（如毒毛花苷 K）以增强心肌收缩力。注意洋地黄制剂仅适于用利尿药治疗后仍水肿，或以右心衰竭为主而无明显感染征象者，或发生急性肺水肿者。用药剂量为常规剂量的 1/2～2/3，疗程 3～5 日。

（5）抗凝治疗：应用普通肝素或低分子肝

素防止肺微小动脉原位血栓形成。

（二）缓解期的治疗

针对不同病因作相应的治疗。慢性肺心病患者常有免疫功能降低及呼吸肌疲劳，故应加强营养支持治疗，增强免疫功能，积极进行呼吸锻炼，改善缺氧，并且进行中西医结合综合治疗。

八、预防

（1）改变不良生活习惯，提倡戒烟。

（2）积极防治各种原发病。

（3）提高人群的卫生知识，增强抗病能力。

（4）老年慢性肺心病患者的预防：老年人机体抵抗力弱，肺心病急性发作时病情重、变化大，尤其在寒冷季节最易加重，因此，老年肺心病患者的预防更为重要。①增加御寒能力，进行防寒训练，冬季外出加强保暖，避免受凉感冒。②防止患者过度疲劳，避免参加增加心肺负荷的活动。③防止有害气体吸入，避免油烟刺激呼吸道，保持空气新鲜，注意室内通风。④适当加强体育锻炼，如慢跑、散步、打太极拳等，增强机体对外界的适应能力和抵抗力。⑤如果出现上呼吸道感染及急性支气管炎要及时治疗。

（王蓉美　李凤芝）

参考文献

1. 朱红，姚婉贞等．北京市农村地区慢性肺源性心脏病流行病学调查结果及分析．中国呼吸与危重监护杂志，2007(06)

2. 杨瑞红，何权瀛．慢性肺源性心脏病的病因与发病机制．新医学，2005(09)

3. 周永红．慢性肺源性心脏病的中西医结合治疗．中外健康文摘，2008(01)

4. 杨丽敏，刘学军．BiPAP 无创呼吸机治疗慢性肺源性心脏病急性加重期临床观察．中西医结合心脑血管杂志，2008(01)

5. Sinuf T, Cook DJ, Randall J, et al. Evaluation of a practice guideline for noninvasive positive pressure ventilation for acute respiratory failure[J]. Chest ,2003,123:2062

第五节　老年肺结核

老年肺结核是指在老年期发病或在老年前期发病未彻底治愈而迁延至老年期的肺结核病。随着人均寿命的延长，我国人口日趋老龄化，伴随当今世界范围内结核病的卷土重来，老年肺结核患病率明显升高，已成为老年医学研究的主要课题之一。

一、流行病学

自 1979 年至今，我国先后进行了四次全国性结核病流行病学抽样调查（流调），结果表明，我国结核病疫情下降缓慢，与世界其他国家相比，严重性仅次于印度，位居全球第二。我国结核病之所以未能得到有效控制，与老年肺结核的流行有关。流调资料表明，老年肺结核组与其他年龄组比较有三高一低：患病率高，菌阳率高，死亡率高，而发现率低。四次流调结果均显示，肺结核患病率和涂片结核菌阳性（涂阳）患病率随年龄增长逐步升高，并于 60～75 岁达高峰。肺结核患病年龄高峰每隔 10 年向后推移 5 岁。以 2000 年全国结核病流调报告为例，我国活动性肺结核男性在 50 岁以后患病率呈直线上升，75 岁达最高峰，为 3167/10 万；女性 65 岁以后患病率迅速上升，75 岁达最高峰，为 878/10 万。60 岁以上组的受检人群只占总受检人口的 11.7%，而活动性肺结核患者却占各类病例的 40.9%，显示老年人口中，结核病问题较其他年龄组更为严重。涂阳和菌阳肺结核患者的构成比均随年龄的增长而增加，60 岁以上组为 37.1%、41.6%，老年初治和复治涂阳患病率分别为 251.1/10 万和 190.1/10 万，数倍高于其他年龄段，成为主要传染源。2000 年上海市老年结核病的流行病学调查显示：肺结核的死亡率随年龄的增高而增加。2000 年肺结核死亡率为 1.89/10 万，≥65 岁者高达

112. 34/10 万。

最近的流调结果也提示，在成年以后的各个年龄段中，老年人肺结核的发现率是相当低的，老年肺结核的发现率仅有 30. 8%，即便是涂阳肺结核，发现率也仅为 37. 3%，与高患病率明显不符，这就意味着我国尚有大量患有开放性肺结核的老年人没有被发现，他们流散在社会各个区域与阶层，成为结核病传播三环节的主要动力，进而加剧结核菌传播的进程。

二、易患因素

尽管老年人肺结核发病率较高，但毕竟只是少数老年人发生肺结核，这就意味着这些老人存在某些易患因素。这些易患因素包括：与排菌的结核患者密切接触；更年期全身生理性改变；有较严重的基础疾病存在如慢阻肺、矽肺、糖尿病、癌症、精神病等；因不同原因引发的免疫功能低下：慢性酒精中毒、胃大部切除、营养不良、慢性肾病、淋巴瘤、结节病、器官移植术后、长期使用大量激素和其他免疫抑制剂（如支气管哮喘、类风湿性关节炎等患者），其中以糖尿病、矽肺和免疫功能低下最为突出。

三、发病机理及病理学特点

（一）发病机理

（1）内源性复燃：儿童和青少年时期原发性结核病，早期血行播散的结核菌可在肺和其他器官形成潜伏灶，进入老年期后，由于免疫功能下降，呼吸器官退行性变，患糖尿病等和免疫抑制剂的应用，均可使潜伏灶内的结核菌重新繁殖起来，发生老年肺结核。另外，现在的老年人都出生于 40 年代前后，他们经历了我国结核病流行最为严峻的时段，绝大多数人在童年和青年时代已经感染过有毒力的结核菌。这些当年已感染过结核菌的人群即使没有肺结核病变，由于内源性复燃的缘故，也将继续发生肺结核。目前认为内源性复燃是老年肺结核的主要发病机制。

（2）外源性再感染：是指老年人初染（老年前期未感染，进入老年期首次感染）、再染（发病前曾患结核已生物学治愈，再次从外界感染发病，此种情况极少见）或重染（老年期前已感染，到老年期后重新感染发病）。外源性发病在疫情较重的国家和地区起主要作用。

（3）老年前期结核病的延续：一些老年前期结核病未治愈，病程延续进入老年期，成为老年肺结核。

（4）免疫功能低下：结核患者免疫功能中细胞免疫占主导地位。老年人由于胸腺退化，骨髓造血干细胞减少、外周血免疫细胞数减少、T 细胞亚群组成及其活性等均降低，导致细胞免疫功能下降，使之易重新感染肺结核或原潜伏的肺结核病灶重新活动。有研究表明，老年结核患者结核菌素皮试阳性率为 67. 6%，显著低于一般成人组的 86. 2%，进一步提示老年人免疫力低下的存在。

（二）病理学特点

老年患者因大多合并慢性支气管炎、肺气肿，病理组织学检查可见支气管与细支气管管腔狭窄、闭塞，肺泡大量破坏，毛细血管床减少、断裂，肺循环障碍，肺泡腔内渗出受抑制，加剧了肺组织局部免疫能力的下降。70 岁以上老年活动性肺结核剖检病例往往在气肿腔的壁上见干酪物质形成，并发现结核菌，气肿腔逐渐变成了空洞，这是老年肺结核病理的重要特征。如将老年与青年结核的空洞进行比较，一般老年肺结核空洞壁的特异性反应减弱，尤其是类上皮细胞转化、淋巴细胞浸润和结核性肉芽肿的发育均远不如青年人，这可能与迟发型变态反应减低有关。同时，老年肺结核病灶缺乏局限化，多以支气管播散或血行播散的形式在两侧肺的中下野产生多个大小不等、边界不清的腺泡结节状病灶。

四、临床表现

老年肺结核往往缺乏典型的临床表现，无症状者可占 27. 8%。其临床特点：

（1）男性明显多于女性，大约为女性的 4 ~

8倍。

(2)发病隐匿、症状不典型为其重要特征：发热可能不明显，中度以上发热者不及1/4，咯血大约只占青年人结核的半数，盗汗相对少见。而咳嗽、咳痰等症状常见，极易误诊为慢性支气管炎、肺气肿、肺部感染等。较多的心悸、胸闷、气短、乏力、食欲减退、浮肿、头晕等症状常使诊断方向更加模糊。

(3)慢性纤维空洞型和血行播散型肺结核患者数明显增多。

(4)病变范围广泛、空洞型者多，有报道占53%。

(5)菌阳性率高：文献报道老年肺结核痰菌阳性率高于其他年龄段肺结核，可高达50%～70%，部分患者甚至长年排菌，成为慢性传染源。

(6)病程迁延，难治、复治患者多，部分老年人发病隐匿，症状不明显，胸部影像不典型，不易及时诊断，使病程迁延。不规则治疗多，难治、复治患者多。

(7)并发症多。

(8)治疗效果较差，无论初治、复治，疗效均较差。疗效差可能与诊断不及时，病情严重，合并症多，抗结核药物应用受限以及免疫功能低下有关。

(9)老年肺结核的另一重要特点是误诊率高：有报道老年肺结核的误诊率达35.6%，易误诊为慢性支气管炎、肺炎、冠心病、肺心病、肺癌等。许多老年肺结核患者表现为临床症状与肺部病变严重程度不一致的分离现象，往往症状轻，病变重。另外，因缺乏典型的临床表现、非特征性的影像学改变，以及病史的不准确性是导致误诊的主要原因。

五、并发症

有文献报道，老年结核并发症高达10.2%～38.1%，重症肺结核多见。

(一)合并肺外结核

老年肺结核合并肺外结核者多见。包括结核性脑膜炎、腹膜炎，骨、肾、肠、附睾及淋巴结结核等。

(二)非结核并发症

非结核并发症可达80%，其中呼吸系统占78.5%，包括肺部感染、肺纤维化、肺不张、肺大疱、肺气肿、气胸、慢性支气管炎、支气管扩张、呼吸衰竭及肺癌(文献报道与肺癌并存率为27.3%，以鳞癌为主)。其他有肺心病，以及心、肝、肾功能不全等。

(三)合并糖尿病

糖尿病是老年肺结核值得重视的并发症，两病并发率约为15%，两病并发以糖尿病先发生者居多。因此，糖尿病患者应定期做胸部X线检查，或当出现呼吸道症状、胸部X线发现肺部阴影时应注意除外结核感染，对于结核菌素试验强阳性，疑有潜伏结核病的糖尿病患者应给予预防性抗结核治疗。另外，老年肺结核患者经积极治疗后，病变持久不愈或反复恶化，病变较广泛，痰菌持续阳性，应警惕糖尿病并发的可能，应尽早行相应检查，并尽量将血糖控制在正常范围。

六、实验室检查

(一)痰结核杆菌的检查

痰结核菌阳性是确诊本病的主要方法，老年肺结核痰菌阳性率约为50%。临床拟诊肺结核者应先做痰涂片或集菌法查抗酸菌3次，并行结核菌培养，对于复治、难治、耐药率高的老年肺结核，药敏试验和菌型鉴定是必不可少的，不仅有助于了解患者耐药情况和指导选择用药，也有助于与非结核分枝杆菌肺病相鉴别；此外，还可应用脱氧核糖核酸探针和使脱氧核糖核酸扩增的聚合酶链反应(PCR)；对无痰患者还可通过纤维支气管镜采痰涂片和培养找结核杆菌。

(二)血液检查

多数老年活动性肺结核患者血沉加快；粟

粒型肺结核的老年患者可有全血性贫血，白细胞减少或偶见类白血病反应而白细胞高达 3～4 万。老年慢性重症肺结核患者由于慢性消耗、营养低下，结核菌长期刺激肝脏，抗结核药物不良反应以及低氧血症常导致贫血和肝功能异常。

（三）结核菌素皮肤试验

结核菌素试验广泛应用于检出结核分枝杆菌的感染，而非检出结核病，对儿童、青少年的结核病诊断有参考意义。老年人结核菌素试验阳性率随年龄增长而降低，有报道老年肺结核患者结素皮试反应弱阳性和阴性者可达 71.6%，结果阴性不能排除老年结核病。国际推荐使用的结核菌素为纯蛋白衍生物（PPD），用 PPD0.1ml（5IU）皮内注射，48～72 小时观察结果，硬结直径≤4mm 为阴性，5～9mm 为弱阳性，10～19mm 为阳性，≥20mm 或虽 <20mm 但局部出现水疱和淋巴管炎为强阳性反应。目前主张，成人及老年人结核菌素试验阴性者需在 1～3 周后复试，如第二次阳性则说明既往感染过结核菌，如第二次仍阴性，则可能为未感染者。以后一旦阳性，则视为结核菌素试验阳转，应怀疑有新感染的可能。结核菌素试验阳性不能区分是结核分枝杆菌的自然感染还是卡介苗（BCG）接种的免疫反应，因此在 BCG 普遍接种的地区，结核菌素试验对检出结核杆菌感染受到很大限制。

（四）其他免疫指标测定

鉴于老年人体液免疫功能不如细胞免疫功能低下明显的特点，检测血清中特异抗体、抗原及免疫复合物可能有辅助诊断意义。近年来，通过酶联免疫试验的方法检测毒株结核分枝杆菌的特异抗原（早期分泌抗原－6，ESAT－6 和培养滤出液蛋白－10，CFP－10）引发的体外单核细胞 γ 干扰素（IFN－γ）释放反应，可以敏感、特异地诊断结核分枝杆菌感染，并能区别结核菌感染和接种 BCG 所诱导的反应，有助于结核病的诊断。尤其对痰菌阴性肺结核的诊断意义较大。

七、胸部影像学检查

（一）胸部 X 线

胸部 X 线是诊断肺结核的重要方法，老年肺结核胸部 X 线征象不典型，复杂多样化是其特点。老年肺结核也以浸润型肺结核最多见，其他各型依次为纤维空洞型、粟粒型、胸膜炎、原发型。病灶部位在上肺野固属常见，但位于中、下肺野也不少，大约 40% 的老年肺结核有空洞形成，常伴有支气管播散。有的伴有胸膜腔积液或胸膜增厚。由于老年肺结核的发现一般较晚，最后转归常是慢性纤维空洞型（或毁损肺），特别是复治患者中属于此型者不少，且其病变范围较大，可继发支气管扩张（结核性支气管扩张症）。老年人的肺门、纵隔淋巴结结核和血行播散型肺结核所占比例相对有所增加。前者常需进一步与肺癌淋巴结转移、淋巴瘤及其他纵隔肿瘤相鉴别。老年血行播散型肺结核患者的胸片常显示在肺气肿和间质性改变基础上有弥漫性粟粒样结节影，其病灶的大小未必一致，分布也未必均匀，易与细支气管－肺泡细胞癌或血源转移性肺癌相混淆。

（二）肺部 CT 扫描

CT 扫描比普通胸片更早期显示微小粟粒结节；能准确显示纵隔淋巴结有无肿大，对胸部 X 线呈现不典型改变的肺结核诊断，以及与其他胸部疾病的鉴别诊断有较大意义。

八、纤维支气管镜检查

出于诊断、鉴别诊断和治疗的需要，纤维支气管镜检查已被广泛应用。由于老年人各器官结构和功能的变化特点，在检查适应证和禁忌证上较年轻人更为严格。

九、诊断与鉴别诊断

（一）诊断

由于老年肺结核临床表现和胸部影像学改

变均不典型，每个医务人员时刻加强对本病的认识和警惕是及时作出正确诊断，减少漏诊、误诊的前提和保障。

1. 老年肺结核诊断要点

（1）病史：是诊断中极为关键的一个环节，因老年人多有程度不等的记忆力减退，常常难以完整回忆过去病史，即便是现病史也可因为老年性耳聋、言语不清、智力降低或精神障碍而难以采集完整，须请家属或护理人员帮助回忆、补充，这就需要主治医生具有高度的责任心和耐心，否则就有可能因为病史的不准确性而发生诊断上的误导。病史包括：有无相关危险因素；有无既往陈旧性肺结核或肺外结核而未接受化疗，或肺结核不正规治疗而判断为“治愈”的病史。

（2）提高对老年肺结核临床特点的认识：凡老年人慢性咳嗽、咳痰、气短、乏力、消瘦、持续低热，或原有呼吸道症状加重超过2周，用抗炎药物治疗无效，要考虑肺结核可能；对原因不明的头痛、神经精神症状及腹痛、腹泻等症状须考虑是否为肺结核所致。

（3）重视辅助检查：胸片是诊断本病最简捷的方法，但注意老年患者X线片常不典型，易被合并的其他肺部疾患所掩盖，必要时做肺部CT及纤维支气管镜检查；痰结核菌阳性是确诊本病的最重要依据，因患者可以间歇排菌，需连续多次查痰；结核菌素试验强阳性有助于诊断，因老年人多数免疫功能低下，阴性结果并不能排除诊断。

（4）高度怀疑本病的患者可行抗结核药物诊断性治疗，有效者有助于诊断。

2. 老年血行播散型肺结核的临床特点

老年血行播散型肺结核发病呈上升趋势。

（1）结核接触史和结核患病史是老年血行播散型肺结核的主要诱因，但有高达40%的患者无明显诱因可寻。

（2）缓慢起病或亚急性起病者占半数以上，发病多隐匿。

（3）常合并有基础疾病使临床表现呈多样化，症状不典型，咳嗽、胸闷、气短较多见，而发热、盗汗不明显。有的以中枢神经系统或消化系统症状就诊，给诊断造成困难，误诊率较高。

（4）典型的X线征象少见，早期X线胸片仅显示肺纹理增强；粟粒阴影的密度、分布不均匀，而密集于两下肺及肺中叶，易与肺真菌病、细支气管肺泡癌和血源性转移肺癌相混淆。慢性支气管炎、肺气肿、肺部感染、胸膜肥厚、钙化等X线改变常掩盖血行播散型肺结核的诊断。

（5）结核菌素皮肤试验阳性率和痰菌阳性率低。

（6）合并症多，预后差。据文献报道，老年血行播散型肺结核的患者合并结核性脑膜炎者可达67%，死亡率为50%，故应引起高度重视。由于老年群体的特殊性，常常缺乏发热、头痛、呕吐等典型结脑症状，有些仅表现为反应淡漠、记忆力减退，因此对诊断为血行播散型肺结核的患者，应常规做腰穿查脑脊液，并行头颅CT检查，确定是否存在结脑。同时，老年血行播散型肺结核患者常合并呼吸道感染，易发生呼吸衰竭、心力衰竭、感染性休克、脑水肿和严重的水电解质紊乱。

（7）由于老年患者免疫功能低下，有时可出现无反应结核，即结核性败血症，临床表现持续高热、肝脾肿大、骨髓抑制或见类白血病反应，但症状和普通X线表现常不典型，亦可缺如，需行肺部CT检查，肝脏或骨髓穿刺查结核菌阳性率较高，部分患者尸检方可确诊。

（8）眼底检查50%～60%的患者在脉络膜上可找到粟粒结节。

3. 老年结核性胸膜炎

老年结核性胸膜炎多合并肺结核，2/3的患者起病缓慢，发热、胸痛少见。胸水量相对较少，血性胸水多见，与癌性胸水鉴别困难时，应尽早进行多指标联合检查或胸膜活检。胸膜肥厚和包裹性积液相对较多。

（二）鉴别诊断

由于老年肺结核的不典型性，诊断时要特别注意和慢性支气管炎、细菌性肺炎、职业性肺病、肺癌等进行鉴别诊断。同时也要注意老年肺结核与这些疾病并存的可能。

十、治疗与预防

（一）治疗

老年肺结核的治疗仍要坚持“早期、规律、联合、适量、全程”的原则，但要结合老年患者依从性差、年老体衰、耐受性差、感染菌株的耐药率高以及合并症多的特点，制订合理的治疗方案。

1. 化学治疗（简称化疗）

老年肺结核的化疗方案及注意事项如下。

（1）对老年初治肺结核患者：可选用2HRZ（E）/7HR（E），治疗9个月；对于复治及久治不愈、具有不可逆的纤维空洞的老年患者，其致病菌很可能是耐药甚至耐多种药物（MDR－TB），应根据既往用药史和药敏试验结果，选择3～4种敏感药物治疗1年左右。

（2）减量用药：老年人体内含水量偏少，血浆白蛋白偏低，肝肾功能降低，引起血药浓度高或代谢延缓，致使药物的毒副反应发生率较青壮年为高。抗结核药每日剂量应减至青壮年药量的2/3～1/2。一般剂量：利福平300mg/d；异烟肼200mg/d；吡嗪酰胺1.0g/d；乙胺丁醇0.75g/d。

（3）避免使用毒副反应大而效果较差的抗结核药物：如对氨柳酸、环丝胺酸和卡那霉素等。氨基糖苷类原则上应避免使用，若必须应用应减少用量或改为间歇用药，每周监测听力、前庭功能和肾功能。用药时间应缩短，以1～2个月为宜。慢性肝病、肾病、肝炎病毒携带者，嗜烟的高龄患者应避免使用利福平，必须用时应减少用药量并与保肝药伍用，以减少肝损害。也可选择利福喷丁0.45～0.6g，1～2次/周。用药期间监测肝、肾功能，有条件的地方做血药浓度监测，指导用药。

（4）老年人常并存多种慢性病，或正在接受着多种相应的药物治疗，再加用多种抗结核药，应注意药物间的相互作用。

2. 化疗管理

老年人对自己的疾病往往不介意，比较偏执、主观而不合作，或对治疗失去信心，或因经济拮据等因素不能坚持正规用药，常常半途而废，因此必须进行化疗管理，以全程督导（“点方案”：在医务人员面视下监督患者服药短程化疗）最佳。全程管理不规范实施往往易导致化疗失败。

3. 其他辅助治疗

免疫增强剂的应用，老年人免疫功能减退，化疗同时加用免疫调节剂如胸腺肽注射液、母牛分枝杆菌制剂等可以提高治疗效果。

4. 营养支持疗法

老年肺结核患者由于疾病的消耗，胃肠功能紊乱，容易引起营养不良。治疗老年肺结核时，切不可忽视营养支持疗法，只有在患者全身状况得到改善的基础上，抗结核药物才有可能发挥最佳效果。

5. 重视合并症的治疗

老年肺结核合并症比年轻人高两倍，因肺结核合并症死亡的老年肺结核患者比青年人高4倍。老年肺结核合并症中以心血管疾病危害最大，死亡率高；其次为糖尿病、肺部继发感染。此外，老年人常合并有老年痴呆、抑郁症、偏执狂状态、神经症等精神病，因此，对老年患者必须进行包括精神心理因素在内的多种合并症的综合治疗才能改善预后。

6. 外科治疗

胸外科手术用于肺结核治疗已逐渐减少，但由于各种原因造成的化疗失败，或肺结核有关合并症无法以内科方法解决，以及鉴别诊断方面的需要等，在全面检查心肺及其他主要脏器功能后，无手术禁忌者，下述情况可施行胸外手术治疗。

（1）经合理的抗结核药物方案正规治疗而失败，再用其他敏感药联合化疗，仍然长期排菌的肺结核患者。

（2）拟诊“结核瘤”经各种检查仍难排除肺癌者。

（3）结核性损毁肺经规则合理化疗仍持续排菌及（或）反复咯血，或时有感染者。

（4）肺结核并发大咯血，内科治疗无效者。

(5)肺结核合并反复发作的自发性气胸，经常规处理无效者。

(6)结核性支气管扩张或狭窄，伴反复感染及(或)咯血等症状者。

(7)拟诊肺门纵隔淋巴结结核，经各种检查不能排除肿瘤者。

(8)结核性脓胸，经一般处理无效者。

(二)老年肺结核的预防

老年肺结核由于不易被及时发现以至延误诊断而成为慢性传染源，又因其耐药现象严重，老年人对抗结核药物的耐受性差、依从性差，故老年肺结核较其他年龄组肺结核更易转化为难治性肺结核，对结核病的流行产生不可估计的影响。因此，应对老年肺结核予以高度重视。

老年人预防肺结核的根本措施是控制传染源，减少传播途径，增强自身免疫力，积极治疗原发疾病。

(1)积极发现及治疗肺结核患者，尤其是痰菌阳性肺结核病患者，减少传染源，是控制结核病流行的最重要措施。老年人宜尽可能与这类排菌期患者隔离。

(2)已经感染结核菌的老年人，重视正常、合理的生活方式(包括饮食、睡眠、锻炼、精神状态等)，以增强体质，是预防肺结核发病的首要措施。

(3)发生下列情况之一的老年人，宜考虑用异烟肼做化疗预防：

1)TB/HIV 双重感染者。

2)新发涂阳肺结核患者的密切接触者。

3)新近结素反应由阴转阳者。

4)下述一些疾病或医疗措施可能增加结核发病的危险，可酌情采用异烟肼化疗预防：糖尿病；长期应用肾上腺皮质激素；其他免疫抑制剂治疗；白血病、何杰金病等细胞免疫严重低下的疾病；晚期肾病；体重显著而迅速下降或慢性营养不良。

化学预防用每日 300mgINH 顿服，共 6 个月，注意对副反应的监测。

(刘 一)

参考文献

1. 2000 年全国结核病流行病学抽样调查报告[J]. 中国防痨杂志，2004，24：65－108

2. 樊晓宁，王薇，胡梦华. 老年肺结核 205 例临床分析[J]. 北京医学，1995，17：364

3. 杨玉，老年肺结核[J]. 中华结核和呼吸杂志，1996，19：199－201

4. 张敦熔主编. 现代结核病学. 人民军医出版社，2000 年

5. 谈光新. 老年肺结核的临床病理学特点[J]. 实用老年医学，2002，16：5－7

6. 肖和平，何国钧. 新世纪老年肺结核防治的重要性[J]. 老年医学与保健，2003，9：4－6

7. 崔秀琴，肖志坚，韩伟. 120 例老年血行播散型肺结核临床分析[J]. 中国防痨杂志，2006，28：190－191

8. 马屿，朱莉贞，潘毓萱，主编.《结核病》. 人民卫生出版社，2006 年 12 月

9. 刘一，张波，王安生等. 外周血单核细胞 γ 干扰素分泌反应在涂阴肺结核诊断中的意义[J]. 中华结核和呼吸杂志，2007，30：304－305

第六节 肺 癌

原发于支气管－肺的癌简称肺癌，为当前世界各地最常见的恶性肿瘤之一，发病率在多数国家仍在升高。据世界卫生组织 1998 年报告，1997 年全世界死于癌症的人共 6235 万，肺癌占 19%，其中发达国家 66 万，发展中国家 55 万。我国肺癌在城市中占常见恶性肿瘤的首位，在农村占第三位。发病率也有明显增高的趋向，已经引起广泛重视。近年来，在对于肺癌的流行病学调查、病因学研究、早期诊断、预防和综合治疗方面有了相当进展。

一、流行病学

20 世纪初肺癌在全世界都是罕见的肿瘤。但在 20 世纪，特别是在 20 世纪中叶以后，首先

是在发达国家，以后是在发展中国家其发病率和死亡率迅速增高。美国从20世纪40年代到80年代，男性肺癌发生率提高，几乎每年增高3%。但在1984年以后，由于开展戒烟运动，发病率已不再上升。同期女性肺癌由7/10万人上升到35/10万人，而且仍在不断升高，1987年美国女性死于肺癌的人数已超过乳腺癌，已占常见肿瘤的首位，在1998年美国肺癌死亡占癌症死亡总数的28%~29%。2004年，美国肺癌男女发病分别为93 110和80 660人，发病率位居肿瘤的第三位(173 770人)，仅次于乳腺癌(217 440人)和前列腺癌(230 110人)，但死亡率却居首位(160 440人)，远远超过乳腺癌(40 580人)和前列腺癌(29 900人)所致的死亡人数。

我国1973~1975年全国肿瘤死亡回顾调查表明，肺癌居男性常见恶性肿瘤的第4位，居女性常见恶性肿瘤的第5位。1990~1992年的抽样调查表明，肺癌病死率男性由70年代的9.94/10万提高到21.96/10万，增加了120.93%；女性由4.59/10万提高到8.74/10万，增加了90.41%。肺癌在肿瘤死亡中城市由原来的第4位上升为第1位；农村上升最快的也是肺癌。

据世界卫生组织发布的最新统计：2006年全球60岁以上人口为6.5亿，约占全球人口的11%；预计全球60岁以上人口到2025年将达12亿；到2050年将达20亿，届时约占全球人口的22%。根据联合国有关规定，一个国家总人口中≥60岁以上人口超过10%，或≥65岁的老年人所占比例超过7%，便被称为“老年型”国家。我国在2000年底已经进入“老年型”国家的行列，截至2006年底，我国≥60岁以上的老年人口数量已经超过1.5亿人，约占全国总人口的11.5%，≥65岁的人口为1.04亿人，约占全国总人口的7.9%，成为全球老龄化速度最快、老年人口最多的国家。随着新中国成立后50年代出生高峰的人口即将进入老年，我国的人口老龄化速度将进入快速发展时期。预计到2015年突破2亿人，2020年，我国≥65岁的老年人口比重将从现在的7.9%上升到11.8%，预测当峰值到来时≥65岁的老人比例将达到23%。并预计2027年我国老年人总数将超过3亿人，2044年将达到4亿人。另据最新的统计数字表明，许多省会城市的人均寿命预计值已接近80岁。人口自然增长和人口老龄化是目前生活方式疾病如癌症、高血压、冠心病和糖尿病发病率骤升的重要因素。因此，人口自然增长和人口老龄化是我国恶性肿瘤的一个主要原因，肺癌是值得高度重视的一个老年病。

在世界范围内，肺癌是发病率和死亡率最高的癌症，并且超过50%的肺癌患者年龄在65岁以上，70岁以上的占30%~40%。依据美国的流行病学资料，在发达国家诊断肺癌时的中位年龄男性是69岁，女性是67岁。随着社会人口的老龄化，老年肺癌的患者数还会增加。我国卫生部2006年公布的数据表明：2005年我国癌症死亡居65岁以上人群死亡原因的首位。在因癌症死亡的人群中，每死亡4人中，即有1人是死于肺癌。在西方国家肺癌是70岁以上癌症患者的主要死因；在我国肺癌已经成为危害65岁以上老年人健康的常见病和多发病，居恶性肿瘤死因的首位。英国著名肿瘤学家R. Pito预测，如果我国吸烟和空气污染不控制，到2025年我国的肺癌患者将超过100万人，成为世界第一肺癌大国。

自40岁以后肺癌的发病率迅速上升，在70岁达高峰，70岁以后略有下降。在全部病例中，40岁以下的患者占10%，男女比例约为2:1。但在高发区如上海市、北京市和云南个旧市发病年龄比全国平均约低10岁左右，男女差别也不显著。

二、病因学

由于呼吸道是一开放的系统，和皮肤一样与外界有直接接触，所以在已知的致癌因素中大部分都可致肺癌。流行病学和职业癌的研究已为寻找和确定肺癌病因提供了大量可靠的线索和依据。有关肺癌的病因已有很多研究，虽

然肺癌的病因和发病机制尚未完全清楚,但现有的研究资料表明与下列因素有关:

(一)吸烟

吸烟与肺癌的关系已经被大量事实证明,吸烟,特别是吸纸烟,是肺癌死亡率进行性增加的首要原因。烟雾中的尼古丁、苯并芘、亚硝胺和少量放射性元素钋等均有致癌作用,尤其易致鳞状上皮细胞癌和未分化小细胞癌,动物实验中也可通过纸烟烟雾和焦油诱发肺癌。

早在20世纪50年代,美国、加拿大、英国和日本都进行了回顾性调查,证明吸烟男性肺癌的死亡率为不吸烟男性的8~20倍,纸烟的消耗量与肺癌死亡率的增长呈正相关。英国著名的肿瘤学家多尔(R. Doll)曾认为肺癌增加的原因可能是由于汽车的增多,但统计材料说明吸烟是最重要的因素。资料说明每日吸烟25支以上的人肺癌发病率为2.27/千人年。每日吸15~24支者,肺癌发病率为1.39/千人年。吸1~14支者为0.57/千人年。Wynder等并进一步说明,虽然带滤嘴的纸烟可在一定程度上降低肺癌的发病,但吸烟者仍远高于不吸烟者。另外,值得注意的是开始吸纸烟年龄对肺癌的发病也有明显影响,平山和Hammond调查表明:19岁以下青少年开始吸烟的人死于肺癌的机会更大,上世纪末的流行病学调查报告指出,我国城市中学生中吸烟的比例可占30%~40%。妇女吸烟的问题也日益严重,在她们中间肺癌的发病率和死亡率也显著增加。

严格设计的回顾性和前瞻性调查结果表明,与不吸烟者比较,吸烟者发生肺癌的危险性平均高9~10倍,重度吸烟者至少可达10~25倍。吸烟量与肺癌之间存在着明显的量效关系,开始吸烟的年龄越小,吸烟时间越长,吸烟量越大,肺癌的发病率和死亡率越高。一支烟的致癌危险性相当于1~4mrad的放射线,每天吸30只纸烟,相当于120mrad的放射线剂量。被动吸烟或环境吸烟也是肺癌的病因之一。丈夫吸烟的非吸烟妻子中,发生肺癌的危险性为夫妻均不吸烟家庭中妻子的2倍,而且其危险性随丈夫的吸烟量而升高。

令人鼓舞的是戒烟后肺癌发病危险性逐年减少,戒烟1~5年后可减半。美国的研究结果表明,戒烟后2~15年期间肺癌发生的危险性进行性减少,此后的发病率相当于终生不吸烟者。

(二)放射线

肺是对放射线敏感的器官之一。日本原子弹受害者和既往因患关节炎照射过脊椎的患者肺癌的发病率有一定增高。但电离辐射致癌的最初证明是来自Schneeberg-joakimov矿山的资料,该矿内空气中的子体浓度高,诱发的多是大支气管的小细胞癌。此后,美国Colorado高原铀矿、南非铀矿、加拿大纽芬兰萤石矿等井下工人陆续发现小细胞肺癌的发病率比预期高数倍。Sacomano等计算,当氡及其子体的受量积累超过120工作水平/日(WLM)时发病率开始增高。而超过1800WLM则显著增加达20~30倍。将小鼠暴露于这些矿山的气体和粉尘中,可诱发出肺肿瘤。

(三)大气污染

无论是美国还是英国,城市居民的肺癌死亡率均高于乡村,而且随城市化的程度而升高。中国的重工业城市(沈阳、微山)的肺癌死亡率也高于轻工业城市。大气污染与肺癌的死亡率有关,提示大气污染在肺癌发病中的作用。在重工业城市大气中,存在着3,4苯并芘、氧化亚砷、放射性物质、镍、铬化合物、不燃的脂肪族碳氢化合物等致癌物质。污染严重的大城市中,居民每日吸入的空气中的苯并芘量可超过20支纸烟的含量,并增加纸烟的致癌作。大气中苯并芘含量每增加1~6.2g/1000m^3,肺癌的死亡率可增加1%~15%。

(四)职业因素

工业生产中接触与肺癌发病有关的特殊物质,如石棉、砷、铬、镍、铍、煤焦油、芥子气、三氯甲醚、氯甲甲醚、烟草的加热产物,以及铀、镭等放射性物质衰变时产生的氡和氡子气，电离辐射和微波辐射等。这些因素可使发生肺癌的危险性增加3～30倍。从接触到发生肺癌的时间与暴露的程度有关，通常超过10年，平均为16～17年。其中石棉是世界公认的致癌物质，可能是人类肺癌中最常见的职业因素。接触石棉的工人中，肺癌、胸膜和腹膜间皮瘤的平均发病率较高，潜伏期可达20年或更久。此外，铀暴露和肺癌发生之间也有很密切的关系，特别是小细胞肺癌，吸烟可明显加重这一危险性。针对化学致癌物的研究较多，以下是部分相关因素的研究结果。

1. 苯并芘

3,4－苯并芘（简称苯芘）具有强烈的致癌作用，小量即能引起大鼠和金黄地鼠肺的鳞癌。许多工业城市中肺癌死亡率与其空气中苯芘的含量相关。污染严重的大城市中，估计居民每日吸入空气中苯芘量超过20支纸烟的含量。Sawicki计算大气中苯芘每增加6.2μg/1000m³，肺癌死亡率约增加15%；Hitosugi则推算苯芘每增加lpg/1000m³，肺癌发病率将增高1%，很多资料说明空气中的苯芘与吸烟有协同作用。云南宣威县农村肺癌发病率很高，且女性多于男性。病理类型以腺癌为主，初步调查很可能与生活中小环境苯芘的污染有关。

2. 砷

砷可引起皮肤癌、肺癌和肝癌。长期吸入含砷化合物所致的肺癌以鳞癌为主，其次是未分化癌。有关砷化物引起职业癌的报道已有很多，其中不少为多部位的原发癌。足以诱发癌的吸入量差异很大，我国云南锡矿山的氧化矿中平均含量1%，坑下作业环境中含砷量和矿工肺组织中难溶性砷含量为其他地区肺癌的几十倍。因此，目前认为砷也是主要的致癌因素之一。矿工中同时患肺癌和皮肤癌或砷性皮炎的相当多见。应用含砷矿尘诱发大鼠的肺鳞癌已获成功。

3. 其他相关致癌物

石棉、铬、镍、煤焦、芥子气、异丙油、矿物油、二氯甲醚、氯甲甲醚及烟草的加热产物都在一定程度上与肺癌的发生相关。很多金属和非金属化合物具有致肺癌的作用，近年来比较受到重视的是石棉。世界卫生组织（WHO）和国际癌症研究所（IARC）研究认为，短纤维的石棉粉尘具有引起肺癌和胸膜间皮瘤的作用。石棉吸入与吸烟有协同作用。在石棉矿工作的吸烟工人死亡率为一般吸烟者的8倍，为不吸烟又不接触石棉的人的92倍。甚至有人报告石棉厂人家族中也有肺癌增多的趋向，认为是通过工作服的污染或居住在石棉厂附近吸入少量石棉粉尘所致。致肺癌的无机物有铬、镍、镀，有机物有二氯甲醚、氯甲甲醚和氯乙烯等。

4. 肺的其他疾病

不少资料说明，在已愈合的肺内结核疤痕处易发生肺癌，有慢性支气管炎者肺癌发生率较无此疾患者高1倍。上海市卢湾区分析肺癌患者有结核病史者占24%，有慢性支气管炎者占34%；北京市东城区225例肺癌患者中有结核病史者占7.2%，有慢性支气管炎和支气管扩张者占17.3%；但也有相反的资料。还有人注意到结节病、硬皮病的患者也都易发生肺癌。有人统计2544例结节病患者中肺癌的发病率为一般居民的3倍，硬皮病患者易发生肺泡癌。

5. 营养因素

据估计在全部人类癌症中有1/3是由于营养因素造成的，因此，营养与肺癌的关系是目前被广泛重视的另一领域。维生素甲（A）及其类似物（如β－胡萝卜素，通称维甲类）与上皮分化有关；食物中如缺少维生素甲类，实验动物对致癌物质的敏感性增强，如补充天然维生素甲类，实验动物的皮肤、气管、支气管、子宫、胃等的上皮组织均有预防化学致癌的能力。维生素A类能抑制正常细胞因受辐射、化学致癌物或病毒引起的细胞转化过程，能抑制由化学致癌物诱导的大鼠移行细胞癌和鳞状细胞癌。在组织培养中，加入维生素A类可以使上皮的鳞状化生消失，抑制肿瘤细胞生长。进一步研究证明维生素A类能作为抗氧化剂直接抑制甲基胆蒽、苯芘、亚硝胺的致癌作用，还能抑制某些致癌物与DNA的结合，而有拮抗促癌物的作用。可直接干扰癌变过程。此外，维生素甲类对控制许多上皮组织的正常分化和生长是必不可少的，对基因表达有调控作用。在美国开展的大规模前瞻性人群观察结果表明，食物中天然维甲类β-胡萝卜素的摄入量与几年后癌的发生呈负相关，且其中最突出的为肺癌。此外，还有很多资料表明微量元素硒、锌等与癌的发生呈负相关，土壤中硒、锌含量低的地区癌的发病率较高。硒、锌在动物中也有抑制化学致癌物诱发乳腺癌的作用。

6. 遗传因素和基因突变

虽然肺癌没有明显的孟德尔遗传模式，但其许多特征提示其可能与家族有关。有关基因突变的研究很多，许多分子遗传学研究已经显示肺癌细胞有许多基因损害，包括显性癌基因的激活和抑癌基因的失活。如 ras 癌基因家族编码区（特别是肺腺癌的 K-ras 基因）的点突变；myc 癌基因家族的扩增、重组和（或）转录控制丧失；以及 bcl-2、her-2/neu 和瑞粒酶基因的过度表达。在小细胞肺癌中发现所有的 myc 家族成员都有改变，但在非小细胞肺癌中发现 C-myc 改变；非小细胞肺癌有 ras 基因突变者预后不良，小细胞肺癌出现 C-myc 扩增者预后也差。抗癌基因和基因产物在肺癌发生中的地位也有一定研究，p53 是一种基因产物，为染色体 17 短臂的一部分（17p13），在肺癌、大肠癌和乳腺癌中常有缺陷或丢失，如将正常的 p53 基因序列置入人体癌细胞系中，能使原来的癌细胞停止生长。除 p53 外，尚有 RB1，3p25 的丢失。多学者认为抑癌基因的变异是肿瘤发生的早期事件。只有在抑癌基因被冲破以后肿瘤的发生发展才可进行。关于肺癌的病因和发病条件已经进行了大量有价值的研究，而且愈来愈深入。

三、肺癌的发生和发展

肺癌绝大部分（90%～95%）来源于各级大气管上皮，因而命名为支气管癌。肺癌可来自内胚层、中胚层或神经外皮细胞。除四个主要组织学类型外，有 2%～4% 可为混合型（腺鳞癌最多）。我国学者发现在原发性肺癌的几种常见类型中，腺癌所占的比例在近 30 年来有一定上升趋向。对其原因也有了不少研究。肺癌大多为单发，多中心原发灶约占 1.3%～12.5%，尤其在高发区这种病例报道愈来愈多。国外有的外科切除标本中类癌可占到 5%。

鳞癌最多起源于段和亚段支气管，一般认为是由于反复损伤和慢性感染，柱状上皮失去纤毛，外来的致癌物在该处沉积并被吸收，随后发生化生、增生、不典型增生、原位癌的一系列演变，最后基底膜可被破坏，产生明显的浸润。腺癌来自支气管腺体，3/4 以上发生于周边。对于腺癌的病因一般多强调它与慢性炎症、结核、支气管扩张、慢性脓肿和各种原因引起的肺纤维化以及痊愈的肺梗塞有关。对于细支气管-肺泡癌的来源，目前意见尚有分歧：一种学说认为起源于肺泡上皮的Ⅱ型肺泡细胞；另一种观点则认为起源于细支气管的基底细胞，特别是具有分泌黏液功能的无纤毛细胞（clara cell）。在胚胎发生上，细支气管和肺泡是同源的，因此较多的人主张将肺泡癌作为一独立的类型分出来，而不归入腺癌内。肺泡癌可占全部肺癌的 2.8%～4%。

小细胞肺癌由于常伴有异常内分泌综合征和临床上变异较大等特点，对它的来源已有很多研究资料。近年来业已证明这些内分泌综合征是由于癌细胞浆内存在的 Kulchitsky 颗粒。Kulchitsky 细胞（K 细胞）存在于正常支气管黏液腺底部与基底膜之间，在大气管，特别是隆突部，它镶于浅层上皮细胞与基底膜之间。在周围细小支气管则位于柱状上皮之间。电镜下胞浆几乎大部分为半透明电子，有伪足样突起。在胞浆和伪足内分散有许多电子密集的颗粒，颗粒大小不等。组织化学证明颗粒具有嗜银性和亲银性，是一种化学感受器。因此认为小细胞肺癌和支气管类癌均起源于支气管上皮和黏液腺内的 K 细胞。

近年来，尤其是小细胞癌患者长期生存的例数愈来愈多，有的患者在放射及化疗后又接受了手术，不同类别之间的转变又引起了重视。

有的病例经病理检查诊断为小细胞癌 5 ~ 10 年后复发,病理检查为鳞癌。还有的病例原来病理诊断为小细胞癌,治疗后手术标本残存的细胞为鳞癌。少数患者原来为非小细胞癌,尸检为小细胞癌。因此,各组织类型癌的起源和类型的转变又重新引起学术界的重视。

很多资料表明:正常细胞在形态上改变为癌细胞之前,必然会有一个主要是分子生物和生化学方面改变的阶段。在复杂的致癌物质和促癌物长期的作用下,细胞核的遗传物质 DNA 发生改变,并有某些抗原、激素、酶等的变化。有关肿瘤标记物的研究特点是基因标记,虽然尚处于实验阶段,但已提供了大量可供临床参考的资料。

从职业癌的观察可以明确肺癌的潜伏期和癌前期一般都要经历几年到几十年的时间,估计一般长达 15 ~ 20 年。从原位癌到浸润癌一般也要经过几年甚至十几年,这时一般无症状,称之为"亚临床阶段"。有的肿瘤患者可相对稳定一时期,有时病情发展快。这反映了机体免疫功能与肿瘤的相互作用、抗癌基因和癌基因之间的平衡。

四、临床表现和诊断

(一)临床表现

肺癌的临床表现复杂,肺癌患者大约有 5% 无症状,仅在常规体检、胸部 X 线检查时偶然发现。其余有症状者大致可以归纳为四大类:①支气管 - 肺的原发肿块。②肺外胸内蔓延。③胸外远处转移引起的症状。④肺外表现。症状和体征与肿瘤发生的部位、大小、病理类型、病程长短、有无转移和有无并发症有关。

1. 局部症状与体征

常为无痰或少痰的刺激性干咳,或被患者描述为"吸烟性咳嗽"。少数呈高调金属音性咳嗽或刺激性呛咳;肿瘤向管腔内生长者可有间歇或持续性痰血,表面糜烂严重侵蚀大血管者可出现咯血,但大咯血者少见。向支气管内生长的肿瘤引起部分气道阻塞时,可有呼吸困难、喘息,偶尔表现为哮鸣,听诊时可发现局限或单侧哮鸣声。气道阻塞的其他后果是阻塞远端的肺不张和肺部感染。肺不张是阻塞远端肺泡内气体吸收所致,根据气体吸收量的多少表现为部分或完全肺不张。远端的肺部感染又称阻塞性肺炎,可在近 1/3 的患者中出现,表现为肺炎或肺脓肿,伴发热、咳嗽等呼吸道症状。因其经抗生素治疗即可改善,易被误认为炎症。近半数患者可有模糊或难以描述的胸痛或钝痛。可由炎症波及部分胸膜或胸壁引起,也可由肿瘤细胞侵犯所致。

中心型和周边型肺癌的首发症状和 X 线征不同。中心型肺癌引起的间接症状和 X 线征较周边型为多,这一点在诊断时应特别注意。其次,对于常见的咳嗽、咯血或痰中带血、胸痛、胸闷等症状以及 X 线片上的影像学改变临床医师已比较熟悉,应当引起注意的是气促、喘鸣、限局性肺炎等由于气道阻塞引起的间接表现,很多患者常因此就诊,如不重视常可延误诊治。

2. 肿瘤扩展的症状和体征

近 15% 患者的主诉是由于肺癌向肺外生长进入胸腔、胸壁、纵隔或侵犯附近结构和神经所引起的症状。约 5% 的患者表现为声音嘶哑和上腔静脉阻塞综合征。声音嘶哑是由于肿瘤或肿瘤转移性淋巴结肿大压迫喉返神经引起,多见于左侧喉返神经受压。上腔静脉阻塞综合征则是由于上腔静脉被附近肿瘤转移所致肿大的淋巴结压迫、右上肺的原发性肺癌侵犯以及腔静脉内癌栓阻塞静脉回流引起。表现为头面部和上半身瘀血水肿,颈部肿胀,颈静脉扩张,患者常主诉领口进行性变紧,可在前胸壁见到扩张的静脉侧支循环。

肺尖部肺癌又称肺上沟瘤(pancoast 瘤),易压迫颈部交感神经引起同侧瞳孔缩小、上眼睑下垂、额头少汗等体征,称 Horner 综合征。

约 10% 的患者有不同程度的胸水,通常提示肺淋巴回流受阻或肿瘤转移累及胸膜。1% 的患者表现为吞咽困难,是由于肿瘤转移至食管旁的淋巴结造成食管部分阻塞引起。

3. 胸腔外转移的症状和体征

肺癌的转移常比较容易辨认。淋巴结转移最常转移到锁骨上下、颈部和腋下,多为较坚硬、单个或多个结节。不同部位的远处转移常引起相应的症状。这时,通过 X 线胸片常可发现原发病灶。但也有时原发灶不明显,而以转移性病变作为主诉来就诊的,这就需要医生比较仔细地进行全面检查。

胸腔外转移的症状、体征可见于 3% ~ 10% 的患者,以小细胞肺癌居多,其次为未分化大细胞肺癌、腺癌、鳞癌。可表现为颅内转移的神经症状,包括颅内压增高,如头疼、恶心、呕吐、精神状态异常。少见的症状为癫痫发作、偏瘫、小脑功能障碍、定向力和语言障碍。此外还可有脑病、小脑皮质变性、外周神经病变、肌无力及精神症状。

1% ~2% 的患者由于肿瘤转移到骨骼,引起骨痛和病理性骨折,常见于小细胞肺癌和肺腺癌。大多为溶骨性病变,少数为成骨性。肿瘤转移至脊柱后可压迫椎管引起局部压迫和受阻症状。此外,也常见股骨、肱骨和关节转移,甚至引起关节腔积液。

虽然肿瘤也可转移到腹部,但很少见到以腹部肿块为主诉的就诊者。部分小细胞肺癌可转移到胰腺,表现为胰腺炎症状或阻塞性黄疸。其他细胞类型的肺癌也可转移到胃肠道、肾上腺和腹膜后淋巴结,多无临床症状,依靠 CT、MRI 或 PEF/CT 可作出诊断。

4. 胸外表现

肺癌的胸外表现指非转移性胸外表现或称之为副癌综合征。近 2% 肺癌患者的初诊是因为全身症状或这些与肿瘤远处转移无关的症状和体征,缺乏特异性,主要表现为以下几方面。

(1)库兴综合征:小细胞肺癌或支气管类癌是引起库兴综合征的最常见细胞类型。约 2% ~5% 的小细胞肺癌患者会有这一表现。这些患者中很多在瘤组织中甚至血中可测到促肾上腺皮质激素(ACTH)增高。虽然它也有自主的生理性作用,但不同于正常的激素,因为地塞米松不能抑制其 ACTH 在尿中的终生物 17 - OHCS。

(2)抗利尿激素异常分泌综合征:不适当的抗利尿激素分泌可引起厌食、恶心、呕吐等水中毒症状,还时常伴有逐渐加重的神经并发症。其特征是低钠(血清钠 <135mmol/L),低渗,血浆渗透压 <280mOsm/L。

(3)类癌综合征:类癌综合征的典型特征是皮肤、心血管、胃肠道和呼吸功能异常。主要表现为面部、上肢躯干的潮红或水肿,胃肠蠕动增强,腹泻,心动过速,喘息,瘙痒和感觉异常。这些阵发性症状和体征与肿瘤释放不同的血管活性物质有关,除了 5 - 羟色胺外,还包括缓激肽、血管舒缓素和儿茶酚胺。

(4)异位促性腺激素:合并异位促性腺激素的肺癌不多,大部分是大细胞肺癌,主要为男性轻度乳房发育和增生性骨关节病。

(5)低血糖:低血糖是胰岛素分泌增加或胰岛素样活动的结果,见于鳞癌,切除肿瘤后可减轻。

(6)高钙血症:高钙血症可由骨转移或肿瘤分泌过多甲状旁腺素相关蛋白引起,常见于鳞癌。患者表现为嗜睡、厌食、恶心、呕吐和体重减轻及精神变化。切除肿瘤后血钙水平可恢复正常。

(7)神经肌肉表现:癌性神经肌肉病变是肺癌最常见的非转移性胸外表现,发生率近 15%;一组病例研究发现,其中 56% 为小细胞肺癌,22% 为鳞癌,16% 为大细胞肺癌,5% 为腺癌。半数没有其他的肺癌症状,而且 1/3 的神经肌肉病变发生在其他症状出现之前或肺癌明确诊断前一年,因此推论这些症状与转移无关。其发病机制尚不清楚。主要异常有:①小脑退行性变,如共济失调、眩晕、构音障碍。②运动神经病变,表现为进行性消耗、虚弱和肌纤维自发性收缩。③多神经炎合并混合的运动和感觉障碍。④感觉性神经病变,常开始于麻木,有时面部、肢体疼痛,逐渐失去全身的各种感觉,反射减弱,偶尔出现耳聋。⑤精神异常,进行性痴呆,时有抑制性精神错乱,木僵或精神不稳定。⑥肌病,表现为萎缩性轻瘫,特别是肢体肌肉和近端肢体。⑦多发性肌炎，特别是肌肉和近端肢体肌肉疲劳，如盆部和大腿肌肉，消耗明显而且有原发肌纤维变性。⑧自主神经系统异常，如体位低血压。⑨骨骼表现，支气管肺癌最常见的末梢体征是杵状指，有时合并肥大性骨关节病。

（二）诊断

具有高度警惕性，详细采集病史，对下述症状、体征、影像学检查有一定经验，及时进行细胞学及纤支镜等检查，可使80% ~90%的肺癌患者得到确诊。但目前大多数确诊时已为晚期，致使五年生存率很低。因此，提高早期诊断率，对改善预后至关重要。肿瘤标记物的测定和基因芯片技术发展较快，在部分细胞类型肺癌的诊断中发挥了较大的作用，高危人群的定期检查将是一个提高早期诊断率的简捷有效方法。

1. 值得注意的症状和体征

对于有下列临床特点，特别是40岁以上的吸烟者，应采取相应手段，密切随访：

（1）持续2周以上的刺激性咳嗽，常规治疗无效。

（2）原有慢性呼吸道疾病，近期出现咳嗽性质改变。

（3）单侧局限性哮鸣音，不因咳嗽改变。

（4）反复同一部位肺炎，特别是肺段肺炎。

（5）原因不明的肺脓肿，无异物吸入史，也无感染中毒症状，抗生素治疗效果不明显。

（6）原因不明的关节疼痛及杵状指（趾）。

（7）影像学发现局限性肺气肿，肺段或肺叶不张，相通支气管有可疑狭窄。

（8）孤立性圆形、类圆形、分叶状病灶和单侧肺门阴影增深、增大。

（9）原有稳定性肺结核病灶突然增大或其他部位出现新病灶，抗结核治疗后病灶反而增大或形成空洞，痰结核菌阴性。

（10）不明原因的迁移性、栓塞性下肢静脉炎。

2. 影像学检查

（1）中央型肺癌：肿瘤向管腔内生长时，可引起大气管阻塞征象。阻塞不完全时呈现段、叶局限性气肿。完全阻塞时，表现为段、叶不张。上叶肺不张伴有肺门淋巴结肿大时，阴影下缘可表现为倒S状影像，是中央型肺癌特别是有上叶中央型肺癌的典型征象。引流支气管被阻塞后，易导致远端肺组织继发性感染，发生肺炎或肺脓肿。炎症常呈段、叶分布，近肺门部阴影较浓，抗生素治疗后多不能完全吸收，易同部位反复发作。若肿瘤向管腔外生长，可产生单侧性、不规则的肺门肿块。肿块也可以由支气管肺癌和转移性肺门或纵隔淋巴结肿大后融合而成。CT扫描支气管三维重建（模拟支气管内镜）技术，则可以发现段一级支气管以上气道内的肿瘤或管腔狭窄。

（2）周围型肺癌：早期多呈现为边界不清的小斑片状阴影，密度较低，容易误诊为炎症或结核。随着肿瘤增大至直径0.5 ~1cm，可形成密度较高的边缘毛糙的小结节状阴影。待肿瘤增大至直径2 ~3cm时，可呈现为边界清楚、密度增高的圆形或类圆形肿块影，并可见分叶状、有脐凹或细毛刺状的阴影。高分辨CT（HRCT）可清晰地显示肿瘤的分叶和毛刺、胸膜凹陷征、支气管充气征和空泡征等。

如果肿瘤向肺门淋巴结蔓延，其间可见引流淋巴管增粗形成条索状阴影和肺门淋巴结增大影。癌组织坏死并与支气管相通后，可形成偏心、厚壁、内缘凹凸不平的癌性空洞。继发感染时空洞内可出现液平面。腺癌经支气管播散后可表现为类似支气管肺炎的斑片状浸润影。

（3）细支气管肺泡癌：结节型的细支气管肺泡癌X线多表现为单个的圆形阴影。若为弥漫型，则为两肺大小不等的密度较深、边界清楚的结节样阴影。随病情进展阴影逐渐增大、增多，甚至融合成片状类似于肺炎样阴影。病灶间常有增深的网状阴影，有时可见支气管充气征。

对肺部有孤立结节的患者的评价应当由检查过去胸片开始。对于新的病灶、放射诊断为可疑癌或者病灶增大，应当以肺部恶变疾病对待。钙化是良性病灶的典型征象，但是也可在恶性肿瘤中见到。放射线征象不能对肺癌的病理诊断作出适当的评价，尤其是对肺癌的亚型，诊断功能更显不足。

3. **病理学检查**

确定肺癌的诊断需要通过组织病理或细胞学方法证实。1999 年 WHO 和 IASLC 联合公布了修订肺和胸膜肿瘤组织学国际分类，在此基础上，2004 年 WHO 公布了新版组织学分类。但实际临床上，广泛应用的分类是把肺癌分为小细胞肺癌（SCLC）和非小细胞肺癌（NSCLC），NSCLC 包括鳞癌、腺癌（包括支气管肺泡癌）和大细胞癌。

鳞癌曾是最常见的类型，最近 30 余年来其比例持续下降。上世纪 70 年代约占 50%，目前为 30% ~40%，90% 发生于亚段或更大支气管，多表现为中心型，易于转移到区域淋巴结，为各种肺癌中最常见空洞者。尸检显示 15% ~30% 的鳞癌死于局部病变而没有远处转移。发达国家中，腺癌是 NSCLC 中最常见的病理类型. 约占 40%，腺癌最常见于不吸烟者、既往吸烟者，同时也是女性最常见的病理类型。腺癌的典型表现为小的外周病灶，但极易出现区域淋巴结和远处转移。由于原发肿瘤较小又多位于外周，因而经常无明显症状。近几十年来，支气管肺泡癌的发生明显上升，非黏液型可表现为 clara 和/或 Ⅱ 型肺泡细胞分化特点，黏液型则分化较差，影像表现包括孤立性肺结节、两肺多发性结节、局部或多灶性斑片影，肺门纵隔淋巴结转移率低（<20%）。大细胞肺癌占肺癌的 10% ~15%，组织分化比鳞癌、腺癌差，光镜下无腺样或鳞癌表现。临床上常表现为肺外周大肿块、侵犯亚段支气管或更大气道，但同腺癌相似易于出现区域淋巴结和远处转移，组织常见坏死但一般不形成空洞。SCLC 约 95% 归因于吸烟，常发生于主支气管和叶支气管等大气道，中心型占 90% ~95%。典型表现为大的中心型原发病灶，伴肺门、纵隔淋巴结广泛转移，诊断时约 2/3 有远处转移。SCLC 在光镜下表现为原始的、未分化的小圆细胞肿瘤。电镜可发现粗颗粒的神经内分泌物质。免疫组化可显示嗜银颗粒、突触素及其他神经内分泌蛋白，与 SIADH、Cushing 综合征、Eaton - I、ambert 等肿瘤副综合征相关。

由于生物行为和临床病程方面的差异，SCLC 和 NSCLC 通常需要不同的治疗计划，因此医生需要尽早获得有关的病理学诊断资料，以决定治疗方案。有一些患者，可能需要更多的组织以决定一个肺腺癌是原发于肺，还是一个同时或不同时间发生的转移灶。肺腺癌可能来源于乳腺、大肠或肺的其他部分。除非具有禁忌证，一般应积极作出诊断，并以此来判断预后。对肺癌的病理诊断目前有多种手段，每一项都有特殊的指征。

（1）痰细胞学检查：肺癌痰细胞学检查阳性率超过 50%。一般认为痰检的阳性率中心型肺癌较周边型高。小细胞肺癌细胞学诊断与组织病理学诊断的符合率最高，其次为鳞癌，腺癌的符合率最低。主要原因是某些低分化腺癌、鳞癌和大细胞未分化癌在鉴别上有一定困难，有时很难定型。阳性率的高低还取决于标本的质量和送检次数。一般认为送检 4 ~6 次为妥。痰细胞学阳性可以来自放射学检查隐匿的病灶，如中心部位的支气管癌，或者是上呼吸道的恶性肿瘤（如来自喉部）。因此，在确定放射线肺部可疑病灶、痰细胞学阳性的来源之前需要做支气管镜检查。

（2）支气管镜检查：纤维内镜检查发展迅速，目前已成为很多内脏疾病不可缺少的检查手段之一。纤维支气管镜可在局麻下进行，操作方便，患者痛苦较少，可视范围大，主支气管、叶支气管、段和次段支气管的病变均可看到并可同时取照片、刷片与活检，对于肺癌的诊断和鉴别诊断，特别是对于次段支气管以上的支气管病变性质和范围的确定是一个不可替代的方法。纤维支气管镜直视下采取病理组织，阳性率高。如见到坏死组织或水肿，应尽可能避免在这些部位取材。同时进行冲洗和利用细胞刷作涂片检查，可提高阳性率。

目前临床上大量的肺癌患者是经纤维支气管镜活检或细胞学诊断的。肺门的病灶如中心部位的鳞癌经常表现为气管内的肿瘤，可以通过活检、刷取或冲洗得到组织或细胞，进行检查来诊断。黏膜下的浸润或是浸润性的转移结节可以通过支气管镜观察，同时可取活检或针吸取细胞进行诊断。甚至支气管镜检查阴性的周边肿瘤也可以通过 X 线下泛影葡胺造影引导或荧光导引的经支气管镜活检或细胞学诊断（应用专用的针头、刷取或细针穿刺）。对于周边肿瘤很小或密度很低不能通过常规 X 线检查诊断的病灶，也可在 CT 引导下经支气管镜活检。经支气管镜活检的主要并发症是出血、气胸和感染加重。

（3）经胸壁细针穿刺活检：经胸壁针刺活检对可疑的周边病灶诊断有时比支气管镜检查更为准确可靠，对周围肺癌的诊断率可达到 95%。目前多采用切割活检针在 CT 引导下穿刺取活检，较为安全准确可靠。病变靠近胸壁者也可以在超声引导下进行。为提高诊断率，有时需要重复穿刺。经胸壁针刺活检的并发症是气胸，发生率在 25% ~30%，多发生在并发慢性阻塞性肺疾病者（可达 46%），而无此并发症者较低（约 7%），肺压缩不到 25% 者无须特殊处理可自行吸收，气胸量较大者应给予相应的处理，胸穿抽气不能控制者需给予胸腔闭式引流。

（4）纵隔镜检查：纵隔镜检查是一种对于纵隔转移淋巴结进行评价和取活检的外科手段。一般在全身麻醉下使用纵隔镜通过胸骨上切口达到气管前、气管旁和隆突下淋巴结。如果需要到达主动脉肺区，通常需要左侧胸骨旁切口。通过纵隔镜不仅可以对一个没有其他病灶可取得活检的病例作出病理诊断，更重要的是纵隔镜检查通常是对 TNM 临床分期中 N－项目（见 TNM 分类）评价的重要分期手段。纵隔镜证实有淋巴结转移的患者，预后比术后病理检查证实有淋巴结侵犯的患者预后更差。

（5）其他细胞学或病理学检查：根据患者就诊时的病情可以通过其他的组织细胞学检查如胸水瘤细胞检查、胸膜活检、淋巴结活检、肝与骨髓等转移灶的活检。在一个可能手术切除的肺癌患者，如有肾上腺或肝脏的孤立肿块，在确认转移之前应通过针刺活检确定。对锁骨上有肿大淋巴结的患者可行淋巴结活检。也有人主张所有患者做同侧前斜角肌的脂肪垫活检，对决定是否能行肺癌手术治疗有意义。

（6）胸腔镜检查：胸腔镜检查适合那些可能切除治愈的病变，或胸膜、肺、肺门性质不明而上述穿刺技术不能明确诊断的病变，或不明原因难以控制胸腔积液的患者进行诊断。虽然胸腔镜检查较支气管镜检查损伤更多，但是仍可以在局麻下进行。

（7）开胸肺活检：开胸活检是损伤最多的检查方法。但是，在其他方法不能作出肯定诊断时，开胸活检有时也是必要的。对于一个有肺实质孤立结节，除非放射线检查或临床能够肯定是良性的之外，“观察等待”的态度对肺癌是不可取的。如果患者一般情况好，便应当开胸活检。

（8）胸腔外转移灶的寻找：肺癌即使肿瘤直径小于 2cm，仍可以转移至局部淋巴结和向全身扩散。对大部分小细胞肺癌的患者，应当进行全面系统的检查。小细胞肺癌的转移常是无症状的转移。对于非小细胞肺癌临床未发现有胸腔外癌转移的患者，为了对局部和区域性淋巴结病变分期，建议做胸部 X 线正侧位片和/或胸部 CT，同时对于 CT 扫描大于 1cm 的纵隔淋巴结最好进行活检。除非是特别的临床研究需要，一般只在有症状和体征时才做治疗前的骨扫描和头部的 CT 扫描。近年来国内开展的正电子发射断层/计算机断层扫描（PET/CT）检查技术，使影像学检查结果更趋于完美，无论是在微小病灶（包括原发灶和转移灶）的发现、还是在病灶性质的鉴别上都会有较大的帮助，并且可以显著缩短检查的时间，增加诊断的准确度。

4. 肿瘤标记物

在常见肿瘤中肺癌的标记物最多，其中包括蛋白质、内分泌物质、酶、肽类和各种抗原物质。应用相关抗原如 CEA 及可溶性膜抗原如 CA－50、CA－125、CA19－9，某些酶如神经烯酸酶（NSE）、抗胰蛋白酶（AAT）、胎盘碱性磷酸酶（PAKP）、淀粉酶、芳香烃羟化酶（AHH）、唾液酸、磷酸己糖异构酶（PHI）和乳酸脱氢酶同工酶（LDH－5、LDH－3）以及谷胱甘肽 S－转移酶等虽然都有一定价值，总的来说均缺乏特异性，只能作为观察病情变化的参考指标。

（三）鉴别诊断

1. 肺结核

老年人肺部出现阴影，首先应高度警惕恶性肿瘤的可能，但也不可忽略结核病，因为近年来世界各地，特别是发展中国家结核病呈增多趋势，老年人由于机体免疫力下降也是一个感染和复发的群体。遇到下述情况时应注意鉴别。

（1）肺结核球：应与周围型肺癌相鉴别。结核球多发现于年轻时，病灶多见于结核好发部位，如肺上叶尖后段和下叶背段。一般无症状，病灶边界清楚，密度较高，可有包膜。有时其中可有钙化点，周围有纤维结节状病灶，可多年不变。如果近期出现原有病灶突然增大，则必须行病灶活检及病理学检查。

（2）肺门淋巴结结核：易与中央型肺癌相混淆，多见于青少年，多有发热、盗汗等结核中毒症状。结核菌素试验常阳性，抗结核治疗有效。肺癌多见于中年以上成人，病灶发展快，呼吸道症状比较明显。痰脱落细胞检查和纤维支气管镜检查有助于鉴别诊断。

（3）粟粒型肺结核：应与弥漫型支气管肺泡癌相鉴别。通常粟粒型肺结核患者年龄较轻，有发热、盗汗等全身中毒症状，呼吸道症状不明显。X线表现为细小、分布均匀、密度较淡的粟粒样结节病灶。经纤维支气管镜肺活组织检查常可明确诊断。

2. 肺炎

大约1/4的早期肺癌以肺炎形式表现，特别是老年人的肺炎更需与一般肺炎鉴别。若起病缓慢，无感染中毒性症状，抗生素治疗后炎症吸收缓慢，或同一部位反复发生肺炎时，应考虑到肺癌可能，尤其是段、叶分布病灶，并伴有体积缩小者。

肺部慢性炎症机化或形成团块状的炎性假瘤也易与肺癌相混淆。但炎性假瘤往往形态不整，边缘不齐，有密度较高的核心，易伴有胸膜增厚，病灶长期无明显变化。

3. 肺脓肿

原发性肺脓肿应与癌性空洞继发感染鉴别。原发性肺脓肿起病急，中毒症状严重，多有寒战、高热、咳嗽、咯大量脓臭痰等症状，常有误吸病史，肺部X线表现为均匀的大片状炎性阴影，空洞内常见液平。血常规检查可发现白细胞和中性粒细胞增多。后者是先有肺癌症状，如刺激性咳嗽、反复痰血，继后出现感染、咳嗽加剧，肺部X线可表现为偏心、厚壁、内缘凹凸不平的癌性空洞。继发感染后空洞内也可出现液平面。

4. 胸腔积液

（1）结核性胸膜炎：结核性胸膜炎的胸液多为透明，草黄色，有时可为血性。癌性胸液则多为血性。肿瘤阻塞淋巴管时，可引起漏出性胸液。胸水常规、结核菌和病理检查，有助于诊断。

（2）慢性心功能不全：老年人慢性心功能不全有时可以首先表现为胸腔积液或叶间积液，酷似肿瘤的表现，但若细心询问病史仍能发现其心脏疾病的基础和诸如活动受限、伴有夜间平卧后咳嗽加重等与心脏负荷相关的症状，胸水可为双侧或单侧胸腔积液，多为漏出液，强心、利尿治疗可在短时间内改善症状和体征。

5. 纵隔淋巴瘤

颇似中央型肺癌，常为双侧性，可有发热等全身症状，但支气管刺激症状不明显，痰脱落细胞检查阴性。

6. 肺部良性肿瘤

许多良性肿瘤在影像学上与恶性肿瘤相似。其中尤以支气管腺瘤、错构瘤等更易混淆，应注意鉴别。

五、肺癌的分期

（一）肺癌的分期

确立肺癌的组织病理学诊断后，应对患者的病情作出合理的分期，以利于为患者选择个性化的治疗方案和较准确的预后判断。概括地说，肺癌的分期就是通过现有的检查结果对患者当前的病变解剖范围进行估计，用简洁的语言高度概括地描述出原发病灶的位置、大小和肺外生长情况，有无局部、肺门和纵隔淋巴结的转移，有无远处脏器转移。为此，随着检查手段的不断丰富和提高，以及循证医学的证据不断扩大，肺癌的分期标准也被不断地修正。

目前被广泛应用的分期标准是美国联合癌症分类委员会（AJCC）1997 年推出的分类标准，是根据前面所描述的诊断技术对肺癌进行的 TNM 分期系统，其中 T 代表原发瘤，N 代表局部淋巴结，M 代表远处转移。1997 年的肺癌分期考虑到肿瘤的局部侵犯和对患者预后具有重要性的淋巴结侵犯，其重要的改变包括如果没有淋巴结侵犯 T_3 病变的确认。但在不同地区和不同国家之间应用情况有很大差异。随着 CT 和 MRI 技术的进步、PET/CT 等扫描技术的出现、新的有创分期方法和分子生物学技术的临床应用，主张修改肺癌分期标准的争论不断出现。一般而言，详细的检查会改进分期，而好的分期能改善预后。随着越来越多更为准确的诊断技术的出现，分期变得更精练，不同分期的预后也有所改进。好的分期需要不断探索，临床指南也需要做定期的调整。因为可选择的治疗方法众多，也主张对患者进行更多、更细致的治疗，好的分期就显得日益重要，随着分子生物学技术和 PET/CT 扫描等技术的广泛应用，TNM 分期的敏感性和特异性也必须作定期的更新。此处仍以 1997 年的分期为准（表 21－6－1、表 21－6－2）。

表 21－6－1　肺癌的 TNM 临床分期（1997）

分期	定　义
T	原发肿瘤：
Tx	无法评定原发肿瘤，经痰液或支气管刷检找到恶性肿瘤细胞，但在影像学或支气管镜检查未发现原发肿瘤。
T_0	无原发肿瘤的依据。
Tis	原位癌。
T_1	肿瘤最大直径≤3cm，周围为肺组织或胸膜脏层。支气管镜下病变未超过叶支气管近端（即病变为侵犯主支气管）。较少见的浅表肿瘤，只累及支气管壁，不论其大小，即使延伸至隆突，也属 T_1。
T_2	肿瘤具备下列特征之一者：最大直径＞3cm；侵犯主支气管，但距隆突≥2cm；侵犯脏层胸膜；原发肿瘤扩展至肺门区，伴有阻塞性肺炎或肺不张，但未达到全肺。
T_3	任何大小的肿瘤直接侵犯下列部位之一者：胸壁（包括肺上沟瘤）；膈肌；纵隔胸膜；壁层心包；或肿瘤侵犯主支气管距隆突不到 2cm，但未侵及隆突；或伴有阻塞性肺炎或肺不张，范围达到全肺。
T_4	任何大小的肿瘤直接侵犯以下部位之一者：纵隔、心脏、大血管、气管、食道、椎体，出现恶性胸水或心包积液，或在原发肿瘤所在的同一肺叶存在卫星灶。 肺癌伴有的胸水大部分由肿瘤引起，但也有少部分患者的胸水经反复多次胸水细胞学检查未发现肿瘤细胞，而且胸水并非血性或渗出性，若临床确定其与肿瘤无关，疾病分期仍可定为 T_1、T_2 或 T_3。心包积液的分类也是如此。
N	区域性淋巴结：
Nx	无法评估区域淋巴结的转移状况。
N_0	无区域性淋巴结转移。
N_1	支气管旁和/或同侧肺门淋巴结转移，或由原发肿瘤直接侵犯。
N_2	同侧纵隔和/或隆突下淋巴结转移或受侵。
N_3	对侧纵隔、肺门，同侧或对侧斜角肌或锁骨上淋巴结转移。
M	远处转移：
M_0	无远处转移。
M_1	有远处转移（在同侧胸腔另一肺叶发生肿瘤也属于 M_1）。

近年来，通过螺旋 CT 筛查肺癌，可发现一部分直径≤15mm 的小病灶患者，通过手术切除和放射治疗的远期观察，有报道这些筛查发现的患者生存期最长，5 年生存率 >80%。因此，有人认为可考虑将 T_1 分为 T_{1a} 和 T_{1b}，相应的临床分期变为ⅠA_1 和ⅠB_2，即将 T 中分出 >2cm 及 <2cm 者，因后者的预后显然优于前者；同侧锁骨上淋巴结转移及前斜角肌脂肪垫转移不应列入 M，可作为 N，这样的病例并不意味着不能治愈。

表 21－6－2 肺癌的临床分期及相对应的 TNM 亚型

临床分期	T	N	M
隐性癌	Tx	N_0	M_0
0	Tis	N_0	M_0
ⅠA	T_1	N_0	M_0
ⅠB	T_2	N_0	M_0
ⅡA	T_1	N_1	M_0
ⅡB	T_2	N_1	M_0
	T_3	N_0	M_0
ⅢA	T_3	N_1	M_0
	T_1	N_2	M_0
	T_2	N_2	M_0
	T_3	N_2	M_0
ⅢB	T4	N_0	M_0
	T_4	N_1	M_0
	T_4	N_2	M_0
	T_1	N_3	M_0
	T_2	N_3	M_0
	T_3	N_3	M_0
	T_4	N_3	M_0
Ⅳ	任何 T	任何 N	M_1

小细胞肺癌因 TNM 分类很难适用，多数病例确诊时已达Ⅲ～Ⅳ期，因此目前多采用退伍军人医院制定的局限型（LD）和广泛型（ED）两期分法。局限性系指病变局限于一侧胸腔、纵隔、前斜角肌及锁骨上淋巴结，但不能有明显上腔静脉压迫、声带麻痹和胸腔积液。广泛型系指超过上述范围的患者。这种分期方法简单、实用，已被广泛采用。

（二）分期所需的必要检查

为了制订合适的治疗方案，必须进行准确的临床分期。为使分期准确，应收集完整的病史和体检资料；注意有关纵隔、胸壁、肝、肾、中枢神经系统和骨转移的症状和体征，以及完整的实验室检查，如血钙、血常规和肝功能，应予以必要的检查。

贫血、血小板减少或成白红细胞增多性末梢血可由于肿瘤直接侵犯到骨髓所致。高钙血症可由于肿瘤转移到骨或肿瘤分泌甲状旁腺样激素，肝功能异常可提示肿瘤肝内转移或阻塞肝外胆道。

常规胸片对发现纵隔淋巴结受累的敏感性仅为 40% 左右。断层可增加阳性发现率，但仍无法与 CT 相比。CT 扫描是发现纵隔病变非常敏感的技术，可将阳性率提高到 95%。由于 CT 的敏感性高，一些胸外科医师在 CT 证明纵隔无转移后即直接做开胸术。MRI 也可用于纵隔有无转移的评价，但它的敏感性与 CT 类似，只有在评价肺上沟瘤和判定肺癌有无侵犯胸壁和心包时较 CT 具有优越性。由于纵隔内肿大的淋巴结也可能是炎症或其他非新生物，所以 CT 发现的纵隔淋巴结肿大仍需组织学检查。最好在开胸术前，接受损伤性的分期检查手段，如经皮、胸，经纤支镜针吸细胞学检查或活检，甚至接受纵隔镜检查。

纤支镜检查可用于疾病的分期，判定肿瘤是否接近或累及隆突。肿瘤侵犯隆突或与其距离少于 2cm 时常很难进行切除，预后差。经纤支镜针吸细胞学检查可评估肿瘤对支气管周围的侵犯，有无局部或气管、支气管旁和纵隔淋巴结转移，帮助分期，但其敏感性受操作者经验的影响较大。经皮针吸细胞学检查也可用于判断肿大的纵隔和肺门病变，也受检查者经验的影响。

对位于锁骨上窝或纵隔的淋巴结活检，可帮助某些病例得到明确的组织学诊断和判断肿瘤的可切除性。仅仅在确实触到斜角肌三角的淋巴结后，才去做淋巴结活俭。不提倡去活检触不到的淋巴结，因其阳性率少于 10%。

纵隔镜和纵隔切开术被用于直接探查或从纵隔摘取活组织标本。可通过纵隔镜完全评价上纵隔,也可通过纵隔切开术探查隆突下和左前主动脉周围区域病变,但较难得到活检标本。纵隔镜对判定有无纵隔淋巴结转移,选择恰当的治疗方法和判定预后均有重要意义。病变对侧纵隔淋巴结转移(ⅢB)常被认为是开胸手术的绝对禁忌证。同侧纵隔淋巴结受累(ⅢA)可考虑肺切除加根治性淋巴结扫荡。很多医师认为,仅仅当胸片或胸部CT提示肺门和纵隔淋巴结肿大明显时,或不适合剖胸检查时,才做纵隔镜。患者已接受纵隔放疗或气管切开术后,纵隔镜被视为禁忌。

对于年老患者和肺功能储备受限者或肺上沟瘤有上腔静脉综合征的患者(由于大静脉压力高,易出现严重并发症)没有必要为诊断而开胸,可通过纤维支气管镜、经皮针刺活检等来确诊。

放射性核素扫描是骨、肝、脾转移的敏感指标。然而对于无症状的NSCLC患者和实验室结果无异常发现时,没有必要常规进行这些检查,因其可导致误解,如陈旧性骨折、炎症等非恶性病变也可表现出阳性的骨和肝扫描结果。如果误解为转移,会造成进一步损伤性检查的浪费和延误外科手术切除时间。

虽然评价SCLC患者有无肺外转移的技术与评价NSCLC患者一样,但因其胸外转移频率高,一些临床医生推荐使用常规的头、骨、肝、肾上腺等多器官CT扫描。也有人推荐常规的骨髓检查(骨穿或活检),因为骨髓累及率近50%,可出现在无末梢血异常或无骨扫描阳性发现时。因此,对于局部治疗(胸部放疗和/或手术切除者)或有条件的患者,应鼓励做进一步的分期研究来全面发现无症状的转移灶。

PET/CT近年发展和普及较快,是一个比较省时省力和较安全可靠的诊断和分期方法,目前相对常规方法费用高,但如果从此方法可以缩短诊断时间、分期更为准确、可以减少治疗出现的弯路等方面考虑,总体费用未必增加,所以有条件者对高度怀疑恶性肿瘤、诊断和分期复杂时,可及早考虑此方法。

六、肺癌的综合治疗

目前肺癌的早期诊断尚有困难,大多数患者(包括SCLC及NSCLC)诊断时已是局部晚期或有远处转移,故整体5年生存率较低。根据美国Surveillance Epidemiology and Results(SEER)的研究资料显示,肺癌1974～1979年的5年生存率为12.4%,1989～1996年为14.2%,1996～2000年为15%,其中Ⅰ期为56%、Ⅱ期32%、Ⅲ期9%、Ⅳ期2%。近年来,由于有计划、合理地综合应用现有的几种治疗手段,肺癌的治愈率有所提高,晚期疾病的生存期也有所延长。

(一)肿瘤综合治疗的一般原则

与其他系统肿瘤的治疗一样,目前得到公认的五种治疗手段在肺癌的治疗中各有其适应证和限制。从上世纪50年代初,国内较大城市就开展了肺癌根治性手术,到目前多数县级医院已能进行肺癌的手术治疗。放射治疗也已逐渐普及,在多数中等城市及高发区也都能开展。肺癌的化学治疗近年来发展迅速,并已积累了一定经验。目前一个重要课题是如何开展有计划、合理的综合治疗以进一步提高疗效,改善治愈率和生存质量。

肺癌的治疗方案首先要考虑肿瘤的组织病理学是SCLC或NSCLC类型,其次要明确侵犯的范围,并且还要注意机体免疫和疾病之间的平衡;通常SCLC发现时已转移,难以通过外科手术根治,主要依赖化疗或放化疗综合治疗,一般主张先进行化疗,待全身播散基本控制后,再进行放疗或手术,解决残存的病灶,并在全过程注意保护机体的免疫功能。相反,NSCLC可为局限性,外科手术或放疗可根治,但对化疗的反应较SCLC差。因此,在可能时尽量争取手术,以后再设法控制播散和残存的病灶,并在此基础上积极提高患者的免疫功能,巩固治疗成果。目前应重视有机组合手术、化疗、放疗、生物靶向治疗和微创治疗等,甚至辅以免疫和中草药的多学科综合治疗。对于多数的早期NSCLC

和 SCLC 病例，通过综合治疗可以提高患者的治愈率和生活质量；对中晚期患者，通过综合治疗也有相当部分可得治愈，并能延长生存期和改善生活质量。重视姑息和支持治疗也是当前受到广泛重视的一个方面。

（二）SCLC 的综合治疗

由于 SCLC 的生物学特性与其他组织学类型不同，仅有少数早期的患者能首选手术治疗。诊断时 1/3 为局限期，2/3 为广泛期。因此，化疗是最基础的治疗手段，放疗也在其中扮演重要角色，起着“巩固治疗”的作用。目前化疗是广泛期的标准治疗，而化放疗联合是局限期的标准治疗。放疗增加局限期的局部控制率约 25%。局限期化放疗有效率 70% ~90%，中位生存期 14 ~20 个月、2 年生存率 40%，广泛期联合化疗的有效率 60% ~70%，中位生存期 9 ~11个月、2 年生存率 5%。

1. 局限期 SCLC 的治疗

临床分期 $T_{1\sim2}N_0M_0$ 者，可选择外科切除（肺叶或全肺切除 + 纵隔淋巴结清扫）；完全切除术后，若无淋巴结转移者，辅助化疗 4 ~6 周期。如为有淋巴结转移者，进行化放疗；如为术后有肿瘤残留者，同期化放疗。

1994 年的荟萃分析显示：在化疗的基础上联合胸部放疗能增加 3 年生存率。Murray 和 Coldman 进行的荟萃分析认为：选择鬼臼乙叉苷 + 顺铂（DDP、VP - 16，EP）方案时，同步化放疗优于序贯化放疗（化疗后放疗）。2004 年 Fried 等进行的荟萃分析表明：早期放疗优于后期放疗，但获益仅限于使用超分割放疗者和选择含顺铂化疗方案者。因此，目前非 $T_{1\sim2}N_0M_0$ 的局限期者，体力状态（PS）评分 0 ~2 者的标准治疗是化、放联合治疗，同步化放疗优于序贯或交替化放疗，序贯与交替化放疗未见显著差异。可选择的联合方案包括：早期或后期同期化放疗，序贯化放疗，交替化放疗（化疗 2 ~3 周期后胸部放疗，再巩固化疗 2 ~3 周期）。NCCN 临床指南推荐优先选择早期同步化放疗。与 NSCLC 不同，初治 SCLC 对化放疗非常敏感，PS 评分差者仍可从化疗和/或放疗中获益。因此 PS 评分 3 ~4 者，初期以全身化疗为主，治疗过程中根据情况决定是否联合胸部放疗。

关于预防性脑放疗（PCI），1999 年的一个荟萃分析表明，PCI 能降低一线治疗完全缓解者脑转移的发生率、提高总生存期和无疾病进展生存期。因此，化放疗后疗效评价完全缓解或接近完全缓解、PS 评分 0 ~2 者，可进行 PCI。而高龄、PS 评分差、有神经功能损害者不推荐 PCI。

2. 广泛期 SCLC 的治疗

与非含 DDP 方案相比，含 DDP 方案能提高有效率和生存率而没有明显增加毒性。Mascauxde 等进行的荟萃分析也显示 EP 方案优于其他方案。因此，含 DDP 方案被视为广泛期 SCLC、PS 好的一线治疗方案，其中 EP 是目前标准治疗方案。

日本的随机研究显示 CPT - 11/DDP 方案优于 EP 方案，而在最近的北美验证研究中却显示与 EP 方案疗效相当，可作为临床的一线化疗选择。最近也有临床研究显示 TPT（口服）/DDP 与 EP 方案的疗效相当。其他一些含新药的方案并没有显著优于 EP 和 CE 方案者，故尚不推荐临床一线使用。

广泛期患者的一线治疗标准治疗以全身化疗为主，如果体力状态好（PS 评分 0 ~2）者，可选择标准剂量的 EP、CE（CBP/VP - 16）、CAV（CTX/ADM/VCR）或 CPT - 11/DDP 等方案；广泛期 PS 评分 3 ~4 者，可在最佳支持治疗的基础上，根据患者的肿瘤情况、机体生理功能及患者和家属的选择等进行综合分析，权衡利弊，谨慎选择治疗方案，可能的选择包括单药化疗、减少剂量的联合化疗、必要时联合局部放疗等。

一线治疗后评定疗效疾病控制良好，如果全身播散病灶少，PS 评分好，可选择性地进行胸部放疗；一线治疗达完全缓解、PS 评分好者，也可在一些病例中选择性地使用 PCI。

诊断时伴有脑转移者，如果无症状，可全身化疗后进行脑放射治疗；如果脑转移伴有症状，先行全脑放疗再进行化疗；伴上腔静脉压迫综合征、阻塞性肺不张或骨转移者，全身化疗或加局部病变放射治疗；骨转移者可加双磷酸盐治疗；伴有脊髓压迫者，化疗或加局部病变放射治疗。

一线治疗后或治疗期间出现疾病进展者，如果 PS 评分好，选择二线化疗，二线治疗的有效率和缓解期均不如一线化疗。一线化疗有效出现复发转移者接受二线治疗更可能获益，一线治疗结束 3 个月内出现复发转移者有效率约为 10%，3 个月后复发转移者的有效率约为初治的一半。

（三）NSCLC 的综合治疗

外科手术切除是可切除性 NSCLC 的最重要治疗手段，但即使是完全性切除术后，仍有相当部分的患者最终死于肿瘤复发转移。1997 年肺癌 TNM 分期系统分析中表明，各病理分期 NSCLC 完全切除术后的 5 年生存率分别为：ⅠA 期 67%、ⅠB 期 57%、ⅡA 期 55%、ⅡB 期 39%、ⅢA 期 23%。因此，对完全切除术后的 NSCLC，非常需要有效的治疗手段来控制远处转移和局部复发，从而进一步提高治愈率。1995 年的荟萃分析显示，含 DDP 化疗方案能增加 5 年生存率 5%。有研究显示，以 DDP 为基础的方案辅助化疗能提高 NSCLC 术后 5 年生存率 4.1%。最近研究表明，选择 PC（PTX/CBP）或 NP（NVB/DDP）方案均显示术后辅助化疗能提高总生存期，因此含铂两药联合辅助化疗方案已成为新的标准治疗，一般化疗 4 周期。

1. 隐性肺癌（$T_XN_0M_0$）

进行纤维支气管镜检查、血卟啉荧光检查、自体荧光检查，如果发现肿瘤则按照 Tis、$T_{1\sim3}$ 等方案治疗，如果仍未发现肿瘤，则每 3 个月复查一次支气管镜，每半年复查一次胸部影像学检查。或尽早行 PET/CT 检查。

2. 原位癌（$TisN_0M_0$）

位于大气道的可选择气管内激光消融或光动力治疗、外科切除、腔内近距离放射等治疗；如患者不愿接受上述治疗，也可选择每 3 个月复查一次纤维支气管镜。

3. Ⅰ期（$T_{1\sim2}N_0M_0$）

（1）外科治疗：Ⅰ期 NSCLC 若没有手术禁忌证，应进行外科切除。根据情况可选择肺叶切除或全肺切除术式，所有的病例均应进行纵隔淋巴结切除以便准确分期。肺段或楔形切除等范围较小的手术因其术后局部复发率高，仅限于生理原因不能耐受肺叶或全肺切除者。

（2）术后辅助治疗：有研究显示，IB 期完全性切除术后进行 PC 方案化疗 4 周期，能提高无进展生存期（FFS）及 3 年生存率。目前 NCCN 临床指南中推荐 IB 期进行辅助化疗，IA 期者如伴有高危因素（分化差、腺管瘤栓、楔形切除术后、切缘阳性等），也推荐化疗。

对于因身体因素不能接受手术或拒绝手术者，如没有放疗禁忌证，可选择放射治疗。文献报道 5 年生存率约 30%。γ 刀、三维适形、立体定向、加速超分割等放疗技术的进展可进一步提高疗效。放疗后可根据情况决定是否联合化疗。日本的一项研究选择低分割、高剂量立体定向放疗治疗Ⅰ期 NSCLC，医学评价可切除者和不可切除者的 5 年生存率分别为 65% 和 37%。

4. Ⅱ期

Ⅱ期包括ⅡA 期（$T_1N_0M_0$）和ⅡB 期（$T_2N_1M_0$、$T_3N_0M_0$）

（1）ⅡA 期（$T_1N_1M_0$）和ⅡB 期（$T_2N_1M_0$）者，首先选择外科手术治疗。完全性切除者，术后进行 4 周期辅助化疗。术后放疗虽然可以增加局部控制率，但不影响生存期。荟萃分析显示术后放疗时能增加Ⅱ期的死亡危险，故不推荐作为常规治疗，但以下情况可以考虑放疗：没有进行规范纵隔淋巴结清扫者、淋巴结包膜外侵犯者、肺门淋巴结广泛转移者以及切缘阳性者。

（2）ⅡB 期（$T_3N_0M_0$）可先选择外科切除，根据术后情况选择化疗或化疗放疗联合治疗。对 $T_3N_{0\sim1}M_0$ 侵犯胸壁、近端支气管等者，可先选择外科切除，术后辅助治疗；或诱导治疗后外科切除。肺上沟瘤可切除者，同期化放疗后，肿瘤连同累及胸壁切除；不可切除者给予治愈性同期化放疗。

5. Ⅲ A 期（$T_3N_1M_0$、$T_1N_2M_0$、$T_2N_2M_0$、$T_3N_2M_0$）

ⅢA期病例介于可切除的Ⅰ、Ⅱ期和不可切除的局部晚期ⅢB期之间，这些疾病的临床研究包括外科、放疗和化疗等手段组成的各种各样的联合治疗模式，包括术前化/放疗、术后化、放疗和直接治愈性化放疗等，但由于缺乏大样本、高质量的Ⅲ期临床随机试验，最佳的治疗策略仍未确定。因此ⅢA期是NSCLC治疗研究中最活跃同时也是最有争论的领域。

外科切除仍是可切除ⅢA期的“标准治疗”。单独完全性切除者术后5年生存率约为23%，目前的证据支持术后进行辅助化疗。术后放疗可以增加局部控制率，但局部复发率的降低并没有相应转换为生存期的延长。荟萃分析显示术后放疗不增加Ⅲ期的死亡危险，但也不减少死亡危险，故目前临床推荐术后放疗方面存在争议。有研究显示，Ⅱ、ⅢA期NSCLC术后选择PTX/CBP方案同期化放疗，结果中位生存期56.3个月，2年、3年生存率分别为70%和61%。但是，最近也有回顾性分析Ⅱ、ⅢA期NSCLC行术后放疗的结果显示，术后放疗对生存期无显著影响，亚组分析显示术后放疗能显著降低N_2者的死亡危险（HR0.855，$P=0.0077$），但却显著增加N_0（HR1.176，$P=0.0435$）和N_1者（HR1.097，$P=0.0196$）的死亡危险。基于这两项研究，2007年NCCN临床指南对术后放疗进行修订：完全性切除术后N_2转移者，4周期化疗后放疗，如果患者可耐受，可选择同期化放疗；切缘阳性者，再切除或放疗后化疗或同期化放疗。多项临床试验中显示，可切除ⅢA期的术前新辅助治疗（单用化疗或同期化放疗）的生存期获益，但仍缺乏大样本的Ⅲ期随机研究。

不可切除ⅢA期者也可直接进行治愈性化放疗，临床试验显示局部晚期NSCLC序贯化放疗优于单独放疗，同期化放疗优于序贯化放疗；但毒性反应也相应增加，不可切除ⅢA期者经诱导治疗后如能完全切除者可选择外科治疗，但是否优于化放疗联合仍未明确。诱导治疗后外科切除的角色仍有待确定。

6. ⅢB期（T_4，任何N，M_0和任何T，N_3，M_0）

外科治疗可应用于一些选择性的病例中。T_4为同一肺叶内有肿瘤卫星结节者的预后较好，对这部分病例可进行外科切除，术后根据病理及分期选择辅助治疗。

T_4为局部侵犯者的标准治疗为化放疗联合治疗，但其中无纵隔淋巴结转移者，即$T_4N_{0\sim1}M_0$者，回顾性研究显示在选择性病例进行外科切除可使部分患者获得长期生存。对不可切除的$T_4N_{0\sim1}M_0$者、其他T_4或N_3者（其中T_4为非胸腔或心包积液者），化放疗联合治疗是标准治疗。联合化放疗优于单独放疗，同期化放疗优于序贯放疗，但同期化放疗的毒性也增加，因此在制订治疗方案的时候应权衡考虑患者的耐受性和获益情况。NCCN临床指南对局部晚期NSCLC推荐进行同期化放疗后巩固化疗。

T_4为恶性胸腔或心包积液者，治疗根据Ⅳ期治疗原则，必要时可进行恶性积液的腔内治疗。

7. Ⅳ期（M_1）

进行以全身治疗为主的综合治疗。转移性NSCLC的一线标准治疗是含铂的两药联合化疗，化疗能延长生存期、改善生活质量，但获益仅限于PS评分好者。因此，PS评分0～2者进行化疗，而PS评分3～4者则进行最佳支持治疗。目前资料显示以DDP为基础的方案略优于以CBP为基础的方案。非含铂联合化疗方案略低于标准含铂联合方案，但毒性反应较轻，可作为不能耐受或不愿接受铂类化疗者的选择。一线治疗后疾病进展者，PS评分0～2者可进行二线治疗，可选择的药物包括多西紫杉醇、培美曲塞、吉非替尼或厄洛替尼等。

约25%的NSCLC发生脑转移，全脑放射治疗（WBRT）能有效缓解症状、延长生存期而成为标准治疗。WBRT联合立体定向放疗或外科切除的中位生存期8～11个月。Ⅳ期远处转移仅为孤立性脑转移者，如果胸部病变可完全切除，现有资料表明对胸部病变和脑转移瘤进行外科切除可使患者获益，文献报道5年生存率10%～20%。这些患者术后应进行全脑放疗和全身化疗。

(四)NSCLC的分子靶向治疗

肿瘤分子靶向治疗(molecular targeted therapy)是指"针对参与肿瘤发生发展过程的细胞信号传导和其他生物学途径的治疗手段",广义分子靶点包括了参与肿瘤细胞的分化周期、凋亡和细胞迁移、浸润行为以及淋巴转移、全身转移等过程的从DNA到蛋白/酶水平的任何亚细胞分子。NSCLC靶向治疗目前主要包括单克隆抗体、抑制酶/蛋白活性的小分子药物、抑制蛋白翻译的反义RNA以及与细胞内分子特异性作用的药物及抗血管生成药物等,是目前研究和应用都比较活跃的一个领域。

1.一线标准含铂方案化疗联合分子靶向治疗研究

其中包括吉非替尼(jifitinb)、厄洛替尼(erlotinib)选择性EGFR酪氨酸激酶抑制剂,西妥昔单抗(cetuximab)、贝伐单抗(bevacizumab),重组人血管内皮抑制素(恩度-16,YH-16),以及贝沙罗汀(bexarotene)等。尽管临床前的研究显示靶向治疗药物联合化疗有协同作用,但在随后与化疗的随机对照研究中,除了西妥昔单抗、贝伐单抗和重组血管内皮抑制素等药物之外,其他的一些作用于细胞内的小分子靶向治疗联合化疗,无论是在有效率或生存期方面均未能显示出获益。

西妥昔单抗为人/鼠源嵌合的EGFR的单克隆抗体。NP(NVB/DDP)联合西妥昔单抗方案与NP方案的Ⅱ期随机研究显示,治疗组和对照组的疾病控制率(RR/SD)分利为84%和67%,中位生存期分别为8.3和7.0个月。研究者认为,NP联合西妥昔单抗方案能提高疗效,毒性可耐受。

重组人血管内皮抑制素与一线标准含铂方案化疗联合研究,在NP方案的基础上联合YH-16显示能增加有效率、延长生存期。患者随机接受NP/YH-16方案或NP/安慰剂方案治疗。NP/YH-16方案与NP/安慰剂方案的有效率分别为35.4%和19.5%($P=0.0003$)、中位TTP分别为6.3个月和3.6个月($P<0.001$)、临床获益率分别为73.3/和64%($P=0.035$)。3/4级毒性反应两组之间无明显差异。

非鳞癌NSCLC随机接受PC(paclitaxel/carboplatin)方案或PCB方案(PC+贝伐单抗)治疗。PC方案和PCB方案的有效率分别为15%和35%($P<0.001$)。PC方案和PCB方案的中位PFS分别为4.5个月和6.2个月(HR0.66,$P<0.001$),1年PFS率分别为6.4%和14.6%。中位生存期分别为10.3个月和12.3个月($P=0.003$),1年生存率分别为44%和51%,2年生存率分别为15%和23%。PCB方案均优于PC方案。分层分析显示总生存期方面,接受PCB方案的男性更能从中获益HR0.70($P=0.003$);而女性的HR为0.98($P=0.80$),PFS资料则显示,接受PCB治疗男女性均可获益,男性的HR为0.53($P<0.0001$),而女性的HR为0.68($P=0.002$)。研究结果显示,与PC方案相比,PCB在非鳞癌的治疗中能明显提高生存期,而且毒性可耐受。

2.分子靶向治疗在NSCLC二、三线治疗中的地位

对吉非替尼的回顾性研究显示,吉非替尼二线、三线治疗NSCLC,不吸烟者、女性、支气管肺泡癌或腺癌伴支气管肺泡癌分化者有效率高。也有研究认为PS好、皮疹、乳头状腺癌、多发性肺转移尤其是弥漫性粟粒样转移等与疗效相关,EGFR酪氨酸激酶区基因突变与疗效相关,但疗效与EGFR的表达无显著相关。研究显示,吉非替尼与安慰剂相比能显著延长东方人、不吸烟者的生存期。每日250mg和500mg的疗效无显著差别:有效率分别为18.4%和19%,症状改善率为40.3%和37%,中位生存期为7.6和8.0个月。两组的疾病控制率(RR十SD)分别为54.4%和51.4%。另一组研究结果基本相同:每日250mg和500mg吉非替尼二线、三线治疗NSCLC,二个治疗组的有效率分别为11.8%和8.8%,中位生存期分别为6.1个月和6.0个月。

厄洛替尼与安慰剂对照的Ⅲ期随机研究显示出生存期的优势,中位生存期分别为6.7个月和4.7个月($P=0.001$)。多因素分析显示厄洛替尼的有效率与腺癌、从不吸烟者和EGFR表达等因子相关。单因素分析显示,EGFR表达、基因扩增者接受治疗能获益,但EGFR的表达、基因扩增、基因突变等因素对总生存期无显著影响。亚组分析显示,不吸烟伴EGFR阳性者能显著获益,男性、鳞癌者亦能获益。

索拉菲尼(Sorafenib)、Sunitinib为多靶点受体酪氨酸激酶抑制剂,索拉菲尼二线治疗NSCLC的疾病控制率为59%、中位生存期6.7个月。Sunitinib二线治疗NSCLC的有效率为9.5%、疾病控制率为52.4%,中位生存期23.9周。

七、常用化疗药物和化疗方案

(一)SCLC

1. 常用药物

对SCLC有效的药物见表21-6-3。

表21-6-3 对SCLC有效的药物

单药一线 有效率>30%者	单药一线有效率<30%者 或二线有效者
环磷酰胺(CTX)	顺铂(DDP)
异环磷酰胺(IFO)	洛莫司汀(CCNU)
依托泊苷(VP-16)	卡莫司汀(BCNU)
卡铂(CBP)	司莫司汀(Me-CCNU)
拓扑替康(TPT)	吉西他滨(GEM)
伊立替康(CPT-11)	多西紫杉醇(TXT)
紫杉醇(PTX)	去甲长春花碱(NVB)
氨柔比星(amrubicin)	长春花碱酰胺(VDS)
六甲蜜胺(HMM)	丙卡巴肼(PCB)
替尼泊苷(VM-26)	
长春新碱(VCR)	
氨甲蝶呤(MTX)	
表柔比星(EPI)	
阿霉素(ADM)	
氮芥(HN2)	

2. SCLC常用化疗方案

(1)CE方案:CBP AUC 5或300mg/m²
iv 第1天,
VP-16 100mg/m²
iv 第1、2、3天。
每3周重复1次。

(2)PE方案:DDP 75mg/m²
iv 第1天,
VP-16 100~120mg/m²
iv 第1、2、3天。
每3周重复1次。

(3)IP方案:DDP 60mg/m²
iv 第1天,
CPT-11 60mg/m²
iv 第1、8、15天。
每4周重复1次。
或:DDP 30mg/m²
iv 第1、8天,
CPT-11 65mg/m²
iv 第1、8天。
每3周重复1次。

(4)CAV方案:CTX 1000mg/m²
iv 第1天,
ADM 45mg/m²
iv 第1天,
VCR 1.4 mg/m²
iv 第1天,
每3周重复1次。

(二)NSCLC

1. 常用药物

对NSCLC有效的药物见表21-6-4。

表21-6-4 对NSCLC有效的药物

药物	例数	有效率(%)
紫杉醇(PTX)	317	26
多西紫杉醇(TXT)	300	26
吉西他滨(GEM)	572	21
去甲长春花碱(NVB)	621	20
异环磷酰胺(IFO)	326	21
顺铂(DDP)	305	16
伊立替康(CPT-11)	138	27
长春花碱(VLB)	22	27
长春花碱酰胺(VDS)	370	16
依托泊苷(VP-16)		18
培美曲塞(Alimta)		

2. NSCLC 常用化疗方案

(1)PE 方案:

DDP 75mg/m^2

iv 第 1 天,

VP-16 100~120mg/m^2

iv 第 1、2、3 天。

每 3 周重复 1 次。

(2)NP 方案:

DDP 75~80mg/m^2

iv 第 1 天,

NVB 25 mg/m^2

iv 第 1、8 天,

每 3 周重复 1 次。

(3)IP 方案:

DDP 60mg/m^2

iv 第 1 天,

CPT-11 60mg/m^2

iv 第 1、8、15 天。

每 4 周重复 1 次。

(4)PT 方案:

PTX 175mg/m^2

iv 第 1 天,

DDP 75mg/m^2

iv 第 2 天,

每 3 周重复 1 次。

(5)PC 方案:

CBP AUC 5 或 300mg/m^2

iv 第 1 天,

PTX 175mg/m^2

iv 第 1 天,

每 3 周重复 1 次。

(6)PG 方案:

DDP 85mg/m^2

iv 第 2 天或第 16 天,

GEM 1000mg/m^2

iv 第 1、8、15 天。

每 4 周重复 1 次。

或:DDP 75mg/m^2

iv 第 2 天,

GEM 1250mg/m^2

iv 第 1、8 天。

每 3 周重复 1 次。

(7)PD 方案:

DDP 75mg/m^2

iv 第 1 天,

TXT 75mg/m^2

iv 第 1 天。

每 3 周重复 1 次。

(8)GV 方案:

GEM 1000mg/m^2

iv 第 1、8 天,

NVB 20~25 mg/m^2

iv 第 1、8 天,

每 3 周重复 1 次。

(9)GEM/TXT 方案:

GEM 1000 mg/m^2

iv 第 1、8 天,

TXT 35~40 mg/m^2

iv 第 1、8 天,

每 3 周重复 1 次。

(10)Alimta/DDP 方案:

Pemetrexed 500 mg/m^2

iv 第 1 天,

DDP 75mg/m^2

iv 第 2 天,

每 3 周重复 1 次。

3. 二线治疗方案

(1)TXT 75mg/m^2

iv 第 1 天,

每 3 周重复 1 次。

(2)Pemetrexed 500 mg/m^2

iv 第 1 天,

每 3 周重复 1 次。

(朱广卿)

参考文献

1. HensingTA. Clinical evaluation and staging of patients who have lung cancer. Hernatol Oncol Clin N Am, 2005, 19: 219-235

2. Schrelber G, McLrorylurs M. Performance characteristics of

different modalitles for diagnosis of suspected lung cancer summary of publshed evidence. Chest,2003,123:115－128

3. NCCN Clinical Practic Guidline in Oncology: Small Cell Lung Cancer Vision 1.2007

4. NCCN Clinical Practic Guidline in Oncology: Non－Small Cell Lung Cancer Vision 2.2007

5. 吴一龙，黄植藩，戎铁华，等. 基于97分期的非小细胞肺癌术后分期和生存研究. 中华肿瘤杂志，1999，21:363

6. Berghmans T, Paesmans M, Meert AP, et al. Survival improvement in resectable non－small cell lung cancer with(neo) adjuvant Chemotherapy: Resuta of a meta－analysis of the literature. Lung Cancer, 2005,49(1):13－23

7. Plgnon JP, TrIbodet H, Scagliotti GV, et al. Lung Adjuvant Cisplatin Evaluation(LACE): A pooled analysis of five randornlzed clinical trials including 4,584 patients. Proc Am Soc Clin Oncol. 2006: 7008a

8. Bradley ID, Paulus R, Graham MV, et al. Phase Ⅱ trial of postoperative adjuvant paclitaxel/carboplatin and thoracic radiotherapy in resected stage Ⅱ and Ⅲ non－small cell lung cancer: promising longterm results of the radiation therapy oncology group－RTW9705. J Clin Oncol, 2005,23(15):3487－3490

9. Lally BE, Zelterman D, Colasanto JM, et al. Postoperative radiotherapy for stage Ⅱ and Ⅲ non－small cell lung cancer using the Surveillance, Epidemiology, and End Results database. J Clin J Oncol. 2006.24: 2998－3006

10. 李连弟，鲁凤珠，张思维，等. 中国恶性肿瘤死亡率20年变化趋势和近期预测分析. 中国肿瘤杂志，1997，19: 3

第七节 肺动脉栓塞

一、概述

肺栓塞(肺部的栓塞)是内源性或外源性栓子堵塞肺动脉及其分支，引起肺循环或呼吸功能障碍的临床和病理生理综合征。大多数为来自静脉系统或右心房、右心室的血栓所致者，称肺血栓栓塞症(肺部的 thromboembolism, PTE)，简称肺栓塞(肺部的栓塞，PE)。其余少见的栓塞为瘤栓、脂肪栓塞、空气栓塞、羊水栓塞、静脉输入的药物颗粒甚至导管头端引起的肺血管堵塞。

肺栓塞是随着年龄的增加，其发病率和死亡率均上升的疾病。在美国，65～69岁组的年发病率是120/10万，85岁及以上年龄组的年发病率迅速上升为700/10万，故肺栓塞又有“老年人的沉默杀手”之称，与其他疾病相比较，肺栓塞在老年人更易发病并且易误诊。肺栓塞是一种并不少见的疾病，在美国每年约70万人患有症状的肺栓塞，每年死于肺栓塞的患者约占死亡人数的10%～15%，已成为临床死亡原因的第三位，仅次于肿瘤和心肌梗死。也有报告近年来随着成人接受抗凝治疗的增加，发病率呈减少趋势。PE不仅在西方国家，而且在我国也是一个重要的医疗问题。我国尚无确切的流行病学资料，但阜外医院报告的900余例心肺血管疾病尸检资料中，肺段以上大血栓堵塞者达100例(11%)，占风心病尸检的29%，心肌病的26%，肺心病的19%，而生前得到正确诊断的只有13%。这一方面说明心肺血管疾病也常并发肺栓塞，另一方面说明该病的误诊率、漏诊率、病死率较高。近10年来，由于认识、诊断水平的提高，以及预防、治疗的进步，其防治研究工作取得了较大的进展。

本病常见于肥胖者、老年人(尤其是高脂血症患者)，长期卧床、静坐(如计算机前、麻将夜战、长途乘飞机、火车、轮船等少动者)。从事各种久立职业(如外科大夫、理发师)也易形成下肢静脉曲张，曲张静脉很易形成血栓。创伤、手术、慢性心肺疾病，以及某些血液病等都有可能引起深部静脉血栓。

肺栓塞为一常见的心血管疾病。它发病率高，漏诊及误诊率高，不经治疗死亡率高，诊断明确并经过治疗后死亡率明显下降。目前国内对肺栓塞的警惕性还不高，正确诊断率低，误诊率高。

二、肺血管解剖学

肺由双重循环系统供应血液：一为肺循环，全身各器官回心静脉血均流经肺循环，在肺内进行气体交换，由肺动脉干及其分支、毛细血管和肺静脉组成。另一为支气管循环,包括支气管动脉和支气管静脉,是肺、气道和胸膜等的营养血管。

(一)肺动脉系

肺动脉干起源于右心室的肺动脉口,在主动脉的前方,向上至主动脉弓的下方分为左右肺动脉。在脏层心包内肺动脉与升主动脉一起,到左右肺动脉的外膜处心包脏层渐渐消失,右肺动脉较左肺动脉长,横行向右,经主动脉和上腔静脉的后方,在食管前方、主动脉弓下达右肺门,分成上、中、下三个支进入右肺内。左肺动脉较短,水平向左,在主动脉弓下横过降主动脉,经左主支气管的前方至左肺门,发出左上叶、左下叶分支进入左肺上下叶内。

在肺动脉干分叉稍左与主动脉弓下缘之间有一动脉韧带,为胎儿期动脉导管的遗迹。如生后未闭,则称为动脉导管未闭。

肺动脉干直径约3cm,长约5cm,在正常人其粗细与自体主动脉相同。但肺动脉干的中层厚度仅约为自体升主动脉中层厚度的1/2,或不超过主动脉壁厚度的1/2。与主动脉相比,肺动脉中层的肌细胞较少,弹力纤维稀疏。

肺动脉系进入肺内后与支气管伴行,常分为弹力性肺动脉、肌性肺动脉、微细肺动脉,微细动脉为终端动脉,分为肺毛细血管在肺泡间隔内形成毛细血管网。每个肺泡表面约有1000～2000段毛细血管包绕,正常肺毛细血管床的血容量为60～70ml,全部肺血管容血量约600ml,其中约70%～75%在肺静脉系,20%～25%在肺动脉系,5%～10%在肺毛细血管床内,肺的上下毛细血管网未发现有区别。在肺泡壁的微细动脉不伴行终末细支气管。如微细动脉出现完整肌肉层及双层弹力板则被称为细动脉肌型化,此型改变为慢性肺动脉高压的形态特征之一。

(二)肺静脉系

最小的静脉血管从肺泡道的远端开始,逐渐聚合形成小静脉,在肺小叶周边部分进入小叶间隔,集合成为小叶间静脉,最后聚合在肺门部。分别有左上、左下、右上、右下肺静脉穿过心包,注入左心房。肺静脉无瓣膜,静脉壁比动脉壁薄,在慢性肺动脉高压时可呈动脉化改变。

从以上的描述可以看出,肺动脉与体循环的动脉不同点在于:肺动脉内流通的是静脉血,分支较细,壁较厚,弹性较差,具有极大的扩展性,因而肺动脉压较体循环压低,只有体循环压的1/6～1/5,平均22/8mmHg,由于肺动脉扩展性较大,因此血容量的变异也较大。肺静脉不与肺动脉伴行,携带的是动脉血。

(三)支气管血管系

支气管动脉从降主动脉、肋间动脉、锁骨下动脉或乳内动脉发出,其来源、走行、管壁结构及分支有较大的变异。支气管动脉分肺外、肺内两部分,肺外支可发出小分支供应食管、纵隔、肺门淋巴结。在进入肺前有的支气管动脉可与另一支气管动脉吻合。肺内支气管动脉分支到不同的支气管壁内,也供应到胸膜、淋巴结、肺动脉壁、肺静脉壁和神经。支气管动脉发出分支到各支气管壁黏膜、肌层、外膜纤维组织。肺内支气管动脉血流入毛细血管到支气管静脉,经奇静脉或半奇静脉或肋间静脉注入上腔静脉,最后进入右心房。

(四)肺循环与支气管循环(体循环)系的交通支

肺循环与支气管循环(体循环)的交通有三种情况:支气管动脉系的毛细血管网与肺动脉毛细血管网交通,支气管动脉系的毛细血管网与肺静脉吻合,支气管动脉－肺动脉系的直接吻合。正常情况下,支气管动脉系血容量为左心输出量的1%～2%,肺总分流量不超过心排血量的5%,侧支循环在异常情况下可调节两循环系统的血流。肺循环压力小于体循环压力的20%为正常。

(五)静脉解剖与血栓形成的关系

静脉血栓栓塞症(VTE)包括深静脉血栓形成(VT)及肺动脉血栓栓塞症(PTE,简称肺栓塞,PE)。研究显示,80%～90%肺动脉血栓栓塞的栓子主要来源于下肢深静脉血栓形成(DVT)。大量以临床或社区人群为基础的研究也显示,DVT患者常常伴发PE,因而DVT被认为是PE的标志。

静脉系统是循环系统的组成部分,是全身血液的储存系统,为维持一定范围的心输出量和心脏前负荷而发挥自身的调节作用。四肢静脉富有瓣膜,分深浅两类,深浅静脉之间有较多的交通支。从髂静脉到股静脉常有一个静脉瓣,而股静脉到腘静脉平均有5个静脉瓣,腘静脉以下则更多。深静脉的静脉瓣面向心脏方向,防止血液反流,浅静脉的静脉瓣面向深静脉单向开放,这就决定了血液只能向心脏方向回流。通常下肢血液的70%经深静脉(股、髂静脉)、30%经浅静脉(大、小隐静脉)返回心脏,浅静脉又在大腿根部注入深静脉。因此股、髂静脉是整个下肢血液回流的主要通道,一旦血栓形成将迅速出现明显的临床症状和体征。由于左髂总静脉回流到下腔静脉的流入角度大,同时受到髂总动脉和乙状结肠的压迫,因此,左下肢深静脉血栓形成更常见,通常为右侧的2~3倍。

一般末梢毛细血管移行至小静脉的压力在10mmHg左右,而右心房的压力约为0mmHg,这一距离存在着缓慢变化的压力梯度。当异常压迫静脉,使末梢静脉压力升高,如妊娠、腹水过多、腹膜后肿瘤等均可使下肢静脉压力升高,而成为静脉曲张及静脉血栓形成的原因。

此外,由于重力的影响,静脉压及静脉回流速度随体位变化及肢体活动状态而变。当肢体活动时,由于肌肉的收缩、舒张,挤压静脉,促使其血液回流;交感神经兴奋或外源性儿茶酚胺也可使静脉的舒展性下降,加快血液回流,心输出量增加。而人体在安静立位时,下肢肌肉泵并不发挥作用,下肢静脉处于最大的舒展状态,血流速度缓慢。因此,老年人肢体活动较少,或长期卧床,静脉失去了肌肉对其的挤压作用,使得静脉回流的驱动力下降,血流轴向运动减慢,致使血液淤滞,导致血栓形成。此外,盆腔后脏器压迫髂静脉等因素均可能参与静脉血栓的形成。

三、PTE形成的高危因素

深静脉血栓形成与肺栓塞通常被认为是同一病理过程的两个不同阶段,事实上,50%~70%的深静脉血栓形成患者有无症状的肺栓塞证据,而70%~90%PE患者有DVT病史。因此本节主要描述静脉血栓形成的危险因素。

血管外组织因子(TF)暴露或血管内皮损伤后内皮下胶原暴露引起血管受伤部位凝血系统激活。组织因子与活化凝血因子Ⅶ结合,或Ⅻ、Ⅺ、Ⅸ因子的相继活化激活丝氨酸蛋白酶及其辅助因子,最终导致纤维蛋白原被凝血酶裂解形成纤维蛋白。抗凝系统与凝血系统维持一种动态平衡,相应抑制凝血级联反应,从而防止凝血级联反应不适当扩散。凝血蛋白酶,特别是凝血酶的主要抑制剂是抗凝血酶,凝血因子Ⅴ和Ⅷ是凝血系统两种重要辅助因子。可以增强其他凝血因子的活性。凝血系统中的各种蛋白酶被抗凝血酶Ⅲ灭活,而凝血辅因子则被另一种丝氨酸蛋白酶(蛋白酶C)及其辅因子蛋白S所降解。蛋白C通过一种复杂机制被凝血酶激活,但只有与完整血管内皮表面的凝血酶调节蛋白结合的凝血酶才能发挥此作用,内皮细胞蛋白C受体可以增进该过程,凝血酶与凝血酶调节蛋白结合引起底物特异性发生戏剧性变化,它优先激活蛋白C,从而使其成为抗凝蛋白,表现为抗凝活性。

血栓形成倾向是以凝血和抗凝血成分比例失调不断加剧为基础,导致易于形成血栓的一种状态。PTE的危险因素包括任何可以导致静脉血液淤滞、静脉系统内皮损伤和血液高凝状态的因素,分原发性和继发性两类。

(一)原发性高危因素

原发性危险因素由遗传变异引起,常以反复静脉血栓栓塞为主要临床表现。以往认为遗传性血栓形成倾向是一种罕见现象,许多权威人士甚至怀疑是否有必要对所有VTE患者进行系统筛查。现在认识到,约50%DVT和(或)PTE患者有遗传性血栓形成的危险因素。

抗凝血酶Ⅲ缺乏、蛋白C缺乏、蛋白S缺乏、活化蛋白C抵抗与凝血因子ⅤLeiden突变、凝血酶原基因突变、高同型半胱氨酸血症、纤维蛋白原缺陷是血栓形成常见的原发性高危因素。

(二)继发性高危因素

1. 年龄与性别

大量证据表明,随年龄增加静脉血栓形成及PE发病的危险性相应增加。美国出院诊断资料汇总结果显示,15~44岁年龄组住院患者肺栓塞发生率为12/10万,65岁及以上年龄组高达265/10万。对全美所有参加医疗保险人群进行5%随机抽样分析,发现DVT及PE的发病率随年龄增加而上升。目前认为,年龄是DVT的独立危险因素。性别与肺栓塞的发生在儿童及青春期无明显差别,20~39岁年龄组女性深静脉血栓的发病较同龄男性高出10倍。

2. 外伤与手术

持续严重的外伤,如创伤、骨折、脊髓损伤、腹部手术、泌尿系统手术、产科手术等是VTE的独立危险因素,且血栓危险因高龄、肥胖、恶性肿瘤、既往VTE病史、静脉曲张等而增高。部分为小的、非阻塞性血栓,患者通常无临床症状。即使为阻塞性血栓,仍有血栓脱落造成肺栓塞的危险。大面积烧伤和软组织创伤也可并发肺栓塞,其原因可能是受伤组织释放的某种物质损伤了肺血管内皮,引起多发性肺微栓塞形成。

3. 血栓性静脉炎和静脉曲张

静脉血栓的好发部位是静脉瓣和静脉窦,特别是深静脉,如腓静脉、腘静脉、髂静脉、股静脉、盆腔静脉丛等。静脉血栓脱落的原因可能与静脉内压急剧升高或静脉血流突然增加有关,如用力大便,或长期卧床后突然活动等。活动期的血栓性静脉炎血栓比较松软,易于脱落,脱落的血栓迅速通过大静脉、右心到达肺动脉,发生肺栓塞。也有可能沿中心静脉导管形成血栓,经过右心延伸到肺动脉形成栓塞。

4. 既往静脉血栓栓塞症病史

研究表明,既往静脉血栓栓塞症(VTE,包括VT、PTE)是再次发生VTE的重要独立危险因素。既往有VTE病史,经历手术、妊娠,或由于各种疾患被迫卧床的患者,VTE复发的危险显著升高。

5. 恶性肿瘤

恶性肿瘤患者凝血及抗凝血系统失衡,此类患者易于形成静脉血栓的原因包括制动时间的延长、外科干预、化疗及中心静脉置管等。对手术患者进行的队列研究表明,恶性肿瘤患者与非恶性肿瘤患者相比,静脉血栓形成发生率显著增高。尤其是那些来源于内脏器官的腺瘤常常伴发DVT的发生。

由于肿瘤对组织损害、激活人体的炎症反应、肿瘤相关的抗磷脂抗体的出现、化疗所需的中心静脉插管、疾病本身以及治疗所需的制动、肿瘤细胞及分泌的细胞因子所致诱导凝血酶的合成等因素,使得恶性肿瘤患者易发生肺栓塞。血栓可发生于各种类型的恶性肿瘤,并已成为恶性肿瘤的第二位死因。在肿瘤患者有15%出现有症状的静脉血栓,进展期肿瘤患者50%有静脉血栓。有学者提出:血栓栓塞可看作是恶性肿瘤存在的征象和并发症。

6. 心肺疾病

慢性心肺疾病是肺栓塞的主要危险因素,约25%~50%的肺栓塞患者同时患有心肺疾病,特别是心房颤动伴心力衰竭的患者尤易发生。

7. 激素替代疗法

雌激素或雌激素联合孕激素替代治疗导致VTE危险性增加的原因目前尚不清楚,可能与雌激素引起血管末梢扩张,血流缓慢,及血管内皮细胞病变,从而产生凝血因子、血小板、纤维蛋白溶酶系统的活化。

8. 制动

下肢骨折、偏瘫、大手术后、慢性重症疾患、长途乘车或飞机,肢体活动明显减少,肌肉对血管的挤压作用减少,静脉血流的驱动力降低,血流轴样运动减慢,易于形成静脉血栓。

9. 其他

血小板异常,充血性心力衰竭,急性心肌梗死,冠状动脉搭桥术,脑卒中,肾病综合征,真性红细胞增多症,血液黏滞度升高,中心静脉置管等，均在不同程度上增加了静脉血栓的形成。

10. **危险因素分析**

上述危险因素可以单独存在，也可以同时存在，相互作用，促进 DVT 的发生与发展。

研究发现，老年人易于发生肺栓塞的危险因素依次为：下肢深静脉血栓、恶性肿瘤、外伤手术及下肢创伤、长期卧床、高血压、冠心病、糖尿病等。老年患者多合并有多种系统的疾病，如冠心病、高血压、糖尿病等，这些均构成了发生肺栓塞的高危因素。老年患者由于静脉扩张，对纤维蛋白的溶解反应降低，加之年老活动减少，任何能导致静脉血流淤滞、血流高凝状态和静脉壁损伤的因素都使得老年人比其他年龄组易发生深静脉血栓。

四、PTE 的病理和病理生理改变

（一）PTE 的病理改变

PTE 的栓子最常见为血性栓子，其他少见的有空气、脂肪、羊水等。栓子可以从微血栓到巨大的骑跨性血栓。较大的血栓栓塞多来自下肢深静脉，始发血栓主要是由细胞成分和纤维蛋白组成的机化体。长度从几毫米到充满大静脉整个管腔，脱落部分主要由纤维蛋白、红细胞及血小板组成。早期血栓松脆，加上纤溶系统的作用，故在血栓形成的最初数天发生肺栓塞的危险性最高。PTE 常为多发及双侧性，右肺多于左肺，下肺多于上肺，尤其是右下肺多发，约达 80% 以上，这可能与血流及引力有关。肺内可见新老、大小不等的血栓。发生栓塞后也可能在栓塞局部继发血栓形成，参与发病过程。栓子是否引起肺梗塞由受累血管大小、阻塞范围、支气管动脉供给血流的能力及阻塞区通气适当与否决定。由于肺组织接受肺动脉、支气管动脉、肺泡内气体弥散等多重氧供，同时当肺动脉阻塞时阻塞远段肺动脉压力降低，富含氧的静脉血可逆行滋养肺组织，故 PTE 时肺梗死少见，仅占尸检肺栓塞的 10% ～15%，且多见于原有心肺疾病、支气管循环障碍或肺静脉高压者。梗死肺有出血性改变，多靠近肋膈角附近的下肺叶，梗死处的坏死组织逐渐被吸收，一般不留有瘢痕或仅有少量条索状斑痕形成。肺梗塞的组织学特征为肺泡内出血和肺泡壁坏死，但很少发现炎症，原来没有肺部感染或栓子为非感染性时，极少产生空洞。梗塞区肺表面活性物质丧失可导致肺不张，胸膜表面常见渗出，1/3 为血性。若能存活，梗塞区最后形成瘢痕。

（二）PTE 的病理生理改变

PTE 的栓子来源绝大多数为深静脉系统，下肢占 85% 左右，源于腹腔、盆腔、胸腔和上肢、头静脉约占 5%。栓子也可来源于肺循环本身，右心和左向右分流的左心附壁血栓，三尖瓣、肺动脉瓣心内膜炎，中心静脉高营养输液管感染等，栓子也可能是转移的恶性肿瘤瘤栓、羊水、寄生虫、骨髓脂肪栓子及空气栓子等。PTE 一旦发生，血流减少或中断，引起不同程度的血流动力学和呼吸功能改变。

1. **肺血流动力学改变**

肺血流动力学变化主要取决于栓塞肺血管的多少和患者心肺功能状态。发生 PTE 后，由于血管床的减少、缺氧以及神经 - 体液因素的影响，肺循环阻力增加，导致肺动脉高压，右心室后负荷增高，右心室壁张力增高，发展到一定程度可引起急性肺源性心脏病，右心室扩大，右心功能不全，回心血量减少，静脉系统淤血。右心室扩大致室间隔左移，使左心室功能受损，导致心排血量减少，进而引起体循环低血压或休克，从而使冠状动脉灌注压下降，心肌血流减少，加上 PTE 时心肌耗氧量增加，可导致心肌缺血，诱发心绞痛。肺毛细血管床的储备能力很大，只有当 50% 的血管床被血栓阻塞时，才发生肺动脉高压（mean pulmonary artery pressure，MPAP），且可高达 40mmHg。栓塞前有心肺基础疾病的患者，对肺栓塞的耐受性较差，肺栓塞更易引起右心衰竭和死亡。

2. **呼吸功能变化**

（1）较大的肺栓塞可以引起反射性支气管痉挛，加上栓子本身释放的 5 - 羟色胺、组胺、血小板活化因子等，均可以引起支气管痉挛，气道阻力明显升高，表现为呼吸困难。

(2)死腔通气增加，通气血流比例失调：PTE发生后，栓塞部位出现有通气无血流灌注带，未栓塞部位血流相对增加，造成通气-血流比例失调，加重低氧血症。

(3)肺表面活性物质减少：肺栓塞后，肺毛细血管血流中止或减少，肺表面活性物质生成减少，肺泡塌陷或变形，出现充血性肺不张或局限性肺水肿，累及胸膜，可出现胸腔积液。临床表现为咯血及严重缺氧。若急性PTE后肺动脉血栓未完全溶解，或反复发生PTE，则可能形成慢性血栓栓塞性肺动脉高压(CPEPH)，接着出现肺源性心脏病和右心衰竭。

五、PTE的临床表现

(一)症状

PTE的症状多样，但缺乏特异性，有时比较隐匿，尤其老年患者存在较多基础疾病，临床症状不突出，容易被原发病掩盖，而有的则表现为急性血流动力学障碍，甚至发生猝死。累及两个肺叶或伴体动脉压下降者为大块肺栓塞；伴肺组织坏死者为肺梗死。肺栓塞的临床表现多种多样，实际是一较广的临床谱，主要决定于堵塞的肺段数。从轻症患者的2～3个到严重患者的15～16个肺段不等，但基本包括以下几种类型：①急性肺源性心脏病：突发呼吸困难、发绀、濒死感、低血压、休克、右心衰竭等，见于栓塞2个肺叶以上的患者。②肺梗死：突然气短、胸痛、咯血及胸膜摩擦音或胸腔积液。③“不能解释”的呼吸困难：栓塞面积相对较小，是提示死腔增加的唯一症状。④慢性反复性肺血栓栓塞：发病隐匿、缓慢，发现较晚，主要表现为重症肺动脉高压和右心功能不全，是临床进行性的一个类型。

1.常见临床症状

(1)呼吸困难和气促，以活动后明显，为PTE最常见的症状。

(2)胸痛，主要为胸膜炎样胸痛或心绞痛疼痛。

(3)晕厥，有时为PTE的唯一或首发症状，通常为大面积PTE。

(4)咯血，一般为小量咯血，大咯血少见。

(5)烦躁不安，或惊恐、濒死感。

(6)咳嗽、心悸等。

2.应注意的问题

临床上有时出现“肺梗死三联症”，即同时出现呼吸困难、胸痛、咯血，但这种典型性表现仅见于不足30%的患者。PTE症状不典型时可表现为类肺炎或心衰，在老年患者中易出现，极易误诊，应引起临床医生高度重视。

(二)体征

呼吸急促最常见，有的患者可有发绀，肺部有时可闻及湿性啰音和哮鸣音。合并肺不张和胸腔积液时可出现相应的体征。一般情况下血压无明显变化，严重时可出现血压下降甚至休克。此外可见心动过速，肺动脉瓣区第二心音亢进，或闻及收缩期喷射音或收缩期喷射性杂音及三尖瓣区反流性杂音(后者易与二尖瓣关闭不全相混淆)，三尖瓣区收缩期杂音等。有的患者可伴有发热，一般为低热。

(三)DVT的症状和体征

DVT的症状和体征差异很大，视受累深静脉的部位、阻塞程度、侧支循环的建立和血管壁或周围组织的炎症情况而定。需要注意的是，并非所有的DVT患者都会产生临床症状，对于大多数DVT患者，即使存在较大的血栓，也可能完全无临床表现。

(1)小腿深静脉血栓形成：小腿存在DVT时，主要表现为患侧小腿、踝部肿胀，小腿疼痛及压痛，体征表现为患侧小腿周径(髌骨下缘下方10cm处测量)比对侧增粗超过1cm，伸直患肢将踝关节急速背曲时可引起腓肠肌疼痛(Homan征阳性)。

(2)股静脉血栓形成：表现为患侧大腿部肿胀，小腿及踝部常出现轻度水肿。查体可见患肢在内收肌管部位、腘窝部和小腿深部都有压痛，Homan征阳性或阴性。

（3）髂股静脉血栓形成：骨盆骨折、盆腔手术等患者容易发生。急性期出现下肢疼痛和压痛，站立和行走时加重。体征主要表现为患肢肿胀，严重时呈可凹陷性水肿，沿髂股静脉走行可触及条索状压痛。

（4）股青肿：为下肢 DVT 最严重的类型之一，下肢静脉系统包括股深静脉在内的属支几乎全部处于阻塞状态。发病急骤，数小时内整个患肢出现疼痛、压痛及明显肿胀。严重者，患肢皮色呈青紫色，皮温明显降低，并伴明显的全身反应，由于大量体液迅速转移至肿胀的肢体，患者可以出现休克。查体可见股上部及同侧下腹壁浅静脉曲张，沿股三角区及股内收肌管部位有明显压痛，在股静脉部位可摸到条索状物并压痛，足背、胫后动脉波动微弱甚至消失。

六、诊断方法

中华医学会呼吸病学分会制定的《肺血栓栓塞症的诊断及治疗指南（草案）》中提出，将 PTE 的诊断分为疑似诊断（疑诊）、确定诊断（确诊）和危险因素的诊断（求因）三个步骤，并对各步骤中所包含的不同检查手段的诊断价值进行了评价。

（一）根据临床情况疑诊 PTE

结合临床表现，查找危险因素，一般将临床疑诊 PTE 分为高、中、低三个等级：①高度可能性（80% ～100%）：临床存在以上所描写的高危因素，有其他原因不能解释的呼吸困难、胸膜炎性胸痛，存在不能用其他原因解释的胸片、血气分析异常。②中度可能性（20% ～79%）：介于高度和中度之间。③低度可能性（1% ～19%）：临床没有危险因素，虽然存在呼吸困难、胸痛等，但可以用其他疾病解释；胸片或血气分析异常，但可以用目前患者已知其他疾病解释。

1. 疑诊时的检查

（1）心电图检查：心电图改变多为一过性，动态观察有助于对本病的诊断。常见的心电图改变是 QRS 电轴右偏，肺型 P 波，$S_{Ⅰ}Q_{Ⅲ}T_{Ⅲ}$型，右胸前导联及Ⅱ、Ⅲ、aVF 导联 T 波倒置，完全性或不完全性右束支传导阻滞。有时心电图改变不够典型、轻微，或仅有 V_1 ～V_{3R-5R} S 波粗钝、挫折。急性肺栓塞心电图改变是一把“双刃剑”，用得好有助于肺栓塞的诊断，反之，将是误诊其他心脏病，如冠心病的依据，应密切结合临床加以判断。

（2）胸片：胸片检查往往被忽视，如果仔细阅片，一般可以见到局限性肺膨胀不全，区域性肺血管纹理稀疏、纤细，肺透亮度增加；未受累部分呈现纹理相应增多（即肺血流分布不匀）。肺梗死时可发现肺周围浸润性阴影，形状不一，常累及肋膈角，可见肺不张、膈肌抬高、胸腔积液，尤其是以胸膜为基底凸面朝向肺门的圆形致密阴影（hamptom 驼峰）以及扩张的肺动脉伴远端肺纹理稀疏（westermark 征）等对肺栓塞的诊断具有重要价值。

（3）血气分析：PTE 患者最常见的动脉血气异常为动脉血氧分压和二氧化碳分压下降，肺泡动脉氧分压差增大，后二者正常是诊断肺栓塞的反指征。但对于较大面积 PTE 的患者，二氧化碳分压亦可以升高。

（4）超声检查：超声检查可以迅速得到结果并可在床边进行，虽一般不能作为确诊手段，但对于提示 PTE 的诊断和排除其他疾病有重要价值，应作为疑诊 PTE 时的一项优先检查项目。超声心动图（UCG）经胸与经食管二维超声心动图能直接和间接显示肺栓塞征象。前者适用于肺动脉主干及其左右分支栓塞；后者可观察到右室扩大，室间隔左移，左室变小，呈“D”字形，右室运动减弱，肺动脉增宽，三尖瓣反流等。近来有报道用血管内超声诊断外周肺动脉栓塞，并用于疗效的评价。

（5）血浆 D－二聚体（D－Dimer）测定：D－二聚体是交联纤维蛋白在纤溶系统作用下的特异性降解产物，小于 500mg/L（ELISA 法）强烈提示无肺栓塞，有排除诊断的价值。但当存在纤维蛋白形成和降解时，如感染、妊娠、恶性肿瘤、外科手术、创伤、休克和急性心肌梗死时，血浆 D－二聚体往往升高，临床需加以鉴别，因此不能仅依据D－二聚体来确诊VTE或PTE。此外，检查的方法没有标准化，而最敏感的方法，如传统的ELISA不能很快得到结果，近年来基于ELISA原理的快速检测方法，如Vidas法、免疫浊度法等对临床筛查VTE及PTE有较大帮助。

2.应注意的问题

以上检查结果都是非特异性的，均不能用于确诊PTE。但是，这些不能用其他疾病解释的结果结合临床可能性及危险因素，60%的患者可以预知PTE。因此，推荐临床医生运用临床信息和实验室检查资料在确诊前进行临床评估。

此外，老年人PaO_2的下降是一种正常的生理退变，血气分析异常是非特异性的。D－二聚体测定是近年来发展起来的诊断静脉血栓的一种特异性较强的方法，但老年人由于合并多种疾病，D－二聚体水平极少正常，对肺栓塞诊断意义不大。部分患者无临床症状和体征、胸部X线片无异常发现和影像学的延迟出现也是误诊的原因。除此之外，老年患者出现呼吸困难、咳嗽和胸痛时易归咎于老年肺炎、心绞痛和心力衰竭等慢性心肺疾病，这些疾病的临床表现与肺栓塞易混淆，又增加了诊断的难度。

（二）疑诊病例进一步检查

1.核素肺通气/灌注显像（ECT）

这是安全、无创及有价值的肺栓塞诊断方法。肺灌注扫描的典型所见是呈肺段性分布的灌注缺损，不呈肺段性分布者诊断价值受限。

（1）肺灌注扫描的假阳性率较高，以下情况均可引起放射性灌注缺损：①血管腔外受压（肿瘤、气胸、胸腔积液）。②支气管－肺动脉吻合（慢性肺部炎症、支气管扩张等）。③局部肺泡缺氧引起的肺血管收缩（慢性阻塞性肺疾病）。④肺血管阻力增加（左心充血性心力衰竭）。⑤肺组织纤维化（肺囊肿、陈旧性肺结核）。⑥肺切除术后。

（2）为减少肺灌注扫描的假阳性率，可做肺通气扫描以提高诊断的准确性。肺通气灌注扫描的常见结果：①肺通气扫描正常，而灌注呈典型缺损，高度可能肺栓塞。②病变部位既无通气，也无血流灌注，最可能的是肺实质性疾病，不能诊断栓塞（肺梗死除外）。③肺通气扫描异常，灌注无缺损，为肺实质性疾病。④肺通气与灌注扫描均正常，可除外症状性肺栓塞。

2.CT肺动脉造影（CT pulmonary angiography，CTPA）**和多层探测器螺旋**CT（multi－detector spiral CT，MDCT）

螺旋CT肺血管造影为静脉内注射造影剂后，于肺动脉显影期进行扫描，可以直接显示肺动脉内的栓子，从而对肺栓塞作出直接诊断。其直接征象为肺动脉内半月形、环形充盈缺损（附壁），完全梗阻及轨道征；间接征象为主肺动脉，左、右肺动脉主干扩张，血管断面细小、缺支，堵塞区与正常血运区或实变组织与非实变组织间于肺灌注期可呈马塞克征（mosaic perfusion），肺梗死灶及胸膜改变等。多项研究表明，在肺动脉段以上水平，CTPA对肺栓塞的敏感性为90%，特异性为90%，阳性预测值为93%，阴性预测值为94%，且CTPA的诊断准确性高于核素肺通气灌注显像扫描。CTPA阴性、没有进行抗凝治疗的患者临床随访后证实患肺栓塞的可能性极小。由于CTPA的无创性和高度精确性，目前已成为疑诊肺栓塞的第一线影像学诊断工具。由于CTPA被临床广泛使用，并且在一些医院可以安排急诊检查，英国胸科协会制定的肺栓塞诊治指南中要求大面积PTE患者应在1h内完成影像学检查，非大面积PTE患者应在24h内完成。

目前，关于CTPA对肺栓塞诊断价值的局限主要在于小的肺动脉栓塞显示不佳，尤其是亚段以下水平的动脉。而MDCT为容积多平面成像，可用相同的层后扫描相同的容积，从而使更小的血管得以显示。因此MDCT的运用必将使肺栓塞的诊断水平跃上一个新的台阶。

3.磁共振成像肺动脉造影（magnetic resonance pulmonary angiography，MRPA）

这种方法对段以上肺动脉内栓子诊断的敏感性和特异性较高，避免了注射碘造影剂的缺点，与肺血管造影相比，患者更易于接受，比较适用于对碘造影剂过敏的患者。

4. **肺动脉造影**

这是诊断肺栓塞最可靠的方法。有价值的征象是：①肺动脉内充盈缺损。②肺动脉分支完全阻塞（截断现象）。③肺野无血流灌注。④肺动脉分支充盈和排空延迟。肺动脉造影检查是一种有创性检查，有一定危险性，特别是并发肺动脉高压的患者，致残率为1%，死亡率为0.01%～0.5%，因此在决定实施肺动脉造影前，应权衡利弊，慎重考虑。如果其他无创检查手段能够确诊PTE，而且临床上拟采取内科治疗时，一般不必进行此检查。

5. **下肢深静脉检查**

肺栓塞的栓子约70%～90%来自下肢深静脉。有下肢深静脉血栓形成（DVT）的患者约半数可能发生肺栓塞，因此，DVT被认为是肺栓塞的标志，故下肢深静脉的检查对诊断和防治肺栓塞十分重要。一侧小腿周径比另一侧大1厘米有诊断意义。由于近半数下肢静脉病患者物理检查正常，故常需借助其他检查加以明确。

（1）静脉造影（contrast venography，CV）：可清楚地显示静脉堵塞的部位、性质、程度、范围和侧支循环以及静脉功能状态，但可致局部疼痛、过敏反应及静脉炎加重，甚或栓子脱落，再次发生肺栓塞，因此，传统静脉造影目前已较少应用。

（2）核素静脉显像（magnetic resonance venography，MRV）：与传统静脉造影符合率达90%，是目前较为常用的无创性诊断下肢DVT的方法，可与肺灌注显像一起完成，在诊断PTE的同时，寻找栓子来源，方法简便可靠，是目前较为理想的一种检查手段。

（3）血管超声多普勒检查：准确性为88%～93%。彩色多普勒血流结合B型超声显像既可对血管内的血流又可对血管横断面进行了解。虽然此项技术不能直接显示血栓，但如果部分静脉不能压陷或不能完全压陷，则提示静脉血栓，此乃静脉血栓比较可靠的间接征象。但是，对于横径比较小或互相重叠的腓静脉丛以及盆静脉，超声检查的可靠性较差。

（4）间接性CT静脉造影术（indirect CT venogrphy，CTV）：这是应用高分辨CT的特点，在CTPA之后，延长一定时间，对再循环后的下腔静脉、髂静脉、股静脉、腘静脉及腓静脉显像的快速采集与重建的方法。该技术的优点是不需另加造影剂，一次检查可同时获得DVT和PTE的情况，可显示盆腔及远端肢体静脉，弥补了超声检查的不足。

（5）磁共振静脉造影术（magnetic resonance venography，MRV）：检查腓静脉和盆腔静脉的血栓为其优点，而对复发性DVT有较高诊断价值。

（三）寻找PTE的成因及危险因素

如临床考虑PTE或VTE，就应对患者进行临床评估并进行相关检查，尽可能发现高危因素，并采取相应的预防及治疗措施。在老年人中，肺栓塞常常被漏诊。只有对此病高度警觉，才能提高诊断的数量，缩短诊断所需时间和改善预后。

七、鉴别诊断

肺栓塞的临床类型不一，需与其鉴别的疾病各有特点，以肺部表现为主者常被误诊为其他胸肺疾病；以肺动脉高压和肺心病为主者则易误诊为其他心脏疾病。其中最常被误诊的疾病有冠状动脉供血不足、急性心肌梗死、心肌炎、肺炎、胸膜炎、支气管哮喘、肺不张、急性呼吸窘迫综合征、主动脉夹层及高通气综合征等。

（1）呼吸困难、咳嗽、咯血、呼吸频率增快等呼吸系统表现为主的患者，多被诊断为其他胸肺疾病如肺炎、胸膜炎、支气管哮喘、支气管扩张、肺不张、肺间质病等。

（2）以胸痛、心悸、心脏杂音、肺动脉高压等循环系统表现为主的患者，易被诊断为其他心脏疾病如冠心病（心肌缺血、心肌梗死）、风湿性心脏病、先天性心脏病、高血压病、肺源性心脏病、心肌炎、主动脉夹层等和内分泌疾病如甲状腺功能亢进。

(3)以晕厥、惊恐等表现为主的患者,有时被诊断为其他心脏或神经及精神系统疾病,如心律失常、脑血管病、癫痫等。

八、误诊分析

(一)主要误诊疾病类型

主要误诊疾病类型有:心脏疾病(冠心病、风心病、先心病、肺心病、扩张型心肌病、心肌炎、感染性心内膜炎等),呼吸系统疾病(支气管炎、肺炎、原发性肺动脉高压、支气管扩张、肺结核、哮喘等),高血压病,脑血管病,右房黏液瘤,肿瘤,癫痫等。其中以冠心病为各种误诊疾病的首位。

肺栓塞时除在肺血管处形成第一个恶性环路外,由于在冠状动脉局部转化为内皮素的量也明显增多,导致冠状动脉痉挛,造成冠脉灌流不足,心肌缺血,在心脏冠脉处形成第二个恶性环路。因此一些肺栓塞患者心电图可表现出 $V_1 \sim V_4$ 导联,Ⅱ、Ⅲ、aVF 导联 T 波倒置等心肌缺血的表现。

心电图是肺栓塞诊断的双刃剑,恰当应用可以辅助肺栓塞的诊断,相反则造成误诊,最容易误诊为冠心病和心肌梗死,Lefebrvre 等认为胸前导联心电图出现 T 波倒置是肺栓塞的“诊断陷阱”。对这种心电图变化,临床医生应该加强认识,鉴别诊断时必须考虑肺栓塞,而不能一概而论诊断为“冠心病”或“心内膜下心肌梗死”。

(二)晕厥引起误诊

肺栓塞约有10%的患者出现晕厥,远低于肺栓塞的主要症状呼吸困难的发生率(约85% ~90%),因而极易被忽视,鉴别诊断时也不易考虑到肺栓塞。正如 Varon 所指出的那样:晕厥是被人遗忘的肺栓塞征象。可能被误诊为冠心病、癫痫、右房黏液瘤、心肌炎、扩张性心肌病、甲状腺功能亢进等。

肺栓塞患者晕厥的主要原因:①急性右心室衰竭,影响左心室充盈,使心输出量下降,导致脑动脉供血减少。②肺栓塞加重心脏负荷,导致一些引起血流动力学不稳定的快速或缓慢心律失常,继而出现晕厥。③肺栓塞可以引起血管迷走性反射,导致晕厥。这一被人忽略的症状往往是大的栓子阻塞了肺动脉所致,也是致命性肺栓塞的一种征兆。

肺栓塞的误诊率并没有随着诊断意识的提高和新技术的出现而呈现十分显著的下降,这提示我们虽然肺栓塞的确诊主要是依靠高科技的检查手段如核医学、放射学及超声学检查等,但病史中的高危因素、临床症状和体征的采集和分析也是至关重要的,两者必须相互结合。部分患者下肢静脉检查虽未提示血栓形成,即没有找到明确的血栓栓子来源,但如果患者有肺动脉栓塞的征象而且具备静脉血栓形成的多个高危因素,仍应高度怀疑肺栓塞。

(三)栓子的性质

有报道在肺栓塞的栓子中,血栓栓塞占82.2%,脂肪栓塞占3.3%,羊水栓塞占1.1%,而肿瘤栓塞位居第二,占13.3%,故对没有明确血栓形成危险因素的肺栓塞患者,应警惕肿瘤的可能性。肿瘤与肺栓塞的关系已逐渐引起人们的重视。肿瘤患者存在深静脉血栓、肺栓塞的危险因素,对于已确诊的肿瘤患者,应注意预防肺栓塞,如果患者发生肺栓塞,也要考虑到肿瘤栓子的可能。北京安贞医院有1例临床诊断肺栓塞的患者,经手术证实是原发性肺动脉低分化肉瘤。这一罕见病例给临床工作一些提示:对以深静脉血栓、肺栓塞为首发征象而最终确诊为肿瘤的患者,必须保持足够的警惕。应仔细询问有无血栓形成的危险因素,若经仔细检查仍未发现明确栓子来源的患者,应做肿瘤的筛查,密切随访有无肿瘤迹象,有条件者做进一步相关检查。

临床检查中 UCG、ECT、MRPA、CTPA 均符合肺栓塞的诊断标准,但这些检查并不能完全确定栓子的性质,阳性征象并不意味着就是血栓,必须结合病史、临床症状和体征进行综合判断。在进行肺栓塞的鉴别诊断时,除了与其他易混淆的心肺疾病、与大动脉炎肺动脉型和先天性肺动脉狭窄等进行鉴别外,对肺栓塞的栓子性质也应进行鉴别,从而有的放矢地进行治疗。

九、治疗

绝大多数肺栓塞都是可以治疗的。其治疗方案随临床类型不同而不同。近年来肺栓塞的治疗研究进展甚快,治疗更趋规范化,接受治疗的患者病死率为5%~8%,不治疗者病死率为25%~30%。

(一)急性肺栓塞的治疗

1. 一般处理

使患者安静,绝对卧床休息1~3周,密切监测呼吸、心率、血压、心电图及血气等变化。氧分压低于60mmHg~65mmHg者,需给予持续吸氧,保持血氧饱和度在90%以上。胸痛重者可给非甾体抗炎药缓解疼痛。咳嗽剧烈者可给予止咳药等辅助治疗;保持大便通畅,排便勿用力,避免腹部压力升高。为控制下肢血栓性静脉炎和预防肺栓塞并发感染,可酌情使用抗生素。

2. 急救措施

临床提示肺动脉高压和急性肺源性心脏病,合并低血压或休克者,给予多巴胺5~10μg/(kg·min)、多巴酚丁胺3.5~10μg/(kg·min)或去甲肾上腺素,0.2~2μg/(kg·min),持续静脉滴注,维持平均动脉血压在90~100mmHg,心脏指数>2.5L/(min·m^2)及尿量>50ml/h。同时积极进行溶栓、抗凝治疗,争取病情迅速缓解。需指出,急性肺栓塞80%死亡者死于发病后2小时以内,所以治疗抢救须抓紧进行。

3. 溶栓治疗

可迅速溶解血栓和恢复肺组织再灌注,逆转右心衰竭,改善肺毛细血管容量及降低病死率和复发率,有效率在80%以上。溶栓主要用于2周内的新鲜血栓栓塞,愈早愈好,但鉴于可能存在血栓的动态形成过程,对溶栓的时间窗不作严格规定。指征是:①大面积肺栓塞伴休克或体循环低血压的患者。②原有心肺疾病的基础上出现小面积肺栓塞引起循环衰竭者。③伴右心功能不全的次大面积PTE,或体循环动脉压正常的大面积PTE患者,如无禁忌证倾向于溶栓治疗。对于血压和右室运动正常的PTE患者不推荐溶栓治疗。溶栓治疗宜高度个体化。溶栓治疗在PTE发生初期最为有效,但症状出现14d内仍然有益。溶栓的时间窗一般定为14d以内,但鉴于可能存在血栓的动态形成过程,对溶栓的时间窗不作严格规定。一般情况下,PTE一旦确立,对有溶栓适应证而无禁忌证的患者,溶栓治疗应尽早实施。

溶栓的绝对禁忌证:活动性内出血;近期自发性颅内出血。相对禁忌证:2周内的大手术、分娩、器官活检后不能以压迫止血部位的血管穿刺。2个月内的缺血性脑卒中、15d以内的严重创伤;1个月内的神经外科手术或眼科手术;难以控制的重度高血压(收缩压>180mmHg,舒张压>100HmmHg);近期曾行心肺复苏;血小板计数<100×10^9/L;妊娠、细菌性心内膜炎;严重肝肾功能不全;糖尿病视网膜病变;出血性疾病等。对于大面积PTE,因其对生命威胁较大,上述绝对禁忌证应视为相对禁忌证。

美国食品药物管理局批准用于治疗PTE的溶栓剂有:尿激酶(UK)、链激酶(SK)、重组型组织性纤溶蛋白酶原激活物(rt-PA)。这三种药物可直接或间接使血浆纤溶酶原转变成纤溶酶,纤溶酶快速降解纤维蛋白,使血凝块溶解。以上几种药物均可使全身的纤溶酶原激活,裂解纤维蛋白原以及凝血因子Ⅱ、Ⅴ、Ⅷ,或使其失活,从而干扰血液凝集。纤维蛋白原降解产物升高可抑制纤维蛋白原转变成纤维蛋白,干扰纤维蛋白多聚体的形成,从而发挥抗凝作用。

中华医学会呼吸病学分会《肺血栓栓塞症诊断及治疗指南(草案)》中推荐的溶栓方案:①尿激酶负荷量4400U/kg,静注10min,继

2200U/(kg·h),持续静脉滴注12h;也可考虑2h溶栓方案,20 000U/kg持续静滴2h。②链激酶负荷量250 000U,滴注30min,随后以10万U/h持续静滴24h。链激酶具有抗原性,故用药前需肌注苯海拉明或地塞米松,以防止过敏反应。③rt－PA 50～100mg持续静滴2h。使用UK、SK溶栓期间勿同时使用肝素。根据我国十五期间的国内大量研究结果,推荐国人溶栓的方案是:尿激酶12h,2h和rt－PA50mg持续静滴2h。因肺栓塞溶栓治疗不同时并用肝素,故一般不需做凝血检查,目前多用固定剂量给药,也不需做剂量判断。溶栓治疗结束后常规继以肝素和华法林治疗。溶栓疗法出血发生率为5～7%,致死者约1%。

4.急性PTE溶栓治疗注意事项

(1)临床表现强烈提示PTE者,开始用低分子肝素。

(2)溶栓治疗前一般需确立诊断,并有溶栓适应证,且最好在白天进行。

(3)严格掌握适应证和禁忌证,最初的实验室检查包括:血红蛋白、红细胞比容、血小板计数、出凝血时间、动脉血气分析、肝肾功能,并做好血型检查以备输血。确保溶栓治疗高度个体化。

(4)溶栓治疗时不同时使用肝素。如果患者溶栓前已使用肝素,应在APTT降至正常值的1.5倍以内开始溶栓治疗。因为溶栓剂的剂量都是固定的或按体重计算的,所以无需监测凝血指标。溶栓治疗完成后,每4h查1次APTT,当APTT小于基础值的2倍时即开始给予肝素抗凝治疗。如使用普通肝素,应调整APTT在正常值的1.5～2倍之间。如使用低分子肝素则无需监测APTT。如溶栓后症状改善不明显,患者生命体征还不稳定,而患者栓塞时间仍在14d以内,可考虑第二次溶栓,二次溶栓的药物剂量为第一次溶栓的一半,此时应停用肝素,待APTT降至正常对照值的1.5倍以下开始第二次溶栓治疗。

(5)肝素应用24～48h后加用华法林,一般肝素与华法林应重叠应用,使INR达2～3之间2d后停用,一般肝素应用5～7d。

(6)溶栓治疗期间应避免静脉切开、动脉穿刺和其他侵入性操作以降低出血发生的可能。

5.抗凝治疗

抗凝治疗可防止栓塞发展和再发,使自身纤溶机制溶解已存在的血栓。常用的抗凝药物有普通肝素(unfractionated heparin, UFH)、低分子肝素(low molecular weight heparins, LMWHs)和华法林。在体内,肝素和抗凝血酶Ⅲ(antithrombin,ATⅢ)结合后发挥抗凝作用,ATⅢ可以抑制Ⅱa、Ⅹa、Ⅸa、Ⅺa、Ⅻa等凝血因子。肝素和AT结合后,AT的构象发生变化,从而使AT由慢性凝血酶抑制剂变为快速抑制剂,灭活凝血因子Ⅱa、Ⅹa、Ⅸa、Ⅺa、Ⅻa。肝素－AT复合物对Ⅱa的抑制作用比对Ⅹa高10倍左右。尽管肝素本身不能溶解已经形成的血栓,但它能促使内源性纤溶机制来溶解已形成的血凝块,从而发挥其抗凝作用。

(1)肝素抗凝治疗的适应证:临床上高度可疑PTE患者,在等待明确诊断时,如无抗凝禁忌,应尽早给予抗凝治疗。如需溶栓治疗,则停用肝素,待APTT降至正常基础值1.5倍以内开始溶栓治疗。溶栓治疗后继续给予抗凝治疗,以巩固、加强溶栓治疗的效果,防止复发。

(2)抗凝治疗的禁忌证:包括血小板减少、发生出血或出血倾向的连续性凝血障碍、事故性脑血管出血、10天内的颅内及眼科手术、大手术创面止血不良、心腔内血栓、亚急性细菌性心内膜炎、严重肝肾功能损害、活动型内出血、肝素样物质增多,以及对本物质过敏等。

(3)肝素治疗方法:UFH给药要快速、足量,使最初24h内的APTT延长为基础值的1.5～2.5倍,以有效抑制凝血的正反馈机制。UFH一般采取持续静脉滴注的方法给药,目前比较推荐的静脉UFH给药方案是根据体重调整给药剂量的Raschke方案(表21－7－1),可以达到快速、有效、安全肝素化。其首剂负荷量80U/kg,随后以18U/(kg·h)的速度静脉泵入或滴入,并根据APTT调整用药量。

表 21-7-1 Raschke抗凝治疗方案——根据体重调整的肝素用量

初始剂量:负荷量80U/(kg·h),维持量18U/(kg·h)(6h内监测APTT),随后剂量调整方法如下:			
APTT(s)	剂量调整[U/(kg·h)]	其他调整	下次APTT监测(h)
<35(<1.2倍正常值)	+4	80U/(kg·h)静推	6
35~45(1.2~1.5倍正常值)	+2	40U/(kg·h)静推	6
46~70(1.5~2.3倍正常值)	0	0	6
71~90(2.3~3.0倍正常值)	-2	0	6
>90(<3倍正常值)	-3	停止使用肝素1h	6

应该注意的是,在开始治疗的24h内应使APTT达到目标值。在此24h内,每6h监测1次APTT,如果APTT稳定在目标值,以后每天监测1次APTT即可。APTT试验反映了凝血因子Ⅱa、Ⅹa、Ⅸa对肝素抑制作用的敏感程度。

静脉使用肝素需要不断监测而且剂量难以掌握,造成临床应用的不方便。其原因在于肝素的药物清除速度快而且呈剂量依赖性,另外,由于肝素与血浆蛋白和细胞之间的相互作用,药代动力学很难预测。

(4)低分子肝素:LMWHs是通过化学或酶学解聚的方法从UFH中衍生出来的短链剂,其长度约为UFH的1/3,相对分子量在3~7。由于LMWHs与细胞、血小板、血浆蛋白的相互作用较少,而更多的是与抗凝血酶结合,所以其血浆半衰期延长,发挥作用的时间延长。相对分子量低于5.6的肝素失去了抗Ⅱa的活性,所以不能依靠监测APTT来调整剂量,只能靠监测抗Ⅹa因子活性;但是,因为LMWHs有良好的量-效特点,所以对大多数患者来说,则不需要监测,目前已广泛应用于PTE的治疗。

LMWHs有钙盐和钠盐类制剂,不同的制剂抗Ⅱa:Ⅹa比值不同,因而推荐的治疗剂量各不相同,应按体重给药,1~2次/d。因为LM-WHs经过肾脏代谢,所以对于存在明显肾功能不全(肌酐>2.0mg/dl)者,应适当减少LM-WHs的用量,同时注意个体化评价。具体给药方法见表21-7-2。

表 21-7-2 各种低分子肝素的使用剂量

LMWHs	商品名	使用剂量
Dalteparin	法安明	100抗ⅩaIU/kg,皮下注射,2次/d,或200抗ⅩaIU/kg皮下注射,1次/d,单次剂量不超过18 000IU
Enoxaparin	克赛	1mg/kg,2次/d,皮下注射,或1.5mg/(kg·d),皮下注射,单日用量不超过180mg
Nadroparin	速碧林	86抗ⅩaIU/kg,2次/d,皮下注射,共10d。或171抗ⅩaIU/kg,1次/d皮下注射,单次剂量不超过17 100U
Tinzaparin		175抗ⅩaIU/kg,1次/d,皮下注射

(5)华法林:华法林(warfarin,苄香酮香豆素钠)是维生素K拮抗剂,干扰肝脏合成维生素K依赖的凝血因子Ⅱ、Ⅶ、Ⅸ、Ⅹ,能防止凝血因子Ⅱ、Ⅶ、Ⅸ、Ⅹ的γ羟化激活,从而发挥抗凝作用。由于因子的半衰期约5天,因此口服华法林完全发挥抗凝作用一般在5天之后。此外,华法林治疗初期由于降低蛋白C和蛋白S酸化使其水平下降,具有促血栓形成作用。因此,需长期抗凝患者治疗初期需由肝素或低分子肝素过渡到华法林,以抵消华法林的促凝

血作用。

UFH/LMWHs 一般用到临床情况平稳，通常 7～10d，大面积 PTE 或髂股静脉血栓，一般需用至 10d 或更长。UFH/LMWHs 开始应用 24～48h 后，加用口服抗凝剂华法林，至少重叠 5～7d，目前不主张华法林首剂负荷量，以 3mg 口服即可，以后根据抗凝指标调整剂量，使国际标准化比值（international normalized ratio，INR）控制在 2.0～3.0 之间。此时即可停用肝素或低分子肝素，单独口服华法林治疗。口服华法林必须监测 INR，INR 在达到目标水平以前，应每天监测 INR，达到目标值后，头 2 周每周监测 2～3 次，以后根据 INR 达稳定情况每周检查 1 次或更少。长期治疗应每 4 周监测 1 次。

华法林抗凝治疗的时间：目前对于存在可逆危险因素，首次发作 PTE、VTE 的患者，通常口服华法林 3 个月；无可逆危险因素，首次出现的近心端 DVT 或 PTE 患者应抗凝治疗达 6 个月；对于特殊患者，如恶性肿瘤或遗传性凝血障碍患者抗凝时间宜延长。对于二次复发的 PTE 或 VTE 患者抗凝治疗时间延长至少 1 年。反复多次复发的患者，如果危险因素不能解除，建议终身抗凝治疗。因此，抗凝治疗的时间应充分选择个体化。

6. 抗凝治疗的并发症及处理方法

（1）出血：抗凝治疗最主要的并发症是出血，肝素所致者一般与年龄（＞60 岁）、合并基础疾病、肝肾功能不全以及药物相互作用有关。华法林所致出血也与年龄、肝肾基础疾病、药物相互作用等密切相关，因此，老年 PTE 患者抗凝治疗时，要充分考虑到基础疾病以及药物的相互作用，密切监测 APTT 或 INR，降低出血风险。

1）小量出血：如注射部位瘀斑、镜下血尿、牙龈出血、鼻衄等，一般待药物适当减量后可以控制。

2）中等量出血：应用肝素致中等量出血者，只需中止肝素治疗即可，肝素半衰期较短，约 1～1.5h，APTT 通常在 6h 内可以恢复正常。待出血停止后再从小剂量开始使用肝素或使用其他抗凝药物。华法林所致者，可给予维生素 K10mg 肌内注射，一般在 6～12h 内逆转华法林的作用。但这样一来，患者将在 2W 内对华法林失去作用，使得华法林再治疗时出现困难。

3）大量出血：大出血指的是颅内出血、腹膜后出血、需输血治疗的出血。肝素所致者可使用鱼精蛋白拮抗，通常 1mg 鱼精蛋白可拮抗 100U 肝素，一般用 100mg 鱼精蛋白加入 0.9% 氯化钠溶液 100ml 静脉滴注，避免快速静脉注射，以免引起低血压、呼吸困难及心动过缓等。同时因为鱼精蛋白具有抗凝作用，故短期内用量不宜超过 100mg。华法林所致大出血者，需用维生素 K 拮抗，也可以输注新鲜血浆，以提供凝血因子 Ⅴ、Ⅷ 等以及纤维蛋白原。美国梅奥医院 Mechia 等报道静脉推注重组凝血因子 Ⅶa，可迅速有效地对抗华法林的抗凝作用。

（2）肝素相关性血小板减少（heparin induced thrombocytopenia，HIT）：HIT 是肝素临床应用中一种常见和严重的并发症，有较高的死亡率。目前研究认为，HIT 是体内肝素依赖性抗体介导的一种免疫性血小板减少症。HIT 一般出现在使用肝素 5～8 日以后，但是如果在 3 个月内曾经使用肝素，HIT 最早可以在再次使用肝素后的几小时内出现。HIT 与肝素的使用时间、肝素种类有关。一般情况下，肝素使用时间越长，剂量越大，HIT 的发生率越高；普通肝素比低分子肝素 HIT 的发生率高；牛源性肝素比猪源性肝素 HIT 的发生率高。

大多数 HIT 的患者均有轻到中度血小板减少，一般为（60～80）$\times 10^9$/L，严重的可以小于 10×10^9/L。少数 HIT 患者其血小板绝对值可仍大于 100×10^9/L，但是血小板数目与基础值相比下降 30%～50%。与其他血小板减少症不同，临床上 HIT 患者的出血倾向很少见，却容易合并血栓性病变。HIT 最常见的合并症是各种静脉和动脉血栓形成，常见的静脉血栓包括深静脉血栓、下肢静脉性坏疽、肺栓塞、颅内静脉窦血栓；动脉血栓形成包括下肢动脉血栓、脑卒中、心肌梗死和肠系膜动脉血栓等。

HIT其他临床表现还包括急性血小板活化综合征，主要表现为急性炎症反应（如发热、寒战和面部潮红等）和一过性遗忘症；此外在肝素注射部位容易出现局部皮肤反应，如结节性红斑和坏死，有研究认为此类HIT患者往往更容易合并血栓性病变。

基于HIT特殊的病理生理学基础，一些实验室检查有助于诊断HIT，如血小板聚集实验、5-羟色胺释放试验或ELISA检测抗H-PF4抗体等。缩短肝素使用的时间，减少肝素的用量以及用低分子肝素代替普通肝素在一定程度上可以减少HIT的发生。一旦出现HIT首先要立即停用肝素，同时避免使用一切含肝素的制品，如肝素化导管等。对合并血栓性病变的HIT，应停用肝素，选择新的抗凝药物。

（3）骨质疏松：肝素能抑制成骨细胞生成，激活破骨细胞，促进骨质丢失，因此长期使用肝素可引起骨质减少、骨质疏松症或病理性骨折。美国华盛顿大学Gage的一项回顾性分析显示，长期口服华法林的男性房颤患者，发生骨质疏松性骨折的危险增加，进一步分析显示，骨质疏松性骨折的独立危险因素包括高龄、甲亢、神经衰弱和酗酒。

（4）与肝素相关的不良反应还有转氨酶升高、高钾血症、荨麻疹、过敏性休克等。

（5）皮肤、脂肪组织坏死：华法林可引起皮肤、脂肪坏死，多发生在脂肪堆积的部位，如乳房等，一般在给药2～10天后出现皮肤疼痛，随后迅速坏疽，需要清创处理，机制不清，可能与华法林引起蛋白S、蛋白C降低有关。

7. 其他抗凝药物

（1）右旋糖酐：它能使已经聚集的血小板和红细胞解聚，降低血液的黏滞性，并通过抑制凝血因子的激活，使凝血因子活性降低而防止血栓形成，对于那些无法接受肝素抗凝的患者，持续静脉滴注该药可使部分患者达到快速、安全抗凝的目的。一般选用低分子右旋糖酐以20ml/h的速度持续滴注5天，在此期间，患者可口服有协同作用的华法林。

（2）阿司匹林：阿司匹林能减少血小板前列腺素的合成，阻止血栓素A_2的形成，引起血小板功能降低和凝血缺陷。因此有轻度防止静脉血栓形成的作用。对于存在华法林抗凝治疗禁忌的患者或已经结束抗凝治疗的患者，可给予阿司匹林治疗，避免从华法林的完全抗凝到无任何抗凝治疗的突然过渡。通常每日80～100mg。口服阿司匹林的禁忌证有：活动性溃疡、活动型肺结核伴空洞形成、血小板功能障碍、凝血障碍等。

（二）介入治疗

1998年Sors提出导管介入治疗肺栓塞的适应证：急性大面积PE、血流动力学不稳定者、溶栓疗效不佳或有禁忌者、经皮心肺支持（PCPS）禁忌或不能实施者并需要有经验丰富的导管操作组。国内在肺栓塞的治疗方面也做了许多工作，几家大医院已开展了急性肺栓塞的介入治疗，目前认为肺栓塞介入治疗的适应证包括：急性大面积肺栓塞伴进展性低血压、严重呼吸困难、休克、晕厥、心脏骤停；溶栓禁忌证者；开胸禁忌证者和/或伴有极易脱落的下腔静脉及下肢静脉血栓者。肺栓塞介入治疗主要包括以下几个方面：

（1）导管内溶栓：肺动脉内局部用药特别是小剂量时可减少出血并发症，但局部治疗的不利方面是需要通过肺动脉导管，故现已多采用外周静脉给药方法。

（2）导丝引导下导管血栓捣碎术：Thomas SR报告可用旋转猪尾导管进行碎栓。Zwaan M进行了一组体外实验，包括4种装置：猪尾导管、clot buster、Hydrolyser导管以及改良的hydrolyser导管，结果发现在肺栓塞的治疗中，这4种装置均有效。猪尾导管虽然较简便，但同其他三种装置比较而言，它相对费时、粉碎栓子的效果弱而且Miller积分也下降不多。该作者认为,在4种装置中,hydrolyser导管是最有希望的。

(3)局部机械消散术:Amplatz Thrombectomy Device(ATD)是一种机械性的血栓切除装置,利用再循环式装置可以将血栓块溶解成13μm的微粒。应用ATD进行的肺动脉血栓切除术适用于致命性PE、循环低血压者、不伴低血压的急性右心扩张者、有溶栓禁忌证者,最适合于中心型栓子,对新鲜血栓有较好疗效且无需完全溶解血栓。北京安贞医院已成功进行数例,疗效佳,该方法很有前景。

(4)球囊血管成型术:通过球囊扩张挤压血栓使得血栓碎裂成细小血栓,利于吸栓或溶栓。若急性肺栓塞合并肺动脉狭窄,球囊扩张还可使管腔扩大,必要时行支架置入术。

(5)导管碎栓和局部溶栓的联合应用:Thomas SR报告用旋转猪尾导管破碎巨大血栓的同时局部应用溶栓剂,48小时后肺动脉平均压明显下降,有效率为60%,死亡率为20%。

(6)深静脉血栓的介入治疗:永久性腔静脉滤器置入术(inferior vena cava filter,IVCF)的主要适应证是:虽经充分抗凝治疗仍再发静脉血栓者、下肢静脉近端反复血栓形成者和预防有绝对抗凝禁忌证者的PTE的发生。此外,大面积肺栓塞或近端深静脉血栓溶栓前、慢性血栓栓塞性肺动脉高压外科手术前、高危患者骨科手术前等也可考虑应用滤器,但这种预防性的治疗方式的价值仍有待于进一步的评价,而且此类患者更适合应用临时性滤器。由于永久性滤器的长期安全性仍很难判断,而且部分患者只是存在暂时性的抗凝治疗禁忌等,为了避免长期不良反应的发生,在需要短期置入滤器的患者,安装临时性滤器比安装永久性滤器更合适。目前关于临时性滤器的临床资料较少,但大部分显示临时性滤器在短期内预防PTE是有效的,但仍需要更多的数据支持。应严格掌握IVCF的适应证和禁忌证。目前的研究表明,IVCF并未延长首次出现静脉血栓栓塞患者的生存率,而且虽然IVC可以降低肺栓塞的发生率,但并未降低DVT的复发率,因此安置滤器后应长期口服华法林,维持INR在2.0～3.0,且需长期随访并发症和远期疗效。安置滤器后可能出现下肢静脉淤滞、阻塞以及滤器移行、脱落和静脉穿孔等并发症。

(三)外科治疗

1. 急性肺栓塞的外科治疗

早在1961年Cooley在体外循环下行肺动脉血栓摘除术就获得了成功。但直到现在,对于其适应证和手术时机的认识仍不统一。与慢性血栓栓塞性肺动脉高压不同,一般术中仅去除血栓,而不剥脱内膜。主要用于伴有休克的大块PTE、收缩压低于100mmHg,中心静脉压增高、肾功能衰竭、内科治疗失败或有溶栓禁忌证不宜内科治疗者。急性肺栓塞的手术死亡率较高,国外一些资料报道可高达80%。

2. 慢性血栓栓塞性肺动脉高压的外科治疗

肺动脉血栓内膜剥除术疗效颇好,手术死亡率已降到10%以下,我国少数医院业已开展。

(1)手术适应证:①NYHA心功能Ⅲ或Ⅳ级者。②肺血管阻力>30kPa/L/S。③手术可及的较大肺动脉的栓塞;肺动脉造影显示,病变起始于肺叶动脉起始处或近端;在支气管肺段也可以手术,但有肺血管阻塞解除不全的可能。

(2)术后处理:肺动脉血栓内膜剥脱术后主要生理变化是右心室后负荷减低和肺血重分布。

(3)手术危险因素:肺动脉血栓内膜剥脱术后主要死亡原因是肺再灌注损伤和肺动脉压力持续不降。

(4)远期疗效:肺动脉血栓内膜剥脱术通过减低右心后负荷,增加心排量,改善通气血流比例失调等机制改善患者的症状。

(四)DVT的治疗

约70%～90%急性肺栓塞的栓子来源于

DVT的血栓脱落,特别是下肢深静脉尤为常见,因此,对急性肺栓塞患者的治疗绝不能忽视DVT的检查和处理,以防肺栓塞的再发。DVT的治疗原则是卧床、患肢抬高、抗凝(肝素和华法林)、溶栓(个体化)、消炎及使用抗血小板聚集药等。这些在急性肺栓塞的治疗中多已兼顾,但具体用法仍有某些不同。为防止血栓脱落、肺栓塞再发,可于下腔静脉安装滤器,如抗凝治疗禁忌或有并发症或血栓栓塞复发,或有高危近端静脉血栓形成或肺栓塞,或有肺动脉高压的慢性复发性栓塞及肺栓塞外科手术患者。

(五)静脉血栓栓塞症(venous thromboembolism, VTE)的预防

对存在VTE危险因素的患者,应根据临床情况采用适当的预防措施,主要有机械预防措施和药物预防。机械预防包括加压弹力袜、间歇序贯充气泵、下腔静脉滤器等。小腿的序贯充气装置对于大多数患者已显示有较好疗效,尤其适合于那些不能使用抗凝药物预防者。腔静脉滤器是预防PTE的有效方法,滤器主要适用于近端DVT不能接受抗凝治疗的或抗凝治疗失败的患者,滤器也可应用于急性PTE进行肺动脉栓子摘除术的患者,或慢性栓塞性肺动脉高压行肺动脉内膜剥除术的患者。研究表明,首次DVT发生后置入腔静脉滤器,在随后2周内可以降低PTE的发生率,但并不能降低近期和长期的死亡率。事实上,置入腔静脉滤器2年后,复发性DVT的发生率可能增加,所以目前一般认为,除非有强的指征,否则不建议常规置入腔静脉滤器预防PTE。药物预防包括小剂量肝素皮下注射或使用低分子肝素、华法林。这些药物通常在发生DVT的高危因素(如骨科手术)开始存在时应用,使用时间最少5d,在大型下肢骨科手术时至少使用7d。

(樊再雯)

参考文献

1. Leo AJ, Kluijtmans, Martin den Heijer, et al. Thermoabile methylenetetrahydrofolate reductase and factor V leiden in the risk of deep venous thrombosis. Thromb Haemost. 1998,79: 254－258

2. Shen MC, Lin JS, Tsay W, et al. Protein C and protein S deficiencies are the most important risk factors associated with thrombosis in chinese venous thrombophilic patient in Taiwan. Thromb Res. 2000, 99: 447－452

3. 柳志红主编. 肺动脉栓塞,第1版. 北京:科学出版社,2004年4月

4. 中华医学会呼吸病学分会. 肺血栓栓塞症的诊断及治疗指南(草案). 中华结核呼吸杂志,2001,24:259－264

5. Wells PS, Anderson DR, Rodger M, et al. Evaluation of D－Dimer in the Diagnosis of Suspected Deep－Vein Thrombosis. N Engl J Med. 2003, 349:1227－1235

6. Schoepf UJ, Costello P. CT Angiography for Diagnosis of Pulmonary Embolism: State of the Art. Radiology. 2004, 230:329－377

7. British Throacic Society Standards of Care Committee Pulminary Embolism Guideline Development Group. British Throacic Society Guidelines for the management of suspected acute pulmonary embolism. Thorax. 2003, 58: 470－484

8. 程显声主编. 肺血管疾病学,第1版. 北京:北京医科大学中国协和医科大学联合出版社,1993,179－195

9. 周康荣,陈祖望. 体部核磁共振成像. 上海医科大学出版社,2001年版

10. Buller HR, Agnelli G, Hull RD, et al. Antithrombotic Therapy for Venous Thromboembolic Disease. The Seventh ACCP Conference on Antithrombotic and Thrombolytic Therapy. Chest. 2004, 126: 401s－428s

第八节 肺血管炎

血管炎病(vasculitis)是指血管壁及其周围的炎症,导致血管壁炎性细胞浸润和/或血管壁坏死,伴有相应血供区域的供血不足、出血或梗死。血管炎是一组异质性疾病的统称,包含了多种不同性质的疾病,既可以是原发性血管炎,也可以继发或伴随其他疾病。

侵犯的血管可以动脉为主,也可同时侵犯动静脉和毛细血管。既可以侵犯小血管,也可以侵犯较大血管。肺脏血管的血管炎病称为肺血管炎(pulmonary vasculitis, pulmonary angiitis)。

一、概述

肺血管炎是一种少见疾病,由于临床表现缺乏特异性,临床误诊率较高,目前尚无确切的流行病学资料,但随着近年对该病的认识提高,发病率有明显上升趋势,并且有些肉芽肿性血管炎常好发于老年人。肺血管炎和系统性血管炎密切相关,系统性血管炎常累及肺血管,因为肺脏有丰富的血管床和多种炎性细胞,肺部表现可轻微或严重。同时,因为肺脏可吸入大量的抗原,引起原发性肺血管炎而缺乏全身表现。总之肺可以是唯一发生血管炎的脏器,但更多为全身系统性血管炎的表现之一,多与其他脏器的损害并存,使肺血管炎的临床表现复杂多样,极易误诊和漏诊。

肺血管炎多为进展性疾病,治疗以激素和免疫抑制剂为主,但要根据具体诊断、疾病的严重程度、并发症决定用药的种类和剂量。免疫球蛋白可用于抗中性粒细胞胞浆抗体(ANCA)阳性的病例。强调早期诊断和早期治疗,有利于保留受累器官的功能,预后会有很大程度改善。由于治疗时间长,要注意防治治疗相关的不良反应。

二、分类

血管炎是一组异质性疾病,包含了多种不同性质的疾病,虽然肺血管炎的病因各异,发病机制复杂,但病理改变有相似之处。肺血管炎属于病理诊断,而非确切的临床诊断,其本质应归属于风湿免疫性疾病。

关于系统性血管炎的分类,目前多采用1994年Chapel Hill血管炎专题会上提出的分类方法(表21－8－1)。该分类系统中不同亚型对治疗的反应及远期预后的不同,说明了血管炎分类所具有的临床价值。

表21－8－1　Chapel Hill会议关于系统性血管炎的分类及命名

1. 大血管炎:
主要是巨细胞(颞)动脉炎,大动脉炎
2. 中等血管性血管炎:
结节性多动脉炎,川崎病
3. 小血管的血管炎:
Wegener肉芽肿,变应性肉芽肿性小血管炎(Churg－Strauss Syndrome,CSS),显微镜下多血管炎(microscopic polyangilitis, MPA),过敏性紫癜,原发性冷球蛋白血症性血管炎,皮肤白细胞破碎性血管炎,孤立性毛细血管炎

肺血管炎的分类多年来很杂乱,其病因不明而且相同病因可引起不同的血管炎,侵犯血管的大小和临床表现重叠、缺乏标准一致的组织病理学诊断,因此没有一种分类方法为大家所普遍接受。Saldana报道了按照肺血管炎的病理,将其分为三组(表21－8－2):第一组疾病病理特点为血管炎和肉芽肿病,第二组疾病为血管中心性淋巴细胞增生,第三组疾病具有一定的病因。

表21－8－2　肺血管炎的病理学分类

1. 坏死性肉芽肿性血管炎:
①Wegener's肉芽肿(典型及局限型)
②过敏性血管炎和肉芽肿病
③坏死性结节病样肉芽肿病
2. 血管增生性淋巴增生性疾病:
①良性淋巴细胞血管炎和肉芽肿病
②淋巴瘤样肉芽肿病
③血管中心性大细胞淋巴瘤
3. 其他血管炎(具有一定病因的血管炎):
①结节性多动脉炎、过敏性血管炎
②肺部感染
③静脉内药物成瘾
④Bechet病和Hughes－Stovin综合征
⑤肺动脉高压

1988年Strauss报道了肺血管炎的病因分类方法(表21－8－3)。第一组和第二组疾病的病因未明,第一组疾病依赖组织学检查可以

诊断，第二组疾病通过临床、实验室和免疫学检查可以诊断，但有时可不累及肺，且血管炎的病理学特征是非特异的。第三组疾病的病因明确，一般由感染所致，具有组织学特点，早期治疗可以治愈。第四组疾病是重叠性疾病，制订治疗方案时应谨慎。

表 21－8－3　肺血管炎的病因分类

1. 原因不明，有明显临床、形态学综合征，累及肺：

①Wegener 肉芽肿（Wegener's granulomatosis，WG）

②变应性血管炎和肉芽肿病（allergic angiitis and granulomatosis，Churg－Strauss syndrome，CSS）

③淋巴瘤样肉芽肿病（lymphomatoid granulomatosis，LYG）

④坏死性结节病样肉芽肿病（necrotizing sarcoid granulomatosis，NSG）

⑤支气管中心性肉芽肿病（bronchocentric granulomatosis，BG）

⑥Takayasu's 主动脉弓动脉炎综合征

⑦结节病

⑧Goodpasture 综合征

⑨原因不明肺动脉高压

2. 病因不明，有明显临床综合征的非特异性动脉炎，有时不累及肺：

①过敏性紫癜（Henoch－Schonlein 紫癜）

②类风湿关节炎

③系统性红斑狼疮

④进行性系统性硬化症

⑤干燥综合征

⑥白塞氏病

⑦混合性冷球蛋白血症

⑧巨细胞动脉炎

⑨外源性过敏性肺泡炎

⑩其他

3. 感染所致的血管炎：

①组织学上病因明确

细菌性：结核病、梅毒、非典型分枝杆菌

真菌性：曲霉菌、毛霉菌、组织胞浆菌等

寄生虫性：蛔虫病、丝虫病

②组织学上非特异性

细菌性：链球菌、葡萄球菌、淋球菌、脑膜炎双球菌所致的败血症和心内膜炎等

4. 重叠综合征：

①1＋1，1＋2，2＋2 组的多血管炎重叠综合征

②BG＋2，1＋3 组

③感染性并 1 或 2 组

④1 或 2 组疾病进展中并 3 组

三、病因和发病机理

病因和发病机理仍不清楚，目前认为其发病机制系感染原（病原体及其代谢产物）对血管的直接损坏以及由免疫介导的炎症反应，包括免疫复合物、激活的中性粒细胞释放出抗体如抗中性粒细胞胞浆抗体、T 细胞等侵袭血管壁，造成血管壁的纤维素样坏死和溶解。对于由感染引起者则应进行特异性抗感染治疗。

在结节性动脉周围炎、胶原血管炎、粒细胞血管炎患者的血管内可显示有 IgM、IgG、IgA，而补体水平显著降低，一般抗体首先沉积在血管基底膜上，并弥散到血管内，或进入血流，当抗原与抗体结合时，就形成免疫复合物，如为不溶性免疫复合物，则沉积于血管壁，同时由于血小板及嗜碱粒细胞等释放血管活性物质，如儿茶酚胺等，免疫复合物沉积、补体的激活等均可引起血管扩张，增加血管通透性。

在肉芽肿性血管炎，免疫复合物沉积较少见，补体水平往往增高，其机制可能是致敏的 T 细胞再次在抗原刺激下直接产生细胞毒，吸引单核细胞并使其变成有活性的巨噬细胞，释放线粒体酶，其中部分细胞可转化成组织细胞和多核巨细胞，参与肉芽肿形成。

四、病理改变

肺血管炎的病理特点是血管壁的炎症可累及血管壁的全层，多以血管为病变中心，通常形成以血管为中心的肉芽肿，少数不形成肉芽肿或形成以支气管为中心的肉芽肿。炎症常伴纤维素样坏死、内膜增生及血管周围纤维化。炎性浸润细胞包括中性粒细胞、淋巴细胞、嗜酸粒细胞、单核细胞、组织细胞或巨噬细胞，在疾病进展的不同时期浸润细胞种类可不同。如以中性粒细胞为主时，即表现为白细胞碎裂性血管炎；以淋巴细胞为主时，则是肉芽肿性血管炎的主要表现。不同血管炎的不同时期，浸润的炎细胞种类、数目

也会发生变化，如在白细胞碎裂性血管炎急性期后会出现大量淋巴细胞浸润，而在肉芽肿性血管炎晚期，炎症细胞可以是单核细胞、组织细胞及多核巨细胞为主，而非淋巴细胞。邻近病变的肺组织可以产生非特异性的病变反应，如发生闭塞性细支气管炎、内源性脂质性肺炎及肺间质纤维化。

五、临床表现

由于受累血管的大小不同、侵犯的脏器不同，病程急缓、长短不一，轻重程度各异，可产生各种各样的临床表现。某些肺血管炎在疾病过程中呈自限性或病情很轻，如过敏性紫癜和冷球蛋白血症性血管炎等；而有些肺血管炎为进行性，发生严重的组织结构破坏，甚至不可逆的脏器功能衰竭。一般说来有以下特点：

(1)流行病学特点：肺血管炎可见于任何年龄，一般过敏性紫癜易发生于儿童；肉芽肿性血管炎常发生于50～60岁成人；胶原性血管炎性疾病、急性坏死性结节样肉芽肿病常见于女性；韦格纳肉芽肿、淋巴瘤样肉芽肿、变应性肉芽肿性血管炎多见于男性；胶原性血管炎性疾病和巨细胞动脉炎患者常有家族和种族的倾向。

(2)症状多不典型：多数患者有全身非特异性症状，长期发热是突出的表现，可伴有乏力、关节肌肉痛及皮肤损害等。呼吸道症状多无特异性，如咳嗽、咳痰、喘息、呼吸困难等，咯血是较为特征性的表现，可以是痰中带血，或持续小量咯血，或大咯血，也可渐进发展，也可以一开始就出现致命性大咯血。亦有少数病例，胸片显示肺泡弥漫浸润影，但并无咯血，支气管肺泡灌洗液则为血性。出血的后果是常常伴发贫血。鼻窦炎、鼻出血等支持韦格纳肉芽肿及淋巴瘤样肉芽肿病的诊断。变应性肉芽肿性血管炎具有支气管哮喘的特点。

(3)多器官、多系统损害：肺血管炎患者常有多器官系统受损的表现。皮肤损害表现为充血、出血性皮疹、皮下结节、皮肤溃疡、紫癜、黏膜糜烂、网状青斑；胃肠道损害有恶心、呕吐、腹痛、便血等；心脏损害有心肌缺血、心力衰竭、心律失常、心包积液等；肾损害表现为血尿、急性进行性肾衰竭；神经系统损害表现为末梢神经炎、神经根炎、脑神经损伤、脑梗死、脑出血等；其他常见的还有鼻窦炎、虹膜睫状体炎、巩膜炎、中耳炎、视神经炎、关节肌肉痛等。

(4)实验室检查：患者常有血色素降低，外周血白细胞升高，嗜酸性粒细胞增加、血沉增快、C反应蛋白显著升高等，有些患者可出现类风湿因子、抗核抗体阳性、抗心磷脂抗体阳性，补体C3常正常或轻度降低，蛋白尿、管型尿、镜下血尿、血尿素氮、肌酐、内生肌酐清除率异常等。

(5)影像学表现：肺血管炎患者X胸片及肺CT表现呈多样性，表现为弥漫性肺间质改变、弥漫性肺泡炎、肺间质水肿、结节状阴影、片状浸润影、空洞形成、胸腔积液等，较为突出的特征是病变呈迁徙性、多变性。后期可以出现肺间质纤维化。

(6)肺功能检查：本组疾病的肺容量和通气功能基本正常，可有明显的CO弥散量减低及死腔量增加。

(7)血气分析：动脉血气分析常表现为低氧血症伴高碳酸血症和慢性呼吸性碱中毒，患者在静息状态下的肺泡动脉氧分压差增加。

六、肺血管炎相关自身抗体谱检查

系统性血管炎的自身抗体谱检查主要包括抗中性粒细胞胞浆抗体（antineutrophil cytoplasmic antibodies, ANCA）、抗内皮细胞抗体（anti-endothelial cell antibody, AECA）和抗肾小球基底膜抗体。

（一）抗中性粒细胞胞浆抗体

抗中性粒细胞胞浆抗体（antineutropil cytoplasmic antibodies, ANCA）是一组针对中性粒

细胞胞浆成分，如蛋白酶3(proteinase 3，PR3)、髓过氧化物酶(myeloperoxidase，MPO)、弹性蛋白酶、组织蛋白酶、溶菌酶、乳铁蛋白和通透性杀菌蛋白等抗体的总称。该抗体于1982年由Davies等首先在急进性肾小球肾炎(RPGN)患者血清中发现。根据荧光染色的表现类型不同，目前临床上常把ANCA分为胞浆型ANCA(cytoplasmic staining pattern of ANCA，C-ANCA)、核周型ANCA(perinuclear staining pattern of ANCA，P-ANCA)和非典型ANCA(X-ANCA)三型。C-ANCA的主要靶抗原是PR3，P-ANCA的主要靶抗原是MPO，X-ANCA的主要靶抗原尚不清楚。PR3抗体和MPO抗体，为原发性小血管炎自身抗体，并与疾病活动性密切相关。

ANCA阳性且发病与之密切相关的WG、MPA、CSS三种疾病，被统一称为ANCA相关性血管炎。在大动脉炎中，由于肺动脉的狭窄和阻塞，肺动脉损伤和其他自身免疫性肺动脉炎可能导致危及生命的并发症。其主要病理改变就是疾病早期血管内皮的损伤，导致血浆内皮素水平上升，从而导致肺血管进行性狭窄和持续性肺血管收缩。不同类型ANCA的临床意义各不相同。PR3-ANCA对WG有较高特异性，诊断的特异性超过95%。PR3-ANCA对WG的敏感性取决于疾病的活动性和病期阶段，在初发的不活动的WG中，阳性率只有50%，而活动性WG的阳性率几乎为100%。因此，该抗体可作为WG诊断及观察疗效的重要参考指标。PR3-ANCA在其他多种原发性血管炎中也可被检测到，如MPA、坏死性新月体型肾小球肾炎(necrotizing and cresentic glomeralonephritos，NCGA)、结节性多动脉炎(polyarteritis nodosa，PAN)等。

MPO-ANCA (P-ANCA) 主要与MPA、CSS、NCGA相关，亦可见于其他一些疾病，如PAN、抗肾小球基底膜病(抗GBM病)、SLE、RA、药物性狼疮(drug-induced lupus，DIL)、Felty综合征、炎症性肠病和自身免疫性肝炎等。但并非全部肺小血管炎均呈阳性反应，如大部分结缔组织病合并肺小血管炎、大部分Good-pasture综合征、移植物肺排异反应并血管炎等ANCA阴性。虽然MPO-ANCA与原发性血管炎相关不及PR3-ANCA与WG那样紧密，但每一个怀疑血管炎或肾小球肾炎的患者，只要原因不明，就应检测ANCA，MPO-ANCA阳性强烈提示坏死性血管炎或特发性NCGN。MPO-ANCA阳性的SLE是否代表以血管炎为特征的独立病种有待进一步研究，但SLE中ANCA阳性可能与慢性炎症反应有关，如动脉炎、浆膜炎等。MPO-ANCA与病情活动度有关，也可用于判断疗效、估计复发和指导疗效。

目前，ANCA已成为系统性血管炎、炎症性肠病和自身免疫性肝病等疾病诊断及鉴别诊断的常规检测项目。ANCA的检测方法有间接免疫荧光法和酶联免疫吸附法两种，二者有良好的相关性，其中酶联免疫吸附法的敏感性更高。一般选用间接免疫荧光法作为筛选试验，选用ELISA作为特异性ANCA确证试验。

近十年来，陆续有药物引起ANCA阳性的病例报道，常见的药物有肼屈嗪、普鲁卡因胺、青霉胺、美满霉素和丙基硫氧嘧啶等。肼屈嗪、普卡因胺、青霉胺等药物可引起药物性狼疮，也有导致ANCA阳性的报道，特异性抗体多为抗MPO抗体(p-ANCA)。美满霉素引起的ANCA阳性患者，可伴有发热、关节炎和网状青斑等表现，ANCA特异性抗体多为抗MPO抗体。丙基硫氧嘧啶是目前治疗甲亢的最常用药物之一。1993年Dolman等首次报道该药可以引起ANCA阳性小血管炎，目前已有50余例报道，此类ANCA阳性小血管炎，ANCA表现多为高滴度pANCA，特异性抗体多为高滴度的抗MPO抗体。这类血管炎临床表现各异，病情进展迅速，尤其是肺、肾受累，应引起临床高度重视。

(二)抗内皮细胞抗体

抗内皮细胞抗体(anti-endothelial cell

antibody，AECA）的抗原是位于内皮细胞表面的一簇异质性蛋白。近期研究表明，该抗体可出现在与血管炎有关的多种自身免疫性疾病中，尤其是系统性血管炎和系统性红斑狼疮等，为血管炎的标记，在发病过程中与疾病的活动性密切相关。研究表明，活动期的WG患者的AECA都有升高，而正常的AECA只出现在非活动期的WG患者，且随着疾病的缓解与复发而波动。AECA在SLE、白塞氏病中的阳性率很高，尤其与肺动脉高压、指端血管炎、雷诺现象和浆膜炎等一组症状密不可分。

（三）抗肾小球基底膜抗体

肾小球基底膜的主要成分是细胞外基质蛋白，目前抗肾小球基底膜抗体的检测主要应用ELISA和IIF法，其中前者更佳。该抗体主要见于肺出血肾炎综合征（goodpasture syndrome），又称抗GBM病，该病以进行性肾小球肾炎和肺出血为特征，且抗GBM抗体几乎100%阳性，对于那些临床怀疑原发性系统性小血管炎的患者，除检测ANCA外，还应检测抗GBM抗体。抗GBM抗体的滴度与Goodpasture syndrome的活动性密切相关，抗体检测可用于检测病情变化、临床治疗效果观察等，该抗体阳性一般提示患者预后较差。抗GBM病中约1/3患者出现ANCA阳性（以MPO－ANCA为主），此类患者多表现为重叠综合征（抗GBM病和血管炎重叠），如果两种抗体共存，一般提示抗GBM病可能是系统性血管炎的一种。

七、诊断方法

由于血管炎分类复杂，临床表现各异，而且是多系统、多器官受累的疾病，呈进行性发展，若不及时治疗，可引起不可逆的脏器损伤，甚至死亡，因此，及时正确的诊断十分重要。当出现以下临床表现时，应考虑肺血管炎的诊断：

（1）当患者出现发热、咳嗽、咳痰、咯血等呼吸道症状时，不应仅仅考虑肺感染性疾病，特别是长期抗感染治疗或抗结核治疗无效，且伴有咯血、肾脏损害、皮肤损害、周围神经损害等临床表现时更应考虑肺血管炎的诊断。

（2）难以解释的肺部体征，如无明显原因的肺气肿、用现有疾病不能解释的肺部湿性啰音等，肺野可闻及血管杂音，伴有多系统损害时，应考虑肺血管炎的诊断。

（3）血沉显著增快，CRP明显升高，ANCA阳性提示血管炎的诊断，ANA、ENA、RF等免疫指标的检测对诊断结缔组织病引起的血管炎有价值，如类风湿性关节炎、干燥综合征、系统性红斑狼疮等。

（4）不能用其他原因解释的右房、右室增大，肺动脉段突出，但肺动脉没有相应增宽，而是变细者。

（5）为明确诊断，活组织检查是必要的。肉芽肿性血管炎、白细胞血管炎及结节性动脉周围炎往往有皮肤损害，故可做皮肤活检。WG与LYG以上、下呼吸道活检为主，鼻黏膜、肺活检将有助于诊断。经气管镜肺活检往往所取标本太小，不能作出正确诊断，必要时开胸肺活检，取得较大标本，这在诊断孤立性血管炎时尤为重要。肺泡灌洗液发现肺泡内出血对诊断有强烈的提示作用。

对于怀疑血管炎而无确定的活检部位者，应行血管造影。肺血管炎患者血管造影的典型表现为节段性狭窄、扭曲、管腔变细和扩张并存，管壁增厚，管腔呈鼠尾状改变，部分患者可见继发性血栓形成导致充盈缺损，有时需和肺栓塞进行鉴别。血管造影出现囊样动脉瘤表现病情多较严重，需引起足够重视。有效的治疗可以逆转肺血管造影异常。

八、治疗

血管炎的治疗药物主要为激素和细胞毒药物，如环磷酰胺。一般总疗程一年左右，甚或更长。

九、老年人常见的原发性肺小血管炎

老年人常见的原发性肺小血管炎包括：WG、CSS以及MPA，同属于Chapel Hill血管炎分类定义标准中的小血管受累的血管炎范围，均为坏死性小血管炎，且可有中小动脉的动脉炎。这三种血管炎血管壁均无免疫复合物沉积，且均与ANCA相关，因此又称为ANCA相关性小血管炎。2000年Watts等提出，由于WG、CSS、MPA通常累及中小动脉，免疫抑制剂治疗效果好，因此将这三种小血管炎列为一组。

（一）Churg－Strauss综合征（CSS）

此综合征又称变应性肉芽肿性血管炎，最早由两位病理学家Churg和Strauss于1951年率先报道故得名。临床是以过敏性哮喘、发热、嗜酸粒细胞增多、肉芽肿性血管炎为特征的一种全身性疾病，中老年男性多见，疾病早期可出现不明原因的发热、全身不适、体重减轻、盗汗、贫血等，均无特异性。较为特征性的表现为过敏性哮喘、过敏性鼻炎，如不仔细检查，很容易简单误诊为哮喘。其次为血管炎，如皮肤可见紫癜、网状青斑样皮疹或溃疡；周围神经病变可出现多发性周围神经炎或多发性单神经炎，系由滋养神经的小血管炎引起的神经病变。可表现为肢体麻木和疼痛、手套袜子样感觉减退或感觉运动神经障碍，严重者可伴有腕下垂、足下垂。有人认为，在老年患者出现多发性单神经炎，如能除外糖尿病或神经受压迫损害所致者，应考虑血管炎的诊断；消化道可表现为不易愈合的胃肠道溃疡，引起黑便、腹痛、腹泻；此外，腹部包块，尿道、前列腺等可见嗜酸性粒细胞肉芽肿。以前认为CSS较少累及肾，随着该疾病的报道增加，发现CSS的肾损害亦较常见。其他呼吸道症状可有咳嗽、咯血。

1.实验室检查

大部分CSS患者均有外周血嗜酸性粒细胞增多，部分患者IgE升高，嗜酸性粒细胞阳离子蛋白阳性，补体成分多正常，尿常规中可有蛋白尿和红细胞管型。约2/3的患者pANCA阳性，靶抗原主要是髓过氧化物酶MPO。

2.影像学检查

CSS胸片可显示一过性及移行性浸润阴影，或进行性发展为弥漫性肺间质浸润；有时为两肺多发结节影或互相融合，多见于肺外带；但很少出现空洞性病变，空洞常提示继发感染；气管支气管病变少见；淋巴结肿大和胸腔积液不多见。

3.活检组织病理

可见血管炎及坏死性微小肉芽肿，形成以血管为中心的肉芽肿。常伴有嗜酸性粒细胞浸润。血管炎、肉芽肿和嗜酸性粒细胞浸润为其典型表现，血管壁内多量嗜酸性粒细胞碎片，并有嗜酸性粒细胞性小脓肿。

4.诊断

患者若出现发热、全身血管炎的同时出现哮喘，应高度怀疑本病，外周血嗜酸性粒细胞增多、病变组织活检示肉芽肿性血管炎伴组织嗜酸性粒细胞浸润则可确诊。美国1990年CSS的分类诊断标准为：

（1）哮喘。

（2）外周血嗜酸性粒细胞增多>10%。

（3）单发性或多发性单神经病变或多神经病变。

（4）游走性或一过性肺浸润。

（5）鼻窦病变。

（6）血管外嗜酸性粒细胞浸润。

凡具备上述4条或4条以上者可考虑本病诊断。此方法的诊断敏感性和特异性分别为85.0%和99.7%。

5.预后

该病若不及时治疗或治疗延误，很容易死于充血性心力衰竭和心肌梗死。频繁发作哮喘及全身性血管炎进展迅速者常提示预后不佳。大剂量糖皮质激素及环磷酰胺的应用使本病的预后明显改善。对重症患者，可每日静脉注射甲泼尼龙0.5～1g，连用3～5d后改为泼尼松40～60mg/d口服8周左右，酌情减量，维持治疗。若单纯激素治疗效果不佳可加用环磷酰胺或硫唑嘌呤。

(二)Wegener 肉芽肿

此病因 Wegener 最早报道，因而得名。WG 是一种系统性、坏死性肉芽肿性血管炎，主要累及上下呼吸道、肾、皮肤，同时也常累及全身小动脉、静脉及毛细血管。任何年龄均可发病，30～50岁多见，男女比 1.6∶1。

1. 临床表现

此疾病早期和 CSS 一样，可出现不明原因的发热、全身不适、体重减轻、盗汗、贫血、肌痛或关节痛等，均无特异性。较为特征性的表现有：

(1)上呼吸道表现：70% 以上的患者上呼吸道最先受累，常见鼻窦炎、副鼻窦炎、咽鼓管炎及中耳炎，部分患者伴听力丧失或突眼。病情加重时可见鼻咽部溃疡、鼻咽部骨与软骨破坏引起鼻中隔或软腭穿孔，甚至鼻鞍部变形，即“鞍鼻”。

(2)肺部表现：70% ～80% 的患者有肺侵犯，可表现为咳嗽、咯血、胸痛和呼吸困难。WG 典型影像学改变为双下肺多发结节影，直径 0.5～10cm，25% ～95% 可出现空洞，很少有钙化；病变常出现戏剧性变化，如迁移性或自行消失，呈多发、多变、多形的特点，谓之“三多”；15% ～50% 出现气管、支气管肿物或黏膜增厚；21% 病例可表现为单发结节；有时可出现两肺毛玻璃样改变，提示有弥漫性肺泡出血；淋巴结肿大罕见；20% ～50% 可出现胸腔积液。肺功能检查示肺活量和弥散功能下降。

(3)肾病变：约 70% ～80% 患者在病程中出现不同程度的肾小球肾炎，常见的表现为血尿、蛋白尿、细胞管型尿等，有的患者病情进展迅速，发展成为不可逆的肾功能衰竭。以上人们熟知的上呼吸道－肺－肾三联症是 WG 的典型表现。若只有上下呼吸道受累而无肾脏受累时称局限性 Wegener 肉芽肿。

(4)其他表现：①眼病变(52%)：结膜炎、角膜溃疡、巩膜炎、葡萄膜炎及视神经病变，15% ～20% 眼球突出。②耳病变：咽鼓管阻塞可致中耳炎，可见脓性分泌物，神经性耳聋和传导障碍。③皮肤病变(46%)：可见溃疡、紫癜、疱疹和皮下结节。④心脏受累(8%)：可见心包炎、心肌炎、冠状动脉炎。⑤神经系统损害(25% ～50%)：表现为单神经炎、末梢神经炎、癫痫发作或精神异常。⑥关节症状：可出现游走性单或多关节炎，呈对称性或不对称性，患者可表现为关节痛。关节症状和体征常与疾病活动性密切相关，但这类关节炎不致畸形而且不慢性化。

2. 实验室检查

典型病例中大约 90% 为 cANCA 阳性；而无肾病表现者，阳性率降低至 70%；病情缓解时 cANCA 滴度下降甚至转阴。其他血管炎及结缔组织病 cANCA 阳性率甚低，因此该抗体可作为本病诊断及治疗观察的重要参考指标。

3. 病理学特点

鼻窦及鼻病变组织活检一般为坏死性肉芽肿伴或不伴血管炎。血管炎病变可累及小动脉、细动脉、小静脉，较少累及毛细血管，常呈节段坏死性血管炎，形成以血管为中心的肉芽肿。以坏死性炎性肉芽肿和血管炎为基础病理改变，病灶内有较多微脓肿，周围肺间质浸润细胞主要为淋巴细胞和多核巨细胞。免疫组织化学染色主要为 T 淋巴细胞和单核细胞浸润。肾活检表现为局灶性坏死性及节段性肾小球肾炎。皮肤活检表现为白细胞破碎性血管炎。WG 在鼻咽、鼻窦或中耳等部位活检较易取得肉芽肿病变，阳性率较高(约 50%)，而经支气管镜肺活检，其阳性率则大大降低(＜10%)。因此，对一些肺部病变诊断不明者，建议开胸直接活检或经胸腔镜活检，不仅对提高阳性率(可达 80%)有重要意义，而且对除外结核或肿瘤有较大价值。WG 肾脏病变呈灶性坏死性肾小球肾炎。

4. 诊断

WG 的诊断目前采用较多的是美国风湿病学会 1990 年的诊断标准(表 21－8－4)，但在临床使用过程中发现有其局限性。

表 21-8-4 美国风湿病学会 1990 年 WG 分类诊断标准

1. 鼻或口腔炎症：痛或无痛性口腔溃疡、脓性或血性鼻分泌物
2. 胸部 X 异常：胸片示结节、固定浸润灶或空洞
3. 尿沉渣：镜下血尿（>5 个红细胞/HP），或红细胞管型
4. 病理：动脉壁、动脉周围或血管外部区域有肉芽肿性炎症

以上表现有两项阳性，且排除其他疾病时，即可诊断 WG。

5. 治疗

对轻型或局限性早期病例可单用糖皮质激素治疗，效果不佳时应尽早使用环磷酰胺。对一开始就有下呼吸道病变或肾脏受累的患者，开始治疗即应联合应用糖皮质激素和环磷酰胺。具体用法：泼尼松（龙）每日 1~2mg/kg，至少用够 4W，症状缓解后逐渐减量维持。危重症可用大剂量甲泼尼龙冲击治疗，每日 15mg/kg，用 3~5d。环磷酰胺是治疗本病首选的免疫抑制剂，常用剂量 2mg/(kg·d)，口服或静脉注射。大多数患者需环磷酰胺和激素联合治疗，以改善器官功能、延长生存期。对那些慢性活动期患者可单用环磷酰胺。如果环磷酰胺不能耐受，可选择甲氨蝶呤，每周 1 次给药，每次 15~25mg，维持使用直至病情缓解。其他可选择的药物有环孢素、雷公藤多苷等。

（三）显微镜下多血管炎（MPA）

本病老年男性患者多见，多数患者可有全身症状：发热、关节痛、肌痛、皮疹、乏力、食欲不振和体重下降等非特异性表现。

比较特异的表现有：约 80% 以上患者有肾受累，蛋白尿、镜下血尿很常见。其中近半数患者表现为急进性肾炎综合征，早期出现少尿、无尿、肾功能进行性恶化。肾脏病理多呈坏死性肾小球肾炎表现，可见新月体形成，病情可迅速进展为不可逆性终末期肾功能衰竭。如能及时诊断和积极治疗，可控制病情发展、改善肾功能，甚至使已透析患者肾功能恢复。

约一半患者肺受累，临床可出现咯血，上呼吸道症状少见。MPA 影像学表现可与 WG 相似，但更多为两肺毛玻璃样改变或浸润影。肺泡灌洗液为血性，巨噬细胞内有吞噬的含铁血黄素，提示肺泡内出血；较大量出血时支气管镜可见到来自肺段内的血液。

神经系统受累也较常见，最常累及腓神经、桡神经、尺神经等，表现为受累神经分布区的麻木和疼痛，随后发生运动和感觉障碍。

大约 85% 左右的患者 ANCA 阳性，且均为 pANCA，抗 MPO-ANCA 抗体也可阳性。

根据以上表现，临床对那些不明原因发热或肾损害的老年患者，应尽早检查 ANCA 及肾活检，以利早期诊断。MPA 的特征性病理表现为毛细血管炎，浸润细胞主要为中性粒细胞，无肉芽肿形成，无免疫复合物沉积。肾脏可产生灶性或节段性坏死性肾小球肾炎及肾毛细血管炎。目前国际上尚无统一的 MPA 诊断标准，对中年男性、亚急性进行性肾功能不全，伴有弥漫性肺泡出血或其他系统性血管炎，ANCA 阳性，肾脏病理为局灶性节段性坏死性肾炎且无免疫复合物沉积，排除其他疾病的患者可以诊断。MPA 诊断中病理十分重要，结合临床表现可以诊断。学者 Sorensen 等提出 MPA 的诊断标准为：活检证实小血管的坏死性血管炎和/或肾小球肾炎，伴少或无免疫复合物沉积；经活检证实中小血管的血管炎，累及一个以上器官或系统，或尿沉渣、肾功能检查显示有肾小球肾炎；未行活检但有肺小血管炎。

MPA 的治疗和 WG 相似，由于本病肾受累较常见且较严重，多主张大剂量糖皮质激素和环磷酰胺联合治疗，其他包括大剂量静脉免疫球蛋白、血浆置换、透析治疗等。

本病的预后取决于肾衰竭的程度，文献报道 5 年生存率 38%~80%，引起死亡的主要原因为感染、肾衰竭和肺出血。

（樊再雯）

参考文献

1. 李龙芸,肺血管炎。见:罗慰慈主编,现代呼吸病学,北京,人民军医出版社,1997

2. Schwarz MI, Brown KK. Small vessel vasculitis of the lung. Thorax, 2000,55:502

3. Seo JB, Im JG, Chung JW, et al. Pulmonary vasculitis: the spectrum of radiological findings. Br J Radiol, 2000, 73:1224

4. Katzenstein AA. Diagnostic feature and differential diagnosis of churg – strauss syndrome in the lung. Am J Clin Pathol, 2000,114:767

5. Jennette JC, Falk RJ, Andrassy K, et al. Nomenclature of systemic vasculitides. Arth Rheumat. 1994, 37:187

6. Praprotnik S, Blank Miri, Meroni P, et al. Classification of anti – endothelial cell antibodies into antibodies against microvascular and macrovasclar endothelial cell. Arthritis Rheum, 2001, 44: 1484 – 1494

7. Thickett DR, Richter AG, Nathani N, et al. Pulmonary manifestations of anti – neutrophil cytoplasmic antibody(ANCA) – positive vasculitis. Rheumatology(Oxford), 2006, 45: 261 – 268

8. Brown KK. Pulmonary Vasculitis. Proc Am Thorac Soc, 2006, 3(1): 48 – 57

9. Koldingsnes W, Nossent JC. Baseline features and initial treatment as predictors of remission and relapse in Wegener's granulomatosis. J Rheumatol, 2003, 30: 80 – 88

10. De Groot K, Adu D, Savag CO, et al. The value of pulse cyclophosphamide in Anca – associated vasculitis : meta – analysis and critical review. Nephrel Dial Transplant, 2001, 16: 2018 – 2027

第九节　肺动脉高压

一、概述

(一)定义

肺动脉高压(pulmonary arterial hypertension,PAH)是一组高度恶性、没有特异性临床表现、由多种病因引起的病理综合征。海平面大气压下,静息状态下肺动脉收缩压超过25mmHg,或肺动脉平均压超过20mmHg,即可诊断为肺动脉高压。需要强调的是,上述压力必须是导管检查所得,超声等无创检查手段因不能直接测得肺循环压力,故只能用于筛查可疑患者,或用于评价疾病状态,不能用于确诊。

(二)诊断和分类标准

1998年在法国Evian举行的第二次WHO肺动脉高压工作组会议上首次制定了肺动脉高压的临床分类标准,但随着对肺动脉高压的深入研究,1998年的分类已经不能很好地反应临床实际,所以在2003年意大利威尼斯举行的第三次WHO肺动脉高压工作组会议上,为增加分类的临床实用性,更好地指导临床及研究工作,对分类进行了部分修订。目前采用的2003年威尼斯会议制定的肺动脉高压的分类诊断标准(表21－9－1),废除了原发性肺动脉高压的概念,以特发性肺动脉高压(idiopathic pulmonary artery hypertension, IPAH)取代之,并将家族性肺动脉高压、减肥药和HIV感染导致的肺动脉高压单独分类,同时对肺动脉高压的危险因素和相关因素的分类标准也进行了明显改动。明确说明只有肺毛细血管楔压小于20mmHg,而且没有其他危险因素,如结缔组织病、HIV感染、减肥药、遗传病史等存在,才能诊断为特发性肺动脉高压。

(三)流行病学

最初美国NIH登记的结果认为,IPAH在人群中的发病率为1/100万～2/100万,目前法国等欧洲国家重新登记的资料表明,特发性肺动脉高压的发病率为15/100万。美国疾病控制中心的最新数据表明,特发性、家族性、减肥药以及HIV感染等相关肺动脉高压的年发病率为7/10000。由此看出,肺动脉高压的发病率明显上升,其潜在危险性处于逐渐上升的状态。

本病在儿童期两性发病率无明显差异,但

青春期后女性发病率明显增加,20～40岁为IPAH的发病高峰期。在服用食欲抑制剂的人群中,IPAH的发病率要显著高于普通人群25～50倍。

表21－9－1 2003年威尼斯会议制定的肺动脉高压诊断分类标准

(一)肺动脉高压	(四)呼吸系疾病或缺氧相关的肺动脉高压
1.特发性肺动脉高压	1.慢性阻塞性肺病
2.家族性肺动脉高压	2.间质性肺病
3.相关因素所致	3.睡眠呼吸障碍
(1)胶原血管病	4.肺泡低通气综合征
(2)分流性先天性心内畸形	5.慢性高原病
(3)门静脉高压	6.新生儿肺病
(4)HIV感染	7.肺泡－毛细血管发育不良
(5)药物/毒性物质:食欲抑制剂,骨形成蛋白Ⅱ型受体	(五)慢性血栓和/或栓塞性肺动脉高压
	1.血栓栓塞近端/远端肺动脉
(6)其他:Ⅰ型胶原过多症,Gaucher病	2.远端肺动脉梗阻
(二)甲状腺疾病,遗传性出血性毛细血管扩张症,血红蛋白病	(1)肺栓塞:血栓、肿瘤、虫卵和/或寄生虫、外源性物质
	(2)原位血栓形成
1.新生儿持续性肺动脉高压	(六)混合性肺动脉高压
2.肺静脉和/或毛细血管病变所导致的肺动脉高压:肺静脉闭塞症,肺毛细血管瘤	1.类肉瘤样病变
	2.组织细胞增多症
(三)肺静脉高压	3.纤维素样纵隔炎
1.主要累及左房或左室的疾病	4.淋巴结肿大/肿瘤
2.二尖瓣或主动脉瓣病变	5.淋巴管瘤病

二、病因

(一)PAH的易感基因

观察发现PAH呈家族性和散发性,其中家族性肺动脉高压患者约占6%～12%,两者有共同的病理学改变:中层平滑肌增厚、内膜增生——丛样病变、原位血栓形成等。家族性肺动脉高压是一种常染色体显性遗传性疾病,1997年,Nichols等通过对收集到的家族性肺动脉高压家系进行连锁分析,将家族性肺动脉高压易感基因定位于2q33。2000年9月,国际原发性肺动脉高压协作组Lane等发现骨形成蛋白Ⅱ型受体(bone morphogenetic protein receptor Ⅱ, BMPRⅡ)基因突变是部分西方白种人群家族性肺动脉高压的致病基因,而且在至少26%的散发性特发型肺动脉高压人群中也发现有此基因突变。

骨形成蛋白(bone morphogenetic pritein, BMP)是转移生长因子β(TGFβ)家族中最大一个具有激素活性的多态亚族,目前认为TGFβ具有调控组织修复、结缔组织生长、细胞因子的生成、离子通道的表达调控以及血管形成等多方面的作用。BMP主要调控对胚胎发育、组织稳态等起关键作用的细胞功能,并可抑制血管平滑肌增殖而且诱导其凋亡,其Ⅰ型受体是Ⅱ型受体的激活剂,二者结合在一起形成受体复合物,共同作用于一系列底物,来调控基因的转录,维持血管的稳态。BMPRⅡ基因突变可以引起血管平滑肌增殖失控,所以目前推测该基因突变是家族性和散发性PAH患者发病的原因,为PAH的分子遗传学研究找到了突破口。

大约50%的家族性PAH和大约75%的IPAH的患者并不存在BMPR2基因的突变,与之相反的是,大多数存在BMPR2基因突变的人群却并不发病，这说明可能有导致家族性PAH的基因存在。

目前发现与家族性PAH有关的其他基因有：①激活素受体样激酶-1(activin receptor-like kinase 1，ALK1)基因与合并遗传性毛细血管扩张症的肺动脉高压的发病有着密切关系。②5-羟色胺载体(serotonin transporter, SERT)基因的过度表达也可以导致肺动脉高压的遗传易感性。③参与募集平滑肌细胞的angiopoietin-1及内皮特异性的磷酸型受体TIE2的缺陷也会导致肺动脉高压的发生。

(二)PAH的遗传传递

家系资料已证实PAH可以垂直传递，甚至报道有连续五代发病现象，这种垂直传递高度提示本病受单基因控制，呈显性遗传。家系中证实有父子的传递，因而可以除外X染色体连锁遗传，家族性PAH符合常染色体显性遗传，但由于存在不完全外显，女性发病率高和起病年龄的变异等使遗传方式的分析变得复杂，PAH累计死亡率曲线在男女两性是一致的。PAH患者后代发病年龄一代比一代早，该现象为遗传早现。PAH家系传递的特征是以三核苷酸重复扩增为分子机制的典型疾病形式，据报道该分子机制是引起遗传早现的唯一生物机制。

(三)PAH的危险因素

HIV感染、右芬氟拉明等食欲抑制剂是散发型PAH公认的两种危险因素，HIV感染引发IPAH是通过抑制肺动脉平滑肌细胞电压依赖钾通道，使其功能缺陷而实现的。已经观察到家族性肺动脉高压未发病成员在服用食欲抑制剂或HIV感染后很快便出现肺动脉高压。

"毒油综合征"描述的是1981年西班牙大约20000人误食工业用印刷染料污染的菜籽油后出现的一系列临床症状，其中有一部分人发展为PAH，研究表明这些患者与其他PAH患者类似，主要也是肺血管内皮受损。

(四)免疫系统异常

一部分PAH患者有雷诺氏现象，而且抗核抗体及抗Ku氏抗体阳性，另外在红斑狼疮、硬皮病、免疫性甲状腺炎等免疫性疾病患者中肺动脉高压发生率很高，这都提示PAH患者免疫系统可能异常。部分散发型PAH患者HLAⅡ型自身抗体阳性也支持这个假设。但在家族性肺动脉高压家系中并未发现PAH与HLAⅡ型抗原的相关性，在散发型特发性肺动脉高压中出现的频率也相当低，因此PAH的发生与HLAⅡ型抗原有无关联是亟需解决的问题。

三、发病机制

由于PAH的病因不清，关于其发病机制也历经了几个阶段。1958年Wood提出肺血管收缩学说，认为肺小动脉、细小动脉内主动收缩成分是决定血流动力学改变和能否发展为PAH的主要因素。1989年以后逐渐形成内皮功能紊乱学说，认为肺血管内皮是引起血管收缩和特定病理改变的首要因素。20世纪90年代以后，对PAH的发病机制逐渐深入到分子水平，且两种学说逐渐融合。

(一)肺动脉内皮细胞功能失调

广义而言，重症肺动脉高压可以依据参与肺血管重塑的主要细胞类型进行组织学划分。慢性低氧介导的血管重塑表现为血管平滑肌细胞肥厚和增生，相反，各种类型致丛性肺动脉高压如IPAH、胶原血管病性肺动脉高压、门脉高压、HIV相关重症肺动脉高压主要表现为内皮细胞丛样增生。血浆von Willebrand因子抗原水平是血管内皮细胞功能的一个标记物，有研究表明在PPH患者中其水平明显高于继发性肺动脉高压患者。

(1)肺动脉高压内皮细胞表型：丛样病变内皮细胞与开放肺动脉单层扁平内皮细胞存在形态差异，前者细胞核较大，体积大，形成一个球形结构。丛样病变部位细胞呈现内皮素、5－脂质氧合酶(5－LO)、5－脂质氧化酶活化蛋白(FLAP)、血管内皮生长因子(VEGF)异常表达及前列腺素合成酶表达减少，这些异常与自分泌性内皮生长概念相一致。

(2)内皮细胞生长方式：研究表明，IPAH患者多数丛样病变及向心性病变中内皮细胞为单克隆细胞系，而继发性肺动脉高压患者相应病变部位无一呈单克隆生长方式。这意味着增殖的一族细胞起源于一个细胞的类似于肿瘤细胞的特点，而这种单克隆样增生的内皮细胞是形成小动脉内丛样病变的重要原因，所以有人推测 IPAH 实际上是肺动脉内皮细胞瘤，与原癌基因有关。此外，病变内皮细胞的转化生成因子 β(TGF－β)2 型受体及凋亡相关基因 Bax 等生长抑制基因出现功能缺陷，90% 病变区域内皮细胞不表达 TGF－βR。

(二)肺动脉平滑肌细胞钾通道缺陷

已知在肺动脉平滑肌细胞存在四种钾通道，分别是电压门控钾通道(Kv)、钙激活的钾通道、ATP 敏感钾通道、内向整流钾通道，其中电压门控钾通道研究最多、结论最明确。Kv 对于维持膜电位以及调节细胞内游离钙浓度起着决定性作用，如果 Kv 受到抑制，细胞内钾离子浓度升高，导致细胞膜去极化，激活电压门控钙通道，钙离子内流增加，引起肺动脉平滑肌细胞收缩增强，迅速增加细胞核内钙浓度，促进处于细胞周期中静止期的细胞转入丝裂期，加快平滑肌细胞增殖。

大量的研究表明，PAH 患者与继发性肺动脉高压相比，其肺动脉平滑肌细胞 Kv 明显受到抑制，从而细胞内钙离子水平升高。一般情况下肺动脉平滑肌细胞内游离钙是细胞肌浆网储存钙的 1/(1 万～5 万)，而 PAH 患者的这项比值较继发性肺动脉高压患者高 23%，这不但是 PAH 患者肺动脉高压进展快的重要原因，也是 PAH 患者使用大剂量钙通道拮抗剂更为有效的机制。

(三)介质、肺血管重塑与 PAH

血管重塑是心血管疾病的一个重要病理生理机制，血管重塑分为两个内容：①实质细胞即内皮细胞和平滑肌细胞增殖与凋亡及功能改变。②血管间质的改变，包括胶原、弹性蛋白的表达变化及基质金属蛋白酶活性的变化。

肺血管是全身脏器血管系统中最为复杂的一个血管系统，它的内分泌功能也是较为特殊的，肺血管收缩和舒张是由肺血管内皮细胞分泌的收缩因子和舒张因子共同调控的，前者主要为血栓素 A_2(TXA_2)和内皮素－1(ET－1)，后者主要是前列环素和一氧化氮(NO)，内皮受损时必将导致收缩和舒张因子失去平衡。

(1)NO 与 ET－1：NO 通过抑制血管平滑肌细胞增生、收缩以及血小板聚集而维持血管通畅。血管内皮 NO 合酶(NOS－Ⅲ)是 NO 合成的关键酶，PAH 患者 NOS－Ⅲ表达明显降低。研究证实，PAH 患者血浆 TXA2 水平明显增加，ET－1 及 ET 转换酶－1 的血浆水平及其在肺动脉内皮细胞内的表达明显升高。上述介质水平的改变必将导致肺血管实质细胞增殖与凋亡的失衡，导致血管重塑。

(2)弹性蛋白酶与基质金属蛋白酶(matrix mental proteinase, MMP)：在以内皮结构和功能改变为损伤刺激条件下进行细胞培养时发现，内皮屏障作用受到抑制可能导致某些血清因子在内皮下积聚，介导内源性血管弹性蛋白酶表达，它能使平滑肌细胞外基质释放成纤维母细胞生长因子，发挥丝裂原活性促进平滑肌细胞的增生，并同时激活 MMP，加强其他平滑肌细胞周围基质成分的降解，促进平滑肌细胞的分裂和增殖。此外，弹性蛋白酶活性与纤维结合素(FN)依赖的平滑肌迁移有关，从而介导血管重塑。

此外，PAH 时胶原蛋白、纤维连接蛋白、细胞黏和素等生成增加，使血管壁僵硬度增加，弹性下降。

（四）原位微血栓形成

目前有一些证据表明，PAH 发病机制过程中有原位微血栓的形成。

（1）尸检发现 PAH 患者小动脉内有广泛微血栓形成，这是肺动脉压力进行性升高的原因。

（2）有研究证实 87% 的成人 PAH 和 79% 的儿童 PAH 患者的血小板聚集功能都不正常，而持续前列环素治疗可使大部分患者得到纠正。

（3）抗凝治疗可明显改善 PAH 患者预后。

（4）PAH 患者纤溶活性受损。

（5）以上表明，PPH 患者凝血系统功能改变是 PAH 发病机制中的一个环节，但其启动机制需进一步阐明。

四、病理学改变

（一）小动脉中膜肥厚和细动脉肌化

小动脉中膜肥厚和细动脉肌化是 IPAH 的早期血管病变。PAH 死亡病例连续病理切片显示有单纯发生中膜肥厚者，儿童较成人多见。假定中膜肥厚代表肺细小动脉平滑肌细胞无限制增生和收缩，则肺血管收缩可以被认为是肺动脉高压的原因，然而若以血管失去反应性评价血管病变进展，则血管扩张剂急性效应与病理改变并无相关性。

（二）内膜增生和纤维化

内膜增生是继中膜肥厚和血管收缩之后出现的另一特征性改变，最终导致肺血管床减少。内膜增生主要有两种类型：①内膜细胞性增生，此时疾病处于较早期的阶段，病变具有可逆性。②向心性板层性（洋葱皮样）内膜纤维化，由成肌纤维细胞和弹力纤维组成，被丰富的无细胞结缔组织基质分隔，多属于不可逆性病变，反映病情进展到了较严重的阶段。在缺乏中膜肥厚和临床可证实的肺血管收缩情况下也可观察到严重内膜增生，提示一些生长因子可能具有病因效应。

（三）原位血栓形成

偏心性内模板层样纤维化于肺血管随机分布，是局部血栓形成和再通的结果。PAH 患者肺细小动脉内原位血栓形成可能是内皮损伤的结果，血小板激活和血管活性物质释放可能启动或维持了许多患者的疾病过程。

（四）丛样病变

丛样病变是由成纤维细胞、平滑肌细胞和结缔组织基质作为衬里的内皮管道局灶性增生，局限于小肺动脉和泡内肺动脉，并有动脉壁扩张和部分破坏，病变内有纤维蛋白血栓和血小板，病变可进入血管周围结缔组织。多发生于动脉分叉或新生动脉发源处。IPAH 易发生在血管外径小于 100μm 的动脉。丛样病变并非 IPAH 所特有，也见于先天性心脏病左向右分流性肺动脉高压。

五、临床表现

IPAH 患者早期无明显症状，临床上早期诊断困难，出现症状到确诊 IPAH 平均需 2 年，其主要原因是症状的非特异性。随病情进展出现运动后呼吸困难、疲乏、胸痛、晕厥、咯血、水肿等症状。本病的特征主要是由于肺动脉高压、右心房与右心室肥厚、右心衰竭引起。常见体征是肺动脉瓣听诊区第二心音亢进、分裂，三尖瓣区反流性杂音，肝大、腹水等。但是，即使出现症状或体征也无特异诊断意义，常被漏诊或误诊，为确定诊断常用排除法。首先根据症状、体征及普通实验室检查，确定有无肺动脉高压，再通过胸片、心电图、超声心动图、肺功能检查、放射性核素肺通气/灌注扫描，确定是否为肺实质性疾病、肺静脉高压性疾病、先天性心脏病、大块肺栓塞等所致的继发性肺动脉高压。血清学检查可明确有无胶原性血管病、HIV 感染等。

（一）实验室检查

（1）自身抗体检测：怀疑风湿免疫系统疾病者，常用自身免疫抗体筛查，常用的有抗核抗体、抗 ENA 抗体、抗磷脂抗体、抗中性粒细胞胞浆抗体等免疫学指标，IPAH 患者以上抗体除抗核抗体、抗 KU 抗体可呈低度阳性外，其余均应阴性，应排除免疫学疾病引起的肺动脉高压。

（2）肝功能及肝炎病毒标记物检查，排除肝炎所致肺动脉高压。

（3）HIV 抗体检查，排除 HIV 感染所致肺动脉高压。

（4）甲状腺功能检查，排除自身免疫性甲状腺炎引起的肺动脉高压。

（5）血气分析：早期可以正常，重症肺动脉高压患者可出现低氧血症和低碳酸血症。

（6）凝血酶原时间及活动度，少数患者血液呈高凝状态。

（二）其他检查

（1）心电图：心电图不仅能反应右心室肥厚与右心缺血、右房扩大，而且可帮助判断病情、对治疗的反应及预后。常见变化为：电轴右偏，$RV_1 > 0.5mV$、$V_1R/S > 1$ 及右束支传导阻滞，右胸前导联可出现 T 波低平或倒置，胸前导联 T 波倒置多见于有胸痛的患者，与右心室肥厚、右心缺血有关。右房扩大的心电图表现为Ⅱ、Ⅲ、avF 导联可出现 P 波高尖（$\geq 0.25mV$），P 波顺钟向转位$\geq 75°$。心电图评估确诊肺动脉高压患者的预后也有一定价值。Ⅱ导联 P 波$\geq 0.25mV$ 的肺动脉高压患者，其病死率升高 2.8 倍，且Ⅲ导联 P 波每升高 1mV，病死率升高 4.5 倍。

（2）胸片：为临床常用检查，可排除支气管肺疾病引起的 PAH。轻中度 PAH 患者胸片可正常，但较重者胸片可见：肺动脉段突出，肺门动脉明显扩张，左右肺动脉粗大；整个肺野清晰，纹理纤细，与扩张的肺门动脉形成对比（截断现象）；右房、右室扩大。

（3）CT：普通 CT 能准确显示主肺动脉及左右肺动脉均扩张，与周围肺血管的纤细形成对比，并能观察到右心肥厚与扩张；高分辨 CT 有助于排除肺间质纤维化、肺泡蛋白沉积症等。

（4）肺动脉造影术：不常用于 PAH 的诊断，但当鉴别诊断有困难时，肺动脉造影可帮助排除肺栓塞、肺动脉肿瘤等引起肺动脉高压的疾病。

（5）多普勒超声心动图：多普勒超声心动图是临床应用最广、操作最简便的无创性影像诊断技术，既可估测肺动脉压，又可评价心脏的结构和功能，因此是最常用的筛查肺动脉高压的手段。最常用的方法是三尖瓣反流压差法，用伯努利方程计算反流压差，加右房压即等于肺动脉收缩压。尽管多普勒超声心动图在测定实际肺动脉压力的精确度方面在部分患者中不如有创检查，但是超声测得的值与心导管实测值密切相关。此项检查可排除先天性心脏病及二尖瓣狭窄等可引起肺动脉高压的疾病，同时可用于评估病情、预后及对治疗的反应，即通过观察右心扩张程度、主肺动脉直径、室间隔运动、左右心室射血分数变化来评估病情、预后，并在随诊时反复测定上述指标判断治疗效果。

（6）肺功能测定：可排除明显的气道和肺实质疾病，IPAH 患者可有轻度限制性通气功能障碍与弥散功能减低，部分重症患者可出现残余容积增加及最大通气量降低，如有其他改变，往往提示可排除 IPAH。心肺运动试验表明患者运动能力受限，表现为最大氧耗量、最大氧峰值、最大每分通气量均降低，而肺泡动脉氧压差增大。6 分钟步行试验简便易行，是一项实用的评价方法。

（7）肺通气灌注扫描：是排除慢性栓塞性肺动脉高压的重要手段，IPAH 患者可呈弥漫性稀疏或基本正常，而慢性栓塞性肺动脉高压有不同程度的灌注缺损。

（8）多导睡眠监测：因 10% ~20% 的睡眠呼吸障碍患者合并有肺动脉高压，所以对可疑患者应行睡眠监测。

（9）右心导管术：右心导管术是唯一准确测定肺血管血流动力学状态的方法，所以从严格意义上讲，如无右心导管资料不能确诊 PAH，但因其有创、耗资、操作复杂，且超声多普勒已能较准确地测定肺动脉收缩压，在国内限制了其在诊断 PAH 上的应用。右心导管术不仅能准确测定肺动脉压力及肺毛细血管楔压，而且可观察药物试验、估测肺血管反应性及药物的长期疗效。PAH 的肺动脉压力升高属肺毛细血管前压力增高，而肺毛细血管楔压应正常，一般 <16mmHg，如 >16mmHg，高度提示此患者为肺静脉压增高所致肺动脉高压。

（10）胸腔镜肺活检：病理学检查可发现临床难以发现的早期间质性肺炎、肺静脉阻塞性疾病和肺毛细血管瘤等而排除 IPAH。但是，因肺活检是有创性检查，具有一定危险性，因此美国胸科医师协会不推荐肺动脉高压的患者常规进行肺活检。活检时应注意取材深入肺内 1cm，肺组织应 >2.5cm×1.5cm×1cm。

（11）基因诊断：已发现 BMPRⅡ基因突变可能是 PAH 的病因，目前只有阳性检查结果才有助于诊断，阴性检查结果的诊断价值有限。并且对 IPAH 家族成员进行遗传学检查有助于发现家族性 PAH。美国胸科医师协会建议 IPAH 患者应接受遗传学检查，并对其家族成员提供遗传学咨询。

六、诊断及鉴别诊断

IPAH 是一个排除性诊断，但在临床上并不是未查出病因的就是 IPAH，这主要取决于是否已经排除了所有可能引起肺动脉压升高的继发因素。几乎所有的继发因素或疾病相关性肺动脉高压都可能被误诊为特发性者。因此，正确的诊断及鉴别诊断非常重要。首先根据症状、体征及普通实验室检查疑诊为肺动脉高压，再通过胸片、心电图、超声心动图、肺功能测定、放射性核素肺通气灌注扫描，排除肺实质性疾病、肺静脉高压性疾病、先天性心脏病及肺栓塞。血清学检查可排除有无结缔组织病及 HIV 感染、肝炎等。IPAH 确诊依赖于右心导管及心血管造影检查。心导管检查不仅能明确诊断，而且对估计预后有很大帮助。IPAH 的诊断及鉴别诊断流程如下（表 21-9-2）。

表 21-9-2　IPAH 的诊断及鉴别诊断流程

可疑肺动脉高压 （结合病史、查体、胸片、心电图表现疑诊肺动脉高压） ↓	
病史 ↓	→排除血吸虫病、服用食欲抑制剂等相关疾病引起肺动脉高压以及家族性肺动脉高压
心脏听诊、心电图、超声心动图、X 线胸片、心导管检查 ↓	→排除先天性体质所致的肺动脉高压
肝功能检查 ↓	→排除门脉高压相关的肺动脉高压
血清学检查 HIV ↓	→排除 HIV 感染相关的肺动脉高压
甲状腺功能检查 ↓	→排除甲状腺功能异常相关的肺动脉高压
自身抗体 ↓	→排除结缔组织病相关的肺动脉高压
心电图、超声心动图、X 线胸片 ↓	→排除左心疾病相关的肺动脉高压
肺功能、血气分析 ↓	→排除缺氧或呼吸系统相关的肺动脉高压
CT、肺动脉造影、或肺通气灌注显像或肺动脉造影 ↓	→排除慢性血栓栓塞性肺动脉高压
综合临床表现、影像学及病理检查 ↓	→排除混合性肺动脉高压
右心导管检查获得准确的血流动力学信息	→特发性肺动脉高压（IPAH）

七、继发性肺动脉高压疾病谱

（1）左室衰竭致肺动脉高压：高血压、主动脉缩窄、冠心病、限制性心包病、限制性心肌病、肥厚性心肌病、扩张性心肌病。

（2）左房高压致肺动脉高压：二尖瓣狭窄、二尖瓣反流、三房心、左房黏液瘤、左房血栓形成。

（3）呼吸系统疾病致肺动脉高压：慢性阻塞性肺病、限制性肺疾病、间质性肺病、胸壁畸形、呼吸肌功能障碍、先天性呼吸道畸形、肺泡蛋白沉积症、呼吸睡眠暂停综合征。

（4）肺血管疾病致肺动脉高压：慢性肺动脉血栓栓塞、肺动脉狭窄、肺静脉血栓形成、肺静脉狭窄、肺静脉炎。

（5）先天性心脏病所致肺动脉高压：室间隔缺损、房间隔缺损、肺静脉畸形引流、动静脉瘘、动脉导管未闭、一侧肺动脉缺如、肺动脉闭锁。

（6）血液病所致肺动脉高压：镰状细胞病。

（7）风湿免疫系统疾病致肺动脉高压：系统性红斑狼疮、系统性血管炎、类风湿性关节炎、抗磷脂抗体综合征、硬皮病、干燥综合征、大动脉炎、类肉瘤病、贝赫切特综合征。

（8）感染性疾病致肺动脉高压：HIV、感染性肺动脉瘤。

（9）肝脏疾病致肺动脉高压：肝硬化、慢性重症肝炎。

（10）内分泌疾病致肺动脉高压：自身免疫性甲状腺炎在诊断 PAH 时需要注意。有相当一部分狼疮、血管炎、抗磷脂抗体综合征的患者是以重度肺动脉高压的症状来就诊的，而其他特异性的临床表现当时并不出现，但此时血清中各种抗体多为阳性或强阳性。所以，对于肺动脉高压患者，免疫学指标应及时检查。这一点对患者预后较为重要。另外，一些无杂音的哑型二尖瓣狭窄，虽无舒张期杂音，但必有肺静脉高压，听诊心律多为房颤心律，肺底有与肺淤血相关的湿啰音，部分患者因左房明显增大、肺静脉压增高而肺淤血明显，超声心动图可进一步确诊。重症肺动脉高压患者多并有三尖瓣反流，右房压升高至一定程度可使闭合的卵圆孔重新开放，引起右向左房内分流，而增加左心排血量，缓解右房压力，但又可加重低氧血症，有时容易误诊为房间隔缺损。

八、治疗

PAH 是一种进展性疾病，目前还没有根治方法。治疗的主要目标是降低肺动脉压力，改善症状及预后。目前治疗效果较为肯定的有以下几种：

（一）一般治疗

（1）生活方式的改变：避免过重的体力活动是必要的，合理运动，平衡膳食。

（2）氧疗：持续低流量吸氧可改善缺氧和降低肺动脉压，PAH 的血氧饱和度维持在 90% 以上是非常重要的，但对那些已经出现右向左分流的患者氧疗效果有限。

（3）强心治疗：地高辛能增加 PAH 患者右心排血量，并改善左心挤压状态，是 IPAH 右心衰竭患者的重要治疗手段。

（4）利尿：可以减轻右心衰竭和体循环静脉淤血，使用过程中应注意避免电解质紊乱。但对于艾森曼格综合征患者需谨慎使用。螺内酯能部分逆转肺纤维化，可酌情使用。

（5）药物禁忌：避免使用升高肺动脉压的药物：如 β 受体阻滞剂；慎用影响华法林代谢的药物如非类固醇类抗炎药。

（二）抗凝治疗

由于 PAH 患者多伴有原位血栓形成，故目前均推荐给予抗凝治疗。多项研究表明，抗凝治疗是改善 PAH 预后的一个重要预测因素。常用的药物为华法林，其剂量为保持国际标准化比值（INR）在 1.5 ~2 之间较为合适。也可根据凝血酶原时间（PT）调整剂量，使 PT 保持在正常对照值的 1.5 ~2.5 倍即可，疗程至少半年，有出血及出血倾向者禁用。目前也有推荐使用低分子肝素每日 1 次，不需要调节剂量。

（三）急性药物试验

凡诊断为IPAH的患者，以及HIV感染、减肥药诱发的PAH患者、家族性PAH患者，都应该在右心导管检查时进行急性药物试验。目前对血管扩张剂的敏感性试验已在PAH的诊疗中作为一种常规手段。即在应用血管扩张剂之前，一般主张先进行急性药物试验，并根据试验结果一方面指导选择用药，另一方面预测长期用药效果等。试验常选择扩血管作用强、半衰期短的药物。

1. 常用药物法

（1）NO吸入，10～20ppm，持续吸入5～10min。

（2）前列环素2ng/(kg·min)静脉注射，以后每10～15分钟加2ng/(kg·min)，直至耐受线[一般不超过10ng/(kg·min)]，用药至少1h。或者吸入依洛前列环素，吸入8～10μg，约10min。

（3）腺苷50μg/(kg·min)，每2min增加50μg，至500μg/(kg·min)。

2. 需要注意的问题

欧洲心脏病协会制定了评价IPAH的急性血管扩张试验标准，平均肺动脉压绝对值下降超过10mmHg，肺动脉平均压绝对值小于40mmHg，心排血量增加或者不变，体循环血压和动脉血氧饱和度无明显变化者为急性血管扩张试验反应良好。

需要强调的是，其他类型的肺动脉高压患者，包括先天性心脏病相关肺动脉高压患者，基本都无需做此试验，因为大多数类型的肺动脉高压患者对本试验都不敏感。

（四）血管扩张剂

血管扩张剂是目前治疗PAH的主要药物，品种多样，包括钙离子通道拮抗剂（calcium channel blockors，CCB）、前列环素（PGI_2）及类似物、内皮素受体拮抗剂、磷酸二酯酶抑制剂等。

1. 钙离子通道拮抗剂（CCBs）

对不合并右心衰竭且对血管急性扩张试验敏感的一些IPAH患者，应给予CCBs治疗，可以提高患者的生活质量和生存时间。最常用的CCBs是长效制剂，包括硝苯地平270mg/d，地尔硫卓720mg/d，氨氯地平30mg/d，分3～4次口服。应避免使用有明显负性肌力作用的药物，如维拉帕米。应用CCBs应十分谨慎，应逐渐摸索患者的耐受剂量，同时注意药物副作用。一般从小剂量开始运用，严格监测血压和心电图，谨慎增加药物剂量。基础心率快的患者，可考虑使用地尔硫卓类药物，基础心率慢的患者（小于60次/分），可考虑使用二氢吡啶类药物。

对于那些急性血管扩张试验不敏感的IPAH患者，所占比例为80%，尤其是其他类型的PAH患者，应用CCBs基本没有益处，反而会使病情恶化，因而不主张使用。

2. 前列环素（PGI_2）及其结构类似物

前列环素是花生四烯酸的代谢产物，主要由血管内皮产生。前列环素是很强的肺血管舒张剂和血小板凝集抑制剂，还具有细胞保护和抗增殖的特点，在肺动脉压力升高和肺血管重塑过程中，具有减轻内皮细胞损伤和减少血栓形成的作用。研究证实，IPAH患者体内前列环素缺乏。目前临床应用的前列环素包括：静脉用的依前列醇、皮下注射的曲前列环素treprostinil、口服制剂贝前列环素beraprost、吸入制剂依洛前列环素iloprist。

（1）依前列醇：是1995年美国FDA批准的第一种用于治疗PPH的前列环素药物，迄今为止，该药仍是用于治疗重度IPAH（纽约心脏学会NYHA心功能分级Ⅲ、Ⅳ级）的首选用药。长期静脉注射依前列醇可使肺动脉高压患者的心排出量增加，PVR减少，患者的生存率增加，活动耐力（6分钟步行试验）和血流动力学指标都得到改善。其半衰期只有1～2分钟，故需药泵持续静脉滴入，一般推荐起始剂量为2～4ng/(kg·min)，然后以1～2ng/(kg·min)的速度逐步增加剂量，直到临床症状改善或出现不良反应。它的主要副作用是头痛、潮热、恶心、腹泻，其他的慢性副作用有血栓栓塞、肢体疼痛、胃痛和水肿等，多数可以耐受，但因需持续泵入，临床应用极为不便，增加了感染机会，治疗中短暂的中断可能导致肺动脉压的反弹。

(2)其他三种前列环素类似物：①曲前列环素：半衰期比依前列醇长，为2~4h。由于其半衰期较长，重置导管或更换备用泵都比较安全，导管移位或输液泵功能失调导致给药中断，产生的后果也不会十分严重。美国FDA已批准将曲前列环素用于治疗NYHA心功能分级Ⅱ~Ⅳ级的肺动脉高压患者。常见的副作用是用药局部疼痛。②贝前列环素：口服的依前列醇类似物贝前列环素已在日本上市，用于治疗IPAH。根据目前的研究，该药可能成为临床表现较轻的肺动脉高压患者的一种治疗选择。治疗中的副作用为潮红、头痛、恶心、呕吐、低血压等。③依洛前列环素：依洛前列环素是一种更为稳定的前列环素类似物，可通过吸入方式给药，因此并发症较少。该药目前在欧洲已批准用于心功能Ⅲ级的IPAH患者，其主要的缺点是作用时间相对较短，每天需要吸入6~9次，使用较麻烦。另外，药物吸入30~90分钟后，产生的血流动力学效应基本消失。该药在我国已上市，但价格较昂贵。更长效的吸入性前列环素类似物和更简便易行的吸入治疗方法是目前研究的方向。

3. 内皮素受体拮抗剂

ET-1是一种强烈的血管收缩因子，并具有刺激血管平滑肌细胞增殖的作用，参与肺动脉高压的形成。肺动脉高压患者的血浆和肺组织中ET-1的水平和表达都显著升高。目前确认的ET-1的受体有两种，分别是ET-A和ET-B。激活ET-A受体可以促进血管收缩和平滑肌细胞的增殖，而ET-B受体主要参与肺和肾血管床中内皮素的清除。ET-B受体的激活可能引起血管的舒张和NO的释放。目前专家们倾向于认为选择性的ET-A受体拮抗剂更有效，因为它可以保留ET-B受体清除ET和舒张血管的作用。波生坦(bosentan)，是瑞士Actelion公司推出的药品，是一种可口服的非选择性内皮素受体拮抗剂，也是全球第一个口服特效治疗肺动脉高压的药品，目前已在我国上市，是第二个进入我国的治疗肺动脉高压的特效药物。多项研究表明，它不仅能减轻症状、增加运动耐力，改善患者6分钟步行距离，而且能改善PAH患者的血流动力学指标及心功能分级，且口服方便，是一种很有前途的治疗方法。目前已被列入心功能Ⅲ级以内患者的首选治疗。具体使用方法：成人初始剂量口服62.5mg，2次/d，用4W，然后125mg，2次/d，规律使用，每月监测肝功，最初每周监测1次。儿童根据体重分为10~20kg组、20~40kg组、大于40kg组，剂量分别给予31.25mg、62.5mg、125mg，第1个月减半处理，严格监测肝脏毒性。它常见的副作用是肝功能异常，并且有时是致命的，因此，用该药时应定期检测肝功能，当转氨酶升高、血红蛋白减少时应减少剂量或停药。此外，该药有致畸作用，孕妇慎用。

4. NO

NO是心肺血管中的一种新型信息传递体，由血管内皮上的一氧化氮合酶Ⅲ分解精氨酸而生成，有舒张血管、降低血压、抑制血管平滑肌增生和血小板黏附等重要作用。IPAH患者内皮细胞一氧化氮合酶表达减少，吸入NO可选择性地引起肺动脉舒张。研究发现吸入40ppm或20ppm的NO后PAH患者血流动力学指标明显改善。目前吸入NO主要用于诊断性的急性肺血管扩张试验，也用于治疗新生儿持续肺动脉高压。吸入NO治疗肺动脉高压选择性高，起效快，但应用于临床的最大缺点是作用时间短暂，只有数分钟，需要持续吸入，而且吸入还有潜在毒性。如何在安全的情况下，延长NO的作用仍需进一步研究。

5. 磷酸二酯酶抑制剂

磷酸二酯酶抑制剂可抑制环磷酸腺苷和环磷酸尿苷的降解，引起全身或肺动脉血管的舒张。西地那非(sildenafil)为口服磷酸二酯酶-5抑制剂，是一种有效的肺血管扩张剂，使环磷酸鸟苷水平升高，引起血管平滑肌松弛和血管扩张，PAP 下降。研究表明，口服西地那非后血流动力学指标得到改善，同时还发现它可以增加和延长吸入 iloprist 的扩血管作用，目前肺动脉高压已被列入西地那非的适应证。

6. L－精氨酸

在体内，L－精氨酸是 NO 的供体，故可通过外源性的给予 L－精氨酸促进内源性 NO 的生成。目前国外有 L－精氨酸片剂和注射剂，临床试验尚在进行中。

7. 基因治疗

研究发现，大多数家族性 PAH 和少部分散发性 PAH 患者有 BMPR－Ⅱ基因的突变，因此，将 PAH 的相关或调节基因作为基因药物，通过重组 DNA 技术使其在体内表达，有望成为将来治疗 PAH 的一个重要手段。

8. 经皮球囊房间隔造口术

1983 年，Rich 等首先报道应用此法治疗难治性 PAH 患者，迄今全世界已累计 60 余例，一些研究显示，此法可改善一些严重患者的临床症状和血流动力学指标，延长生存期，但也有一定的风险，需谨慎选择适应证。目前认为只适用于接受最佳血管扩张剂治疗方案前提下仍出现发作性晕厥和（或）严重右心衰竭的患者。

9. 慢性血栓栓塞性肺动脉高压患者的手术治疗

这类患者肺动脉压增高由反复发作的肺动脉栓塞而启动肺动脉内膜增生、血管硬化而形成。该类患者可采用抗凝、下肢静脉滤器置入、肺动脉血栓剥脱术等治疗方法。其中，肺动脉血栓剥脱术已成为很多慢性血栓栓塞性肺动脉高压的标准治疗。目前我国已开展几十例手术，效果较好。

10. 肺移植

肺移植治疗 PAH 已有 10 余年的历史，因为 PAH 患者均有严重的心力衰竭，最初主张心肺联合移植。近年来，成功实施了双肺移植和单肺移植。移植后血流动力学指标显著改善。同其他的器官移植一样，长期生存率与排斥反应及条件致病菌的感染密切相关，同时肺移植患者闭塞性细支气管炎发病率较高，因此，一般在前列环素治疗无效时才考虑进行肺移植。

11. 治疗小结

综上所述，IPAH 是一种原因不明、病理生理机制复杂和进行性加重的疾病，早期诊断极为困难，对疑有 PAH 的患者应尽早行心导管检查。CCBs 仅对少部分 PAH 患者有效，前列环素类药物及内皮素受体拮抗剂效果较好，将成为主要的治疗手段。肺移植只适合于那些病情进展快且药物治疗效果差的患者。

九、预后

肺动脉高压是由多种疾病原因引起的一大类临床综合征。其预后取决于引起肺动脉高压的原因。IPAH 进展迅速，若未及时诊断、积极干预，患者一般在出现症状后 2～3 年内死亡。近年来肺动脉高压发病机制研究的重大进展及治疗方面的新突破，新的药物的诞生改变了 IPAH 的进程，患者的预后明显改善。资料表明，没有右心功能不全血流动力学证据的 IPAH 可以存活 10～15 年。我国对此类疾病的认识与国外相比还有较大差距，相信通过对肺动脉高压诊断及鉴别诊断的不断提高，以及治疗肺动脉高压新药的不断出现，我国肺动脉高压患者的预后也必将得到改善。

（樊再雯）

参考文献

1. Simonneau G, Galie N, Rubim LJ, et al. Clinical classification of pulmonary hypertension. J Am Coll Cardiol, 2004; 43 (12 supply): 5s－12s

2. 荆志成，王辰，程显声．原发性肺动脉高压病因及发病机制研究进展．中华医学杂志，2003;83(1):77－79

3. Nauser TD, Stites SW. Diagnosis and treatment of pulmonary hypertension. Am Fam Physician, 2001; 63 (9): 1789－1798

4. Vallerie VM, Kenneth WP, Ramona LD, et al. Prognosis of pulmonary arterial hypertension.: ACCP evidence－based clinical practice guideline. Chest, 2004; 126:78S－92S

5. Olschewski H, Simonneau G, Galie , et al. Inhaled iloprost for severe pulmonary hypertension. N Engl J Med, 2002; 347 (5): 322－329

6. Cohen H, Chahine C, Hui A, et al. Bosentan therapy for pulmonary arterial hypertension. Am J Health Syst Pharm, 2004; 61: 1107 - 1118

7. Mclaughlin VV, Sitbon O, Badesch DB, et al. Survival with first - line bosentan in patients with primary pulmonary hypertension. Eur Respir J. 2005; 25(2): 244 - 249

8. Barst RJ. Role of atrial septoatomy in the treatment of pulmonary vscular disease. Thorax, 2000; 55:95 - 96

9. Humbert M, Sitbon O, Simonneau G, et al. Treatment of pulmonary arterial hypertension. N Engl J Med. 2004; 351(14): 1425 - 1436

10. Galie N, Ghofrani HA, Torbicki A, et al. Sildenafil citrate therapy for pulmonary arterial hypertension. N Engl J Med, 2005; 353(20): 2148 - 2157

第十节　呼吸衰竭

呼吸衰竭的诊断、评估和治疗是每一位临床医生必须掌握的基本技能之一。呼吸衰竭是指不能维持正常的组织氧运输或组织二氧化碳排出的病理状态。动脉血气分析为呼吸衰竭的诊断和评估提供了客观依据。早在 1965 年，Campbell 就提出了呼吸衰竭的诊断标准，即当健康人在海平面呼吸室内空气时，PaO_2 低于 60mmHg 和/或 $PaCO_2$ 高于 50mmHg 就可以诊断为呼吸衰竭。以此为依据，从病情发展的急缓角度来看，呼吸衰竭可分为急性和慢性；从反映能损害和治疗需要的角度来看，呼吸衰竭可分为低氧性（Ⅰ型）和高碳酸血症性（Ⅱ型）。临床上单纯区分为Ⅰ型或Ⅱ型呼吸衰竭对治疗并无太大的参考价值，需进一步分清导致低氧和二氧化碳潴留的各种原因。根据病理生理分类可将呼吸衰竭分为：通气衰竭（也称“泵衰竭”）、换气衰竭（也称“氧合衰竭”）和两者兼有的混合衰竭。急性呼吸衰竭往往危及患者生命，需要紧急处理；而慢性呼吸衰竭由于机体已经具有代偿能力，给临床医生以足够的时间进行治疗观察。因此，诊断呼吸衰竭比较简单，正确评价呼吸衰竭发生的轻重缓急和呼吸衰竭发生的病理生理机制（低氧性或高碳酸血症性）对采取恰当的治疗措施十分重要。

老年人呼吸衰竭的诊断和治疗具有其特点，由于老年人各个器官功能退化，心、肺等重要器官贮备功能降低，基础疾病多，容易罹患呼吸衰竭，且呼吸衰竭一旦发生容易进一步导致全身多脏器功能衰竭，病情往往凶险，进展快，病死率高，因此需要进行密切监测，及早发现呼吸衰竭，积极针对病因进行治疗和采取适当的人工呼吸支持策略，避免发生多器官功能衰竭综合征。本节重点介绍呼吸衰竭的病理生理特征和主要临床治疗措施。

一、急性低氧性呼吸衰竭

低氧性呼吸衰竭（Ⅰ型）属于氧合衰竭。根据公式：氧运输（DO_2）= QT × CaO_2，CaO_2 = 1.36 × Hgb × SaO_2 + 0.003 × PaO_2 可知，除 PaO_2 降低可影响组织供氧外，肺外因素如心输出量、血红蛋白浓度及血红蛋白结合与释放氧的能力都可影响组织氧运输。临床上遇到的心源性休克、贫血和一氧化碳中毒患者都存在着氧运输衰竭。另一种少见的情况是氧摄取衰竭，如氰化物中毒和脓毒血症时组织摄取和利用氧进行有氧代谢的功能障碍。氧摄取衰竭与其他原因的氧合衰竭的显著区别是混合静脉血氧分压、饱和度和氧含量正常或增高，因此用于反映氧合状态的常用指标如 PaO_2、SaO_2、SvO_2 等都无法反映出机体存在着氧摄取障碍，唯有测定血乳酸水平才能发现此问题。临床最多见的是由 PaO_2 下降导致的低氧性呼吸衰竭。

（一）病因

常见的导致Ⅰ型呼吸衰竭的病因如表 21 - 10 - 1 所示。

（二）低氧血症的机制

较多见的原因包括通气/血流比例失调、肺内分流、肺泡低通气，少见的原因包括 FiO_2 降低、弥散障碍和弥散/灌注障碍。通气/血流比例失调的两个极端是死腔通气(无血流)和分流(无通气),绝大多数疾病的通气/血流比例失调的程度界于两者之间。如气管痉挛(哮喘)、肺泡壁破坏(COPD)或肺间质疾病时通气减少但血流灌注保持正常,通气/血流比例减小。肺炎、ARDS时肺泡腔内充满渗出液,生理分流增加。FiO_2降低最常见于高原地区。弥散障碍在静息时一般不会引起低氧血症,但运动时可引起显著的低氧血症。肝肺综合征时既存在通气/血流比例失调,又存在肺内分流,可出现严重的低氧血症。肺泡通气降低将在高碳酸血症性呼吸衰竭中讨论。

表 21-10-1　各种导致 I 型呼吸衰竭的病因和胸部影像学改变

胸部无阴影	弥漫性病变	肺叶病变	单侧肺病变
心内分流	支气管肺炎	肺梗塞	吸入
肺血管分流	肺出血	大叶肺炎	胸腔积液
动-静脉畸形	ARDS	肺叶阻塞	大的肺梗塞
肝硬化	静水力学肺水肿	肺不张	气管插管进入一侧肺
哮喘、COPD	吸入损伤		黏液栓
肺栓塞			肺挫伤
气胸			复张性肺水肿
头外伤			对侧气胸
混合静脉血氧合不良			肺炎
肥胖/气道阻塞			侧卧位/肺水肿

(三)临床表现

低氧性呼吸衰竭的临床表现多样,其对机体的危害要比二氧化碳潴留严重,危害程度不仅与缺氧程度有关,也与其发生速度、持续时间长短有关,心、脑、肺等重要脏器对缺氧极为敏感。

老年人低氧表现复杂多样,有的以神经系统兴奋症状为主,而有的患者为神经系统抑制表现。对循环系统的影响也因基础心血管系统功能的状况表现很不一致,如果患者既往存在窦房结功能的障碍,患者心率增快就表现不明显。严重缺氧是诱发多脏器功能衰竭的重要原因。动脉血气分析表现为PaO_2和$PaCO_2$降低,后者是机体为提高氧分压代偿性增强呼吸的结果。缺氧对机体的影响和临床表现总结为表 21-10-2。

表 21-10-2　缺氧对机体的影响和临床表现

系统和器官	效　应	临床表现
呼吸系统	通气量增加	呼吸急促、窘迫,严重缺氧可引起不规则呼吸和潮式呼吸
循环系统	心率增快、BP增高	窦性心动过速、心率失常、高血压
	CO增加、肺动脉压增高	老年人或原有心衰者可无上述反应
神经系统	大脑皮质兴奋或抑制脑细胞代谢障碍	注意力不集中、定向力差、记忆力减退、烦躁不安、神志模糊、昏迷、抽搐等
肾脏	肾血管收缩、肾血流量减少	肾功能不全
消化系统	黏膜充血水肿、肝细胞水肿变性	黏膜溃疡出血、肝功能异常、黄疸
血液系统	刺激骨髓造血功能,使红细胞增多	血液黏滞度增高、DIC
代谢系统	无氧代谢增强、乳酸堆积	代谢性酸中毒、高钾血症

（四）诊断

在诊断急性低氧性呼吸衰竭时区分引起低氧血症的生理基础十分重要，不同的机制需要不同的治疗方法。

低通气引起的低氧性呼吸衰竭显著不同于通气/血流比例失调和肺内分流造成的低氧性呼吸衰竭，$P_{(A-a)}O_2$ 在低通气引起的呼吸衰竭时正常，提示肺实质未受到损害，而在后两种原因和弥散障碍导致的呼吸衰竭中明显增大。区分通气/血流比例失调和分流的方法是观察对氧疗的反应，前者对氧疗反应良好，原因为病变肺区的通气功能部分得到保留，提高吸入气氧浓度后能使混合静脉血充分氧合；而由分流（$Qs/Qt > 30\%$）造成的低氧血症对氧疗几乎无反应，对真正的解剖分流患者即使吸入100%的氧对氧合也无改善作用。

$P_{(A-a)}O_2$ 的计算方法为：$P_{(A-a)}O_2 = P_AO_2 - PaO_2$

$P_AO_2 = FiO_2(PB - PH_2O) - PaCO_2/R$

PB 为大气压、PH_2O 为饱和水蒸气压（约 $47cmH_2O$），

R 为呼吸商，代表每消耗1摩尔的 O_2 生成 CO_2 的摩尔数，正常约等于0.8。

$P_{(A-a)}O_2$ 随年龄的增大而轻度增高，年龄校正公式为：$P_{(A-a)}O_2 = 年龄/4 + 4$。如76岁的老年人在海平面呼吸室内空气时 $P_{(A-a)}O_2 = 76/4 + 4 = 19 + 4 = 23mmHg$。呼吸室内空气时 $P_{(A-a)}O_2$ 正常范围为 $10 \sim 25cmH_2O$。

也有人习惯用氧合指数（PaO_2/FiO_2）来描述机体的氧合状况，正常人无论 FiO_2 多高，PaO_2/FiO_2 多高于400。如低于300则提示发生了严重的肺损伤，低于200，结合病史可诊断为ARDS。

在做血流动力学监测的患者，判断有无分流和分流的严重程度可按公式计算。

$Qs/Qt = (CcO_2 - CaO_2)/(CcO_2 - CvO_2)$ 式中 CcO_2 为肺终末毛细血管的氧含量，CaO_2 为动脉血氧含量，CVO_2 为混合静脉血氧含量，CcO_2 可按下述公式计算：

$CcO_2 = 1.39 \times (1 - 0.015)Hb + 0.03P_AO_2$

在吸纯氧时（大于20分钟）Qs/Qt 可按下述公式简略估算：

$Qs/Qt = [(700 - PaO_2)/100] \times 5\%$

缺氧与低氧血症具有不同的含义。低氧血症是导致缺氧的最常见的原因之一，氧气从空气中吸入肺脏后需要经过呼吸膜弥散、与血红蛋白结合及在组织中与血红蛋白解离等环节才能给组织细胞供氧，氧供的主要目的是给组织提供足够的氧气，组织氧运输（Oxygen delivery，DO_2）用公式：$DO_2 = CO \times CaO_2 = CO \times (1.34 \times Hb \times SaO_2) \times 10$ 表示（CO 代表心输出量），各种原因导致的心输出量降低（循环性缺氧）、贫血及 SaO_2 降低都会造成组织缺氧。

严重贫血导致的组织缺氧由于无发绀等缺氧的直接表现而容易被疏忽。

由一氧化碳中毒、氰化物中毒（与血红蛋白竞争性结合）导致的组织严重缺氧，血浆中物理溶解的氧（临床上用 PaO_2 表示）并无降低，但经皮血氧饱和度监测时 SaO_2 降低，如果不了解组织缺氧的发生机理，很容易低估病情的严重程度。

评价患者是否缺氧应从组织供氧的角度来考虑。

在机械通气治疗时，一定要兼顾循环功能（注意高PEEP对循环功能的抑制），及时纠正严重贫血。

对一氧化碳中毒导致的组织缺氧应尽快进行高压氧治疗，监测动脉血气，及时发现严重的代谢性酸中毒。

二、高碳酸血症性呼吸衰竭

高碳酸血症性呼吸衰竭（Ⅱ型）又称为泵衰竭或通气衰竭，主要特征为 $PaCO_2$ 增高，可为急性呼吸性酸中毒或慢性呼吸性酸中毒急性加重，但Ⅱ型呼衰多以慢性高碳酸血症性呼衰多见。

通气衰竭时往往伴有低氧血症，主要是由于肺泡气中升高的 CO_2 替代了肺泡气中的 O_2，

使 P_AO_2 降低。单纯通气衰竭患者呼吸室内空气时 $P_{(A-a)}O_2$ 正常，如果低氧血症同时伴有 $P_{(A-a)}O_2$ 增高则提示存在通气/血流比值失调或分流。

$PaCO_2$ 与肺泡通气（VA）成反比，肺泡通气降低一半，$PaCO_2$ 则升高 1 倍。用公式表示如下：

$PaCO_2 = VCO_2/(VA \times 1 - VD/VT)$

$PaCO_2$ 除与 VA 有关外，还与 VCO_2 和 VD/VT 有关，当二氧化碳产量增加或死腔通气增加时都可导致 $PaCO_2$ 升高。

（一）病因与病理生理

引起通气衰竭的病理生理基础有三方面：一是呼吸驱动降低，二是呼吸肌疲劳或衰竭，三是呼吸功增加。

前两种情况较容易理解，临床上经常遇到的情况是即使呼吸驱动和神经肌肉功能正常（如 COPD、哮喘等），如果呼吸功明显增加，超出机体的代偿能力也可引起Ⅱ型呼衰。常见引起呼衰的病因如表 21－10－3 所示。

表 21－10－3　引起Ⅱ型呼衰的常见病因

通气驱动降低	呼吸肌疲劳或衰竭	呼吸功增加
药物过量	格林－巴利综合征	COPD
睡眠呼吸暂停	肌萎缩性侧索硬化症	哮喘
脑干损伤	重症肌无力	肥胖
甲状腺功能低下	酸性麦芽糖酶缺乏	气胸
代谢性碱中毒	膈神经损伤	严重烧伤
原发性肺泡低通气	肉毒中毒	脊柱后侧凸
脑炎	多发性肌炎	上呼吸道阻塞
	系统性红斑狼疮	胸腔积液
	脊髓损伤	感染
	低钾、低磷、低镁、低钙血症	强直性脊柱炎
		胸廓畸形
		各种原因致肺毁损

表 21－10－3 所列的各种原因都可引起慢性高碳酸血症性呼吸衰竭，临床上最多见的是 COPD 和睡眠呼吸暂停综合征。慢性呼衰急性加重的常见诱因有：细菌或病毒感染、充血性心衰、肺栓塞、胸壁运动障碍及对各种治疗措施的依从性差等。

慢性呼吸衰竭急性加重的诊断标准不应以正常动脉血气标准来判断，而要参考基础 $PaCO_2$ 水平，$PaCO_2$ 幅度变化越大，提示病情越严重，在慢性呼吸衰竭基础上反复出现急性加重则提示预后不良。

对于慢性呼吸衰竭患者，因机体逐渐代偿的结果，对低氧血症与二氧化碳潴留已适应，在一般情况下并不需要机械通气等特殊治疗，但对于急性呼吸衰竭或慢性呼吸衰竭急性恶化的患者，则需要紧急治疗。

（二）临床表现

二氧化碳潴留和低氧血症一样对机体产生多种影响，临床表现复杂多样（表 21－10－4）。

由肺疾病导致的慢性呼衰多有明显的呼吸道症状，动脉血气表现为代偿性呼吸性酸中毒；而由神经肌肉疾病、呼吸中枢驱动降低等原因导致的慢性呼衰通常无呼吸系统症状。多数患者的早期表现为夜间 CO_2 潴留加重所致的多梦、遗尿，晨起头疼、乏力，嗜睡，情绪异常等。如无呼吸系统症状，不进行动脉血气检查很容易误诊，需引起注意。

表 21－10－4 高碳酸血症对机体的影响和临床表现

系统或器官	作用	临床表现
呼吸系统	兴奋呼吸中枢、通气增加	低氧血症
	氧离曲线右移	呼吸肌疲劳征象
	影响膈肌功能	
	肺血管收缩、通气/血流失调	
	降低肺泡 PaO_2	
神经系统	脑血管扩张、脑血流量增加	头痛、颅内压增高
	神志抑制或兴奋	嗜睡、昏迷或躁动、抽搐
	刺激交感神经、肾上腺分泌	
循环系统	心肌收缩力下降	心率增加、血压轻度增高
	血管阻力降低	心律失常
肾脏	重吸收 HCO_3^- 增多	低氯、高钾、少尿
	肾血流量减少	

（三）诊断程序及辅助检查

诊断慢性呼吸衰竭时患者的病史十分重要，并且区分参与呼衰发生的各种因素对治疗有指导作用。表 21－10－5 列举了慢性呼衰的诊断程序和常用检查项目。

表 21－10－5 慢性呼衰的诊断程序及辅助检查项目

常规步骤
1. 仔细询问病史和体检（注意口咽部、辅助呼吸肌、胸廓形态等）
2. 动脉血气分析
3. 实验室检查（血象、电解质特别是镁和磷、甲状腺功能）
4. 肺功能试验（肺容积、FEV1、呼吸肌肌力等）
5. 选择性检查
夜间多导睡眠监测仪
跨膈压测定

老年人慢性呼吸衰竭由于临床表现缺乏特征性，临床医生如不注意仔细询问病史和仔细进行体格检查很容易造成误诊和漏诊。多系统疾病都能引起患者发生呼吸衰竭，各个专业临床医生都应提高对老年患者呼吸衰竭的诊断意识。只有注意监测呼吸功能并及时进行动脉血气分析检查，才能避免或减少呼吸衰竭的漏诊和误诊。临床上也应注意少见疾病，如先天性肺发育异常、甲状腺功能低下等导致的慢性呼吸衰竭。

（四）诊断

呼吸衰竭的临床表现随病因不同而异，除呼吸困难及缺氧与二氧化碳潴留可能出现的临床表现外，呼吸衰竭的诊断主要靠血气分析，尤其是 PaO_2，$PaCO_2$ 的测定。

在标准大气压下、海平面高度呼吸空气时，一般认为 PaO_2 低于 60mmHg（8.0kPa）和/或 $PaCO_2$ 高于 50mmHg（6.7kPa）就可以诊断为呼吸衰竭。在呼吸衰竭的诊断时还应考虑如下问题：在分析 PaO_2 与 $PaCO_2$ 测定结果时，要注到 $PaCO_2$ 不随年龄而变化，其生理正常值应在 4.66～4.38kPa 之间；PaO_2 在成年后随年龄增大而减少，在 20 岁时 PaO_2 应大于 11.0kPa，60 岁时应大于 10.0kPa。由于前面所提到的原因，对于老年人 PaO_2 的标准还应从严，临床确实看到一些高龄患者，甚至健康人，其 PaO_2 接近或低于 8.0kPa，但无其他任何呼吸衰竭的表现，也没有可能导致慢性呼吸衰竭的病史。

根据 PaO_2 与 $PaCO_2$ 的变化诊断呼吸衰竭可分为以下几种情况：

（1）原无呼吸系疾患，PaO_2 在短时间内下降到 8.0kPa 以下，或 $PaCO_2$ 上升到 6.7kPa 以上，可诊断为急性呼吸衰竭。

（2）原有慢性呼吸系统疾患，如 PaO_2 低于 6.7kPa，或已出现失代偿性或代偿不完全的呼吸性酸中毒，才能考虑急性呼吸衰竭的诊断。

但某些严重慢性阻塞性肺病患者，PaO_2 较长时间以来低于 6.7kPa，但机体没有明显失代偿的表现，则仍应属于慢性呼吸衰竭。

（3）如 $PaCO_2$ 在短时间内（数小时至数天）从正常范围升高到 7.0kPa 以上，可称之为急性通气衰竭。

（4）无论何种原因，病程呈慢性经过，PaO_2 逐渐下降到 8.0kPa 以下，或同时有 $PaCO_2$ 升高到 6.7kPa 以上，都可考虑诊断为慢性呼吸衰竭。

（5）慢性Ⅱ型呼衰和急性Ⅱ型呼衰的区别也可根据动脉血 pH 变化的程度来判断，急性Ⅱ型呼衰时 $PaCO_2$ 每升高 10mmHg，pH 就下降 0.08，慢性Ⅱ型呼衰时 $PaCO_2$ 每升高 10mmHg，pH 下降 0.03。

三、呼吸衰竭的治疗

（一）病因治疗

如前所述，呼吸衰竭可由多种原因引起，针对不同病因采取适当的治疗十分重要，也是呼吸衰竭治疗的根本。如上气道阻塞、严重气胸、大量胸腔积液、药物中毒等所引起的呼吸衰竭，只要上述原因解除，呼吸衰竭就有可能自行缓解。对于感染、休克等引起的 ARDS 或其他急性呼吸衰竭，也应积极寻找病因，并针对病因进行治疗。慢性呼吸衰竭急性加剧，往往都有其诱因，如感染、过劳、营养不良、药物应用不当等，针对这些病因的治疗有时比针对呼吸衰竭的治疗还重要。

（二）一般支持疗法

如存在着电解质平衡失调，对呼吸衰竭的治疗很不利，应及时纠正。对于呼吸性酸中毒的治疗，应以增加通气量为主，只有在严重失代偿性呼吸性酸中毒，而又暂时无有力手段使通气量增加时，才可考虑应用碱性药物。呼吸性酸中毒时，输入过多的碳酸氢钠会加重二氧化碳排出的负担。临床上常见到 COPD 引起的慢性呼吸衰竭，因摄入不足而出现低钠低氯性碱中毒，碱中毒使氧离曲线左移，不利于氧的解离，在 PaO_2 不变的前提下加重组织缺氧，故应积极纠正。血容量不足常导致心输出量下降，氧输送能力减低，加重组织缺氧，这种情况在应用正压机械通气时可能更为突出，故应及时补充血容量；如存在贫血更应积极纠正。对呼吸衰竭的患者，补充足够的营养及热量十分重要，能量供给不足是发生或加重呼吸肌疲劳的重要原因之一，因而应保证充足的营养及能量供给。长期低蛋白血症的患者，呼吸肌也可能出现萎缩，根据我们的经验，长期机械通气治疗的患者，在低蛋白血症未得到纠正之前，很难撤离机械通气。能量的供给应尽量选择经胃肠道的方式，不适当的补充过量的碳水化合物，会增加二氧化碳的产量，加重呼吸肌的负担。

（三）保持气道通畅

无论何种原因引起的呼吸衰竭，保持气道通畅是最基本、最重要的措施。气道不畅使活性阻力增大，呼吸功消耗增多，加重呼吸肌疲劳，也使炎性分泌物排出困难而加重感染，同时也可能发生肺不张而使气体交换面积减少。气道如完全阻塞，则必然发生窒息，患者可在短时间内死亡。如果患者呼吸停止，但循环功能尚可，在气道通畅前提下，即使不进行人工呼吸，因肺泡－混合静脉血氧分压差的存在，可继续使静脉血动脉化，这就是所谓的无呼吸氧合理论，可进一步帮助我们理解气道通畅的重要性。相反，如果气道因痰液、异物或人工气道障碍完全堵塞的话，无论采取什么方法增加吸氧浓度、增加通气，都是无济于事的。人工气道的突然堵塞是机械通气时致死原因之一，应特别加以注意。

在患者排痰功能健全时，可应用祛痰药物，并注意气道的湿化，痰液的稀释。当排痰功能丧失时，则通过人工吸引的方式来排除；对于大量分泌物积聚不易排除者，也可考虑通过纤维支气管镜来吸引，但要有充分的保障措施。因感染诱发加重的 COPD 患者当呼吸道分泌物多时，应及时辅助吸痰，清除上呼吸道的痰液后才能进行药物及经面罩辅助通气等治疗。支气管存在痉挛时，可选用氨茶碱、β_2 肾上腺素能激动剂、肾上腺皮质激素、溴化异丙阿托品等。以上药物除氨茶碱外，国外都推荐首选吸入疗法，但当严重气道阻塞时，因气雾剂很难进入肺内，故不易奏效。所以，此时还应首选静脉用药；当支气管痉挛有一定程度缓解后，再改为吸入疗法。目前已经有多种供吸入治疗用的解痉剂（如喘乐宁雾化液）和雾化用糖皮质激素制剂（普米克－令舒），配合改进的气动吸入装置，能明显增强吸入的疗效。对支气管哮喘持续状态所引起的呼吸衰竭，解除支气管痉挛显得更为关键。一般认为，肾上腺皮质激素与茶碱合用仍是确实有效方法之一，但因茶碱有效量与中毒量接近，个体差异又很大，最好能个体化给药，并行血药浓度监测。当药物治疗无效时，正压机械通气可使某些患者得救。

（四）氧疗

缺氧可给机体造成严重危害，其程度超过二氧化碳潴留，氧疗就是通过吸入浓度高于空气中的氧来提高 P_AO_2，改善 PaO_2，是治疗低氧血症最重要的手段，也是呼吸衰竭治疗的一个十分重要的方面。

1. 氧疗的意义

氧疗的直接作用是提高 P_AO_2 与 PaO_2，使组织缺氧得到改善，氧化磷酸化得以正常进行。同时因缺氧环境的缓解也减轻了呼吸肌为代偿缺氧而过度工作的负担，心脏负荷也得以减轻，并且因低氧血症所致的肺动脉高压也会有所缓解。

氧疗对不同原因引起的低氧血症效果是不同的。对于肺泡通气不足引起的低氧血症，因无换气功能障碍 $P_{(A-a)}O_2$ 正常，而 P_AO_2 的增高与吸入氧浓度是平行的，一般只要稍提高氧浓度，就能收到满意的效果。但是，应注意此时吸氧对二氧化碳潴留并无好处，其根本治疗是改善通气，减少无效腔。

因氧的弥散速率与 P_AO_2 成正比，弥散障碍引起的低氧血症，通过吸氧也比较容易得到改善。当吸入氧浓度为30%时，P_AO_2 比呼吸空气时要高8.0kPa左右，此时弥散能力可增加1倍。一般来说，吸氧对轻度与中度通气、血流分布不均所致的缺氧效果较好，而对重度通气障碍者效果不佳，对肺内血液分流所致低氧血症效果最差，虽然吸高浓度的氧 SaO_2 也没有大幅度增高，血氧含量增加不多；但因物理溶解状态的氧有所增加，吸氧仍有一定的好处。对于贫血、循环功能障碍等氧输送能力下降所致的缺氧，吸氧虽不能解决根本问题，但因能增加溶解状态的氧，减轻心脏负荷，所以也有一定好处。

2. 氧疗的适应证

当 PaO_2 在8.0kPa以上时，因氧解离曲线的特点，SaO_2 一般在90%以上，如循环功能正常不进行氧疗对机体也无大的危害。当 PaO_2 在5.3～8.0kPa时，PaO_2 对 SaO_2 的影响很大，应根据不同缺氧原因积极采取适宜氧疗。当 PaO_2 小于5.3kPa时对机体威胁严重，必须积极氧疗，因此时氧解离曲线位于陡峭部位，除肺内分流所致缺氧外，吸入氧浓度增加会使 SaO_2 有较大程度的改善。

3. 氧疗的方法

氧疗需根据不同的病理生理状态来选择不同的方式、不同的吸氧浓度与流量。流量一般指每分钟纯氧释放升数，低流量吸氧指的是1～4L/min以内，通常采用鼻导管式吸氧。氧的浓度一般指吸入气实际氧浓度（FiO_2），它既与氧流量有关又与吸氧方式、面罩种类、空气稀释程度等有关。临床一般将 F_iO_2 小于30%称为低流量吸氧，FiO_2 大于50%称为高浓度氧疗。临床应用的氧疗方法有如下几种：

（1）鼻导管吸氧：其优点是简便易行，患者耐受性好，可长期连续进行，不影响进食，甚至可在运动中进行。鼻导管吸氧时的 FiO_2 决定于氧流量、导管开口的位置、患者的潮气量及呼吸方式等，吸入的氧浓度一般可按下式估计 $FiO_2=20+4$ 氧流量（L/min）。

（2）简易开放面罩吸氧：面罩两侧有气孔，呼出气可经气孔排除，当氧流量大于4L/min时不会产生重复呼吸，增大氧流量最高 FiO_2 可达50%～60%。此种面罩封闭不好，FiO_2 不稳定是其缺点。

(3)空气稀释面罩吸氧：根据 Venturi 原理制成，其优点是 FiO_2 不受患者通气多少的影响，相当稳定（误差在 1% ~2%），可提供 24% ~50% 不同浓度的氧，其缺点是湿化不充分、耗氧多。最近国外已有高温湿化的空气稀释面罩在应用。

(4)高压氧疗：主要增加溶解于血液中的氧分压，对一氧化碳中毒患者有特殊疗效，一般不适用于慢性呼吸衰竭。

(5)机械通气时的氧疗：此种情况下 FiO_2 较易控制，通过性能良好的空－氧混合器可提供 21% ~100% 任意浓度的氧。

(6)家庭氧疗：国外如 COPD 等需长期氧疗的患者多在家庭内进行。

(7)其他氧疗措施：如氧帐或氧气头罩已较少应用。

4. COPD 患者氧疗的原则

长期吸入低浓度氧对 COPD 患者有着特殊意义。实验证明，长期持续吸入低浓度氧可改善 COPD 患者的智力、记忆力、运动协调能力，改善高血红蛋白血症，减少肺循环阻力，缓解因缺氧而引起的肺血管收缩，降低肺动脉压，可预防和延缓肺心病的发生。长时间的连续观察证明，每日 24 小时吸氧比 12 小时效果更佳。COPD 患者呼吸空气时如 PaO_2 < 7.3kPa 或虽然 PaO_2 > 7.3kPa，具备如下条件时，即适于长期氧疗。

近年来，长程氧疗（LTOT）作为慢性呼吸衰竭康复治疗的重要手段在受到普遍重视。LTOT 是指每日吸氧时间至少大于 15 小时，至少持续 6 个月以上的氧疗方法。LTOT 的主要目标是解决低氧血症（特别是夜间睡眠时的低氧血症），使患者的 SaO_2 维持在 90%，而 $PaCO_2$ 上升不超过 10mmHg。LTOT 在慢性呼吸衰竭中的应用研究已经有大量报道，特别是近两年来设计良好的多中心、大样本、前瞻性临床对照研究对临床工作较有指导意义。目前认识比较一致的是长期吸入低浓度氧对 COPD 患者有着特殊意义。COPD 慢性呼吸衰竭患者进行 LTOT 多在家庭内进行，LTOT 对降低肺动脉压力、提高生活质量、延长生存期、降低医疗费用等方面均有意义，但同时也认识到，LTOT 花费巨大，由此带来的经济和社会问题也不容忽视，因此应严格掌握 LTOT 的应用指征。各个国家和地区都根据实际情况制定了 COPD 低氧性呼吸衰竭患者进行 LTOT 的标准，对其他原因如支气管扩张、囊性肺纤维化等导致的慢性呼吸衰竭进行 LTOT 可参照 COPD 患者。

目前推荐的对慢性呼吸衰竭患者开具 LTOT 处方时掌握的指征是：经积极药物治疗患者病情稳定后如 $PaO_2 \leq 55mmHg$ 或 $SaO_2 \leq 88\%$，则应给患者实施 LTOT；如 PaO_2 在 55 ~59mmHg 之间，但有明显组织缺氧表现如合并肺动脉高压或有肺心病、继发高血红蛋白血症、运动时发生严重低氧血症或运动受到缺氧的限制、明显的认知功能障碍等情况时也是 LTOT 的适应证。实施 LTOT 时氧压缩容器（氧气瓶）、液态氧和家庭用小型制氧机应用起来都比较方便，三种方法各有长处和优势。氧压缩容器可以较长时间地供氧，吸入氧浓度容易控制，但气体更换麻烦，且高压容器在家庭中应用存在不安全因素，目前许多大城市中已经有专业的氧气供应中心或专业公司，解决了更换气体麻烦的问题。液态氧携带方便，适合运动、旅游时供氧，缺点是价格较高。家用制氧机多采用分子筛技术从空气中分离氧气。分子筛的质量是保证氧疗效果的关键，目前国内已经有很多家用制氧机可供选择，价格适中。可以说，我国对慢性呼吸衰竭患者进行 LTOT 的时机和硬件要求都已经具备，但如何能有针对性地筛选出哪些患者更能从 LTOT 中获得良效，需要进行多中心协作临床研究。

COPD 患者多有长期二氧化碳潴留，呼吸中枢对二氧化碳的敏感性下降，呼吸兴奋主要靠低氧对周围化学感受器的刺激来维持，如果吸入高浓度的氧，迅速解除缺氧对呼吸中枢的兴奋作用，继之发生的是通气减低，$PaCO_2$ 进一步升高。因此，在不增加通气条件下单纯吸高浓度氧，对 COPD 患者是危险的甚至是致命的。如氧疗前患者 $PaCO_2$ 小于 6.0kPa，则氧疗不会给机体带来大的危害。如氧疗前 $PaCO_2$ 已很高，则应十分小心。一般 FiO_2 可从 24% 开始慢慢增加，如

PaO_2 接近 8.0kPa,$PaCO_2$ 无明显增高,则说明氧疗已达到预期效果。如 PaO_2 已达 8.0kPa 左右,$PaCO_2$ 的升高在 1.3kPa 以下,pH 无改变时,吸氧浓度可不变,但需注意 $PaCO_2$ 的进一步升高。如 FiO_2 达 50%,PaO_2 无明显上升,但二氧化碳潴留进一步加重,pH 降低到 7.25 以下,说明氧疗无效,应采用机械通气等增加通气量的方法来配合。除注意吸氧浓度不能过高外,还应注意尽量长时间吸氧,减少间断次数,因 COPD 患者突然停止吸氧,原吸氧时,氧比吸空气时所多占的肺泡气空间会被等量的二氧化碳所替代,结果 $PaCO_2$ 大于吸氧前,P_AO_2 小于氧疗前,缺氧与二氧化碳潴留都可能比开始氧疗前加重。

许多研究已经证实,COPD 患者存在夜间低氧血症,特别是在快速动眼相(REM)睡眠时出现夜间氧饱和度下降(nocturnal oxyhaemoglobin desaturations,NOD),NOD 是肺动脉高压和肺心病形成的重要机理之一。最近的一项研究还发现,NOD 是 COPD(尽管白天 PaO_2 > 60mmHg)患者进展为慢性呼吸衰竭的独立风险因素。那么,如何解决 NOD 的问题就成为当今研究的热点问题。对 COPD 患者进行夜间氧疗(nocturnal oxygen therapy,NOT)曾经颇受重视,理论上讲 NOT 能够纠正绝大多数 COPD 患者 NOD,从而改善 COPD 的生理指标及预后,但问题似乎并非如此简单。Chaouat 等采取随机对照的方法观察了 76 例白天有轻度至中度低氧血症(PaO_2 在 56 ~ 69mmHg 之间)且存在睡眠相关 NOD 的 COPD 患者夜间氧疗的效果。共有 41 例患者接受 NOT,使夜间 SaO_2 > 90%;35 例患者未接受 NOT 作为对照组。随访两年后评价两组患者的肺动脉压力、生存率及需要进行 LTOT 的情况。结果发现,NOT 组肺动脉压力则是从治疗前的 19.8 ± 5.6mmHg 升高到了 20.5 ± 6.5mmHg,对照组肺动脉压力则是从治疗前的 18.3 ± 4.7mmHg 升高到了 19.5 ± 5.3mmHg,NOT 治疗前后两组肺动脉压力无差异(P = 0.79)。NOT 组需要进行 LTOT 者为 12 例,对照组为 10 例,无显著差异(P = 0.98)。NOT 组死亡为 9 例,对照组死亡为 7 例,也无显著差异(P = 0.98)。结论为:单纯 NOT 并未阻止肺动脉高压的进展和恶化,也不能延迟给患者进行 LTOT 治疗,也不能降低死亡率(尽管例数尚少,不能得出确切结论)。作者依此提出了对 COPD 患者单纯应用 NOT 似乎不合理的结论。纳入上述研究的所有 COPD 患者均经过睡眠呼吸监测,排除了阻塞性睡眠呼吸暂停综合征(OSAS)。为何这些患者氧疗效果不好确实值得探讨,由通气/血流失调引起的低氧血症很容易被吸氧纠正,而严重的 COPD 患者睡眠时合并的低通气可能是 NOD 和高碳酸血症的重要原因。这就促生了夜间无创正压通气(NIPPV)和 LTOT 联合应用以纠正 COPD 病理生理改变的概念。特别是澳大利亚最近完成的一项关于稳定期高碳酸血症性 COPD 患者长期家庭 NIPPV 的多中心、随机、对照研究的初步结果发现:高碳酸血症性 COPD 患者睡眠低通气的发生率高达 43%,夜间低通气与 COPD 患者晨起 $PaCO_2$ 的升高密切相关。这项报告是首次关于稳定期慢性高碳酸血症性 COPD 患者夜间低通气发生率的报道,对指导今后的研究和临床实践都有重要的意义。

5. 氧疗的副作用

氧与某些药物一样如应用不当亦可有副作用发生,甚至中毒。由于机械通气的广泛应用,长时间吸高浓度氧的病例增多,氧中毒重新引起临床重视,氧对机体的危害有如下几方面:

(1)吸收性肺不张:气道有阻塞时,吸入高浓度的氧,远端气体很易被吸收而发生肺泡萎陷。

(2)氧中毒:在肺部的表现可引起急性肺损伤,类似 ARDS 样改变,还可累及中枢神经系统、红细胞生成系统、内分泌系统及视网膜。氧中毒系医源性疾患,只要引起重视多可避免发生。一般认为,吸氧浓度低于 50%、时间在数周内不会发生氧中毒。

(五)慢性呼吸衰竭患者的康复

肺康复(pulmonary rehabilitation)在 COPD 等慢性肺疾病中的深入研究和应用始于 20 世纪 90 年代初期。肺康复被定义为由多个不同专业的专家(如肺科医生、理疗师、营养专家、护士等)共同为肺病患者及其家属提供的一项旨在维持患者最大程度的生活自理和日常生活最佳状态的专业服务。肺康复的主要目标不是逆转或改善严重肺疾病患者的肺功能、动脉血气指标,也不能延长患者的生命,而是以减轻患者的症状、维持生活自理、改善生活质量和减少经济支出为主要目的。肺康复的主要内容包括:①运动训练(包括有氧运动、力量训练、呼吸肌力量和耐力训练等)。②疾病教育(包括疾病知识、管理、物理治疗、药物、氧疗、吸入治疗、戒烟等)。③精神支持。

1. 肺康复的主要步骤

在决定对患者进行康复训练前应仔细评估和记录患者的健康状况、最大运动耐力、呼吸肌肌力及氧合状况等指标,通过实验室检查(运动功率计或平板试验)定量分析出患者的最大和次级运动耐力,作为开具运动处方的参考。对COPD患者的运动处方应采取个体化的原则,主要进行大肌肉群的运动耐力训练,最好也包括上肢肌肉的运动训练。对力量训练应采取低阻抗多次重复的原则。步行、蹬车、爬楼梯、游泳、跑步等都是增加运动耐力的好方法,有条件者可在实验室的运动功率计或平板运动车上进行训练。训练的强度、频率和方法应因人而异。用运动功率计可以精确地给出运动强度,一般选择最大工作负荷的60%～80%对患者进行训练。

2. 肺康复的评价

对运动康复技术的评价目前尚有争议,多数研究证实通过合理的运动训练能够改善COPD患者的运动能力和运动耐力,改善生活质量;但也有的研究得出无效的结论。最大的问题是关于运动康复改善晚期COPD患者运动功能的机理至今知之甚少,有人认为运动训练带来的呼吸困难等症状的减轻并不是运动康复本身的结果,而是精神因素作用的结果。综合现有文献,从循证医学的观念出发,目前确切有效的康复方法依次为:①下肢肌肉训练能改善运动耐力(A类推荐)。②上肢肌肉训练能改善上肢功能,应纳入肺康复内容(B类推荐)。③呼吸肌力量训练,疗效尚不确切,不作为肺康复的必需内容(B类推荐)。④呼吸训练(如缩唇呼吸、前倾位呼吸、腹式呼吸)并无确切优势(D类推荐)。从上述情况来看,关于肺康复在COPD等慢性肺疾病康复治疗中的确切地位还有待于进一步深入研究。其他方面的内容如慢性呼吸衰竭患者营养状态的评价和营养治疗、康复期各种疫苗的应用进行特异性免疫治疗而减少感染反复发作的问题等,可在其他文献查及,在此不再详述。

总之,慢性呼吸衰竭康复期治疗的内容很广泛,研究进展也很快,许多问题尚有争议。国内也缺乏多中心、前瞻性、大规模的随机对照临床研究,今后应加强此领域的合作研究。

(六)呼吸兴奋剂的应用

对于呼吸衰竭患者是否使用呼吸兴奋剂一直有争议。中枢性呼吸兴奋剂如可拉明等,呼吸兴奋作用有限,耐受性产生快,同时有惊厥、血压升高、增加全身氧耗量等副作用。对于已有呼吸肌疲劳发生的患者,为避免加重,应慎重应用呼吸兴奋剂;但临床也常见到某些严重二氧化碳潴留中枢呈抑制状态患者,适当应用呼吸兴奋剂后二氧化碳潴留及低氧血症都有缓解。临床应用时亦可采用试验治疗,如静脉输入呼吸兴奋剂后,$PaCO_2$ 下降1.33～2.66kPa,PaO_2 无明显降低,则提示可继续应用呼吸兴奋剂;如无反应或血气指标恶化,应禁止应用呼吸兴奋剂。

(七)通气支持

无论何种类型的呼吸衰竭,进行机械通气的目的都是给患者以氧合和通气支持,争取时间纠正引起呼衰的原因或使患者恢复至机械通气前的慢性稳定状态。不同类型的呼吸衰竭具有不同的机械通气治疗指征。

1. 机械通气适应证

有许多提示需要进行机械通气的生理指标可供临床医师参考(表21－10－6),但最终的决定因素是患者的临床状态。因此,应综合分析患者的症状、体征和客观检查结果,着重观察患者的神志情况、氧合和通气障碍发生的速度、程度及重要脏器的功能状态。

对Ⅰ型呼衰患者，氧合指数（PaO_2/FiO_2）和$P_{(A-a)}O_2$水平是决定是否需机械通气的重要指标。在吸纯氧时，如$P_{(A-a)}O_2$高于350mmHg或PaO_2/FiO_2 <200 mmHg，提示需进行通气支持。

对Ⅱ型呼衰患者应根据$PaCO_2$和pH来判断，急性呼衰时$PaCO_2$增高，pH显著降低，HCO_3^-正常。慢性呼衰时$PaCO_2$增高，pH正常或增高，HCO_3^-显著增高。急性呼衰对生命威胁大，需积极进行通气支持，迅速纠正通气和氧合异常。

表 21-10-6　呼吸衰竭患者需进行机械通气的生理指标

机理和指标	正常值	通气支持标准
肺泡通气异常		
$PaCO_2$(mmHg)	34~45	>55mmHg
pH	7.35~7.45	<7.20
肺扩张异常		
VT(ml/kg)	5~8	<5
VC(ml/kg)	65~75	<10
RR	12~20	≥35
呼吸肌功能异常		
MIP(cmH_2O)	-80~100	≥-20
VC(ml/kg)	65~75	<10
MVV(L/min)	120~180	<2×VT
呼吸功增加		
VE(L/min)	5~6	>10
VD/VT	0.25~0.4	>0.6
低氧血症		
$P_{(A-a)}O_2$(FiO_2=1)	25~65	>350
PaO_2/FiO_2	350~450	<200

2. 通气模式的选择

一旦决定对患者实施通气支持，首先需确定人工气道的建立方法。对短期内即可恢复的Ⅰ型呼吸衰竭患者（如心源性肺水肿、肺不张、肺部手术后等）可首选经面罩行无创通气，通气模式可采用CPAP或BiPAP。无创通气对急性和慢性Ⅱ型呼吸衰竭患者都有较好的疗效，但对无法保护气道、呼吸道分泌物多伴有排痰困难及血流动力学不稳定的患者应慎用。无创通气治疗无效者应及时更换为有创通气。对COPD患者、呼吸肌疲劳及胸壁运动功能异常诱发的呼吸衰竭，可首先试用无创通气，多数患者都能取得良好疗效。对严重的低氧血症且在短期内不能恢复的急性低氧血症性呼衰（如急性肺损伤）多需气管插管。通气模式可选择PCV+PEEP、反比通气、俯卧位通气、压力释放通气等，有条件也可试用部分液体通气。在顺应性降低的肺脏，应用PCV较VCV能更好地控制气道压力，防止肺脏过度扩张，造成气压伤。最初的压力设置水平可参照容量控制通气时的平台压。应用VCV时可采取小潮气量（VT=6ml/kg），维持平台压≤35cmH_2O。对急性肺泡低通气患者，多采取有创通气，应用辅助/控制模式或高水平的压力支持模式，也可选用支持频率较高的SIMV模式。

（张　波）

参考文献

1. Roussos C, Koutsoukou A. Respiratory failure. Eur Respir J Suool, 2003, 47:3s

2. Moloney ED, Griffiths MJ. Protective ventilation of patients with acute respiratory distress syndrome. Br J Anaesth, 2004, 92:261

3. Laffey J G, OCroinin, McLoughlin P, ET AL. Permissive hypercapnia role in protective lung ventilatory strategies. Intensive Care Med, 2004, 30:347

第十一节　睡眠呼吸障碍

随着生命的延长和生活质量的提高，睡眠已经越来越受到老年人的关注。目前，我国60岁以上人口已达1.2亿。年龄增加，睡眠障碍性疾病也增多，将近40%的老人存在某种睡眠问题。这其中又以睡眠呼吸障碍的患病率较高，危害性大，严重影响着老年人的身心健康、家庭幸福和社会安定，已经成为老年医学领域中的重要问题，受到医学界和社会的普遍重视。

睡眠呼吸障碍（sleep disordered breathing，SDB 或 sleep - related breathing disordereds）是一组与睡眠相关的呼吸疾病，指在睡眠过程中发生异常呼吸事件，表现为呼吸节律和/或幅度发生异常变化。它是一个内涵广泛而模糊的概念。从广义上讲，鼾症、上气道阻力综合征、重叠综合征、高通气综合征、睡眠相关性喉痉挛，甚至夜间支气管哮喘、慢性阻塞性肺疾病的夜间呼吸紊乱症状都可以属于睡眠呼吸障碍的范畴。狭义的概念则是 1999 年美国睡眠医学会（American Academy of Sleep Medicine，AASM）特别委员会正式提出的四个疾病：阻塞性睡眠呼吸暂停低通气综合征（obstructive sleep apnea - hypopnea syndrome，OSAHS）、中枢性睡眠呼吸暂停低通气综合征（central sleep apnea - hypopnea syndrome，CSAHS）、陈 - 施氏呼吸综合征（Cheyne - Stokes breathing syndrome，CSBS）以及睡眠低通气综合征（sleep hypoventilation syndrome，SHVS）。

一、阻塞性睡眠呼吸暂停低通气综合征

最近 30 余年，阻塞性睡眠呼吸暂停低通气综合征作为一个严重的健康问题逐渐被人们所认识，而且它是 20 世纪睡眠研究中最重要的成果。1956 年，Burwell 以 Pickwickian 综合征来描述具有肥胖、嗜睡、发绀、红细胞增多和肺泡通气不足（低氧血症和高碳酸血症）的患者。1965 年，Gastaut 和同事证实了在睡眠期间呼吸暂停的反复出现，并且提示这些呼吸暂停事件导致睡眠破坏和白天嗜睡，认识到呼吸中断的原因是上气道阻塞。1976 年，Guilleminault 和同事提出了阻塞性睡眠呼吸暂停综合征（obstructive sleep apnea syndrome，OSAS）的概念：白天嗜睡和夜间多导睡眠监测（PSG）中反复出现阻塞性呼吸暂停事件。1988 年，Gould 发现没有或有很少的呼吸暂停但有低通气的患者，具有与阻塞性睡眠呼吸暂停综合征同样的临床表现和后果，所以提出了睡眠低通气综合征（sleep hypopnea syndrome，SHS）的概念。1999 年，美国睡眠医学会特别委员会将“呼吸暂停”“低通气”和“呼吸努力相关性微觉醒”列为三种关键的呼吸紊乱表现形式，并推荐了阻塞性睡眠呼吸暂停低通气综合征等疾病的诊断标准。

阻塞性睡眠呼吸暂停低通气综合征（obstructive sleep apnea - hypopnea syndrome，OSAHS）的主要表现为睡眠期间打鼾并频繁出现上气道部分或完全阻塞事件：呼吸暂停或呼吸表浅，常常导致反复夜间低氧血症、高碳酸血症和睡眠结构紊乱，它可能被觉醒终止。可以导致白天嗜睡、疲乏、心脑肺血管并发症乃至多脏器损害，是多种全身疾患的独立危险因素，严重影响患者的生活质量和寿命。

（一）定义

成人睡眠呼吸暂停定义为：睡眠过程中口、鼻呼吸气流均停止 10 秒钟以上。阻塞性呼吸暂停定义为：睡眠过程中口、鼻呼吸气流消失，但胸腹呼吸运动仍然存在。低通气定义为：睡眠过程中呼吸气流强度较基础水平降低 50% 以上，并伴有血氧饱和度较基础水平下降 ≥4%（中华医学会）。或定义为以下二者之一：呼吸气流较基础水平降低 ≥30%，并伴有血氧饱和度较事件前基础值降低 ≥4%；呼吸气流较基础水平降低 ≥50%，并伴有血氧饱和度较事件前基础值降低 ≥3% 或伴有微觉醒（美国睡眠医学会）。

睡眠呼吸暂停低通气指数（apnea - hypopnea index，AHI）定义为：平均每小时睡眠中的呼吸暂停与低通气次数之和。

阻塞性睡眠呼吸暂停低通气综合征（OSAHS）定义为：每夜 7 小时睡眠过程中呼吸暂停及低通气反复出现在 30 次以上或 AHI ≥5 次/h。

（二）流行病学

睡眠呼吸暂停是一个相当常见的疾病。

1993年美国进行的Wisconsin睡眠队列研究发现24%的中年男性和9%的中年女性AHI≥5次/小时，如果将夜间和白天症状包括在睡眠呼吸暂停的诊断之内，那么，成年人中男女性OSAHS的患病率分别为4%和2%。

不同流行病学研究对老年人OSAHS的患病率报道不一，但似乎都比中年人OSAHS的患病率高。一般认为老年人OSAHS的患病率为24%~42%。年龄每增加10岁OSAHS的患病率增加1倍。71~100岁年龄组，以AHI≥5次/小时为标准，男女OSAHS患病率分别高达80%和81%，这大约是中年人OSAHS患病率的3倍以上。以AHI>20次/小时为标准，OSAHS患病率也高达44%。也有研究报告在65岁以前，年龄和OSAHS的患病率呈正相关，65岁以后患病率相对平稳甚至有下降趋势。

未经治疗的OSAHS患者AHI与病死率相关，AHI<20次/小时的8年死亡率为4%，AHI≥20次/小时的5年死亡率为11%、8年死亡率为37%。AHI≥30次/小时的老年人存活时间明显缩短。一个为期12年的研究结果发现，老年人睡眠中“自然”死亡可能是由于伴随睡眠呼吸紊乱或睡眠中其他的病理情况所致。随着年龄增加，老年人中重度OSAHS患者减少，这可能与重度OSAHS患者容易出现各种并发症而过早死亡有关。

总之，正如来自美国国家睡眠基金会2005年的调查结果所显示的：随着年龄增加睡眠呼吸暂停的患病率有增加的趋势，而呼吸暂停的严重性可能有所减少。

（三）老年人睡眠及呼吸生理

睡眠和呼吸系统解剖生理的改变是老年人OSAHS发生、发展有别于轻壮年人OSAHS的基础。

1.睡眠变化

随着年龄的增加，老年人睡眠有很大变化，但整个睡眠结构有着共同的趋势。健康老年人睡眠的改变主要反映在睡眠持续时间和深度的变化方面。大体特征是睡眠时相前移（就寝时间提前），睡眠潜伏期延长，起始和维持睡眠困难。睡眠变轻，觉醒刺激阈值降低，觉醒次数增多，觉醒时间延长。继发于自发性觉醒数量的增加使睡眠结构也发生了改变，睡眠各期交换频率增加，非快速眼动（non - rapid eye movement，NREM）1期睡眠增多至占总睡眠时间的10%，而NREM 3、4期睡眠减少至占总睡眠时间的5%~10%或甚至完全消失。快速眼动（rapid eye movement，REM）睡眠潜伏期缩短，REM占总睡眠时间的百分比变化不大，随整夜睡眠时间的减少，REM睡眠的绝对时间相应减少。睡眠效率下降为80%~85%，整夜总睡眠时间减少，60~80岁的健康老人每天睡眠时间平均为6小时。睡眠脑电波特征的改变包括α波频率减慢，睡眠梭形波振幅、频率、持续时间及出现次数均减少，K复合波出现次数减少，δ波振幅减小。

尚不能确定老年人对睡眠的需求量是否与青壮年成人相同或者减少。尽管整夜睡眠可能出现过多的片段化，但老年人对睡眠的需求可以通过白天小睡来满足。老年人白天小睡更加突出，这也间接反映出老年人比青年人慢波睡眠更少、睡眠片段更多。

另外，随着年龄的增加，发生中枢性呼吸暂停、阻塞性呼吸暂停和周期性肢体运动综合征的频率也增加，这进一步分裂了睡眠的整体性。其他一些因素，包括运动减少、镇静安眠药物的使用、饮酒、处方和非处方药物、疾病、社交活动减少、社会角色丧失和失去亲人等也影响着老年人的睡眠。

2.呼吸变化

老年人呼吸系统结构逐渐退化，咽喉解剖改变包括软腭低垂、局部脂肪增多、周围骨性结构形状变化以及颏舌肌肌群反应性降低都可导致上气道阻力增高。呼吸肌张力下降、胸膜增厚及关节硬化导致胸廓顺应性减低；呼吸道各层组织萎缩及肺弹性纤维变性导致小气道闭合和肺弹性回缩力减弱。结构的老化必然导致功能的降低。潮气量、肺活量、弥散功能、动脉血氧分压、呼吸中枢的敏感性均有下降，而睡眠打鼾和异常呼吸增加。若以 20 岁的肺功能为 100%，到 60 岁时降至 75%，到 80 岁时则降至 60%。

（四）危险因素

1. **肥胖**

毋庸置疑，肥胖是成人 OSAHS 最重要的独立危险因素。体重超过标准体重的 20% 或以上，体块指数（body mass index，BMI）大于 $25kg/m^2$，则 OSAHS 的患病率增加。有前瞻性研究显示：体重增加 10%，呼吸暂停增加 6 倍，AHI 可相应增加 32%；体重减少 10%，呼吸暂停将减少 26%，并使临床症状明显改善。颈围是比体块指数更好的预测 OSAHS 的指标。颈围超过 40 厘米容易导致睡眠呼吸障碍；通常认为颈围超过 43 厘米者，可以估计 AHI 大于 15 次/h。

肥胖可能是通过多种机制影响睡眠中的呼吸过程，可造成肺活量下降，肺容量减少，呼吸功增加，通气灌注血流比例失调，肺及胸壁活动受限，脂肪组织在咽部堆积改变上气道的形态结构使阻力增加等。

2. **年龄**

老年人群中，睡眠期间呼吸事件显著增多，并且不受研究方法、调查样本、国家、种族或者诊断标准的影响。年龄越大，咽部组织松弛、舌根后坠越明显，上气道阻力增高的发生率越高，OSAHS 的患病率也越高。

3. **性别**

中年人中男性 OSAHS 患病率是女性的 2～3 倍，绝经后这一差别消失。围绝经期的女性发生中度 OSAHS 的可能性至少为绝经前的 4 倍，绝经后未用激素替代治疗的女性 OSAHS 患病率较应用激素替代治疗者明显增高，这种风险在 50～59 岁年龄组尤为明显。这表明绝经是发生 OSAHS 的一个独立危险因素，推测雌激素和孕激素对女性有维持睡眠时通气量、防止气道塌陷的作用。另外，男女两性的解剖、生理学差异，包括体脂分布、头面形态、上气道结构、颏舌肌活动性和呼吸驱动等可能也是原因。

4. **上气道解剖异常**

上呼吸道任何解剖异常造成的狭窄、阻塞，都会增加睡眠呼吸暂停的危险。包括鼻部病变：鼻息肉、鼻中隔偏曲、下鼻甲肥大、鼻部肿瘤等；软腭松弛低垂；悬雍垂粗长；扁桃体肥大；咽喉部软组织肥厚、脂防沉积；舌体肥大、舌根后坠；下颌后缩、小颌畸形、颞颌关节功能障碍。老年人尤应注意咽喉部肿瘤，如淋巴瘤、喉癌等。70% 的患者阻塞部位以口咽平面为主。

5. **遗传**

有报告 OSAHS 或打鼾具有家族聚集倾向，遗传因素可能与 OSAHS 发病有直接关系，也可能与 OSAHS 的其他相关危险因素的遗传有关。睡眠呼吸暂停患者的直系亲属发生睡眠呼吸暂停的危险大约 2 倍于其他人，而且亲属中 OSAHS 患者人数越多，出现 OSAHS 的危险性越大。

肥胖是 OSAHS 的高危因素，而它本身就具有家族聚集性，但家族中危险性的增加不能简单地用相同生活方式或肥胖来解释，在非肥胖患者这种遗传倾向与软组织分布和颅面结构差异有关：往往都有更狭窄的上气道、更低垂的软腭、更肥大的悬雍垂和更后缩的下颌。尽管发现家族聚集性，但目前对其高危基因还知之甚少。年轻人中 APOE4 与 OSAHS 相关，在年龄大于 65 岁的人群中这种风险无明显增加。

6. **内分泌疾病**

（1）甲状腺功能减退：甲状腺功能减退或进行过甲状腺手术的患者中阻塞性睡眠呼吸暂停明显增加。甲状腺功能减退容易发生和加重 OSAHS 的原因可能是多方面的：上气道软组织出现黏液性水肿，软腭、悬雍垂和舌体肥大，咽部肌肉病变和呼吸中枢调节功能减退都可以出现上气道阻塞，导致气流受阻。通过甲状腺素替代治疗，能够改善呼吸状态，减轻打鼾症状，在体重不变的情况下 AHI 可以明显降低。甲状腺功能减退并发 OSAHS 多见于年长和肥胖者。

（2）肢端肥大症：生长激素过度分泌导致

的肢端肥大症多伴随睡眠呼吸暂停,20% ~ 75%的肢端肥大症患者合并有 OSAHS。主要的病理机制是上气道软组织增生,肌肉肥厚,形成巨舌。由于肢端肥大症者也存在中枢性呼吸暂停,推测呼吸中枢调节功能的变化也起一定作用。肢端肥大症咽部塌陷的平面在舌根最为突出。肢端肥大症者即使没有睡眠呼吸障碍,也可能有白天过度嗜睡。

(3)其他:包括垂体功能减退、肾上腺皮质增生等。

7. 酗酒

酗酒可使鼾声和 AHI 增加及血氧饱和度降低。酒精可抑制中枢神经系统对低氧和高二氧化碳的敏感性,降低呼吸调节功能;可抑制舌下神经的兴奋性,使颏舌肌张力下降,舌根后坠;可延迟 NREM 睡眠中觉醒的时间,引起或加重上气道阻塞。饮酒后大部分和严重的呼吸暂停发生在前半夜,这时血液中的酒精水平较后半夜高。睡前饮酒可使单纯性打鼾患者出现阻塞性呼吸暂停,使呼吸暂停时间和频率增加。

8. 镇静催眠药物

镇静催眠药物可减少微觉醒,加重阻塞性睡眠呼吸暂停。老年人群中应用镇静催眠药的比例增高,尤应注意。

9. 神经肌肉疾病

延髓性麻痹、帕金森病、脊髓灰质炎后遗症、肌营养不良、重症肌无力等,可引起舌、咽和喉部肌肉的运动功能障碍,导致睡眠期间上气道阻塞。

10. 其他相关疾病

包括淀粉样变性、声带麻痹、长期胃食管反流等。

(五)发病机制

OSAHS 的确切发病机制尚不完全清楚。普遍认为 OSAHS 是由于睡眠期间上气道狭窄和塌陷性增加,引起完全或部分上气道阻塞而出现呼吸暂停和/或低通气。在上气道存在结构性狭窄的基础上,睡眠时软腭、悬雍垂和舌根等软组织松弛、后坠,造成咽壁塌陷,使上气道狭窄更加显著。当呼吸气流通过狭窄的上气道时,松弛的软组织发生震颤而产生鼾声。此时呼吸中枢仍不断地发放呼吸冲动兴奋呼吸肌,胸腹部呼吸运动增强,努力克服上气道阻力。但所产生的胸腔内压不足以对抗上气道阻力,最终上气道完全阻塞,气流中断,出现阻塞性呼吸暂停。随着呼吸暂停时间的延长,血中氧含量下降,二氧化碳含量升高,刺激化学感受器,兴奋呼吸中枢,导致呼吸运动增强;兴奋觉醒反应中枢,引发微觉醒;继而上气道开放,气流随之恢复。

驱使上气道闭合的因素包括吸气相时气道内负压和解剖异常时的气道外正压,而使上气道开放的因素是咽腔扩张肌的活动和肺容量的增加。上气道的开放及关闭就像是天平的两端,是否出现呼吸暂停取决于两端力量的平衡。各种导致上气道解剖学异常与上气道肌肉功能异常的因素,都可能是睡眠期间气道塌陷甚至闭塞的原因,而肌肉功能异常又包括肌肉本身和中枢神经系统的病理性影响。

1. 上气道解剖学异常

咽腔包括鼻咽腔、口咽腔、喉咽腔,阻塞可发生在鼻咽至喉咽的任何部位,不同患者可以存在不同部位的阻塞;同一患者也可以同时存在不同部位的阻塞。

OSAHS 患者即使在清醒状态下,也可能存在上气道解剖狭窄,如软腭松弛、悬雍垂粗长、舌体肥大、咽侧壁增厚、下颌后缩、脂肪堆积等,尽管存在这些异常,清醒时通过增加气道扩张肌的张力,使上气道维持开放状态。而在平卧睡眠时重力因素促使这些结构发生变化,也更容易加重气道狭窄和阻塞。同时上气道狭窄、睡眠时上气道阻力增高还使吸气流速增加,气道内负压增高,驱使上气道闭合。

2. 上气道肌肉功能异常

咽部肌肉对 OSAHS 的发生和终止都起着关键的作用。上气道由软组织构成,缺乏完整的骨性结构支撑,主要依靠咽部肌肉的收缩舒张调节咽腔口径的大小。睡眠期间颏舌肌和腭帆张肌张力是维持上气道开放的主要力量。这些肌肉收缩，活动增强，张力提高，有利于保持气道开放，气流通过顺畅；如果这些肌肉舒张，活动减弱，张力降低，不能有效平衡气道内负压，则咽部气道壁塌陷、关闭，出现呼吸暂停。

3.神经调节

咽部肌肉的活动受中枢神经系统控制，神经系统通过分泌不同神经递质如5－羟色胺（5－HT）和γ氨酪酸等实现对咽部肌肉运动的控制和调节。睡眠减低了脑干向咽部肌肉发放神经冲动和局部神经递质的水平，使咽部肌肉张力下降，出现呼吸暂停。5－羟色胺（5－HT）是上气道运动神经元的活化递质，睡眠时脑干中5－HT raphe细胞有所减少，可能影响咽部肌肉功能。

目前认为老年人OSAHS的发病机制可归因于青、中年人中已经确定的OSAHS病因的延续和扩大。

（六）病理生理

OSAHS的主要病理生理改变是睡眠时反复出现不同程度的低氧血症和（或）高碳酸血症以及睡眠结构紊乱和频繁微觉醒，引起机体多系统、多器官的功能损害。（参见并发症部分）

（七）临床表现

阻塞性睡眠呼吸暂停低通气综合征的临床表现主要出现于夜间睡眠状态时，但日间可存在残留效应，导致白天症状。老年人OSAHS的临床症状常不典型，且与多种疾病并存，易与自然衰老表现混淆，仔细询问睡眠历史、内科疾病史及药物治疗史非常重要。

1.夜间睡眠症状

（1）打鼾、呼吸中断和憋醒：睡眠中打鼾是OSAHS最常见、最主要的症状，多由同室者反映，患者偶尔也可自己察觉。鼾声的特点是无规律，声音时高时低，甚至完全停止，此时出现呼吸中断，时间从数秒到一百多秒不等，之后是一声更响亮的鼾声或者憋醒，结束这次呼吸中断，如此反复。劳累、饮酒、服用镇静安眠药物、上呼吸道感染后打鼾可以加重。老年人由于神经肌肉调节功能减退，咽部肌肉松弛，习惯性打鼾发生率增高；但随着年龄进一步增高，咽腔肌肉极度松弛，气流震动不足以产生声音，加之同室者减少或听力减退而未能听见鼾声，以致高龄者鼾声报告反而减少。虽然打鼾是呼吸暂停的主要症状，但是，打鼾的严重程度和呼吸暂停的严重程度不一定相关。有些严重呼吸暂停患者打鼾并不重，而有些严重打鼾患者并没有呼吸暂停。打鼾的主观频度以每周发生打鼾的天数来划分；打鼾的主观程度根据鼾声的响度来评价。

（2）行为异常：主要表现为身体不自主运动，包括突然坐起、翻转不安、抽搐、拍打，还可以出现惊叫、呻吟、呓语等。

（3）夜尿增多及遗尿：由于呼吸暂停造成胸腔负压和右心房压力的变化，使心钠素的释放增加，抗利尿激素分泌减少，影响肾脏的重吸收功能，部分患者出现夜尿增多，尤其老年OSAHS患者甚至可能以夜尿增多为主诉并可能产生严重影响，如睡眠片断、排尿时跌倒等。

（4）其他：可见胸腹努力或矛盾运动、张口呼吸、出汗。部分出现失眠、易醒、多梦、恶梦、胸闷、心绞痛、心律失常、反酸等。

2.白天症状

（1）白天过度嗜睡：老年人中嗜睡的发生率是15%以上，高于普通人群。嗜睡是OSAHS的突出表现，轻者感觉白天疲倦或安静状态时昏昏欲睡，重者甚至在吃饭、谈话、驾驶时可以出现难以控制的睡眠。白天过度嗜睡的原因是睡眠中频繁出现的微觉醒在终止了呼吸暂停和低通气的同时，也使睡眠呈片断化，正常睡眠结构遭到破坏，不能顺利进入深睡眠所致。白天过度嗜睡的主观评价是Epworth sleepiness scale（ESS）嗜睡量表（表21－11－1），一般认为超过9分为异常。客观指标是多次小睡潜伏时间试验（MSLT）和/或清醒状态维持试验（MWT）。

表 21-11-1 Epworth 嗜睡量表

以下情况有无瞌睡的可能	从不	很少	有时	经常
评分	0	1	2	3
坐着阅读时				
看电视时				
在公共场合坐着不动时（如在剧场或开会）				
长时间坐车时中间不休息（超过 1 小时）				
坐着与人谈话时				
午饭后安静坐着时（未饮酒）				
开车等红绿灯时				
下午静卧休息时				

白天过度嗜睡不是睡眠呼吸暂停综合征的特异症状，睡眠质量降低、睡眠时间不足、焦虑抑郁、发作性睡病、特发性嗜睡症、不安腿综合征、周期性腿动和药物都可以导致白天嗜睡。

（2）其他神经功能障碍：包括白天疲劳、认知功能障碍、智力损伤、记忆力减退、注意力下降、性格改变等，常因此影响家庭和社会关系，还可能表现为自卑、焦虑、孤独等。老年 OSAHS 患者出现抑郁和认知功能障碍的比例显著增高。

（3）晨起口干：表现为醒后口舌干燥，咽喉痛痒，甚至夜间口渴难耐。这是由于睡眠中呼吸暂停，使患者出现保护性张口呼吸，寒冷干燥污浊的空气刺激口咽腔所致。

（4）晨起头痛头昏：晨起头痛常为前额或全头钝痛，持续 1～2 小时可缓解。往往提示存在高碳酸血症。

（5）性功能障碍：OSAHS 引起的缺氧和睡眠结构破坏影响睾丸酮的正常分泌，造成性欲减退和勃起障碍。

（6）其他：甲状腺功能减低、肢端肥大症等引起的睡眠呼吸暂停综合征和 OSAHS 合并的充血性心力衰竭、高血压病、脑血管疾病、糖尿病等，都可以出现各种原发病或合并症的症状，这些症状和睡眠呼吸暂停综合征症状可能相互混杂。

（八）并发症

1. 心血管系统

（1）高血压：OSAHS 与高血压存在密切关联，是高血压的独立危险因素，而高血压又是 OSAHS 的主要并发症。OSAHS 人群中高血压的患病率高达 50%。睡眠呼吸暂停/低通气指数（AHI）每增加 1 次/小时，高血压的发生率增加 1%。AHI 大于 15 次/小时的 OSAHS 患者在 4 年后发展为高血压的危险性是正常对照的 3 倍，并独立于体重指数、年龄、性别、饮酒和吸烟等因素之外。至少 30% 的高血压患者同时患有 OSAHS，高于普通人群。

OSAHS 相关高血压的特点是：打鼾或呼吸暂停先于血压增高；夜间睡眠时生理性血压下降的变化节律消失，睡眠中血压升高且醒后血压高于睡前血压，24 小时血压曲线呈非杓形改变；伴随呼吸暂停血压周期性升高，血压峰值出现在呼吸暂停结束时，血压增高幅度与呼吸暂停持续时间及 SaO_2 降低程度相关，REM 期血压增高幅度比 NREM 期血压增高明显；常同时存在肥胖、高脂血症、糖尿病；单纯降压药物治疗效果不理想，有效治疗睡眠呼吸暂停和夜间低氧血症后患者的血压会有明显的降低甚至恢复正常。

OSAHS 本身引起血压升高可能与长期睡眠中间断低氧血症和高碳酸血症、呼吸努力所致的胸内压波动、频繁的大脑皮质觉醒和睡眠结构紊乱等有关。这些因素可以通过激活肾素-血管紧张素系统，使血管紧张素Ⅱ生成增多；反射性兴奋交感神经，使儿茶酚胺释放增多；损害血管内皮系统，使内皮素等缩血管物质分泌增多；最终均导致外周血管收缩，血压升高。初期仅睡眠时血压短暂升高，长期反复的低氧血症、交感神经活动增加、神经内分泌改变、血管结构改变及反应性增强、遗传等因素，加之肥胖、年龄导致持续性血压增高。

（2）缺血性心脏病：老年 OSAHS 是缺血性心脏病的重要危险因素之一，与心绞痛、心肌梗塞的发生显著相关，OSAHS 患者患冠心病的危险性是正常人群的1.2～6.9倍,23.8%的OSAHS患者患有冠心病,50%的重度OSAHS患者患有冠心病。冠心病患者中OSAHS的发生率明显高于对照组,35%～40%冠心病者AHI≥10次/小时。夜间心肌缺血事件多发生在最长呼吸暂停和最低氧饱和度时。OSAHS相关缺血性心脏疾病的特点是无论既往有无冠心病病史,睡眠中可观察到阻塞性睡眠呼吸暂停诱发夜间ST段压低的心肌缺血表现,以REM期为重;有些OSAHS患者表现夜间心绞痛发作,冠状动脉造影并未发现冠脉病变,对常规冠心病治疗反应不佳,而经CPAP治疗后ST段恢复正常。

OSAHS并发冠心病的可能发生机制是:反复低氧血症使冠状动脉内皮细胞功能受损,血小板易在受损内膜表面黏附聚集形成血栓,引起冠状动脉狭窄和闭塞;继发性红细胞增多,血液呈高凝状态,血流缓慢,加重组织缺氧及血栓;激活化学感受器和交感神经,引起去甲肾上腺素升高,刺激内源性洋地黄样因子释放,造成血管平滑肌发生重构和增生肥厚;OSAHS患者多有肥胖、脂质代谢紊乱、血压升高等冠心病易患因素。

(3)心律失常:OSAHS患者睡眠期间心率变异性大,容易出现心律失常。58%的OSAHS患者心电图检查发现存在不同类型的心律失常,OSAHS的呼吸暂停时间越长,AHI越高,动脉血氧饱和度越低,病情越重,则心律失常的发生率越高。OSAHS患者中常见的心律失常是心动过缓和窦性心律不齐,其次是阵发性房性或室性心动过速、窦房传导阻滞或房室传导阻滞等。窦性心律的周期性与呼吸事件的周期性相伴随。呼吸暂停时迷走神经兴奋,出现Q－T间期延长、心动过缓、传导阻滞等缓慢型心律失常。呼吸暂停终止后交感神经兴奋,出现房性或室性心动过速等快速型心律失常,这是引起夜间猝死的主要原因。OSAHS经有效治疗后心律失常减少。

(4)心力衰竭:慢性充血性心力衰竭患者睡眠呼吸暂停低通气发生率为62%,其中29%以阻塞性睡眠呼吸暂停为主。睡眠呼吸障碍是引发和加重心力衰竭的危险因素,当呼吸暂停持续35～40秒时,心排出量可降低33%。心力衰竭引起的组织水肿又可以导致上气道阻力升高、呼吸努力增强和上气道塌陷增加,从而加重OSAHS的危险性。心力衰竭和OSAHS可能互为因果,互相加重。OSAHS诱发和恶化心力衰竭的因素包括交感神经活动增强、血管内皮功能紊乱、心脏负荷加重、高血压和缺血性心脏病等。

(5)夜间猝死:睡眠中呼吸暂停对心血管系统影响显著,可能是心血管病患者夜间猝死的原因之一。OSAHS患者猝死的病因有心律失常、心肌梗死、心力衰竭、脑卒中和呼吸衰竭等。心血管病患者在凌晨1～6点死亡率较高,可能是因为这段时间REM睡眠增多,OSAHS患者往往出现更长的睡眠呼吸暂停和更重的低氧血症,也更容易发生心血管事件和猝死。

2.呼吸系统

(1)肺动脉高压和肺心病:阻塞性呼吸暂停时,肺动脉压升高,临床上SaO_2每降低1%,肺动脉平均压升高1.29mmHg。长期反复肺动脉压增高可促进持续的肺动脉高压,导致右心室肥厚和肺心病。慢性阻塞性肺疾病(COPD)与OSAHS都是老年人的常见病,OSAHS患者肺动脉压高于对照组,而且不依赖患者是否存在肺部疾病,也不一定伴有白天的低氧血症。10%～25% COPD者合并OSAHS。临床上将OSAHS合并慢性阻塞性肺疾病(COPD)称为"重叠综合征(overlap syndrome)"。由于存在上下呼吸道的严重阻塞,对气体交换产生协同影响:COPD使通气血流比例失调,OSAHS又使肺泡通气不良加重,往往造成更严重的与睡眠有关的低氧血症、二氧化碳潴留和pH值下降,反射引起肺动脉收缩;再者呼吸暂停时为对抗气道阻力,吸气时胸腔负压加大,导致肺血流增加,右心室容量负荷增大;加之缺氧引起继发性红细胞增多,血黏度增加、血流缓慢,继发血栓形成,肺小动脉栓塞,从而产生更明显的肺动脉高压,更易发展成慢性肺源性心脏病。长期

CPAP 治疗可以使右心射血分数增加。

（2）呼吸衰竭：OSAHS 患者呼吸暂停时，发生短时间血氧饱和度下降、肺动脉压和血压升高，而每次呼吸暂停结束后血氧饱和度恢复正常。随着呼吸中枢和呼吸肌功能障碍的逐渐加重，肺通气和肺换气均降低，导致严重低氧血症和高碳酸血症，可出现严重的呼吸困难、发绀、喘憋、抽搐、意识障碍。此外，肥胖、仰卧位睡眠使肺容量降低，加重呼吸衰竭。

（3）夜间哮喘：OSAHS 患者可并发夜间哮喘，哮喘发作之前常有严重打鼾和呼吸暂停。这时的哮喘发作可能是由于呼吸暂停刺激喉、声门处的神经受体引起反射性支气管痉挛，同时因胸腔负压增加，迷走神经张力升高，导致支气管收缩。呼吸暂停造成的低氧血症还可加重气道的高反应性。CPAP 治疗 OSAHS 同时可改善夜间哮喘。

3. 神经系统

（1）脑血管病：OSAHS 与脑血管病变密切相关，互为因果，彼此加重。随着 OSAHS 病程延长，程度加重，可能并发短暂性脑缺血发作、腔隙性脑梗塞、脑血栓、脑出血等。OSAHS 引起脑血流改变主要与以下因素有关：缺氧刺激脑血管收缩，导致脑血流灌注减少；促进脑动脉硬化，管壁增厚狭窄，脑血流缓慢；使红细胞增多，血小板聚集性增强，血液黏度增高，易发生夜间缺血性脑卒中。严重 OSAHS 导致的低氧血症和高二氧化碳血症，可引起脑水肿、颅内压增高；加之血管弹性降低，易导致出血性卒中。OSAHS 者肥胖和高血压也增加脑血管病的危险性。

（2）认知功能障碍和精神行为异常：老年睡眠呼吸暂停与认知功能障碍、痴呆和精神行为异常之间有一定关系。认知功能障碍、痴呆和睡眠呼吸障碍都是老年人中患病率较高的疾病，且可以同时存在，OSAHS 与 Alzheimer 病的严重程度呈正相关。认知功能障碍表现在记忆、判断、注意、集中、抽象推理和警觉等方面能力下降。精神改变是 OSAHS 的伴随症状，主要有抑郁、焦虑、躁动、幻觉等，表现为语言障碍、口齿不清、行为改变、性格异常。睡眠结构紊乱和严重低氧血症导致大脑半球特别是皮质和皮质下功能损害，被认为是认知功能障碍和痴呆的主要原因，对疾病的焦虑和抑郁也可加重认知功能障碍。OSAHS 相关的早期神经精神异常具有可逆性，经有效的 CPAP 治疗后仍不能改善或恢复，提示 OSAHS 导致了不可逆的缺氧性脑损害。

4. 内分泌系统

（1）糖尿病：OSAHS 患者中胰岛素抵抗及非胰岛素依赖型糖尿病的发病率明显高于正常人群，糖尿病患者中 OSAHS 发病率是正常人群的 3～4 倍。睡眠呼吸暂停与糖代谢异常之间存在相关性，是胰岛素抵抗的独立危险因素。这可能与呼吸暂停引起交感神经兴奋、儿茶酚胺分泌增加使肝糖原释放增多，而低氧使组织器官对胰岛素反应性降低、胰岛素抵抗增加有关。随着 OSAHS 患者年龄的增高、肥胖程度的增加，其胰岛素抵抗的发生率也增加。另外，OSAHS 的血清瘦素水平对胰岛素抵抗也有一定影响。目前支持 OSAHS 同中心型肥胖、高血压、高脂血症和高血糖一样，都是代谢综合征（metabolic syndrome，MS）的组成部分。

（2）甲状腺功能减退：OSAHS 患者中甲状腺功能减退的发病率为 3.1%，并且甲状腺激素水平与 AHI 具有相关性。阻塞性睡眠呼吸暂停导致脑组织缺氧，下丘脑－垂体－甲状腺轴调节功能紊乱，促甲状腺激素释放减少，加之甲状腺本身损害可能引起甲状腺功能减退。

（3）性功能障碍：OSAHS 男性勃起功能障碍发病率增高。可能原因是夜间低氧血症、血管神经功能紊乱、性激素分泌异常等；同时合并高血压、肥胖、糖尿病对性功能障碍的发生、发展也有影响。

5. 泌尿系统

（1）蛋白尿：OSAHS 合并蛋白尿的发生率约 33%～64%。多为功能性、可逆性，可随 OSAHS 的治疗好转而减少甚至消失。OSAHS 合并蛋白尿的机制，认为是由于 OSAHS 导致的反复低氧、高碳酸血症，可相继引起肺动脉高压、右心房压力升高、中心静脉压升高、肾静脉压升高、肾小球毛细血管静水压升高，从而使肾小球基底膜的结构发生可逆性改变，导致蛋白经基底膜滤过，产生蛋白尿。

（2）肾功能改变：睡眠呼吸暂停可以导致OSAHS患者夜间肾功能改变，主要表现为夜间尿量、尿钠、尿氯排泄量显著增加，钠重吸收率降低。OSAHS导致肾功能改变的主要原因是睡眠呼吸暂停时上气道关闭，用力吸气产生的胸腔内负压明显增加，右心房回心血量也增加以及低氧、肺血管收缩、右心室后负荷增加，均可导致右心房扩张，刺激心房利钠多肽（ANP）分泌增加，使肾小管钠重吸收功能降低，肾皮质-髓质的渗透压梯度降低，尿液逆流倍增机制受损。

6. 消化系统

OSAHS患者经常合并胃食管反流（gastroesophageal reflux, GER），二者之间相互影响。OSAHS夜间胃食管反流的机制是，呼吸暂停过程中胸腔及食管内负压增大，当其超过食管括约肌张力时，则可使胃内容物进入食管。胃食管反流也是OSAHS的高危因素，反流的胃食管酸性物质对咽腔的刺激，造成局部充血水肿，可反射性地引起或加重呼吸暂停。患者表现为反酸、嗳气，尤以夜间明显，白天的相应症状可能与夜间频繁胃食管反流导致食管下括约肌功能失调有关。长期胃食管反流可以使黏膜糜烂、肌壁受损以致形成瘢痕狭窄。

7. 血液系统

OSAHS患者睡眠时频繁发生呼吸暂停引起慢性反复缺氧，使肾脏促红细胞生成素增加，刺激骨髓造血，导致继发性红细胞增多和血黏滞度增高，加重或促进高血压、冠心病、心功能不全及脑血栓形成。

8. 事故

睡眠呼吸暂停患者交通事故的发生率是正常人群的7倍。OSAHS患者夜间睡眠片断化、反复缺氧、深睡眠减少，白天出现明显嗜睡、精力分散、反应迟钝、判断力减退、操作能力和工作效率下降，可以造成各种意外事故和伤害。老年人群中可能与OSAHS同时存在视力或听力受损、认知功能障碍和服用了使警觉性下降的药物，从而进一步损害操作驾驶能力。老年OSAHS还可以由于注意力下降而容易跌倒摔伤。

总之，OSAHS可造成多系统、多器官功能损害，OSAHS与各种并发症常常互为因果，共同存在，彼此加重，造成恶性循环。由于年龄、机体的差异性，靶器官损害的临床表现及严重程度也各有不同。早期多数并发症有一定可逆性，明确诊断和有效治疗原发病，可以显著减少并发症，改善患者预后。延误诊治的OSAHS患者多因严重并发症而死亡。

（九）检查

1. 睡眠呼吸监测

（1）多导睡眠图（polysomnography，PSG）监测：整夜PSG监测是诊断OSAHS的“金标准”。正规监测一般需要整夜不少于7小时。组成：至少四导脑电图（EEG）多采用O_2-M_1和O_1-M_2；二导眼电图（EOG）；下颌肌电图（EMG）；心电图（ECG）；口、鼻呼吸气流；胸腹呼吸运动；血氧饱和度；体位；鼾声；胫前肌电图等。检查指征：①临床怀疑为睡眠呼吸障碍性疾病者，如习惯性或干扰性打鼾、睡眠中呼吸中断或有窒息感、原因不明的白天嗜睡等。②夜间肢体抽搐，癫痫发作及其他睡眠行为异常。③难以解释的白天低氧血症或红细胞增多症。④原因不明的夜间心律失常、心绞痛、清晨高血压及头痛头昏。⑤原因不明的夜间哮喘及肺心病。⑥原因不明的认知障碍、夜尿增多及性功能减退。⑦观察患者夜间睡眠时低氧程度，为氧疗提供客观依据。⑧评价各种治疗手段对睡眠呼吸暂停低通气综合征的治疗效果。⑨诊断其他睡眠障碍性疾病，如发作性睡病、不安腿综合征。

OSAHS的PSG特点：入睡后清醒时间及1期睡眠增加；3期睡眠和REM睡眠减少；呼吸相关性微觉醒增加；记录到鼾声；出现阻塞

性和混合性呼吸暂停；出现阻塞性低通气；可能出现中枢性呼吸暂停；通常仰卧位 AHI > 非仰卧位 AHI；通常 REM 期 AHI > NREM 期 AHI；REM 期呼吸暂停时间 > NREM 期呼吸暂停时间；反复出现血氧饱和度降低；通常最低血氧饱和度出现在 REM 睡眠期；心率周期性变化。

（2）便携式睡眠呼吸检查：便携式睡眠呼吸诊断仪器具有使用方便、费用低廉、易于接受、干扰较少等优点。组成：便携式睡眠呼吸监测仪是把 PSG 监测中的部分指标进行组合，如单纯血氧饱和度监测；口鼻气流、血氧饱和度监测；口鼻气流、鼾声、血氧饱和度、胸腹运动、体位等。适用指征：有明显的临床表现提示存在 OSAHS，而暂时无法安排 PSG 检查；病情不允许移动至睡眠监测室检查；基层单位初步筛查 OSAHS；由于睡眠环境改变或导联过多而不能在睡眠监测室进行检查者；治疗前后对比评价疗效；患者的随访。

（3）多次小睡潜伏时间试验（multiple sleep latency test，MSLT）：通过让患者白天进行 4 ~ 5 次小睡来客观判断其白天嗜睡程度的一种检查方法。每两小时测试 1 次，每次小睡持续 15 ~ 35 分钟，计算患者入睡的平均潜伏时间及异常 REM 睡眠出现的次数，多数睡眠潜伏时间 < 5 分钟者为嗜睡，5 ~ 10 分钟为可疑嗜睡，> 10 分钟者为正常。

2. 其他相关检查

（1）红细胞计数、红细胞压积（HCT）、红细胞平均体积（MCV）、红细胞平均血红蛋白浓度（MCHC）：红细胞计数及红细胞压积升高，提示可能存在慢性缺氧。

（2）动脉血气分析：醒后动脉血气分析大多正常，某些严重患者或重叠综合征患者可见异常。

（3）血糖、血脂、尿酸：睡眠呼吸暂停综合征是代谢综合征的组成部分，可以和糖尿病、高脂血症同时存在。

（4）上气道及相关结构的 X 线头影测量：可证实存在引起上气道阻塞的结构性异常，明确狭窄部位。

（5）CT：可获得仰卧位上气道形态的影像，精确评价其横断面面积；可有效评估正颌手术的效果。

（6）纤维鼻咽喉镜检查：直接观察上气道各部位形态、结构及表面特征，与 Müller's 检查结合，可复制睡眠状态下气道的改变情况。

（7）胸片及心电图：作为常规检查了解心肺功能及心律失常。

（8）甲状腺功能和垂体功能：部分疑诊甲状腺功能或垂体功能减退者应检查，以明确原发疾病。

（9）肺功能检查：重叠综合征患者有必要检查肺功能。

3. 体格检查

（1）测量身高、体重、颈围、腰围，计算体重指数，评估肥胖程度。体重指数（BMI）= 体重（kg）/身高^2（m^2）。

（2）测量心率、睡前和醒后血压。

（3）检查鼻腔、咽腔、颌面形态，注意有无鼻息肉、鼻中隔偏曲、下鼻甲肥大、鼻部肿瘤、软腭松弛低垂、悬雍垂粗长、扁桃体肥大、舌体肥大、舌根后坠、下颌后缩、小颌畸形、颞颌关节功能障碍等。

（4）老年人应注意心肺及神经系统体征，少数患者可有颈静脉怒张或下肢水肿等右心衰的表现。

（十）诊断

1. 诊断标准

（1）中华医学会呼吸病学分会睡眠呼吸疾病学组 2002 年提出阻塞性睡眠呼吸暂停低通气综合征诊断标准：主要根据病史、体征和 PSG 监测结果。临床上有典型的夜间睡眠时打鼾及呼吸不规律、白天过度嗜睡，经 PSG 监测提示每夜 7 小时睡眠中呼吸暂停及低通气反复发作在 30 次以上，或 AHI≥5 次/小时。

（2）美国睡眠医学学会 1999 年推荐成人阻塞性睡眠呼吸暂停低通气综合征诊断标准：OSAHS 的诊断必须满足标准 1（或 2），加标准 3。

1) 无其他原因解释的白天嗜睡。

2) 具备以下两项或两项以上症状,且无其他原因可以解释:①睡眠中窒息或憋气。②睡眠中反复觉醒。③日间疲劳。④注意力受损。

3) 整夜监测证实睡眠中每小时阻塞性呼吸事件≥5 次。这些事件包括阻塞性呼吸暂停、低通气和呼吸努力相关性微觉醒(respiratory effort related arousals, RERA)。

2. 严重程度标准

(1) 中华医学会呼吸病学分会睡眠呼吸疾病学组 2002 年提出阻塞性睡眠呼吸暂停低通气综合征病情分度标准,根据 AHI 和夜间血氧饱和度将 OSAHS 分为轻、中、重度(表 21-11-2)。其中以 AHI 作为主要判断标准,夜间最低血氧饱和度作为参考。

表 21-11-2　阻塞性睡眠呼吸暂停低通气综合征病情分度

病情分度	AHI(次/小时)	夜间最低 SaO_2(%)
轻度	5~20	85~89
中度	20~40	80~84
重度	>40	<80

(2) 美国睡眠医学学会 1999 年推荐成人阻塞性睡眠呼吸暂停低通气综合征严重程度分级标准,包括白天嗜睡的严重程度和阻塞性呼吸事件的严重程度。

1) 白天嗜睡严重程度分级:

轻度:嗜睡症状仅见于安静或不需要多少注意力的情况下,如看电视、读书或乘移动交通工具时,等等。症状并非每天存在,对社会和职业活动仅有轻微妨碍。MSLT 检查平均睡眠潜伏时间为 10~15 分钟。

中度:嗜睡症状每天存在,出现于需要中等程度注意力的轻体力活动中,如听音乐会、观看电影戏剧、出席会议时,等等。对社会和职业活动有中度妨碍。MSLT 检查平均睡眠潜伏时间为 5~10 分钟。

重度:嗜睡症状每天存在,出现于需要注意力集中的体力活动中,如进餐、谈话、行走或驾车时,等等。对社会和职业活动有显著妨碍。MSLT 检查平均睡眠潜伏时间为短于 5 分钟。

2) 阻塞性呼吸事件严重程度分级:

轻度:AHI 5~15 次/小时。

中度:AHI 15~30 次/小时。

重度:AHI >30 次/小时。

3. 老年人睡眠呼吸障碍诊断标准

目前对老年人睡眠呼吸障碍没有明确的诊断标准。随着年龄的增加打鼾的发生率会逐渐增加,出现呼吸暂停的几率会升高。因此如果不考虑年龄,一律采用统一的 AHI≥5 次/小时作为睡眠呼吸障碍的诊断标准或许不合适,对于老年人来说可能会出现过度诊断,因而主张对于 60 岁以上的老年人适当提高诊断标准。国内外的文献普遍将 AHI≥15 次/小时作为老年人睡眠呼吸障碍的诊断标准,少数以 AI≥5 次/小时作为诊断标准。无论采用哪种标准都应在睡眠监测报告中注明,以便对照比较。

(十一) 治疗

治疗原则:根据病情程度、临床症状、基础疾病和并发症状,结合患者愿望、经济状况综合考虑,合理选择治疗措施,强调规范化、个体化和综合治疗。

老年 OSAHS 患者是否应该治疗以及应该得到何种治疗,无明确统一标准。一般来说,重度患者必须积极治疗,中度患者需要治疗,轻度患者合并白日症状、心脑血管疾病、影响生存质量也应当治疗。在治疗方式的选择上,强调规范化和个体化。对于年老体弱的中重度患者,同时有心脏病、严重高血压、脑血管病和上气道无明显解剖学狭窄者,应首选 CPAP 治疗。但是对于年龄超过 80 岁的无症状患者不主张 CPAP 治疗。无明显全身疾病的轻中度患者,存在手术可以解决的解剖学狭窄并不能耐受或拒绝 CPAP 治疗者,如年龄和身体状态允许可考虑手术治疗。老年人应选择简单的手术方式。由于多部位阻塞的高发生率和个体的差异性,可以多方式相互结合运用,克服一味强调某一治疗方法而偏废其他治疗方法的倾向,一种治疗方法失败可以其他方法替代。但是患者年龄越大,可选择的治疗方式越少。

1. 一般治疗

(1)控制体重:肥胖患者应积极减肥治疗。控制饮食、增加运动是基本方式,严重肥胖患者必要时可以采取药物和手术减肥。

(2)戒酒、戒烟,避免使用镇静催眠药物:饮酒可使上气道扩张肌群的张力降低并增加打鼾和呼吸暂停的严重程度。与吸烟相关的上气道炎症和疾病是 OSAHS 的易患因素。镇静药物和催眠药物抑制觉醒机制,延长呼吸暂停并加重低氧血症。

(3)体位治疗:体位疗法是使患者采取非仰卧位睡眠。仰卧位睡眠时,由于重力作用舌根后坠,使之较侧卧位更易发生呼吸暂停和低通气。体位疗法对体位性 OSAHS(即多导睡眠图报告仰卧位时的 AHI 大于侧卧位时的两倍以上)可能有效,可作为次要治疗或其他主要治疗的补充,但对于重症 OSAHS 患者效果并不明显。目前,体位治疗的方法多采用特制的床和枕头以及球形支撑物来防止患者仰睡,后者可能增加睡眠中微觉醒,导致白天困倦。另外,长时间同一体位睡眠可能引起局部肌肉疲劳。

(4)避免过度劳累:白天过度劳累抑制睡眠中的觉醒机制,加重低氧血症。

(5)预防上呼吸道感染和过敏反应:上呼吸道感染和过敏引起的鼻充血、鼻阻塞可以引发或加重呼吸暂停。

2. 原发病的治疗

(1)甲状腺功能减退患者,可以补充甲状腺素,改善甲状腺功能,减轻黏液性水肿,减轻呼吸暂停。

(2)肢端肥大症患者,手术切除垂体分泌生长激素的肿瘤或药物抑制肿瘤分泌生长激素,可缓解合并的 OSAHS 症状。

3. 药物治疗

目前,尚未发现一种安全、疗效确切并可供临床应用的理想药物。因此,在 OSAHS 患者中,药物治疗只能是非常规的辅助治疗。

(1)改善鼻腔通气药物:鼻腔充血患者,夜间睡眠前可临时试用鼻腔减充血剂(滴鼻净、麻黄素等)。但有理论指出,局部减充血剂通过使黏膜血管收缩发挥作用,通常会引起反弹性血管扩张,对总睡眠时间中的鼻腔通气产生不良作用,易感个体中长期使用会导致药物性鼻炎,所以不推荐长期治疗。在 OSAHS 伴发过敏性鼻炎患者中使用皮质激素(氟替卡松喷鼻剂)可降低 AHI。

(2)促醒药物:给予有效无创正压通气治疗后仍然嗜睡的 OSAHS 患者推荐使用莫达非尼治疗残余过度嗜睡。莫达非尼可延长日间觉醒时间,且不影响夜间睡眠及呼吸功能。缺血性心脏病、心肌梗死、高血压、肝硬化慎用。

(3)茶碱类药物:氨茶碱和茶碱通过阻断腺苷的呼吸抑制作用而起效,使睡眠状态下的呼吸事件减少,但觉醒增加。不推荐用于 OSAHS 的常规治疗。这类药物可增强膈肌收缩力、改善肺功能、减少呼吸肌疲劳和兴奋呼吸中枢,对中枢性呼吸暂停及重叠综合征具有一定疗效。

(4)抗抑郁药物:普罗替林通过抑制单胺、5-HT 和去甲肾上腺素的再摄取而抑制快速眼动睡眠(REM),可以减少仅发生在 REM 期的阻塞性睡眠呼吸暂停,并能部分阻断氧饱和度下降。对于合并抑郁的轻度 OSAHS 患者有效。其不良反应严重,且有明显的残留呼吸暂停,不推荐单独用于 OSAHS 的治疗。

(5)性激素药物:性激素对睡眠呼吸暂停患者有保护作用,绝经后妇女使用雌激素或黄体酮替代治疗,使颏舌肌活性增加。其不良反应包括阳萎、血栓性疾病等,不推荐雌、孕激素单独或联合治疗睡眠呼吸暂停。

4. 口腔矫治器治疗

常用的有软腭作用器、舌牵引器和下颌前

移器。主要作用是将下颌、舌位前移，软腭上抬，从而使下咽腔开放。其使用简便、易于接受、便于携带、价格低廉。适用于单纯鼾症及轻度 OSAHS 患者，特别是下颌后缩者。对于不能耐受 CPAP、不能手术或手术效果不佳者可以试用。限制应用的原因是牙体牙周疾患、牙齿数目过少、义齿及鼻咽严重阻塞等。老年人多有牙列缺失，常常难以应用。禁忌证是患有颞颌关节炎或功能障碍。副作用有唾液分泌增多、晨起下颌关节酸痛不适、咬殆不正。疗效因病情严重程度、矫治器性能、患者耐受情况而不同。

5. 手术治疗

OSAHS 治疗的重要组成部分是手术，包括耳鼻喉科手术和口腔矫治手术。

（1）悬雍垂腭咽成形术（uvulopalatopharyngoplasty，UPPP）：悬雍垂腭咽成形术及其改良手术是目前最常选择的手术方式。通过摘除扁桃体、切除部分扁桃体前后弓及部分软腭和悬雍垂，以扩大口咽部气道。适应证为口咽部阻塞，黏膜组织肥厚致咽腔狭小、悬雍垂肥大、软腭过低、扁桃体肥大。对于某些非肥胖而口咽部阻塞明显的重度 OSAHS 患者，可以应用 CPAP 治疗 1～2 个月，其夜间呼吸暂停及低氧基本纠正情况下手术治疗。并发症为术后窒息出血、鼻腔反流、开放性鼻音、咽腔狭窄等。中华医学会耳鼻喉科学分会制定的疗效评定标准以术后 AHI 较术前降低大于 25% 定义为有效；降低大于 50% 或 AHI 小于 20 为显效。按此标准，其显效率约为 50% 左右。有效率可能随时间推移而降低，有报告 2 年后，有效率从 60% 降到 30%。值得注意的是，术后鼾声减弱或消失并不意味着已有效地消除了呼吸暂停。

（2）激光辅助悬雍垂腭咽成形术（laser－assisted uvulopalatoplasty，LAUP）：用激光切除部分悬雍垂和软腭组织。手术过程简单，可在门诊进行。美国睡眠学会推荐采用这种手术方法治疗单纯鼾症而非 OSAHS。主要并发症是疼痛。远期疗效可能降低，常不能彻底消除呼吸暂停。

（3）射频消融术（radiofrequency ablation，RFA）：是一种射频软组织微创手术，可使局部软组织容积缩小和顺应性降低。该方法痛苦小、安全，主要适用于单纯鼾症，但其疗效尤其是远期疗效尚待进一步验证评价。

（4）正颌手术：包括下颌前移术、颏前移术、舌骨前移术、双颌前移术，这些手术在改变患者面容和咬　关系的同时，通过附着于颌骨的肌肉牵拉，改变舌的位置，使舌根前移，从而扩大了舌根与咽后壁间的距离。适应证为各种原因的下颌后缩、小颌畸形、下颌弓狭窄等舌根部阻塞的 OSAHS 患者。可单独进行或作为咽成形术失败的后续治疗。因手术危险性较大，术后恢复时间长，不适于老年患者。

（5）鼻腔和扁桃体手术：对于存在明显解剖异常如腺样体肥大、鼻中隔偏曲、鼻息肉、鼻甲肥大和扁桃体肥大引起的阻塞应手术纠正。

（6）气管切开术：适应证为严重 OSAHS 伴严重低氧血症，导致昏迷、肺心病、心衰或心律失常者，是解除上气道阻塞、抢救致命性窒息最有效的紧急性措施。可用于拟行 UPPP 手术的严重 OSAHS 患者，以防止手术意外。其治疗睡眠呼吸暂停的疗效确切，但长期保留导管会造成患者的心理负担，容易引起气管切口周围及下呼吸道感染。

由于 OSAHS 通常是多原因致病，多部位阻塞，个体差异明显，所以常需要采取分部位和分步骤，甚至多种手术方式综合治疗，以达到理想治疗效果。

6. 持续气道正压通气治疗

这是目前 OSAHS 的标准治疗，是老年患者最安全、有效的治疗方法。

原理：提供一个持续性气道内正压支撑上气道，以保证睡眠时上气道的开放（图 21－11－1）。

作用机制：持续气道内正压可对抗吸气时胸腔内负压，支撑起上气道塌陷区域，保持开放状态；可使肺容量增大，对上气道产生向下牵拉作用，其刚性增加，不易陷闭；气流刺激上气道压力感受器，使周围扩张肌张力增加；缓解上气道软组织缺氧，消除局部水肿，使上气道口径增大；提高呼吸中枢对低氧及高二氧化碳的敏感性，改善呼吸调节功能。

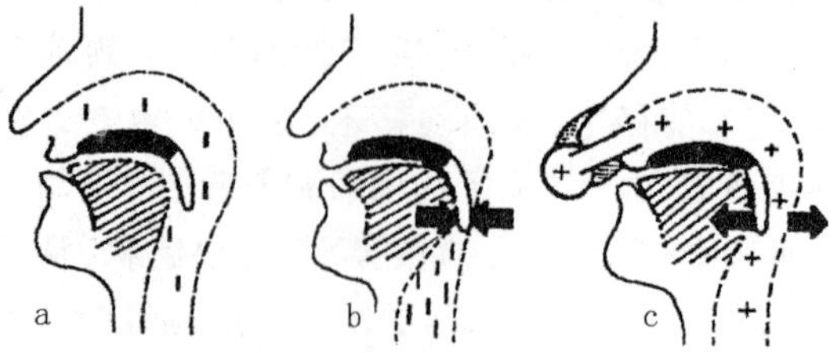

a 图为正常人睡眠状态下咽腔通畅；
b 图为 OSAHS 患者睡眠状态下咽腔阻塞；
c 图为 OSAHS 患者睡眠状态下经 CPAP 治疗咽腔开放

图 21－11－1　持续气道内正压通气治疗示意图

压力调定：设定合适的持续气道压力水平是保证疗效的关键。将患者在任何体位、任何睡眠期鼾声消失、血氧饱和度均高于 90% 时的压力确定为处方压力。老年患者可能需要更低一些的治疗压力。

（1）持续气道正压通气（continuous positive airway pressure，CPAP）：持续气道正压通气是在整个呼吸周期持续输出一个恒定压力。

1）适应证：AHI≥20 次/小时的 OSAHS 患者；AHI5～20 次/小时，伴白天嗜睡、认知功能异常、脾气性格改变及失眠等症状；或者合并存在高血压病及心脑血管疾病者；OSAHS 患者手术前和手术失败后的治疗；严重鼾症伴极度白天困倦者；OSAHS 合并夜间哮喘患者。

2）禁忌证：近期反复鼻出血；肺大疱、气胸和纵隔气肿；呼吸道分泌物增多且咳嗽无力、自主呼吸减弱；急性中耳炎、鼻炎、鼻窦炎；严重有效循环血量不足，血压明显降低或休克；昏迷；脑脊液鼻漏。

3）副作用和并发症：面罩不匹配、漏气和头带过紧造成鼻周围尤其是鼻梁局部皮肤破损、眼睛干燥、结膜充血。应指导患者选择适宜面罩，调整头带松紧；治疗压力和气流不当刺激鼻腔造成鼻塞、鼻充血，多数患者症状可以自行缓解，部分需要吸入皮质激素或使用鼻血管收缩药物，建议使用加温湿化器；治疗压力不合适，还可以引起入睡困难、胸部压迫感、呼气费力、腹胀等，使用延迟升压、床头抬高 30°可能减轻症状；张口呼吸导致口咽干燥和压力泄漏，可试用下颌托带或口鼻面罩；最为严重但极其罕见的是气胸、纵隔气肿、鼓膜破裂和颅腔积气，应停止该治疗，并给予相应处理。

4）治疗效果：经过 3～12 个月规律的 CPAP 治疗后，能显著改善临床症状，使睡眠结构、AHI、血氧饱和度恢复正常。对于老年 OSAHS 患者能够降低发生心脑血管疾病的风险，改善认知、记忆、注意和警觉能力，调整情绪，减少夜尿，降低嗜睡相关事故的危险。一般需要终身治疗。

（2）双水平气道正压通气（bi－level positive airway pressure，BiPAP）：双水平气道正压通气是可以单独设定和调节吸气相气道正压（IPAP）和呼气相气道正压（EPAP）。吸气时提供较高压力，保持上气道开放；呼气时降低压力，保证呼气顺畅，避免二氧化碳潴留，同时可减低额外呼吸功。这比 CPAP 更符合呼吸生理，改善了舒适度，提高了治疗依从性。

1）适应证：需要较高处方压力的 OSAHS 患者；合并呼吸衰竭或慢性阻塞性肺疾病的 OSAHS 患者；不能耐受 CPAP 治疗或出现相关并发症的患者。

2）禁忌证、副作用和并发症：类似于 CPAP。

3）治疗效果：疗效与 CPAP 相比无显著差异，但依从性可能增加。

（3）自动调节持续气道内正压通气（auto－titrating continuous positive airway pressure，APAP）：自动调节持续气道内正压通气可感知因呼吸暂停、低通气和打鼾所引起的气流振动、气道阻力和气体流量的变化，从而随时自动调整并输出患者在各种体位、各期睡眠和各个治疗阶段实际需要的最小有效治疗压力，从而降低整夜平均治疗压力，提高舒适度和对持续气道内正压通气治疗的耐受性。另外，APAP设有数据存储功能，可记录并储存患者一段时间的使用情况，包括每晚治疗时间、压力及漏气等，有助于评估疗效、调整参数。

1）适应证：明显体位性睡眠呼吸暂停患者；呼吸暂停主要集中于REM睡眠期患者；轻型或对CPAP治疗耐受较差的OSAHS患者；生活无规律、经常饮酒或服用镇静剂者。

2）存在问题：治疗中、重度OSAHS患者时，常不能将AHI降低到低于5次/小时，以致影响治疗效果，可能与所监测参数有时不能反映患者实际的呼吸紊乱情况及APAP反应欠灵敏使治疗压力上升延迟有关；增加微觉醒，由于其压力的自动调定，可能会唤醒患者，影响其睡眠结构。

7. 注意事项

对整个治疗而言，任何一种治疗方法，都必须进行疗效评价和随访。治疗开始后1周、3个月、半年和1年进行随访应成为常规。对患者存在的问题应给予答疑和解决，包括治疗无效者对其他治疗措施的选择。

二、中枢性睡眠呼吸暂停低通气综合征

睡眠中出现中枢性呼吸暂停可见于多种情况，高碳酸血症性中枢性睡眠呼吸暂停往往和低通气综合征相重叠，可以作为睡眠低通气综合征的一个部分，主要和代谢及神经肌肉疾病有关。正常碳酸血症/低碳酸血症性中枢性睡眠呼吸暂停主要以特发性中枢性睡眠呼吸暂停、陈－施氏呼吸、高原性睡眠呼吸暂停的形式出现。中枢性睡眠呼吸暂停低通气综合征主要指正常碳酸血症/低碳酸血症性中枢性睡眠呼吸暂停中的特发性中枢性睡眠呼吸暂停。

中枢性睡眠呼吸暂停低通气综合征（central sleep apnea－hypopnea syndrome，CSAHS）是指睡眠期间不存在上气道阻塞时，反复出现无呼吸驱动的呼吸暂停低通气事件。表现为口鼻气流及胸腹呼吸运动均消失或明显减弱，通常导致血氧饱和度降低、反复微觉醒和日间症状。

临床上中枢性睡眠呼吸暂停低通气综合征较阻塞性睡眠呼吸暂停低通气综合征少见，目前其患病率尚无精确统计。大多数睡眠实验室的资料显示，中枢性呼吸暂停占优势的患者不足呼吸暂停患者总数的10%，但老年人群中中枢性呼吸暂停患病率明显增高，62岁以上的老年人中有37.5%可见到中枢性呼吸暂停。

（一）发病机制

中枢性睡眠呼吸暂停的确切发病机制尚不明确，可能的主要机制是呼吸控制系统的不稳定性和二氧化碳分压在呼吸暂停阈值的上下波动。

1. 呼吸控制

呼吸节律受代谢、行为和觉醒刺激控制。代谢性控制系统由化学感受器、肺内迷走神经感受器以及脑干多个神经核团组成，维持呼吸节律，保证通气量与机体代谢及内环境变化的需求相匹配。行为性控制系统指日常活动如谈话、进食等通过行为和意识对呼吸产生影响。觉醒刺激控制系统是人和动物清醒状态固有的保持呼吸的能力。清醒状态下，即使代谢机制消失，也能够维持呼吸节律。睡眠状态下特别是在NREM期，呼吸几乎由代谢性系统独自控制。

2. 睡眠状态二氧化碳分压（PCO_2）与呼吸的关系

呼吸调控的主要目的之一是维持动脉血氧分压和二氧化碳分压的平衡，同时，动脉血氧分压和二氧化碳分压在呼吸调控中发挥重要作用。二氧化碳分压是睡眠状态下维持正常呼吸节律的主要因素，通气依赖于二氧化碳分压对呼吸中枢的刺激作用。无论是否存在低氧血症，只要PCO_2降低到呼吸暂停阈值以下，就可能出现呼吸紊乱。正常人动脉血二氧化碳分压在清醒状态下平静呼吸时维持在40mmHg左右，进入NREM睡眠后较清醒期高出3～

5mmHg。因为NREM睡眠期代谢活动减低，故此时二氧化碳水平的增高提示肺泡通气量的降低大于二氧化碳水平，或者说NREM睡眠期体内二氧化碳调定点高于清醒期。自清醒状态进入NREM的1期或2期睡眠后，原本可刺激清醒状态下呼吸的二氧化碳分压水平不足以刺激睡眠状态下的呼吸，所以出现呼吸暂停。进入稳定的睡眠期后，呼吸可能恢复其节律性。REM期的呼吸不稳定性不受低氧、高二氧化碳及代谢性酸中毒等因素的影响，所以中枢性睡眠呼吸暂停很少发生在REM睡眠期。

（二）发病因素

1. 生理因素

（1）年龄：中枢性睡眠呼吸暂停更常发生于老年人，这是由于随着年龄增加睡眠片断越来越多，NREM1期睡眠占总睡眠时间的比重增大，这种情况易于助长呼吸的不稳定性，出现间歇性呼吸和中枢性呼吸暂停。

（2）性别：男性比女性更多出现中枢性睡眠呼吸暂停，在充血性心力衰竭患者中，男性发展为中枢性睡眠呼吸暂停的危险性更大，这可能是雄性激素的作用。

（3）睡眠状态：由于睡眠开始时睡眠状态不稳定，在清醒和浅睡眠之间波动，此时二氧化碳分压低于刺激呼吸中枢兴奋、维持呼吸节律所需要的水平，容易出现短暂的周期性呼吸不稳定和中枢性呼吸暂停。这是生理现象，应与引起临床症状的继发性反复睡眠片断化的中枢性睡眠呼吸暂停区别。

2. 病理因素

多种内科情况有加重发展为中枢性睡眠呼吸暂停的倾向。

（1）神经肌肉疾病：多种神经系统疾病与中枢性睡眠呼吸暂停的发生有关。主要为自主神经疾病，如Shy－Drager综合征、家族性自主神经功能异常、糖尿病性自主神经疾病。其次是其他神经系统疾病，如枕骨大孔发育畸形、脑血管疾病、脑肿瘤、脑外伤、脑炎、脊髓灰质炎、多发性硬化等。70%的脑血管病患者睡眠呼吸暂停低通气指数大于10次/小时。一般认为累及大脑半球或脑干的各种中枢神经系统损害，均可致呼吸中枢功能障碍而出现中枢性呼吸暂停。对大多数中枢性睡眠呼吸暂停患者而言，尚不能确定神经系统特异性的解剖异常。此外慢性神经肌肉疾病，如进行性肌营养不良、重症肌无力、遗传代谢性肌病或周期性麻痹，使呼吸肌力量减弱，肺泡通气受限，在睡眠时可出现中枢性睡眠呼吸暂停。

（2）充血性心力衰竭：50%代偿期充血性心力衰竭患者临床有明显的中枢性睡眠呼吸暂停，以潮式呼吸最常见。这可能与过度通气引起二氧化碳分压下降及肺充血、肺水肿致使肺顺应性降低有关。

（3）代谢性疾病：甲状腺功能低减、肾功能衰竭及肢端肥大症的患者，中枢性和阻塞性睡眠呼吸暂停发生率较高。

（三）临床表现

中枢性睡眠呼吸暂停低通气综合征患者往往年龄偏大，男性居多，通常体型正常或轻度肥胖，夜间失眠、睡眠不安、频繁觉醒、周期性肢体运动、轻微打鼾，白天嗜睡。

（四）实验室检查

1. 多导睡眠图（PSG）

中枢性睡眠呼吸暂停低通气综合征的多导睡眠图表现为中枢性睡眠呼吸暂停和中枢性低通气，主要发生于清醒向睡眠状态的过渡期，进入REM睡眠期后显著减少，NREM睡眠3期中罕见。表现为低通气、过度通气和中枢性呼吸暂停交替出现。中枢性呼吸事件占总呼吸事件的55%以上，频繁出现与呼吸事件相关的觉醒，心率快慢交替，呼吸暂停时动脉血氧饱和度轻微下降。

2. 食道压测定（esophageal manometry）

气道－食道压测定为判断是否存在呼吸努力的最佳方法，因而也是区分中枢性或阻塞性睡眠呼吸暂停和低通气的金标准。

3. **其他相关检查**

(1)红细胞计数、红细胞压积(HCT)、红细胞平均体积(MCV)、红细胞平均血红蛋白浓度(MCHC):红细胞计数及红细胞压积升高,提示可能存在慢性缺氧。

(2)动脉血气分析:清醒和入睡后动脉血气分析有助于鉴别诊断。

(3)胸片及心电图:作为常规检查以了解心肺功能及心律失常。

(4)动态心电图:可证实存在与睡眠相关的心律失常。

(5)头颅 CT 和肌电图检查:了解神经肌肉疾病的情况。

(6)甲状腺功能和垂体功能:部分疑诊甲状腺功能或垂体功能减退者应检查,以明确原发疾病。

(五)诊断

必须满足标准 1、2 和 3 才能诊断中枢性睡眠呼吸暂停低通气综合征。

(1)至少存在下列症状之一,且不能被其他原因所解释:①日间嗜睡。②频繁的夜间觉醒或完全醒觉。

(2)整夜睡眠呼吸监测证实每小时睡眠中中枢性呼吸暂停事件加中枢性低通气事件≥5 次。

(3)清醒时二氧化碳分压水平正常($PaCO_2$ <45 mmHg)。

(六)治疗

(1)治疗原发疾病。

(2)氧疗:夜间低流量吸氧能够减少中枢性呼吸暂停发生的次数,可能对一些中枢性睡眠呼吸暂停低通气综合征患者有效;但同时有增加阻塞性呼吸暂停的危险。

(3)二氧化碳治疗:吸入 2% ~3% 的二氧化碳能维持二氧化碳浓度高于呼吸暂停发生的阈值,兴奋呼吸中枢,减少呼吸暂停,适用于低碳酸血症患者。

(4)药物治疗:乙酰唑胺能够刺激化学感受器,增加呼吸驱动,提高通气,减少中枢性呼吸暂停,但个体疗效不一,长期疗效不明。镇静药物可抑制睡眠中的频繁觉醒,理论上讲对中枢性睡眠呼吸暂停综合征有效,但药物作用时间短暂。

(5)持续正压通气(CPAP)治疗:CPAP 可以消除可能合并的阻塞性睡眠呼吸事件;减轻呼吸肌负荷;扩张睡眠时的上气道;兴奋呼吸中枢,消除中枢性呼吸暂停,尤其对于肥胖打鼾同时存在阻塞性睡眠呼吸事件的患者疗效显著。CPAP 治疗可使中枢性睡眠呼吸暂停低通气综合征患者血二氧化碳分压上升并维持在出现呼吸暂停阈值之上,减少中枢性呼吸暂停的发生。最近,已有报告在 CPAP 环路中加入低浓度的二氧化碳能够有效治疗老年人顽固性中枢性睡眠呼吸暂停。

三、陈 - 施氏呼吸综合征

陈 - 施氏呼吸综合征(Cheyne - Stokes breathing syndrome,CSBS)是指呼吸过程中呼吸幅度逐渐减小,进而发生中枢性呼吸暂停或低通气,然后呼吸幅度又逐渐增大,上述过程反复出现的一种呼吸障碍综合征。1818 年由 Cheyne 首先报道,1854 年 Stokes 再次描述了相同的异常呼吸模式。它主要见于存在一些特定基础疾病的患者,如严重的充血性心力衰竭或脑血管疾病。常常发生在 NREM 睡眠的 1、2 期,严重患者亦可见于清醒状态下。在充血性心力衰竭患者中,睡眠呼吸障碍的发生率高达 37% ~61%,其中陈 - 施氏呼吸的发生率为 30% ~40%。在最大左室射血分数为 40% 的缺血性心脏病或特发性扩张型心肌病患者中,陈 - 施氏呼吸的发生率为 45% ~50%。陈 - 施氏呼吸是充血性心力衰竭常见的并发症。

(一)发病机制

准确的发病机制不完全清楚,可能是由于充血性心力衰竭患者左心室容积增大、充盈压升高、肺部充血，反射性地刺激迷走神经引起肺牵张反射和过度通气，导致二氧化碳分压低于睡眠时呼吸暂停阈值，可使中枢神经对呼吸肌发放的冲动抑制而发生中枢性呼吸暂停。中枢性呼吸暂停又使二氧化碳逐渐蓄积，超过睡眠时呼吸暂停阈值，于是出现过度呼吸，如此周而复始，形成恶性循环，导致陈－施氏呼吸。

在慢性充血性心力衰竭过程中，呼吸控制系统不稳定性，以及 $PaCO_2$ 的周期性波动可能与化学感受器兴奋性增强、呼吸暂停导致的低氧血症、意识状态的转换、微觉醒的发生、上气道的闭合、循环时间延长等有关。

（二）临床表现

充血性心力衰竭患者出现陈－施氏呼吸的危险因素包括男性、年龄60岁以上、动脉血二氧化碳分压低于38mmHg及伴有心房纤颤。

陈－施氏呼吸无特异性临床表现。呼吸呈周期性递增递减的波动，可有夜间阵发性呼吸困难，可见端坐呼吸。夜间频繁觉醒，但只有很少一部分患者有打鼾及日间嗜睡的表现，可导致反复低氧血症。低氧血症和觉醒反应可以引起体内去甲肾上腺素分泌增多，交感神经活动增强，可能加重心力衰竭，导致死亡率增高。

（三）实验室检查

1. 多导睡眠图（PSG）

陈－施氏呼吸综合征在多导睡眠图上表现为一种特殊的睡眠呼吸模式，而非仅一个个单独的呼吸事件。一个呼吸过程中呼吸幅度渐大渐小，出现中枢性呼吸暂停或低通气，然后呼吸幅度又渐小渐大，周期性波动。

2. 其他检查

（1）动脉血气分析：清醒和入睡后动脉血气分析显示动脉血氧分压轻度降低，二氧化碳分压正常或稍低。

（2）动态心电图：可证实存在与睡眠相关的心律失常。

（3）超声心动图：了解心脏结构、形态和功能。

（四）诊断

必须满足标准1和2才能诊断陈－施氏呼吸综合征。

1. 存在充血性心力衰竭或脑神经血管疾病。

2. 整夜睡眠呼吸监测证实：

（1）至少出现连续3次的呼吸幅度逐渐增大又逐渐减小，周期长度多在60秒内。

（2）至少存在下列表现之一：①每小时睡眠中中枢性睡眠呼吸暂停或低通气事件≥5次。②呼吸幅度周期性增大或减小，至少连续10分钟。

（五）治疗

充血性心力衰竭伴有陈－施氏呼吸的治疗原则是尽可能改善心血管功能，提高生活质量，延长寿命。

（1）纠正心力衰竭：由于陈－施氏呼吸在某种程度上是充血性心力衰竭渐进性发展的结果，治疗上应首先考虑使用药物纠正心力衰竭，如有效利尿剂、洋地黄制剂、β受体阻滞剂及血管紧张素转换酶抑制剂类药物，可降低左心室充盈压而改善陈－施氏呼吸。

（2）氧疗：还不明确夜间氧疗是否能消除陈－施氏呼吸，只能作为充血性心力衰竭伴有陈－施氏呼吸的次要治疗。

（3）呼吸刺激药物：氨茶碱能增加心肌、呼吸肌收缩力，兴奋呼吸中枢，减少陈－施氏呼吸的发生，改善低氧血症。

（4）心脏起搏器：对于充血性心力衰竭伴有心动过缓者，安装心脏起搏器可增加心输出量，减少肺淤血，使呼吸控制系统趋于稳定，减少高通气状态，提升二氧化碳分压，减少陈－施氏呼吸的发生。

（5）持续气道正压通气治疗：目前临床经常采用的治疗陈－施氏呼吸的无创正压通气方式包括持续正压通气（CPAP）、双水平正压通气（Bi－PAP）及适应性压力支持伺服通气（adaptive pressure support servo – ventilation, ASV)。

持续气道正压通气治疗的短期效应为：减轻呼吸肌负荷；增大胸腔内压力，降低胸腔内负压；降低左心室后负荷，增加每搏输出量；减少回心血量，使左心室容量即心脏前负荷降低；减慢心率，减少室性早搏的发生率。

持续气道正压通气治疗对心血管系统的远期效应为：心力衰竭症状减轻，运动能力提高；交感神经活动性降低，日间的血压及心率得以改善；清醒及睡眠期血浆中去甲肾上腺素浓度降低；二尖瓣反流减少，左心室舒张末期直径缩小，左心室射血分数显著提高。最终达到减少陈－施氏呼吸事件，提高夜间血氧饱和度，改善睡眠质量。

四、睡眠低通气综合征

睡眠低通气综合征(sleep hypoventilation syndrome, SHVS)的基本特点为睡眠期间有异常的二氧化碳分压增加和严重低氧，导致红细胞增多、肺动脉高压、肺心病或呼吸衰竭。睡眠期间血氧饱和度下降无法用呼吸暂停或低通气事件来解释。它包括所有形式的睡眠相关的低通气综合征，如特发性中枢性肺泡低通气综合征、肥胖低通气综合征等。

(一)易患因素

包括病态肥胖(体重指数 $>35mg/m^2$)、胸壁限制性疾病、神经肌肉疾病、阻塞性肺疾病、脑干或高位脊髓受损和甲状腺功能减退症。

(二)发病机制及病理生理改变

1. 发病机制

(1)呼吸中枢功能异常：呼吸驱动能力减弱、化学感受器敏感性降低、睡眠呼吸方式变化及脑干病变导致呼吸中枢调节异常。

(2)呼吸肌功能异常：脑干脊髓的运动神经元病变、运动神经损伤、神经肌肉接头的异常、肌病及呼吸阻力增加造成呼吸肌力量衰竭，通气受限。

2. 病理生理改变

呼吸控制调节障碍、神经肌肉病变、呼吸器官功能异常都可导致低通气，引起肺泡内二氧化碳分压增加，进而动脉血二氧化碳分压升高，出现呼吸性酸中毒。肺泡氧分压减低，产生低氧血症，表现发绀。长期低氧刺激红细胞增生。低氧血症和高碳酸血症共同作用使肺血管收缩，导致肺动脉高压、右心室肥厚和心力衰竭。

(三)临床表现

早期表现非特异性甚至无症状，可出现慢性疲劳、劳累后呼吸困难。典型表现为夜间睡眠不安、频繁觉醒，晨起头痛、乏力，白天嗜睡，记忆力减退，认知功能障碍，抑郁淡漠。可伴有睡眠相关心律失常。随着病情逐渐进展，体内二氧化碳潴留和缺氧加重，出现红细胞增多、发绀、意识改变，并反复发生呼吸衰竭、心力衰竭。

(四)实验室检查

1. 多导睡眠图(PSG)

睡眠低通气综合征的多导睡眠图特点为在整个监测期间的血氧饱和度下降出现在呼吸暂停和低通气之外，与呼吸暂停及低通气无关。持续血氧饱和度下降，可能超过1分钟，通常血氧饱和度下降程度和持续时间在REM睡眠期最严重。

2. 其他检查

(1)红细胞计数、红细胞压积(HCT)、红细胞平均体积(MCV)、红细胞平均血红蛋白浓度(MCHC)：红细胞计数及红细胞压积升高，提示存在慢性缺氧。

(2)动脉血气分析：显示清醒和入睡后二氧化碳分压的变化，了解呼吸性酸中毒及缺氧程度。

(3)心电图、超声心动图及胸片：明确心肺情况，可见肺动脉高压、肺心病的表现。

(4)呼吸肌肌力及肺功能测定：通过最大吸气肌力、最大呼气肌力、肺活量、第一秒努力肺活量、肺容量等了解低通气的意义和程度。

（五）诊断

1. 诊断标准

必须满足标准（1）和（2）才能诊断睡眠低通气综合征。

（1）至少存在下列情况之一：①肺心病。②肺动脉高压。③不能被其他原因解释的白天嗜睡。④红细胞增多。⑤清醒时存在高碳酸血症，$PaCO_2>45$mmHg。

（2）整夜睡眠呼吸监测和血气分析证实至少存在下列表现之一：①$PaCO_2$ 在睡眠期比清醒仰卧位时增高超过 10mmHg。②无法用呼吸暂停或低通气事件解释的睡眠期间血氧饱和度下降。

2. 严重程度标准

符合下列至少一项即可诊断重度：①血氧饱和度 <85% 时间占睡眠时间的 50% 以上。②存在肺心病或左、右心室功能衰竭。

（六）治疗

1. 基础治疗

治疗原发疾病，控制体重，纠正酸碱失衡及可能继发的电解质紊乱。

2. 氧疗

长期夜间氧疗可以缓解低氧血症，改善红细胞增多和肺动脉高压；但同时可能加重二氧化碳潴留。

3. 药物治疗

单一药物治疗效果不确切，且有不良反应，只能作为辅助治疗。

（1）安宫黄体酮能够兴奋呼吸中枢，改善通气功能。

（2）乙酰唑胺能够刺激化学感受器，增加通气，促进二氧化碳排出。

（3）阿咪三嗪作用于颈动脉体化学受器，兴奋呼吸，增加通气，提高动脉血氧分压。

（4）氨茶碱能缓解支气管平滑肌痉挛，增加呼吸肌肌力，兴奋呼吸中枢，改善低氧血症。

4. 辅助机械通气治疗

广泛应用于各种原因引起的慢性高碳酸血症性呼吸衰竭，治疗低通气综合征疗效确切，能明显改善二氧化碳潴留和低氧血症，消除嗜睡、头痛、疲劳等症状。根据病因、病情选择机械通气的模式。经面罩给予双水平气道内正压通气，具有无创、舒适、气压伤少、依从性高的特点，是理想的治疗方式。

（王莞尔）

参考文献

1. Carney PR, Berry RB, Geyer JD. Clinical sleep disorders. Philadelphia, PA: Lippincott Williams & Wilkins, 2005. 264－269

2. American Academy of Sleep Medicine Task Force. Sleep－related breathing disorders in adults: recommendation for syndrome definition and measurement techniques in clinical research. Sleep. 1999;22:667－689

3. Kryger MH, Roth T, Dement WC. Principles and practice of sleep medicine. 4th ed. Philadelphia, PA: Elsevier Saunders, 2005. 1045－1111

4. 中华医学会呼吸病学分会睡眠呼吸疾病学组．阻塞性睡眠呼吸暂停低通气综合征诊治指南（草案）．中华结核和呼吸杂志，2002，25(4)：195－198

5. PackAT. Advances in sleep－disordered breathing. Am J Respir Crit Care Med, 2006, 173:7－15

6. 韩德民．睡眠呼吸障碍外科学．北京：人民卫生出版社，2006.26－273

7. 童茂荣，裴兰，童茂清，多导睡眠图学技术与理论．北京：人民军医出版社，2004.106－204

8. Iber C, Ancoli－Israel S, Chesson A, anb Quan SF for the American Acabemy of Sleep Medicine. The AASM Manual for the Scoring of Sleep and Associated Events: Rules, Terminology and Technical Specifications, 1st ed. Westchester, Illinois: American Academy of Sleep Medicine, 2007

第十二节　老年不明原因的慢性咳嗽

咳嗽是临床上最常见的症状之一，是老年呼吸病患者求医的重要原因。咳嗽按其病程可分为急性和慢性（持续 >3 周）。在慢性咳嗽中，一些较严重的肺实质病变，如肺癌，典型肺炎，肺结核，肺肉芽肿性疾病，间质性肺疾病以及心血管病（主动脉瘤，充血性心力衰竭引起的慢性间质肺水肿等），经胸部影像学检查，均可发现其明显的相应征象。所谓“不明原因慢性咳嗽”通常是指以咳嗽为主诉，症状持续 3 周以上，胸部影像学无明显异常，经常规治疗效果不佳且病因未明者。

一、病因

引起不明原因慢性咳嗽的病因很多，可单独或合并存在。有研究显示：72% ~95% 的患者由以下 4 种疾病引起：鼻后滴漏、咳嗽变异型哮喘、胃食管反流和慢性支气管炎。其中单一病因占慢性持续性咳嗽的 73%，2 种病因占 23%，3 种病因占 3%（表 21 – 12 – 1）。近年来的研究发现，嗜酸性粒细胞支气管炎（eosinophilic bronchitis，EB）也是不明原因慢性咳嗽的一个重要病因，约占慢性咳嗽的 15%。其他较少见的原因还有神经精神性、职业和环境因素、气道内异物、外耳道异物或炎症、血管紧张素转换酶抑制剂（如卡托普利）、支气管内膜结核等，总共只占持续性咳嗽的 5% ~6%。

表 21 – 12 – 1　慢性咳嗽的病因分布（%）

作者	总例数	鼻后滴漏	哮喘	慢性支气管炎	胃食管反流	2 种或更多原因	其他	不明
Irwin 等	49	29	25	12	10	18	6	0
Poc 等	139	27	29	4	5	4	19	12
Irwin 等	102	41	24	5	21	26	9	1

二、诊断

评价咳嗽的首要步骤是详细采集病史，尤应注意：①急性或慢性。②特点和性质。③时间和频度。④痰量和类型。⑤伴随的特征。⑥用药史和职业接触史。大多数患者（约 80%）单凭病史就可以对慢性顽固性咳嗽作出特异性诊断，至少也可为下一步体检和拟采用的特殊检查指明方向。

急性咳嗽最常与上呼吸道感染相关，感冒患者多有卡他症状。若伴寒战、高热、脓痰、咯血、胸痛和呼吸困难，则多为支气管肺感染。慢性咳嗽多见于上述 4 大病因。吸烟者虽常有咳嗽，但很少就医，需特别注意的是当咳嗽的性质或形式发生任何改变时需警惕肺癌的可能。短促咳嗽，咳而不爽常提示鼻后滴漏。咳嗽的频度和强度较难描述和准确定量，也无特异性，但常与咳嗽并发症相关。季节性咳嗽与传染病、过敏性鼻炎或哮喘有关。咳嗽与大量进食有关系，尤其伴烧心、口内臭味时提示胃食管反流和各种食管疾病。夜间剧烈咳嗽提示心力衰竭和哮喘。鼻后滴漏常在仰卧位时加重。阿司匹林可致哮喘，卡托普利等转换酶抑制剂所致咳嗽则是其副作用。职业性气道疾病所致持续咳嗽近年也有增加趋势。

详询患者病史后，应予全面体检，重点检查心、肺、耳鼻咽喉、吞咽和上胃肠功能。耵聍栓塞、异物或毛发对鼓膜刺激成为顽固咳嗽的原因已有报道。

在病史和体检基础上选择以下检查：血白细胞及嗜酸细胞计数、胸部 X 线检查、鼻窦 X 线检查、肺功能检查（支气管扩张剂吸入试验或激发试验）、痰诱导检查、痰液镜检或细胞学检查（包括嗜酸细胞计数）、纤维支气管镜、胃镜、吞钡 X 线透视及食管 pH 监测等。

慢性咳嗽的临床诊断程序见图 21 – 12 – 1。

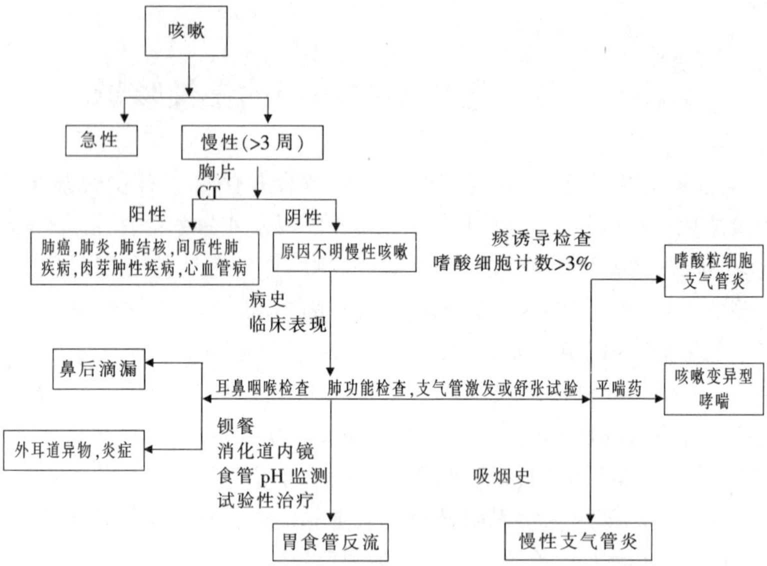

图 21－12－1　不明原因慢性咳嗽的诊断程序

三、不明原因慢性咳嗽的常见疾病及其临床特征

持续性咳嗽4种常见病因的临床特征见表21－12－2。它们的诊断依据为：

（一）鼻后滴漏

占持续咳嗽病因的40%～87%，临床特征为：

(1)系鼻炎、鼻窦炎、鼻息肉、咽喉炎、扁桃体肥大增生等多种鼻咽喉疾病引起的综合征，故有这些原发病的症状。

(2)常有分泌物滴漏入咽喉感或咽部异物感，常需清咽伴频繁咳嗽。

(3)仰卧位或清晨加重。

(4)检查口咽部有黏液或脓性分泌物，或黏膜呈鹅卵石样变。

(5)针对其基础疾病的治疗，症状消失或明显减轻，如扑尔敏麻黄素合剂或激素类滴鼻后咳嗽减轻或消失。

（二）咳嗽型哮喘

约占哮喘的5%～6%，特点为：

(1)常有过敏素质(个人过敏史或患过敏性疾病，如荨麻疹、湿疹等，过敏原皮试阳性，血嗜酸细胞计数$\geq 0.4\times10^9$/L)。

(2)剧烈咳嗽，以阵发性痉挛性干咳为主，有时咳少量白黏痰，偶伴喘息，胸闷。

(3)吸入冷空气、异味、有害气体，以及运动可诱发或加剧。

(4)常表现为季节性发作。

(5)常在夜间或晨起发作，影响睡眠。

(6)抗生素、化痰止咳药(包括可待因)无明显疗效。

(7)支气管激发试验或舒张试验阳性。

(8)支气管舒张剂或激素口服或气雾吸入疗效显著。

（三）胃食管反流(GER)

此型约占持续性咳嗽原因的21%，其中以咳嗽为唯一症状者占43%，其机制不清，可能与咽、喉、气管的咳嗽受体受反流物刺激，或引起支气管收缩有关。也可能由食管黏膜炎症激发迷走神经介导的咳嗽反射所致。特点为：

(1)多数患者无反流相关症状，部分患者的咳嗽常伴胸骨后烧灼痛、反胃、反酸。

(2)钡餐X线检查可发现食管反流或食管疾病，但其敏感性和特异性均不理想，有报道其假阳性和假阴性率可高达40%～50%。

(3)胃镜或食管镜检查可见反流性食管炎

改变。

(4)食管24小时pH监测发现酸性物反流。

(5)抗反流治疗,如应用制酸剂和促胃肠动力药(吗丁啉)等有效。

(四)慢性支气管炎

(1)咳嗽常伴咳白黏痰,量较多。

(2)1年至少3个月以上的大部分日子里有症状(主要为咳嗽),连续2年以上。

(3)常有吸烟史。

(4)肺功能试验较少气道可逆性特征,支气管激发试验和扩张试验阴性。

(5)重症出现阻塞性肺气肿表现。

表21－12－2 持续咳嗽4种常见病因的临床特征

原因	病史和症状	物理检查	实验室或特殊检查
鼻后滴漏	滴漏感 说话鼻音重 频繁清嗓子 声嘶 鼻卡他,鼻炎 头痛 鼻窦、颌或牙痛 嗅觉减退 仰卧位或清晨加重	鼻窦区压痛 眶周水肿 咽黏膜炎症 咽黏膜鹅卵石样改变 鼻息肉 扁桃体或腺样体增生 会厌水肿	摄鼻窦相(Water位) 鼻检查和涂片(息肉、嗜酸粒细胞) 超声检查 间接喉镜 纤维内镜 CT检查
哮喘(咳嗽型)	哮喘史 季节性 特应性 呼吸困难 喘息 黏痰 夜间咳醒	干鸣音 呼气延长 过度通气	嗜酸性粒细胞增加(血或痰) 可逆性气流阻塞 CO弥散量正常或增加 支气管激发试验阳性 胸片X线片正常
胃食管反流	烧心 口臭味 打嗝 吞咽困难 夜间咳醒		吞钡X线透视 24小时食管pH监测 纤维胃镜
慢性支气管炎	吸烟 多年病史 呼吸困难 痰量较多	前倾位 应用辅助呼吸肌 桶状胸 干鸣音	肺功能 气流阻塞可逆性小 CO弥散量正常或降低 胸片显“脏肺”

(五)其他原因所致者

慢性持续咳嗽除以上4种最常见的病因外,尚有以下原因:

(1)嗜酸粒细胞支气管炎(EB):EB的主要表现为慢性咳嗽,痰诱导检查发现嗜酸粒细胞计数增加(≥3%),但无喘息、可逆性气道阻塞及气道高反应性等哮喘的特征。

(2)血管紧张素转换酶抑制剂所致:常用的转换酶抑制剂有卡托普利、依那普利、喹那普利和培哚普利(雅施达)等。此类药物是目前临床常用的降压药,还可改善心力衰竭患者的心功能。

文献报道,在使用血管紧张素转换酶抑制剂的患者中,约有10%~20%发生顽固的慢性持续性咳嗽,女性多见。咳嗽多为刺激性干咳、无痰,常规应用止咳化痰药物无效,往往须停药才能终止咳嗽。诱发咳嗽的原因可能是由于此类药物使缓激肽、P物质或(和)前列腺素在肺内聚积所致。

(3)职业和环境因素:工作的性质和环境因素,是否接触有害的刺激性气体或粉尘,以及温度、湿度等的影响,也可引起某些患者咳嗽。

(4)气道内异物:常为急性呛咳,患者出现耐受性后可暂时缓解,继发感染时咳痰增多,并可为脓性。症状与气道内异物的性质、大小、量及嵌入气道的位置有关。高密度不透光异物可经胸部X线检查发现。较大的异物可引起肺不张、继发肺感染或局限性肺气肿。详询病史,必要时行纤支镜检查,可确定诊断并同时给予治疗。

(5)外耳道异物或炎症:外耳道异物或炎症的刺激可通过神经反射引起咳嗽,患者常有外耳道炎症症状,如耳聋、耳鸣、耳痛、耳道流脓等。行外耳道检查或取出耵聍,清洁外耳道,取出异物可以缓解。

(6)神经精神原因:有些患者因精神紧张、焦虑、悲伤而致咳嗽,尤其是家人或亲友患重病(如肺癌)时。这种咳嗽有的以讲话时的病理形式或习惯来表现。咳声不响,类似"雁叫声",易被讲话打断,夜间睡眠时发作不会咳醒。有的患者咳嗽很剧烈,因而损伤气道和会厌,喉镜检查可发现水肿和炎症而易被误诊为器质性病变,但长时间的治疗不能改善而可怀疑为此病。患者对自己的疾病似乎并不关心,或对医生的检查和会诊有矛盾心理。

某些器质性神经疾病,如帕金森病、脑血管病中风等,吞钡检查发现多达1/3的患者有误吸,这常常引起咳嗽。

四、慢性持续性咳嗽的治疗

(一)特异性治疗

确定咳嗽病因后针对病因进行治疗是最好的治疗。病毒性呼吸道感染多为自限性,明显的细菌性感染需应用抗生素,外耳或气管内异物应取出。肺肿瘤应外科切除或放疗、化疗,越特异的治疗越可去除咳嗽。近年的研究表明,几乎所有的慢性持续咳嗽都可作出病因学诊断,特异性治疗的成功率达93%~98%。

(1)鼻后滴漏:过敏性鼻炎采用抗组胺药和血管收缩药,或鼻内应用激素,避免接触过敏原或环境因素,近年常局部用色甘酸钠、nedocromil或异丙阿托品,以上方法对非过敏性或血管运动性鼻炎也有效,化脓性鼻窦炎可局部或全身应用抗生素。良好的治疗反应也可证实诊断;反之,如疗效欠佳,也应考虑到同时存在持续咳嗽的其他原因,如哮喘、胃食管反流等。

(2)咳嗽变异型哮喘:咳嗽型哮喘对常用平喘药物如β受体激动剂(雾化吸入或口服)、茶碱类(口服或静滴)、激素(局部或全身应用)等均有良好效果。近年来强调哮喘是一种气道非特异性炎症性疾病,主张较长期应用吸入皮质激素治疗。此外,也应注意咳嗽型哮喘诱因的去除。

(3)胃食管反流:过胖者应减轻体重,睡眠时抬高床头,抗反流饮食(高蛋白低脂肪,避免吃零食,尤其是睡前2~3小时)。应用制酸剂、H_2受体拮抗剂(如雷尼替丁)、质子泵抑制剂(如洛赛克)、硫糖铝及抗胆碱能药物。前列腺素、胃肠动力药(灭吐灵、吗叮啉或西沙比利等)也提倡用。然而,明显的症状改善常要到持续用药5个月以后。一些外科抗反流措施也有一定疗效。

(4)慢性支气管炎:吸烟者戒烟是有效的治疗。伴喘息可用支气管舒张剂,继发细菌感染可用抗生素。避免受凉感冒和粉尘污染。

(二)非特异性(止咳)治疗

镇咳药物的应用只是暂时的对症措施,只有当咳嗽动作为完全无效功,给患者带来痛苦,影响休息和睡眠,或导致并发症发生与潜在危险时,才可用镇咳药。用药指征见表21－12－3。

表21－12－3　镇咳药物的应用指征

存在咳嗽的并发症,或潜在高度危险
严重咯血
阵发性剧烈干咳,影响休息和睡眠
"精神性"咳嗽,阻断咳嗽周期以减轻气道水肿和炎症
等待特异治疗发挥作用期间
减少某些特殊操作(气管镜,气管插管)或外科手术的危险
脑水肿
频繁咳嗽对抗呼吸机

镇咳药依其作用于咳嗽反射途径的不同部位可分为中枢性镇咳药和外周性镇咳药两大类。中枢性镇咳药可分为麻醉性(如吗啡、可待因)和非麻醉性(如右美沙芬)镇咳药;外周性镇咳药有苯佐那酯、普诺地嗪等;兼有中枢和外周作用的镇咳药有苯哌丙烷,即科福乐。

镇咳药物治疗的目标,应是有效控制而不是消除咳嗽。完全消除咳嗽反射是危险的,因其可诱发或加重气道感染,甚至造窒息死亡。理想的镇咳药应能在止咳的同时不损害清除痰液的反射机制,而麻醉性镇咳药可抑制纤毛运动影响痰液排除,且有成瘾性,不可久用。因此,在选药时应对每种药物镇咳作用的强弱心中有数,高龄老人和婴幼儿要慎用强效镇咳药。用药后要密切观察病情和疗效。镇咳药常与祛痰药、平喘药、抗过敏药或镇痛药合用。要避免过多使用祛痰药物,同时应用多种祛痰药因强烈刺激气道腺体分泌黏液,反可使咳嗽加剧。

(俞森洋)

参考文献

1. Rossoff LJ. Cough. In: Dantzker DR, ed. Comprehensive respiratory care. Philadelphia: Saunders W B Company, 1955. 846～866

2. 俞森洋主编. 现代呼吸治疗学. 北京:科技文献出版社. 2003

3. Pratter MR, Bartter T, Akers S, et al. Analgorithmic approach to chronic cough. Ann Intern Med, 1993, 119:977～983

4. 赖克方,钟南山. 加强不明原因慢性咳嗽的病因诊断研究. 中华内科杂志, 2003;42(7):451～452

5. 朱礼星,马洪明,赖克方等,胃食管反流性咳嗽的临床分析,中华内科杂志, 2003;42(7):461～465

6. McGarvey LP, Heaney LG, Lawson JT, et al. Evaluation and outcome of patients with Chronic non－productive cough using a Comprehensive diagnosis protocol. Thorax, 1998, 53:738～743

7. Rolfe MW, Alberts WM. The Chronic persistent Cough. Compr Ther 1996, 22:615～621

8. Fujimura M, Ogawa H, Yasui M, et al. Eosinophilic tracheobronchitis and airway cough hypersensitivity in Chronic non－productive cough. Clin Exp Allergy, 2000, 30:41～47

第二十二章　老年人消化系统疾病

第一节　概述

老年患者中患急、慢性胃肠疾病者约占住院患者总数的27%。即或不是以消化道疾病为主的住院患者中，也有80%左右的人合并胃肠道疾病。据尸检统计，老年人因消化系统疾病死亡者约占29%。

随着年龄的增长，老年人的生理功能退化，器官组织萎缩变性，免疫功能及抗病能力低下。消化系统的变化也十分显著，表现在胃肠运动功能减弱和分泌功能减退。如老年人胃酸降低者占35%，多数老年人唾液淀粉酶降低，胃蛋白酶、胰淀粉酶和胰脂肪酶等分泌量均减少，活性也降低。因此，老年人的消化、吸收功能低下。老年人尚因动脉硬化性血管阻塞性病变，影响消化器官的供血而进一步导致消化器官功能的降低。

由于老年人胃肠道黏膜变薄，腺体绒毛萎缩变性，平滑肌退化且弹性降低，导致胃肠道张力低下，因此容易造成胃肠扩张、内脏下垂和憩室形成，进一步影响胃肠功能，极易引起消化系统疾病的发生。

老年人肝脏明显缩小，肝细胞数量减少，纤维组织增多，血流量减低，同时细胞组织学改变明显，尤其是细胞核的变化更显著。因此，肝细胞各种酶的活性降低，蛋白合成能力下降，对内外毒素的解毒功能降低，对胆汁的排泌功能也减弱，一旦服药稍多，容易造成药物在体内的积蓄中毒。由于肝脏功能的减退，可直接或间接导致全身各脏器的受损。

老年人患消化系统疾病时往往病程长，进展隐匿。加之老年人常反应迟钝，对症状陈述模糊，即使有了严重疾病而主观上反应不出来，易造成病史采取困难。此外，老年人患病后体征常不典型，实验诊断指标也不稳定，因而容易误诊漏诊，影响治疗和预后。

（李学甫）

第二节　消化道出血

一、上消化道出血

上消化道出血是临床常见的症候，根据国内统计资料表明，老年人上消化道出血的病死率为13.5%～18.7%。

（一）主要病因

上消化道出血的病因复杂，因为不只消化系统疾病可以合并出血，全身性疾病和邻近器官的病变也可引起消化道出血。由于老年人有其好发的疾病，因此，在病因上与非老年人不完全相同。引起上消化道出血常见的原因，在青壮年是十二指肠球部溃疡和食管静脉曲张破裂，而老年人则是胃溃疡和食管癌、胃癌。老年人中由于心脑血管疾病服用阿司匹林的较多，由此导致的急性胃黏膜病变也是比较常见的原因。此外，服用非甾体类抗炎药、类固醇激素、乙醇等也可引起胃黏膜的糜烂、出血。另外，反流性食管炎、食管溃疡、食管贲门黏膜撕裂综合征、Dieulafoy 病、毛细血管扩张症也可见于老年人,食管胃底静脉曲张亦非罕见。

(二)临床表现

典型的表现是呕血和黑便。若出血量大、在胃肠道停留时间很短,则便血的颜色可为暗红或鲜红。老年人血管弹性差,常以头昏、乏力、心悸等贫血症状就诊。部分便秘的老年人未能及时发现便血以及一些年迈的老年患者反应迟钝,也可以晕厥或突然进入休克状态为首发症状来医院就诊。值得重视的是,老年人经常多种病共存,器官功能趋于衰退,适应能力减弱,在没有意外打击的情况下尚可保持平衡,一旦消化道出血则很容易发生其他脏器功能不全或衰竭。解放军总医院分析了 201 例老年消化道出血,合并多脏器功能损害者高达 22%,出血量超过 2 000ml 者,100% 有严重脏器受损。受累的器官是心、肾、肝、肺、脑。其中以心血管占首位,表现为心律失常、心肌梗死、心力衰竭等。此外,老年人免疫力低下,在原有疾病基础和出血状态下很容易合并感染。

(三)老年人上消化道出血的特点

1. 发病率高

由于年龄大,合并其他慢性疾病多,更易导致出血。

2. 并发症多

由于器官功能减退,对外界环境适应能力及对一些致病因素的防御能力减低,出血后易出现更多的并发症。

3. 误诊率高

老年人全身代谢及胃黏膜屏障功能下降,动脉硬化,血管不易收缩,使出血不易停止,且出血量较大,加之老年人胃肠蠕动减弱,不易迅速出现黑便,故首发症状以头晕、心悸、突然晕厥或单纯呕血为多见,所以易误诊。

4. 复发率高

由于老年人止血功能差,故出血复发率高。

5. 病死率高

老年人上消化道出血的并发症较多,这些并发症不仅增加了治疗上的困难,也使病死率增高。此外,老年人常伴有多种慢性疾病,尤其合并心、脑、肾等重要器官病变,出血促进这些伴发疾病恶化而使病死率增高。再者,老年人恶性肿瘤增多,也是病死率增高的因素之一。

二、下消化道出血

下消化道出血是指 Treitz 韧带以下的消化道出血。空肠和回肠病变引起的出血相对少见,因此,下消化道出血主要来自大肠。便血是下消化道出血的主要症状,便血的颜色取决于出血的部位、出血量与出血速度。高位小肠出血血液在肠道内通过较慢时,颜色可以发黑,应慎重与上消化道出血鉴别。胃黏膜异位,如 Meckel 憩室合并出血时,其大便也呈黑色。通常下部小肠至升结肠出血时,大便为果酱色或暗红,横结肠以下部位的出血,便血颜色逐渐转为鲜红色,有时排出体外后凝成血块。

北京地区 14 个医院 2 077 例下消化道出血患者中,恶性肿瘤占 53.4%,主要是大肠癌。肠息肉占 21.8%。其他尚有溃疡性结肠炎、恶性淋巴瘤、小肠腺癌、肠血管畸形等。2006 年河北医科大学第二医院对 1 561 例下消化道出血的调查发现,出血原因前 5 位分别是溃疡性结肠炎、大肠癌、痔疮、大肠息肉、结肠炎。其中大肠癌在老年组明显增高,达 42.9%。根据英国 Doll 统计,大肠癌的发病趋势随年龄而增加,60 岁以上逐渐超过 50/10 万人,70 岁以上高达 100/10 万人。我国大肠癌的发病率近年来也明显增加,中国人民解放军北京部队消化专业组 1993 年报道,中国北方 102 800 人普查中检出大肠癌 24.31/10 万人。便血是大肠癌最常见的症状。因此,对老年人下消化道出血者,首先常规做直肠指诊及电子结肠镜检查,如结肠镜检查在大肠未发现出血病变者,继续进行小肠检查,必要时采取血管造影、核素扫描等相关检查。

三、诊断

老年人消化道出血的诊断方法与非老年人无大区别。但必须注意以下问题:

(1)鉴别是上消化道出血还是消化道以外的出血,如鼻出血、咯血。确定黑色大便不是食入动物血或药物所致。

(2)急诊胃镜检查是急性上消化道出血首选诊断方法,既安全又适用于老年人。胃镜检查前应做心电图检查,血容量减低或血压偏低时需要及时补充血容量,以确保胃镜诊断及治疗的顺利进行。对于检查时机的选择,只要病情允许,胃镜检查应尽早进行,以在末次呕血或便血后12h之内为宜。因为早期诊断、早期止血是减少老年消化道出血死亡的关键。胃镜检查要求抵达十二指肠水平段。研究表明,患有一定程度心脏疾病(包括 ST—T 改变、心律失常、陈旧心肌梗死)的老年人,在一定条件下进行急诊胃镜检查和治疗是安全可行的。但要严密监测生命体征,由有经验的医师进行检查和治疗。动作应轻柔,尽可能的缩短检查和治疗的时间,注意避免穿孔、损伤其他部位造成新的大出血及心、脑、肺等器官严重并发症的发生。

(3)2003 年 M Mylonaki 等报道,胶囊内镜在胃肠镜检查阴性的胃肠道出血的检测中具有明显的优势,而且安全、容易耐受。国内也有报道,对一组平均年龄62岁的患者研究表明胶囊内镜检查操作简单、安全、有效,检查成功率高,对不明原因的消化道出血病变的检出阳性率较小肠气钡造影为高,具有较高的诊断价值。对少数消化道出血患者仍然不能作出准确的定性和定位诊断,选择性血管介入技术是诊断疑难非门脉性胃肠道出血的重要方法。其他的诊断方法,如核素成像应根据需要及老年人的病情而选用。

(4)在临床初步诊断排除食管静脉曲张破裂所致消化道大出血基础上,对于不能确定上消化道出血部位或为了检测上消化道出血量以及判断出血是否已停止时,应常规放置并保留胃管。

随着电子胃镜和肠镜技术的普及,大部分患者消化道出血的原因可得到明确诊断。但仍有10% ~20%的患者通过胃镜和肠镜检查不能得出消化道出血的确切原因和部位。即所称的不明原因的消化道出血(OGIB)。主要是小肠源性出血,但也有部分部分 OGIB 患者的出血部位是在胃镜和全结肠镜检查能够检查到的部位。由于检查时间滞后,操作技术不当或经验不足,微小病变常被遗漏。

四、治疗

(一)治疗特点

老年人胃肠道黏膜屏障减退,往往合并有动脉硬化、高血压等多种疾病。因此应用抑酸、止血药物治疗有时疗效欠佳,出血易反复发作。即使行内镜或手术止血,也常因器官功能低下、耐受力差、合并出血性休克及伴发病而使得操作风险大,成功率下降。因此,对老年人消化道出血治疗应努力选择临床有明确效果的药物止血治疗。如施行急诊胃镜或手术止血治疗,应本着保持生命体征基本稳定前提下进行。避免操作时间过长。

(二)治疗措施

1. 输液、输血

有消化道大出血的患者应放置鼻导管,如患者神志清楚而有呕吐,使患者头侧卧,以减少窒息或吸入性肺炎的危险。同时尽早建立静脉通路,输生理盐水或血浆代用品。在此基础上争取尽快输血治疗,以补充循环血量和红细胞数量,增加机体的供氧能力及促进凝血。值得注意的问题是,患者出血多合并有多脏器功能损害,输液、输血的速度和量一定要全面考虑,防止因输液过多、过快,发生肺水肿、急性心衰。对于心、肾功能不全的患者,如需要限制输液量,又要补血,可以酌情输注洗涤红细胞。输血的标准是:收缩压低于90mmHg(12kPa),血红蛋白低于90g/L,血细胞比容低于25% ~30%或患者处于休克状态。

2. 抑酸剂的应用

近年来质子泵抑制剂奥美拉唑、兰索拉唑及泮托拉唑、雷贝拉唑、埃索美拉唑的相继问世,为治疗上消化道出血提供了强效的制酸药物。奥美拉唑剂量为 40mg,静脉滴注,12h 1次。H_2 受体拮抗剂如雷尼替丁、法莫替丁具有对抗胃酸分泌和抗氢离子回渗作用。用于上消化道出血患者使胃腔内 pH 值保持在 4～5 以上。法莫替丁通常的剂量为 20mg,静脉滴注,12h 1 次。

3. 胃管内注药

目前多应用凝血酶 500～2 000U,6～8h 1次,或明胶海绵胃管内注入,局部止血效果明确,必要时去甲肾上腺素溶于生理盐水后胃管内注入。

4. 生长抑素

生长抑素存在于中枢神经系统和周围神经。人工合成的生长抑素类似物奥曲肽(为 8 肽生长抑素)、施他宁(为 14 肽生长抑素),具有抑制胃蛋白酶、胃泌素、胃酸分泌,还有协同前列腺素保护胃黏膜、抑制胃泌素分泌、减少胃肠运动而协助止血的功能。该药又有收缩内脏血管、减少血流量作用。由于门静脉血流减少,可明显降低门静脉压力。因本药选择性作用于内脏血管床而对全身血液循环无影响,尤其适用于年老、体弱或有合并症者,是老年人消化道大出血临床抢救的理想治疗手段。奥曲肽用法为生理盐水稀释后连续静脉滴注 0.025mg/h,最多治疗 5d。施他宁治疗消化道大出血时用法为开始先静脉滴注 250μg(3～5min 内),继以250μg/h 静脉滴注,止血后应连续给药 48～72h。

5. 内镜下止血治疗

经积极的内科治疗仍出血不止者,可在严密监护的情况下,行内镜下止血治疗。如经内镜喷涂止血药、10% 孟氏液、凝血酶或局部注射含肾上腺素的高渗盐水等。如为静脉曲张出血,可采用硬化剂治疗术(EIS)、套扎治疗术(EVL)和栓塞治疗术。此外,急诊胃镜下钛夹止血术可作为治疗老年 Dieulafoy 病的首选方法。

6. 其他

注意保护心、脑、肾等重要脏器。老年患者常合并心脑血管疾病、糖尿病等,血黏稠度高,血管壁不光滑,有形成血栓倾向,消化道出血后血液浓缩,更加重了这种趋势,所以应尽量避免应用静脉促凝药物,避免血栓形成,宜给予局部止血药物。

(吴本俨　张文辉)

参考文献

1. 吴本俨,王士雯. 貌似冠心病急性发病的老年上消化道出血－11 例临床分析. 中华老年医学杂志,1996;15:244

2. Mylonaki M, Fritscher－Ravens A, Swain P. Wireless capsule endoscopy: a comparison with push enteroscopy in patients with gastroscopy and colonoscopy negative gastrointestinal bleeding. GUT. 2003, 52(8):1122－1126

3. 李修岭,梁宝松,康谊,等. 胶囊内镜对隐源性消化道出血的诊断价值. 医药论坛杂志,2005,26(7):18－20

4. 高万勤,李云东,杨海,等. 介入技术诊治非门脉性消化道出血. 中原医刊,2006,33(20):26－27

第三节　消化性溃疡

消化性溃疡,一般指胃溃疡和十二指肠球部溃疡,随着社会的老龄化,老年消化性溃疡逐渐增加。国内统计,65 岁以上胃溃疡发病率为 5.2%,70 岁以上增加至 8.5%。北京协和医院 1983－1992 年统计 65 岁以上老年消化性溃疡占同期胃镜检出消化性溃疡的 6.7%。解放军总医院对 1 400 例 60 岁以上老年人健康查体,胃镜对消化性溃疡的检出率为 10.04%。全国消化内镜会议资料表明,老年人胃溃疡与十二指肠球部溃疡比例为 1.71:1。国外一些老龄医院大量尸检资料发现活动性溃疡占5%，其平均年龄为83.8岁。这些患者的溃疡病在生前得到正确诊断者仅为16%（十二指肠溃疡）及29%（胃溃疡），说明大多数老年溃疡病被临床忽略。

由于老年人存在许多高危因子，尽管发病率并未增高，但老年消化性溃疡常较严重，症状不典型，并发症多，出血和穿孔比中青年患者多2~3倍，易被误诊、漏诊。因此，对老年消化性溃疡患者的诊治应及时、彻底。

一、病因和发病机制

消化性溃疡的病因和发病机制尚未完全阐明，总体来说，是由于对胃和十二指肠黏膜有损害作用的侵袭因素和黏膜保护作用因素之间失去平衡的结果。

1. 胃酸-胃蛋白酶消化作用

“无酸无溃疡”这一名言在溃疡发生、发展及药物选择、治疗等方面仍起着重要作用，是消化性溃疡治疗认识上的第一次飞跃。胃酸是对胃、十二指肠黏膜有损害作用的主要因素。研究表明，十二指肠溃疡患者胃酸分泌量高于正常人的占50%左右，十二指肠溃疡患者基础胃酸分泌量或假饲、五肽胃泌素刺激后的胃酸排出量常大于正常人。我们对老年消化性溃疡患者24h胃内pH值测定，结果表明，大约85%的十二指肠球部溃疡患者24h pH值<2的百分比时间>90%，中位pH值<1.2。40%的胃溃疡患者亦表现为pH值<2百分比时间延长，中位pH值<1.2。

胃酸、胃蛋白酶是胃液主要成分，壁细胞分泌的氢离子浓度为120~140mmol/L，基础胃液的pH为1~2。胃蛋白酶的分泌和活化又与胃酸分泌密切相关。

胃酸分泌多或氢离子活性增强的原因主要是壁细胞数量增多，壁细胞对刺激物质的敏感性增强。反馈性抑制胃酸分泌的生理功能相对减弱，以及迷走神经兴奋性增强，乙酰胆碱释放增加有关。

胃蛋白酶是由胃泌酸腺区的主细胞分泌的胃蛋白酶原，经盐酸激活而转变为具有活性的胃蛋白酶，它能作用于蛋白质分子中的肽键，将蛋白质水解，从而对胃黏膜有侵袭作用。一些研究报道指出胃蛋白酶原I的水平不论是球溃疡或胃溃疡均高于正常人，从而削弱了胃黏膜的防御作用。

2. 幽门螺杆菌

近年来人们发现幽门螺杆菌检出率在十二指肠球部溃疡高达86%~100%。胃溃疡患者Hp检出率为75%左右。经药物治疗溃疡愈合后，幽门螺杆菌仍阳性的患者，溃疡病复发率明显高于Hp阴性的患者。因此，有人提出“无幽门螺杆菌无溃疡”的说法，为消化性溃疡的治疗提供了更加完善的理论依据。因此，根除Hp已成为目前Hp阳性消化性溃疡的治疗常规，这是溃疡病治疗认识上的第2次飞跃。幽门螺杆菌感染引起胃黏膜炎症，与该菌含有多种毒力因子，如尿素酶、空泡毒素和毒素相关蛋白等有关；胃部Hp感染还可刺激胃窦部胃泌素（G34）的分泌，引起壁细胞胃酸分泌过多，促进溃疡形成。促发十二指肠溃疡的机制尚不清楚，一种假说认为，胃酸分泌过多时，十二指肠球部过度酸化，形成十二指肠内的胃上皮化生灶，为幽门螺杆菌从胃窦黏膜移居于球部创造了条件，Hp在球部生存、繁殖，诱发炎症、溃疡。近年研究表明，Hp最重要的致病性之一是产生一种对上皮细胞有害的细胞毒素，称空泡毒素（VacA），可使上皮细胞空泡形成而破坏。另有一种蛋白质的细胞基因相关抗原（CagA）由CagA基因编码，CagA基因的表达与VacA的表达往往有关。从十二指肠溃疡患者胃黏膜中分离得到的Hp多为有CagA基因表达产生空泡毒素的此种高毒力株。

3. 胃黏膜血流

上皮细胞的新生和代谢、黏液和碳酸氢根离子分泌、黏膜屏障的完整性依赖于胃黏膜血流的充分供应。老年人胃黏膜血流量减少，血管壁增厚，管腔狭窄，使胃黏膜血流明显低于年轻人，黏膜屏障差是老年人胃溃疡发生率高的原因之一。

4. 前列腺素(PEG)

前列腺素除对胃黏膜有直接的细胞保护作用，还有介导适应性细胞保护作用。胃和十二指肠黏膜的内生前列腺素主要是PEG2，可促进上皮细胞更新。如口服二甲基前列腺素可提高大鼠和狗胃液中黏液含量，给予吲哚美辛(消炎痛)则明显减少黏液的合成。

有学者测定消化性溃疡患者胃十二指肠黏膜前列腺素E，发现PEG含量明显低于正常对照组，提示前列腺素对保持黏膜的完整性发挥着重要作用。

5. 胃十二指肠运动功能异常

部分胃溃疡患者幽门括约肌松弛，幽门关闭不全，容易引起十二指肠液反流入胃腔。反流液中的胆汁、胰液等，可溶解黏膜上皮细胞的脂蛋白膜，破坏胃黏膜屏障，使氢离子逆弥散入黏膜内，刺激肥大细胞释放组织胺，在胃酸和胃蛋白酶作用下形成溃疡。

在胃排空延缓的情况下，胃内容物滞留使胃窦部张力增高，刺激胃窦黏膜G细胞分泌胃泌素增多，胃酸分泌增加，也是易致消化性溃疡的原因之一。

6. 非甾体抗炎药(NSAIDs)

目前认为NSAIDs的系统作用主要是抑制环氧合酶(COX)。COX是花生四烯酸合成前列腺素的关键限速酶。而前列腺素可通过增加黏膜和碳酸氢盐分泌、促进黏膜血流量增加、细胞保护等作用在维持黏膜防御和修复功能中起重要作用。

7. 其他

其他致病因素有吸烟以及应激和心理因素。

二、临床表现

老年消化性溃疡症状多不典型，分析国内外统计资料，有40%～50%无症状或症状不典型，即使有疼痛也多失去正常的节律。腹部饱胀、食欲不振、体重减轻、贫血、便潜血阳性等症状在老年溃疡患者中多见。以出血为首发症状者占13%。部分患者常因继发性贫血的临床表现如心悸、头晕、胸闷、心律不齐、乏力而就诊。

老年消化性溃疡并发症随年龄而有所增加，出血是最常见的并发症，并发大出血占老年消化性溃疡的20%以上。国外一组报道，70岁以上的老年胃溃疡有80%合并呕血或便血。老年消化道出血量往往较多，而且出血量与临床表现不一致。以黑便为表现形式的慢性出血可以因不为患者注意而延误诊断。穿孔是老年消化性溃疡第2位并发症，老年人溃疡穿孔的临床表现常常是仅有不明确的腹痛、中度压痛、肌紧张，此特点与年轻人穿孔的剧烈腹痛及板状腹不同。因此，严密的临床观察和腹部X线检查对可疑病例的确认十分重要。老年胃溃疡常常发生于胃的近端，与青、中年人相比，溃疡位置高，多见于胃体上部、胃底部，此点与随龄性胃体－窦交界带上移有关系，因此，梗阻在老年消化性溃疡不多见。如出现幽门梗阻应首先考虑胃癌的可能。

老年消化性溃疡的几种特殊类型：

1. 非甾体类抗炎药(NSAIDs)所致溃疡

阿司匹林与其他非甾体类抗炎药(NSAIDs)对胃黏膜有损伤作用，这类药物所致的黏膜损伤穿过黏膜肌层称为NSAIDs溃疡。Ivey报道各种NSAIDs均可导致胃黏膜损害。444例经胃镜证实的胃、十二指肠溃疡或糜烂者，其中12.6%正在服用NSAIDs。阿司匹林常引起胃黏膜损害，而其他NSAIDs常致十二指肠损害。胃镜下的病变往往与症状很不一致，并发症常突然出现，有10%～25%并发上消化道大出血，50%有出血性胃炎。由于NSAIDs的局部及全身镇痛作用，老年人神经生理功能减退、神经末梢感觉迟钝，NSAIDs相关性上消化道出血常起病隐匿，无明显上腹痛等消化道症状。值得注意的是，肠溶性阿司匹林尽管减少了暴露于胃局部浅表黏膜的损伤，但全身性的延迟吸收并未减少，对胃黏膜前列腺素抑制仍与标准阿司匹林一样，尚无充分证据说明口服肠溶阿司匹林能减少溃疡发生的危险性。有报道，即使服用小剂量阿司匹林也不能忽视其对黏膜的损害。老年人因心、脑血管病变及关节病变比青年人使用更多的非甾体类消炎药,而他们的耐受性又比青年人差,因此,老年人发生 NSAIDs 溃疡的危险性必然增加,而且,目前多数研究结果支持在消化性溃疡及溃疡出血的发展中 Hp 感染与 NSAIDs 应用之间存在协同作用。有研究显示,NSAIDs 的应用使 Hp 阳性者患消化性溃疡的危险性增加了 3 倍;应用 NSAIDs 前根除 Hp 可以减少溃疡的发生,另外 Papatheodoridis GV 等的研究提示 Hp 感染使应用 NSAIDs 的溃疡患者发生出血的危险性增加了 2 倍。

2. 巨大型胃和十二指肠溃疡

胃溃疡的直径 >3cm 或十二指肠溃疡的直径 >2cm,称为巨大型溃疡。巨大型胃溃疡男性多于女性,男性发病率高峰年龄为 60 ~ 70 岁,女性为 70 ~ 80 岁,20% 巨大胃溃疡患者疼痛向胸部、脐部或下腹部放散,亦有 10% 的患者无腹痛。有些患者以贫血、消瘦、低蛋白血症、低热、血沉快等表现而就诊。从临床表现看多以出血为首发症状,而此前多无腹痛症状,老年人此种表现更明显。巨型胃溃疡不一定是恶性的,但要与胃癌作鉴别,国内一组 90 例巨大胃溃疡,随诊 6 年,恶变率为 3.3%。巨大胃溃疡合并真菌生长的机会比一般胃溃疡多。合并真菌感染的胃溃疡必须先用抗真菌药物治疗,再给予抗溃疡药物治疗才有效。

巨大十二指肠溃疡经常发生在 60 ~ 70 岁的男性,许多患者无溃疡病史,主要症状是难以忍受的上腹痛,常放散至背部。此种溃疡部位多发生在球后壁,有时也可在球后,而且胃酸比一般球部溃疡低,溃疡可以穿透至胰腺,并容易发生狭窄和梗阻。X 线钡剂检查时,这种情况常被误诊是十二指肠球腔或憩室,须注意观察这种"球腔"的形态,有大小不变、壁显僵硬的特点,胃镜检查有助诊断。

三、诊断

1. 上消化道内镜

是消化性溃疡重要的诊断手段。因老年人临床症状不典型者居多,在有条件的地方提倡扩大胃镜检查的范围。

胃镜下溃疡多呈圆形或椭圆形,少数为线形溃疡,底部附有黄白苔。胃溃疡大多分布小弯侧,年龄越大,溃疡部位越高。根据溃疡及周围黏膜表形可将溃疡分为 3 期:

(1)活动期(A 期):A_1 期溃疡中心附有厚苔,周围黏膜充血、水肿;A_2 期苔厚,溃疡周边出现红晕。

(2)愈合期(H):H_1 期苔薄,仍看不到基底,溃疡周边有红晕,有黏膜集中;H_2 期溃疡变浅,间或看到红色溃疡基底。

(3)瘢痕期(S):S_1 期溃疡苔完全消失,形成鲜红色瘢痕;S_2 期溃疡局部颜色与周围黏膜颜色相似或发白。有时镜下肉眼判断良、恶性溃疡有困难,一般都要在溃疡的边缘底部取活检 4 ~ 6 块来判断,色素胃镜、超声内镜也有助于鉴别。十二指肠球部溃疡以前壁多见,多为良性。但对球后壁、幽门口、球后溃疡须仔细检查,防止遗漏。

2. X 线钡剂造影

龛影是 X 线钡剂诊断龛影的直接征象,由于龛影周围组织的炎症、水肿,龛影周围出现透亮带。急性炎症使局部痉挛可有激惹现象,病程较长时,可出现黏膜皱襞内溃疡集中或十二指肠球部变形的征象,这些都是溃疡病的间接征象。

当溃疡过浅或龛影内有黏液、血液聚积可掩盖龛影的显露,使溃疡病灶在 X 线影像中不能显示。

3. 其他实验室辅助检查

(1)幽门螺杆菌检查:为消化性溃疡诊断的常规检查项目,检查方法分为侵入性和非侵入性两类。前者包括快速尿素酶试验、组织学检查和幽门螺杆菌培养;后者主要是有 13C 或 14C 尿素呼气试验、粪便幽门螺杆菌抗原检测及血清学检测。

(2)胃液分泌:胃溃疡患者胃酸分泌正常或稍低,如果最大胃酸排量(MAO)证明胃酸缺如,应高度怀疑恶性溃疡。十二指肠溃疡患者部分胃酸分泌升高，多数在正常偏高范围。如果基础胃酸分泌（BAO）> 15mmol/L，MAO > 60mmol/L，BAO/MAO > 60%，提示胃泌素瘤可能。

（3）粪隐血试验：老年胃溃疡患者若粪隐血试验持续阳性，应疑及癌肿的可能。

四、治疗

无并发症的老年消化性溃疡患者应首先进行内科治疗，治疗原则和方法与一般溃疡患者大致相同，但应注意以下问题：①老年人胃黏膜有血管扭转、血管壁增厚等退行性变，导致胃黏膜供血减少，损伤后胃修复能力减低；老年人胃黏液分泌减少，“黏液屏障”减弱，胃黏膜易受损伤；胃排空能力也较中青年人明显延迟。②老年人常合并有心、脑、肺、肾等病变，常有潜在的重要脏器功能不全，用药时易发生某些毒副反应。

尽管根除 Hp 后消化性溃疡的愈合率很高，但复发问题仍未完全解决。因此有人提出了“溃疡愈合质量”的概念，这是溃疡认识的第三次飞跃，其核心是，溃疡的愈合不仅需要大体愈合，还要恢复其正常的组织结构和功能。目前此观念引起越来越多的重视。

1. 一般治疗

溃疡病活动期应注意休息，避免精神紧张。饮食治疗应以定时、定量规律性进餐为准则，避免粗糙、过冷过热和刺激性强的饮食，如辛辣食物、浓茶、咖啡、可口可乐等饮料。应避免可能影响溃疡愈合的因素，如吸烟、熬夜、过度疲劳等。对必须用 NSAIDs 治疗者，建议在医生的指导下采取减少剂量或服用选择性 COX－2 抑制剂。

2. 药物治疗

（1）H_2 受体拮抗剂：可阻断壁细胞膜上的 H_2 受体以达到抑制胃酸分泌的作用。西咪替丁是第一代 H_2 受体拮抗剂，以后又陆续生产出第二代 H_2 受体拮抗剂雷尼替丁（ranitidine）、第三代法莫替丁（famotidine）、尼扎替丁（nizatidine）和罗沙替丁（roxatidine）等。目前临床应用较多的是法莫替丁，20mg，2 次/d，溃疡愈合率 3 周为 70% ～80%。药物的副作用较西咪替丁，雷尼替丁主要为乏力、GPT 和血肌酐升高、白细胞减少、乳房增大和阳萎。第三代 H_2 受体拮抗剂没有抗雄激素作用，不会引起男性乳房发育，对肝肾功能影响也较小，老年人应用时安全。后两种新型 H_2 受体拮抗剂的副作用更小，并且与其他药物使用无相互作用，因为它们不影响肝细胞色素 P450 活性。

（2）质子泵抑制剂：作用于 $H^+ - K^+ -$ ATP 酶，抑制此酶活力，阻断壁细胞内的 H^+ 分泌，使胃内 pH 值升高，是当前抑酸作用最强的药物。国内目前有多种质子泵抑制剂应用于临床：奥美拉唑（omeprazole）、兰索拉唑（lansoprazole）及泮托拉唑（pantolazole）、雷贝拉唑（rabeprazole）。奥美拉唑 20mg，1 次/d，或 20mg，2 次/d，兰索拉唑 30mg，1 次/d，球部溃疡愈合率 2 周和 4 周疗程均达到 85% ～100%。泮托拉唑 40mg，1 次/d，雷贝拉唑 10mg，1 次/d。

（3）抗 Hp 治疗：可用铋剂、甲硝唑、阿莫西林、克拉霉素、呋喃唑酮根除幽门螺杆菌。目前，国内和欧洲以及其他一些地区普遍采用的是质子泵抑制剂加克拉霉素加阿莫西林或甲硝唑三联共 7d 的疗程，而美国的治疗指南推荐的则是 10～14d 的长疗程。质子泵抑制剂加铋剂加两种抗生素组成的四联疗法，多用于治疗失败者，应尽量选用患者未用过的抗菌药物。

（4）黏膜保护剂：溃疡常规治疗后，虽然在内镜检查下显示愈合，但却往往存在组织学和超微结构的显著异常，表现为黏膜层变薄，大量无功能的结缔组织充填，腺体减少，胃腺扩张、排列紊乱，黏膜对攻击因子的防御能力低下，溃疡易复发。目前有许多胃黏膜保护剂，如硫糖铝、麦滋林、替普瑞酮、依卡贝特钠、铝碳酸镁、米索前列醇（喜克溃）、惠加强等。这些胃黏膜保护剂或通过增加胃的黏液碳酸氢盐的分泌、加强胃黏膜屏障、抑制胃酸、胃蛋白酶，或促进内源性 PG 的合成、刺激新生血管形成、增加胃黏膜血流量、加快胃黏膜上皮的修复，使黏膜下组织结构恢复和重建，从而提高溃疡愈合质量、降低复发率。普通内镜无法区别愈合质量的好与坏，采用色素内镜、超声内镜和病理组织学检查，可对溃疡愈合质量进行评价。

另外，不少老年患者听力差，记忆力差。对于无家人陪伴的听力下降的老人，可选用写字条等方式使其明确服药时间、量和疗程，以及规则服药的必要性和重要性。患者的家人也应协助提醒患病的老年人记得按医嘱服药。

（吴本俨　张文辉）

参考文献

1. Huang JQ, Sridhar S, Hunt RH. Role of Helicobacter pylori infection and non - steroidal anti - inflammatory drugs in peptic ulcer disease: a meta - analysis. Lancet. 2002, 359: 14 - 22

2. Voutilainen M, Mantynen T, Farkkila M. Impact of non - steroidal anti - inflammatory drug and aspirin use on the prevalence of dyspepsia and uncomplicated peptic ulcer disease. Scand J Gastroenterol. 2001, 36: 817 - 821

3. Vergara M, Catalan M, Gisbert JP, et al. Meta - analysis: role of Helicobacter pylori eradication in the prevention of peptic ulcer in NSAID users. Aliment Pharmacol Ther. 2005, 21: 1411 - 1418

4. Papatheodoridis GV, Archimandritis AJ. Role of Helicobacter pylori eradication in aspirin or non - steroidal anti - inflammatory drug users. World J Gastroenterol. 2005, 11: 3811 - 3816

5. 刘厚钰，石虹．老年消化性溃疡的治疗．老年医学与保健，2007，13(1)：5 - 7

第四节　慢性胃炎

慢性胃炎(chronic gastritis)是由于不同病因引起的胃黏膜慢性炎性病变。1947 年 Schindler 将慢性胃炎分为原发性和继发性，病因不明者为原发性，合并胃溃疡、胃癌和手术后胃炎为继发性。原发性胃炎又分为浅表性、萎缩性和肥厚性。但对它真正深入了解还是在胃镜，特别是 1958 年纤维胃镜问世以后，可通过胃镜对胃黏膜做直视观察并在直视下采取黏膜活检。本病极为常见，发病率随年龄而增加，但其组织学的变异程度较大，与临床表现也无密切关系。

一、流行病学

不同地区慢性胃炎的发病率有明显差异，城乡之间也有一定差异。随着年龄的增长，萎缩性胃炎所占比例逐渐增高。北京医科大学人民医院胃镜检查材料中，60 岁以上老年组萎缩性胃炎占 3.6%，非老年组为 1.6%；而老年组的浅表性胃炎占 4.5%，非老年组为 38.98%。有人推算：年龄每增长 10 岁，萎缩性胃炎递增 1.4%。肠化和异型增生是萎缩性胃炎的常见病理，其发生率也是随年龄而上升。青年人胃黏膜肠化发生率仅为 22%，50 岁以上可增至 70% 以上，异型增生的高峰年龄在 50 ~ 60 岁，可见萎缩性胃炎肠化和异型增生是名符其实的老年病。由于它与胃癌发生的密切关系，现在国际上有条件的国家(如日本)和国内有条件的地区或单位，都以高龄作为胃癌普查的对象，对萎缩性胃炎肠化和异型增生作为癌前病变追随观察。

二、病因

慢性胃炎病因复杂且不完全明确，与老年人关系密切的原因主要有以下几方面：

1. 幽门螺杆菌(Helicobacter pylori, H. pylori) Hp 感染

自 1983 年 Warren 和 Marshall 从慢性胃炎患者的胃黏膜中分离培养出 Hp 后，大量的研究表明 Hp 感染是慢性胃炎的主要病因。不同地区老年人群 Hp 感染率随年龄增加而增加，此点与慢性胃炎和年龄之间的关系是一致的。Hp 能分泌多种酶类，尤其是尿素酶与 Hp 的定植和毒性密切相关，尿素酶能引起胃黏膜局部的炎症反应。Hp 产生的特异性的空泡毒素(VacA)能引起胃黏膜上皮细胞空泡样变。Hp 可反馈性地引起促胃液素释放增加，从而刺激壁细胞分泌胃酸增多。Hp 诱发的免疫反应使粒细胞和淋巴细胞侵润，引起胃炎。

2. 年龄因素与胃黏膜营养因子缺乏

随着年龄增加，慢性胃炎的发病率增加，肠化、幽门腺化生和萎缩性改变也不同程度加重，胃体—窦边界线亦向近侧推移。这些可能是胃黏膜的正常老化过程，也可能是 Hp 感染或其他致病因素长期损害胃黏膜的结果。已知的胃黏膜营养因子有促胃液素、表皮生长因子、尿抑胃素等。促胃液素对胃肠道黏膜有营养作用，表皮生长因子可以促进黏膜细胞 DNA 的合成。有人认为，胃黏膜营养因子缺乏及胃黏膜感觉神经末梢对这些因子不敏感可引起胃黏膜萎缩。老年人胃黏膜从组织学上可见黏膜血管扭曲、管腔狭窄、壁增厚。这种胃局部血管供血不足和胃黏膜退行性变可使黏膜营养不良、分泌功能下降和胃黏膜屏障功能低下，是老年人发生萎缩的重要因素。

3. 十二指肠液反流

幽门括约肌具有防止反流作用。正常情况下，幽门括约肌收缩时间较胃窦与十二指肠收缩时间长，故可防止十二指肠内容物反流。老年人幽门括约肌松弛，幽门十二指肠蠕动失常，容易造成十二指肠液反流入胃引起胃炎。十二指肠内容物主要有胆汁、肠液和胰液（磷脂和胰消化酶），反流入胃后能溶解黏液，破坏黏膜屏障，促使 H^+ 和消化酶反渗入黏膜，引起胃黏膜炎症反应、糜烂和出血。胃腔内的 H^+ 能刺激肥大细胞，使组胺分泌增加，引起胃壁血管扩张，炎症渗出增多和毛细血管淤血。幽门括药肌功能障碍是导致十二指肠液反流的最主要原因。

4. 理化因素损伤

长期过热、过咸的饮食能引起慢性胃炎。刺激性的食物和乙醇在慢性胃炎中的作用一直有争议。吸烟能抑制胃黏膜前列腺素合成、减少胃黏膜血流量、促进胆汁反流，从而削弱或破坏胃黏膜屏障功能。长期应用非甾类消炎药也能影响前列腺素合成，损害胃黏膜屏障，造成胃黏膜损伤。

三、病理和分类

慢性胃炎在病理学上主要表现为慢性浅表性胃炎和萎缩性胃炎。1990 年在悉尼第九届世界胃肠病大会上，以 Misiewicz 为首的 7 人小组提出了新的胃炎分类法——悉尼系统。分类方法由组织学分类和内镜分类两部分组成，组织学部分以胃炎病变的局部解剖学分布为核心，以病因和（或）相关致病因素作为前缀，以形态学特征作为后缀，并对炎症、活动度、萎缩、肠化和 Hp 感染分别予以程度分级。该分类系统使得慢性胃炎的诊断更为全面完整，但也存在缺点和不足之处。我国学者 2000 年 5 月在江西井冈山举行了全国慢性胃炎研讨会，讨论了结合临床、内镜和病理组织学结果的慢性胃炎分类法，将慢性胃炎分为非萎缩性胃炎（又称浅表性胃炎）和萎缩性胃炎两类。非萎缩性胃炎病理组织学检查的基本病变为上皮细胞变性，固有膜内炎细胞浸润。如有中性白细胞出现，表示有活动性炎症。非萎缩性胃炎病变局限在黏膜的上 1/3，即在腺窝层而不影响腺管部分。腺窝固有层有炎细胞浸润，腺窝内有各种管型，还可见充血或出血，颈部细胞坏死，腺窝层细胞剥脱形成糜烂。萎缩性胃炎是指胃的固有腺体的数量减少，黏膜层变薄。幽门腺萎缩是幽门腺减少或由肠化腺体替代。胃底（体）腺萎缩是指胃底（体）腺假幽门腺化生、肠上皮化生或腺体本身减少。萎缩程度以胃固有腺减少各 1/3 来计算。轻度：固有腺体数减少不超过原有腺体的 1/3，大部分腺体仍保留。中度：固有腺体数减少超过 1/3，但未超过 2/3，残存腺体不规则分布。重度：固有腺体数减少超过 2/3，仅残留少数腺体，甚至完全消失。2000 年井冈山会议提出，同一部位（胃窦或胃体，胃角标本作胃窦计算）2 块或 2 块以上活检病理结果都有萎缩和（或）肠化时可诊断为萎缩性胃炎。仅 1 块有萎缩和（或）肠化时诊断为萎缩和（或）肠化。病理学检查胃窦部少数淋巴滤泡不算萎缩，但胃体黏膜层出现淋巴滤泡要考虑为萎缩。标本过浅未达到黏膜肌层的不能诊断萎缩。

2006年召开的慢性胃炎上海会议进一步提出，慢性胃炎的病理活检显示固有腺体萎缩，即可诊断萎缩性胃炎，而不管活检标本的萎缩块数和程度。临床医师根据病理结果和内镜所见最后作出萎缩范围和程度的判断。早期或多灶性萎缩性胃炎胃黏膜萎缩呈灶状分布，只要病理活检发现萎缩，即使活检块数少也可诊断萎缩性胃炎。由于慢性炎症的长期存在，在萎缩腺体的基础上，常出现肠腺化生，改变了正常胃黏膜的吸收功能与解毒能力。肠腺化生在高龄人群中发生率很高。其意义应结合年龄与组织学变化全面分析。临床上，通常将肠腺化生和异型增生统称为癌前病变。近年的观点认为，肠腺化生的不同亚型对于预测胃癌的发生价值有限，更应重视肠化生范围的可能影响。较为普遍的观点是异型增生是重要的癌前病变，应引起临床医生的高度重视。胃黏膜不论有否肠腺化生均可发生异型增生。显微镜观胃黏膜腺体结构紊乱，腺上皮细胞异型性和上皮细胞分化不成熟。其程度分为轻度和重度，或低级别和高级别二级。异型增生和上皮内瘤变是同义词。因此，病理组织学检查的意义不仅在于作出慢性胃炎的诊断，尤其重要的是有无异型增生的病灶。胃黏膜活体组织病理检查对判断慢性胃炎的程度和排除早期恶变意义重大。定期胃镜检查结合直视下胃黏膜多点活体组织检查有助于早期胃癌及时发现。

四、临床表现

老年人慢性胃炎症状无特异性。症状常较轻微，部分患者可无消化系统症状。有时是在胃镜或病理组织学检查后作出诊断。常见的症状是上腹饱胀和腹部隐痛，伴有胃黏膜糜烂者可有小量出血，但很少见到黑便或柏油便。明确诊断萎缩性胃炎的患者常有中上腹部疼痛腹部胀满，胸骨后灼热或疼痛，恶心甚至呕吐等症状。慢性萎缩性胃炎诊断须与病理检查结果结合作出判断，特别强调病理学的依据。

慢性胃炎的体征多不明显，可有黄色或白色厚腻舌苔。查体部分患者上腹可有轻压痛。

五、辅助检查

1. 胃镜检查

非萎缩性内镜表现是黏膜充血、水肿、红白相间并以充血的红色为主，点状、片状、条状红斑。也可有黏膜粗糙不平、出血点或出血/斑。

萎缩性胃炎胃镜检查表现为①黏膜红白相间以白为主（色泽苍白或灰暗）；②黏膜下血管显露；③黏膜皱襞变平甚至消失（细小萎缩）；④黏膜粗糙不平呈颗粒或小结节状，黏膜血管显露，色泽灰暗，皱襞细小。

2. 钡剂检查

钡剂造影可显示胃小区、胃窦部黏膜皱襞增粗、迂曲则提示为胃窦胃炎。胃黏膜萎缩时可见胃皱襞平坦减少。

六、治疗

慢性胃炎致病因素复杂，根据其发病机制提出以下治疗方案：

（一）病因治疗

清除鼻咽部慢性感染灶。注意休息，保证睡眠时间。戒烟、戒酒，避免服用刺激胃黏膜的食品和药物。

对于无症状的慢性胃炎可以不采取药物治疗的方法。

（二）药物治疗

老年人慢性胃炎的治疗应根据症状、有无活动性炎症、是否伴有幽门螺杆菌感染等方面全面考虑。

迄今对于萎缩性胃炎的治疗主要是根据临床症状来决定是否需要治疗以及应用何种药物治疗。尚无确切证据说明多灶萎缩性胃炎应用药物治疗可使萎缩全部消除。应用药物治疗可根据具体情况选择。

对于因上消化系统不适症状就诊，经检查Hp阳性的萎缩性胃炎，如病理组织学检查有急性炎症反应，尤其是异型增生或重度肠上皮化生者，推荐应用三联治疗根除 Hp 感染。因为胃黏膜的萎缩性变化增加了向胃癌发展的危险，因此需要根除治疗。三联治疗通常是铋制剂或质子泵抑制剂之中的任意一种与两种抗生素联合应用1～2周。目前常用的三联治疗方案为奥美拉唑20mg，2次/d，羟氨苄青霉素（阿莫西林）1 000mg，2次/d，克拉霉素500mg，2次/d。

对于上腹部隐痛、嗳气等不适症状明显，胃镜检查慢性胃炎伴糜烂或出血者，在排除占位性病变基础上，可应用质子泵抑制剂或 H_2 受体拮抗剂。常用药物为奥美拉唑20mg，1～2次/d，雷尼替丁150mg，1～2次/d或法莫替丁20mg，1～2次/d。

许多胃黏膜保护剂如硫糖铝、L－谷氨酰胺、替普瑞酮、依卡贝特钠、枸橼酸铋钾等药物有强固胃黏膜、保护黏膜减少损伤作用，可酌情选用。对于胆汁反流严重者，可应用铝碳酸镁治疗。

对于以腹胀、消化不良为主要症状的慢性胃炎患者可根据症状严重程度，应用胃动力药多潘立酮10mg，餐前服用，3次/d，复方消化酶或米曲菌胰酶片，1～2片，3次/d。有明确低酸状态者，还可以服用胃蛋白酶合剂。

（三）中医药治疗

胃炎在男女性成年人中为常见病，中医诊断为"胃脘痛"。胃痛在中医脏腑辨证中涉及脾、胃、肝三脏。胃脘痛常见的中医临床类型有二：气滞胃痛、脾胃虚寒。

1. 气滞胃痛

气滞胃痛是实证，是木（肝）克土（脾）病。常因思虑过度或忧怒气愤等情志不舒，导致肝气郁结，气郁伤肝致肝失疏泄，肝气横逆犯胃，胃失和降，最终因肝胃不和而引起胃脘痛。患者常感胃脘胀满，痛处按之较舒，常游及两胁（胁为肝之分野），可伴嗳气。舌常白苔，脉多沉弦，为肝郁湿阻表现。治宜疏肝理气，方选柴胡疏肝散为主。

柴胡疏肝散演化自四逆散。四逆散是《伤寒论》方，原用以治少阴病四逆。方中以柴胡和解少阳，与枳实同用可升清降浊；芍药和甘草同用，以调理肝脾，土木得和，气机流畅，可缓急舒挛止痛。故对肝脾失调、肝胃不和，脘腹作痛者，也可用本方治之。《景岳全书》将四逆散中的枳实改为枳壳，另加川芎、香附，成为柴胡疏肝散，用以治脘胁胀痛。枳树是芸香科，常绿灌木，入药用其果实；未成熟之果实为枳实，已成熟者为"枳壳"。枳实性苦寒，枳壳性苦酸温，入脾胃二经。枳壳功能较和缓，专于理气宽胸。香附是多年生草本，入药用其根茎；其性辛微苦甘平，入肝经；功于理气解郁止痛。川芎为多年生草本，入药用其根；其性辛温苦，有特异之香气，入肝胆经；功于搜风止痛，理血活血。

经多年临诊经验汇总，现用于治疗气滞胃脘痛的主方为：

黄芪15～30g，党参10～15g，白术10～15g，茯苓10～15g，陈皮10g，半夏10g，柴胡10g，枳壳10g，川朴10g，延胡索10g，郁金10g，香附10g，当归10～15g，丹参15g，白芍10～15g，川芎10g。

以上主方为柴胡疏肝散、六君子汤和当归补血汤三方合方的加减。用意在：①情志不畅致肝胃不和时，常脾虚湿滞，故在疏肝和胃时，应加用黄芪、党参、白术、茯苓、陈皮、半夏等健脾益气，渗湿化痰，理气和中药。黄芪为多年生草本，入药用其根，性甘温，入肺脾二经，功于补中益气，固表生肌。党参为多年生蔓性草本，入药用其根，性甘平，入肺脾二经，功于补中益气生津，调和脾胃助消化。白术为多年生草本，入药用其根，性甘苦微温，入脾胃二经，功于补脾健胃，燥湿和中。茯苓呈类球形块状物，寄生于松树根部，干燥后供药用，性甘淡平，入心肺脾肾四经，功于补脾宁心，利水渗湿。半夏为多年生草本，入药用其块茎，性辛湿、有毒，入脾胃二经，功于健脾和胃，燥湿化痰，降逆止呕。陈皮为橘子之干果皮，性辛苦温，入脾肺二经，功在健脾理气，燥湿化痰。②气虚日久，常致气滞血瘀，故在芍药、川芎基础上加用当归、丹参等养血活血药。当归为多年生草本，入药用其干根，性甘辛湿，入心肝脾三经，功在养血活血，润燥滑肠（便溏时少用）。丹参系多年生草本，入药用其根，性苦微寒，入心肝二经，功在活血去瘀生新。③在用柴胡、枳壳、香附疏肝解郁时，加用川朴、郁金、延胡索等行气舒解药。厚朴为落叶乔木，入药用其树皮，性苦辛温，入脾胃大肠三经，功在温中下气散满，燥湿破积。郁金为多年生草本，入药用其干根，性苦辛甘寒，入心肺肝三经，功在行气解郁，凉血破瘀。延胡索系多年生草本，入药用其块根，性辛温微苦，入肺肝脾三经。功在利气止痛，活血散瘀。

2. **脾胃寒虚**

胃脘痛的另一常见类型是脾胃寒虚。其病机多因贪食生冷、饥饱无常而伤及脾胃；也可因先天不足，阳气虚衰，寒自内生，一旦饮食不当或劳累受寒而致脾运失健，胃失和降，胃脘作痛。此类患者多诉胃脘隐痛，喜按喜暖，口泛清水，神疲困倦，形体消瘦，面色苍白，四肢不温，食欲欠佳。多数患者舌质淡，苔白且腻，脉象沉虚软。证属脾胃虚寒，治宜温补脾阳，和中健胃，是为治本之道。方药选黄芪建中汤和香砂六君子汤。黄芪建中汤为《金匮要略》方，取小建中汤加黄芪。小建中汤是《伤寒论》方，含芍药、桂枝、炙甘草、生姜、大枣、饴糖六味药。方中桂枝温经散寒，芍药和血敛阴，与甘草、饴糖合用可温中补虚，和里缓急；以生姜之辛温和大枣之甘温，辛甘相合，达健脾和胃，温中补虚之功。小建中汤加黄芪，是取性甘温之黄芪，增加补气温中之功。香砂六君子汤是六君子汤加砂仁、木香。六君子汤是四君子汤加陈皮、半夏，用于健脾化湿。砂仁是多年生草本，用其去壳种仁打碎入药，性辛温、有浓芳香味，入脾胃肾三经，功在行气调中，和胃醒脾。木香为多年生草本，入药用其干根，性辛苦温，具浓重香气，入肺肝脾三经，功在健脾和胃，疏肝解郁，理气止痛。

经多年临诊经验积累，现用于治疗脾胃虚寒型的胃脘痛的主方为：

黄芪 15～30g，党参 15～30g，白术 10～15g，茯苓 10～15g，砂仁 10g，木香 10g，陈皮 10g，半夏 10g，薏苡仁 10～15g，山药 10～15g，白芍 10～15g，川芎 10g，丹参 15g，生姜 6g，炙甘草 6g，大枣 6 枚。

以上是香砂六君子汤合黄芪建中汤加减。方中加：①山药、薏苡仁助健脾化湿。山药为多年生蔓性草本，入药用其根，性甘平，入脾胃肺肾四经，功在健脾和胃渗湿。薏苡仁是一年或多年生草本薏苡的种仁，性甘淡微寒，入肺脾肾三经，功于健脾利湿。②丹参、川芎养血活血。因脾虚湿滞病久后，必然导致气滞血瘀，宜补血行血。

胃脘痛除气滞胃痛和脾胃虚寒两种主要类型以外，尚可伴多种夹杂证，需在治疗主方上进一步化裁：①湿重时，舌苔厚腻、便溏，可加燥湿药苍术、厚朴。苍术为多年生草本，入药用其根茎，性辛苦温，入脾胃二经，功在健脾燥湿。厚朴助燥湿散满之功。②寒重时，舌苔白，脉迟弦，宜温中散寒。参用吴茱萸、木香、香附。吴茱萸为落叶乔木，入药用其未成熟果实，性辛苦温、具香气、有小毒，入肝肾脾胃四经，功在温中散寒燥湿、下气开郁。用木香、香附以助温中健脾和胃。③食滞时，舌苔黄厚、脉滑，嗳腐吞酸。治宜导滞和胃，用保和丸加减。保和丸系《丹溪心法》方，由山楂、神曲、茯苓、陈皮、半夏、连翘、莱菔子七味药组成。山楂为落叶灌木，入药用其果实，性酸甘温，入脾胃肝三经，功在破气消积，消肉食。神曲为辣蓼、青蒿、杏仁等药加入面粉或麸皮混合后发酵而制成的曲，炒焦后用，性甘辛温，入脾胃二经，功在消食行气，除陈腐之积。莱菔子是一年生草本萝卜之干燥种子，性辛甘平，入脾肺二经，功在消食化痰，主治消除面积。舌苔黄者，系湿郁久瘀化热，宜用黄连清热。黄连为多年生草本，入药用其根茎，性苦寒，入心肝胃大肠经，功在泻中焦之火、燥湿解毒。④血瘀重时，舌质暗、有瘀斑，胃脘持久刺痛。治宜活血通络，用失笑散加味。失笑散来自《和剂局方》，由蒲黄和五灵脂组成。蒲黄为多年生草本，入药用其干燥花粉（生用时需包煎），性甘平，入肝心经，功在活血消瘀。五灵脂为飞鼠（寒号鸟）之干燥粪排泄，性甘温苦，入肝脾经，功在行瘀止痛。五灵脂甘温走肝，甘不伤脾，生用行血；蒲黄辛平入肝，生用破血；二者合用，患者腹痛顿即消除而一笑置之，故名失笑散。尚可参用丹参、延胡索以助行血止痛。

（吴本俨　王孟薇）

参考文献

1. 吴本俨．老年人慢性萎缩性胃炎中华老年医学杂志 2007,26(2):158－160

2. 吴本俨，王孟薇，李园．老年人 24 小时胃内 pH 节律变化特点．中华老年医学杂志，1999，(3)：147－148

3. 吴本俨，王孟薇．慢性萎缩性胃炎的现代观点．解放军保健医学杂志，2004；6(1)：14－16

4. 潘天鹏．西医兼中医工作三十年经验总结．空军总医院内部资料，2005 年 12 月，第 63－65 页

第五节　胃食管反流病

胃食管反流病（gastroesophageal reflux disease，GERD）是指过多的胃十二指肠内容物反流入食管所致。包括①反流性食管炎（reflux esophagitis，RE），又称糜烂性食管炎（erosive esophagitis，EE）。内镜下食管有明确的黏膜损伤变化。②非糜烂性反流病（non－erosive reflux esophagitis，NERD）有烧心、反酸等反流相关的不适症状，但内镜下未见食管黏膜损伤的证据。胃食管反流病的主要表现为反酸、烧心、反食、胸骨后疼痛等症状。也可有咳嗽、吞咽困难、哮喘、声音嘶哑、喉炎等食管外的表现。

一、流行病学

烧心、反酸等胃食管反流相关症状是消化专科常见的临床问题。美国的调查显示每日有烧心者达 4%～7%，每周有烧心者达 14%～19%，每月有烧心者达 24%～44%。日本的一项研究机构发放 2 500 份问卷调查，在回收的 1 700例成年人调查问卷中，以烧心、反酸作为胃食管反流的相关症状，其发生率为 10.3%。1999 年北京、上海一组 5 000 例胃食管反流相关症状的调查资料表明，40 岁年龄段成年人胃食管反流相关症状发生率开始升高，但缺乏 70 岁以上老年人资料。

国外的研究表明，随年龄增加反流性食管炎发病率增加。20 世纪 90 年代 Mold 对美国某社区的 313 例 62 岁以上老年人胃食管反流相关症状随访调查。14% 老年人每周至少有 1 次烧心症状。313 人中有 54 人进行 24h 食管 pH 监测，其中 11/54 人（20%）酸接触时间增加。解放军总医院对居住在北京市海淀、丰台、西城区等 8 个社区的 2 000 名老年人进行胃食管反流症状流行病学问卷调查。回收调查问卷 1 950 例，其中有效问卷 1 936 例。1 936 例 60 岁以上的老年人，其中男性 1 385 人，女性 551 人，男女比例 2.49∶1。年龄范围 60～96 岁，平均 72 岁。结果表明，每日有烧心症状者占 1 936例调查人群总数的 3.7%，每周有烧心症状者为 4%，而每月有烧心症状者为 7.6%，累计每月至少有一次烧心者达 15.3%。如以反流症状积分≥6 作为病例组，有 167 例反流积分≥6，占调查人群总数 8.63%。反流积分 <5 者为非病例组，共 1 769 例占总数的 91.37%。根据上述调查，我们得出北京城区老年人胃食管反流相关症状发生率为 8.63%. 不同年龄老年人胃食管反流症状发生率分别为≤70 岁组 8.59%，71～80 岁组为 8.61%，>80 岁组为 9.38%。调查结果每日、每周、每月烧心者百分率明显低于美国 30% 的报道，而与日本学者报道的发生率为 15% 的结果相似。

二、发病机制及病理生理

正常人 24h 约有 2% 的时间可在食管下端检测到胃内容物的 pH 值，这种时间短暂不产生症状的反流为生理性胃食管反流。如果 24h pH < 4 的百分比时间超过 2% 以上，并且有胃食管反流症状或合并食管组织学损伤的证据，则称之为病理性胃食管反流。GERD 的发生发展是胃、十二指肠反流物对食管黏膜攻击作用和食管抗反流防御机制的破坏的结果。

（一）抗反流解剖屏障损害

食管胃连接处解剖和生理抗反流屏障的损害可使反流频率及反流量增加。其中食管下括约肌（LES）在抗胃食管反流作用中最为重要。LES 为长 2 ~ 4cm 的生理性高压带，该部位存在局部增厚的环行肌肉带。LES 的主要作用为：①维持较高的压力，在静息状态下近端高于食管腔压力，远端高于胃内压力。腔内压高于其他食管段。②对近端食管的膨胀能起松弛反应，使其压力接近胃内压水平，有助于正常的食物传输与消化。其他的解剖学因素：①食管锐角的形成，锐利的食管角相当于防止反流的活瓣，当胃内压升高时，可以起到关闭作用。②膈食管裂孔由膈右脚肌纤维构成，环绕食管有一定的张力和和弹性，其作用犹如弹簧夹。③食管腹内段处于腹腔压力环境下呈萎陷状态，受膈食管膜的固定难以进入胸腔。因此胸腹腔压差越大，食管腹段越长，抗反流能力越强。④贲门部黏膜皱襞呈花瓣状，略突向胃腔起防止反流的活瓣作用。老年人肌肉松弛，肌张力减低，加之肥胖、便秘及胃排空延缓等腹内压或胃内压增加的因素，加重抗反流屏障的破坏，使胃食管反流增加。

（二）食管的清除作用下降

食管的清除作用是通过食管蠕动、唾液中和及食管的重力实现的。三者的相互作用决定了食管暴露于酸性反流物的时间，有利于减少反流物与食管黏膜接触的时间。食管蠕动是一种推动性收缩，通过收缩可达到容量清除作用。正常情况下，如果反流物进入食管，很快被食管的原发性蠕动、继发性蠕动送回胃内。然而，当食管收缩幅度降低、蠕动频率下降或出现同步收缩、孤立性收缩、逆行性收缩等无效收缩时，将导致食管清除能力不足，食管过度暴露于反流物中，从而引起食管黏膜损伤。唾液的分泌会稀释、中和食管内酸性物质，起到化学清除作用。老年人的食管蠕动功能降低，无推动性的自发性收缩增加，唾液分泌减少，使食管清除能力下降。

（三）食管黏膜防御功能下降

食管黏膜的防御机制包括上皮前、上皮及上皮后三部分防御功能。上皮前防御指管腔黏液层、静水层和黏膜表面的黏液、HCO_3^- 离子（由食管上皮分泌）在黏膜表面形成物理化学防御屏障，能保护食管及中和一部分反流的 H^+。上皮防御功能包括细胞膜和细胞间的连接复合体以及细胞液的缓冲系统，具有抗渗透作用，使反流物难以通过。在生理功能方面，上皮细胞内含有负离子的蛋白和碳酸氢根离子，能中和进入到上皮细胞内的氢离子，从而减轻氢离子对黏膜的损害作用。上皮后防御主要是黏膜下丰富的血液供应，黏膜下毛细血管能提供碳酸氢根离子，中和氢离子，同时带走产生的二氧化碳和多余的氢离子。因而食管血供对食管上皮免受损害和及时恢复正常十分重要。老年人上皮增生和修复能力下降，食管黏膜组织防御功能受影响，易致胃食管反流。反流物如胃酸、胃蛋白酶、胆酸、胰酶可使黏膜上皮蛋白变性，能增加食管黏膜渗透性，加重黏膜损害。

（四）其他与 GERD 发生有关的因素和疾病

1. 能引起腹压增高的因素与疾病

如老年人便秘、肥胖、腹水、腰带过紧。

2. 能影响食管运动功能的疾病

如硬皮病、糖尿病、肌肉营养障碍、慢性特发性假性肠梗阻。

3. **其他**

如哮喘可因解痉药的应用及肺过度充气使LES功能降低，从而触发或加重GERD。长期留置鼻胃管可导致食管抗反流屏障功能降低，且鼻胃管本身还可直接损伤食管黏膜，引起食管炎症。

三、临床表现

GERD的临床症状和表现形式多样。多数患者以烧心、反胃、胸痛等胃食管反流本身的症状为主，少数患者则以食管以外的症状如咳嗽、哮喘为主要表现。

（一）烧心

烧心是胃食管反流最常见的症状。1995年芬兰调查了2 800例GERD患者，发现老年人烧心、反胃者比年轻人高。烧心是指胸骨后烧灼感或不适，常在餐后1h左右。烧心可随体位变化而加重，如仰卧、右侧卧位、屈身弯腰，咳嗽、用力排便、束腰带过紧均能引起发作。进食过量或摄入粗糙食物、酒、咖啡、茶、果汁易诱发症状出现。饮水、服抗酸药可使症状减轻。夜间反流较多的患者，睡眠时常为烧心惊醒。烧心程度不一定与病变程度相平行。当食管黏膜因炎症而增厚、狭窄时，反流症状可减轻。烧心是由于酸反流刺激了食管深层上皮感觉神经末梢所致。

（二）胸痛

疼痛位于胸骨后、上腹部或剑突下，可放射至后背、肩部，甚至耳后，酷似心绞痛。可能与酸性反流物刺激食管黏膜敏感的神经末梢有关，亦可能为反流物刺激机械性感受器引起食管痉挛性疼痛。

（三）反胃

反胃是指患者在无恶心、干呕，无腹部收缩情况下，胃内容物涌入口咽部而言。空腹时反胃为酸性胃液反流为反酸。

（四）吞咽困难

由于炎症造成食管痉挛，可出现间歇性吞咽困难和呕吐，而纤维瘢痕所致的狭窄可出现持续性吞咽困难。

（五）食管外症状

部分老年患者以呼吸道症状为主，如咳嗽、气短、夜间阵发性呛咳或发生吸入性肺炎。因此对于难以解释的慢性咳嗽、发热、反复发作的肺炎应警惕胃食管反流病的可能。个别患者还可表现为咽喉炎或牙病。值得注意的是尽管老年人常常有严重的胃食管反流，但反流症状不一定与病变程度平行。

四、诊断

（一）内镜与病理学检查

内镜检查可显示不同程度的反流性食管炎，轻度炎症表现为黏膜充血、发红、血管模糊、片状出血、渗出等，重度炎症则有糜烂、溃疡、狭窄或息肉样增生。食管炎内镜下分类法较多。中华医学会消化内镜学会1999年8月在烟台制定了国内反流性食管炎分级标准：0级：正常（可有组织学改变）；Ⅰ级：点状或条状发红、糜烂，无融合现象；Ⅱ级：有条状发红、糜烂，并有融合，但非全周性；Ⅲ级：病变广泛，发红、糜烂融合呈全周性，或有溃疡。诊断时须注明各病变部位（食管上、中、下段）和长度；狭窄部位、直径和程度；Barrett食管改变部位，有无食管裂孔疝。1994年，第十届世界胃肠病会议提出了洛杉矶分类法（LA分类）：A级：黏膜破损不融合，病变<5mm；B级：黏膜破损无融合，但至少有一处病变>5mm；C级：黏膜破损融合，但小于食管周径之75%；D级：黏膜破损融合，且大于食管周径之75%。将有无溃疡、狭窄、Barrett食管记在附记中。

反流性食管炎的基本病理改变是：①食管鳞状上皮增生，包括基底细胞增生超过3层和上皮延伸；②黏膜固有层乳头向表面延伸，达上皮层厚度的2/3，浅层毛细血管扩张、充血和（或）出血；③上皮层内中性白细胞和淋巴细胞浸润；④黏膜糜烂或溃疡形成，炎性细胞浸润，肉芽组织形成和（或）纤维化；⑤胃食管连接处以上出现Barrett食管改变。其病理分3级，轻度：食管鳞状上皮增生，黏膜固有层乳头延伸，上皮细胞层内炎性细胞浸润；中度：食管鳞状上皮增生，黏膜固有层乳头延伸，上皮细胞层内炎性细胞浸润，黏膜糜烂；重度：食管鳞状上皮增生，黏膜固有层乳头延伸，上皮细胞层内炎性细胞浸润，溃疡形成，有或无Barrett食管改变。

（二）食管pH监测

24h食管pH监测被认为是诊断GERD的金标准，通过食管腔内放置pH电极不仅可以发现反流，还可以定量了解反流程度，确定白天和夜间以及24h食管pH<4的百分比时间，pH<4的反流次数、持续5min以上的反流次数、最长反流持续时间等观察指标，有助于区别生理性反流和病理性反流，有助于胃食管反流病的诊断。解放军总医院对老年人食管pH测定表明，健康老年人食管pH总得分与成年人相似。

（三）食管钡剂检查

钡剂检查可以观察食管蠕动情况。病变轻者常无阳性发现，病变较重可发现下段食管黏膜皱襞增粗、不光滑，甚至可见龛影、狭窄等。也可见原发性收缩波在食管远端中断，出现非推进性第三收缩波及逆蠕动波或见到钡剂倒流。头低脚高位时，可能显示胃内钡剂向食管反流。部分患者有食管裂孔疝的表现。

（四）核素胃食管反流检查

应用口服含放射性核素标记的液体，在胃内存留分别用γ照相机于平卧位及腹部加压时在体外进行胃食管连续照相，可观察食管下端有无放射性出现，并由计算机计算出其反流值，从而确定有无胃食管反流。如肺内显示核素增强时，表明有过多的胃食管反流是肺部病变的原因。

（五）食管压力测定

我们对20例健康老年人和18例青年人食管压力测定显示，老年人食管下括约肌静息压平均为16.9mmHg，青年人平均为21.2mmHg。一部分GERD患者LESP减低，约半数患者测定结果正常，甚至少数显示LESP高于正常，有些患者还可伴有食管蠕动功能异常。

（六）质子泵抑制剂（PPI）试验

用奥美拉唑20mg，2次/d，共7d，患者症状消失或显著好转，提示为明显的酸相关性疾病，在除外消化性溃疡等疾病后，考虑GERD的诊断。

五、治疗

（一）一般治疗

（1）睡眠时抬高床头20cm或在背部垫以床垫或枕头，以抬高胸部。通过重力作用使在睡眠时提高清除酸的速度，促进食管排空。迄今而言，药物治疗仍是胃食管反流病治疗的主要方法。因此，科学合理的选择药物种类和剂量，制定适宜的治疗策略和方案十分重要。

（2）胃容量增加能促进胃食管反流，应避免进食过饱，减少脂肪的摄入量。咖啡、可口可乐可刺激酸分泌应少食。

（3）避免使用能使食管下括约肌压力下降的药物，如抗胆碱能药物（阿托品）、肾上腺素能抑制剂（异丙基肾上腺素）、地西泮、二羟丙茶碱（喘定）、前列腺素E等。其他一些易损伤黏膜的药物如阿司匹林、非甾类消炎药应慎用。

（二）药物治疗

目前治疗GERD的有效药物主要为抑酸剂、胃肠动力药、黏膜保护药物和抗酸剂。抑酸剂通过抑制胃酸分泌，减少食管酸暴露发挥作用。胃肠动力药促进食管的蠕动，加强酸廓清而发挥治疗作用。临床研究表明，GERD的药物治疗基础主要是抑酸。抑制胃酸分泌是最主要的治疗措施。

1. 抑酸剂

包括质子泵抑制剂（PPI）和组胺 H_2 受体拮抗剂（H_2RA）。该类药物主要是通过抑制胃酸分泌，减少反流物的酸度，降低胃蛋白酶的活性，从而缓解症状，促进受损食管黏膜的修复。此外，胃内碱化可以促进胃泌素的释放，有可能升高食管下括约肌（lower esophageal sphincter，LES）压力。GERD 症状的缓解、食管炎的愈合与食管 pH >4.0 的时间百分比显著相关。实际上，食管酸暴露量和胃内 pH 控制程度负相关，24h 食管 pH <4.0 时间与食管黏膜的损伤直接相关。目前临床应用较为广泛的 PPI 制剂包括：奥美拉唑、兰索拉唑、潘妥拉唑、雷贝拉唑以及奥美拉唑的 S 异构体埃索美拉唑。PPI 的抑酸作用明显优于 H_2RA。PPI 标准剂量晨 1 次服可以维持胃内 pH >4 达 14h，作用时间长于 H_2RA 口服（标准剂量胃内 pH >4，维持 6h），进而更有助于消除症状、促进愈合。H_2RA 主要机制为与组胺竞争壁细胞的 H_2 受体，减少胃酸分泌，是最初能有效治疗 GERD 的药物。临床较为常用的 H_2RA 为法莫替丁、雷尼替丁以及西咪替丁。H_2RA 由于其价格便宜，不良反应小，对轻、中度 GERD 有效，因而尚能适应我国国情。但是由于其主要抑制空腹酸分泌和夜间酸分泌，对进餐后酸分泌抑制作用弱，抑酸疗效不如 PPI，需要频繁服用。

2. 促动力药物 GERD

为动力障碍性疾病，促动力药物对轻、中度 GERD 有一定效果，尤其适用于夜间反酸伴有胆汁反流者。具体药物有：甲氧氯普胺：为多巴胺受体拮抗剂，可以使 LES 压力升高，促进胃排空，但是其可进入血脑屏障，引起锥体外系反应。多潘立酮：为外周性多巴胺受体拮抗剂，无锥体外系反应。莫沙比利：为 5－HT4 受体激动剂，作用于肠肌间神经丛，释放乙酰胆碱使 LES 压力升高，食管蠕动加强，胃排空加快，可以有效减少 GERD 患者反流次数和时间，而且不引起 Q－T 间期延长。

3. 抗酸剂

酸剂可中和胃酸，降低胃蛋白酶活性，减轻酸性胃内容物对食管黏膜的损伤。适于轻、中度 GERD，能有效缓解症状，但愈合作用有限，常与其他类药物联合应用。该类药物有氢氧化铝凝胶、复方氢氧化铝片、铝碳酸镁、铝碳酸钙等。其中铝碳酸镁的作用日益引起重视。铝碳酸镁具有独特的网状结构，可中和胃酸，并在酸性环境中结合胆汁酸。很多研究证实，十二指肠内容物的反流，特别是胆酸也是造成 GERD 的重要病因，并且能和胃酸协同作用。国内铝碳酸镁多中心临床协作组对 45 例 GERD 随机分别采用铝碳酸镁（1.0g，4 次/d，6 周）和奥美拉唑（20mg，2 次/d，2 周，随后 20mg，1 次/d，4 周）治疗。结果显示：治疗 1 周后，烧心、反酸、胸痛症状积分均较治疗前明显下降，两组之间无差异。铝碳酸镁组食管炎的镜下治愈率（64.28%）及有效率（78.57%）略低于奥美拉唑组的（66.67% 及 93.33%），但统计学比较差异无显著性（$P>0.05$）。

4. 黏膜保护剂

适用于 GERD 食管糜烂、溃疡的辅助治疗。此类药物可覆盖在病变表面，形成一层保护膜。硫糖铝、胶体铋剂、麦滋林、盖胃平以及吉法酯都是常用的黏膜保护剂。硫糖铝是治疗 GERD 最常用的黏膜保护剂。该药可在黏膜表面形成屏障，中和胃酸并吸附胃蛋白酶和胆酸，促进炎症的修复及愈合，不良反应有便秘、头晕、口干等。麦滋林由谷氨酰胺等成分组成，能加强黏膜防御因子的合成，减少胃酸的分泌，加强消化道黏膜的修复及保护。黏膜保护剂一般不单独用于 GERD 的治疗。

（三）维持治疗

许多临床研究注意到反流性食管炎的复发率较高。经积极的抗酸治疗，反流症状消失，食管黏膜损伤恢复正常，但停药后症状再次出现。因此，根据病情，在医生指导下可采取按需治疗方法，缓解临床症状，防止复发。

（吴本俨　王孟薇）

参考文献

1. 吴本俨,邵勇,李园,等. 北京地区老年人胃食管反流症状流行病学调查. 军医进修学院学报,2004,25(2):110-112

2. 潘国宗,许国铭,郭慧平,等. 北京上海胃食管反流症状的流行病学调查. 中华消化杂志,1999,19:223-226

3. Kennedy T, Jones R. The prevalence of gastro-esophageal reflux symptoms in a UK population and consultation behaviour of patients with these symptoms. Aliment Pharmacol Ther,2000,14:1589-1594

4. 吴本俨,王孟薇,李园. Diagnosis of gastroesophageal reflux disease in elderly subjects using 24 hour esophageal pH monitoring. Chinese Medical Journal,1999, 112(4):333-335

5. 郑松柏 项平 徐富星,等 老年反流性食管炎 1119 例分析. 中华老年医学杂志,2005,24:574-576

6. 吴本俨. 胃食管反流病药物治疗的现代认识. 中华老年多器官疾病杂志,2004,3(3):167-170

第六节 消化道憩室

憩室在全消化道均可发生,表现为病理性囊袋样膨出。全层向外膨出者称为真性憩室,多为先天性;无肌层膨出者称为假性憩室,多为后天性。老年人脏器萎缩,消化道弹性差、张力低,更易受外因影响发生憩室。憩室一旦发生并发症,可产生各种各样的症状,诊疗不当会造成严重后果。

一、食管憩室

食管憩室系先天性或获得性造成的食管全层或部分向管腔外的突出。按病理可分为真性憩室(食管全层膨出)和假性憩室(缺乏食管肌层);按病因分为内压性及牵拉性憩室;按解剖部位分为咽-食管憩室、食管中部憩室和膈上食管憩室。

1. 咽-食管憩室

又称 Zenker 憩室,系咽-食管后壁黏膜及黏膜下层通过肌层向腔外突出。因上食管括约肌后壁有一三角区缺乏肌纤维,老年人该肌层萎缩,加上吞咽运动协调性差,故当内压增加时,局部黏膜更易向外疝出,形成憩室。这种憩室的患者中 70%~80% 超过 60 岁。

其症状主要是吞咽有异物感及干燥感。憩室大者从腔外压迫下方食管,吞咽更加困难。有的咽后食物立即反流,有时会存有酸臭食物。更有甚者引起吸入性肺炎。若在左颈部出现憩室的囊性肿物,会造成不同程度的喉返及交感神经压迫症状。若时间过长,会合并憩室炎、溃疡、出血、穿孔或癌变。上消化道钡剂造影可确诊,但做内镜检查时应该慎重以防穿孔。治疗上,老年人应尽量先行保守疗法,如对食物细嚼慢咽,餐后采取俯卧位,平时多做吞咽和咳嗽动作,适当转动头部、颈部,对囊肿处加压以利内容排出。若有炎症,可饮用含有抗生素的药水冲洗憩室。如果保守治疗实在无效,可酌情行内镜下修补憩室囊,或内翻缝合,或囊袋切除,或外科手术处理。

2. 食管中部憩室

发生较少。常位于食管右前壁及前壁,多系真性牵拉性憩室。大部分由食管外炎症牵拉形成。一般开口较大,故潴留症状少。少数有吞咽困难、食物反流,偶有炎症甚至穿孔。食管 X 线钡剂即可确诊。若无症状不必处理,若有炎症可食流质饮食,用制酸剂、胃肠动力药及抗生素药液治疗。

3. 膈上食管憩室

此型少见,与食管功能障碍及食管内压增加有关。多位于食管下段 5~10cm 后壁,一般 1~3cm 大小。症状为有未消化之食物反流,吞咽困难或胸痛,改变姿势可缓解症状。诊断靠 X 线食管造影即可发现,可见憩室有大小变化,内镜检查应慎重。治疗上若无症状可不处理。平时应纠正食管功能障碍;采取体位以利排空。症状重,不易纠正且疑有恶变者可行手术。

4. 弥漫性食管壁内假憩室

是老年人多见的一种食管全程或部分存在的多个小憩室，可能是继发感染的食管黏液腺扩大膨出所形成的窄孔与食管相通。症状有轻及中度吞咽困难。食管钡剂造影可见烧瓶样小憩室 1～3mm 大小，多数伴有食管狭窄。内镜检查意义不大，少数可见憩室开口，食管其他处可见炎症存在，涂片检查可发现念珠菌感染。治疗应纠正食管运动障碍，控制食管反流，治疗念珠菌感染，处理食管狭窄。

二、胃憩室

胃憩室并不多见，其检出率占常规胃肠 X 线钡剂造影的 0.04% 左右，以中年及老年为多见。表现为胃壁的局限性囊状或袋状扩张。可分为先天性及获得性两种。后者又分为内压性和牵引性。内压性胃憩室系胃内压长期增高引致胃壁薄弱处向外突出。牵引性胃憩室为胃外器官病灶粘连、瘢痕收缩、牵拉产生。

一般胃憩室是指全层膨出的真憩室，而仅有浆膜或黏膜继发于溃疡、炎症、肿瘤、手术引起的袋状改变者为假憩室。

胃憩室多为单发。75% 位于贲门下后壁侧，该处解剖上纵行肌少，且胃左动脉分支在此进入胃壁，后壁又没有腹膜的覆盖，系一薄弱区域；当食物进入胃腔、咳嗽、呕吐及老年人便秘排便用力过度时，该处承受过分的压力冲击而容易从此向外突出。

多数胃憩室患者并无症状，或仅有上腹胀满，下胸烧灼及疼痛，尤以餐后仰卧易出现。改变体位可缓解。偶有憩室潴留，并发出血、穿孔甚或癌变。

诊断主要依靠胃肠钡剂造影。表现孤立囊性或袋状向外突出处，有黏膜伸入其中。若要排除上述并发症可用胃镜检查。

若无症状可不必处理。有症状而无并发症者，内科用限制饮食、服制酸剂、体位引流等治疗即可。内科治疗无效或有并发症者，可考虑外科手术治疗。

三、十二指肠憩室

本病发病率在胃肠道憩室中仅次于结肠憩室，居第二位，随年龄增长发病逐渐增多。真性十二指肠憩室最常见部位为十二指肠降部中段内侧乏特氏壶腹附近。此处有胆总管、胰管、血管进入十二指肠壁，缺乏肌层，长期内压增加后出现囊性膨出。假性憩室多发生在十二指肠球部，系溃疡病的黏膜瘢痕牵拉所形成的憩室改变。

临床上憩室多无症状，只是在胃肠 X 线钡剂检查时意外发现，内镜检查往往是在做逆行胰胆管造影时看到，普通胃镜检查一般都看不到那么深，且因系直视镜而少发现。少数患者反复发作慢性中上腹或右上腹痛及嗳气。极少数患者会合并出血及急性穿孔。有的总胆管开口在憩室内，一旦憩室发炎就会发生梗阻性黄疸，称为 Lemmel 综合征。极少数患者可有憩室内结石发生。

诊断主要靠胃肠钡剂或用低张造影检查。若疑憩室引起黄疸及出血则应行十二指肠侧式镜检查同时做逆行胰胆管造影排除胆管梗阻。

若无合并症无需处理；若有憩室炎可行休息、饮食及制酸解痉治疗；必要时加抗生素液口服；避免其潴留可行体位引流治疗。偶可用十二指肠镜导管冲洗内腔并注入抗菌药物治疗。若有大出血，胆管、胰管梗阻或穿孔及非手术治疗无效者，可考虑手术治疗法。

四、结肠憩室

结肠是胃肠道憩室最多见的部位。本病在西方国家的发病率大大高于东方及非洲。西方 60 岁以上的老年人中约 1/3 有本病，而 80 岁以上人中占 1/2，说明是一种随年龄增长而增多的老年常见病。我国的发病率不但远远低于欧美，也低于邻国日本。

结肠憩室好发于乙状结肠，其他部位次之，直肠常不受累。单发与多发，大小与数目都不定。

1. 发病原因

首先考虑解剖因素。因为憩室多发生在结肠环肌层的薄弱处,即血管通过的肠系膜两侧及肠系膜对侧结肠带的系膜侧。该处的结肠带往往增厚,在运动亢进及经常处于高压的结肠内更显出外结肠带处的薄弱而易于突出。因为没有肌层的疝出,结肠憩室可以说是一种假憩室。

引发因素有肠运动功能紊乱,尤其在进食精细少渣食物的西方人及老年人,其结肠肠段容易形成持久的节段收缩,肠腔压力增高,上述薄弱处易于膨出。此外,便秘的患者用力排便,使肠内压增高,也是诱发因素之一。

2. 临床表现

一般并无明显症状,有时可出现便秘及腹泻,偶有左下腹钝痛或绞痛。在引起乙状结肠痉挛时可触及肠索并有压痛。

3. 并发症

结肠憩室的并发症主要是憩室炎及憩室出血。占结肠憩室的10% ~20%,有的会产生比较严重的后果,甚至致命的危险。

憩室炎实际上是憩室内壁穿孔造成的感染,引起结肠壁、肠系膜及邻近器官的蜂窝织炎症。若控制不当,可从不易用肉眼看到的病变到小脓肿,进而形成弥漫性腹膜炎,甚至憩室破裂形成粪性腹膜炎。炎性脓肿破裂形成瘘孔时其内压减低而症状减轻。按照上述发展,患者可有急性腹痛、恶心、呕吐、腹部压痛及包块。炎症范围广泛,程度严重者腹痛明显,并有高热。有的有脓血症或肠梗阻症状。

结肠憩室出血并不罕见,主要是憩室内的小动脉随增大的憩室伸张受损破裂而出血,表现暗红或鲜红的血便。10% ~20%的出血不会自行停止,有的出血量会很大,会产生失血的全身症状甚至休克。老年人多有动脉硬化出血较难控制,有人没有其他征兆而以出血为首发症状,值得注意。

4. 诊断

无急症、并发症者以钡灌肠诊断。其形态为向肠腔外突出的1 ~2cm的囊样突出影,颈较窄,不易排空。有的仅见结肠有毛刺状及锯齿状边缘。若要排除结肠癌、炎症性肠病或憩室出血则做结肠镜检查。并发结肠憩室炎除临床症状外,腹部X线平片有时可看到较大脓腔内有液平面;肠梗阻时有近端结肠扩张。CT检查比钡剂灌肠安全,还可鉴别许多有关内、外科和妇科疾病。急性憩室炎禁忌用结肠镜检查。憩室出血可在5% ~15%的结肠憩室患者中发生,对此应予警惕,钡剂灌肠没有多大用处;核素扫描对出血定位有帮助;血管造影对不间断出血患者可以运用;急性出血可以酌情进行结肠及直肠镜检查,对鉴别炎症性结肠病、肿瘤及缺血性肠病有益。

5. 治疗

对一般结肠憩室无需特殊治疗,主要为防止并发症保持通便,多食粗粮、蔬菜、水果,增加便量,保持软便,不要过度用力排便,防止结肠压力过高、憩室增大。对于结肠憩室炎者进少渣食物、补液、服解痉药及肠道抗菌药物。病情较重者除禁食、补液还要用广谱抗生素,2 ~3d仍不缓解者应做腹部CT检查。必要时行剖腹探查,在手术台上做结肠灌洗并结肠切除。对有病变周围或盆腔大脓肿者行引流,切除穿孔的肠段和末端造口。憩室炎引起的多数为不全肠梗阻,先以非手术治疗,然后酌情肠段切除一期吻合。结肠憩室合并出血的治疗,对老年人来说,首先要考虑对心、脑、肾等主要脏器缺血性损害的防治。要停用抗凝药,给予支持疗法,补充血容量,纠正失血性贫血和凝血功能障碍。病情稳定后进一步做内镜检查及治疗,应严防引起穿孔的危险。是否应用介入治疗要依患者情况而定。上述处理无效,出血部位明确可行急症手术治疗,争取切除病变肠段一期愈合。对出血部位尚不明确的,不宜盲目切除结肠肠段。

(李学甫)

参考文献

潘天鹏,石津生. 现代系统老年医学(M),北京:科学出版社,1998:358 -260

第七节　肠道炎症性疾病

老年人体质逐渐衰退，消化、吸收、分泌以及免疫功能等均较中青年人差，抵抗外界侵袭的能力大为降低，对各种异常刺激的反映差异大，对药物的吸收、分布、代谢和排泄也不稳定，用药后容易出现各种各样的毒副作用。因此，各种各样的病因在大肠引起的炎性病症表现也是多种多样。

一、炎症性肠病

炎症性肠病主要是指溃疡性结肠炎和Crohn病两者为主的一组以结肠为主或波及结肠的炎性病变。本病在各年龄段都可发生，以年轻人发病为多。但老年人发病有其不典型性，而且克隆病的第二次发病高峰往往在晚年。

（一）溃疡性结肠炎

1. 病因及病理

溃疡性结肠炎的病因尚不十分清楚，可能与感染、自身免疫、精神因素及血管营养障碍有关。病理改变见从直肠开始向上涉及乙状结肠、降结肠及全结肠黏膜充血、水肿、变脆，并见密集小溃疡，或融合成片的较大的不规则溃疡。病变可累及黏膜下层，但较少深达肌层。镜下组织学检查见肠腺隐窝炎性细胞浸润、脓肿形成、组织坏死脱落成为溃疡。修复时肉芽组织增生，纤维瘢痕形成。后期出现炎性息肉。

2. 临床表现

老年人患溃疡性结肠炎往往发病开始时就很重，全身症状多。主要症状有腹痛、腹泻、里急后重、大便带脓血、消化不良等。因此，有营养障碍、贫血和低蛋白血症性水肿等表现。此外可伴有肠道外症状及病变，如关节炎、肝损伤、虹膜炎、脓皮病、结节性红斑、口腔溃疡等。有的患者可出现便秘，多因直肠痉挛引起，或因年轻时患病后引起瘢痕狭窄，阻碍大便的通过而致。

3. 诊断与鉴别诊断

老年人首次发病时常表现为不典型腹泻。病情进展快者，常有排脓血便、发热、脱水等全身症状，经X线钡剂灌肠和结肠镜检查可确诊。但须与以下病症鉴别：

（1）结肠及直肠癌：可经肛门指诊、直肠镜和结肠镜，以及X线钡剂灌肠检查进行鉴别。但要警惕溃疡性结肠炎并发癌变的可能。

（2）缺血性肠炎：在老年人中多见，均有动脉粥样硬化病史，常起病快，有便血，重症者伴腹膜炎征象。钡灌肠检查在有充血水肿病变部位示“拇指痕征”。多数缺血性肠炎有自限性，一般数日至数周内可望好转，而溃疡性结肠炎常恢复缓慢，病程迁延。

（3）Crohn病：经结肠镜检查见病变呈节段性分布，常累及回肠末端，表现为鹅卵石样改变、裂隙状溃疡及肠腔狭窄。病理检查示病变较深、有肉芽增生及淋巴球聚集等可资鉴别。

4. 治疗

（1）一般治疗：急性和病情严重的患者需卧床。饮食应进富于营养、容易吸收、少纤维的食品。注意纠正脱水、电解质紊乱及低蛋白血症。必要时给予肠道外高营养治疗。

（2）药物：首选柳氮磺吡啶（SASP），发作期每日4～6g，分4次服；数周后病情好转时，改为每日2～3g；持续服数月或数年。为防止SASP中磺胺成分对人体的损害，人们选用其中对炎症性肠病起主要作用的5－氨基水杨酸（5－ASA）制剂进行治疗，为避免5－ASA过早在小肠吸收，又对其剂型加以改造，新制剂有：颇德斯安、沙尔福、艾迪莎、巴柳氮、奥柳氮等。这样让5－ASA尽量接近结肠缓慢释放出来，充分地发挥其治疗作用。对远端（脾曲以下）结肠也可以用它进行局部灌肠和栓剂治疗。

对病变广泛及病情严重者，可口服肾上腺

皮质激素或静脉滴注治疗。对急性暴发性患者宜先给皮质激素或环胞素静脉注射，另外加用广谱抗生素治疗。

由于本病是一种炎症免疫反应性疾病，可以用免疫抑制剂如硫唑嘌呤、氨甲嘌呤、环胞素等治疗。

又由于许多细胞因子参与炎症性肠病的发病，因此，近来研究和使用了细胞因子单抗和重组细胞因子对 IBD 的治疗，如英夫利昔单抗(infliximab)、IL－10 和抗 ICAM 反义寡核苷酸等治疗都有良好的前景。

(3)手术治疗：当非手术治疗无效，并出现严重并发症，如穿孔、癌变、机械性肠梗阻、急性肠扩张和不能控制的大出血等，可有选择地做外科手术治疗。对手术适应证应严格掌握，因此类患者的低蛋白血症、电解质紊乱和全身衰竭等可增加手术死亡率，以及术后伤口愈合困难等。

(二)Crohn 病

Crohn 病节段地累及胃肠道的任何部位，但以回肠末端及结肠为多见(占 65%)。本病虽以青年人多见，但在老年往往有第二次发病高峰的出现。在我国的发病远较欧美国家少见，但近年报道有增多趋势。

1. 病因

Crohn 病的病因尚不清楚。可能与遗传、感染和免疫缺陷等有关。

2. 病理

病理检查见受累节段肠壁呈透壁性浸润，肉芽肿性炎症，大量淋巴细胞聚集；淋巴管扩张及阻塞，导致肠壁水肿；黏膜呈铺路石样隆起及纵隙样溃疡，常发生瘘孔。镜下特点是非干酪性肉芽肿。

3. 临床表现

临床多为慢性起病，少数呈急性或亚急性发病。

(1)消化系统症状：多有腹痛。结肠受累时腹泻呈黏液及脓血便，甚至便血。因肠粘连和脓肿而形成腹部包块。直肠及肛门受侵时，可有肛旁及直肠脓肿和瘘孔。

(2)全身症状：有发热、消瘦、贫血、关节炎、脉管炎及虹膜炎等表现。

4. 诊断与鉴别诊断

根据临床症状，结合 X 线钡剂检查见典型的节段性铺路石样改变和纵行溃疡及肠瘘；结肠镜检查，初始见结肠及回肠末端有大小不等溃疡，周围发红，以后发展成纵行或裂隙样溃疡，周围呈鹅卵石样，伴水肿、充血、狭窄及息肉改变，可确诊为 Crohn 病。根据 Crohn 的病变呈节段性分布，直肠受累少见，易成瘘管，病理上系全壁性炎症并肉芽形成等，以此可与溃疡性结肠炎鉴别。此外，老年人 Crohn 病尚需要与缺血性肠炎、结肠憩室炎、急性阑尾炎和结肠癌鉴别。

5. 治疗

Crohn 病的治疗原则与溃疡性结肠炎相似。但对有肠梗阻、脓肿及瘘管形成者不宜用肾上腺皮质激素。早期 Crohn 病可手术或术后用放射治疗，可有一定疗效。对腹腔脓肿、内瘘、肠梗阻、消化道出血内科治疗无效者，可考虑手术治疗。但手术后复发率高，手术后 10 年复发率约 50%，15 年复发率达 75%。

6. 预后

Crohn 病一般在老年人中发病轻、术后复发少，如支持治疗和并发症处理得当，预后较好。

二、缺血性大肠炎

缺血性大肠炎是指供应大肠的血管有阻塞性病变，造成血液灌注不足，大肠壁缺血，也可并发细菌感染而形成大肠炎症。随着纤维结肠镜检查、X 线介入诊疗技术及病理检查的进展，缺血性大肠炎的被发现逐渐增多。据调查 70 岁以上老年人患结肠炎者，其中约 90% 以上属缺血性大肠炎。

1. 病因及病理

缺血性大肠炎的病因主要是各种原因引起的动脉灌注受阻和静脉回流障碍所致。因此在解剖上血液供应较少的肠系膜上、下动脉交界的结肠脾曲，以及肠系膜下动脉供应最远端的直肠、乙状结肠等处容易发病，即左半结肠缺血性结肠炎多见。肠段供血受阻后，肠壁缺血、缺氧，导致局部水肿、充血、出血，严重时坏死、穿孔。多数患者的发病有其自限性，一旦侧支循环建立，坏死处在数日或数周内可望愈合，可后遗瘢痕或狭窄。

2. **临床表现**

缺血性大肠炎表现为突发性腹部绞痛，初发时部位不固定，以后局限在左或左下腹；此外，有发热、恶心、呕吐、腹泻；大便呈黏液脓血样，或暗红色血便。查体左或左下腹有压痛，可触及肠索；若有肌紧张及反跳痛，应考虑存在肠梗阻或肠穿孔。

3. **诊断**

对有动脉硬化、高血压的老年人，突然发生腹部绞痛、便血等应考虑缺血性大肠炎的可能。化验血白细胞增加。X线腹部平片有肠梗阻征象。钡剂灌肠检查示“拇指压痕征”（黏膜下水肿、出血造成钡剂充盈不良）和黏膜浅表性小溃疡。纤维结肠镜检查见病变区有蓝黑色黏膜炎性坏死，多发性大小不等的浅表溃疡；后期有息肉样肉芽组织及狭窄。活组织检查示水肿、充血、上皮破坏及隐窝脓肿。慢性期见纤维结缔组织增生等非特异性炎症改变。

4. **治疗**

主要是积极支持治疗。首先是消除动脉收缩狭窄导致内脏缺血的原因。可用扩张血管药物。同时注意纠正水、电解质紊乱，给广谱抗生素控制细菌感染。如因坏疽、穿孔造成腹膜炎及深溃疡以至大出血，可考虑手术治疗。

5. **预后**

老年人患缺血性大肠炎者多数在发病后第4周可痊愈，少数患者反复发作则导致肠狭窄。若并发肠坏疽、穿孔及肠梗阻者预后差，病死率高。

三、伪膜性肠炎

伪膜性肠炎是一种急性纤维素性肠炎。多因患者肠腔内菌群失调时，造成一种难辨梭状芽胞杆菌（Colestridium difficile）过度繁殖，产生大量毒素损伤结肠黏膜而致病。

1. **病因及病理**

老年人因体质弱、全身病多、免疫功能低下，或因使用广谱抗生素，极易造成肠腔内的菌群失调。一旦正常肠道中细菌与细菌之间、细菌与人体之间的平衡失调，正常细胞减少，而梭状芽胞杆菌过度生长，导致产生A和B两种毒素，并与菌体互相协同造成肠黏膜被破坏，渗出炎细胞、纤维素和黏液蛋白而形成伪膜。同时造成肠道渗透性增加和平滑肌功能紊乱，产生临床的腹泻。病理改变修复一般6～10d。

2. **临床表现**

伪膜性肠炎多发生在连续使用抗生素5～10d时，表现为轻重不一的腹泻。轻者日便2～3次，重者为水样或血样便，便中飘有伪膜样物。尚可伴有发热、恶心、呕吐及腹痛。腹痛重者近似急腹症。重症患者有脱水、电解质紊乱、休克及肾功能衰竭。

3. **诊断**

老年人或手术后患者用广谱抗生素后突然腹泻，应考虑伪膜性肠炎的可能。肠镜检查可见直肠、结肠充血、水肿，黏膜表面有黄白色或黄绿色伪膜，可呈管型样，伪膜下组织凹陷、出血及溃疡。大便培养出梭状芽胞杆菌致病菌。粪滤液可查出难辨梭状芽胞杆菌毒素。

4. **治疗**

（1）一般原则：及早停用抗生素，加强支持疗法，纠正水、电解质失衡。

（2）扶植肠道正常菌群：可给乳酶生、谷氨酸、维生素及含双歧杆菌、粪链球菌等的制剂。

（3）抗生素：万古霉素250mg，4次/d。也可选用甲硝唑、杆菌肽及磺胺类药。

（4）中和细菌毒素：用污泥梭状芽胞杆菌抗毒素5万U，2次/d静点或考来烯胺4g，4次/d，口服，用以吸附细菌毒素（勿与万古霉素合用，防其活性降低）。

（5）手术治疗：有肠穿孔、中毒性巨结肠时，可考虑外科治疗。

5. **预后**

老年人患伪膜性肠炎者预后较差。若不及

时处理和不停止使用原抗生素，病死率达20%。

四、金黄色葡萄球菌性结肠炎

1. 病因

金黄色葡萄球菌性结肠炎也是与应用抗生素有关的一种急性结肠炎。金黄色葡萄球菌对很多抗菌药物有抵抗。因此，一旦持续长时间地使用抗生素后，当其他细菌受到抑制时，金黄色葡萄球菌即过度繁殖而致病。老年人及儿童更易患本病。

2. 临床表现

患金黄色葡萄球菌性肠炎主要症状是腹泻，尚可有恶心、呕吐、腹痛，及发热、乏力等全身症状。一般停用广谱抗生素后症状即消失。重症者大便呈水样，并有脱水、电解质紊乱及休克。

3. 诊断

依据病史，结合粪便涂片检查发现菌相失调，见大量革兰阳性球菌，培养出凝固酶阳性的金黄色葡萄球菌生长，可确诊。

4. 治疗和预后

主要是立即停用原来的抗生素，加强支持治疗，纠正水、电解质紊乱。服用扶植被抑制的细菌的药物，如乳酶生、谷氨酸及维生素。也可用抑制金黄色葡萄球菌的药物，如红霉素、万古霉素和新霉素等。如发现及时，治疗合理，一般恢复较快，预后较好。

五、真菌性大肠炎

1. 病因及病理

老年人免疫功能低下，受各种疾病的侵犯多，接受各种治疗后引起的不良反应也多。常见的不良反应包括大肠真菌感染。导致老年人大肠真菌性感染的常见诱因有使用广谱抗生素、肾上腺皮质激素、抗肿瘤药物、免疫抑制剂及放射治疗等。最多见的是白色念珠菌感染。病理表现为结肠黏膜充血、渗出、出血、伪膜形成，伪膜下有糜烂存在。

2. 临床表现

真菌性大肠炎的主要症状是腹泻，粪便稀软，可有脓血、黏液。伴真菌性食管炎时，有胸部不适、吞咽不畅。伴真菌性口腔炎时，口腔黏膜有凝乳块样物附着，局部疼痛。肛门及直肠受侵时，表现瘙痒下坠感。少数患者的病原菌为放射菌，结肠受累后可向邻近部位穿透而形成瘘管。真菌性肠炎病死率可达40%～50%。

3. 诊断

诊断依据化验及肠镜检查，在伪膜渗出物中找到真菌菌丝及芽胞。若在瘘孔分泌物中发现“硫磺色颗粒”，经染色见放线菌，诊断可确立。

4. 治疗

首先停用导致真菌性大肠炎的原治疗药物。可用以下抗真菌药物：

(1)酮康唑，口服，200mg，1次/d。

(2)两性霉素B静脉滴注，1次/d。从小剂量开始，0.1～0.25mg/(kg·d)，渐增至1mg/(kg·d)。

(3)制霉菌素，口服50～100万U，3～4次/d，用7～10d，或用200万U，溶于50～100ml盐水中做保留灌肠。

(4)放线菌性肠炎，用青霉素肌内注射。

六、放射性直肠结肠炎

1. 病因

由于老年人患恶性肿瘤机会多，接受放射治疗机会也多，对腹腔及盆腔肿瘤进行放射治疗后引起直肠、结肠损伤的就常见。如老年妇科肿瘤、男性前列腺癌，以及肾癌、膀胱癌、直肠癌等在放射治疗后可造成对结肠、直肠的急慢性放射性损伤。各段消化道组织对放射线损伤的敏感性有一定差异。对结肠和直肠以45～55Gy(4 500～5 500rad)的照射量仅1%～5%的患者可致慢性放射性损伤；而接受65～80Gy(6 500～8 000rad)时，慢性损伤可增至25%～50%。说明放射量与损伤程度存在密切关系。由于乙状结肠和直肠在解剖上位置相对固定，与盆腔照射时的距离也较近，造成损伤的机会也较多。

2. 临床表现

(1)急性放射性损伤:主要是放射线对增生的上皮细胞的直接损伤。当接受大于4Gy(400rad)有75%的患者在最初几周有腹泻、里急后重、腹痛;少数人有低热、恶心、呕吐及直肠出血。用解痉药及止泻药后,症状可好转。内镜检查肠道示非特异性炎症改变,如水肿、血管纹理不清及糜烂等;有半数患者的黏膜正常。组织学检查示嗜酸性细胞浸润、隐窝脓肿等改变。一般1个月左右可完全恢复。

(2)慢性放射性损伤:急性损伤进一步发展,演变至慢性损伤需6～18周。主要病变有血管内皮细胞肿胀,内膜下泡样细胞集聚,血管闭塞,组织缺血,黏膜糜烂及溃疡。若瘢痕形成可导致肠腔狭窄,溃疡增重可形成瘘管,以至造成肠梗阻及腹膜炎。临床上慢性放射损伤最多见的是直肠炎,占直肠放疗患者的10%～64%。盆腔肿瘤放疗后,2%～10%有直肠前壁散在溃疡,1%～4%有直肠狭窄,约3%有直肠阴道瘘。患者临床症状各异,可有反复便血,或大便习惯改变,或肛门直肠疼痛。发生肠狭窄多位于直肠乙状结肠处,可造成部分或完全性肠梗阻。

3. 诊断

有盆腔及腹部放射治疗史,出现直肠及结肠症状,应考虑放射性直肠结肠炎。肛门指诊检查有触痛,肠壁变厚,指套染血,并见瘘管。X线钡剂灌肠可见肠黏膜锯齿样不规则改变,肠僵硬、狭窄及瘘孔结肠镜检查见黏膜充血、水肿、毛细血管扩张、溃疡、出血,肠腔增厚、变硬、狭窄及瘘管。

4. 治疗

急性放射性损伤时应注意休息,进易消化、无刺激性食品,腹泻重时,补液,服解痉药和止泻药。疼痛时肛门内放置止痛栓剂。全身及局部可用肾上腺皮质激素和放射线保护剂(自由基清除剂、巯基化合物),前列腺素合成抑制剂等治疗。对慢性放射性损伤有便血者用止血药灌肠,或用含去甲基肾上腺素之生理盐水灌肠,或直视下压迫止血。出血严重而非手术治疗无效时,可考虑手术治疗。但切忌烧灼止血,否则出血会更严重。α_2巨球蛋白是一种抑制血浆激肽释放酶制剂,能减少毛细血管渗透性,并可与多种蛋白水解酶结合,从而保护肠壁的被损伤。用法:3ml肌内注射,1次/d,1～2周后改隔日1次肌内注射3ml,持续2个月为1个疗程。

5. 预后

老年人放射性损伤后,恢复缓慢。若无严重并发症,原发肿瘤又相对稳定,可望数月至1～2年痊愈。否则预后差、病死率高。

(李学甫)

参考文献

潘天鹏,石津生. 现代系统老年医学(M). 北京:科学出版社,1998:361－367

第八节　老年人便秘

人体进食后,食物经消化吸收后,剩下的残遗物再经结肠吸收水分进入直肠储存,造成直肠扩张、受压,到达一定阈值后产生便意。人体经过一系列的反射性及随意性动作将大便排出体外,这就是排便的生理过程。由疾病造成的或功能性的排便延迟称为便秘。由于各种原因,老年人容易产生便秘,且随年龄的增加而加重。

一、便秘的定义

凡粪便排出困难、排便次数减少(2～3d以上排便一次)且粪便坚硬、便量减少、便后无舒畅感的,称之为便秘。若无上述不适感觉,平时习惯就是2～3d排便一次的不能称为便秘。

二、排便的生理与病理

1. 大便的形成

食物经过消化道的一系列消化、吸收后到达结肠，绝大部分水分为结肠吸收，剩下的粪便成分缓慢地、长时间地被结肠所阻滞，又被强烈地推向下方，此即结肠的节段性收缩和集团运动，后者才是真正产生排便的运动，而前者则是一种“瓦叠样收缩”，往往抑制下行运动。每日数次的进食后的胃结肠反射就是集团运动的启动原因。

2. 排便动作

粪便在每日 3～4 次的集团运动时推动直肠形成压力，产生便意一般在早餐前后比较明显。因此，一般人有在这时排便的习惯。当直肠内压达到一定阈值时冲动传至腰骶脊髓低级中枢及大脑皮质，反射性地产生随意的与不随意的排便动作。首先，当到达直肠壶腹部位的粪便增加时，其容量压力达到一定阈值后，肛门内括约肌反射性地松弛，肛门外括约肌及耻骨直肠肌群收缩，这是自主排便的准备。当直肠容量压更高时，肛门内括约肌完全松弛，而肛门外括约肌及耻骨直肠肌群反射性地达到完全抑制的程度。这时腹肌及膈肌有意识地收缩，腹内压力增高，迫使粪便通过消失的肛管直肠角和提肛肌下降后的肛管。然后直肠壶腹排空，肛门外括约肌的收缩将肛管内残余粪便排净。各种肌肉恢复到排便前的状态，从而结束排便动作。

3. 排便功能障碍与便秘

对老年人便秘应首先排除器质性肠腔阻塞造成的大便排出困难。至于全身疾病、药物影响及其他器官疾病伴随的一时性排便困难症状，实际上主要是一种功能障碍性疾病。

经各种检查证明，老年人的结肠运动功能随年龄增加而减弱，排空时间延长，集团运动不足以产生明显的便意，而节段收缩又使粪便在结肠原地阻滞不前，造成水分大量吸收，粪便坚硬，排出自然困难。

老年人的直肠敏感度降低，其对粪便容积压力的感受阈值又高，因此刺激达不到明显感受程度而很容易错过便意时间。经测压研究发现，老年人便秘病的排便动作与正常人不一样，表现为其屏障压增高，直肠、肛门内括约肌净增压低，再加上腹肌及盆底肌群的收缩力低下，作用于粪便使其向下的压力不足以超过对抗粪便排出的括约肌压力，此矛盾造成了大便迟迟不能排出。

排便是一种自主与反射性相结合的排出粪便的生理过程，二者的协调，大脑的控制起着十分重要的作用。有的患者因工作的繁忙，经常错过定时排便的时间，没有养成定时大便的习惯。有的患者又过分强调按时大便，甚至随便服用泻药，造成结肠内容过度排空，下次产生便意的内容物减少，直肠的感应也相应降低。

有的患者由于大便时间较长，或便时看书报，造成注意力分散，便意久久不浓，排便时间越来越长，则便秘自然越来越重。

对老年人便秘的病机，中医认为是老年阴虚，气血亏损，肠燥者较多，阳气不足，传导失调。也有的认为“大便秘结，肾病也”，因肾主五液，开窍于二阴，而老年多肾虚，故其温煦无权，不能蒸发津液，温润肠道，阴凉内结，糟粕不行，凝集而秘结。

三、便秘的病因

老年性便秘主要是功能性的、习惯性的。为了对便秘的原因有全面的认识，诊断不致疏漏，以及为诊治时有所取舍。便秘的原因可分为：

1. 功能性便秘

（1）精神及心理学因素：精神情绪过于紧张或抑郁，生活规律被打乱，工作秩序及应激状态的变化都会抑制排便反射的出现，或使已出现的便意消失。老年抑郁症和老年痴呆则更使大脑皮质对排便的控制失调，导致粪便在直肠存留而无法排出。

（2）结肠功能紊乱：主要是结肠呈痉挛状态，在高位上的节段性运动抑制了粪便下排，此时直肠往往空虚。在肠易激综合征的患者中出现痉挛性便秘，即属结肠功能紊乱所致。

(3)饮食因素：胃肠道内容过少、食物过精，使胃肠道得不到有效的刺激，排空减慢，不能形成强烈的集团运动，直肠的便意冲动减弱。长久以往，粪便中的水分被吸收多，粪便坚硬成团，更不易排出。

(4)药物影响：制酸剂、抗胆碱能剂、神经节阻断剂、镇静药、抗抑郁药物及鸦片类药物都可导致结肠平滑肌功能失调，而造成便秘。最近发现钙通道阻滞剂对结肠平滑肌的抑制也不可忽视，因为许多老年人因害怕冠心病而频繁地、过多地使用此类药物导致顽固性便秘。

2. 器质性便秘

(1)胃肠道梗阻：食物等内容不能通过有病的梗阻的胃肠道，滞留在梗阻的前方，形成便秘。其多见有良、恶性肿瘤、憩室炎、肉芽肿、肠粘连等。

(2)肛门性疾病：如肛裂、痔疮发炎、肛旁脓肿，因惧怕排便时疼痛而抑制排便，久而久之造成便秘。

(3)全身性疾病：老年身体衰弱及慢性心脑肺部疾病、肿瘤消耗等造成腹肌及膈肌软弱，排便动作无力或不敢用力，导致便秘。此外，甲状腺功能低下、糖尿病神经病变、卟啉病、多发性神经炎、全身感染中毒、高血钙、低血钾等均可引起肠道平滑肌功能异常，造成大便秘结。

(4)直肠前突：裴雄等报道对69例老年便秘患者进行排粪造影检查，发现33例有不同程度的直肠前突，其中女性30例，多为经产妇。

四、临床表现及分类

1. 临床征象

便秘的局部症状是肛门坠胀、疼痛、排便困难，有时排出少许干球状粪块，但仍有排不尽感，有时左下腹痛、腹胀。

全身症状有头晕、头痛、乏力、食欲不振、焦虑、心烦意乱和坐卧不安。

查体见左下腹有滑动性较大的肠索，甚至可及硬韧的粪块，按压可将其分解。肛门指诊可发现有否肛门狭窄、肿物、痔疮，直肠有无粪块存留，肛门收缩及舒张运动是否异常。

2. 分类

临床上对老年人便秘有各种分类方法、病因上分原发性及继发性便秘。病程上分一时性、急性及慢性便秘。病理分功能性和器质性便秘。从病理生理及治疗角度则可分为成弛缓型、痉挛型和直肠型。

(1)迟缓型：由于肠壁神经的兴奋性低下，肠张力减弱，肠内容通过缓慢，集团运动达不到驱赶大量粪便到直肠引起便意的程度，久之粪便硬结，排出困难，往往需要服泻药及灌肠排便。此型便秘为数甚多。

(2)痉挛型：此型患者神经型较敏感，交感神经兴奋，肠道呈痉挛性收缩，粪便呈圆球状，到达直肠时缓冲了排便动作的压力，无法将其推出体外。

(3)直肠型：老年人牵张感受反应低下，粪便不易使其产生排便反射，便排不出，久之硬结更甚，造成恶性循环；若有直肠狭窄及梗阻，则排出更难。

五、便秘可能引起的并发症

1. 心脑血管意外

便秘患者往往需要动员全身的力量来排出大便，这对患有高血压、动脉硬化、冠心病的老年人是十分不利的，有可能诱发心肌梗死及脑血管意外，甚至猝死。

2. 粪石

特别是在直肠性便秘的患者，粪便长期存于直肠，形成坚硬的粪石团块，排出十分困难，难以清除，甚至要用器械将其捣碎或手术取出。此类粪石应注意与肠腔的肿瘤相鉴别。一般肛诊、直肠及乙状结肠镜都可区别。

3. 粪性溃疡

多系粪石等刺激，造成黏膜损伤所致。也有部分患者与结肠血运不良有关。

4. 伴有腹泻的便失禁

患者在便秘粪块阻塞的上方，肠内容被微生物分解、液化，然后绕过坚硬的粪块下行至直肠。因老年人便意阈值高，括约肌功能低下，对下行的液体失去敏感及控制，造成其外溢。

5. 尿潴留

老年男性患便秘，其直肠内容对肥大的前列腺的压迫造成尿意频频和尿排出困难，久之膀胱容量增大，逼尿肌无力，形成尿潴留。

6. 直肠脱垂

由于排便费力，肛门括约肌功能失调，便秘患者的直肠部分或全部黏膜容易脱出肛门外，对于原来就有脱垂的患者更容易发生或加重。

六、诊断及鉴别诊断

1. 病史及查体

对老年人便秘应认真询问病史和查体。注意排除消化道出血、肿瘤、肉芽肿、肠套叠等器质性疾病，若触及可分开及推移消失的团块就可考虑粪块的存留。直肠指诊对老年人便秘是必不可少的步骤，以排除直肠癌、炎症狭窄、肠外肿瘤压迫等病症。

2. 肠镜检查

从肛门镜、直肠镜及乙状结肠镜到纤维结肠镜检查都应酌情使用。以确定结肠及直肠引起的继发于器质性病变的便秘。

3. 钡餐及钡剂灌肠检查

在无禁忌情况下，在了解有无器质性改变的基础上钡剂检查可观察胃肠道各段的排空情况。钡剂灌肠则观察结肠病变更细致，更清楚。

除上述诊断措施外，对全身性及其他系统疾病或药物不良反应引起的便秘也应进行鉴别，如铅中毒、血卟啉病、急性腹膜炎、甲状腺功能减退、甲状旁腺功能亢进引起的高血钙，癌症晚期体质衰弱等引起的便秘。

七、治疗

对器质性病变引起的继发性便秘，首先解除病变原因，便秘自然迎刃而解。对一时性便秘，可以用生理盐水、开塞露、甘油栓等灌肠或肛门塞入即可解除。

功能性便秘是老年人便秘主要形式。首先要从心理上解除其恐惧与疑虑。不要过于强调每日必便的规律；对于大便提前、错后 1 ~ 2d 也属正常。不要滥用泻药，要使老年人了解泻药会造成结肠排空异常，从而造成便意的改变，直肠容积压力阈值提高，不利于正常排便。此外，每逢大便前产生一种担忧的心情，将会分散生理排便动作而造成排便困难。只有克服这些不良习惯和情绪，就能慢慢建立良好的大便习惯。

对于饮食与便秘的关系也需要给以注意。只有一定量的食物残渣才能有足够的大便刺激物，尤其是纤维素的含量更重要。主食中应多食粗粮、杂粮，大米、白面不宜过精；多食副食，如韭菜、芹菜、白菜、菠菜以及水果。由于粪便在结肠久留，水分容易被吸收，加重的粪便的干结，所以应多喝水，软化粪便以利排出。

1. 滑润性泻药

对于老年便秘较为合适，能软化粪便，滑润肠壁，使大便易于排出。其成分多含油脂。有麻仁润肠丸，系中药大麻仁等制成，口服 6 ~ 9g。此外液状石蜡，晚睡前口服 20 ~ 30ml，肛门括约肌松弛者注意防止污染内裤。

2. 容积性泻药

包括不易被肠壁吸收的盐类，容易吸水的亲水胶体及纤维素类，它们在肠内形成高渗及膨化状态，刺激肠蠕动，产生便意而排便。药物有硫酸镁，晨空腹服 5 ~ 20g，并多饮水；氧化镁，每次 1 ~ 3g。此外琼脂类药物每次 4 ~ 6g，甲基纤维素每次 4 ~ 6g，应多饮水，否则反而起止泻药作用。欧车前子系成熟的种子，含大量胶质，每次 5 ~ 15g，服药后 12 ~ 24h 起作用，2 ~ 3d 达最大效应。乳果糖市售有杜密克，起始日量 30 ~ 45ml，维持量 15 ~ 25ml/d。聚乙二醇 4000 市售有福松花粉剂，10g，2 次/d。

3. 刺激性泻药

(1)酚酞：市场商品果导的主要成分含酚酞。每晚睡前服 50 ~ 200mg。泻下作用强，可产生腹痛反应。老年人应慎用，仅在缓泻药无效时使用。

(2)蓖麻油：口服后在十二指肠经脂肪分解酶分解成蓖麻油酸，刺激小肠蠕动，促进排便。对肠壁张力低下者较好。每次 15ml。口感不好，泻下较剧，不宜多用。

(3)大黄：含蒽醌、大黄素、大黄酸、大黄酚等有效成分，刺激大肠黏膜而产生缓泻。睡前0.5～1g，口服，4～8h后产生作用。许多中药复方中常含大黄，便秘者可选用。

(4)番泻叶：系窄叶或尖叶番泻树的干叶，含蒽醌、大黄酸、芦荟素，刺激肠神经丛。一般4～9g开水泡服或冷水煎服。不良反应为腹绞痛，长期使用可致肠肌神经丛神经原的损伤，平时应慎用。

(5)其他：甘油栓肛门纳入刺激直肠引起排便反射，作用缓和。开塞露每次20ml(一支)肛门内注入，含山梨醇及硫酸镁，刺激排便。

4. 湿润性泻剂

本组系非离子型表面活性剂，降低肠腔液体的表面张力，使水分渗入大便，使之软化，易于排出。药物有多库酯钠(辛丁酯黄酸钠)，每日50～200mg，分几次服；还有泊洛沙姆，常用量400～800mg。

5. 促动力药

5－HT4受体激动剂可促进胃肠动力，促进排便。如西沙比利5～10mg每晚睡前一次，替加色罗6mg，2次/d(2007年因其发生心血管缺血事件而撤出市场，同年7月美国FDA批准可用于女性55岁以下没有心血管问题的患者)。红霉素也有促动力作用可以慎用。

6. 生物反馈疗法

用于功能性、排便困难的出口梗阻性便秘在使用容积性或滑润性泻药无效后，用直肠测压的气囊或水囊等器具来训练患者，使之通过条件反射，建立新的有意识活动，纠正失常的病理生理活动，纠正盆底和肛门括约肌的不协调，降低直肠扩张感觉阈值，达到正常排便感觉，从而也改善患者的心理障碍及不适。

7. 中医药治疗

中医认为老年人便秘多为阴虚、肠燥或阳气不足，肠导失调。在辨证的基础上给予养血补气，滋阴补肾，保津液施润导治疗。不宜峻攻以免耗正气。成药有六味地黄丸、补中益气丸、济川煎等。生药有当归、何首乌、白芍、肉苁蓉、生地黄、黑芝麻、火麻仁等。现代中药重用白术，对各种便秘甚为有效(每剂60g)，取其“促进胃肠分泌及蠕动”的作用。

中医用针刺神门、咳肛穴(位于尺泽下2～3cm)或生理盐水耳穴治疗均有一定效果。

(李学甫)

参考文献

潘天鹏，石津生．现代系统老年医学(M)，北京：科学出版社，1998：367－372

第九节　病毒性肝炎

在特异性与非特异性肝炎中危害最广，影响最大者莫过于病毒性肝炎。老年人患病毒性肝炎有其临床特点。

一、病毒性肝炎基础与临床

病毒性肝炎目前有五型：甲型肝炎、乙型肝炎、丙型肝炎(原称肠道外传播的非甲非乙型肝炎)、戊型肝炎(原称肠道传播的非甲非乙型肝炎)、丁型肝炎。这些肝炎中，甲型肝炎及戊型肝炎主要经口传染，有季节性，可暴发流行，不易演变为慢性。而乙、丙、丁型肝炎主要经血液传染，无明显的季节性，多散发，较易演变为慢性。

病理上它们都具有整个肝脏弥漫性受侵，细胞变性，坏死、再生、间质炎症及增生为主的改变。

临床上分为急性肝炎及慢性肝炎。急性肝炎又分黄疸型与无黄疸型；慢性肝炎曾分为慢性迁延型及慢性活动型。1994年在墨西哥坎肯及美国洛衫矶两次国际会议提出新的分类法。新法以病原分类为基础，据病理特点及演变情况，按组织学分级、分期。因为原先分类的慢性迁延型肝炎及慢性活动型肝炎从病理上来讲，二者可以互相转换，而非两种不同的诊断类型。1995年5月北京第六次全国传染病寄生虫病学术会议修定相应的标准。但由于临床检测手段难以在全国各地同时展开，故新的分类标准有待逐步推广。除上述急、慢性肝炎外，还有重症肝炎及淤胆型肝炎。

（一）病理生理

病毒性肝炎可引起以肝细胞为主和不同程度梗阻的黄疸，急、慢性肝性脑病；凝血因子缺乏和弥散性血管内凝血的出血，肝－肾综合征及肾小管坏死引起的急性肾功能不全，门脉高压，血浆白蛋白减低及醛固酮增加引起的腹水。

（二）临床表现

甲型肝炎潜伏期为30d，乙型肝炎为70～80d，丙型肝炎为7周，丁型肝炎为4～20周，戊型肝炎为36d左右。此后出现急性肝炎症状，若病程延长超过6个月或反复发作者转为慢性肝炎。

1. 急性病毒性肝炎

（1）急性无黄疸型肝炎：较多见，轻者无症状，多数有低热、乏力、恶心、呕吐、食欲不振、腹胀、肝区不适或疼痛。查体肝肿大或伴脾肿大。

（2）急性黄疸型肝炎：其经过可分黄疸前期、黄疸期和恢复期。病程2～3个月。黄疸前期有食欲不振、乏力、恶心、厌油、上腹不适，偶有急腹症或血清病样表现。体征不明显。此期约1周。黄疸期出现尿色加深，巩膜及皮肤黄染，皮肤瘙痒，短时间内大便颜色变浅。消化道症状较前明显。查体肝肿大、触痛及叩痛，脾脏轻度肿大。化验有血胆红质增高，尿胆原减少，尿胆红质阳性，血清转氨酶增高。此期持续2～6周，然后转恢复期，黄疸消退，症状减轻，肝功能多转为正常，病理亦好转，此期1个月左右。

2. 慢性肝炎

慢性肝炎可由急性肝炎演变而来，也可能得病隐袭偶因体检或化验肝功时发现。

慢性病毒性肝炎患者的症状轻重差别较大，轻者可被患者所忽视，有的仅有疲乏、倦怠、纳差。重者除上述症状持续存在外，还有肝区痛，腹胀明显，且因患者神经类型不一，症状也有出入。体征则依肝脏大小、质地反映其炎症及纤维化的程度。此外，还不同程度地存在脾大、黄疸、蜘蛛痣、肝掌及其他肝外表现如关节炎、肾炎、皮疹等。

实验室检查中血清学检查是分类及诊断慢性肝炎的重要标志和判断活动度的依据。如血清转氨酶增高的幅度与持续时间可反映活动程度，转氨酶低于100U为轻度活动，100～400U为中度活动，高于400U为高度活动。加上GGT的异常对肝炎活动判定更确切。γ球蛋白升高为早期慢性肝炎；白蛋白降低伴黄疸为肝炎后期；血清透明质酸，及Ⅲ型前胶原增高有助于纤维化的判定。而B超可反映慢性肝炎的严重程度。

3. 重型肝炎

本型肝炎是各种原因引起的急性或亚急性肝坏死。主要是肝细胞坏死、炎症明显而严重，临床上病情重、发展快、肝缩小、肝功能很差。

（1）急性重型肝炎：又称急性暴发型肝炎。初期与一般急性肝炎相似，但发展迅猛，黄疸很快加深，肝脏迅速缩小。表现有明显肝臭，严重的中枢神经症状，如烦躁不安、精神错乱、嗜睡、昏迷、抽搐、扑翼样震颤，甚至有脑水肿及脑疝。还有明显的全身出血症状，肾衰竭、腹水及水肿。化验检查凝血酶原时间延长，血氨增高和其他肝功损害。本病过程短于2～3周。

（2）亚急性重症肝炎：又称亚急性肝坏死。表现为严重乏力，食欲很差，黄疸很深出血倾向明显，有腹水，晚期有精神神经症状，病程约数周至数月。

（3）慢性重型肝炎：与亚急性重型肝炎相似，而更倾向于肝硬化的各项表现，如肝病病容、蜘蛛痣、肝掌、脾大。钡剂有食管静脉曲张。

化验血浆白蛋白降低，白球蛋白比例倒置。预后差。

病毒性肝炎系一种全身性感染性疾病，各脏器均可受损。因此，全身症状也多，从消化道炎症症状到关节症状、皮肤病损、神经炎、肾小球肾炎、结节性动脉炎、心肌炎及血液系统改变，如血小板减少性紫癜、再生障碍性贫血、溶血性贫血等。

二、老年人病毒性肝炎

1. 老年人肝脏的特点

老年人的肝脏与其他脏器一样，随年龄而衰老；重量减轻，血流减少，肝细胞数减少细胞体积增大，微细结构处于高功能状态，因此，可偿的肝细胞数减少。肝组织胶原合成及纤维组织数量增加，肝脏清除功能降低，储备能力及解毒能力低下。加上老年人肝脏再生能力、白蛋白合成能力也低，形成老年人肝炎特点的生理基础。

2. 老年人病毒性肝炎的特点

老年人肝胆系统疾病仅次于呼吸及心血管系统疾病而居发病的第三位。而传染病中则以急性菌痢及病毒性肝炎为最多。老年病毒性肝炎占同期各年龄组的2.9%～11.32%。老年性病毒性肝炎有以下临床特点：

(1)病原学上的特点：

①老年人病毒性肝炎中甲型肝炎者甚少，在急性爆发性流行时仅4%。这与老年人对其免疫力增强有关。有人统计老年人抗HAV抗体阳性率高达93%～99%，而本病的自限性高，故临床病例较少。但也应注意其与乙型肝炎重叠的病例。

②老年人乙型病毒性肝炎HBsAg阳性率低，仅2.3%左右，而抗HBsAg阳性率高。急性乙型肝炎较少，但慢性肝炎中80%为乙肝，其HBV标志物可高达86%左右。

③老年人丁型肝炎的肝组织检出抗原阳性率仅7.6%。其症状轻脾大及腹水者少。合并症少，预后也好。

④重症肝炎中，以非甲非乙型肝炎多，占56%左右。

⑤肝功能检查发现，ALT恢复正常天数在各型肝炎中不等。依次甲型肝炎短于丙型肝炎，后者又短于乙型肝炎(即甲<丙<乙)。

(2)老年人病毒性肝炎的黄疸深，持续时间长，其出现率高达80%～90%。而60%的患者黄疸程度在中等度以上，一般消退时间为46～48d。

(3)病程长也是老年人肝炎的特点，一般持续76～77d，且容易转慢性肝炎及肝硬化，转化的进程也快。

(4)慢性及隐匿性者多：由于老年人免疫功能低下，慢性肝炎后发展肝硬化也多，26.4%～62%(年轻及成年为20%左右)。

(5)重症多，并发症多：重症肝炎可占老年人肝炎的15%～20%，其中81%系首次发病，来势凶险，表现黄疸深，消退慢，腹水多，白蛋白降低明显，凝血酶原时间延长，肝脏缩小者不太多，约13%。并发症包括消化道出血、昏迷、继发感染、电解质紊乱、肾衰竭及呼吸衰竭等。

(6)易误诊：本病黄疸与肝外梗阻性黄疸容易混淆。国内一组430例老年人黄疸的病因分析，其中肝炎占40.3%，远高于肝外肿瘤(13.1%)、肝癌(20.7%)、胆石及胆道感染(22.2%)、其他肝细胞黄疸(3.7%)。对这些病症的鉴别诊断存在一定困难。此外，老年人许多病症不典型，反应低下，夹杂病多，肝炎症状为其他系统疾病所掩盖，故容易误诊。有统计误诊率达6.8%～20%。

(7)预后差、病死率高：由于老年人体质差，伴发病、合并症多(68%～76%)，肝脏本身条件差，重型患者多，故预后差。尤其是重症肝炎及多脏器功能衰竭者病死率高，前者达85%～90%，后者根据受损脏器多寡不等可达33%～100%。预后不良多见于临床征象重者。化验检查表现为，SB≥342mmol/L，胆固醇≤2.59mmol/L，凝血酶原时间>20s。白蛋白≤30g/L为预后不良的标志。

三、老年人病毒性肝炎的治疗

1. **甲型及戊型肝炎**

只要加强护理，注意休息，适当营养，饮食以清淡可口为宜，可望自行恢复。至于初次发作的急性乙型肝炎老人，也基本上按一般肝炎治疗即可，无须特殊处理。急性丁型肝炎转慢率较高，故除注意休息及营养外，酌情给予抗病毒、免疫调节剂及改善和恢复肝功能的药物。

2. **慢性病毒性肝炎**

有转为肝硬化和急性发作的可能，且病程长，病情缠绵不已，必然影响老年患者的恢复及生活活动，因此，治疗上更加强调注意休息、合理营养，保证足够的维生素及蛋白质摄入，限制糖及过高热量的供应。

治疗上可采取抗病毒、免疫调节、保肝、改善肝功能、阻止肝纤维化和肝癌的发生。不论什么方法其长期有效性还是有限的。要根据病情，严密监测肝功和 HBVDNA，HCV RNA 的应答状况，全面衡量其转归。

抗病毒药物治疗中干扰素（interferon，IFN）是使用得比较早的。它在体内复制出抗病毒蛋白 mRNA，抑制病毒的合成还能促进抗体的免疫应答作用。目前用干扰素 a 300 ~ 500 万 U，每周 3 次，皮下或肌内注射，连续 6 ~ 12 个月。现有聚乙二醇干扰素 α－2a 适用普通干扰素无应答者，每周一次使用方便，用量 180μg/次，皮下注射，连续 12 个月。若嫌干扰素有不良反应，可适当减量或缩短疗程。还有用利巴韦林与干扰素联合运用，前者 1 000mg/d，共用 6 个月。

拉米夫定（lamivudine）是核苷类似物，可抑制病毒 DNA 链合成。用于 HBeAg（+），ALT 升高的慢性乙型肝炎，100mg，1/d，连用至少 1 年。要求追随 18 个月 HBV DNA < 20 000U/ml，HBeAg 血清学转换，转氨酶正常可停用。此药比干扰素安全，但病毒对其耐药性较高。有人主张不再适合慢性乙型肝炎一线治疗。

阿德福韦脂（adefovir dipivoxil）是腺苷单磷酸的磷酸盐核苷类似物，可抑制病毒 DNA 的合成。用法是每日 10mg 至少 1 年。对拉米夫定耐药的乙肝病毒也能有效控制。应注意其发生肾功能不全的出现。

恩替卡韦（entecavir）是鸟嘌呤核苷类似物与乙肝病毒竞争抑制多聚酶活性，有很强的抗病毒活性。用法为 0.1mg/d，共 24 周，目前认为优于拉米夫定。

替比夫定（telbivudine，LDT）是不久前被美国 FDA 批准使用的新型左旋核苷类药物，治疗慢性乙肝疗效优于拉米夫定和阿德福韦脂。中国有关专家也曾参加 GLOBE 研究也证实此结果。其用法是替比夫定 600mg/d，连续用 24 ~ 52周。

总之，对慢性肝炎这一重要疾病要在治疗前后全面地对其肝功应答、病毒载量的应答、血清免疫应答、组织学应答等作出判定，以决定其疗效和治疗方法是否改变。

除上述治疗外，中医中药对增强免疫、减轻症状、改善肝功能、阻止肝纤维化的发展，都有较好的经验。

3. **重症肝炎**

老年人的重症肝炎多，预后差。因此，对其治疗应特别重视，除与一般成年人抢救相同外，更要注意以下几点：

（1）提高对重症肝炎发生率高、黄疸深、并发症多、肝细胞再生能力差、变化快、恢复慢、病死率高的认识，提高对此型肝炎的警惕，及早发现，积极抢救。

（2）严格限制蛋白质的摄入，每日不应超过 0.5g/kg 体重，不能进食者，静脉滴注10% ~ 15% 葡萄糖液及给予相应的胰岛素。限制体液总量，每日 1 500ml 即可。补充维生素 C 及维生素 B。注意电解质平衡，必要时输以新鲜血液。

（3）对肝性脑病的治疗：对老年人肝性脑病者除限制蛋白质的摄入外，应保持其大便通畅，口服 60% 乳果糖糖浆 30 ~ 40ml，3 次/d，以减少产氨量，降低血氨。亦可服新霉素每日 2 ~ 4g，抑制细菌生长减少肠内氨的产生。由于肝昏迷病因有认为是血氨中的芳香氨基酸进入脑组织，诱发昏迷，故主张用支链氨基酸 250ml 缓缓静脉滴注，2 次/d。为预防及治疗脑水肿，用 25% 山梨醇 250ml 或 20% 甘露醇 250ml 快速静推，减少急性死亡。

(4)积极治疗并发症及合并症：注意补充血容量不足，防止肾衰竭。补充凝血因子，注射维生素 K，投以止血药物，输入新鲜血液及活血化瘀药物，以制止出血及预防 DIC 的出现。对引起及加重重症急性肝炎的诱因及有关疾病如消化道出血、全身感染、糖尿病、水电解质紊乱等应予积极治疗。

对于亚急性及慢性重症肝炎的处理与急性重症肝炎相似，还应该注意蛋白质的补充及限制的调控；静脉多次补充白蛋白、新鲜血浆及支链氨基酸。

(李学甫)

参考文献

潘天鹏，石津生．现代系统老年医学(M)，北京：科学出版社．1998；372 – 376

第十节　老年人胆石病、胆囊炎

随着社会人口的老龄化，老年胆石病、胆囊炎的发病率和急诊率增加，有资料显示，胆石病合并急性胆道感染已占老年急腹症的第 2 位，成为影响老年人健康和生命的多发病。由于老年人临床症状体征不典型，常合并多种疾病，诊断治疗难度加大，手术风险较高。对于这样一种十分常见而又存在一定危险性的疾病，如何才能更安全、有效、少有痛苦地得到解决，一直受到国内外外科学界的高度重视。近年来，胆道微创介入治疗技术的开展，使其治疗手段有了新的突破。

老年人胆石病、胆囊炎的发生率增加与其胆系解剖和生理学变化有关。随着年龄增长，胆道系统可发生相应改变。由于胆道弹力纤维增生，肌层胶原纤维断裂，总胆管末端的生理性狭窄随年龄增加更趋变窄，胆汁排放阻力增加，总胆管内径增宽；由于胆囊的弹力纤维减弱，胆囊收缩功能减退，胆囊内胆汁淤滞，这种胆道系统解剖和动力学改变引起胆汁流变学的变化，使结石形成有了时间和空间上的机会。又由于老年人胆囊壁血管硬化，血供减少，黏膜萎缩，一旦发生急性炎症，易发生坏疽穿孔。以上因素可能是老年人胆石病、胆囊炎多发及并发症发生的基础因素。

一、老年人胆石病

胆石病(cholelithiasis)是指胆道系统(包括胆囊与胆管)的任何部位发生结石所引起的一组疾病。我国胆石病发生率为 7% ~10%。发病率随年龄增长而升高，80 岁以上者可高达 55%。

胆石按成分不同可分为胆固醇结石、胆色素结石和混合性结石三类。老年人胆固醇结石多于胆色素结石，胆囊结石发生率高于胆管结石。无症状患者多。

(一)病因与发病机制

关于胆石形成的机制，虽然已有许多观点和理论，但至今尚未彻底明了。由于结石中的主要成分胆固醇和胆色素均为生理情况下本来就存在于胆汁内的溶质，故有人把胆石病称作是胆汁维持自身于溶液状态或维持自身稳定方面发生障碍的疾病，说明胆石形成与胆汁本身理化性质的变化有关，为多种因素的综合结果。

1. 胆汁成分的改变

胆汁中胆固醇浓度增加，胆固醇与胆汁酸、磷脂含量比例发生改变是公认的胆固醇结石的成因。任何原因所致的胆固醇增多和(或)胆汁酸盐、卵磷脂减少，三者比例失调是胆固醇结石发生的主要原因。胆色素结石的发生与细菌感染或寄生虫感染、胆道炎症的关系密切。胆道细菌感染,尤其是大肠杆菌产生的β葡糖醛酸苷酶可水解可溶性的结合胆红素为不溶于水的非结合胆红素,后者与钙结合形成胆红素钙,进而沉淀积聚,形成结石。

2. 成核及促成核因子与抗成核因子的比例关系

胆汁中溶解状态的胆固醇形成胆固醇单水结晶的过程称成核。胆固醇单水结晶生成可从胆汁中沉淀析出。正常人和胆石病患者都存在促成核因子和抗成核因子,能否发生成核,取决于二者的比例关系。胆汁中的促成核因子包括胆囊黏膜上皮细胞分泌的黏蛋白、胆汁富含的免疫球蛋白、纤维连接蛋白,这些物质能明显缩短成核时间,具有促成核活性。抗成核因子被认为是一种载脂脂蛋白 A－1 和 A－2,作用机制可能为改变胆汁中胆固醇的溶解度,抑制成核或直接抑制晶体生成。

3. 胆囊功能障碍

胆囊是产生饱和(或)过饱和胆汁的场所。胆囊黏膜的吸收和分泌功能异常时黏液分泌增加,形成黏性凝胶,其中的黏蛋白有促成核作用,凝胶可形成框架,使结晶沉淀。胆囊排空障碍时胆汁淤滞可形成胆泥,有利于结石形成。

4. 其他因素

老年人的饮食习惯、营养条件、代谢特点、胆道本身的病理改变(如血脂异常、肥胖、服用影响胆固醇代谢及胆囊运动的药物、肠道疾病、十二指肠乳头旁憩室和细菌滋生等),都与结石的形成有关。老年人胆囊息肉、糖尿病、高胆固醇血症、胃大部切除术后是胆石病发生的危险因素。

(二)临床表现

1. 胆囊结石

胆囊结石约占胆石病的75%,老年人胆囊结石多无症状,常在B超体检时发现,称为“静止性结石”。约有1/3的胆囊结石患者因出现临床症状而就医,表现为胆绞痛或急、慢性胆囊炎。症状出现与否和结石的大小、部位,是否合并感染、梗阻及胆囊的功能有关。

有症状型胆囊结石的主要临床表现为:

(1)消化不良等胃肠道症状:大多数患者仅在进食后,特别进食油腻后,出现上腹部或右上腹部隐痛不适、饱胀,伴嗳气、呃逆等,常被误诊为胃病。

(2)胆绞痛和急性胆囊炎:胆绞痛是有症状胆石病最典型的临床表现,发生于70%～80%有症状患者中。当饱餐、进油腻食物后胆囊收缩,或睡眠时体位改变,结石移位并嵌顿于胆囊壶腹部或颈部,胆囊排空胆汁受阻,胆囊内压力升高,胆囊强力收缩而发生绞痛。疼痛位于剑突下或右上腹部,多为绞痛,呈阵发性发作,或为持续性疼痛阵发性加剧,可向右肩胛部和背部放射,常伴有恶心、呕吐。患者除明显而剧烈的疼痛等症状外,常无明显体征或仅有上腹部轻压痛。若一次发作时间超过6h不缓解,多提示继发细菌感染,引起急性胆囊炎。疼痛可缓解或消失,但右上腹局限性触痛更明显,常有发热。体检可发现Murphy征阳性,30%～40%可触及膨胀肿大的胆囊和粘连的网膜形成的包块。年老患者的症状体征可不明显。随着疾病的发展,可发生胆囊积脓,在胆囊严重的化脓性感染的基础上,囊内压力增高,囊壁炎症或供血障碍,引起囊壁坏疽及穿孔、胆囊周围脓肿、弥漫性腹膜炎及感染性休克等严重并发症。

(3)Mirizzi综合征:较大的结石持续嵌顿和压迫胆囊壶腹部和颈部,可引起肝总管狭窄或胆囊胆管瘘,以及反复发作的胆囊炎、胆管炎及梗阻性黄疸,称Mirizzi综合征。其发病率占胆囊切除术患者的0.7%～1.1%。解剖学变异,尤其是胆囊管与胆总管平行是发生本病的重要条件。

(4)胆囊积液:胆囊结石长期嵌顿但未合并感染时,胆汁中的胆色素被胆囊黏膜吸收,并分泌黏液性物质而致胆囊积液。胆囊积存的液体呈透明无色,称为“白胆汁”。老年胆囊结石患者由于不能及时发现,病程较长,反复感染使胆囊壁增厚,甚至形成瘢痕致胆囊变成无功能的“口袋”而不易膨胀，很少出现胆囊积水的表现。

（5）其他：①小的结石可通过胆囊管进入并停留于胆总管内形成继发性胆管结石；②进入胆总管的结石可通过 Oddi 括约肌引起损伤或嵌顿于壶腹部引起胰腺炎，称胆源性胰腺炎；③因结石压迫可致胆囊十二指肠瘘，结石可经胆囊排小肠引起肠梗阻，称胆石性肠梗阻；④结石及炎症的反复刺激可诱发胆囊癌变。

2. 肝外胆管结石

肝外胆管结石大多数来自胆囊或肝内胆管，只有少数原发于胆总管。胆总管结石发生率随年龄增加而升高，80 岁以上者高达 18% ~ 43%。事实上胆总管结石发生率往往被低估，因为超声或 CT 不能发现所有有无症状的结石。临床表现主要取决于有无感染及梗阻。当结石阻塞胆管并继发感染时，临床表现为典型的急性胆管炎的 Charcot 三联征，即腹痛、寒战高热和黄疸，发生在 70% 的病例。

（1）腹痛：疼痛通常为胆绞痛，发生于 90% 的患者中，是由于结石嵌顿在胆总管下端或壶腹部，引起胆总管平滑肌及 Oddi 括约肌痉挛所致。

（2）寒战、高热：胆管梗阻继发感染后，胆管内压力升高，感染循胆管逆行扩散，细菌及毒素经毛细胆管入肝窦至肝静脉，再进入体循环而引起菌血症。约 2/3 的患者可在病程中出现寒战、高热，一般表现为驰张热，体温可高达 39 ~ 40℃。

（3）黄疸：胆管梗阻后即可出现黄疸，多发生于腹痛后，其轻重程度，发生和持续时间取决于胆管梗阻的程度，是否并发感染，有无胆囊等因素。发生黄疸时常有尿色变深，粪色变浅，皮肤瘙痒等。胆石梗阻所致黄疸多呈间歇性和波动性，重度黄疸少见。

若胆道梗阻未能解除，感染未被控制，病情进一步发展，患者在一般胆道感染的 Charcot 三联征的基础上，因内毒素血症的加剧出现休克及中枢神经系统受抑制表现，如神情淡漠、嗜睡、神志不清甚至昏迷，称作 Reynold 五联征，是重症急性梗阻性化脓性胆管炎的表现。本病具有起病急、病情重、进展快、病死率高的特点。

胆道感染可累及肝脏，并发肝炎、肝脓肿、肝静脉血栓形成。结石长期嵌顿入壶腹部可呈现持久性黄疸，易出现急性胰腺炎等合并症。

3. 肝内胆管结石

原发于左右肝管分叉处以上部位的结石称为肝内胆管结石。结石可广泛分布于肝内胆管系统，也可以局限发生在某肝叶或肝段胆管内，左叶明显多于右叶，右叶则以右后叶多见。各种原因引起的肝内胆管狭窄常常是肝内胆管发生结石的重要条件。合并肝外胆管结石时，其临床表现与肝外胆管结石相似。未合并肝外胆管结石者，可多年无症状或仅有肝区和胸背部胀痛不适。如发生梗阻和继发感染则反复发作腹痛、寒战和发热等复发性化脓性胆管炎表现，易引起胆源性肝脓肿等严重并发症。肝内胆管结石一般不会发生明显黄疸。对病史较长，年龄在 50 岁以上，近期内频繁发作胆管炎，伴进行性黄疸，腹痛及发热难以控制，以及消瘦等症状者，应怀疑合并肝胆管癌的可能。肝内胆管结石并感染是肝外胆管结石术后短期内复发的常见原因。

（三）诊断方法

1. 体格检查

单纯的胆石病，无继发感染及胆道梗阻等并发症时，一般体检无阳性发现。有胆绞痛的患者可有胆囊触痛，较轻微。如胆囊或胆管感染严重，尤其有局限性腹膜炎时，可有发热，急性胆囊炎一般在 38℃ 左右，胆管炎可高达 39℃ 以上。此外，右上腹局限性肌紧张、压痛伴或不伴反跳痛以及 Murphy 征阳性。当胆道梗阻严重时，可触及肿大的胆囊，且有巩膜、皮肤黄染，可见因皮肤瘙痒而出现的抓痕，尿色加深，粪色变浅，可有心动过缓。

2. 实验室检查

静止的胆石，无严重胆道梗阻及继发感染时，实验室检查一般无异常。如出现胆道梗阻性黄疸，血清碱性磷酸酶（ALP）、GGT 及胆红素明显升高，并以结合胆红素升高为主，结合胆红素与总胆红素之比常 >35%，胆管完全梗阻时，其比值可 >60%，常伴有一过性 AST、ALT 升高，多不显著。如继发感染时，血象升高。继发肝内胆道感染或干脓肿等情况，AST、ALT 可明显升高。因病程短或肝功能受损较轻，血胆碱酯酶及胆固醇水平常无下降，凝血酶原时间也无延长。因胆汁引流受阻，大便中粪胆原减少或缺如，尿中胆红素增加而尿胆原减少。

3. 影像学检查

（1）B 型超声检查：超声检查作为一种非侵入性、非放射性的诊断方法已成为胆道疾病尤其是胆石病的首选检查。老年人中的“静止性胆囊结石”大都是用这种方法查出的。其可靠、快捷、准确地提供胆道的形态学信息，还可在床边为重症患者检查。胆囊结石的诊断主要依靠发现胆囊内有伴声影的可移动回声，在结石直径 >2mm 时，其敏感性及特异性均在 95% 以上，为胆囊结石的金标准。超声检查诊断胆总管结石的效能低于胆囊结石，其敏感性只有 75%，主要是因为末端胆总管贴近十二指肠，肠腔气体对回声产生干扰，但发现胆总管扩张可间接提示胆石的存在。

（2）X 线平片检查：仅对含钙盐较多的结石有诊断价值。胆石病中有 10% ~15% 的结石含钙盐较多，不透 X 线，腹部平片可使其显影，称为阳性结石。若存在气肿性胆囊炎，可见到黏膜内气体勾勒出的胆囊外形。

（3）经内镜逆行胰胆管造影（ERCP）：ERCP 为诊断胆总管结石的“金标准”。是经内镜伸出造影管，通过开口于十二指肠的乳头，直接将造影剂注入胆道而行造影的方法，对诊断胆总管结石的敏感性和特异性均在 95% 左右，多用于 B 超、CT 或 MRCP 等不能明确诊断的阻塞性黄疸，尤其在胆石病与胆道肿瘤、畸形相鉴别时提供诊断和鉴别诊断依据，帮助确定梗阻的部位和原因。ERCP 为侵入性检查，可引起胆道感染、出血及急性胰腺炎等并发症，不作为首选。

（4）经皮肝穿刺胆管造影（PTC）：PTC 也是一种直接将造影剂注入胆道行造影的方法，具有影像清晰，诊断可靠的特点，尤其适用于肝内胆管结石、ERCP 不成功及肝内胆管显影不满意时。如无肝内胆管扩张，穿刺成功率很低，不宜采用此方法。PTC 为有创性诊断方法，可能发生出血、胆漏、胆汁性腹膜炎、感染或引起胆管炎等并发症。

（5）CT 检查：CT 为无创性检查，费用较高，和超声检查相比对胆结石的诊断并不具优势，不列为首选。临床上多用于诊断胆石病的并发症或与其他胆道或胆道周围疾病如肿瘤相鉴别。胆石病在 CT 下的表现与胆石的化学成分有关，为现代体外碎石、药物溶石提供参考资料。按结石成分 CT 可将胆石分为 5 型，等密度结石在不用造影剂的条件下不能显影，容易漏诊。

（6）磁共振胰胆管成像（MRCP）：MRCP 不需造影剂，无放射性损伤，能较好的显示胆道系统，对于诊断胆管疾病，胆管扩张和胆道狭窄的特异性和敏感性均 >95%，是诊断肝内外胆管结石较有价值的方法。为非侵入性检查，避免了 ERCP 和 PTC 所带来的风险。

（7）口服胆囊造影：口服胆囊造影现已很少作为诊断胆结石和急性胆囊炎的基本手段。口服胆囊造影的优势在于能评价胆囊管和胆囊的功能，对胆结石的治疗有一定指导作用。

（四）诊断与鉴别诊断

对于有典型临床表现者，简单检查方法就可以明确诊断。而临床症状不典型的老年人胆石病的诊断，应注重详细询问病史及查体，尽可能地发现有助于诊断的临床资料。应进行必要的实验室检查，如白细胞计数分类、尿液检查、肝功能、碱性磷酸酶等。必须选用无创影像学检查方法如 B 型超声、腹部 X 线平片、CT 等检查方法确定诊断。ERCP、PTC 不应列入首选检查方法，应根据病情、患者的全身情况选用。

老年人胆石病临床症状往往不典型，体征较少。表现为上腹隐痛及消化不良者，应与慢性胃炎、消化性溃疡、食管裂孔疝等鉴别；表现为胆绞痛者，应注意与急性心肌梗死、急性胰腺炎、肠道缺血性疾病、肾绞痛鉴别；表现为剑突下疼痛者，应与胃痉挛、急性胃炎、心绞痛鉴别。所谓胆－心综合征可以是胆石病本身所致心脏方面的症状，也可以是胆石病与心绞痛并存，进行心电图、运动平板试验等检查可以鉴别，对于高危人群必要时可考虑行冠状动脉造影。同时老年人胆道肿瘤发病率增加，还应注意结石性梗阻和癌性梗阻的鉴别。

（五）老年人胆石病的特点

1. 静止性结石

在老年人中最常见，占老年胆石病的30% ~50%。患者虽有结石存在但长期缺乏临床症状，在进行 X 线检查、超声检查、CT 检查时被发现。自现代影像诊断用于临床后，“静止性结石”检出率越来越高。随着人的寿命延长，每年约有2%的患者将出现各种症状。约有一半患者最终会出现症状，一旦出现症状成为有症状性结石后，58% ~72%的患者便将继续发作，甚至还可发展到出现各种严重合并症，与青壮年胆石症相比病情严重，预后明显较差。

2. 老年人胆石病临床表现特点

由于老年人机体反应能力弱，胆石症状出现较慢且不典型，往往不易做出正确诊断，甚至一些患者急性发作住院后也追问不出胆道疾病的病史。国外一些学者指出，老年人胆石症患者的发热、腹部阳性体征、白细胞增多均较少见。国外一组88例60岁以上老年患者回顾性研究表明，在需要进行急诊手术的39例患者中都仅有轻微腹痛，呈急性起病的患者中1/3以上不发热，1/4无腹部触痛，有明显腹膜受累表现者不足半数。故对老年人胆石症的诊断、病情随访不能简单地以其临床表现为依据，需要较多地借助于 B 型超声、ERCP、CT 等检查。

3. 老年人的胆总管结石

老年人患胆总管结石者较多，60 ~80 岁者和50岁以下相比其胆总管结石的发病率的比例为2 ~4∶1。在胆囊常规切除手术中有6% ~26%的患者可发现存在胆总管结石。总胆管结石的并发症多，尤其老年患者一旦发生并发症预后不良。总胆管结石突出的临床表现是黄疸，但老年患者出现黄疸时不应仅考虑总胆管结石，还要想到是否为总胆管恶性病变导致梗阻引起，应进一部检查以免延误诊断。

胆石症患者中，胆囊癌发病率为1.3% ~7.0%，胆管癌发生率为4.5%。结石与癌的因果关系尚无定论，但有资料表明80% ~90%的胆囊癌病例伴有胆囊结石。这就提示在老年胆石症患者中有可能藏匿着胆囊癌，应加以鉴别。

（六）治疗与预防

1. 手术治疗

胆囊切除术是治疗胆囊结石的首选方法，效果确切。肝内外胆管结石现仍以手术治疗为主。

（1）腹腔镜胆囊切除术（laparoscopic cholecystectomy，LC）：腹腔镜胆囊切除术是利用电视荧屏的监控下，通过3 ~4个腹壁小戳孔，将带有光导纤维的腹腔镜及与之配套的特殊手术器械插入腹腔进行胆囊切除术，是一种微创性手术。具有创伤小、痛苦轻、对患者全身及腹腔局部干扰少、术后恢复快、住院日短和遗留瘢痕小等优点。适应证仅限于良性的慢性胆囊病变，包括胆囊结石、胆囊息肉、慢性胆囊炎等。禁忌证包括：①疑有胆囊癌变者；②合并原发性胆管结石及胆管狭窄者；③腹腔内严重感染及腹膜炎；④疑有腹腔广泛粘连；⑤有出血倾向或凝血功能障碍者；⑥有严重心肺等重要脏器功能障碍难以耐受全身麻醉者。腹腔镜胆囊切除术严重而直接的并发症是总胆管和肝胆管损伤。由于腹腔镜有其局限性，还不能完全取代开腹手术。

（2）开腹手术：开腹胆囊切除术简单、安全，适用于大部分有症状的胆结石患者，是有并发症患者的首选。年龄并非手术禁忌证。伴有心血管疾病和肝硬化的患者手术风险增加。主要的手术适应证包括：①胆管结石伴严重梗阻、感染、中毒性休克或有肝脏并发症者；②长期反复发作的梗阻和感染，经非手术治疗无效者；

③X线造影发现胆道有机械性梗阻者;④伴有下列严重胆囊病变者如较大胆囊结石、症状发作频繁、胆囊管结石嵌顿造成积水积脓、急性化脓性及坏疽性胆囊炎或穿孔伴有弥漫性腹膜炎等。

对老年静止性胆囊结石这种既有胆石存在,又无临床表现的患者,临床医师往往重视不够而错过择期手术机会,一旦急性发作,多数患者起病急、合并症多,被迫采取急诊手术,疗效不好,预后较差。国外一些学者指出,身体其他器官正常或基本正常的老年胆石病患者和青年人胆石病患者相比,进行择期外科手术治疗(如胆囊切除手术),病死率并无差别;如进行急症手术,则老年患者的病死率明显高于青年人。故对老年这种无症状性胆囊结石患者,多数学者持积极预防性胆囊切除的观点,主张积极慎重地选择外科手术治疗。年龄本身不是高龄患者择期手术的禁忌证,只要把握好适应证和手术时机,做好围手术期的处理和合理选用手术方式,择期手术对老年患者来说还是比较安全的。目前认为无症状性胆囊结石有下列情况之一者可行择期行胆囊切除术:①B超提示胆囊壁有局限性增厚或瓷性胆囊者;②胆囊结石直径≥2cm以及结石嵌顿于胆囊颈部者;③胆囊结石合并胆囊息肉样变,息肉病灶>1cm者;④胆囊结石合并糖尿病(病情已控制)或合并心血管症状者;⑤有胆囊癌家族史者;⑥胆囊无功能者。对于伴有阻塞性肺病、严重心脑血管疾病、高血压、糖尿病不能耐受手术者可行非手术治疗。

2. 内镜治疗

近年来由于治疗内镜的迅猛发展,为胆石病的治疗开辟了新的途径,使过去须做手术的患者免除了手术的痛苦,尤其是对不宜做手术或无法耐受手术的老年患者提供了治疗措施。

(1)内镜下Oddi括约肌切开取石术(EST),用于治疗并取出胆总管下端嵌顿结石,以恢复肝肠之间的通畅引流。

(2)经口胆道镜直视下激光碎石及高压液电碎石治疗胆管结石。

(3)通过十二指肠镜置入鼻胆管直接灌注溶石剂治疗,由于溶石剂效果并不理想,且有一定副作用而限制了其应用。

3. 体外冲击碎石(ESWL)

利用液电、压电或磁电产生冲击波碎石。一般用于无钙化的胆固醇结石,胆囊内结石<20mm,数目不超过2~3个,且胆囊功能良好者。碎石后结石能否排出是关键。目前碎石成功率平均为85%~95%,但排石率较低。由于并发症发生率高,排石效果差,现已基本废弃不用。

4. 药物溶石

对于年老、有严重心血管疾患等不能耐受手术的患者,可考虑药物溶石疗法。口服药物溶石只适用于无症状或症状轻微的胆囊胆固醇结石。应用前须经CT行结石定性分析,必须经口服胆囊造影证实胆囊功能良好,结石大小宜<1cm,肝功能正常。常用的药物是鹅脱氧胆酸(CDCA)和熊脱氧胆酸(UDCA):CDCA效果较差并有一定副作用,目前已很少应用。UDCA是鹅去氧胆酸的异构体,能减少胆固醇的分泌并促使它与磷脂形成泡的能力,溶石能力增强。该药疗程长,通常在6个月以上,停药后5年内复发率达50%。

5. 饮食控制

脂肪类食物可促进缩胆囊素的释放而增强胆囊的收缩,如奥狄括约肌不能及时弛缓使胆汁流出,可致不适感觉。在急性发作期应禁食脂肪类食物,采用高糖类流质饮食。富含胆固醇的食物如脑、肝、肾、鱼卵、蛋黄等,不论在胆石症的发作期或静止期均应少食为宜。无论胆总管梗阻或在胆石静止期,植物油脂有利胆作用可不必限制。

对静止性结石采用中西医结合方法进行排石应持慎重态度,因胆囊结石排石率很低,且有诱发急性发作,形成继发性胆管结石或引起急性胰腺炎的可能。

胆石病为良性疾病,至今各种非手术治疗的效果仍不满意。非手术治疗虽然能短期内将一定数量患者已形成的结石溶化、排出或取出,但这种治疗很不彻底,不但治疗成功的患者比例较小,代价太大(副作用、合并症及价格昂贵),而且不能根本解决结石的复发,还有待于去探索和提高。

胆石病的死亡多由于胆囊穿孔、胆管炎、肝脓肿或急性胰腺炎等严重并发症所致。

二、老年人急性胆囊炎

急性胆囊炎(acute cholecystitis)是胆囊发生的急性化学性和(或)细菌性炎症性病变,以急性结石性胆囊炎(指在胆囊急性发炎时胆囊中同时存在结石)最为常见,急性无结石性胆囊炎仅占5% ~10%。由于老年患者器官功能衰退和老化,抗病能力降低,免疫功能低下,对炎症的应激反应差,抗感染能力弱,易发生胆囊积脓、坏疽穿孔等并发症。尤其是急性无结石性胆囊炎起病骤,病情变化快,病因复杂,诊断困难,病死率高,是老年人中易被误诊的潜在性和致命性疾病。

(一)病因及发病机制

急性胆囊炎的发病与胆囊出口梗阻后的胆汁淤滞、胆囊黏膜损伤、胆囊缺血及细菌感染有关。

1. 胆囊管梗阻

一般由结石引起,少数由寄生虫、肿瘤等因素引起。①由于胆囊出口阻塞,胆囊内浓缩的胆汁及浓缩的胆盐刺激和损伤胆囊黏膜,引起化学性炎症;②胆囊内压力增加,囊壁血管和淋巴管受压导致囊壁组织缺血、坏死甚至穿孔;③受损胆囊上皮细胞释放溶血性卵磷脂,进一步使胆囊黏膜屏障遭受破坏。

2. 细菌感染

多为继发性感染,以大肠杆菌常见,其次为链球菌、梭状芽胞杆菌、产气杆菌、沙门菌、肺炎球菌、葡萄球菌等。常见感染途径有①逆行感染:Oddi括约肌功能降低,肠道内细菌通过胆总管逆行进入胆囊引起感染;②肝源性:肠道细菌经门静脉进入肝脏,如未被消灭,可经过胆汁或淋巴管进入胆囊引起感染;③血源性:少见,伤寒、副伤寒、大肠杆菌引起全身细菌感染,病原菌经过血流进入胆囊壁。

3. 胰液反流

当胰管和胆总管共同开口发生梗阻时,胰液逆流入胆囊引起急性化学性胆囊炎。

4. 其他因素

近年来无结石性胆囊炎有增多趋势,多见于高龄、外伤、烧伤、大手术后、长期胃肠外营养、糖尿病、危重症如败血症及免疫功能缺陷者。由于长期食欲不振、禁食、发热、脱水和低血压等,可引起胆囊运动功能障碍,胆囊排空迟缓,胆汁淤积浓缩,胆囊肿大膨胀,囊壁供血障碍并继发细菌感染。疼痛、恐惧、焦虑也可引起胆囊排空障碍导致急性胆囊炎。

(二)病理

根据炎症轻重,病理上分为下述三型:

1. 水肿型

胆囊壁黏膜充血、水肿,上皮细胞变性、坏死、脱落,囊壁内有不同程度中性粒细胞浸润,胆囊常轻度膨大。显微镜下见黏膜不同程度充血与坏死,各层均有白细胞浸润。

2. 急性化脓型

囊壁充血肥厚显著,各层均见弥漫白细胞浸润,表面常有脓性纤维素覆盖,壁内常见点状坏死,胆囊内可充满脓液。

3. 急性坏疽型

胆囊积脓,过度膨大,引起胆囊壁缺血坏死,甚至穿孔,穿孔常发生于血供较少的胆囊底部和结石经常嵌顿的胆囊颈部。穿孔时胆囊内容物流入腹腔,形成胆汁性腹膜炎,与周围组织粘连形成胆囊周围脓肿,穿入肠腔形成胆肠瘘。

(三)临床表现

1. 症状

(1)腹痛:是急性胆囊炎的主要症状,常有饱餐或进食油腻食物等诱因。腹痛位于右上腹或中上腹部,可放射至右肩或右腰背部。急性结石性胆囊炎常表现有胆绞痛,急性非结石性胆囊炎起病时可无胆绞痛,而仅有上腹及右上腹疼痛。老年人对疼痛敏感性降低,可无剧烈腹痛,甚至无腹痛症状。

(2)恶心、呕吐:60% ~70% 患者可有反射性恶心、呕吐症状。

(3)发热:常有中度发热,出现急性化脓性胆囊炎时,可出现寒战、高热,严重者可出现感染性休克。

2. 主要体征

(1)黄疸:有 15% ~20% 的患者可出现轻度黄疸,是由于胆囊管周围性水肿、胆结石压迫及胆囊周围炎造成肝脏损害,或炎症累及胆总管,造成 Oddi 括约肌痉挛和水肿,导致胆汁排出障碍所致。如黄疸明显加深,则提示胆总管结石梗阻或并发胆管炎。

(2)腹部压痛:检查可见右上腹及上腹中部腹肌紧张、压痛、反跳痛、Murphy 征阳性,有时可触及肿大的胆囊,伴胆囊周围脓肿时,于右上腹可扪及有压痛的包块。当腹部压痛及腹肌紧张扩展至腹部其他区域或全腹时,提示胆囊穿孔,或并发急性腹膜炎。严重病例可出现周围循环衰竭征象。

3. 老年人急性胆囊炎的主要特点

(1)症状体征不典型:老年患者机体反应能力弱,虽是急性炎症,但部分患者起病较缓慢,且不典型,出现类似右下肺炎、心肌梗死、右侧肾盂炎等胃肠道以外的症状。腹痛、发热、腹部触及肿大的胆囊及包块,和年轻患者比,往往缺如或较轻微,即使出现胆囊坏疽及穿孔等合并症,其腹部体征也不典型,甚至穿孔后胆囊内容物向下流到结肠间隙,出现急性阑尾炎或急性结肠憩室炎的表现,极易混淆诊断。

(2)病情变化快:有的老年患者起病急,病情变化快,胆囊坏疽、穿孔、腹膜炎、休克等常常是急性胆囊炎的最初临床表现。老年急性胆囊炎多伴有胆总管结石,故黄疸的发生率较高(约为 59%),且程度较青壮年重。

(3)病情演变不易察觉:青壮年患者常常依靠疼痛的轻重、体温和白细胞的波动去评价病情的变化,但在老年患者,特别是机体虚弱的老年患者,用这些指标去观察胆囊炎病情的演变是很不可靠的。掌握老年急性胆囊炎的这些特点对做出正确的病情判断是非常重要的。

4. 辅助检查

(1)血常规:白细胞计数及粒细胞分类升高,如白细胞计数超过 $20 \times 10^9/L$,分类出现显著核左移提示病情严重。

(2)血清学检查:血清胆红素、转氨酶、碱性磷酸酶、γ 谷氨酰转肽酶、淀粉酶可轻度升高,如胆红素超过 85.5μmol/L,并以直接胆红素升高为主,常提示胆总管结石或胆管炎并肝功能损害。合并胆源性胰腺炎时,血清淀粉酶呈不同程度升高。

(3)血培养:尽早行血培养及药物敏感试验,可明确致病微生物,有利于指导临床抗生素药物的选择。

(4)腹部 B 超:可显示胆囊增大,囊壁增厚甚至有"双边征",可见胆囊内结石光团,同时可检查胆管系统、胰腺的情况,对本病有很大诊断价值。

(5)腹部 X 线片:可以排除其他疾病引起的腹痛,如肠梗阻或穿孔;有 15% ~20% 可发现胆囊区阳性结石;对气肿性胆囊炎的诊断有帮助。

(6)CT 和 MRI 检查:对胆囊增大、囊壁增厚、囊内结石及肝、胆、胰疾病均具有重要诊断及鉴别诊断价值。

(四)诊断与鉴别诊断

1. 诊断

根据典型临床表现,结合实验室及影像学检查,常可及时作出诊断。值得提出的是,老年人临床表现不典型常需借助 B 超等影像学检查才能确诊。B 型超声检查简便易行,可测定胆囊大小,囊壁厚度,尤其对检测胆石准确可靠,是诊断急性胆囊炎影像学检查的首选方法,也是观察老年人病情演变的指标之一。腹部 CT 对本病也有较大诊断价值。

2. 鉴别诊断

急性胆囊炎常与许多伴有右上腹部疼痛的疾病相混淆,应注意鉴别,如急性胰腺炎、消化性溃疡急性穿孔、急性高位阑尾炎、急性病毒性肝炎、肝脓肿、肝肿瘤、结肠肝曲癌或憩室穿孔等。此外,还应与右下叶肺炎、带状疱疹、右心衰竭、心肌梗死、肾盂肾炎、右肾结石等鉴别。一般经过有关的辅助检查,结合病史及体格检查,均能作出正确的诊断。

(五)治疗

1. 非手术治疗

(1)一般治疗:包括卧床休息、禁食,严重呕吐、腹胀者可行胃肠减压。应静脉补充水分、电解质及营养,注意水、电解质平衡紊乱。

(2)解痉止痛:可给予33%硫酸镁10～30ml口服,可使用阿托品或山莨菪碱、硝酸甘油等以解除Oddi括约肌痉挛。疼痛剧烈可给予哌替啶、可待因等缓解疼痛,但必须排除胆囊穿孔等外科情况,以免掩盖病情。不宜单独使用吗啡,因其能使胆总管括约肌痉挛,增加胆道内压力,进一步加重病情。

(3)抗生素治疗:选用合适的抗生素可有效预防菌血症和化脓性并发症。对老年患者,抗生素应用必须及早、量足,抗生素种类要恰当。抗生素的选择应考虑下列因素:胆道细菌的种类;细菌对抗生素的敏感性;抗生素在血和胆汁中的浓度;抗生素的毒副作用;药物经济学因素。大量动物和临床实验结果表明:头孢菌素中的三代头孢菌素和喹诺酮类等抗生素在胆汁内有较高浓度,且半衰期长,具有较好的胆汁药动学特点,临床应用也取得比较满意的结果。因常伴有厌氧菌感染,宜加用甲硝唑静脉滴注。

非手术疗法既可作为治疗,也可作为术前准备。非手术疗法期间应密切观察患者全身和局部变化,以便随时调整治疗方案。对老年人尤应注意及时发现和处理心、肺、肾等器官的并存病,维护重要脏器的功能。大多数病经非手术疗法治疗病情能够控制。

2. 手术治疗

(1)外科手术切除:外科手术切除胆囊是急性胆囊炎的根本治疗方法。急诊手术适用于发病在48～72h以内;经非手术治疗无效且病情恶化者;有胆囊坏疽、穿孔,弥漫性腹膜炎,急性化脓性胆管炎等并发症者。目前对手术治疗有两种不同主张:一是先行非手术治疗,待病情缓解后再择期实施手术,以减少手术并发症和死亡率;另一种意见则是经过短期的积极处理,包括纠正水、电解质和酸碱平衡紊乱,控制血糖、重要脏器功能,待全身情况稳定后,尽可能早期手术,以减少胆囊发生坏疽及穿孔。一般情况下,急性期手术的危险性大于择期手术。因此,对于老年体弱的高危患者,只要情况允许,应先进行非手术治疗,争取在患者情况处于最佳状态时行择期手术。

(2)腹腔镜下胆囊切除术:仅适用于与周围组织无明显粘连的无并发症的单纯性急性胆囊炎。过度肥胖和肝内型胆囊者不适宜用该项技术。

(3)十二指肠镜下Oddi括约肌切开术:对于胆管梗阻,尤其是胆总管结石引起的急性胆囊炎具有确切疗效,且受患者一般情况及胆囊炎症严重程度的影响小。

(六)预后

急性胆囊炎通过非手术治疗有80%～90%的患者可消除炎症,10%～20%需手术治疗。手术治疗约80%可以治愈。急性胆囊炎的病死率为3%～5%,对于患有严重心肺和糖尿病的老年患者,病死率可达10%～15%。急性胆囊炎反复发作可转为慢性胆囊炎。

三、老年人慢性胆囊炎

慢性胆囊炎(chronic cholecystitis)是胆囊慢性炎症性病变,70%～95%的患者合并胆囊结石,故大多为慢性结石性胆囊炎,少数为非结石性胆囊炎。本病在老年人中多见,且多无症状,又称为无症状性胆囊炎。

(一)病因和病理

慢性胆囊炎可由结石、慢性感染、化学刺激及急性胆囊炎反复迁延发作引起。由于炎症、结石等反复刺激,炎症与修复相互演变的影响,胆囊壁水肿、纤维组织增生和钙化,炎性增厚、僵硬、体积缩小、直至胆囊内完全没有胆汁、仅成为结石的囊袋。炎症过程还可累及胆囊壁各层致黏膜吸收、浓缩功能丧失、肌层收缩能力减退、与周围组织脏器粘连。若炎症消退后，胆囊管仍处于梗阻状态，可形成胆囊积水。

（二）临床表现

患者常无典型的症状和体征。多数患者有胆绞痛病史，可有右上腹胀不适、胃灼热、嗳气、反酸等消化不良症状，症状不严重，但顽固不愈，并于进油腻多脂食物后加重。体格检查可有右上腹胆囊区轻压痛和不适感。慢性胆囊炎急性发作或胆囊结石进入胆囊管或胆总管引起梗阻时，可呈胆绞痛或急性胆囊炎的典型症状，约有15%的患者同时合并胆总管结石，可继发复发性胰腺炎。

（三）诊断和鉴别诊断

关于慢性胆囊炎的诊断，除询问病史、查体、必要的实验室检查外，较有价值的诊断方法有B型超声检查胆囊造影等，CT、十二指肠引流、腹部X线平片对诊断有一定帮助。在慢性无结石性胆囊炎的诊断中尤其应该注意和胆囊息肉样病变、消化性溃疡、胰腺炎、横膈裂孔疝等疾病相鉴别。对于具有消化不良综合征症状者，必须先经过各项检查排除胃、十二指肠器质性疾病，以免误诊为胆囊炎，手术后效果不佳。

（四）治疗

1. 手术治疗

有症状的慢性结石性胆囊炎行胆囊切除术是一合理的根本治疗。特别是老年患者，诊断一经确立，全身情况好，能承担手术，应争取进行外科手术治疗。对年高体弱，有严重心、肝、肺疾患，不能承担手术者可予以内科治疗。对未伴结石、影像学检查显示胆囊无明显萎缩并具有一定功能者，手术治疗应慎重。

2. 非手术治疗

包括限制脂类饮食，服用熊去氧胆酸、消炎利胆等中西药治疗。对有症状及胆绞痛患者应适当给予减轻痛苦的对症治疗及抗生素的应用。

（杨　玲）

参考文献

1. 潘天鹏，石津生．现代系统老年医学（M）．北京：科学出版社，1998：372－376

2. 灏珠主编．实用内科学第12版．北京：人民卫生出版社，2005

3. 石景森．进一步做好胆囊癌的早期诊断［J］．中华肝胆外科杂志，2005，11（16）：362－363

4. 赵元全．无临床症状胆囊结石的预后（附217例16年追踪观察）［J］．中华肝胆外科杂志，2002，8（8）：499－500

5. 贞健．无临床症状胆囊结石处理的临床研究［J］．中华普通外科杂志，2005，14（1）：10－12

6. 许长起，张建雷，刘全达，等．老年人胆囊疾患的腹腔镜处理［J］．中国普通外科杂志，2007，16（6）：606－607

7. 王好平，杨勇卫，陆琪，等．高年老人急性非结石性胆囊炎的临床特点和治疗［J］．老年医学与保健，2006，12（2）：116－117

8. 张洪，周晓凤，王前清，等．老年胆石症的临床特点和治疗［J］．重庆医科大学学报，2005，30（3）：480－481

9. 王巍，唐健雄，罗恩剑，等．80岁以上老年胆道疾病治疗分析［J］．中国实用外科杂志，2002，22（2）：82－84

10. 陈积圣，霍景山，陈贵花，等．肝胆管结石微创治疗的进展［J］．新医学，2007，38（1）：54－55

第十一节　胰腺炎

一、急性胰腺炎

急性胰腺炎（acute pancreatitis，AP）是十分复杂的胰腺外分泌腺疾病，胰腺腺泡细胞受到损害，继之发生局部和全身性炎症反应为本病的特征。其发病机制迄今未完全明确。急性胰腺炎的分型除原有的病理分型外，还主张按临床表现的严重程度分为轻型和重症两型。绝大多数急性胰腺炎患者属于单纯性水肿性胰腺炎,呈自限性和可逆性过程,只有大约10%的患者发生暴发性或进展性胰腺坏死,引起多脏器功能衰竭甚至死亡。

(一)发病率

急性胰腺炎的确切发病率很难统计,大多数亚临床型胰腺炎未及就诊即可自愈。轻型水肿性胰腺炎,病变多在3~5d内缓解,重症坏死型胰腺炎所占比例各地的报道不一。曾宪久(1983)综合国内2 500例,其中轻型占88%~97.6%,重症占4.4%~12%。国外有的报道重症胰腺炎占10%~25%。重症胰腺炎虽然在急性胰腺炎所占比例不高,但其病变进展迅速,尤其是老年患者,其表现不典型,误诊率高,并发症发生率及病死率很高,多年来一直受到广泛的关注。

(二)病因

急性胰腺炎的发病原因很多,可以概括为三大类:即胆道结石病,酒精引起胰腺炎,以及其他原因包括创伤、机械性非结石性梗阻(胰腺、十二指肠、胆管肿瘤、胰管分裂)、感染、高脂血症、甲状腺功能亢进、药物引起、原发性。国内报道胆道疾病是本病主要原因,约占50%以上。一些西方国家报道,乙醇为最多见的病因,约占60%。部分病例可见二种以上的病因共同促使发病。少数病例可始终找不到直接相关病因。

1. 胆道结石病

我国统计资料报道(1987—1989)胆道结石病约占急性坏死性胰腺炎伴发病的36.9%。胆总管下端与胰管从解剖学观察具有共同通道者为数不少,术中胆道造影证明,胆石性胰腺炎患者中67%~90%是功能性共同通道,而胆结石没有胰腺炎病史者仅有18%~35%是共同通道。近年来研究发现,微小结石与急性胰腺炎发作关系更大,认为微小结石排出过程中,结石阻塞Vater壶腹部,导致胰管高压,壶腹部暂时性梗阻导致水肿和壶腹部功能障碍,胆汁或十二指肠内容物逆流进入胰管,引起急性胰腺炎。假如结石停在壶腹部,则胰管高压更起到促进作用。

2. 酒精性胰腺炎

饮酒是急性胰腺炎的常见原因,尤其是美国更为常见,我国统计资料证明,酒精性胰腺炎约占重症胰腺炎的17.2%。其机制主要有两种解释:①胰腺高分泌学说:由于乙醇刺激使壶腹张力增加,产生阻力,导致胰管内高压,另外,乙醇可间接刺激胰腺外分泌,其机制是通过刺激胃酸分泌,十二指肠释放肠促胰液素(secretin),从而刺激胰外分泌,壶腹部压力增加和胰管流量增加导致胰管高压和增多的胰蛋白酶进入胰腺间质组织;②高三酰甘油血症:研究证明,不少嗜酒者血中三酰甘油显著增高,而高三酰甘油血症可能是急性胰腺炎的原因,但它们之间的并存机制尚不清楚。有人认为,系胰腺微循环中胰脂酶的局部作用,循环中的三酸甘油酯释放具有细胞毒性的游离脂肪酸。

3. 十二指肠乳头邻近部位的病变

如穿透性消化性溃疡、乳头周围的十二指肠憩室或息肉、先天性十二指肠环状胰腺、十二指肠炎症性狭窄、胃次全切除后输入襻郁滞症、乏特壶腹水肿及炎症,这些均可导致十二指肠腔内压力增高,十二指肠液反流。

4. 胰管阻塞

胰管结石、壶腹部结石、胰管炎症狭窄、上皮细胞化生、转移性肿瘤等均可阻塞胰管,部分或完全性地阻断胰液外流而致胰腺炎。

5. 血管疾病

胰腺血供有丰富的侧支循环,故缺血性胰腺损害病例少见。大部分因血管病变而致急性胰腺炎病例除胰腺局部缺血外还有其他有害性因素导致急性胰腺炎发作。弥散性血管病变可致胰腺梗死、缺血性坏死,此时可名之为“胰卒中”,故70岁以上的老年人,无胆道疾病及嗜酒史而有急性胰腺炎时应考虑动脉硬化的病因。

6. 器官移植

据报道,肝、肾、心脏等器官移植之后急性

胰腺炎的发生率为2% ~9%。其中1/2在术后6个月之后发生。其机制可能继发于甲状旁腺功能亢进、高血脂、病毒感染,以及可的松、L-天门冬酰胺酶、硫唑嘌呤等的应用。这些药物与急性胰腺炎的发生有关。

7. 其他因素

(1)术后胰腺炎:上腹部手术术后可并发急性胰腺炎,挤压或牵拉是主要原因。逆行胰胆管造影(ERCP)术后发生率为1%。冠状动脉旁路移植术后可发生急性胰腺炎,这种情况下发生胰腺炎考虑与缺血有关。

(2)高脂蛋白血症:高脂蛋白血症引起急性胰腺炎并不常见。不少嗜酒者血中三酰甘油显著增高。

(三)病理

在病理学上急性胰腺炎可分为急性水肿型和出血坏死型两大类型。

1. 急性水肿型

约占90%。胰腺弥漫性肿大,胰腺周围组织仅有少许坏死,显微镜下见间质充血、水肿和炎症细胞浸润,腺泡坏死少见,血管变化不明显。内外分泌腺无损伤表现。

2. 急性出血坏死型

此型少见。其表现为胰腺较正常显著增大,重量增加可达正常的3倍,胰腺实质炎症明显且发生坏死,伴有脂肪组织坏死。尤其是血管损害明显(出血、血栓形成等),并可出现皂钙斑、腹水或胸腔积液,病程稍长者出现假性囊肿、脓肿和瘘管等。

特别提出的是,以上两种类型的病理变化并不是截然分开的。总之,轻型的特点为水肿和炎症,重症的特点为出血和坏死,尤其是出血。一般在轻型是不应该有的。

根据疾病的严重程度及病程的长短,可见腹水,胸腔积液,胰外血管病损,胆总管梗阻,腹膜后胆汁积聚,胃、十二指肠或结肠穿孔等并发症。重症胰腺炎多有明显肾脏的病理变化,如肾小球病变、急性肾小管坏死、脂肪栓塞及弥散性血管内凝血等。病程较长者,几乎体内所有器官和组织均有病变累及,尤其是感染性病灶及坏死性改变。

(四)临床特点及表现

急性胰腺炎时老年人的临床特点是:①发病率高,病情易恶化。有人统计1 558例急性胰腺炎,60岁以上占18.5%,急性坏死性胰腺炎占27.5%,老年人急性坏死性胰腺炎占老年人急性胰腺炎的13.2%,而60岁以下急性坏死性胰腺炎占同组患者的7.9%。其原因主要由于周围小动脉硬化、痉挛而致胰腺灌流不足。②临床表现不典型,甚至以并发症就医,其原因是因为老年人痛阈提高,反应性差,表达不清,故易漏诊、误诊。③伴发病多。老年人中患心血管疾病,糖尿病及肺、肾等重要脏器的疾病多。由于老年人免疫能力减低,重要器官代偿能力减低,发生急性胰腺炎后易出现脏器功能衰竭。④并发症多。以休克、心衰、呼吸功能衰竭或多脏器功能衰竭为常见。⑤预后差。

急性胰腺炎时老年患者临床症状差异较大,其主要临床表现为:

1. 腹痛

是本病的主要表现,多在急性胆道疾病或酗酒饱食后出现,疼痛部位多居上腹及左上腹,也可在右上腹,可呈束带状,放射到腰背部,平卧时疼痛加剧,弯腰抱膝位疼痛减轻,体检时上腹部有压痛,腹肌紧张,病情较轻者腹痛3~5d缓解,严重病例腹痛延续较长。重症胰腺炎有时出现腹膜炎体征,多数因肠麻痹而有明显腹胀,肠鸣音减弱或消失,也可出现腹水征。老年体弱患者,腹痛可极轻微,甚至无痛,称为无痛性急性胰腺炎,预后较差,常以休克作为主要临床表现。

2. 恶心、呕吐

90%以上患者起病时有较频繁的恶心、呕吐。呕吐后不能使疼痛减轻。严重病例,可因肠麻痹而有明显腹胀及持续性呕吐。

3. 发热

轻型患者常有中等度发热,很少超过38.5℃,一般可持续3~5d。早期发热并非由于感染，而是组织损伤的产物所引起，继发于胆道感染的急性胰腺炎，可有寒战、高热。后期发热由于感染引起，大多提示有胰腺脓肿或肺炎。

4. **休克**

休克几均见于重症。其原因由于：①血浆渗出后腹膜腔、体液积聚于无张力的胃肠腔内及大量呕吐、出血而致的低血容量；②缓激肽系血管扩张因子；③心抑制因子的作用使心排血量降低；④高磷脂酶血症和高脂血症，以及皮下组织和骨髓的脂肪坏死；⑤由于血栓形成和电解质紊乱引起急性冠状动脉血栓形成及心功能不全；⑥肺栓塞；⑦大出血。在发病数日后可多脏器功能衰竭，如成人呼吸窘迫综合征（ARDS）、急性肾衰竭、循环功能衰竭、胰性脑病、败血症、弥散性血管内凝血（DIC）等。

5. **黄疸**

少数患者可出现轻度黄疸，因肿大的胰腺压迫胆总管或由胆总管结石、炎症引起。

6. **出血**

病程中可有上消化道出血，表现为呕吐物及大便中有隐血，多因应激性溃疡所致。重症胰腺炎患者由于胰腺坏死病变蔓延至胃部或十二指肠或结肠，可造成瘘管并致大量上消化道或下消化道出血。

7. **假性囊肿**

囊肿小者无体征，大者可占据整个腹腔，易被误认为大量腹水。

8. **左腰部皮肤颜色改变**

由于血液通过腹膜后途径渗入腹壁，肋腹皮肤出现灰紫色斑（Grey - Turner 征），于起病后数日内出现。此征仅见于严重病例，发生率很低。

9. **脐周皮肤出现蓝色改变**

由于坏死组织出血渗至腹壁肌肉下引起脐周青紫（Cullen 征），患者常同时有血性腹水，仅见于小部分重症胰腺炎。Cullen 与 Grey - Turner 征均为少见的体征，一旦出现，则为重症胰腺炎的特征性体征。

（五）诊断

急性胰腺炎临床及实验室检查并无特异性的标准，胆道病变等病因性疾病常同时存在，故肯定诊断必须依靠组织学检查。统计多数报道结果，示手术或尸解取得的组织学检查资料表明，临床误诊急性胰腺炎的假阳性错误率及临床漏诊急性胰腺炎的假阴性错误率均各在50%左右，现代影像诊断的进展有助于改善这一情况。目前在临床实践中，仍主要根据临床表现、实验室检查、影像学检查等综合分析作出判断。

1. **临床诊断**

水肿型患者可有剧烈而持续上腹部疼痛，恶心，呕吐，轻度发热，上腹部压痛但腹肌不紧张强直。急性坏死性胰腺炎的临床诊断尤感困难，最终均需要手术及组织学检查以肯定之。但对已肯定的急性胰腺炎患者，早期出现下列任何情况之一时均应拟诊重症胰腺炎。①腹肌强直，腹膜刺激症状；②烦躁不安，四肢厥冷，皮肤呈斑点状等休克症状时；③肠鸣音显著降低，肠胀气等麻痹性肠梗阻时；④Grey - Turner 征或 Cullen 征时；⑤肢体出现脂肪坏死；⑥消化道大量出血；⑦正铁血红蛋白阳性；⑧白细胞明显升高时。

2. **影像学诊断**

（1）X 线检查：腹部平片示广泛肠胀气，左上腹可见孤立的肠襻。腰大肌边缘模糊，可因腹膜后组织水肿、胰性腹水所引起。胸部平片约 1/3 急性胰腺炎患者有不正常表现，其改变是：患侧对应部肺不张，膈肌抬高，胸腔积液，或早期肺实质浸润。

（2）B 超、CT、MRI：水肿型可见胰腺均匀肿大，坏死型除胰腺轮廓及周围边界模糊不清外，坏死区呈低回声，并可显示坏死区范围与扩展方向。还可发现胰腺脓肿、囊肿等。B 超虽然方便易行，但受肠积气干扰，不清楚，不受重视。CT 尤其是增强 CT 是最好的诊断方法。普通扫描胰腺密度减低（<50Hu），而坏死越多增强越少，其准确率>95%，是诊断坏死性胰腺炎最有效的方法。CT 引导下细针穿刺抽取胰周围或胰腺液体做细菌培养，判断有无感染存在。

3. **实验室诊断**

(1)酶学变化:急性胰腺炎时酶的测定是最常用的实验室指标。目前测定的血中胰酶一般有5种,包括胰淀粉酶、胰脂肪酶、胰蛋白酶、磷脂酶A2、弹性蛋白酶-1。在急性胰腺炎发病数小时后全部胰酶都升高。胰淀粉酶可达到正常上限30倍,弹性蛋白酶能达到正常上限8倍,在临床上对急性胰腺炎的诊断血清总淀粉酶的活性测定应用最广泛,也最敏感。正常血清总淀粉酶由2种同工酶组成,60%来自唾液腺称S型淀粉酶同工酶(salivarytype isoamylase S-am),40%来自胰腺称P型淀粉酶同工酶(pancreatic type isoamylase P-am)。正常P/S大约为0.7。目前在临床上所用的快速试纸法,用单克隆抗体将S-am抑制,所测出的完全是P-am,对急性胰腺炎的诊断更具有特异性。应注意的是:①血淀粉酶在与临床症状不相应的突然降低时,常为预后凶险的坏死性胰腺炎的重要依据。②血清淀粉酶正常决不能排除急性胰腺炎,10%致死性胰腺炎患者的血清淀粉酶可始终在正常范围内。③胸、腹腔积液中淀粉酶显著增高可作为急性胰腺炎的诊断依据,但消化道穿孔等时可有胸、腹腔积液中淀粉酶增高,须作鉴别。

(2)其他实验室检查:①淀粉酶、肌酐清除率(ACR)正常<4%,急性胰腺炎时成倍升高。②血清正铁蛋白出血坏死型胰腺炎可为阳性,发病12h内即可阳性,4-5d达高峰。③电解质测定常有血清钙轻度下降,多发生在发病的2~3d以后,如显著下降(<1.75mmol/L)则预示着致命的预后。其原因可能与胰升糖素、甲状腺降钙素及甲状旁腺素的分泌有关,坏死性胰腺炎由于脂肪水解所释放的脂肪酸与钙结合而成钙皂沉淀,也使血钙降低。多数患者还可有血钾偏低。④大多白细胞增多,中性粒细胞比例升高,如合并感染,白细胞可持续升高。

(六)鉴别诊断

1. **急性胃肠炎**

多在食后短期内发生,可有腹痛、恶心、呕吐、肠鸣音亢进或腹泻等,血尿淀粉酶正常。

2. **消化性溃疡穿孔**

多有消化性溃疡病史,起病突然,腹痛剧烈,腹肌板样强直,肝浊音界消失,血清淀粉酶中度升高,一般不超过500U(Somogyi单位)。X线透视下见膈下游离气体。

3. **胆石症和急性胆囊炎**

疼痛多在上腹,呈绞痛样发作,疼痛往往牵涉至右肩,Murphy征阳性,右上腹有压痛及反跳痛,偶有肌紧张,发作时可有黄疸,血尿淀粉酶可轻度升高,X线检查可有胆石和胆囊炎的征象,如血、尿淀粉酶超过500U,提示同时合并急性胰腺炎。

4. **急性肠梗阻**

阵发性腹部剧痛,多位于脐周,呕吐,便秘,无排气,肠鸣音亢进,可见肠型,血清淀粉酶可轻度升高。

5. **肠系膜血管栓塞**

多见于老年人,或心脏病患者,急性起病,腹痛,腹胀,便秘,便血,血性腹水,休克,腹膜刺激征,血清和腹水内淀粉酶可轻度升高,腹腔动脉造影可显示血管阻塞征象。

6. **心肌梗死**

有冠心病史,一般为突然发生的心前区压迫感或疼痛,偶尔疼痛也可见于上腹痛,血尿淀粉酶正常,心电图检查可鉴别。

7. **其他**

急性胰腺炎还需和全身性红斑狼疮和结节性多动脉炎相鉴别,亦可为两种疾病的并发症。其他还应和高位阑尾穿孔、肾绞痛等鉴别。在鉴别以上疾病时血清或尿淀粉酶及ACR测定有很大价值。但须强调的是决不能单凭上腹痛及酶学检查即作出急性胰腺炎的肯定或否定的诊断,急性胰腺炎可无上腹痛,也可无血尿淀粉酶升高,反之血尿淀粉酶、ACR增高可见于各种非胰腺炎疾病。尤其是老年人,反应较迟钝,故临床必须综合各方面材料,综合分析方能作出比较正确的诊断。

(七)并发症

轻型极少有并发症,而重症几乎均有并发

症，一般病程越长，淀粉酶增高持续的时间越长，并发症越多。

1. **腹腔或腹膜后脓肿**

由于胰酶漏至胰周围组织而致胰周围含酶液体的积聚，感染的胰周围脓肿边界不清，常位于体尾部前面，约35%的患者脓肿位于头尾部后面，并可延伸至升或降结肠及小肠系膜的根部。多见于重症。如病程在2周以上，发冷发热。白细胞持续升高，应考虑腹腔内或腹膜后脓肿的可能。

2. **假性囊肿**

常发生于重症胰腺炎，多在3～4周后形成。囊肿增大，可引起压迫症状，假性囊肿可破裂，造成慢性胰源性腹水，其淀粉酶和脂肪酶含量均明显增高，且可破入胸腔，进入后腹膜、纵隔，甚至颈部。

3. **腹腔内并发症**

麻痹性肠梗阻，十二指肠和胆道梗阻。

4. **消化道出血**

有此并发症者，预后极差，可表现为呕血或便血。上消化道出血多由于胃黏膜的应激性糜烂或溃疡，胃黏膜下多发性脓肿。下消化道出血可由于胰腺糜烂穿透横结肠所致，预后较上消化道出血更为严重。

5. **败血症及真菌感染**

局部感染病灶扩散至全身，由于机体防御机制严重失调所致。败血症常与胰腺脓肿同时存在。严重病例机体抵抗力极低，加之使用大量抗生素，故极易产生真菌感染。

6. **水、电解质紊乱及酸碱平衡失调**

主要表现为脱水、低钾、低钠、低钙血症、酸中毒等。

7. **肺部病变**

4%的患者可发生成人急性呼吸窘迫综合征，表现为呼吸困难，X线胸片示肺水肿和炎性改变。此综合征出现，表示病情严重。

8. **心脏损伤**

低钾导致严重心律失常，心脏抑制因子及肺部病变可损伤心肌，引起心脏扩大和心力衰竭。

9. **弥散性血管内凝血**

由于各种胰酶及细菌感染等损伤血管内膜，可引起血栓性静脉炎及静脉血栓形成。

10. **肝胆损伤**

可出现肝功能减退、肝脓肿及化脓性胆道感染。

11. **肾脏损伤**

肾脏病变可见弥散性血管内凝血，脂肪栓塞、肾小球病变及急性肾小管坏死，偶有急性肾衰竭引起尿毒症。

12. **内分泌改变**

病程较长者可出现肾上腺皮质功能减退的表现，由于胰岛B细胞的破坏及胰升糖素的释放，可并发胰源性糖尿病。

13. **其他**

糜烂性或化脓性胃炎、肠道感染、脂肪泻及胰钙化等，极少数患者可发生猝死。

（八）预后

急性胰腺炎属自限性疾病，大多数患者在支持治疗下3～5d内病情缓解，只有10%～15%的重症坏死性胰腺炎并发症发生率及病死率仍然很高，在10%～30%。

国外学者提出许多种指标用来判断急性胰腺炎的严重程度及预后。

1. **Ranson标准**

共11条（1974年提出）。

（1）标准：入院时：年龄>55岁；血糖>11.2mmol/L；白细胞>16.0×10^9/L；ALT>250U/L；LDH>350U/L。入院后48h内：血细胞比容下降>10%；血钙<2.2mmol/L；碱缺失>4mmol/L；BUN上升>1.78mmol/L（5mg%）；估计失液量6L；PaO_2<60mmHg。

（2）判定：3个以下指标阳性为轻症；≥3个为重症；≥5个为预后较差。

2. **Bank－wise标准**

主要为全身反应指标，共8条（1981年提出）。

（1）指标：心脏：休克，心动过速（>130/min），心律失常，心电图异常。呼吸系统：呼吸困难，肺部有啰音，PaO_2 < 60mmHg，急性呼吸窘迫。肾脏：尿量 < 50ml/h，血 BUN 或 Cr 下降。代谢：血钙下降、变化。血液：血红蛋白和血细胞比容下降，DIC。神经系统：烦躁，神志不清。局部体征：根据体征或腹穿，有腹腔内出血；肌紧张，重度肠梗阻，腹水。

（2）判定：有一条以上阳性即为重症，病死率 >50%。

3. APACHE－Ⅱ（acute physiology and chronic health evaluation）计分

本法由 Knaus 等创用。用于计分的指标有肛温、平均动脉压、心率、呼吸次数、氧分压、动脉压 pH，血钠（mmol/L）、血钾（mmol/L）、血肌酐（μmol/L）、血细胞比容（%）、白细胞计数（$\times 10^9$/L）等 11 项。APACHE－Ⅱ计分≥8 分者，预后不良。

4. 影像学评估

Balthazar 和 Ranson 将急性胰腺炎 CT 检查结果分为 5 级：

A 级为胰腺正常；B 级为胰腺局部或弥漫性肿大；C 级为胰腺异常伴有胰周炎症；D 级为胰周一处积液，通常在前肾旁间隙；E 级为两处以上胰周积液（例如前肾旁间隙和小网膜囊内）和（或）胰内或胰旁含气。平扫 CT 不能鉴别间质性胰腺炎和坏死性胰腺炎，重型多见 D、E 级。将平扫 CT 和增强 CT 结和起来，用评分法建立一个 CT 严重程度指数。平扫 CT 的 A、B、C、D、E 级分别为 0、1、2、3、4 分，增强 CT 检查未发现胰腺坏死者为 0，坏死范围 < 33% 者为 2 分，33% ~50% 者为 4 分，> 50% 为 6 分。两种 CT 检查所得评分的总合即为严重程度指数总分 7 ~10 分者的病死率高于 7 分以下者。

（九）治疗

急性胰腺炎的治疗方法分为内科治疗和外科治疗。内科治疗主要是一般性的支持疗法，包括复苏、营养和呼吸道通气，以及严格限制饮酒及酒精类药物。外科治疗针对解除胰管梗阻可行 Oddi 括约肌切开，针对并发症实施合理的治疗方案，如坏死组织感染的清创引流清除坏死组织，合并胰腺假性囊肿或胰腺脓肿的治疗。未来的方向将是应用抗胰蛋白酶、抗氧化作用、抗炎性因子以达到针对病因的治疗。

1. 轻型 AP 以内科治疗为主

（1）一般治疗：保持环境安静，加强护理，严密观察生命指征，及时纠正休克及水、电解质平衡失调。

（2）饮食治疗：禁食、胃肠减压，减少食物刺激引起的胰液分泌。现有主张轻度 AP 者早期经口进食可刺激肠道正常功能，避免肠黏膜萎缩、细菌过度繁殖和 IgA 分泌减少。

（3）药物治疗：

①抑制胰液分泌：

奥曲肽（人工合成的八肽环化合物）或施他宁（人工合成的环状 14－氨基酸肽）可明显抑制胰液分泌。用法：奥曲肽，0.1mg 皮下注射或静脉滴注每 6 ~12h 一次，施他宁 250μg 首剂量静脉推注，250μg/h 静脉维持滴注。疗程 3 ~5d，重症 5 ~7d。

哌仑西平（pirenzepine，PZ）为一种选择性 M_1 受体拮抗剂，能抑制胰腺的外分泌，同时松弛 Oddi 括约肌，并能减轻抗胆碱能药物引起的心率增快、腹胀等副作用。用法：口服 25 ~ 50mg/d，10mg 或 20mg 加入 5% 葡萄糖盐液中 12h 静脉滴注。

前列腺素（PGE_1）能抑制多种外源性与内源性刺激引起的胰分泌，增加胰腺血流量，用法：200mg 加入 5% 葡萄糖液 250 ~500ml 中静脉滴注，1 次/d。

阿托品、山莨菪碱（654－2）及 H_2 受体拮抗剂：可抑制胃肠分泌，减少胰液分泌。

②抑制胰酶活性：

抑肽酶：抑制肠肽酶，中断瀑布效应，剂量宜大，10 万 U，2 次/d，静脉滴注 5 ~8d，适用于急性胰腺炎早期。

加贝酯：是一种合成胰酶抑制剂，对胰蛋白酶、血管舒缓素、磷脂酶 A_2 均有极强的抑制作用，对肝胰壶腹括约肌有松弛作用。100mg 相当 5 ~25U 抑肽酶的作用。于发病 24h 内应用，用法：300 ~900mg/d，静脉滴注，连续7～10d。

氟尿嘧啶可抑制DNA和RNA合成,减少胰液分泌对胰蛋白酶有抑制作用,用法:250～500mg加入5%葡萄糖液500ml中静脉滴注1次/d,2～7d为1个疗程。

乌思他丁是从成年健康男性新鲜尿液中提取的一种糖蛋白,对胰蛋白、α糜蛋白酶、透明质酸酶等有抑制作用,能抑制炎性介质、溶酶体膜的释放,具有稳定溶酶体膜、清除氧自由基等作用。常用剂量:20万U/d,连用10d。国内外临床应用表明,乌思他丁对于轻型和重症胰腺炎均有较好的疗效。

③细胞因子和血管活化因子拮抗剂－昔帕泛:细胞因子如白介素1(IL－1)、肿瘤坏死因子(TNF)和血小板活化因子(PAF)是引起急性胰腺炎全身炎症反应的重要介质。动物实验证明,细胞因子和血小板活化因子拮抗剂能有效的减轻急性胰腺炎的病理改变。目前已有血管活化因子拮抗剂—昔帕泛用于临床,用法:100mg/d,一般用7d。临床实验表明昔帕泛可有效地减轻症状、减少器官衰竭发生、降低死亡率。

④钙通道阻断剂:维拉帕米、硝苯地平等钙通道阻断剂具有扩张血管、改善胰腺血供、防止胰腺腺泡细胞钙超载引起细胞保护作用。研究证实该类药可以阻止急性胰腺炎由轻型向重症发展,限制胰腺坏死,改善胰腺炎的预后。

⑤新鲜血浆:α2巨球蛋白有助于胰酶的清除。实验证实急性胰腺炎的患者补充少量新鲜冷冻血浆可以提高α2巨球蛋白的水平,减轻胰腺炎的病理改变。

⑥解痉镇痛:阿托品、山莨菪碱(654-2)解痉,痛剧时可用哌替啶50～100mg肌内注射。

⑦抗生素:本病属无菌性炎症,因易并发感染或属胆源性胰腺炎则需及时选用抗生素,推荐:泰能、三代头孢、第四代喹诺酮类,最好合用甲硝唑或替硝唑,以杀灭厌氧菌。

2. 重症AP

(1)内科治疗

①应用广谱高效抗生素:感染途径有肠内细菌易位、胆汁及血行感染等。目前感染已成为80%的重症患者的死亡原因,如感染后不及时治疗者病死率可达100%。因此预防和治疗感染已成为降低重症AP病死率的关键,可选用三代头孢菌素或泰能以降低胰腺坏死后感染。国外有介绍用胃十二指肠动脉、肝总动脉、肠系膜上动脉的留置导管抗生素注射疗法,病死率比对照组下降许多。老年人更须应用抗生素预防肺炎。

②生长抑素和生长激素联合疗法:生长激素有促进蛋白合成、调节免疫和可能的抗感染效果。生长激素用量一般为4～8U,皮下注射,2次/d。

③抗休克:重症患者常有大量体液丢失,而造成有效血容量的减少。有效血容量的减少引起胰腺微循环灌注减少而加重胰腺组织坏死,因此应及时补足血容量,常用胶体液和晶体液,用量须根据患者的血压、心率、神志、尿量等指标综合考虑。老年患者或有心脏、呼吸系统疾病的患者应做中心静脉压监测。

④纠正水、电解质及酸碱平衡紊乱:应早期给予胃肠外营养(TPN),以维持热量及营养的供应。

⑤糖皮质激素:除非出现重要脏器严重并发症,一般不用,常用的有甲泼尼龙,40～80mg/d,静脉滴注,1～2次/d。

(2)减少腹腔内有毒液体:传统方法为手术清除加引流,目前有试用腹腔镜下做腹腔灌洗,并获初步成功。

(3)手术治疗:急性胰腺炎处理过程中手术治疗的地位和作用一直是有争论的问题。近年来,为大多数外科医生所赞同的急性胰腺炎的手术适应证是:①诊断不肯定;②胆石胰腺炎对胆道病的处理;③经非手术疗法病变仍然呈进行性恶化;④胰腺化脓性病变。因此,急性胰腺炎患者具有上述指征,应及时手术治疗。

二、慢性胰腺炎

慢性胰腺炎(chronic pancreatitis,CP)是指

胰腺局部的、节段性或弥漫性进行性炎症破坏的疾病。在我国并非少见，近年来发病率有增加的趋势，其原因可能与生活水平提高、饮食习惯的改变有关。此外，还与B超检查、ERCP、CT、MRI及多种胰腺分泌功能检查的开展与普及有关。这些检查提高了慢性胰腺炎的诊断率。随着老年人胆道疾病，尤其是胆石病的发病率增高，老年人慢性胰腺炎发病率也有增加的趋势。由于部分老年人慢性胰腺炎的临床表现类似于急性胰腺炎或其他急腹症，故易造成漏诊或误诊。值得注意的是，随着年龄的老化，人体的各个脏器或器官都会发生生理性的萎缩或退化，而影响其正常的生理功能。其胰腺组织也不例外，会发生萎缩，腺泡减少，纤维化与上皮细胞增生等生理性退行性变，这些变化与慢性胰腺炎的病理改变会有重叠，在讨论老年慢性胰腺炎的病理改变时，必须考虑这一因素。

（一）病因和发病机制

慢性胰腺炎的病因与发病机制尚未完全阐明。急性胰腺炎的病因长期存在时即可导致慢性胰腺炎。有资料表明，约2/3的慢性胰腺炎是因急性胰腺炎反复发作所致。在我国是以胆道疾病与慢性酒精中毒为最常见的原因，而在西方国家，慢性酒精中毒被公认为是最重要的病因。

1. 胆道疾病

国内文献报道，50%～60%的慢性胰腺炎与胆道疾病有关。因胆道疾病所致慢性胰腺炎的也称之为胆源性胰腺炎。胆石症、胆系感染、胆道蛔虫、胆道肿瘤及狭窄等是常见的原因。85%的正常人主胰管在十二指肠前与胆总管会合成共同通道，共同通道在某些病理生理情况下则是胆汁向胰管反流及胰液排泄受阻的解剖学基础。当结石嵌钝、炎性分泌物及蛔虫堵塞Vater壶腹部或胆道感染所致壶腹部、Oddi括约肌水肿、痉挛或麻痹性松弛可引起胆汁引流不畅，细菌及毒素反流入胰管，激活胰液中多种酶原，从而消化、破坏胰腺自身组织。反复多次发生上述病理过程时，必然导致慢性胰腺炎。

2. 酗酒

在国外，流行病学调查证实酗酒是慢性胰腺炎的又一主要原因，长期饮酒引起胰腺功能及组织结构不可逆的损伤。因此，较易发生各种合并症以及发展为慢性胰腺炎。其发病机制：①胰液分泌过度增加使胰管、胆管内压增高；②乙醇引起胃、十二指肠黏膜炎症，乳头水肿，Oddi括约肌痉挛；③乙醇对胰腺有直接毒性作用，可导致胰管上皮损伤、脱落，胰管内栓子形成并阻塞胰管。还可使胰腺泡和间质发生破坏性炎症，最终导致纤维化与钙化，胰腺萎缩，内、外分泌功能丧失；④乙醇使胰液蛋白沉淀，甚至发生蛋白栓子堵塞胰管；⑤酗酒可使胰石抑制蛋白减少，近年来研究发现胰液中含有一种小分子蛋白质，称之为胰石抑制蛋白，能抑制不溶性钙盐的形成，对胰腺的钙化起关键性抑制作用，而酒精性慢性胰腺炎者其胰液中这种结石抑制蛋白减少或缺乏。

3. 高脂血症

高脂血症引起慢性胰腺炎的机制可能为：

（1）胰腺微血管栓塞：高脂血症时，大量的乳糜颗粒可栓塞胰腺的微血管，或由胰腺中产生的黄色瘤所引起。

（2）胰腺毛细血管栓塞或损伤：胰腺毛细血管内由前β－脂蛋白所携带的大量三酰甘油，被胰脂肪酶水解后产生的大量游离脂肪酸，游离脂肪酸具有细胞毒性作用，栓塞毛细血管或损伤其内膜而导致胰腺炎。

4. 高钙血症

高钙血症引起胰腺炎的机制为：

（1）胰液与胰酶分泌增加：高血钙增加胰液的基础分泌，引起胆囊收缩素分泌增加并促使胰酶的分泌与排泄。

（2）胰石形成：长期高血钙时，胰液内钙含量增加，钙在碱性的胰液中容易发生沉积，形成结石而使胰管阻塞，胰管内压力升高或损害胰腺腺泡细胞。

（3）激活胰酶原：钙离子能使胰蛋白酶原激活成胰蛋白酶，胰蛋白酶被激活后又可激活其他酶原，破坏胰腺自身组织。

5. **胰腺外伤**

胰腺外伤后，可引起胰腺实质的损伤和胰管的断裂。如果这些损害不能完全愈合，即可造成胰管狭窄、胰腺假性囊肿或瘘管形成及纤维化等改变，最终导致慢性胰腺炎。

6. **免疫机制缺陷**

自体免疫性慢性胰腺炎日益受到人们的重视。国外有学者提出，免疫性慢性胰腺炎有以下特点：①血清 γ 球蛋白或 IgG 升高；②自体抗体阳性；③胰腺弥漫性肿大，弥漫性不规则的主胰管狭窄；④常缺乏胰腺炎的急性发作症状；⑤无胰腺钙化；⑥无胰腺囊肿；⑦可引起胆总管受压，造成胆管扩张，胆汁排泄障碍而出现高胆红素血症；⑧组织学表现为伴有淋巴细胞浸润的纤维化；⑨偶尔与自体免疫性疾病有关；⑩激素治疗有效。某些自身免疫性疾病如克罗恩病、系统性红斑狼疮及结节性动脉周围炎等都可并发胰腺炎。

7. **其他因素**

引起慢性胰腺炎的少见病因尚有：①上腹部手术：如胆道及胃肠手术后，如果 Oddi 括约肌发生痉挛、狭窄、Billoth Ⅱ式手术后胆汁反流入胰管或胰腺损伤、血供减少等均可导致慢性胰腺炎；②药物：长期服用某些药物如肾上腺皮质激素、噻嗪类利尿药、呋塞米、硫唑嘌呤及甲基多巴等均可导致胰腺炎；③感染性疾病：如腮腺炎、脑脊髓膜炎、结核病、梅毒及肠道柯萨奇病毒感染；④糖尿病等。

在上述各种复杂病因的作用下，引起胰腺组织的慢性充血、水肿、胰腺泡灶性坏死或萎缩、纤维结缔组织增生。胰腺组织和胰管发生钙化和结石形成。胰管扩张、假性囊肿形成并导致压迫、瘢痕收缩致胰管变形、扭曲，胰管系统发生栓塞，胰液排泄障碍，胰管内压力升高，胰管破裂等改变。最终使整个胰腺组织发生硬化和萎缩，胰腺内、外分泌功能紊乱而产生一系列临床表现。

（二）病理

慢性胰腺炎病理变化的范围和程度悬殊较大，于病程早期的发作期，胰腺常呈现因水肿、脂肪坏死和出血而导致的胰腺肿大，但基本的病理倾向是腺体破坏而代之以纤维化，胰管扩张，胰管内偶见结石形成。于静止期，可见覆盖胰腺的腹膜增厚，表面有结节状且隆起的白点。后期，则整个胰腺变细、变硬，或呈不规则结节样硬化，有弥漫性纤维组织增生和钙质沉着，并可有大小不等的假性囊肿、胰管扩大及胰管内碳酸钙结石，胰腺小叶大小不一，结构模糊。显微镜下可见不等程度的纤维化和炎症，替代了腺泡和胰岛组织。愈合的坏死区有纤维化和异物反应及潴留性囊肿。主胰管及其分支有不同程度的狭窄和扩张，胰管可有鳞状上皮化生。

（三）临床表现及特点

老年人慢性胰腺炎的临床表现是胰腺内外分泌功能障碍所致的症候群，但少数患者可表现为急性胰腺炎的症状。

1. **吸收不良与糖尿病发生率高**

胰腺外分泌功能不全的主要表现有脂肪泻、消化不良、消瘦及脂溶性维生素缺乏等。因老年人脂肪的摄入量不多，故其脂肪泻程度一般也较轻，每日排便 1～3 次，但显微镜下和苏丹Ⅲ粪便染色检查可见大量脂肪球，提示老年人脂肪泻发生率高。因为维生素 B_{12} 吸收减少，故可出现贫血。因维生素 D 吸收不良，老年人易发生骨质疏松甚至引起骨病。由于老年人胰腺 B 细胞功能低下，因此，如患有慢性胰腺炎则更易并发糖尿病。当老年人发生不明原因的腹泻，尤其发生脂肪泻、糖尿病或两者合并发生时，应考虑是否患有胰腺炎。

2. **发病急，病情重**

少数老年人慢性胰腺炎患者有发病急、病情重的特点，这是指慢性复发性胰腺炎而言。在病变复发时，表现为反复发作的腹痛，多位于左上腹或上腹部，性质可为持续性伴阵发性加剧，一般伴有恶心和呕吐症状，极少数老年慢性复发性胰腺炎患者可呈坏死型胰腺炎的表现。可发生休克、腹水及电解质紊乱等。约 90% 重症胰腺炎是发生在慢性复发性胰腺炎的基础上。故对老年慢性胰腺炎患者可表现为重症胰腺炎应有足够的认识，对老年人发生上腹部剧痛，用其他疾病不能解释者，应想到有重症胰腺炎的可能，应及时做血、尿淀粉酶等实验检查。

3. 对疼痛反应迟钝

多数老年慢性胰腺炎患者对疼痛反应较迟钝。无论是发作期或缓解期，上腹疼痛轻微，甚至不明显，并常无肌紧张及反跳痛。因此，仅根据无腹痛，即排除慢性胰腺炎，易导致漏诊或误诊。必须结合患者有无胰腺内、外分泌功能障碍等全面分析。

4. 多伴有其他脏器的损害

由于老年人脏器或器官处于老化、功能衰退期，因此，在慢性胰腺炎的老年患者中，一般都伴有其他脏器的病变如心肌缺血、心律失常、肺功能减退、肝功能异常、胆道结石和胆系感染以及男性前列腺肥大等，使得临床症状复杂化。甚至其他脏器病变的临床表现可掩盖慢性胰腺炎的临床表现，对这种情况应予以警惕。

（四）诊断与鉴别诊断

1. 诊断

由于老年慢性胰腺炎患者临床表现的特殊性，故诊断较困难。如遇老年患者有不明原因的消瘦、腹泻或脂肪泻、腹痛及糖尿病等症状时，应考虑本病的可能性。但确诊有赖于有关生化检查和胰腺内、外分泌功能检查。影像学检查亦有一定的辅助诊断价值。少数呈急性发作的患者，血、尿淀粉酶和脂肪酶可明显升高，更有利于本病的诊断。而非急性发作期及慢性持续阶段，血、尿淀粉酶及脂肪酶一般不一定增高。在影像学检查中以下各种检查对老年人慢性胰腺炎的诊断有重要意义。

（1）腹部X线平片：腹部X线平片在相当于胰腺部位有时可发现钙化灶。

（2）B超检查：可发现胰实质回声增强、不均匀，胰管扩张、扭曲，部分患者胰管内可见结石，或胰实质中钙化灶，或者可见囊肿，或发现局限性增大的混合性回声之炎性包块。但B超诊断慢性胰腺炎的敏感性和特异性较差，有时甚至不易与胰腺癌鉴别。

（3）内镜超声检查：是诊断CP的重要手段优于腹部B超检查，与病理诊断有较好的一致性敏感度和特异度和ERCP相近或更好。采用胰管内超声，有可能提高CP的早期阳性率。

（4）腹部CT及磁共振：能清楚显示胰腺实质及周围的改变。CT对钙化和胰管结石的检出率较高，对CP并发症如假性囊肿是较好的诊断方法。敏感度为74%～90%，特异度为85%。磁共振诊断CP的价值与CT基本相似，但对钙化和结石的显示不如CT清楚。

（5）经十二指肠镜逆行胰胆管造影：在对CP进行诊断影像学检查中，ERCP被视为金标准。可发现胰管扭曲、扩张、胰石形成或见有假囊肿形成等。

（6）胰腺外分泌功能检查：检查方法很多。①粪便涂片脂肪定性方法简单，但敏感性差。②PABA试验法，因老年人肾小球过滤率下降，因此测6h尿排出率的准确性较差，以测1～2h血浆含量为宜。③72h粪脂肪排出率仍为诊断慢性胰腺炎的“金标准”，但老年人一般不愿接受这种检查。④CCK或促胰液素外分泌试验是目前诊断慢性胰腺炎最敏感的方法，但因方法繁杂，试剂昂贵，尚难以推广用于临床。⑤放射线核素14C标记的三酰甘油呼吸试验有一定的诊断价值，方法亦较简单，很适宜老年人，但因需特殊仪器，国内还不能广泛应用。⑥胰腺内分泌功能测定主要检测空腹血糖及糖耐量试验，而尿糖的诊断价值有限，尿糖阳性需排除老年生理性肾小球滤过率降低这一因素。⑦美国有用超声内镜联合导管收集胰液，检测IL－8，后者＞20pg/ml时诊断CP其特异性可达100%。

2. 鉴别诊断

本病应与其他原因所产生的上腹疼痛、脂肪泻等作鉴别，应重点鉴别的疾病有：

（1）消化性溃疡与慢性胃炎：根据病史、临床表现、胃肠道钡剂检查与胃镜检查，慢性胃炎一般不难与慢性胰腺炎鉴别。

卓－艾（Zollinger－Ellison）综合征有多发

性消化性溃疡与腹泻，其腹泻是分泌性水泻及十二指肠腔内酸度过高致胰酶失活而使部分病例呈现吸收不良与脂肪泻，更应注意与慢性胰腺炎的鉴别。

(2)胆道疾病：常与慢性胰腺炎共存或互为因果，诊断需要依靠B超、胆道造影与胰腺外分泌功能试验、逆行胰胆管造影等检查加以鉴别，

(3)小肠吸收功能不良：主要指原发性吸收不良综合征及Whipple病。原发性吸收不良综合征，临床主要表现为三联征，即脂肪泻、贫血与全身衰竭，可伴有腹部不适或疼痛、腹胀、胃酸减少或缺乏、舌炎、骨质疏松、维生素缺乏、低血钙、低血钾等。Whipple病患者多为40～60岁的男性。主要呈现为四大症状，即脂肪泻、多发性关节炎、消瘦与腹痛。血象可显示淋巴细胞增多。应用D-木糖试验有助于诊断与鉴别诊断，小肠吸收不良患者示吸收障碍，而慢性胰腺炎患者则为正常。

(4)原发性胰腺萎缩：多见于50岁以上的患者，临床表现可类似无痛性胰腺炎但无胰腺钙化，B超无胰腺肿大。主要临床表现为脂肪泻、体重减轻、食欲减退与全身水肿。如做剖腹探查时可见胰腺缩小，显微镜下可见腺泡细胞完全消失，胰岛明显减少，均被脂肪组织代替，纤维化变较少，无钙化、炎细胞浸润或假性囊肿形成。

(5)其他：应与胰腺癌、胃手术后、胆囊手术后综合征、糖尿病、肠易激综合征等相鉴别。

(五)并发症

随着慢性胰腺炎病变的进展，可发生多种并发症。如发生并发症，则可在原来症状的基础上增加新症状，并可完全掩盖原来的症状，患者陈述的症状可能是并发症的症状，如不警惕，常给诊断增加不少困难。此外，患者发生并发症后亦常提示病情进一步加重。

1. 梗阻性黄疸

引起黄疸的主要原因是由于胰头部炎症、纤维化瘢痕化病变所致的局限性肿大，使胆总管胰段受压或包裹、牵拉、变窄所致。其次胰腺假性囊肿压迫胆总管亦是较常见的原因。据报道，有10%～30%的慢性胰腺炎可发生黄疸。黄疸症状也见于胰头癌、乏特氏壶腹癌或胆总管内结石等病变。为区别黄疸由哪种疾病所引起，必须对这些疾病进行鉴别。黄疸变化不定、有长期上腹疼痛史者，多提示为慢性胰腺炎或胆管内结石。B超检查或细针包块穿刺细胞学检查、ERCP、经皮肝穿刺胆道造影及CT、MRI等是鉴别的常用方法。

2. 上消化道出血

慢性胰腺炎并发消化道出血虽不多见，但国内外均有报道，有较多原因可引起出血。

(1)并发消化性溃疡出血：发生消化性溃疡的确切机制尚不清楚。一般认为，慢性胰腺炎患者胰液分泌减少，使其中和酸性胃液的能力下降是导致十二指肠溃疡的原因。研究发现，胰腺外分泌功能不全者，与对照组相比，其十二指肠溃疡的发生率明显升高。

(2)邻近消化道血管破裂：胰腺假囊肿侵及邻近消化器官的血管发生破裂出血，或者胰腺邻近部位的血管如脾动脉、胃十二指肠动脉受到胰腺结缔组织或瘢痕的侵蚀破裂出血入胃肠道等。

(3)并发节段性门脉高压：胰腺炎症性变化波及胰体部后面，压迫门静脉，或在胰尾部压迫脾静脉或门静脉、脾静脉内血栓形成均可引起节段性门静脉高压，导致食管胃底静脉曲张破裂出血。

(4)胰管损伤：钙化性胰腺炎胰管中结石本身损伤胰管导致出血。

(5)并发急性胃黏膜病变：酒精性胰腺炎者，可因乙醇引起急性胃黏膜病变而发生出血。

(6)假性动脉瘤破裂出血：假性动脉瘤是由于邻近胰腺的血管受到炎症的侵蚀而出现动脉瘤样变。这种动脉瘤可破入大、小网膜囊，胃及十二指肠，结肠或腹膜后，表现为相应部位的出血。因此，对于原因不明的消化道出血，尤其有酗酒史，既往有明显的慢性胰腺炎史，当内镜检查胃及十二指肠球部未发现出血病变时，应想到有胰管内出血的可能。此时，应将内镜插至降部，观察乳头部有无出血，或行腹腔动脉造

影以明确诊断。

3. 胰腺假性囊肿

胰腺病变所致的渗出液积聚胰腺周围并为纤维组织包饶形成的囊肿成为假性囊肿。囊肿本身还可发生出血、感染或梗阻等并发症。如囊肿发生逆行性或血源性感染时,即可形成胰脓肿。由于大囊肿可压迫或挤压胆总管、十二指肠、胃、小肠或结肠,故可引起这些器官的变形或狭窄。

4. 糖尿病

发病率较高,90%的有钙化的慢性胰腺炎与70%的无钙化的慢性胰腺炎患者均伴有胰岛功能障碍,胰岛素分泌减少而致不同程度的耐量降低,1/4~1/3患者为临床糖尿病。长期饮酒导致的慢性胰腺炎更易并发糖尿病。因此,对于慢性胰腺炎患者应注意随访糖耐量试验,以期早期诊断与控制糖尿病。

5. 胰腺癌

较多文献报道,在慢性胰腺炎的基础上可并发胰腺癌,一般认为在患慢性胰腺炎后的10~15年发生。另一些观察发现,慢性胰腺炎者发生胰腺癌的比例显著高于正常人群。多数学者认为慢性胰腺炎是胰腺癌的癌前病变。但也有人持不同意见,认为胰腺癌也可引起胰腺炎,例如胰头癌时,随着胰头癌进展,肿块的增大必然引起胰管的梗阻,胰管阻塞即可产生慢性阻塞性胰腺炎。因此,慢性胰腺炎与胰腺癌之间有无因果关系,慢性胰腺炎是否并发胰腺癌,目前尚难做出肯定的结论,还有待于继续深入的研究。

(六)治疗

1. 病因治疗

与一般胰腺炎相同,由胆道疾病引起者应积极治疗胆道疾病,如系过量饮酒导致者,应立即戒酒。

2. 胰腺外分泌功能不全的治疗

明显腹泻或脂肪泻者,应限制脂肪饮食,每日在40g以内。还应避免暴饮暴食。药物治疗主要是口服胰酶制剂,目前常用的有得酶通、达吉等。由于胰酶制剂在酸性胃液中易被灭活而失去作用,所以主张在服胰酶制剂前先服用H_2受体拮抗剂或抑酸剂。但对老年人而言,因其胃酸分泌较中、青年人为低,故老年人服胰酶制剂前,可不服抑酸药物或者采用个体化的原则。此外,还应补充脂溶性维生素、叶酸及维生素B_{12}等。

3. 胰腺内分泌功能不全的治疗

主要是糖尿病的治疗,对老年糖尿病患者采取控制饮食和口服降糖药物一般即可控制血糖,若须接受胰岛素治疗时,应在严密监视下应用,因老年人胰岛素治疗后易导致低血糖。

4. 介入治疗

经内镜的介入治疗:①在胰管狭窄段放置金属支架(stent)以扩张胰管;②胰管括约肌切开以利于胰管内结石排出,或体外冲击波碎石后联合胰管括约肌切开(EPS)取石;③在假囊肿和胃肠腔间放置支架,使囊肿内液体流入胃肠道;④对胆总管梗阻者,可放置支架解除梗阻。

5. 其他治疗

止痛治疗及外科手术治疗适应证同一般胰腺炎。

6. 预后及预防

CP的预后一般不良,患者大多死于并发症,如严重营养不良、糖尿病、合并胰腺癌等。积极治疗胆管疾病,不饮含酒精饮料,补充营养和使用胰酶制剂,控制糖尿病等对改善患者生活质量及预后是有益的。

(张改华)

参考文献

1. 袁宇红,袁世珍. 急性胰腺炎诊断和治疗的研究进展. 广东医学,2001. 22(9):781-782

2. 严律南. 重症胰腺炎的治疗. 中国实用外科杂志,2001,21(4):238-240

3. 吕国悦. 重症急性胰腺炎的现代治疗进展. 医师进修杂志,2003,26(1):53~54

4. 袁耀宗主编. 胰腺病学新进展与新技术. 上海:上海科学技术文献出版社,2001

5. Treacy J, William s A, etal. Evaluation of amylase and lipase in the diagnosis of acute pancreatitis. ANZ J Surg, 2001,71:

577～582

6. Munoz A, Kate mdahl DA. Diagnosis and management of acute pancreatitis. Am Fam Physician, 2000,62:164～174

7. 王洛伟,李兆申. 慢性胰腺炎诊断与治疗临床研究. 解放军医学杂志,2002,9(9):780～782

8. 徐克成主编. 消化病现代治疗. 南京:江苏科学技术出版社,1993

第十二节　消化道肿瘤

一、食管癌

（一）发病情况

食管癌是老年人常见的恶性肿瘤之一。发病年龄以高年龄组为最多,平均死亡年龄为63.49岁。在食管癌发病高发区,患病年龄一般较低。食管癌的发病率男性高于女性。我国资料显示,男女发病率比例为1.3～2.7∶1。食管癌的发病率在世界各国相差悬殊。我国是世界上食管癌的高发区之一,全国食管癌年平均死亡率为15.15/10万人(其中男性为20.22/10万人,女性为10.32/10万人)。北方各省的发病率和死亡率均高于南方。

（二）病因

食管癌的病因不明。流行病学资料显示自然地理环境、生活习惯及饮食因素是重要的致病因素。在食管癌高发区的调查发现,粮食和饮水中硝酸盐、亚硝酸盐和二级胺类化学物质含量增高,这些物质在胃内可形成亚硝胺,后者具有致癌作用。霉变食物中的真菌如镰刀菌、白地霉菌、黄曲霉菌等产生的真菌毒素可直接或协同其他致癌因素促进食管上皮增生、癌变。一些资料显示长期吸烟、饮酒、营养不良以及某些微量元素如钼、铁、铜、锌、镁、硼等的缺乏,与食管癌的发生也有密切的关系。在老年患者,某些慢性食管疾病或损伤如反流性食管炎、Barrett食管、食管贲门失弛缓症、食管憩室等的发病率增高,可因食管上皮的反复损伤、增生,以致易于发生食管癌。此外,已观察到食管癌的发病存在家族性聚集现象。虽然这可能与家族共同的生活环境有关,但食管癌高发家族的染色体畸变率比低发家族高,提示遗传因素在食管癌的发病中也有一定作用。

（三）病理

一般认为,食管上皮异型增生和Barrett食管是食管癌癌前病变,经上皮异型增生阶段演变发展为原位癌。据病理学观察,其发生率可达30%。

据我国资料统计,食管癌的发生部位以中段为最多见,约占50%,下段次之,上段最少,分别占30%与20%。食管癌分为早期食管癌和进展期食管癌。早期食管癌病变大小在3cm以下,浸润深度仅限于黏膜或黏膜下层。进展期食管癌病变大小多为5cm以上,可有远处转移。根据大体病理形态,早期食管癌可分为隐伏型、糜烂型、斑块型和乳头型,其中以斑块型为最多见,此型癌细胞分化较好。进展期食管癌分为髓质型、蕈伞型、溃疡型、缩窄型、腔内型和未定型,以髓质型的恶性程度最高。在病理组织学上,将食管癌分为鳞状细胞癌、腺癌、未分化癌和癌肉瘤,以鳞状细胞癌最多见,约占食管癌的90%。近年来发现老年人食管癌中来自食管异位胃黏膜或Barrett食管柱状上皮的腺癌发病率有所增多。食管癌的扩散方式以淋巴转移和直接侵犯邻近器官多见,其次为壁内扩散,可通过黏膜下层的淋巴管扩散至距原发癌灶数厘米以外的范围,有时可误认为多中心癌。血行转移一般见于晚期患者,最常转移至肝、肺、胃等处。

（四）临床表现

食管癌的典型症状为进行性吞咽困难,但

这是较晚期的表现。早期症状有咽下阻噎感、食物滞留感或异物感。伴随吞咽困难可有胸骨后或剑突下疼痛,且症状的部位往往与食管内病变的部位相一致。吞咽困难症状的出现一般有从吞咽固体食物困难到咽下流体食物困难的发展过程。值得注意的是,老年患者早期的咽下阻噎、食物滞留感等症状常常容易忽略。随着病情的进展,由于癌肿所致的梗阻加重可出现食物反流。癌肿侵犯压迫邻近器官可出现声音嘶哑、膈神经麻痹、气急、咳嗽或颈交感神经节麻痹症候群。侵及主动脉时,可能导致致命性大出血。

早期食管癌缺乏阳性体征。晚期患者可有贫血、消瘦、营养不良、恶病质等体征。转移时可扪及肿大的淋巴结或肿大的肝脏。

(五)诊断与鉴别诊断

本病根治的关键在于早期诊断,故早期发现十分重要。凡年龄在 60 岁以上出现进食后停滞感或咽下不适者,均应及时行有关检查以明确诊断。对有慢性食管炎、Barrett 食管、食管贲门失弛缓症等患者,须定期检查,以早期发现食管癌变。对于已出现进行性吞咽困难的患者,及时行 X 线吞钡、内镜或食管脱落细胞学检查,一般不难作出诊断。

食管吞钡剂 X 线检查,可见食管局部黏膜增粗或中断,边缘毛糙,病变段局部僵硬,钡流细窄,有溃疡龛影或不规则充盈缺损等征象。应用甲基纤维素钠和钡剂做双重对比造影,能使黏膜显示更清楚,有助于早期食管癌的发现。内镜检查可直接观察癌肿形态,取活检行病理检查,获得诊断。对老年患者,内镜检查并无严格禁忌,但对有严重心脏病、体弱、不能配合检查或疑有食管支气管瘘者,在行内镜检查时,应小心操作,防止并发症的发生。应用甲苯胺蓝或碘行染色内镜检查,配合活检可提高早期食管癌的检出率。超声内镜可用于食管癌的早期诊断,还可用于食管癌的分级,其与 TNM 的分级的一致率可达 85%,远高于食管 CT 检查。脱落细胞学检查是将带气囊与网套的双腔管吞入食管,充气使之膨胀,然后缓慢将气囊拉出,取网套擦取物涂片做细胞学检查,这是高发区食管癌普查的主要手段,阳性率可达 90% 以上。

食管癌应与食管贲门失弛缓症、反流性食管炎、食管良性狭窄以及某些食管周围器官病变如纵隔肿瘤、主动脉瘤、心脏增大等疾病相鉴别。此外,老年患者的胸骨后疼痛常易与冠心病心绞痛相混淆,应注意鉴别。

(六)治疗

食管癌根治的关键在于早期发现和早期诊断,而能否根治则有赖于手术切除癌肿情况。目前国内食管癌的手术切除率已达 73.5% ~ 94.6%,进展期食管癌术后 5 年存活率为 20% ~ 30%,早期食管癌术后 5 年存活率可达 90% 以上。手术疗效主要取决于肿瘤的部位,病变长度和范围,病期及患者的全身情况。在老年患者,常常因为同时存在其他器官如心、肺、肾等疾病,限制了手术切除的机会,影响了术后存活率的提高。

放射治疗主要适用于上段食管癌及不能切除的中、下段食管癌。由于上段食管癌对放射治疗较中、下段癌敏感,且上段癌的手术难度大,死亡率高,因此放射治疗可作为上段癌的首选方法。放射治疗还可用于某些中晚期癌患者的术前治疗,使肿瘤缩小,以利于提高手术切除率和术后 5 年存活率。

化学治疗对食管癌的疗效还不确切,但对于预防和治疗食管癌的全身转移,化疗是目前可应用的有效方法,而且对一些心肺功能及全身状况较差的老年患者,化疗也往往是惟一可选择的治疗方法。目前,化疗常用于手术和放射治疗后出现局部复发或远处转移者以及手术或放射治疗前的辅助治疗。对于化学药物的选择,一般主张采用联合化疗。大多数文献报道联合化疗的客观有效率可达 40%。联合化疗是在一定的理论、经验和实践的基础上选择并合理联合和序贯应用有效药物,在剂量和疗程的安排上尽可能遵循治疗个体化的原则。临床上应用的联合化疗的方案很多，常用者如顺铂＋长春花碱酰胺＋平阳霉素，氟尿嘧啶＋平阳霉素＋环磷酰胺，顺铂＋长春新碱＋博莱霉素等。目前可用奥沙利铂代替顺铂，以减轻顺铂引起的肾脏和骨髓毒性。由于食管癌属相对生长缓慢肿瘤，目前联合化疗的疗效虽然较前有所提高，但完全缓解的并不多。因此要求多疗程治疗。对有效病例，主张间断进行维持巩固治疗，并且连续3年以上。在此期间，根据病情辅以放射治疗或手术治疗。

此外，对某些有严重梗阻的晚期患者，可采用胃造口术、食管腔内置管术、食管胃短路吻合术或激光照射等方法，以解除梗阻，改善症状，延长生存期。对于长期处于饥饿状态、恶病质的晚期患者，加强支持及对症处理，对于改善患者营养状况、减轻症状、提高患者的生存质量也是十分必要的。

二、胃癌

（一）发病情况

胃癌是老年人的多发病之一。我国是世界胃癌高发区之一，其中以西北和东南沿海各省以及东北和西南的局部地区较多发。据统计，我国每年胃癌的死亡率居各种恶性肿瘤的第1位。胃癌可发生于任何年龄，但发病率和死亡率均随年龄增加而上升。根据我国的调查资料，胃癌死亡平均年龄为61.94岁，男性为62.11岁，女性为61.59岁，胃癌的男女发病率比例为2.3～3.6∶1，男性多于女性。

（二）病因

胃癌的病因研究很多，但确切病因目前仍不清楚。一般认为，胃癌的发生主要与以下因素有关：

1. 环境因素

流行病学调查显示不同国家与地区间胃癌的发生率有显著差别。生活环境、饮食习惯的改变也影响胃癌的发病率，说明环境因素，尤其是幼年期的饮食因素与胃癌的发生密切相关。已证实居民摄入食盐多的地区胃癌发病率高。胃癌高发区饮水中的亚硝酸盐类化合物是胃癌发生的外源性因素。食物在储存、加工过程中还可以被某些致癌物质或其前体如多环碳氢化合物、3,4－苯并芘、真菌毒素等污染，这些物质具有致癌作用。长期吸烟可能增加胃癌发生的危险性，但饮酒与胃癌发生的关系尚不明确。

2. 体质因素

体质因素指个体的性别、年龄、免疫功能状况、神经内分泌调节以及遗传素质。显然，体质因素可以影响胃癌的发生发展及其临床过程。人们很早就注意到A血型者较易发生胃癌，在某些家族中胃癌的发生率较高。老年人因免疫功能减低，免疫监视作用减弱，使胃癌易于发生。女性绝经后胃癌的发生率和死亡率均上升。但目前对于体质因素影响胃癌发生发展的细胞分子机制还不清楚，有待进一步研究。

3. 幽门螺杆菌感染

近几年来的研究证实幽门螺杆菌感染是胃癌的致病因素之一，其机制主要是通过该菌引起的慢性萎缩性胃炎、肠上皮化生以及异型增生而最终导致癌变。

4. 癌前期疾病

临床上把某些具有恶变倾向的良性疾病称为癌前期疾病。胃癌的癌前期疾病包括慢性萎缩性胃炎、胃息肉，尤其腺瘤性绒毛状息肉、残胃、胃溃疡、Menetrier病以及恶性贫血等。这些疾病如不适当地予以处理，有可能发生癌变，但不同疾病癌变的发生率，所需的时间及在不同个体间则有显著差异。病理学上所谓癌前期病变则主要指胃黏膜上皮的异型增生和肠上皮化生，已证实这些组织学改变可演变为癌。

（三）病理

胃癌可发生于胃的任何部位，以胃窦部、胃小弯及前后壁最多见，其次为贲门部、胃体部，累及全胃者相对较少。

根据大体形态及癌肿浸润深度，将胃癌分为早期胃癌和中晚期胃癌。早期胃癌定义为无论癌瘤面积大小，淋巴结转移有无，浸润深度限于黏膜层与黏膜下层而未达肌层者。分为三型：Ⅰ型（隆起型）、Ⅱ型（表浅型）和Ⅲ型（凹陷型）。Ⅱ型还可进一步分为Ⅱa型（表浅隆起型）、Ⅱb型（表浅平坦型）、Ⅱc型（表浅凹陷型）。早期胃癌中癌瘤直径在5～10mm者称小胃癌，直径<5mm者称微小胃癌。中晚期胃癌又称进展期胃癌，癌肿侵及肌层或全层，常有转移。分为蕈伞型、溃疡型（又分为局限溃疡型和浸润溃疡型）、浸润型（又分为局限浸润型和弥漫浸润型）、混合癌及多发癌。

组织病理把胃癌分为腺癌（包括乳头状腺癌、管状腺癌、黏液癌等）、未分化癌、黏液细胞癌、腺鳞癌及类癌。从组织发生的角度，起源于肠腺化生上皮者称肠型胃癌，起源于胃固有黏膜者称弥漫型胃癌。肠型胃癌多见于老年患者，癌组织分化较好，预后相对也较佳。

胃癌的转移途径以淋巴转移最多，占70%以上。其次是直接播散和血行转移。值得指出的是，老年人胃癌患者脏器转移率较之青壮年有减少的倾向，但机制不明。

（四）临床表现

早期胃癌无特异症状和体征。中晚期胃癌可因癌肿溃烂引起上腹部疼痛、消化道出血或穿孔。疼痛与进食常无明显关系或于进食后加重，持续时间较长。由于癌肿浸润胃壁，可引起上腹饱胀、厌食、恶心、呕吐等症状。侵犯食管时可引起咽下困难。癌肿的增殖、消耗则引起乏力、营养不良、消瘦、贫血等症状。发生转移时可出现腹水，黄疸以及肺、卵巢、骨髓等器官的相应症状。胃癌的体征一般不多，可有上腹部压痛、部分患者有上腹部肿块。根据远处转移的有无和转移部位的不同，可有左锁骨上或左腋下淋巴结肿大、肝大，卵巢或直肠膀胱陷窝肿物。少数患者因皮肤色素改变可出现黑棘皮病。值得注意的是老年人胃癌的自觉症状往往不如青壮年者明显，而且老年人又因常有其他脏器的慢性疾病并存而易使症状混淆，因此，对有消化不良症状经治疗2～3周无明显改善，且有持续便潜血阳性、贫血或体重减轻的老年患者，应积极进行有关检查，以免延误诊断。

（五）诊断与鉴别诊断

由于老年人胃癌患者的症状体征往往无特异性，因此诊断主要依靠X线钡剂、内镜及病理活检检查。临床上对有不明原因的中上腹部不适、疼痛、厌食、消瘦、粪便潜血持续阳性以及有胃溃疡、慢性萎缩性胃炎伴肠上皮化生及异型增生，经内科治疗无效的老年患者，均应及时行胃肠X线钡剂、内镜及病理活检检查，以尽早明确诊断。应用X线胃双重对比造影检查，能更清楚显示胃黏膜状况，结合内镜及病理活检检查，有助于早期胃癌的检出。超声内镜和腹部CT扫描可显示癌肿侵犯胃壁向腔内和腔外生长的范围，邻近的解剖关系以及有无腹腔内转移等，有助于确定胃癌的分期和治疗方法的选择。近几年来人们一直试图从生化、免疫组化及基因检测等领域寻找能够提示胃癌发生倾向或存在的检测指标，但迄今尚未找到一种可靠、特异、敏感、实用的检测方法，有待进一步研究。

胃癌需与胃溃疡、胃息肉、胃间质瘤以及胃淋巴瘤、平滑肌肉瘤等疾病鉴别。由于这些疾病在临床表现方面多无特征性，因此鉴别也多有赖于X线钡剂造影，内镜和病理活检检查。

（六）治疗

老年人胃癌的治疗以外科手术为主要手段。对临床上无明显转移征象，各重要脏器无严重器质性病变，全身状况能耐受手术者，均应行剖腹探查手术。对有远处转移，但伴有幽门梗阻、穿孔、出血等严重并发症而尚能耐受手术者，也可行姑息性手术，以缓解症状，改善生活质量。同时，由于肿瘤切除后可减轻机体的肿瘤负荷，姑息性切除肿瘤也有利于提高术后化疗、免疫治疗等综合治疗的疗效。但是由于老年胃癌患者常合并有其他脏器的疾病，因此在外科手术治疗时，应作好术前准备，加强术后监测护理，以尽量减少手术并发症和病死率。

放射治疗以往认为并不适于胃癌，理由是

胃癌大多为腺癌，对放射治疗不敏感。但自20世纪70年代以来，人们观察到胃癌经40Gy放疗后，癌巢有变性、破坏甚至消失者。以后逐步开展了术前、术中及术后放疗，取得了一定的积极效果。目前一般认为凡未分化癌、低分化癌、腺癌癌灶 <10cm 者，均可行术前放疗，而黏液腺癌和印戒细胞癌则不适于放射治疗。剂量一般以40Gy为宜。术中放疗则在胃癌原发灶及转移性淋巴结做根治性切除后，或因解剖关系仅做姑息切除而尚有癌残留者，在做吻合之前，在术中一次性给予大剂量照射，剂量也以40Gy为宜。至于术后放疗，一般不常应用。

虽然手术彻底切除是胃癌的唯一根治方法，但因患者就诊时大多已属中晚期胃癌，单纯手术切除的疗效仍较差，手术切除率也仅70%~80%。因此，化学治疗仍是当今胃癌治疗的主要方法之一。对胃癌有效的药物主要有氟尿嘧啶类制剂、丝裂霉素、多柔比星、顺铂、洛莫司汀、阿糖胞苷等。近年开发的对胃癌也有较好效果的药物有紫杉醇类、奥沙利铂、羟喜树碱和半合成的CPT-11等，临床观察到的有效率在30%以上。化学治疗最常用于术后。联合化疗方案种类繁多，但一般均以氟尿嘧啶为基本药物。常用者有丝裂霉素+氟尿嘧啶、氟尿嘧啶+多柔比星+丝裂霉素等方案。其他方案则基本上都是个别药物的加减和调整，如在MF方案的基础上再加顺铂，在FAM方案中加洛莫司汀等。术中和术前化疗亦以氟尿嘧啶和丝裂霉素为基本药物，大多数报道认为有助于提高手术治疗效果。除了常规全身化疗外，针对胃癌的不同情况，还可选用局部胃腔内灌注，腹腔内大剂量大容量化疗，动脉导管介入化疗以及各种栓塞剂如活性炭、脂质体等吸附包裹抗癌药和胃镜下局部注射抗癌药物等治疗。

近年来，关于胃癌生物调节剂治疗的研究也取得了一些进展。目前临床上已应用的包括非特异性免疫增强剂如卡介苗、溶链菌(picibanil，OK-432)、香菇多糖等，以及淋巴因子制剂如干扰素、阿地白介素、肿瘤坏死因子等。作为胃癌综合治疗的一部分，可能具有一定的疗效。中医中药治疗对于改善患者全身状态、缓解某些症状等也具有一定的辅助治疗作用。

三、小肠腺癌

(一)发病情况

老年原发性小肠腺癌临床和尸检均少见，约占消化道癌瘤的0.1%~0.3%；在小肠肿瘤中约占1/4，在小肠恶性肿瘤中约占1/3。在老龄患者中其发生率略高于恶性淋巴瘤，较类癌和平滑肌肉瘤为常见。

(二)病理

小肠恶性肿瘤的部位和分布有明显的规律性，一般在小肠的部位越高癌瘤发生率也越高。小肠腺癌好发于十二指肠，平滑肌肉瘤多见于空肠，恶性淋巴瘤以回肠为多。

十二指肠癌以降部为多，升部及水平部依次递减，球部最少。如以胆胰管乳头为界可分为乳上、乳周及乳下三型。Resnik综合十二指肠降部癌580例中三型分别占26.2%、48.1%、25.7%。空肠癌多见于空肠近端近Treitz韧带处。回肠癌多发生于回肠末端近回盲瓣处。

小肠癌病理大体表现可分4型：①息肉型：常见。癌瘤呈息肉样或菜花状突入肠腔，基底宽，质软脆，血运丰富，易糜烂出血，癌块大者可阻塞肠腔造成梗阻，靠近十二指肠乳头者可引起胆管阻塞。②溃疡型：较多见。于浸润性癌中心形成形状不等、周边隆起的溃疡，易出血、穿孔，也可造成梗阻。③缩窄型：癌瘤沿肠壁横轴环绕生长及浸润，导致管壁增厚、僵硬，管腔变窄，甚至梗阻，近端肠襻扩张。④浸润型：少见。癌瘤沿黏膜下浸润蔓延，肠弥漫性增厚、僵硬，也可使肠腔狭窄梗阻。

小肠癌组织学类型多为腺癌，也可为乳头状腺癌、未分化癌、硬癌、胶样癌、腺棘癌等表现。

(三)临床表现

小肠癌患者男性多于女性。临床表现与癌

瘤部位、大小、生长方式、病程长短、组织类型、各种并发症等因素有关。主要有以下类型：

1. 肠梗阻型

多系慢性梗阻，也可骤发急性梗阻。可由不全性梗阻转为完全性梗阻。回肠末端是好发部位，空肠及十二指肠癌也可发生梗阻。

2. 肠穿孔型

见于溃疡型癌。因溃烂、坏死、感染、穿破肠壁深层，可引起急性弥漫性腹膜炎；少数慢性穿透形成局限性腹膜炎、腹腔脓肿、肠内瘘等。

3. 肠出血型

大多出血缓慢，呈隐性出血，或间歇性小量出血，大便潜血阳性，贫血渐渐加重。很少显性出血、便血。

4. 胆管梗阻型

位于十二指肠降部近乳头周围的癌，可堵塞、压迫、浸润胆总管下端而致梗阻性黄疸。黄疸呈进行性增重，大便渐呈陶土色，并易感染致急性化脓性胆管炎。

此外，小肠癌患者尚有以下全身症状：食欲不振、消化不良、恶心呕吐、便秘腹泻、体重下降、发热、体质衰弱等。

（四）治疗

外科手术切除是小肠癌的主要治疗方法。术中可在腹腔内或肠腔内灌注化疗药物，术后再配合化疗以提高疗效。

老年小肠癌多属中晚期，预后不良。

四、大肠癌

（一）发病情况

大肠癌包括结肠癌与直肠癌，是老年人常见恶性肿瘤之一。在北美和西欧各国，大肠癌发病率为消化道恶性肿瘤的首位，占全部癌症死亡原因的第2位。我国大肠癌的发病率和病死率占全部恶性肿瘤发病率和死亡率的第5～6位，但近年报道我国大肠癌的发病率有逐年升高的趋势。大肠癌的发病年龄3/4以上为31～65岁，以55～65岁为发病高峰年龄，70岁以后的发病率有所下降。大肠癌男女发病率的比例为1.5～2:1。

（二）病因

大肠癌的病因不明，国内外资料提示下列因素与大肠癌的发生有关。

1. 饮食

欧美国家大肠癌的发病率高，认为与高脂肪、高热量的饮食习惯有关。摄入高脂肪饮食后肠道内胆酸、胆固醇含量增加，在肠道细菌的作用下，可产生某些具有致癌作用的代谢产物。食物中脂肪延缓肠道排空，增加毒性代谢产物与肠道的接触时间，也是致病原因之一。富含纤维的食物可促进肠道排空，使具有致癌作用的物质在肠道停留时间缩短，故认为富含纤维的食物可能有减少大肠癌发病机会的作用。此外，近年来观察到钙的摄入量与大肠癌的发病率呈负相关，认为钙对大肠癌的发生具有某种抑制作用。饮食中维生素A、维生素C、维生素E的缺乏也与大肠癌的发生有一定关系。

2. 大肠慢性炎症

某些大肠慢性炎症者大肠癌的发生率高于正常人。这些疾病主要包括溃疡性结肠炎、血吸虫性肠病、慢性细菌性痢疾和结肠克罗恩病等。其机制可能由于慢性炎症、肉芽肿以致黏膜上皮异型增生，最终引起细胞癌变。

3. 大肠息肉

与大肠癌发生相关的大肠息肉主要为腺瘤性息肉。临床与病理均证实结肠腺瘤性息肉的癌变率可达40%以上，尤以绒毛状腺瘤的癌变率更高。某些遗传性结肠息肉病如家族性多发性结肠息肉和Gardner综合征，癌变率也很高，且发病年龄较轻。

4. 其他因素

嗜酒者大肠癌的发生率增高，但吸烟与大肠癌似无相关性，机制尚不清楚。大肠癌也呈现某些家族聚集现象，表明遗传因素也是发病因素之一。有的文献报道慢性胆道疾病与大肠癌，尤其是右半结肠癌的发生有关，其机制认为可能与胆汁酸盐的代谢有关。

（三）病理

老年人大肠癌的发生部位以直肠和乙状结肠最多，占70%～80%，其余依次为降结肠、脾曲、横结肠、肝曲、升结肠及盲肠。

根据大体形态及癌肿浸润深度，大肠癌分为早期大肠癌和中晚期大肠癌。早期大肠癌指癌肿限于大肠黏膜及黏膜下层，一般无淋巴结转移。依大体形态可分为扁平型、息肉隆起型、扁平隆起型和扁平隆起溃疡型四型。中晚期大肠癌的大体形态有：①隆起型，肿瘤向肠腔内突出；②溃疡型，肿瘤表面形成明显的较深溃疡；③浸润型，肿瘤向肠壁各层弥漫浸润，使肠壁增厚；④胶样癌，肿瘤外观及切面均呈半透明胶冻状。一般来说，左侧大肠癌多为浸润型，右侧大肠癌多为隆起型，这一病理特点与不同部位大肠癌的临床症状不同有关。

大肠癌的组织学类型可分为乳头状腺癌、管状腺癌、黏液腺癌、印戒细胞癌、未分化癌、腺鳞癌、鳞状细胞癌和类癌等。其中以管状腺癌最多见，其次为黏液腺癌。

大肠癌的病理分期仍广泛采用1935年Dukes提出的分期原则。我国全国大肠癌病理研究协作组于1987年制定的大肠癌的分期标准如下：

Dukes A期：癌肿未突出肌层，无淋巴结转移。

A_1期，即早期大肠癌，癌限于大肠黏膜层及黏膜下层，不伴淋巴结转移。

A_2期，癌肿侵入浅肌层，但未累及深肌层。

A_3期，癌肿已侵入深肌层，但未穿出深肌层。

Dukes B期：癌肿已穿出深肌层，侵入浆膜层，浆膜外或肠周围组织，但无淋巴结转移。

Dukes C期：癌肿已发生淋巴结转移。

大肠癌的转移途径主要有直接浸润、种植、淋巴转移和血道转移。大肠癌的生长相对缓慢，侵袭力较低。大肠的黏膜下层、肌层、浆膜下层中的淋巴管及血管较丰富，其周围组织比较疏松，癌组织在此的扩散较容易。但大肠黏膜内无淋巴管存在，故大肠的黏膜内癌无淋巴转移之可能。

（四）临床表现

老年人大肠癌的发展较之青壮年患者缓慢，而且老年人的反应较差，对一些症状的感受也较不敏感，因此，在起病初期往往容易疏忽。按大肠癌癌肿所在部位的不同，症状也有所区别，兹分述如下：

1. 右半结肠癌

右半结肠内腔直径较大，距肛门较远，肠内容物为液状，故右半结肠癌的症状出现较晚，粪便性状的变化不明显。主要表现为右腹部包块、腹痛、糊状便或便秘、便潜血阳性、贫血等。尤其是老年人右半结肠癌者，贫血症状往往早于其他症状的出现，这一特点值得注意。

2. 左半结肠癌

左半结肠的肠腔较窄，肠内容物趋于固体，故左半结肠癌发生梗阻和出血的机会较多。主要表现为便血、黏液脓血便、腹胀、腹痛、左下腹部包块、排便习惯改变以及肠梗阻等。

3. 直肠癌

直肠位于结肠末端，故一般出现症状较早。90%以上患者以便血为首发症状而就诊，也容易被误为痔疮出血而延误诊断。由于直肠内肿物增大，肠腔变小，患者可有排便次数增加，粪便少，黏液血性物多，也可出现粪便形状变细。随着肿瘤发展增大，可出现便秘、排便困难以致低位结肠梗阻。

（五）诊断与鉴别诊断

对老年患者，凡近期出现原因不明的排便习惯改变或血便，均应进行直肠指诊或乙状结肠镜检查。对原因不明的缺铁性贫血者，也应考虑到本病的可能，及时行X线钡剂灌肠或纤维结肠镜检查，以明确诊断。早期大肠癌常无症状，诊断有赖于在粪便隐血试验普查筛选的基础上再行结肠镜和病理活检检查。一般来说，结肠镜检查是诊断大肠内病变最有效而安全可靠的方法，大多数老年患者均可耐受检查。

但是对有明显心肺功能不全者则应慎行。

临床上其他一些有血便和大便习惯改变的疾病如痔疮、肛瘘、阿米巴肠病、炎症性肠病、血吸虫病以及肠结核等有时易与大肠癌混淆，须注意鉴别。

（六）治疗

外科手术仍然是根治大肠癌最有效的方法。手术的方式和范围的选择取决于癌肿的部位和病期的早晚。由于结肠系膜较长，易于切除整个相关的系膜淋巴引流系统，故结肠癌术后效果一般较直肠癌好。对于直肠癌，主张在尽可能根治肿瘤的前提下，保留肛门排便功能，以改善术后患者的生活质量。对癌肿浸润广泛并已有局部固定而无法根治切除时，可做永久性人工肛门或短路吻合等姑息性手术。

放射治疗一般只用于手术前以及术后的辅助治疗。术前放疗可使肿瘤缩小，提高切除率，减少局部淋巴结转移以及术中癌细胞的播散。术后放疗一般用于根治术患者有局部淋巴结转移或手术切除有癌肿残留者。对晚期直肠癌不适于手术者，放射治疗有一定的止痛止血作用。

化学治疗是大肠癌治疗的重要手段之一，因为临床上相当一部分病例就诊时已属晚期，而且大肠癌根治术后仍有一半以上病例复发和转移。化疗可用于手术中肿瘤肠腔内灌洗或直肠癌术前灌肠给药，以阻止癌细胞扩散，杀伤癌细胞，但临床上化疗主要用于术后及不能手术者。术后化疗可提高根治术后的 5 年生存率。对不能手术者进行合理的化疗，也有延长患者生存时间、缓解某些症状的作用。用于大肠癌化疗的常用药物有奥沙利铂、氟尿嘧啶、羟喜树碱、丝裂霉素、表阿霉素、甲基环已亚硝脲等。用药方法主张联合化疗，并遵循个体化的原则选择适当的药物和方案。由于老年患者往往伴有其他器官的慢性疾病，免疫功能低下。因此，在抗癌治疗时，注意全身支持及对症治疗，辅以分子靶向药物免疫调节药物等治疗，对提高生存率、缓解症状、改善生存质量有积极作用。

五、原发性肝癌

（一）发病情况

原发性肝癌是原发于肝实质细胞或胆管细胞的癌肿。我国以肝细胞癌最多见。原发性肝癌的发病有明显的地区性，其发病率以东南亚和非洲撒哈拉沙漠以南地区较高，而欧美、大洋洲等地较低。我国为原发性肝癌高发区，其中东南沿海的发病率高于内地。全国肝癌标化死亡率为 10/10 万人，男女性分别占全部恶性肿瘤的第 3 位和第 4 位。原发性肝癌发病男女之比为 2～5∶1。发病年龄在高发区以 40～49 岁年龄组最高，在低发区则以老年为多。

（二）病因

原发性肝癌的发病主要与以下因素有关：

1. 乙型肝炎病毒

乙型肝炎病毒感染与肝癌的发病密切相关。主要依据为：①肝细胞癌发病率与 HBsAg 携带者的发病率相平行；②肝癌患者血清内常可检出 HBV 血清学标志；③肝癌癌细胞基因组有整合的 HBV DNA；④人肝癌细胞株可分泌 HBsAg 和 AFP；⑤同一人群中，HBsAg 携带者肝癌的发生率远比非 HBs Ag 携带者高。

2. 丙型肝炎病毒

丙型肝炎可演变为慢性肝炎和肝硬化，在此基础上发展为肝癌。近年日本文献报道 HBsAg 阴性肝癌数增加，可能与丙型慢性肝病增多有关。

3. 肝硬化

大结节性肝硬化易于演变为肝癌。病理实验观察证实再生结节细胞经异型增生可转化为癌细胞。

4. 黄曲霉毒素

黄曲霉毒素 B_1（AFBl）与肝癌发病的关系最为密切，但目前还未获得黄曲霉毒素在人类中直接致癌的证据，不过在动物实验中已证实黄曲霉毒素确有致癌作用，而且流行病学调查也证实肝癌的发生与居民食物中黄曲霉毒素污染程度呈正相关。其机制目前认为可能为黄曲霉毒素干扰细胞 DNA 转录及损害 DNA 修复过程而导致细胞癌变。

5. 其他

与肝癌发病有关的因素还有亚硝胺类化合物,乙醇,饮水污染,口服避孕药,肝胆系的寄生虫感染如华支睾吸虫、血吸虫感染等。

(三)病理

原发性肝癌绝大多数为肝细胞癌,约占4/5以上,胆管细胞癌少见。

根据肿瘤的大体形态分为四型:①巨块型:癌肿为一巨大的实体肿块,直径≥5cm,多位于肝右叶内甚至占据全肝,瘤体周边常有散在的卫星状瘤结节。②多结节型:癌结节多个散在,大小不等,直径由数毫米至数厘米,有的相互融合形成较大结节。此型常发生于较重肝硬化的肝内。③弥漫型:癌组织弥漫于肝内,一般形成极小的结节或无明显的结节形成,此型少见。④小肝癌:又称早期肝癌,癌肿直径在 3cm 以下,不超过 2 个瘤结节。

过去认为肝癌的组织学类型对预后判断的意义不大。但近年研究表明如透明细胞癌,层状纤维型肝癌预后较好。根据肝癌的组织发生分为 3 型:①肝细胞癌:最多见,原发于肝细胞。分化较好的,癌细胞类似肝细胞,分化差者,癌细胞异型性明显,细胞大小不等,核大小形态不一,癌细胞排列可呈索状,腺管状或实体团块状。②胆管上皮癌:较少见,原发于肝内胆管上皮,组织结构多为腺癌或单纯癌。③混合细胞性肝癌:最少见,具有肝细胞癌和胆管上皮癌两种结构。

肝癌的转移方式一般先在肝内蔓延和转移。癌细胞沿门静脉播散,在肝内形成转移瘤结节,也可侵犯肝外门静脉及其分支形成瘤栓,瘤栓脱落进一步在肝内引起多发性转移病灶。肝外转移常经淋巴道转移至肝门淋巴结、上腹部淋巴结和腹膜淋巴结。晚期可经血行转移至肺、肾上腺、脑、骨等处。偶尔有腹膜种植转移。

(四)临床表现

原发性肝癌的临床表现取决于肝癌的病期、发展速度与并发症的有无。如为慢性肝病随访或体检普查中应用 AFP 和 B 型超声检查偶然发现的肝癌,则患者常常无任何症状体征,此时也称为亚临床肝癌。因出现症状就诊者,则大多已属中晚期肝癌。

不同阶段的肝癌,临床表现也有明显差异。临床所见以肝区痛为最早、最常见的起病症状,其次为上腹部包块。少数患者则以纳差、乏力、消瘦、腹胀、腹泻或急腹痛为首发症状。

原发性肝癌的常见症状有:

1. 肝区疼痛

由于癌肿生长牵拉刺激肝包膜所致,表现为右上腹间歇或持续性隐痛或钝痛,可放射至一侧肩背部。少数患者可因癌结节破裂突发右上腹剧痛并伴腹膜刺激征及出血性休克。

2. 消化道症状

食欲减退、腹胀、恶心、呕吐、腹泻等。

3. 发热

可有低热,偶可出现弛张型高热。发热系因癌肿坏死组织吸收所致。

4. 消瘦、乏力、全身衰竭

由于癌肿生长消耗,消化吸收不良所致。

5. 其他器官转移的症状

肝癌可远处转移至肺、骨、肾上腺、腹膜及脑等器官,这时可出现相应器官的症状。如转移至肺,可出现咯血,血性胸腔积液。侵犯下腔静脉的肝静脉开口处时,可出现 Budd—Chiari 综合征。

6. 伴癌综合征

因癌组织本身代谢异常及其对机体的影响而引起代谢或内分泌改变的症候群,可出现红细胞增多、高纤维蛋白原血症、血小板增多、低血糖、低血钙、高血脂、男性乳房发育、肥大性骨关节病等。

亚临床期肝癌一般不能查见体征。中晚期肝癌者有进行性肝肿大,可表现为局限性或全肝肿大、表面不平、结节感、质地硬。但弥漫型肝癌肝脏常可不肿大。由于部分肝脏在肝硬化或慢性肝炎基础上发生，此时可有脾脏肿大、腹水。若癌肿浸润肝表面，局部溃烂或伴腹膜转移，则使腹水呈血性。肝门周围的癌肿侵入胆道或肝门淋巴结转移压迫胆道，可引起阻塞性黄疸。此外，有时还可有肝区血管杂音、锁骨上淋巴结肿大等体征。

原发性肝癌在疾病发展过程中，常可因各种并发症而使病情恶化。原发性肝癌的主要并发症包括食管胃底静脉曲张破裂出血、肝细胞功能衰竭、肝癌结节破裂出血以及各种继发感染等。

（五）诊断与鉴别诊断

中晚期肝癌根据症状、体征，结合血清酶学、影像学检查以及穿刺细胞或组织学检查，诊断一般不难。亚临床肝癌因无临床症状与体征，诊断依靠血清AFP及其动态检测，各种影像检查及组织细胞学检查。对高危人群进行定期随访，可提高早期肝癌的检出率。

原发性肝癌的实验室检查方法有：

1. 甲胎蛋白（AFP）

AFP是胎儿期肝脏合成的一种胚胎蛋白。当成人肝细胞恶变后，又可重新合成这种蛋白。AFP是目前诊断肝细胞癌较为特异的肿瘤标志物，尤以动态变化测定更有价值。大多数意见认为放射免疫法和火箭电泳法 >400μg/L 连续4周，或对流免疫法 >500μg/L 连续3周，同时排除妊娠、生殖腺肿瘤或胚胎瘤者可诊断为肝细胞癌。部分慢性肝炎、肝硬化患者也可有血清AFP增高。检测AFP变异体结合动态观察有助于与肝细胞癌鉴别。一般认为，AFP诊断肝癌的阳性率为50%～80%。因此，对可疑患者，AFP阴性也不能除外肝癌的诊断。

2. 其他肿瘤标志物检测

由于近年发现血清AFP阴性的原发性肝癌呈上升趋势，人们一直试图寻找更特异、敏感的肝癌标志物，目前虽已取得一些进展，但仍未确定一种诊断价值优于AFP的肝癌标志物。已报道对肝癌诊断具有较高价值的标志物包括r－GT同工酶、甲胎蛋白异质体、异常凝血酶原、血清岩藻糖苷酶、铁蛋白和酸性异铁蛋白、醛缩酶同工酶等。临床上认为血清AFP检测结合1～2项其他肝癌标志物可明显提高原发性肝癌的阳性检出率。

3. 影像学检查

（1）实时超声显像：实时超声显像能检出肝癌结节的形态、大小、分布和部位，门脉主干或其分支有无癌栓。超声对肝癌有较高的分辨力，对小肝癌有早期诊断和定位价值，其灵敏度超过其他诊断方法，最小的可检出lcm大小的结节。

（2）CT扫描：CT扫描可显示肝癌的分布和范围，图像显示清晰，分辨力强，注射造影剂可增强组织对比度，提高检出率，最小可检出的癌结节为1.5cm。

（3）磁共振显像（MRI）：对肝癌的诊断价值与CT相仿。MRI对肝癌结节与肝硬化结节的鉴别优于CT扫描。

（4）肝动脉造影：这是创伤性检查，也是灵敏度及准确性最高的诊断方法，可清楚显示肝癌的部位、大小、数量以及肝动脉系的解剖及变异，对手术的选择和切除范围的估计很有帮助。

（5）放射性核素扫描：对 <5cm 的肝癌阳性率较低，对 <3cm 者则难以显示。正电子发射计算机断层显像（PET）有助于了解肿瘤细胞代谢与增生，进行抗癌药物的评价，以及预测复发等。做血池扫描以与肝血管瘤、肝囊肿、肝脓肿鉴别。

（6）肝活检和肝穿刺针吸细胞学检查：在超声或CT引导下行肝穿刺活检或细针穿刺吸引细胞学检查，对小肝癌的早期诊断有帮助。

此外，近年应用^{131}I抗肝癌铁蛋白抗体、抗AFP单克隆抗体、抗人肝癌单克隆抗体进行导向特异性定位诊断的研究也已取得一定进展，并已开始用于临床，可提高诊断的特异性和敏感性。

原发性肝癌应与继发性肝癌鉴别。临床所见两者的发病率相似。继发性肝癌最常继发于胃、大肠癌，其次为肺、胰等的癌肿，其临床表现以原发癌为主，大多为多发性结节，血清 AFP 多为阴性。原发性肝癌还应注意与肝硬化、肝炎、肝脓肿及其他肝脏良恶性肿瘤如肝血管瘤、肝囊肿、肝包虫病、胆管癌、肝肉瘤、肝恶性黄色肉芽肿等鉴别。一般根据详细病史及有关检查鉴别不难。

（六）治疗

1. 手术治疗

根据国内的经验，原发性肝癌的手术适应证为：①癌肿局限或发展迅速但尚未侵犯肝门血管和胆管，无明显黄疸、腹水或远处转移者。②肝硬化但肝脏代偿功能良好者［血清白蛋白 >30g/L，凝血酶原活动度≥60%，血清胆红素≤256μmol/L（15mg/L）］。③无严重心、肺、肾疾病者。手术治疗效果主要取决于癌肿生长的速度、是否已侵犯肝门血管、癌肿的大小、肝硬化程度以及肝功能代偿状况。近年来，对不能切除的中晚期肝癌也主张采取积极的治疗，即先以肝动脉结扎，肝动脉灌注栓塞化疗、放疗以及免疫疗法等使癌块缩小，然后再行二期切除，可使某些中晚期患者的生存率得以提高。

2. 非手术疗法

（1）肝动脉栓塞：原发性肝癌的血供主要来自肝动脉，栓塞肝动脉使肝癌组织全部或大部坏死而正常肝实质损伤较轻。常用方法是经肝动脉插管注入明胶海绵小片，或以乙烯纤维素包裹丝裂霉素制成 225μm 的微囊，注入相应动脉。也可用乳化碘油 5ml 结合药物缓慢注入肝癌的供血动脉，然后注入明胶海绵微粒。对于中晚期不能手术的患者，可起到减轻症状、延长生存期的作用，部分患者癌块明显缩小而获得二期手术的机会，因此，肝动脉栓塞治疗已成为肝癌非手术疗法的首选方法。但对严重肝功能失代偿者，此法属禁忌。对门静脉主干癌栓塞者，疗效较差。

（2）冷冻治疗和激光治疗：这是应用 -196℃的液氮低温使癌肿发生凝固性坏死或用功率为 300～500W 的掺钕镱铝石榴石的激光器照射，使之气化，适用于严重肝硬化而癌肿较少、范围较局限，或者癌肿已切除而切面残存有小结节者。

（3）无水乙醇瘤内注射：在超声引导下经皮肝穿，于肿瘤内注入无水乙醇，使肿瘤发生凝固坏死。适用于肿瘤直径≤2cm，结节数在 3 个以内，伴有严重肝硬化，不能手术的肝癌患者。瘤结节≥5cm 者疗效较差。

（4）放射治疗：主要用于病变较局限、肝功能代偿尚好、无明显脾功能亢进而又不能手术切除者。有效剂量需在 45Gy（4500rad）以上。

（5）射频消融治疗（RFA）：主要适应证为肿瘤直径≤5cm，病灶数少于 3 个，无门脉癌栓，无肝外转移者。通常一次治疗可使肿瘤完全坏死。对肝功能严重不全，凝血功能严重障碍的患者不适用该方法。近年还有氩氦刀靶向毁损，经皮微波凝固治疗等方法，适用患者与 RFA 相仿。

（6）全身化疗：原发性肝癌全身化疗效果差。临床经验认为对中晚期肝癌的患者，全身化疗越积极，生存期愈短。但目前对于某些中晚期无手术指征，且门静脉主干栓塞又不宜行肝动脉介入治疗或其他姑息性治疗的患者，临床上仍在探索全身化疗的效果。常用的药物有顺铂、氟尿嘧啶、多柔比星以及丝裂霉素和甲氨蝶呤等，以联合或序贯方法给药。但总的疗效仍较差。

（7）导向治疗：这是近年来人们积极探索的治疗原发性肝癌的一种方法。基本原理是应用特异性抗体、单克隆抗体或亲肿瘤的化学物为载体，标记核素或与化疗药物、免疫毒素交联，注入体内，以特异性杀伤肝癌细胞。目前已开始试用于临床，取得了积极的效果。

（8）免疫疗法：免疫疗法主要用于配合手术、化疗、放疗等以减轻对免疫功能的抑制，同时还具有一定的杀灭残余肿瘤细胞的作用。近年来，应用基因工程的方法获得大量免疫活性因子和细胞因子，如干扰素、白介素 -2 等已用于临床，具有一定的辅助治疗作用。

（9）中草药：应用中草药对于晚期患者可能具有改善全身状态、减轻症状、延长生命的作用。配合手术、化疗等治疗,也可减轻这些治疗的不良反应。

总的来说,对肝癌的治疗原则是早期肝癌宜尽早手术切除,不能手术者可行动脉栓塞、无水乙醇瘤内注射等治疗。中期肝癌应用肝动脉插管行肝动脉栓塞化疗,或行肝动脉结扎以杀伤癌细胞,减少机体瘤负荷,待肿瘤缩小后争取进行二期手术切除。晚期肝癌则以改善全身状况、特异性导向治疗和应用生物反应调节剂的免疫综合治疗,以减轻症状,延长生命。

(毛高平)

参考文献

1. 潘天鹏,石津生. 现代系统老年医学(M). 北京:科学出版社,1998:368 - 400

2. 王孟薇. 老年人消化道出血的几种类型. 中华老年医学杂志,1995,14:386

3. 杨美南,邵耘. 老年大肠癌 48 例临床分析. 实用老年医学,1995,9:179

4. 吴本俨,王孟薇,李园,等. 24h 食管胃 pH 监测的临床应用. 军医进修学院学报,1996,17:265 - 269

5. 吴亚夫,丁义涛,刘仁庆. 老年原发性肝癌的治疗. 实用老年医学,1995,9:180

6. 陈志坦,陈明伦,陈平南. 老年高位胃癌 228 例临床分析. 实用老年医学,1993,7:29

7. Abeloff MD, Armitage JD, Niederhuber JE, Kastan MB, McKenna WG. Clinical Ocology. Third Edition. Edinburg and London Churchill Livingstone. 2004,1819,1877,1981

8. ollen MJ, Abdulian JD, Chen YK. Gastroesophageal reflux disease in the elderly: more severe disease that require aggreessive therapy. Amer J Gastro, 1995,90:1053 - 1057

9. Gillanders IA, Scott P. J. W. Smith G. B. HP and chronic antral gastritis in elderly patients Age and Aging, 1994,23: 277 ~ 279

10. Safe AF. Warren B. Corfield A et a1. HP infection in Elderly people Age and Aging, 1993,22:215 - 220

第二十三章　老年人神经系统疾病

第一节　概　述

一、神经系统的老年性变化特点

（一）神经解剖方面的变化

(1)脑体积变小,脑回缩小,脑沟变深。萎缩部位:大脑皮质、额叶、颞叶、顶叶最明显。平均脑减轻重量为成人的7%～8%。

(2)神经细胞减少,并具有非均一性特点,选择性累及额上回、颞上回。从20岁起,脑细胞每年丧失约0.8%;尤其中脑的黑质部细胞减少可达34%,蓝斑核细胞减少可达37%(80～90岁)。

(3)脑脊液分泌和吸收减慢,蛛网膜下腔及脑室相对扩大。

(4)血管不同程度的动脉硬化,可有淀粉样变性,49岁以上进展较快。

(5)嗜银性老年斑出现,多分布于大脑皮质,以额叶、颞叶为主,海马回最多。

（二）神经生理方面的变化

(1)神经元数量减少导致认知能力全面下降,以记忆力减退为著,思维活动减慢,对外界敏感度减弱;神经对肌肉的营养作用减弱,出现肌肉萎缩,肌张力增高;脊髓后索及后根的退行性病变,出现下肢深感觉减退,夜间行走困难;对痛觉反应迟钝,踝部和足趾震动觉减退。

(2)循环阻力增大,脑血流量减少,代谢率降低,耗氧量降低。

(3)嗅觉、视力、听力、味觉、内脏觉全面减退。

(4)肌电图特征。活动电位振幅增大,持续时间延长,多相电位活动增加,神经纤维传导速度减慢,40岁后每增加1岁减慢0.1m/s。

(5)脑电图特征。α节律有所减慢;β波或慢波增多,常有波幅较低的5～7Hz的θ波。

(6)脑影像学改变。CT、MRI示:脑萎缩、脑回窄、脑沟宽、脑室大、白质梗死及灰质变薄。PET、SPET示:脑代谢率降低。脑多普勒示:血液量减少、缓慢。

（三）神经生化方面的变化

(1)脑水分含量减少约20%,蛋白质含量减少1/4～1/3,脑脂质明显减少。

(2)神经递质和酶的变化表现为脱氧核糖核酸、核糖核酸、脑苷脂及其他髓鞘成分减少;脑脊液中酶的活性增高,血小板和血浆中单胺氧化酶、5－羟色胺含量增高;脑内乙酰胆碱含量减少,乙酰胆碱酶、胆碱脂酶活力降低,去甲肾上腺素减少;丘脑氨酪酸浓度、谷氨酸脱羧酶活性降低。

(3)电解质变化表现为脑部钙、钠增高,体内钾减少,钠增加。

二、老年人神经系统疾病特点

(1)患病率顺序为脑血管病、变性疾病(老年性痴呆、帕金森病)及肿瘤(以颅内转移瘤为多)多见,先天性疾病、自身免疫性疾病少见。

(2)神经系统疾病的诊断存在一定的难度,如高龄患者的颅内肿瘤时,颅内压增高出现较晚且缓慢,自觉症状不明显,脑功能减退、反应迟钝掩盖了其引起的精神症状,生理反射减低,症状及体征均不典型;常合并至少一种以上疾病。

(3)神经系统疾病的致残率、病死率明显增高。

(石　进　陈雪涛)

第二节 缺血性脑血管疾病

脑血管病是脑血管发生病变时所致的脑部神经功能损伤。脑血管病是常见病、多发病，与肿瘤、心脏病构成疾病的三大死亡原因。我国脑卒中年发病率为136～441/10万，年死亡率达59～281/10万。

一. 脑血管病分类方法

(1)按神经功能缺损症状持续时间分为：短暂性脑缺血发作(持续时间<24h)和脑卒中(持续时间>24h)。

(2)按病情严重程度分为：小卒中(NISHH评分<4分)，大卒中(NISHH评分>4分)和静息卒中(无临床表现)。

(3)按病理性质分为：缺血性和出血性卒中。

(4)按起病缓急可分：为急性和慢性脑血管病。

附：我国将脑血管疾病分类(1995年)

(一)短暂性脑缺血发作

(1)颈内动脉系统
(2)椎－基底动脉系统

(二)脑卒中

(1)蛛网膜下腔出血
①动脉瘤破裂引起
②血管畸型
③颅内异常血管网症
④其他
⑤原因未明
(2)脑出血
①高血压性脑出血
②脑血管畸形或动脉瘤出血
③继发于梗死的出血
④肿瘤性出血
⑤血液病源性出血
⑥淀粉样脑血管病出血
⑦动脉炎性出血
⑧药物性出血
⑨其他
⑩原因未明
(3)脑梗死
①动脉粥样硬化性血栓性脑梗死
②脑栓塞
心源性、脂肪性、动脉源性、其他
③腔隙性梗死
④出血性梗死
⑤颅内异常血管网症
⑥无症状性梗死
⑦其他
⑧原因未明
(三)椎基底动脉供血不足
(四)血管性痴呆
(五)高血压脑病
(六)颅内动脉瘤
(1)囊性动脉瘤
(2)动脉硬化性动脉瘤
(3)感染性动脉瘤
(4)外伤性动脉瘤
(5)其他
(七)颅内血管畸形
(1)脑动静脉畸形
(2)海绵状血管瘤
(3)静脉血管畸形
(4)毛细血管扩张症
(5)脑－面血管瘤病
(6)Galen静脉动脉瘤样畸形
(7)硬脑膜动静脉瘘
(8)其他
(八)脑动脉炎
(1)感染性动脉炎
(2)大动脉炎(主动脉弓综合征)

(3)系统性红斑狼疮
(4)结节性多动脉炎
(5)颞动脉炎
(6)闭塞性血栓性脉管炎
(7)其他
(九)其他动脉疾病
(1)脑动脉盗血综合征
(2)颅内异常血管网症
(3)动脉肌纤维发育不良
(4)淀粉样血管病
(5)夹层动脉瘤
(6)其他
(十)颅内静脉、静脉窦血栓形成
(1)海绵窦血栓形成
(2)上矢状窦血栓形成
(3)侧窦(横窦、乙状窦)血栓形成
(4)直窦血栓形成
(5)其他
(十一)颅外段动、静脉疾病
(1)颈动脉、椎动脉狭窄或闭塞
(2)颈动脉扭曲
(3)颈动脉、椎动脉动脉瘤
(4)其他

二、脑血管解剖

(一)脑的动脉

脑接受来自心脏的血液供应,自主动脉弓发出左颈总动脉、左锁骨下动脉、无名动脉(无名动脉分成右锁骨下动脉、右颈总动脉)。颈总动脉又分为颈内动脉和颈外动脉,左、右锁骨下动脉的第一分支为椎动脉。

1. 颈内动脉系统脑内分支血液供应区

颈内动脉通过颅底颞骨岩部的颈内动脉管入颅,在颅内分出眼动脉、后交通动脉、脉络膜前动脉、大脑前动脉和大脑中动脉。

(1)眼动脉:供应眶内组织,其主要分支网膜中央动脉通过视乳头进入眼球,再分成四个分支供应视网膜,通过眼底镜可以见到。

(2)后交通动脉:发出前、后两组穿通支,前组供应丘脑下部、腹侧丘脑、视束前1/3、内囊后肢;后组供应下丘脑。

(3)前脉络膜动脉:供应侧脑室颞角脉络丛,分支还到达内囊后肢、苍白球、视束、外侧膝状体。

(4)大脑前动脉:供应额叶、顶叶内侧面、旁中央小叶,其中央支主要供应豆状核与尾状核的前部和内囊的前肢。

(5)大脑中动脉:是颈内动脉的直接延续,供血量大,约占大脑半球所需血量的80%,分支行走于额、顶、颞叶表面。皮质支主要供应大脑半球背外侧面的大部分,包括:脑岛,额叶眶面部分,额中、下回,前中央回,后中央回,顶上、下小叶,颞叶上、中回;其中央支供应尾状核、豆状核以及内囊后3/5相当于锥体束纤维通过处部分。

2. 椎－基动脉系统的脑内血液供应区

椎动脉通过第6颈至第2颈椎横突孔绕过环椎椎板经枕骨大孔进入颅内,左右两椎动脉会合组成基底动脉,椎动脉发出小脑后下动脉,基底动脉小脑前下动脉、脑桥支、小脑上动脉,基底动脉行至中脑水平处一分为二,成为其终末支左、右大脑后动脉。

(1)小脑后下动脉:为椎动脉颅内段的最大分支,主要供应小脑蚓部、小脑半球底部、小脑内侧面皮质及部分齿状核。

(2)小脑前下动脉:自基底动脉发出后支配脑桥被盖外侧部、小脑中脚、小脑下脚等。

(3)脑桥支:自基底动脉发出后支配脑桥基底部。

(4)小脑上动脉:在基底动脉末段发出供应小脑上脚、蚓部前上部、部分齿状核、小脑半球上部、中脑和脑桥背外侧等。

(5)大脑后动脉:基底动脉行至脑桥上缘分为左、右大脑后动脉,它主要供应大脑颞叶基底部和枕叶,该动脉有10%～30%的人起自颈内动脉系统。

3. 头、颈部动脉侧支循环

(1)颅底动脉环:两侧大脑前动脉、前交通动脉、两侧颈内动脉、两侧大脑后动脉、两侧后交通动脉及基底动脉尖十个部件构成脑底六边形的动脉环(Willis 环)。当此环的任何一端血供减少或闭塞时,可以互相调节血液。

(2)皮质动脉间的侧支循环:大脑前、中、后动脉在大脑表面的分支相互形成一个动脉网,硬脑膜前、中动脉成为一个由颅外血源供应颅内皮质动脉网互相沟通;相反,由皮质动脉发出的穿通支深入白质者为数众多,但与相邻血管的侧支循环较少,而且吻合支也细(直径<100μm)。

(3)颅外侧支循环:①颈内通过眼动脉与颈外动脉之间;②锁骨下动脉与椎动脉之间;③颈外动脉与椎动脉之间;④颈外动脉与锁骨下之间。如侧支循环较好有利于减少因颅外动脉病变所致病程,因上述侧支循环而致血流量增加,可造成搏动性头痛等。

(二)脑的静脉

颅内静脉系统包括脑静脉和静脉窦,回流方式如下:

浅、深静脉组→静脉窦→颈内静脉→锁骨下静脉→臂脑静脉→上腔静脉→右心房。

脑静脉回流与动脉不同行,可分为浅、深两组。浅组有大脑上、中、下静脉,主要是汇集大脑半球的静脉血液,流入上矢状窦、海绵窦及横窦;深组主要为大脑大静脉,接受两侧大脑内静脉血液,引流至直窦,最后均经乙状窦由颈内静脉出颅。主要静脉窦有上矢状窦、下矢状窦、直窦、海绵窦、岩上窦、岩下窦、横窦和乙状窦。

值得注意的是供应脑部的血管其发出和走行相当一部分有变异。

三、脑的代谢与血循环调节

正常成人脑仅占全身重量的2.5%左右,却每分钟有800~1000ml血液被输送到脑部(其中颈内动脉系统600~800ml,椎基动脉系统200~400ml),占全身血循环量的20%。

脑所需能量的90%来自葡萄糖氧化,但脑中没有氧储存,如脑缺氧6s可致神经元代谢受损,如脑缺氧2min便有脑活动停止,脑缺氧5min便有脑不可逆性损伤,若脑缺氧超过10~15min神经细胞必然死亡。

正常情况下,脑血管存在自身调节作用,动脉压在一定范围之内变化时(60~160mmHg)脑血流量保持相对稳定,当收缩压<60~70mmHg时,脑血流量才减少。脑血管自身调节的机制有:①肌源性机制:当灌注压升高时动脉收缩,灌注压下降时则动脉扩张,维持正常脑血流量。②生化机制:二氧化碳、乳酸及其代谢产物可使小动脉扩张。③神经源性机制:神经递质肾上腺素、多巴胺、乙酰胆碱等参与了脑血管的自身调节。当脑血流过高或过低时,自身调节可以异常或失去作用,自身调节也受一些疾病的影响,如糖尿病,中枢神经系统疾病、自主神经功能不全等。

影响脑血流量的因素有:①灌注压,为平均动脉压减去静脉压;②脑血管阻力,构成阻力的因素有血管壁的构造、血管张力、血管外压(即颅内压)和血液黏稠度;③血氧、二氧化碳分压和酸碱度,低氧、高二氧化碳分压及脑组织酸中毒可以使脑血管扩张;④自主神经系统,脑血管接受交感神经和副交感神经的支配,但它们对脑血管的调节不是主要的;⑤其他,包括血液流变学指标、血流动力学、体温等因素。血糖的高低对脑血流量无影响。

四、脑血管病常见的病因

(一)血管壁病变

1. 动脉粥样硬化

是最常见的病因。多发生在50岁以上,好发于大血管分叉及弯曲处。

2. 动脉炎

包括钩端螺旋体病、梅毒、结核、风湿等引起的动脉壁炎症。

3. 先天异常

如动脉瘤、脑血管畸形等。

(二)血液成分改变

高脂血症、高血糖症、高蛋白血症、脱水、红细胞增多症、血小板增多症等。

(三)血流动力学改变

高血压病是重要的原因之一,低血压及血流速度的缓慢常是诱发因素,还有心脏功能障碍,包括心力衰竭、冠心病、房室传导阻滞等。

(四)血管外因素

大血管邻近的病变,如颈椎病、肿瘤压迫、颅外各种栓子等。

动脉粥样硬化是缺血性脑血管病的最主要原因,其危险因素分为:

1. 不可改变的因素

年龄、种族、性别、家族史。

2. 可改变的因素

高血压、糖尿病、血脂异常、高同型半胱氨酸血症、高凝状态、吸烟、过度饮酒、肥胖、心脏病(心律失常、瓣膜病、心衰、冠心病、心肌病等)、激素替代治疗、体力活动少。世界卫生组织对很多国家脑卒中的危险因素作为概括性总结(表 23-2-1)。

表 23-2-1　脑卒中(总体)的危险因素

危险因素	北美	欧洲	南美	日本	中国	印度	非洲
高血压	+	+	+	+	+	+	+
高收缩压	+	+	+	+	+	+	+
高舒张压	+	+	+	+	+	+	+
糖尿病	+	+	0	+	+	0	+
心脏病	+	+	+	0	+	+/-	0
TIA	+	+	0	0	+	0	0
肥胖	+/-	+/-	0	-	-	-	+
血小板高凝聚性	+/-	+	0	0	0	0	0
嗜酒	+/-	+	0	0	+	0	0
吸烟	+	+/-	0	+/-	+/-	-	0
高血脂水平	+/-	0	0	+/-	0	+	0
胆固醇	+/-	+/-	0	-	-	-	+
三酰甘油	+/-	+/-	0	-	0	-	0
低密度脂蛋白	+/-	0	0	-	+/-	0	0
高尿酸症	+/-	+	0	+	0	+	0
感染	0	0	0	0	+	+	0
遗传与家族史	+/-	+/-	0	0	+/-	0	0
其他							
偏头痛	0	+	0	0	0	0	0
低气温	0	+/-	0	+/-	+/-	0	0
雌激素避孕药	+	+	0	0	0	0	0
社会经济状况	0	+/-	0	+	+	0	0
血细胞比容							
增高	+/-	0	0	+/-	0	0	0
减少	0	0	0	+/-	0	0	0
纤维蛋白原增加	0	+	0	0	0	0	0
蛋白尿	+	0	0	+	0	0	0
食盐量	0	0	0	+	+	0	0

+是,+/-可疑,-否,0 资料不足

五、缺血性脑血管病分述

(一)短暂性脑缺血发作

短暂性脑缺血发作(transient ischemic attack,TIA)是指某一区域脑组织因血液供应不足引起的局灶性神经系统功能短暂缺损。大多持续数分钟到数小时,最多不超过24h,可反复发作。根据缺血的部位可分为颈内动脉系和椎基动脉系TIA。

1. 病因及发病机制

病因其发病机制有多种解释:

(1)低血流动力学改变:是目前最受观注的原因,某些患者原已有脑动脉严重狭窄或完全闭塞,平时靠侧支循环尚能勉强维持脑组织的血供,当血压过低时,脑血流量下降,产生脑缺血症状。

(2)微栓子:为Fisher1959年提出,对颈内动脉系统尤为重要,因栓子很小易破碎、甚至完全消失,脑组织的血流及功能又重新恢复。栓子根据来源可分为:①心源性栓子,如风湿性心脏病、各种原因的心房纤颤、亚急性细菌性心内膜炎、心肌梗死后、心房黏液瘤、二尖瓣黏液变性而脱垂产生的血凝块或炎性赘生物等脱落;②动脉管壁栓子,为动脉粥样硬化斑溃疡面上形成的附壁栓子;③动脉血循环中形成的栓子,是高凝状态所致。但是相当一部分患者经过详细的检查,未必能找到栓子的来源。

(3)血管痉挛:颅内脑血管壁虽然中层不发达,但仍存在痉挛的可能性,例如SAH后的脑血管痉挛,颅外脑血管产生血管痉挛更明显。

(4)其他情况:颈椎病造成椎动脉受压,血液成分的改变如高凝状态,小灶出血,血管炎等。

2. 临床表现

TIA的临床特点:①短暂发作,前组循环平均时间14min,后组循环平均时间8min,一般1h缓解,最长不超过24h;②突然起病无先兆,是卒中样起病,一部分患者和体位改变、用力、咳嗽或血管降低有关;③反复发作;④症状完全恢复,不遗留神经功能缺损;⑤脑和视网膜局灶症状,视网膜的缺血症状也是TIA的范畴。

(1)颈内动脉系统TIA:

①常见症状:单肢或偏侧瘫,亦可有面舌瘫。

②特殊症状:眼动脉交叉瘫,Horner征交叉瘫,主侧半球受累时的失语症。

③可能出现的症状:单侧感觉异常,偏盲等。

(2)椎-基底动脉系统TIA:

①常见症状:眩晕,平衡失调,可伴有恶心、耳鸣等内耳症状。

②特殊症状:跌倒发作,短暂全面逆性遗忘症,双眼视力障碍性发作。

③可能出现的症状:构音障碍,共济失调,面部感觉障碍,眼外肌麻痹后的复视,意识障碍。

3. 诊断

TIA发作持续时间短,多数患者就诊时已无症状和体征,诊断主要依靠病史,更重要的是寻找起病的原因。检查是否有高血压、高血脂、动脉粥样硬化症、心律失常、心脏病等。注意两侧颈动脉搏动情况,颈、椎动脉区和锁骨上窝是否有杂音,颈椎X线片,颈部血管超声,TCD,头CT、DSA、MRI及MRA。

4. 鉴别诊断

(1)单纯部分性癫痫,脑电图描记可见慢波或尖波。

(2)梅尼埃病(ménièredisease)表现为发作性眩晕、恶心、呕吐,易与椎-基底动脉系统TIA相混淆,梅尼埃病年轻女性多见,发作时间长,常超过24h,症状重,闭眼、卧位时好转,多伴有耳鸣,有时听力下降,除有眼震外,无其他神经系统体征。

(3)阿-斯综合征引起的阵发性脑供血不足,阿-斯综合征有意识障碍,而局部神经系统体征不明显,只要注意脉搏、血压、心脏情况和

ECG 检查即容易鉴别。

(4)偏瘫型偏头痛,有家族遗传史,19 号染色体上存在基因突变。

5. **治疗**

(1)病因治疗:针对病因和危险因素,进行预防和治疗。常见的危险因素为八大类:高血压、糖尿病、高血脂、高同型半胱氨酸血症、吸烟、过度饮酒、肥胖和体力活动少、心脏病(心律失常、瓣膜病、充血性心衰、冠心病)。

(2)药物治疗:①抗血小板凝集剂:首选阿司匹林(50～325mg/d,必要可增加至 1 300mg/d)。阿司匹林和双嘧达莫复方制剂(Aggrenox,含阿司匹林 25mg,双嘧达莫缓释剂 200mg)1 片,2 次/d。噻氯匹啶 250mg/d,氯吡格雷 75mg/d。

②抗凝治疗:适用于频繁或心源性 TIA,低分子肝素钠或华法林(INR 2.0～3.0)主要是对心源性 TIA,应用时应注意出血倾向。

③扩容治疗:低分子右旋糖苷或 706 代血浆。

④钙离子拮抗药:因能选择性地作用于细胞膜钙通道,阻滞钙离子从细胞外流入细胞内,防止脑动脉痉挛、扩张血管等,常用的有:尼莫的平、氟桂嗪等。对脑血管狭窄造成的的低血流动力性 TIA 禁用。

(3)外科治疗:适用于颈内动脉硬化斑块致动脉狭窄所引起的 TIA,可考虑颈内动脉内膜剥离修补术,颅外－颅内血管吻合术等。

(4)血管内支架成型术:能改善颅内外脑血管的狭窄,是目前治疗低血流动力性 TIA 非常有前途的途径之一。

6. **预后**

已经得到共识 TIA 是缺血性卒中的信号,TIA 后 90d 内出现卒中的风险超过 10%,2d 内风险最高。前 3 月内复发、卒中、心肌梗死及死亡风险超过 25%,5 年后的病死率则高达 35%,其中卒中占 14%～28%。TIA 不仅是血管病的危险因素,也是死亡的危险因素。

(二)脑血栓形成

脑血栓形成(cerebral thrombosis)是由于脑部的动脉粥样硬化等自身病变使管腔狭窄、闭塞并在其基上形成血栓,造成局部脑组织缺血、缺氧、软化坏死。

1. **病因及发病机制**

(1)动脉管腔狭窄和血栓形成:

①最常见的病因为脑动脉粥样硬化,它常与其他器官和周围动脉的粥样硬化同时发生,但它们硬化的严重程度并有完全一致。脑动脉硬化好发于脑底大血管,以转弯和分叉处易发生。当动脉内膜损伤破裂后,胆固醇沉积于内膜下层,引起血管壁脂肪透明变性,进一步纤维增生,动脉变硬迂曲,管壁厚薄不均匀、粗糙,血小板及血液中其他有形成分易于附积于内膜形成管壁血栓,严重时可以使动脉完全闭塞。在血管狭窄的基础上,当睡眠、失水、休克、心衰、心律失常、红细胞增多、血压下降时,血流缓慢,血黏度增加易导致血栓形成。

②脑动脉炎:如梅毒、钩端螺旋体、结核引起的脑动脉炎等,胶原系统疾病,肿瘤和血高凝状态。

(2)血管痉挛:可见于 SAH、偏头痛、头外伤的患者。

(3)其他原因:微栓子所致的血栓形成,高凝状态等。

2. **病理**

(1)超早期:发病后 1～6h,病变区脑组织改变尚不明显。

(2)急性期:6～24h,梗死发生于缺血后最重的中心部位,脑组织肿胀、脑灰白质界限不清。

(3)坏死期:24～48h,大量的神经细胞消失,脑组织水肿明显,严重时结构发生移位,可形成脑疝。

(4)软化期:3d 至 3 周,脑组织软化、坏死,并开始液化。

(5)恢复期:3～4 周,后坏死组织被吞噬细胞所吞噬和清除,同时逐渐出现新生的毛细血管及胶质细胞增生，脑组织出现机化、修复，小的病灶变为胶质瘢痕，大的病灶变形成中风囊，此期的病理改变可持续至2年。大多数脑血栓形成呈白色梗死，如果梗死区继发出血，称为出血性梗死或红色梗死。

3. **病理生理**

急性脑梗死病灶是由中心坏死区和周围的缺血半暗带组成。半暗带的损伤是可逆的，这为我们超早期治疗提供了基础。

再灌注损伤，脑动脉闭塞后存在一个有效的灌注时间窗，如果超过这个时间窗血管再通则会出现脑组织损伤加重。其产生的机制为自由基的过度形成及“瀑布式”自由基连锁反应、神经细胞内钙超载、兴奋性氨基酸的细胞毒和酸中毒等代谢影响。

4. **临床表现**

多在安静或睡眠中起病；一些患者在发病前有不被注意的前驱症状如头痛、头昏，约1/3病前有TIA史。多数患者症状2d内达高峰，通常意识清楚，生命体征平稳，但一些病情严重者出现意识障碍，甚至脑疝引起死亡。病情的严重程度取决于脑组织缺血的部位、缺血的大小和侧支循环建立的情况。

不同部位的血栓形成有不同的临床表现：

（1）颈内动脉：其临床表现复杂，如果是慢性血管闭塞而侧支循环良好，可以完全无症状。常见表现为病变对侧不同范围和不同程度的瘫痪，感觉障碍，对侧偏盲，优势半球受损时可有不同类型的失语，也可因眼动脉供血受累出现一过性黑矇；急性闭塞而侧支循环不良易出现意识障碍，甚至死亡。

（2）大脑前动脉：病变对侧肢体运动无力及感觉障碍，中枢性面舌瘫，可伴有大小便失禁，精神症状，记忆障碍；双侧大脑前动脉闭塞时可出现淡漠、欣快等。

（3）大脑中动脉：主干病变时有对侧偏瘫、偏盲、偏身感觉障碍；偏瘫以面部和上肢为重，皮质分支缺血时仅有部分神经功能缺损；优势半球受损时，可有不同类型的失语，严重时可出现意识障碍（图23－2－1）。

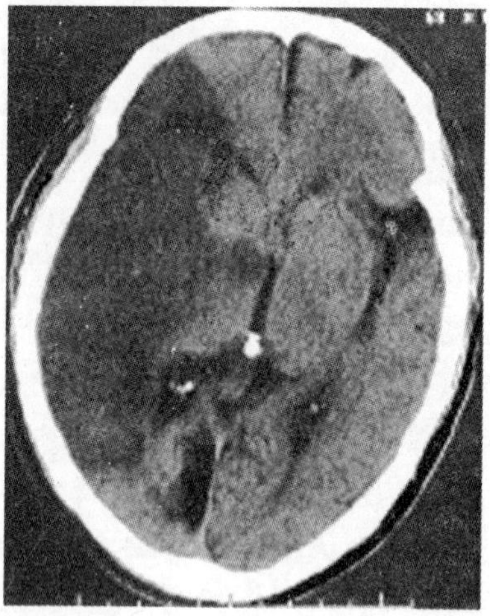

图23－2－1 右大脑中动脉区脑梗死

（4）大脑后动脉：病变对侧偏盲和一过性视力障碍，优势半球受损时可有失读和体象障碍，记忆减退，锥体外系症状（如舞蹈症、手足徐动症、震颤等），还可有偏身感觉障碍、感觉异常、感觉过度、丘脑性疼痛。

（5）小脑后下动脉：可出现延髓背外侧综合征（Wallenberg综合征），包括：眩晕、恶心、呕吐、眼球震颤、吞咽困难、构音障碍、小脑性共济失调、霍纳征、同侧面部及对侧偏身痛温觉障碍。

（6）椎－基底动脉：病变时可有眩晕、恶心、呕吐、眼球震颤、耳鸣、听力下降、吞咽困难、构音障碍、四肢瘫痪、延髓麻痹等脑干症状，基底动脉主干闭塞时可引起四肢瘫，严重时有昏迷甚至死亡等。脑桥基底部梗塞时可产生闭锁综合征，患者面神经核水平以下受损，表现为神经志清楚，双侧面瘫，延髓麻痹，四肢瘫，但能以眼球活动做出一些思维表达。

根据起病形式，临床上可分为：①完全型：起病6h病情即达至高峰，常为完全性偏瘫，病情一般较严重，可有脑疝形成和昏迷，甚至死亡。②进展型：脑的缺血症状逐渐加重，可持续6h至2周。一些患者病情不断加重直到死亡。一些病例起病2周后病情仍在进展为缓慢进展型。进展加重的原因与全身或局部因素所致的脑灌流减少、侧支循环代偿不良、脑水肿加重、血栓向近心端扩展等有关。③可逆性缺血性神经功能缺损(reversible ischemic neurologic deficit,RIND):缺血出现的神经症状一般在24～72h恢复,最长可持续3周不留后遗病,有人认为实际上是一种较轻的梗死。

依照梗死类型,可分为:

①大面积脑梗死:为主干血管或大的皮质支的完全卒中。②分水岭梗死:指相邻血管供血区之间分水岭或边缘带的局部缺血。包括:皮质前型:大脑前、中动脉之间。皮质后型:大脑前、中、后皮质支或大脑后、中动脉之间。皮质下型:大脑前、中、后动脉皮质支与深穿支或大脑前动脉返支与大脑中动脉豆纹动脉间的梗死。③多发性梗死:大于等于2个病灶,多为反复发病。④出血性梗死。

5. 诊断

(1)发病年龄多在50岁以上。

(2)突然出现的神经功能缺损,包括:眩晕、恶心、复视、眼震、共济失调、吞咽困难、构音障碍、精神异常、意识障碍、偏瘫、偏盲、偏身感觉异常、失明、失语等。

(3)即往有动脉粥样硬化、高血压病、糖尿病、高脂血症、心脏病等。

(4)头颅CT或MR可以显示缺血区的部位、严重程度,对诊断有重要作用。

(5)脑血管影像学检查:颈部血管超声、TCD、MRA、CTA、DSA。

6. 鉴别诊断

(1)几种脑血管病的相互鉴别如下(表23－2－2)。

表23－2－2　常见的几种脑血管病鉴别

	TIA	脑血栓形成	脑栓塞	脑出血	蛛网膜下腔出血
好发年龄	>50岁	60岁以上	青壮年	>50岁以上	中老年多
常见病因	动脉粥样硬化 高血压	动脉粥样硬化 高血压	风心病 动脉硬化	高血压 血管畸形	动脉瘤
起病状况	不定	多在安静时	不定	多在活动时	多在活动时
起病缓急	发作性	较缓(时,日)	最急(秒,分)	急(分,时)	急(分)
昏迷	很少	少有	少	常有	少
头痛	无	多无	少	常有	剧烈
血压	正常	正常或增高	多正常	明显增高	正常或增高
眼底	动脉硬化	动脉硬化	可动脉栓塞	动脉硬化或视网膜出血	可玻璃膜下出血
偏瘫	可有	多见	多见	多见	无
项强	无	无	无	可有	明显
脑脊液	正常	正常	正常	压力增高可含血	压力增高血性
头CT检查	正常或小 腔隙病灶	脑内低 密度灶	脑内低 密度灶	脑内高 密度灶	蛛网膜下腔 高密度影

+是,+/－可疑,－否,0资料不足

(2)颅内占位病变:脑脓肿、硬膜下血肿、颅内肿瘤等在出现发病快、偏瘫症状时应与脑血栓作鉴别,一般占位性病变高颅压症状更明显,追问病史常可发现有全身感染病史、外伤、颅外肿瘤;头颅CT或MR、腰穿可以作为鉴别手段。

(3)颅脑外伤:脑血栓发病时倒地,有颅脑外伤而出现一些神经功能缺损,特别是有意识障碍和失语不能自述病史时,应区分是脑血栓还是外伤,或者是脑血栓后的脑外伤。

7. 治疗

(1)病因治疗:调整血压,治疗心脏病,纠正血液中的成分异常,预防危险因素等。

(2)急性期治疗原则:

①超早期治疗要增强全民的意识,脑卒中是急症,尽可能早期就诊。

②针对脑梗死后的缺血瀑布及再灌注损伤进行综合的脑保护治疗。

③个体化治疗。

④整体治疗的原则要考虑到其他器官功能

的影响。

(3)急性期治疗：

①溶栓治疗：适用于早期(6h以内)或进展型卒中，使用药物为尿激酶或r-tPA，链激酶现少用。治疗方法包括静脉溶栓和动脉溶栓。两者比较静脉溶栓简单易行，技术设备要求不高，准备时间短。选择性脑动脉溶栓的的优点在于：能准确地判断闭塞的脑血管的部位和程度；具有高选择性，局部溶栓药物浓度高，低溶栓药物剂量，低毒副作用；能够监测脑血流的再通情况，溶栓效果确切。

②抗血小板凝集剂：同TIA中的治疗。

③抗凝治疗：适用于进展型，常用低分子肝素，应用时应注意出血倾向并控制高血压。

④脑保护治疗：常用的有维生素E、C，甘露醇，类固醇激素，依达拉奉，脑低温治疗等。

⑤降纤治疗：可降低纤维蛋白原，抑制血栓形成，常用药物有降纤酶、巴曲酶、蚓激酶等。

⑥血管扩张剂：可用培他啶、曲克芦丁(维脑路通)、环扁桃酯、烟酸等。在脑梗死治疗中，对血管扩张药物的应用有争论，目前认为只用于病情轻无脑水肿，血栓发生3周以上者。

⑦血液稀释治疗：主要是为降低血细胞比容，减少血液黏度，已往的等容稀释和低容稀释现已基本不用，现多用高容稀释疗法，直接用低分子右旋糖苷500ml静脉滴注，1次/d，7～10d，也可用706代血浆，对于心功能不全、颅内高压患者慎用。

⑧脑代谢活化剂：常用的有三磷酸腺苷、细胞色素C、胞二磷胆碱、辅酶A等。

(4)一般治疗：

①卧床休息，加强皮肤、口腔、呼吸道护理，预防感染，防治压疮，维持水、电解质平衡，保证热量及营养。

②进行心电血压监测，慎重降血压(200/120mmHg以上时)。

③抗脑水肿治疗：抗脑水肿：常用的有20%甘露醇、10%甘油、呋塞米和地塞米松。脱水时间不宜过长，一般5～10d以内。长期应用易引起心、肾功能异常，水、电解质失平衡，消化道出血。

④尽早康复治疗。一旦病情稳定，即应进行康复治疗，以功能练习为主，辅以针灸、理疗等。

(5)外科手术和介入治疗：

①外科行颈内动脉斑块剥离术，颅内外动脉吻合术，开颅减压术。

②缺血性脑血管的介入治疗，主要是对狭窄的脑血管行血管内支架术，而改善脑缺血。左椎动脉狭窄支架术前、术后比较(图23-2-2)。

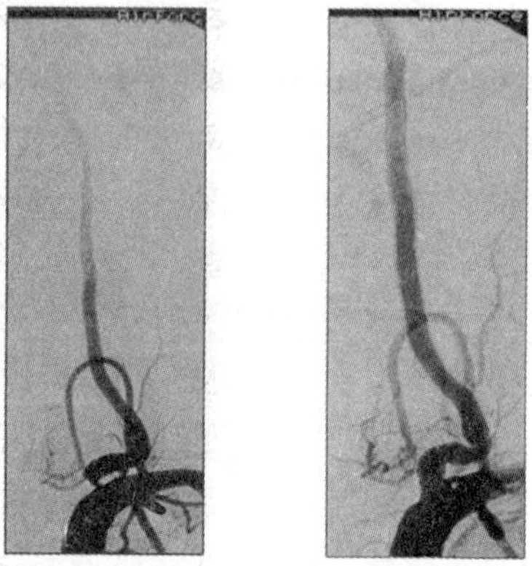

图23-2-2　左椎内动脉介入治疗

A. 左椎内动脉支架术前；B. 左椎内动脉支架术后

8. 预防

加强动脉粥样硬化、高血压病、高脂血症、糖尿病、心脏病等的防治。阿司匹林(50～325mg/d)得到国际上公认有预防作用。

脑血管病不能得到有效预防的原因：①随年龄的增长器官在老化；②可能存在的遗传因素；③预防费用过高；④人不能克服的不良生活习惯。

(三)脑栓塞

脑栓塞是由于血液中异常的栓子物质阻塞脑的动脉或供应脑的颈部血管，引起脑组织的缺血坏死而发生的脑功能障碍，这些栓子可以是固体、液体、气体。

1. 病因

根据栓子的来源可分为：

(1)心源性：瓣膜病是脑栓塞中最常见的

原因。风湿性心脏病二尖瓣狭窄合并房颤时，易发生附壁血栓，血流不规则易使栓子脱落形成栓塞，据统计约有4%的风心病发生了脑卒中；心梗或心肌病时心内膜病变形成附壁血栓，在心房纤颤或心室收缩时，血栓易脱落而成为栓子；亚急性细菌性心内膜炎瓣膜上的炎性赘生物也是栓子的来源；心脏外科手术也增加脑栓塞的可能，心脏换瓣术后约有10%的患者发生脑栓塞。

（2）非心源性：主动脉弓、颈动脉、特别是颈动脉起始部，颈内、外动脉分叉处大动脉的粥样硬化斑块和附着物脱落（血栓－栓塞过程）是常见的原因；还有败血症、肺部感染等引起的感染性脓栓，骨折后的脂肪栓塞，癌细胞栓塞，寄生虫卵栓塞，创伤、手术后的空气栓塞及异物栓塞等。

少数病例经过详细检查，找不到栓子的来源。

2. 病理和病理生理

脑栓塞时，其脑动脉的供血区出现缺血性改变，同时还可引起血管痉挛，使缺血范围更为扩大；年轻患者无动脉硬化，血管更易发生痉挛，有时一个小的栓子可以引起严重的痉挛而出现较大的梗死。脑栓塞多发生在颈内动脉系统，椎－基系统的栓塞仅占栓塞的10%，在颈内动脉系统的栓塞中又以大脑中动脉为多见，而大脑前动脉的栓塞几乎没有，大脑后动脉也很少见。脑栓塞引起的缺血性病理改变和血栓形成基本一致，但易发生出血性梗死，约50%的患者发生。发生出血性梗死的机制为栓子阻塞较大的血管，使血管壁麻痹坏死，当血管的痉挛解除和（或）栓子溶解变小后，原栓塞处血管壁已受损，血液恢复后则易发生血液渗漏；另外一些栓子形状不规则，不能将血管完全堵死，当血液通过受损的血管时也可发生出血。脑栓塞可以多发，也可以单发，当栓塞的原因未消除时还可反复发作，由于血液呈层状流动。因此，如同一来源不断产生栓子，则在同一血管反复发生脑栓塞。栓塞除发生在脑血管外，其他大血管也可发生。因此，在脑栓塞的同时，可能也有其它脏器的栓塞。

3. 临床表现

本病起病急骤，在数秒或数分钟内达高峰，是所有脑血管病中发病最快者，一般起病无明显诱因。发病年龄依病因可以发生在各个年龄段，如风心病多在青壮年。常见的症状有偏瘫、失语、偏身感觉障碍及偏盲，同脑血栓形成一样，不同部位的栓塞引起不同的神经功能缺损；约有50%的患者起病时就有不同程度的意识障碍，15%的患者还可出现头痛；由于栓塞常致皮层缺血灶，发生癫痫的概率较其他脑血管病高，多为部分性癫痫，当强直－阵挛性癫痫时则提示梗死范围较大。

根据不同的栓子来源，症状体征也有所区别：①无菌性栓子：常伴发出血性梗死，但出血量一般不多，生命体重较稳定。②细菌性栓子：易发展为脑脓肿、化脓性脑膜炎或化脓性脑炎，发生后则有颅内高压的症状和全身中毒症状。③脂肪栓塞：在栓塞后12～48h常无症状，当脂肪栓子水解，释放游离脂肪酸和其他组织毒性物质后，可以有发热、呼吸困难、心动过速、皮肤褐色瘀点、局灶性神经症状、烦躁不安、谵妄、精神异常、抽搐、昏迷，重者可以死亡，如存活下来，则恢复较快。④空气栓塞：发病后即有面色苍白、发绀、迅速昏迷、抽搐、偏瘫、失明，病死率为15%～50%，空气量>30ml时，常致死亡，如能度过10～15min，则可有预后较好。脑栓塞后除神经系统的症状外，尚可有栓子来源的病因症状，如风心病、心肌梗死、心内膜炎、先天性心脏病的临床表现。

4. 诊断

下列情况有助于脑栓塞的诊断：①突然出现神经功能缺损，意识障碍，抽搐；②有心脏病史，尤其是年轻的患者；③骨折、气胸发生者；④头CT或MR可以确定栓塞是否存在或栓塞的部位和范围。在诊断脑栓塞的同时，要寻找栓子的来源，由于心脏仍为栓子的主要来源。因此，要详细询问心脏病史，包括间歇发作的心律失常，对脑梗死患者进行常规的心脏听诊和心电图检查，必要时进行超声心动图和24～

48h连续心电监护;注意动脉大血管的检查,如颈总、颈内、颈外动脉是否有杂音;颈部血管的超声波检查,磁共振血管造影(MRA),数字减影(DSA)检查可以发现颈部动脉血管的动脉粥样硬化斑块。本病主要与其他脑血管病相鉴别,如脑血栓形成、脑出血相鉴别,另外有抽搐时和癫痫相鉴别。

5. 治疗

脑栓塞除了治疗脑部病变外,还要治疗引起脑栓塞的原发病。心源性栓塞要卧床休息,减少栓塞复发,维持足够脑血流量,控制心率,尽可能将房颤转为正常心律,长期的房颤也无必要刻意纠正,大剂量的抗生素治疗细菌性心内膜炎等。

脑栓塞本身的治疗同脑血栓形成基本相同,但下列值得注意。

(1)抗凝治疗:目的在于:①防止新的血栓形成,杜绝栓子来源;②防止脑血管内的栓子继续增大、脑梗死范围扩大。抗凝治疗最适宜于风心病伴慢性房颤者和心脏换瓣术后。风湿性心脏病的抗凝治疗至少要6个月以上,心脏换瓣术后需终身服抗凝药,常用的药物有肝素和双香豆素类药物。亚急性细菌性心内膜炎发生脑栓塞后禁用抗凝剂,脂肪栓塞除用肝素外,还可用氢化可的松(酒精溶液)和碳酸氢钠静滴有助于脂肪的溶解。

(2)抗血小板聚集:常用有肠溶阿司匹林(40~300mg/d)及双嘧达莫(潘生丁)、噻氯匹啶等,能预防新的血栓。

(3)手术治疗:在经脑血管造影证实的颅外段颈动脉粥样硬化并导致栓塞者,可以颈内动脉斑块剥离术。

6. 预后

急性期的病死率为5%~15%,多因为严重脑水肿、脑疝、感染、心衰。如果栓子的来源末消除,可以反复发作。脑栓塞后遗留的神经功能的缺损和栓子的大小及栓塞后部位有关;因脑血管痉挛而造成大面积大梗死者,可能预后相对较好一些。

(四)腔隙性脑梗死

腔隙性脑梗死(lacunar infrarct)指高血压小动脉硬化引起的一种微型梗死,有人认为动脉粥样硬化也可引起。病变血管直径多在100~400μm,当坏死软化组织被吞噬移除后可残留小囊腔,其囊腔直径大小一般是0.2~15mm。腔隙性脑梗死多发生在基底节、内囊、丘脑、脑干、放射冠、大脑白质等,供应这些区域的血管其特点是微小、深穿支或终末支,且大多数由较大动脉直接分出,在大脑灰质、胼胝体、延髓或脊髓无此种腔隙,微型梗死反复发作出现多个腔隙梗死灶,称为腔隙状态(lacunar state)。由于CT及MRI的应用,对以前临床不能诊断的病例现在可确诊。腔隙性脑梗死发病率较高,占脑梗死的20%~30%。

1. 病因和发病机制

腔隙性脑梗死与高血压关系明确,高血压作用下脑内微小动脉(直径在200μm以内)壁透明脂质变性和纤维样坏死,导致血管闭塞,而一些大的腔隙则可能是由于动脉粥样硬化或血栓形成所致,有人认为是微小动脉破裂出血或微小栓子栓塞所致。

2. 临床表现

相当一部分患者无临床症状,一些则症状较轻,仅有头痛、头晕、呃逆、不自主运动或心情不稳,持续时间较短。临床表现及其轻重和梗死的部位有关,一般起病突然或亚急性起病,按其表现可将其分为:

(1)纯运动性卒中:最常见,约占60%,表现为偏侧的无力,皮质脊髓束任何部位受损均可,如放射冠、内囊、脑桥、延髓等。

(2)纯感觉性卒中:约占10%,表现为偏身或一侧面、肢体及局部的感觉障碍,病变位于丘脑腹后外侧核。

(3)构音障碍-手笨拙综合征:约占20%,表现为构音障碍、吞咽困难,病变对侧轻度中枢性面、舌瘫,偏瘫(上肢重于下肢),对侧共济失调,可有锥体束征,病灶在脑桥基底部或内囊前肢和膝部。

(4)共济失调性轻偏瘫：出现一侧下肢比上肢重的共济失调和无力，可伴有锥体束征，病变多在对侧放射冠至内囊交界处或脑桥基底部上、中交界处。腔隙性脑梗死还有许多种分型，最多分为21型，但对临床未免实用，实际中患者可能是几种类型混杂在一起。

3. 诊断

有高血压病史，神经功能缺损较轻，起病后常在2周内恢复，可反复发作，诊断多需头CT或MRI确定。

4. 治疗

治疗基本和脑血栓相同。本病重在预防，主要是控制高血压。可以应用小剂量的阿司匹林及尼莫地平等钙离子拮抗剂，一般不用抗凝药，以免高血压脑出血。

（石　进　陈雪涛）

参考文献

1. 石进. 急性颈内动脉闭塞患者选择性动脉溶栓治疗的分析. 中华老年心脑血管杂志，2008，(01)

2. 石进. 血管内支架成形术治疗柱动脉开口都狭窄的临床观察. 中华老年心脑血管杂志，2007，(09)

3. 郭玉璞主审. 王维治主编. 神经病学. 北京：人民军医出版社，2006，347－351、714－730

第三节　脑出血

脑出血指非外伤性的脑实质内出血，占脑卒中的20%～30%，病死率高。非损伤性脑出血又称原发性脑出血或自发性脑出血。

一、病因及发病机制

1. 高血压动脉硬化是最常见的病因

单纯的血压升高并不引起脑出血，但长期高血压可以：导致脑内小动脉形成微动脉瘤；导致或加快脑内小动脉壁硬化，玻璃样变或纤维样坏死，使管壁内膜大为削弱，促使有这种病变的小动脉内膜破裂形成夹层动脉瘤，在的血压急骤升高时则容易出血；引起血管痉挛导致小血管缺血、缺氧、坏死、发生小片出血，小出血融合成片则可形成大的脑出血。在解剖学上，脑内动脉外膜不发达，无弹力层，中层肌细胞少，则是脑容易出血的基础，大脑中动脉的深穿支豆纹动脉呈直角，这种解剖受力结构则是脑出血多发生在深穿支豆纹动脉所分布在基底节区的原因。

2. 动脉瘤，动－静脉畸形

因为血管内压增加，破裂也可以造成脑实质出血。

3. 脑瘤

多为胶质瘤、转移瘤（肺癌最为常见）。

4. 凝血障碍

见于抗凝治疗后、血液病患者等。

二、病理

脑出血80%位于大脑半球，主要在基底节附近。基底节又以壳核出血较多见，占40%～50%。高血压脑出血一般为单发。脑出血病例尸检时常可见脑血管明显的动脉粥样硬化。高血压出血常侵入内囊、丘脑，可破入脑室和蛛网膜下腔，大量出血破入脑室时全部脑室均可被血液充满，脑室扩张、积血、凝固铸形，脑室系统的通畅性受阻。在新出血时，脑组织呈现不规则的腔，内充满胶冻样的血液和血凝块，腔的周围为软化带，由于出血水肿，静脉回流受阻，可造成软化带附近斑点样出血；随后，血块收缩及破碎，周围水肿消退，斑点样出血消失；囊腔内血凝块溶解、吸收，囊腔缩小，含铁血黄素和破坏的脑组织被吞噬细胞清除，胶质增生，小出血灶形成胶质瘢痕，大者形成中风囊。脑出血量大时，水肿明显，颅内压增高，脑组织可移位，形成脑疝，常见的脑疝有枕骨大孔疝、小脑幕疝和海马钩回疝等，这些都是导致患者死亡的直接原因。

三、临床表现

多在50岁以后发病。精神兴奋、紧张、过度用力、气候变化是其诱发因素。少数病例发病前可有头痛、头昏、工作效力差、动作不便、血压增高等症状。起病突然，数分钟至数小时达高峰，症状与体征与出血量的多少和出血部位有关，急性期常见的主要表现为头痛、呕吐、意识障碍、血压升高、瞳孔不等大、偏瘫、失语，也有些出血量少者症状被忽视。依照出血的部位分为：

1. **基底节区出血**

最常见，患者突然出现头痛、呕吐、中枢性面舌瘫和偏瘫，累及内囊时还可有偏盲、偏身感觉异常（三偏症）；优势半球的出血可有失语，严重时突然出现深昏迷，呼吸深或不规律，反复呕吐，双眼向出血侧凝视，严重的锥体束征（图23－3－1）。

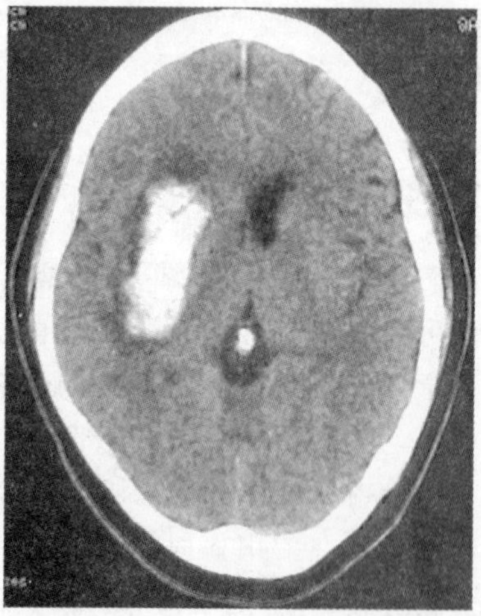

图23－3－1 右基底节区脑出血

2. **脑叶出血**

是大脑半球皮质下白质出血，患者意识障碍较轻、较少，约25%可无瘫痪、无感觉异常，在CT未应用于临床时难以诊断，10%的患者一开始即出现昏迷。大部分脑出血发生时可以有失语、偏瘫、癫痫、脑膜刺激征、颅内压增加等，症状和体征较其他部位出血轻，仅约10%的患者因出血量大而引起死亡。

3. **脑桥出血**

轻者（出血量＜5ml）出血侧面和展神经麻痹，对侧肢体轻瘫，双眼凝视对侧；重者病变累及双侧，患者迅速昏迷，四肢瘫，双瞳“针尖样”大小，持续高热，呼吸障碍，去大脑强直，多数患者在24～48h内死亡。

4. **小脑出血**

多见于一侧半球的齿状核部位，表现为突然出现的眩晕、枕部的头痛、呕吐、眼球震颤、一侧周围性面瘫、共济失调、脑膜刺激征，但瘫痪不明显，重者因高颅压挤压脑干出现枕骨大孔疝而死亡。

5. **脑室出血**

可分为继发性和原发性脑室出血，大多为脑实质出血破入脑室内的继发脑室出血，一旦较多量的血液流入脑室系统后，可以形成血凝块，堵塞室间孔、第三脑室、中央导水管和第四脑室，继而引起梗阻性脑积水，加重颅高压症状，表现为脑膜刺激征、突然昏迷、去脑强直、生命体征不稳定，预后极差。

四、诊断

对50岁以上，有高血压病史，突然出现神经功能缺损者应考虑脑出血的可能。头颅CT检查应作为首选，脑出血后CT可立即出现高密度影，除了对脑出血的确诊外，还可以明确血肿的部位、大小、脑组织的受压和移位等情况。头MRI对脑出血的诊断不如头颅CT直接明了。必要时腰穿也可以作为诊断的一个手段。

五、鉴别诊断

1. **颅内占位病变**

如脑瘤合并出血，本病一般有较长病史和全身消耗症状。

2. **颅脑外伤**

特别是闭合性脑挫裂伤，应注意是因脑出血而倒地致脑外伤，还是因摔伤而致脑出血。

3. **混合性中风**

在缺血性中风基础上的出血，常见于脑栓

塞和大面积脑血栓形成；病史及头颅 CT 或 MRI 可资鉴别。

六、治疗

治疗原则主要是防止继续出血，控制血压，降低颅压，控制脑水肿，维持生命功能，防治并发症。

1. 一般处理

急性期一般应在当地组织抢救，不宜长途及过多搬动，以免再出血。将头抬高30°，保持呼吸道通畅，注意口腔分泌物及呕吐物的误吸，低流量吸氧，预防感染，适当应用抗生素，预防消化道应激性溃疡，维持能量供应，必要时鼻饲。

2. 降血压

降低增高的血压是防止进一步出血的关键。血压降至正常稍高，一般不要过强的降压药物，以免血压过分降低，造成脑供血不足。许多血压升高是颅高压所致，只需降低颅压即可使血压下降。

3. 降颅压

降低颅压、控制脑水肿是防止脑疝形成的重要环节。脑出血后脑水肿逐步加重，常在3～4d内达高峰。脱水利尿药的应用是必要的，常用药物有：20%甘露醇、10%甘油、呋塞米、地塞米松。

4. 止血治疗

一般认为止血药和凝血药物对脑出血无效，仅用于凝血功能障碍时或合并有消化道出血时的脑出血。

5. 手术治疗

目的在于清除血肿，降低颅内压，解除脑疝。手术适应证包括：生命体征基本稳定，或瞳孔刚开始散大，血压、呼吸尚平稳，昏迷不深；一般情况较好，无严重的心、肺、肾功能障碍；经内科治疗病情进一步恶化，颅内压有增高趋势，出血仍在发生；出血量在25ml以上或小脑出血量在10ml以上；脑干出血一般采取非手术治疗。

七、预后

预后情况取决于出血部位、出血量及是否有合并症。轻型的脑出血可明显的好转，甚至可恢复工作，重者死亡率高，昏迷1周以上者预后差。

（陈雪涛　石　进）

参考文献

1. 郭玉璞主审，王维治主编．神经病学．北京：人民军医出版社，2006，347－351，714－730

2. 韩春美主编．神经精神病学．北京：军事医学科学出版社 2006，289－291

3. 赵建国主编．脑梗死．北京：人民卫生版社，2006，50－71，165－180

4. 贾建平主编．神经疾病治疗学．北京：人民军医出版社，2006，61－79

5. 王维治主编．罗祖明副主编．神经病学．北京：人民卫生版社，2005，126－161

6. 匡培根主编．神经系统疾病药物学．北京：人民卫生版社，2002，309－338

7. Roger P. Simon, Michael J. Aminoff David A. Greenberg. Clinical

8. Neurology（fourth edition）PeKin：People´s Medical Publishing

9. House 2001，274－309

10. 何伋，等主编．老年脑科学 北京：北京出版社，2000，48－71

第四节　蛛网膜下腔出血

蛛网膜下腔出血是一种常见的出血性脑血管疾病。颅内血管破裂后，血液流入蛛网膜下腔时，称为蛛网膜下腔出血（SAH）。分为原发性及继发性两大类。原发性蛛网膜下腔出血是由于动脉瘤、动静脉畸形或原因不明所引起，出血原发于蛛网膜下腔。继发性蛛网膜下腔出血是某些原发病的合并症，如脑动脉硬化、脑瘤、血液病等，其中还包括脑外伤引起的损伤性蛛网膜下腔出血。实际上蛛网膜下腔出血是一综合征，而不是一个原发疾病。原发性蛛网膜下腔出血占脑卒中的10% ~15%。其年发病率为5~20/10万人。女性蛛网膜下腔出血发病率略高于男性。平均发病年龄为50岁。在秋季和初冬发病率可能较高。动脉瘤约占蛛网膜下腔出血原因的50%。据报道美国、芬兰和日本报道的蛛网膜下腔出血发病率最高,而新西兰和中东地区较低。因脊髓的动脉瘤极少,蛛网膜下腔出血发生于椎管腔内者极少。下面讨论的是指非外伤性的原发于蛛网膜下腔的出血,其出血系由蛛网膜下腔脑表面上的血管破裂,血液直接进入蛛网膜下腔者。脑实质内出血,血液通过脑组织破入脑室或蛛网膜下腔的继发性蛛网膜下腔出血则不在此列。

一、病因

动脉瘤及动静脉畸形是自发性蛛网膜下腔出血的主要原因,占50% ~90%。在年轻患者,血管造影阴性的要考虑有微血管瘤的可能,如在老年人亦不能除外动脉瘤。

(一)先天性颅内囊状和浆果状动脉瘤破裂出血

是非外伤性蛛网膜下腔出血最常见的病因,占60% ~80%。颅内动脉瘤好发于组成颅底动脉环的血管上,主要是在分叉处,与动脉分叉和弯曲处管壁所受的血流动力学压力有关。囊状和浆果状动脉瘤是颅内动脉特有的,因为其管壁缺乏外弹性膜,仅有一层非常薄的外膜,而且走行于蛛网膜下腔的血管缺乏支持组织,因此更容易形成动脉瘤。先天性动脉瘤80% ~90%发生于颅底Willis环的前半部,以颈内动脉与后交通动脉连接处最常见,其次是大脑前动脉、前交通动脉及大脑中动脉。根据动脉瘤破裂的频度,颈内动脉占38%,大脑前动脉占36%,大脑中动脉占21%,大脑后动脉占0.9%,基底动脉占2.9%,椎动脉占0.9%,小脑的动脉占0.8%,颈内动脉的颈段及颈外动脉的动脉瘤极少见,海绵窦内动脉瘤是在硬膜外,很少引起蛛网膜下腔出血,可长得很大,眼动脉的动脉瘤极少见。颅内动脉瘤约有20%是多发的,多数是分散在各个动脉上,少数分布在同一动脉上,多发性动脉瘤通常都比较小。

(二)高血压

动脉硬化导致梭形动脉瘤破裂,占13% ~15%。高血压动脉硬化常引起梭形及粟粒性动脉瘤或动脉壁的损坏,约占蛛网膜下腔出血原因的15%。

(三)血管畸形

血管畸形又称血管瘤,其中以动静脉畸形最常见,超过总数的90%,毛细血管型、静脉型及海绵状血管瘤等比较少见。血管畸形可发生于脑的任何部位,动静脉畸形是蛛网膜下腔出血的主要原因之一,最常见于大脑中动脉系统,占蛛网膜下腔出血的2% ~10%。

(四)其他

脑底异常血管网病、血液病(血友病、原发性血小板减少症、再生障碍性贫血、白血病、恶性贫血、红细胞增多症、肝病)、多发性结节性动脉炎、过敏性紫癜、出血性肾炎、急性风湿热等亦可引起蛛网膜下腔出血。很多颅内感染性疾病,如结核性脑膜炎、化脓性脑膜炎、病毒性脑膜炎、梅毒性脑膜炎、钩端螺旋体性及真菌性脑膜炎等均可引起蛛网膜下腔出血。注射肾上腺素、麻黄素、抗凝治疗、蛇毒、CO中毒、砷中毒、铅中毒、尿毒症、中暑、维生素C缺乏等均可引起蛛网膜下腔出血。多发性硬化症脑脊液偶可呈血性,妊娠、分娩及产后由于伴随凝血障碍,脑瘤如胶质瘤、脑膜瘤及转移瘤等均可合并蛛网膜下腔出血,但都少见。脊髓病变偶可出现蛛网膜下腔出血。

二、病理

出血后肉眼可见蛛网膜下腔的脑脊液中混有血液及血凝块。新鲜的出血脑表面为红色,陈旧的出血呈棕色或暗棕色。出血可限于局部,亦可达整个脑表面。血液可逆流进入第四脑室，甚至侧脑室。倘血块堵塞脑脊液的正常循环，可形成脑积水。血淤积在蛛网膜下腔可引起蛛网膜无菌性炎性反应，未吸收的部分可机化，蛛网膜和软脑膜增厚，在脑膜、血管神经之间引起粘连。

脑实质的改变可见皮质有多发的斑块状缺血性病灶，以动脉瘤的血管供血区最为明显。中央灰质的病变比较轻微，大脑半球白质有广泛的水肿，脑干和小脑一般少受损害。蛛网膜下腔出血后引起的脑血管痉挛可导致相应的脑缺血，此种脑血管痉挛的发生率为 60% ～80%，多数开始发生于出血后 2 ～3d，7 ～10d 达到高峰，以后逐渐缓解，少数发生于 2 周以后，或持续数周至 1 个月，个别发生于半小时或 1 ～2d 之内。出血量越大，脑血管痉挛的发生率可能越高。半数左右的患者表现为病程中病情有所加重。

血液一旦进入蛛网膜下腔，软脑膜血管周围可见多形核白细胞聚集，16 ～32h 以后即可有大量的白细胞及淋巴细胞，出血后第 3 天各型白细胞均参加反应，在巨噬细胞内可见完整的红细胞、含铁血黄素颗粒及变性的白细胞。7d 以后无多形核白细胞，淋巴细胞浸润显著，吞噬细胞活跃，其内主要为血红素的分解产物。10d 以后有不同程度的纤维化，有些病例可见到脑积水。

三、临床表现

（一）症状与体征

蛛网膜下腔出血发病前患者可以完全正常，很多患者有偏头痛型头痛史，部分患者有眩晕史。约有半数患者出血前有发作性头痛、呕吐、眩晕、脑神经麻痹及肢体轻瘫的发作，这些一过性症状可能是动脉瘤囊突然增大或有微细裂隙等所致。

多数患者发病不同程度地与躯体或精神紧张、排便、性交和头部外伤有关。10% ～15% 的患者在动脉瘤破裂前就有先兆症状，包括头痛（48%）、眩晕（10%）、眼眶痛（7%）、复视（4%）和视力丧失（4%）、癫痫发作（4%）、眼睑下垂（3%）、血管杂音（3%）等，可能和动脉瘤少量出血（前哨出血）或动脉瘤扩大有关。

患者突发剧烈头痛，多伴有恶心、呕吐等颅内高压症状，可伴有意识丧失，注意老年人可以无头痛。部分患者以意识障碍、精神症状、癫痫发作起病。有颈强直、畏光和腰痛等脑膜刺激症状，但脑膜刺激征在 24h 内可以阴性。一般无神经系统局灶定位体征，部分患者有动眼神经或展神经麻痹。眼底镜检查可能会发现视盘水肿或玻璃体下积血。

临床症状总体可以分为三组：①血液进入蛛网膜下腔所引起的脑膜刺激征及颅内压增高征，如头痛、呕吐、颈强直、Kernig 征阳性；②动脉瘤或动静脉畸形所在部位引起的症状和体征，如动眼神经麻痹、癫痫发作、偏瘫、局限性头痛等；③出血后继发脑血管痉挛，甚至导致脑梗死，包括意识障碍、精神症状、锥体束征、视力及听力的改变等。

1. 头痛

是最突出的症状，头痛轻重程度有很大差异，从轻度头痛，迅速恢复，至意识很快丧失，病情急剧发展，在数小时内死亡。多数都是突然发生的爆炸样头痛，开始可在单侧，很快蔓延为全头痛，头痛的首发部位可作为确定病变部位的参考。常伴有面色苍白及全身出冷汗，部分患者有反复呕吐，多呈喷射性。有些患者开始头痛不剧烈，但可随时突然加剧，病情迅速恶化。60 岁以上的老年患者头痛不如年轻人明显，但意识障碍可能较重。患者发病后的剧烈头痛呈持续性，1 ～2 周后始可逐渐减轻，出血量小者头痛可在第 2 周末消失，一般患者头痛须待第 3 周末方可消失，病程中倘出现再出血，头痛当要延长。个别患者可无头痛，仅有头昏或眩晕。

2. 意识障碍

出血量小者可无意识障碍，不少患者有不同程度的意识障碍，常有在出血后突然昏迷，又较快地醒转的情况，严重者可一直昏迷至死亡。

3. 脑膜刺激征

是有特征性的体征，通常在发病第 2 天开始出现,少数患者很快出现。有些患者可无脑膜刺激征(1/4~1/3),老年患者脑膜刺激征通常不明显,深昏迷患者可无脑膜刺激征。

4. 发热

在第1天即可开始发热,通常开始于出血后第2~3天。体温可达38~39℃,持续1~2周。为中枢性高热。

5. 血压

常见暂时性血压升高,尤其在刚发病时多见,持续数小时或更长时间。有些患者原来就有高血压病,其血压表现当混有其原有之因素。

6. 眼底改变

视网膜前即玻璃体膜下片状出血是蛛网膜下腔出血中常见的具有特征性的表现,对诊断有重要意义。或可出现视盘水肿,通常在发病后的几日内出现。偶可见到球结膜出血。视力可发生各种障碍,一部分患者以后会出现视神经萎缩。

7. 精神障碍

急性期精神症状多见,可有躁动、欣快、谵语、幻觉、健忘、定向障碍、性格改变、无动性缄默等,少数患者智力减退可发展成为痴呆。

8. 抽搐

发病后可出现全身性或部分性癫痫抽搐,在动静脉畸形的患者较多见,有些患者在出血前即有抽搐史,动脉瘤引起抽搐的情况少见。

9. 脑神经损害

以动眼神经麻痹最常见。因动眼神经在颅底行程较长,可在多处受到动脉瘤的压迫而产生症状,单独的动眼神经麻痹最常见于颈内动脉与后交通动脉分叉处的动脉瘤,有些在出血前即已出现。三叉神经、展神经及面神经亦有时受损,此与颅底原发病变的存在有一定关系。此外,尚可有听神经损害,出现眼球震颤。

10. 肢体轻瘫

患者常有肢体的轻瘫,下肢腱反射减低或亢进,亦可引出病理反射。多为一过性的,可由局部血肿或由动静脉畸形引起,尤其由于脑血管痉挛引起者更多见。此外,偶有短暂性失语。

(二)临床分级

1. 按病情轻重分级

按病情轻重通常分为以下5级:

Ⅰ级:有轻度头痛及颈强直,无意识和定向障碍,不伴有运动和感觉障碍。

Ⅱ级:头痛剧烈,有明显的脑膜刺激征,有轻度局灶性体征或感觉障碍。

Ⅲ级:意识模糊,烦躁不安,有明显的局灶性体征或感觉障碍。

Ⅳ级:浅昏迷或昏迷,有或无偏侧征,或有早期去大脑强直。

Ⅴ级:深昏迷,去大脑强直,生命体征有明显改变,处于濒死状态。

2. Hunt-Hess 分级法

Hunt-Hess 分级法(表23-4-1)对动脉瘤性SAH的临床状态进行分级以选择手术时机和判断预后。

表23-4-1 Hunt-Hess分级法

分类	标准
0级	未破裂动脉瘤
Ⅰ级	无症状或轻微头痛
Ⅱ级	中重度头痛、脑膜刺激征、脑神经麻痹
Ⅲ级	嗜睡、意识混浊、轻度局灶神经体征
Ⅳ级	昏迷、中或重度偏瘫、有早期去脑强直或自主神经功能紊乱
Ⅴ级	深昏迷、去大脑强直、濒死状态

3. 格拉斯哥及世界神经外科联盟(WFNS)分级

根据格拉斯哥昏迷评分(Glasgow coma Scale,GSC)和有无运动障碍制定的世界神经外科联盟(WFNS)分级(表23-4-2)也广泛应用于临床。

表23-4-2 WFNS分级法

分级	GCS	运动障碍
Ⅰ级	15	无
Ⅱ级	14~13	无
Ⅲ级	14~13	有局灶症状
Ⅳ级	12~7	有或无
Ⅴ级	6~3	有或无

(三)实验室检查

1. 血、尿等

可有血白细胞增多,血沉增快,部分患者血BUN增高,蛋白尿。其他如凝血功能检查,有助于排除其他出血原因。

2. 脑脊液

通常CT检查已确诊者,腰穿不作为临床常规检查。如果出血量少或者距起病时间较长,CT检查可无阳性发现,而临床可疑下腔出血需要行腰穿检查CSF。腰穿脑脊液检查在发病12h内敏感性最高,小量出血可使脑脊液微浑浊,出血量较大即呈粉红色,大量出血即呈鲜红色。均匀血性脑脊液是蛛网膜下腔出血的特征性表现,且示新鲜出血。随出血后时间推移,红细胞开始破坏,脑脊液呈红褐色,以后呈棕黄色,再后呈黄色、透明,最后恢复至无色透明。溶血开始于发病后4~12h,约在第9天即看不到完整的红细胞。脑脊液黄变通常在第2周或第3周末消失。第2周即淋巴细胞增多,并常出现大量巨噬细胞,蛋白增高决定于出血程度,多在第2周或第3周末降至正常,极大多数病例有不同程度的颅内压增高,一般在2~3周后恢复正常。

(四)影像学检查

1. 头颅CT或MRI

CT是诊断SAH的首选方法,既快速又安全。CT显示蛛网膜下腔内高密度影可以确诊SAH。根据CT结果可以初步判断或提示颅内动脉瘤的位置:如位于颈内动脉段常是鞍上池不对称积血;大脑中动脉段多见外侧裂积血;前交通动脉段则是前间裂基底部积血;而出血在脚间池和环池,一般无动脉瘤。动态CT检查还有助于了解出血的吸收情况,有无再出血、继发脑梗死、脑积水及其程度等。CT检查在发病3d内敏感性较高,1周后敏感性明显降低,出血量少的患者CT检查为阴性。头颅MRI在急性期检测蛛网膜下腔出血的敏感性不如CT,但在亚急性期(出血1周后)蛛网膜下腔出血检出率头颅MRI优于CT,这时T_1、T_2均呈高信号,而此时CT高密度影已消失。

2. 脑血管造影(DSA)

本项检查是寻找出血原因最重要的方法,可了解到脑血管的具体表现,是诊断颅内动脉瘤最有价值的方法,阳性率达95%,可以清楚显示动脉瘤的位置、大小、与载瘤动脉的关系、有无血管痉挛等。其价值较MRA及CT血管成像(CTA)等脑动脉显影术都大。条件具备、病情许可时应争取尽早行全脑DSA检查以确定出血原因和决定治疗方法、判断预后。一般选在发病后3d内或3周后进行。进行脑血管造影的时间应根据患者的整个情况而定,如刚发病,尤其在24h之内,脑血管痉挛及脑水肿均不明显,考虑有手术治疗的可能及机会,可随即做脑血管造影。倘患者总的情况比较平稳,可在发病后第3周做脑血管造影。如病情出现新的变化,可随时考虑是否需要主即做脑血管造影。DSA虽然可以评估血管解剖、出血部位、有无其他动脉瘤存在(约20%患者为多发动脉瘤)。但血管造影阴性并不能排除动脉瘤,10%~20%蛛网膜下腔出血患者血管造影呈阴性,通常在10~21d后可重复进行检查。

3. CT血管成像(CTA)和MR血管成像(MRA)

是无创性的脑血管显影方法,CTA和MRA对小动脉瘤的检出率不如脑血管造影,主要用于有动脉瘤家族史或破裂先兆者的筛查,动脉瘤患者的随访以及急性期不能耐受DSA检查的患者。

4. 脑电图检查

蛛网膜下腔出血后,脑电图多呈现广泛慢波,一般定位较困难,倘动脉引起血肿或血管畸形相当大,可出现局灶性慢波。轻的病例脑电图可无改变。

5. ECG

蛛网膜下腔出血患者可因循环中儿茶酚胺水平增高或脑的自主刺激而出现心肌缺血。ECG可有非特异性ST段和T波改变、QRS段或Q-T间期延长、T波深而倒置,有时可见U波。

6. 经颅超声多普勒(TCD)

可以动态监测颅内主要动脉流速,是及时发现脑血管痉挛(CVS)倾向和痉挛程度的最灵敏的方法。局部脑血流测定用以检测局部脑组织血流量的变化,可用于继发性脑缺血的检测。

四、诊断

蛛网膜下腔出血的诊断首先是根据发病情况,在无外伤及其他明显原因的情况下突然出现剧烈的全头爆炸性疼痛,多伴有呕吐,重者迅速出现不同程度的意识障碍,神经系统检查除脑膜刺激征外通常见不到明显的中枢神经系统定位性体征,在此情况下如未发现有其他疾病的明显证据,就首先要考虑到蛛网膜下腔出血的可能,即使脑膜刺激征不明显甚至阴性。在此种情况下需要进行一些检查来进一步明确诊断,以往是通过腰椎穿刺发现血性脑脊液而明确诊断,目前首选 CT 检查。只有当出血量小,CT 检查阴性时,再做腰椎穿刺帮助诊断。当蛛网膜下腔出血的诊断得到证实后,需要进一步做些检查以明确病因。脑血管造影基本上均可得到明确的诊断。CT 血管成像(CTA)和 MR 血管成像(MRA)对明确出血部位及原因也有帮助。蛛网膜下腔出血需要与脑膜炎、后背痛、脑实质出血、重症高血压以及偏头痛鉴别。

五、治疗

(一)治疗原则

本病的治疗原则是制止出血,预防再出血、血管痉挛与脑积水形成;适时进行脑血管造影,寻找病因;必要时手术治疗。

(二)一般处理及对症治疗

1. 保持生命体征稳定

SAH 确诊后有条件的应争取监护治疗,密切监测生命体征和神经系统体征的变化;保持气道通畅,维持稳定的呼吸、循环系统功能。

2. 降低颅内压

适当限制液体入量、防治低钠血症、过度换气等都有助于降低颅内压。临床上主要是用脱水剂,常用的有甘露醇、呋塞米、甘油果糖或甘油氯化钠,也可以酌情选用白蛋白。若伴发的脑内血肿体积较大时,应尽早手术清除血肿,降低颅内压以抢救生命。

3. 纠正水、电解质平衡紊乱

注意液体出入量。适当补液补钠、调整饮食和静脉补液中晶体胶体的比例可以有效预防低钠血症。低钾血症也较常见,及时纠正可以避免引起或加重心律失常。

4. 对症治疗

烦躁者予镇静药,头痛予镇痛药,注意慎用阿司匹林等可能影响凝血功能的非甾体类消炎镇痛药物或吗啡、哌替啶(杜冷丁)等可能影响呼吸功能的药物。痫性发作时可以短期采用抗癫痫药物如地西泮、卡马西平或者丙戊酸钠。

5. 加强护理

就地诊治,卧床休息,减少探视,避免声光刺激。给予高纤维、高能量饮食,保持尿便通畅。意识障碍者可予鼻胃管,小心鼻饲,慎防窒息和吸入性肺炎。尿潴留者留置导尿,注意预防尿路感染。采取勤翻身、肢体被动活动、气垫床等措施预防褥疮、肺不张和深静脉血栓形成等并发症。如果 DSA 检查证实不是颅内动脉瘤引起的,或者颅内动脉瘤已行手术夹闭或介入栓塞术,没有再出血危险的可以适当缩短卧床时间。

(三)防治再出血

蛛网膜下腔出血发病 30d 内平均病死率为 40%,再出血是其主要原因,占 51% ~80%。约有 10% 的患者没有任何先兆而立即死亡。再出血的发生率在最初 2 周内最高,高峰在发病后最初 24 ~48h 内(约占 6%),发病 30d 后明显减少,以后每年的发生率约为 3.5%。第 1 次出血病死率约 30%,再出血病死率可达 60% 以上。临床上导致再出血危险增加的因素包括高血压、焦虑、躁动和癫痫发作。因此,应尽量减少可能引起再出血的因素。患者须绝对卧床，使用镇静药，减少刺激，使用止痛药控制疼痛，规律使用大便软化剂和缓泻药，避免血压升高。如果可能，手术是最好的预防再出血的方法。

1. 安静休息

绝对卧床4～6周，镇静、镇痛，避免用力和情绪刺激。

2. 调控血压

去除疼痛等诱因后，如果平均动脉压>125mmHg或收缩压>180mmHg，可在血压监测下使用短效降压药物使血压下降，保持血压稳定在正常或者起病前水平。可选用钙离子通道阻滞剂、β受体阻滞剂或ACEI类等。

3. 抗纤溶药物

为了防止动脉瘤周围的血块溶解引起再度出血，可用抗纤维蛋白溶解剂，以抑制纤维蛋白溶解原的形成。常用氨基己酸（EACA），初次剂量4～6g溶于100ml生理盐水或者5%葡萄糖液中静脉滴注（15～30min）后一般维持1g/h，12～24g/d，使用2～3周或到手术前，也可用氨甲苯酸（PAMBA）或氨甲环酸（止血环酸）。抗纤溶治疗可以降低再出血的发生率，但同时也增加脑血管痉挛和脑梗死的发生率，建议与钙离子通道阻滞药同时使用。

4. 外科手术

动脉瘤性SAH，Hunt－Hess分级≤III级时，多于早期行手术夹闭动脉瘤或者介入栓塞。

（四）防治脑动脉痉挛及脑缺血

迟发性脑缺血是蛛网膜下腔出血常见的死亡和致残原因。约50%的患者在蛛网膜下腔出血后发生脑血管痉挛。脑血管的早期痉挛在出血急性期，持续0.5～1h；迟发性痉挛出现在第2～21天，第5～14天达高峰，3～4周后逐渐恢复。血管造影时脑血管痉挛的发生率为30%～70%，其中20%有症状。脑血管痉挛表现为意识逐渐下降，出现迟发性神经系统缺损，无再出血或脑积水的征象。经颅多普勒显示大脑中动脉平均流速>140m/s时，要警惕血管痉挛；平均流速>200m/s时，必须高度重视，积极加以干预。脑血管造影可以证实血管痉挛。持续严重的脑血管痉挛在CT上可见脑梗死表现。

1. 维持正常血压和血容量

血压偏高给予降压治疗；在动脉瘤处理后，血压偏低者，首先应去除诱因如减或停脱水和降压药物；予胶体溶液（白蛋白、血浆等）扩容升压；必要时使用升压药物如多巴胺静脉滴注。

2. 早期使用尼莫地平

常用剂量10～20mg/d，静脉滴注1mg/h，共10～14d，注意其低血压的副作用。

3. 腰穿放CSF或CSF置换术

多年来即有人应用此等方法，但缺乏多中心、随机、对照研究。在早期（起病后1～3d）行脑脊液置换可能利于预防脑血管痉挛，减轻后遗症状。剧烈头痛、烦躁等严重脑膜刺激征的患者，可考虑酌情选用，适当放CSF或CSF置换治疗。注意有诱发颅内感染、再出血及脑疝的危险。

（五）防治脑积水

急性脑积水可于蛛网膜下腔出血后立即发生或在蛛网膜下腔出血后7d内发生。原因主要是脑室内存在血液，血凝块可以阻塞脑脊液通路或使脑脊液黏滞度增加而发生流出障碍。临床主要表现为意识水平下降。需要行急诊CT检查评估脑室的大小。50%～80%的病例脑室引流术后有不同程度的改善，但要注意脑室引流术会增加再出血和感染的危险性。迟发性脑积水是由于血液分解产物导致蛛网膜颗粒阻塞所致，又称交通性脑积水，常在病情稳定3～4周或数月后隐匿性起病，患者逐渐出现意识淡漠、头痛、痴呆等，CT检查可发现脑室扩大。

1. 药物治疗

轻度的急、慢性脑积水都应先行药物治疗，给予乙酰唑胺（醋氮酰胺）等药物减少CSF分泌，酌情选用甘露醇、呋塞米等。

2. 脑室穿刺CSF外引流术

CSF外引流术适用于SAH后脑室积血扩张或形成铸形出现急性脑积水经内科治疗后症

状仍进行性加剧，有意识障碍者；或患者年老，心、肺、肾等内脏严重功能障碍，不能耐受开颅手术者。紧急脑室穿刺外引流术可以降低颅内压、改善脑脊液循环，减少梗阻性脑积水和脑血管痉挛的发生，可使50% ~80%的患者临床症状改善，引流术后尽快夹闭动脉瘤。CSF外引流术可与CSF置换术联合应用。

3. CSF **分流术**

慢性脑积水多数经内科治疗可逆转，如内科治疗无效或脑室CSF外引流效果不佳，CT或MRI见脑室明显扩大者，要及时行脑室－心房或脑室－腹腔分流术，以防加重脑损害。

（六）病变血管的处理

1. 血管内介入治疗

介入治疗无需开颅和全身麻醉，对循环影响小，近年来已经广泛应用于颅内动脉瘤治疗。术前须控制血压，使用尼莫地平预防血管痉挛，行DSA检查确定动脉瘤部位及大小形态，选择栓塞材料行瘤体栓塞或者载瘤动脉的闭塞术。颅内动静脉畸形（AVM）有适应证者也可以采用介入治疗闭塞病变动脉。

2. 外科手术

需要综合考虑动脉瘤的复杂性、手术难易程度、患者临床情况的分级等以决定手术时机。动脉瘤性SAH倾向于早期手术（3d内）夹闭动脉瘤；一般Hunt－Hess分级≤Ⅲ级时多主张早期手术。Ⅳ、Ⅴ级患者经药物保守治疗情况好转后可行延迟性手术（10～14d）。对AVM反复出血者、年轻患者、病变范围局限和曾有出血史的患者首选显微手术切除。

3. 立体定向放射治疗（r－刀治疗）

主要用于小型AVM以及栓塞或手术治疗后残余病灶的治疗。

特别提示：

应尽快查明病因，进行针对性治疗。防止短时间内再次大出血而造成死亡。因此SAH患者原则上由神经外科收住院诊治；如为神经内科收治者，亦应尽早请神经外科会诊。

脑卒中使用脱水剂时要注意患者血压，收缩压＜100mmHg、舒张压＜60mmHg时禁用或慎用。大剂量甘露醇会导致急性肾功能衰竭，老年人特别是有长期高血压的患者要谨慎应用，可选用或合用呋塞米，以减少甘露醇用量，但需要注意监测电解质。

老年脑卒中患者往往伴有心肺疾患，在选用抗高血压和抗癫痫药时要注意药物禁忌证，以免发生医源性损害。①硝普钠不能用于心房颤动或心房扑动、特发性肥厚性主动脉瓣下狭窄、肝肾功能不全和慢性阻塞性肺疾病（COPD）者，因肝肾功能不全应用本药可增加氰化物毒性，COPD应用此药能导致肺通气血流比例失调而加重缺氧、增高氰化物或硫氰酸盐的水平和毒性。②苯妥英不能用于窦房传导阻滞、窦性心动过缓、二度及三度房室传导阻滞、慢快综合征及呼吸系统疾病患者。③苯巴比妥不能用于严重的呼吸系统疾病、严重肝功能不全和肾炎患者。④应用尼莫地平要注意血压，乙醇过敏、心功能不全、低血压（收缩压＜90mmHg）、病窦综合征及二度与三度房室传导阻滞（除非安装心脏起搏器）、洋地黄中毒患者禁用。

积极的内科治疗有助于稳定病情和功能恢复。为预防再出血、脑血管痉挛及脑缺血等，可考虑抗纤溶药与钙通道阻滞药合用。但条件具备的医院应争取做脑血管影像学检查，怀疑动脉瘤时须尽早行DSA检查，如患者不愿做DSA时也可先行MRA或CTA，依据脑血管异常病变、病情及医疗条件等，来考虑选用血管内介入治疗、开颅手术或放射外科等治疗。

（谢仁厚）

参考文献

1. 中国脑血管病防治指南. 2006年，第四节蛛网膜下腔出血

2. 吴江主编. 神经病学. 北京. 人民卫生出版社，2005：175－179

3. Michael J. Aminoff, David A. Greenbreg, Roger P. Simon, Clinical Neurology(sixth edition) USA, 2005:74－81

第五节　震颤麻痹

帕金森病(Parkinson′s disease,PD)又名“震颤麻痹”,是一种常见的中老年神经系统变性疾病。1817 年英国医生 Jame Parkinson 首先描述了本病的症状群,后人为了纪念他因而得名。本病主要病变在黑质及纹状体,临床上以静止性震颤、肌强直、运动迟缓和姿势与平衡障碍为主要特征。发病率约为每年 20/10 万,患病率近 160/10 万。65 岁以上人群患病率为 1 000/10 万,并随年龄增长而增高。男女比例为 3:2。

一、病因及发病机制

原发性 PD 的最主要病变是黑质变性,至于引起黑质变性的原因迄今未明。20 世纪初爆发的昏睡性病毒脑炎可导致脑炎后帕金森综合征,20 世纪 80 年代早期的 1－甲基－4－苯基－1,2,3,6－四氢吡啶(MPTP)中毒可选择性破坏黑质而引起帕金森综合征,20 世纪 90 年代发现的共核基因和 PARK 基因突变可以产生家族性帕金森病,但对绝大多数散发性的帕金森病来说,病因尚不明确。MPTP 中毒和疾病相关基因突变可以引起帕金森综合征,提示环境因素和基因因素是重要的致病因子。另外的流行病学调查也显示,老龄、颅脑外伤、CO 中毒、长期暴露于毒性化学物质等等都是帕金森病发病的危险因子。

原发性 PD 最主要的化学病理为黑质神经元死亡,不能合成多巴胺(DA),而致纹状体中乙酰胆碱(Ach)与 DA 功能失去平衡而发病。但为何会引起黑质 DA 能神经元变性却仍不清楚。在发病机制方面有下列诸种发现与假说,但近来很重视环境因素和遗传与 PD 的发生有重要关系的假说。

(一)环境因素

流行病学调查显示,长期接触杀虫剂、除草剂或某些工业化学品等可能是 PD 发病的危险因素。嗜神经毒 MPTP 和某些杀虫剂、除草剂可能抑制黑质线粒体呼吸链还原型烟酰胺腺嘌呤二核苷酸—辅酶 Q(NADH－CoQ)还原酶(复合物 I)活性,使 ATP 生成减少,自由基生成增加,导致 DA 能神经元变性死亡。PD 患者黑质区存在明显脂质过氧化,还原型谷胱甘肽显著降低,提示抗氧化机制障碍及氧化应激可能与 PD 发病和病情进展有关。

(二)遗传因素

绝大多数 PD 患者为散发性,约 10% 的患者有家族史,呈不完全外显的常染色体显性遗传或隐性遗传。小群体调查发现同胞的患病率高于对照组,特别是发病年龄较早的家系。双生子调查未发现一卵双生发病一致率高于双卵双生发病一致率。这些研究说明遗传因素对于 PD 的发病具有一定的作用,但不如一般遗传病那么重要。迄今已经确定 PARK1－10 等 10 个单基因与 PD 有关,其中已确认三个基因产物与家族性 PD 有关:①α－突触核蛋白为 PARK1 基因突变,基因定位于 4 号染色体长臂 4q21－23;②Parkin 为 PARK2 基因突变,基因定位于 6 号染色体长臂 6q25.2－27;③泛素蛋白 C 末端羟化酶－L1 为 PARK5 基因突变,基因定位于 4 号染色体短臂 4p14。细胞色素 $P450_2D_6$ 基因和某些线粒体 DNA 突变可能是 PD 发病的易感因素之一。

(三)年龄老化

PD 主要发生于中老年人,40 岁以前发病少见,提示老龄与发病有关。研究发现自 30 岁以后,黑质 DA 能神经元、酪氨酸羟化酶(TH)和多巴脱羧酶(DDC)活力、纹状体 DA 递质水平随年龄增长逐渐减少。然而,仅少数年老人患 PD,说明生理性 DA 能神经元退变不足以致病,年龄老化只是 PD 发病的促发因素。

目前普遍认为,帕金森病并非单一因素所致,可能有多种因素参与,是由环境因素与内在的疾病相关基因或敏感基因相互作用的结果。遗传因素可使患病易感性增加,但只有在环境因素及年龄老化的相互作用下,通过氧化应激、线粒体功能衰竭、钙超载、兴奋性氨基酸毒性作用、细胞凋亡、免疫异常等机制才导致黑质 DA 能神经元大量变性丢失而发病。

二、病理及生化病理

(一)病理

在原发性 PD 患者脑中主要病理改变是黑质及其他含色素神经核(如蓝斑、迷走神经背核)的色素细胞变性丢失,黑质致密部 DA 能神经元尤著,出现临床症状时此处 DA 能神经元丢失 50% 以上,症状明显时丢失更严重。肉眼可见黑质变得苍白,镜检可见神经细胞显著减少,黑色素细胞的黑色素消失,黑色素颗粒往往游离散布在组织内及巨噬细胞内,并常伴有反应性胶质细胞增生。残存的黑质神经元胞浆中出现嗜酸性包涵体,称为 Lewy 小体,含 α-突触核蛋白和泛素。PD 患者的这种 Lewy 小体尚可出现于许多脑区,如蓝斑、迷走神经背核、中脑及脑桥处的中缝核、下丘脑区及交感神经节内,但程度较轻。Meynert 胆碱能基底神经核内亦可出现细胞消失及 Iewy 小体。过去认为 Iewy 小体发生与 PD 的病因有关,但新近研究发现 Iewy 小体系由正常细胞成分所组成,并非由致病物所生成,也决非由病毒所引起,故 Lewy 小体的意义迄今不明。原发性 PD 必有上述发现,脑炎后帕金森综合征患者除可有上述改变外,还常伴有阿尔茨海默病(Alzheimer disease,AD)的神经元纤维缠结。含 Lewy 小体或神经元纤维缠结的异常细胞偶然亦可见于不患 PD 的老年人,有人认为这些老年人若多活数年可能也会患 PD。正常人的黑质细胞随年龄增长而逐渐减少,达 80 岁时,可由原来 425 000 个减至 200 000 个,PD 患者的黑质细胞多数少于 100 000 个。DA 的代谢酶酪氨酸羟化酶也相应减少。

(二)生化病理

DA 和 Ach 作为纹状体中两种重要的神经递质系统,功能相互拮抗,维持两者平衡,对基底节环路活动起重要的调节作用。脑内 80% 的 DA 分布在黑质-纹状体系统。黑质致密部 DA 能神经元自血液摄入左旋酪氨酸,在细胞内酪氨酸羟化酶(TH)作用下转化为左旋多巴,再经多巴脱羧酶(DDC)转化为 DA,通过黑质-纹状体束作用于壳核、尾状核突触后神经元,最后被分解成高香草酸(HVA)。

PD 患者由于黑质 DA 能神经元变性丢失,黑质-纹状体通路 DA 含量显著降低,造成 Ach 系统功能相对亢进,是导致 PD 肌张力增高、动作减少等运动障碍的生化基础。另外,中脑-边缘系统和中脑-皮质系统 DA 含量亦显著减少,可能是智能减退、行为情感异常、言语错乱等高级神经活动障碍的生化基础。除了 DA 系统外,其他系统如去甲肾上腺素、5-HT、Ach、γ 氨基丁酸和脑啡肽等神经递质在 PD 都有不同程度的异常。因此,PD 是一种以 DA 神经递质减少为主、其他神经递质损害为辅的多系统病变。

DA 递质减少的程度与患者症状的严重度一致。病变早期通过 DA 更新率增加(突触前代偿)和 DA 受体失神经后超敏(突触后代偿)现象,可使临床症状不出现或不明显(代偿期),以后随着疾病进展产生典型 PD 症状(失代偿期)。

三、临床表现

大部分 PD 患者在 60 岁以后发病。起病隐匿,缓慢进展,逐渐加剧。主要症状包括静止性震颤、肌张力增高(强直)、运动障碍及姿势和平衡障碍等。首发症状因人而异,以震颤最多(60% ~70%),其次为步态异常(20%)、肌强直(10%)、运动迟缓(10%)。症状常自一侧上肢开始,逐渐波及同侧下肢、对侧上肢及下肢,即常呈“N”形进展(65% ~70%),有的病例自一侧下肢开始(25% ~30%),两侧下肢同时开始者极少见。上述症状并非全部出现，有的患者即使已确立 PD 诊断达数年之久，仍始终不出现上述全部症状；少数患者症状也可始终局限于单一肢体或偏身或某一局部。故对早期或不典型的患者，临床医师对本病应有高度的警觉性。

（一）静止性震颤

震颤是因肢体的促动肌与拮抗肌接连发生节律性收缩与松弛而引起。常为首发症状，多由一侧上肢远端（手指）开始，逐渐扩展到同侧下肢及对侧肢体，下颌、口唇、舌及头部通常最后受累。典型表现是静止性震颤，手指呈节律性伸展和拇指对掌运动，如“搓丸样”动作，频率为 4 ~ 6Hz，当肢体处于静止或有所依托的情况下出现，随意动作时减轻，精神紧张时加重，睡眠时消失。晚期则变为经常性（包括静止性和动作性）震颤，随意动作中亦不减轻或休止。强烈的意志可暂时抑制震颤，但持续时间很短，过后反有加剧之趋势。有的患者静止性震颤可与姿势性震颤合并发生。少数患者，尤其是 70 岁以上发病者可不出现震颤。

（二）肌强直

屈肌与伸肌肌张力同时增高，如关节被动运动时始终保持阻力增高，称为“铅管样强直”；如伴随震颤症状，则在关节被动运动时感觉在均匀阻力中出现断续停顿，称为“齿轮样强直”。四肢、躯干、颈部及面部均可受累。由于这些肌肉的强直，可使患者出现特殊的屈曲体姿，表现为头部前倾、躯干俯屈、上肢肘关节屈曲、腕关节伸直、前臂内收、双手置于前方、下肢髋及膝关节均略为弯曲。老年患者肌强直严重时可引起肢体、关节疼痛，易被误认为风湿痛、肩周炎或腰痛。以上由锥体外系受损出现的肌强直与锥体束受损出现的肌张力增高或痉挛不同，后者关节被动运动时表现为开始时阻力明显、随后迅速减弱，如同开启水果刀的感觉，称为“折刀样强直”。

（三）运动减少、动作迟缓

运动减少、动作迟缓是常被忽视的一种阴性症状，实际上是妨碍患者日常生活或工作最主要的功能障碍。表现为随意运动减少和执行动作过程迟缓，难于在确切的时机及时改变或终止活动，重复动作时幅度和速度衰减，容易疲乏。患者起步困难，起床、翻身、步行、方向变换等运动迟缓；面部表情肌活动减少，表情呆板，常双眼凝视，瞬目减少，笑容出现及消失减慢，呈现“面具脸”。手指精细动作如扣钮扣、系鞋带等困难。书写时字越写越小，呈现“写字过小征”。行走时上肢的协同摆动动作减少或缺失。晚期患者常长期卧床不起，连翻身都不能，易被误认为瘫痪。

（四）姿势步态异常

患者因四肢、躯干和颈部肌强直出现特殊的屈曲体姿，头前倾、躯干俯屈、肘关节屈曲、腕关节伸直、前臂内收、髋及膝关节略弯曲，躯体姿势反射障碍易引起跌倒。步态障碍甚为突出，疾病早期表现为走路时下肢拖曳、迈步前身体前倾，随病情进展出现小步态，行走时自动摆臂动作消失，转弯时因躯干与颈部僵硬而采取连续小步使躯干和头部一起转弯。起步困难，起步后以极小的步伐前冲，愈走愈快，不能立刻停步，称为“慌张步态（festination）”，此与姿势平衡障碍导致重心不稳有关，在下坡时更为明显。

（五）其他症状

反复叩击眉弓上缘可诱发持续眨眼反应（Myerson 征）。口、咽、腭肌运动障碍，讲话缓慢，语音低沉单调，音量低，流涎，严重时可有吞咽困难。不少患者还有自主神经功能障碍，如交感神经功能障碍导致体位性低血压、消化道蠕动障碍引起顽固性便秘、皮脂腺及汗腺分泌亢进引起脂颜及多汗等，迷走神经背核的损害是其病理基础。部分患者晚期可出现认知功能减退、抑郁和视幻觉等，通常不严重。

四、辅助检查

本病的辅助检查无特异性。近年来开展的分子生物学及功能显像检测有一定意义。

(一)生化检测

采用高效液相色谱(HPLC)可检测到脑脊液和尿中高香草酸(HAV)含量降低。

(二)基因检测

在少数家族性 PD 患者,采用 DNA 印迹技术(Southern blot)、PCR、DNA 序列分析等可能发现基因突变。

(三)功能影像学检测

采用 PET 或 SPECT 用特定的放射性核素检测,疾病早期可显示 PD 患者脑内多巴胺转运蛋白(DAT)功能显著降低,D_2 型 DA 受体(D_2R)活性在疾病早期超敏而后期低敏,DA 递质合成减少。这对 PD 的早期诊断、鉴别诊断及病情进展监测均有一定的价值。

(四)其他检查

血及脑脊液常规检查无异常,头颅 CT、MRI 检查也无特征性所见。头颅 CT、MRI 对发现基底节萎缩、炎症、肿瘤、血管疾病和系统性脑变性引起的帕金森综合征有一定的帮助。

五、诊断

依据发病年龄(中老年发病)、临床表现(四项主征:静止性震颤、肌强直、运动迟缓、姿势步态障碍,左旋多巴治疗有效)及病程(缓慢进行性),诊断并不困难。帕金森病生前临床诊断与死后病理诊断符合率 75% ~80%。中华医学会神经病学分会运动障碍及帕金森病学组于 2006 年提出了更加严格的诊断标准。

(一)帕金森病临床特征

多巴胺能神经元减少 50% 所致主要运动症状:运动减少或运动不能、僵直、静止性震颤、姿势平衡障碍。

累及非多巴胺能神经元(胆碱能、肾上腺素能、五羟色胺能、谷氨酸能)所致非运动症状:①精神:抑郁、焦虑、认知障碍、幻觉、淡漠、睡眠紊乱(夜间睡眠质量差、白天思睡)。②自主神经:便秘、血压偏低、多汗、性功能障碍、排尿障碍、流涎。③感觉障碍:麻木、疼痛、痉挛、不宁腿综合征、嗅觉障碍。

(二)帕金森病的诊断步骤

1. 详细询问病史

起病时间,症状分布部位及对称性,症状出现的次序,症状类型(运动或非运动,包括启动、运动幅度、速度、运动量、音量、表情、连续动作、精细运动、起立、步态、步距、步基、伴随动作等)。疾病发展速度及症状变化、发病诱因、曾进行的检查及结果、治疗及反应,还包括试验性治疗的效果等。

2. 体格检查

内科检查注意不同体位的血压、角膜、甲状腺、心、肝、肾等。神经系统检查除了针对运动障碍以统一帕金森病症状评分量表(UPDRS)为基础外,还须注意非帕金森病能解释的表现。

3. 实验室检查

主要针对排除其他疾病和鉴别诊断,包括常规、生化、电生理、神经影像。早期帕金森病的多巴胺能神经元减少可以由功能神经影像(如 PET、SPECT 等)检出。

4. 诊断

首先是症状诊断(运动或非运动),考虑是否符合帕金森症(Parkinsonism)及其可能的原因,然后考虑是否符合帕金森病及其严重度。

(三)帕金森病的诊断标准

1. 符合帕金森症的诊断

(1)运动减少:启动随意运动的速度缓慢。疾病进展后,重复性动作的运动速度及幅度均降低。

(2)至少存在下列 1 项特征:①肌肉僵直;

②静止性震颤4～6Hz；③姿势不稳（非原发性视觉、前庭、小脑及本体感受功能障碍造成）。

2. 支持诊断帕金森病必须具备下列3项或3项以上的特征

（1）单侧起病。

（2）静止性震颤。

（3）逐渐进展。

（4）发病后多为持续性的不对称性受累。

（5）对左旋多巴的治疗反应良好（70%～100%）。

（6）左旋多巴导致的严重的异动症。

（7）左旋多巴的治疗效果持续5年或5年以上。

（8）临床病程10年或10年以上。

3. 必须排除非帕金森病

下述症状和体征不支持帕金森病，可能为帕金森叠加症或继发帕金森综合征。

（1）反复的脑卒中发作史，伴帕金森病特征的阶梯状进展。

（2）反复的脑损伤史。

（3）明确的脑炎史和（或）非药物所致动眼危象。

（4）在症状出现时，应用抗精神病药物和（或）多巴胺耗竭药。

（5）1个以上的亲属患病。

（6）CT扫描可见颅内肿瘤或交通性脑积水。

（7）接触已知的神经毒类药物。

（8）病情持续缓解或发展迅速。

（9）用大剂量左旋多巴治疗无效（除外吸收障碍）。

（10）发病3年后，仍是严格的单侧受累。

（11）出现其他神经系统症状和体征，如垂直凝视麻痹、共济失调，早期即有严重的自主神经受累，早期即有严重的痴呆，伴有记忆力、言语和执行功能障碍，锥体束征阳性等。

4. 诊断帕金森病的金标准

随访观察。

六、鉴别诊断

本病需要与下列疾病鉴别：

1. 特发性震颤

震颤以姿势性或运动性为特征，常影响头部引起点头或摇晃，无肌强直和运动迟缓。饮酒或服用普萘洛尔（心得安）后震颤可显著减轻。发病年龄早，1/3的患者有家族史。老年性震颤属于特发性震颤，最多见老年人书写、吃饭等动作时手臂震颤加重，与PD静止性震颤不同。

2.（继发性）帕金森综合征

有明确病因可寻，如：

（1）感染：脑炎后、慢病毒。

（2）药物：镇静药（抗精神病药、止吐药）、利舍平、甲氧氯普胺、丁苯喹嗪、锂、氟桂利嗪、桂利嗪（脑益嗪）等。

（3）毒物：MPTP、CO、二硫化碳、铅、锰、汞、甲醇、乙醇等。

（4）血管性：多发性梗死、低血压休克等。

（5）外伤：拳击性脑病等。

（6）其他：甲状旁腺异常、甲状腺功能减退、肝脑变性、脑瘤、正常颅压脑积水等。

3. 变性（遗传）性帕金森综合征

一些神经变性疾病可伴发帕金森症的表现。

（1）弥漫性路易体病（DLBD）：多见于60～80岁的老年人，以痴呆、视幻觉、帕金森综合征运动障碍为临床特征。痴呆出现早且迅速进展，可有肌阵挛，症状常有波动，对左旋多巴反应不佳。

（2）肝豆状核变性：发病年龄小，常有其他类型不自主运动如一侧或双侧上肢粗大震颤，随意运动时加重，静止时减轻。有肝损害和角膜K－F环，血清铜、铜蓝蛋白、铜氧化酶活性降低，尿铜增加。

（3）Huntington病：如患者运动障碍以肌强直、运动减少为主，易被误认为PD。根据家族史或伴痴呆可资鉴别，遗传学检查可以确诊。

4. **帕金森叠加综合征**

（1）多系统萎缩（MSA）：主要累及基底节、脑桥、橄榄、小脑及自主神经系统，可表现锥体外系、锥体系、小脑和自主神经症状。根据其主要症状可分为以下几种：①纹状体黑质变性（SND）：主要累及尾状核、壳核和苍白球，较罕见，表现为运动迟缓和肌强直，震颤不明显，左旋多巴疗效差，可兼有锥体系、小脑和自主神经症状；②Shy - Drager 综合征（SDS）：自主神经症状最突出，表现为直立性低血压、无汗、性功能障碍（阳萎）和排尿障碍等，以及锥体束、下运动神经元和小脑功能障碍等；③橄榄脑桥小脑萎缩（OPCA）：小脑及锥体系症状突出，MRI 显示小脑和脑干橄榄体萎缩。

（2）进行性核上性麻痹（PSP）：发生于中老年，隐匿起病，缓慢加重，有运动迟缓和肌强直，震颤不明显。早期即出现姿势步态不稳和跌倒，向上垂直凝视不能（核上性眼肌麻痹），常伴额颞叶痴呆、假性球麻痹及锥体束征，对左旋多巴反应差。

（3）皮质基底节变性（CBGD）：除表现肌强直、运动迟缓、姿势不稳、肌张力障碍、肌阵挛等运动症状外，尚有突出的皮质损害症状如皮质复合感觉缺失、失用、失语、一侧肢体忽略和痴呆等。体检可发现病理征阳性、眼球活动障碍等。左旋多巴治疗无效。

5. **老年性抑郁症**

可伴有表情贫乏、语言单调、自主运动减少，类似 PD，且两者常在同一患者并存。但抑郁症无肌强直和震颤，抗抑郁药试验性治疗可能有助于鉴别。

由此可见，帕金森病的典型特征也可见于其他运动障碍性疾病，故在鉴别诊断中需要注意以下问题：

（1）静止性 4 ~ 6Hz 震颤，可见于 70% ~ 90% 的帕金森病，也可发生于 17% 的进行性核上性麻痹（PSP）、29% 的皮质基底节变性（CBGD）和 55% 的弥漫性路易体病（DLBD）。

（2）运动减少和强直，若以头部和躯干性分布为主则见于 PSP，若始于一侧则见于 72% ~ 75% 的帕金森病。

（3）一定程度的不对称见于 27% ~ 56% 的多系统萎缩（MSA）和 19% ~ 50% 的 PSP，也是 CBGD 的典型特征。

（4）左旋多巴的抵抗很少见，早期 PD 对左旋多巴治疗反应较弱。帕金森症患者用左旋多巴治疗可有短暂反应，见于 35% 的 PSP、87% 的 DLBD 和 75% 的 MSA，1/3 的患者能保持治疗反应直至死亡。

（5）运动波动和异动不仅见于帕金森病，也可发生在 MSA。早期运动波动是 MSA 的指征，MSA 发病年龄多小于帕金森病。

（6）不规则的肌张力障碍见于 2% 的帕金森病，尤其是青少年发病的帕金森病，也是 PARK2 帕金森症和左旋多巴反应性肌张力障碍的典型特征。

（7）病理证实的帕金森病也可以有不典型特征，如早期出现严重的痴呆、早期出现严重的自主神经功能障碍、波动性谵妄状态、失用、肌阵挛和局灶肌张力障碍等。

七、治疗

随着人口的老龄化，PD 发病率呈逐年上升趋势，给家庭和社会都造成了负面影响。最近的 30 余年，尤其是近 10 多年，无论是对 PD 发病机制的认识，还是对治疗手段的探索，都有了长足的进步，而目前国内对 PD 的治疗存在众多的不规范，中华医学会神经病学分会运动障碍及帕金森病学组于 2006 年制定了一个符合我国实际的科学的治疗指南。

（一）治疗原则

1. **综合治疗**

PD 的治疗应采取综合治疗，包括药物治疗、手术治疗、康复治疗、心理治疗等，其中药物治疗是首选且是主要的治疗手段。目前应用的治疗手段，无论药物或手术，只能改善症状，不能阻止病情发展，更无法治愈。因此，治疗不能仅顾及眼前而不考虑将来。

2. **用药原则**

应坚持"剂量滴定","细水长流、不求全效"的用药原则;用药剂量应以"最小剂量达到满意效果";治疗既应遵循一般原则,又应强调个体化特点,不同患者的用药选择不仅要考虑病情特点,而且要考虑患者的年龄、就业状况、经济承受能力等因素。药物治疗的目标是延缓疾病进展、控制症状,并尽可能延长症状控制的年限,同时尽量减少药物的副作用和并发症。

(1)应根据患者年龄、工作性质、疾病类型等决定用药时间。年轻患者可适当推迟使用,早期尽量使用其他抗帕金森病药物,因就业要求而不得不用左旋多巴时,应与其他药物合用,以减少复方左旋多巴剂量。老年患者可考虑早期选用左旋多巴,因为发生运动并发症的机会相对较少,且对合并用药的耐受性差。

(2)需要终生服用药物。本病的治疗原理是恢复纹状体 DA 和 Ach 两大递质系统的平衡,药物只能改善症状,不能阻止病情发展,因而需要终生服用。

(3)治疗目标应是改善或减轻症状,而不是全部消除症状。

(4)药物治疗从小剂量开始,缓慢递增,尽量以较小剂量取得较满意疗效;治疗方案个体化,即根据患者的年龄、症状类型、严重程度、就业情况、药物价格和经济承受能力等选择药物。

(二)药物治疗

1. **保护性治疗**

保护性治疗的目的是延缓疾病的发展、改善患者的症状。原则上,PD 一旦被诊断就应及早进行保护性治疗。目前临床上作为保护性治疗的药物主要是单胺氧化酶 B 型(MAO - B)抑制剂司来吉兰。曾报道司来吉兰 + 维生素 E(即 DATATOP)治疗可延缓疾病发展(约 9 个月),可推迟左旋多巴使用的时间。但事实上司来吉兰是否具有神经保护作用仍然悬而未决。最近的几项临床试验提示多巴胺受体(DR)激动剂和辅酶 Q_{10} 也可能有神经保护作用。辅酶 Q_{10} 1 200mg/d 有明确的延缓疾病运动功能恶化的作用。

2. **症状性治疗**

(1)早期 PD 治疗(Hoehn - Yahr Ⅰ ~ Ⅱ级)

用药时间:疾病早期若病情未对患者造成心理或生理影响,应鼓励患者坚持工作、参与社会活动和医学体疗,可适当暂缓用药。若疾病影响患者的日常生活和工作能力,则应开始症状性治疗。

首选药物原则:老年前期(<65 岁)患者,且不伴认知障碍,可有如下选择:①DR 激动剂;②司来吉兰,或加用维生素 E;③复方左旋多巴 + 儿茶酚氧位甲基转移酶(COMT)抑制剂;④金刚烷胺和(或)抗胆碱能药:震颤明显而其他抗 PD 药物效果不佳时选用抗胆碱能药;⑤复方左旋多巴:一般在①、②、④方案治疗效果不佳时可加用。但在某些患者如果出现认知功能减退或因特殊工作之需,需要显著改善运动症状,复方左旋多巴也可作为首选。老年(≥65 岁)患者,或伴认知障碍,首选复方左旋多巴,必要时可加用 DR 激动剂、MAO - B 抑制剂或 COMT 抑制剂。尤其老年男性患者尽可能不用苯海索,除非是有严重震颤并明显影响日常生活能力。

治疗药物:可用抗胆碱能药物阻断 Ach 作用或增强 DA 能递质功能药物,以恢复纹状体 DA 与 Ach 两递质系统的平衡。

①抗胆碱能药:对震颤和强直有效,对运动迟缓疗效较差,适用于震颤突出且年龄较轻的患者。常用药物有:苯海索(安坦),1 ~ 2mg,3 次/d,口服;丙环定(开马君),起始量 2.5mg,3 次/d,口服,逐渐增至每日 20 ~ 30mg。其他如甲磺酸苯扎托品(苯甲托品)、东莨菪碱、环戊丙醇和比哌立登(安克痉)等,作用与苯海索相似。这类物的主要副作用有口干(唾液分泌减少)、视物模糊(瞳孔扩大)、便秘和排尿困难,严重者有幻觉、妄想。闭角型青光眼及前列腺肥大患者禁用。因可影响记忆功能,故老年患者慎用。主要适用于有震颤的患者,对无震颤的患者一般不用。

②金刚烷胺：可促进神经末梢释放 DA 和减少 DA 再摄取，轻度改善 PD 所有症状如运动减少、强直和震颤等，对伴异动症患者可能有帮助。可单独或与抗胆碱能药物合用，适于治疗早期轻症患者。用法 50～100mg，2～3 次/d，口服，每日总剂量老年人不要超过 200mg，末次应在下午 4:00 时前服用。副作用有夜寐不宁、神志模糊、下肢网状青斑、踝部水肿等，均较少见。肾功能不全、癫痫、严重胃溃疡、肝病患者慎用，哺乳期妇女禁用。美金刚烷为金刚烷胺的衍生物，亦具有抗帕金森病的作用。

③左旋多巴及复方左旋多巴：左旋多巴（L－Dopa）作为 DA 合成前体可透过血脑屏障进入脑内，被 DA 能神经元摄取后脱羧转变成 DA，发挥替代治疗作用。对震颤、强直、运动迟缓等均有较好效果，对运动减少有特殊疗效。左旋多巴吸收后 95% 左右在外周脱羧成为 DA，仅 1% 左右可通过血脑屏障进入脑内。为减少其外周副作用、增强疗效，目前多用左旋多巴与外周多巴脱羧酶抑制剂（DCI）制成复方制剂，复方左旋多巴的用量可较左旋多巴减少 3/4。复方左旋多巴常用有标准片、控释片、水溶片等剂型。标准片有美多巴（Madopar，即左旋多巴加卞丝肼，比例为 4:1）、帕金宁（Sinemet，心宁美，即左旋多巴加卡比多巴，比例为10:1）。初始用量 62.5～125mg，2～3 次/d，根据病情而渐增剂量至疗效满意和不出现不良反应为止。由于中性氨基酸影响左旋多巴在小肠的吸收并阻碍左旋多巴通过血脑屏障，故空腹用药疗效较好，一般主张餐前 1h 或餐后 1.5h 服药。控释片有息宁控释片（Sinemet CR）、美多巴控释片（Madopar－HBS），优点是有效血药浓度比较稳定且作用时间较长，有利于控制症状波动，可减少每日服药次数；缺点是生物利用度较低、起效缓慢。故将标准片转换为控释片时，总剂量应相应增加，并提前服用。控释片适用于伴有症状波动者，或不伴症状波动的早期轻症患者。水溶片为弥散型美多巴，特点是易在水中溶解而便于口服、吸收迅速、起效快（约 10min），作用维持时间与标准片基本相同。适用于有吞咽障碍、清晨运动不能、“开”期延迟、下午“关”期状态、剂末肌张力障碍的患者。左旋多巴类药物在活动性消化道溃疡者慎用，闭角型青光眼、精神病患者禁用。用药应从小剂量开始，根据病情逐渐增加至最低有效维持量，以尽量减少发生及处理与左旋多巴治疗相关的后期合并症的风险。

左旋多巴常见的急性副作用有恶心、呕吐、低血压、心律失常（偶见）、不安和意识模糊等，应用复方左旋多巴可减少左旋多巴起效所需日剂量，降低上述副作用发生率。迟发性运动障碍（包括症状波动、异动症）和精神症状可作为左旋多巴剂量相关现象在疾病后期出现。症状波动包括两种形式：一是疗效减退或剂末恶化：指每次用药的有效作用时间缩短，症状随血药浓度发生规律性波动。可增加每日服药次数或增加每次服药剂量、改用缓释剂或加用其他辅助药物。二是“开－关”现象：指症状在突然缓解（“开”期）与加重（“关”期）之间波动，“开”期常伴多动。多见于病情严重者，发生机制不详，与服药时间、血药浓度无关，处理困难，可试用 DR 激动剂。异动症又称运动障碍，表现为类似舞蹈症、手足徐动症样不自主运动，可累及头面部、四肢、躯干，有时表现为单调刻板的不自主动作或肌张力障碍。主要有三种形式：一是剂峰运动障碍或改善－运动障碍－改善：常出现在血药浓度高峰期（用药 1～2h），与用药过量或 DR 超敏有关，减少复方左旋多巴单次剂量可减轻症状，晚期患者需同时加用 DR 激动剂。二是双相运动障碍或运动障碍－改善－运动障碍：在剂峰和剂末均可出现，机制不清，治疗较困难，可尝试增加复方左旋多巴每次用药剂量及服药次数，或加用 DR 激动剂。三是肌张力障碍：常表现为足或小腿痛性肌痉挛，多发生于清晨服药之前，可在睡前服用复方左旋多巴控释剂或长效 DR 激动剂，或在起床前服用弥散型美多巴或美多巴标准片；对发生于剂末或剂峰的肌张力障碍，可相应增减复方左旋多巴的用量。精神症状表现形式多种多样，如生动的梦境、抑郁、焦虑、错觉、幻觉、欣快、轻度躁狂、精神错乱和意识模糊等，对经药物调整无效的严重幻觉、精神错乱、意识模糊等可加用抗精神病药物。

④DA 受体(DR)激动剂：目前大多推崇 DR 激动剂为首选药物，尤其对于早期的年轻患者可单独使用，中晚期患者与复方左旋多巴合用。因为这类长半衰期制剂能避免对纹状体突触后膜 DR 产生“脉冲”样刺激，从而预防或减少运动并发症的发生。DR 激动剂均应从小剂量开始，渐增剂量至获得满意疗效而不出现不良反应为止。不良反应与复方左旋多巴相似，不同之处是症状波动和异动症发生率低，而体位性低血压和精神症状发生率较高。目前国内有：溴隐亭(bromocriptine)，初始剂量 0.625mg，1 次/d，每隔 5d 增加 0.625mg，有效剂量为 2.5～15mg/d，分 2～3 次口服，治疗剂量通常为 7.5～15mg/d，最大不超过 25mg/d。有精神病史者禁用，近期心肌梗死、严重周围血管病和活动性消化性溃疡等是相对禁忌证。培高利特(pergolide)，作用较溴隐亭强 10 倍，作用时间亦较长，某些患者症状波动用溴隐亭治疗无效时可改用培高利特。初始剂量 0.025mg，1 次/d，每隔 5d 增加 0.025mg，逐渐增量，有效剂量为 0.375～1.5mg/d，分 3 次口服，一般有效剂量为 0.375～1.5mg/d，最大不超过 2.0mg/d。吡贝地尔缓释片(piribedil SR)，初始剂量 50mg，1 次/d，必要时每周增加 50mg，有效剂量50～250mg，需用大剂量治疗时可分 3 次口服，对控制震颤较明显，对部分患者的抑郁症状也有改善，副作用有恶心、呕吐、眩晕、嗜睡等。α 二氢麦角隐亭，2.5mg，2 次/d，每隔 5 日增加 2.5mg，有效剂量 30～50mg/d，分 3 次口服。国内尚未上市的药物有卡麦角林(cabergoline)、罗匹尼罗(ropinirole)、普拉克索(pramipexole)、罗替戈汀(rotigotine)、麦角乙脲(lisuride)和阿朴吗啡(apomorphine)等。

⑤MAO－B 抑制剂：可抑制神经元内 DA 分解代谢为 HVA，增加脑内 DA 含量，并有神经保护作用。有学者主张与维生素 E 合用(称 DATATOP 方案)作为神经保护剂应用于早期轻症患者，有可能延缓疾病的进展。对于中晚期患者，与复方左旋多巴合用，能延缓“开－关”现象的出现，改善运动症状波动，减少左旋多巴用量约 1/4。目前国内有司来吉兰，用法为 2.5～5mg，2 次/d，应早、中午服用，勿在傍晚应用以免引起失眠。副作用有口干、胃纳减退、直立性血压等，胃溃疡者慎用，禁与5－HT再摄取抑制剂(SSRI)合用。国内尚未上市的药物有拉扎贝胺(lazabemide)和雷沙吉兰(rasagiline)。

⑥COMT 抑制剂：体内外周组织多巴代谢主要通过 DDC 和 COMT 作用，分别形成 DA 和 3－氧甲基多巴(3－OMD)，3－OMD 和左旋多巴竞争载体而进入脑内。因此，减少 3－OMD 的形成可增加左旋多巴进脑量。另外，脑内 COM 抑制剂通过抑制 COMT 减少脑内 DA 降解成3－甲氧基酪胺(3－MT)，从而使血浆左旋多巴浓度保持稳定，减少左旋多巴用量，减少因左旋多巴过量而引起的副作用，减轻左旋多巴所致症状波动和运动障碍。恩托卡朋(entacapone)，是外周 COMT 抑制剂，每次 100～200mg，随左旋多巴制剂同时服用，每日最多 1 600mg。托卡朋(tolcapone)，可通过血脑屏障，同时抑制外周和脑内 COMT 活性，半衰期 2～3h，本身无单独的治疗作用，须和复方左旋多巴合用，可减少左旋多巴和用量和给药次数，每次 100～200mg，3 次/d 口服，不良反应有腹泻、头痛、多汗、口干、丙氨酸氨基转移酶升高、腹痛、尿色变黄等。托卡朋有可能导致肝功能损害，故用药期间须严密监测肝功能。若从治疗之初就合用复方左旋多巴和 COMT 抑制剂，有可能预防或延迟运动并发症的发生，目前这一观点正在临床验证之中。

(2)中期 PD 治疗(Hoehn－Yahr Ⅲ级)：若在早期阶段首选 DR 激动剂、司来吉兰或金刚烷胺/抗胆碱能药治疗的患者，发展至中期阶段时症状改善往往已不明显，此时应添加复方左旋多巴治疗；若在早期阶段首选低剂量复方左旋多巴治疗的患者，症状改善往往也不显著了，此时应适当加大复方左旋多巴剂量或添加 DR 激动剂、司来吉兰或金刚烷胺或 COMT 抑制剂。

(3)晚期 PD 治疗(Hoehn - Yahr Ⅳ ~ Ⅴ级):晚期 PD 的临床表现极其复杂,其中有药物的不良反应,也有疾病本身进展因素参与。在此不得不重申的是,由于对晚期 PD 治疗应对乏术,早期治疗对策尤显重要。临床医师应该在治疗初期即考虑长远效果,以免“亡羊补牢”。晚期 PD 患者的治疗,一方面继续力求改善运动症状,另一方面处理一些可能产生的运动并发症和非运动症状。

①运动并发症的治疗:运动并发症(症状波动和异动症)是晚期患者在治疗中最棘手的不良反应,治疗包括药物剂量、用法等治疗方案调整和手术治疗(主要是脑深部电刺激术)。

症状波动的治疗:症状波动包括剂末现象、延迟“开”或无“开”反应、不可预测的“关期”发作。其处理原则为:在复方左旋多巴应用的同时,首选增加半衰期长的 DR 激动剂,或增加对纹状体产生持续性 DA 能刺激的 COMT 抑制剂,或增加 MAO - B 抑制剂;也可以维持总剂量不变,增加复方左旋多巴的服药次数,减少每次服药剂量;也可改用控释片或缓释剂以延长左旋多巴的作用时间,但剂量要增加20% ~30%。避免饮食(含蛋白质)对左旋多巴吸收及通过血脑屏障的影响,餐前 1h 或餐后1.5h服用,减少全天蛋白摄入量或重新分配蛋白饮食可能有效。严重“关期”患者可采用皮下注射阿朴吗啡(apomorphine)。持续性 DA 能刺激,即微泵持续给予左旋多巴或 DR 激动剂(lisuride),不仅能减少“关期”,而且不会恶化异动症,甚至还能减少其发生,但由于实施有困难,目前主要用于研究。无计可施时再考虑手术治疗。

异动症的治疗:异动症包括剂峰异动症、双向异动症和肌张力障碍。其治疗首先考虑减少左旋多巴的用量。如果患者是左旋多巴单药治疗,那么先考虑合用 DR 激动剂,并逐渐减少左旋多巴剂量;也可加用 COMT 抑制剂,但要注意加药后的头一两天异动症会加重,这时需要减少左旋多巴的用量。如果患者对左旋多巴的剂量很敏感,可以考虑应用水溶性制剂。最好停用控释片,避免累积效应。已有研究显示持续输注 DR 激动剂或左旋多巴可以同时改善异动症和症状波动,现正在试验口服制剂是否能达到同样效果。其他抗异动症的药物也在研究之中,文献报道金刚烷胺有抗异动症的效果。非典型镇静药和各种作用于基底节非 DA 能神经元的药物也正在研发之中。手术治疗是最后的考虑。

②非运动症状的治疗:PD 的非运动症状包括神经精神障碍、自主神经功能紊乱、摔跤和睡眠障碍等。对它们的治疗必须遵循一定的原则。

神经精神障碍的治疗:出现精神症状时,先停用最后应用的药物或首先考虑依次逐减或停用如下抗 PD 药物:抗胆碱能药、金刚烷胺、司来吉兰、DR 激动剂。若采取以上措施患者仍有症状,则将左旋多巴逐步减量。如果药物调整效果不理想或必须以加重 PD 症状为代价,就要考虑对症下药。对于认知障碍和痴呆,可应用胆碱酯酶抑制剂如石杉碱钾、多奈哌齐(donepezil)、利伐斯的明(rivastigmine)或加兰他敏(galantamine)。对于幻觉和谵妄,可选用氯氮平(clozapine)、奥氮平(olanzapine)等,因可能有骨髓抑制作用,应定时做血常规检查。对于抑郁,可考虑选择性 5 - HT 再摄取抑制剂(SSRI)。对于易激惹状态,劳拉西泮(lorazepam)和地西泮(diazepam)比较有效。

自主神经功能障碍的治疗:最常见的自主神经功能障碍包括便秘、泌尿障碍和位置性低血压等。对于便秘,增加饮水量和高纤维含量的食物对大部分患者行之有效,可以考虑停用抗胆碱能药,乳果糖(lactulose)、芦荟丸、大黄片、番泻叶等治疗有效。有泌尿障碍的患者须减少晚餐后的摄水量,也可试用奥昔布宁(oxybutynin)、溴丙胺太林(propantheline)、托特罗定(tolterodine)和莨菪碱(hyoscyamine)等外周抗胆碱能药。位置性低血压患者应增加盐和水的摄入量,睡眠时抬高头位、不要平躺,可穿弹力裤,不要快速地从卧位起来,α - 肾上腺素能激动剂米多君(midodrine)治疗有效,教育患者和家属认识到食物、高温和用力会降低血压,也是项必需措施。

姿势反射障碍、冻结和慌张步态的治疗:姿势反射障碍、冻结和慌张步态是 PD 患者摔跤的最常见原因,目前缺乏有效的治疗措施。姿势反射障碍容易在变换体位如转身、起身和弯腰时发生,关键是做好预防工作。对于冻结和慌张步态,药物治疗通常无效,调整左旋多巴或 DR 激动剂剂量偶尔会有效。主动调整重心、摇摆身体走路、踏步走、大步走、听口令、听音乐或拍拍子行走以及跨越物体(真实的或假想的)等可能有所帮助。必要时使用拐杖、三脚架甚至轮椅,做好防护。

睡眠障碍的治疗:睡眠障碍主要包括失眠、不宁腿综合征(RLS)和周期性肢体运动病(PLMS)。失眠如果与夜间的 PD 症状相关,加用左旋多巴控释片、DR 激动剂或 COMT 抑制剂会有效;但如果是异动症引起的,需要将睡前服用的抗 PD 药物减量。如果患者正在服用司来吉兰或金刚烷胺,考虑减量或停用。特发性失眠患者可以选用短效的镇静安眠药。多数患者 DR 激动剂治疗 RLS 和 PLMS 有效,增加睡前左旋多巴控释片的剂量也可奏效。其他治疗包括服用小剂量氯硝西泮。

(三)手术治疗

早期药物治疗显效,而长期治疗疗效明显减退,同时出现异动症者并药物治疗难以改善者可考虑手术治疗。须强调的是手术仅是改善症状,而不能根治疾病,术后仍需要应用药物治疗,但可减少剂量。手术须严格掌握适应证,非原发性 PD 的帕金森叠加综合征患者是手术的禁忌证。对处于早期 PD、药物治疗显效的患者,不宜手术治疗。手术对肢体震颤和(或)肌强直有较好疗效,但对躯体性中轴症状如姿势步态异常、平衡障碍无明显疗效。目前常用的手术方法主要有苍白球或丘脑底核毁损术或切除术、脑深部电刺激术(DBS),其原理都是纠正基底节过高的抑制性输出。适应证是药物治疗失效、对药物不能耐受或出现动动障碍(异动症)的患者。DBS 因其相对无创、安全和可调控性而作为主要选择,手术靶点包括苍白球内侧部、丘脑腹中间核和丘脑底核,其中丘脑底核 DBS 对震颤、强直、运动迟缓和异动症的治疗效果最为显著。

(四)康复与心理治疗

康复治疗包括语音语调锻炼、面部肌肉的锻炼、四肢及躯干的锻炼、松弛呼吸肌锻炼、步态及平衡锻炼、姿势恢复锻炼等,对改善生活质量十分重要。还要对患者进行语言、进食、走路及其他日常生活的训练及指导,进行心理疏导。设置房间和卫生间的扶手、防滑橡胶桌垫、大把手餐具等日常生活帮助,这些关怀与支持也可在一定程度上改善患者生活质量。晚期卧床者应加强护理,减少并发症的发生。

总之,PD 的治疗没有绝对的固定模式,因为不同患者之间的症状可有区别,对治疗的敏感性也存在差异,同一患者在不同病情阶段对治疗的需求也不一样,所以 PD 的治疗也要相应个体化。因此,以上观点可能仅适用于一般规律,在临床应用时,须注意详细了解患者的病情(疾病严重度、症状类型等)、治疗反应情况(是否有效、起效时间、作用维持时间、"开期"延长和"关期"缩短时间、有无不良反应或并发症)等,结合自己的治疗经验,遵循原则,正确使用,灵活掌握,以期达到理想的治疗效果。

(杜文津)

参考文献

1. 王维治,罗祖明. 全国高等学校教材 - 神经病学. 北京:人民卫生出版社,2005

2. 中华医学会神经病学分会运动障碍及帕金森病学组. 帕金森病的诊断. 中华神经科杂志,2006,39(6):408 - 409

3. 中华医学会神经病学分会运动障碍及帕金森病学组. 帕金森病治疗指南. 中华神经科杂志,2006,39(6):409 - 412

第六节　老年性痴呆

阿尔茨海默病(Alzheimer's disease,AD)也称老年性痴呆,是1907年德国精神科医生Alois Alzheimer描述此病并以其名字命名的。AD是一种获得性、全面性及进行性中枢神经系统退行性疾病,所谓退行性即神经元萎缩、细胞数量及体积减少;获得性即智能发育到正常水平后,在无意识障碍情况下出现的智能衰退,是后天获得的,而非先天性;全面性即非单一方面,而是认知(记忆、语言、定向、计算、注意力、逻辑思维、判断、视空间觉及执行能力)的综合衰退;进行性即病程持续性和阶梯性进展,不能完全可逆。AD临床表现为以记忆损害首发的认知功能障碍、日常生活自理能力下降及精神行为异常;病理学上可见老年斑、神经原纤维缠结、颗粒空泡变性、脑淀粉样血管病及神经元缺失;基因学上有AD致病基因淀粉样前体蛋白、早老素基因突变及AD危险频率相关性基因载脂蛋白E基因多态性ApoE4的出现;分子生化学上的改变为胆碱、单胺、谷氨酸及神经肽等神经递质变化及脑脊液β淀粉样蛋白降低、磷酸化tau蛋白的升高。

一、流行病学

随着社会的发展,我国平均预期寿命延长,人口老龄化现象日趋严重。我国1990年60岁以上老年人大约有9 700万,占人口总数的8.58%,1994年60岁以上老年人已达1.1亿,占总人口数量的9.5%,到21世纪末,60岁以上老年人已增至1.32亿,占人口总数量10.5%,以后仍呈上升趋势。

至今全世界有1 700万~2 500万AD患者,欧美地区有关痴呆的流行病学研究较多,Lobo等2000年报道,欧洲AD患病率为4.4%。Brookmeyer等1998年报道,美国AD患患者数已达232万,65岁以上老年人痴呆患病率4%~6%,70岁以上为5%~14%。亚洲地区,Yamada等2001年报道,日本65岁以上AD患病率为2.1%,Suh等2003年报道韩国65~94岁老年人AD患病率为4.2%。我国张明园等报道上海市65岁及以上AD患病率为2.90%。85岁以上老年人AD的患病率为19.30%。张振馨等在北京、上海、成都、西安4个城市调查结果显示65岁及以上老年人AD患病率为5.9%。新近研究显示,我国2005年AD患者为598万,到2020年将达1 020万,到2040年达2 250万,我国将成为AD第一大国。Lancet 2006年报道一项国际研究认为,AD随年龄的老化呈增长趋势,年龄每增加5岁,痴呆的患病率就增加近1倍。全球每7秒种增加1个新发痴呆病例。AD是最常见的一类痴呆,其次为血管性痴呆(V_aD)。欧美国家AD占60%~80%,V_aD占20%~30%,2006年Stroke杂志显示,脑血管事件后约有1/3伴有认知功能的障碍,约有2/3为血管性痴呆。我国AD约占50%,V_aD占15%~20%,混合型占15%~20%。

AD死亡率已位居各种疾病第4位,继心脏病、肿瘤、脑卒中之后,美国每年死于AD的人数超过10万人,经济支出是在癌症和心脏病后的第3位花费最大的疾病。

二、危险因素

AD的发病与遗传、环境、年龄、性别等多种因素有关。

(一)年龄因素

AD的发病率随年龄增长而增高。据统计年龄每增加1岁,患病率可增加5%。年龄每增加5岁,患病率就增加近1倍。高龄可以使新陈代谢及血液循环减慢,神经元细胞衰老退行性变,女性老年人体内雌激素水平下降。

(二)性别因素

AD患者以女性多见,据统计男女之比约为1:3,其原因很可能是老年女性雌激素水平下降的结果。血管性痴呆,则以男性多见。

（三）文化程度

文化程度越低患AD概率越高，影像学显示低文化患者脑萎缩概率高，且其发病年龄也偏早。文盲或低文化程度（受教育年限低于6～8年）者是AD发病率和患病率高危险因素，早期的文化教育可能通过增强大脑的功能性储备而延缓AD临床症状的发生。

（四）性格因素

性格内向较外向者更易患AD，并常伴有抑郁症、失眠等情况。Devanand等报道抑郁情绪能增加AD的危险性。

（五）遗传因素

AD患者大多数是散发的，15%～30%的AD患者具有家族史。痴呆阳性家族史是AD公认的危险因素，提示遗传因素在AD的病因中起重要作用。患者家族成员的患病率高于一般人群，单卵双胎的同病率高于双卵双胎。在患者家族中，显性遗传与隐性遗传同时存在，染色体多于或少于正常染色体的发病率增高。从1987年至今已知某些早发性家族性AD病例是由特定基因突变引起的，已发现4个与AD基因相关的染色体，即第21，19，14和1号染色体。其中1号、14号染色体编码的蛋白质为早老素蛋白（presenilin，PS－1、PS－2），它参与老年斑和神经原纤维缠结的形成。第21号染色体编码的蛋白质为淀粉样前体蛋白（amyloid precursor protein，APP），它参与老年斑的形成，上述3种是AD的致病基因。19号染色体编码的蛋白质为载脂蛋白E（apolipoprotein，ApoE），ApoE ε4等位基因增加AD的发病危险，ApoE ε2等位基因则可能具有保护效应。ApoE ε4可加速β淀粉样蛋白的沉积及tau蛋白过度磷酸化，表现型为apoE ε4的人发生AD的概率比正常人群高十几倍，AD患者脑内β淀粉样沉淀及神经原纤维缠结内可见到ApoE ε4沉积，ApoE ε4基因数目与老年性痴呆发病年龄及寿命密切相关，即ApoE ε4数量越高，痴呆发病年龄越早，寿命越短。ApoE ε4出现预示着AD发病危险性增高。另外，17号染色体编码的蛋白质为tau蛋白，其过度磷酸化可导致神经原纤维缠结的形成。

（六）生活方式

近期的研究更倾向于独居、吸烟及饮酒是AD的危险因素。离异独居者患AD概率明显升高，其患病率为7%，而与亲属同居的老人患病率为4%～5%。寡居可使性格更为内向。大量饮酒及吸烟使得AD的危险性增加。

（七）血管因素

高胆固醇血症、高同型半胱氨酸血症、糖尿病、高血压等血管因素均有可能是AD的危险因素。近期研究显示，1 180例高血压病患者治疗2年，痴呆发生率较对照组下降50%。

（八）头颅外伤

头颅外伤与AD相关性研究缺乏肯定结论。有些研究发现头颅外伤与ApoE ε4在AD的发病中有协同作用，二者均有者AD的危险性增加10倍，只有ApoE ε4者危险性只增加2倍。

（九）心理应激

应激状态使下丘脑－垂体－肾上腺（HPA）轴功能紊乱，应激激活HPA轴释放肾上腺皮质激素（GC），GC能抑制海马神经生长因子（BDNF）表达，应激还能破坏海马的神经突触可塑性，抑制长时程增强（LTP），易化长时程抑制（LTD）。LTP是学习记忆形成的神经元水平的标志。神经突触可塑性破坏抑制突出后神经元BDNF、GR等的合成、分泌及释放，导致神经元凋亡。流行病学调查发现，恐惧、焦虑、抑郁、紧张等心理应激易感人群是痴呆发病的高危人群，危险性高出对照组2倍以上。

三、发病机制及病理生理

（一）发病机制

AD的发病机制并不完全清楚，长期的研究探讨形成以下几种假设：

1. 神经原纤维缠结（neurofibrillary tangles，NFTs）形成

NFT形成的主要原因是tau蛋白译后的异常修饰的结果。tau蛋白可以促进微管组装，维持微管稳定，并可连接其他细胞骨架蛋白。AD时tau蛋白的异常修饰主要包括：异常糖基化、过度磷酸化和泛素化。正常每分子tau蛋白含2~3个磷酸基，而AD时可增加到8~9个，主要是由于蛋白激酶如GSK-3β等被激活，而蛋白磷酸酶如pp2A等活性降低的作用。异常修饰的tau蛋白不能与微管蛋白相结合，而自身相互聚集，最终形成NFT，破坏细胞骨架及微管功能，致使神经递质及一些不被降解的神经元成分聚集在神经元内，导致神经元功能减低，直至神经元死亡。NFT是AD临床症状的发病机制。

2. β淀粉样蛋白（β-amyloid protein，Aβ）毒性

正常神经元中存在多种APP，APP及PS基因突变可使APP更多地经β-和γ-分泌酶协同途径产生Aβ1-42，Aβ由39~43个氨基酸组成，常以Aβ1-40和Aβ1-42为主。Aβ可在胰岛素作用下，将Aβ排出胞外，现在认为这是一种保护机制，因为胞外存在的老年斑是垃圾，而不是致病原因，胞外的Aβ单体和沉积的Aβ并无多大毒性，其毒性形式是Aβ在神经元内聚集成可溶性寡聚体，可激活小胶质细胞产生炎症反应，影响突触传递和突触可塑性。在AD时Aβ可增加几十倍，而降解的酶活性却下调，因而产生Aβ的级联反应使神经元退行性变。Aβ寡聚体的神经毒性作用机制可能是Aβ可竞争结合到胆碱能神经元受体和胰岛素受体或可能直接通过某种机制损伤线粒体功能。Aβ毒性是AD病理的基础。

3. 神经营养因子缺乏

基底前脑胆碱能神经元（basal forebrain cholinergic neuron，BFCN）需要突触后神经元分泌的神经生长因子（nerve growth factor，NGF）维持其表型，通过BFCN表达的TrkA受体结合后逆向转运至胞核，使基因表达胆碱乙酰转移酶（ChAT），合成乙酰胆碱（acetylcholine，ACh）。除AD患者的皮质和海马的NGF可能减少外，主要是NGF和可溶性α-淀粉样前体蛋白（α-APP）在BFCN逆向转运障碍，导致神经营养因子的信号不能激活基因表达所致Ach分泌减少。NGF促进BFCN的Ach合成，而Ach可增加NGF的合成和转运，也可增加神经营养作用。Ach减少，可引起认知功能减退。

4. 胆碱能脱失

AD患者脑内ChAT水平明显降低。ACh和胆碱脂酶活性亦均降低。患者皮质下核团，包括Meynert核（胆碱能）、蓝斑（去甲肾上腺素能）、背核（5-羟色胺能）及旁中央网状结构（网状投射系统）等的退变及神经元丧失，引起各核至大脑皮质各投射系统的明显异常及大脑皮质神经生化改变，其中AD病理显示富含胆碱能神经元的Meynert基底核神经元变性和脱失最明显。

5. 谷氨酸能破坏

谷氨酸是兴奋性氨基酸，参与学习记忆过程。所有发自、传至海马以及在海马之内的快速兴奋性传导通路均以谷氨酸作为传递介质。AD病理研究发现，Aβ可刺激小胶质细胞产生NO，增加谷氨酸的缓慢释放，抑制谷氨酸的摄取，损害谷氨酸NMDA受体。谷氨酸缓慢释放突触间隙，使突触后的NMDAR过度激活，NMDAR是谷氨酸配体、电压依赖性双门控Mg^{2+}阻断Ca^{2+}通道，NMDAR的过度激活，可使Mg^{2+}去阻断，Ca^{2+}细胞内流，细胞内Ca^{2+}超载致细胞凋亡，即兴奋性毒性氨基酸的细胞毒性作用。谷氨酸的缓慢释放，突触后Ca^{2+}细胞内流，使背景噪声增强而无法检测到学习信号，长时程增强（long-term potentiation，LTP）未诱发，LTP称记忆的突触表征，是研究突触可塑性的一种重要指标。突触传递和突触可塑性的改变,使学习记忆困难。

6. **胰岛素信号转导假设**

胰岛素(Ins)可通过血脑屏障进入脑内,但与认知功能有关的某些脑区如海马、内嗅区和大脑皮质神经元本身也能合成 Ins,也存在胰岛素受体(InsR)及其信号转导蛋白,促进神经元对糖的利用和维持神经元的存活及正常功能。Ins 信号转导障碍将出现能量代谢障碍和影响细胞存活。Aβ、高糖皮质激素等可致认知相关部位的神经元 Ins 信号转导障碍。Aβ 还可在胰岛素作用下,将 Aβ 排出胞外,保护神经元。

7. **免疫炎症损害**

AD 的淀粉样斑中发现有小胶质细胞活性反应增高,小胶质细胞是脑组织中的炎症反应细胞,能分泌补体蛋白,产生细胞因子并释放蛋白酶和自由基,杀伤神经细胞。AD 脑中发现自身抗体,脑脊液中 IL-6 水平增高,而在正常老人中则没有。IL-6 能促进载脂蛋白前体的合成,导致小淀粉样蛋白沉积,导致神经的损伤。

(二)病理改变

AD 病理学肉眼上可见脑萎缩,脑回变窄,脑沟增宽增深,脑室扩大,皮质变薄。显微镜下可见老年斑、神经原纤维缠结、颗粒空泡变性、脑淀粉样血管病及神经元缺失。

1. **老年斑**(senile plaques,SP)

是 AD 特征性病理改变。为位于细胞外 50~200μm 大小的球形结构。其结构为:病变核心由 APP 断裂后产生的多肽组成,核心周围是变性的轴索、树突、淀粉样纤维及胶质细胞。SP 在银染下分为 3 种类型:原始型或早期斑,经典型或成熟斑,燃尽型或致密斑。SP 周围有炎性免疫反应。

2. **神经原纤维缠结**(neurofibrillary tangles,NFTs)

异常修饰的 tau 蛋白不能与微管蛋白相结合,而自身相互聚集,最终形成 NFT,位于神经元内。可遍及整个大脑,最常见于海马及内嗅皮质。

3. **颗粒空泡变性**(granulovacuolar degeneration)

是细胞浆内一种空泡结构,直径约为 3.5um,空泡中心有致密颗粒,成分与抗 Tubulin、Tau 蛋白、泛素抗体呈阳性反应。

4. **脑淀粉样血管病**(cerebral amyloid angiopathy,CAA)

Aβ 沉积在脑血管内皮细胞,与 SP 淀粉样核心为同一物质。

5. **神经元变性缺失**

主要为皮质胆碱能神经元的丢失,伴有胶质细胞增生。较正常老年人减少 36%~46%,多发生在 SP 部位。

四、临床表现

(一)AD 的临床表现有 ABC 三大方面

A 即日常生活自理能力(activity of daily living,ADL)下降,包括基本生活能力(大小便、吃饭、穿衣、个人卫生、洗澡、步行)和应用日常基本生活工具的能力(打电话、购物、管理钱财、烹调、整理家务、洗衣、吃药、坐车)。

B 即精神行为异常(behavioral and psychological symptoms of dementia,BPSD)包括知、情、意三个方面,知即知觉、思维内容的错乱,有妄想、幻觉、错认等。情即情感、情绪症状,有皮质背外侧损害所致的阳性精神症状(激越、焦虑、躁狂)和皮质内侧损害所致的阴性精神症状(抑郁、淡漠)。意即意志力、人格改变,是指攻击、抱怨、脱抑制、侵扰、违拗、漫游等症状。BPSD 多以认知损害为基础,如:被窃妄想常因记忆障碍,找不到所放的东西,而怀疑被人偷窃。

C 即认知功能障碍(cognitive impairment)是 AD 的基础症状,包括如下方面:

(1)失忆:指记忆障碍,常为 AD 的主要首发症状,早期累及近期记忆,表现为学习新知识困难,易忘事,丢三落四,不记得刚做过的事、刚说过的话、刚吃过的饭。逐渐远期记忆受损,不能回忆自己的生活工作经历，严重时记不清家人的名字。

（2）失认：指定向障碍（时间、地点、人物），早期以时间定向障碍为主，不知道年月日，逐渐发展为地点定向障碍，不清楚自己所处的地方，熟悉的地方也迷路。晚期不认识家人甚至自己，面容失认。

（3）失语：指语言障碍（命名、复述、阅读、理解、表达），早期可出现言语空洞，找词困难，继之阅读困难，命名障碍，言语重复，严重时出现流利性失语，丧失语言理解和表达能力。

（4）失用：表现为不能操作连续的动作，不会使用牙刷、筷子等。

（5）失算：指计算能力下降。

（6）视空间能力下降：辨别立体空间的能力下降。分辨不出哪座楼房是自己的家，在自己家中走错房间，不能临摹三维立体图形。

（7）抽象思维障碍：判定、理解、分析能力下降，思维迟钝，反应缓慢。不能胜任已熟悉的工作。

（8）执行功能障碍：指从指令到整个目标完成的控制执行能力下降。

（二）AD的临床特点及病程

AD多起病于65岁以后，女性多于男性，隐袭起病，缓慢进展，一般病程8～12年。根据其病情严重程度可分为轻、中、重度3个阶段。

第一阶段(1～3年)：为轻度痴呆期，表现为近期记忆力下降，近事遗忘，思维的敏捷性、分析判断思考及创造力减退，不能很好适应周围环境，学习能力下降，不能掌握新技术，对工作的承受能力下降，复杂视空间能力差，言语词汇少，可伴有情感淡漠，性格改变，社交困难，操作复杂的基本生活工具困难。无运动系统障碍，EEG检查正常，头颅CT检查正常或MRI海马及内嗅皮质轻度萎缩。

第二阶段(2～10年)：为中度痴呆期。表现为近远期记忆损害，视空间障碍，时间地点定向障碍，流利性失语，失认、失用，计算能力下降，仪表个人卫生需要帮助，可有情绪不稳，忧郁，呆滞，易激惹，人格改变。EEG和CT开始有变化。

第三阶段(5～12年)：为重度痴呆期。表现为智能的全面衰退和运动系统障碍。四肢强直或屈曲，括约肌障碍。EEG弥漫性慢波。头颅CT/MRI显示脑明显萎缩。

五、诊断与鉴别诊断

（一）诊断流程

1. 询问病史

详细询问是否有AD的临床表现及临床特征。

2. 神经系统检查

排除是否有锥体系及锥体外系体征。

3. 神经心理量表检测

以判断是否为痴呆及痴呆的程度。主要量表介绍如下：

（1）简易精神智能状态量表（MMSE）：为痴呆的筛查量表。总分范围0～30分。现多采用≤26分（文盲≤24分）为可疑痴呆。

（2）Alzheimer病评定量表－认知（ADAS－Cog）：痴呆认知检测量表。

（3）日常生活活动量表（ADL）：痴呆日常生活能力检测量表。共10项，每项分4级，有两项或两项以上达3级（需要帮助）或4级（能力丧失）者，或总分≥26分时，可认为有日常生活能力缺损。

（4）神经精神科问卷（NPI）：检测AD的精神行为量表。

（5）临床痴呆评定（CDR）：痴呆分级量表。0分为正常，0.5分为MCI，1分为轻度痴呆，2分为中度痴呆，3分为重度痴呆。

（6）总体衰退量表（GDS）：痴呆分级量表。分7个等级：①正常；②极轻；③轻度；④中度；⑤中重度；⑥重度；⑦极重度。

（7）Hachinski量表（HIS）：AD与血管性痴呆的鉴别量表。由13项组成。总分≥7分为血管性痴呆，≤4分为AD，4～7分为混合性痴呆（表23－6－1）。

表 23-6-1　常用神经心理测验量表分类

临床用途	常用量表
轻度认知障碍筛查(MCI)	蒙特利尔认知评估量表(MoCA)
	临床痴呆评定(CDR) - CDR = 0.5
	总体衰退量表(GDS) - 2、3 级
记忆型轻度认知障碍(aMCI)	韦氏记忆
	临床记忆
认知障碍筛查	简易精神智能状态量表(MMSE 量表)
	画钟测验(CDT)
	认知能力筛查量表(CASI)
	长谷川痴呆量表(HDS)
	简易智力检测量表(abbreviated mental test score, AMTS)
认知功能的评估　轻中度认知障碍	Alzheimer 病评定量表 - 认知(ADAS - Cog)
重度认知障碍	严重损害量表(SIB)
认知功能亚项 记忆力检测	韦氏记忆
	临床记忆
注意力检测	数字跨度
	连线测试
执行功能检测	画钟测验(CDT)
日常生活能力的评估	日常生活能力量表(ADL)
	日常生活能力问卷(ADCS - ADL)
	社会活动功能量表(FAQ)
	痴呆残疾评估表(DAD)
	进行性病情恶化评分(PDS)
	Alzheimer 病功能评定和变化量表(ADFACS)
	痴呆日常生活能力衰退检查(IDDD)
精神行为症状的评估	神经精神科问卷(NPI)
	痴呆行为评定量表(BRSD)
总体功能的评估	临床总体印象 - 变化量表(CGIC)
	临床医生访谈时对病情变化的印象补充量表(CIBIC - Plus)
	Gottfries - Brane - Steen 量表(GBS)
痴呆分级	临床痴呆评定(CDR)
	总体衰退量表(GDS)
	功能评定分期(FAST)
鉴别与排除诊断	Hachinski 缺血量表(HIS)
	汉密尔顿抑郁量表(HAMD)

4. 辅助检查

(1)血叶酸、维生素 B_{12}、甲状腺功能检测：以排除由于叶酸、维生素 B_{12} 缺乏及甲状腺功能低下导致的痴呆。

(2)基因检测：ApoE4 有利于痴呆的诊断。

(3)脑脊液：近期研究发现，同时检测脑脊液中 β_1 - 42 和 tau 蛋白可能有特殊意义。据报道，AD 患者中约有 96% 的患者同时具有脑脊液 tau 蛋白或 p - tau 蛋白水平的增高和 $A\beta_1$ - 42 的降低。

(4)脑电图(electroencephalogram, EEG)和脑电地形图：AD 的 EEG 无特异性改变，早期可表现为普遍波幅下降和 α 节律变慢。继之可出现低和中波幅不规则活动，额叶 θ 波，渐发展为弥漫性低中波幅 θ 波和阵发中高波幅 δ 活动。其异常程度多和痴呆轻重有关。

长潜伏期事件相关电位(P300 或 P3):我们的研究发现痴呆患者 P3 潜伏期延长,说明有认知功能障碍。N2 - P3 幅度及 P3 面积减小,提示患者有感知能力下降。但 P3 检查不能作为痴呆的病因诊断。

(5)头颅 CT 及 MRI 检查:可显示脑萎缩改变,即皮质萎缩(在先)及脑室扩大(在后),冠状位显示海马萎缩。还可帮助鉴别血管性痴呆(图 23 - 6 - 1、图 23 - 6 - 2)。

(6)单光子发射断层扫描(SPECT):表现为双侧对称性脑血流灌注量减少,额、颞叶尤明显(图 23 - 6 - 3、图 23 - 6 - 4)。

(7)正电子发射断层摄影(PET):显示额、颞、顶叶代谢率及葡萄糖利用率均显著低下。Aβ 增多(图 23 - 6 - 5)。

表 23 - 6 - 2 NINCDS - ADRDA 临床诊断标准

诊 断 标 准
怀疑标准
——在发病或病程中缺乏足以解释痴呆的神经、精神及全身性疾病
——痴呆合并全身或脑部损害,但不能把这些损害解释为痴呆的病因
——无明显病因的单项认知功能进行性损害
可能标准
——临床检查为痴呆,并由神经心理检查确定
——进行性恶化
——意识状态无改变
——40 ~ 90 岁起病,常在 60 岁以后
——排除了系统性疾病或其他器质性脑病所致的记忆或认识障碍
很可能标准
——根据痴呆综合征可做出
——存在有继发性系统或脑部疾病可做出
确定标准
——临床很可能,且有病理证据
支持可能诊断标准
——特殊认知功能的进行性衰退(如:失语、失用、失认)
——损害日常生活能力及行为的改变
——家族中有类似患者
——实验室检查结果:腰穿脑脊液压力正常。脑电图正常或无特异性改变,如慢波增加
排除可能 AD 的标准
——突然及卒中样起病
——病程早期出现局部的神经系统体征,如:偏瘫、感觉障碍和视野缺损等
——发病或病程早期出现癫痫或步态异常为方便研究,可分下列几型
——家族型
——早发型(发病年龄 <60 岁)
——21 号染色体三联体型
——合并其他变性病,如:帕金森病等

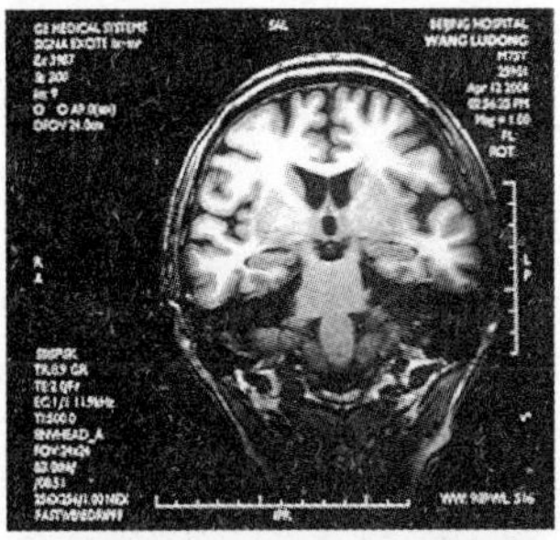

图 23-6-1 头颅 MRI 正常老年人冠状位显示海马

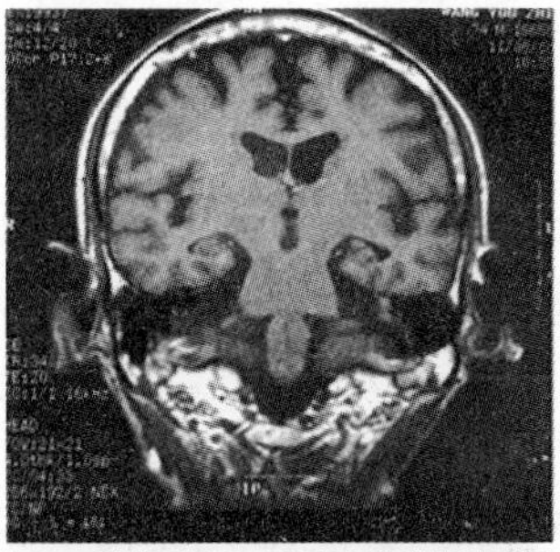

图 23-6-2 头颅 MRI AD 冠状位显示海马萎缩

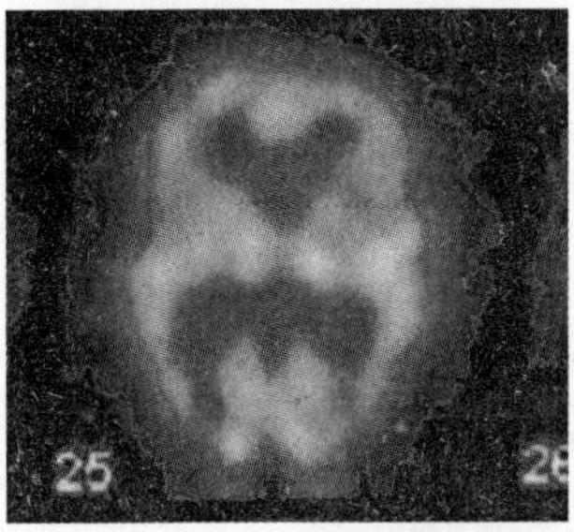

图 23-6-3 SPECT 正常老年人脑血流灌注

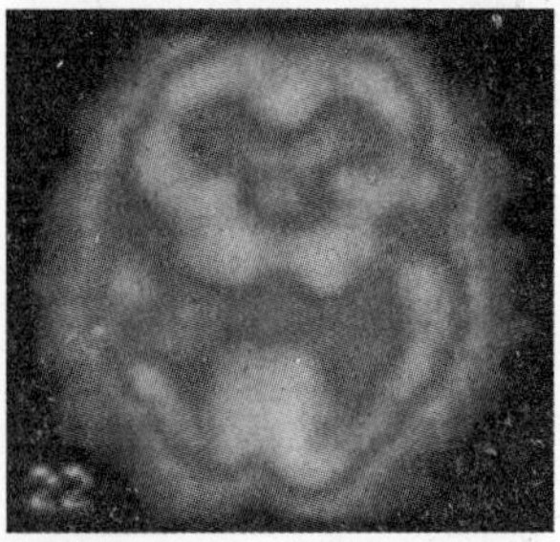

图 23-6-4 SPECT AD 脑血流灌注明显减少

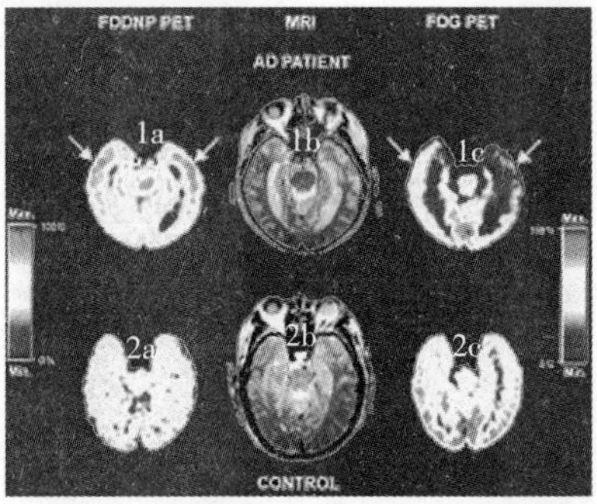

图 23-6-5 a 组为 FDDNPPET 显示 Aβ，1a 为 AD 患者颞顶叶 Aβ 显示增多，2a 为正常对照；b 组为 MRI 显示内侧颞叶，1b 为 AD 患者内侧颞叶萎缩，2b 为正常对照；c 组为 FDG 显示葡萄糖代谢，1c 为 AD 患者颞项叶葡萄糖代谢减低，2c 为正常对照

（二）AD 的诊断标准

老年性痴呆的诊断需要有病理证据，目前尚无确定诊断的生物标识，只能在患者活着时依赖于临床神经心理检测的结果及脑电生理和影像学的辅助检查。其局限性是受检测医师的主观干扰，在痴呆症状出现前不能预测其发病，易忽视早期痴呆患者。目前应用的诊断标准是：

（1）世界卫生组织国际疾病分类的诊断标准（ICD－10）。

（2）美国国立神经病学、语言障碍和卒中老年性痴呆和相关疾病学会诊断标准（NINCDS－ADRDA）（表 23－6－2）。

1984 年制定的标准。被称为 AD 患者诊断的“金”标准。其诊断准确率达 80%～100%，敏感性达 81%～88%，特异性达 90%。

（3）精神障碍诊断和统计工作手册诊断标准（DSMlll－R，DSM－IV－R）（表 23－6－3）。

根据国际 ICD－10、DSM-IV 及 NINCDS－ADRDA 中的 AD 诊断标准，出现记忆力及其他一项以上认知障碍，已影响生活、工作及社交能力，在意识清醒状态下，排除其他疾病导致认知障碍，即可诊断为临床 AD。

表 23－6－3 阿尔茨海默病诊断标准（DSM－Ⅳ标准）

A. 发生多方面认知缺陷，表现为下列2项者
（1）记忆缺损（学习新信息的能力缺损或不能回忆以前所学到的信息）
（2）至少下列认知障碍之一者
·失语
·失用
·失认
·执行功能障碍（即计划、组织、安排次序、抽象）
B. 符合A（1）与A（2）的认知缺陷，导致社交或职业功能的缺损，并可发现这些功能明显不如以前
C. 病程的特点是逐渐起病，持续减退
D. 符合A（1）与A（2）的认知缺陷，并非由于下列原因者
（1）其他能导致记忆与认知进行性缺陷的中枢神经系统情况（例如，脑血管疾病、帕金森病、亨廷顿病、硬膜下血肿、正常压力脑积水、脑瘤）
（2）已知能导致痴呆的系统性情况（例如，甲状腺功能减退，维生素 B_1、维生素 B_{12} 或叶酸缺乏，烟酸缺乏，低血钙，神经梅毒，HIV感染）
E. 这些缺陷并非由于谵妄所致
F. 此障碍并非由于其他精神障碍所致（例如，重度抑郁、精神分裂症）

（4）美国神经病学、语言障碍和卒中老年性痴呆和相关疾病学会研究诊断标准（NINCDS－ADRDA－Research），美国神经病学、语言障碍和卒中老年性痴呆和相关疾病学会研究小组于2007年8月Lancet发表的最新AD诊断标准，强调了AD诊断的客观依据（表23－6－4）。

（三）鉴别诊断

产生痴呆的疾病很多，掌握各种痴呆疾病，不难相互鉴别。

1．变性病性痴呆（degenerative dementia）：除AD外的变性病性痴呆。

（1）Pick病及额颞叶痴呆（fronto－temporal dementia，FTD）：Pick病主要类型为FTD，FTD核心诊断症状为：50～60岁起病，呈隐袭性缓慢渐进性发展，早期有人格改变、社交人际能力下降、精神行为异常、自制力缺乏、情感淡漠、缺乏洞察力及言语进展性障碍，脑电图正常，影像学上表现为额颞叶萎缩。与AD比较，FTD早期即有人格改变，AD早期认知改变为主，很少有人格和行为异常。

（2）Lewy体病（dementia with Lewy bodies，DLB）：呈波动性进展，有认知障碍、视幻觉和帕金森综合征，上述3个症状中出现2个即可诊断。

（3）帕金森病伴痴呆（Parkinson′s disease dementia，PDD）：继发于帕金森病后出现认知功能障碍，常为轻度健忘、思维缓慢、抑郁等。帕金森患者群可有20%～40%出现PDD。

（4）帕金森综合征伴痴呆

①进行性核上性麻痹（Steel－Richardson－Olszewski syndrome）：病理显示中脑－脑桥被盖部明显萎缩，可见NFT。临床表现锥体外系：强直、少动、震颤，眼球垂直运动障碍：主要向下，上、内、外，辐辏反射（双眼内聚不能），近视困难，阅读不能，痉挛性构音困难，吞咽障碍，锥体束征阳性，痴呆，癫痫。MRI：中脑存在边缘清晰的局灶性萎缩，中脑导水管、四叠体池、脚间池、第三脑室扩大。

②多系统变性（multiple system atrophy MSA）包括：一是夏伊－德雷格综合征（Encompassing Shy－Drager syndrome）。二是纹状体黑质变性（stratonigral degeneration，SND）。三是橄榄体脑桥小脑萎缩（olivopontocerebellar atrophy，OPCA）比表现为自主神经功能紊乱，小脑体征，睡眠呼吸暂停，情绪波动，核上眼肌麻痹，痴呆，左旋多巴疗效差。

表 23-6-4　NINCDS-ADRDA 修订诊断标准(revising the NINCDS - ADRDA criteria)

很可能的 AD:A 加上一个或多个支持性特征 B,C,D 或 E
核心诊断标准
A. 出现早期的严重情景记忆损害,包括以下特征:
1. 患者或家属主诉在疾病发病阶段出现缓慢的进行性记忆功能下降超过 6 个月
2. 严重的情景记忆损害的客观检测证据:一般包括回忆受损,改善不明显,或通过暗示或再认测试,并在有效的信息预先提供后亦不正常
3. 在 AD 起病或进展阶段情景记忆损害可以独立存在或与其他的认知改变共存
B. 颞中回萎缩的表现
·MRI 上海马,内嗅皮质,杏仁核体积缩小,使用可视化评分定性等级(参考统计完善的平均年龄人群),或对感兴趣的区域定量测定体积(参考统计完善的平均年龄人群)。
C. 异常的脑脊液生物标记
·Aβ1-42 浓度降低,tau 浓度升高,或磷酸化 tau 浓度升高,或三者的组合
·其他待今后发现的经验证标记
D. PET 功能神经影像的特异型
·双侧颞顶叶葡萄糖代谢减低
·其他经证实的受体,包括那些可预见适用的,如 PIB 或 FDDNP
E. 直系亲属中有明确的 AD 常染色体显性突变
排除标准
既往史
·起病突然
·早期出现以下症状:步态障碍,癫痫发作,行为改变
临床特征
·局灶性神经特征,包括轻偏瘫,感觉缺失,视野受损
·早期的锥体外系症状
其他严重到足以解释记忆及相关症状的疾病
·非 AD 痴呆
·严重抑郁
·脑血管病
·中毒和代谢异常,这些需经专门调查
·MRI 上,与感染性或血管性损伤相一致的颞中回 FLAIR 或 T_2 信号异常
确诊 AD 的标准
确诊 AD 要满足以下几个条件:
·临床与组织病理(脑组织活检或尸检)的证据,如 NIA-Reagan 死后 AD 诊断标准所要求的;两者都要满足
·临床与基因(染色体 1,14 或 21 突变)的证据;两者都要满足

③皮质基底神经节变性(corticobasal degeneration,CBGD)病理显示额叶后部、顶叶皮质萎缩,黑质、纹状体、丘脑底、红核、中脑顶盖可见 NFT。临床表现为锥体外系症状(不对称性一侧肢体强直震颤少动),锥体束征阳性,皮质症状(异己肢体、视患肢外来、肢体忽略、肌阵挛、后跌、皮质型感觉缺失、关节位置觉、痛觉差),晚期有轻度痴呆。影像学有受累肢体对侧的额、顶叶萎缩。

(5)Huntington 舞蹈病:30~45 岁起病,发病率为 4~7/100,000,三倍体常染色体异常,表现为舞蹈样动作,抑郁,精神症状及痴呆。影像上可见尾状核、壳核、苍白球萎缩,侧脑室扩大,外缘平直。

2. 非变性病性痴呆(nondegenerative dementia)

(1)血管性痴呆(vascular dementia),包括:①脑缺血性痴呆;②脑出血性痴呆;③皮质下白质脑病(Binswangers ´s disease);④合并皮质下梗死和白质脑病的常染色体显性遗传脑动脉病(CADASIL)。根据 CAD - DTC 及 NINDS - AIREN 诊断标准:同时满足下列 3 项:痴呆(记忆力减退加 1 个其他领域的认知功能障碍,影响社交、日常及工作能力,排除其他疾患及意识障碍)、脑血管疾病的证据(病史、体征及影像学)、痴呆与脑血管疾病相关(脑血管病发病 3 个月出现痴呆,并持续半年以上),一般疾病呈波动性、阶梯性加重。

(2)正常颅压脑积水表现为痴呆、行走困难、括约肌障碍。影像学上可见脑室明显扩大。

(3)抑郁和其他精神疾病所致痴呆。

(4)感染性疾病所致的痴呆包括:①神经梅毒、神经钩端螺旋体、莱姆病;②获得性免疫缺陷综合征(艾滋病);③病毒性脑炎;④细菌、真菌性脑膜炎、脑炎;⑤慢病毒脑病,如海绵状脑病 Creutzfeldt - Jacob 病,皮质 - 纹状体 - 脊髓变性:病理上有慢病毒,大脑皮质、纹状体海绵状变性,大脑皮质、纹状体、小脑、丘脑、脑干、脊髓前角神经元变性,临床上出现痴呆、精神障碍、肌阵挛、锥体外、锥体束征、小脑征,以及病毒感染征:CSF 蛋白升高,发热、头痛、EEG 异常,影像上有广泛脑萎缩、T_2 白质对称性高信号。

(5)脑肿瘤所致痴呆。

(6)脑外伤性痴呆。

(7)代谢性脑病,包括①心肺衰竭所致脑病;②慢性肝性脑病;③慢性尿毒症性脑病;④贫血;⑤慢性电解质紊乱;⑥叶酸、维生素 B_{12} 缺乏症,如:Wernicke 脑病、KorsaKorff 综合征。

(8)中毒性脑病,包括:①药物中毒常见药物如:吩噻嗪类:氯丙嗪、奋乃静、利舍平、氟哌啶醇、甲氧氯普胺(胃复安)等易致帕金森综合征,病理可见阻滞 DAR,临床上见静止性震颤、动作迟缓、强直少动、姿势不稳、肌张力失调、智能障碍:反应迟钝、记忆力下降,服用抗胆碱药(安坦)可有效。②酒精中毒性脑病,临床表现为共济失调、步态不稳、痴呆等,影像上有大脑弥漫性萎缩、小脑弥漫性萎缩、乳头体缩小、白质无异常改变。③CO 中毒脑病,病理上有低氧血症、中毒后脑血管痉挛、出血、血栓形成,脑梗死、软化、坏死。苍白球、海马、小脑,临床表现为锥体外系、痴呆、小脑征,影像:双苍白球低信号,脑白质异常,广泛脑萎缩。

六、治疗与预防

(一)预防

1. 控制危险因素

如控制血压、血糖、血脂等血管因素,避免独居、吸烟、饮酒等不良生活方式,加强锻炼、提高受教育程度、保持良好心理状态。

2. 雌激素(ERT)

美国曾作过一项研究,随访了 1 124 名老年妇女 1 ~ 5 年,其中从未服过雌激素 968 名中,发生 AD158 名,约占 16.3%,而服用雌激素 156 名中,发生 AD9 名,占5% ~8%。此项研究显示,雌激素替代疗法有可能延缓 AD 的发生。这可能与雌激素能增强胆碱能效应及神经对神经生长因子敏感性,防止海马神经元萎缩有关。近期一项研究,针对 210 例女性痴呆患者应用低剂量 ERT 与安慰剂无差异,高剂量应用 ERT 短期内可改善注意力和执行功能,但长时间后消失,对记忆、语言痴呆分级评分和抑郁无益处。这项研究显示 ERT 对维持和改善女性 AD 的认知功能无明显效果,且有可能增加生殖系统肿瘤风险。

3. 非甾体抗炎药

慢性炎症可能是 AD 发病的必备条件。病理显示,正常老年人脑中也可出现老年斑,但 AD 患者脑内主要为炎性淀粉样斑,Aβ 可使小胶质细胞活性反应增高,小胶质细胞是脑组织中的炎症反应细胞,能分泌补体蛋白,产生细胞因子并释放蛋白酶和自由基,杀伤神经细胞,导致神经变性。因此,有学者提出,利用抗炎药物来达到预防和治疗老年性痴呆的目的。美国研究人员随访 2 000 例人群,发现服用阿司匹林药物发生 AD 较不用此类药物显著降低。由此提出,适量服用阿司匹林等药物可能预防和治疗老年性痴呆。

（二）治疗

目前的AD治疗尚无特效药物，主要以对症治疗为主。可延缓AD的进一步发展。包括针对AD神经递质改变及其他辅助性促智药物。

1. 乙酰胆碱酯酶抑制剂（AChEI）

中枢胆碱能系统变性，严重影响学习、记忆能力。AChEI能抑制乙酰胆碱酯酶（AChE）对乙酰胆碱（ACh）降解，提高ACh来改善AD患者的认知等功能，还可激活蛋白激酶C减少Aβ淀粉样沉淀及过度磷酸化tau（p-tau）蛋白生成。是目前应用广泛，研究最多，相对有效的一类药物。

（1）他克林（派可致，tacrine）：哌啶类药物，1993年第一个获美国FDA所批准治疗轻至中度AD的AchEI，其半衰期短，对肝毒副作用大，约50%患者出现转氨酶升高，现已不被临床使用。

（2）安理申（盐酸多奈哌齐，Donepezil，hydrochloride、Aricept，E2020）：哌啶类药物，是高选择性、可逆性AChEI，1997年第二个获美国FDA批准治疗轻至中度AD，我国1999年上市用于治疗轻、中度AD，2005年FDA批准治疗重度AD。其优点是服用方便，每日只需服用1片（5mg或10mg/d），作用时间长，半衰期为70小时，可出现胆碱能样外周反应，即恶心、呕吐、腹泻、头晕等。

（3）艾斯能（重酒石酸卡巴拉汀，rivastigmine，exelon）：氨基甲酸类药物，是一种假性不可逆性、双向胆碱酯酶抑制剂，可选择性结合皮质和海马等脑区的AChE及丁酰胆碱酯酶（BuChE），抑制两者对Ach降解。随着AD病情加重患者脑中的BuChE水平明显升高，并参与降解乙酰胆碱。2000年美国FDA批准治疗轻至中度AD，2005年FDA批准治疗PDD。可出现胆碱能样外周反应，即恶心、呕吐、腹泻、头晕等。

（4）氢溴酸加兰他敏（galantamine）：石属植物中分离的一种生物碱，使突触前烟碱受体发生变构，减少Ach重摄取，增加对AchE的抑制作用，是可逆性AChEI，2001年第三个获美国FDA批准治疗AD药，我国已完成临床试验，尚未上市。

（5）哈伯因（石杉碱甲，huperzine A）：石杉碱甲是中国科学院上海药物研究所从石杉属植物千层塔中分离得到的一种新生物碱，是我国首创的可逆性AChEI. 可出现口干、嗜睡、胃肠道反应、视力模糊等。

AChEI可改善患者的症状而不能根治疾病，临床治疗出现不良反应或效果不明显时可相互转换或合并应用。因此提高乙酸胆碱水平，促进其合成释放，减少其分解，提高其药物活性。

其他提高乙酰胆碱的药物，如：胆碱能受体激动剂（突触后选择性毒蕈碱样M_1受体激动剂Xanomeline、特异性烟碱样受体激动剂）及突触前胆碱能受体桔抗剂BIBN等，尚未上市。

2. 谷氨酸受体拮抗剂

谷氨酸生理作用通过N-甲基D-天门冬氨酸（NMDA）及AMPA受体介导学习和记忆过程，AD患者谷氨酸信号受到扰乱，导致认知功能受损及兴奋性毒性氨基酸的细胞毒性。AD患者病理变化，使谷氨酸持续释缓慢释放，激活NMDA受体，镁离子去阻断，钙离子细胞内流，背景噪声增强，信号转导紊乱，长时程增强（long-term potentiation，LTP）不能诱导，突触可塑性受损，学习记忆障碍，还可导致细胞持续去极化、肿胀、凋亡。

盐酸美金刚（盐酸1-氨基-3,5二甲基金刚烷，Akatinol Memaentine）是中亲和性、非竞争性NMDA受体拮抗剂，通过阻断NMDA，纠正信号转导，保护神经元细胞。FDA批准治疗中、重度痴呆，2005年在我国上市。每日服用剂量10~20mg。

其他谷氨酸受体拮抗剂，如：AMPA（alpha-amino-3-hydroxy-5-methy l-4-isoxazole propionicacid）受体调节剂及α4和α7尼古丁受体激动剂药，尼古丁受体位于谷氨酸能神经终末突触前膜，调节谷氨酸释放。均在临床试验阶段，在我国尚未上市。

3. **神经元胰岛素受体增敏剂**

与认知功能有关的某些脑区如海马、内嗅区和大脑皮质神经元能合成Ins，并存在胰岛素受体（InsR）及其信号转导蛋白，促进神经元对糖的利用和维持神经元的存活及正常功能。Ins信号转导障碍将出现能量代谢障碍和影响细胞存活。Aβ、高糖皮质激素等可致认知相关部位的神经元Ins信号转导障碍，损害胰岛素受体。Aβ还可在胰岛素作用下，将Aβ排出胞外，保护神经元。

罗格列酮是神经元胰岛素受体增敏剂可提高神经元葡萄糖利用，保护突触及神经元，改善认知，我国现进行国际多中心临床试验期。

4. **AD辅助性促智药物**

（1）改善脑血液循环药：AD脑中有着明显的脑血管淀粉样变（CAA）及动脉粥样硬化，可使脑血管狭窄，脑血流减少，脑影像学可见脑白质疏松及SPECT验证了脑血流灌注减少现象。因此，改善脑血液循环，可减少继发性脑缺血导致的神经细胞功能损害。

（2）脑细胞代谢活性药

①吡拉西坦（脑复康）、茴拉西坦（三乐喜）、奈非西坦、奥拉西坦（健朗星）等吡咯烷酮衍生物，能增加脑代谢功能，其主要机制是作用于神经传递中的离子通道。通过增强神经细胞的电位依赖性钙通道的电流，增强了钙离子的摄人，从而促进神经递质的释放。

②麦角碱类：通过增强脑细胞的新陈代谢增加脑细胞摄氧和葡萄糖的作用，营养神经细胞促进神经递质传递，从而改善认知功能。此类药物较多，临床使用广泛，如脑通、二氢麦角碱、尼麦角林等。

（3）抗氧化剂：氧化应激反应促进Aβ神经毒性作用，抗氧化剂可以保护神经元免受Aβ诱导的神经毒性作用。①单氨氧化酶B抑制剂司来吉兰（selegiline）或α－tocpherol可以缓解AD患者认知功能减退，减慢疾病的进展。②松果体激素（melatonin，MT）对有机体的影响非常广泛，是强大的内源性自由基清除剂，可提高超氧化物歧化酶（SOD）、谷胱甘肽过氧化物酶（GSH2Px）和谷胱甘肽还原酶，具有显著的抗衰老及防治老年相关性痴呆病的作用。③银杏叶制剂（EGb）具有对抗过氧化氢引起的氧化应激，保护神经元的作用。④VitE或艾地苯醌（Idebenone，抗氧化及自由基清除剂）能减弱Aβ诱导的神经毒性及认知功能损害。

（4）抗免疫炎性药物：AD老年斑周围发生有明显的免疫炎性反应，研究发现T淋巴细胞侵润，可检测到细胞因子、补体及与免疫反应相关的蛋白，在年龄相匹配的健康对照组中则未发现此种现象。细胞毒素C5b－9可诱发此种现象，由此提示，神经炎性制剂可促进AD的发展。流行病学调查表明，提前服用非甾体抗炎药物（如：阿司匹林）可以减少发生AD的危险性。

（5）胆固醇代谢调节药物：胆固醇和Aβ的代谢密切相关，长期使用降脂药，如抑制胆固醇合成的药物Statins，具有降低AD发病风险的作用。在培养的神经元中发现，降脂药具有保护神经元减少兴奋性毒性的作用。与此相反，高胆固醇饮食却明显增加了试验动物患AD的风险。

Simvastatin是一种HMG－CoA还原酶抑制剂，能降低胆固醇，减低AD的Aβ1－42。由此，Statins也有可能减慢AD的进展，治疗AD。

（6）神经营养因子：神经营养因子是一类促进神经系统发育和维持神经系统功能的蛋白质．在治疗AD的研究中，应用最多的是神经生长因子（NGF）、脑源性神经营养因子（BDNF）等，但它们均不能通过血脑屏障，只有直接注入脑内才具有神经元保护作用。目前正在对具有神经营养作用的小分子肽如Mimetics进行研究，另外还有Netrofin，该药为认知增强剂，通过提高受损害或退化性神经元中的神经营养因子水平来增强神经细胞功能，主要用于治疗轻中度AD。

（7）钙离子拮抗药通过阻断钙通道或者拮

抗钙蛋白酶(calpain)从而减少因钙内流造成的神经细胞损伤和死亡,达到改善记忆和认知功能的目的,钙离子拮抗药又是脑血管解痉药物,可选择性扩张脑血管,增加脑血流量,常用的有:尼莫地平等。

(8)抗精神病药物:对于痴呆患者常伴有的抑郁、焦虑、激越等精神行为,可对症使用药物治疗。

(9)康复治疗:认知功能下降包括记忆、注意、定向判断能力及抽象思维活动。痴呆患者常伴有性格、情感、精神及行为异常。因此,帮助患者进行记忆,注意,思维运动训练及心理护理十分关键。

5. AD 治疗前景

国际上正在积极从事针对 AD 病因、病理机制药物的研究,以期治愈 AD,但尚处于研究中,还未上市。

(1)抗 Aβ 治疗:针对 AD 老年斑及其形成的治疗研究。

①β-、γ-水解酶抑制剂:APP 剪切主要经过 2 个途径:α-途径、β-途径。一是 α-途径:APP 经 α-水解酶降解为含 N 端和 C 端的 2 个 APP 片断(α-APP),其中,含 N 端的 α-APP是水溶性 Aβ1-16 肽段,不发生 Aβ 沉淀,含 C 端的 APP 片断经 γ-水解酶继续降解为 P3。二是 β-途径:APP 经 β-水解酶降解为含 N 端的水溶性片断和 C 端肽段,含 C 端的 β-APP 片断经 γ-水解酶继续降解为 Aβ。因此,β-、γ-水解酶抑制剂可抑制 Aβ 沉淀。近期研究证明,早老素(PS)实际上就是一种 γ-水解酶,或者是 γ-水解酶的部分成分。γ-水解酶除参与 APP 剪接,也参与 Notch 蛋白的加工。γ-水解酶能抑制 Notch 信号传导,影响正常的细胞代谢,γ-水解酶抑制剂动物实验效果确切,但并没有进行临床实验。

BACE/Asp2 是一种 β-水解酶抑制剂,应用 BACE/Asp2 可以阻止脑中 Aβ 沉淀,已在转 APP 突变基因动物模型中得到证实。

②AD 疫苗:应用 $A\beta_{1\sim42}$(AN21792)免疫具有人类突变基因 APP 鼠能产生抗 Aβ 抗体,阻止淀粉样斑块的形成,甚至能溶解已存在的斑块,同时在斑块周围出现包含 Aβ 的小胶质细胞,表明抗体介导的吞噬作用也可能是一种重要的清除机制。

AN-1792 是现已制备的 AD 疫苗,I 期临床试验接种给健康志愿者,没有发现明显的不良反应。II 期临床试验接种给了 360 个 AD 患者,15 例患者出现中枢神经系统的免疫炎性反应,随即试验被停止。

③金属转运螯合物:AD 患者脑内许多区域金属离子非正常升高,金属离子参与氧化应激,并可加剧 Aβ 聚集及其神经毒性作用。Aβ 可以选择性与 Zn^{2+}、Cu^{2+} 结合,以调节 Aβ 沉淀、H_2O_2 的产量及相应的细胞毒性,Zn^{2+}、Cu^{2+} 主要集中于 AD 患者大脑新皮质,尤其是 Aβ 沉淀区,高选择性转运金属螯合物可清运 Aβ 沉淀区的 Zn^{2+}、Cu^{2+},使 Aβ 沉淀易于水解,并能缓解氧化应激反应的压力。

Clioquinol(5-chloro-7-iodo-8-hydroxyquinoline)是一种疏水性药物,它可以自由透过血脑屏障,并具有 Zn^{2+}、Cu^{2+} 螯合物的特性,Clioquinol 作为一种抗生素被应用了 20 年,由于诱发视神经脊髓炎而被停用,现已知道通过补充维生素 B_{12} 可防止其发生,转基因 AD 小鼠动物模型,服用 Clioquinol 9 周,脑内 Aβ 沉淀可减少 49%。目前正应用 Clioquinol 和维生素 B_{12} 进行 I 期临床试验。去铁草酰胺(desferrioxamine,DFO)是铝离子螯合剂,从链霉菌属(Streptomyces pilosus)中分离的一种离子特殊结合单位,可减慢或阻止 Aβ 聚集过程,对 AD 患者临床症状起到缓解作用。

④Caspase-3 的特异抑制剂:Caspase-3 是半胱天冬酶家族中的成员,能直接剪切 APP 生成 Aβ。在转染 APP770 的 NT2 神经元细胞培养液加入 Caspase-3 的特异抑制剂 Z-DEVD-CHO 能有效阻止 APP 降解为 Aβ。Caspase-3 在 AD 发病过程中还参与 PS、p-tau 蛋白调节及与神经元凋亡。Z-DEVD-CHO 是 Caspase-3 的特异抑制剂,可能是治疗 AD 的一个新药物。

(2)抗 NFT 治疗:神经原纤维缠结是由成股螺旋丝(PHF)组成,PHF 主要成分是过度磷酸化 tau(p - tau)蛋白。Aβ 通过激活糖原合成激酶 3β(GSK - 3β)使 tau 蛋白过度磷酸化,损坏微管稳定性,造成神经元死亡。

IC50 是一种 p - tau 蛋白抑制剂,是在微分子水平合成的一种具有选择性、竞争性 GSK - 3β 抑制剂,能防止 tau 蛋白过度磷酸化,很可能成为一种治疗 AD 的新药。

(3)基因治疗:目前基因水平治疗 AD 尚处于探索阶段,研究发现激活即刻早期基因(IEGs),可以诱导 LTP 增强效应,可以改善 AD 患者的学习记忆及认知能力。另报道反义磷硫醇盐低聚核苷酸(antisense phosphorothiolate oligonucleotides)能通过血脑屏障,改善 SAMP8 鼠学习记忆。

(三)疗效评估

AD 治疗效果的判定较为特殊,目前国际上应用的指标为:

1. 显著临床恶化(同时满足下列 3 项)

ADAS - Cog 评分上升≥4,或 SIB 评分下降≥5。加上 ADCS - ADL23/19 和 CIBIC - Plus 评分下降。

2. 临床恶化

ADAS - Cog 评分上升或 SIB 评分下降。加上 ADCS - ADL23/19 和 CIBIC - Plus 评分下降。

(彭丹涛)

参考文献

1. Zhang ZX, Zahner GE, Roman GC, et al. Dementia subtypes in China: p revalence in Beijing, Xian, Shanghai, and Chengdu[J]. Arch Neurol, 2005, 62: 447 - 453

2. 王华丽,于欣. 中国阿尔茨海默病的流行病学现状[J]. 中华全科医师杂志,2006,5(6):358 - 361

3. Bird TD. Genetic factors in Alzheimer's disease[J]. N Engl J Med,2005,352: 862 - 864

4. Walsh DM, Klyubin I, Fadeeva JV, et al. Naturally secreted oligomers of amyloidβprotein potently inhibit hippocampal long - term potentiation in vivo[J]. Nature, 2002, 416: 535 - 539

5. Yan XX, Li T, Rominger MC, et al. Binding sites of {gamma} - secretase inhibitors in rodent brain: distribution, postnatal development, and effect of deafferentation[J]. J Neurosci, 2004, 24: 2942 - 2952

6. 彭丹涛,许贤豪,刘江红,等. 简易智能精神状态检查量表检测老年期痴呆患者的应用探讨[J]. 中国神经免疫学和神经病学杂志, 2005, 12: 187 - 190

7. Bruno Dubois *, Howard H Feldman *, Claudia Jacova, et al. Research criteria for the diagnosis of Alzheimer's disease: revising the NINCDS - ADRDA criteria. Lancet Neurol, 2007; 6: 734 - 746

8. Greig NH, Lahiri DK, Giacobini E. Editorial: advances in Alzheimer therapy: something old, something new, something borrowed, something blue [J]. Curr Alzheimer Res,2005, 2: 275 - 279

9. 彭丹涛,许贤豪. 轻度认知损害向老年性痴呆转化的临床研究[J]. 中华神经科杂志,2007,40(6):418 - 421

10. Degerman GM, Kilander L, Basun H, Lannfelt L. Reduction of Phosphorylated Tau during Memantine Treatment of Alzheimer's Disease [J]. Dement Geriatr Cogn Disord, 2007; 24(4):247 - 252

第七节 眩 晕

一、概述

眩晕是机体对于空间关系的定向感觉障碍或平衡感觉障碍产生的一种自身或外物的运动幻觉。患者感到周围环境或自身在旋转、移动或摇晃,倾倒或升降沉浮等不稳感觉,常伴有眼球震颤、平衡障碍、恶心、呕吐、面色苍白、出冷汗等症状。

头晕与眩晕不同,主要表现为头昏眼花、头脑不清醒,无天旋地转感觉,很少伴有恶心、呕吐,多无眼球震颤。由全身性疾病如心血管疾病、全身中毒、代谢性疾病、贫血、眼病等因素引起。

眩晕是人群中十分常见的临床症状，其患病率为4% ~50%，近来的研究报道，随着年龄的增长眩晕的患病率呈上升趋势，女性较男性更容易发生眩晕，不同种族间无明显差异。

引起眩晕的各种病因中，以前庭系统疾病为多见，其中以周围性前庭功能紊乱为主，占25% ~71%，在诱发老年性眩晕的诸多因素中，一些慢性疾病如心、脑血管疾病，糖尿病，颈椎病，耳部疾病等与眩晕关系密切。近年来，焦虑抑郁等精神情绪因素与老年性眩晕的关系备受关注。

二、眩晕的病理生理

机体维持正常的平衡感觉或空间位向感觉主要依赖于视觉、深感觉及前庭系统的功能正常及互相协调，前庭系统对维持机体平衡更为重要。当前庭系统损害或受到过度刺激时，前庭系统感受的刺激与视觉和深感觉系统关于平衡感觉的冲动不相一致，即产生眩晕。

前庭系统包括内耳迷路的末梢感受器、半规管的壶腹嵴、椭圆囊、球囊斑、前庭神经和前庭神经核。外界的各种刺激，经由上述感觉系统传导至前庭神经核，分别与大脑、小脑、内侧纵束、脊髓、眼动神经联系，反射性调节机体的平衡，前庭核通过内侧纵束与动眼神经核之间有密切的联系，因此当前庭器官受到病理性刺激时常出现眼球震颤。前庭诸核通过内侧纵束、前庭脊髓束及前庭－小脑－红核－脊髓前角等通路，与脊髓前角细胞相连结，所以前庭受损或受到病理性刺激时，除出现眼球震颤外，还可出现躯体向一侧倾倒及肢体错定物位（指物偏向）等体征。前庭核发出的纤维与脑干网状结构中的血管运动中枢、迷走神经背核等联系，因而眩晕常伴有恶心、呕吐、面色苍白、出冷汗以及脉搏、血压改变。

三、眩晕的类型

按病变解剖部位的不同，眩晕可分为前庭性眩晕及非前庭性眩晕。还可按眩晕性质的不同，有真性眩晕（伴旋转感觉）和假性眩晕（无旋转感觉）之分。

（一）前庭性眩晕

指病变部位包括内耳前庭感受器、前庭神经、前庭神经核、内侧纵束、小脑、大脑前庭中枢等前庭系统损害时引起的眩晕，多伴有眼球震颤及自主神经反应症状，如恶心、呕吐、出汗等。前庭性眩晕分中枢性及周围性眩晕二种。

1. **中枢性眩晕**

前庭神经颅内段、前庭神经核及其核上纤维联系、内侧纵束、小脑、大脑皮质前庭代表区等部位病变引起的眩晕，称中枢性眩晕。

2. **周围性眩晕**

内耳前庭至前庭神经颅外段之间的病变引起的眩晕，称周围性眩晕。

3. **位置性眩晕**

既可表现为中枢性眩晕，也可表现为周围性眩晕。是头部处在一定的位置时，便出现眩晕及眼球震颤的一种症候群。由迷路耳石病变引起的眩晕称良性位置性眩晕，非良性位置性眩晕则多为颅后凹占位病变所致。

（二）非前庭性眩晕

又称一般性眩晕，即头晕或头昏，为全身性疾病，如心血管疾病，全身性中毒、代谢性疾病、贫血、眼病、焦虑抑郁等精神情绪因素引起。此类眩晕多无自身或外物旋转感觉，只是感觉头昏眼花、站立不稳，很少伴有恶心、呕吐、出汗等症状。多无眼球震颤。

四、诊断、鉴别诊断

眩晕是一种主观感觉障碍。眩晕的性质及其伴随症状、体征，以及必要的辅助检查，对引起眩晕的病变定位及疾病诊断有重要意义。

（一）眩晕的临床症状

1. **眼球震颤**

眼球震颤是眼球在某一固定点发生不自主的节律性的来回往返运动。前庭性眩晕常伴有

眼球震颤,非前庭性眩晕一般无眼球震颤。前庭周围性眼球震颤与中枢性眼球震颤鉴别要点如下:

(1)周围性病变:眼球震颤多为水平性,突然发生,眩晕和眼球震颤程度一致。眼球震颤常为节律性,伴躯体向眼球震颤的慢相侧倾倒。通常伴耳鸣和听力减退,常见于梅尼埃病、前庭神经元炎和耳毒性药物中毒等。

(2)中枢性病变:眼球震颤可为水平、垂直和旋转性,眩晕和眼球震颤程度不一致,企图倾倒与眼球震颤方向无肯定关系,不一定伴耳鸣和听力减退,常见于脑干和小脑病变。

(3)眼源性眼球震颤:呈摆动性,快慢相区别不明显,无旋转性眼球震颤。眼睛向前正视时也出现眼球震颤为其特点,一般不伴听力减退,无躯体倾倒现象。有些患者因眼球震颤在阅读或注视时出现代偿性头部运动。

2. 耳部症状

由于前庭神经核与耳蜗神经位置接近,前庭器官疾病所致的眩晕,常伴有耳鸣、听力减退或耳聋。

3. 平衡障碍

由于迷路或前庭神经病变,不能维持肢体平衡,表现躯体偏斜、站立不稳,甚至倾倒。肢体偏斜的方向是向前庭功能破坏的一侧,与眼球震颤慢相的方向相同,也称为调和性或一致性偏斜。这是大脑皮质中枢的一种调节反射动作,或是一种错误的意识纠正动作。

4. 自主神经反应

前庭神经核与脑干网状结构中的血管运动中枢、迷走神经背核等有广泛的联系。因此,前庭系统病变引起的眩晕发作,常伴有恶心、呕吐、面色苍白、出冷汗、心跳变慢、血压下降等改变。

5. 视觉症状

眼性眩晕常伴有视觉症状,如视力障碍或复视,其他类型的眩晕视力障碍并不多见。

(二)眩晕的系统定位

1. 视觉系统

视觉器官病变,如屈光不正、眼肌麻痹、视力减退等引起的眩晕,均称眼性眩晕。眼性眩晕,不伴旋转性感觉,只感外界环境来回摆动,无听力障碍,亦无自发性倾倒,可出现假性眼球震颤,即水平性摆动样震颤,快、慢相区别不明显,节律不规律,持续时间长。检查时可发现眼肌麻痹、复视等眼部损害表现,覆盖病侧眼睛后,眩晕可立即消失。

2. 深感觉系统

深部感觉障碍,如头部、下肢肌肉、关节的本体感受器损害所引起的眩晕,称姿态感受性眩晕。此类眩晕有深部感觉缺失的共济失调,可作为定位诊断依据,如脊髓痨等损害脊髓后索时,可引起此类眩晕。

3. 前庭系统

前庭系统病变为引起眩晕的主要原因,眼球震颤与眩晕同时出现,常常是前庭系统病变引起眩晕的重要客观指标。前庭系统引起的眩晕分周围性眩晕与中枢性眩晕两种。

(1)周围性眩晕:①眩晕突然发生,呈旋转性,持续时间较短,常反复发作。头部或体位改变可促使眩晕加重。②眼球震颤明显,多为水平性或水平兼旋转性。眩晕与眼球震颤方向一致。③眩晕程度剧烈,常伴有明显的恶心、呕吐、面色苍白等症状。④耳鸣、听力减退等症状明显,耳鸣较固定,持续时间也较长。⑤前庭功能减弱。⑥无神经系统损害体征。

(2)中枢性眩晕:①眩晕为旋转性,持续时间较长,达数周、数月、甚至数年之久。眩晕的程度较轻,与头部运动或体位改变无关。②眼球震颤呈水平性、旋转性或垂直性。眼球震颤粗大与眩晕程度不一致,持续时间也较长,一般在 2~3 周以上。③恶心、呕吐、面色苍白等症状较少且不明显。④一般无明显的耳鸣、听力减退等听神经症状。⑤前庭功能正常。⑥常有脑干、小脑及大脑颞叶损害的症状和体征。

(三)辅助检查

1. 前庭功能检查

方法有很多种,临床常用①耳变温试验(冷热试验):检查迷路和前庭神经有无病损及病损的程度；②旋转试验：观察半规管的功能；③前庭脊髓试验：评估前庭脊髓反射的功能状态。

2. 听力测试

包括音叉试验，听力计检查和声阻抗测试，有助于眩晕的定位及定性诊断。

3. 眼震图

对于鉴别前庭周围性病变和中枢性病变有诊断意义。

4. 视动性眼震试验

对各种自发性眼震的鉴别和颅内病变有一定价值。

5. 经颅多普勒超声检查

可客观反映血管和血流情况，对椎-基底动脉供血障碍性眩晕阳性率高。

6. 影像学检查

头颅 MRI 和 CT 扫描，对颅内病变，尤其是脑干和小脑病变引起的眩晕有诊断意义。

五、各种眩晕的主要症状和临床特征

（一）梅尼埃病

梅尼埃病是眩晕的常见疾病之一。其发病机制是由于内耳的淋巴分泌过多或吸收障碍，引起膜迷路水肿，导致内淋巴系压力增高、内淋巴腔扩大及内耳末梢器缺氧变性等病理变化。内淋巴代谢失调的原因，多与免疫反应、感染、代谢紊乱、内分泌失调有关。发病年龄多为40~50岁，临床表现眩晕、耳聋、耳鸣三主征，三者可同时出现，亦可先有耳鸣或耳聋，而后出现眩晕。眩晕发作特点：突发剧烈的眩晕、耳鸣，呈波动性或渐进性听力减退或耳聋，患耳胀满、压迫感，伴恶心、呕吐、面色苍白、全身冷汗，发作时有短时间规律的水平性眼球震颤，眩晕消退后眼球震颤也消失。每次眩晕发作持续数小时至数日，多数于1~2d逐渐减轻而自行缓解，极少超过2周。发作的间歇期长短不等，从数月乃至数年。眩晕的发作往往随着耳聋的进展而减少，至完全耳聋时，迷路功能丧失，眩晕发作亦终止。前庭功能试验提示病侧前庭功能减弱或消失。除眼球震颤外，神经系统检查无异常体征。

（二）迷路炎

迷路炎是急性或慢性中耳炎的常见并发病。由于慢性中耳炎、乳突炎或胆脂瘤侵蚀骨迷路，可引起局限性迷路炎或形成瘘管，临床表现为反复发作性眩晕，伴恶心、呕吐、眼球震颤、听力严重丧失。有耳痛、发热、中耳炎或耳膜穿孔时，有助于诊断，并可与梅尼埃病鉴别。如果瘘管试验阳性（方法是指压外耳道口，反复数次，如能诱发眩晕即为阳性），表示可能有瘘管存在。

（三）前庭神经元炎

前庭神经元炎一般认为与感染有关。发病多在30~60岁，大多数在上呼吸道感染后数日发病。最突出的症状是严重的眩晕发作，伴有恶心、呕吐，但无耳鸣和听力减退等症状，可见自发性水平或水平旋转性眼震，前庭功能减弱。神经系统检查无异常。本病为良性病变，病期通常持续6周左右，痊愈后很少复发。

流行性眩晕：与前庭神经元炎相似，突然发病，但有时可出现小流行，眩晕甚为严重，过去无类似发作史，病前多有感染史，多无耳蜗症状，可伴有复视、眼肌麻痹、面肌轻瘫，脑脊液可有轻度淋巴细胞增高，病程呈自限性，一般在6~9d内完全恢复。有人认为可能为脑干的病毒感染所致，但也有人认为前庭神经元炎与流行性眩晕就是一类疾病。

（四）药物中毒性眩晕

多种药物可引起内耳及前庭神经损害而出现眩晕。常见的药物包括氨基糖苷类、抗癫痫药、抗高血压药、镇静药、止痛药等，其中以链霉素最为常见。一般认为硫酸链霉素对内耳前庭毒性大，较易引起眩晕，而双氢链霉素则易导致耳蜗损害产生耳聋。眩晕症状一般在治疗后2~4周开始，少数患者可能应用一次药物即可出现症状。眩晕多为渐进性及持续性，常伴有平衡失调、耳鸣、听力减退等，通常无眼震，前庭功能明显减退或消失。患者感觉外界环境左右上下摇晃、摆动，在行走、头部转动时症状更为明显。于静止时上述症状明显好转，甚至消失，而一旦活动后，上述症状复现。眩晕症状持续数周至数月不等，甚或1～2年之久，前庭功能则更难恢复。

链霉素中毒机制多数认为与用药的日剂量大小有关；也有认为可能是基于先天因素和对该药敏感所致。卡那霉素、新霉素所引起的眩晕程度较链霉素为轻。庆大霉素引起眩晕者较为少见。

（五）良性阵发性位置性眩晕

良性阵发性位置性眩晕（BPPV）亦称耳石病，分为特发性BPPV和症状性BPPV。病因可能与头部外伤、迷路感染或损伤、梅尼埃病、内耳手术等有关。典型症状为头部运动到某一位置时引起伴有眼球震颤的阵发性眩晕，大多数患者在坐起、躺下、翻身、前倾或后仰时出现。眩晕发作持续短暂，通常不超过1min，重复该头位时，眩晕可反复出现。短期内连续重复诱发头位，可逐步适应而不再出现眩晕和眼球震颤。多数不伴有耳鸣及听力减退，无神经系统定位体征。

（六）晕动病

或称运动病，是由于乘坐车船或飞机时，内耳的迷路受到机械性刺激，引起前庭功能紊乱所致。主要表现为眩晕、恶心和呕吐，自发性眼球震颤罕见。常伴有面色苍白、出冷汗、全身无力等症状。女性患者多于男性，体质弱者较多罹患。睡眠不足、不良气味的刺激以及情绪不佳常为促发因素。

（七）迷路卒中

主要见于老年人内听动脉闭塞，或迷路出血。为突然发作的严重眩晕、恶心、呕吐，并有耳鸣或听力丧失，可发生迷路功能永久性损害。患者年龄大、起病快，有身体其他部位的动脉硬化症及既往无类似发作史等有助于诊断。

（八）椎－基底动脉供血不足

由于动脉粥样硬化、血管痉挛、血黏度增高甚至微栓子等因素，导致椎－基底动脉供血不足（VBI），是老年人眩晕的常见病因。主要临床表现为突发性眩晕，恶心、呕吐，站立不稳，通常发作呈持续性，但可在短期内反复发作，亦可伴有脑干损害的其他症状，如复视、眼震、共济失调和交叉性瘫痪等。严重患者可有短暂性意识障碍。症状在24h内恢复，并反复发作者，称为椎－基底动脉TIA。有部分患者表现为在一段时期内（数日至数周）经常性的头晕，行走不稳，在排除其他引起眩晕的疾病后应考虑为VBI。

（九）延髓背外侧综合征

常见于中、老年患者，多由小脑后下动脉血栓性闭塞所致，又称Wallenberg综合征。典型临床表现包括突发性眩晕、呃逆、恶心呕吐、声音嘶哑、吞咽障碍、眼球震颤等。患侧肢体小脑性共济失调、Honer征，交叉性痛觉障碍。诊断主要根据病史和典型临床表现，前庭功能一般正常。头部MRI显示延髓背外侧部异常信号。延髓背外侧综合征尚可出现孤立性的眩晕和共济失调，应避免诊为迷路疾病。

（十）颈性眩晕

颈部突然活动，特别是向一侧运动或头上仰时诱发的眩晕称颈性眩晕。颈性眩晕可能是因为骨赘压迫引起的椎－基底动脉缺血、脊髓前庭传导冲动的改变或颈椎强直引起的交感神经丛受到刺激等所致。颈性眩晕多与头颈部体位相关，其他体征包括头痛、视力模糊、一过性黑矇、猝倒发作、行走不稳、眼球震颤、耳鸣、听力下降等。颈椎X线片、CT扫描、MRI、椎动脉彩超、椎动脉造影检查有助于诊断。

（十一）颅内占位

桥小脑角肿瘤、大脑半球、脑干、小脑肿瘤、第四脑室肿瘤或囊虫等均可发生眩晕，为肿瘤直接侵犯前庭神经或因颅内压增高，使第四脑室底前庭神经核充血肿胀而引起。眩晕程度较轻，具有中枢性眩晕特点，除个别部位肿瘤如第四脑室肿瘤因改变头位可突然诱发眩晕外，一般眩晕为非发作性，病情呈缓慢进行性发展，多有头痛头昏史，可出现颅内压增高及视盘水肿，有病变部位或其他邻近结构损害体征，脑血管造影、脑室造影及脑 CT、MRI 可显示颅内占位性病变。

（十二）多发性硬化

眩晕是多发性硬化比较常见的症状，也可为首发症状。眩晕程度一般较轻，但眼球震颤多见而且明显，多为水平性或垂直性。其他表现有视力减退、感觉异常、共济失调、眼肌麻痹、锥体束征等。眩晕的诊断应符合多发性硬化的诊断标准。有缓解与复发的病史，脑脊液 IgG 增高，寡克隆带阳性，头颅 MRI 提示颅内多发性异常信号，诱发电位如 BEAP、VEP 异常等有助于诊断。

（十三）外伤性眩晕

头部外伤可直接损伤迷路或第八对脑神经（如颅底骨折）、或外伤导致耳石的终末器官球状囊或椭圆囊损害，产生眩晕。头痛、头晕常见，旋转性眩晕少见，常感外物或自身有一种特定的运动感觉，可伴有平衡障碍，转头或上视时可诱发症状加重。明确的头外伤史有助于诊断。

（十四）眼源性眩晕

眼部疾病可致眩晕，常见于屈光不正、眼肌麻痹、斜视等疾病。临床表现包括：轻微眩晕、复视、视力减退；眼球震颤；单眼遮盖或闭眼可使眩晕减轻或消失；客观检查可见眼部疾病的证据。

（十五）眩晕性癫痫

眩晕性癫痫属于单纯部分性发作，多见于青少年，平均起病年龄 25 岁左右。眩晕为患者的唯一表现，发作持续时间短暂，发作时可见眼球震颤；部分患者出现短暂的意识障碍，发作后神经系统正常，一般无后遗症。眩晕也可为颞叶癫痫先兆症状的一部分，但多伴随其他症状。脑电图可见癫痫波为主要诊断依据。头部 MRI 偶可见到海马硬化。抗癫痫药物治疗有效。

（十六）偏头痛相关性眩晕

偏头痛患者容易出现眩晕症状，在眩晕患者中偏头痛的发病率也很高。因此，有人提出偏头痛相关性眩晕的诊断，其发病机制尚不清楚。眩晕可以出现在偏头痛前、偏头痛发作中或发作后，或在无头痛时单独发作。多数儿童的良性位置性眩晕和成人良性复发性眩晕可能是由偏头痛所致。对于反复发作的眩晕，伴有偏头痛发作或一个典型的偏头痛先兆，符合国际头痛学会偏头痛诊断标准，又找不到其他原因或更好的解释，应考虑偏头痛相关性眩晕诊断。

（十七）各种心血管疾病

高血压、低血压、心率失常等常有头晕、头昏等症状，疲劳紧张后症状更易发生，属于非真性眩晕。前庭及耳蜗功能正常，神经系统检查无异常体征，内科检查可发现其基本的病因。

（十八）功能性眩晕

功能性眩晕由神经症引起，常表现为头晕，头昏脑胀，站立不稳，无天旋地转、摇晃感，无自发性眼球震颤。常伴有神经症其他表现，如失眠、焦虑、情绪改变等。检查无明确的神经系统定位体征，前庭及耳蜗功能正常。

抑郁症日益受到医学界关注，而抑郁症常常被躯体化症状掩盖而误诊。抑郁症的躯体化症状多种多样，以头晕、头痛为第一主诉者并不少见。患者多为持续性头晕、头昏，行走不稳，阵发性加重，症状与情感体验有明显关联，但检查共济运动良好，无眼球震颤等客观体征。对于有心境低落、反复诉说某种症状的患者，一些必要的心理测验，如汉密尔顿抑郁量表（HAMD）评定等，有助于及时诊断。

六、治疗

(一)病因治疗

眩晕的病因已经明确者,应针对病因进行治疗,如抗感染治疗,及时停用耳毒性药物,并给予维生素B族药物;治疗眼部疾患和心血管疾病、纠正贫血等。有些疾病须施行手术治疗,如颅内肿瘤、脓肿、寄生虫等,中耳炎并发急性化脓性迷路炎等。颈椎病患者,如果骨赘压迫椎动脉引起供血不足发生的眩晕,可试行颈椎牵引治疗。对于良性阵发性位置性眩晕患者可应用特殊的耳石复位法治疗。

(二)一般治疗

在眩晕发作时,患者应静卧休息,避免声光刺激,尽量减少体位变化以免加重症状。适当地控制水和钠的摄入,给予富含维生素、高蛋白、低脂肪、低糖类饮食。对于眩晕症状重或反复发作的患者,由于担心再发而高度紧张,须辅以精神安慰和耐心解释工作。

(三)药物治疗

药物治疗的目的是减轻眩晕和减少恶心、呕吐、出汗等伴随症状,消除患者紧张、焦虑、恐惧心理。

1. 镇静止吐药物

镇静止吐药物能抑制前庭系统反应和呕吐中枢,减少胃肠道呕吐中枢的冲动传入,减轻眩晕及其伴发症状。①地西泮(安定)2.5mg,3次/d;②苯巴比妥0.03g,3次/d;③异丙嗪12.5~25mg,3次/d;④甲氧氯普胺(胃复安)5~10mg,3次/d,也可肌内注射10~20mg或40mg。

2. 抗组织胺药物

常用于治疗乘坐飞机、车船等引起的眩晕。①苯海拉明20~50mg,2~3次/d。②茶苯海明(乘晕宁)50mg于乘车船前30min口服,必要时每隔4~6h 1次;或每次50~100mg肌内注射。③地芬尼多(眩晕停)25mg,3次/d。

3. 抗胆碱能药物

用于治疗副交感神经的张力增高引起的眩晕。①东莨菪碱0.2~0.3mg,3次/d,或0.3~0.6mg肌内注射。②阿托品0.5~1mg肌内或皮下注射。③普鲁苯辛15~30mg,3次/d。

4. 血管扩张药物

用于治疗脑血管痉挛、椎-基底动脉供血不足或脑梗死等,也可用于治疗迷路水肿。①倍他司汀(培他啶)4~8mg,3次/d;倍他司汀注射液20mg静脉滴注,1次/d。②氟桂利嗪5~10mg,每晚1次。③5%碳酸氢钠20ml,加入5%葡萄糖或注射用水10~20ml静脉注射。④尼莫地平20mg,3次/d。⑤罂粟碱30~60mg,肌内注射,2次/d。⑥川芎嗪注射液160mg加5%葡萄糖250~500ml静脉滴注,1次/d。⑦低分子右旋糖苷250~500ml静脉滴注,1次/d。⑧银杏叶注射液25ml加入5%葡萄糖液或9%氯化钠注射液250ml静脉滴注,1次/d。

5. 抗血小板聚集药物

用于治疗短暂脑缺血发作、脑梗死。①阿司匹林80~100mg,1次/d;②氯吡格雷75mg,1次/d。长期应用注意防治消化道出血等药物毒副反应。

6. 肾上腺皮质类固醇

有调节免疫反应、减轻脑水肿、降低颅内压的作用,用于治疗梅尼埃病、多发性硬化、颅内压增高等疾病引起的眩晕。地塞米松5~10mg、氢化可的松200~400mg,加入5%葡萄糖液500ml静脉滴注,1次/d,3~5d后逐渐减量。

7. 脱水利尿药

用于治疗颅内压增高、梅尼埃病、内分泌障碍而致水钠潴留等原因引起的眩晕。①20%甘露醇125~250ml静脉滴注,1~2次/d。②呋塞米(速尿)20~40mg静脉注射,1次/d。③氢氯噻嗪(双氢克尿塞)25mg,1~2次/d。④氨苯蝶啶50mg,1~2次/d。

(陈晋文)

参考文献

1. 徐霞,卜行宽. 眩晕的流行病学研究. 临床耳鼻咽喉

科杂志,2006,20(7):334－336

2. 刘博,刘鋌,关静子,等. 老年眩晕社区调查与相关因素分析. 中华耳科学杂志,2006,4(4):254－257

3. 刘晖. 眩晕的临床诊断. 中华老年心脑血管病杂志,2006,8(9):674－648

第八节　老年抑郁症

老年期抑郁症(depression in the elderly),严格地说是指首次发病于60岁以后,以持久的抑郁心境为主要临床相的一种精神障碍。一般病程较长,具有缓解和复发的倾向,部分病例预后不良,可发展为难治性抑郁症。

一、老年抑郁症的诊断与流行病学

(一)老年抑郁症的诊断

抑郁障碍在许多诊断标准中被划归入不同章节之下,不同的诊断标准,抑郁的分类亦不同。世界卫生组织"国际疾病与分类第10版(ICD－10),精神与行为障碍分类"采用将具有共同特征的障碍归入同一组的原则,将其均归入"心境/情感障碍"章。而美国精神病协会"精神障碍诊断统计手册"第4版(DSM－Ⅳ)的抑郁障碍包括重性抑郁障碍、心境恶劣障碍和抑郁障碍。中国精神疾病分类方案与诊断标准第3版(CCMD－3)中在情感性障碍项下的抑郁障碍包括了双相情感性精神障碍抑郁相、抑郁症,而将抑郁性神经症划分在神经症及与心理因素有关的精神障碍项下。

老年抑郁症并未在分类学上成为一个独立的疾病单元,其诊断应符合一般抑郁症的诊断标准。但老年人因其特殊的年龄层次,会有不同的社会心理、药物和治疗方面的因素,其所涉及的抑郁表现亦不同于一般的抑郁症。老年抑郁症的临床症状群与中青年的相比有较大的临床变异,症状多样化,趋于不典型。情绪异常多表现为焦虑、激越及抑郁的混合状态,有的可伴有某些认知障碍。老年患者更易以躯体不适的症状就诊,而不是抑郁心境,这恰恰是隐匿性抑郁症的表现,就会使医生更多考虑躯体疾病,而忽视了对抑郁症的识别。多家调查结果表明,内科医生对老年患者抑郁状态的误诊率高达50%。老年抑郁症诊断过程中可能会出现一些偏倚:①复杂而标化的症状和临床询问的问题及作出诊断时固有的判断过程超越了老年人的认知能力。老年人不易识别自己的症状或记忆能力受限,可能导致系统应答偏倚。②老年人亦将有些症状归因于躯体疾病或躯体状况。这可能导致诊断偏倚。

(二)老年抑郁症的发病情况

有关老年抑郁症的发病率的研究很少,Snowland、Blaze、Yesavage、Phillips、Rovner分别报道65岁以上老年人群中重型抑郁症占2.0%～10%。根据调查,老年人中自杀的危险性明显高于年轻人。美国65岁以上老年人占全国人口的11%,但这一人群中自杀者的人数却占全社会自杀人数的17%。占英国人口的15%的65岁以上的老年人,其自杀率为25%。然而,如此之大的比例似乎还是非常保守的,那些绝食或拒绝治疗的潜意识自杀的老年人尚未被包括在其中。日本却以青年人自杀占首位。国外资料表明,老年人群中自杀者较多,进一步研究发现,老年人的自杀和自杀企图有50%～70%继发于抑郁症。但国内尚未发现自杀率随着年龄增长而增加的报道。

随访研究发现,影响老年抑郁症发生的主要因素是既往有情感障碍史,其他的危险因素有健康状况欠佳、神经衰弱、日常生活能力下降、社会支持差、负性生活事件影响等。而年龄、婚姻状况、性别、教育水平和痴呆类型与抑郁的相关性不大。身体锻炼和社会支持对抑郁的改善有辅助作用,尤其是那些躯体状况较差的老年患者。

(三)老年抑郁症的病程与预后

本病的发作形式有单相发作和反复发作,缓慢起病者多见。与年轻患者相比,老年抑郁症病程较长,平均发作持续时间超过1年,也明显长于早年发病的老年抑郁症患者,而且发作频繁,常常变为慢性。

抑郁的后果有社会剥夺、孤独感、生活质量差、残疾、健康和家庭照顾费用增加、认知减退、日常生活能力下降、躯体状况差、自杀和自杀未遂及死亡率增加。对老年期抑郁的预后,多数学者持悲观态度。Post 曾提出的 1/3 原则,即在老年抑郁症患者中 1/3 会有改善,1/3 不变,1/3 预后越来越差;国内学者高之旭随访 6.5 年报道,抑郁恢复占 36.6%,复发占 23.9%,痴呆占 5.7%,病死率达 33.8%,这两项研究结果基本符合 1/3 原则。Murphy 于 1983 年报道老年抑郁症的预后只有 35% 很好,48% 差,其余的 17% 如未变成痴呆就是死亡;Patricia 对老年抑郁症患者随访 1 年后发现原先有重性抑郁 40% 未缓解,轻度抑郁一半缓解,16.2% 转重性;Kivela 对 42 名重性抑郁的老年人 5 年预后的随访研究得出,12% 痊愈,26% 仍有抑郁,12% 为可能痴呆,45% 死亡,5% 失访。对于心境恶劣,36% 痊愈,26% 仍为抑郁,9% 可能痴呆,25% 死亡,4% 失访。重性抑郁的预后要比心境恶劣的预后差。在老年患者抑郁疾病的短期预后是好的,长期预后只有 1/4 是好的。总的来说,老年抑郁症的预后较差,易于复发,老年期首发的抑郁易变成慢性。即使得到有效的抗抑郁剂治疗,好转率低,复发率及再发率高,死亡率也较高。

老年抑郁症患者的年龄、抗抑郁剂治疗、发病年龄和慢性症状均与病情恢复的时间有关,而性别对预后关系不显著。

二、老年抑郁症的病因及发病机制

为什么老年人易患抑郁症?这是一个受到广泛关注的问题。近年来的研究已积累了大量的生物学和心理学的资料,研究表明,老年期抑郁症的病因可能既与机体老化、特别是脑细胞的老年性退行性改变有关,也与老年人频繁遭受的精神挫折有关。

1. 增龄引起的中枢神经系统生物化学的变化

随着年龄的增长,中枢神经系统可产生各种生物化学的变化,中枢神经递质和神经内分泌变化,如去甲肾上腺素、5-羟色胺系统、促肾上腺皮质激素系统等变化对老年期抑郁症的发病,起着重要的作用。

(1)去甲肾上腺素(NE)系统:近 10 余年来积累的一些研究结果提示:情绪抑郁与脑组织内受体部位的儿茶酚胺,特别是 NE 的绝对或相对缺乏有关。有研究报道,NE 系统的活动性随着年龄的增长而降低。由于这种神经核向中枢神经系统广泛分布 NE 能纤维,所以,随着年龄的增长,脑组织内 NE 的含量下降。

(2)5-羟色胺(5-HT)系统:由于 5-HT 含量减少与抑郁症发病有重要关系,所以许多学者研究探讨年龄增长引起的 5-HT 变化。根据采用正电子发射断层摄影术(PET)研究 5-HT受体的结果表明,人体随着年龄的增长,5-HT 受体的结合在苍白球、壳核、前额叶均减少。这一结果提示,5-HT神经细胞减少或 5-HT受体中 5-HT 过剩,形成代偿性变化。Robinson 等对 55 例因衰老死亡而精神正常的老人进行尸体解剖,分析他们后脑部位 NE 和 5-HT的浓度,发现两个神经介质的浓度随年龄增长而减少。但也有研究报道,人脑脊液中的 5-HT 代谢产物 5-HIAA(5-羟吲哚醋酸),随年龄增长而上升。因此,5-HT 系统随年龄增长的变化,尚无一致的研究结果。

(3)多巴胺(DA)系统:大脑组织中 DA 含量降低,与机体老化有关。已有的研究发现,随着正常老化过程,一些特定的脑区,特别是黑质纹状体 DA 含量明显下降。可能是酪胺羟化酶和多巴胺脱羧酶不足所致。近期研究提示,DA 功能减弱是老年人易患抑郁症的原因之一。

(4)乙酰胆碱(Ach)系统:现有的研究提示,Ach与双相情感障碍有关。Dilsaver报道,撤停具有抗胆碱能作用的抗抑郁剂后,可使躁狂症状"反跳",提示与药物所致的胆碱能毒蕈碱受体超敏有关。近年的研究表明,胆碱能系统与记忆障碍、情感障碍、应激状态密切相关。胆碱功能增强,可导致抑郁发作和认知障碍;增加胆碱能活力,可加重抑郁状态,并可使一些正常对照者出现抑郁发作。故有学者认为,胆碱能系统参与情感调节,并提出情感调节的胆碱能-肾上腺素能平衡学说。即肾上腺素能神经兴奋性增强,可引起人和动物兴奋;乙酰胆碱能神经兴奋性增强则引起抑郁。正常时二者互相制约,保持正常的神经功能状态。

2. 老年期的脑组织结构改变

Jacoby对50例60岁以上的正常老人做头颅CT检查,发现有脑室扩大的倾向,Jacoby曾对41例老年抑郁症患者做头颅CT检查,发现9例(22%)具有脑室扩大,并发现其首次发作的年龄较晚,提示器质性脑损害可能在一些老年抑郁症患者中具有显著的病因学意义。经过对上述患者的随访,并与无脑室扩大的老年抑郁症比较,发现具有脑室扩大的老年抑郁患者的两年死亡率明显增加。Dolanyo亦发现,与正常老年人比较,老年性抑郁症者头颅CT检查显示脑室扩大,脑密度降低。有学者认为,晚发病的老年性抑郁症与早发病者比较,脑室扩大和皮质萎缩更明显,故脑组织退行性改变可能对晚发病的老年抑郁症病因学意义更为重要。

3. 老年人的社会心理状态

关于心理社会因素与老年期抑郁症的关系,人们早有认识。老年期间,一方面是对躯体疾病及精神挫折的耐受能力日趋减退,另一方面遭遇各式各样心理刺激的机会却越来越多。老伴的亡故、子女的分居、地位的改变、经济的困窘、疾病的缠绵等等,都给予或加重老年人的孤独、寂寞、无用、无助之感,成为心境沮丧抑郁的根源。很多学者都发现,对于老年人的抑郁性疾病,无法做出内源性或反应性的划分,Post报道92例老年期抑郁症,78%在病前不久有损失性的生活事件。国内的学者林其根比较了老年期和青壮年期情感性障碍患者首次发病前生活事件的作用,发现无论是青壮年还是老年患者,在发病前一年内,其生活事件的发生率都相当高,前者为39.6%,后者为83%。可见,生活事件的致病作用在老年人中更为显著和突出。

老年人在生理"老化"的同时,心理功能也随之老化,心理防御和心理适应的能力减退,一旦遭遇生活事件,便不易重建内环境的稳定,如果又缺乏社会支持,心理活动的平衡更难维持,有可能促发包括抑郁症在内的各种精神疾病。即使是中、轻度的生活事件也有可能致病,这一点在老年人中具有重要意义。此外,社会人口学资料提示独身、文化程度低、兴趣爱好少与无独立经济收入以及社会交往少的老年人为本病的高危人群。

三、老年抑郁症的主要临床表现

老年期抑郁症的临床表现究竟有无独特之处?近几年的研究表明,与年轻抑郁症患者相比,老年期抑郁症具有如下特点:

1. 疑病性症状群明显

主要表现为以自主神经症状为主的躯体症状。在60岁以上的老年抑郁症中,具有疑病症状的男患者为65.7%,女患者为62%,大约1/3的老年组患者以疑病为抑郁症的首发症状。因此有学者提出疑病性抑郁症这一术语。疑病内容可涉及消化系统症状,尤其便秘、胃肠不适是此类患者最常见也是较早出现的症状之一。患者常以某一种不太严重的躯体疾病开始,但久治不愈,或随着躯体疾病的好转,抑郁、焦虑症状却与日俱增。所以,对正常躯体功能的过度注意,对轻度疾病的过分反应,应该考虑到老年抑郁症的问题。

2. 激越、焦虑症状群明显

Strian等指出,激越性抑郁症的平均年龄为51岁;Avery等报道40岁以下激越性抑郁症为5%,40~60岁多为47%,60岁以上为49%;Wesner等认为55岁以下为40%,55岁以上为

63%。由此可见，激越性抑郁症随年龄增长而增加。焦虑、激越往往是比较严重的抑郁症的继发症状，也可能成为患者的主要症状。表现为焦虑、恐惧，终日担心自己和家庭将遭遇不幸，将大祸临头，以致搓手顿足，坐卧不安，惶惶不可终日。夜晚失眠，或反复追念着以往不愉快的事，责备自己做错了事，导致家人和其他人的不幸，对不起亲人，对环境中的一切事物均无兴趣。轻者则碟碟不休诉其体验及“悲惨境遇”，寻求安全的人物或地点，重者则勒颈、触电、乱撕衣服、揪头发、满地翻滚、焦虑万分，以致企图自杀。

3. 抑郁症状呈现出“隐匿性”

许多否认抑郁的老年患者表现为各种躯体症状，而情绪障碍很容易被家人所忽视，直到发现老人有自杀企图或行为时方到精神科就诊。陈学诗等对综合医院中诊断为“神经官能症”的患者纵向观察，无选择地给予抗抑郁剂治疗，结果发现7%的患者获得缓解，17%显著进步，两者共占观察患者的24%，说明这部分患者并非神经官能症，而属抑郁症。因其抑郁症状为躯体症状所掩盖，故称为“隐匿性抑郁症”。诸多的躯体症状可表现为：①疼痛综合征，如头痛、嘴痛、胸痛、背痛、腹痛及全身疼痛；②胸部症状：胸闷、心悸；③消化系统则为厌食、腹部不适、腹胀、便秘；④自主神经系统症状为面红、手抖、出汗、周身乏力等。在这些症状中，以找不出器质性背景的头痛及其他躯体部位的疼痛为常见。此外，周身乏力、睡眠障碍也是常见症状。因此，在临床实践中对有各种躯体诉述，尤以各种疼痛，查不出相应的躯体性体征，或是有持续的疑病症状的老年患者，应考虑隐匿性抑郁症，不妨进行抗抑郁剂试验性治疗，如属此症，则各种躯体症状可较快地缓解或消除。

4. 行为的迟滞性表现

通常是以随意运动缺乏和缓慢为特点，它影响躯体及肢体活动，并发面部表情减少、言语阻滞。多数老年抑郁症患者表现为闷闷不乐，愁眉不展，兴趣索然，思维迟缓，对提问常不立即答复，或以简短低弱的言语答复，思维内容贫乏。患者大部分时间处于缄默状态，行为迟缓，重则双目凝视，情感淡漠，无欲状，对外界动向无动于衷。抑郁症行为阻滞与心理过程缓慢具有一致性关系。

5. 自责、自杀倾向

老年期抑郁症自杀的危险比其他年龄组大得多。Sainbury 报道老年人有55%的病例在抑郁状态下自杀。自杀往往发生在伴有躯体疾病的情况下，且成功率高。Pankin 等调查显示，自杀未遂与成功之比在40岁以下是20∶1，60岁以上者是4∶1。导致自杀的危险因素主要有孤独、自责、罪恶感、疑病症状、激越、持续的失眠等。人格特征和抑郁症的认知程度是决定自杀危险性的重要附加因素，如无助、无望及消极的生活态度。但是也有相反的研究结果，还有待于进一步探讨。

6. 其他表现

Post 在“神经症性”和“精神病性”抑郁的对照研究中发现，常见于神经症性抑郁的表演样行为和强迫或恐怖症状，在精神病性抑郁中也可见到，但是年轻人的抑郁症没有此方面的报道。Whitehead 描述老年抑郁症可表现有急性精神错乱状态（意识障碍）。严重的激越，往往被误诊为急性精神错乱，而老年抑郁症患者因食欲不振导致的营养不良、维生素缺乏、脱水都可发生真正的急性精神错乱状态。

四、老年抑郁症的诊断与鉴别诊断

目前，国内外尚无老年期精神障碍的分类，本病的诊断仍依据国内外现有的疾病分类与诊断标准。有些研究者认为，应制定老年期起病的抑郁症亚型，则有利于本病的深入探讨。

1. 诊断要点

（1）60岁以后缓慢起病，可有一定的诱发因素。

（2）临床表现除具有持久的抑郁心境外，还具有精神运动性激越或迟滞的表现，以及繁多的躯体化症状和疑病等妄想症状，并具有躯体功能紊乱的生理性症状。

（3）除外脑器质性疾病及躯体疾病所致的

抑郁综合征。

2. 鉴别诊断

(1)与继发性抑郁综合征相鉴别：继发于躯体疾病的抑郁综合征可依据下列要点诊断：①有躯体疾病的证据；②抑郁症状在躯体疾病之后发生，并随躯体疾病的病情变化而波动；③临床表现为躯体、神经系统的症状和体征，以及抑郁症候群。但值得注意的是，某些器质性疾病如癌症、感染以及帕金森病、Huntington 病等，抑郁可以作为首发症状，出现于躯体症状之前，从而造成诊断的混淆，有的学者把这种情况称为预警性抑郁或先兆性抑郁。

(2)抑郁症性假性痴呆与老年期器质性痴呆的鉴别：在老年期抑郁症中，有些患者可出现既有抑郁症状，又有记忆、智能障碍的表现。对此种情况有人称之为抑郁症性假性痴呆，因其痴呆是可逆性的。而在脑器质性损害的老年期痴呆的病例中，在疾病初期也可能出现抑郁、焦虑状态，此时智能障碍尚未明确化。此外，有些症状如个人习惯的改变、精神运动迟缓、情绪不稳定、性欲减退、食欲不振、便秘、体重减轻等，可为抑郁症和器质性痴呆所共有的症状。因此，要区别究竟是假性痴呆还是真性痴呆是比较困难的。

(3)与焦虑症的鉴别：焦虑状态具有如下三方面的表现①情绪障碍：表现为大祸临头的恐惧、激动、注意力缺乏；②躯体障碍：表现为心悸、呼吸困难、震颤、出汗、眩晕和胃肠功能紊乱；③社会行为障碍：表现为寻求安全的人物或地点，反之，厌恶离开安全的人物或地点。

Murphy 提出，如果抑郁状态与焦虑状态并存时，一般的规律为抑郁症的诊断优先于焦虑症，如果抑郁心境伴焦虑症状，并有生物性症状，首先诊断抑郁症。在临床实践中，抑郁症常常作为一个新的事件发生在那些具有终身的焦虑性人格或慢性焦虑的人们中。个别晚年首发的抑郁症，一旦抑郁症状消除，持续的焦虑症状可能为唯一的残余症状。

(4)与非精神障碍的居丧反应相鉴别：生离死别是人生中最大悲痛之事，老年期容易遇到丧偶、丧子或丧失亲人的严重生活事件，因此居丧期间的悲痛反应是十分常见的。居丧不能被当做心境障碍，其悲伤、失去亲人感是正常的情感体验。没有精力、丧失兴趣、频繁哭泣、睡眠问题、注意力不集中是常见的，不是丧失亲人后的额外症状。自责自罪可以表现在老年人，但不像在抑郁症时那样普遍。典型的悲痛反应在 6 个月内改善，悲痛反应除了附加的与悲痛原因有关的生活事件或丧失亲人后的第一个纪念日，一般不呈发作性，但抑郁症则呈发作性、周期性病程。悲痛反应一般不导致工作能力及社会适应能力的下降，能继续维持他们的生活，进行他们每天正常的活动，而抑郁症早期便有人际交往能力减退和工作能力下降。悲痛反应一般无昼夜节律的变化，而抑郁症则呈晨重晚轻的节律。悲痛反应无精神运动性迟滞，很少有真正的消极观念和自杀企图，自杀的危险性仅可发生在悲痛反应的低文化层次的人群中。必须注意，对抑郁症易感的个体，居丧可以成为突然的发病诱因，特别是对于那些脆弱的人和有抑郁症病史的人，要进行二者的鉴别。

五、老年期抑郁症的治疗

1. 老年抑郁症的药物治疗：

5－羟色胺重吸收抑制剂(SSRI)治疗老年性抑郁同三环类抗抑郁剂(TCA)具有同等疗效。因为 SSRI 对毒蕈碱受体、组织胺能受体、去甲肾上腺能受体、多巴胺能受体的亲合力很小，所以它们没有 TCA 具有的抗胆碱能、低血压和心脏副作用。所以许多学者认为 SSRI 应为老年人抑郁症的首选药物。不同的 SSRI，其副作用也不同。中枢神经系统副作用包括失眠、坐立不安、神经过敏、焦虑、头痛和震颤。虽然氟西汀能有效地治疗以失眠或焦虑为特征的抑郁症，但有时很难区分这些是抑郁自身的症状，还是药物作用于中枢神经系统引起的副作用。另外，许多服用氟西汀的老年患者出现抗利尿激素分泌异常现象，因此服用这种抗抑郁药的老年人应监测血清钠水平。

氟西汀的半衰期是 70h，而且它的药理学活性代谢产物去甲氟西汀的半衰期是330h,使得血浆药物浓度达到稳态水平需要几个星期,同时停药后需要很长的清除时间。氟西汀的半衰期长,导致其副作用发作延迟和停药或减量后副作用持续。然而,长半衰期,对于那些不思服药的患者也有好处,如果一两天未服或忘记服药,血浆药物浓度水平也不会像半衰期短的药物那样明显降低;氟伏沙明(氟伏草胺)、帕罗西汀和舍曲林的半衰期分别是15h、21h和26h,它们的代谢产物均无药理学活性。SSRI主要经肝脏代谢排除。由于SSRI没有抗胆碱能和心血管副作用,所以它们在有内科病的老年抑郁症患者中应用越来越多。

老年人服用氟西汀时,开始剂量一般都是10mg/d或20mg/d,隔日1次。老年人帕罗西汀的最大剂量是40mg/d,开始使用最小剂量(20mg/d)。如果几周后疗效不明显,每隔一个时期增加10mg,最小间隔时期是7d;舍曲林的开始剂量是50mg/d,如持续3周后无效,每周递增,直到最大剂量150mg/d。如果这些药物的最低剂量没有持续3周就增加剂量,不但不能增加疗效,反而会使副作用增加。

抗抑郁治疗的疗程:多数患者至少需要治疗2个月才能使急性症状缓解到最佳状态。高复发性是老年期抑郁症的重要特点,因此强调继续治疗和持续治疗是极其重要的。抑郁症的全部症状一旦缓解,维持治疗的目的是防止以后抑郁复发。因此,对大多数严重性抑郁的老年患者,在抑郁发作后应持续最少2年的抗抑郁治疗,而对有数次复发的患者,抗抑郁治疗应长期持续。

2. 老年抑郁症的一般治疗

当今抗抑郁剂和电休克治疗虽然对抑郁症有较佳的疗效,但不能忽视一般性治疗。由于食欲缺乏和精神反应迟钝,患者的营养需要往往不能获得满足,故加强饮食护理和补充营养在医疗护理上十分重要。此外,对患者所伴发的任何躯体疾病,应不失时机地给予彻底治疗。

3. 老年抑郁症的心理治疗

主要采取支持性的心理治疗。由于老年患者理解能力降低,语言交流可能受到限制,非语言的支持对于改善老年抑郁症患者的无力感和自卑感也有效。

4. 其他辅助治疗

脑波治疗或生物反馈治疗可以从调节情绪的角度,作为药物治疗的辅助方法而发挥作用。脑波治疗是一种综合了中医学、物理学、音乐美学等学科原理而产生的一种治病技术,通过调节情绪来协调人体的神经生理功能,改善人的心理和精神状态。

(董　燕)

参考文献

1. 王祖新. 老年抑郁综合征. 中国新药与临床杂志,1998,17(3):175-17

2. 王鲁宁. 重视老年抑郁症的诊断及治疗. 中华内科杂志,1999,38(1):68

3. Barbel Knauper, Hans - Ulreich Wittchen, Diagnosing major depression in the elder ly evidence for response bias in standardized diagnostic interviews? J. Psychiatr . Res. , 1994, 28 (2): 147 - 164

4. Henderson - AS; Korsten - AE; Jacomb - PA; et al, The course of depression in the elde rly: A longitudinal community - based study in Australia, Psychol Med. ,1997,27(1):11 9 - 129

5. Snowdon - J, Epidemiologic questions on mood disorders in old age , Clin Neurosc i. ,1997,4(1):3 - 7

6. Cervilla - JA; Prince - MJ, Cognitive impairment and social distress as different pathways to depression in the elderly: A cross - sectional study, Int J Geriatr Psyc hiatry, 1997, 12 (10): 995 - 1000

7. Palsson - S, Skoog - I, The epidemiology of affective disorders in the elderly: A r eview. International clinical psychopharmacology, 1997, 12(Suppl):503 - 513

8. A. S. Henderson; A. F. Jorm. Some contributions to the epidemiology of dement ia and depression. , Int J Geriatr Psychiatry, 1997,12:145 - 154

9. 闫芳,李淑然. 老年抑郁症的发病率及其随访研究. 中国心理卫生杂志,2000,14(6):35-41

第二十四章　老年人血液淋巴系统疾病

第一节　概　述

随着老年期的到来，人体生理上的衰老现象逐渐发生，血液系统也将出现一系列变化，并可能出现某些疾病。老年人血液淋巴系统常有以下变化：

1. 老年人的贫血

正常人进入老年后红骨髓逐渐减少，骨髓中有核细胞数降低，老年人的贫血现象增多。这是由于随年龄增长骨髓造血灶减少，脂肪髓增多，骨髓增生能力老化所致。但单纯因老化引起的贫血并不多见。老年贫血中多见的是因胃酸分泌减少，造成铁吸收障碍引起的缺铁性贫血，以及多种慢性病引起的继发性贫血。

2. 老年人白细胞变化

老年人白细胞总数偏低，但粒细胞绝对数无明显下降。老年人白细胞减少的主要原因是T淋巴细胞数减少。老年人末梢血中B淋巴细胞数基本正常，但免疫球蛋白水平常降低，可能是调节免疫的T细胞功能异常而对特异抗原的IgG抗体反应性被抑制所致。老年人白细胞功能降低，这也是老年人肺炎、泌尿系感染、肿瘤等发生率和严重程度增高的原因。

3. 老年人止血和凝血系统变化

老年人血液黏稠度增高，凝血因子（如第Ⅷ因子）增高，血小板黏附性增高，纤溶系统相对不活跃，因此，老年人常处于高凝状态，易发生血栓。此外，患病后也容易并发弥漫性血管内凝血（DIC）。

4. 骨髓组织

进入老年期后，造血组织逐渐减少，被脂肪和结缔组织所代替。这种退化最早发生在长骨，而扁骨发生较慢，椎骨的骨髓最后出现脂肪变。在椎骨骨髓，60岁以后骨髓脂肪可增至42%，70岁以后增至61%，80岁以后增至76%。在胸骨骨髓，多数70岁以上老人造血组织减少一半。

5. 造血干细胞

随着年龄的增长，造血干细胞增生能力明显减低。有研究表明，健康老年人的红系爆式集落形成单位（BFU－E）、红系集落形成单位（CFU－E）和粒－单系集落形成单位（CFU－GM）集落数均低于健康非老年人，说明老年人骨髓红系和粒－单系组细胞的增生能力降低。

6. 血液系统恶性疾病

老年人恶性淋巴瘤、慢性淋巴细胞白血病、多发性骨髓瘤、骨髓异常增生综合征等的发病率较一般成年人高。

7. 老年人血沉变化

血沉随年龄的增长而增快，这可能与纤维蛋白原含量多和球蛋白含量变化，以及血脂增高有关。

（薛　梅　王恒湘）

第二节　老年人贫血

贫血通常指外周血中血红蛋白浓度、红细胞计数和（或）血细胞比容低于同年龄和同性别正常人的最低值。当成年男性红细胞数少于$4.0\times10^{12}/L$，血红蛋白量少于120g/L，成年女

性红细胞数少于 $3.5\times10^{12}/L$，血红蛋白量少于 110g/L，可诊断为贫血。正常老年人血红蛋白正常值很难确定。因为随着年龄增长，老年人常伴各种退行性变，这些改变有时很难鉴别其生理性或病理性，因此老年人的血象正常值范围的确定极为困难。有学者认为：红细胞数少于 $3.5\times10^{12}/L$，血红蛋白量少于 110g/L，血细胞比容 <35% 可作为诊断贫血的标准。

老年人贫血发生率很不一致，综合文献资料，其发生率为 5% ~20%。老年人原发性贫血较少，继发于其他疾患的贫血较多，成为老年时期最常见的病理过程之一，它不仅加重基础疾病，而且使老年人死亡率升高。根据贫血的发病机制，贫血大体分为四类：健康老年人贫血、原发性贫血、慢性病继发性贫血和老年溶血性贫血。

一、健康老年人贫血

对健康老年人贫血问题看法不尽一致，有人认为健康老年人并不贫血，而大多数人认为，由于生理老化过程发生的贫血是客观存在的事实，这种贫血比较轻，一般属于高血色素大细胞性贫血。

研究表明，健康老年人贫血，红细胞寿命有轻度缩短，与老年人维生素 B_{12}、叶酸，或血清铁不足有关。亦有人报道老年人周围血红细胞与青壮年相比酶的活性和代谢均降低，从而使红细胞脆性增加、红细胞寿命缩短。另外，睾丸酮与造血功能有密切关系，它可刺激红细胞生成素分泌旺盛，从而使红细胞生成增多。老年人睾丸酮分泌不足，故可致红细胞和血红蛋白减少，尤以男性更为显著。

二、原发性贫血

原发性贫血包括缺铁性贫血、巨幼细胞性贫血和再生障碍性贫血。

（一）缺铁性贫血

缺铁性贫血是老年人常见贫血类型之一，比年轻人更常见，男、女无明显差别。

1. 老年人缺铁性贫血的原因

（1）失血：包括急性失血和慢性失血。慢性失血是老年人缺铁性贫血最多见、最重要的原因，特别是消化道出血如消化系统肿瘤、消化性溃疡及溃疡性结肠炎等，妇女应注意生殖器官的恶性肿瘤。

（2）摄入不足：由于长期摄取含铁量低的食物或偏食，或因龋齿、咽喉和食管疾病吞咽困难，引起缺铁性贫血。

（3）铁的吸收不良：因慢性胃炎、胃酸缺乏、胃切除术、腹泻等导致铁的吸收障碍而发生缺铁性贫血。

2. 临床表现

临床症状的轻重与贫血的程度、进展速度有关。缺铁性贫血如果发生很慢，早期可以无症状或症状很轻。贫血较重或进展较快时，其贫血症状表现更明显。最常见的症状有皮肤和黏膜颜色苍白、乏力、心悸、气促、眼花耳鸣等。此外，可有表情淡漠，对周围环境无兴趣，性格和生活习惯改变，以及手感觉异常，手指强直和灼热感等，严重贫血可引起心脏扩大、心力衰竭、心绞痛和各种心律失常，贫血尚可引起呼吸困难、肾功能不全，还可出现皮肤轻度水肿，以下肢踝部为著。

除上述症状外，患者可有原发病的症状。

3. 实验室检查

（1）血象：贫血轻时，红细胞仍属正细胞正色素性，较重者则为典型的小细胞低色素型。MCV、MCH、MCHC 均低于正常。血片中可见到红细胞体积小、形态不一、外形不规则，同时可见椭圆形红细胞、靶形红细胞，其中心淡染区扩大，严重患者，红细胞内的血红蛋白呈一条狭窄的环。网织红细胞计数大多正常或偏低，但亦有轻度增高者。白细胞计数变化不大。血小板计数常增高。

（2）骨髓象：骨髓增生活跃，红系增生明显，多以中晚幼红细胞为主，幼红细胞胞浆较少，体积较小，边缘不整齐。粒系和巨核细胞数量和形态均正常。骨髓涂片经亚铁氰化甲染色含铁血黄素颗粒减少，铁粒幼细胞阴性或极少。

(3)血清铁:血清铁浓度降低,血清铁结合力增高,血清铁蛋白浓度及转铁蛋白饱和度降低。

4. **诊断**

首先明确贫血是否为缺铁,然后寻找缺铁原因。仔细询问病史,根据发病原因,临床表现及血液、骨髓、血清铁等检查结果综合分析,不难作出诊断。铁剂治疗性试验是诊断缺铁性贫血一种简单而可靠的方法。缺铁性贫血患者每日口服铁剂后,短时期内网织红细胞计数明显升高,常于5~10d达高峰,以后又降至正常。

在确定缺铁性贫血后,必须查明缺铁原因,做全面体格检查,特别注意腹部检查,直肠和阴道检查亦不可忽略。根据检查结果再进一步做某些针对性的特殊检查。大便隐血试验应作为任何原因不明缺铁性贫血的常规检查。

5. **治疗**

缺铁性贫血的治疗原则是:①病因治疗,尽可能除去致缺铁性贫血的原因;②补充铁剂。

(1)病因治疗:老年人缺铁性贫血首先要查明病因。病因治疗对纠正贫血的效果、速度、原发疾病的治愈以及防治复发均有重要意义。单纯铁剂治疗有可能使血象好转或恢复正常,但对原发疾病不作处理,将不能巩固疗效。

(2)铁剂治疗:①硫酸亚铁,1次/d,每次0.3g,饭后服,可减少胃肠道反应,为增加铁的吸收,可同时口服维生素C片。②琥珀酸亚铁(速力菲),3次/d,每次0.1~0.2g,对胃肠道刺激较小。③力菲能,每次150mg,2次/d。

为减少铁剂对胃的刺激,应在饭后服药,如果骨髓造血功能正常,口服铁剂一般能迅速取得明显疗效。治疗有效者最早表现是网织红细胞计数上升,常于治疗开始5~10d网织红细胞上升达高峰,血红蛋白2周后明显上升,同时临床症状改善,各种体征逐渐消失,血红蛋白浓度常在治疗后2个月达正常。为补充体内铁贮存量,小剂量铁剂治疗仍需要继续3~6个月。

如口服铁剂未能达到预期效果,其原因可能为:①患者未按医嘱服药;②诊断有误,所患贫血可能不是缺铁性的;③血液继续流失量超过血红蛋白的新合成量;④合并有其他疾病如感染、炎症、恶性肿瘤、肝病或肾病等,干扰了骨髓对铁的利用;⑤腹泻、肠蠕动过速或胃肠解剖部位异常,影响了铁剂的吸收;⑥铁剂在胃肠道不能很好溶解而影响吸收。

缺铁性贫血患者可用铁剂注射液治疗,但由于注射铁剂毒性反应多,且价格昂贵,不如口服方便故必须严格掌握其适应证。适应证如下:①口服铁剂无效或因不良反应不能忍受者;②急需矫正贫血,如短期内须进行手术者;③有胃肠道疾患及胃切除者;④不易控制的慢性失血,失铁量超过肠道能吸收的铁量;⑤有慢性腹泻或吸收不良综合征的患者。常用注射铁剂有右旋糖酐铁和山梨醇铁。

右旋糖酐铁含铁5%,首次给药剂量为50mg,深部肌内注射。如无不良反应,第2天起每日100mg。每提高血红蛋白10g/L,需右旋糖酐铁300mg,总剂量(mg)=300×[正常血红蛋白浓度(g/dl)-患者血红蛋白浓度(g/dl)]+500mg(补充储存铁)。右旋糖酐铁可供静脉注射,但不良反应多而严重,一般少用。山梨醇铁不能静脉注射,每提高血红蛋白10g/L,需山梨醇铁200~250mg。所需总剂量可按照上述右旋糖酐铁所需总剂量的公式计算。

约5%的患者注射铁剂后发生局部疼痛、淋巴结炎、头痛、头晕、发热、荨麻疹、关节痛、肌肉痛、低血压,个别患者有过敏性休克,长期注射过量可发生血色素沉着症等不良反应。

(二)营养性巨幼细胞性贫血

营养性巨幼细胞性贫血是叶酸、维生素B_{12}缺乏所致的一类贫血。老年人发病率较年轻人高。国内老年人巨幼细胞性贫血发病率为5.7%~6.5%。男性多见,男女之比为2.3:1。维生素B_{12}和叶酸是细胞合成DNA过程中的重要辅酶,在叶酸转变为亚叶酸或四氢叶酸时,维生素B_{12}和维生素C起催化作用。DNA在细胞核内,核糖核酸(RNA)在细胞浆及核小体内。叶酸和维生素B_{12}缺乏时DNA合成速度减慢,细胞处于 DNA 合成期的时期延长，但胞浆内 RNA 合成不受影响，因此，RNA 与 DNA 比例失调，形成细胞体积大而核发育较幼稚的状态，引起巨幼细胞改变，形成巨幼细胞性贫血。这种细胞大部分在骨髓内未成熟即被破坏，称原位溶血。类似情况亦可累及粒系细胞和巨核细胞。

1. 叶酸和维生素 B_{12} 缺乏的原因

(1)叶酸缺乏的原因：①摄入量不足，如食物中缺乏、老年人偏食、烹调过度等。②吸收不良，如吸收不良综合征、空肠切除、脂肪性腹泻等。③叶酸利用障碍。红细胞生成过程中需要叶酸辅酶的还原和激活，这主要由维生素 C 来维持。维生素 C 缺乏时，DNA 形成障碍，导致巨幼细胞贫血。此外，叶酸拮抗药如甲氨蝶呤、巯嘌呤、氟尿嘧啶、阿糖胞苷等均可抑制 DNA 合成，导致巨幼细胞性贫血。④过度丢失。剥脱性皮炎、牛皮癣、皮肤细胞脱落、坏死性肝病、血液透析和尿毒症性呕吐均可使叶酸过度丢失，导致巨幼细胞性贫血。⑤需要量增加，如恶性病、感染、肝脏病、肠炎等。

(2)维生素 B_{12} 缺乏的原因：①维生素 B_{12} 摄入不足，此情况较少见。②吸收不良，是老年人维生素 B_{12} 缺乏的主要原因，多由内因子缺乏(如恶性贫血)、全胃切除以及有抗内因子的抗体存在而引起。抗内因子抗体有两型，Ⅰ型为阻断抗体，阻止内因子与维生素 B_{12} 结合；Ⅱ型为结合抗体，能与因子 - 维生素 B_{12} 复合物或内因子结合，影响维生素 B_{12} 吸收。胃肠道疾病如节段性小肠炎、肠道的放射性损伤、乳糜泻、热带性口炎肠泻病以及维生素 B_{12} 拮抗药的应用等均可造成维生素 B_{12} 吸收不良。③需要量增加，老年人因感染或患有甲状腺功能亢进症、肿瘤及溶血性贫血等疾病而导致对维生素 B_{12} 的需要量增多。④维生素 B_{12} 吸收和利用障碍，见于肝病等。

2. 临床表现

巨幼细胞性贫血起病大多缓慢，主要有以下表现：

(1)贫血：主要有头晕、乏力、心悸、气促、耳鸣、面色苍白等一般症状，部分患者可有轻度黄疸。

(2)消化道症状：在贫血发生之前即有消化道症状，如舌炎、食欲减退、消化不良、腹泻、便秘，亦可发生口角炎和口腔黏膜小溃疡。

(3)神经系统症状：典型表现有四肢麻木，软弱无力，共济失调，下肢强直，行走困难，深部感觉减退以至消失，腱反射减弱、消失或亢进，病理征阳性。还可有膀胱、直肠功能障碍、健忘、易激动以至精神失常等症。这些表现与末梢神经变性、脊髓亚急性联合变性和脑组织的损害有关，多出现于维生素 B_{12} 缺乏，尤其是恶性贫血患者。

(4)其他：少数患者可有低热，这与白细胞减少伴发感染有关；因血小板减少可出现紫癜或其他出血症状，少数患者肝脾轻度肿大。

3. 实验室检查

(1)血象：典型病例为大细胞正色素型，血片中常见红细胞大小不均及异形红细胞，以椭圆形大红细胞居多，其染色较深。重症患者可见多染性和嗜碱性点彩红细胞。偶见 Cabot 环及 Howell - Jolly 小体、巨大红细胞。网织红细胞计数不增高或轻度增高。白细胞多减少，粒细胞胞体增大，分叶过多，5 叶以上。个别患者外周血出现少数巨杆状核细胞或巨晚幼粒细胞。血小板通常减少，可见体积如红细胞大小的巨型血小板。

(2)骨髓象：骨髓增生活跃，红系增生显著，以巨幼红细胞增生为主，这类细胞体积较大，核染色质疏松分散，核发育落后于细胞浆，可见到 Howell - Jolly 小体，粒系可出现巨型带状核细胞、晚幼粒细胞及中幼粒细胞，分叶核粒细胞可见分叶过多。巨核细胞通常减少，但亦可正常或稍增多，可出现巨型巨核细胞和分叶过多的巨核细胞。

(3)生化检查

①血清叶酸：正常人≥7ng/ml，叶酸缺乏时 < 3ng/ml；②红细胞叶酸：正常人 165 ~ 600ng/ml 红细胞，叶酸缺乏时 < 150ng/ml 红细胞；③血清维生素 B_{12}：正常人 110.7 ~ 221.4pmol/L (150 ~ 300pg/ml)，B_{12} 缺乏时 < 66.4pmol/L (90pg/ml)，恶性贫血 < 29.5pmol/L (40pg/

ml)；④血清抗内因子抗体：恶性贫血患者约70%阳性；⑤血清间接胆红素常偏高。

4. 诊断

根据病史，临床表现，血象和骨髓象，血清叶酸、维生素 B_{12} 水平测定，诊断营养性巨幼细胞性贫血并不困难。巨幼细胞性贫血诊断成立后必须进一步明确是叶酸缺乏还是维生素 B_{12} 缺乏所致，二者鉴别如下(表 24－2－1)。

表 24－2－1　叶酸缺乏与维生素 B_{12} 缺乏的鉴别

项目	叶酸	维生素 B_{12}
病史及体征		
造成缺乏的原因	营养不良、偏食、肿瘤、药物等	胃肠道手术后、胃肠道疾病
神经系统症状、体征	少见、末梢神经炎	较多见、脊髓联合变性
实验室检查		
血清叶酸值	减低	正常
血清维生素 B_{12} 值	正常	减低
甲基丙二酸尿酸试验	无	有
治疗性试验		
叶酸	有效	无效
维生素 B_{12}	无效	有效

5. 治疗

(1)叶酸缺乏：叶酸 5mg，3 次/d。胃肠吸收不良者可改用肌内注射 5～10mg，1 次/d，直至血象完全恢复正常为止。治疗开始后 2～3d，患者自觉症状好转，食欲增加，网织红细胞计数亦开始上升，一般在 5～8d 达高峰，然后迅渐恢复正常。血红蛋白含量及红细胞计数亦开始上升，白细胞及血小板多在 1 周恢复正常。骨髓巨幼红细胞于用药后 24h 即有显著变化，3～4d内恢复正常。在叶酸治疗之前，必须排除维生素 B_{12}缺乏的可能性。叶酸对治疗维生素 B_{12}缺乏引起的贫血亦有效，但不能减轻神经系统症状，甚至可使之加重，临床上应注意。叶酸缺乏的患者常同时伴有其他维生素缺乏，或蛋白质和铁的缺乏，治疗时应注意补充。本病治愈后只需要去除诱因，一般不需要维持治疗。

(2)维生素 B_{12} 缺乏：由于维生素 B_{12} 缺乏的原因大多与吸收不良有关，故给药方式应该是肌内注射。开始剂量每日 100μg，2 周后改为每周 2 次，连续给药 4 周或待血象恢复正常后每月注射 1 次，作为维持治疗。对于病因不能去除者和恶性贫血者，维生素 B_{12}需终身持续治疗。血象和骨髓象的恢复与叶酸治疗的效应相同。

维生素 B_{12}治疗时，血清和尿中尿酸水平可能升高而引起肾脏损害。由于新生红细胞生成，细胞外钾迅速转移到细胞内，血钾随之下降，故严重巨幼细胞性贫血在治疗早期可突然出现低血钾症而猝死。因此，在治疗过程中应密切观察血钾和尿酸水平。

若治疗后血象改善不明显，应考虑是否同时存在叶酸缺乏、感染、甲状腺功能减退等因素。如果初期血象改善明显，但以后缓慢，应考虑同时有缺铁性贫血存在。

(三)再生障碍性贫血

1. 病因

再生障碍性贫血(简称再障)是因骨髓造血组织显著减少，引起造血功能衰竭而发生的一类贫血。部分病例由于物理、化学或生物因素对骨髓毒性作用所引起，称继发性再障。还有一部分再障尚找不到原因，称原发性再障。

(1)物理因素：各种电离辐射如 X 线、放射性核素等。放射线可直接损害造血干细胞，也可引起造血系统及免疫机制的损害。

(2)化学因素：主要分为化学药品及各种制品两大类。其中药品是致病的主要原因。临床上以氯(合)霉素、抗癌药、抗风湿药、解热镇痛药、磺胺类药为多见。苯及其衍生物是工农业生产中的主要致病因素。

(3)生物因素:主要是一些病毒,如肝炎病毒、EB 病毒。

2. 发病机制

再生障碍性贫血的发生与造血干细胞受损、骨髓微环境缺陷及免疫机制有关。

(1)造血干细胞受损:骨髓培养技术证实,部分再生障碍性贫血患者骨髓细胞体外培养确实存在着干细胞缺陷。CFU - C、CFU - E、BFU - E 的产生率显著低于正常人。上述各种致病因素可以损害干细胞,有缺陷的多能干细胞自身复制速率低于分化率,最终导致干细胞不足而发生全血细胞减少。

(2)造血微环境缺陷:骨髓微环境指骨髓的微循环和基质。实验证明,造血微环境不仅为造血提供支持及营养,更主要的是提供一些造血所必需的因子。再生障碍性贫血患者骨髓活检标本可见到静脉窦壁细胞水肿、网状纤维增加、毛细血管明显坏死,说明造血微环境有病理改变。电离辐射引起的再生障碍性贫血,其基本缺陷可能是骨髓微血管损害,改变了基质微环境,从而干扰骨髓造血细胞的再生。

(3)免疫机制:部分再障发生与免疫机制有关。体外培养实验研究发现,再障患者骨髓及外周血淋巴细胞能抑制红细胞及粒细胞生成。大量免疫抑制剂治疗后,患者自身造血功能可获得恢复。有些患者单独采用抗淋巴细胞球蛋白、环磷酰胺或大剂量肾上腺皮质激素后,临床症状得到缓解。这些结果支持再生障碍性贫血的发生与免疫机制有关。目前,多数人认为再生障碍性贫血是多种机制作用的结果。

3. 再生障碍性贫血诊断标准

1987 年宝鸡会议修定了我国再障诊断标准。①全血细胞减少,网织红细胞绝对值减少;②一般无脾脏大;③骨髓检查显示至少一个部位增生减低或重度减低,如增生活跃,须有巨核细胞明显减少,骨髓小粒中非造血细胞增多;④除外其他引起全血减少的疾病。

4. 临床诊断标准

(1)急性再生障碍性贫血

①临床表现:发病急,贫血呈进行性加剧,常伴严重感染、内脏出血。

②血象:除血红蛋白下降较快外,须具备以下三项中之两项:一是网织红细胞所占比例 $<1\%$,绝对值 $<15\times10^9/L$。二是白细胞明显减少,中性粒细胞绝对值 $<0.5\times10^9/L$。三是血小板 $<20\times10^9/L$。

③骨髓象:一是多部为增生减低,三系造血细胞明显减少,非造血细胞增多,如增生活跃须有淋巴细胞比例增加。二是骨髓小粒非造血细胞及脂肪细胞增多。

(2)慢性再生障碍性贫血

①临床表现:发病慢,贫血、感染、出血较轻。

②血象:血红蛋白下降速度较慢,网织红细胞、白细胞、中性粒细胞及血小板值常较急性型为高。

③骨髓象:三系或两系减少,至少有一个部位增生不良。如增生良好,红系中晚幼红细胞比例增多;巨核细胞明显减少。骨髓小粒中脂肪细胞及非造血细胞增加。

老年再生障碍性贫血特点:①症状不典型,早期易误诊;②贫血重,骨髓非造血细胞增多;③并发症多,主要表现为感染和脑出血;④治疗效果差,病死率高。

5. 治疗

(1)一般治疗:避免各种对骨髓有毒性作用的物质,重视个人和周围环境清洁卫生,预防感染及出血,适量输成分血。

(2)急性再生障碍性贫血(SAA)治疗:由于异基因骨髓移植不适宜治疗老年人 SAA,故临床以免疫治疗为主。目前抗胸腺细胞球蛋白(ATG)或抗淋巴细胞球蛋白(ALG)、环孢素(CSA)及大剂量皮质激素治疗已成为老年人 SAA 标准疗法。

①ATG 或 ALG:ATG 或 ALG 属于免疫调节剂,可以杀伤抑制性 T 细胞,使辅助性 T 细胞增加,T_4/T_8 比值恢复正常。临床上常用马

或猪 ATG，剂量为 10～15mg/(kg·d)；兔的 ATG 剂量为 3～5mg/(kg·d)，静脉滴注，连用 4～5d。单独应用的有效率为 28%～70%，应用 1 个疗程复发后再次应用有半数患者仍有效。与其他免疫抑制剂联合应用，有效率可达 80%。

②环孢素(CSA)：为免疫抑制剂，可杀伤抑制性 T 细胞。国内临床所用剂量多为 3～6mg/(kg·d)，分 2 次口服，不短于 3～6 月。单用有效率 40%～50%，血液学改善多在用药 3 个月后出现。与 ATG 或 ALG 联用的反应率为 70%。

③肾上腺糖皮质激素：大剂量甲泼尼龙 20～30mg/(kg·d)静脉滴注，连用 3d，以后每隔 4～7d 剂量减半，至维持量 20～30mg/d。老年人谨防不良反应。

(3)慢性再障(CAA)的治疗：CAA 发病多缓慢，治疗原则是联合用量、长疗程治疗，有效率可达 60%～80%。目前较多采用雄激素加环孢素的联合治疗。

①雄激素：通过使促红细胞生成素生成增加而发挥作用，对慢性再生障碍性贫血疗效较肯定。常用制剂：丙酸睾酮 50～100mg，肌内注射，每日或隔日 1 次；司坦唑醇(康力龙)2～4mg 口服，3 次/d，一般在 3～6 个月后见效，首先网织红细胞升高，然后血红蛋白上升。连用半年无效者应停药。不良反应有毛发增多、痔疮、女性停经及男性化、肝功能损害等；十一酸睾酮(安雄)50mg/d，口服，每疗程宜在 3 个月以上。

②糖皮质激素：可抑制自身免疫反应，增强毛细血管抵抗力，适用于免疫因素引起的再生障碍性贫血或有出血症状的患者。常用剂量为泼尼松每日 20～30mg，顿服或分次口服。

③免疫抑制剂：如环孢素，通常与雄性激素等联合应用；而左旋咪唑、环磷酰胺在 ATG 及环孢素等出现后，已较少应用于 AA 的治疗。

④中医中药治疗：如复方皂矾丸、再障生血片等。

⑤其他：一叶秋碱：有脊髓兴奋作用，每日 16mg 肌内注射，每疗程 16～180d；硝酸士的宁：有脊髓兴奋及扩张微血管、改善造血微环境等作用。可持续或间断给药，剂量 1～5mg，肌内注射。

三、慢性病继发性贫血

慢性病性贫血通常指继发于其他系统疾病如慢性感染、恶性肿瘤、肝脏病、慢性肾功能不全及内分泌异常等直接或间接影响造血组织而导致的一组慢性贫血，这一类贫血也是老年人常见的贫血原因。本组贫血的症状和体征多种多样，除原发病的临床表现外，还有贫血和其他血液学异常。老年人由于慢性病较多，故慢性病所致贫血甚为多见，且因起病缓慢而隐袭，症状多无特征性而易于漏诊、误诊。

(一)慢性感染或炎症所致贫血

凡持续 1～2 个月以上的感染、炎症常伴有轻至中度贫血，这类贫血一般有低铁血症、总铁结合力降低和单核-吞噬细胞系统铁质沉着的特点。

慢性病的缺铁性贫血实际上是假性缺铁，正常时肝脾中的巨噬细胞可清除衰老红细胞内的铁，可溶性铁转移蛋白、脱铁转铁蛋白与单核-吞噬细胞系统的巨噬细胞结合，吸收铁之后转变为铁转蛋白，巨噬细胞携带铁转蛋白经循环进入骨髓腔后释放出铁，铁进入红细胞前形成血红蛋白，伴随铁的转移，脱铁、铁转蛋白又被释放回血浆。在炎症时，炎性细胞释放白细胞介素 1，并刺激中性粒细胞释放一种能与铁结合的蛋白-脱乳铁传递蛋白，和脱铁转铁蛋白竞争与铁结合。铁与之结合形成乳铁传递蛋白，不能转运到红细胞前体，故铁不能被利用，铁沉积在巨噬细胞内，不能生成红细胞，导致低色素性贫血。

另外，各种非特异性因素刺激单核-吞噬细胞系统，加强对红细胞吞噬破坏作用，导致红细胞寿命缩短，超过造血组织相应的代偿能力，这是引起慢性疾病性贫血的重要环节。

(二)恶性肿瘤所致的贫血

恶性肿瘤特别是大多数实体瘤在老年的发病率较高，因此老年人有贫血要高度警惕是否有恶性肿瘤，如胃癌、肠癌。

恶性肿瘤引起的贫血机制与慢性感染引起的贫血机制相似，为铁利用障碍，其他因素还有癌细胞转移至骨髓而影响正常造血功能、肿瘤细胞生长过快或消化道肿瘤引起营养不良性贫血，肿瘤本身所致胃肠道慢性失血，放、化疗对造血系统的影响。

贫血的临床表现常被原发疾病症状掩盖，贫血一般并不严重，多为正细胞正色素型，但重度贫血时可为小细胞低色素型。实验室检查与慢性感染所致的贫血特征相似，如果骨髓受肿瘤侵犯，骨髓中可见癌细胞，如果伴有溶血性贫血可出现黄疸。

（三）肾性贫血

慢性肾功能不全常出现贫血，其程度大致与尿毒症轻重有关，属正细胞正色素性。肾脏是一个既有排泄功能又有分泌功能的脏器，肾衰竭时促红细胞生成素生成障碍，影响骨髓造血，从而发生慢性肾衰竭性贫血。

临床表现除一般贫血症状、体征外，有肾衰竭的症状、体征。实验室检查为正细胞正色素性贫血，网织红细胞百分比不高，白细胞和血小板计数一般正常，骨髓象大致正常。肾衰竭进展时，骨髓也可呈低增生状态，幼红细胞成熟受到明显抑制。

（四）肝病性贫血

肝硬化或慢性肝炎可出现中度贫血，引起贫血的因素包括：①红细胞寿命缩短；②门静脉高压时血浆容量增大，血液相对稀释；③胃肠道出血；④营养性叶酸缺乏；⑤肝衰竭患者血红蛋白生物合成障碍；⑥病毒性肝炎可导致肝炎后再生障碍性贫血或纯红再生障碍性贫血。

贫血类型主要为正常细胞或轻度大细胞性，多染性细胞和网织红细胞也可轻度增多，骨髓细胞常呈增生象。

（五）内分泌疾病性贫血

老年人内分泌功能一般减退，但引起贫血的主要因素为甲状腺、肾上腺和垂体功能减退。

甲状腺功能减退症（简称甲减）患者常呈现不同程度贫血，发病原因是甲状腺激素缺乏，促红细胞生成素处于较低水平，红细胞生成相对不活跃所致。实验室检查多为轻度或中度正细胞正色素性贫血，骨髓象可呈轻度增生低下现象。

肾上腺皮质功能减退可引起糖皮质激素分泌不足，机体功能下降，不能产生足够促红细胞生成素导致贫血。

垂体功能减退所致贫血是继发于甲减、肾上腺和生殖腺功能减退，雌激素具有促进红细胞生成素生成的作用，因此，性腺功能减退的患者可同时有贫血症状。

（六）治疗

1. 治疗原发病

随着原发病的缓解，贫血可被纠正。

慢性病缺铁性贫血须与真正缺铁性贫血进行鉴别，治疗上不同于缺铁性贫血，主要是原发病的治疗，随着原发病缓解，贫血被纠正。除慢性肾衰竭并发贫血比较严重外，大部分慢性病贫血并不严重，甚至不一定治疗。对于内分泌功能减退，在补足缺少的激素后，贫血即可纠正。若伴有叶酸或维生素 B_{12} 以及铁剂缺乏，给予补充。

2. 输血

贫血重者可输血，一般输注浓缩红细胞，贫血可被纠正。

3. 重组红细胞生成素

可以纠正慢性肾衰竭引起的贫血，治疗效果显著，疗效与剂量和用药时间有关。其他慢性病性贫血如恶性肿瘤化疗后贫血等，使用此药不但增加血红蛋白含量，减少输注浓缩红细胞的需要量，而且能改善生活质量。常用剂量范围是25～250U/kg，1 周皮下注射 3 次，或静脉注射 150～600U/kg，每周 2 次，至少使用 2～3 个月。

四、老年溶血性贫血

老年溶血性贫血是某种原因使红细胞破坏增多、加快，超过造血补偿能力范围时所发生的一种贫血，临床主要表现为黄疸、贫血、脾大。

老年人溶血性贫血皆为继发性，尤其恶性淋巴瘤、慢性淋巴细胞性白血病多见，其次是高胆固醇血症，这些情况能使红细胞脆性增加、红细胞寿命缩短，此外，急、慢性肾功能不全和癌广泛转移，可引起微血管损伤而继发溶血性贫血，周围血中出现异形红细胞是诊断的重要依据。治疗上主要是去除病因，输洗涤红细胞及应用激素。

（薛　梅　王恒湘）

第三节　老年人恶性淋巴瘤

恶性淋巴瘤是原发于淋巴结或结外淋巴组织的恶性肿瘤。临床特征为无痛性、进行性浅表淋巴结肿大，常伴有肝脾脏大，晚期有贫血、发热和恶病质表现。根据病理及临床表现可将本病分为霍奇金病（HL）和非霍奇金淋巴瘤（NHL）两大类。HL 的发病有两个年龄高峰，第一峰在 20～24 岁，第二峰在 75～79 岁，且第二峰高于第一峰。NHL 的发病率和病死率有增高趋势，随着年龄的增长 NHL 的病死率也随之增多。我国淋巴瘤的特点：①沿海地区的发病率和病死率高于内地；②发病年龄曲线高峰在 40 岁左右；③HL 发生率远低于欧美等国家，占恶性淋巴瘤的 8%～11%；④NHL 中的滤泡型所占比例很低，弥漫型占绝大多数；⑤T 细胞淋巴瘤高于欧美国家。

一、病因和发病机制

发病原因不明，部分患者可能和病毒感染有关，尤其是伯基特淋巴瘤的发病与 EB 病毒感染密切相关。胃黏膜相关淋巴瘤与幽门螺杆菌有密切关系。免疫功能低下也是发病因素，获得性及医源性免疫功能缺陷者（如器官移植后免疫抑制状态），其发病率常比正常人高出数倍。近年分子生物学研究揭示，90% 淋巴瘤患者有染色体异常，最常见相互易位，10% 以上患者有两种最常见的相互易位即 t（8；14）（q24；q32），这种易位可能导致癌基因的失控，从而使细胞生长失控。

二、病理与分类

（一）霍奇金病（HL）

HL 的组织病理学分型与临床分期密切相关，对决定治疗方案和预测预后都有重要意义。病理组织学发现 R－S 细胞是其特点。2001 年世界卫生组织将 HL 分为结节性淋巴细胞为主型 HL 和经典型 HL，共两类 5 型（表 24－3－1）。

表 24－3－1　HL 的病理分类

REAL 分类	WHO 分类
Ⅰ结节性淋巴细胞为主型	Ⅰ结节性淋巴细胞为主型
Ⅱ结节硬化型	Ⅱ经典型
Ⅲ混合细胞型	1. 结节硬化型
Ⅳ淋巴细胞消减型	2. 混合细胞型
Ⅴ富于淋巴细胞的经典型	3. 淋巴细胞消减型
	4. 富于淋巴细胞的经典型

老年人淋巴瘤组织学改变与其他年龄组无大差别，但好发类型则不尽相同，老年患者较多见，淋巴细胞消减型、弥漫型。

（二）非霍奇金淋巴瘤（HNL）

NHL 病理类型是决定其治疗及预后的主

要因素,但长期以来,NHL 的命名和分类极不一致,由于肿瘤细胞的异质和异形性,各标准只是侧重不同角度而已。目前较常用国际工作分类(表 24-3-2)。

表 24-3-2 NHL 的国际工作分类(国际专家组,1982)

恶性程度	病理组织学特点
低度恶性	①小淋巴细胞型(可伴浆细胞样改变)
	②滤泡性小裂细胞型
	③滤泡性小裂细胞与大细胞混合型
中度恶性	④滤泡性大细胞型
	⑤弥漫性小裂细胞型
	⑥弥漫性大、小细胞混合型
	⑦弥漫性大细胞型
高度恶性	⑧免疫母细胞型
	⑨淋巴母细胞型(扭曲细胞与非扭曲细胞)
	⑩小无裂细胞(Burkitt 或非 Burkitt 淋巴瘤)
其他	毛细胞型、皮肤 T 细胞型、蕈样真菌病,组织细胞型,骨髓外浆细胞瘤,不能分型

2001 年 WHO 在 REAL 分类基础上制定了新的淋巴组织肿瘤分型方案,该方案既考虑了形态学特点,也反映了应用单克隆抗体、细胞遗传学和分子生物学等新技术对淋巴瘤的新认识和确定新的病种,该方案还把淋巴细胞白血病包括在内(表 24-3-3)。

三、临床分期

目前广泛采用的是 Ann Arbor 分期法(表 24-3-4)。

四、临床表现

由于病变部位和范围不相同,临床表现很不一致。原发部位可在淋巴结,也可在结外的淋巴组织,结外淋巴组织原发病变多见于 NHL。疾病播散方式有从原发部位向邻近淋巴结依次播散者如 HL,也有越过邻近而向远处淋巴结播散者,常见于 NHL。NHL 还可起源于多处,所以一旦临床确诊,常已播散全身。

表 24-3-3 世界卫生组织造血和淋巴组织肿瘤分类

B 细胞肿瘤	T 细胞/NK 细胞肿瘤
前体 B 细胞肿瘤	前体 T 细胞肿瘤
前体 B 淋巴母细胞白血病/淋巴瘤	前体 T 淋巴母细胞淋巴瘤/白血病(前体 T 细胞急性淋巴母细胞白血病)
成熟(外周)B 细胞肿瘤	成熟(外周)T 细胞/NK 细胞肿瘤
慢性淋巴细胞白血病/小淋巴细胞淋巴瘤	T 细胞幼淋巴细胞白血病
B 细胞幼淋巴细胞白血病	T 细胞颗粒淋巴细胞白血病
淋巴浆细胞淋巴瘤(免疫母细胞瘤)	侵袭性 NK 细胞白血病
滤泡淋巴瘤	成人 T 细胞淋巴瘤/白血病
套细胞淋巴瘤	结外 NK/T 细胞淋巴瘤,鼻型
结外黏膜相关淋巴瘤	肠病型 T 细胞淋巴瘤
淋巴结边缘带 B 细胞淋巴瘤	肝脾 γδT 细胞淋巴瘤
脾边缘带 B 细胞淋巴瘤	皮下脂膜炎性 T 细胞淋巴瘤
毛细胞白血病	蕈样真菌病/Sézary 综合征
浆细胞瘤/浆细胞骨髓瘤	原发皮肤型间变性大细胞淋巴瘤
弥漫大 B 细胞淋巴瘤	外周 T 细胞淋巴瘤,非特指型
原发纵隔大 B 细胞淋巴瘤	血管免疫母细胞 T 细胞淋巴瘤
血管内大 B 细胞淋巴瘤	原发系统型间变大细胞淋巴瘤(T 细胞/裸细胞型)
原发渗出性淋巴瘤	恶性潜能未确定的 T 细胞增殖疾病
伯基特淋巴瘤/白血病	淋巴瘤样丘疹病
恶性潜能未确定的 B 细胞增殖疾病	
淋巴瘤样肉芽肿病	
移植后淋巴增生病变	

表 24－3－4　霍奇金病分期法(Ann Arbor,1971)

分期	病变范围
Ⅰ	病变涉及单个淋巴结区,或单个淋巴结以外的器官或部位(IE)
Ⅱ	病变涉及横隔一侧2个或2个以上淋巴结区(Ⅱ)或伴有淋巴结外局部器官或组织涉及(ⅡE)
Ⅲ	病变涉及横隔两侧淋巴结区(Ⅲ)或伴有脾涉及(Ⅲs);或同时伴有一个结外器官,局限性(ⅢE);或两者并存(ⅢSE)
Ⅳ	弥漫性或播散性累及一个或多个淋巴结外器官或组织,伴有或不伴有淋巴结涉及,除按解剖部位进行分期外,根据有无全身症状分为A或B,其中A表示无全身症状,B表示有全身症状。全身症状包括发热、盗汗、体重下降、皮肤瘙痒。上述分类方法也适应于NHL,但对预后及治疗意义较HL小

(一)淋巴结肿大

恶性淋巴瘤大多首先侵犯浅表和(或)纵隔、腹膜后、肠系膜淋巴结,少数原发于结外器官,实际受侵犯的淋巴结区比临床发现者远为广泛。HL患者病变邻近淋巴结受侵约占2/3,而NHL侵犯远位淋巴结的概率较高。淋巴结一般表现为无痛性肿大及相应器官压迫症状、体征。

(二)结外病变

91%的HL只侵犯淋巴结,而NHL结外受侵可为40%～50%,某些特殊类型淋巴瘤结外受侵的比例可高达70%～90%。结外病变主要侵犯肝、脾、胃肠道、皮肤和中枢神经系统等器官。30%～40%的NHL患者有肝、脾肿大,原发性胃肠道淋巴瘤是NHL结外病变最多见部位。

(三)全身表现

部分患者可有发热、皮肤瘙痒、盗汗及消瘦等全身症状,并为最早出现的临床表现。

(1)发热:表现为原因不明的持续或周期性发热,抗生素治疗无效,周期性发热见于1/6 HL患者。

(2)盗汗:常在退热时出汗,亦可无发热而盗汗明显。

(3)体重下降:半年内不能解释的体重下降超过10%有意义。

上述三种症状与疾病的预后有关,可能标志着疾病进展,机体免疫功能衰竭。此外,全身症状尚有皮肤瘙痒及饮酒后淋巴结疼痛,与预后无关。

五、实验室检查

(一)血液学

贫血多见,晚期尤为严重,少数患者可发生溶血性贫血,Coombs试验可以阳性。白细胞计数多数正常,少数轻度或明显增多,晚期血小板数减少。NHL血源播散较早,约20% NHL晚期并发白血病,此时血象酷似急性淋巴细胞白血病。

(二)血沉

病情活动时增快,经治疗病情好转减慢,对预后的判定有参考价值。

(三)骨髓检查

大无特异性发现,HL累及骨髓时可查见R－S细胞,NHL患者骨髓检查十分必要,一般涂片阳性率较低,须行骨髓活检,有条件可行融合基因检测。

(四)免疫学检查

结核菌素、淋巴细胞转化试验及玫瑰花瓣形成试验均可提示细胞免疫功能低下,病变早期IgG、IgA轻度增高,IgM减少,个别晚期患者有低丙球蛋白血症。

(五)血液生化

血清乳酸脱氢酶常常增高,如果增高较显

著，预后不佳。血清铁蛋白及血清铜增高，并随病情缓解而下来。

六、影像学检查

（一）X线检查

常规摄胸片可以了解肺门、肺门淋巴结及纵隔有无改变，而胃肠道钡餐及胃肠内镜检查，对确定胃肠道病变的有无有重要意义。

（二）B型超声波检查

主要用于腹腔及盆腔病变的检查，可发现直径>2cm的淋巴结及确定有无肝、脾大，占位性病变和结构变化。

（三）CT、MRI检查

对发现胸腔、纵隔、腹腔内尤其是腹膜后淋巴结病变及肝、脾病变极有价值。

（四）正电子发射计算机体层显像（PET）CT

可以显示淋巴瘤或淋巴瘤残留病灶，是一种根据生化影像来进行肿瘤定性诊断的方法。目前，常用于治疗前分期及疗效评估。

七、诊断与鉴别诊断

淋巴瘤的诊断有赖于病理组织学检查，淋巴结活检是最常采用的方法，淋巴结切片对肿瘤细胞的形态学鉴别帮助较大。详尽的病史、体检以及辅助检查，包括血常规、尿常规、肝肾功能、骨髓检查、胸片、B超、核素扫描、全身CT、MRI以及下肢淋巴管造影等都是临床分期的基本依据。必要时可做剖腹探查等以明确诊断。

临床上淋巴瘤易被误诊，尤其易被误诊为淋巴结炎和淋巴结核，以发热为主要表现的淋巴瘤，须与结核病、败血症、结缔组织病等鉴别，而结外淋巴瘤须和相应器官的其他恶性肿瘤相鉴别。

八、治疗

老年淋巴瘤患者治疗原则与其他年龄组相同，但老年患者的治疗常因存在其他慢性疾病而受到影响，主要因患者对化疗、放疗的耐受性降低，从而迫使疗程缩短，治愈率下降。因此对老年人淋巴瘤的治疗应根据分期与患者健康状态，必须个体化处理，包括设计特殊的化疗方案和加强全身支持治疗。

临床以化疗为主的化、放疗结合的综合治疗是淋巴瘤的基本治疗策略。放疗适用于Ⅰ$_A$、Ⅱ$_A$、HL患者以及低度恶性NHL，Ⅰ期和Ⅱ期中度恶性NHL等，部分患者也可采用放疗、化疗联合治疗。化疗适于Ⅰ$_B$、Ⅱ$_B$、Ⅲ$_A$及Ⅲ$_B$、Ⅳ期及纵隔巨大肿块的HL患者、Ⅲ－Ⅳ期低度恶性期、Ⅱ期中度恶性和高度恶性NHL患者。化疗方案主要根据组织类型、临床分期及患者全身状况制定。

（一）霍奇金淋巴瘤

1. 放疗

病变在膈上采用斗篷式，照射部位包括两侧从乳突端至锁骨上下、腋下、肺门、纵隔至横膈的淋巴结，要保护肱骨头、喉部及肺部免受照射。病变在膈下倒“Y”字照射，包括从膈下淋巴结到腹主动脉旁、盆腔及腹股沟淋巴结，同时照射脾区。剂量为30～40Gy，3～4周为1个疗程。

2. 化疗

HL是一种化疗能治愈的恶性肿瘤，既往选用MOPP治疗方案，用MOPP 3个月内CR的患者缓解期比较长。CR后复发的病例再用MOPP方案，59%可获得第2次缓解。第1次缓解期超过1年，复发后经MOPP方案治疗，93%有二次CR的希望。MOPP的主要不良反应是对生育功能的影响及引起继发性肿瘤。治疗延续3个月以上第2种肿瘤的发生率为3%～5%，不孕率为50%。

COPP方案以环磷酰胺700mg/m^{2}代替MOPP中的氮芥，较MOPP方案温和，至少用6

个疗程,或一直用至完全缓解再加用2个疗程。

目前,治疗HL标准方案为ABVD方案,CR率为80%,5年生存率达75%,长期无病生存率(DFS)达50%,总的缓解率为75%～80%。近来有研究认为,ABVD是最有潜力的HL治疗方案,能有效治疗HL,并将疾病复发率和治疗相关毒性降至最低水平。

(二)非霍奇金淋巴瘤

NHL不是沿淋巴结区依次转移,而是跳跃性播散且有较多结外侵犯,这种多中心发生的倾向使NHL临床分期的价值和扩大照射的治疗作用不如HL,决定了其治疗策略应以化疗为主。

1. 惰性淋巴瘤

B细胞惰性淋巴瘤包括小淋巴细胞淋巴瘤、边缘区淋巴瘤和滤泡性淋巴瘤等,T细胞惰性淋巴瘤指蕈样肉芽肿/赛塞里综合征。由于惰性恶性NHL病情发展缓慢、生存期较长,对化、放疗有效,但不易缓解,个别患者有自发性肿瘤消退现象,该组Ⅰ期和Ⅱ期放疗或化疗后存活可达10年,Ⅲ期和Ⅳ期患者化疗后会多次复发,但中位生存时间也可达10年。故是否诊断后立即治疗尚有争议,既往多数主张姑息性治疗原则,尽可能推迟化疗,定期观察,单独给予苯丁酸氮芥4～12mg,1次/d,口服,或环磷酰胺100mg,1次/d,口服。如病情有所发展,联合化疗可用COP方案、CHOP方案。临床试验表明无论单药或联合化疗,强烈化疗效果差,不能改善生存。

近年来,用于治疗淋巴瘤的新药如氟达拉滨、美罗华(利妥昔单抗)等大大改善了惰性淋巴瘤的完全缓解率和无病生存率,目前,含氟达拉滨的联合化疗方案(联合环磷酰胺、米托恩琨)以成为惰性淋巴瘤的一线治疗方案。

2. 侵袭性淋巴瘤

B细胞侵袭性淋巴瘤包括套细胞淋巴瘤、大B细胞淋巴瘤和Burkitt淋巴瘤等,T细胞侵袭性淋巴瘤包括血管免疫母细胞性T细胞淋巴瘤、间变性大细胞淋巴瘤和周围性T细胞淋巴瘤等。侵袭性淋巴瘤属中度、高度恶性NHL,宜立即化疗。CHOP方案为侵袭性NHL的一线治疗方案,但对T细胞淋巴瘤效果不确定。3周为1个疗程,4个疗程不能缓解,应改变化疗方案。

完全缓解后巩固2个疗程,可结束治疗,但化疗不应少于6个疗程。长期维持治疗并无好处,本方案的5年无病生存率达41%～80%,该方案与其他方案(如COP－BLAMⅢ)比较,在无病生存期等方面无显著性差异,而不良反应及治疗费用更低,不论分期均应以化疗为主,对化疗残留肿块、局部巨大肿块或中枢神经系统累及者,可行局部放疗扩大照射作为化疗的补充。

新一代化疗方案如m－BACOB缓解率高,长期无病生存率增加到55%～60%,其中,中等剂量甲氨蝶呤还可预防中枢神经系统淋巴瘤,更强烈的新方案COP－BLAM可使长期无病生存率增加至60%～70%,但因毒性较大,不适于老年及体弱者。外用T细胞淋巴瘤还可用含VP16,博莱雷素等治疗方案治疗。

3. 血管免疫母细胞性T细胞淋巴瘤及Burkitt淋巴瘤

此种类型进展较快,如不积极治疗,几周或几个月内就会死亡,应采用强烈的化疗方案予以治疗,大剂量环磷酰胺组成的化疗方案对Burkitt淋巴瘤有治愈作用,应考虑使用。

4. 胃黏膜相关性淋巴样组织淋巴瘤

化疗同时可合并使用抗幽门螺杆菌的药物杀灭幽门螺杆菌,有文献报道,个别早期患者单独经抗菌治疗后,症状改善,淋巴瘤消失。

5. 其他

全身广泛布散或有白血病发展倾向或已转化成白血病的淋巴瘤可采用治疗淋巴细胞白血病的化疗方案,如VDLP方案。

(三)淋巴瘤的其他治疗

1. 干扰素治疗

不同病理类型其疗效不同,对蕈样肉芽肿和低度恶性淋巴瘤疗效更好,一般用于巩固治疗,可使5年生存期延长。

2. bcl－2 的反义寡核苷酸

可减少 bcl－2 基因的表达，促使表达 bcl－2的淋巴瘤细胞凋亡，靶向治疗淋巴瘤，并可以与其他各种治疗手段联合使用。

3. 单克隆抗体

凡 CD20 阳性的 B 细胞淋巴瘤，均可用 CD20 单抗（利妥昔单抗）治疗。利妥昔单抗与 CHOP 等联合化疗方案治疗 CD20 阳性的淋巴瘤包括惰性或侵袭性淋巴瘤，可明显提高完全缓解率和延长无病生存时间。B 细胞淋巴瘤在造血干细胞移植前用利妥昔单抗做体内净化，可以提高移植治疗的疗效。T 细胞淋巴瘤可以选用抗 CD52 单抗治疗。

4. 手术治疗

一般仅限于组织活检，但对于原发于扁桃体、胃、小肠、脾、肾等部位的 NHL，在一定条件下，可先行肿瘤切除术，再行术后放疗或化疗。

5. 支持治疗

晚期患者往往有贫血、白细胞或血小板减少，可予成分输血或造血生长因子，使化疗、放疗顺利进行并减少治疗相关性感染。

6. 造血干细胞移植

由于老年人重要脏器功能减退及对大剂量放化疗耐受性差等原因，异基因骨髓移植不适宜治疗老年人淋巴瘤。少数全身状况好、难治易复发的侵袭性淋巴瘤在化疗缓解后可考虑自身外周造血干细胞移植，以期最大限度地杀灭肿瘤细胞，取得较长期缓解和无病存活。

九、预后

在 20 世纪，HL 和 NHL 的治疗已取得了很大进步，现在，HL 和 NHL 的某些亚型已有可能采用化、放疗治愈。HL 是化疗可治愈的肿瘤之一，其预后与组织类型及临床分期密切相关。淋巴细胞为主型预后最好，5 年生存率为 90%以上；而淋巴细胞消减型最差，5 年生存率仅为 27.4%。HL 的临床分期与预后有关，Ⅰ期与Ⅱ期 5 年生存率在 90%以上，Ⅳ期为 30%左右；有全身症状者较无全身症状者为差；老年人的预后一般比中青年为差；男性的预后较女性为差。

NHL 的预后与临床分期有一定相关。Ⅰ－$Ⅲ_A$期老年患者采用适当的治疗，5 年生存率可达 85%，大部分患者并不是死于本病，而是死于其他疾病。$Ⅲ_B$ 和Ⅳ期老年患者很少能耐受全剂量化疗，若能耐受并反应良好，生存期可延长 3～4 年。但复发率高，NHL 的预后与病理类型密切相关。

（薛　梅　王恒湘）

第四节　多发性骨髓瘤

多发性骨髓瘤（multiple myeloma，MM）是一种单克隆恶性浆细胞增生性疾病，是好发于老年人的血液系统恶性肿瘤。由于瘤性浆细胞克隆性增生，形成大量单克隆恶性浆细胞，该细胞主要侵犯骨髓，也可浸润髓外组织，合成和分泌大量结构均一的单克隆免疫球蛋白或多肽链亚单位，临床上出现骨骼破坏、贫血、肾脏损害和反复感染等一系列表现。

一、病因及发病机制

遗传因素、电离辐射、慢性抗原刺激和 C 型病毒感染等可能与本病发病有关，癌基因 c－myc、ras 的激活可能与本病有关，癌基因可被基因重组、染色体易位以及病毒感染、电离辐射等多种机制激活。被激活的癌基因蛋白质产物可能促使单克隆浆细胞无节制的增生，并伴有分化成熟异常而导致本病。已发现某些骨髓瘤患者 c－myc 基因高表达和 c－myc 基因重组。部分患者有高水平的 ras 基因蛋白质产物。在实验研究中，用逆转录病毒为载体，将点突变激活的 hras 基因植入经 EB 病毒感染的人 B 淋巴细胞，可导致该 B 淋巴细胞转化为恶性浆细胞。这些研究结果显示，癌基因可能与本病发病有关。

关于发病机制,多数学者认为遗传因素或某种获得性因素(如慢性抗原刺激)的综合影响促使某个浆细胞发生恶变,另外,IL－6的过度表达、骨髓微环境异常以及血管新生均与MM发生有关。恶性细胞大量增生并保留合成和分泌免疫球蛋白的特性。恶性浆细胞广泛浸润骨髓,造血功能被抑制,导致贫血、血小板和白细胞均减少。单克隆免疫球蛋白与凝血因子形成复合物,干扰凝血过程;单克隆免疫球蛋白覆盖于血小板表面,影响血小板聚集并使血小板减少;血流黏滞增高,损坏毛细血管等因素均可导致出血。肾脏损害主要是由于大量轻链从肾小球滤过并被肾小球重吸收所造成的高钙血症、高黏滞性综合征、淀粉样变性及瘤细胞浸润可加重肾脏损害。由于异常单克隆免疫球蛋白缺乏免疫活性,正常多克隆免疫球蛋白合成缺陷,故易并发感染。

二、临床表现

MM发病率在我国男性为0.385/10万人,女性为0.287/10万人,国外报道为2～3/10万人,老年人具体发病数不详。国外发病年龄平均为64岁,高峰在70～80岁;我国发病年龄高峰为45～55岁,比国外年轻。据国内某些资料统计,老年人的发病数占同期该病例的33.3%～50%。男女均可发病,男性稍多。主要临床表现如下:

1. 骨髓瘤细胞浸润和破坏骨组织

(1)骨痛:骨痛发生率高达70%,是本病的主要症状之一,老年人的骨痛好发于腰骶部,其次为胸骨、肋骨及四肢骨。易发生病理性骨折,常见于下胸椎、上腰椎及肋骨,瘤组织穿透骨质、侵及邻近组织,可形成肿块。

(2)髓外侵犯:以肝、脾、淋巴结和肾脏多见。临床发现肝大者约40%,半数有脾大,一般均为轻度肿大。

(3)神经系统症状:以椎体破坏压缩后压迫脊髓导致截瘫为多见,此外还可有神经根损害和脑神经病变。

2. 血浆球蛋白异常引起的症状和体征

(1)感染:由于骨髓瘤细胞异常增生,合成和分泌化学结构及免疫特性相同的单克隆免疫球蛋白或其多肽链的亚单位("M"蛋白),同时,正常浆细胞多克隆增生受到抑制,正常免疫球蛋白合成及分泌减少,导致体液免疫缺陷。多见呼吸道、泌尿系、皮肤感染,严重者可并发败血症。病毒感染以带状疱疹多见,患者常有反复感染,并可成为最早的临床表现或促使患者就医的原因。在病程晚期,感染是致死的主要原因之一。

(2)高钙血症:血钙升高可引起头痛、呕吐、嗜睡,甚至心律失常或昏迷。血钙沉积于肾脏可引起肾脏损害。大量钙自尿中排出使尿量过多,加之高钙引起呕吐,可导致脱水。

(3)高凝综合征:大量单克隆免疫球蛋白提高了血液黏滞性,使血液流动迟缓,引起微循环障碍、毛细血管渗出或出血。老年人视网膜、脑、肾等脏器的微循环最易受到损伤,引起头晕、视力障碍和手足麻木等症状。

3. 出血倾向

以鼻出血和齿龈出血多见,也可发生皮肤紫癜。出血原因:①血小板减少以及M蛋白包裹血小板影响血小板功能;②M蛋白与纤维蛋白单体结合,影响纤维蛋白多聚化;③高球蛋白血症和淀粉样变对血管壁损伤;④球蛋白通过免疫反应与纤维蛋白、凝血酶原及因子Ⅴ、Ⅶ、Ⅷ等结合,降低其凝血活性。

4. 肾功能损害

为本病重要表现之一,发生于40～50岁的患者。导致肾脏损害的因素很多,游离轻链可沉积于肾小管并形成管型,阻塞、损伤肾小管。血钙过高、尿酸过多也可引起肾脏损害。临床表现有蛋白尿、管型尿,甚至肾衰竭。

5. 贫血及出血倾向

贫血见于大多数患者,随病情进展而加重,重者血红蛋白低至30g/L。出血多表现为黏膜渗血或皮肤紫癜,晚期可发生内脏出血、颅内出血可引起死亡。少部分患者可发展为浆细胞性白血病,症状与急性白血病相似。

6. **淀粉样变性**

据国外报道,8% ~15% 的骨髓瘤患者尤其是 IgD 型患者伴发淀粉样变性。淀粉样物质广泛沉积于多个组织、器官及瘤组织之中,引起相应器官的形态和功能改变,淀粉样物沉积于关节内,可引起关节疼痛和类风湿样结节形成。

三、实验室检查

1. **血液学**

贫血为首见征象,属正常细胞正色素型。红细胞在血片上排列成缗线状,可伴有少数幼粒 - 幼红细胞。血沉显著增快至 100mm/h。晚期有全血细胞减少,并可发现骨髓瘤细胞在血中大量出现,超过 2×10^9/L 者,称为浆细胞性白血病。

2. **骨髓象**

主要为浆细胞系异常增生(至少占有核细胞数的 10% ~30%),并伴质的改变,瘤细胞形态变异较大,分化良好者与成熟浆细胞相似,瘤性浆细胞外形不规则,染色后胞浆呈灰蓝色,有时可见多核(2 ~3 个核),核内有核仁 1 ~4 个,核旁染色区可消失,胞浆内可有少数嗜苯胺蓝颗粒,偶见嗜酸球包涵体(russe 小体)或大小不等的空泡,核染色质稍疏松,有时凝集成大块,但不成车轮状排列。鉴于浆细胞瘤灶呈散在分布,最好自骨质痛处或多部为穿刺可提高诊断阳性率。

3. **血清异常球蛋白**

血清中出现大量单克隆免疫球蛋白是本病的主要特征,多数患者蛋白电泳可见一窄底高峰带。按 M 蛋白性质不同,可将骨髓瘤分为 IgG 型(占 50% ~60%)、IgA 型(占 20%)、IgD 型(10% 以下)、IgM 型及 IgE 型(少见)及轻链型(12% ~20%),极少数患者(1%)血清中或尿中不能分离出 M 蛋白,称为不分泌型。M 蛋白可因高脂血症、高 α_2 球蛋白血症、血红蛋白 - 结合珠蛋白复合物等出现假阳性。

由于瘤细胞浸润致骨质破坏,大量钙和磷可进入血液中。M 蛋白有与钙结合的作用,故骨髓瘤患者血钙常增高。当病程晚期,肾功能有明显障碍时,磷排出量减少,此时血磷可以增高。肾功能不全时,血尿素氮及肌酐常升高。由于骨髓瘤细胞浸润骨骼,骨质破坏,故常无成骨过程,因此,血清碱性磷酸酶活性大多正常,偶有轻度升高。

4. **尿检查**

90% 以上患者有蛋白尿,40% ~70% 的患者尿中可检出本 - 周蛋白,此蛋白系自肾脏排出的免疫球蛋白轻链。骨髓瘤细胞合成免疫球蛋白的重链和轻链不平衡,合成的轻链可多于重链。轻链由于分子小,经肾小球滤过而出现在尿中,如以浓缩尿做电泳,则检出率高。尿蛋白电泳和免疫电泳可发现尿中单克隆轻链。

5. **血液生化检查**

主要异常表现为高钙、高尿酸血症,血清尿素氮和肌酐可以增高,血磷也可增高。血清 β 微球蛋白及乳酸脱氢酶活力高于正常,血清乳酸脱氢酶可反映肿瘤负荷,可提示预后和预测疗效。

6. **X 线检查**

本病骨骼病变可以有以下 3 种 X 线发现:①早期为骨质疏松,多在脊柱、肋骨和骨盆;②典型病变为圆形,边缘清楚如凿孔样的多个、大小不等溶骨性损害;③病理性骨折,常发生于肋骨、脊柱、胸骨。个别病例有骨质硬化,少数患者可无骨骼 X 线表现。

7. **核素骨扫描**

应用^{99m}锝 - 亚甲基磷酸盐(^{99m}Tc - MDP)进行 γ - 骨显象,不仅可一次进行周身骨骼检查,而且可发现早期骨质病变。病变部位显示异常放射浓集区,敏感性高于 X 线。γ - 骨显象可早于 X 线 3 ~6 个月发现骨质病变。

四、诊断及鉴别诊断

本病的诊断主要依赖于 M 蛋白、溶骨性病变和骨髓中骨髓瘤细胞,结合临床可作出诊断。但由于本病病程发展慢,表现多种多样,早期极易误诊。因此须强调对原因不明的血沉加快、贫血、肾功能不全、反复感染、肿块或骨关节疼痛的老年患者进行血清蛋白电泳、骨髓穿刺或骨骼 X 线检查,以便明确诊断。

在鉴别诊断方面,本病须与下列病症鉴别:①反应性浆细胞增多症,可由慢性炎症、伤寒、系统性红斑狼疮、肝硬化、转移癌等引起,浆细胞一般不超过 10%,且无形态异常。②良性单克隆丙球蛋白血症,无骨骼病变,骨髓中浆细胞增多不明显,单克隆免疫球蛋白一般少于 10g/L,且历时数年而无变化。③孤立性骨髓瘤,组织学证实为浆细胞,影像学(CT 或磁共振)全面检查证实是孤立性骨损害,其他均不符合上述 MM 诊断条件。④髓外浆细胞瘤,发生于骨及骨髓外的浆细胞瘤,须经病理证实。⑤本病的骨病变须与骨转移癌、老年人骨质疏松、肾小管性酸中毒及甲状旁腺功能亢进症相鉴别。

五、分型分期

根据血清和尿中 M 蛋白成分特点,本病可分型为:IgG 型;IgA 型;IgD 型;IgE 型;轻链型;双克隆或多克隆免疫球蛋白型及不分泌型,老年人以 IgG 型多见。

由于瘤细胞总数与血红蛋白水平、M 蛋白水平及骨骼破坏程度有密切关系,也与治疗反应及预后有关,据此临床将 MM 分为 3 期。Ⅰ期:符合下述 4 个条件①血红蛋白 >100g/L;②血清钙正常;③X 线检查正常;④M 蛋白水平 IgG <50g/L,IgA <30g/L,尿中轻链 <4g/24h。Ⅱ期:介于Ⅰ期和Ⅲ期之间。Ⅲ期:符合下述一项或一项以上者①血红蛋白 <85g/L;②高钙血症;③进展性溶骨损害;④M 蛋白水平 IgG >70g/L,IgA >50g/L,尿中轻链 >12g/24h。每期可根据肾功能是否正常分为 A、B 两组,A 组肾功能正常,B 组肾功能不正常。

ISS 分期标准:

Ⅰ期:血清 β_2 - 微球蛋白 <3.5mg/L、白蛋白 ≥ 35g/L。Ⅲ期:血清 β_2 - 微球蛋白 ≥ 5.5mg/L。Ⅱ期:介于Ⅰ、Ⅲ期之间。

六、治疗

治疗原则以抗肿瘤化疗为主,鉴于老年患者体弱多病,疾病本身导致体液免疫缺陷,因此必须同时加强支持疗法,适当控制化疗剂量。

1. 全身化疗

老年初治患者,一般首选 MP(马法兰、泼尼松)或 M_2 方案(长春新碱、卡氮芥、马法兰、环磷酰胺、泼尼松)。MP 方案应用方便,适用于门诊和家庭用药,一般用于肿瘤负荷量较小的患者,但治疗效果不令人满意,有效率在 30% ~60%,中位生存期不超过 3 年,完全缓解率(CR) <5%,缓解期一般超过 18 个月,5% 低肿瘤负荷患者对 MP 方案疗效好,患者生存可达 10 ~15 年。

M_2 方案一般用于肿瘤负荷量较大的患者,起效快,但多数学者认为与 MP 方案比较,总有效率与中位生存期无显著差别。

VAD(长春新碱、多柔比星、地塞米松)方案影响造血干细胞较少,故欲进行移植的初治患者一般首选 VAD 方案,VAD 方案有效率较高,初治患者有效率达 50% ~80% 以上,CR 5% ~10%。

2. 难治性或复发性 MM 治疗

应用 VAD 方案或大剂量马法兰(HDM)方案可使难治性病例中部分患者获得缓解。VAD 对难治性病例的有效率为 45% ~66%,其中少数可获完全缓解,中位生存期 11 ~16 个月,疗效优于其他化疗方案。该方案消除瘤细胞比其他方案快,对有高钙血症和肾衰竭患者特别有效,一般 4 个疗程即可获得最大抗肿瘤效应。HDM 是治疗难治性病例的另一种选择;甚至对 VAD 耐药后仍可试用此方案。其用法为:马法兰 50 ~100mg/m^2(剂量视年龄及肾功能损害程度而定),溶于 5% 葡萄糖溶液中,静脉滴注 1h,一次性用药。曾报道 HDM 的总有效率为 41%,完全缓解 3 例(7%)。但易引起骨髓抑制、感染、出血,老年患者用药时要特别注意。

多发性骨髓瘤细胞生长慢,有人主张用小剂量持续静脉滴注给药的 VAD 方案(即长春新碱 0.4mg 及阿霉素 9mg/m^2,每日静脉滴注,共 4d,同时每日口服地塞米松 20 ~40mg),对老年人可适当减少地塞米松用药,病情好转后可改为单药马法兰维持。或根据病情及具体情况，一开始即采用马法兰或泼尼松单药或两药联合治疗。对老年人来说，国内外多数主张以支持疗法为主，合并小剂量化疗，避免骨髓抑制、颅内出血、心力衰竭及继发感染等致死诱因。

3. 干扰素

干扰素（IFN）可能有直接细胞毒作用，或下调 IL－6 受体和糖蛋白 130（gp130），起到免疫调节作用。剂量（3～5）×10^6U/d，每周用 3 次，至少应用 2～3 个月以上方可临床评定疗效。单独使用干扰素作为诱导缓解治疗，对初治患者的有效率（部分缓解＋完全缓解）为 10%～30%。若与 MP 或 M_2 方案合并使用，则不仅可提高初治患者的缓解率，而且可延长中位生存期。

4. 沙利度胺（肽胺哌啶酮，反应停，Thal）

此药能抑制血管新生，诱导骨髓瘤细胞凋亡，抑制骨髓瘤细胞与骨髓基质细胞相互黏附等作用。沙利度胺与地塞米松（Thal 与 Dex）联合治疗（沙利度胺 200mg/d，口服，地塞米松 40mg，第 1～4 天，第 9～12 天，第 17～20 天，口服 1 个月为 1 个疗程），初治的 MM 患者有效率（M 蛋白减少≥50%）为 58%，与 MP 或 M_2 方案联合治疗，比单用 MP 或 M_2 方案化疗有效率、1 年 EFS 和 OS 均增高；也有报道用小剂量 Thal（100mg/d）和 MP 方案、VAD 方案联合治疗，有效率达 80% 左右，沙利度胺口服方便，无骨髓抑制（表 24－4－1）。

表 24－4－1 多发性骨髓瘤 MP 和几种联合化疗方案

方案	药物	剂量	用法	说明
MP	苯丙酸氮芥	10mg/（m^2·d）	口服共 4 天	每 4～6 周重复 1
	泼尼松	2mg（kg·d）	口服共 4 天	次，至少 1 年
VBCMP	卡氮芥	20mg/m^2	静脉注射第 1 天	两疗程间隔 14d
（M_2）	环磷酰胺	400mg/（m^2·d）	静脉注射第 1 天	共 6 个疗程
	苯丙酸氮芥	4mg/（m^2·d）	口服，第 1～7 天	
	泼尼松	40mg/d	口服，第 1～7 天	
	长春新碱	2mg	静脉滴注，第 21 天	
VCAP	长春新碱	2mg	静脉滴注，第 1 天	每 3 周给药为 1 个疗程
	环磷酰胺	100mg/（m^2·d）	口服共 4 天	
	阿霉素	25mg/m^2	静脉滴注，第 2 天	
	泼尼松	60mg/（m^2·d）	口服共 4 天	
VBAP	长春新碱	2mg	静脉滴注，第 1 天	每 3 周给药为 1 个疗程
	卡氮芥	25～30mg/m^2	静脉滴注，第 1 天	
	阿霉素	25mg/m^2	静脉滴注，第 2 天	
	泼尼松	60mg/（m^2·d）	口服共 4 天	
BCMP	卡氮芥	75mg/m^2	静脉滴注，第 1 天	每 4 周重复给药
	环磷酰胺	400mg/（m^2·d）	静脉滴注，第 1 天	共 6 个疗程
	苯丙酸氮芥	4mg/（m^2·d）	口服，第 1～7 天	
	泼尼松	40mg/d	口服，第 1～7 天	

注：A＝阿霉素，B＝BCNU 卡氮芥，C＝环磷酰胺，M＝苯丙酸氮芥，P＝泼尼松，V＝长春新碱

5. 硼替唑咪（bortezomib，velcade，PS－341，万珂）

是蛋白酶体抑制剂，能抑制骨髓瘤细胞生长，对既往接受多次化疗、有多个不良预后因素、疾病进展的 MM 患者均有效，剂量为 1.3mg/m^2，每周 2 次，用 2 周（d1，4，8，11），休息 10d（d12～21）。3 周为 1 个疗程，治疗 2 周后疾病进展或治疗 4 周后疾病稳定的患者可在每次用药的当天和次日加用地塞米松 20mg/d，口服，CR 或接近 CR 为 10%，总有效率为 35%。

与地塞米松联合使用有效率为50%；与马法兰联合使用有效率为67%；与VAD方案联合治疗，CR或者接近CR为36%，总有效率为72%。

6. 三氧化二砷

近年来研究显示，As_2O_3 能够通过对信号转导途径的影响引发多种改变而诱导肿瘤细胞凋亡，抑制新生血管形成。此药对治疗过的骨髓瘤患者30%～40%有效。国内用三氧化二砷治疗有效率31.2%，疗效似优于VAD和VAD+α-干扰素；用三氧化二砷+反应停+抗坏血酸治疗有效率为75%；与VAD、MOD或M_2方案联合应用，有效率达87.5%。

7. 骨病的防治

二磷酸盐能诱导破骨细胞和骨髓瘤细胞凋亡，抑制肿瘤细胞增殖和血管生成。阻止骨质破坏，明显缓解骨痛症状和预防脊椎压缩性骨折，改善患者的生活质量和生存期。帕米磷酸二纳90mg，唑来磷酸4mg，每3～4周1次。

8. 放疗

病变部位的放疗可用于无法控制的骨痛、即将发生病理性骨折和脊髓压迫综合征患者的姑息治疗。

9. 支持治疗

（1）防治感染：MM患者由于免疫功能受限制，而且使用大剂量糖皮质激素，因此易出现各种感染，应加强抗感染措施，免疫球蛋白静脉注射、G-CSF等细胞因子应用对防治感染也有帮助。

（2）防治肾衰竭：采用地塞米松积极控制高钙血症和VAD方案控制肿瘤能使约50%的有肾功能不良反应的患者得以恢复，别嘌醇可降低血尿酸，亦可保护肾功能，药物治疗无效时可采用血液透析。

（3）纠正高钙血症：水化、利尿、大剂量地塞米松、降钙素、二磷酸盐等均能有效控制血钙水平。

（4）改善贫血：除采用红细胞输注外，尚可应用促红素150U/kg，皮下注射，每周3次；雄激素刺激红系增生。

（5）高尿酸血症：水化、碱化、口服别嘌醇300mg/d。

（6）降低黏滞度：有效的化疗可减少血液中过高的M蛋白，血浆置换能快速消除高黏滞血症的症状。

（7）脊椎压缩性骨折引起截瘫者，应做紧急椎板切除术。

10. 造血干细胞移植

近年广泛用于临床，为MM的根治带来了希望，因MM患者多数系年龄偏大，故异基因骨髓移植的应用受限，目前主要开展的是自体骨髓或外周血干细胞移植。

七、预后

本病的自然病程平均为6～12个月，治疗后的病程延长3～7倍，可达20～50个月，少数可达7年以上，中位数3年。早期患者预后较佳。MM的预后与M蛋白的类型也有关，IgG型优于IgA型，更明显优于IgD和轻链型。预后与性别年龄关系不大，疾病分期较晚者预后不佳。

（薛　梅　王恒湘）

参考文献

1. 张之南主编. 血液病学. 北京：人民卫生出版社，2003
2. Joseph J M 主编，《Hematology》. 天津科学技术翻译出版公司出版，2003年第1版
3. 石远凯主编. 淋巴瘤. 北京：北京大学医学出版社，2007
4. 非何杰金淋巴瘤实践指南（中国版）. 2007
5. 王祥，马立丽. 多发性骨髓瘤的靶向治疗新进展. 肿瘤基础与临床，2007，20（1），P89-92
6. 侯健，等. 多发性骨髓瘤的规范化治疗. 中国实用内科杂志，2005，1104
7. 陈世伦. 等主编. 多发性骨髓瘤. 北京：人民卫生出版社，2004
8. 陈文明. 多发性骨髓瘤的诊断与鉴别诊断. 中国实用内科杂志，2006，26（12）：P889-891
9. 朱军. 外周T/NK细胞淋巴瘤诊治中存在的问题. 中华内科杂志，2009，48（3）：P177

第二十五章　老年泌尿生殖系统疾病

第一节　概　述

肾脏是维持机体内环境稳定的关键脏器，17.3%的老年人罹患不同类型的肾脏病；在住院患者中，患泌尿系统疾病的老年病占3.4%～6.3%，是老年住院患者的第8位死因。这些数字表明，随年龄增长老年人肾脏具备生理、病理的特殊性。

一、老年肾脏的特点

（一）解剖组织学变化

人类肾脏于出生时约重50g，随生长发育逐渐增重，至30～40岁时可达250～270g。40岁以后，肾脏逐渐萎缩，重量减轻，至80～90岁时可降至185～200g，减少20%～30%。肾脏长度在50～80岁期间平均减少2cm，相当于皮质体积减少40%，肾组织的丧失主要在肾皮质，而对肾髓质的影响较小，这可能与老年肾的血管变化有关。

老年肾脏对一侧肾切除后的代偿生长反应明显减弱，青年人一侧肾切除后，对侧肾可代偿性肥大、增生，功能增强60%，而老年人则仅见留存肾细胞肥大，无细胞增生，肾功能仅增加30%。由于出生后肾小球的数目不再增多，因此代偿性增大并不意味着肾单位数目增加。

组织学形态的变化：

1. 肾小球的变化

随着年龄的增加，肾小球内每单位面积的毛细血管襻也逐渐减少，而系膜组织有所增多，功能健全的肾小球的数目逐渐减少。其原因与肾小球硬化的数目逐渐增多有关，成人每侧肾脏有100万～200万个肾小球，30岁时出现肾小球硬化，40岁以下年龄的正常肾脏硬化肾小球比率不超过3%，60～69岁为10%，70～79岁高达19%，80岁以上的老年肾25%～50%的肾小球完全硬化。肾小球的硬化与老年肾血管、毛细血管水平老化改变直接相关。

2. 肾小管的变化

老年人肾小管细胞数目减少，上皮细胞萎缩、脂肪变性，基底膜明显增厚，近曲小管长度及容积均明显减少，甚至整段小管可萎缩或消失。远端肾小管的主要变化是管腔扩张，常见憩室或囊肿形成。国内研究表明60岁以上的老年人中0.38%～6.45%可发现单纯性肾小管囊肿，单纯性囊肿者60岁以上者占49%～63%。

3. 肾血管的变化

老年人的肾动脉明显硬化，血管内膜增厚及轻度玻璃样变。其原因为肾小动脉及弓状动脉常呈螺旋状缩短，血管弹性下降。肾小球内增龄相关的进行性纤维组织堆积及内膜增厚逐渐累及肾小球毛细血管丛，毛细血管基底膜的皱缩及增厚，造成管腔缩窄及闭塞，导致肾小球硬化。在髓旁肾单位，由于短路血管或无小球血管造成血液从皮质向髓质分流，使老年肾皮质血流进一步减少。

（二）肾功能的变化

1. 肾血流量的变化

正常人安静状态时心排血量的20%～25%流经肾脏，各种清除试验的研究表明，肾血流量从40岁以后进行性减少，每10年约下降10%，至90岁时仅为年轻人的50%。其中以肾皮质外层肾血流量减少最为明显，肾血流量减少的主要原因是由于增龄而使肾动脉、肾小动脉硬化所致肾血管床的减少；心排血量的减少也是老年人肾血流量下降的部分原因。

2. **肾小球滤过功能的变化**

肾小球滤过率（GFR）直接、敏感的测定指标为内生肌酐清除率（Ccr）。其他指标包括血清肌酐（Scr）、血尿素氮（BUN）以及血 β_2 微球蛋白（血 β_2－MG）等。老年人的这些指标均有一定程度的特殊变化，由于很难排除正常老年人确无潜在或亚临床型的肾脏疾患，故要确定老年人 Ccr 的正常水平的确切数值也很困难。

Ccr 自 30 岁以后每 10 年下降 7ml/（min·1.73m^2），自 50 岁以后开始下降明显，80 岁较 20 岁下降 40% 左右，但并非所有的老年人 Ccr 逐年下降，约有 1/3 的老年人 Ccr 可维持在正常水平甚至略有增高。因此，对老年人的肾小球滤过功能的判断不能一概而论，应做个体分析为宜。通常 Scr 的变化可间接反映 Ccr 的变化，但老年人肌肉萎缩，肌组织减少，内源性肌酐产生减少，24h 尿肌酐排出量相应下降，因此其 Scr 水平并无相应于 Ccr 的随龄增高。即使当 Ccr 降低到正常的 35% 时，老年人的 Scr 仍可维持在正常范围，因此，老年人的 Scr 不能正确反映其 GFR 的变化。为了纠正用 Scr 判断老年人肾小球滤过功能的偏差，有人提出用下列公式计算，以纠正年龄因素影响，从 Scr 或血浆肌酐（Pcr）推算 Ccr，如：

Cockcroft 公式：

$$Ccr(ml/min) = \frac{(140 - 年龄) \times 体重(Kg)}{72 \times Pcr(mg/dl)}$$

（女性 ×0.85）

3. **肾小管功能**

老年人肾小管对机体各种代谢需求反应迟钝，其功能变化较肾小球功能的变化出现更早，变化也更为明显。

40 岁以下的青年人尿液充分浓缩，尿比重高达 1.029，而老年人仅为 1.024，50 岁以后尿液最大浓缩能力每 10 年约下降 5%。健康老年人于 50 岁以后尿比重逐渐降低，尿渗透浓度逐渐下降，70 岁以后尿渗透压可由 20～30 岁的 781mmol/L（781mOsm/kg·H_2O）降至 475mmol/L（475mOsm/kg·H_2O），若在限水后则此种减弱的表现更为明显。其原因为老年肾组织对精氨酸加压素（AVP）的反应性降低所致，也可能与健全肾单位减少、溶质负荷增多以及由于髓质血流量相对增多致使髓质的渗透梯度障碍有关。老年肾小管的稀释功能也明显减退，主要与肾小球滤过率（GFR）的下降有关。

肾小管对各种物质转运功能的减退与老年期 GFR 的下降相一致。老年人近端肾小管对钠的重吸收明显下降，远端肾单位钠转运功能状态高于正常青年人，在摄钠不足的情况下，老年肾的保钠功能明显下降，提示在摄钠不足或失钠过多的情况下，老年人由于肾脏保钠能力下降而仍有较高的尿钠排出量，因而造成老年人易患低钠血症。

（三）老年肾小球硬化的影响因素

老年人肾功能随增龄而减退，增龄导致的肾小球硬化率达到 10%～30%，健康 80 岁老人的肾小球滤过率仅为青年人的 1/2～2/3。正常情况下，这种变化尚不影响肾功能的维持及体内的内环境稳定，但若罹患应激性疾病如手术、出血、休克、感染等，或因某些全身疾病累及肾脏，可使老年人肾功能急剧恶化，甚至从此发展为肾衰竭。许多因素可能加速肾小球硬化，应探讨研究老年肾小球硬化的影响因素，以便延缓肾小球硬化。

常见诱发因素如下：

1. **高血压**

大于 60 岁的老年人高血压患病率为 15%～50%。系统性高血压可传递至肾脏，导致肾脏小动脉、入球小动脉和小球毛细血管损害、硬化。

2. **糖尿病肾病**

糖尿病可以导致糖尿病性肾小球硬化以及细小动脉硬化、感染性肾盂肾炎和肾乳头坏死等多种病变，病程 10～20 年的糖尿病患者约有 50% 发生临床糖尿病肾病，5%～10% 死于尿毒症。

3. **动脉硬化性肾血管改变**

肾动脉粥样硬化是全身动脉粥样硬化的一部分,常累及腹主动脉和肾动脉开口处及其主干,管腔阻塞不足50%者,肾脏血流量或肾小球滤过率可无变化,严重阻塞可导致缺血性肾病,同侧肾脏释放肾素增加致血压增高。

4. **高蛋白饮食**

食物蛋白超过每日推荐的补给量0.8g/kg,可导致肾小球高滤过和肾血浆流量增加,进入系膜的血浆蛋白升高,系膜沉积,最终出现肾小球硬化,限制蛋白饮食可减缓肾小球硬化的进程。

二、老年肾脏疾病的临床特点

老年肾脏疾病的临床表现与青年人有所不同。肾病综合征是老年人肾脏疾病的常见表现,低蛋白血症往往很显著,发生高血压、肾功能减退机会较多。无症状尿检异常者约占20%,由于症状隐匿,若不做定期体检,这些症状往往容易被忽视。由于老年人肾脏储备功能下降极易发生急性肾衰竭(ARF),老年肾脏疾病50%以ARF起病。

老年肾小球疾病以原发性肾小球疾病为主,占住院肾病的30%~84%不等。病理上以系膜增生性肾小球肾炎、膜性肾病、局灶节段性肾小球硬化为多,IgA肾病较青中年组明显下降。

继发性肾病在老年肾脏病中占有重要位置。糖尿病肾病是老年终末期肾病(ESRD)常见病因。文献报道患病率为17.3%~35.9%,糖尿病病程、血糖和血压控制水平与糖尿病肾病的发生发展密切相关。据各家临床观察一致认为,糖尿病肾病一旦出现,发展较快,10年左右进入肾衰竭。

老年原发性高血压、动脉粥样硬化患者的肾损害,其发生的广泛性及危害性逐渐受到重视。高血压肾小动脉硬化在年轻的高血压患者即可开始,到67岁左右发展成ESRD者占全部ESRD患者的26%。肾硬化是导致老年人肾衰竭的主要原因,而高血压是肾硬化的主要病因和促进因素。近年高血压的治疗已扩展到对高血压作用的靶器官进行保护,特别是ACEI具有对心脏及肾小球的独特保护作用,已成为近年广泛应用的降压药物。

近年来在老年人中不适当地应用如氨基糖苷类、β内酰氨类等各种抗生素或非甾体类退热药,以及滥用中药引起急性肾小管坏死或急性间质性肾炎的发病率日渐被人注意,对一些药物肾毒性的发生机制及防治研究有不少报道。

老年急性肾衰竭(ARF)以急性肾小管坏死(ATN)最多见。各种肾毒性药物、造影剂是常见原因。老年肾前性ARF较年轻人显著增多,其中失水、电解质紊乱占半数,与外科手术有关者次之,肾后性如尿路梗阻、肿瘤和结石等也不少见,但老年ARF多为诸种病因共同作用。其特点为少尿期较长,恢复期也漫长;易出现低钠血症;非少尿性ARF尤易发生且易漏诊;老年ARF预后较差,与年龄、出现高血钾及心血管系统并发症有关。感染也是导致死亡的重要因素。因此,预防ARF占有重要地位,老年人在手术过程中及少尿时应用利尿药都要注意监测血容量、血压及肾功能。应用抗生素要根据老年人肌酐清除率调整剂量。老年ARF的治疗要及早采取恰当血液净化对策,病情危重可行床旁血液滤过等,加强护理、营养支持。如血透不耐受,腹膜透析也安全有效。

终末期肾衰竭老年患者接受血液透析呈逐年上升趋势,血液透析的指征应适当放宽,老年患者心血管疾病并发症高,合并感染、营养不良、血管通路堵塞者多,因此透析应个体化。

(伦立德)

参考文献

1. 全国老龄工作委员会办公室,21世纪中国人口老龄化发展趋势与对策社会福利.2006,3:23-25

2. 李晓枚,王海燕. 老年肾与老年肾脏疾病//王海燕. 肾脏病学. 第2版,北京:人民卫生出版社,2008,2303-2339

3. 刘玉春,王海燕,田绍荣,等. 老年人肾体积及功能变化. 中华医学杂志,1986,66:611-613

第二节　老年人肾小球疾病

老年人肾小球疾病仍以原发性为主，占肾活检患者的57% ~70%，而继发性肾小球疾病所占比例高达30% ~40%。

老年人的肾小球疾病要比预想的发生率高，其病因、病理类型及临床特点与其他年龄组同样具有多样性，预后也有很大差别。老年肾活检各种合并症的发生率仅为2.2% ~9.8%，且常常不是严重的合并症。老年人肾小球疾病的病因多样，常出现肾功能不全，其预后差异很大，若给予盲目治疗（尤其是应用不良反应很大的肾上腺皮质激素或细胞毒类药物）对老年人有很大的危险性，常产生不良后果。因此慎重选择适应证后对老年人进行肾穿刺活检是必要的，也是比较安全的。

一、肾病综合征

（一）病因和病理类型

老年人原发肾病综合征的病因尚不清楚，继发性肾病综合征最常见的原因为肾淀粉样病变，约占老年人肾病综合征的15%，其中部分为原发性淀粉样变，另一部分继发于多发性骨髓瘤、慢性炎症感染。其次，各种肿瘤性疾患也常引起老年人继发性肾病综合征，如胃肠道肿瘤、淋巴瘤、白血病、肺癌等，发生率平均为11%。其他继发性肾病综合征的病因还有糖尿病、血管炎、冷球蛋白血症、系统性红斑狼疮、巨球蛋白血症以及某些药物（如金制剂、青霉胺、非特异性消炎药）等。

据国外20世纪80年代初以来的资料分析，老年人原发性肾病综合征的主要病理类型为膜性肾病（36.5%）和微小病变性肾病（19.4%），其次为各类增殖性肾炎（15.3%）及局灶性节段性肾小球硬化症（7.7%），其他类型较少见。

国内有关报道较少。据现有资料初步分析表明，我国老年人肾病综合征中与感染有关的系膜增生性肾小球肾炎、膜增生性肾小球肾炎发病率可能高于国外报道的数字，与我国成年人的各种肾炎病理类型分布趋势有相似之处，而膜性肾病与微小病变性肾病的发病率低于国外报道。

（二）临床表现

老年人肾病综合征的临床表现与成年人基本相同，但常不典型，低蛋白血症往往显著；发生高血压、肾功能减退的机会较多；也常合并肾静脉血栓形成；即使病理表现为微小病变肾病的老年患者，蛋白尿选择性检查亦可能出现非选择性蛋白尿；水肿严重时老年患者易发生心力衰竭；若尿沉渣中见到白细胞及血尿时，应特别注意是否存在肿瘤性疾患或肾静脉血栓。继发性肾病综合征的老年患者也可有其原发系统性疾病的相应表现。

（三）诊断

根据典型的肾病综合征表现做出临床诊断似不困难，但是由于老年人肾脏的老化改变，以及其他系统性疾病可掩盖某些肾病综合征的表现或使其变得不典型，故实际上做出准确的诊断仍非易事。仅据临床特点诊断老年人微小病变性肾病是不可能的，因此，为了明确肾病综合征的病因并确定适宜的治疗方案，仍有必要对老年患者施行肾穿刺活检，明确病理诊断。

由于肾脏的老化改变及疾病影响，常有动脉硬化及肾小球硬化存在，仅凭组织学检查有时也不易区别其究竟为肾炎的结果或仅为老化表现，因此，肾活检结果必须结合临床资料进行分析。部分老年微小病变可以继发于淋巴瘤、白血病等血液系统肿瘤；老年膜性肾病可能继发于药物（青霉胺）、肺及胃肠道肿瘤。因此老年肾脏病的诊断，即使具备病理结果，也应该排除继发性原因。

（四）治疗与预后

老年肾病综合征患者的治疗措施及方法与青年患者大致相同，大部分患者仍可达到满意的临床疗效，其预后与不同病理类型有关。在应用肾上腺皮质激素及细胞毒类药物治疗老年肾病综合征患者时，要特别注意这些药物的不良反应，如血压升高、肾功能恶化、由于免疫抑制而诱发肿瘤性疾患、严重肝损害及因药物反应引起的水电解质紊乱等，在老年患者出现药物不良反应的机会要比青年患者明显增加。目前，多数学者主张对老年患者应用这些药物时应避免剂量过大，疗程不要盲目延长。

微小病变性肾病患者预后良好，65% ~ 80%的患者对肾上腺皮质激素或细胞毒类药物治疗仍敏感，经治疗可达完全缓解，其中18%病情可出现反复，但仍对第二次治疗敏感。

膜性肾病患者的预后不如微小病变，与成年患者相似，治疗应以对症、支持治疗为主，激素及细胞毒药物要权衡利弊，慎重选择，由于环孢素对肾间质及肾小血管的毒性作用，老年人也应慎用。

二、肾小球肾炎

老年人原发性肾小球肾炎的发病情况尚不清楚。具有特殊性的是急性感染后肾炎和急进性肾炎。老年人急性肾炎可因链球菌感染或其他细菌感染导致，皮肤感染较青少年多见。有人主张对接触链球菌感染的人预防性应用抗生素，但这一建议尚未被接受。此类肾炎发病机制亦为免疫介导性炎症，发病率尚不清楚。

老年人急性肾炎的临床表现与其他年龄组基本相同，其临床症状可主诉为血尿、水肿、少尿或呼吸困难，常易与以往或目前存在的其他疾病如心血管疾病、高血压、梗阻性尿路疾病、慢性肾盂肾炎等相混淆，故初诊诊断率极低。化验可见89%的患者有血尿，81%的患者有蛋白尿，红细胞管型较少见，部分病例血清抗链"O"增高（62%），出现低补体血症。

老年人急性肾炎以急性肾衰竭为表现者明显增多（72%），并常因少尿出现急性肺水肿。尽管老年人急性肾炎的病情重，肾功能减退明显，但只要及早诊断，积极控制感染，治疗合并症，必要时及时透析渡过少尿期，仍然可以完全康复，一般预后较好。

急进性肾小球肾炎为老年人原发性肾小球肾炎的常见类型，病理表现为新月体性肾小球肾炎，占11% ~16.5%。多数患者循环中抗基底膜抗体阴性，肾小球免疫荧光检查通常为阴性或仅有微量的IgG沉积，提示老年人此类肾损害的机制可能主要与小血管炎性病变有关，或部分涉及细胞免疫反应，近半数新月体性肾小球肾炎的老年患者肾小球有免疫球蛋白呈线样沉积，提示为抗肾小球基底膜型病变。诊断原发性小血管炎应该排除继发性疾病，包括显微镜下多血管炎、韦格纳肉芽肿、感染性心内膜炎或继发于肿瘤或药物损害。急进性肾炎的预后很差，50% ~60%的患者常需要长期维持透析治疗，早期给予肾上腺皮质激素大剂量冲击治疗有可能改善某些患者的预后，尤其是老年患者，往往由于心肺功能较差，不能耐受治疗，因此早期肾活检明确诊断，采用强有力的治疗是延缓肾衰竭的重要措施。除对症处理急进性肾炎所产生的一些临床症状如高血压、水电解质和酸碱平衡失调外，根据肾功能状况积极采用肾脏替代治疗，为内科治疗创造条件，争取时间。内科治疗的内容包括肾上腺皮质激素和免疫抑制剂的应用，包括泼尼松、甲泼尼龙静脉冲击治疗，细胞毒药物（CTX）和新型免疫抑制剂骁悉的使用。根据肾活检结果选择治疗方案，当存在活动性病变，如细胞性新月体、襻坏死及血管炎症时，则首先应用甲泼尼龙静脉冲击，单次剂量不超过1g，1次/d，总量不超过3g，或每日0.5 ~0.8g，连续3d使用后改为口服泼尼松1mg/（kg · d），剂量和时间应根据病情决定，或根据重复肾活检资料调整。联合应用环磷酰胺（CTX）或骁悉，也可采用血浆置换，甚至免疫吸附等治疗。

（伦立德）

参考文献

1. 李晓枚,王海燕．老年肾与老年肾脏疾病//王海燕．肾脏病学．第二版,北京:人民卫生出版社,2008.2303 - 2339

2. 刘玉春,王海燕,田绍荣,等．老年人肾体积及功能变化．中华医学杂志,1986,66:611 - 613

3. Choudhury D, Levi M.. Aging and kidney disease. In Barry Brenner: The Kidney. 8 th ed. 2007:681 - 701

4. Faweett IW, Hilton PJ, Jones NF, et al. Nephrotic syndrone in the elderly. Br Med J, 1971, 2:387 - 388

5. Abrass CK. Glomerulonephritis in the eldely. Am J Nephrol, 1985, 5: 409 - 418

6. 张燕平,陈香美,吴镝,等．1954 例肾活检病例的病理类型及流行病学分析．临床肾脏病杂志,2001,1:53 - 59

7. 邓英辉,刘文虎,王质刚,等．10 年间老年及老年前期肾脏疾病的临床病理分析．中国老年杂志,2004,24:302 - 304

第三节　动脉粥样硬化与缺血性肾病

近年来,老年慢性肾功能衰竭(CRF)的发病率较以往有增高趋势。近年来有些学者提出缺血是导致老年慢性肾功能衰竭的重要原因之一,1988 年 Jacobson 提出“缺血性肾病”(ischemicrenal disease,IRD),是指双侧肾动脉或独立肾动脉狭窄或阻塞所致肾血流动力学显著改变,引起肾小球滤过率明显下降和肾功能不全的慢性肾脏疾病。其病因包括肾动脉狭窄、胆固醇结晶栓塞、肾动脉血栓等。肾动脉狭窄是指肾动脉直径的缩小,如肾动脉粥样硬化、肌纤维增生不良、大动脉炎等;近年有人提出,肾内动脉各级分支(包括小动脉)狭窄(如高血压肾小动脉硬化和原因不明的肾小动脉硬化)或阻塞(如胆固醇结晶栓塞)所引起的肾脏病变,都可认为是缺血性肾病(广义)。IRD 可以伴或不伴有高血压。在多种肾脏病变(包括肾小球、肾小管间质和血管病变)的发生和发展过程中,均有缺血因素的参与,但只有慢性缺血作为主要原因和始动因素所引起的肾脏病变才可认为是 IRD。

一、概述

老年人的肾血管病的发病率为 6.8%,其中尤其以动脉粥样硬化性肾动脉狭窄(ARAS)以及进展性的缺血性肾病最为常见。根据国外的报道,在尸检资料中 65 ~ 74 岁的老年人中,ARAS 发生率为 18%, > 75 岁人群中可达 42%,而 > 85 岁并伴有冠心病的人群中 ARAS 患病率高达 86%,该类患者占到终末期肾功能衰竭的 15%。ARAS 是导致慢性肾功能不全的主要原因之一,在美国已经成为终末期肾衰竭增长最快的病因。

二、发病机制

动脉粥样硬化属于全身性疾病,一方面引起系统性血压升高,导致肾小球硬化;另一方面肾动脉及其分支局部粥样硬化斑块可导致肾动脉狭窄,最终血流量减少,肾脏血管活性物质血管紧张素 II(angiotensinII, AngII)和内皮素 - I(endothelin - I, ET - I)分泌增加,来维持肾小球毛细血管压力和单个肾单位的肾小球滤过率,Ang - II和 ET - I 进一步导致各级肾血管和肾组织的损伤,而血管的损伤和局部血栓的形成可进一步加重局部缺血。另外,肾脏局部 AngII 还有促进转化生长因子(TGF)和纤溶酶原激活物抑制剂 - 1(PAI - 1)表达,进一步加重肾脏损害。

慢性缺血导致的肾脏改变主要是缺氧的结果,长期缺氧时,肾脏耗氧减少,GFR 下降,肾单位结构皱缩;细胞内 ATP 水平下降,引起细胞代谢抑制,细胞的钙离子水平升高,激活磷酸酯酶,产生氧自由基,进而引起严重膜损伤、细胞骨架破坏、细胞凋亡、炎细胞浸润、间质纤维化。

三、动脉粥样硬化缺血性肾病的病理改变

肾动脉及其分支,肾内小动脉主要是小叶间动脉、弓状动脉及入球动脉玻璃样变和中层增厚、管腔狭窄、动脉栓塞;肾小球毛细血管塌陷,系膜基质增加,肾小球囊壁增厚粘连,致局

灶节段性肾小球硬化；对应的肾小管主要表现为上皮细胞剥脱、凋亡及灶性坏死，肾小管萎缩及上皮细胞的再生，小管基底膜多层化，肾小管间质炎性细胞浸润及纤维细胞增生。

四、临床表现

ARAS是全身动脉粥样硬化累及的重要部位之一，因而具有动脉粥样硬化的临床特点，全身表现主要与动脉粥样硬化、高血压引起的症状和并发症有关，无特异性，同时由于狭窄累及肾脏，又有其特殊的临床表现。

（一）高血压

45%～93%的患者患有高血压，亦可存在于未患有高血压的患者中。Hardinng等研究ARAS患者188例，其中有高血压表现的患者仅100例。Jean等研究ARAS患者36例，其中有高血压表现的患者有15例。尽管ARAS患者中高血压发生率远不如人们想象得高，然而反复难以控制的高血压仍被认为是可能存在肾动脉狭窄的线索之一。ARAS高血压的特点：原有高血压正常或血压控制良好者出现中、重度高血压，恶性高血压发病率较高；经3种抗高血压药足量正规治疗后仍难以控制高血压；高血压患者应用利尿药后血压反而升高；高血压视网膜病变和（或）腹部明显血管杂音；应用ACEI后血压降至正常，但出现急性血肌酐升高；>50岁的患者出现高血压，特别是有高血压家族史者。

（二）心力衰竭

反复发作的肺水肿或不能解释的充血性心力衰竭，但肾血管病变纠正后大多可消失，其机制不清楚。

（三）全身动脉粥样硬化性血管疾病

包括冠心病或周围血管疾病，约85%的肾动脉粥样硬化狭窄者同时有外周血管或冠状动脉粥样硬化、脑血管粥样硬化。另有报道，轻中度肾动脉主干狭窄者约31%和重度狭窄者约49%的患者伴有上述部位的动脉粥样硬化。

ARAS早期常常缺乏特异性的表现，许多ARAS的患者是在诊断其他动脉粥样硬化疾病过程中以外发现的，这部分患者的肾脏表现隐匿，容易漏诊，同时由于肾动脉狭窄较轻，或处于疾病的早期，比较容易从治疗干预中获益。

（四）肾脏表现

（1）74%患者有蛋白尿，尿蛋白多<1g/24h，但个别患者表现为大量蛋白尿，可能肾小球塌陷进而导致局灶节段性肾小球硬化症等所致。

（2）患者多是先有夜尿增多，尿比重减低等小管损伤的表现，进一步发展出现血肌酐升高，肾功能进行性减退，甚至慢性肾功能不全；患者可以在应用ACEI后出现急性血肌酐升高、急性肾衰。其原因是应用ACEI后出球小动脉不适当的扩张，肾小球静水压下降，导致GFR进一步降低，多发生在治疗后1～14d。用这些药物治疗时6%～38%有严重肾血管病变患者发生急性肾衰竭。

（3）肾脏体积缩小。肾动脉狭窄达50%时就会使肾脏灌注压下降，达70%时使肾脏血流量减少，肾小球滤过压下降，肾实质因缺血从而造成功能及器质性损害，经肾脏B超检查可发现狭窄侧肾脏萎缩，体积缩小，当两肾大小不对称，长径相差1.5cm以上时更有诊断价值。

五、ARAS的诊断

ARAS目前尚无公认的诊断标准。多数临床医师对ARAS的诊断不熟悉，误诊、漏诊甚多，因此，对某些临床线索的患者应及时进行有关检查。

（一）诊断线索

尽管缺乏特征性临床表现，但临床出现下列情况者，提示存在ARAS的可能：

（1）50岁以上的高血压患者。

（2）伴或不伴有高血压。高血压近期出现或以前稳定的高血压突然恶化；对3种降压药足量、正规治疗后仍然难以控制的高血压；对ACEI或ATRA敏感，用药后血压骤降/出现急性肾功能恶化；高血压应用利尿药后血压反而上升者。

(3)腹部或腰部血管杂音。

(4)肾功能不全:尿常规变化轻微(尿蛋白量少,有形成分少);肾功能缓慢进行性减退(肾小管损害在先);肾脏渐进缩小,两肾不对称(长径相差1.5cm)。

(5)伴发其他血管疾病、有全身动脉粥样硬化表现。

(6)反复发作肺水肿。

(二)检查方法

(1)肾区X线平片:可以显示肾脏大小和形态,ARAS患者表现为病侧肾脏较健侧小。

(2)肾脏超声:一侧肾脏长径小于健侧1.5cm,则可能为单侧肾动脉狭窄。双侧肾动脉狭窄,往往从单侧开始,因此无论单侧还是双侧肾动脉狭窄,两侧肾脏体积不对称。肾血管彩色多普勒超声可用于肾动脉定位或测定血流速度。当肾动脉狭窄达50%时,多普勒超声谱型才有轻度改变,>70%时出现血液流经狭窄处加速,并且收缩期峰值血流速与狭窄程度成正比。采用肾动脉峰值流速(peak systolic velocity,PSV)≥150cm/s和肾动脉峰值流速与腹主动脉峰值流速比值(renal artery aorta ratio,RAR)≥2.2,与主动脉比率≥3.5cm/s为标准,诊断肾动脉狭窄的(≥50%狭窄度)敏感度可达96.4%,特异性可达94.3%。若在肾血管处未测到血流频谱,肾长径<9cm,则肾动脉可能完全闭塞。该项检查优点是非创伤性,不需造影剂或放射性核素,可以重复便于随访,特别适用于有肾功能损害的患者以及介入或外科手术治疗前后对照及追踪观察。其主要限制是仅能获得肾动脉间接信息,此方法的敏感性和特异性,报道差别很大,可能与检查操作者的技术水平有关。

(3)核素肾显影:卡托普利肾图是一种观察肾图对卡托普利反应来提高检测单侧肾血管性高血压阳性率的方法,是一种药物介入检查手段,具有无创、简便、可重复、适用于肾功能受损的患者的特点。先进行基础肾动态显像,2~3h后或次日口服卡托普利25mg或50mg,30min后饮水500ml,服药1h后进行卡托普利介入动态显像。由于卡托普利抑制了肾动脉狭窄导致的肾素血管紧张素分泌,使肾小球灌注压下降,肾动态显像表现狭窄侧的肾脏显影延迟,排泄缓慢,GFR下降,对比基础显像更为明显,而健侧肾脏动态显像无明显变化。

(4)CT血管造影:静脉注射碘造影剂后,在同一时间造影剂经过的地方能迅速得到主动脉、肾动脉及肾脏的三维影像,特别是16、32、64排螺旋CT分辨率更高,诊断肾动脉狭窄的敏感性及特异性可达95%,但由于碘造影的应用,有导致造影剂肾病的风险,不适合肾功能受损者。

(5)磁共振血管成像(MRl):MRI不用造影剂或静脉注射钆造影剂能显示肾血管和肾实质影像,敏感性与特异性均达到90%以上,特别是肾动脉近端(起始段3cm范围)的损害分辨率高。因此,对伴有肾功能不全、碘过敏者有较好的应用价值。不足之处是远端肾动脉及分支以下狭窄检出率低;湍流可能影响测定狭窄的精确性,检出肾动脉狭窄的程度常有夸张;高剂量的造影剂对肾功能受损的患者存在肾毒性和肾源性系统性纤维化的问题,故对肾功能受损的患者应该注意剂量不宜过大,避免重复多次应用造影剂的检查。

(6)肾血管造影:肾动脉造影是诊断肾动脉狭窄的金标准,不仅可以明确狭窄的部位,而且是介入治疗的必要的手段。缺点是创伤性检查,有粥样斑块脱落栓塞的可能,有造影剂肾病的危险。但数字减影肾血管造影(DSA)的应用,使用细导管、减少造影剂的用量、充分水化,甚至应用血液滤过的方法可以有效的防止这些并发症的发生。

(三)鉴别诊断

须与肾素瘤、原发性醛固酮增多症、Liddle综合征、嗜铬细胞瘤、原发性高血压等鉴别。

六、ARAS的治疗

治疗分两方面,一是对全身性动脉粥样硬化的治疗,主要是控制血压、纠正脂质代谢紊乱、抗凝等治疗和相应的体力活动,防治非肾血流量改变引起的肾功能减退。二是针对并发肾动脉狭窄后恢复肾血流量,包括介入治疗、手术和药物诸方面。

(一)介入治疗

经皮肾动脉导管扩张成形术(percu—taneous transluminal renal angioplasty,PTRA)具有住院时间短、不需要全身麻醉、创伤小、可重复操作等优点,成功率达到79%,已成为治疗ARAS最常用的方法。但缺点是术后再狭窄,其发生率可达20%~40%,其中大多数患者可以再做扩张术。另外PTRA对开口部病变效果差;较长或弥漫性病变、完全闭塞者,PTRA成功率也很低。PTRA的并发症占3%~10%,包括穿刺部位出血、肾动脉破裂或血栓形成、动脉夹层动脉瘤、胆固醇栓子栓塞、短暂急性肾衰竭和肾动脉闭塞等。

肾动脉支架:肾动脉支架直接置入或PTRA后置入对于肾动脉开口处的病变疗效稳定且可预防短期再狭窄,但不能避免远期再狭窄。目前主要用于开口部位的狭窄,成功率可达96%,再狭窄率25%~33%,78%的患者术后血清肌酐下降或保持稳定。

介入治疗对于ARAS患者高血压的治疗作用不是令人满意的,获益率只有69%,治愈率只有10%~20%,可能与ARAS患者的高血压并非局部的肾动脉狭窄导致、原发性高血压的存在、动脉粥样硬化全身血管的影响等诸多原因有关。但是介入治疗可以使多数ARAS患者的降压药物种类和剂量减少,血压更容易控制。

介入治疗对ARAS患者肾功能的改善目前存在较多争议。

(二)外科手术

(1)主动脉—肾旁路手术:采用自身或合成材料单侧移植仍是目前最普通的外科方法,这种联合手术应选择那些需要做主动脉手术同时又存在严重ARAS的患者。

(2)肾动脉内膜切除术:对于需要做主动脉手术同时又存在严重ARAS的患者可以选择肾动脉内膜切除术。内膜切除成功率高达96%,对双侧肾动脉粥样硬化患者的手术选择应根据外科医生的经验、临床紧急程度、患者危险性全面考虑,手术必须个体化。

(三)药物治疗

(1)控制血压:ARAS既可以表现为新发的高血压,也可以表现为高血压的恶化,降压治疗主要减少全身并发症。至于应用何种降压药物能够延缓肾功能进展,目前尚未有明确的证据。可给予钙离子拮抗剂或β受体阻滞剂等降压药,尽可能改善肾灌注。血管紧张素转化酶抑制剂(ACEI)和血管紧张素Ⅱ受体拮抗剂(ARB)药物一直是人们关注的焦点,肾动脉狭窄时会引起肾素分泌增加,血压升高,ACEI可以抑制肾素的分泌,有效的降低肾素性高血压。但在降压的同时,会对肾功能产生影响。在双侧肾动脉狭窄或孤立肾动脉狭窄时,应用ACEI容易导致急性肾衰竭,所以在该类患者禁用ACEI或ARB药物。但在单侧肾动脉狭窄患者,应用ACEI或ARB,对肾功能的影响有限,各家报道也不一致。近年研究提出,ARAS的肾脏萎缩与纤维化与血管紧张素Ⅱ过度兴奋,以致大量产生TGF-β有关,阻断肾素—血管紧张素系统可以明显减少该病理过程的发生,因此,在其他降压药物治疗效果欠佳,且同时密切观察肾功能变化,充分注意失水、失盐以及慎用利尿药等情况下,适量应用ACEI类药可降压而不过分影响肾功能,可能延缓肾脏病变的进展。

(2)抗血小板凝聚:血小板黏附与积聚在动脉粥样硬化疾病的发生发展过程中起到了重要的作用,血小板可以黏附于功能失调的血管内皮细胞,可以释放多种细胞因子,促进花生四烯酸生成和TXA2的合成增加,进一步促进血小板的积聚,导致斑块的不断增大。抗血小板药物推荐服用阿司匹林75~150mg/d。

(3)控制血脂:高胆固醇血症的影响主要是促进肾动脉粥样斑块的形成和加速肾脏损伤。推荐药物主要是他汀类药物。

(4)控制血糖：糖尿病的大血管病变是其重要的并发症之一，血糖升高促进了 ARAS 的发生发展，对于合并糖尿病的 ARAS 患者应该遵守严格控制血糖的原则，达到目标值：糖化血红蛋白(HbAIC)≤6.5%，空腹血糖或餐前血糖 4.4～6.1mmol/L(80～100mg/dl)，餐后 2h 血糖 4.4～8.0mmol/L(80～145mg/dl)。

总之，动脉粥样硬化性缺血性肾病的发病率随人口老龄化逐年增加，临床上须加强该病的早期诊断和积极干预治疗，以保护或恢复患者的肾功能，改善患者的预后。

(伦立德)

参考文献

李晓枚，王海燕．老年肾与老年肾脏疾病//王海燕．肾脏病学．第二版，北京：人民卫生出版社，2008，2303－2339

第四节 胆固醇结晶栓塞性肾病

胆固醇结晶栓塞性肾脏疾病(cholesterol crystal atherombolic renal disease)又称动脉粥样硬化栓塞性肾脏病(atherombolic renal disease，AERD)。肾动脉栓塞性疾病是肾功能不全的原因之一，其病因很多，而其中肾动脉胆固醇结晶栓塞在老年人中较为常见。由于动脉粥样硬化斑块脱落致使胆固醇结晶栓塞形成引起全身各脏器的损害，临床表现取决于胆固醇结晶散落的部位、严重程度及持续时间，肾脏是最易受累的器官。本病症状隐匿，一过性高血压、肾区疼痛、肾功能逐渐恶化及肾组织缺血、坏死可引起发热等一系列临床综合征。

ARED 常在中年后发病，多发于 66～75 岁，男性较女性常见，60% 以上的患者有高血压病史，多有吸烟史，多有各种大血管病史，伴有冠状动脉和脑血管病者占患者的 1/2～3/4。ARED 的确切发病率不清楚，近年 ARED 的发病率增加，可能的原因有：对 AERD 的认识的提高；人群寿命及伴发动脉粥样硬化疾病的增加；经血管的有创性操作增加；临床使用溶栓剂及抗凝剂的增加。

一、发病机制

动脉粥样硬化是动脉栓塞性肾脏疾病最重要的易感因素，主动脉粥样硬化越严重，则动脉栓塞性肾脏病的危险性越大。大血管内的动脉粥样硬化斑块(主要是腹主动脉)脱落使胆固醇结晶进入动脉循环，引起局部组织器官病变。动脉硬化程度与动脉栓塞性疾病的发生率密切相关，轻度动脉硬化症患者仅 4% 左右发生胆固醇栓塞性肾脏病，而重者或伴腹主动脉瘤的患者中，动脉栓塞性肾脏病的发生率高达 30%。男性、老年、高血压、糖尿病、冠心病、主动脉瘤(腹主动脉瘤较胸主动脉瘤常见)、脑血管病、充血性心力衰竭及肾动脉狭窄、肾功能不全等是其危险因素。胆固醇栓塞性肾脏病的发生多与应用有创性心血管诊治技术相关，其中包括心血管手术、动脉造影、血管成形术等。多数为导管操作时加重或损伤动脉内粥样硬化病变，导致粥样斑块脱落而栓塞肾脏及其他器官。动脉栓塞性肾脏病也可由非创伤性治疗引起，如抗凝、纤溶治疗。

二、病理改变

可累及多种肾内的动脉，多发生在中等动脉，如弓形动脉和小叶间动脉，但终端的细小动脉和肾小球毛细血管也可受累。主要是肾脏血管和肾小球病变，光镜下间质血管，包括弓状动脉、叶间动脉及终末端小动脉都可见到双凹面针状裂隙——胆固醇栓子形成，常沿内皮细胞排列，且可引起内皮细胞层断裂。偶尔肾小球毛细血管襻也可见到胆固醇栓子。栓子周围炎细胞反应明显，可有中性白细胞和酸性细胞，单核巨噬细胞和多核白细胞浸润聚集，肾小球毛细血管襻皱缩、透明变性，肾小囊腔扩大，肾小球基底膜旋绕卷曲，甚而全球硬化；病变晚期还可见相应的小管萎缩以及间质纤维化。

三、临床表现

60岁以上老年患者高发，文献报道发病平均年龄66～70岁。男性多见，男女之比为4:1。白种人明显多于黑人，约30:1。

一般临床症状隐匿，患者可出现发热、肌痛、头痛和体重减轻等非特异性表现。肾脏是最易受累的器官，约48%的患者近期出现高血压或高血压恶化，偶见恶性高血压。肾脏表现可有：①突发性急性肾衰竭，多在诱发时间几天之内。②亚急性肾损伤与胆固醇结晶栓塞后诱发的过敏反应有关，或与陆续产生的胆固醇结晶有关，肾脏损伤逐步发展，血肌酐在数周内逐渐增加，在几周或数月内发生急性、进展性肾功能不全。③慢性肾损伤伴肾血管硬化和缺血性肾病，常无症状，多在尸检时发现。还可表现为蛋白尿，甚至肾病综合征。

肾外表现则多种多样，下肢、臂部或腹部的皮肤可有网状青斑，脚趾皮肤出现的蓝紫色斑点，然而足背动脉博动正常，又称为“蓝趾综合征”，是胆固醇栓塞综合征较为特异的临床表现。约12%的患者存在腹痛、出血、缺血、梗死等消化道症状。视网膜血管病变发生率仅占10%，眼底检查可见视网膜动脉分叉处鲜亮、黄铜色斑点，称之为Hollenborst斑。还有12%的患者有神经系统表现、一过性黑矇等及脑血管意外和精神异常。

实验室检查：尿常规多无阳性表现，部分患者可有蛋白尿，严重者可达肾病综合征水平，此外，尿沉渣镜检可见红、白细胞，偶见颗粒管型和透明管型。外周白细胞升高和血沉快较为常见。一过性的外周血嗜酸性粒细胞增多，占白细胞总数的5%～42%，仅少数患者表现为持续性的嗜酸性粒细胞增多症。少数患者还可存在低补体血症，实验证实低补体血症是粥样斑块脱落引起补体活化消耗补体的结果。其他血清学异常包括GPT、GOT、ALP、LDH等增加。

四、诊断与鉴别诊断

1. 诊断

有动脉血管病变的老年人，如果发生进展性肾功能不全，应考虑到肾动脉胆固醇栓塞的可能。有助于本病诊断的线索还包括：血嗜酸性细胞增多(75%)、皮肤网状青斑或趾(指)发绀(50%)、酸性细胞尿(30%)、眼底胆固醇结晶(10%)等。

该病的确诊依靠病理学证据。有肾活检禁忌者可行皮肤、肌肉等活检，也有一定协助诊断的作用。

2. 鉴别诊断

本病须与一系列临床综合征相鉴别。

由于本病与造影剂肾病均可发生于有创性心血管检查之后，应注意鉴别。造影剂引起肾损害者其血肌酐常早期(24～48h)升高，7～10d达高峰，数周后可逐渐恢复，预后相对良好。而胆固醇栓塞性肾病肾功能减退缓慢进展，且多不可逆，直至肾衰竭。

本病具有多系统损害的特点，应与系统性血管炎、细菌性心内膜炎以及血栓性血小板减少性紫癜鉴别。

五、治疗

目前对胆固醇栓塞综合征尚无有效的治疗方法。高血压应得到严格控制。本病患者的加速性高血压常与血管紧张素Ⅱ有关，但应用血管紧张素转换酶抑制剂或血管紧张素受体拮抗剂应十分谨慎，因老年人大多存在肾缺血或肾动脉相对狭窄，使用后可能加重肾功能恶化。皮质激素曾试用以减少炎症损害，但收效甚微。血管扩张剂、抗凝剂以及血浆置换均无明确疗效。近年曾有人提出他汀类降脂药可使肾功能改善，但还有待进一步研究。

约1/4的患者进展到终末期肾衰，最有效的治疗措施是替代疗法以及支持疗法。急性肾衰者经透析治疗后，部分患者的肾功能会得以恢复，终止透析。对腹主动脉多次脱落胆固醇栓子者，必要时可考虑外科手术治疗。若伴有肾动脉狭窄、肾功能预期可逆者可行介入治疗，包括经皮腔内肾动脉成形术及支架置入术。

（伦立德）

第五节　前列腺增生症

一、流行病学

良性前列腺增生症是老年男性的常见疾病之一。前列腺增生症的病理发病率和临床发病率有很大的差别。组织学上的前列腺增生的发病率随年龄的增长而增加，增生通常发生在40岁以后，60岁时>50%，有人认为80岁以上的男性中有80%以上存在前列腺增生，在组织学上有增生的男性中50%左右有下尿路症状。而有10%～30%的人需要手术治疗，而显微镜下增生则大大高于这个数字。我国随着人均寿命的增长，前列腺增生症的发病率会逐渐增加，已成为泌尿外科和老年医学中的一个重要课题。

二、病理

1968年McNeal将前列腺功能、病理与形态学联系起来，对前列腺各部做了新的命名。将前列腺体分为外周带、中央带、移行带和尿道周围腺体区。早期尿道周围腺体区的结节完全为间质成分，而早期移行带结节主要表现为腺体组织的增生。间质组织中的平滑肌也构成前列腺的重要部分，这些平滑肌以及前列腺周围组织受肾上腺素能神经、胆碱能神经等支配，其中以肾上腺能神经起主要作用。在前列腺和膀胱颈部有丰富的α受体，尤其是α_1受体，激活这种肾上腺能受体可明显提高前列腺尿道的阻力。α受体阻滞剂可降低前列腺尿道的阻力，使排尿症状缓解。

基质增生是前列腺增生的主要病理特征。前列腺增生不是前列腺癌前期病变，但在10%的病例中可见到来自周边带的癌变。增生的结节中也可发生原位癌，其生化特点与周边带发生的不同。前列腺增生后，增生的结节将腺体的其余部分压迫形成所谓“外科包膜”，两者分界明显。增生部分经手术摘除后，遗留下受压腺体，故术后直肠指诊仍可触及增大的腺体。此外，前列腺癌仍可在周边带发生，结节增生也有复发的可能。

前列腺增生引起下尿路梗阻后，先是膀胱受累，输尿管向两侧延伸，输尿管口向后外方移位，三角区后方及后外方出现小梁、小房及憩室。膀胱逼尿肌先为代偿性肥厚，如梗阻长期未解除，逼尿肌失去代偿能力，膀胱壁变薄，无张力扩大。膀胱逼尿肌增厚可能使输尿管壁段延长、僵硬，导致输尿管的机械性梗阻，膀胱失代偿后，输尿管壁段又可能缩短，加之膀胱内压升高，出现输尿管反流，终至肾积水及肾功能损害。

三、发病机制

有关前列腺增生的发病机制研究很多，但至今仍未完全阐明。前列腺增生必须具备睾丸存在及年龄增长两个重要条件。目前有三种主要学说：

(1)双氢睾酮(DHT)积聚：随着年龄增长，前列腺内DHT积聚引起前列腺增生。

(2)基质和上皮相互作用：即胚胎再唤醒学说，认为胚胎的尿生殖窦放在含雄激素的环境内，可发生和前列腺增生相类似的组织。

(3)干细胞学说：认为前列腺是因为全部干细胞增多。

至于出现临床症状尚有许多其他因素的作用，如前列腺炎、血管栓塞、腺包膜张力增加等。

四、临床表现

(一)症状

前列腺症状轻重并不与前列腺大小成正比，而与增生后产生的尿道改变关系较大。临床上以下尿路症状(LUTS)为主及尿动学上的膀胱出口梗阻所产生的一系列症状：

1. 排尿功能障碍

症状大多在不知不觉中出现，逐渐加重，病史可持续数年至数十年。表现为尿频尿急，尿频往往是早期症状，夜间尤为显著，尿频的原因系由于膀胱颈部充血,或残余尿量增加,合并感染,刺激膀胱出口所致。尿急多由膀胱炎症所致,如伴有结石或感染,症状加重,且伴有尿痛。排尿困难,由于增生的前列腺向膀胱内突出,后尿道延长、变曲、变窄,增生的腺叶突向膀胱颈形成球形活瓣,均使排尿阻力增加。由于尿道阻力增加,膀胱逼尿肌必须过度收缩才能开始及维持排尿。因此,患者排尿起始延缓,排尿时间延长,射程缩短,尿线无力而细。如梗阻进一步加重,患者必须增加腹压以帮助排尿。随着腹压的降低,出现尿流中断及出现尿后余沥。

残余尿是膀胱逼肌尿失代偿的结果。当残余尿量增加很多,膀胱过度膨胀且压力很高时,尿便自行从尿道流出,称充溢性尿失禁。

急性尿潴留,在受寒、运动、饮酒或进刺激性食物以及未能及时自行排尿时,引起增生的腺体和膀胱颈部充血、水肿,产生尿潴留。

2. 血尿

前列腺黏膜上的毛细血管及小血管扩张,受腺体的牵拉,当膀胱收缩可引起镜下血尿,是男性老人血尿的常见原因之一。偶尔有大量血尿,血块可充满膀胱而急需处理。急性尿潴留留置导尿可使膀胱突然减压,也可以引起严重血尿。

(二)并发症

1. 泌尿系统感染

下尿路梗阻易导致感染,感染又使尿频尿急排尿困难症状加重,并可引起全身症状和肾功能损害。

2. 膀胱结石

因梗阻而使尿液在膀胱内停留的时间延长,尿中小的晶粒成为核心形成结石。

3. 肾功能损害

少数长期梗阻的病人未能及时处理可出现肾功能损害。

4. 其他

由于长期下尿路梗阻,可出现膀胱充盈所致的下腹部包块或肾积水,长期腹压增加可引起疝、痔或脱肛等。

五、诊断

凡 50 岁以上的男性有排尿功能障碍的症状,特别是有梗阻症状时,应考虑前列腺增生症的诊断,并进行相应的检查。

1. 病史

应包括泌尿道的情况、既往手术史、特别是涉及泌尿生殖道的手术、身体一般情况、正在服用的药物、耐受手术的可能性。

2. 国际前列腺症状评分

除了前述的临床症状应详细了解外,目前国际上通常使用国际前列腺症状评分(I-PSS)和生活质量评估(QOL),两者的得分可记录之。I-PSS 和 QOL 评分表如下(表 25-5-1、表 25-5-2)。

表 25-5-1 国际前列腺症状评分(I-PSS)

在最近 1 个月内是否有以下情况?	在五次中					
	无	〈1	〈半数	=半数	〉半数	几乎每次
1. 排尿不尽感	0	1	2	3	4	5
2. 尿频(<2h)	0	1	3	3	4	5
3. 排尿中断	0	1	2	3	4	5
4. 尿急	0	1	2	3	4	5
5. 尿线细	0	1	2	3	4	5
6. 排尿费力	0	1	2	3	4	5
7. 夜尿次数	0	1	2	3	4	5
症状总评分(I-PSS)=(0-35 分)	0 分/0 次	1 分/1 次	2 分/2 次	3 分/3 次	4 分/4 次	5 分/5 次

表 25－5－2　生活质量指数(QOL)评分表

目前排尿状况你认为如何？	高兴	满意	大致满意	还可以	不满意	不愉快	很糟
评分	0	1	2	3	4	5	6
生活质量评分(QOL)＝(0－6分)							

轻度症状:0～7分,中度症状:8～19分,重度症状:20～35分

3. 体格检查和直肠指诊

主要包括耻骨上有无充盈的膀胱、括约肌的张力、球海绵体反射、下肢的运动和感觉功能。直肠指诊用来评估前列腺的大小,形态,质地以及有无结节、压痛,中央沟是否存在、变浅或消失,有无前列腺癌的征象等。

4. 尿液分析

可以确定有下尿路症状的患者是否有血尿,蛋白尿,脓尿及糖尿等。

5. 肾功能测定

测定血清肌酐以评价肾功能情况。

6. 超声测定前列腺体积和残余尿量

超声检查可以了解前列腺的形态、大小,有无异常回声,突入膀胱的程度,以及残余尿量。前列腺的体积公式为:前后径×上下径×左右径×π/6。亦可用CT或MRI检测。

7. 肾输尿管情况

可用IVP检查了解。

8. 前列腺特异抗原(PSA)检查

前列腺增生和前列腺癌可以同时存在,而且都可以有PSA升高。过去将PSA＞4ng/ml作为诊断前列腺癌的标准,可是25%左右的前列腺增生者PSA＞4ng/ml,而前列腺癌有43%＜4ng/ml,这种交叉现象使诊断发生困难。血清PSA可作为前列腺癌的穿刺活检的指征。一般将PSA＞4ng/ml作为分界点。

9. 尿动力学检查

一般测定尿流率,情况复杂时可进行尿动力学检查。其中以最大尿流率更为重要。但最大尿流率也存在很大的个体差异和容积依赖性。因此,要在尿量有150～200ml时进行检查较为准确,必要时可重复检查。

10. 膀胱镜检查

下尿路有梗阻而直肠指诊前列腺增生不明显,或有肉眼血尿时,膀胱镜检查甚为必要。膀胱镜检查可了解有无合并尿道狭窄、结石、膀胱内占位性病变,测定残余尿量。还可以鉴别膀胱颈挛缩、异位前列腺及苗勒氏管囊肿,以及前列腺癌、前列腺结核、神经原膀胱功能障碍等。

六、治疗

前列腺增生症的危害性在于其引起下尿路梗阻后产生的病理生理变化,其病理生理变化的个体差异很大,引起的下尿路症状也千差万别。由于患者的耐受程度不同,下尿路症状及其所致的生活质量的下降是患者寻求治疗的主要原因。医生应充分了解患者的意愿,根据患者的年龄、身体状况、合并疾病、经济状况全面衡量,和患者共同制定出一个可行的治疗计划,其中应包括观察等待、药物治疗、外科治疗等方法。并不是所有人的前列腺增生症都是呈进行性发展,一部分患者病变至一定程度即不再发展,也不是所有的前列腺增生症患者都需要手术治疗,可以采取下列三种策略:

(一)观察等待

因为前列腺增生症是一个良性增生过程,只有其中少数人可能出现尿潴留、肾功能不全、结石等并发症。对大多数症状轻微的患者可以采取观察等待。但必须教育、指导患者改变不良生活方式,并密切随访等。

症状轻微如I－PSS＜7,或I－PSS虽然稍高,但生活质量未受到明显影响,没有并发症者,可以采取观察等待的策略。这类患者可以不需要药物和手术治疗。但每6个月要随访一次,以免延误治疗。

(二)药物治疗

前列腺增生症患者的药物治疗是减轻患者的下尿路症状,延缓疾病的进行,预防合并症的

发生。同时还要防止药物治疗所产生的副作用。药物治疗主要推荐两类药物:α受体阻滞剂和5α还原酶抑制剂。

1. α受体阻滞剂

前列腺增生症引起下尿路梗阻的机制可分为解剖性和功能性两种。解剖性梗阻为移行带和围绕尿道的腺体增大,功能性梗阻是因前列腺和膀胱颈平滑肌张力增加,α受体阻滞剂可直接作用于上述平滑肌,减少功能性梗阻,使症状缓解。

α受体阻滞剂可分为非选择性的如酚苄明,选择性的如多沙唑嗪、阿夫唑嗪、特拉唑嗪,和高选择性的如坦索罗辛、萘哌地尔。尽量选用高选择性或选择性α受体阻滞剂,以减少副作用。

副作用包括头晕、头痛、无力困倦、体位性低血压等。

2. α还原酶抑制剂

其作用机制是通过抑制体内睾酮向双氢睾酮的转变,进而降低前列腺内的双氢睾酮的含量,达到缩少前列腺的体积,改善排尿困难。药物包括非那雄胺(保列治,爱普列特)和依立雄胺等。适用于前列腺体积增大明显者,长期应用可使其体积缩小,改善症状。但要坚持6个月以上的用药。副作用包括勃起功能障碍、射精异常、性欲低下以及男性乳房女性化、乳痛等。

3. 联合用药

大多数情况下可以采用α受体阻滞剂使症状缓解,如果体积较大时也可以采用联合用药,即α受体阻滞剂和5α还原酶抑制剂联合应用。

4. 其他

中药和其他植物制剂。

(三)外科治疗

重度前列腺增生症患者,下尿路症状明显,药物治疗效果不佳或拒绝药物治疗者,可以考虑外科治疗。当前列腺增生症患者有下列并发症时,建议采用外科治疗:反复尿潴留、反复血尿、反复尿路感染、膀胱结石、继发性上尿路积水等。

目前推荐的方法是经尿道前列腺电切术(TURP),此法仍是治疗前列腺增生症的“金标准”。目前开放手术已很少应用。其他许多方法疗效均不确切,选用时一定要慎重。

(李贤初)

参考文献

1. 郭应禄. 前列腺增生及前列腺癌. 人民卫生出版社,1998

2. 那彦群. 中国泌尿外科疾病治疗指南. 人民卫生出版社,2006

第六节 梗阻性肾病

一、概述

梗阻性肾病是指因为尿流障碍而导致肾脏功能和实质性损害的疾病。本病可以急性发生,也可慢性发生,病变常为单侧性,但不少情况也可以是双侧性。尿路梗阻通常是造成梗阻性肾病的重要原因,但如果该梗阻并未影响到肾实质时一般并不称为梗阻性肾病,而称为阻塞性尿路病(obstructive uropathy)。肾盂积水通常是梗阻性肾病时的临床发现,但许多梗阻性肾病(例如肾内梗阻)并不一定有肾盂积水。同时许多情况特别是先天性输尿管畸形等,在检查时可以有肾盂扩张,但不一定有肾盂积水。本病的发病率为3.5%~3.8%,在终末期肾衰中占15%~25%。

二、危险因素

随着年龄的增长,人体各系统组织和器官

的功能都会发生相应的改变，肾脏也不例外。人由小到大，肾单位也逐渐增大，功能增强，直至成熟期。30~40岁以后，两侧肾脏开始萎缩变小，重量减轻，肾单位数目减少。到老年期，肾脏萎缩以皮质最明显，髓质间质纤维化也很显著。有人统计，60岁时两肾平均重量为250g，70岁时为230g，而80岁时仅为190g；肾单位也减少，仅为青年人1/2~2/3，平均每个肾约7×10个肾单位。这是总的情况，实际上，肾小球、肾小管以及肾血管都会发生非常严重的改变。

肾脏的入球小动脉发生退行性变，肾小球也发生透明变性，基膜增厚，最后毛细血管塌陷，称肾小球硬化。40岁以上的正常人，约有10%肾小球硬化，50岁以上者约有30%肾小球硬化。

肾小管在老年期变化更大，如肾小管上皮细胞萎缩，脂肪样变性，肾小管基膜增厚、长度缩短，远曲小管及集合管有许多憩室及小囊肿形成。近年来用CT检查肾脏，发现40岁以上者约20%、60岁以上者约35%有囊肿形成，而且随着年龄的增长，囊肿增大，很容易引起细菌感染。

老年人肾血管普遍硬化，而且严重，血管内膜增厚，发生透明样改变，有的小动脉萎缩闭塞，医学上称纤维化。这些结构改变必然会引起肾功能改变，使肾血流量减少，肾小球滤过率下降，肾小管功能也降低，最后导致肾功能减退，发生尿毒症。

老年人的肾功能已经减迟，一旦遇到下列情况，常常促使肾功能急剧恶化，如果治疗不及时或治疗用药欠妥当，后果很坏。比较多见的情况是：呕吐腹泻、大出血或血压骤降、液体补充不足、滥用利尿药物、心力衰竭和严重感染，高温、肾毒性药物如庆大霉素的应用等。

1. 尿路感染

这是老年人最常见的疾病之一。有人统计尿路感染率65~70岁者男性为8%，女性为21%；71~80岁的男性为19%，女性为16%；81岁以上者男性为21%，女性为23%。住院患者，尿中有细菌者达1/3，以大肠杆菌最多。

老年人患病后，仅半数人出现症状，如尿急、尿频、尿痛，伴有发热、下腹部不适、轻度腰痛等，有的患者只表现为低热、全身无力、食欲下降，或出现夜尿增多、遗尿、尿失禁，也有人突然出现尿潴留（即排不出尿，尿存留在膀胱内），需导尿治疗，必然会加重尿路感染。老年肾盂肾炎患者容易得败血症，死亡率很高，尤其是合并休克的患者，应积极进行有效的治疗。

老年人尿路感染的治疗应特别慎重，尤其是肾毒性药物，用药剂量、方法、疗程要适当，防止损害肾脏。一般可口服呋喃妥因0.1g，3次/d，共服3d；吡哌酸每次0.25g，3次/d，连用3~5d；严重者可以静脉滴注氨苄西林，每日5~8g（一般成人每日10g），连用3~4d。庆大霉素肾毒作用较大，尽量不选用。如果发生尿路败血症，应根据尿培养的细菌和药物敏感性选取药物，积极控制感染。

2. 肾小球疾病

多数人认为肾小球疾病在老年人中少见，而青少年易患病。根据近年来研究表明，从发病率看，老年人似乎低于青少年，但其临床症状和预后的好坏，不存在很大差别。如肾小球肾炎，即链球菌感染后肾炎，在老年人较少见，但临床表现相似。发病较急，眼眶周围及下肢水肿，血压升高，很容易出现剧烈头痛、呕吐、抽搐等脑水肿症状，易误诊为高血压脑血管急症。应及时查尿，可见尿内有红细胞及蛋白、血沉增快、尿素氮升高等急性肾炎改变。也有的老年人患病后，除了尿中有少许蛋白及红细胞外，症状不多。数年之后肾功能急剧减退，表现为尿毒症，治疗较困难。在老年人较多见的是急进性肾小球肾炎，病情可在几个月内迅速恶化，全身水肿，尿少，血尿，血压持续升高，可发生脑水肿、心力衰竭、昏迷等，后果很差，如及时应用大剂量泼尼松，有半数患者可以得到好转。

老年人慢性肾小球肾炎相对较多，它是由急性肾炎演变而来，病情逐年加重。有一部分慢性肾炎可继发于乙型肝炎、疟疾、各种恶性肿瘤等，应进行全面检查，找出病因，及时治疗。

糖尿病、高血压病、多发性骨髓瘤等都可能危及肾脏，容易互相混淆，误诊为慢性肾炎。

3. 梗阻性疾病

简单地说就是因为尿液在排出的通路上受到阻碍，尿液存留于梗阻部位的上方。由于压力增加，可致肾小管破裂尿液漏入间质，使肾间质发生炎症，容易发生细菌感染，使肾小球滤过功能、肾小管浓缩尿液功能减退，最后出现慢性尿毒症。这是老年发生肾功能不全的最常见原因。

老年男性发生前列腺肥大及前列腺肿瘤，膀胱、输尿管结石等，如果治疗不及时，迟早会引起尿毒症。老年女性子宫及附件肿瘤压迫或浸润膀胱，还有常见的糖尿病、脑血管病等神经功能障碍使膀胱排尿无力，尿液大量潴留，也会发生尿毒症。

有人统计死于尿毒症的老年人，尸检时30%以上存在尿路梗阻，60岁以上的男性经过B超检查前列腺，约86.8%有增生肥大，可见老年梗阻性肾病不容忽视。预防的方法是定期健康查体，特别注意结石、肿瘤、前列腺是否增生肥大等。一旦出现上述情况，应积极治疗。积极控制感染也非常重要，但最彻底的方法是去除梗阻的原因。

4. 老年肾动脉硬化

人到老年，肾动脉必然会发生不同程度的硬化，肾功能进行性减退，最终发展为尿毒症。

近年有人将肾动脉硬化分成三种类型：其一是肾动脉粥样硬化，即肾动脉在发生粥样硬化的基础上，动脉内膜断裂，管腔狭窄，严重者血管闭塞，可导致肾小球萎缩、肾功能减退；其二是肾动脉血管壁发生透明变性，使管腔狭窄，肾单位缺血，尿中出现蛋白，这是原发性高血压肾脏血管改变的特点，晚期也可能发展成尿毒症；最严重的是恶性肾小动脉硬化，多见于急进性高血压、急进性肾小球肾炎，少数见于多囊肾、肾动脉狭窄等。这种患者的肾脏入球小动脉、小叶间动脉都发生了明显的纤维性坏死、急剧进展的肾功能减退，常在短期内发展为尿毒症。

老年人肾脏疾病多，不仅有上述几种，还有许多疾病和有害因素可损害肾脏，如长期服止痛药复方阿司匹林（APC）、非那西丁、安乃近等，可以引起肾乳头坏死、间质性肾炎等，尿酸性肾病近年有增多趋势，这些都可能给老年人带来严重后果。

三、发病机制及病理生理

依照梗阻发生快慢、单侧或双侧，以及梗阻程度而有不同。但不管上述情形如何，下列病理生理改变总是出现。

1. 输尿管内压力

压力上升一般出现很快，如果尿量较多者则上升更快。管腔内压力过高可促使管腔扩张，蠕动加强。如果梗阻较轻，则增高的腔内压可随蠕动的动力作用有时可自行将梗阻部分克服，正常输尿管腔内压力为0.8～1.33kPa（6～10mmHg）。明显梗阻时该压力有时可达到5.33～6.67kPa（40～50mmHg）。许多由先天性障碍所致的梗阻病例，平时输尿管腔内压力虽然偏高，但常仍可维持在一定稳定范围内。一旦出现急性新发生梗阻，可以使腔内压明显上升，引起明显肾功能障碍。

2. 肾血流动力学改变

在动物实验中观察到急性双侧性梗阻肾血流量先有短暂上升，但之后（约1h后）即减少，肾小球滤过率下降，这是由于肾小管腔内压力上升后，直接对抗了肾小球内滤过压而致。慢性双侧性梗阻一般肾血浆流量仍可保持一定水平，为正常的60%～70%，这时虽然小管内液体不能通过输尿管等路而排出，但肾小管仍能将许多滤过的液体重新吸收，因此GFR不致于完全到零。单侧梗阻对肾血流动力学影响也视发生快慢而定。急性慢性GFR下降，近端肾小管压力可以正常，肾血流量（RPF）改变可以不十分明显，加上对侧RPF可能可以代偿性上升。

3. 肾小管功能

如果梗阻仅是部分而非完全性，则主要有远端肾小管功能障碍的异常。表现为尿液浓缩功能障碍。少数病例浓液功能障碍可以甚为明显，这主要由于部分梗阻后在未梗阻的髓质部位血流增加，形成肾髓质间质的高渗透梯度；另外过高的小管内压，可以影响亨氏襻上升支厚段，特别是使髓交界处肾单位该部的 NaCl 转运，影响了逆流倍增效应的进行，再者由于集合小管受压力影响，该处细胞对血管加压素反应失常，部分病例还可以表现为钠盐重吸收障碍而表现为失盐。小管酸化功能在梗阻较长期的病例也可出现，表现尿 pH 值偏高以及代谢性酸中毒。

四、临床表现

根据基本病因，以有梗阻程度，病程长短而有不同，下列几组症状常常可以出现。

1. 梗阻所致

下尿路完全性梗阻患者完全无尿，耻骨上可摸及充盈的膀胱。下尿路不完全性梗阻，尿流变细，排尿不畅或中断，膀胱残余尿量增多。上尿路梗阻常有腰部及侧腹部胀感或钝痛，输尿管梗阻常伴发绞痛。严重梗阻多有肾积水，可出现腰部胀痛，肿大的肾脏可从腹部触及并有疼痛。

2. 肾损害所致

下尿路急性完全性梗阻，可迅速出现急性肾衰竭。持续不完全性梗阻，可导致肾小管及间质损害，出现多尿、夜尿，偶可发生肾小管酸中毒。肾小球滤过率降低，血清肌酐及尿素氮增高，最后发生尿毒症。

3. 并发尿路感染

不完全性尿路梗阻难免并发尿路感染，如发生上尿路感染者易继发败血症或急性肾乳头坏死。

4. 高血压

相当常见，其机制可因肾小管腔内压过高，或间质压过高等促使肾素分泌过多；也可以因肾对水、钠调节机制障碍，导致水、钠潴留而发生高血压。一般由单侧肾脏病变导致本病而发生的高血压以肾素依赖型为多，双侧病变引起者则水钠依赖型占多数。梗阻解除后一般高血压可以好转。但如果病变时间已较长，则高血压有时可持续相当长时间。

5. 红细胞增多症

主要由于肾盂积水刺激促红细胞生成激素分泌过多而致。在外科手术纠正梗阻后过高的血球压积可以下降。但临床上真正出现典型本症者并不多见。

6. 酸中毒

主要因为影响肾小管对 H^+ 的分泌而致。部分病例可合并有血钾过高。

五、诊断与鉴别诊断

尿常规、超声波、X 线检查不仅可以确立诊断，还可明确病因。

尿液检查中尿量情况已于前述。常规中依病因不同也可不同。大多数病例有蛋白尿，但为量不多。红、白细胞常可观察到。由结石肿瘤等引起者，红细胞可以很多，有时有肉眼血尿，合并感染则可有较多白细胞。肾乳头坏死引起者，尿中不仅有较多红细胞，也多伴有较多白细胞。此时典型的尿液色呈“洗肉水”样，纱布滤过后可看到坏死组织。管型检查常可提示病因，例如由磺胺药、尿酸等引起，其特殊结晶可附在管型上。合并感染者，其尿 pH 常升高，如果 pH 在 7.5 以上者大多提示梗阻时间已久，且病变已趋慢性。

B 超检查除可测得肾脏大小外，还可探得肾盂积水情况，不少结石也可探得。如果检查中发现排尿后膀胱内潴尿仍然很多，则提示有前列腺肥大、肿瘤，或者神经源性造成。

腹部 X 线平片可以探测出阳性尿路结石，由结核杆菌引起者则可在肾区见到钙化灶，同时也可大致观察到肾脏大小。CT 除可测得肾脏大小以外，还可检出有否集合管系统扩张的情况。特点是如果由肿瘤（肾内或肾外）、腹腔后病变等引起者，则对确诊更为重要。少部分特殊病例须行逆行输尿管造影。部分急性梗阻病例经静脉肾盂造影后可以帮助明确病因。

六、治疗与预防

诊断确立后，应及时针对病因治疗，尽早解除梗阻，防治感染，纠正水与电解质平衡，保护肾功能。

(一)解除梗阻

针对不同病因、不同部位、不同程度的尿路梗阻,采取不同方法解除梗阻。

1. **尿路结石**

(1)非手术治疗:排石和溶石。

①适应证:一是结石 <0.6cm。二是无尿路梗阻,肾积水较轻,肾功能较好。三是部分尿酸石、胱氨酸石及感染石。

②措施:一是多饮水,维持尿量 >2 000ml/d。二是运动、弹跳。三是预防、控制感染,对症处理,如肾绞痛。四是用中医中药如排石冲剂。五是特殊治疗。六是饮食调节,主要作预防用。

(2)手术治疗:①非开放手术:体外冲击波碎石及腔内手术。一是体外冲击波碎石:适用于输尿管中上段结石及直径 <2cm 的肾盂结石。二是输尿管套石术:适用于中、下段输尿管石。三是输尿管肾镜取石及碎石术,经输尿管口逆行插入,直视下用取石钳取石。较大的可用钬激光、气压弹道、超声等击碎结石后取石。四是经皮肾镜术:经皮肤穿刺放入肾镜,直视下用取石钳取石,较大结石先碎石后取石。②开放手术:适用于不能或无条件施行前述治疗者,但仅占 5%。

2. **前列腺增生**

(1)药物治疗:

①α 受体阻滞剂:α 受体阻滞剂的作用机制和尿路选择性:α 受体阻滞剂是通过阻滞分布在前列腺和膀胱颈部平滑肌表面的肾上腺素能受体,松弛平滑肌,达到缓解膀胱出口动力性梗阻的作用。根据尿路选择性可将 α 受体阻滞剂分为非选择性 α 受体阻滞剂(酚苄明)、选择性 α1 受体阻滞剂(多沙唑嗪、阿夫唑嗪、特拉唑嗪)和高选择性 α1 受体阻滞剂(坦索洛辛、萘哌地尔)。

②5-α 还原酶抑制剂:5-α 还原酶抑制剂通过抑制体内睾酮向双氢睾酮的转变,进而降低前列腺内双氢睾酮的含量,达到缩小前列腺体积、改善排尿困难的治疗目的。目前在国内应用的 5-α 还原酶抑制剂包括非那雄胺和依立雄胺。

多项大规模随机临床试验的结果证实了非那雄胺的疗效,缩小前列腺体积达 20% ~ 30%,改善患者的症状评分约 15%,提高尿流率 1.3 ~ 1.6ml/s,并能将前列腺增生患者发生急性尿潴留和手术干预需要的风险降低 50% 左右。研究表明非那雄胺对前列腺体积较大和(或)血清 PSA 水平较高的患者治疗效果更好。非那雄胺的长期疗效已得到证实,随机对照试验的结果显示使用非那雄胺 6 个月后获得最大疗效。持续药物治疗 6 年疗效持续稳定。

不良反应:非那雄胺最常见的不良反应包括勃起功能障碍、射精异常、性欲低下和其他如男性乳房女性化、乳腺痛等。

③中药和植物制剂:中医药对我国医药卫生事业的发展以及中华民族的健康具有不可磨灭的贡献。

植物制剂,如普适泰、舍尼通、太得恩等在缓解前列腺增生相关下尿路症状方面获得了一定临床疗效,在国内外取得了较广泛的临床应用。

由于中药和植物制剂的成分复杂、具体生物学作用机制尚未阐明,积极开展对包括中药在内各种药物的基础研究有利于进一步巩固中药与植物制剂的国际地位。同时,以循证医学原理为基础的大规模随机对照的临床研究对进一步推动中药和植物制剂在前列腺增生治疗中的临床应用有着积极的意义。

(2)外科治疗:外科治疗包括开放性前列腺摘除术、经尿道前列腺微创术、激光治疗以及其他微创治疗。前列腺增生治疗效果主要反映在患者主观症状(如 I-PSS 评分)和客观指标(如最大尿流率)的改变。治疗方法的评价则应考虑治疗效果、并发症以及社会经济条件等综合因素。

①前列腺微创术:经典的外科手术方法有经尿道前列腺电切术(transurethral resection of the prostate, TURP)、经尿道前列腺切开术(transurethral incision of the prostate, TUIP)以及

开放性前列腺摘除术。目前 TURP 仍是前列腺增生治疗的"金标准"。各种外科手术方法的治疗效果与 TURP 接近或相似，但适用范围和并发症有所差别。作为 TURP 或 TUIP 的替代治疗手段，经尿道前列腺电汽化术（transurethral electrovaporization of the prostate，TUVP）和经尿道前列腺双极电切术（bipolar electrocautery，PKRP）目前也应用于外科治疗。所有上述各种治疗手段均能够改善前列腺增生患者 70%以上的下尿路症状。

TURP 主要适用于治疗前列腺体积在 80ml 以下的前列腺增生患者，技术熟练的术者可适当放宽对前列腺体积的限制。因冲洗液吸收过多导致的血容量扩张及稀释性低钠血症（经尿道电切综合征，TUR - Syndrome，TURS）发生率约 2%，危险因素有术中出血多、手术时间长和前列腺体积大等。TURP 手术时间延长，经尿道电切综合征的发生风险明显增加。需要输血的概率为 2% ~5%。

②激光治疗：前列腺激光治疗是通过组织汽化或组织的凝固性坏死后的迟发性组织脱落达到解除梗阻的目的。疗效肯定的方式有经尿道钬激光前列腺剜除术、经尿道前列腺 2μm 激光汽化术。

一是经尿道钬激光前列腺剜除术（transurethral holmium laser resection/enucleation，HOLRP）：Ho：YAG 激光所产生的峰值能量可导致组织的汽化和前列腺组织的精确和有效的切除。HOLRP 术后留置导尿时间短。术后排尿困难是最常见的并发症，发生率约为 10%。75% ~80%的患者出现逆行射精，没有术后勃起功能障碍的报道。

二是经尿道激光汽化术（transurethral laser vaporization）：与前列腺电汽化术相似，用激光能量汽化前列腺组织，以达到外科治疗的目的。短期 IPSS 评分、尿流率、QOL 指数的改善与 TURP 相当。术后尿潴留而需要导尿的发生率高于 TURP。绿激光术后无病理组织；而 2μm 激光由于同时具备切割作用，术后有病理组织。初步临床结果、疗效显著优于绿激光。

三是经尿道激光凝固术（transurethral laser coagulation）：是治疗前列腺增生的有效手术方法。光纤尖端与前列腺组织之间保持约 2mm 的距离，能量密度足够凝固组织，但不会汽化组织。被凝固的组织最终会坏死、脱落，从而减轻梗阻。优点在于其操作简单，出血风险以及水吸收率低。采用 Meta 分析发现经尿道前列腺激光凝固术后需要导尿的尿潴留发生率和尿路刺激症状发生率分别为是 21% 和 66%，明显高于 TURP 的 5% 和 15%。

③其他微创治疗：

一是经尿道微波热疗（transurethral microwave therapy，TUMT）：可部分解善前列腺增生患者的尿流率和 LUTS 症状。适用于药物治疗无效（或不愿意长期服药）而又不愿意接受手术的患者，以及伴反复尿潴留而又不能接受外科手术的高危患者。各种微波治疗仪的原理相似，超过 45℃ 为高温疗法，低温治疗效果差，不推荐使用。其 5 年的再治疗率高达 84.4%；其中药物再治疗率达 46.7%，手术再治疗率为 37.7%。

二是经尿道针刺消融术（transurethral needle ablation，TUNA）：是一种简单安全的治疗方法。适用于不能接受外科手术的高危患者，对一般患者不推荐作为一线治疗方法。术后下尿路症状改善 50% ~60%，最大尿流率平均增加 40% ~70%，3 年需要接受 TURP 约 20%。远期疗效有待进一步观察。

三是前列腺支架（stents）：是通过内窥镜放置在前列腺部尿道的金属（或聚亚氨脂）装置，可以缓解前列腺增生所致下尿路症状，仅适用于伴反复尿潴留又不能接受外科手术的高危患者，作为导尿的一种替代治疗方法。常见并发症有支架移位、钙化，支架闭塞、感染、慢性疼痛等。

目前尚无明确证据支持高能聚焦超生、前列腺乙醇注射的化学消融治疗作为前列腺增生治疗的有效选择。经尿道前列腺气囊扩张是已经淘汰的治疗方法。

3. 输尿管周围粘连

慢性反复发作的尿路感染、腹腔结核、非特异性结肠炎和(或)肠道炎症、阑尾穿孔以及腹部放疗等,均可导致后腹膜纤维化、输尿管粘连,是造成输尿管梗阻的常见原因。早期可以皮质激素缓解因粘连所致的梗阻。若粘连不能缓解,肾积水加重者,可行输尿管松解术,亦可于术中放置输尿管支架。

(二)防治尿路感染

尿路梗阻患者极易并发尿路感染,故应尽早解除梗阻。各种检查要严密无菌操作,每日用稀释的苯扎氯铵(洁尔灭)或洁尔阴清洗外阴,及时更换内裤,并可服用中成药预防感染。

对已并发尿路感染的患者,取清洁中段尿或膀胱穿刺尿做细菌培养及药敏试验,选择恰当的非肾毒性抗生素治疗。

(郭和清)

参考文献

1. 华翔,林善锬.梗阻性肾病的研究发展[J].国外医学.泌尿系统分册,1999(4):38-42

2. 杨军.梗塞性肾病肾间质纤维变性的代谢机制[J].国外医学.泌尿系统分册,2001(1):51-54

3. 杨关天,杨建军.梗塞性肾病的药物治疗[J],国外医学.泌尿系统分册,2004(4):81-84

4. 谢庆祥.梗塞性肾病发病机制的研究现状[J].国外医学.泌尿系统分册,2002(5):49-51

5. 周芳坚,张时纯,申鹏飞.恒压肾盂灌注试验诊断上尿路梗塞的临床研究[J].临床泌尿外科杂志,1994,(03)

6. Jones DA, Holden D, George NJR. Mechanism of upper tract dilatation in patients with thick walled bladder, chronic retention of urine and associated hydronephrosis. J Urol, 1988, 140:326

7. Woodbury PW. Mitchell ME. Scheidler DM et al. Constant pressure perfusion: A method to determine obstruction in the upper urinary tract. J Urol, 1989, 142:632

第七节　泌尿生殖系统肿瘤

一、前列腺癌

(一)流行病学及病因学

前列腺癌患者主要是老年男性,与大多数发生于高龄的癌症不同,前列腺癌的发病率随年龄的增长不断上升。在美国,50岁男性一生患隐匿性前列腺癌的危险性为40%,临床表现的前列腺癌的危险性为9.5%,死于前列腺癌的危险性为2.9%。因此,许多前列腺癌为隐匿性,对患者寿命无影响,而有一部分为致命性。前列腺癌的发病率有明显的地理和种族差异,加勒比海及斯堪的纳维亚地区最高,中国、日本及前苏联国家最低。美国黑人前列腺癌发病率为全世界最高。目前在美国前列腺癌的发病率已经超过肺癌,成为第一位危害男性健康的肿瘤。在欧洲,每年得到确诊的新发前列腺癌病例大约有260万人,前列腺癌占全部男性癌症人数的11%,占全部男性癌症死亡人数的9%。亚洲前列腺癌的发病率远远低于欧美国家,但近年来呈现上升趋势。中国1993年前列腺癌发生率为1.71人/10万人口,死亡率为1.2人/10万人口;1997年发生率升高至2.0人/10万人口,至2000年为4.55人/10万男性人口。

前列腺癌新诊断患者中位年龄为72岁,高峰年龄为75~79岁。在美国,>70%的前列腺癌患者年龄都超过65岁,50岁以下男性很少见。年龄<39岁的个体,患前列腺癌的可能性为0.005%,40~59岁年龄段增至2.2%,60~79岁年龄段增至13.7%。

引起前列腺癌最重要的因素之一是遗传。如果一个直系亲属(兄弟或父亲)患有前列腺癌,其本人患前列腺癌的危险性会增加1倍。2个或2个以上直系亲属患前列腺癌,相对危险性会增至5~11倍。流行病学研究发现有前列腺癌阳性家族史的患者比那些无家族史患者的确诊年龄早6~7年。

高动物脂肪饮食是危险因素之二。其他危险因素包括吸烟、碱性电池和焊接工业所接触的镉及维生素E、硒、木脂素类、异黄酮的低摄入。阳光暴露与前列腺癌发病率呈负相关。绿茶可能为前列腺癌的预防因子。有人认为以前行输精管结扎能增加前列腺癌的危险性，但资料不一致。

（二）病理

超过95%的前列腺癌为腺癌，在其余的5%中，90%为移行细胞癌，余者为神经内分泌癌（小细胞）或肉瘤。前列腺癌是结构性诊断，前列腺癌细胞特点包括染色质浓集，核大，核仁明显，胞浆多丰富，胞浆常蓝染或嗜碱性。前列腺癌基底细胞缺失，高分子量角蛋白的免疫组化染色有助于诊断。前列腺上皮内瘤（PIN）是侵袭性前列腺癌的癌前病变。而PIN具有前列腺癌细胞的特点，却存在基底细胞。PIN分为两类：高级别PIN（HGPIN）和低级别PIN（LGPIN）。HGPIN有50%~80%与侵袭性前列腺癌有关，而LGPIN仅20%与之有关。60%~70%的前列腺癌起源于外周带，而10%~20%起源于移行带，5%~10%起源于中央带。病理分级使用Gleason评分系统，它是一个真正依赖低倍镜下所显示的腺体结构进行分级的系统。前列腺癌组织分为主要分级区和次要分级区，每区的Gleason分值为1~5，Gleason评分是把主要分级区和次要分级区的Gleason分值相加，形成癌组织Gleason分数。Gleason分数为2~10，高分化的肿瘤Gleason分数为2~4，中等分化的肿瘤Gleason分数为5~6，低分化的肿瘤Gleason分数为8~10。在组织学上，Gleason分数7有时为中等分化，有时为低分化。前列腺癌病理分级如下（表25-7-1）。

表25-7-1　病理分级

Gx	病理分级不能评价
G_1	分化良好（轻度异形）（Gleason 2~4）
G_2	分化中等（中度异形）（Gleason 5~6）
G_{3-4}	分化差或未分化（重度异形）（Gleason 7~10）

（三）诊断

1. 临床症状

早期前列腺癌通常没有症状，但肿瘤侵犯或阻塞尿道、膀胱颈时，则会发生类似下尿路梗阻或刺激症状，严重者可能出现急性尿潴留、血尿、尿失禁。骨转移时会引起骨骼疼痛、病理性骨折、贫血、脊髓压迫导致下肢瘫痪、感觉异常以及尿或便失禁等。

2. 体征

须行前列腺直肠指检（DRE），如果发现硬结，应警惕前列腺癌的可能性，须进一步检查；下肢淋巴水肿；脊髓压迫导致的相关体征。

3. 实验室检查

上尿路梗阻可引起氮质血症，转移病变可引起贫血，骨转移时可引起碱性磷酸酶升高。

4. PSA测定

PSA与DRE、经直肠超声检查（TRUS）、多点活检联合，可以提高局限性前列腺癌的诊断率和增加前列腺癌根治性治疗的机会。

（1）对50岁以上有下尿路症状的男性进行常规PSA和DRE检查，对于有前列腺癌家族史的男性人群，应该从45岁开始定期检查、随访。PSA检测应在前列腺按摩后1周，DRE、膀胱镜检查、导尿等操作48h后，射精24h后，前列腺穿刺1个月后进行。

（2）血清总PSA（tPSA）>4.0ng/ml为异常。当tPSA介于4~10ng/ml时，发生前列腺癌的可能性>25%。血清PSA受年龄和前列腺大小等因素的影响，我国前列腺增生患者年龄特异性tPSA值各年龄段分别为：40~49岁为0~1.5ng/ml，50~59岁为0~3.0ng/ml，60~69岁为0~4.5ng/ml，70~79岁为0~5.5ng/ml，≥80岁为0~8.0ng/ml。

（3）游离PSA（fPSA）：fPSA和tPSA作为常规同时检测。当tPSA介于4~10ng/ml时，fPSA水平与前列腺癌的发生率呈负相关。fPSA/tPSA>0.16为正常参考值。

（4）PSA密度（PSAD）：即tPSA值与前列腺体积的比值。PSAD正常值<0.15，PSAD有

助于区分前列腺增生症和前列腺癌。

(5)PSA 速率(PSAV):前列腺癌的 PSAV 显著高于前列腺增生和正常人。其正常值为 < 0.75ng/ml/年。PSAV 计算公式:[(PSA2 - PSA1) + (PSA3 - PSA2)]/2,在 2 年内至少检测 3 次 PSA。

5. TRUS

TRUS 可以在前列腺以及周围组织结构寻找可疑病灶,并能初步判断肿瘤的体积大小。

6. 前列腺穿刺活检

前列腺系统性穿刺活检是诊断前列腺癌最可靠的检查。在 B 超等引导下进行。前列腺穿刺指征有:①直肠指检发现结节,任何 PSA 值;②B 超发现前列腺低回声结节或 MRI 发现异常信号,任何 PSA 值;③PSA > 10ng/ml,任何 f/t PSA 和 PSAD 值;④PSA 4 ~ 10ng/ml,f/t PSA 异常或 PSAD 值异常。

7. 前列腺癌的其他影像学检查

(1)CT 检查:进行 CT 检查的目的主要是协助临床医师进行肿瘤的临床分期。

(2)MRI 扫描:MRI 检查可以显示前列腺包膜的完整性、是否侵犯前列腺周围组织及器官,MRI 还可以显示盆腔淋巴结受侵犯的情况及骨转移的病灶。

(3)ECT:骨骼是前列腺癌的最常见远处转移部位。对病理分化较差(Gleason 评分 >7)或 PSA >20ng/ml 的患者,应常规行骨扫描检查。

8. 前列腺癌分期

通过 DRE、PSA、穿刺活检阳性针数和部位、骨扫描、CT、MRI 以及淋巴结切除来明确分期。介绍 2002 年 AJCC 的 TNM 分期系统(表 25 -7 -2、表 25 -7 -3)。

表 25 -7 -2　前列腺癌 TNM 分期(AJCC,2002 年)

临床		病理(pT)	
T_x	原发肿瘤不能评价	PT_2	局限于前列腺
T_0	无原发肿瘤的证据	pT_{2a}	肿瘤限于单叶≤1/2
T_1	不能被扪及和影像无法发现的临床隐匿性肿瘤	pT_{2b}	肿瘤超过单叶的 1/2 但限于该单叶
T_{1a}	偶发肿瘤体积 < 所切除组织体积的 5%	pT_{2c}	肿瘤侵犯两叶
T_{1b}	偶发肿瘤体积 > 所切除组织体积的 5%	pT_3	突破前列腺
T_{1c}	穿刺活检发现的肿瘤(如由于 PSA 升高)	pT_{3a}	肿瘤突破前列腺
T_2	局限于前列腺内的肿瘤	pT_{3b}	肿瘤侵犯精囊
T_{2a}	肿瘤限于单叶的 1/2(≤1/2)	pT_4	侵犯膀胱和直肠
T_{2b}	肿瘤超过单叶的 1/2,但限于该单叶(1/2 ~1)		
T_{2c}	肿瘤侵犯两叶		
T_3	肿瘤突破前列腺包膜 * *		
T_{3a}	肿瘤侵犯包膜(单侧或双侧)		
T_{3b}	肿瘤侵犯精囊		
T_4	肿瘤固定或侵犯除精囊外的其他临近组织结构,如膀胱颈、尿道外括约肌、直肠、肛提肌和(或)盆壁		
区域淋巴结(N)			
N_x	区域淋巴结不能评价	pN_x	无区域淋巴结取材标本
N_0	无区域淋巴结转移	pN_0	无区域淋巴结转移
N_1	区域淋巴结转移(一个或多个)	pN_1	区域淋巴结转移(一个或多个)
远处转移(M)			
M_x	远处转移无法评估		
M_0	无远处转移		
M_1	有远处转移		
M_{1a}	有区域淋巴结以外的淋巴结转移		
M_{1b}	骨转移(单发或多发)		
M_{1c}	其他器官组织转移(伴或不伴有骨转移)		

表 25-7-3　分期编组

Ⅰ期	T_{1a}	N_0	M_0	G_1
Ⅱ期	T_{1a}	N_0	M_0	$G_{2,3-4}$
	T_{1b}	N_0	M_0	任何 G
	T_{1c}	N_0	M_0	任何 G
	T_1	N_0	M_0	任何 G
	T_2	N_0	M_0	任何 G
Ⅲ期	T_3	N_0	M_0	任何 G
Ⅳ期	T_4	N_0	M_0	任何 G
	任何 T	N_1	M_0	任何 G
	任何 T	任何 N	M_1	任何 G

9. **前列腺癌危险因素分析**

根据血清 PSA、Gleason 评分和临床分期将前列腺癌分为低、中、高危三类（表 25-7-4）。

表 25-7-4　前列腺癌低、中、高危评价标准

	低危	中危	高危
PSA(ng/ml)	<10	10~20	>20
Gleason 评分	≤6	7	≥8
临床分期	≤T_{2a}	T_{2b}	≥T_{2c}

（四）治疗

1. **观察等待治疗**

观察等待治疗指主动监测前列腺癌的进程，应每3个月复诊，检查 PSA、DRE。适应证：①低危前列腺癌和预期寿命短的患者；②晚期前列腺癌患者。小的、高分化前列腺癌生长速度缓慢，一些研究显示对仔细选择的病例采用警惕性观察是一种恰当的治疗方法（表 25-7-5）。

表 25-7-5　警惕性观察的研究结果

	n	随访(年)	总体病死率	疾病特异性病死率	前列腺癌进展
Johansson 等(1992)	223	10.2	56%	8%	34%
Whitmore 等(1991)	75	9.5	39%	15%	69%
Hanash 等(1972)	179	15	55%	45%	NA
George 等(1988)	120	7	44%	4%	83%
Madsen 等(1988)	50	10	52%	6%	18%

2. **前列腺癌根治性手术治疗**

根治性前列腺切除术（简称根治术）是治疗局限性前列腺癌最有效的方法，有三种主要术式，即传统的经会阴、经耻骨后。近年发展的腹腔镜前列腺癌根治术及机器人辅助的腹腔镜根治术膀胱切除术。

（1）适应证：

①分期为 T_1~T_{2c}的患者。有人主张对 T_{2c}和 T_3 给予新辅助治疗后行根治术可降低切缘阳性率。

②预期寿命≥10 年者可选择根治术。

③身体状况良好，没有严重的心肺疾病的患者。

④对于 PSA>20 或 Gleason 评分≥8 的局限性前列腺癌患者符合上述分期和预期寿命条件的，根治术后可给予其他辅助治疗。

（2）手术禁忌证：

①患有显著增加手术危险性的疾病，如严重的心血管疾病、肺功能不良等。

②患有严重出血倾向或血液凝固性疾病。

③已有淋巴结转移（术前通过影像学或淋巴活检诊断）或骨转移。

④预期寿命不足 10 年。

（3）手术方法和标准：

①耻骨后前列腺癌根治术：术野开阔，操作简便易行。手术切除范围包括完整的前列腺、双侧精囊和双侧输精管壶腹段、膀胱颈部。术中发现肿瘤可能侵及神经血管束则，不保留神经。

②腹腔镜前列腺癌根治术：疗效与开放性手术类似，优点是损伤小、术野及解剖结构清晰、术中和术后并发症少，缺点是技术操作比较复杂。腹腔镜手术切除步骤和范围同开放性手术。

(4)手术时机:一旦确诊为前列腺癌并符合上述根治性手术条件者应采取根治术。有报道认为经直肠穿刺活检者应等待6~8周,经尿道前列腺切除术者应等待12周再进行手术。

(5)手术并发症:围手术期死亡率为0~2.1%,主要并发症有术中严重出血、直肠损伤、术后阴茎勃起功能障碍、尿失禁、膀胱尿道吻合口狭窄、尿道狭窄、深部静脉血栓、淋巴囊肿、尿瘘、肺栓塞。腹腔镜前列腺癌根治术还可能出现沿切口种植转移、转行开腹手术、气体栓塞、高碳酸血症、继发出血等并发症。

3. 前列腺癌外放射治疗(EBRT)

(1)概述:前列腺癌患者的放射治疗具有疗效好、适应证广、并发症少等优点,适用于各期患者。早期患者($T_{1\sim2}N_0M_0$)行根治性放射治疗,其局部控制率和10年无病生存率与前列腺癌根治术相似。局部晚期前列腺癌($T_{3\sim4}N_0M_0$)治疗原则以辅助性放疗和内分泌治疗为主。转移性癌可行姑息性放疗,以减轻症状,改善生活质量。近年三维适行放疗(3D-CRT)和调强放疗(IMRT)等技术逐渐成为放疗的主流技术。

(2)前列腺癌常规外放射治疗:前列腺癌局部照射剂量分别为<55Gy、55~60Gy、60~65Gy、65~70Gy及>70Gy时,其复发率依次为48%、36%、21%、11%和10%。随着照射剂量的递增,局部复发率明显降低。

(3)3D-CRT及IMRT:3D-CRT的优点为最大限度地减少对周围正常组织及器官的照射,提高肿瘤局部的照射剂量及靶区的照射总量。提高肿瘤局部控制率,减少并发症。IMRT是SD-CRT技术的新扩展。IMRT可使照射剂量达81~86.4Gy,但对直肠及膀胱的副作用无明显增加。若肿瘤很大,可先进行新辅助内分泌治疗,待肿瘤体检缩小再进行放疗。不同分期所需的最小照射剂量:T_{1a} 64~66Gy;T_{1b}~T_2 66~70Gy,T_3 70~72Gy;$T_{1\sim3}$肿瘤切除不完全患者:66~70Gy;复发性前列腺癌:70~72Gy;T_4:50~65Gy。

(4)不同分期前列腺癌外放射治疗的疗效:

①局限性前列腺癌的的放射治疗($T_{1\sim2}N_0M_0$):对于低危患者的疗效与根治性前列腺切除术相似;中危患者提高照射剂量可提高无生化复发生存率。局限高危患者提高照射剂量的同时应用辅助性内分泌治疗可提高疗效。

②局部晚期前列腺癌的放疗($T_{3\sim4}N_0M_0$、$T_{1\sim4}N_1M_0$、$pT_3N_0M_0$):局部晚期前列腺癌放疗常与内分泌治疗联合应用,多采用新辅助内分泌治疗或辅助内分泌治疗。根治术后切缘阳性者辅助体外放疗,局部肿瘤控制率可达到90%~100%。

③转移性前列腺癌的放疗:前列腺癌盆腔扩散或淋巴结转移可导致盆腔疼痛、便秘、下肢肿胀、输尿管梗阻或肾积水等。进行姑息性放疗,能显著改善症状。对前列腺癌骨转移的姑息性放疗可缓解疼痛症状和脊髓压迫。

(5)前列腺癌外放疗并发症:

①泌尿系统副作用:尿道狭窄、膀胱瘘、出血性膀胱炎、血尿、尿失禁等。

②胃肠道不良反应:暂时性肠炎、直肠炎引起的腹泻、腹部绞痛、直肠不适和直肠出血、小肠梗阻等,需要手术治疗的严重乙状结肠和小肠损伤、会阴部脓肿、肛门狭窄或慢性直肠出血。

③放射线急性皮肤不良反应:红斑、皮肤干燥和脱屑,主要发生于会阴和臀部的皮肤皱褶处。

④其他副作用:耻骨和软组织坏死,下肢、阴囊或阴茎水肿等,发生率均低于1%。放疗后性功能障碍发生率低于根治性手术患者。

4. 前列腺癌近距离照射治疗

(1)近距离照射治疗:包括腔内照射、组织间照射等。主要包括短暂插植治疗和永久粒子种植治疗。后者也即放射性粒子的组织间种植治疗,较常用。永久粒子种植治疗常用^{125}I(144Gy)和^{103}Pd(115~120Gy),半衰期分别为60d和17d。短暂插植治疗常用192Ir。建议粒子种植后4周行CT检查进行剂量评估。

(2)适应证:

①同时符合以下3个条件者:临床分期为

T_1 ~ T_{2a}期;Gleason 评分 2 ~ 6;PSA < 10ng/ml。

②符合以下任一条件者:临床分期为 T_{2b}、T_{2c};Gleason 评分 8 ~ 10;PSA > 20ng/ml;周围神经受侵;多点活检病理结果为阳性;双侧活检病理结果为阳性;MRI 检查明确有前列腺包膜外侵犯。

(3)禁忌证:

①绝对禁忌证:预计生存期少于 5 年;TURP 后缺损较大或预后不佳;一般情况差;有远处转移。

②相对禁忌证:腺体 > 60ml;既往有 TURP 史;中叶突出;严重糖尿病;多次盆腔放疗及手术史。

(4)并发症:短期并发症(1 年内发生的并发症):尿频、尿急及尿痛等尿路刺激症状,排尿困难和夜尿增多。直肠刺激症状、直肠炎(轻度便血、肠溃疡甚至于前列腺直肠瘘)等。

长期并发症(1 年以后发生的并发症):慢性尿潴留、尿道狭窄、尿失禁等。

5. 实验性前列腺癌局部治疗

包括前列腺癌的冷冻治疗(CSAP)、高能聚焦超声(HIFU)和组织内肿瘤射频消融(RITA)等实验性局部治疗,与根治性前列腺癌手术和放疗相比较,其对临床局限性前列腺癌的治疗效果,还需要更多的长期临床研究加以评估和提高。

6. 前列腺癌内分泌治疗

早在 1941 年,Huggins 和 Hodges 发现了手术去势和雌激素可延缓转移性前列腺癌的进展,并首次证实了前列腺癌对雄激素去除的反应性。前列腺细胞在无雄激素刺激的状况下将会发生凋亡。循环中的主要雄激素 - 睾酮由睾丸的 Leydig 细胞产生(95%),少量由外周类固醇转换而来(5%)。虽然 98% 的血清睾酮为蛋白结合形式,游离睾酮能进入前列腺转化为细胞内主要雄激素双氢睾酮(DHT)。DHT 与胞浆受体结合,此复合物移至细胞核来调节转录。任何抑制雄激素活性的治疗均可被称为雄激素去除治疗。雄激素去除主要通过以下策略:①抑制睾酮分泌:手术去势或药物去势(黄体生成素释放激素类似物,LHRH - A);②阻断雄激素与受体结合:应用抗雄激素药物竞争性封闭雄激素与前列腺细胞雄激素受体的结合。两者联合应用可达到最大限度雄激素阻断的目的。其他策略包括抑制肾上腺来源雄激素的合成,以及抑制睾酮转化为双氢睾酮等。

内分泌治疗的方法包括:①去势;②最大限度雄激素阻断;③间歇内分泌治疗;④根治性治疗前新辅助内分泌治疗;⑤辅助内分泌治疗。

(1)适应证:

①转移前列腺癌,包括 N_1 和 M_1 期。

②局限早期前列腺癌或局部进展前列腺癌,无法行根治性前列腺切除术或放射治疗。

③根治性前列腺切除术或根治性放疗前的新辅助内分泌治疗。

④配合放射治疗的辅助内分泌治疗。

⑤治愈性治疗后局部复发,但无法再行局部治疗。

⑥治愈性治疗后远处转移。

⑦雄激素非依赖期的雄激素持续抑制。

(2)去势治疗:

①手术去势:可使睾酮迅速且持续下降至极低水平(去势水平)。主要的不良反应是对患者的心理影响。

②药物去势:黄体生成素释放激素类似物(LHRH - A)是人工合成的黄体生成素释放激素,有亮丙瑞林、戈舍瑞林、曲普瑞林。缓释剂型为 1、2、3 或 6 个月注射一次。在注射 LHRH - A 后,睾酮水平逐渐升高,在 1 周时达到最高点(睾酮一过性升高),然后逐渐下降,至 3 ~ 4 周时可达到去势水平,但有 10% 的患者睾酮不能达到去势水平。LHRH - A 已成为雄激素去除的标准治疗方法之一。对于已有骨转移脊髓压迫的患者,应慎用 LHRH - A,可选择迅速降低睾酮水平的手术去势。

③雌激素:雌激素作用于前列腺的机制包括:下调 LHRH 的分泌,抑制雄激素活性,直接抑制睾丸 Leydig 细胞功能,以及对前列腺细胞的直接毒性。最常见的雌激素是己烯雌酚。己

烯雌酚 1mg/d、3mg/d 或 5mg/d，可以达到与去势相同的效果，但心血管方面的不良反应明显增加，在应用时应慎重。雌激素是经典的内分泌治疗方法之一。

（3）最大限度雄激素阻断（MAB）：常用的方法为去势加抗雄激素药物。抗雄激素药物主要有两大类：一类是类固醇药物，其代表为醋酸甲地孕酮；另一类是非类固醇药物，主要有比卡鲁胺和氟他胺。合用非类固醇类抗雄激素药物的雄激素 MAB 方法，与单纯去势相比可延长总生存期 3～6 个月，平均 5 年生存率提高 2.9%，对于局限性前列腺癌，应用 MAB 疗法时间越长，PSA 复发率越低。

（4）根治术前新辅助内分泌治疗（NHT）：在对 T_2、T_{3a}期患者行根治性前列腺切除术前，采用 LHRH－A 和抗雄激素的 MAB 方法，也可单用 LHRH－A、抗雄激素药物或雌二醇氮芥，其中 MAB 方法疗效更为可靠。治疗 3～9 个月后，可以缩小肿瘤体积、降低临床分期、降低前列腺切缘阳性率，进而提高生存率。

（5）间歇内分泌治疗（IHT）：在雄激素缺如或低水平状态下，能够存活的前列腺癌细胞通过补充的雄激素获得抗凋亡潜能而继续生长，从而延迟进展到激素非依赖的时间。IHT 的临床研究表明在脱离治疗期间患者生活治疗明显提高，如性欲恢复等。可使肿瘤细胞对雄激素依赖时间延长，而对病变进展或生存时间无大的负面影响。IHT 更适于局限性病灶及经过治疗局部复发者。国内推荐停药标准为 PSA≤0.2ng/ml 后，持续 3～6 个月。当 PSA＞4ng/ml 后重新开始新一轮治疗。

IHT 适应证：局限前列腺癌，无法行根治性手术或放疗；局部晚期患者（T_3～T_4 期）；转移前列腺癌；根治术后病理切缘阳性；根治术或局部放疗后复发。

（6）前列腺癌的辅助内分泌治疗（AHT）：AHT 是指前列腺癌根治性切除术后或根治性放疗后，辅以内分泌治疗。目的是治疗切缘残余病灶、残余的阳性淋巴结、微小转移病灶，提高长期存活率。

（五）激素非依赖性前列腺癌治疗

内分泌治疗是目前前列腺癌的主要治疗方法，大多数患者起初都对内分泌治疗有反应，但经过中位时间 14～30 个月后，几乎所有患者病变都将逐渐发展为激素非依赖前列腺癌。在激素非依赖发生的早期有些患者对二线内分泌治疗仍有反应，称为雄激素非依赖性前列腺癌（AIPC），而对二线内分泌治疗无反应或二线内分泌治疗过程中病变继续发展的则称为激素难治性前列腺癌（HRPC）。

1. 激素非依赖前列腺癌的治疗

（1）维持睾酮去势水平：持续药物去势治疗或行手术去势。

（2）二线内分泌治疗：适应于雄激素非依赖性前列腺癌（AIPC），对二线内分泌治疗仍有反应的患者。治疗策略有：①加用抗雄激素药物：对于采用单一去势（手术或药物）治疗的患者，加用抗雄激素药物，60%～80% 的患者 PSA 下降＞50%。②停用抗雄激素药物：对于采用联合雄激素阻断治疗的患者，停用抗雄激素药物，停用 4～6 周后，约 1/3 的患者出现"抗雄激素撤除综合征"，PSA 下降＞50%，平均有效时间 4 个月。③抗雄激素药物互换：氟他胺与比卡鲁胺相互替换。④肾上腺雄激素抑制剂：如酮康唑、氨基苯乙哌啶酮、皮质激素（氢化可的松、泼尼松、地塞米松）。⑤低剂量的雌激素药物：雌二醇、甲地孕酮等。

（3）化学治疗：对于 HRPC 目前有以下化疗方案可供选择：①以多烯紫杉醇为基础的化疗方案：多烯紫杉醇，$75mg/m^2$，每 3 周 1 次，静脉用药，加用泼尼松 5mg，2 次/d，口服，共 10 个周期。②以米托蒽醌为基础的化疗方案：米托蒽醌，$12mg/m^2$，每 3 周一次，静脉用药，同时联合泼尼松治疗，可在一定程度控制疾病进展，提高生活治疗，特别是减轻疼痛。③其他可选择的化疗方案有：雌二醇氮芥＋长春碱；雌二醇氮芥＋VP16。

2. 激素非依赖前列腺癌的骨转移治疗

对于有骨转移的激素非依赖前列腺癌的治疗目的主要是缓解骨痛，预防和降低骨相关事件的发生，提高生活质量，提高生存率。常用药物为双膦酸盐（zoledronic acid，唑来膦酸）。

体外放射治疗可改善局部和弥漫性骨痛；遵从WHO制定的疼痛治疗指南进行镇痛药物治疗提高生活质量。

（六）前列腺癌的随访

1. 前列腺癌治愈性治疗后的随访

（1）治愈性治疗后随访的指标：

①血清PSA水平的变化：成功的根治性前列腺切除术3周后应该不能检测到PSA。术后连续2次血清PSA水平超过0.2ng/ml提示前列腺癌生化复发；放疗后PSA最低值是生化治愈的标志，也是一个重要的预后判断因素。PSA值越低治愈率越高，一般认为在3～5年之内PSA水平最低值达到1ng/ml者的预后较好。

②DRE：DRE被用于判断是否存在前列腺癌局部复发。PSA和DRE是根治性前列腺切除术和放疗后随访中的一线检查方法。

③TRUS和活检。

④骨扫描与腹部CT/MRI：可以用于PSA水平＞20ng/ml、PSADT＜6个月或PSAV＞0.75ng/ml/月者。如果患者有骨骼疼痛，应该进行骨扫描。

（2）随访方案：治愈性治疗后随访流程如下（表25－7－6）。

表25－7－6　前列腺癌治愈性治疗后随访流程

治疗后每3个月进行PSA、DRE检测，2年后每6个月检测，5年后每年进行检测；无特殊症状患者，骨扫描和其他影像学检查不推荐使用	→	如直肠指诊阳性，血清PSA持续升高，行骨盆CT和MRI以及骨扫描；存在骨痛，不论PSA水平如何，行骨扫描。放疗后如行补救性根治术者，应用TRUS和活检

2. 前列腺癌内分泌治疗后的随访

（1）PSA检查：治疗后3个月和6个月的PSA水平越低或不能够发现者，相对于高PSA水平患者，可能对治疗反应性持续时间更长。

（2）肌酐、血红蛋白、肝功的监测：可以发现上尿路梗阻、疾病进展和内分泌治疗的毒性等。

（3）骨扫描、超声和X线胸片：内分泌治疗随访流程如下（表25－7－7）。

表25－7－7　内分泌治疗随访流程表

治疗后每3个月进行PSA检测，抗雄激素治疗应注意肝功能情况，治疗开始后前3个月应每月检查肝功能，以后每3～6个月检查一次。病情稳定者不推荐常规影像学检查	→	血清PSA持续升高，或者出现骨痛，需要行骨扫描。疾病进展时随访间期应更短

二、膀胱癌

（一）流行病学和病因学

1. 流行病学

（1）发病率和死亡率：膀胱癌居泌尿生殖系统肿瘤的第2位。世界范围内，膀胱癌发病率居恶性肿瘤的第9位，在男性排第6位，女性排在第10位之后。在美国，膀胱癌发病率居男性恶性肿瘤的第4位，在女性恶性肿瘤位居第9位。2002年世界膀胱癌年龄标准化发病率男性为10.1/10万，女性为2.5/10万，年龄标准化死亡率男性为4/10万，女性为1.0/10万。美国男性膀胱癌发病率为24.1/10万，女性为6.4/10万。膀胱癌是我国临床上最常见的肿瘤之一。男性膀胱癌发病率位居全身肿瘤的第8位，女性排在第12位以后，发病率远低于西方国家。2002年我国膀胱癌年龄标准化发病率男性为3.8/10万，女性为1.4/10万。近年来，我国部分城市肿瘤发病率报告显示膀胱癌发病率有增高趋势。

膀胱癌男性发病率为女性的3～4倍。而对分级相同的膀胱癌，女性的预后比男性差。

膀胱癌可发生于任何年龄，但是主要发病年龄为中年以后，且其发病率随年龄增长而增加。美国39岁以下男性膀胱癌发病率为0.02%，女性为0.01%；40～59岁男性为0.4%，女性为0.12%；60～69岁男性为0.93%，女性为0.25%；而70岁以上老年男性发病率为3.35%，女性为0.96%。其明确诊断时的平均年龄为65岁。此时，85%的肿瘤局限于膀胱内，15%的肿瘤已扩散到区域淋巴结或远处转移。

不同人群的膀胱癌组织类型不同，在美国及大多数国家中，以移形细胞癌为主，占膀胱癌的90%以上，而埃及则以鳞状细胞癌为主，约占膀胱癌的75%。

（2）自然病程：大部分膀胱癌患者确诊时处于分化良好或中等分化的非肌层浸润性膀胱癌，其中约10%的患者最终发展为肌层浸润性膀胱癌或转移性膀胱癌。膀胱癌的大小、数目、分期与分级与其进展密切相关，尤其是分期与分级，低分期低分级肿瘤发生疾病进展的风险低于高分期高分级肿瘤。总体上说，T_1期膀胱癌发生肌层浸润的风险（18%）是T_a期膀胱癌（9%）的2倍。但膀胱癌的病理分级可能是更为重要的预测因子。研究发现：G_1级膀胱癌出现进展的风险（6%）仅为G_3级膀胱癌（30%）的1/5。G_3级膀胱癌出现疾病进展风险更高，T_aG_1膀胱癌为14%，而T_1G_3则高达45%，但是其复发的风险却相同，约为50%。

2. 致病的危险因素与病因学

膀胱癌的发生是复杂、多因素、多步骤的病理变化过程，既有内在的危险因素，又有外在的环境因素。吸烟和长期接触接触工业化学产品是较为明确的两大致病危险因素，30%～50%的膀胱癌由吸烟引起，吸烟可使膀胱癌危险率增加2～4倍。另一重要的致病危险因素为长期接触工业化学产品，约20%的膀胱癌是由职业因素引起的，包括从事纺织、染料制造、橡胶化学、药物制剂和杀虫剂生产、油漆、皮革及铝、铁和钢生产、柴油机废气积累也可增加膀胱癌的发生危险。其他可能的致病因素还包括慢性感染（细菌、血吸虫及HPV感染等）、应用化疗药物环磷酰胺（潜伏期6～13年）、滥用含有非那西汀的止痛药（10年以上）、盆腔放疗、长期引用砷含量高的水和氯消毒水、咖啡、人造甜味剂及染发剂等。另外，膀胱癌还可能与遗传有关，有家族史者发生膀胱癌的危险性明显增加。对于肌层浸润性膀胱癌，慢性尿路感染、残余尿及长期异物刺激（留置导尿管、结石）与之关系密切，主要为鳞状细胞癌和腺癌。

导致膀胱癌发生的明确的遗传学因素还不清楚，似乎是多方面的，包括癌基因的激活和抑癌基因的失活或丢失。其中第9号染色体上遗传物质的丢失在所有分级或分期的膀胱癌中是一致的，表明这可能是膀胱癌形成的早期事件。其他与膀胱癌相关的癌基因包括HER－2、H－Ras、BcL－2、FGFR3、C－myc、c－erbB－2、MDM2、CDC91L1等。

（二）组织病理学

1. 膀胱癌的组织学类型

膀胱癌包括尿路上皮细胞癌（90%以上）、鳞状细胞癌（3%～7%）和腺细胞癌（<2%），其次还有较少见的转移性癌、小细胞癌和癌肉瘤等。膀胱腺癌是膀胱外翻患者最常见的癌。

2. 膀胱癌的组织学分级

膀胱肿瘤的恶性程度以分级表示。目前同时使用WHO 1973和WHO 2004分级法（表25－7－8）。

表25－7－8 膀胱尿路上皮癌恶性程度分级系统（1973年与2004年系统比较＊）

WHO 1973分级	WHO 2004分级
乳头状瘤	乳头状瘤
尿路上皮癌1级，分化良好	低度恶性倾向尿路上皮乳头状瘤
尿路上皮癌2级，中度分化	乳头状尿路上皮癌，低分级
尿路上皮癌3级，分化不良	乳头状尿路上皮癌，高分级

＊WHO 1973、WHO 2004分级法是两个不同的分类系统，两者之间不能逐一对应

低度恶性倾向尿路上皮乳头状瘤指乳头状尿路上皮损害，乳头状肿瘤细胞排列有序、结构轻度异常、细胞核轻度间变，可不考虑细胞层次的数目。

其所含层次明显多于乳头状瘤和（或）细胞核轻微增大、染色质增多，有丝分裂相偶见，通常限于基底层。此种尿路上皮肿瘤虽然进展的风险很小，但不完全属于良性病变，仍有复发的可能。

3. 膀胱癌的分期

膀胱癌可分为非肌层浸润性膀胱癌（Tis，Ta，T_1）和肌层浸润性膀胱癌（T_2 以上）。局限于黏膜（Ta－Tis）和黏膜下（T_1）的非肌层浸润性膀胱癌（以往称为表浅性膀胱癌）占 75%～85%，肌层浸润性膀胱癌占 15%～25%。而非肌层浸润性膀胱癌中，大约 70% 为 Ta 期病变，20% 为 T_1 期病变，10% 为膀胱原位癌。原位癌虽然也属于非肌层浸润性膀胱癌，但一般分化差，属于高度恶性的肿瘤，向肌层浸润性进展的概率要高得多。膀胱癌的分期指肿瘤浸润深度及转移情况。目前普遍采用国际抗癌联盟的 2002 年 TNM 分期法（表 25－7－9）。

表 25－7－9　膀胱癌 2002 TNM 分期

分期	定义
T（原发肿瘤）	
T_x	原发肿瘤无法评估
T_0	无原发肿瘤证据
T_a	非浸润性乳头状瘤
T_{is}	原位癌（“扁平癌”）
T_1	肿瘤侵入上皮下结缔组织
T_2	肿瘤侵入肌层
T_{2a}	肿瘤侵入浅肌层（内侧半）
T_{2b}	肿瘤侵入深肌层（外侧半）
T_3	肿瘤侵犯膀胱周围组织
T_{3a}	显微镜下发现肿瘤侵犯膀胱周围组织
T_{3b}	肉眼可见肿瘤侵犯膀胱周围组织（膀胱外肿块）
T_4	肿瘤侵犯以下任一器官或组织，如前列腺、子宫、阴道、盆壁和腹壁
T_{4a}	肿瘤侵犯前列腺、子宫或阴道
T_{4b}	肿瘤侵犯盆壁或腹壁
N（淋巴结）	
N_x	区域性淋巴结无法评估
N_0	无区域性淋巴结转移
N_1	单个淋巴结转移，最大径≤2cm
N_2	单个淋巴结转移，最大径 >2cm 但 <5cm，或多个淋巴结转移，最大径 <5cm
N_3	淋巴结转移，最大径≥5cm
M（远处转移）	
M_x	远处转移无法评估
M_0	无远处转移
M_1	远处转移

（三）膀胱癌的诊断

1. 临床症状

血尿是最常见的症状，尤其是间歇全程无痛性血尿，可表现为肉眼血尿或镜下血尿。

另一类常见的症状表现为尿频、尿急、尿痛即膀胱刺激征和盆腔疼痛，常与弥漫性原位癌或浸润性膀胱癌有关。

其他症状还有输尿管梗阻所致腰肋部疼痛、下肢水肿、盆腔包块、尿潴留。有的患者就诊时即表现为体重减轻、肾功能不全、腹痛或骨痛，均为晚期症状。

2. **体格检查**

膀胱癌患者触及盆腔包块多是局部进展性肿瘤的证据。体检还包括经直肠、经阴道指检和麻醉下腹部双合诊等。

3. **影像学检查**

(1)超声检查：超声检查可通过三种途径(经腹、经直肠、经尿道)进行，可同时检查肾脏、输尿管、前列腺和其他脏器(如肝脏等)。

(2)胸部检查：常规拍胸部 X 线片，了解有无肺部转移。肺部转移最敏感的检查方法是胸部 CT。

(3)泌尿系统 X 线平片和静脉尿路造影：可以期待发现并存的上尿路肿瘤。

(4)CT 检查：可发现较大肿瘤，还可与血块鉴别。

(5)MRI 检查：在检测有无骨转移时 MRI 敏感性远高于 CT，甚至高于核素骨扫描。

(6)骨扫描：一般不做常规使用。只在浸润性肿瘤患者出现骨痛，怀疑有骨转移时使用。

4. **尿脱落细胞学**

尿脱落细胞学检查方法简便、无创、特异性高，是膀胱癌诊断和术后随访的主要方法。尿脱落细胞学检测膀胱癌的敏感性为 13% ~ 75%，特异性为 85% ~100%。

5. **尿液肿瘤标记物的检测**

主要有膀胱肿瘤抗原(BTA)、核基质蛋白 22(NMP22)、Immunocyt 实验、荧光原位杂交(FISH)等，上述方法除 FISH 以外均已应用多年，仍存在敏感性和特异性不足的问题。近年来发现了很多新的具有诊断潜力的肿瘤标记物，如端粒酶、存活素(survivin)、透明质酸和透明质酸酶、黏液素 -7、核基质蛋白(blca -4)微卫星序列分析和单核苷酸多态性分析等。

6. **膀胱镜检查和活检**

目前膀胱镜检查仍然是诊断膀胱癌最可靠的方法。通过膀胱镜检查可以发现膀胱是否有肿瘤，明确肿瘤数目、大小、形态和部位，并且可以对肿瘤和可疑病变部位进行活检以明确病理诊断。膀胱肿瘤通常为多灶性。原位癌可以类似炎症、发育不良等病变，表现为浅红色天鹅绒样黏膜改变，也可以表现为正常。当尿脱落细胞学检查阳性或膀胱黏膜表现异常时，建议行选择性活检，以明确诊断和了解肿瘤范围。肿瘤位于膀胱三角区或颈部、尿脱落细胞学阳性，或怀疑有原位癌时，应该行前列腺部尿道活检。

7. **5 - 氨基乙酰丙酸(5 - ALA)荧光膀胱镜检查**

通过向膀胱内灌注 5 - ALA 产生荧光物质特异性地积聚于肿瘤细胞中，在激光激发下产生强烈的红色荧光，与正常膀胱黏膜的蓝色荧光形成鲜明对比，能够发现普通膀胱镜难以发现的小肿瘤、不典型增生或原位癌，检出率可以增加 20% ~25%。

8. **诊断性经尿道电切术(TUR)**

在麻醉下直接行诊断性 TUR 可以作为诊断膀胱癌的首选方法。一是切除肿瘤，二是对肿瘤标本进行组织学检查以明确病理诊断、肿瘤分级和分期。

(四)非肌层浸润性膀胱癌的治疗

非肌层浸润性膀胱癌或表浅性膀胱癌占全部膀胱肿瘤的 75% ~85%。Ta 和 T_1 虽然都属于非肌层浸润性膀胱癌，但两者的生物学特性显著不同，由于固有层内血管和淋巴管丰富。因此，T_1 容易发生肿瘤扩散。根据复发风险及预后的不同，非肌层浸润性膀胱癌可分为以下三组：①低危非肌层浸润膀胱尿路上皮癌，同时具备以下条件者：单发、Ta、G_1(低级别尿路上皮癌)、直径 <3cm。②高危非肌层浸润膀胱尿路上皮癌，多发或高复发、T_1、G_3(高级别尿路上皮癌)、Tis。③中危非肌层浸润膀胱尿路上皮癌，除以上两类的其他情况，包括肿瘤多发、Ta ~ T_1、G_1 ~ G_2(低级别尿路上皮癌)、直径 > 3cm 等。

1. **手术治疗**

(1)经尿道膀胱肿瘤切除术(TUR - BT)：

TUR－BT既是非肌层浸润性膀胱癌的重要诊断方法，同时也是主要的治疗手段。有报道T_1期膀胱癌术后2～6周再次行TUR－BT，可以降低术后复发概率。

（2）经尿道激光手术：激光手术可以凝固，也可以汽化，其疗效及复发率与经尿道手术相近。但术前需要进行肿瘤活检以便进行病理诊断。

（3）光动力学治疗：光动力学治疗是利用膀胱镜将激光与光敏剂相结合的治疗方法。治疗细胞摄取光敏剂后，在激光作用下产生单态氧，使治疗细胞变性坏死。

2. 术后辅助治疗

（1）术后膀胱灌注化疗：TUR－BT术后有10%～67%的患者会在12个月内复发，术后5年内有24%～84%的患者复发。尽管在理论上TUR－BT术可以完全切除非肌层浸润的膀胱癌，但在临床治疗中仍有很高的复发率，而且有些病例会发展为肌层浸润性膀胱癌。

①TUR－BT术后即刻膀胱灌注化疗：TUR－BT术后24h内完成表柔比星或丝裂霉素等膀胱灌注化疗可以使肿瘤复发率降低40%，但术中有膀胱穿孔时不宜采用。低危非肌层浸润性膀胱癌术后即刻灌注后，治疗复发的概率很低，因此即刻灌注后可以不再继续进行膀胱灌注治疗。

②术后早期膀胱灌注化疗及维持膀胱灌注化疗：对于中危和高危的非肌层浸润性膀胱癌，术后24h内即刻膀胱灌注治疗后，建议继续膀胱灌注化疗，每周1次，共4～8周，随后进行膀胱维持灌注化疗，每月1次，共6～12个月。

③膀胱灌注化疗的药物：常用药物包括阿霉素、表柔比星、丝裂霉素、吡柔比星、羟喜树碱等。尿液的PH值、化疗药的浓度与膀胱灌注化疗效果有关，并且药物浓度比药量更重要。化疗药物应通过导尿管灌入膀胱，并保留0.5～2h。灌注前不要大量饮水，避免尿液将药物稀释。表柔比星的常用剂量为50～80mg，丝裂霉素为20～60mg，吡柔比星为30mg，羟喜树碱为10～20mg。

④膀胱灌注化疗的主要副作用：是化学性膀胱炎，程度与灌注剂量和频率相关，TUR－BT术后即刻膀胱灌注更应注意药物的不良反应。多数不良反应在停止灌注后可以自行改善。

（2）术后膀胱灌注免疫治疗：

①卡介苗（BCG）：BCG膀胱灌注指征：BCG适合于高危非肌层浸润性膀胱癌的治疗。由于术后膀胱有创面，因此术后即刻灌注治疗应避免采用BCG，以免引起严重的不良反应。BCG治疗一般采用6周灌注诱导免疫应答，再加3周的灌注强化以维持良好的免疫反应。一般采用常规剂量（120～150mg）；BCG用于预防非肌层浸润膀胱尿路上皮癌复发时，一般采用低剂量（60～75mg）。BCG维持灌注可以使膀胱治疗进展概率降低37%。需维持BCG灌注1～3年（至少维持灌注1年），因此建议在3、6、12、18、24、36个月时重复BCG灌注，以维持和强化疗效。BCG膀胱灌注的主要不良反应为膀胱刺激症状和全身流感样症状，少见的副作用包括结核败血症、前列腺炎、附睾炎、肝炎等。因此，术后膀胱有开放创面或有肉眼血尿等情况下，不能进行BCG膀胱灌注。

②免疫调节剂：一些免疫调节剂与化疗药物一样可以预防膀胱肿瘤的复发，包括干扰素、KLH等。

（3）复发肿瘤的灌注治疗：复发后，一般建议再次TUR－BT治疗。

（4）膀胱原位癌的治疗：治疗方案是行彻底的TUR－BT术，术后行BCG膀胱灌注治疗。BCG灌注每周1次，每6周为1个周期，1个周期后有70%完全缓解。对于缓解的病例，应在第3、6、12、18、24、30和36个月时进行1个周期的BCG灌注防止复发。通过此方案，约70%的病例可以避免行膀胱根治性切除术。

（5）T_1G_3膀胱癌的治疗：T_1G_3膀胱癌通过BCG灌注治疗或膀胱灌注化疗，有50%可以保留膀胱。

（五）肌层浸润性膀胱癌的治疗

1. 根治性膀胱切除术

根治性膀胱切除术同时行盆腔淋巴结清扫

术，是肌层浸润性膀胱癌的标准治疗。文献报道浸润性膀胱癌患者盆腔淋巴结转移的可能性为30%～40%，淋巴结清扫范围应根据肿瘤范围、病理类型、浸润深度和患者情况决定。

（1）根治性膀胱切除术的指征：基本手术指征为$T_2 \sim T_{4a}\ N_{0-x}\ M_0$浸润性膀胱癌，其他指征还包括高危非肌层浸润性膀胱癌T_1G_3肿瘤，BCG治疗无效的Ta，反复复发的非肌层浸润性膀胱癌，非手术治疗无法控制的广泛乳头状病变等，以及保留膀胱手术后非手术治疗无效或治疗复发者和膀胱非尿路上皮癌。

禁忌证：有严重合并症（心、肺、肝、脑、肾等疾病）不能耐受根治性膀胱切除术者。

（2）根治性膀胱切除术的手术范围：包括膀胱及周围脂肪组织、输尿管远端，并行盆腔淋巴结清扫术；男性应包括前列腺、精囊，女性应包括子宫、附件和阴道前壁。如果肿瘤累及男性前列腺部尿道或女性膀胱颈部，则须考虑施行全尿道切除。对于性功能正常的年龄较轻男性患者，术中对周围神经血管束的保护可以使半数以上患者的性功能不受影响。

目前，根治性膀胱切除术的方式可以分为开放手术和腹腔镜手术两种。与开放手术相比，腹腔镜手术具有失血量少、术后疼痛较轻、恢复较快的特点，但手术时间并不明显优于开放性手术。近来机器人辅助的腹腔镜根治术膀胱切除术可以使手术更精确和迅速，并减少出血量。

淋巴结清扫不仅是一种治疗手段，而且为预后判定提供重要的信息。目前主要有局部淋巴结清扫、常规淋巴结清扫和扩大淋巴结清扫三种。局部淋巴结清扫仅切除闭孔内淋巴结及脂肪组织；扩大淋巴结清扫的范围包括主动脉分叉和髂总血管（近端）、股生殖神经（外侧）、旋髂静脉和Cloquer淋巴结（远端）、髂内前淋巴结，清扫范围向上达到肠系膜下动脉水平；常规淋巴结清扫的范围达髂总血管分叉水平，其余与扩大清扫范围相同。

（3）根治性膀胱切除术的生存率：浸润性膀胱癌切除术围手术期的病死率为1.8%～2.5%，主要死亡原因有心血管并发症、败血症、肺栓塞、肝功能衰竭和大出血。患者的总体5年生存率为54.5%～68%，10年生存率为66%。若淋巴结阴性，T_2期的5年和10年生存率分别为89%和78%，T_{3a}期为87%和76%，T_{3b}期为62%和61%，T_4期为50%和45%。而淋巴结阳性患者的5年和10年生存率只有35%和34%。

2. 保留膀胱的手术

对于身体条件不能耐受根治性膀胱切除术，或不愿接受根治性膀胱切除术的浸润性膀胱癌患者，可以考虑保留膀胱的手术。应正确选择保留膀胱的手术方式，并辅以术后放射治疗和化学治疗，且术后需进行密切随访。

浸润性膀胱癌保留膀胱的手术方式有两种：经尿道膀胱肿瘤切除术（TUR－BT）和膀胱部分切除术。近来有学者认为对于T_2期患者，初次TUR－BT术后4～6周内再次行TUR－BT并结合化疗与放疗有助于保全膀胱。浸润性膀胱癌患者施行保留膀胱手术的5年生存率为58.5%～69%，T_2期的3年生存率为61.2%，T_3期的3年生存率为49.1%。

（六）尿流改道术

尿流改道术尚无标准治疗方案。包括不可控尿流改道、可控尿流改道、膀胱重建等。保护肾功能、提高患者生活质量是治疗的最终目标。神经衰弱、精神病、预期寿命短、肝或肾功能受损的患者属于禁忌证。

1. 不可控尿流改道

（1）回肠膀胱术是一种简单、安全、有效的术式。伴有短肠综合征、小肠炎性疾病、回肠受到广泛射线照射的患者不适于此术式。主要缺点是需腹壁造口、终身佩戴尿袋。经过长期随访，患者出现肾功能损害约为27%，造瘘口并发症发生率约为24%，输尿管回肠吻合口并发症发生率约为14%，病死率约为1%。

（2）乙状结肠膀胱术对于有原发性肠道疾病或严重放射性盆腔炎和不愿意接受可控性膀胱术的患者，可作为回肠膀胱术的替代术式。

（3）横结肠膀胱术对于进行过盆腔放疗或

输尿管短的患者可选用。

(4)输尿管皮肤造口术适用于预期寿命短、有远处转移、姑息性膀胱全切、肠道疾患无法利用肠管进行尿流改道或全身状态不能耐受其他手术者。

2. 可控尿流改道

(1)可控贮尿囊:在无原位新膀胱术适应证的情况下为一种可选术式。可控贮尿囊必须满足肠道去管重建成高容量低压贮尿囊、抗反流和控尿、能自行插管导尿的原则。一般使用缩窄的末段回肠作输出道的回结肠贮尿囊;原位阑尾作输出道的回结肠贮尿囊以及去带盲升结肠贮尿囊。该术式早、晚期并发症发生率分别为12%和37%。晚期并发症主要有输尿管狭窄或梗阻、尿失禁、导尿困难和尿路结石,代谢并发症也比较常见。主要缺点是需要腹壁造口。可控贮尿囊适用于:①预期寿命较长、能耐受复杂手术;②双侧肾脏功能良好可保证电解质平衡及废物排泄;③无上尿路感染;④肠道未发现病变;⑤能自行导尿。

(2)利用肛门控制尿液术式:患者肛门括约肌功能必须良好。主要术式包括:尿粪合流式,如输尿管乙状结肠吻合术,输尿管结肠、结肠直肠吻合术;尿粪分流术,如直肠膀胱术,直肠膀胱、结肠腹壁造口术。

3. 膀胱重建或原位新膀胱

原位新膀胱的先决条件是完整无损的尿道和外括约肌功能良好,术中尿道切缘阴性。主要包括回肠原位新膀胱术、回结肠原位新膀胱术、去带回盲升结肠原位新膀胱术。原位新膀胱术由于患者术后生活质量高,近10年内已被很多治疗中心作为尿流改道的首选术式。此术式主要优点是不需要腹壁造口,患者可以通过腹压或间歇清洁导尿排空尿液。缺点是夜间尿失禁和需要间歇性的自我导尿。早期很少发生尿潴留,但长期随访发现有一半的患者出现尿潴留。早、晚期并发症发生率分别为20%~30%和30%,主要由输尿管与肠道或新膀胱与尿道吻合口引起。另一缺点是尿道肿瘤复发,为4%~5%,如膀胱内存在多发原位癌或侵犯前列腺尿道则复发率高达35%。

(七)膀胱癌的化疗与放疗

1. 膀胱癌的化疗

肌层浸润性膀胱癌行根治性膀胱切除术后,高达50%的患者会出现转移,5年生存率为36%~54%。对于膀胱癌高危患者,5年生存率仅为25%~35%。膀胱癌对含顺铂的化疗方案比较敏感,总有效率为40%~75%,其中12%~20%的患者局部病灶获得完全缓解,10%~20%的患者可获得长期生存。

(1)新辅助化疗。对于可手术的T_2~T_{4a}期患者,术前可行至少2~3个周期基于顺铂的联合新辅助化疗可以控制局部病变,使肿瘤降期,降低手术难度和消除微转移灶,提高术后远期生存率。新辅助化疗后,患者病死率可降低12%~14%,5年生存率提高5%~7%,远处转移率降低5%,对于T_3~T_{4a}患者,其生存率可能更明显。

(2)辅助化疗。对于临床T_2或T_3期患者,根治性膀胱切除术后病理若显示淋巴结阳性或为pT_3,术前未行新辅助化疗者术后可采用辅助化疗。

(3)对于临床T_{4a}及T_{4b}患者,若CT显示淋巴结阴性或发现不正常淋巴结经活检阴性,可行化疗或化疗加放疗,或手术加化疗(仅限于选择性cT_{4a}患者)。CT显示有肿大淋巴结经活检阳性的,则行化疗或化疗加放疗。

(4)转移性膀胱癌应常规行全身系统化疗,尤其是无法切除、弥漫性转移、可测量的转移病灶。身体状况不宜或不愿意接受根治性膀胱切除术者也可行全身系统化疗加放疗。

(5)动脉导管化疗。通过对双侧髂内动脉灌注化疗药物达到对局部肿瘤病灶的治疗作用,对局部肿瘤效果较全身化疗好,常用于新辅助化疗。

(6)化疗方案。

①GC(吉西他滨和顺铂)方案:被认为是目前标准一线治疗方案。吉西他滨800~1 000mg/m^2第1、8、15天静脉滴注,顺铂70mg/m^2第2天静脉滴注,每3~4周重复,共2~6个周期。

②MVAC（甲氨蝶呤、长春碱、阿霉素、顺铂）方案：是传统上膀胱尿流上皮癌标准一线治疗方案。甲氨蝶呤 30mg/m^2 第 1、15、22 天静脉滴注，长春碱 3mg/m^2 第 2、15、22 天静脉滴注，阿霉素 30mg/m^2，第 2 天静脉滴注，顺铂 70 mg/m^2 第 2 天静脉滴注，每 4 周重复，共 2～6 个周期。

③其他化疗方案：TC（紫杉醇和顺铂）方案，TCa（紫杉醇和卡铂）方案，DC（多西紫杉醇和顺铂）3 周方案，GT（吉西他滨和紫杉醇）方案，以及 CMV（甲氨蝶呤联合长春碱和顺铂）方案和 CAP（环磷酰胺联合阿霉素和顺铂）方案。

2. 膀胱癌的放疗

肌层浸润性膀胱癌患者在某些情况下，为了保留膀胱不愿意接受根治性膀胱切除术，或患者全身条件不能耐受根治性膀胱切除手术，或根治性手术已不能彻底切除肿瘤以及肿瘤已不能切除时，可选用膀胱放射治疗或化疗加放射治疗。但对于肌层浸润性膀胱癌，单纯放疗患者的总生存期短于根治性膀胱切除术。

（1）根治性放疗：膀胱外照射方法包括常规外照射、三维适行放疗及调强适形放疗。单纯放射治疗靶区剂量通常为 60～66Gy，每日剂量通常为 1.8～2Gy，整个疗程不超过 6～7 周。放疗的局部控制率为 30%～50%，肌层浸润性膀胱癌患者 5 年总的生存率为 40%～60%，肿瘤特异生存率 35%～40%，局部复发率约为 30%。

（2）辅助性放疗：膀胱全切除术未切净的残存肿瘤或术后病理切缘阳性者，可行术后辅助放疗。

（3）姑息性放疗：通过短程放疗（7Gy×3d；3～3.5Gy×10d）可减轻因膀胱肿瘤巨大造成无法控制的症状，如血尿、尿急、疼痛等。

（八）膀胱癌患者的生活质量、预后和随访

1. 生活质量

膀胱癌患者生活质量评估应包括身体、情绪、社会活动方面的内容以及相关的并发症（如排尿问题、尿瘘、皮肤问题、性功能问题等）。

关于术后灌注 BCG 的患者，随访中发现，非肌层浸润性膀胱癌患者的总体健康严重受损。患者接受第一次 TUR－BT 时心理健康受损最严重，而躯体功能、躯体角色和社会功能在第二次或第三次 TUR－BT 时受损最严重。如果患者接受第四次或更多次 TUR－BT，则除了总体健康外，其他几方面都将回到正常水平。此外，排尿问题（如血尿和尿频、尿急、尿痛等）是术后治疗过程中最为常见的症状，严重影响患者的生活质量，尤其是在治疗早期，但随着治疗的持续尤其是当治疗间期延长后将逐步减轻。

接受可控膀胱或原位新膀胱手术患者的生活质量优于接受非可控性尿流改道手术的患者，但是也有文献报道指出前者并不优于后者。对患者术后生活质量的评价应充分考虑患病时间、患者年龄、性格、相处能力、文化背景、对手术方案及其术后可能面临处境的了解以及患者完成问卷的方式、地点等各种因素的影响。

2. 膀胱癌的预后因素

膀胱癌的预后与肿瘤分级、分期、肿瘤大小、肿瘤复发时间和频率、肿瘤数目以及是否存在原位癌等因素密切相关，其中肿瘤的病理分级和分期是影响预后的最重要因素。对于非肌层浸润性膀胱癌，可以通过含有 6 项指标的评分系统来评估 TUR－BT 术后近期和远期复发及进展的概率（表 25－7－10、表 25－7－11、表 25－7－12）。

表 25－7－10 不同因素对肿瘤复发与进展影响的评分

影响因子	复发	进展
肿瘤数目		
单发	0	0
2～7	3	3
≥8	6	3
肿瘤大小		
≤3cm	0	0
>3cm	3	3
既往复发率		
原发	0	0
≤1	2	2
>1	4	2

续表

影响因子	复发	进展
T分期		
T_a	0	0
T_1	1	4
原位癌		
无	0	0
有	1	6
分级		
G_1	0	0
G_2	1	0
G_3	2	5
总分	0~17	0~23

表 25-7-11　不同评分肿瘤复发的可能性(%)

评分	1年复发概率	5年复发概率
0	15(10~19)	31(24~37)
1~4	24(21~26)	46(42~49)
5~9	38(35~41)	62(58~65)
10~17	61(55~67)	78(73~84)

表 25-7-12　不同评分肿瘤进展的可能性(%)

评分	1年进展概率	5年进展概率
0	0.2(0.0~0.9)	0.8(0~1.7)
2~6	1.0(0.4~1.6)	6.0(5~8.0)
7~13	5.0(4.0~7.0)	17(14~20)
14~23	17.0(10~24)	45(35~84)

3. 膀胱癌患者的随访

(1)非肌层浸润性膀胱癌的随访：

①所有患者应以膀胱镜为主要随访手段，在术后3个月接受第一次复查。

②低危肿瘤患者如果第一次膀胱镜检阴性，则9个月后进行第二次随访，此后改为每年一次直至5年。

③高危肿瘤患者前2年中每3个月随访一次，第3年开始每6个月随访一次，第5年开始每年随访一次直至终身。

④中危肿瘤患者的随访方案介于两者之间，由个体的预后因素决定。

(2)根治性膀胱切除术后的随访：

①根治性膀胱切除术后患者应该进行终身随访。

②随访间隔，pT_1 期每年一次，pT_2 期每6个月一次，pT_3 期每3个月一次。

③随访内容应包括体格检查、血液生化检查、胸部X线片检查和B超检查(包括肝、肾、腹膜后等)。对于 pT_3 期肿瘤患者可选择每半年进行一次盆腔CT检查。可选择上尿路影像学检查以排除输尿管狭窄和上尿路肿瘤的存在。

④尿流改道术后患者的随访主要围绕手术相关并发症、代谢并发症、泌尿系感染以及继发性治疗等几方面进行。

三、肾癌

肾癌又称肾细胞癌、肾腺癌或肾透明细胞癌，是起源于肾实质泌尿小管上皮系统的恶性肿瘤，占肾脏恶性肿瘤80%~90%。不包括来源于肾间质及肾盂上皮系统的各种肿瘤。

(一)流行病学及病因学

肾细胞癌占成人恶性肿瘤的2%~3%，各国或各地区的发病率不同，发达国家发病率高于发展中国家。肾癌的发病率可能依种族而不同，黑种人发病率高于其他人种。我国各地区肾癌的发病率及病死率差异也较大，据全国肿瘤防治研究办公室和卫生部卫生统计信息中心统计我国试点市、县1988-1997年肿瘤发病率及死亡资料显示：①肾癌的发病率及病死率均有上升趋势；②男女比例约为2:1；③城市地区高于农村地区，两者最高相差43倍。高发年龄段为50~70岁。

肾癌的病因未明，其发病与吸烟、肥胖、长期血液透析有关；其中吸烟是肾癌稳定关联的惟一的危险因素，研究证明吸烟者患肾癌的风险至少增加2倍，肾囊性变接受透析的患者患肾癌的风险比一般人群者大30倍。某些职业如石油、皮革、石棉、有机溶剂及镉盐等产业工人患病率较高；少数肾癌与遗传因素有关，称为遗传性肾癌或家族性肾癌，占肾癌总数的4%。非遗传因素引起的肾癌称为散发性肾癌。

（二）病理

绝大多数肾癌发生于一侧肾脏，常为单个肿瘤，10% ~20% 为多发。遗传性肾癌则常表现为双侧，多发性肿瘤，双侧先后或同时发病者仅占散发肾癌的 2% ~4%。电子显微镜和免疫组化分析证实，肾癌起源于肾近曲小管上皮。肿瘤在左右肾发生的概率相等，多分布于上下极。肾癌起源于皮质，往往向外生长到肾周组织，形成特征性的凸起或团块，易于被影像诊断方法检出。由于肿瘤富含脂质，特别是透明细胞类型，在大体上，肿瘤为特征性的黄色到橙色。瘤体大小差异较大，直径平均 7cm，常有受挤压的肾实质、纤维组织和炎性细胞形成的假包膜与周围肾组织相隔。

组织学上，肾癌常包含透明细胞、颗粒细胞，有时还有肉瘤样细胞的混合腺癌。目前采用 2004 年 WHO 肾细胞癌病理分类标准，包括透明细胞癌、乳头状肾细胞癌（I 型和 II 型）、肾嫌色细胞癌、Bellini 集合管癌和髓样癌、多房囊性肾细胞癌、Xp11 易位性肾癌、神经母细胞瘤伴发的癌、黏液性管状及梭形细胞癌、未分类肾细胞癌等分型。组织学分级，目前采用 1997 年 WHO 推荐的将肾癌分为高分化、中分化、低分化（未分化）的分级标准。

目前采用 2002 年 AJCC 的 TNM 分期（表 25－7－13）和临床分期（表 25－7－14）标准。其中，评价 N 分期时，要求所检淋巴结数目至少应该包括 8 个被切除的淋巴结；但如果病理确定淋巴结转移数目 ≥2 个，N 分期不受检测淋巴结数目的影响，确定为 N_2。

表 25－7－13　2002 年 AJCC 肾癌的 TNM 分期

分期	定义
T－原发肿瘤	
T_X	原发肿瘤无法评价
T_0	无原发肿瘤的证据
T_1	肿瘤局限于肾内，最大径≤7cm
T_{1a}	肿瘤局限于肾内，最大径≤4cm
T_{1b}	肿瘤局限于肾内，4cm＜最大径≤7cm
T_2	肿瘤局限于肾内，最大径＞7cm
T_3	肿瘤侵及主要静脉，肾上腺，肾周围组织，但未超过肾周筋膜
T_{3a}	肿瘤侵及肾上腺或肾周围脂肪组织和（或）肾窦脂肪组织，但未超过肾周筋膜
T_{3b}	肉眼见肿瘤侵入肾静脉或肾静脉段分支（含肌层）或膈下下腔静脉
T_{3c}	肉眼见肿瘤侵入膈上下腔静脉或侵犯腔静脉壁
T_4	肿瘤浸润超过肾周筋膜
N－区域淋巴结	
N_X	区域淋巴结无法评价
N_0	无区域淋巴结转移
N_1	单个区域淋巴结转移
N_2	一个以上区域淋巴结转移
M－远处转移	
M_X	远处转移无法评价
M_0	无远处转移
M_1	远处转移

注：所有尺寸均以最大径为准

表 25-7-14　2002 年 AJCC 肾癌临床分期

分期	肿瘤情况		
Ⅰ	T_1	N_0	M_0
Ⅱ	T_2	N_0	M_0
Ⅲ	T_1	N_1	M_0
	T_2	N_1	M_0
	T_3	N_1	M_0
	T_{3a}	N_0	M_0
	T_{3a}	N_1	M_0
	T_{3b}	N_0	M_0
	T_{3b}	N_1	M_0
Ⅳ	T_{3c}	N_0	M_0
	T_{3c}	N_1	M_0
	T_4	N_0	M_0
	T_4	N_1	M_0
	任何 T	N_2	M_0
	任何 T	任何 N	M_1

（三）临床表现

1. 症状体征

既往经典的血尿、腰痛和腹部肿块“肾癌三联症”临床出现率不到 15%，而且诊断时往往已为晚期。60% 的患者出现肉眼血尿或镜下血尿，约 40% 的患者可见到疼痛和(或)肿块。30% 的患者因为肾癌转移，出现继发肿瘤转移至肺、脑、骨所致的呼吸困难，咳嗽和咯血，癫痫发作和头痛，骨痛、骨折等症状就诊。无症状肾癌的发现率逐年升高，近 10 年国内文献报道其比例为 13.8% ~48.9%，平均为 33%，国外报道高达 50%。

2. 副肿瘤综合征

10% ~40% 的患者出现副瘤综合征，表现为：①红细胞增多症，发生于 3% ~10% 的肾癌患者，增多红细胞群生理功能不正常，可能与肿瘤源性促红细胞生成素产量增高或肾组织局部缺氧促使非肿瘤性肾组织促红细胞生成素产生有关。②高钙血症，发生在 20% 的肾癌患者，可能由于肿瘤产生甲状旁腺激素样的甲状旁腺激素相关肽或其他体液因子有关。③高血压，40% 的患者有肾癌相关的高血压和肿瘤产生肾素有关，对降压治疗无效。④Stauffer 综合征，一种发生于无肝转移患者的肾癌相关的可逆性的肝功能不全综合征，其发生率为 3% ~20%，可能与肿瘤产生粒细胞-巨噬细胞集落刺激因子有关，一般在肾切除术后消退。⑤导致副瘤综合征的生物活性物质还有促肾上腺皮质激素、肠高血糖素、胰岛素、催乳素及促性腺激素等，临床表现为 Cushing 综合征、蛋白性肠病、溢乳症、低血糖等。⑥其他副瘤综合征还有高血糖、神经肌肉病变、淀粉样变、凝血机制异常等。

（四）诊断

肾癌的临床诊断主要依靠影像学检查。实验室检查作为对患者术前一般情况以及预后判断的评价指标。确诊则依靠病理学检查。

(1)除了各种与副肿瘤综合征相关的实验室检查外，必须包括的项目有：肝肾功能、血尿常规、血生化、血沉等，常见贫血、血尿和血沉增快。

(2)必须影像学检查项目有：腹部 B 超或彩色多普勒超声、胸部 X 线片、腹部 CT 平扫和增强扫描。

(3)可供参考选择的影像学检查项目：腹部平片；核素肾图扫描或 IVP，但是对有镜下血尿者 IVP 为初始检查；核素骨扫描；胸部 CT 扫描；头部 CT、MRI 扫描；腹部 MRI 扫描等。

(4)有条件地区及患者可行影像学检查项目：肾声学造影、螺旋 CT 及 MRI；正电子发射断层扫描(PET)或 PET-CT 检查。

(5)不建议的检查项目：穿刺活检和肾血管造影对肾癌的诊断价值有限，对不能手术治疗的晚期肾肿瘤需要化疗或其他治疗的患者，治疗前为明确诊断，肾穿刺活检可获取病理诊断。

（五）治疗

综合影像学检查结果评价临床 TNM 分期，根据临床 TNM 分期初步制定治疗原则。如果术后病理 TNM 分期与临床 TNM 分期有偏差，按病理 TNM 分期结果修订术后治疗方案。

1. **局限性肾癌的治疗**

外科手术是局限性肾癌首选治疗方法。

(1)根治性肾切除术:是目前惟一得到公认可能治愈肾癌的方法。经典的根治性肾切除术范围包括:肾周筋膜、肾周脂肪、患肾、同侧肾上腺、肾门淋巴结及髂血管分叉以上输尿管。现代观点认为,如果临床分期为 I 或 II 期,肿瘤位于肾中、下部分,肿瘤 <8cm,术前 CT 显示肾上腺正常,可以选择保留同侧肾上腺的根治性肾切除术,但此种情况下如手术中发现同侧肾上腺异常,应切除同侧肾上腺。根治性肾切除术可经开放性手术或腹腔镜手术进行。开放性手术可选择经腹或经腰部入路。根治性肾切除术的病死率约为 2%,局部复发率为 1% ~2%。

(2)保留肾单位手术(NSS):根据适应证实施 NSS,其疗效同根治性肾切除术。NSS 肾实质切除范围应距离肿瘤边缘 0.5 ~1.0cm。NSS 可经开放性手术或腹腔镜手术进行。保留肾单位手术后局部复发率为 0 ~10%,而肿瘤 ≤4cm 手术后局部复发率为 0 ~3%。NSS 的病死率为 1% ~2%。NSS 适应证:解剖性或功能性孤立肾,根治性切除术会导致肾功能不全或尿毒症的患者,如先天性孤立肾、对侧肾功能不全或无功能以及双侧肾癌等。NSS 相对适应证:肾癌对侧肾存在某些良性疾病,如肾结石、慢性肾盂肾炎或其他可能导致肾功能恶化的疾病患者。NSS 可选择适应证:临床分期 T_{1a}期,肿瘤位于肾脏周边,单发的无症状肾癌,对侧肾功能正常者可选择实施 NSS。

(3)腹腔镜手术:手术方式包括腹腔镜根治性肾切除术和腹腔镜肾部分切除术。手术途径分为经腹腔、腹膜后及手助腹腔镜。适用于肿瘤局限于肾包膜内,无周围组织侵犯以及无淋巴结转移及静脉瘤栓的局限性肾癌。

(4)微创治疗:射频消融、高强度聚焦超声、冷冻消融等治疗肾癌尚处于临床研究阶段。

(5)肾动脉栓塞:对于不能耐受手术治疗的患者可作为缓解症状的一种姑息性治疗方法。术前肾动脉栓塞可能对减少术中出血,增加根治性手术机会有益。

(6)术后辅助化疗:手术后的放化疗不能降低转移率,不推荐术后常规应用辅助性放化疗。

2. **局部进展性肾癌的治疗**

局部进展性肾癌首选治疗方法为根治性肾切除术,而对转移的淋巴结或血管瘤栓需要根据病变程度选择是否切除。对手术后有肿瘤残留的患者,建议以免疫治疗或二氟脱氧胞苷为主的化疗或放疗。

(1)区域或扩大淋巴结清扫术:研究认为区域或扩大淋巴结清扫术于术后淋巴结阴性患者只对判断肿瘤分期有实际意义,而淋巴结阳性患者区域或扩大淋巴结清扫术只对部分患者有益,由于多伴有远处转移,手术后需要联合免疫治疗或化疗。

(2)下腔静脉瘤栓的外科治疗:建议对 $T_{3b}N_0M_0$患者行下腔静脉瘤栓取出术。腔静脉瘤栓取出术病死率约为 9%。

(3)术后辅助治疗:尚无标准辅助治疗方案,辅助 IFN -α 和(或)IL -2 治疗正处于研究中。肾癌对放射线不敏感。对未能彻底切除干净的Ⅲ期肾癌可选择术中或术后放疗。

3. **转移性肾癌的治疗**

尚无标准治疗方案,应采用以内科为主的综合治疗。外科手术主要为转移性肾癌辅助性治疗手段,极少数患者可通过外科手术而治愈。

(1)手术治疗:切除肾脏原发病灶可提高 IFN -α 和(或)IL -2 治疗转移性肾癌的疗效。对根治性肾切除术后出现的孤立性转移瘤以及肾癌伴发孤立性转移,行为状态良好,低危险因素的患者可选择外科手术治疗。对伴发转移的患者,可视患者的身体状况与肾脏手术同时进行或分期进行。对肾肿瘤引起严重血尿、疼痛等症状的患者可选择姑息性肾切除术,解除肾动脉栓塞以缓解症状,提高生存质量。转移性肾癌手术病死率为 2% ~11%。

(2)内科治疗:目前 IFN -α 和(或)IL -2 为转移性肾癌治疗的一线治疗方案,有效率约为 15%。尚不能确定常用化疗药物对转移性肾癌的疗效,化疗联合 IFN -α 和(或)IL -2 也未显示出优势。近几年以二氟脱氧胞苷为主的化疗对转移性肾癌取得了一定疗效,也可作为一线治疗方案。针对血管内皮生长因子(VEGF)及受体的多靶点激酶抑制剂(如舒尼替尼)治疗转移性肾癌有效率在10% ~40%,治疗组中约80%的患者病灶稳定,可以延长患者无疾病进展时间。需要长期维持给药,患者对此类药物具有良好的耐受性,但治疗费用昂贵。抗VEGF的多靶点激酶抑制剂可以作为转移性肾癌治疗的一线用药或IFN - α 和(或)IL - 2治疗失败后的二线用药。

(3)放疗:对局部瘤床复发、区域或远处淋巴结转移、骨骼或肺转移患者,姑息放疗可达到缓解疼痛,改善生存质量的目的。

(六)手术并发症

无论是开放性手术或腹腔镜手术治疗肾癌均有可能发生出血、感染、肾周脏器损伤(肝、脾、胰腺、胃肠道)、胸膜损伤、肺栓塞、肾衰竭、肝功能衰竭、尿瘘等并发症,应注意预防和适当处理。严重者可因手术导致患者死亡。

(七)预后影响因素

影响肾癌预后的最主要因素是病理分期,其次为组织学类型。乳头状肾细胞癌和嫌色细胞癌的预后好于透明细胞癌;乳头状肾细胞癌Ⅰ型的预后好于Ⅱ型;集合管癌预后较透明细胞癌差。此外,肾癌预后与组织学分级、患者的行为状态评分、症状、肿瘤中是否有组织坏死等因素有关。转移性肾癌预后的危险因素评分如下(表25 -7 -15)。

表25 -7 -15　影响转移性肾癌预后的危险因素

影响因素	标准	评分	标准	评分
血沉	>70mm/h	2	≤70mm/h	0
乳酸脱氢酶	>280U/L	2	≤280U/L	0
中性粒细胞计数	<6 000/L	1	≥6 000/L	0
血红蛋白	<100g/L	1	≥100g/L	0
肺以外的孤立转移	有	1	无	0
骨转移	有	1	无	0

注:低危:0分;中危:1 ~3分;高危: >4分

(八)随诊

随诊的主要目的是检查是否有复发,转移和新生肿瘤。第一次随诊可在术后4 ~6周进行,主要评估肾脏功能,失血后的恢复状况以及有无手术并发症。对进行NSS的患者术后4 ~6周行肾CT扫描,了解肾脏形态变化。常规随诊内容包括:①询问病史;②体格检查;③血常规及血生化检查;④胸部X线片;⑤腹部超声检查。

各期肾癌随访时限:①T_1 ~ T_2:每3 ~6个月随访一次,连续3年,以后每年随访一次;②T_3 ~ T_4:每3个月随访一次连续2年,第3年每6个月随访一次,以后每年随访一次;③VHL综合征(Von Hippel - Lindau病)是一种家族性肿瘤综合征,VHL综合征治疗后,应每6个月进行腹部和头部CT扫描1次,每年进行一次中枢神经系统的MRI检查、尿儿茶酚胺测定、眼科和听力检查。

四、睾丸肿瘤

(一)睾丸生殖细胞肿瘤

1. 流行病学和危险因素

睾丸恶性肿瘤少见,美国报道每年每10万男性人群中有2 ~3例新发病例。在所有睾丸原发肿瘤中,90% ~95%为生殖细胞肿瘤(精原细胞瘤和非精原细胞瘤),其余的为非生殖细胞肿瘤(Leydig细胞、Sertoli细胞、性腺母细胞)。在美国,白人一生中发生睾丸癌的可能性为0.2%。睾丸癌的发病率随不同国家、种族和社会经济状况而有明显差别。斯堪的那维亚国家报道每年每10万男性中有6.7个新发病例;日本报道每10万男性有0.8例。在美国,睾丸癌在黑人中的发病率约为白人的1/4。在同一种族内,社会经济水平高者是低者发病率的2倍。

睾丸癌右侧较左侧稍多见,这与隐睾多见于右侧相一致。原发睾丸肿瘤中,1% ~2%为双侧,其中50%发生在有单侧或双侧隐睾病史的男性。原发双侧睾丸肿瘤可同时或不同时发生,但组织学类型一般相同。在双侧原发睾丸肿瘤中,精原细胞瘤是最常见的生殖细胞肿瘤,而最常见的睾丸双侧肿瘤是淋巴瘤。

睾丸癌的病因不明,先天性和获得性因素均与睾丸肿瘤的发生相关。最明确的相关因素为隐睾。7% ~10% 的睾丸肿瘤发生在有隐睾病史的患者;此类患者最常见精原细胞瘤。但有 5% ~10% 的睾丸肿瘤发生在对侧正常下降的睾丸。腹腔内睾丸恶变的相对危险性最高(1/20),而腹股沟内睾丸的恶变则明显下降(1/80)。将隐睾放入阴囊内(睾丸固定术)并不能改变隐睾的恶变趋势,但有利于肿瘤的发现和检查。

母亲怀孕期间服用外源性雌激素使胎儿发生睾丸肿瘤的危险性比一般人群的发病率高 2.8 ~5.3 倍。其他获得因素如创伤和感染引起的睾丸萎缩也与睾丸肿瘤相关,但不能确定为直接原因。

2. 生殖细胞肿瘤的发病机制

在胚胎发生阶段,全能生殖细胞能沿正常通路分化成为精母细胞,但如果全能生殖细胞沿异常通路分化,将发生精原细胞瘤或胚胎癌(全能肿瘤细胞);如果胚胎细胞进一步沿胚胎内途径分化,则形成畸胎瘤;如果胚胎细胞进一步沿胚胎外途径分化,则形成绒癌或卵黄囊瘤。此假说有助于解释为何特定组织类型的睾丸肿瘤产生特定的肿瘤标记物。由于卵黄囊在正常发育过程中产生甲胎蛋白(AFP),因此卵黄囊瘤也产生 AFP,同样,正常的绒毛膜上皮细胞产生人绒毛膜促性腺激素(hCG),因此绒癌也产生 hCG。

3. 病理

(1)精原细胞瘤(35%):纯精原细胞瘤有 3 种亚型,标准的精原细胞瘤占所有精原细胞瘤的 85%,大体标本可见融合的灰色结节。镜下可见均一的胞浆透明,胞核浓集深染的多层大细胞。退行性精原细胞瘤占所有精原细胞瘤的 5% ~10%。诊断需要每高倍视野里有 3 个以上的有丝分裂,细胞核异型性较标准型明显。精母细胞性精原细胞瘤占所有精原细胞瘤的 5% ~10%。镜下可见细胞大小不同,胞浆深染,胞核圆,有浓集的核仁。精母细胞性精原细胞瘤半数以上的患者年龄在 50 岁以上。

(2)胚胎细胞癌(20%):分为 2 种,即成人型和儿童型,成人型的异形性明显,细胞边界不清。有丝分裂相和巨大细胞常见,细胞以层状、条索状、腺样或乳头状排列。肉眼可见大范围出血和坏死。

(3)畸胎瘤(5%):成熟的畸胎瘤具有类似于内胚层、中胚层和外胚层来源的良性结构,而不成熟的畸胎瘤由不分化的原始结构组成。镜下可见外胚层表现为鳞状上皮或神经组织,内胚层为小肠、胰腺或呼吸系统组织,而中胚层为平滑肌、骨骼肌、软骨或骨。

(4)绒毛膜上皮癌(<1%):病变位于睾丸内,体积较小,肉眼常可见中心出血。镜下一定可见合体滋养层和细胞滋养层。

(5)混合细胞类型(40%):大多为畸胎癌,即兼有畸胎瘤和胚胎癌。

(6)原位癌(CIS):Berthelsen 等(1982)证实在 250 例单侧睾丸癌的系列研究中,有 13 例(5.2%)在对侧睾丸存在原位癌。睾丸肿瘤的患者存在对侧睾丸的萎缩或超声检查发现对侧微小结石,须行对侧睾丸的活检。如果确诊,原位癌常采用外照射治疗。

转移扩散:除早期出现血行转移,特别是肺转移的绒癌外,典型睾丸生殖细胞肿瘤的转移为沿淋巴结逐步转移。晚期病变可见脏器转移。转移概率按由高到低的顺序是:肺、肝、脑、骨、肾、肾上腺、胃肠道和脾。

4. 诊断

(1)症状:最常见的症状为无痛性睾丸增大,增大为渐进性,常感到睾丸沉重。约 10% 的患者出现与转移相关的症状,如因累及神经根的腹膜后转移导致的背痛;其他症状包括肺转移导致的咳嗽或呼吸困难;十二指肠后转移导致的食欲减退、恶心或呕吐;骨骼转移导致的骨痛;下腔静脉梗阻导致的下肢水肿。

(2)体征:多数病例能发现睾丸肿块或弥

漫性增大，典型的肿块为实性，无压痛。附睾与睾丸分界清楚。

（3）实验室检查和肿瘤标记物：贫血见于晚期病例；肝转移时肝功能升高；如果腹膜后肿块引起输尿管梗阻可导致肾功能受损。有几项生化标记物对睾丸癌的诊断和治疗很重要，包括AFP、hCG和乳酸脱氢酶（LDH）。不同类型睾丸癌的肿瘤标记物升高的发生率如下（表25－7－16）。

（4）影像学检查：原发睾丸肿瘤可以经阴囊超声进行快速而准确地检测。一旦经腹股沟睾丸切除确诊睾丸癌诊断后，必须进行细致的临床分期。X线胸片和腹部与盆腔CT扫描用于检测两个最常见的部位：肺和腹膜后。

表25－7－16　不同组织学类型睾丸癌的肿瘤标记物升高的发生率

	hCG（%）	AFP（%）
精原细胞瘤	7	0
畸胎瘤	25	38
畸胎癌	57	64
胚胎癌	60	70
绒癌	100	0

（5）临床分期：临床分期采用美国联合委员会的TNM分期系统（1996）（表25－7－17）。

表25－7－17　睾丸肿瘤的TNM分期

分期	定义
T－原发肿瘤	
T_X	无法评价
T_0	无原发肿瘤的证据
T_{is}	原位癌（CIS）
T_1	局限于睾丸和附睾，无血管浸润
T_2	浸润超出白膜或有血管浸润
T_3	浸润精索
T_4	浸润精囊
N－区域淋巴结	
N_X	无法评价
N_0	无区域淋巴结转移
N_1	淋巴结转移≤2cm及≤5个淋巴结
N_2	淋巴结转移＞5个，淋巴结＞2cm且＜5cm
N_3	淋巴结转移＞5cm
M－远处转移	
M_X	无法评价
M_0	无远处转移
M_1	远处转移
S-血清肿瘤标记物	
S_X	未检测肿瘤标记物
S_0	肿瘤标记物在正常水平
S_1	乳酸脱氢酶（LDH）＜正常水平的1.5倍，hCG＜5 000 mIU/ml，AFP＜1 000ng/ml
S_2	LDH为正常水平的1.5～10倍或hCG为5 000～50 000 mIU/ml或AFP为1 000～10 000ng/ml
S_3	LDH＞10倍的正常水平或hCG＞50 000 mIU/ml或AFP＞10 000ng/ml

5. **鉴别诊断**

睾丸肿瘤经初步检查后有25%的患者误诊,并导致治疗延迟或不适宜的经阴囊切口探查手术。附睾炎早期表现为增大而有压痛的附睾,与睾丸分界清楚。在进展期,炎症扩散至睾丸,导致睾丸和附睾增大,压痛,有结节感。急性起病的病史,包括发热、尿道分泌物和排尿刺激等症状更倾向于附睾炎的诊断。超声检查可以发现附睾增大为阴囊内肿物的病因。阴囊透光试验可以帮助鉴别充满囊液的鞘膜积液和实质性睾丸肿瘤。其他应考虑的鉴别诊断包括精液囊肿、鞘膜积血、肉芽肿性睾丸炎、精索静脉曲张等。

6. **治疗**

可疑睾丸肿瘤的主要探查方式为经腹股沟切口,夹闭精索血管后将睾丸上提至切口处进行探查。如果检查不能除外睾丸癌,则应行睾丸根治性切除术。不要采用经阴囊切口或睾丸开放活检。进一步的治疗须根据肿瘤的组织学特点和临床分期。

(1)低分期精原细胞瘤(I,IIA):精原细胞瘤对放射治疗非常敏感。95%的I期精原细胞瘤通过睾丸根治切除术加腹膜后放疗可以治愈。低剂量放疗耐受性好,没有或仅有很轻的胃肠道不良反应。化疗作为放疗和复发的挽救治疗。

(2)高分期精原细胞瘤(IIB,III):大块精原细胞瘤或精原细胞瘤伴AFP升高者需要进行化疗。精原细胞瘤与非精原细胞瘤一样对铂类化疗方案敏感。现多采用4个疗程顺铂和鬼臼乙叉苷或3个疗程顺铂,鬼臼乙叉苷和博来霉素。

(3)低分期非精原性生殖细胞瘤:对A期病变的标准治疗包括淋巴结清扫(RPLND)。但因为3/4的A期病变经单纯睾丸切除可以治愈,而且RPLND有一定的死亡率,可以监测和采用改良的RPLND。

(4)高分期非精原性生殖细胞瘤(NSGCT):腹膜后大肿块的患者(>3cm的淋巴结或CT扫描1cm的层面超过3个以上),或有转移的NSGCT于睾丸切除术后行铂剂治疗为核心的联合化疗。如果肿瘤标记正常,而影像学检查发现残留肿块,必须将该肿块切除。

7. **预后**

近年来,睾丸癌患者的生存率得到显著提高,体现了有效联合化疗的发展发展与提高。一系列研究报道表明,对精原细胞瘤行睾丸切除和放疗后,I期5年无瘤生存率达98%,IIA期92%~94%。高分期病变经睾丸切除和化疗后,5年无瘤生存率为35%~75%。A期的NSGCT经睾丸切除和RPLND后生存率为96%~100%。对瘤体较小的B期病变,经化疗和手术后,5年无瘤生存率在90%以上。对腹膜后大块转移或播散性病变,经化疗及手术治疗后5年无瘤生存率为55%~80%。

(二)睾丸非生殖细胞肿瘤

将近5%~6%的睾丸肿瘤为睾丸非生殖细胞肿瘤。主要为三类:Leydig细胞瘤、Sertoli细胞瘤和性腺母细胞瘤。虽然临床表现不同,其临床分期与生殖细胞瘤相似,根治性睾丸切除术是首选治疗。

(三)睾丸继发肿瘤

主要有三类:淋巴瘤、白血病和转移肿瘤。

1. **淋巴瘤**

(1)流行病学和病理:淋巴瘤是50岁以上男性最常见的睾丸肿瘤,也是最常见的继发睾丸肿瘤,占所有睾丸肿瘤的5%。临床上见于3种情况:①广泛转移淋巴瘤的晚期表现;②临床隐匿性病变的早期表现;③原发淋巴结外病变。大体检查可见灰色或粉色边界不清的实质性肿块。常见出血和坏死。镜下常见类型为弥漫性组织细胞淋巴瘤。

(2)临床所见:常见为睾丸无痛性增大。1/4的患者表现全身症状。50%的患者双侧睾丸受累,常为先后发生。

(3)治疗预后:根治性睾丸切除术可以明确诊断。进一步的分期和治疗应同肿瘤科医师一起进行。预后与分期有关。一些报道支持原发睾丸淋巴瘤进行辅助化疗,44 个月随访生存率提高至 93%。

2. 白血病睾丸浸润

睾丸是急性淋巴细胞性白血病的常见复发部位。其中一半病例为双侧病变。为诊断应行睾丸穿刺活检而非睾丸切除。治疗采用 20Gy 的双侧睾丸放疗和辅助化疗。预后不佳。

3. 转移肿瘤

睾丸转移瘤罕见。多于尸检时偶然发现。最常见的原发部位为前列腺,还有肺、胃肠道、黑色素瘤和肾。典型的病理发现为间质内可见肿瘤细胞和散在的曲细精管。

五、阴茎肿瘤

(一)流行病学和危险因素

阴茎癌近年来临床上已不多见,国内 1959 年的一篇报道,其发生率仅次于膀胱肿瘤,居泌尿男生殖器官肿瘤的第 2 位,而近年来报道较少。在美国,阴茎癌占男性癌症的 1% 以下,每年每 10 万人新发病例 1 ~2 例。发病率的地域差异很大。在非洲和南美等地区,阴茎癌占所有恶性肿瘤的 10% ~20%。阴茎癌常见发病年龄为 60 岁。阴茎癌的常见病因有关因素为不卫生。此病在生后即行包皮环切的男性几乎见不到。有人提出包茎患者积存的包皮垢引起的慢性炎症会导致癌。也有人提出病毒学说,认为此病与宫颈癌有关。

(二)病理

1. 癌前皮肤病变

白斑罕见,多发生于糖尿病的患者。典型表现为尿道外口的白色斑片。组织学检查可见棘皮增厚,角化过度和角化不全。龟头炎的干燥及退色常见于糖尿病的中年人,表现为包皮或龟头的白色斑片,常累及尿道外口。镜检发现表皮萎缩和胶原沉积异常。巨大尖锐湿疣是起于包皮或龟头的菜花样病变。病因是病毒感染。这些病变与分化好的鳞状细胞癌很难鉴别。

2. 原位癌(Bowen 病,凯腊增殖性红斑)

Bowen 病为累及阴茎体的原位鳞状细胞癌。病变表现为有硬壳的红斑。红斑为天鹅绒样,有溃疡的红色病变,常累及龟头。镜检显示典型的无序排列的增生细胞,胞浆空泡样,有有丝分裂相。

3. 阴茎浸润性癌

阴茎癌是最常见的鳞状细胞癌。最常见部位为龟头,其次为包皮和阴茎体。外表为乳头样或溃疡样。疣样癌是鳞状细胞癌的变种,占阴茎癌的 5% ~16%。此病变为乳头样外观,组织学检查可见深处界限清楚,与鳞状细胞癌的典型浸润性边界不同。

(三)播散形式

阴茎浸润性病变起始于溃疡或乳头样病变,逐渐生长累及整个龟头或阴茎。Buck 筋膜为防止海绵体浸润和血行播散的屏障。原发播散经淋巴途经达腹股沟和髂淋巴结。包皮和阴茎体皮肤引流至腹股沟表浅淋巴结(在阔筋膜的浅层),而龟头和海绵体引流至腹股沟表浅淋巴结和腹股沟深淋巴结(在阔筋膜的深层)。由于有许多交通支,阴茎淋巴引流至双侧腹股沟淋巴结。腹股沟淋巴结引流至盆腔淋巴结累及股淋巴结可导致皮肤坏死和感染或股血管侵蚀和出血。明显的远处转移仅见于 10% 的病例,可累及肺、肝、骨和脑。

(四)临床表现

1. 症状

最常见的主诉为病变本身。可以表现为一个局限的硬结或红斑、溃疡、小淋巴结或外翻样生长。包茎可能使病变隐藏而延误就诊。其他症状包括疼痛、分泌物、排尿刺激症状和出血。

2. 体征

典型病变限于阴茎。应该了解大小、部位和是否累及海绵体。50% 的患者表现为腹股沟区淋巴结增大。此增大可能继发于炎症或转移。

3. **实验室检查**

实验室检查结果一般正常。病变时间长或广泛区域感染的患者可以表现贫血和白细胞增多。

4. **影像学检查**

对转移患者的检查应该包括胸部 X 线片、骨扫描和腹部及盆腔的 CT 扫描。

5. **肿瘤分期**

采用美国联合委员会(1996)的 TNM 分期(表 25－7－18)。

表 25－7－18 阴茎肿瘤的 TNM 分期

分期	定义
T－原发肿瘤	
T_X	无法评价
T_0	无原发肿瘤的证据
T_{is}	原位癌
T_a	非浸润性疣样癌
T_1	浸润皮下结缔组织
T_2	浸润阴茎海绵体或尿道海绵体
T_3	浸润尿道或前列腺
T_4	浸润其他邻近器官
N－区域淋巴结	
N_0	无区域淋巴结转移
N_1	单个表浅腹股沟淋巴结转移
N_2	多个或双侧表浅腹股沟淋巴结转移
N_3	腹股沟深处或盆腔淋巴结转移
M－远处转移	
M_X	无法评价
M_0	无远处转移
M_1	远处转移

(五)鉴别诊断

阴茎癌必须同一些感染性疾病相鉴别。梅毒硬性下疳表现为无痛性溃疡。血清学和暗视野检查可以明确诊断。软下疳典型表现为阴茎痛性溃疡。活检有助于尖锐湿疣的鉴别诊断。

(六)治疗

1. **原发病灶**

原发病灶必须行活检以明确恶性的诊断。原位癌在可靠的病例采用非手术疗法。氟尿嘧啶软膏或激光治疗对原位癌治疗有效,而且可以保留阴茎。浸润性阴茎癌治疗的目标为完全切除,保留适当的边界。对累及包皮者,可行单纯包皮环切术。病变累及龟头或远端阴茎体者,行阴茎部分切除术,留有 2cm 的边界以减低局部复发为传统疗法。当病变累及近端阴茎体或阴茎部分切除术导致阴茎残端的长度不足以保持性功能或直立排尿时,行阴茎全切除及经会阴的尿道切除。

2. **区域淋巴结**

阴茎癌首先转移到腹股沟淋巴结,腹股沟淋巴结肿大并非一定是转移。实际上,50%的淋巴结增大是由于炎症引起。因此,腹股沟淋巴结增大的患者在治疗原发病灶后,需要口服广谱抗生素 4～6 周。抗生素治疗后淋巴结病变仍继续存在者考虑为转移,须行系列双侧髂腹股沟淋巴结切除。如果抗生素将淋巴结病变治愈,对低分期可以观察。但对于抗生素治疗有效的高期病变,应考虑行进一步的局限淋巴结活检,如果发现阳性淋巴结,应该行双侧髂腹股沟淋巴结切除。病变无法切除和大腹股沟淋巴结转移者,采用化疗(顺铂和氟尿嘧啶)。

3. **全身转移**

四种化疗药证实对阴茎癌有效:博来霉素、甲氨蝶呤、顺铂和氟尿嘧啶。

(七)预后

阴茎癌的生存率与是否存在淋巴结转移相关。无淋巴结转移者 5 年生存率为 65%～90%。淋巴结阳性的患者,其 5 年生存率降至 30%～50%,而髂淋巴结阳性者只有 20%。存在软组织或骨转移者,一般生存期限达不到 5 年。

(郭和清 严景民)

参考文献

1. 吴阶平. 吴阶平泌尿外科学. 第二版. 济南:山东科学技术出版社,2004
2. 顾方六. 现代泌尿肿瘤学. 北京:科学出版社,2003
3. 马腾骧. 现代泌尿外科学. 天津:天津科学技术出版

社,2000

4. 那彦群. 中国泌尿外科疾病诊断治疗指南. 2007 版,北京:人民卫生出版社,2007

5. Aus G, Abbou CC, Bolla M. EAU Guidelines on Prostate Cancer,2005

6. Jakse G, Algaba F, Fossa S, et al. Guidelines on Bladder Cancer Muscle - invasive and Metastatic. European Association of Urology,2006

7. Bill - Axelson A, Holmberg L, Ruutu M, et al. Radical prostatectomy versus watchful waiting in early prostate cancer. N Engl J Med,2005,352:1977 - 1984

8. Guidelines on prostate cancer. European Association of Urology, update March 2006

9. Walsh PC, Retik AB, Vaugh ED, et al. Campbell's Urology. 8th ed. Philadelphia, PA: WB Saunders Company,2002

10. Michisch G, Carballido J, Hellsten S, et al. Guidelines on renal cell cancer. Eur Urol,2001

第八节　老年慢性肾衰竭

慢性肾衰竭(chronic renal failure, CRF)是指各种慢性肾脏病(chronic kidney disease, CKD)进行性进展,引起肾单位和肾功能不可逆地丧失,导致以代谢产物和毒物潴留、水电解质和酸碱代谢平衡紊乱以及内分泌失调为特征的临床综合征,常常进展为终末期肾衰竭(end stage renal disease, ESDR),慢性肾衰晚期称之为尿毒症(uremia)。近年来,由于老龄人口比例的上升,老年 CRF 的发病率增高,已成为内科常见问题。

一、病因

(一)原发性肾脏疾病

各种病理类型的慢性肾小球疾病(包括系膜增生性肾炎、局灶节段性肾小球硬化、膜性肾病、膜增殖性肾炎、新月体性肾炎、硬化性肾炎等),慢性肾盂肾炎,肾小管间质疾病,遗传性肾炎,多囊肾,海绵肾等。

(二)继发性肾脏病变

1. 高血压病

高血压病(即原发性高血压)所致肾脏病变,主要表现为肾小动脉硬化,故也有人将其归类于"肾血管病变"的范畴。目前高血压病已是 CRF 的主要病因之一。

2. 肾血管性病变

大中血管病变导致双侧肾动脉狭窄、肾功能损害者,一般称为"缺血性肾病"(ischemic nephropathy);因胆固醇结晶等因素致小动脉及肾小球病变者,也可归类于缺血性肾病的范畴,属于广义的缺血性肾病。小血管病变主要有系统性血管炎(显微镜下多血管炎、威格内肉芽肿等),过敏性紫癜和系统性红斑狼疮等。

3. 尿路梗阻性肾病

如肾结石、输尿管结石、前列腺肥大、神经性膀胱、膀胱输尿管反流和尿道狭窄等病变。

另外,还有糖尿病性肾病、多发性骨髓瘤肾病、系统性红斑狼疮性肾炎、痛风性肾病、止痛剂肾病以及各种药物和重金属中毒所致肾脏病、肾结核、艾滋病肾脏损害、遗传性肾疾病、移植肾慢性肾病等。

CRF 常见病因在不同年代、不同地区有所不同,在西方发达国家,糖尿病肾病是首位原因,占 30% ~40%。我国以慢性肾小球肾炎最常见,其余以高血压肾小动脉硬化、慢性肾盂肾炎、糖尿病肾病、狼疮性肾炎、多囊肾较多见。老年 CRF 的病因中以继发性肾脏疾病引起的比例为高。部分 CRF 病例起病隐匿,可经多年缓慢进展至晚期尿毒症时才被发现,此时双肾已固缩而难以确定其原发病因。

二、慢性肾衰竭分期

传统将 CRF 分为 4 期:

第Ⅰ期,肾功能不全代偿期,肾小球滤过率(glomerular filtration rate, GFR)(临床用 Ccr 代

替 GFR）50 ~ 80ml/min，Scr 133 ~ 177μmol/L，临床无症状；第Ⅱ期，肾功能不全失代偿期，GFR 50 ~ 20ml/min，Scr 186 ~ 442μmol/L，有轻度贫血、乏力、食欲减退；第Ⅲ期，肾衰竭期，GFR 20 ~ 10ml/min，Scr 451 ~ 707μmol/L，贫血加重，代谢性酸中毒，水盐代谢紊乱；第Ⅳ期，尿毒症期或肾功能衰竭终末期，GFR < 10ml/min，Scr > 707μmol/L，症状较第Ⅲ期更重，钙、磷代谢明显失常，甲状旁腺功能亢进较第Ⅲ期发生率为多。

目前推荐使用肾脏病患者预后及生存质量（kidney disease outcome quailty initiative，K－DOQI）中的肾功能分期标准（表 25－8－1）。

表 25－8－1　慢性肾脏病分期

分期	描述	GFRml/(min·1.73m²)
1	肾功能正常	≥90
2	肾功能轻度下降	60 ~ 90
3	肾功能中度下降	30 ~ 59
4	肾功能重度下降	15 ~ 29
5	肾衰	<15 或需要透析

三、老年 CRF 的临床表现

老年 CRF 的临床表现与成人相似，但不尽相同，有其独自特点。往往起病隐袭，进展缓慢，神经系统症状突出，水、电解质代谢紊乱、心血管系统并发症、营养不良贫血和骨病较重。

（一）水电解质平衡紊乱

1. 水

一般成年人体液容量占体重的 60% ~ 70%，而老年人体液容量仅占体重的 54% ~ 59%，加上老年人口渴感明显减退、肾小管对血管加压素的反应性降低，以及不适当使用利尿剂等使老年 CRF 时脱水较成年人相对多见。

2. 钠

老年肾脏肾小管的浓缩与稀释功能均减退，因此容易出现高钠血症或低钠血症。

由于老年人血中的精氨酸血管加压素（arginin vasopressin，AVP）的浓度增高，肾小管对尿液的稀释功能减退，以及肾脏前列腺素合成下降，当使用噻嗪类利尿药时容易导致低钠血症。此外，有些药物可以促进 AVP 的释放（如环磷酰胺、长春新碱等）或增加远端肾小管对 AVP 的反应性（如非甾体类抗炎药），进一步加重肾小管稀释功能的减退，导致低钠血症。低钠血症时，细胞外液向细胞内转移，严重低钠血症可有脑水肿，出现头痛、定向力障碍、抽搐、癫痫样发作、昏迷等症状。同样，由于老年患者肾小管浓缩功能和保钠功能减退，同时口渴感下降，饮水减少，容易出现高钠血症。由于细胞脱水，患者可以出现严重的神经系统症状，如神志淡漠、嗜睡或烦躁不安，严重者可发生昏睡、惊厥、抽搐，甚至昏迷或死亡。

3. 钾

老年 CRF 时钾代谢紊乱相对常见，多表现为高钾血症，也可发生低钾血症。由于老年患者血浆肾素和醛固酮水平较年轻人低，肾脏排钾能力下降，因此高钾血症较多见。主要原因是由于细胞内的钾离子外移（如代谢性酸中毒、溶血等）、医源性（如输入陈旧库存血、青霉素 G 钾盐等）及某些药物导致肾脏对钾离子的排泄障碍（如非甾体类抗炎药、血管紧张素转换酶抑制剂、环孢素、FK506 及 β 受体阻滞剂等，可以直接或间接减少醛固酮分泌，使远端肾小管对钾离子的排泌减少）。此外，Ⅳ型肾小管酸中毒也多见于老年人，尤其是间质小管疾病引起的 CRF，出现肾小管酸中毒伴高钾血症。高钾血症时患者可以表现为腹胀、恶心、呕吐、四肢麻木、烦躁不安、意识模糊、心律失常，严重者出现心搏骤停。虽然老年人总体钾含量和可交换钾减少，但 CRF 时低钾血症较少见，多由于摄入不足、胃肠道丢失、过多应用利尿药等原因所致。此外，由于老年 CRF 病因中缺血性肾病多见，因此如果存在不明原因的低钾血症同时伴高血压、双侧肾脏不等大及无明显贫血时，应注意除外缺血性肾病。低钾血症时不仅可以表现为乏力、腱反射降低或消失、腹胀、恶心等症状，还可出现多种心律失常，甚至引起心室纤颤和猝死。因此，临床对钾代谢紊乱一定要给予足够重视，随时予以积极处理。

4. **钙磷**

老年 CRF 时，钙、磷代谢紊乱相当常见，主要表现为高磷血症和低钙血症。老年人 1-α 羟化酶活性和血中 $1,25(OH)_2D_3$ 水平降低，加上不均衡饮食和户外活动的减少，肠道对钙的吸收降低，常有低钙血症。当 CRF 时，随着肾实质的进一步减少，低钙血症较严重。由于 CRF 常伴有代谢性酸中毒，虽然总血钙浓度降低，但是游离钙浓度不低，因此，较少出现低钙性抽搐（手足搐搦）。但是在治疗过程中，如果只注意纠正患者的酸中毒而忽略了补钙，则患者可以出现低钙性抽搐。高钙血症较少见，如果发生，应注意除外多发性骨髓瘤、肿瘤骨转移和结核病。

老年人甲状旁腺激素（parathyroid hormone，PTH）基础分泌水平增高，但是老年肾小管对磷的重吸收减少。CRF 时低磷血症较少见，主要还是表现为高磷血症。当 GFR 轻度下降时并无高磷血症出现，当 GFR <25ml/min 后，肾脏排磷能力明显下降，此时可出现血磷水平升高。持续钙磷乘积升高，可以导致软组织钙化，如眼角膜、关节周围、皮肤、心血管系统等。低钙血症、高磷血症和血中 $1,25(OH)_2D_3$ 水平降低均可刺激 PTH 分泌增加，导致继发性甲状旁腺功能亢进。

（二）代谢性酸中毒

虽然老年人肾脏排酸能力下降，但在生理情况下尚能维持酸碱平衡。CRF 时，由于肾脏酸化功能及排泄酸性代谢产物障碍，常发生代谢性酸中毒。一般当 GFR 下降至正常人的 20% 时出现失代偿性代谢性酸中毒，间质小管病变出现稍早。早期可表现为乏力、纳差、恶心和呕吐等症状，不细致检查，容易被忽略。严重时可累及心血管系统，表现为心律失常，心肌收缩力减弱，血压降低，甚至休克；在神经系统方面表现为乏力、嗜睡，甚至昏迷。患者呼吸深大，呈 Kussmaul 呼吸。代谢性酸中毒还可以引起蛋白分解增多和合成下降、负钙平衡、高钾血症等其他代谢紊乱。

（三）各系统临床症状

1. **消化系统**

消化系统症状是老年 CRF 最早出现的症状，纳差、恶心、呕吐、呃逆、腹胀、腹泄较常见。少数患者起病时仅有消化系统症状，容易被误诊。老年 CRF 患者消化道出血较多见，多由于胃肠黏膜糜烂或应激性溃疡所致。此外，缺血性肠病/肠系膜动脉梗死也较多见。

2. **心血管系统**

老年 CRF 的病因中糖尿病和高血压居多，心血管功能和稳定性与成年人不同，因此，老年 CRF 患者心血管系统合并症较多见，易出现心律失常、心力衰竭、心绞痛、心搏骤停等。当老年 CRF 时，其心血管并发症常使病情复杂化，而且明显影响预后。在老年透析患者中，心脏病是主要的死亡原因。

3. **血液系统**

一般血肌酐达 442μmol/L（5mg/dl）时开始出现肾性贫血，如果为肾间质小管病变，肾性贫血出现更早。老年患者由于常合并营养不良，贫血往往较严重，常是最早出现的症状。肾性贫血的主要原因为 CRF 时，肾间质合成促红细胞生成素减少，一般为正细胞正色素型贫血。其他病因包括造血原料缺乏（如铁、叶酸、维生素 B_{12} 等），红细胞寿命缩短（尿毒症毒素的作用）和骨髓造血功能减退（如继发性甲状旁腺功能亢进）。主要表现为乏力、纳差等。随着促红细胞生成素（rHuEPO）的广泛应用，现在发现，许多过去认为是尿毒症的症状，随着肾性贫血的纠正而消失。因此，肾性贫血是尿毒症的重要合并症之一，应及早治疗。此外，尿毒症时，血小板活性降低，少数患者可有血小板减少及某些凝血因子活性降低，常有出血倾向，严重者可有消化道出血。

4. **神经系统**

老年人多有脑实质萎缩、脑血管硬化、脑血流减少、脑组织淀粉样变性等，CRF 由于存在水电解质平衡紊乱和代谢性酸中毒，患者易出现中枢神经系统症状，而且较为突出，主要表现为定向力减低、记忆力下降、烦躁、谵妄、感觉异常、嗜睡、昏迷、抽搐及癫痫样发作等尿毒症脑病的症状。现在认为，尿毒症脑病的主要机制之一可能与PTH升高，导致钙离子在脑组织蓄积有关。老年尿毒症患者脑血管意外（如颅内出血）多见，预后较差。如有脑萎缩，颅内容积相对增大，蛛网膜下腔出血时中枢神经系统查体病理征可不明显，常误诊为尿毒症脑病给予血透治疗，当使用肝素后，导致出血加重死亡，因此应予以重视。部分患者还可以出现皮肤感觉异常、复视、黑矇、肌震挛及不宁腿综合征。

5. **呼吸系统**

老年人多有肺活量下降，慢性阻塞性肺病也多见，尿毒症出现急性肺水肿和（或）肺部感染时容易导致低氧血症，严重时出现呼吸衰竭。尿毒症时，毒素可引起肺血管通透性增强，加上感染、充血性心力衰竭等病因，肺泡及肺间质有大量纤维素渗出，患者可以出现咳嗽、胸闷、憋气、呼吸困难等症状，X线胸片可见肺门部蝶形阴影，此种表现又称为尿毒症肺。

6. **肾性骨病**

老年人在生理情况下即可以有钙、磷和骨代谢紊乱。老年人由于1－a羟化酶活性下降，血浆1,25$(OH)_2D_3$水平降低，血磷水平轻度升高，刺激甲状旁腺分泌PTH增加。老年CRF时，当GFR下降至20ml/min以下，血磷水平进一步升高，PTH分泌增加，出现继发性甲状旁腺功能亢进，使肾性骨营养不良进一步恶化。

四、CRF的诊断

（一）诊断的主要内容

1. **确定CRF的存在和肾功能受损程度**

通过详细问病史和做相关检查做出诊断。值得注意的是老年患者因肌肉萎缩，肌酐的来源减少，肾衰时血肌酐水平不能准确反应肾脏受损害的程度，因此，要做Ccr测定。血清半胱氨酸蛋白酶抑制剂C（Cystatin C）也可用作评定肾功能受损害的一项指标，尤其是肾衰早期。

2. **病因诊断**

病因如高血压、慢性肾小球肾炎、慢性间质性肾炎、糖尿病肾病及肾小动脉硬化等，在多数CRF患者中，CRF病因可能只有一个，但在部分CRF患者中，CRF的病因可能为一个以上，例如，糖尿病肾病与高血压肾小动脉硬化可同时存在，糖尿病肾病与慢性肾小球肾炎或慢性间质性肾炎可同时存在等。

3. **并发症的诊断**

如肾性贫血、肾性骨病、急性左心衰、尿毒症性心肌病、尿毒症肺、尿毒症脑病、尿毒症性周围神经病变、感染及出血等，这些并发症多数与CRF直接有关。

（二）诊断所需检查项目

1. **尿液检查**

尿常规、BUN、Scr、Ccr，尿液浓缩－稀释功能测定，也可测定Cystatin C。

2. **血电解质测定**

血HCO_3^-，K^+，Na^+，Ca^{2+}等的水平测定。

3. **血常规检查**

血红蛋白及红细胞数测定，对CRF有重要提示作用。

4. **眼底检查**

CRF尿毒症期有特有的眼底改变。

5. **其他检查**

B超、肾图、血管造影数字减影等。

五、鉴别诊断

CRF的鉴别诊断，主要需将CRF与急性肾衰、肾前性氮质血症进行鉴别，应根据患者的病史、体征和有关实验室检查结果，仔细分析其异同点，以作出正确诊断，防止误诊或漏诊。

肾前性氮质血症与CRF的鉴别比较容易，肾前性氮质血症在有效血容量补足48～72h后肾功能即可恢复正常，而后者则肾功能难以恢复。

CRF与急性肾衰的鉴别，多数情况下并不困难，有时根据患者的病史即可作出鉴别诊断。在根据患者的病史对急性肾衰、CRF的鉴别比较困难时，可考虑从以下几方面作出鉴别：①根据影像学检查（如B超、CT等）结果进行分析，如双肾明显缩小，则支持CRF的诊断；如果患者的双肾大小在正常范围，则有助于CRF的某些特殊病因的诊断，或仍需要进一步排除急性肾衰之可能。②根据核医学检查结果对肾脏的大小、形态、功能进行分析判断。③如果患者诉说的肾衰病史少于1个月，而无明显贫血，则支持急性肾衰的诊断；但如贫血明显，而近期无急性出血病史，则支持CRF的诊断。④根据指甲肌酐的水平进行鉴别诊断，也有一定参考意义。有作者报道，指甲肌酐水平可反映患者4个月前的血肌酐水平；如指甲肌酐的水平高于正常，则支持CRF的诊断；如指甲肌酐的水平不高于正常，则支持急性肾衰的诊断。

六、CRF的非透析治疗措施

（一）CRF的非透析治疗一般原则和对策

CRF非透析治疗的目的包括：①缓解CRF症状，减轻或消除患者痛苦，提高生活质量；②延缓CRF病程的进展，防止其进行性加重；③防治并发症，提高生存率，降低病死率。

对早中期CRF，主要应用非透析治疗；而尿毒症阶段，则需要应用替代治疗（透析、肾移植），同时应用药物治疗和饮食治疗，积极控制各系统症状和并发症。对于CRF患者，不仅病情较重者需要制定治疗计划，而且对症状较轻的早中期患者也要采取积极措施。

一般认为，CRF有逐渐加重和不可逆性，但老年患者CRF的病因和病理生理有不同于成年人之处，大部分为非免疫性肾病，其中部分患者经过非透析治疗，部分老年CRF患者能保持较长时间的肾功能稳定，甚至能有一段时间好转。

（二）纠正酸中毒和水、电解质紊乱

1. 纠正代谢性酸中毒

主要为口服碳酸氢钠，轻者1.5～3.0g/d即可。中、重度者6～15g/d，必要时静脉输入。对有明显心衰之患者，输入速度宜慢，并将纠正酸中毒所需之碳酸氢钠总量分2～4次给予，在24～72h后基本纠正酸中毒，同时防止碳酸氢钠输入过多、过快，以免使心脏负荷加重甚至心力衰竭加重。也可根据患者情况同时口服或注射呋塞米（速尿）20～200mg/d，以增加尿量，防止钠潴留。对于某些不能耐受碳酸氢钠的患者来说，枸橼酸钠和枸橼酸合剂（配方为：枸橼酸钠140g，枸橼酸98g，加水至1 000ml即可）可以作为一种较好的替代方法。轻度酸中毒者，口服该合剂每次10ml，3次/d；中重度者可口服每次20～30ml，3次/d。但有出血倾向者，服用时间宜短，或停止使用。

2. 水钠潴留的防治

为防止出现水钠潴留需要适当限制钠摄入量。一般NaCl摄入量应不超过6～8g/d。有明显水肿、高血压者，钠摄入量一般说来2～3g/d（NaCl摄入量5～7g/d），个别严重病例可限制为1～2g/d（NaCl 2.25～5g）。也可根据需要应用襻利尿药（呋塞米、布美他尼等），呋塞米每次20～200mg，2～3次/d，噻嗪类利尿药及保钾利尿药对CRF患者（Scr＞166.67mmol/L）不宜应用，因此时疗效甚差。对严重肺水肿急性左侧心力衰竭者，常需要及时给予血液透析或持续性血液滤过（CAVH或CVVH），以免延误治疗时机。

3. 脱水、低血压状态的防治

CRF患者不仅对水、钠潴留适应能力下降，而且对脱水、低血压的适应能力也明显下降。脱水、低血压常可引起肾功能急剧恶化。对有呕吐、腹泻、发热、出汗、引流液丢失及过度利尿等原因引起之脱水，应及时补足液量。对容量不足、降压过度等原因所致的低血压状态，应及时予以纠正，以防肾功能进一步恶化。如上述措施及时、得力，也可能使短时间内恶化的肾功能得到逆转与恢复。

4. 低钠血症的防治

CRF患者中低钠血症相当常见。此种情况下的低钠血症，可由多方面的原因引起，包括水潴留致稀释性低钠血症，氮质血症等因素所

引起的“假性低钠血症”，以及真性缺钠所致低钠血症。由于上述原因，对慢性肾衰患者轻中度低钠血症，一般不必积极处理，而应分析其不同原因，只对真性缺钠者谨慎地进行补充钠盐。对严重低钠血症者，也应根据其不同病因采取相应措施，有步骤地逐渐纠正低钠状态。对“失钠性肾炎”患者，因其肾失钠过多，需要积极补充钠盐，但这种情况比较少见。

5. 高钾血症的防治

对 CRF 者来说，首先应积极预防高钾血症的发生。当 GFR <25ml/min[或 Scr >309.4 ~ 353.6μmol/L(3.5 ~4mg/dl)]时，即应适当限制钾的摄入，钾摄入量一般不超过 1 500 ~ 2 000mg/d。当 GFR <10ml/min 或血清钾水平 > 6mmol/L 时，则应对钾摄入进行更严格的限制，一般应不超过1 000mg/d。在限制钾摄入的同时，还必须注意及时纠正酸中毒，以防止细胞内钾向细胞外转移；部分患者中可适当应用利尿药（呋塞米、布美他尼等），增加尿钾排出，以及口服降钾树酯增加肠道钾排出，以更有效地防止高钾血症发生。

对已发生高钾血症的患者来说，除上述限制钾摄入的措施外，还应采取以下各项处理：①积极纠正酸中毒，除口服碳酸氢钠外，必要时（血 K^+ >6mmol/L）可静脉给予碳酸氢钠10 ~ 25g，根据病情需要 4 ~6h 后还可重复给予。②给予襻利尿药：最好静脉或肌内注射呋塞米 40 ~80mg（或布美他尼 2 ~4mg），必要时将剂量增至每次 100 ~200mg，静脉注射。③应用葡萄糖 - 胰岛素溶液输入（葡萄糖 4 ~6g 中，加胰岛素 1U）。④口服降钾树脂：降钾树酯可在肠道吸附钾，增加粪钾排出。降钾树酯包括聚苯乙烯磺酸钠和聚苯乙烯磺酸钙两类，其中以钙型树酯（如 sorbisterit 等）更为适用。因为离子交换过程中只释放出钙，不释放出钠，不致增加钠负荷。口服降钾树酯剂量一般每次5 ~20g，3/d；如有便秘，可适当服甘露醇或山梨醇少量。⑤对严重高钾血症（血 K^+ >6.5mmol/L），且伴有少尿、利尿效果欠佳者，应及时给予血液透析治疗或连续动静脉血液滤过治疗。

6. 低钾血症的防治

由于钾摄入不足、胃肠道丢失（呕吐、腹泻）、补碱过多、利尿过度等原因，CRF 患者发生低钾血症并不少见。部分透析患者因透析液中失钾过多，且未能及时补充，也易发生低钾血症。如血 K^+ 水平在 3.0 ~3.5mmol/L，且进食较佳者，可给予口服补钾，如 10% 枸橼酸钾 10 ~20ml，3 次/d。如血 K^+ 水平 <3.0mmol/L，可考虑予以静脉滴入葡萄糖氯化钾溶液（500ml 液内含氯化钾 1.0 ~2.0g）。

7. 低钙血症和高磷血症的治疗

当 GFR <50ml/min 后，CRF 患者肾内产生 1,25(OH)$_2$D$_3$ 出现降低趋势。当 GFR <25ml/min 后，则易出现高磷血症，也可同时伴低钙血症。当 CFR <50ml/min 后，即应适当限制磷摄入量（ <800 ~1 000mg/d）。当 GFR <30ml/min 时，单靠限制磷摄入，有时难以完全防止高磷血症的发生。此时除限制磷摄入外，可应用磷结合剂口服，以碳酸钙、枸橼酸钙、醋酸钙、Renagel（一种树脂）较好。碳酸钙一般口服每次 1g，3 次/d，就餐时服用。对明显低钙血症患者，还可应用 1,25(OH)$_2$D$_3$（钙三醇）；对明显高磷血症（血清磷水平 >7mg/dl）或血清 Ca、P 乘积 >3.74mmol^2/L^2 者，则应暂停应用钙剂，以防转移性钙化、尿毒症性血管钙化的加重。此时也可考虑短期服用氢氧化铝制剂（每次 10 ~30ml，3 次/d），待 Ca、P 乘积 <3.74mmol^2/L^2 时，再服用钙剂。

8. 其他电解质紊乱的防治

高镁血症是 CRF 患者中并不少见的电解质紊乱，有时易被忽略。当血清镁 >4mg/L (2mmol/L) 时，患者可出现呼吸衰竭，危及生命，此时应紧急予以钙剂（10% 葡萄糖酸钙或 10% 氯化钙）静脉注入，并及时进行血液透析（透析液不含镁）。为防止高镁血症的发生，对中重度 CRF 患者，应避免给予镁制剂。低镁血症在 CRF 患者中也有发生，常与利尿药应用有关。轻度低镁血症一般不必处理。对严重低镁血症者可应用门冬氨酸钾镁静脉输入。

（三）营养治疗

20 世纪 80 年代以来，在低蛋白、低磷饮食的基础上，必需氨基酸、酮酸治疗广泛应用于临床，使营养疗法的疗效显著提高；多不饱和脂肪酸、L－肉碱、某些微量元素在 CRF 治疗中的作用，亦受到重视。改善营养状况对提高患者生活质量、改善预后、提高患者长期存活率均有其重要作用，也已受到较多重视。

低蛋白饮食疗法（LPD）的主要做法：①蛋白摄入量应合理，不宜限制过严，一般为 0.6～0.8g/(kg·d)，以满足患者生理需要。由于糖尿病肾病患者糖类和热量摄入同时受到限制，为了使患者对饮食治疗能长期耐受和坚持，蛋白摄入量可适度放宽。②要重视植物蛋白与动物蛋白的平衡。部分患者可增加饮食中动物蛋白的比例（>50%～60%），以增加必需氨基酸的摄入比例；同时要重视植物蛋白（包括大豆蛋白）的摄入，以发挥其保护肾功能的作用。糖尿病肾病患者尤应适当增加植物蛋白的摄入。③同时补充适量[0.1～0.2g/(kg·d)]的必需氨基酸和（或）α－酮酸（α－酮酸疗法），改善患者蛋白营养状况，进一步减轻氮质血症。④摄入足量热卡，为 124.44～145.18KJ[30～35kcal/(kg·d)]，以减少蛋白分解。⑤患者磷摄入量应低于 600mg/dl；对严重高磷血症患者，还应同时予以磷结合剂。

α－酮酸疗法的优点在于：①α－酮酸与 NH_2 生成必需氨基酸，还有助于尿素氮的再利用，因而其省氮作用优于必需氨基酸；②由于 α－酮酸制剂中含有钙盐，对纠正钙、磷代谢紊乱、减轻继发性甲状旁腺功能亢进症也有一定疗效；③有关临床试验表明该疗法可延缓 CRF 进展。

CRF 患者体内氨基酸代谢紊乱，表现为必需氨基酸缺乏，而非必需氨基酸过剩。LPD 可以减轻 CRF 症状、延缓肾衰竭进展速度，但老年人容易发生营养不良，而且当肾衰竭逐渐加重，消化道症状也随之加重，出现厌食，因此，采用 LPD 时应重视必需氨基酸的合理应用，同时要保证足够的热量摄入，并做好动态监测。

L－肉碱对慢性肾衰（主要是透析患者）的治疗作用也已引起重视，其改善骨骼肌、心肌代谢及改善贫血的作用已经明确。

（四）口服吸附疗法和导泻疗法

应用胃肠道途径增加尿毒症毒素的排出，如口服吸附疗法、导泻疗法、结肠透析等，均已应用于临床治疗。主要应用于透析前慢性肾衰患者（Scr208.33～658.31μmol/L），或某些早期尿毒症患者病情尚属稳定，暂时未能接受透析治疗者。这些疗法对透析前肾衰患者减轻氮质血症，可起到一定作用，在我国目前透析治疗尚不普及的情况下，可作为非透析治疗的措施之一，但不能依赖这些疗法作为治疗尿毒症的主要手段。

1. 口服氧化淀粉制剂

氧化淀粉类制剂在体外试验中能吸附磷、钾等物质，临床观察中也证实氧化淀粉和氧化纤维素能使慢性肾衰患者尿素氮水平下降。氧化淀粉或包醛氧化淀粉的常用剂量为 10～20g/d，分 2 或 3 次口服。目前国内尿毒症前期患者应用包醛氧化淀粉口服，治疗后可使尿素氮水平有所下降。氧化淀粉类使用方便，不良反应较少（可有轻度腹泻、头晕等），多数患者易于接受。

2. 口服活性炭制剂

口服活性炭制剂可使患者尿素氮、肌酐水平短时间内有所下降，但疗效不稳定，因活性炭易吸附脂肪，因而其吸附尿素、肌酐能力下降，其剂型有待于进一步改进。国外学者应用新型口服活性炭制剂 AST－120，可使慢性肾衰竭的动物或患者血清肌酐水平明显下降，临床症状部分缓解，值得进一步观察。

3. 其他吸附剂

已应用于临床的其他吸附剂还有：①半乳糖和半纤维素：半乳糖和半纤维素的吸附作用与氧化淀粉相似，已有临床试验报道，但尚需临床进一步观察证实。②磷结合剂：磷结合剂主要有碳酸钙、醋酸钙、枸橼酸钙等。碳酸钙口服

1～3g，3 次/d；氢氧化铝口服60～90ml/d。均需在餐间服用。氢氧化铝不宜长期使用，以防止铝中毒发生，仅在 Ca、P 乘积 >60mg^2/dl^2 时短期口服。其他磷结合剂如降磷树酯（Renalgel），国外已有应用，目前国内尚未普遍使用。③钾吸附剂：目前主要有钙型降钾树脂（聚苯乙酰磺酸钙，如 Sorbisterit 等）和钠型降钾树酯（聚苯乙酰磺酸钠，Kayexalate）。

4. 口服大黄制剂或大黄制剂保留灌肠

国内学者应用大黄等中药制剂口服或保留灌肠治疗慢性肾衰（包括尿毒症前期、轻型尿毒症）患者，可使部分症状得到缓解。

5. 口服甘露醇导泻疗法

常用的方法：口服 2% ～3% 的甘露醇 500～2 000ml/d，每日腹泻 2～4 次；或应用 3% 甘露醇口服，一般每次 200～300m1，2～3 次/d，以每日轻度腹泻 3 次左右为宜。由于患者间存在个体差异，故口服剂量因人而异。由于腹泻后有较多电解质自肠道排出，故对患者血清电解质水平应密切观察，必要时适当补充钾、钠和氯等。老年患者慎用。

（五）高血压的治疗

高血压在慢性肾衰患者中十分常见。对高血压进行及时、合理的治疗，不仅是为了控制高血压的某些症状，而且是为了积极主动地保护靶器官（心、肾、脑等）。因此，对透析前慢性肾衰患者来说，控制高血压也是延缓 CRF 发展的主要措施之一。襻利尿剂、β 受体阻滞剂、血管紧张素转化酶抑制剂（ACEI）、钙离子通道拮抗剂（CCB）、血管扩张药、血管紧张素受体拮抗剂（ARB）等均可应用。在慢性肾衰患者高血压的治疗中，以 ACEI、CCB 的应用较为广泛，血管紧张素受体 1 拮抗药的良好的应用前景正在受到广泛重视。应用 ACEI 时需要注意：①初始剂量要小；②患者是否存在血容量不足，是否使用大剂量利尿药，因为在这些情况下使用 ACEI 可使 GFR 急剧下降，出现或加重尿毒症症状；③肾动脉狭窄患者不用；④严重肾功能损害时不用；⑤可能出现高血钾。

（六）肾性贫血的治疗和 rHuEPO 的应用

应用 rHuEPO 治疗后，可使 CRF 患者贫血症状消失或减轻，心、肺、脑功能明显改善，特别是老年人；有的患者虽然仍有轻度贫血，但输血可以减少或免除。以往认为如血细胞比容（Hct）<30%，即可考虑应用 EPO 治疗。近年来，更多的人认为，若患者 Hb <110g/L，Hct <33%，且能排除缺铁及其他引起贫血的原因或疾病则有使用 EPO 的指征。剂量一般为每次 2 000～5 000U，每周 2～3 次，皮下或静脉注射。以皮下注射更为理想，既可达到较好疗效，又可节约药量 1/4～1/3。对透析前慢性肾衰患者来说，目前趋向于小剂量疗法（2 000～3 000U，每周 2 次），疗效佳，不良反应小。对透析前慢性肾衰患者来说，其中部分患者常常需要经静脉途径补充铁，否则 rHuEPO 疗效不甚满意。在应用 rHuEPO 时，应同时注射补充铁剂和（或）叶酸。对于伴有严重高血压、高凝状态患者，应用 EPO 时应十分谨慎，并采取相应的措施及时控制高血压或高凝状态。

（七）肾性骨病的治疗和活性维生素 D 的应用

肾性骨病是慢性肾衰患者的常见并发症，是 Ca、P 代谢紊乱的造成的主要后果之一，主要有骨质疏松、骨质软化、纤维性骨炎（由继发甲状旁腺功能亢进症引起）及骨生成不良等类型。肾性骨病的治疗，主要是纠正 Ca、P 代谢紊乱和应用活性维生素 D，并需要根据骨病的不同类型进行治疗。对严重继发甲状旁腺功能亢进症，可应用较大剂量（每次 1～2μg，每周 2 次口服或静脉注射）的 1，25$(OH)_2D_3$（钙三醇）或 1－α$(OH)D_3$ 进行治疗；对药物治疗效果反应差的少数患者，也可应用手术治疗。

（八）尿毒症急性并发症的治疗

对慢性肾衰尿毒症患者心、肺、脑和血液等系统的急性并发症，一定要及时予以处理。尤其要重视心脑血管并发症的早期防治，因为多数患者（50%～60%）均由于这些并发症导致死亡。高钾血症、严重感染、消化道出血及尿毒症脑病等严重急性并发症，也是死亡的重要原因。积极防治尿毒症的急性并发症，尤其是早期采取防治措施，目的在于降低 CRF 患者的病死率，提高其长期存活率。因此，对严重心衰伴少尿、尿毒症心包炎、高钾血症、尿毒症脑病等严重急性并发症，非透析治疗往往难以奏效，需要及时、果断地采用透析治疗，以迅速挽救生命。对严重感染、消化道出血等急性并发症，也应积极治疗和抢救，使患者及时脱离危险，并完全控制病情。

（九）透析患者的非透析治疗

及时透析、充分透析、提高透析的生理性（包括应用生物相容性好的透析材料），这是提高透析患者治疗水平的重要保证。透析患者的药物治疗和营养治疗，也属于“非透析治疗”，是透析患者总体治疗的重要组成部分，在保证患者得到满意治疗、提高生活质量、改善长期预后等方面均有其重要作用。

七、透析治疗

（一）透析时机

对于老年患者透析时机目前尚无一致看法。多数学者认为当 Ccr < 10ml/min，或血肌酐浓度≥707.2μmol/L（8mg/dl），并有明显尿毒症症状，尤其有较明显水、钠潴留，如明显水肿、血压较高或有高血容量心力衰竭迹象；有较严重电解质失调，如血钾≥6.5mmol/L；有较严重的代谢性酸中毒，CO_2CP≤6.84mmol/L 者，均应开始透析治疗。但老年个体差异很大，一般 Ccr > 15ml/min 者，对非手术治疗有效，但有些患者尽管 Ccr > 20ml/min，但伴有严重水肿、顽固性心衰、尿毒症肺或脑水肿等，即有透析的必要。而个别患者 Ccr < 10ml/min，全身状态仍很好，特别是患者尿量不少，并能充分排钠时，仍可保守治疗。

（二）透析方法选择

透析模式的选择 CRF 的血液净化疗法包括血液透析（HD）及腹膜透析（PD）。两种方式各有利弊。常受技术、设备、经费诸多因素限制。

HD 的突出特点在于高效率，即能够在短时间内迅速清除毒素和体内过多的水分，纠正电解质和酸碱平衡失调。PD 特别是我们通常采用的持续性不卧床腹膜透析（CAPD）是持续、缓慢的治疗，能很好维持内环境和血流动力学的稳定性，虽然其单位时间清除毒素的效果不如 HD，但平均每日的透析效果与 HD 是相同的。

老年 CRF 患者常存在着与年龄相关的多个脏器病变，特别是心脏和脑血管的疾病，不能很好地耐受血流动力学的迅速变化，易出现种种急性并发症，并加重原有的病变，增加死亡的危险，因此，一般来讲，老年 CRF 患者选择 PD 更好些。但是，具体到每个患者，血液净化方式的选择既要考虑适应证，亦要考虑禁忌证，还须视患者的治疗条件并尊重个人意愿。对下肢有闭塞性动脉病变，原有腹部大手术、憩室炎或顽固性疝的患者宜做 HD。腹透患者有严重直立性低血压或频发腹膜炎时应改做 HD。

（三）透析的主要并发症

1. 心血管并发症

老年患者多存在缺血性心肌病、淀粉样浸润、瓣膜钙化、高血压病、心脏传导系统病变等致使心脏贮备功能低下。透析本身又增加了血流动力学不稳定因素，如动脉血氧饱和度下降、低血压、动静脉瘘的血液分流量大以及体液、电解质急剧变化等容易诱发各种心血管并发症。

2. 胃肠道出血

老年人憩室、毛细血管扩张，癌的发生率均高于年轻人，因而胃肠道出血的发生率也增高。出血原因以出血性胃炎占首位，其次为毛细血管扩张，可发生于任何部位，常为多发性。

3. 感染

老年患者由于胸腺萎缩，细胞免疫功能低下，加之营养不良，很易发生感染。主要表现为败血症和肺部感染，败血症的细菌来源有血管通路、胃肠道和泌尿生殖系。病菌常为革兰阴性杆菌，如大肠杆菌、克雷伯杆菌、铜绿假单胞菌（绿脓杆菌）及变形杆菌等。此外，结核感染发生率为2.8%～3%，高于通常人群0.1%，并多为无肺内活动病变的淋巴结核、肠结核和骨关节结核等。除此之外，病毒感染也不能忽视。感染后全身情况明显恶化，有的患者以致不能耐受透析而最终死亡。

4. 脑血管意外

老年患者高血压发生率高，反复应用肝素，在动脉硬化基础上，血压难以控制，容易出现脑出血。当患者出现无法解释的痴呆、持续头痛、神志改变者应考虑此并发症。另外，老年患者脑动脉硬化，降压幅度过大时，可诱发脑循环障碍，脑血栓形成。处理上密切监测和控制血压，但不宜下降幅度过大、过快。

5. 肿瘤

老年HD患者恶性肿瘤发生率为3.3%～12.8%，为正常人群的2～5倍，胃、结肠、肝、肺、肾、乳腺及生殖系多见，预后险恶。

6. 骨病

老年患者有明显维生素D吸收障碍以及1,25(OH)$_2$D$_3$水平降低，继发性甲状旁腺功能亢进，骨质疏松随增龄而加剧。长期透析可引起纤维性骨炎、骨软化症等。此外，因铝增多和淀粉样变还可以引起骨、关节病。处理上应以增加户外活动。加强营养、补充活性D$_3$，防治高磷血症为主，必要时行甲状旁腺切除术。

（四）疗效

长期透析患者生存率与年龄，是否伴糖尿病、心脑血管病、淀粉样变等因素相关。在欧洲，HD两年生存率：65岁以上患者为61%，70岁以上患者为56%。CAPD的效果与之相似，65岁以上患者为56%，70岁以上患者为50%。最常见的死因是心脑血管疾病，其次是感染和肿瘤。虽然老年患者就生存率而言效果不如年轻人，并发症和心理问题多见且较严重，康复程度不佳等，但透析治疗确实使尿毒症老年患者的生命在预期范围内有所延长，许多患者对透析耐受良好，康复满意。

（李伟生）

参考文献

1. 毕增祺，孙阳．老年慢性肾功能衰竭．见：张晓英，牟善初主编．现代老年肾脏病学．北京：人民卫生出版社，2002：405－413

2. 王梅．血液透析及其他血液净化疗法．见：张晓英，牟善初主编．现代老年肾脏病学．北京：人民卫生出版社，2002：417－423

3. 郑法雷，刘燕萍．慢性肾衰患者营养治疗的原理与应用．见：郑法雷，章友康，陈香梅，谌贻璞主编．肾脏病临床与进展．北京：人民出版社，2005：335－348

4. 周朝阳．慢性肾功能衰竭的诊断．见：孙世澜主编．肾功能衰竭诊断治疗学．北京：人民军医出版社，2001：473－484

5. 毕增祺．慢性肾功能衰竭．见：毕增祺主编．慢性肾功能衰竭－临床防治与理论基础．北京：中国协和医科大学出版社，2003：395－405

6. Dhaxnidharka VR, Kwon C, Stevens G. Serum Cystatin C is superior to serum creatinine as a marker of kidney function: a meta - analysis. Am J Kidney Dis, 2002, 40(2): 221 - 226

7. Coll E, Botey A, Alvarez L, et al. Serum Cystatin C as a new marker for noninvasive estimation of glomerular filtration rate and as a marker for early ranal impairment. Am J Kidney Dis, 2000, 36(1): 29 - 34

8. National Kidney Foundation. DOQI kidney disease outcom quality initiative. AM J Kidney Dis, 2002, 39(suppl 1): S1 – S266

第九节　老年肾衰竭的透析治疗

一、概况

有报道，急性肾衰竭（ARF）60岁以上老年ARF，占同期成年ARF患者总数的27.3%～55.7%。其中以急性肾小管坏死（ATN）最多见。各种肾毒性药物，造影剂是常见原因。老年肾前性 ARF 较年轻人显著增多，其中失水、电解质紊乱占半数。与外科手术有关者次之。肾后性如尿路梗阻、肿瘤和结石等也不少见。老年 ARF 多为诸种病因共同作用。老年人急性肾衰竭少尿期较长，恢复期也漫长。由于老年人保钠能力差，易出现低钠血症；非少尿性 ARF 尤易发生且易漏诊。老年 ARF 预后较差，与年龄、出现高血钾及心血管系统并发症有关。感染也是导致死亡的重要因素。因此预防 ARF 占着重要地位，老年人在手术过程中及少尿时应用利尿药都要注意监测血容量、血压及肾功能。应用抗生素要根据老年人肌酐清除率调整剂量。老年 ARF 的治疗要及早采取恰当血液净化对策、病情危重可行持续性血液滤过等，加强护理、营养支持。如血透不耐受，腹膜透析也安全有效。

慢性肾衰竭（CRF）在我国确切发病率尚无统计，根据 200 万城镇人口统计调查结果推测我国 ESRD 发病率约为 568/100 万，以 50～60 岁年龄组发病率最高。北京城区 60 岁以上 5 606名人群调查 ESRD 患病率为 0.36%。终末期肾衰老年患者接受血液透析（HD）逐年上升，从现有报道的资料看，老年透析患者占同期 HD 患者的 11.4%～28.2%，鉴于老年人肾脏退行性变，一致认为 HD 指征应适当放宽，老年患者心血管疾病并发症高，合并感染、营养不良、血管通路堵塞者多，因此，透析应个体化，采用碳酸氢盐透析，加强营养及支持疗法至关重要。目前 CAPD 在我国已普遍开展，发展为家庭腹膜透析者也不在少数。腹膜炎仍是影响腹膜透析疗效的主要原因，对其防治措施，各地有一系列的研究和改进，有些单位腹膜炎的发生率已降到接近国外水平。老年 ESRD 患者的经济条件在很大程度限制了对疗法的选择，非透析疗法仍是老年 CRF 患者主要治疗手段，近年对非透析治疗，尤其对防治早期肾功不全发展为不可逆的尿毒症问题，进行了大量研究。我国 20 世纪 80 年代就开始用低蛋白高热卡饮食加必需氨基酸治疗，用大黄等可以减缓或停止 CRF 恶化。促红细胞生成素已广泛应用于老年 CRF 合并贫血的患者，明显改善贫血症状，提高生活质量透析疗法已成为治疗终末期肾脏病（ESRD）的有效措施。近年来，透析人群中老年人比例显著增加。据欧洲肾脏学会（ERA－EDTA）的登记报道，1995 年 ESRD 进入透析治疗的患者平均年龄 56.8 岁。其中 >60 岁者占 52%。美国 >65 岁的透析患者已从 1973 年的 5%、1990 年的 38% 升至目前的 42%。由于这一人群存在着与年龄相关的脏器组织学、功能及代谢的特殊性，老年终末期肾衰竭的治疗问题越来越引起人们的关注。

二、老年终末期肾脏病患者透析时机选择

慢性肾衰竭患者何时开始透析治疗尚无统一标准，美国国家肾脏病基金会透析转归指导小组的建议是：当残肾每周的尿素清除指数低于 2.0，相当于尿素清除率 7ml/min，Ccr 介于 9～14ml/（min · 1.73m^2），用尿素和肌酐清除率的算术平均值计算的 GFR 低于 10.5ml/（min · 1.73m^2）时，就应该开始透析治疗。除非无水肿、营养不良及尿毒症的症状、体征，可以考虑暂缓透析治疗。应该注意的是老年人终末期肾病患者由于多存在摄入不足，营养不良发生率较高，因此常常出现血肌酐、尿素氮于肌酐清除率不符，即过高估计肾功能的情况而贻误透析时机，同时由于个体差异性应根据患者临床症状结合生化指标综合判断。老年人常常存在除肾脏之外的其他脏器病变，如心脏、脑血管疾病，对容量负荷增加的耐受性差，故需要视具体情况及时开始透析治疗。

三、老年终末期肾脏病患者透析模式选择

ESRD 的血液净化疗法包括血液透析（HD）及腹膜透析（PD）。两种方式各有利弊。血液透析的突出特点在于高效率，即能够在短时间内迅速清除毒素和体内过多的水分，纠正电解质和酸碱平衡失调。PD 特别是我们通常采用的持续性不卧床腹膜透析（CAPD）是持续、缓慢的治疗，能很好维持内环境和血流动力学的稳定性，虽然

其单位时间清除毒素的效果不如HD,但平均每日的透析效果与HD是相同的。

老年ESRD患者常存在着与年龄相关的多个脏器病变,特别是心脏和脑血管的疾病,不能很好地耐受血流动力学的迅速变化,易出现各种急性并发症,并加重原有的病变,增加死亡的危险,因此老年ESRD患者选择PD更好些。但是,具体到每个患者,血液净化方式的选择既要考虑适应证,亦要考虑禁忌证,还需要视患者的治疗条件并尊重个人意愿。

四、老年血液透析常见并发症及处理

(一)老年透析患者的低血压问题

低血压是血液透析中常见的急性并发症,发生率为20%~30%,尤其好发于老年、糖尿病或有心血管疾病者。

1. 影响透析中低血压的原因

足够的血容量是形成血压的前提,此外,还必须有心室收缩射血和外周阻力的协同作用,才能形成动脉血压,因此,当血容量迅速下降,血管扩张,心脏代偿功能不全时易发生低血压。

(1)血浆再充盈率:每次血液透析前大部分患者体内水的负荷是多的,一般透析先后体重变化大约是体重的5%,透析过程中血容量的维持有赖于组织间隙的水分到血管内的再充盈率,而再充盈率个体差异性较大,组织间隙水分的多少、血清白蛋白水平、透析前血尿素氮浓度、透析液钠浓度等都会影响再充盈率。老年人由于再充盈率低,对脱水的耐受性较差,易引起血容量的显著下降而导致血压下降。所以,对于老年人应该更恰当的设置干体重设置,避免过多的超滤脱水。

(2)血管反应性变化:老年人对外周血管阻力的改变敏感,易诱发低血压,特别是在低血容量的情况下。醋酸盐透析液容易扩张血管,抑制心肌;透析液温度及透析液钙离子浓度、透析期间进食都会扩张血管。可以通过改用碳酸盐透析,适当提高透析液钙离子浓度,降低透析液温度纠正透析低血压。

(3)自主神经病变:自主神经病变在透析患者是常见的,特别是老年人,因其还存在着随年龄增大而发生的自主神经功能减退。

自主神经病变导致血管对加压刺激的反应下降,当血容量下降时不能有效地引起静脉及小动脉的收缩效应,不能使肾上腺髓质分泌更多的肾上腺素与去甲肾上腺素,不易维持血压。

(4)心脏病变:由于与尿毒症、透析及老年相关的多种因素,老年ESRD患者常存在着左室肥厚及收缩、舒张功能的不全。当心脏灌注减少或外周阻力下降时,常常不能通过增加心肌收缩力来维持心搏出量。心脏代偿机制的受损,亦参与了透析中低血压的发生。

2. 透析中低血压的预防及治疗

(1)确定理想的干体重。根据临床症状及体征评价干体重是粗糙且不精确的。目前尚没有一种测量方法能作为金标准。通过透析过程中血容量的监测及生物阻抗光谱分析,可以了解体内液体的分布及变化,从而评价再充盈情况;测量下腔静脉直径及下腔静脉塌陷指数帮助客观评价干体重。

(2)透析中的超滤率要适当。制定个体化的超滤率,一般以血容量下降不超过10%~15%为宜。当体内水潴留严重时,应增加透析时间及频度,避免超滤率过大。

(3)避免使用低钠透析液;避免使用醋酸盐透析液,最好用碳酸盐透析液;避免使用低钙透析液;采用低温透析;选择合适的透析液钠离子浓度变化曲线即可调钠透析。

(4)透析中发生与进食有关的低血压者则透析中不要进食。

(5)血液滤过或血液透析滤过特别适合于伴心血管系统不稳定者。

(二)老年透析患者的心律失常问题

血液中许多离子的水平如K^+、Ca^{2+}、Mg^{2+}及H^+离子水平在ESRD透析患者常常是不正常的,并且在血透过程中波动较大,低氧血症也常伴随着整个透析过程。作为老年血透患者常常有左室肥厚及缺血性心脏病,部分患者有心肌的钙化(影响传导组织),对血中离子的变化敏感,易诱发心律失常。常见的心律失常包括:室性心动过速、房颤、频发的室性早搏等。

与透析相关的心律失常应终止透析,小心将管路及透析器中的血液缓慢返回机体,并根据情况选用抗心律失常药及转复治疗。如快速房颤、室上性心动过速,宜选用西地兰、胺碘酮等类药物;室性心动过速宜选用利多卡因、胺碘酮等;窦性心动过速选用 β 受体阻滞剂。心衰时则应用洋地黄制剂。与洋地黄有关的心律失常一方面停药,另外要积极纠正电解质紊乱。

(三)老年血液透析的血管通路问题

建立合适的血管通路是血液透析得以进行的前提,亦是提供充分透析的必要条件。老年血透患者由于动脉粥样硬化、血管中层钙化、营养不良等因素给自体动静脉内瘘的建立带来困难。常用的动静脉内瘘是在前臂进行桡动脉与头静脉的吻合。老年人由于桡动脉粥样硬化,造成桡动脉—头静脉瘘的失败率高达 56%。来自美国的研究表明,>65 岁的血透患者仅有不到 10% 的患者应用自体动静脉内瘘作为初始的血管通路。老年患者特别是年龄 >74 岁者内瘘存活时间明显低于年轻者。

如果不能建立肘部自体动静脉内瘘,人用同种移植静脉作为血管通路则优于聚四氟乙烯人造血管,主要是并发症少、宿主血管的依从性好、技术容易等。最常见的合并症是血栓形成,常需要血管成形术或搭桥术,部分老年透析患者无论自体或移植物建动—静脉内瘘都是困难的。可选用持久性双腔导管作为长期血管通路的有效补充形式。

与普通双腔导管不同的是,持久性双腔导管长一些,柔韧性更好,对组织损害小,不易移动。此外,它出皮肤处与穿刺点平行距离至少有 2cm 远,且皮下有一涤纶套,被组织生长包绕,有利于导管在皮下的固定,并设置了自然的感染屏障,延长了导管的使用时间。

由于持久性双腔导管作为血管通路可立即使用,无动静脉分流,对心脏的血流动力学影响小,加上不需要忍受每次透析穿刺的痛苦,使一些慢性肾衰竭患者易于接受,特别是无法建立有效的血管通路时。

导管相关的感染仍旧是影响持久性双腔导管存留时间的主要并发症,因此,严格无菌操作,对导管出口处的精心护理、管帽的彻底清洗及消毒都是十分重要的,相关的菌血症则应考虑拔除导管,后一段时间仍可考虑再插管。

(伦立德)

参考文献

1. 李晓枚,王海燕. 老年肾与老年肾脏疾病//王海燕. 肾脏病学. 第二版,北京:人民卫生出版社,2008,2303 - 2339

2. 邓英辉,刘文虎,王质刚,等. 10 年间老年及老年前期肾脏疾病的临床病理分析. 中国老年杂志,2004,24:302 - 304

3. Motoliu J, Darnell A, Torras A, Acute and rapidly progressive forms of glomerrulonephritis in elderly. J Am Geriatr Soc, 1981,29:108 - 116

4. 王芳,王梅,刘玉春,等. 动脉粥样硬化性肾动脉狭窄的发病趋势. 中华医学杂志,2005,85:2762 - 2766

5. Jean WJ, Al - Bitar I, Zwiicke DL, et al. High incidence of renal artery stenosis in patients with coronary artery disease. Cathet Cardiovasc Diagn, 1994, 32:8 - 10

6. Mailloux LU, Napolitano B, Bellucci AG, et al, Renal vascular diseases cascular disease causing End - Stage Renal Diseases, incidence, clinical correlatesm and outcomes: a 20 - year clinical experience. Am J Kidney Dis, 1994, 24:622 - 9

第二十六章　老年人代谢内分泌疾病

第一节　老年糖尿病

老年糖尿病患者属非胰岛素依赖型(NIDDM)占95.2%。其临床特点可概括为:①临床表现常不典型。②血清胰岛素水平多正常或偏高。③并发心脑肾及外周血管病多。④合并各种感染多。⑤容易发生高糖高渗性非酮症综合征。⑥容易并发乳酸性酸中毒。⑦忽视治疗的老年糖尿病预后差。

一、老年糖尿病的临床表现

(一)缺乏典型的糖尿病"三多"症状

老年糖尿病患者有多饮、多尿、多食、乏力等糖尿病症状的仅占40.7%,约半数以上无典型的"三多"症状。多数老年糖尿病患者在体检中,或因其并发症就诊时被检出。对一组160名老年人连续三年以上定期体检观察,逐年新发现的糖尿病患者数占受检总人数的3.1%~6.3%。从历年体检查出老年人中的隐性糖尿病患者,约有50%~70%在1~2年内发展为真性糖尿病。

(二)老年糖尿病的起病形式

由于老年糖尿病患者多症状轻微或缺如,因此常被忽略,常因其并发症而就诊。据统计,561名老年糖尿病患者中因其并发症就诊的178例,占31.7%。其中以急性并发症起病的占49.4%(88/178),包括各种感染39.3%,酮症酸中毒9%,高渗性昏迷1.1%。以心血管病起病的占34.3%(61/178),包括冠心病12.9%,高血压病7.9%,脑血管意外6.7%,眼病3.4%,肾病1.7%,下肢溃疡1.7%。以神经病变起病的5.1%,包括自主神经病变4.0%,颅神经病变1.1%。此外,经体检、手术前检查等情况检出的占11.2%。

(三)老年糖尿病的诱发形式

正常生理情况下,随年龄的增长,糖耐量试验呈糖尿病曲线倾向的递次增多。据315例健康人初次糖耐量试验按年龄分组统计,60~及70~岁组糖耐量异常的占46.0%~58.1%,其中诊断为糖尿病的占11.5%~20.9%。(表26-1-1)

表26-1-1　315例健康人糖耐量试验按年龄分组统计

年龄分组(岁)	例数	糖耐量正常例数(%)	糖耐量异常例数(%)	糖尿病例数(%)
23~	25	25(100.0)	0	0
30~	14	14(100.0)	0	0
40~	57	38(66.7)	13(22.8)	6(10.5)
50~	74	50(67.6)	18(24.3)	6(8.1)
60~	87	47(54.0)	30(34.5)	10(11.5)
70~	43	18(41.9)	16(37.2)	9(20.9)
80~	13	6(46.1)	3(23.1)	4(30.8)
90~	2	1(50.0)	0	1(50.0)
总计	315	199(63.2)	80(25.4)	36(11.4)

由于老年人糖耐量差,很容易被激发出糖尿病。如老年人因免疫功能的变化,易患免疫缺陷和自身免疫疾病,常见的有类风湿性关节炎、喘息性支气管炎、恶性肿瘤等病。往往在用皮质激素治疗时,潜在的隐性糖尿病状态可被激发为真性糖尿病。当老年人饮食过量,体质超重肥胖时,也可导致糖尿病的发病。

二、老年糖尿病的发病因素

老年糖尿病多属2型非胰岛素依赖型糖尿

病。目前对其发病机制尚不完全清楚。经近代研究,除体质肥胖和遗传因素外,目前认为与胰淀素合成分泌增多有关,此外近10年来对炎症与胰岛素抵抗和2型糖尿病发病的关系有较多研究。

(一)胰淀素与2型糖尿病

胰淀素(amylin)是新发现的一种胰岛β细胞激素。胰淀素是含37个氨基酸的一种神经肽。最早在1987年为Cooper等从2型糖尿病患者胰岛淀粉样沉积物中分离出来的一种多肽,称为"糖尿病相关肽"(diabetes associated peptide,DAP)。以后于1988年证明这种天然多肽具抗胰岛生物活性,定名为"胰岛淀粉素",简称"胰淀素"。

动物实验研究发现胰淀素免疫反应只限于胰岛β细胞,并与胰岛素免疫活性同时存在于β细胞分泌颗粒的核心部分;而在胰岛α细胞中则无此类免疫反应存在。说明胰淀素是在β细胞内合成,并储存于β细胞分泌颗粒中,与胰岛素同时分泌。在正常成年鼠和正常人胰岛中胰淀素的mRNA含量约为胰岛素的0.2%～3.0%。在大鼠实验中测得胰淀素分泌的克分子量约为胰岛素的10%～37%。胰淀素所含氨基酸的顺序约46%与人降钙素基因相关肽(calcitonin gene related peptide,CGRP)相同。因此认为胰淀素与降钙素基因相关肽是同一基因表达的两种产物。

胰淀素与2型糖尿病的关系表现在:①胰淀素在胰岛细胞内的大量堆积,可导致胰岛组织的损害。如2型糖尿病患者和成年糖尿病猫的胰岛内均有胰淀素的淀粉样蛋白的沉积,并有取代胰岛细胞的趋势。因此,随着胰岛内淀粉样蛋白含量越高,糖尿病临床症状也越明显。②胰淀素对胰岛素的拮抗作用。2型糖尿病的主要特点是胰岛素拮抗,表现为外周组织对胰岛素不敏感,糖的利用受限制。而胰淀素在体内外均有拮抗胰岛素的作用,这种引起功能上的胰岛素抵抗,是导致非胰岛素依赖型糖尿病的发病诱因。

(二)炎症与2型糖尿病

近10年来炎症学说与2型糖尿病的发病受到关注。研究认为2型糖尿病是一种自然免疫和低度慢性亚临床炎症的疾病,表现在多种炎症因子水平的升高,也由于这些炎症因子导致胰岛素抵抗,以及血管内皮功能紊乱和2型糖尿病的发病。并认为应用一些抗炎类药物治疗,2型糖尿病可获控制或治愈。

1. 炎症因子的存在

广义的炎症因子包括各种细胞、细胞因子和蛋白质成分,以及免疫与脂肪内分泌和凝血纤溶系统相关的因素。在2型糖尿病患者体内存在较多炎症因子,即"炎症标志物",包括:①免疫炎症反应细胞。②急性期反应蛋白,如C反应蛋白(CRP)。③各种细胞因子,如肿瘤坏死因子α(TNF-α)、白介素(IL)系列。④凝血因子,如纤溶酶原激活物抑制物1(PAI-1)、凝血因子Ⅷ、Ⅶ等。⑤脂肪因子,如脂联素、抵抗素。⑥其他:唾液酸、血清类黏蛋白、淀粉样物质、γ-球蛋白、内皮黏附分子和Tains蛋白等。

2. 炎症因子致糖尿病的机制

炎症因子致2型糖尿病的机制可能涉及两个方面的问题:①炎症因子导致胰岛素抵抗(IR)和糖耐量异常(IGT)。其机制可能是炎症因子引起内皮细胞功能异常为介导所致。②β细胞结构和功能障碍。由于炎症造成脂肪细胞代谢异常,生成游离脂肪酸(FFA)过多;较多的FFA进入β细胞,将损伤线粒体和葡萄糖激酶,造成胰岛素合成减少。此外,炎症因子触发的氧化应激过程尚可导致β细胞凋亡,进一步减少胰岛素的分泌。

3. 炎症因子的病位研究

上海刘军等于2004年报道,非酒精性脂肪肝患者的肝脏脂肪浸润程度与胰岛素抵抗密切相关。长春于淼等于2007年报道,认为2型糖尿病胰岛素抵抗可能与肝内炎症有关,并指出"毒损肝络论治"学说。研究认为,炎症因子对炎症的启动和调节起关键作用。单核细胞趋化蛋白-1(MCP-1)和核因子KB(NF-KB)是炎症趋化因子,在2型糖尿病和胰岛素抵抗的发生发展中起介导作用。并认为肝内炎症、毒损肝络是其病理基础。进一步指出"解毒通络调肝法"可抑制肝内炎症,而成为治疗2型糖尿病和胰岛素抵抗的有效方法。

4. **抗炎治疗与2型糖尿病**

既然2型糖尿病是一慢性炎症性疾病,学者们研究探索了通过应用一些抗炎药物来预防和治疗2型糖尿病及其并发症的途径。包括:

(1)水杨酸类药物。水杨酸类主要是通过炎症信号通路的关键因子NF-KB(单核细胞核因子)抑制蛋白激酶(IKK),达到调节一系列炎症因子及炎症相关物质的基因转录和蛋白合成,起抗炎和减轻胰岛素抵抗的作用。但用阿斯匹林需大剂量(7g/d)才能凑效。

(2)胰岛素。胰岛素具直接抗炎作用,也是通过抑制NF-KB的活性来完成的。胰岛素尚通过增加一氧化氮(NO)的合成,直接发挥抗炎作用。

(3)噻唑烷二酮类。Mohanty等报道,对糖尿病患者用罗格列酮4mg/d,6周后CRP、MCP-1、NF-KB活性均下降;并认为其抗炎作用是通过抑制巨噬细胞活性,从而减少炎症因子和炎性蛋白的产生。

(4)二甲双胍。Carter等报道,应用二甲双胍组患者12~24周时,CRP水平明显下降,糖化血红蛋白(HbA1c)也被调降。其作用可能与激活腺苷酸活化蛋白激酶(AMPK)这一抗炎信号相关。

(5)维生素E。Devaraj等报道,大剂量α-生育酚(>800IU/d)有降低CRP炎症因子作用。其作用可能是通过降低炎症因子PAI-1完成的。

(6)其他:贝特类和他汀类降脂药,血管紧张素转换酶抑制剂,血管紧张素Ⅱ受体拮抗剂,中药玄参等。

三、老年糖尿病与心血管系疾病

1. **老年糖尿病合并心血管病发病情况**

糖尿病患者发生动脉粥样硬化病变的年龄早于非糖尿病患者约10年。老年糖尿病患者并发冠心病的占34.8%~66.6%,并发高血压病的占44.2%~54.6%,并发脑血管病的占19.4%~24.6%,并发下肢坏疽的占2.8%~4.5%。均明显高于一般糖尿病患者的心血管并发症。(表26-1-2)

表26-1-2　糖尿病患者心血管并发症统计

心血管并发症	老年糖尿病				一般糖尿病	
	上海(561例)		北京(108例)		北京(1000例)	
	例数	%	例数	%	例数	%
冠心病	195	34.8	72	66.6	380	38.0
高血压病	248	44.2	59	54.6	418	41.8
脑血管意外	138	24.6	21	19.4	114	11.4
下肢坏疽	25	4.5	3	2.8	17	1.7
间歇跛行	-	-	1	0.9	-	-

2. **老年糖尿病并发心血管病的机制及基础病理改变**

糖尿病并发心血管病时,根据受侵血管病理改变和发病机制的不同,分为两类:即大血管病变——动脉粥样硬化,和微血管病变——微血管内皮基底膜增厚。

(1)大血管病变

导致糖尿病患者动脉粥样硬化的因素有:

1)高胰岛素血症:老年糖尿病患者大多体质肥胖,基础胰岛素水平常高于正常。此外,用胰岛素治疗者剂量多远超正常人胰岛素分泌量(20~30U/d),在分次注射后一日中可出现阶段性胰岛素水平过高。高胰岛素血症可引起:①脂质代谢紊乱。胰岛素能诱导和激活脂肪合成酶,使脂肪合成增快,尤以极低密度脂蛋白(VLDL)升高明显。②动脉内膜平滑肌细胞增生。高胰岛素水平在刺激动脉内膜层平滑肌细胞增生的同时,促使平滑肌细胞内外的脂质沉积和结缔组织生成，导致动脉粥样硬化的形成。

2)血小板功能异常：患糖尿病时血小板脂膜代谢失衡。血栓素A2(TXA2)合成增多，前列腺环素合成酶缺乏而致前列腺环素(PGI2)生成减少。前者促使血小板聚集和血管收缩，后者抑制血小板聚集和扩张血管。二者出现上述代谢失衡时，血小板聚集性增强，血管趋向痉挛，必然促成血管病变的发生和发展。

3)血液凝固因子增多：凝血系统中，第Ⅷ因子参与糖尿病血管并发症的发病。测定糖尿病患者血浆第Ⅷ因子促凝活性(Ⅷ:C)和第Ⅷ因子相关抗原(ⅧR:Ag)均明显高于正常人。合并大血管病者增高更显著。(表26－1－3)

表26－1－3　糖尿病患者Ⅷ:C及ⅧR:Ag测定(x±s)

分组	Ⅷ:C(%)	ⅧR:Ag(%)
正常组	97.9±29.7	111.4±34.7
糖尿病组	137.8±76.6	182.2±81.1
无大血管病	125.5±48.5	164.4±62.2
有大血管病	152.9±98.8	203.4±95.5
P值	<0.001	<0.001

此外，测定糖尿病患者血浆纤维蛋白原显著高于正常人，而纤维蛋白溶解活性则明显低于正常人。(表26－1－4)

表26－1－4　糖尿病患者血浆凝固程度和纤维蛋白原测定(x±s)

分组	血浆凝固程度(小格)	血浆纤维蛋白原(mg%)	血浆纤溶活性(单位)
正常组(n＝35)	24.3±4.9	246±49	6±1.2
糖尿病组(n＝52)	28.3±6.7	300±103	3±1.1
P值	<0.01	<0.05	<0.01

以上提示糖尿病患者中凝血因子的增多、血浆凝血活性的增高和抗凝活性的减低与糖尿病血管并发症关系密切。

4)内皮细胞易于受损：糖尿病患者因遗传缺陷，体细胞易受损。动脉内膜内皮细胞受损时，凝血因子的生成和破坏失衡，造成动脉血栓和血管硬化阻塞。

5)血液流变学异常：老年人血黏度增高。患糖尿病时血浆中多种激性应激蛋白(纤维蛋白原、珠球蛋白、α1酸性糖蛋白等)增多，血黏度更增高。(表26－1－5)

表26－1－5　糖尿病患者血液流变学观察(x±s)

分组	全血黏度7.5s－(CP)	血浆黏度375s－(CP)	红细胞压积(%)
对照组(n＝30)	10.03±0.98	1.80±0.12	43.10±2.18
糖尿病组(n＝75)	13.00±3.13	2.07±0.37	45.01±5.01
P值	<0.01	<0.05	>0.05

表26－1－6　糖尿病并血管病者血液流变学观察(x±s)

疾病	全血黏度7.5s－(CP)	血浆黏度375s－(CP)	红细胞压积(%)
糖尿病无血管病	10.30±1.45	1.78±0.22	41.8±2.6
糖尿病并血管病			
冠心病	14.86±3.76 1)	2.09±0.35 1)	46.8±4.51)
高血压	14.85±3.22 1)	1.97±0.33 2)	46.0±4.31)
脑血栓	16.56±2.08 1)	2.22±0.38 1)	52.4±2.61)

与无血管病比：1) $P<0.01$，2) $P<0.05$

此外，在糖尿病患者中有血管并发症者血黏度和红细胞压积均高于无血管病者。（表26－1－6）

6）性激素水平变化：性激素内环境稳定性的改变对糖尿病血管并发症的发病有一定影响。男性非胰岛素依赖型糖尿病患者血浆睾酮（T）浓度下降，雌二醇（E2）浓度增高，E2/T比值增高，是男性心血管病易患因素。（表26－1－7）

表26－1－7　男性糖尿病患者性激素水平测定（x±s）

分组	E2(ng/dl)	T(ng/dl)	E2/T×103
糖尿病组(n=84)	6.6±0.31	626.0±25.8	11.6±0.90
对照组(n=55)	4.4±0.25	690.0±27.9	6.7±0.43
P值	<0.001		<0.001

女性非胰岛素依赖型糖尿病患者血浆雌二醇（E2）浓度下降，E2/T比值降低。因此E2/T比值降低与女性心血管病发病相关。（表26－1－8）

表26－1－8　女性糖尿病患者性激素水平测定（x±s）

分组	E2(ng/dl)	T(ng/dl)	E2/T×103
糖尿病组(n=57)	2.09±1.38	54.19±9.26	53.06±6.31
对照组(n=56)	5.24±3.08	67.70±9.94	101.45±11.57
P值	<0.001	>0.05	<0.001

（2）微血管病变

糖尿病性微血管病是一种进行性的毛细血管病，是糖尿病造成各种器官损害的病理基础。其主要特征为微血管基底膜增厚，同时伴有基底膜组织生化结构的改变，包括含糖量明显增多，蛋白和脂肪成分减少。微血管基底膜的增厚除与糖尿病患者的年龄、病程和病情控制好坏等因素有关外，局部组织缺氧也是导致糖尿病微血管病发生的重要机制。在糖尿病患者中引起局部组织缺氧的因素有：

1）血液流变学异常：糖尿病患者多种血浆急性应激蛋白增多，血浆黏度增高，红细胞聚集性增强，造成微血管灌注失常。

2）凝血机制异常：糖尿病患者血浆第Ⅷ因子及纤维蛋白原等凝血因子明显增多，溶纤维蛋白活力明显下降。这种血液的易凝状态常使局部组织缺氧。

3）血小板功能异常：糖尿病患者血小板聚集性增强，阻碍局部组织供氧。

4）糖基化血红蛋白增多：正常人糖基化血红蛋白（glyco－haemoglobin）或称快速血红蛋白（fast HB，HbA1c）约占血红蛋白总量的7%。患糖尿病时，HbA1c合成增多约2～3倍于正常。与HbA1c结合的氧很难分离，因而造成组织缺氧。

5）血管紧张素转化酶活性增高：患糖尿病时血管紧张素转化酶（ACE）活性明显增高。并发微血管病时ACE测值更高，血管常处于痉挛状态而致组织缺氧。

3. 老年糖尿病与冠心病

（1）发病情况：我国一般糖尿病患者并发冠心病者占13.7%～38.0%，老年糖尿病患者并发冠心病的占34.8%～66.6%。糖尿病并发冠心病与增龄关系密切。年龄在60岁以上者合并冠心病的占58.5%～85.7%，59岁以下合并冠心病的仅6.0%～39.6%。

糖尿病并发冠心病尚与糖尿病病程的长短和病情的控制情况相关。糖尿病病程越长，冠心病发生率越高。糖尿病病情控制得好和较好者合并冠心病的少（34.3%），控制差和较差者合并冠心病的多（48.3%）。

（2）病理特点：糖尿病并发冠心病者经尸检观察，与非糖尿病患者比较其病理特点为：冠状动脉病变范围广，心肌梗死多，侧支循环多，周身动脉硬化多。

糖尿病所致心肌微血管病可有类似冠心病的临床表现。由于微血管基底膜增厚，导致管腔狭窄，血流受阻，心肌广泛缺血变性坏死和纤维化，引起心肌代谢紊乱和心功能减弱。临床可在外因条件下发生心绞痛、急性心力衰竭、严重心律紊乱和猝死。常不易与冠心病区别。

（3）临床表现：老年糖尿病合并冠心病的临床类型：①心绞痛型43.1%。②心肌梗死型18.1%。③心律失常型6.9%。④隐性型31.9%。

糖尿病并发急性心肌梗死的表现：老年糖尿病患者并发急性心肌梗死者占 8.0% ~ 12.0%。急性心肌梗死急性期死亡率 44.2%，明显高于非糖尿病患者急性心肌梗死的死亡率（27.5%）。糖尿病患者发生急性心肌梗死后出现急性心衰（54.3%）和心脏骤停（15.7%）的概率也明显高于非糖尿病心梗者（各为 22.3% 及 5.3%）。

在监护病房中观察，糖尿病合并心肌梗死者的发生室颤的占 8.2%（15/184），同期非糖尿病合并心肌梗死者发生室颤的仅 4.6%（84/1804）。这为糖尿病合并心肌梗死者发生猝死多提供了诊断依据。

糖尿病并发急性心肌梗死者的主要死亡原因：①休克和心衰占 42.0%。②心脏骤停占 35.6%。③乳头肌断裂占 3.2%。④心脏破裂占 3.2%。

（4）处理中的问题

1）警惕发生高渗性昏迷：高渗性非酮症性糖尿病昏迷是指："高血糖、高血钠、非酮症酸中毒糖尿病昏迷"的一组综合征（以下简称"高渗性昏迷"），是糖尿病的一种急性重症并发症。由于在临床早期患者不一定昏迷，故趋于命名为"高糖高渗性非酮症综合征"（hyperglycemic hyperosmolar non - ketotic syndrome，HHNS）。糖尿病患者并发急性心肌梗死时容易诱发高渗性昏迷，其原因有：①急性心肌梗死时因心肌受损和休克可致血糖应激性升高。②低体温状态，常抑制胰岛素分泌和刺激胰高血糖素的生成，致血糖升高。③医源性因素：如地塞米松的应用，糖和碳酸氢钠的输入，利尿剂的应用等均可加重高张性脱水，诱发高渗性昏迷。

2）β 受体阻滞剂的应用：β 受体阻滞剂是心血管病中的常用药。自 60 年代发现心得安可影响健康人因胰岛素引起的低血糖的恢复，以及因应用心得安导致胰岛素依赖型糖尿病患者发生严重低血糖昏迷的报道以后，对糖尿病患者究竟能否用 β 受体阻滞剂的问题引起了重视。经研究，非心脏选择性 β 受体阻滞剂，如心得安（practolol）、心得乐（butoxamine）等可明显影响低血糖的恢复；心脏选择性 β 受体阻滞剂，如氨酰心安（atenolol）、美多心安（metoprolol）等则不影响低血糖的恢复。

非选择性 β 受体阻滞剂影响低血糖恢复的机制是：①糖的异生基质如乳酸、丙酮酸、甘油等的释放被抑制。②糖的异生和分解激素如儿茶酚胺、皮质醇等的释放增多。因此，在胰岛素依赖型糖尿病患者中，禁用非心脏选择性 β 受体阻滞剂。

4. 老年糖尿病与脑血管病

（1）发病情况：老年糖尿病并发脑血管病者占 20.4% ~ 24.6%，高于非糖尿病患者（4.7% ~ 11.4%）1 倍以上。老年糖尿病并发脑血管病的临床类型有：①脑血栓形成占 78.2%。②脑出血占 11.3%。③脑栓塞占 6.5%。④蛛网膜下腔出血占 4.0%。

（2）病理特点：糖尿病并发脑血管病多因病程长和血糖控制不当引起。主要病理改变有：①中小动脉粥样硬化。②微血管内皮基底膜增厚。因此，中小动脉及微动脉管腔狭窄，构成糖尿病并发脑血管病时脑梗死多，多发病灶多，小灶性梗死多。受累区出现多孔状软化灶。临床表现病情轻，即使脑干受损也很少直接致死。

（3）临床表现：糖尿病并发脑血管病时，除可有肢体功能障碍、意识障碍、智力障碍、突然失明等一般脑血管意外表现以外，还有以下临床特点：

1）脑梗死多，脑出血少：糖尿病患者发生脑梗死者较非糖尿病患者多两倍，发生脑出血者不到非糖尿病患者的半数。这是由于糖尿病患者的血管壁增厚，降低了小动脉壁坏死和破裂的机会，因而发生出血的少。

2）中小梗死多，多发病灶多：糖尿病并发脑梗死以小脑、脑干和大脑中动脉支配的皮质及皮质下区病灶多见。如桥脑底部软化灶为非糖尿病患者的 3 倍。临床见脑卒中反复小发作，或无明显卒中表现，但见小步症、痴呆等。

3）椎 - 基底动脉梗死多：老年糖尿病并发脑梗死时侵及椎 - 基底动脉多，表现为长期的智力减退和步行障碍，直接引起死亡的不多。

4）癫痫发作多：因糖尿病患者并发脑梗死时多发性小梗死灶多，约半数有癫痫发作。

（4）鉴别诊断：凡遇脑血管意外患者出现糖尿时，首先应排除一般脑卒中引起的“应激性糖尿”现象。其次需鉴别因糖尿病并发各种代谢异常所致意识障碍和局部神经系统体征的病症，包括：①低血糖症，伴脑软化灶。②酮症酸中毒昏迷，伴低血钾性瘫痪。③乳酸性酸中毒，出现木僵状态。④高渗性非酮症性糖尿病昏迷。⑤糖尿病肾病，合并尿毒症。此外，尚需鉴别无痛型心肌梗死，伴低血压和意识障碍。

5. 老年糖尿病与肢端坏疽

（1）发病情况：老年糖尿病患者并发微血管病致下肢坏疽者占 2.8% ~4.5%，明显高于一般糖尿病患者（1.2% ~2.2%）。

（2）病理特点：糖尿病性微血管病所致微血管内皮基底增厚病变，常在人体吃重部位显著。故脚部病变多，习惯称为“糖尿病足”（diabetic foot）。由于微血管内皮的增厚，造成体液和蛋白的渗出而致局部组织肿胀；同时白细胞被阻止进入组织，使局部抗感染能力降低，因而组织容易缺血、坏死，极易并发感染。糖尿病患者一旦发生感染，血小板聚集黏附力进一步增强，血浆纤维蛋白活力更增高，溶纤维蛋白活力则进一步降低，更容易形成微血栓而加重局部组织的缺血坏死，甚至溃烂坏疽，创面久治不愈。

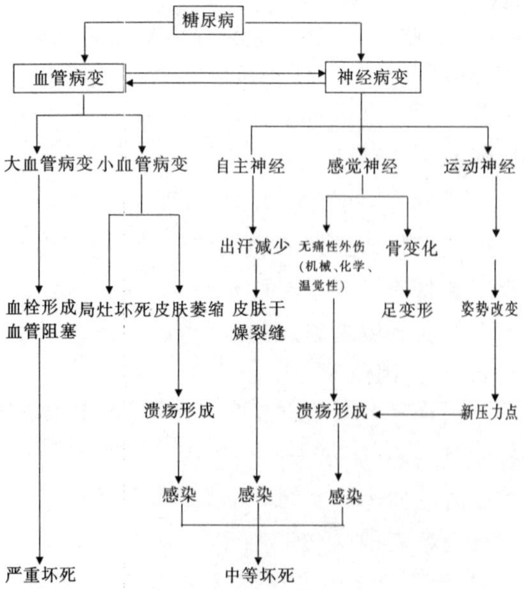

图 26-1-1 糖尿病性血管病变与神经病变相互作用机制

老年糖尿病患者并发血管病时，常伴发周围神经和自主神经病变。血管病变和神经病变之间可相互起作用，即血管病变的出现可加重神经病变的发生，神经病变的出现也可加重血管病变的进展。神经病变的发生，直接导致感觉和运动障碍，患者易于外伤或自伤；也由于皮肤干燥、脆裂，造成感染坏死。糖尿病性血管病变与神经病变相互作用机制见图 26-1-1。

糖尿病性微血管病变可经甲皱微循环检测观察到以下改变（表 26-1-9）：①管襻数目减少、模糊不清（因毛细血管渗透性增强）。②异形管襻增多（可能因组织慢性缺氧）。③襻顶出现结节状（可能因基底膜增厚）。④襻周渗出和出血（微血管损伤）。⑤血流异常，呈断线流或团块状（因血细胞聚集）。

表 26-1-9 糖尿病患者甲皱微循环观察

表现	糖尿病组 (n=100)(%)	正常对照组 (n=100)(%)	*P* 值
管襻清晰	54.0	92.0	<0.001
管襻异形	53.7	33.2	<0.001
襻顶结节	59.0	0	<0.01
血流线状	55.0	85.0	<0.01

以上糖尿病性甲皱微循环改变经治疗后均可明显好转和恢复。

（3）临床表现：糖尿病性微血管病所致“糖尿病足”开始多因缺血表现为足趾干性坏疽，皮肤变黑，趾端干枯萎缩，至一定阶段坏疽趾自行脱落；如并发感染则发展为合并湿性坏疽，成为混合性坏疽；也可因足、趾皮肤受损，直接表现为湿性坏疽。坏疽组织可溃烂、侵及足背及足掌深部和骨膜，渗出大量脓性分泌物。严重时，继发感染可波及全身，引起败血症，高热不退，用抗生素也难以控制。为避免威胁患者生命，不得不进行截肢处理。

据空军总医院总结212例糖尿病性肢端坏疽，临床表现为：

1）性别：男多于女，男∶女＝3∶2。

2）年龄：多发于中老年（40～75岁）。

3）病程：糖尿病病程平均10年（1～32年）。

4）坏疽类型：①干性坏疽12.3%（26/212）。②湿性坏疽73.1%（155/212）。③混合型坏疽14.6%（21/212）。

5）坏疽部位：①下肢（足趾为主）95.7%（203/212）。②上肢（手指节为主）4.3%（9/212）

6）坏疽表现：①溃疡形成50.5%（107/212）。②软组织坏疽49.5%（105/212）。③兼有骨坏疽43.4%（92/212）。

7）细菌培养：阳性率为93.6%（以大肠杆菌、表皮葡萄球菌、绿脓杆菌、金黄色葡萄球菌、细球菌为多见）。

8）糖尿病性水疱病。糖尿病性水疱病是糖代谢严重失调时，并发血管神经病变致皮肤营养障碍所致。水疱的发生多见于四肢末端和骶尾部，常无特殊自觉不适。水疱大小不等，外观类似烫伤后的紧张性水疱，呈透明或半透明状，疱壁菲薄，其中充满清澈的渗出液，周围多无炎性反应。水疱的发生可迅速出现，于数小时内在不同部位相继发生。

引起水疱病发病的诱因有鞋小、袜紧、床单打褶不平致皮肤受挤压，以及局部皮肤不清洁等。水疱病处理得当多数可自愈，处理不当时可继发感染，并发展至湿性坏疽。因此，水疱病对患者虽无特殊不适，也应当作坏疽的早期去处理。

（4）治疗

1）严格控制糖尿病的常规治疗：包括严格饮食管理，合理应用降糖药物。必要时加用胰岛素治疗。在治疗过程中，随着坏疽病变的逐渐好转，应及时调整降糖药物的剂量，以免发生低血糖症。

2）调整血液凝固性治疗：静滴低分子右旋糖酐和川芎嗪、脉络宁，口服潘生丁、肠溶阿斯匹林，以及中医中药活血化瘀治疗。

3）改善微循环治疗：用莨菪类药物改善微循环，可大剂量应用山莨菪碱（654－2）。但应注意青光眼、前列腺肥大等禁忌证。以往处理糖尿病性肢端坏疽患者，约38.1%～75.0%最终采取截肢手术治疗。自应用莨菪类药改善微循环的治疗以来，糖尿病性肢端坏疽的截肢率已明显下降至4.2%～18.8%。

4）抗菌治疗：根据细菌培养和药敏试验结果，选用相应的抗生素。

5）各种支持治疗：可用神经营养剂，以及高压氧治疗等。

6）积极的局部外科处理：积极的局部清创是坏疽创面能否愈合的关键。每日清创换药很费时，且臭味难闻，必须有耐心，做到逐日彻底清创，清除一切坏死组织，切去所有坏疽部分，洗净所存脓性分泌。清创完后，可局部敷以抗菌药物。

7）截趾或截肢手术：糖尿病性肢端坏疽经积极治疗后，约81.2%（172/212）患者治愈好转，余18.8%（40/212）须做截趾或截肢处理。接受截趾者多因足趾缺血性干性坏疽已无恢复保留的可能，占67.5%（27/40）。接受截肢者则因坏疽不能控制、高热不退将危及全身，包括做蹠跗关节离断术20.0%（8/40），小腿上1/3截除术10.0%（4/40），大腿下1/3截除术2.5%（1/40）。合计截肢率仅6.1%（13/212）。截肢平面的选择应尽可能低位，以利安装假肢，但也要考虑到有足够的血运平面进行截切，以保证伤口的愈合。

（5）预防：糖尿病性肢端坏疽的发病多因患糖尿病后未经认真治疗，继发糖尿病性血管病变和神经病变所致。此外，老年糖尿病患者多数为非胰岛素依赖型糖尿病，其中约20%属隐性糖尿病。因此临床上常无糖尿病症状而易被忽略，一旦心血管并发症的出现已是糖尿病的中晚期。故预防糖尿病肢端坏疽的原则为：

1）定期体格检查。及时及早发现糖尿病的隐性期，并予以积极预防。

2）严格控制高血糖。包括严格饮食管理，合理应用降糖药物。对肥胖者采取降体重措施。

3)防治动脉粥样硬化。主要是严格控制高脂血症和高血压病等。

4)重视改善微循环功能障碍和调整血液流变学异常。

5)注意保护下肢和足趾,避免皮肤受外伤,如不光脚走路,不光脚穿鞋,袜子宜宽松,洗脚用水勿太烫,剪指甲要慎重而勿伤及皮肤等。

6)积极防治足癣感染和甲沟感染等。

7)禁忌吸烟。

6. 老年糖尿病与肾微血管病

自1936年 Kimmelsteil - Wilson 发现糖尿病性肾小球硬化为糖尿病并发肾微血管病的特征性病理改变以来,对其发病机制、生理病理、临床诊断和治疗等研究渐有进展。尤其20世纪末以来,对糖尿病肾病发展的趋向、生理病理改变,以及早期诊断和治疗方法均有更多进展。

(1)糖尿病肾病发病趋向

糖尿病肾病常以白蛋白尿出现的多少作为肾受损的有力预测指标。Klein 等报道对美国威斯康辛州人群调查,年龄≥30岁的糖尿病患者1780例,经4年随诊。其中1型糖尿病376例,出现蛋白尿(≥0.3g/L)69例,占17.3%;2型糖尿病418例,出现蛋白尿47例,占10.7%。同期非糖尿病患者蛋白尿发生率仅1.7%。同时认为糖尿病肾病的发病与以下因素有关:①年龄:>70岁者发生率明显高。②病程:<4年者发生率11.5%,≥25年者38.2%。③高血糖。④高血压。⑤吸烟。

John 等报道,对481例2型糖尿病患者白蛋白尿进展速率的5年前瞻性观察,以计算24h尿白蛋白排泄率(urinary albumin excretion, UAE)为准,分为3组:正常尿组(UAE <25μg/min)349例;微量白蛋白尿组(UAE26 ~200μg/min)93例;大量白蛋白尿组(UAE >200μg/min)39例。

结果:正常尿组349例5年中发展至微量白蛋白尿者62例(17.9%),发展至大量白蛋白尿者10例(2.8%),总进展速率为46.9%(1000人·年)。微量白蛋白尿组93例,5年中发展至大量白蛋白尿者23例(24.7%),总进展速率为58.7%(1000人·年)。有白蛋白尿进展的2型糖尿病患者大多有高血压,尤其是单纯性收缩压升高者。

(2)糖尿病肾病的病理生理学研究进展

1)血液流变学的变异:已知老年糖尿病患者因血液流变异常时血黏度增高,以及红细胞电泳速率减慢等导致局部组织的缺氧,是糖尿病并发微血管病的重要起因。现经研究,白细胞功能状态也与糖尿病血管并发症关系密切。在血循环中白细胞数量虽少,但其体积大,黏滞系数比红细胞高700 ~1000倍,而变形能力比红细胞低得多。因此,白细胞也是影响微循环有效灌注的因素之一。

刘成玉等报道77例 NIDDM 患者的白细胞黏附功能(LAF)明显增高,白细胞变形能力(leukocyte deformability, LD。以白细胞过滤指数 IF 表达)则明显降低。(表26-1-10)

表26-1-10 NIDDM 患者白细胞 LAF 和 IF 测定(x±s)

分组	例数	LAF(%)	*P* 值	IF	*P* 值
对照组	50	25.32±7.65	–	4.12±0.44	–
NIDDM 组	77	74.55±10.29	<0.001	6.57±0.46	<0.001
无血管病变	35	57.17±8.42	<0.001	5.12±0.47	<0.001
有血管病变	42	89.63±11.06	<0.001	7.66±0.82	<0.001

该研究提示如能采取有效方法降低白细胞的黏附功能和提高白细胞的变形能力,对防治糖尿病血管并发症有重要临床意义。

2)凝血因子的增高:已知凝血因子Ⅰ、Ⅷ的增高和纤溶酶活力的降低与糖尿病血管并发症关系密切。现经研究具促凝血酶活性的第Ⅺ

凝血因子复合物（FⅪa－α_1－AT）的增高，与糖尿病微血管病的发生发展也有关。Murakami 等报道测定45例血糖稳定的 NIDDM 患者的血浆（FⅪa－α_1－AT）水平明显高于20例对照组。（表 26－1－11）

表 26－1－11　NIDDM 患者血浆 FⅪa－α_1－AT 测定（x±s）

分组	例数	年龄（岁）	FⅪa－α_1－AT（ng/ml）	P 值
对照组	20	20～69	12.4±2.4	<0.05
NIDDM 组	45	40～69	17.3±5.7	

而且 FⅪa－α_1－AT 水平的升高与尿白蛋白排泄率和收缩期高血压有关，与血浆胰岛素水平无关。因此，FⅪa－α_1－AT 水平的升高可作为检测糖尿病并发微血管病的生理病理变化依据。

3）损伤肾小球多种因子的增多：包括蛋白激活酶 C（PKC）增多，高级糖基化产物（AGE）聚积，血管紧张素转化酶（ACE）免疫活性增高，肾小球转化生长因子 β（TGF－β）合成增高等促进肾小球硬化受损因素的增多。

①蛋白激活酶 C（Protein Kinase C，PKC）增多。

Derabertis 等在实验性糖尿病小鼠的肾小球中，见到蛋白激活酶 C（PKC）的增多和被激活，这是以高血糖为媒介的。这种葡萄糖所致 PKC 的聚集，将增进内皮细胞对白蛋白和其他大分子物质在肾小球的渗透性，同时刺激肾小球膜细胞中基质蛋白的合成，结果造成肾小球结构和功能的变异。最新研究，在糖尿病小鼠分离的肾小球中见到 PKC 被激活，表现为 NO 被抑制。PKC 的被激活，必然减损了依赖 NO 的环磷酸鸟苷（cGMP）的生成。cGMP 生成的被阻，最终造成基质蛋白生成增多。

②高级糖基化产物（Advanced glycosylation end－product，AGE）聚积。

糖代谢过程中经非酶化途径生成的糖基化物是葡萄糖与多种体蛋白交连结合的产物。它生成缓慢，不可逆，对组织有损害。AGE 进入循环中为一低分子族，由肾脏正常清除。患糖尿病时，尤其在老年人中，AGE 生成增多，造成基质蛋白合成加快、结缔组织老化和血管组织受损。AGE 无论在体内或体外都能抑制 NO 活性（由内皮层生成的 NO 能调节血管张力，具松弛平滑肌功能），造成血管舒张功能受障。因此 AGE 聚积与糖尿病慢性血管并发症的发生发展关系密切。Makita 等报道糖尿病性和非糖尿病性肾衰患者的血清 AGE 水平，并与正常人比较均有明显差异。（表 26－1－12）

表 26－1－12　糖尿病与非糖尿病性肾衰患者 AGE 水平比较（x±s）

组别	例数	年龄	空腹血糖（mmol/L）	血肌酐（μmol/L）	血清 AGE（u/ml）
正常对照组	8	52±16	4.6±0.4	80±12	15.6±3.4
糖尿病组					
肾功能正常	8	51±16	9.3±2.8	81±14	16.8±6.1
肾功能受损	6	43±12	15.8±8.0	239±177	30.2±4.8
肾衰终末期	6	64±6	9.1±3.1	646±269	82.8±9.4
非糖尿病组					
肾衰终末期	10	48±15	6.3±1.4	108±351	24.8±16.3

③血管紧张素转化酶（ACE）免疫活性增高及其基因的多型性变异。

从内皮层分泌的血管紧张素Ⅰ（Angiotensin Ⅰ，AⅠ）进入血浆主导全身和肾循环。其作用是由 A Ⅰ 经血管紧张素转化酶(ACE)激活,转化为血管收缩肽 - 血管紧张素Ⅱ(AⅡ)和降低血管扩张肽 - 缓激肽(bradykinin)而完成的。血管紧张素系统虽在每一个体的血浆和细胞中是较恒定的,但在基因多变的影响下,个体与个体之间有很大差异。血浆 ACE 的变异与 ACE 基因的植入(insertion)和缺失(deletion)的多变相关。这种变异包括基因同型植入型(Ⅱ型)、基因同型缺失型(DD 型)和基因同型中间型(ⅠD 型)3 类。Marre 等报道 ACE 血浆活性在糖尿病患者中明显增高,尤其是胰岛素依赖型糖尿病(IDDM)患者并有白蛋白尿者中属基因缺失型者增高更显。(表 26 - 1 - 13)

表 26 - 1 - 13　糖尿病患者血浆 ACE 活性测定(x ± s)

	例数	ACE 活性(μg/L)	P 值
健康对照组	80	412 ± 100	-
糖尿病无肾病组	57	475 ± 168	< 0.01
糖尿病并肾病组	57		
基因植入型(Ⅱ)	15	333 ± 69	-
基因中间型(ⅠD)	22	480 ± 118	< 0.01
基因缺失型(DD)	20	577 ± 194	< 0.001

④肾小球转化生长因子 β(TGF - β)增高。

转化生长因子 β(TGF - β)是一种调节细胞生长分化的多肽生长因子,是能促进硬化的一种细胞分裂素(prosclerotic cytokinase)。在肾小球和肾小管细胞上有 TGF - β 的产生及其受体的存在。肾小管细胞在高葡萄糖浓度下能刺激细胞外基质的合成和 TGF - β 的增多。TGF - β 可促使肾小球肥大,刺激细胞外基质(ECM)成分中糖蛋白、蛋白多糖及胶原质的产生和聚积,并抑制其降解。因此,TGF - β 在糖尿病肾病中对肾小球硬化的演变起重要作用。

Nakamura 报道检测实验性糖尿病小鼠的肾小球 TGF - β 值,在 24 周后增高 5.2 倍。如经胰岛素处理的糖尿病小鼠可明显降低 TGF - β 的增高。因此认为高血糖和胰岛素缺乏是导致糖尿病肾病的重要因素,其中 TGF - β 是促成糖尿病肾病发生的重要参与因素。Ziyadeh 报道在实验性糖尿病小鼠中,如用抗 TGF - β 抗体,可阻断和拮抗 TGF - β 的活性,可防止和延缓糖尿病肾病的发生和发展。

(3)糖尿病肾病的早期诊断

糖尿病肾病起病多隐匿,一旦临床出现蛋白尿时,肾脏受损已很明显,病理改变大多已不可恢复。早期诊断的方法有:

1)彩色多普勒超声检测:陆凤翔等报道应用彩色多普勒肾血流显像和脉冲多普勒超声心动图检测 26 例肾功能正常的 NIDDM 患者,和 20 例正常人的双侧肾动脉血流情况。结果:糖尿病组肾动脉内径明显增宽,血流量增多,搏动指数(PI)和阻力指数(RI)则降低。(表 26 - 1 - 14)

表 26 - 1 - 14　NIDDM 患者肾动脉血流超声检测(x ± s)

	项目	糖尿病组	对照组	P 值
肾动脉内径	左	0.69 ± 0.08	0.62 ± 0.04	
(cm)	右	0.68 ± 0.08	0.61 ± 0.04	< 0.01
肾动脉血流量	左	394 ± 146	293 ± 35	
(ml/min)	右	390 ± 138	291 ± 32	< 0.01
搏动指数	左	1.25 ± 0.16	1.39 ± 0.17	
(PI)	右	1.25 ± 0.18	1.40 ± 0.19	< 0.05
阻力指数	左	0.66 ± 0.06	0.71 ± 0.05	
(RI)	右	0.67 ± 0.05	0.72 ± 0.05	< 0.05

PI = (收缩期高峰速度 - 舒张末期速度)/平均速度
RI = (收缩期高峰速度 - 舒张末期速度)/收缩期高峰速度

说明糖尿病临床肾病前期呈高灌注、低阻力改变。提示彩色多普勒超声为临床早期发现糖尿病肾病提供了简便易行的非创伤性检测方法。

2)尿 β_2 - 微球蛋白在运动后的改变:人体多数细胞能合成 β_2 - 微球蛋白(β_2 - MG)。正常人 β_2 - MG 的合成和释放速度很恒定,且经肾脏分解和排泄,昼夜变化很小。血中 β_2 - MG 从肾小球毛细血管壁自由滤过,其中 99.9% 由肾小管重吸收和降解,不再返回血流。正常尿中含量极微。血清 β_2 - MG 升高反映肾小球滤过率降低或体内合成增多。尿中 β_2 - MG 升高反映肾小管功能受损和肾小球滤过率增加。

冯晋光等报道对 36 例尿蛋白阴性的糖尿病患者测运动前后血、尿 β_2 - MG 改变,发现运动后尿 β_2 - MG 明显增多;而 28 例正常对照组运动后尿 β_2 - MG 无一例增加。此外,对 28 例尿蛋白阴性而运动后尿 β_2 - MG 增多的患者随诊 3 年后,尿蛋白转为阳性的 12 例(42.9%);5 年后尿蛋白阳性的 22 例(78.6%)。提示糖尿病患者运动后尿中 β_2 - MG 的增多,有助于对糖尿病肾病的早期诊断。

3)尿微量转铁蛋白检测:转铁蛋白是血浆中运铁的转运蛋白之一。其理化性质与白蛋白相近,并比白蛋白有更少的负电荷和更偏中性的等电点。患糖尿病时,肾脏处于高滤过状态,肾小球基底膜负电荷屏障受损,蛋白质易从血浆漏出。在糖尿病性肾损伤时,尿中出现微量转铁蛋白较微量白蛋白更敏感。梁琳琅等报道 96 例 NIDDM 患者尿微量转铁蛋白排泄率(TER)明显高于对照组。(表 26 - 1 - 15)

表 26 - 1 - 15　NIDDM 患者尿 TER 和 AER 检测(x ± s)

分组	例数	TER[μg/(g · Cr)]	AER(μg/min)	Ccr[ml/(min · 1.73cm²)]
对照组:非老年组	13	0.39 ± 0.16	4.34(0.34 ~ 12.47)	117.41 ± 3.31
老年组	19	0.42 ± 0.17	6.38(2.38 ~ 17.69)	115.96 ± 2.18
NIDDM:非老年组	34	3.30 ± 0.89(1)	14.87(0.58 ~ 3333.33)(1)	116.68 ± 5.92
老年组	62	7.17 ± 0.96(1)	75.13(0.13 ~ 5194.44)(1)	85.58 ± 6.33(1)

(1) $P < 0.01$

若将 62 例 NIDDM 老年患者尿蛋白多少分为三组:

DⅠ组:尿蛋白(-)组,AER < 20μg/min。

DⅡ组:微量蛋白组,AER 20 ~ 200μg/min。

DⅢ组:尿蛋白(+)组,AER > 200μg/min。

同时与 19 例老年健康组对照,尿 TER 的增高较尿 AER 测定更显著。(表 26 - 1 - 16)

表 26 - 1 - 16　NIDDM 患者尿蛋白分组 TER 检测(x ± s)

组别	例数	TER[μg/(g · Cr)]	Ccr[ml/(min · 1.73cm²)]
对照组	19	0.42 ± 0.17	115.98 ± 2.18
NIDDM 组			
DⅠ组	18	0.72 ± 0.20	116.20 ± 2.64
DⅡ组	21	3.37 ± 1.04(1)	102.87 ± 3.94(1)
DⅢ组	23	38.23 ± 7.84(2)	60.32 ± 4.87(2)

(2) $P < 0.05$;(2) $P < 0.01$

因此,检测尿微量转铁蛋白可作预测老年糖尿病患者并发早期糖尿病肾病的参考指标。

(4)糖尿病肾病的临床分期

根据糖尿病肾病的生理病理研究和早期诊断研究的进展,糖尿病肾病的临床病程可分为五期:

Ⅰ期:糖尿病肾病前期。以高过滤和肾脏增大为特征。表现为肾小球滤过率(GFR)升高(约 150ml/min),肾脏体积增大约 25%。但无病理组织化学损害。

Ⅱ期:糖尿病肾病隐性期。运动后可有尿白蛋白排泄量(UAE)的升高,为可逆性。开始出现肾小球结构损害。

Ⅲ期:糖尿病肾病初期。UAE 持续升高(20 ~ 200μg/min),GFR 恢复至大致正常(130ml/min)。血压可高于正常,而未达高血压水平。

Ⅳ期:糖尿病肾病临床期。临床蛋白尿进行性增高(UAE > 200μg/min,或尿蛋白 > 0.5g/24h)。GFR 逐渐下降。临床出现水肿、大量蛋白尿等肾病综合征表现。高血压的发生与蛋白尿水平平行。肾小球硬化的组织学改变明显。

Ⅴ期:糖尿病肾病终末期。临床发展至尿毒症。

以上Ⅰ至Ⅲ期为非临床期,具有一定的可

逆性。一旦持续性蛋白尿发展至Ⅳ、Ⅴ期，几乎无一例外地发展至终末期肾病。据统计，从确立 IDDM 的诊断到持续性蛋白尿的发生，平均为 19 年(4 ~ 41 年)。从持续性蛋白尿的发生至尿毒症死亡，平均为 6 年(2 ~ 32 年)。总病程约 25 年左右。

(5)糖尿病肾病的治疗

药物治疗：

1)血管紧张素转化酶抑制剂(ACEI)：已知血管紧张素转化酶(ACE)活性的增高与糖尿病肾病的发病关系密切。因此，临床应用血管紧张素转化酶抑制剂(ACEI)对防治糖尿病肾病取得理想效果。

Ravid 等报道对 94 例 2 型糖尿病肾功能正常但有微量白蛋白尿者双盲分为两组，治疗组每日用依那普利(Enalapril)10mg，对照组为空白。随诊 5 年，治疗组白蛋白尿于第一年由 143 ± 64mg/24h 降至 122 ± 67mg/24h，第 5 年稳定在 123 ± 58mg/24h。空白对照组由 123 ± 58mg/24h 增至第 5 年 310 ± 167mg/24h。提示对 2 型糖尿病患者用 ACEI 可稳定尿白蛋白的丢失。

应引起注意的是，部分患者在用巯甲丙脯酸(CPT)治疗中，在尿蛋白减少的同时出现氮质血症加重现象。陈上云等报道用 CPT(37.5 ~ 75mg/d)治疗糖尿病肾病 8 例，观察 48 周，尿蛋白排出减少 60.7 ± 17.2%，而 BUN 由 9.75 ± 3.70mmol/L 增至第 2 周的 15.00 ± 7.94mmol/L，第 4 周的 21.30 ± 12.90mmol/L；Cr 由 140.0 ± 83.3μmol/L 增至第 2 周的 323.2 ± 173.3μmol/L，至第 4 周的 473.9 ± 497.8μmol/L。结果 1 例死于尿毒症；5 例停用 CPT，改用利尿剂后好转；仅 2 例持续治疗至 6 周后 BUN 和 Cr 恢复至基础水平。

服 CPT 后加重氮质血症的机制可能是：在正常情况下，血管紧张素Ⅱ(AngⅡ)促使出球小动脉收缩比入球小动脉强，从而有利于维持毛细血管灌注压和肾小球滤过率(GFR)。当合并肾病后，如用 ACEI 则 AngⅡ明显降低，造成肾小球毛细血管灌注压下降，使 GFR 减低，从而加重氮质血症。因此，对晚期糖尿病肾病患者，应慎用 ACEI。

2)山莨菪碱(654 - 2)：周广智等报道对 47 例糖尿病肾病患者(肾病初期 40 例，临床期 7 例。NIDDM 44 例，IDDM 3 例)分为两组治疗：654 - 2 组 26 例，每日口服 654 - 2 30 ~ 80mg；CPT 组 21 例，每日口服 CPT 37.5 ~ 150mg。4 周后复查，654 - 2 和 CPT 两组同样有降低尿蛋白和改善肾功能作用，表现在每日尿白蛋白排泄少，有效肾血流量(ERPF)上升和肾小球滤过分数 FF(Ccr/ERPF)下降。

葛秀兰等报道联合应用 CPT 和 654 - 2 治疗糖尿病肾病性高血压 25 例，包括 IDDM 6 例，NIDDM 19 例；24h 尿蛋白 0.6 ~ 3.4g 16 例，3.5 ~ 19.1g 9 例；BUN 7.8 ~ 32.7mmol/L，Cr 140 ~ 264μmol/L。治疗方法：口服 CPT 12.5 ~ 25.0mg，每日 3 次；每日静滴 654 - 2 20 ~ 30mg 1 次，连续 10 ~ 15 天。间隔 1 周，进行第 2、3 疗程。结果：除 3 例因心悸、口干、尿潴留停用外，余 22 例在血压下降的同时见肾功能明显改善，包括 BUN 下降 11.94mmol/L，Cr 下降 20.03μmol/L，尿蛋白减少 2.3g/d。完全恢复正常者 3 例，总治愈好转率 74.5%。

3)藻酸双酯钠：藻酸双酯钠(poly saccharide sulfate，PSS)为一种酸性粘多糖类阴离子聚电解质。PSS 由海藻提取物作为基础原料，经化学方法引入有效基因而合成为淡黄色粉末，无味无臭，易吸潮，易溶于水。具类肝素样生理活性，无肝素样毒副作用。能阻抗红细胞之间或红细胞与管壁之间的黏附，从而降低血黏稠度，同时有明显的降血脂、抗凝血、扩张血管和改善微循环的作用，尚能降低血压和血糖，并增加脑和冠状动脉血流量等作用。因此已广泛用于心脑动脉硬化栓塞症、高血脂和高血压等病。现经研究 PSS 尚有提高白细胞变形能力和减轻白细胞对血管壁和组织损伤作用。故 PSS 可用于防治糖尿病肾病。

4)腺苷：腺苷(adenosine)是体内能量的主要来源，是改善机体代谢作用的一种辅酶。用于因细胞损伤后细胞酶减退引起的疾病，如心肌炎、肝炎、心肌梗死等。研究证明腺苷能减弱白细胞与内皮细胞间的黏附作用,故可用于防治糖尿病肾病。

5)抗转化生长因子β-抗体(Anti-TGF-β-Ab):转化生长因子β在高血糖情况下生成增多,是参与肾小球硬化发生发展的重要物质。动物实验证实,用抗转化生长因子抗体可阻止糖尿病性肾小球硬化的形成和发展。

6)其他可探索的药物:可寻找对抗与糖尿病肾病形成有关的多种凝血因子、蛋白激活酶C、高级糖基化产物等物质的药物。

透析治疗:

对糖尿病肾病终末期常需透析治疗,包括血液透析和腹膜透析。透析治疗虽然可降低血肌酐,但不能降低糖基化产物。Makita等报道,用高通量血透,虽可即刻降低LMW-AGE的33%,但余下的浓度仍高于正常值3.5~6倍;而且在透析后3h很快回升至透析前水平。因此对糖尿病肾病终末期,即使采取积极的透析治疗,仍不能降低因严重血管并发症引起的死亡率。

手术治疗:

1)肾移植:Makita等报道对糖尿病肾衰患者作肾移植的预后明显优于透析治疗。肾移植后不仅肌酐下降,血清LMW-AGE也明显下降。(表26-1-17)

表26-1-17　糖尿病肾衰治疗前后LMW-AGE测定

糖尿病肾病	例数	血Cr(μmol/L)		血LMW-AGE(u/ml)	
		透析前	透析后	透析前	透析后
肾衰终末期					
传统血透	6	628	248	26.7	15.0
高通量血透	13	778	186	14.6	7.6
腹膜透析	10	1105		17	
·肾移植	7	150		5.2	
肾功能正常	21	84		4.3	

对糖尿病肾病患者终末期在肾移植后尚有25%~40%在5年内再发糖尿病肾病的。因此术后仍存在如何严格控制血糖的问题。Barbosa等报道,对99例糖尿病肾病移植后随机分为两组随访5年:一组52例,严格控制糖尿病,使HbA1c达正常水平;另一组47例,一般控制糖尿病,HbA1c<0.12。结果一般控制组的肾小球基质增大2倍,肾小球基膜明显增宽,小动脉透明样变性高出3倍。但在严格控制组却有低血糖现象出现,发生率为1.7/(患者数·年)。

2)胰肾联合移植:由于胰脏移植手术的进步,术后并发症的减少和成活率的提高,目前对IDDM合并肾衰患者作胰肾联合移植已是一种较安全的治疗方法。

Nathan等报道对33例IDDM肾衰患者(平均55岁)作胰肾联合移植,随诊3年,无一例需再用胰岛素,器官成活率83%,死亡率3例(9%);同期作单一肾移植18例(平均50岁),死亡2例(11%)。

7. 老年糖尿病与眼底血管病

(1)发病情况

老年糖尿病患者并发糖尿病性视网膜病变者占27.1%~41.2%,有眼底小动脉硬化者占56.0%~60.0%。糖尿病性视网膜病变的发生率与糖尿病的病程长短和控制好坏关系密切。病程越长,病情控制越差,视网膜病变发生率越高、病情也重。

(2)病理特点

糖尿病性眼底血管病的主要病理改变为:微血管瘤、出血、渗出、血管异常、血管新生、视网膜水肿和增生性视网膜炎。

视网膜血管异常多出现在糖尿病性视网膜

病变发生之前,表现为静脉充盈迂曲和动脉轻中度硬化。视网膜静脉迂曲扩张严重时,形成环襻或结节,血管旁伴白色鞘膜。其病理基础为管壁增厚、内皮细胞水肿和玻璃样变,以及出血,或诱发血栓形成而致管腔阻塞。在病变旁有时出现侧支循环,或终末支血管互相连接而形成异常吻合。

糖尿病性视网膜病变的特征性改变是微血管病。早期呈暗红小圆球状微血管瘤,多位于黄斑部附近,偶有散在者。晚期见大面积的出血,甚至破入玻璃体;严重者机化后血管有纤维增生,形成增生性视网膜炎,导致临床视力障碍。纤维血管收缩可致继发性视网膜剥离。

(3)临床表现

糖尿病性视网膜病变的临床分期:

Ⅰ期:微血管瘤、出血斑及绵絮状白斑,总数<10个。

Ⅱ期:上述病变总数10~30个。

Ⅲ期:上述病变数目甚多,难以计算。

Ⅳ期:Ⅰ~Ⅲ期病变,并伴有新生血管或玻璃体出血。可有动脉白线和静脉不规则扩张。

Ⅴ期:视网膜与玻璃体纤维组织增生。

Ⅵ期:继发性视网膜剥离。

糖尿病性视网膜病变与糖尿病肾病关系密切。糖尿病患者肾功能不正常者有视网膜病变的占82.2%,明显高于肾功能正常者(37.8%)。

(4)治疗和预防

糖尿病眼病与糖尿病肾病一样,多因糖尿病控制不当而发病。因此预防糖尿病眼病应立足于对糖尿病的早期诊断和积极治疗。

糖尿病性视网膜病变一般发展缓慢,少数发展急剧。经治疗后Ⅳ期增生性病变尚可退至Ⅰ~Ⅲ期的单纯性改变。近年来应用激光治疗对黄斑部水肿有一定疗效,治疗后视力提高;但对增生病变的治疗效果尚不肯定。

四、老年糖尿病与感染

1. 发生率

我国统计561例老年糖尿病患者发生各种感染者549例次。老年糖尿病患者无糖尿病症状者而以“感染”形式起病的占39.3%(70/178)。

2. 好发部位

据统计,老年糖尿病合并感染549例次中,感染最常见部位是肺、尿路和胆道。肺部感染占29.5%,尿路感染占23.5%,胆道感染占11.5%。此外,结核感染占18.4%,真菌感染占4.9%。

3. 临床特点

(1)病情重而症状轻

老年糖尿病患者合并肺部感染时可无明显呼吸道症状,体温不高,白细胞无增多,仅表现精神淡漠、食欲不振等。并发尿路感染的老年糖尿病患者约1/3无膀胱刺激症状。

(2)糖尿病的被激发

老年糖尿病患者并发急性感染时,糖尿病本身常被激发波动,血糖骤然升高。因此,平时经饮食管理血糖稳定正常者,急性感染时必须加用降糖药;平时用口服降糖药者,急性感染时必须加用胰岛素。胰岛素的用法为每2~4g葡萄糖用1U胰岛素。糖尿病并发感染时,如不将升高的血糖调整好,感染将不能被控制。在用降糖药治疗过程中,一旦感染得到控制,应随时调整降糖药的用量,乃至停用一切降糖药物,以免发生低血糖。

(3)处理中的难点

老年糖尿病患者并发急性感染时,以革兰氏阴性菌和各种杂菌感染多见。用多种抗生素如不见效,可静滴大剂量青霉素(800~1000万U/次,每日2次)以达杀菌作用而获治愈。

4. 预后较差

我国老年糖尿病患者死亡主要原因统计:死于严重感染者占16.5%~37.3%。老年糖尿病合并高渗性昏迷16例中死亡12例,其中因感染诱发高渗性昏迷的11例(包括尿路感染5例)。足以说明老年糖尿病合并感染者预后的严重性。

五、老年糖尿病与高渗性昏迷

高渗性昏迷是指“高血糖、高血钠、非酮症酸中毒糖尿病昏迷”的一组综合征(以下简称“高渗性昏迷”),是糖尿病患者的一种急性重症并发症。由于在临床早期患者并不昏迷,故趋于命名为“高糖高渗性非酮症综合征”(hyperglycemic hyperosmolar nonketotic syndrome, HHNS)。老年糖尿病患者并发高渗性昏迷的占0.9% ~2.9%。大多发生在老年糖尿病患者血糖未能得到妥善控制而又大量失水时。约半数发生在无糖尿病史、或新发病的老年人中。

1. 诊断依据

(1)血糖显著增高至22.2 ~33.3mmol/L(>400 ~600mg/dl)。

(2)血钠增高(>150mmol/L)。

(3)有效血浆渗透压增高(>320mOsm/L)。

$$有效渗透压 = 2(Na^+ + K^+)mEq/L + \frac{血糖 mg/dl}{18}$$

(正常值280 ~300mOsm/L)。

(4)血尿素氮增高。

(5)血酮和 CO_2 结合力正常。

(6)临床出现幻觉、失语、眼颤、肢颤、偏瘫、癫痫、急性卒中、意识障碍等神经精神症状以及脱水、休克等(血钾可升高、正常或降低,取决于脱水和肾损害程度等)。

2. 诱因

(1)感染,主要是肺和尿路感染。

(2)饮水不足。

(3)水分丢失,如呕吐、腹泻。

(4)进糖过多。

(5)脑血管病,口渴调节中枢受损。

(6)肾病,调节水电解质功能受损。

(7)急性心肌梗死。由于应激性的血糖升高、治疗中糖和碳酸氢钠的输入,以及应用利尿剂,均可造成高张性脱水。

3. 处理原则

老年糖尿病患者并发高渗性昏迷者死亡率高(50.0% ~69.2%),误诊者死亡率更高(72.7%),因为诊断的延误常导致错误的治疗。因此,处理原则为:第一,对意识障碍或休克的老年人,即使无糖尿病史,也应警惕高渗性昏迷的可能性。第二,对老年糖尿病患者应注意避免诱发高渗性昏迷的因素,包括认真控制血糖水平,积极预防感染,维持水电解质平衡和保护心肾功能等。第三,合理治疗。

(1)积极补液

1)补液种类:从理论上讲对高渗性昏迷患者应用低渗液(0.45% NaCl)为好。但在实际应用时低渗液进入后使血浆渗透压下降过快,可引起继发性脑水肿而不能降低患者的死亡率。因此:①对大多数血压降低而血钠不高的患者,开始先输等渗液(生理盐水)。若血容量恢复,血压升至正常,而渗透压不降,特别是血钠高时,再输低渗液,待渗透压降至<325mOsm/L为止。②对血钠高(≥155mmol/L)而血压正常者,可一开始就输低渗液。③对血钠高而血压低者,可先输低渗液但速度不易快;同时输血。④有循环衰竭或收缩压≤80mmHg(10.7kPa)时,在补等渗液的同时,输血浆或全血。即使无循环衰竭,在大量输入晶体液时,适当补充血浆类胶体液,有助于维持血容量和防止水肿。

2)补液量的估计:高渗性昏迷患者的失水量可达总体液量之24%,相当于体重之12% ~15%。因此,补液量可根据脱水程度,按患者体重之10% ~15%计算。

3)补液速度:迅速补液恢复血容量是抢救高渗性昏迷的关键。一般头2h内补1000 ~2000ml(含钠155 ~310mmol),头4h补入计算总失水量之1/3。头12h补入总失水量之1/2加尿量,其余在24h内补足。

(2)应用胰岛素

采用小剂量胰岛素滴注法,每小时4 ~8U。4h后若液体得到补充,而血糖下降值低于治疗前水平的30%者,将胰岛素量加倍;若下降≥30%者,继续用原剂量,直至血糖下降到14.0

~16.8mmol/L。然后改用葡萄糖溶液，按每2~6g葡萄糖用1U胰岛素的比例维持治疗。

定时监测血糖尿糖，使血糖保持11.2mmol/L左右。防止血糖下降过快而引起脑水肿。

在治疗过程中，如血液生化改变已基本纠正而昏迷反加重，或出现高热，应警惕继发性脑水肿的可能性。

(3)纠正电解质紊乱

高血糖引起渗透性利尿，使电解质大量丢失。因此除对无尿或高钾(>5.5mmol/L)者暂缓补钾外，对血钾<4.0mmol/L或血钾在4.0~5.0mmol/L而有尿者，在开始补液的同时也需补钾。补钾量为每小时10~20mmol(相当于KCl 1.0~1.5g)，24h总量<200mmol，血钾≥5.0mmol/L时，停止静脉补钾。

人体在失钾的同时常伴失镁。因此对难以纠正的低血钾患者应注意测血镁。低血镁不及时纠正，低血钾也难以纠正。

渗透性利尿尚可失磷。应用胰岛素可使血磷向细胞内转移。缺磷不仅影响能量代谢，且影响氧的解离而致组织缺氧。因此需查血磷，并及时补充磷酸盐。

高渗性昏迷患者如伴有酮症酸中毒，或合并乳酸性酸中毒及尿毒症酸中毒时，应根据患者血pH和CO_2结合力(<13.5mmol/L)给予补碱治疗。

(4)防治各种合并症

高渗性昏迷最常见且严重的合并症是各种感染。感染既是引起高渗性昏迷的诱因，又是导致死亡的主要原因。感染以革兰氏阴性菌(86.6%)顽固难治，且预后不良。

其他合并症如心力衰竭、急性心肌梗死、急性肾功能衰竭、胃肠道出血、继发性脑水肿等，如能随时警惕和积极防治，对降低高渗性昏迷的死亡率有重要意义。

六、老年糖尿病与乳酸性酸中毒

乳酸是体内糖代谢的正常产物。在正常生理情况下，生成的乳酸大部分经糖原异生作用转化为肝糖原，少部分由肾清除，以保持乳酸生成和清除的平衡。在休息状态下，静脉血浆乳酸浓度<1.3mmol/L。乳酸浓度3~4mmol/L为高乳酸血症；乳酸>5mmol/L诊断为乳酸性酸中毒。

1. 发病诱因

(1)动脉硬化：动脉硬化时血液灌注不足，致组织缺氧，葡萄糖无氧酵解增加而产生乳酸过多。

(2)心肝肾功能障碍：乳酸清除减慢。

(3)双胍类降糖药：过量用双胍类药，尤其是苯乙双胍(降糖灵)，使肝脏处理乳酸用于糖原异生能力减弱，乳酸积聚增多。

(4)其他诱因：过量饮酒，用果糖、木糖醇、山梨糖醇等，均可使乳酸产生增多。

2. 临床表现

血浆乳酸含量增高时，对患者的神经、呼吸、循环和胃肠等系统产生一系列影响。临床表现为疲劳乏力、嗜睡，甚至昏迷；换气过度而呼吸深快；恶心、呕吐、脱水；病情进一步发展至血压下降、休克。

一般乳酸性酸中毒无酮症，但可与酮症酸中毒或高渗性昏迷并存。糖尿病酮症酸中毒兼有乳酸性酸中毒者占10%~15%；高渗性昏迷合并乳酸性酸中毒者占50%。

3. 血液生化检查

(1)血pH<7.3。

(2)血乳酸>5mmol/L。

(3)血丙酮酸增高，达0.2~1.5mmol/L。乳酸经脱氢氧转化为丙酮酸(乳酸/丙酮酸≤30:1)。

(4)阴离子间隙扩大。血浆阳离子(Na^+，K^+)与阴离子(Cl^-，HCO3$^-$)浓度之差称为“阴离子间隙”。阴离子间隙正常值8~16mmol/L。>18mmol/L时，表示血循环中未测定的酸性阴离子增多。如无酮症，无尿毒症，无摄入柳酸及甲醇史，则提示乳酸性酸中毒。

4. 急救处理原则

(1)做好严密的监测工作：①血pH、CO_2结合力、乳酸、血糖、钾。②血压、脉搏、尿量。③

中心静脉压。

(2)病因治疗:停用双胍类降糖药物,停饮酒,纠正休克,改善心肾功能。

(3)治疗措施:

1)补液和补碱:大量补充生理盐水和等渗碳酸氢钠(1.3%溶液),力争 pH 恢复到 7.1 以上。因 pH < 7 时,肝脏不仅不能清除乳酸,反而产生乳酸,加重酸中毒。争取在 2 ~ 8h 内将 pH 恢复至正常。根据 pH 测定结果调节碳酸氢钠溶液滴速。一般在 3 ~ 11h 内约需碳酸氢钠 600 ~ 1500mmol。

2)纠正循环衰竭:在中心静脉压监测下积极补充生理盐水和碳酸氢钠的同时,输血或血浆。如钠负荷高而致中心静脉压过高时,可注射速尿。

3)用胰岛素并补钾:血糖 > 13.9mmol/L(250mg/d)时,用小剂量胰岛素。每 2 ~ 4h 静滴或肌注 5 ~ 10U,使血糖下降,抑制酮体的产生。胰岛素尚有对抗肝脏及周围组织中糖原的分解作用,从而减少无氧糖酵解,乳酸的产生也减少。

为避免因补充碱剂和用胰岛素而引起的血钾降低,应酌情补钾。

4)抗生素:用于合并感染者。

5)美蓝静脉滴注:美蓝为氢离子接收剂,能促进乳酸的脱氢氧化而转为丙酮酸。因此可用于重症病例。用 1% 溶液 5 ~ 10ml 稀释于 25% 葡萄糖溶液 20 ~ 40ml 中静注。

七、老年糖尿病的治疗

老年糖尿病早期病情较轻者经严格饮食管理后,部分患者血糖渐降至接近正常水平以下时,毋需任何药物治疗;如经饮食管理后血糖仍高者,需用口服降糖药治疗;少数经口服降糖药治疗后血糖下降不理想者,应改用或配合胰岛素治疗。

(一)口服降糖药

根据降糖药物作用机制的不同,口服降糖药有以下各类:

1. 促进胰岛素分泌制剂

(1)磺酰脲类:主要作用于胰岛 β 细胞,促进内源性胰岛素分泌;尚能抑制肝糖原分解,促进肌肉利用葡萄糖。

1)格列本脲(Glibenclamide,优降糖)。口服后 2 ~ 6h 血浓度达高峰,半衰期约 12 小时。用法:每日早餐时服 2.5 ~ 5.0mg,可增至每日不超过 15mg。每日总量超过 10mg 时,应分早晚两次服。出现疗效后,逐渐减至维持量每日 2.5 ~ 5.0mg。

2)格列齐特(Gliclazide,达美康,甲磺吡脲)。具降糖作用外,尚有抗血小板聚集作用。用法:80mg,一日 2 次。用 2 ~ 3 周后,根据血糖情况调整剂量。每日总量不超过 240mg。

3)格列吡嗪(Glipizide,美吡达)。除具降糖作用外,尚有改善靶细胞对胰岛素的反应性,增强胰岛素的作用。用法:每日 2.5 ~ 30mg(半片至 6 片)。一日剂量超过 15mg 时,分 2 ~ 3 次服。

4)格列喹酮(Gliquidone,糖适平)。服后 2 ~ 3h 血药达高峰,作用持续 8h。用法:从小剂量开始,15mg(半片),一日 1 ~ 3 次,餐前半小时服。一周后按需调整,每日总量 90 ~ 120mg。

5)格列美脲(Glimepiride,亚莫利)。服后 2 ~ 3h 血药浓度达高峰。离解速度快,故较少引起低血糖。用法:开始每日早餐时服 1mg。以后每隔 1 ~ 2 周按血糖测定调整剂量。每日用量 1 ~ 4mg。

以上五种磺脲类降血糖药,前三种优降糖、达美康和美吡达多由肾排泄,故用于糖尿病肾功能好的老年人。后二种糖适平和亚莫利则由肝脏代谢,经胆道排泄,适用于糖尿病合并肾病的老年人。

(2)格列奈类:为氨基酸衍生物。格列奈类药通过与 β 细胞上的 ATP 敏感性 K^+ 通道受体结合并将其关闭,使细胞去极化,钙通道开放,钙内流,刺激胰岛素的分泌。

1)瑞格列奈(Repaglinide,诺和龙)。服后 1h 血浓度达高峰,4 ~ 6h 内被清除。用法:进餐时服 0.5 ~ 1mg,每 1 ~ 2 周调整剂量。单次用量最大4mg,最大日剂量不超过16mg。

2)那格列奈(Nateglinide,唐力)。服药1h后出现峰值。用法:每餐前服60～120mg。

2. 改善胰岛素敏感性制剂

(1)双胍类:主要作用是通过增加对胰岛素的敏感性,达到增加外周对血糖的利用;同时抑制肝糖原异生和延迟胃肠道对葡萄糖的吸收。

1)苯乙双胍(phenformin,降糖灵)。口服后2～3h血糖开始下降,作用持续6～8h。用法:25mg,一日2～3次。由于其发生乳酸性酸中毒几率较高,现已较少用。

2)二甲双胍(metformin,降糖片、格华止)。口服后约2h达血药峰浓度。用法:0.25～0.5g,一日2～3次。

(2)格列酮类:属噻唑烷二酮类,为过氧化物酶体增殖激活受体γ(PPAR－γ)的高选择性强效激动剂。人的PPAR受体存在于肝脏、脂肪和肌肉组织中的胰岛素靶细胞中。格列酮类通过激活PPAR－γ核受体,调控葡萄糖生成、运转和利用对胰岛素的反应。

1)罗格列酮(Rosiglitazone,文迪雅)。口服后1h血浆达峰值,半衰期约3～4h。用法:开始每日4mg,单次或分2次服,可加至每日8mg。

2)吡格列酮(Pioglitazone,瑞彤)。口服后2h血浆达峰值,半衰期为3～7h。用法:每日1次,15～30mg。每日不超过45mg。

国际糖尿病联盟(IDF)于2006年12月在南非开普敦召开第19届世界糖尿病大会指出,格列酮类之提高胰岛素敏感性作用优于二甲双胍,且具对胰岛素β细胞功能的保护效果。但2007年美国《新英格兰医学杂志》报道,应用罗格列酮的患者患心脏病的风险提高43%,因心脏病的死亡率提高64%。

3. 阻断葡萄糖吸收制剂

碳水化合物以"多糖"形式随饮食经口腔至胃,由唾液和胃液分解代谢成"双糖"。双糖进入小肠后,经小肠黏膜上的α－葡萄糖苷酶的介导,进一步分解为单糖葡萄糖而被吸收入血循环。因此,正常人在餐后约1h左右为血糖高峰。糖尿病患者不仅空腹血糖高,餐后血糖更高。阿卡波糖类降糖药进入小肠后可竞争性地抑制葡萄糖苷酶,能阻止多糖和双糖的进一步分解成葡萄糖,达到餐后葡萄糖在小肠的形成和吸收的减少,从而降低餐后血糖。

1)阿卡波糖(Acarbose,拜糖平)。口服较少吸收,在小肠作用后的半衰期约为2.8h。用法:50～100mg,一日3次。

2)伏格列波糖(Voglibose,倍欣)。用法:200μg,一日3次,餐前服。

4. 研究中的口服植物胰岛素

中国科学家于1974年在绿色植物苦瓜中发现一种类似动物和人胰岛素的蛋白质多肽。这种多肽具有与胰岛素类似的氨基酸双链式结构,并具与胰岛素同样的降糖功能,被称之为植物胰岛素(Plant－insulin)。2000年科学家们从苦瓜中大规模提取植物胰岛素,制成每粒含Plant－insulin≥180uIU的胶囊。现尚在进一步研究中。

(二)胰岛素

1. 老年糖尿病应用胰岛素治疗的适应证

老年糖尿病多数经饮食管理和口服降糖药治疗后可获长期稳定,乃至达临床治愈。由于老年糖尿病多数属2型,即非胰岛素依赖型糖尿病,血清胰岛素水平多正常或高于正常;因此应尽量避免应用胰岛素治疗,以免造成更高、更持久的高胰岛素血症。高胰岛素血症是促进糖尿病患者发生严重血管并发症的重要因素之一。即使老年糖尿病需用胰岛素治疗时,也应联合应用促胰岛素敏感性制剂,可辅佐胰岛素,减少胰岛素的用量。

老年糖尿病应用胰岛素治疗的适应证为:

(1)轻、中型糖尿病,经饮食管理和口服降糖药治疗无效者。

(2)老年糖尿病患者血清胰岛素释放水平低下者。

(3)糖尿病患者发生急性及重症感染时。老年人发生急性感染高热时,可引起应激性血糖增高,使感染较难被控制。

(4)大手术前后。手术创伤可引起暂时性、应激性血糖升高。

(5)并发心肌梗死时。急性心肌梗死可致应激性血糖升高,可予极化液治疗时,经静脉用胰岛素。

(6)发生酮症酸中毒、乳酸性酸中毒及高糖高渗性非酮症综合征等急性并发症时。

2. 胰岛素种类的选择

自胰岛素于20世纪初被发现以来,经历了动物胰岛素,至人工合成胰岛素,至重组人胰岛素等一系列研发过程;并根据胰岛素吸收速率的不同,有速效正规胰岛素(regular insulin)、中效球蛋白锌胰岛素(globurin zinc insulin)和长效鱼精蛋白锌胰岛素(protamine zinc insulin, PZI),以及速效和中效混合剂、速效和长效混合剂等各种制剂。

胰岛素是一种可溶性酸性蛋白,由分别含有21个和30个氨基酸的A、B两条肽链组成。其间由2个胱氨酸的二硫键连接。20世纪90年代末,对胰岛素的结构和成分的研究过程中,发现对胰岛素肽链的修饰,尤其是在其脯氨酸残基上进行置换,可制成重组人胰岛素,更好地模拟内源性胰岛素的主要生物学功能。目前已上市的有:①赖脯胰岛素(Insulin lispro, IL)。美制商品名“优泌乐”(1996年上市),中国商品名“速秀霖”(2001年上市)。该产品是将胰岛素B链上第28、29位氨基酸、脯氨酸和赖氨酸顺序互换,使之易于离解和吸收,为速效制剂。皮下注射后5~15min起效,峰时30~60min。②门冬胰岛素(Insulin aspart, IA)。丹麦制商品名“诺和锐”(2001年上市)。是将人胰岛素B链第28位脯氨酸由天门冬氨酸替代,皮下注射后10~20min起效,峰时45~52min,持续3~5h。③甘精胰岛素(Iinsulin glargine, IG)。法制商品名“来得时”(2000年),中国商品名“长秀霖”(2005年)。是在B链C端增加2个精氨酸,将A链第21位天门冬氨酸残基由甘氨酸取代,注射后在皮下形成微沉淀,可缓慢、持续地释放药物。④地特胰岛素(Insulin determir, ID)。丹麦制品商品名“诺和灵N”(Novolin N)。是通过去除B链第30位氨基酸,并在第29位点连接14-C脂肪酸链而得。有锌离子存在,故为低精蛋白胰岛素,皮下注射后起效时间在1.5h之内,峰时4~12h,持续22~24h。

我国现习惯用速效和长效混合制剂“诺和灵30R”和“诺和灵50R”。二者均为双时相低精蛋白锌胰岛素注射液。

诺和灵30R:含中性可溶性人胰岛素30%、低精蛋白锌胰岛素70%的混悬液。1Iu相当于0.035mg无水人胰岛素。皮下注射后,在0.5h内起效,峰时为2~8h,持续时间最多24h。用法及用量:在大腿或腹壁皮下注射。剂量根据病情而定,一般每公斤体重0.5~1.0Iu。每日剂量超过40Iu时,应分两次注射。

诺和灵50R:含中性可溶性人胰岛素50%、低精蛋白锌人胰岛素50%的混悬液。1Iu相当于0.035mg无水人胰岛素。皮下注射,在0.5h内起效,峰时2~8h,持续时间最多24h。

3. 胰岛素新剂型的研发

由于长期频繁注射胰岛素给患者带来不便和不利等问题,如皮下脂肪萎缩和导致低血糖不良反应,非注射胰岛素的各种制剂在积极研制发展中,包括

(1)吸入制剂:胰岛素干粉制剂:①经肺吸收。②经鼻腔黏膜吸收。③经口腔黏膜吸收。

(2)口服胰岛素:制成经小肠吸收的胶囊胶丸、微囊、微球等。目前存在的问题是剂量受多种因素影响而较难精确计算。

(三)控制糖尿病的标准

糖尿病的控制,除症状消除、体重恢复至正常标准±5%以内和劳动能力恢复正常外,化验指标见表26-1-18。

表 26-1-18 糖尿病控制标准

项目	理想控制	较好控制	一般控制
血糖			
空腹(mmol/L)	6.1	7.2	8.3
餐后 1h	8.3	10.0	11.1
餐后 2h	7.2	8.3	10.0
餐后 3h	6.1	7.2	8.3
尿糖			
24h 总量(克)	<5	<10	15
占每日进糖量的%	<2.5	<5	<7.5
葡萄糖耐量试验			
口服法	恢复正常	明显好转	轻度好转

八、老年糖尿病的预后

由于老年糖尿病患者并发症多，尤以并发心血管系疾病较同龄人发病早，病变多且重；此外，老年糖尿病患者又容易并发重症感染，因此老年糖尿病患者的预后差。

我国统计一般糖尿病患者死亡原因以心血管并发症最多，占 52.5%，包括心脏病 20.2%，脑血管病 17.8%，肾血管病 13.2%，下肢坏疽 1.3%。日本和美国报道糖尿病患者死亡原因也以血管并发症最多，占 45.8~74.2%。(表 26-1-19)

表 26-1-19 各国糖尿病患者死亡原因统计(%)

死亡原因	中国 (n=158)	日本 (n=201)	美国 (n=912)
血管并发症	52.5	45.8	74.2
心	20.2	16.9	43.9
脑	17.8	16.4	10.0
肾	13.2	11.9	6.0
下肢	1.3	-	0.8
各种感染	16.5	2.5	5.9
肿瘤	8.9	26.8	-
酮症酸中毒	-	1.9	1.0
高渗性昏迷	7.0	-	-
其他	15.1	22.9	18.2

此外，老年人猝死中糖尿病患者高于同龄非糖尿病患者的 3 倍。北京空军总医院统计 1982 年至 1991 年十年中老年人猝死 52 例，其中患糖尿病者 13 人，占 25.0%。13 例猝死的老年糖尿病患者平均 70.5 岁(60~79 岁)，糖尿病病程平均 14.5 年(2~29 年)，多数病情较轻而不需用降糖药物。猝死原因：心性猝死 11 例，包括室颤和心脏骤停 7 例(急性心肌梗死 2 例，陈旧性心肌梗死 5 例)，泵衰竭 4 例(梗死灶多，或并双束支及三束支阻滞)；肺性猝死 2 例，均为急性肺梗死。足以说明老年糖尿病患者预后的严重性。

糖尿病并心血管病的预后与糖尿病控制的好坏关系密切。一般判断糖尿病控制的好或坏习惯以测定空腹血糖为准。但糖尿病并发心血管病时，血糖不一定明显增高，可测定 HbA1c 以助判别。通常在红细胞中葡萄糖与血红蛋白的结合过程是缓慢的，但几乎是不可逆的。HbA1c 生成的速度和量取决于血糖的浓度。一旦 HbA1c 测值升高，即反应血糖的增高已存在数月以上。即使目前测空腹血糖不高，也应重视对糖尿病的治疗。

(潘天鹏)

参考文献

1. Schmidt MI, Duncan BB, Scharret AR, et al. Markers of inflammation and prediction of diabetes mellitus in adults. Lancet, 1999, 353:1649-1650.

2. Devaraj S, Chan AV Jr, Jialal I. Alpha-tocophenal supplementation decreases plasminogen activator inhibitor-1 and P-selectin levels in type 2 diabetes patients. Diabetes care, 2002, 25:524-529.

3. Mohanty P, Aljata A, Ghanim H, et al. Evidence for a potent anti-inflammatoy effect of rosiglatazone. J Clin Endocrinol Metab, 2004, 89:2728-2735.

4. Carter AM, Bernett CE, Bostock JA, et al. Metformin reduces C-reactive protein but not complement factor C3 in over weight patients with type 2 diabetes mullitus. Diab Med, 2005, 22:1282-1284.

5. Kahn SF, Haffiner SM, Heise MA, et al. Glycemic durability of rosiglatazone, metformin, or glyburide monotherapy. N Eng J Med, 2006, 355:2427-2443.

6. 李秀钧，邬云红．糖尿病是一种炎症性疾病(?)．中华内分泌代谢杂志，2003，19(4)：251-252.

7. 刘军，陈影，刘芳等．肝脏脂肪浸润程度与胰岛素抵抗的相关性研究. 临床内科杂志,2004,21(2):120 - 124.

8. 周兴建,蒋绿芝. MCP - T与胰岛素抵抗和2糖尿病的关系. 国际内分泌代谢杂志,2006,26(2):99 - 101.

9. 于淼,朴春丽,南征. 2型糖尿病胰岛素抵抗从毒损肝络论治的理论初探. 上海中医药杂志,2007,41(3):18 - 20.

10. 洪玲,张胜兰. 抗炎与2型糖尿病. 国际内分泌代谢杂志,2007,27(2):118 - 120.

11. 母义明,杨丽娟. 糖尿病药物及胰岛素治疗新进展. 中国实用内科杂志,2007,27(1):29 - 32.

第二节 高尿酸血症与痛风

尿酸是人体正常代谢的必然产物。血清尿酸水平一般随增龄而增高。正常儿童无论男、女尿酸含量平均3.6mg/dl;进入青春期后男子血清尿酸开始增高,到老年时增高更明显,这与遗传、环境、疾病(饮酒、肥胖、高血压、用利尿剂…)等因素有关;女子绝经后血清尿酸均值接近男子水平。正常成年男子血尿酸为4.0~6.0mg/dl(238 ~ 357mmol/L),女子为3.0~5.0mg/dl(178 ~ 297mmol/L)。血尿酸 > 7.0mg/dl(416mmol/L)时诊断为"高尿酸血症"(Hyperuricemia)。

高尿酸血症与痛风的发病相关。血清尿酸 >7.0mg/dl时,年度痛风发生率为0.1%;7.0~8.9mg/dl时为0.5%;≥9.0mg/dl时为4.9%。

一、尿酸的生理代谢

(一)尿酸的来源

1. 外源性尿酸:从富含核蛋白的食物中的嘌呤核苷酸氧化分解而成外源性尿酸。尤其是含嘌呤多的动物内脏、豆类等食品。

2. 内源性尿酸:从体内氨基酸、磷酸核糖和核酸代谢分解而成内源性尿酸。如肌肉、胸腺、肝、肾、胰、睾丸等腺体组织。

(二)尿酸产生的部位和过程

在人体内尿酸的产生是由肝脏中的黄嘌呤氧化酶(xanthine oxidase)作用于黄嘌呤而形成的。来自食物细胞或人体细胞的核蛋白,在代谢过程中转化为核酸,核苷酸、腺嘌呤和鸟嘌呤,最终为黄嘌呤,在肝脏中由黄嘌呤氧化酶将其转化为尿酸(图26-2-1)。

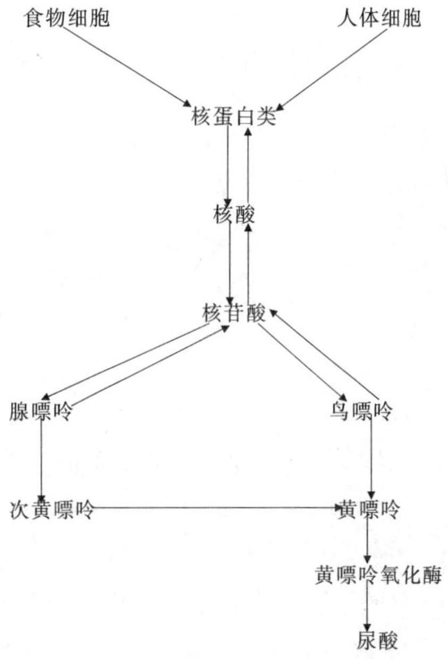

图 26-2-1 尿酸产生的部位和过程图

(三)尿酸的生成和排泄

正常成人进低嘌呤饮食,每日产生尿酸平均约750mg。人体尿酸混合总库约1.0~1.3g,其中2/3~3/4被分解转化。尿酸在分解过程中,约有2/3由肾脏经尿排出,其余1/3经肝随胆汁由胃肠排出,或在肠道中被细菌分解。

成人每24h排出尿酸约0.5~1.0g,其中0.3~0.4g为内生尿酸。肌肉纤维是内生尿酸的主要来源,故运动后血中尿酸高,尿中排出也增多。一般白天排出较夜间为多。尿酸的排量还与饮食中蛋白和嘌呤等成分有关,不含嘌呤的牛奶和鸡蛋以及碳水化合物促进尿酸的排泄,并降低血中尿酸。脂肪食物则减少尿酸的排出,且增高血尿酸。饮料中的咖啡含咖啡碱

(caffeine)、茶含茶碱(theophylline),均可转为尿酸排出。

尿酸排出的增多示:①嘌呤代谢增强;②肾小球析出增多;③肾小管回吸收减少。促肾上腺皮质激素和肾上腺皮质激素类可使肾小管对尿酸的回吸收减少,从而增加尿酸的排出。

二、血尿酸水平高低的临床意义

成人进食中无嘌呤食物时,随尿排出的尿酸量是恒定的,这提示体内嘌呤的合成和分解速度常处于相对稳定状态。因此,在正常人体内,血清尿酸浓度波动于较窄的范围内。

血尿酸水平不论在正常健康人或痛风患者中受一定的时间周期的影响。如妇女在月经前有一个高峰,男子每2~3周有一个高峰。因此必须每周查两次血才能确定究竟有否“高尿酸血症”。在人类血浆中,尿酸水平为7mg/dl(416.5μmol/L)时,处于溶解状态,高于此数时就成为过饱和溶液,引起高尿酸血症。我国男性尿酸正常值2.5~7.5mg/dl(148.8~446.2μmol/L),女性1.7~6.5mg/dl(101.1~386.6μmol/L)。

(一)血尿酸增高的原因

1. 新陈代谢疾病,如痛风。

2. 肾脏疾病,如急慢性肾炎、肾结核、肾盂肾炎、肾盂积水、尿闭等。

3. 肝脏疾病,如急性肝炎。

4. 其他凡有组织核蛋白破坏增多和嘌呤代谢增快的疾病:①饥饿;②子痫;③类风湿性关节炎;④严重感染;⑤慢性白血病、红细胞增多症、多发性骨髓瘤和再生障碍性贫血静止期等骨髓组织病变;⑥急性心肌梗死、严重充血性心力衰竭、高血压病等心血管疾病;⑦前列腺增生及肿瘤;⑧胃癌、肠梗阻;⑨大叶性肺炎溶解期;⑩慢性皮炎;⑪铅中毒;⑫外伤或手术。

(二)血尿酸减低的原因

1. 乳糜泻。

2. 再生障碍性贫血复发期。

3. 药物:辛可芬(cincophen)、秋水仙碱(colchicine)、柳酸盐(salicylate)、促肾上腺皮质激素和皮质素类。

单纯血尿酸减低无重要临床意义。

三、尿酸代谢的病理情况

溶解性尿酸对人体无毒害。但尿酸盐在组织液中的溶解度极低,一旦不溶形成结晶沉积于一些组织中,可造成某些骨关节和肾脏实质的损伤。

(一)高尿酸血症致骨关节损伤

尿酸盐在组织液中溶解度极低。当血尿酸浓度超过8.0mg/dl(476mmol/L)、pH7.4时,尿酸盐即在关节、滑囊、软骨等组织中沉积,造成局部炎症反应,形成“痛风”(gout)。临床可见受侵皮下及关节处出现疼痛性痛风结石结节。这种炎症反应系白细胞吞噬尿酸钠结晶所起化学变化引起的。在急性期,如经积极处理,炎性反应可消退。如屡次反复发作,关节形成慢性炎症,软骨被破坏,骨质在受损毁的同时又增生,滑囊逐渐增厚,最后造成纤维性骨性关节僵硬和关节畸形。

痛风患者由于造成血尿酸增高原因的不同,可分为原发性痛风和继发性痛风两类:

(1)原发性痛风:造成原发性痛风的原因尚不完全明确,可能存在遗传因素。很久以来认为痛风与家族有关。虽然在各代或同代中痛风的发病并无固定的规律,但有的家族中临床痛风发病率高达10%~20%;有临床症状的痛风患者,其家族中有高尿酸血症者占15%~25%。高尿酸血症的遗传方式变化多端,故可能为多基因遗传。有人认为原发性痛风是常染色体显性遗传。也有报道一种痛风是由于嘌呤代谢中缺乏次黄嘌呤-鸟嘌呤磷酸转移酶所致,这种遗传是X-性染色体隐性遗传。

(2)继发性痛风:多继发于肾脏、肝脏、心血管、造血系统等器官组织慢性疾病引起的血尿酸增高,因此多有明确的病因。

附:高尿酸血症的成因

任何代谢产物的过多不外乎3种因素:吸

收过多,或生物合成过多,或排泄减少。尿酸是嘌呤代谢的最终产物。降解尿酸的途径为:①白细胞含有过氧化物酶,能降解尿酸为尿素和二氧化碳;②尿酸排泄至肠道,由肠道细菌酶进行分解。但尿酸分解的减弱并不是构成高尿酸血症的原因。

目前认为,造成痛风的高尿酸血症的主要机制是尿酸生成增多和(或)排出减少。

(1)尿酸生成增多

1)原发性痛风,因嘌呤代谢过程中某些酶的缺陷而造成尿酸的生成过多。

2)继发性痛风,如:①各种血液病,包括白血病、红细胞增多症、慢性溶血性贫血、多种骨髓增生性疾病,造成大量细胞中的核酸分解而致尿酸合成增多;②各种恶性肿瘤,由于大量细胞坏死、或因化疗和放疗影响而致尿酸形成增多。

(2)尿酸排泄减少

1)各种肾脏疾病,因肾功能减退,影响尿酸的排泄而致血尿酸增高。

2)应用抑制肾小管排泄尿酸的药物,如噻嗪类、乙酰唑胺、吡嗪酰胺等利尿剂和抗结核药物可引起血尿酸过高。

3)体内乳酸和酮体的积聚,可使尿酸排泄减少。

(二)高尿酸血症致肾损伤

尿酸在尿中的沉淀受3个因素的影响,即尿量、24h排出尿酸量和尿的酸碱度。尿的酸度愈大,尿中尿酸盐的溶解度愈小。当pH5.0时,只有6%～8%尿酸盐可溶解,85%尿酸不溶解;pH7.0时,尿酸溶解度增加20倍。因此,在正常尿量中,过饱和的尿酸需要排出,必须使尿的pH偏向碱性。不被溶解的尿酸盐结晶形成结石,沉积于肾脏、肾盂、输尿管和膀胱。在肾脏以肾髓质的椎体部沉积为多;在肾小管内的沉积,可使管腔阻塞,小管被毁损,以至肾脏萎缩,肾功能不全。临床出现少尿或无尿。归纳痛风对肾脏损伤的情况有三:①急性高尿酸血症性肾脏病变:发生在骨髓、淋巴增生疾病应用放疗、化疗后,血中尿酸浓度突然升高,尿酸结晶急剧沉积于肾的集合管、肾盂、肾盏和输尿管,造成阻塞,导致急性肾功能衰竭;②痛风性肾病:由于慢性尿酸钠盐沉积于肾小管,引起Henle襻萎缩变性,管腔扩张,间质中有巨细胞炎性反应及相应的肾小球纤维化硬化,常合并急慢性肾盂肾炎,最终导致肾功能衰竭;③尿酸性肾结石:结石成分纯为游离尿酸者占84%。痛风患者伴尿酸性肾结石的占20%～40%。

临床上痛风患者多肥胖,并伴有高血压病和糖尿病。后期多并发动脉粥样硬化症,包括冠状动脉粥样硬化、肾小动脉硬化和脑动脉硬化等。患者多以心血管并发症或肾功能衰竭而死亡。

四、高尿酸血症临床病型分类

(一)生成过多型高尿酸血症

1. 原发性生成过多型高尿酸血症

尿酸是嘌呤核苷酸的最终代谢产物,嘌呤核苷酸的合成需经11个阶段的酶促反应。

(1)特发性:属绝大多数,为原因不明的酶促反应全程合成亢进。

(2)部分嘌呤核苷酸合成酶先天性异常:属少见。包括磷酸核糖焦磷酸(PRPP)合成酶活性增高病例,和由次黄嘌呤核苷酸(IMP)向次黄嘌呤转换反应亢进的病例。

2. 继发性生成过多型高尿酸血症

(1)细胞破坏增多:见于溶血性贫血、白血病、恶性淋巴瘤、系统性红斑狼疮,以及灼伤、挫伤等物理性组织破损。

(2)外源性高尿酸血症:①进肉、禽、鱼等高嘌呤饮食。②饮大量啤酒激活糖酵解,促进ATP分解生成尿酸增多。③抗癌药使肿瘤细胞破坏分解释出大量核酸。

(二)排泄减少型高尿酸血症

(1)原发性排泄减少型高尿酸血症:占60%,主要是近端肾小管尿酸排泄功能障碍所致。尿酸经肾小球滤过后,大部在近端肾小管重吸收,最终尿中排泄的尿酸约占肾小球滤过的6%～10%。尿中尿酸排泄占肾小球滤过的

<5%时，可视为尿酸清除率低下，即排泄减少。

(2)继发性排泄减少型高尿酸血症：原因有，①肾功能不全；②药物因素，包括抑制肾小管尿酸排泄的速尿、水杨酸和抗结核药吡嗪酰胺(pyrazinamide)，以及抑制尿酸吸收的噻嗪类利尿剂；③酸中毒时，糖尿病酮症酸中毒、大量饮酒及饥饿等使尿酸化而影响尿酸排泄。

(三)混合型高尿酸血症

(1)原发性：约占原发性高尿酸血症之20%，原因不明的尿酸生成过多和排泄减少同时存在。

(2)继发性：见于糖尿病患者，由于PRPP产生过多而致尿酸合成增多，又因乳酸生成增多致尿酸排泄减少。

五、痛风的临床表现、诊断及鉴别诊断

(一)临床表现

痛风的发病以中年以上者为多，发病率随增龄而增长。原发性痛风中男性多于女性，男女之比约为20:1。病程长，可达一二十年以上。早期可无症状，仅有高尿酸血症，因此确切起病年月常难肯定，病程时间也较难估计。根据临床表现可分为：前驱症状期、急性发作期、发作间歇期和慢性痛风期。在慢性期可有全身多系统的并发症。

(1)前驱症状期：可有食欲不振、消化不良、恶心、抑郁、不定位的疼痛僵硬感、血压高、多尿及夜尿、尿蛋白以及肾结石史。

(2)急性发作期：多于夜间突然发病，关节剧痛，如骨头脱臼样、狗咬伤样、老虎钳夹样而痛醒。受累最多的是足趾和手指关节，尤以第一跖趾及拇趾关节为最多，占50%～90%；其次为踝、手、腕、膝、肘及足部其他关节，肩及髋关节很少受累。关节剧痛数小时后出现感觉过敏，不能耐受被毯覆盖，局部红肿、发热、压痛，并活动受限。当大关节受累时常有关节渗液积水，伴全身高热、发冷、头痛、疲乏、食欲不振、心率增快，白细胞数增高和血沉加速。并出现皮下痛风结石(tophus)。急性症状一般持续数日，最多1～2周即逐渐消退，关节活动也可恢复。

痛风急性发作的诱发因素有：①饮食过多，或进高嘌呤食物；②精神紧张及过度疲劳；③饮酒；④外伤、手术；⑤感染；⑥受寒；⑦药物：噻嗪类利尿剂、撒利汞、肝精、胰岛素、麦角碱、脱氢胆酸等；⑧突然停用皮质激素类。

(3)发作间歇期：急性期过后进入发作间歇期约数月至数年。多数在1/2～1年内复发，此后每年复发1～2次，或数年1次。极少数终身仅发作1次。复发时可发生在同一关节，也可波及其他关节。

(4)慢性痛风期：由于痛风反复发作，经数月和数年后，尿酸盐在关节内沉积逐渐增多，自然进入慢性炎症期，关节肥大，活动受限，最后形成关节畸形。当脊柱关节受累时可有背痛、胸痛、肋间痛以及坐骨神经痛。约半数患者可出现痛风石，沉积在关节附近骨骼中，导致骨质受损和骨骼畸形。痛风石也可沉积于关节附近的滑囊膜、腱鞘和软骨内，以及耳郭的皮下组织中。当痛风石逐渐增大时，其外表皮肤变薄，以至溃破形成瘘管，经常排出白色的尿酸盐结晶而不易愈合。因尿酸本身有抑菌作用，所以很少发生继发感染。

在慢性痛风期常见以下并发症：

1)肾损伤：痛风患者50%有肾损伤。痛风累及肾的早期表现是由于尿酸盐在肾小管的沉积而出现蛋白尿、血尿和管型尿。晚期有较多尿酸沉积于肾髓质而引起慢性间质性肾炎，肾小管浓缩功能降低，血尿素氮升高，尿比重降低，静脉肾盂造影异常。加之继发感染，逐渐发生慢性肾功能不全。

2)肾结石：原发性痛风患者并发肾结石占10%～17%，继发性痛风患者并发肾结石的频率更高。尿酸结石多数能被X线透过，约10%含钙量较多而不透X线，可在腹部平片上发现。小的尿酸结石可从尿中排出而无任何症状，较大的结石可引起肾绞痛、血尿等典型症状，甚至阻塞尿路，并继发感染。

3）心血管病变：尿酸可沉积于大血管、心内膜、冠状动脉增厚之内膜和心肌内，形成痛风石。晚期患者常伴有高血压和动脉硬化症，包括冠状动脉硬化、肾小动脉硬化和脑动脉硬化等均较多。因此痛风患者多数死于心血管系统并发症。

4）眼病：痛风患者可发生虹膜睫状体炎、角膜溃疡、虹膜炎、巩膜炎、巩膜外层炎等。

（二）诊断

对痛风的诊断可根据病史、典型临床表现、血尿酸化验和X线片检查，必要时做痛风石穿刺活检以助确诊。痛风的诊断依据可归纳为：

（1）必备条件：①临床急性发作典型的肢端关节炎症状；②血尿酸增高；③足量秋水仙碱治疗反应好。

（2）辅助条件：①家族史；②蛋白尿；③泌尿系尿酸结石；④关节滑囊液中有典型针尖样尿酸盐结晶；⑤高血压。

（3）发作后条件：①痛风石，即耳、骨、皮下尿酸结节；②X线或CT示骨质改变。由于骨组织被尿酸盐结晶所侵蚀，X线片示关节面附近骨骺出现圆形或不规则缺损。

（三）鉴别诊断

由于痛风所致骨关节症状很容易与较多骨关节病症混淆，我国报道临床对痛风性关节炎的误诊率高达15%～57%。常误诊为风湿性关节炎、类风湿性关节炎、结核性关节炎、化脓性关节炎、滑膜炎、跟腱周围炎、多发性骨髓瘤、足背血栓栓塞、糖尿病末梢神经炎、慢性肾炎、丹毒等病症。其中需要着重鉴别的是：

1. 化脓性关节炎与外伤性关节炎

病史：急性痛风性关节炎常有家族史，化脓性关节炎可有全身感染病灶史，外伤性关节炎多有直接外伤史。

表26－2－1　各种关节炎中积液化验检测

关节液	正常人	外伤性	痛风性	化脓性
1. 外观	清亮	清亮－血性	混浊	脓性
2. 凝固性	（－）	（－）～（＋＋）	（＋）～（＋＋）	（＋＋）～（＋＋＋）
3. 白细胞（mm^3）	13～180	200～5800	1000～31400	15600～213000
（平均）	（63）	（1679）	（13400）	（65400）
4. 多形核（%）	0～25	0～36	48～94	75～100
（平均）	（7）	（10）	（83）	（95）
5. 蛋白（g）	0.23～2.13	3.2～5.1	3.1～5.0	3.7～6.9
（平均）	（1.36）	（4.0）	（4.3）	（5.0）

发作部位：痛风多起始于肢端关节，化脓性关节炎可发生于任何部位，外伤性关节炎则牵及直接受伤的关节。

临床表现：急性痛风性关节炎伴高尿酸血症，可在数日或短时间内恢复。化脓性关节炎需经抗菌治疗及局部穿刺抽脓后渐好转。外伤性关节炎恢复缓慢。

关节积液检查：外伤性关节炎积液清亮或血性，痛风性关节炎积液混浊，化脓性关节炎积液脓性，详见表26－2－1。

2. 类风湿性关节炎

受累关节常多发，呈对称性、游走性。手指间关节受侵后呈梭形肿胀。血清白蛋白减低，球蛋白增高。免疫球蛋白IgG、IgM、IgA增高。类风湿因子试验阳性。

3. 风湿性关节炎

较年轻人发病多见。累及膝、踝、肩、腕、肘、髋等大关节为主。急性发作期伴风湿热、皮肤环形红斑。化验抗链球菌溶血素 O 滴定度 >1∶400，C 反应蛋白试验阳性。

此外，对血尿酸增高而无明显关节炎临床症状者，应考虑继发于肾脏病、血液病、心血管系统疾病等引起的继发性痛风。

六、治疗和预防

(一)高尿酸血症的药物治疗

1. 抑制尿酸生成药品

别嘌呤醇(Allopurinol，Zyloric)：为黄嘌呤氧化酶抑制剂。能阻断次黄嘌呤向黄嘌呤、尿酸的代谢转化，减少尿酸的生成，降低血尿酸浓度。适应证：①尿酸合成过多所致高尿酸血症；②肾功能受损不能承受增多的尿酸排出负荷者；③应用促进尿酸排泄剂无效，或过敏不能耐受者；④肾尿酸结石反复形成者；⑤有多发部位痛风结节者；⑥骨髓增生性疾病需用细胞毒制剂治疗者。

用法：别嘌呤醇 100mg，每日 2～3 次；可逐渐增至 200mg，每日 3 次。每日最大剂量不超过 600mg。血尿酸浓度正常后，改用维持量，100mg，每日 1～2 次。

注意事项：①副作用有过敏性皮疹、药物热、肠胃不适、白细胞及血小板减少、肝功能损害等；②需从小剂量开始，逐渐增加剂量，以免血尿酸急剧下降而诱发痛风急性发作；③定期复查周围血象和肝功能。

2. 促进尿酸排泄制剂

此类药物主要通过抑制近端肾小管对尿酸的重吸收，从而促进尿酸的排泄。

(1)丙磺舒(Probenecid，羧苯磺胺)：口服 0.25g，一日 2～4 次，一周后增至 0.5g，一日 2～3 次，每日最大剂量 <2g。约 5% 患者有发热、皮疹、胃肠刺激、肾绞痛及激发痛风急性发作等副作用。

(2)磺吡酮(Sulfinpyrazone，苯磺唑酮)：开始 50mg，一日 2 次，2 周内增至 100mg，一日 3 次。每日最大剂量 600mg。本品副作用较丙磺舒小，且有增强丙磺舒的作用。但有溃疡病者禁用。

(3)苯溴马隆(Benzbromarone，Narcaricin 痛风利仙)：开始 25mg，一日 1 次，可逐渐增至每日 100mg。毒副作用轻微，对肝肾功能无影响。

注意事项：①应用促尿酸排泄药物必须从小剂量开始，以免血尿酸急剧下降使组织中沉积的尿酸结晶溶解释放而诱发痛风的急性发作。故对痛风患者的高尿酸血症可同时合用秋水仙碱 0.5mg，一日 1～2 次，预防急性发作。②大量饮水，每日 2000ml 以上，以利尿酸的排出；或口服碱性药物，以助尿酸在尿中的溶解，减少肾结石对肾的损害。③避免与水杨酸类药合用，因其有抑制尿酸排泄的作用。④有肾功能严重受损者慎用。

(二)痛风的治疗

对原发性痛风目前尚不能完全根治。临床治疗方针为：①控制痛风性关节炎的急性发作。②长期治疗高尿酸血症，达到预防复发，预防尿酸盐沉积，防止对关节、肾脏、心血管等器官的损害。

1. 急性发作期治疗

痛风急性发作期应卧床休息，关节局部可敷三圣散消炎止痛，同时采用以下药物治疗：

秋水仙碱：主要作用是干扰中性颗粒白细胞吞噬尿酸盐的趋化性，使导致急性炎变的化学因子分泌减少或停止。开始每小时口服 0.5mg，或每 2h 1mg，至症状控制或出现恶心、腹泻等胃肠反应时停用。一般约需 4～8mg，症状在 6～12h 内减轻，24～48h 内控制。以后用维持量 0.5mg，一日 2～3 次。有肾功能障碍者，初 24h 内不宜超过 3mg。治疗过程中应注意白细胞减少和秃发等不良反应。

保泰松(布他唑立丁，布他酮)：初次 0.2～0.4g，以后每 6h 0.2g，症状缓解后改为 0.1g，每日 3 次，连服 3 日。有胃、十二指肠溃疡病者禁用。此外，应注意白细胞和血小板减少，以及因水钠滞留而导致心力衰竭等不良反应。

吲哚美辛(消炎痛)：初日 50mg，每日 3 次，次日起25mg,每日3次,连用3日。可有头晕、头痛、皮疹和胃肠刺激等副作用。

促肾上腺皮质激素:用于秋水仙碱等治疗无效的重症患者。用25mg加入葡萄糖液静点,或用氢化可的松每日静点200~300g。

其他:水杨酸盐类、辛可芬等。

2. 发作间期及慢性期治疗

急性痛风性关节炎发作过后,进入发作间歇期及慢性期。为预防痛风复发和防止进入慢性期,防止各种并发症的发生,如血尿酸浓度高于正常高限1~1.5mg/dl(59.5~89.2μmol/L),或>9mg/dl(535.5μmol/L)者,应采取控制高尿酸血症的治疗。控制血尿酸的方法:①严格饮食管理;②用排尿酸药物;③用抑制尿酸合成药物。在严格饮食控制下,如血尿酸高而尿中尿酸排出低于正常者,用促尿酸排泄药;如血尿酸高而尿中尿酸排出也多(>600mg),提示尿酸合成增多,用抑制尿酸合成药。

(1)饮食和生活管理:

1)避免进食过量、肥胖和酗酒。

2)避免进高嘌呤食物,如肝、肾、心、脑、鱼卵、豆类及发酵的食品等。

3)多饮水,保持每日尿量2000ml以上。

4)避免精神紧张、过度疲劳、受寒和外伤。

5)避免应用抑制肾小管排尿酸的药物,如噻嗪类利尿剂等。

(2)排尿酸药物:

用丙磺舒、磺吡酮或苯溴马隆。用法见“高尿酸血症的药物治疗”。

(3)抑制尿酸合成药物:

用别嘌呤醇。用法见“高尿酸血症的药物治疗”。

不良反应:①皮疹发生率3%~10%。可有皮肤瘙痒、荨麻疹、斑丘疹、多形性红斑,常发生于手足部,其次在躯干和面部。还可有皮肤或牙龈出血、紫癜,严重者可发生剥脱性皮炎。②过敏反应综合征,包括发热、畏寒、嗜酸细胞增多、肝肾功能损害、弥漫性血管炎和多脏器损害等,严重者可致死。③胃肠道反应,如恶心、呕吐、腹痛、腹泻、食欲不振、口腔溃疡等。④血液系统反应,可见粒细胞、血小板或全血细胞减少,骨髓抑制。⑤周围神经炎,如手足麻木、疼痛。⑥其他:脱发、头痛、乏力、眩晕、嗜睡、白内障等。

注意事项:别嘌呤醇与某些药物合用时有相互作用,如:①可降低茶碱与其他黄嘌呤的清除,合用时剂量应调整,以免增加毒性。②与青霉素和氨苄青霉素合用时,可使皮疹发生率增高,加重皮肤受损,应避免联合使用。③可抑制肝微粒体药物代谢酶,如与抗凝药物华法令、双香豆素合用时可增强其效应,合用时应调整抗凝药物的剂量。

3. 中药治疗

治则为祛风散寒除湿、活血通络、滋养肝肾。选方独活寄生汤加减。

4. 其他治疗

对有高血压、冠心病、肥胖症、肾结石、尿路感染、肾功能不全等合并症和并发症,应予相应的治疗。对关节活动障碍者,须进行理疗和锻炼。对痛风石溃破成瘘者,应手术刮除。

(潘天鹏)

参考文献

1. 李昌臣. 高尿酸血症的定义与病型分类. 医师进修杂志,1998,21(6):281-282.

2. 张红叶,李盈,陶寿琪等. 血清尿酸与四年后血压变化及高血压发病的关系. 高血压杂志,2001,9:160-163.

3. 吕国良. 痛风的诊断和综合康复治疗. 解放军保健医学杂志,2004,6(3):143-145.

4. 罗明,俞文萍,邓兵. 老年女性高血压患者颈动脉硬化与血尿酸水平关系探讨. 中华老年医学杂志,2005,24(2):106-108.

5. 王滟,汪耀,迟家敏等. 老年2型糖尿病患者高尿酸血症的相关因素分析. 中华老年医学杂志,2005,24(10):733-735.

第三节 老年甲状腺疾病

一、甲状腺功能亢进症

甲状腺功能亢进症简称甲亢,是由多种原因引起的甲状腺高功能状态,表现为甲状腺激素增加而致的甲状腺肿大、基础代谢增高和交感神经系统兴奋性增加的综合症。甲亢的病因较复杂,可分为甲状腺性甲亢(如毒性弥漫性甲状腺肿等)、垂体性甲亢、异位 TSH 综合征(如绒毛癌、葡萄胎等)、卵巢甲状腺肿(畸胎瘤)、甲状腺毒症(甲状腺炎性等)。其中以毒性弥漫性甲状腺肿(Graves 病)最多见。甲亢可发生于任何年龄,在老年期初发或复发以及成年甲亢延续至老年期者,均称为老年甲亢。

(一)病因、发病机制与病理生理

老年毒性弥漫性甲状腺肿是一种自身免疫性疾病,患者血清中存在具有能与甲状腺促甲状腺激素(TSH)受体结合的抗体,即抗 TSH 受体抗体(TRAb):①甲状腺刺激抗体(TSAb)或甲状腺刺激球蛋白(TSI),其作用与 TSH 作用相似,能与 TSH 受体结合,活化腺苷酸环化酶,使甲状腺激素合成、分泌增加和甲状腺肿。②TSH 受体阻断抗体(TSHRBAb)或甲状腺刺激阻断抗体(TSBAb),它们不能活化腺苷酸环化酶,阻止 TSH 或 TSAb 与 TSH 受体的结合,抑制甲状腺功能。产生 TRAb 的机制尚不十分清楚,不同浓度的 TSAb 与 TSBAb 及其相互作用,导致自身免疫性甲状腺疾病的多种病理生理变化。某些患者可能还存在遗传基因,精神刺激等环境因素也是发病的重要诱因。

甲状腺激素分泌过多所引起的病理生理改变是多方面的,有研究认为,甲状腺激素主要是通过刺激细胞膜的 Na - K - ATP 酶的作用,致使 ATP 水解增多,促进线粒体氧化磷酸化反应,增加耗氧和产热,且在儿茶酚胺的协调作用下,加强对神经、心血管和胃肠等脏器的兴奋和刺激,增加基础代谢率,加速多种营养物质和肌肉蛋白消耗。

(二)临床表现

1. 老年甲亢与成人甲亢比较

①老年甲亢临床表现不典型,约 1/3 患者无临床症状,约 1/5 表现为淡漠状态,容易漏诊或延迟诊断。由于长期未确诊,甲状腺高功能状态未被控制,部分患者产生恶液质。成人甲亢临床表现典型,多表现为精神兴奋、活动过度状态,发病较易诊断。②成人甲亢的重要体征为甲状腺弥漫性肿大,多为质地柔软;而老年甲亢约 1/2 甲状腺不肿大,即使肿大也多为轻度、结节性,有的为质地较硬韧的多结节,有的为腺瘤样结节,腺瘤结节自身分泌过多的甲状腺激素,不受 TSH 反馈性所调节,称为自主功能性甲状腺结节,同位素扫描为“热结节”。③成年甲亢约 1/2 有突眼;老年甲亢甚少或轻度突眼。

2. 老年甲亢的特殊表现

①淡漠型甲亢:多为高龄患者,女性多见,表情淡漠、抑郁、迟钝、嗜睡,消瘦,心率多不快,易发生房颤或充血性心衰,多有肌病,皮肤冰冷、干燥。②心血管系:甲状腺激素使心脏对儿茶酚胺敏感,增加心率与心搏出量,缩短左室搏出时间并加速循环,致使老年人心脏负担过重,故老年甲亢易出现心绞痛、心衰及房颤。上述表现可为老年甲亢唯一的临床表现,称为老年甲亢心脏病。③消化系:常见厌食、体重剧降。成人甲亢由于肠蠕动增加,常见腹泻及大便次数增多;老年甲亢由于胃肠功能下降,很少出现大便次数增多,有的则表现为便秘。另外可有肝脾肿大、肝功异常。④神经精神系:半数老年甲亢可表现为急躁、精神过敏、多言多动,有些患者表现为寡言少语、抑郁。⑤甲亢性肌病:表

现为肌无力与肌肉消瘦，约半数老年甲亢感觉肌肉软弱无力，有时出现抽筋、眼肌麻痹、重症肌无力。⑥并发症：老年甲亢可并发高血压、皮肤瘙痒、骨质疏松、糖尿病等。

（三）诊断

老年甲亢的诊断，不仅要掌握成人甲亢的临床表现，还要掌握老年甲亢的特点，如心脏病型甲亢、淡漠型甲亢、胃肠型甲亢、肌病型甲亢、营养代谢障碍型甲亢等，其中以心脏病型甲亢最为多见。实验室检查方面要注意，老年人血清 T3、FT3 正常值范围较低，有些老年甲亢仅表现 T4、FT4 增高，T3、FT3 正常，即老年 T4 甲亢。另外化验 GPT 可增高，TSH 减低，甲状腺球蛋白抗体（TGAb）、甲状腺微粒体抗体（TMAb）、甲状腺过氧化物酶抗体（TPOAb）、TRAb 可阳性，提示甲状腺免疫功能紊乱。

（四）治疗

甲亢患者要注意休息，去除精神刺激及紧张因素，补足热量及营养物质。治疗方法包括药物治疗、放射性同位素碘治疗及手术治疗，其中抗甲状腺药物疗法在老年甲亢中最常见。

1. 抗甲状腺药物疗法：常见甲硫咪唑（他巴唑、MM）和丙硫氧嘧啶（PTU）。该类药物通过阻止甲状腺内过氧化物酶系作用，抑制离子碘转化为新生态或活性碘，从而减少甲状腺激素合成。具体服用方法分为初治阶段、减量阶段和维持量阶段。初治阶段：PTU 300 ~ 450mg/d 或 MM 30 ~ 40mg/d，分 2 ~ 3 次口服。至症状缓解或血甲状腺激素恢复正常时即可减量。减量阶段：约每 2 ~ 4 周减量一次，PTU 每次减 50 ~ 100mg，MM 每次减 5 ~ 10mg，待症状完全消除，体征明显好转后再减至最小维持量。维持阶段：PTU 50 ~ 100mg/d，MM 5 ~ 10mg/d，维持 1.5 ~ 2 年。治疗中若症状缓解，但甲状腺肿或突眼却加重时，抗甲状腺药可适当减量，并可加用左甲状腺素（L－T4）25 ~ 50μg/d 或干甲状腺片 20 ~ 60mg/d。抗甲状腺药物的副作用主要有①粒细胞减少：多发生在用药后 2 ~ 3 个月内，严重时可致粒细胞缺乏。检测外周血白细胞若低于 $3\times10^9/L$ 或中性粒细胞低于 $1.5\times10^9/L$，应考虑停药，并严密观察病情变化，加用促白细胞增生药，必要时加用激素乃至粒系集落刺激因子治疗。②药疹：皮疹不重时加用抗组胺药即可，若皮疹加重，应立即停用抗甲状腺药物，防止发生剥脱性皮炎。③若发生中毒性肝炎、肝坏死、精神病、胆汁淤积综合征、狼疮样综合征、味觉丧失等应立即停药。

2. 放射性同位素碘治疗：甲状腺有高度聚 ^{131}I 能力，^{131}I 衰变时放出的 β 射线破坏甲状腺滤泡上皮细胞，可达到外科部分切除术的效果，其缺点是随着时间延长，甲状腺功能减退逐渐增加。适应证：①对抗甲状腺药严重过敏，或长期治疗无效或治疗后复发。②合并心肝肾等疾病不能手术，或手术后复发。③某些高功能结节者。禁忌证：①严重心肝肾功能衰竭或活动性肺结核。②外周血白细胞低于 3G/L 或中性粒细胞低于 1.5G/L。③重症浸润性突眼。④甲状腺危象。治疗前准备：用 ^{131}I 前 2 ~ 4 周避免用碘剂及其他含碘食物和药物，对心率大于 120 次/分、血清 T3、T4 显著增高者，应先治疗，在投 ^{131}I 前 2 ~ 3 天停用。剂量：根据甲状腺重量计算 ^{131}I 用量，毒性弥漫性甲状腺肿一般用量 5 ~ 7Gy（500 ~ 700rad）。

3. 外科甲状腺次全切除术：老年甲亢除甲状腺结节甚大产生压迫周围组织者外，均不主张手术治疗。术前准备：先予抗甲状腺药物治疗至症状控制，心率小于 80 次/分，T3、T4 正常。术前 7 ~ 10 天加用复方碘口服溶液，3 ~ 5 滴/次，每日 3 次。

4. 其他药物治疗：①复方碘口服溶液其主要作用为减少甲状腺充血，阻抑甲状腺激素释放，仅用于术前准备和甲状腺危象。②β 受体阻滞剂其作用除阻滞 β 受体外，还可抑制 T4 转换为 T3，用于改善甲亢初治期的症状。此药可与碘剂合用于术前准备，还可用于 ^{131}I 治疗前后及甲状腺危象。

5. 老年甲亢危象治疗：老年甲亢危象是某种诱因引起的严重合并症，病死率高。甲亢危象诱因：精神刺激、感染，任意停用抗甲状腺药物，手术或^{131}I治疗前未做好充分准备等。甲亢危象先兆：老年甲亢原有症状急剧加重、衰弱无力、烦躁、高热、大汗、厌食、恶心呕吐、腹痛腹泻、心动过速加重、表情淡漠、嗜睡、谵妄、昏迷。甲亢危象治疗：①迅速减少甲状腺激素释放和合成：大量应用抗甲状腺药物，口服或胃管注入丙硫氧嘧啶 200～300mg/次或甲硫咪唑（他巴唑）20～30mg/次，每 6 小时 1 次，病情好转后减量。②无机碘溶液：上述治疗后 1～2 小时，静脉或口服碘溶液，以阻断激素分泌。静点 10%葡萄糖 500ml + 碘化钠溶液 0.25，每 8～12 小时 1 次，或口服复方碘溶液，30 滴/日，逐渐 2 周内停用。③迅速阻滞儿茶酚胺释放，普萘洛尔 10～30mg/次，每 4～6 小时 1 次。④纠正危象时的相对肾上腺皮质功能减退：静点氢化可的松 200～500mg。⑤其他：降温，给氧，纠正水、电解质紊乱和心衰。

二、甲状腺功能减退症

甲状腺功能减退症（简称甲减症），是指不同原因引起的甲状腺激素缺乏、机体代谢和多系统功能减退的临床综合病征。根据起病年龄分为呆小症（克汀病）、幼年型甲减及成年型甲减，晚期常表现为黏液性水肿。由于人口老龄化及老年人自身免疫改变易患免疫性疾患等因素，老年甲减不少见。

（一）病因和发病机制

老年甲减分为原发性与继发性两种，两种病因各不相同。原发性甲减病因未明，患者血中常可检测出抗甲状腺抗体，可能是一种自身免疫性疾病。患者可发生甲状腺自身免疫性萎缩或淋巴细胞性甲状腺炎，导致甲状腺功能减退。继发性甲减常因甲亢治疗不当所致，如甲状腺次全切除过多或^{131}I治疗剂量过大、抗甲状腺药物使用过量及长期应用胺碘酮等。

（二）病理生理

根据病因不同，甲状腺可发生萎缩性病变或甲状腺肿。甲状腺外组织的病理生理改变，是在全身各组织间隙中出现大量细胞外黏液物质，该物质是由酸性黏多糖与蛋白质组合，其亲水力极强，吸聚大量水分，沉积在各组织间隙中。如在皮肤上出现肿胀，皮肤表面角化、萎缩，毛囊及汗腺管出现角化栓塞，呈特异性的“黏液性水肿”。在心肌细胞间，出现间质水肿、心肌张力减退、心脏松弛而扩大，呈心肌假性肥大，重者可心肌纤维断裂、细胞坏死、心包积液。在大、小脑及下丘脑，可有水肿及退行性变，引起智力减退、痴呆、神经萎缩及体温下降等。

（三）临床表现

1. 亚临床甲减

患者可无临床表现，仅 TSH 轻度增高。

2. 临床型甲减

轻型甲减表现为乏力、嗜睡、食欲下降、周身发胀；重型甲减呈黏液性水肿轻型表现。

3. 黏液性水肿

早期有倦怠、畏寒、言语行动迟缓、少汗、精神萎靡、胃口欠佳、体重增加、身体肿胀、便秘等。继之出现各系统“黏液性水肿”样典型表现，如表情呆板、眼睑浮肿、头发稀疏、眉毛脱落、皮肤干糙、听力下降、顽固性便秘、非凹陷性黏液水肿，心动过缓、心脏扩大、心包积液，重者昏睡、胸腹水。

4. 黏液性水肿昏迷

为甲减终末阶段，可表现为昏睡、低体温、呼吸浅快、低血糖、低血钠、水中毒、休克，多见于高龄伴心肺疾病者，病死率甚高。

（四）诊断与鉴别诊断

TSH 为甲减诊断的首选检查指标，其次为 T4（FT4），T3 仅在晚期下降。由于甲状腺激素缺乏，影响红细胞生成素合成，骨髓造血功能降低，故血红蛋白、红细胞可降低。另外胆固醇、甘油三脂常增高，肌酸激酶、乳酸脱氢酶、谷草转氨酶增高，糖耐量试验呈低平曲线，胰岛素反应延迟。心电图示低电压、窦缓、T 波低平，偶有 P－R 间期延长及 QRS 波增宽。胸片、B 超提示心包积液、胸腹水。早期轻度及不典型甲减，需与贫血、肥胖、水肿、肾病综合征、低代谢综合征作鉴别诊断。

（五）治疗

1. **替代治疗**

甲减患者（包括亚临床甲减）要早期使用甲状腺激素治疗，甲状腺激素有甲状腺片、左甲状腺素（L－T4）和左旋三碘甲状腺原氨酸（L－T3）三种类型。它们的剂量关系分别为甲状腺片 60mg 相当于 L－T4 100μg、L－T320～25μg。L－T3 的作用比 L－T4 和甲状腺片快、强，作用时间短，故 L－T3 多用于抢救黏液性水肿昏迷。甲状腺片是从动物中提取的，生物效价不稳定，故替代治疗以合成的 L－T4 为首选。替代治疗的原则为甲状腺激素要从极小剂量（1/4～1/2 剂量）开始，视病情每 1～2 周以极小量增加，至甲状腺功能维持正常的低值水平。

2. **黏液水肿昏迷治疗**

本病病死率高，一旦确诊，应立即补充甲状腺激素。静注 L－T3 首次 40～120μg，以后每 6 小时 5～15μg，至患者清醒改为口服。或首次静注 L～T4 100～200μg，以后每日注射 50μg，至患者清醒改为口服。若无针剂，可鼻饲 L－T3 20～30μg 或 L－T4 100～200μg 或甲状腺片 30～60mg，每 6 小时 1 次，清醒后改为口服常规用量。对低钠、低血糖、低血压休克及其他心肾功能不全的患者，给予相应的治疗，并注意短期补充一定量的肾上腺皮质激素，防止发生急性肾上腺皮质功能不全或危象。

三、老年慢性淋巴细胞性甲状腺炎

老年慢性淋巴细胞性甲状腺炎（老年桥本甲状腺炎），是一种常见的甲状腺慢性免疫炎症性疾病。

（一）病因与发病机制

有证据表明该病属于自身免疫性疾病：①血清中存在高效价的抗甲状腺自身抗体。②甲状腺组织中存在大量浆细胞和淋巴细胞浸润以及淋巴滤泡和母细胞形成等，表明有细胞免疫参与。③有的患者同时伴有慢性肾上腺皮质功能减退症或恶性贫血、播散性红斑狼疮、类风湿性关节炎、糖尿病、Graves 病等自身免疫疾病。④与 Graves 病相同，可产生抗 TSH 受体抗体（TRAb）。⑤患者抑制性 T 淋巴细胞遗传性缺陷，导致甲状腺自身抗体产生，如甲状腺球蛋白抗体等。⑥本病后期出现甲状腺功能低下，可能与 K 细胞介导免疫、释放包括淋巴毒性在内的可溶物质导致甲状腺细胞损害有关。

（二）临床表现

起病缓慢，突出表现为甲状腺无痛性肿大，多呈分叶状，质地坚韧有弹性如橡皮，无粘连，活动性好，无血管杂音。如甲状腺增大较快时，可出现局部疼痛与压迫症状。早期甲功多正常，有时可伴一过性甲亢表现，称慢性淋巴细胞性甲状腺炎甲亢。有的患者可同时合并 Graves 病。当甲状腺破坏较严重时，可出现甲低，重者呈黏液水肿。

（三）诊断与鉴别诊断

当发现患者既无症状又无痛感的较坚韧、弥漫性对称性甲状腺肿大，特别是锥体叶肿大时，无论甲功如何，都应怀疑本病。首先进行抗体检测，如血清 TGAb、TPOAb 明显增高，基本可确诊。本病患者的甲状腺有时可出现多个结节，质地较硬，需与甲状腺癌作鉴别，后者血清抗甲状腺抗体常阴性，必要时可行甲状腺针刺活检。慢性淋巴细胞性甲状腺炎甲亢还需与 Graves 病鉴别，前者 ^{131}I 摄取率减低，TGAb、TPOAb 阳性，功能亢进是由于从腺体中溢出较大量的甲状腺激素所致。

（四）治疗

本病若不伴甲减者，不需任何治疗，定期化验 TSH、T4、T3 即可。当出现甲减者，按甲减治疗。甲状腺肿大无压迫症状，不需手术治疗。

慢性淋巴细胞性甲状腺炎甲亢也不需抗甲状腺药物治疗,可采用普萘洛尔和镇静剂治疗。

(刘　波)

参考文献

1. 高绪文等. 甲状腺疾病. 北京:人民卫生出版社,1999年,91-140.

2. 史轶繁等. 协和内分泌和代谢学. 北京:科学出版社,1999年,1019-1062.

3. 纪立农等主译. 牛津临床内分泌手册. 北京:人民卫生出版社,2006年,1-68.

4. 胡仁明等. 内分泌代谢病临床新技术. 北京:人民军医出版社,2002年,139-198.

5. 孙玉安等. 实用内分泌代谢疾病药物治疗学. 北京:人民卫生出版社,2003年,98-118.

第四节　老年性骨质疏松症

一、概述

(一)定义

骨质疏松症(Osteoporosis,OP)是以骨量低下、骨微观破坏,导致骨脆性增加,易于发生骨折为特征的全身性骨病(世界卫生组织,WHO)。2001年美国国立卫生研究院(NIH)提出骨质疏松症是以骨强度下降、骨折风险增加为特征的骨骼系统疾病。骨强度反映了骨骼的两个主要方面,即骨矿密度和骨质量。目前全世界大约有2亿人患OP,造成骨折有130~160万,其发病率已跃居常见病的第六位,仅美国、西欧、日本就有7500万人,每年治疗及住院费高达250亿美元,我国老年人骨质疏松的患病率:女性为90%,男性为61%,WHO视骨质疏松症为心血管疾病之后,第二大致死的健康照顾问题。

(二)分类及分型

骨质疏松可分为三大类:一类为原发性骨质疏松症:它是随年龄的增长必然发生的一种生理性退行性病变;第二类为继发性骨质疏松症,它是由其他疾病或药物等一些因素所诱发的骨质疏松症;第三类为特发性骨质疏松症,多见于8~14岁青少年或成年人,或原发性妊娠妇女及哺乳期妇女所发生的骨质疏松症。

原发性骨质疏松症又可分为两个型:Ⅰ型为绝经后骨质疏松症,是高转换型骨质疏松症,一般发生在绝经后5~10年内。Ⅱ型为老年性骨质疏松症,是低转换型骨质疏松症,一般发生在70岁以上的老年人,

老年性骨质疏松症与机体老化过程有关,随年龄增长成骨细胞数目和活性逐年下降,破骨细胞活性增加,主要发生于70岁以后的老年人,女性发病率是男性的两倍。小梁骨及皮质骨均可累及,常引起股骨颈、椎骨、肱骨近端、胫骨近端及骨盆骨折。可能起因于与老年有关的维生素D合成减少或抗维生素D作用。老年女性Ⅰ型和Ⅱ型常同时发生。

二、危险因素

骨质疏松症的危险包括:①不可控制因素:人种,老龄,女性绝经,母系家族史。②可控制因素:低体重,性激素低下,吸烟,过度饮酒、咖啡及碳酸饮料等,体力活动缺乏,饮食中钙和维生素D缺乏,患有影响骨代谢疾病和应用影响骨代谢药物。

(一)不可控制因素

1. 人种

白种人较黄种人和黑人更易患骨质疏松症,美国65岁以上白人妇女比非洲裔美国妇女的骨折发病率约高2倍。

2. 老龄

在所有影响骨质疏松性骨折发生的因素

中,年龄因素是最重要、也是最为突出的。随着年龄的增长,骨形成和骨吸收呈负平衡,骨量逐渐减少,导致所谓老年性骨质疏松症,骨质疏松症与年龄呈正相关。无论男女,各种骨折均随年龄的增长而逐渐增加,65岁以上的老年人年龄每增加5岁,骨折的发生率就增加一倍。

3. 女性绝经

绝经后时期是指停经后的阶段,大多数人从50岁开始,由于全世界妇女的平均寿命为75岁,因此,绝经后的时间约占妇女一生的1/3。

4. 母系家族史

骨质疏松有家族遗传倾向,遗传因素对骨峰值的建立起70%～80%的作用;生活方式占30%。

(二)可控制因素

1. 消瘦

体重指数低者,骨质疏松症发生率高,欧洲的一项骨质疏松性骨折研究表明,25岁以后,随体重、体重指数(BMI)的提高,脊椎骨折的发生率显著降低。

2. 性激素低下

女性人工绝经(卵巢切除)或早绝经是骨质疏松症的高危人群;性腺发育异常的男性骨量明显低于正常。

3. 吸烟,过度饮酒、咖啡及碳酸饮料

吸烟的人骨折发生率较不吸烟者大。其原因:吸烟者一般比非吸烟者体重为轻;钙的吸收减少;吸烟的妇女绝经期会提前,而且吸烟会降低雌激素水平;吸烟还会减低妇女绝经后雌激素替代治疗的效果。以上这些因素均可增加骨质疏松的风险。

酗酒的人骨丢失的速度更快。这种骨丢失可能就是酒精对骨作用的直接后果。酗酒同时增加了跌倒的机会,更容易骨折。

4. 体力活动缺乏

负重和运动对骨的生长和再建是一种机械性刺激,失去这种刺激,骨的生长和再建均受影响。丧失了肌肉收缩也是引起骨质疏松的主要原因之一。运动减少的人容易产生骨量减少、骨质疏松和骨折。恢复活动可使丢掉的骨量得以复原,但需要较长时间。

5. 饮食中钙和维生素D缺乏

(1)钙是决定骨峰值的重要因素,相关调查发现,牛奶的摄入对腰椎、股骨近端骨峰值有明显影响,每天饮牛奶较不喝或偶尔喝者骨峰值高6.6%。当钙摄入不足时,机体为了维持血清钙的水平,就要将骨中的钙释放到血中,由此骨中钙量逐渐减少,易引起骨质疏松。

(2)人体维生素D一半来自食物,另一半来自日光照射。维生素D属于类固醇激素,其生物活性较低,需经过肝脏和肾脏两次羟化后,转化为1,25二羟维生素D_3[1,25$(OH)_2D_3$)],方才能够发挥生物学效应。它的主要作用是:可刺激成骨细胞活性和骨基质形成,促进肠道对钙、磷的吸收,提高血钙和血磷的水平,有利于钙化和骨盐沉着;体内维生素D缺乏,可发生佝偻病和骨软化症和骨矿化障碍;尤其是老年人日晒减少、消化道功能减退等原因容易导致体内活性维生素D的量不足,易发生骨质疏松。

6. 影响骨代谢疾病

(1)慢性肾脏疾病:可引起钙磷代谢障碍、酸碱平衡失调、维生素D代谢异常及继发性甲旁亢等造成骨骼损害。

(2)糖尿病:是全身代谢紊乱疾病,不仅糖、蛋白、脂肪代谢紊乱,而且钙、磷、镁等骨矿物质代谢及甲状旁腺激素(PTH)、维生素D3等调钙激素发生变化均会导致糖尿病患者骨矿含量减少、骨密度减低及骨质疏松症。

(3)慢性肝脏病:易发生代谢性骨病,其中以慢性淤胆性肝病包括原发胆汁性肝硬化、原发硬化性胆管炎发生代谢性骨病最为常见。其可能的机理为:肝脏将维生素D转化为25-羟维生素D的能力降低;维生素D从尿中的消除增加;钙的吸收减低;铜、胆盐等降低成骨细胞功能等因素有关。

(4)甲状腺功能亢进:甲状腺素分泌过多,引起高转换性骨质疏松。其机制是:甲状腺激素分泌增加时，骨代谢转换加速，破骨细胞活性增加，骨中钙、磷释放增加，使血钙、血磷升高。血钙升高抑制甲状旁腺素的分泌，使肾小管对钙的重吸收减低，尿钙排泄增加，导致骨骼脱钙。另外，甲状腺素分泌增多，干扰活性维生素D的生成，导致肠钙吸收降低。从而发生骨质疏松。

(5)多发性骨髓瘤、白血病、淋巴瘤、肥大细胞增多症及各种恶性肿瘤骨转移。多发性骨髓瘤等血液病可由于恶性血液细胞浸润骨骼，引起骨骼破坏、骨质疏松。恶性肿瘤患者30%发生骨转移，骨转移患者90%以上发生骨质疏松症。

(6)免疫功能异常的因素：免疫功能紊乱与骨质疏松的发病具有一定的关系，多种细胞因子和体液因子与骨代谢异常有关。

7. 应用影响骨代谢药物

(1)糖皮质激素：长期糖皮质激素治疗，可降低骨量和骨密度而使骨变脆，引起骨质疏松，另外长期使用糖皮质激素治疗使肌肉无力，肌肉组织萎缩。因此，糖皮质激素不仅增加了因跌倒而造成骨折的危险性，它还增加了跌倒本身的危险性。

(2)肝素：引起骨质疏松症可能是多因素的，而且可能是骨合成降低和骨吸收增加联合作用的结果。

(3)抗癫痫药物：癫痫患者长期服用抗癫痫药物可导致低钙血症、高碱性磷酸酶血症、骨质软化、骨矿含量降低，部分患者合并骨质疏松症以及继发性甲旁亢。

三、发病机理及病理生理

(一)衰老

肠道钙吸收随年龄增加而缓慢下降，70岁时较青年时期减少近50%，主要由维生素D缺少(摄入和皮肤合成维生素D均减少、肾脏1a羟化酶的活性降低以及肠道1,25双羟维生素D的受体数量减少和亲和力降低等)所致；另外骨骼一生都处在不断代谢重建中，青少年期骨吸收和骨形成处于骨钙正平衡。随着年龄的增长骨吸收快于骨形成，造成了骨质疏松的发生。老年人由于骨髓基质细胞向成骨细胞方向分化受抑，成骨细胞分裂增殖缓慢及骨形成因子合代谢受阻，同时由破骨细胞转变为成骨细胞的过程受到抑制，活性衰退致骨形成期延长，骨形成率降低，表现为“低转换”型骨质疏松症。

(二)激素及细胞因子调节障碍

目前认为雌激素通过钙调节激素发挥对骨代谢的调节作用。降钙素降低，进一步加强破骨细胞的功能，骨吸收活跃，骨生长降低，使骨骼的微结构改变，骨脆性增加。

1. 雌激素

女性原发性骨质疏松最主要的病因之一是雌激素缺乏引起骨的吸收和重建平衡失调。妇女45岁以后卵巢的功能逐渐减退，雌激素分泌逐渐下降，在绝经期后尤甚，特别是卵巢切除的妇女要比自然绝经妇女骨矿丢失要大得多。雌激素水平下降，一方面导致1,25双羟维生素D_3[1.25$(OH)_2D_3$]的生成与活性降低，减少肠道钙的吸收，同时，雌激素受体的减少直接抑制成骨细胞活性，骨基质形成不足；另一方面，导致降钙素(Calcition,CT)水平降低，增强了骨对甲状旁腺激素(PTH)的敏感性，致使骨吸收增多。当骨吸收超过骨形成，导致骨质疏松。

同样，雄激素缺乏被认为是引起男性骨质疏松的重要原因。随着年龄增加，男性生殖系统功能逐渐降低，导致老年人破骨细胞活性大于成骨细胞活性，骨形成减慢，骨吸收加速，最终导致骨密度降低，发生骨质疏松。

2. 钙调节激素

人体通过钙调节激素CT、PTH、1,25$(OH)_2D_3$有一个血钙自稳定系统，当人体长期缺钙得不到纠正时，会使血钙自稳系统出现偏差。低血钙时可刺激PTH分泌，PTH溶解骨库中骨钙，使血钙维持原来水平，在PTH分泌过盛的同时，CT分泌也增加，前者促进破骨，后者促进成骨，这种形式的成骨远不能满足丢失的旧骨，它只是在骨骼的某些部位沉积钙，在临床上表现为骨质增生、韧带及软组织钙化。长期缺钙，骨钙减少，血钙及软组织钙相对增加，这种现象称钙迁徙，钙迁徙被认为是衰老的典型特征，是由于CT、PTH等激素异常分泌的结果，是骨质疏松和骨质增生并见的物质基础。

3. 细胞因子

细胞因子产生异常参与多种疾病的发生。现在已知随年龄增加，妇女雌激素水平不断下降，可使从末梢血单核细胞产生的IL-1、IL-6、TNF产生过量，而且骨组织微环境中细胞因子的动态平衡依靠雌激素的调控，17β雌二醇可抑制IL-6、TNF的合成和分泌，IL-1、IL-6、TNF等细胞因子具有使破骨细胞前体细胞分化为破骨细胞的功能而促进骨吸收。

(三)运动缺乏

运动影响骨密度的机制主要是通过增加骨机械应力负荷。高水平的运动产生相对高的负荷，负荷作用于骨使其产生应变，而应变的大小决定骨的适应变化。作用在骨细胞有效应力可引起骨组织产生形状变化，导致骨组织内DNA和骨胶元合成的增加，从而增加骨质水平，骨密度也随之增高，使骨重量增加。反之，当应力减少时，骨的重量随着应力的减少而出现废用性下降。适度的运动可以明显增加人体的骨密度，调节人体的骨代谢，使骨质总量适度增加。

运动量减少，肌肉及骨骼的附属组织中血液循环及营养降低，骨骼肌的收缩功能下降，骨质代谢率下降，骨吸收增高，引起失用性骨质疏松，骨弹性差，脆度增加，韧性降低，骨退化性萎缩。

运动量减少直接影响全身激素水平的调节以及各种营养、维生素、微量元素的吸收及代谢。

四、临床表现

疼痛，脊柱变形和发生脆性骨折是骨质疏松症最典型的临床表现。但许多骨质疏松症患者早期常无明显的自觉症状，往往在骨折发生后经X线或骨密度检查时才发现已有骨质疏松改变。

(一)疼痛

表现为腰背酸痛或周身酸痛，负荷增加时疼痛加重或活动受限，严重时翻身、坐起及行走有困难。严重腰背疼痛和功能障碍提示可能有椎体骨折，突然加重提示新发椎体骨折，因此需要进一步进行放射学的检查以确定是否存在椎体骨折。

(二)脊柱变形

严重者身高缩短和驼背，椎体压缩性骨折会导致胸廓畸形、腹部受压、影响心肺功能。

(三)骨折

轻度外伤或日常生活后发生骨折为脆性骨折。发生脆性骨折的常见部位为：胸、腰椎、髋部、桡、尺骨远端和肱骨近端，发生过一次脆性骨折，再次骨折风险明显增加。

五、诊断与鉴别诊断

(一)脆性骨折

脆性骨折是骨强度下降的最终体现，既往有过脆性骨折史，即可直接诊断骨质疏松症。

(二)骨密度(BMD)

是目前诊断骨质疏松的最佳定量指标。骨折发生的危险与低BMD有关，若同时伴有其他危险因素会增加骨折的危险性。

1. 双能X线吸收法(DXA)

DXA是目前国际学术界公认的骨密度检查方法，其测定值作为骨质疏松症的诊断金标准。该方法具有精确、准确、放射线剂量低和稳定性高等优点，并对决定治疗有重要价值，是最佳定量指标，反映70%的骨强度，可以用于：诊断骨质疏松症，预测骨质疏松性骨折风险，监测自然病程，评价药物干预疗效。

世界卫生组织(WHO)定义：基于DXA测定，以骨密度值与同性别、同种族健康成年人的骨峰值相比较,低于峰值骨量2.5个标准差(SD)或更多诊断骨质疏松症;骨矿密度(BMD)低于年轻成人BMD峰值均数的2.5SD,或同时伴有多处脆性骨折时为严重骨质疏松;BMD低于健康年轻成人峰值1.0~2.5 SD为骨量减少;BMD低于健康年轻成人峰值不足1SD属于正常。现在也通常用T-scoer(T值)表示,即T值≥-1.0为正常,-2.5<T值<-1.0为骨量减少,T值≤-2.5为骨质疏松症。测定部位的BMD对预测该部位的骨折风险价值最大。如髋部骨折危险用髋部骨密度预测最有意义。

2. 定量超声波测量

定量超声可测定BMD和骨强度,与双能X线吸收法相关性良好,且无离子放射、价格比较便宜和仪器轻便可提携,更适合用于筛查,尤其适用于孕妇和儿童。亦是BMD测定的一有效方法。

3. 定量计算机断层技术照相(QCT)测定

定量CT用于BMD测定,比较昂贵,且受试者接收放射线较多。

4. 单光子吸收(SPA)测定法

设备简单、价格低,可用于桡骨和尺骨BMD测定,适合于流行病学调查,但其敏感性和精确性尚不理想,渐被淘汰。

(三)实验室检查

(1)常规生化指标:主要包括:血清钙、磷和尿钙、磷等,是鉴别诊断的重要参考指标。

(2)钙磷调节激素的相关检查:甲状旁腺激素(PTH)、降钙素(CT)、1,25$(OH)_2$维生素D_3,是调节钙磷浓度最为重要的激素。

(3)骨转换生化指标:骨组织不断进行着骨吸收和骨形成时空偶联过程,即骨转换过程。骨转换包括骨吸收和骨形成过程

1)骨形成标志物:骨钙素(OC)、血浆碱性磷酸酶(ALP)、骨源性碱性磷酸酶(BSAP)、I型前胶原C端肽(PICP)、I型前胶原N端肽(PINP)。

2)骨吸收标志物:血浆抗酒石酸酸性磷酸酶(TPACP)、I型胶原C端肽(S-CTX)、尿吡啶啉(Pyr)、尿脱氧吡啶啉(d-Py),近来认为特异性较好的是用放免或酶免法测尿中脱氧吡啶标准排出量,反应骨吸收、尿I型胶原N端肽、尿I型胶原C端肽、空腹2小时尿钙/肌酐比值。

实验室检查的临床意义:①骨量丢失的预测指标。②骨折风险的预测指标。③是BMD检查的辅助检查手段,但不能直接用于诊断。值得注意的是,在生化全项检查中,原发性骨质疏松症的Ca、P、PTH、ALP水平均在正常水平,有任何一项不正常即需要排除其他骨代谢疾病的可能,如原发性甲旁亢、骨软化症等。

(四)X线检查的临床意义

1. 可以定性和定位诊断:可观察骨组织的形态结构,确诊骨质疏松所致的各种骨折。

2. 敏感性和准确性较低:只有骨量丢失30%以上才能显现出来,早期诊断意义不大。

3. 鉴别诊断:不是所有的压缩性骨折都是由于骨质疏松症引起,需要排除其他疾病,尤其是恶性肿瘤如肿瘤骨转移、多发性骨髓瘤。

六、治疗与预防

骨质疏松症治疗的目的是缓解骨痛、增加骨量,最终目的是降低骨折的发生率。

(一)药物治疗

药物治疗适用于已有骨质疏松症(T≤-2.5)或已发生过骨折;或已有骨量减少(-2.5<T<-1.0)并伴有骨质疏松症危险因素者。

目前,临床上治疗骨质疏松症的药物主要有抑制骨吸收和刺激骨形成两类,前者包括雌激素、降钙素、二磷酸盐、依普黄酮,后者有氟制剂、同化类固醇等,钙剂、维生素D及其活性代谢物可促进骨的矿化,对抑制骨的吸收、促进骨的形成也起作用。

1. 钙剂和维生素D

钙是骨骼中的重要矿物质,是骨生长的先决条件。足量的钙摄入对正常骨的发育和维持是必要的,可减缓骨的丢失,改善骨矿化。用于

治疗骨质疏松症时应与其他药物联合应用。

我国营养学会制定成人每日钙摄入推荐剂量800mg（元素钙量）是获得理想骨峰值、维护骨骼健康的适宜剂量。如果饮食中钙供给不足可选用钙剂补充，绝经后妇女和老年人每日钙摄入推荐剂量1000mg。北美学者主张，青少年及70岁以上的老年人每日摄钙（元素钙）1000～1200mg，成人每日800～1000mg，绝经后妇女每日1000～1500mg。

2. **维生素D**

维生素D促进小肠和肾小管对钙的吸收，对骨有双重作用，既能促进骨形成，又能刺激骨吸收。老年人除了钙摄入不足还由于1α－羟化酶活性降低，内源性1,25$(OH)_2D_3$产生不足导致的钙的吸收障碍，因此活性维生素D是治疗老年骨质疏松症极为有效的药物。成人推荐剂量为200单位（5μg）/d，老年人因缺乏日照以及摄入和吸收障碍常有维生素D缺乏，故推荐剂量400～800单位（10～20μg）/d，有研究表明补充维生素D能增加老年人肌肉力量和平衡功能，因此降低了跌倒的危险，进而降低骨折危险。

老年人更适宜选用活性维生素D，它包括1α羟维生素D（α－骨化醇），1,25羟维生素D（骨化三醇）。前者在肝功能正常时才有效，后者不受肝、肾功能的影响。骨化三醇的剂量0.25～0.5μg/d、α－骨化醇0.25～0.75μg/d。维生素D用于治疗骨质疏松症时应与其他药物联合应用。临床应用时应注意个体差异和安全性，定期监测血钙和尿钙，酌情调整剂量。

3. **双膦酸盐**

双膦酸盐是焦磷酸盐的类似物，对骨有着特殊的亲和力，其作用机制是以其P－C－P－－结构取代骨内焦磷酸盐的P－O－P－－结构，使其不易溶解，提高骨吸收的抗力，改变破骨细胞的形态，使其活性与数量均下降。双膦酸盐抑制骨表面破骨细胞的形成和活化从而抑制骨吸收，减轻骨痛，改善骨组织学征象。此类药物的胃肠吸收率较低，大约为摄入量的1%～3%。双膦酸盐进入人体后，24～28h就可检测到其抑制骨吸收的作用，骨形成的降低出现较晚，约历时3个月骨吸收和骨形成之间又达到一个新的平衡。目前国内主要应用羟乙膦酸钠和阿仑膦酸钠。

羟乙膦酸钠为第一代的双膦酸盐，其治疗剂量会引起骨的矿化障碍，所以采用间歇性、周期性的治疗方案，以三个月为一疗程，每个疗程开始时连续服羟乙膦酸钠14d（400mg/d），分两次服，然后停服2.5个月，直到下个周期开始。在停药期间可服钙剂和维生素D，这样避免了其对矿化的不良影响。临床实验证实它能缓解疼痛，改善活动功能，增加骨量，降低骨折发生的危险性。骨组织剂量学检测为显示有矿化障碍。

阿仑膦酸钠（alendronate，ALN）是侧链带有单原子的氨基双膦酸盐，它抑制骨吸收的效力是羟乙膦酸钠的500～1000倍，在治疗剂量的6000倍以上才会影响骨矿化。临床骨折干预试验（fracture intervention trial，FIT）显示口服ALN在降低骨转换和增加骨量的同时，使新形成的骨骼质量得以保持，骨折危险性显著降低。为探索合适的用药时间，一项在FIT研究的基础上又进行延长5年的临床观察（FIT long－term extension，FITEX）显示，服药5年后停药，并不出现明显的骨折危险性增加，但在有椎体骨折史和BMD甚低的高危患者，继续服药5年，对降低临床椎体骨折有益，长达10年的治疗可见骨形成的标志，未出现骨转换的过度抑制。目前临床上应用的阿仑膦酸钠有10mg/片（每日一次）和70mg/片（每周一次），后者服用更方便，对消化道刺激更小，有效且安全，因而有更好的依从性。应用时应严格遵照正确的用药方法，应在早晨空腹时以200ml清水送服，进药后30分钟内不能平卧和进食，极少数患者发生药物反流或发生食道溃疡。故有食道炎、活动性胃及十二指肠溃疡、反流性食道炎者慎用。近三年有报道应用双膦酸盐类药物出现下颌骨坏死的病例。

4. **降钙素**

破骨细胞上存在降钙素受体，降钙素在几

分钟内能迅速抑制破骨细胞的活性,长期则抑制其增殖,使破骨细胞数量减少,从而抑制骨吸收,降低骨转换,它可预防绝经期的小梁骨的丢失,同时对高骨转换型的骨质疏松症尤其有效。降钙素可以降低骨质疏松骨折的发生率。降钙素是安全的镇痛性物质。目前应用于人体主要是鲑鱼降钙素和鳗鱼降钙素衍生物。研究证实降钙素对骨质疏松症患者有镇痛、增加活动功能、改善钙平衡、减少骨量丢失甚至增加骨量和降低骨折发生的效果。其缓解骨痛的疗效在90%以上,一般用药1~2周起作用,3~4周作用明显,部分患者在停药后作用还可维持一段时间。镇痛的机制尚未完全阐明,主要是中枢性镇痛作用,使痛阈值增高,同时观察到血内啡肽水平增高等。

鲑鱼降钙素有肌肉注射和鼻喷两种剂型,前者每次50U或100U,每周6次,1~2周后减为每次50U,每周2次或3次;后者为每日一次200U鼻喷,鼻喷给药后的血浓度达峰时间为3~4h,较肌注时间长,减少了针剂注射后的面部潮红等不良反应。鳗鱼降钙素衍生物每次20U,每周一次,缓慢肌肉注射。应用降钙素少数患者有食欲减退、恶心、呕吐和面色潮红等,鼻喷者有时鼻塞、流涕,一般短期内症状自行消失。

5. **选择性雌激素受体调节剂(SERMs)**

SERMs有效抑制破骨细胞活性,降低骨转换至妇女绝经前水平,大样本的随机双盲对照临床试验研究表明每日一片雷洛昔芬(Raloxifene,60mg),能阻止骨丢失,增加骨密度,明显降低椎体骨折发生率,是预防和治疗绝经后骨质疏松症的有效药物。该药只用于女性患者,其特点是选择性地作用于雌激素的靶器官,对乳房和子宫内膜无不良作用,能降低雌激素受体阳性浸润性乳癌的发生率,不增加子宫内膜增生及子宫内膜癌的危险。该药对血脂有调节作用,少数患者服药期间会出现潮热和下肢痉挛症状,潮热症状严重的围绝经期妇女暂时不宜用。国外研究显示该药轻度增加静脉栓塞的危险性,故有静脉栓塞病史及有血栓倾向者如长期卧床和久坐期间禁用。

6. **雌激素替代治疗(HRT)**

此类药物只能用于女性患者。雌激素类药物能抑制骨转换,阻止骨丢失。

临床研究已充分证明雌激素或雌孕激素补充疗法(ERT或HRT)能降低骨质疏松性骨折的发生危险,是防治绝经后骨质疏松的有效措施。基于对激素补充治疗利与弊的全面评估,建议激素补充治疗遵循以下原则:

(1)适应证:有绝经期症状(潮热、出汗等)及/或骨质疏松症及/或骨质疏松危险因素的妇女,尤其提倡绝经早期开始用,收益更大,风险更小。

(2)禁忌证:雌激素依赖性肿瘤(乳腺癌、子宫内膜癌)、血栓性疾病、不明原因阴道出血及活动性肝病和结缔组织病为绝对禁忌证。子宫肌瘤、子宫内膜异位症、乳腺癌家族史、胆囊疾病和垂体泌乳素瘤者慎用。

(3)激素治疗的方案、剂量、制剂选择及治疗期限等应根据患者情况个体化。①有子宫者应用雌激素时应配合适当剂量的孕激素制剂,以对抗雌激素对子宫内膜的刺激。②已行子宫切除的妇女应只用雌激素,不加孕激素。③应用最低有效剂量。④坚持定期随访和安全性监测(尤其是乳腺和子宫)。⑤是否继续用药应根据每位妇女的特点每年进行利弊评估。

7. **甲状旁腺激素(PTH)**

随机双盲对照试验证实,小剂量rhPTH(1-34)有促进骨形成的作用,能有效地治疗绝经后严重的骨质疏松,增加骨密度,降低椎体和非椎体骨折发生的危险,因此适用于严重骨质疏松症患者。一定要在专业医师指导下应用。治疗时间不宜超过2年。一般剂量时20μg/d,肌肉注射,用药期间要监测血钙水平,防止高钙血症的发生。

8. **氟化物**

氟化物是一种强有力的骨形成刺激剂,在众多的防治骨质疏松症的药物中,氟化物目前应用于临床,是能增进成骨、导致小梁骨骨量明显增加的药物。过去用大剂量氟化钠后,皮质骨骨折显著增加。应用较小剂量的研究证实，氟化物对骨量有明显的益处，且未见骨折发生的增加。

9. 他汀类药物

有学者调查了服用他汀类药物的老年患者，骨折发生率明显低于未服药者，差异有显著意义，但目前有关他汀类药物抗骨质疏松的作用尚缺乏大样本、随机、安慰剂对照的有效临床试验。

10. 中药

经临床证明有效的中成药亦可按病情选用。

（二）运动疗法

运动疗法不仅是骨矿化和骨形成的基本条件，而且能促进性激素分泌、改善骨皮质血流量、阻止骨量丢失、促进钙吸收和骨形成，因而是一种防治骨质疏松症的有效方法。

1. 运动方式

只要骨骼肌受到足够的拉力和张力，就是有效的运动。但不同的运动方式会对不同部位骨产生影响。因此选择运动的方式时应遵循的原则是：全身整体运动与局部运动相结合，循序渐进，运动量从小到大。不同人群应选择不同的运动项目。大负重、爆发力的运动对骨骼的应力刺激大于有氧运动，因此，这些运动方式在维持和提高 BMD 上有优势，但单纯采用此方式会对患者循环系统不利。美国运动医学会推荐的 OP 预防运动方案是力量训练、健身跑和行走。在身体功能状况许可下，适当采用大负荷、爆发性训练方式，如跑步时，可采用负重跑或快速跑，利用综合训练器健身时，可采用中、大负荷或爆发性运动形式进行锻炼等等。但是中老年人应以全身有氧运动为主，如走、跑交替，登山，中老年健美操，太极拳，广播操，登楼梯，游泳，骑自行车，网球，羽毛球等。也可做跳跃、短跑等专项肌力训练。

2. 运动项目

各项运动对于骨密度增加都有部位的特异性，这些部位是参与活动的工作肌及其附着骨。因此，选择运动项目要有目的性，如登楼梯可预防股骨和髋部 OP 造成的骨折，体操训练可预防腰椎 OP 所造成的骨折。渐进抗阻练习是促进 OP 逐渐走向恢复的重要方法。

3. 运动量

（1）运动强度：在一定范围内，运动强度越大，对骨的应力刺激也越大，越有利于骨密度的维持和提高。

（2）运动时间：没有统一的时间标准，但对一般有氧运动来说，运动强度大，时间短一些；运动强度小，时间可稍长一些。

（3）锻炼频率：以次日不感疲劳为度，一般采用每周 3 ~ 5d 为宜。

（4）锻炼的阶段性问题：坚持长期有计划、有规律的运动，建立良好的生活习惯，对延缓骨质丢失确实有一定的作用。

注意：锻炼要适当。任何过量的、不适当的活动或轻微损伤均可引发骨折危险。

（三）物理因子治疗

1. 脉冲电磁场疗法：人体骨头是一个生物场，通过外界低频脉冲电磁场刺激改变人体生物静电，改善生物场，加速骨组织的生长，提高全身骨密度，治疗骨质疏松。20Hz，5 ~ 10mT 治疗可增加骨密度，降低骨质疏松症患者骨折的发生率，减轻骨痛，促进骨折的愈合。

2. 紫外线疗法：正常人所需的维生素 D 主要来源于 7 - 脱氢胆固醇的转变。在肝脏和皮肤的生发层内合成 7 - 脱氢胆固醇。在紫外线的作用下，它可转化为维生素 D3。采用无红斑量紫外线全身照射或经常接受阳光照射，可预防及治疗骨质疏松症。

$$7\text{-脱氢胆固醇}\xrightarrow{\text{紫外线}}\text{维生素 D3}$$

3. 直流电钙离子导入疗法：2% ~5% 氯化钙全身法直流电钙离子导入，增加钙的补充。

（四）饮食疗法

1. 含钙高的食物有：牛奶及奶制品，鱼虾，芝麻，豆制品，紫菜，海带，新鲜蔬菜等。

2. 多摄取富含钙质(强化骨骼)及维生素D(促进钙质的吸收)的食物,如花椰菜、栗子、蛤、深绿色蔬菜、燕麦、芝麻、虾、含骨沙丁鱼、黄豆、豆腐及小麦胚芽等。特别富含类黄酮素的黄豆食品对于更年期妇女有益,具有预防骨质流失的作用。

3. 在饮食中加入蒜头及洋葱,因为它们含有硫,能够增强骨骼。

4. 限量摄取芦笋、甜菜及菠菜等含有大量草酸的食物,草酸会抑制人体对钙质的吸收。

5. 避免摄取发酵食品,因为酵母当中的磷含量很高,磷进入体内会与钙"竞争"吸收。

(五)预防

骨质疏松症一旦发生,目前尚无有效方法使之恢复到病前状态,因此预防重于治疗,可以说"预防是最好的治疗"。

骨质疏松症初级预防的对象是未发生过骨折但有骨质疏松症危险因素,或已有骨量减少($-2.5<T<-1.0$)者,应防止发展为骨质疏松症。预防的最终目的是避免发生第一次骨折。骨质疏松症的二级预防和治疗指已有骨质疏松症($T\leqslant-2.5$)或已发生骨折,其预防和治疗的最终目的是避免初次骨折和再次骨折。

1. 改变生活方式

(1)坚持体育锻炼:鼓励锻炼加步行,预防跌跤。

(2)注意合理营养:通过饮食或补充增加钙的摄入(1500mg/d,同时给予维生素D 800IU/d),注意蛋白质的补充,因为蛋白质是骨基质合成必不可少的原料。

(3)增加户外活动:日照可促进维生素D的合成。

(4)避免嗜烟、酗酒和慎用影响骨代谢药物等。

2. 积极预防骨折发生

(1)药物预防:对骨折高危人群,包括轻微或无暴力的骨折和明显低BMD者,尤其亦存在OP的其他危险因素时,应给予药物防治。

(2)锻炼要适当:任何过量、不适当活动或轻微损伤均可引起骨折。

(李 玲)

参考文献

1. 刘忠厚主编. 骨质疏松学. 北京:科学出版社,1998.

2. 朱汉民,王赞舜,陈淑英等. 老年骨质疏松的发病率及有关因素调查. 中华医学杂志,1990,70(5):248-251.

3. 刘忠厚主编. 骨矿与临床. 第一版. 北京:中国科学技术出版社,2006.

第五节 高脂血症

老年人常见高脂血症,并与其他老年多发性疾病如动脉粥样硬化、冠心病、糖尿病、缺血性脑卒中等关系密切。血脂异常对健康的损害主要在心血管系统,会导致冠心病及其他动脉粥样硬化性疾病。以动脉粥样硬化为基础的缺血性心脑血管病(包括冠心病和缺血性脑卒中)发病率正在升高,心血管病已成为我国城市和乡村人群的第一位死亡原因。我国队列研究表明,血清总胆固醇(TC)或低密度脂蛋白胆固醇(LDL-C)升高是冠心病和缺血性脑卒中的独立危险因素之一,已有大量的循证医学证据表明,积极的降脂治疗能显著降低缺血性心脑血管事件的发生率,改善心脑血管疾病患者的预后。

一、血浆脂质和脂蛋白

(一)血脂的组成

血脂是血浆中的胆固醇、甘油三酯(TC)和类脂如磷脂等的总称,主要包括甘油三酯、胆固醇(游离胆固醇和胆固醇酯)、磷脂(卵磷脂、神经磷脂和脑磷脂)及游离脂肪酸。血脂的来源有二:一为外源性,从食物中摄取的脂类经消化吸收进入血液;二是内源性,由肝、脂肪细胞以及其他组织合成后释放入血。血脂含量受膳食、年龄、性别、职业及代谢的影响,波动范围较大。正常成年人空腹血浆中各成分的含量为:

甘油三酯　0.22 ~ 1.65mmol/L(20 ~ 150mg/dl)

总胆固醇　2.9 ~ 6.0mmol/L(110 ~ 230mg/dl)

磷脂　1.4 ~ 2.7mmol/L(110 ~ 210mg/dl)

游离脂肪酸　0.3 ~ 0.9mmol/L(8 ~ 25mg/dl)

(二)血浆脂蛋白的组成和分类

脂质不溶于水。血脂的各种成分与不同载脂蛋白结合成脂蛋白而运输。各种脂蛋白因所含脂类及蛋白的质量不同,其密度、颗粒大小、表面电荷等均有不同。根据其分子大小、密度的不同,用超速离心方法一般可将脂蛋白分为4种:高密度脂蛋白(HDL)、低密度脂蛋白(LDL)、极低密度脂蛋白(VLDL)和乳糜微粒(CM)。根据其所带电荷不同,按其在电泳中移动的快慢,可相应地分为α、β、前β及原点4条区带。各脂蛋白的物理化学特性、组成成分及含量如表26-5-1:

表26-5-1　人血浆脂蛋白的物理化学特性及组成成分

脂蛋白	电泳	密度	Sf值[1]	分子大小(nm)	组成成份%			
					蛋白质	胆固醇	甘油三酯	磷脂
乳糜微粒	原点	<0.96	>400	80 ~ 500	1	4	95	5
极低密度脂蛋白	前-β	0.96-1.006	20-400	25-80	10	15	60	15
低密度脂蛋白	β	1.006-1.063	0-20	20-25	20	50	5	25
高密度脂蛋白	α	1.063-1.20	0	6.5-9.5	45	25	5	25

Sf值:指在密度为1.063的NaCl溶液中,26℃下超速离心24h,漂浮分数,单位是10 ~ 13cm/(s.dyne.g)

二、血浆脂质和脂蛋白的代谢

(一)载脂蛋白

血浆脂蛋白的蛋白质部分称载脂蛋白(apolipoprotein,APO),迄今已发现有18种之多。主要有APO A、B、C、D及E等五类。其中APO A又分为AⅠ、AⅡ及AⅣ;APOB又分为B100及B48;APOC分为CⅠ、CⅡ、CⅢ等亚类。不同的脂蛋白含有不同的载脂蛋白,如HDL主要含有APOAⅠ及AⅡ,LDL几乎只含APOB100,而VLDL除含APOB100外,还有APOCⅠ、CⅡ、CⅢ及E,CM主要是APOB48而不含B100。载脂蛋白的主要功能是结合和转运脂质。此外,还发现不同的载脂蛋白有其特殊功能。APOAⅠ激活卵磷脂胆固醇脂酰转移酶(LCAT),促进HDL成熟及胆固醇逆向转运。APOCⅡ是脂蛋白脂酶(LPL)的激活剂,促进CM及VLDL的分解代谢。APOCⅢ则抑制脂蛋白脂酶(LPL)的活性。APOE及APOB100参与对LDL受体及肝APOE受体的识别,促进CM、VLDL及LDL的降解。APOAⅠ及CⅢ可能参与对HDL受体的识别,APOD促进胆固醇酯及甘油三脂在VLDL、LDL与HDL之间的转运,因此又称为脂质转运蛋白。

(二)脂蛋白的代谢

血浆脂蛋白的作用,是把脂质由合成部位转运至各组织供其利用或贮存,或降解及代谢。各种脂蛋白的代谢和功能均有不同。

1. **乳糜微粒**

CM是运输外源性甘油三酯及胆固醇的主要形式。脂肪消化吸收时,小肠黏膜细胞再合成的甘油三酯,连同合成及吸收的磷脂及胆固醇,加上APO B48、AⅠ、AⅣ、AⅡ等形成新生的CM。新生CM经淋巴管进入血液,从HDL获得APOC及E,并将部分APOAⅠ、AⅣ、AⅡ转移给HDL,形成成熟的CM。CM在毛细血管内皮细胞表面的脂蛋白脂酶(LPL)作用下,其中的甘油三酯及磷脂逐步水解,释放出脂肪酸、甘油为各组织摄取利用,同时其表面的APOAⅠ、AⅣ、AⅡ、C等连同表面的磷脂及胆固醇离开CM颗粒,形成新生的HDL。CM颗粒逐步变小,最后转变成富含胆固醇酯、APOB48,及APOE的CM残骸,与肝细胞膜的APOE受体结合并被肝细胞摄取代谢。APOCⅡ是LPL不可缺少的激活剂,缺少APOCⅡ时,可使血中CM增高。

2. 极低密度脂蛋白

VLDL是运输内源性甘油三酯的主要形式,主要在肝细胞内合成,此外小肠黏膜细胞亦可合成少量VLDL。VLDL的降解与CM相似,所含的甘油三酯在LPL作用下水解,同时表面的APOC、磷脂及胆固醇向HDL转移,而HDL的胆固醇酯又转移到VLDL,使VLDL的颗粒变小、密度增加而转变为中密度脂蛋白(IDL)。IDL中胆固醇和甘油三酯含量大致相等,载脂蛋白主要是APOB100及E。肝细胞的APOE受体可与IDL结合,因此部分IDL为肝细胞摄取代谢。未被肝细胞代谢的IDL其甘油三酯进一步水解后变成LDL。

3. 低密度脂蛋白

如上述,LDL是由VLDL转变而来,它是转运肝合成的内源性胆固醇的主要形式。LDL经与肝、肾上腺、性腺、动脉壁平滑肌细胞等细胞膜表面的LDL受体结合,进入细胞内降解为氨基酸、游离胆固醇及脂肪酸。游离胆固醇在调节细胞胆固醇代谢上具有重要作用:①抑制内质网HMG-CoA还原酶,从而抑制细胞本身胆固醇的合成。②抑制细胞LDL受体活性,减少细胞对LDL的进一步摄取。③激活内质网脂肪酰胆固醇酰基转移酶(ACAT),使游离胆固醇酯化为胆固醇酯在胞浆中储存。④为细胞膜摄取,构成细胞膜的重要成分。⑤在肾上腺、性腺等细胞中用以合成类固醇激素。除LDL受体代谢途径外,血浆中LDL亦可被巨噬细胞吞噬清除。

4. 高密度脂蛋白

HDL主要由肝脏产生,此外也来自小肠和CM的代谢。刚从肝或小肠分泌出来的HDL和CM脂解时形成的HDL均呈盘状,为新生HDL。新生HDL进入血液后,在血浆卵磷脂胆固醇脂酰转移酶(LCAT)的作用下,HDL表面的游离胆固醇酯化为胆固醇酯并进入HDL的核心,使双脂层盘状的HDL逐渐膨胀为单脂层球状HDL,同时其表面的APOC、E又转移到CM及VLDL,最后变成成熟的HDL。在此过程中消耗的游离胆固醇不断从细胞膜、CM及VLDL得到补充。因此,HDL具有将胆固醇从肝外组织转运到肝脏进行代谢的作用,这一过程称为胆固醇的逆向转运。机体可通过这种机制将外周组织中衰老细胞膜中的胆固醇转运至肝代谢并排出体外。HDL主要在肝降解。成熟HDL可能与肝细胞膜的HDL受体结合,然后被肝细胞摄取,其中的胆固醇可用以合成胆汁酸或直接通过胆汁排出体外。

(三)老年人血脂及脂蛋白代谢的特点

与青壮年比较,老年人血脂和脂蛋白的代谢有所不同,主要是对脂质的代谢能力降低。

首先,老年人对脂肪的吸收能力减低,据报告如每日由食物摄入的脂肪量>30g,则粪便中的脂肪含量随年龄变老而增加。碘标记的脂肪吸收试验表明,在60~70岁时对脂肪的吸收能力尚可正常,但80岁以上则有明显障碍,对甘油三酯及胆固醇的吸收均减低。这可能与老年人胆汁酸分泌减少,脂酶的酯化能力减低等有关。

其次,老年人对胆固醇的合成、降解和转运能力降低。55岁之前血中胆固醇因增龄而增高,而在60~70岁时则逐渐减低。用14C标记的醋酸渗入胆固醇的方法进行动物实验表明,动物随年龄增加其肝脏合成胆固醇及肝细胞内线粒体氧化14C胆固醇的能力减低,总胆固醇转换率也减低。

另外,随着增龄糖耐量减低,非胰岛素依赖

型糖尿病发病增加,其糖代谢紊乱可导致老年人甘油三酯及 VLDL 水平升高。

三、高脂血症的临床意义

血脂代谢紊乱,其重要意义在于高脂血症是引起或加重动脉粥样硬化的危险因素。早在20世纪30年代,Muller 以及 Thanndhauser 分别通过各自的研究率先发现高胆固醇血症与动脉粥样硬化有关。20世纪70年代初 Framingham 心脏研究证实,血清总胆固醇水平与冠心病的进展直接相关。通过基础研究、大规模流行病学调查及临床干预试验,目前对低密度脂蛋白胆固醇(LDL－C)、高密度脂蛋白胆固醇(HDL－C)及甘油三酯在动脉粥样硬化和冠心病发病中的作用及干预治疗的效果都有了较明确的认识。

(一)低密度脂蛋白胆固醇

LDL－C 在动脉粥样硬化的发病中起重要作用。已经证明粥样硬化斑块中的胆固醇酯来自循环中的 LDL。家族性高胆固醇血症进一步证实了 LDL 的致动脉粥样硬化作用。家族性高胆固醇患者存在 LDL 受体缺陷,LDL 不能正常代谢,致血浆胆固醇水平异常升高,患者20岁左右就可发生明显的动脉粥样硬化改变。当血浆 LDL 浓度增高时透过动脉壁的 LDL 超过其清除率,过多的 LDL 聚集在动脉壁细胞内。动物实验使用扫描电镜观察发现,高胆固醇血症本身就有损伤动脉内皮的作用,使内皮细胞肿胀和剥脱,中层平滑肌细胞增生,而有利于胆固醇通过受损的部位侵入动脉内膜及中层。另外,LDL 易受血小板释放的丙二醛和血浆中其他脂质过氧化物的氧化修饰而发生构形改变。氧化修饰的 LDL 易为巨噬细胞的"清道夫受体"所识别,并被大量吞噬而形成泡沫细胞,血管壁内的泡沫细胞不断增多、融合,构成了动脉粥样硬化斑块的脂质核心。血浆中 LDL－C 含量 $>$ 4.1mmol/L(160mg/dl)时,发生动脉粥样硬化和冠心病的危险性明显增加。

(二)高密度脂蛋白胆固醇

流行病学调查显示血浆 HDL－C 水平与发生动脉粥样硬化和冠心病的危险性呈负相关,即 HDL 具有保护动脉防止发生粥样硬化的作用。Framingham 研究工作中,经脂质调查、冠心病一级预防、多种危险因素干预试验和临床死亡率随访试验,当调整控制其他危险因素后,HDL－C 值每提高0.03mmol/L(1mg/dl),冠心病的危险可降低2%～3%,男性和女性结果相似。HDL－C $<$ 0.9mmol/L(35mg/dl)时,冠心病危险明显增加。HDL 可阻止胆固醇参与致动脉粥样硬化的过程,其机制据认为有以下几个方面:①细胞表面的游离胆固醇在 LCAT 作用下酯化,进入 HDL 颗粒中并转运至肝脏代谢。②HDL 与 LDL 相互竞争同一受体,因而抑制 LDL 进入细胞内,这种作用以含有 APOE 较多的 HDL 更强。③HDL 与 APOD 具有把胆固醇转运至 VLDL 或其他脂蛋白的作用。

(三)甘油三酯

对于高甘油三酯血症是否是动脉粥样硬化和冠心病的独立危险因素,一直存在争议。流行病学研究表明,高甘油三酯血症与冠心病死亡或心血管事件(心绞痛、心肌梗死)直接相关,或伴有低 HDL－C 水平时直接相关或使这一相关性加强。美国脂质临床研究发现 LDL－C $<$ 4.16mmol/L(160mg/dl)、HDL－C $<$ 0.91mmol/L(35mg/dl)时,甘油三酯与冠心病死亡率之间存在紧密的联系。这一发现得到其他研究的证实。临床干预研究的结果也支持这一结论。Stockholm 研究结果表明,用氯贝丁酯和烟酸治疗高甘油三酯血症,冠心病死亡率的降低与甘油三酯的下降显著相关。

高甘油三酯血症致动脉粥样硬化的机制,可能是高甘油三酯血症常常导致其他脂蛋白的代谢异常。高甘油三酯血症往往伴有 HDL 水平下降和小的致密的 LDL 水平升高。正常空腹时 VLDL 是甘油三酯的主要转运形式。血液中的 VLDL 通过与 HDL 胆固醇交换胆固醇酯而被代谢为中密度脂蛋白(IDL),大部分IDL颗粒转变为小的致密的LDL颗粒。在高甘油三酯血症时,VLDL水平升高,胆固醇酯从HDL转运到VLDL而致IDL形成增加,IDL水平的升高导致小的致密的LDL生成增加和HDL水平下降。IDL具有致动脉粥样硬化作用,小的致密的LDL致动脉粥样硬化的作用更强。另外,高甘油三酯血症往往伴有脂质代谢紊乱的其他疾患,包括高胰岛素血症、胰岛素抵抗和高凝状态。

四、高脂血症的诊断和危险分层

高脂血症可为原发性或继发性,前者多具有遗传病理基础,后者则是继发于其他疾病如糖尿病、肾病和甲状腺功能减退等,有时两者可同时存在。

高脂血症的诊断主要依靠实验室检查。目前临床上血脂检测项目较多,基本项目为血总胆固醇、甘油三酯、高密度脂蛋白胆固醇(HDL－C)和低密度脂蛋白胆固醇(LDL－C)。对于任何需要进行心血管危险评估和给予降脂药物治疗的个体,都应进行此四项血脂检测。其他血脂项目如APOAI、APOB、Lp(a)等属于研究项目,不在临床基本检测项目之列。

关于高脂血症的标准,近年美国国家胆固醇教育计划(NCEP)关于成年人高胆固醇血症的检查、评估和治疗的第三次专项报告及我国成人血脂异常防治指南对不同人群的血脂合适水平分别作出了推荐,我国今年颁布的《中国成人血脂防治指南》中推荐的我国人群的血脂合适水平如表26－5－2。

表26－5－2　血脂水平分层标准

分层	TC(mmol/L(mg/dl)	LDL－C(mmol/L(mg/dl)	HDL－C(mmol/L(mg/dl)	TG(mmol/L(mg/dl)
合适范围	<5.18(200)	<3.37(130)	≥1.04(40)	<1.70(150)
边缘升高	5.18～6.19(200～239)	3.37～4.12(130～159)	1.70～2.25(150～199)	
升高	≥6.22(240)	≥4.14(160)	≥1.55(60)	≥2.26(200)
降低			<1.04(40)	

高脂血症的危害不仅取决于血脂水平本身,还取决于个体同时患有的其他心血管病的危险因素。为此美国国家胆固醇教育计划(NCEP)关于成年人高胆固醇血症的检查、评估和治疗的第三次专项报告及我国新颁布的成人血脂异常防治指南都建议按照有无冠心病及其等危症、有无高血压、其他心血管危险因素的多少,并结合血脂水平来综合评估心血管病的发病危险,将人群进行危险性高低分类,并依据危险性高低的不同,采取不同方式及不同强度的干预治疗。见表26－5－3。

表26－5－3　血脂异常危险分层方案

	TC 5.18～6.19mmol/L(200～239mg/dl)或 LDL－C 3.37～4.12mmol/L(130～159mg/dl)	TC≥6.22mmol/L(240mg/dl)或 LDL－C≥4.14mmol/L(160mg/dl)
无高血压且其他危险因素数<3	低危	低危
高血压或其他危险因素数≥3	低危	中危
高血压且其他危险因素数≥1	中危	高危
冠心病及其等危症	高危	高危

注:其他危险因素包括年龄(男≥45岁,女≥55岁)、吸烟、低HDL－C、肥胖(BMI≥28kg/m^2)和早发缺血性心血管病家族史

五、高脂血症的治疗

老年人高脂血症的治疗应根据是否已有冠心病或冠心病等危症以及有无心脑血管病的危险因素，结合血脂水平进行全面评价，以决定治疗措施及血脂的目标水平。

（一）非药物治疗

非药物治疗包括饮食治疗和改善生活方式，是高脂血症治疗的基础措施。无论是否进行药物调脂治疗都必需坚持控制饮食和改善生活方式。饮食治疗的基本原则是三低，低脂肪、低胆固醇、低热量。脂肪提供的热量应 <30%，且应以不饱和脂肪酸为主。实验表明，提高食物中多价不饱和脂肪酸与脂肪酸的比值，使该比值在 1.0 ~ 3.0 时可降低血中 LDL 和增高 HDL。增加不饱和脂肪酸摄入量应补充维生素 E，否则可使体内过氧化脂生成增多。血浆胆固醇水平升高时，应减少食物中胆固醇的摄入量，每日摄入量控制在 300mg 左右。多食用能降低 LDL - C 的植物固醇，选择全谷类食物、水果、蔬菜、各种豆类等食物增加膳食纤维摄入。高糖饮食对血中甘油三酯水平有明显影响，摄入过多碳水化合物可使 VLDL 及小而致密的 LDL 水平升高。

生活方式的改变包括活动锻炼及改变不良生活习惯，如吸烟、饮酒等。活动锻炼可升高 HDL - C 水平，降低甘油三酯水平和冠心病危险。研究表明，HDL - C 水平与运动量（频度、强度和持续时间）之间存在量效关系。规律的运动锻炼还可以减轻和维持正常体重。老年高血脂症患者，应鼓励其进行力所能及的锻炼，如太极拳、健身操、慢跑等。吸烟可降低 HDL - C 水平，而且是一种强的致动脉粥样硬化危险因子，应鼓励患者戒烟。肥胖、超体重与过多热量摄入者常常伴有高甘油三酯血症和低 HDL - C。通常仅减轻体重就能有效地降低血浆 TC 水平并升高 HDL - C。单独减轻体重可使 TC 水平正常化，结合规律的身体锻炼则可使 HDL - C 水平升高。

（二）药物治疗

对于经饮食治疗和改善生活方式等措施，血脂水平不能达标或患有心脑血管疾病及具有多种危险因素的高危患者应给予药物降脂治疗。老年人肝肾功能减退，应用药物降脂治疗时，应密切注意其副作用。临床上供选用的调脂药物可分为他汀类（statins）、贝特类、烟酸类、树脂类、胆固醇吸收抑制剂和其他药物。

1. 他汀类

他汀类（statins）是 HMG - CoA 还原酶抑制剂。HMG - CoA 还原酶（3 - 羟基 - 3 甲戊二酰辅酶 A 还原酶）是体内胆固醇合成代谢的限速酶，抑制此酶的活性能减少胆固醇的生物合成。HMG - CoA 还原酶抑制剂，是 HMG - CoA 还原酶的竞争性抑制剂，能抑制体内胆固醇的生物合成。细胞内胆固醇含量的减少又可刺激细胞表面 LDL 受体合成的增加，从而促进 LDL、VLDL 及 VLDL 残骸通过受体途径代谢，降低血清 LDL 含量。他汀类药物能显著降低总胆固醇（TC）、LDL - C 和载脂蛋白 B（apoB），也降低总甘油三酯（TG）水平和轻度升高高密度脂蛋白胆固醇（HDL - C）。此外，他汀类还可能具有抗炎、保护血管内皮功能等作用，可能与冠心病事件减少有关。近二十年来临床研究显示，他汀类是当前防治高胆固醇血症和动脉粥样硬化性疾病非常重要的药物。

他汀类药物能使 LDL - C 降低 18% ~ 55%，HDL - C 升高 5% ~ 15%，TG 降低 7% ~ 30%。目前临床应用的有洛伐他汀（lovastatin）、辛伐他汀（simvastatin）、普伐他汀（pravastatin）、氟伐他汀（fluvastatin）、阿托伐他汀（atorvastatin）、瑞舒伐他汀（rosuvastatin）等。

大多数人对他汀类药物的耐受性良好。有 0.5% ~ 2.0% 病例发生肝脏转氨酶升高，且呈剂量依赖性。减少他汀类药物剂量常可使升高的转氨酶回落。胆汁郁积和活动性肝病被列为他汀类药物禁忌证。

他汀类药物可引起肌病，包括肌痛、肌炎和横纹肌溶解。为了预防他汀类药物相关性肌病,应十分注意相关危险因素:①高龄(尤其大于80岁)患者(女性多见)。②瘦小、虚弱。③多系统疾病(如慢性肾功能不全,尤其由糖尿病引起的慢性肾功能不全)。④合用多种药物。⑤围手术期。⑥合用特殊药物或饮食,如贝特类(尤其是吉非贝齐)、烟酸(罕见)、环孢霉素、吡咯抗真菌药、红霉素、克拉霉素、HIV蛋白酶抑制剂、奈法唑酮、维拉帕米、胺碘酮和大量西柚汁及酗酒(肌病的非独立易患因素)。⑦剂量过大。

在服用他汀类药物前,要检测肝转氨酶和肌酸激酶(CK),治疗期间定期监测复查。建议患者在服用他汀类药物期间出现肌肉不适或无力症状以及排褐色尿时应及时报告,并进一步检测CK。如果发生或高度怀疑肌炎,应立即停止他汀类药物治疗。

他汀类药物能使LDL-C降低18%~55%,HDL-C升高5%~15%,TG降低7%~30%。当前认为,使用他汀类药物应使LDL-C至少降低30%~40%,要达到此幅度所需各他汀类药物剂量(标准剂量)分别为阿托伐他汀10mg/d、洛伐他汀40mg/d、普伐他汀40mg/d、辛伐他汀20~40mg/d、氟伐他汀40~80mg/d、瑞舒伐他汀5~10mg/d。另外,国产中药血脂康胶囊含有多种天然他汀成分(主要是洛伐他汀,常用剂量为0.6g,2次/天,可使LDL-C降低28.5%。

2. 贝特类

亦称苯氧芳酸类药物,此类药物通过激活过氧化物酶增殖体活化受体α(PPARα),刺激脂蛋白脂酶(LPL)、apoAⅠ和apoAⅡ基因的表达,抑制apoCⅢ基因的表达,增强LPL的脂解活性,有利于去除血液循环中富含TG的脂蛋白,降低血浆TG和提高HDL-C水平,促进胆固醇的逆向转运,并使LDL亚型由小而密颗粒向大而疏松颗粒转变。

临床上可供选择的贝特类药物有:非诺贝特(片剂0.1g,3次/d;微粒化胶囊0.2g,1次/d);苯扎贝特0.2g3次/d;吉非贝齐0.6g,2次/d。贝特类药物平均可使TC降低6%~15%,LDL-C降低5%~20%,TG降低20%~50%,HDL-C升高10%~20%。其适应证为高甘油三酯血症或以TG升高为主的混合型高脂血症和低高密度脂蛋白血症。

此类药物的常见不良反应为消化不良、胆石症等,也可引起转氨酶升高及肌病。绝对禁忌证为严重肾病和严重肝病。吉非罗齐虽有明显的调脂疗效,但安全性不如其它贝特类药物。由于贝特类单用或与他汀类合用时也可发生肌病,故应用贝特类药物时也需监测肝酶与肌酶。

3. 烟酸类

烟酸属于B族维生素,大剂量时有降脂作用。烟酸的降脂作用机制尚不十分明确,可能与抑制脂肪组织中的脂解和减少肝脏中VLDL合成和分泌有关。已知烟酸增加APOAⅠ和APOAⅡ的合成。烟酸有速释剂和缓释剂两种剂型。速释剂不良反应明显,一般难以耐受,现多已不用。缓释型烟酸片不良反应明显减轻,较易耐受。轻中度糖尿病患者坚持服用,也未见明显不利作用。烟酸缓释片常用量为1~2g,1次/d。一般临床建议,开始用量为0.375~0.5g,睡前服用;4周后剂量增至1g/d,逐渐增至最大剂量2g/d。烟酸可使TC降低5%~20%,LDL-C降低5%~25%,TG降低20%~50%,HDL-C升高15%~35%。适用于高甘油三酯血症,低高密度脂蛋白血症或以TG升高为主的混和型高脂血症。

烟酸的常见不良反应有颜面潮红、高血糖、高尿酸(或痛风)、上消化道不适等。这类药物的绝对禁忌证为慢性肝病和严重痛风;相对禁忌症为溃疡病、肝毒性和高尿酸血症。缓释剂型的不良反应轻,易耐受。

4. 胆酸螯合剂

主要为碱性阴离子交换树脂,在肠道内能与胆酸呈不可逆结合,因而阻障胆酸的肠肝循环,促进胆酸随大便排出体外,阻断胆汁酸中胆固醇的重吸收。通过反馈机制刺激肝细胞膜表面的LDL受体,加速LDL血液中的清除,结果使血清LDL-C水平降低。

常用的胆酸螯合剂有考来烯胺(每日4~

16g,分3次服用),考来替泊(每日5~20g,分3次服用)。胆酸螯合剂可使TC降低15%~20%,LDL-C降低15%~30%;HDL-C升高3%~5%;对TG无作用或有轻度升高。胆酸螯合剂的常见不良反应有胃肠道不适如腹胀、便秘,影响某些药物的吸收。老年人常易引起便秘,应用时要注意。

5. 胆固醇吸收抑制剂

胆固醇吸收抑制剂依折麦布(ezetimibe)口服后被迅速吸收,且广泛结合成依折麦布-葡萄糖醛酸,作用于小肠细胞的刷状缘,有效地抑制胆固醇和植物固醇的吸收。由于减少胆固醇向肝脏的释放,促进肝脏LDL受体的合成,又加速LDL的代谢。

常用剂量为10mg/d,使LDL-C降低约18%,与他汀类合用对LDL-C和TC的作用进一步增强,未见有临床意义的药物间药代动力学的相互作用,安全性和耐受性良好。最常见的不良反应为头痛和恶心,极少数患者有肌酶及转氨酶升高。

6. 其他调脂药物

(1)普罗布考:此药通过掺入到脂蛋白颗粒中影响脂蛋白代谢而产生调脂作用。可使血浆TC降低20%~25%,LDL-C降低5%~15%,而HDL-C也明显降低(可达25%)。主要适用于高胆固醇血症,尤其是纯合子型家族性高胆固醇血症。该药虽使HDL-C降低,但可使黄色瘤减轻或消退,动脉粥样硬化病变减轻,其确切作用机制未明。普罗布考尚有抗氧化作用。常见的副作用有恶心、腹泻、消化不良等,亦可引起嗜酸细胞增多,血尿酸浓度增高;最严重的不良反应是引起QT间期延长,但极为少见,因此有室性心律失常或QT间期延长者禁用。常用剂量为0.5g,2次/d。

(2)n-3脂肪酸:n-3(ω-3)长链多价不饱和脂肪酸:主要为二十碳戊烯酸和二十二碳己烯酸,二者为海鱼油的主要成分,制剂为其乙酯,高纯度的制剂用于临床试验。n-3脂肪酸制剂降低TG和轻度升高HDL-C,对TC和LDL-C无影响。当用量为2~4g/d时,可使TG下降25%~30%。主要用于高甘油三酯血症;也可与贝特类合用治疗严重高甘油三酯血症,或与他汀类合用治疗混合性高脂血症。n-3脂肪酸还有降低血压、抑制抗血小板聚集和炎症的作用,改善血管反应性。主要不良反应为恶心、消化不良,腹胀、便秘;少数病例出现肌酶和转氨酶轻度升高,偶见出血倾向。

(李明阳)

参考文献

1. National Cholesterol Education Program (NCEP) Expert Panel on Detection, Evaluation and Treatment of High Blood Cholesterol in Adults (Adult Treatment Panel III). Third Report of the National Cholesterol Education Program(NCEP) Expert Panel on Detection, Evaluation and Treatment of High Blood Cholesterol in Adults (Adult Treatment Panel III) Final Report. *Circulation*, 2002,106(25):3143

2. 中国成人血脂异常防治指南制定联合委员会:中国成人血脂异常防治指南。中华心血管病杂志,2007,35(5):390

3. The Scandinavian Simvastatin Survival Study Group. Randomised trial of lowering in 4444 patients with coronary heart disease:the Scandinavian Simvastatin Survival Study(4S). *Lance*, 1994,344(8934):1383-1389.

4. Sacks FM, Pfeffer MA, et al: The effect of pravastatin on coronary events after myocardial infartion in patients with average cholesterol levels. Cholesterol and Recurrent Evevts Trial investigators. *N Engl J Med*, 1996,335(14):1001-1009.

5. The Long-Term Intervention with Pravastatin in Ischaemic disease(LIPID) study group. Prevention of cardiovascular events and death with pravastin in patients with coronary heart disease and a broad range of initial cholesterol levels. *N Engl J Med*, 1998,339(19):1349-1357.

第六节　老年肥胖症

肥胖症是指人体脂肪积聚过多,引起脂肪代谢障碍,造成体重明显超重的疾病。人到老年时由于生理发展规律,体内脂肪量逐渐增多;如营养丰富,体力活动又减少,很易发生脂质代谢障碍,脂肪在体内堆积过多而形成肥胖。患肥胖症者常并发高血压、冠心病、糖尿病、高脂血症等。因此应积极防治老年人的肥胖症。

一、病因和发病机制

根据发病基础情况的不同,肥胖症可分为两类。

1. 单纯性肥胖症

此类患者多无明显内分泌代谢障碍疾病,多由遗传因素和营养过剩所致。老年人肥胖症大多属此类型。

2. 继发性肥胖症

多由原发的内分泌代谢疾病造成。如下丘脑炎症后、肿瘤、创伤性疾病,垂体瘤所致垂体前叶功能减退症,成年型糖尿病胰岛素分泌过多致脂肪合成旺盛,肾上腺皮质功能亢进症,甲状腺功能减退症和性腺功能减退症等。

不论肥胖症的发病基础情况如何,脂肪合成增加增快必然是肥胖的物质基础。在一般情况下,人体每日所进热卡可有差异,这取决于年龄、性别、职业、体力活动等多种因素。但在正常的神经内分泌调节下,个体能使体重保持相对稳定而不发生肥胖。只有在遗传因素基础上,饮食过量或神经内分泌调节紊乱时,才可发生各种类型的肥胖症。因此,导致肥胖症的发病因素有:

(1)遗传因素:动物实验中观察到有与食欲亢进和肥胖有关的遗传基因。人类中也有脂质代谢异常和肥胖的遗传现象。当父或母肥胖时,其子女约40% ~50%肥胖;父母均肥胖时,其子女肥胖机会达70% ~80%。常常在一个家庭中父母和子女都肥胖。

(2)社会环境及饮食习惯因素:由于社会经济的发展,富裕容易带来营养过剩,再有体力活动的减少,必然造成肥胖。因为每日所进热卡超过消耗所需时,除有限的一部分转为肝糖原和肌糖原储藏外,大部转化为脂肪,储于全身脂肪库。经常性摄入过多的糖类和中性脂肪,使脂肪合成加快,是促成肥胖症的外因。人进入老年后,由于体力活动的减少,或因慢性疾病卧床,更易发生肥胖。

(3)神经精神因素:大脑皮质活动和精神情绪的改变可影响食欲,结果或者诱发多食肥胖,或者导致厌食消瘦。下丘脑存在调节食欲的中枢,其中腹内侧核为饱觉中枢(satiety center),腹外侧核为食饵中枢(feeding center)。当饱觉中枢兴奋时则发生饱感而拒食,抑制时则食欲大增;食饵中枢兴奋时则食欲亢进,抑制时则厌食拒食。在正常生理情况下,两个对立的中枢处于互相调节、互相制约和动态平衡状态,使食欲调节于正常范围、体重维持在正常水平。当下丘脑发生病变时,如腹内侧核被破坏,则腹外侧核功能相对亢进而贪食引起肥胖;反之如腹外侧核被破坏,则腹内侧核功能相对亢进而厌食引起消瘦。

在单纯性肥胖症中,精神状态可制约下丘脑的调节食欲中枢。已知刺激下丘脑腹外侧核可促进胰岛素分泌,食欲亢进;当迷走神经兴奋时,胰岛素分泌增多,食欲增进,故腹外侧核为副交感神经中枢。当刺激下丘脑腹内侧核则抑制胰岛素分泌而加强胰高血糖素分泌,食欲减退;当精神过度紧张而肾上腺能神经受刺激伴交感神经兴奋时,食欲受抑制,故腹内侧核为交感神经中枢。因此两个调节食欲中枢在肥胖症的发病机制中起重要调节作用。

(4)内分泌因素:与继发性肥胖症的发病关系更为密切。

1)胰岛素分泌过多和胰岛素抵抗:胰岛素有促进脂肪合成和抑制脂肪分解作用。肥胖者血浆胰岛素基值及餐后分泌值均偏高。在肥大的脂肪细胞膜上单位面积的胰岛素受体密度减小,亲和力降低,受体对胰岛素不敏感或抵抗。因此为满足糖代谢需要,胰岛素必须维持在高浓度水平,这样形成恶性循环,使脂肪合成过剩而引起脂肪大量积聚,并常导致糖耐量减低,甚至诱发2型糖尿病。

由于肥胖患者经饮食管理体重下降至正常后,血浆胰岛素基值及餐后数值均可相应下降至正常水平，故一般认为胰岛素分泌增多和胰岛素抵抗可能是肥胖症的结果，而不是肥胖症的原因。

2）垂体前叶功能低下：当垂体前叶功能低下时，由于生长激素、促甲状腺激素和促性腺激素等减少，引起甲状腺和性腺功能的低下，造成脂肪分解减少、合成相对增多，代谢率降低，形成特殊类型的垂体性肥胖症。

一般人体内脂肪的沉积随增龄而增长。老年人无论男性或女性发生肥胖者多，与其性腺及甲状腺功能的减退，导致脂肪代谢紊乱直接有关。动物实验观察到动物去势之后，胰腺胰岛增生肥大，胰岛素分泌增多，引起肥胖，其中有性激素水平变化的因素掺入。

3）肾上腺皮质激素的变化：肾上腺皮质功能亢进时，皮质醇分泌增多，促进糖原异生和血糖增高，因而刺激胰岛素分泌增多，造成脂肪合成增多而致肥胖。同时皮质醇尚有促进脂肪分解作用，这种动员脂肪作用在四肢较面颈部和躯干敏感，因此使四肢的脂肪组织再分布而沉积于躯干部，形成典型的向心型肥胖。临床观察到有些单纯性肥胖症患者酷似皮质醇增多症，说明存在某种程度的肾上腺皮质增生和功能亢进，可能是机体对胰岛素分泌过多的一种对抗代偿作用。

二、临床表现

1. 临床分型

老年人肥胖症大多属单纯性肥胖。经多年研究，由于体内脂肪组织区域性分布的不同，对肥胖与疾病的关系起着至关重要的决定因素作用。根据脂肪组织积聚部位的不同，肥胖症可分为两型：

（1）中心型肥胖：为上半身肥胖型，又称内脏型、躯干型、男性型肥胖。脂肪组织堆积以腹部为主。

（2）外周型肥胖：为下半身肥胖型，又称女性型肥胖。脂肪组织堆积在臀部股部为主。

中心型肥胖者脂质代谢异常多，动脉粥样硬化发生率高，与冠心病危险因素关系密切。

确定中心型肥胖的标志，以腰围（W）与臀围（H）之比为准。男性比值在 0.95 以上，女性比值在 0.85 以上属中心型肥胖。

用 CT 测量脂肪面积能更准确地表示脂肪区域性分布情况。如对中心型肥胖者以 L4、L5 间平面测量腹部脂肪面积，可准确地区分为皮下脂肪层和腹腔内脂肪。因此，对中心型肥胖可进一步区分为皮下脂肪积聚型和腹腔内脂肪积聚型。如腹腔内脂肪面积与皮下脂肪面积之比大于 0.4，则为腹腔内脂肪积聚型。腹腔内脂肪积聚型与脂质代谢紊乱关系更密切。

2. 临床表现

由于肥胖程度的不同，临床表现也各异。肥胖症者可有心血管系、呼吸系、内分泌系、消化系等多种症状群，可从隐性到明显增重逐步发展。单纯性肥胖者轻症可无症状，中重度肥胖者可有以下症状群：

（1）心血管系症状群：重度肥胖者由于机体脂肪过多，氧耗量增加，为适应较高代谢的需求，脂肪组织中血管增多，致循环血容量增加，前负荷加重，左室舒张末压、心搏出量和每分输出量均相应增加，导致左室肥大和心室壁代偿性增厚。同时由于心肌内外脂肪沉着过多，导致心肌顺应性降低，心肌劳损，心室舒张功能异常，以致左心扩大，心力衰竭，有时可猝死。当肥胖减轻消除后，上述症状可减轻而恢复。

此外，肥胖还间接通过其他并存的危险因素如糖和脂肪代谢紊乱、体力活动受限等对心血管产生不利影响。据心血管患者群流行病学研究证实，肥胖是冠心病、充血性心力衰竭、脑卒中和心血管性死亡的可靠预测因素。人群平均动脉压与体重、体脂含量及腰围呈显著正相关。肥胖者发生动脉粥样硬化较正常体质者明显提前出现。70 岁以上女性体重超过标准 30% 以上者的中风率为消瘦组的 4 倍。

（2）呼吸系症状群：肥胖者由于腹腔和胸壁脂肪堆积，横膈抬高，影响呼吸运动，肺通气不良，换气受限，故有二氧化碳潴留，并缺氧，以致患者倦怠嗜睡，不愿活动，稍动则疲乏无力、气促。甚至并发代偿性红细胞增多症、肺动脉高压,乃至发展成慢性肺心病和心力衰竭。此组症群又称为“肺泡低换气综合征”(Pickwickian综合征)。间断吸氧及应用中枢兴奋剂如可拉明或山梗茶碱可使症状暂时缓解。如能积极减肥,体重减轻后可恢复。

(3)代谢内分泌紊乱:肥胖时存在一系列激素及代谢紊乱,其因果关系尚有待阐明。成人2型糖尿病的发病率在肥胖者中高于非肥胖成人的4倍。肥胖者既有高胰岛素血症,又存在胰岛素抵抗,最终造成糖耐量降低或糖尿病。脂肪代谢紊乱,包括血胆固醇和甘油三酯增高、高密度脂蛋白降低,是动脉粥样硬化、冠心病、糖尿病、胆石症等病的促发基础。肥胖者甲状腺功能一般正常,但T3可偏高。肾上腺皮质功能正常,但血浆皮质醇和24h尿17酮、17羟类固醇排出量增高。肥胖者痛风症的发病率明显高于正常体重者。女性肥胖者月经稀少甚至闭经不育,男性多阳萎。

(4)消化系症状群:肥胖者常食欲亢进,易饥多食,便秘腹胀。肝脏脂肪变性而肿大。伴胆石症者有慢性消化不良,可并发胆绞痛。

(5)其他:患肥胖症者平时怕热多汗,皮肤可有淡紫纹或白纹分布于臀外侧、大腿内侧、下腹部等处。皮肤折皱处易磨损,引起皮炎、皮癣,易感染。肥胖者由于长期负重,可有腰背痛及增生性骨关节炎致关节痛。

三、诊断

人进入老年后,突出的变化是脂肪明显增多。正常青年人体脂肪总量,男性占总体重之15%,女性22%。进入老年后脂肪总量增至占总体重之30%。诊断肥胖的方法:

(1)标准体重测量:目前国人所用按成人年龄和身高查人体标准体重表,其标准对老年人实属偏低。因此,老年人的标准体重可按以下公式计算:

老年人标准体重(kg)=身高(cm)-100

体重超出5%以下仍属标准体重,超出5%~10%为超重,超出20%以上为肥胖。举例:老年人身高170厘米者的标准体重为170-100=70公斤±5%;超过77公斤(10%)为超重;超过84公斤(20%)为肥胖。

(2)检测体重指数(BMI):体重指数=体重(kg)/身高^2(m^2)。BMI正常值18.5~24.9。BMI>25为超重,>30为肥胖。

世界卫生组织以BMI男性>27,女性>25为肥胖症。

(3)皮肤皱折卡钳测量皮下脂肪厚度:正常青年人肩胛下皮肤脂肪厚度平均为13.4mm,超过14mm可诊断为肥胖。

(4)X线软组织摄片测皮下脂肪厚度。

(5)超声反射显像法测定。

(6)CT测量脂肪组织面积。

四、鉴别诊断

单纯性肥胖并非内分泌紊乱造成的疾病,但重度肥胖可有多种内分泌激素的变化。因此应与某些内分泌疾病引起的继发性肥胖症相鉴别。

(1)皮质醇增多症:此类肥胖患者表现为向心性肥胖,伴高血压、紫纹、多毛等症状。血浆皮质醇升高,昼夜变化规律消失,24h尿17-羟类固醇增高,不被小剂量地塞米松(2mg)所抑制。

(2)甲状腺功能减退:表现为黏液性水肿。表情淡漠、皮肤干燥无汗、毛发脱落。血T3、T4减低,TSH增高。

(3)垂体前叶功能低下:多由垂体瘤或空泡蝶鞍综合征造成。此类肥胖患者可有视野和视力障碍,以及相应的甲状腺、性腺和肾上腺等内分泌靶腺功能改变。头颅CT检查可辅助诊断。

(4)下丘脑综合征:下丘脑病变所致肥胖者可伴有尿崩症、嗜睡以及体温和血压异常。

五、治疗

治疗肥胖症应以控制饮食和增加体力活动为主。应用所谓“减肥药物”难免会发生副作用,且未必能持久见效。具体治疗方案视病情轻重而异。一般对轻度肥胖者,仅需限制食物中的糖类、脂肪和总热量。避免油炸食品，少吃糕点甜食、花生瓜子干果类零食，少饮啤酒。使摄入总热量低于消耗量，维持每月体重下降0.5～1.0kg，逐渐降至标准体重范围。

对中度以上肥胖者，应严格控制饮食，鼓励增加运动，必要时辅以药物治疗。

1. 严格控制饮食

严格控制总热量每日1200～1500卡(5.02～6.28kJ)，每周可望减重0.5kg。限制脂肪摄入量，尤应严格控制动物脂肪和其他含饱和脂肪酸高的油类(控制在总热量之10%左右)。保证蛋白质摄入量每日每公斤标准体重不少于1g。为减少患者的饥饿感，增加蔬菜和粗纤维食物。同时限制钠摄入量，每日少于6g，以防水钠潴留。也应限制甜食和啤酒。

争取每月体重下降1～2kg。如在以上严格控制饮食后数周体重未见降低者，可将每日总热量减至800卡(3.35kJ)以下。但热量过少时，易疲乏畏寒、软弱无力、精神抑郁、萎靡迟顿等，应严密观察，及时调整，以防发生意外。

2. 鼓励增加运动

老年人肥胖多因饮食过量和体力活动减少引起。因此，对患肥胖症的老人在严格控制饮食的基础上，尚须鼓励增加体力活动，进行适当的体育锻炼。运动疗法对老年人肥胖症的防治作用机制是：

(1)运动使肥大的脂肪细胞缩小：正常人的脂肪细胞大小约67～98/μm，每一细胞含脂肪量约0.6μg。肥胖者的脂肪细胞明显增大，平均约127～134μm，每一细胞含脂肪量约0.91～1.36μg，比正常的增大1倍以上。运动锻炼后脂肪细胞含脂量减少，细胞缩小，体内脂肪组织减少，体重减轻。动物实验中也见到每天坚持6h游泳的小白鼠的脂肪细胞比不游泳的小白鼠明显缩小。

(2)运动降低胰岛素含量，并增加其敏感性，促进脂肪代谢：老年人肥胖症者的基础胰岛素和餐后胰岛素水平比正常人明显增高。高胰岛素血症促进脂肪合成代谢而导致肥胖。进行长时间的耐力运动后，血浆胰岛素可明显降低，并可间接促进其他激素的降脂作用。这一过程是通过增加脂肪氧化代替糖类的氧化来供能而完成的。

运动锻炼在血浆胰岛素水平降低时，葡萄糖耐量不变。说明运动尚可使机体对胰岛素的敏感性增强。这种促进糖代谢的作用，可防止糖向脂肪转化，达到减少异生性脂肪的积聚。

(3)运动使脂肪分解代谢增强，血脂随之降低：脂肪细胞内甘油三酯的被水解，是由一系列脂解激素，如肾上腺素、去甲肾上腺素等提高脂肪酶活性，经脂肪酶催化而被分解代谢的。因此，由于运动时血液内肾上腺素和去甲肾上腺素增多，加速了脂肪的水解代谢，从而达到减肥。

(4)运动增加能量消耗：运动增加体能产热，提高代谢率，防止过多的能量向脂肪转化。运动还增加脂肪的“燃烧”，达到脂肪氧化供能而减肥。

老年肥胖者的运动锻炼方法：根据肥胖者的肥胖程度和心血管系统情况，可分为强、弱两组分别进行锻炼。

强组：无心血管器质性病变，心功能良好，属轻度及中度肥胖者。可采用中等运动量。运动时心率控制在100～110次/分，耗氧量占本人最大耗氧量之60%。

弱组：合并冠心病、高血压病、糖尿病，属重度肥胖者。采用中小运动量。运动时心率控制在100次/分以下，每次运动不超过20～30分钟。耗氧量占本人最大耗氧量之40%～50%。

运动方式以耐力运动为主，包括步行、慢跑、游泳、自行车运动等。对老年肥胖者，步行最简便易行且安全。步行时保持一定的运动量，每分钟110～120步，每日1次，每次20～30分钟。对心功能好的可慢跑，初步120～130步/分，以后渐增至150步/分。每日开始跑1000m，以后渐增至3000m，可分次完成。也可进行适当的医疗体操，如直腿抬高运动、仰卧起坐锻炼、上肢哑铃运动等。对强组还可进行一些球类运动，包括乒乓球、羽毛球、篮排球等。每次作 20～30 分钟的一般练习，不宜参加比赛活动。

在不增加进食量的条件下，经过坚持长期的体力活动，一般一个月体重下降 0.5kg，一年可平稳下降 6kg。

3. 药物治疗

当饮食和运动疗法效果不明显时可试用药物辅助治疗。药物治疗分为两类。

(1)食欲抑制剂

1)苯丙胺类：苯丙胺(amphetamine，benzedrine)作用于兴奋下丘脑腹内侧核的饱觉中枢，从而抑制腹外侧核的食饵中枢，达到拒食。此组药物不良反应较显：①兴奋中枢神经引起失眠。尤以苯丙胺及右旋苯丙胺作用强，氟苯丙胺(fenfluramine)及氟苯丙胺酯(S992)不良反应较小。②刺激交感神经引起心悸、心率增快、血压增高、呼吸加速、体温升高、头晕目眩等。③刺激胃肠，出现口干、恶心、呕吐、便秘等。④易成瘾和产生精神依赖。

此外，本组药物尚有以下禁忌证：①青光眼。②交感胺类过敏者。③用单胺氧化酶抑制剂者，合用可诱发高血压危象。近年国外有报道，服用此类药物的患者出现了心脏瓣膜不正常的现象。因此，有些国家已禁用含有此类成分的减肥药。我国已禁用“细布曲明”(sibutramine)

2)双胍类降糖药：二甲双胍(Melformin)有抑制食欲作用。应用于无糖尿病的肥胖者不起降血糖作用。临床观察约 30% 患者有一定疗效，平均 6 周内体重下降 3～3.5kg。但长期使用疗效渐减弱。此外，对老年人有心肝肾疾病和有肺气肿缺氧者不宜使用，以免诱发乳酸性酸中毒。

(2)代谢刺激剂

通过提高机体代谢率，增加热能消耗，降低肥胖者体重。

1)甲状腺激素类：包括甲状腺素片和三碘甲状腺原氨酸(T3)。甲状腺激素通过刺激脂肪细胞中线粒体内甘油磷酸氧化酶活性，达到消耗脂肪能量和蛋白质。因此在脂肪分解消耗的同时，尚有蛋白质的消耗。故在治疗中应辅以高蛋白和高维生素饮食。对老年人有心血管疾病和甲状腺功能亢进症者禁用。

2)丙酮酸钙(pyr)：为“脂肪燃烧剂”。丙酮酸是能量代谢中间产物，起分解和消耗脂肪的作用。正常人体内 pyr 浓度为 0.01～0.1mmol/L。胖人体内 pyr 浓度低，若补充一定量的 pyr 可刺激组织细胞的线粒体，使 ATP 合成加快，脂肪消耗增多，从而减少体内储存的脂肪，达到减肥。

3)抑制脂肪吸收药：赛尼克(xenicai)，主要活性成分为奥利司塔(oristat)，是长效且强效的特异性胃肠道酯酶抑制剂。奥利司塔通过与胃和小肠腔内的胃酯酶和胰脂酶上的活性丝氨酸部位结合成共价键，使酶失活，造成脂肪水解受阻，未消化的甘油三酯不被吸收，从而减少热量摄入，达到控制体重。

副作用有心率增快、血压升高以及腹泻。

(3)减肥中草药

4. 对原发病和合并症的治疗

对继发性肥胖症应积极治疗其原发的内分泌代谢功能障碍。对单纯性肥胖症合并有心血管及内分泌紊乱者也应予相应的治疗。

六、预防

老年人肥胖症以单纯性肥胖为常见。单纯性肥胖的预防较治疗更易奏效。主要是适当限制进食量和积极进行体力活动。预防应从婴幼儿做起，防止营养过度，勿使脂肪细胞增生肥大，为终生脂肪库容量打下解剖学基础。青春发育期、妇女产后及绝经期、中年以上男性及慢性病后卧床恢复期，均应对营养作合理安排，预防不合理的体重上升。对有肥胖家属史者更应提高警惕。

七、预后

从人群死亡统计看，肥胖者患心、脑、肾及动脉疾病的死亡数明显高于体质正常和偏瘦者。表 26－6－1 说明患肥胖症者预后差。

德国老年病协会研究百余名百岁以上长寿

表 26－6－1　不同体质的人群死亡统计

死亡原因	每 10 万人之死亡数		
	消瘦	正常	超重
总死亡数	821	820	1080
1. 器质性心脏病	65	80	121
2. 心绞痛	14	16	25
3. 动脉疾患	17	23	38
4. 急慢性肾炎	63	82	141
5. 脑血管病	49	70	110
6. 糖尿病	9	14	36

老人中，体质肥胖者仅 1 人，也说明肥胖影响人的健康和长寿的关系。

（姚　玲　潘天鹏）

参考文献

1. 张杰，梁琳琅. 超重和肥胖人群血清脂联素水平与心血管重危因素的关系. 实用糖尿病杂志，2008，4(2)：25－27.

2. 尹晓，陈述林，刘志容等. 肥胖症患者脂肪组织中组织蛋白酶 K 的表达及其他功能初探. 中国糖尿病杂志，2008，16(5)：265－266.

3. 潘天鹏，石津生. 现代系统老年医学(M)，北京：科学出版社，1998：551－558.

第二十七章　老年结缔组织疾病

人体结缔组织(connective tissue)包括疏松结缔组织、致密结缔组织、脂肪组织和网状组织等。疏松结缔组织是由大量的细胞外基质、纤维和各种细胞组成。细胞外基质(extracellular matrix)是一种黏多糖和蛋白质的复合物,含有胶原蛋白、弹性蛋白、结构性糖蛋白和蛋白聚糖等成分。纤维组织有胶原纤维、弹性纤维和网状纤维等纤维蛋白组成。各种细胞有成纤维细胞、组织细胞、肥大细胞、淋巴细胞和其他白细胞等。

结缔组织疾病(connective tissue diseases)的基本病理变化是疏松结缔组织的黏液样水肿和类纤维蛋白的变性,以及淋巴细胞、浆细胞的炎性浸润;晚期可发展为透明性变及硬化性改变。

临床常见结缔组织疾病有类风湿性关节炎、系统性红斑狼疮、皮肌炎、硬皮病、结节性多动脉炎、干燥综合征(Sjogren 氏综合征)等。其共同病因尚未完全阐明。但由于免疫学研究的进展,现多认为“结缔组织疾病”属自身免疫性疾病范畴,常因感染、日晒、药物或患恶性肿瘤等诱发患病。临床上可以从血中测出多种自身抗体。患者应用肾上腺皮质激素和抗代谢药物治疗有效,佐证了自身免疫病理反应这一病因学说。

结缔组织疾病一般发生在中青年人中多。但类风湿性关节炎和干燥综合征在老年人中也非少见。

第一节　类风湿性关节炎

类风湿性关节炎(rheumatoid arthritis,RA)是一种慢性全身性、以侵袭肢端关节为主的结缔组织自身免疫性损伤的炎症性疾病。临床表现最早是受累关节的发僵,多见于腕、踝、指趾等肢端关节;继之由于关节处滑膜、软骨、韧带、肌腱、骨质及其周围软组织炎症进展,造成局部肿胀、发红、疼痛以及活动功能障碍;晚期造成关节变形僵硬,功能完全丧失。造成类风湿性关节炎的病因可能与免疫调控功能变异相关。因在患者肿胀之关节积液中测到细胞活素(cytokines)、前列腺素(prostaglandin)、免疫球蛋白(immunoglobin. IgG,IgM)等抗体免疫物,证明存在免疫功能反应自身超敏现象。

类风湿性关节炎除累及可动关节(diathrodial joints)为主以外,尚可侵及其他不同脏器,形成所谓“关节外证候”。包括出现皮肤红斑、皮下结节的皮肤证候,造成心包炎、心肌和心瓣膜类风湿小结的心脏证候,引起胸膜炎和肺小结形成类风湿肺的肺部证候,还可造成角膜损害、眼干、巩膜炎等眼证候。类风湿性关节炎合并抑郁症者也不少见。

中医将类风湿性关节炎归之于“痹症”范畴,并认为属“本虚标实”之症,治疗宜攻补兼施,重用补虚。中医药治类风湿性关节炎的疗效远较西药的非类固醇抗炎药和皮质类固醇药为优。

一、病因

导致类风湿性关节炎的病因尚未完全阐明,可能与以下因素有关:

1. 遗传因素

类风湿性关节炎患者存在有家族性聚集倾

向,即所谓遗传基因易感性(genetic susceptibility)。在不同种群中经 DNA 测序,发现存在与类风湿性关节炎发病相关的氨基酸序列高变区(hypervariable region)。

2. **自身免疫因素**

类风湿性关节炎患者存在免疫调节失常现象。约 80% 的患者的血液和滑膜组织中存在作用于 IgG 分子之 Fc 部分的自身抗体,即血清类风湿因子阳性。并且血清类风湿因子阳性效价的高低与关节病的轻重相关,也与是否存在“关节外证候”(尤其是皮下结节)相关。

临床类风湿因子阳性尚见于其他慢性抗原刺激引起的病症,如梅毒、结核病、病毒感染、细菌性心内膜炎等病。少数高龄正常老年人也可产生类风湿因子。

3. **微生物感染因素**

无论是急性突发性或慢性持续性多种病毒和细菌感染都可能与类风湿性关节炎的发病相关,但未获完全证实。各种感染也可能只是诱因。

4. **诱发因素**

类风湿性关节炎的发病可能存在寒冷、潮湿、外伤等外来诱因。

二、病理和发病机制

1. **病理**

类风湿性关节炎的基本病理改变是组织淋巴细胞和(或)浆细胞浸润,导致关节腔滑膜炎、周围微血管炎,引起滑膜细胞增生、滑膜增厚增粗,关节软骨及软骨下骨质受侵,并伴间质水肿,血管周围 T 淋巴细胞浸润。以上病理改变的不断增重进展,内皮细胞增生更重、单核炎性细胞浸润更甚,导致关节的纤维化、甚至骨化,造成关节粘连僵硬,骨脱钙、肌肉萎缩,受侵关节逐渐变形、功能受损,甚至关节脱位。

当脉管壁受累,使多个小动脉、毛细管和小静脉增生增厚,形成血管翳。这种病理改变可发生在皮下及内脏,形成肉芽样小结节,即类风湿小结。

2. **发病机理**

在类风湿性关节炎的一系列病理改变过程中,T 淋巴细胞的被激活,以及体液免疫复合体的聚集均被证实为 RA 病理改变的促发机制。

三、临床表现

1. **关节症状**

RA 多以关节肿痛和僵硬起病。

(1)受侵关节:多发生在手、腕、指和踝、跖、趾等肢端关节。病情进展,可发展至肘、肩、膝等较大关节。

(2)晨僵(morning stiffness):是 RA 受侵最早表现。

(3)急性发病表现:多关节、对称性关节红、肿、痛及活动受限。

(4)慢性损伤表现:关节变形变畸,功能明显受损。

(5)全身伴发症状:发热低烧、全身乏力、食欲不振、体重下降等。

2. **关节功能**

为评判患 RA 后关节受累情况,分为四类:

Ⅰ类:正常活动能力不受限。

Ⅱ类:中度受限,但仍能从事大多数日常活动。

Ⅲ类:明显受限,不能完成大多数日常和职业活动。

Ⅳ类:病废失能,卧床不起或需坐轮椅助动。

3. **实验室检查**

(1)轻度贫血。正细胞、正血色素贫血。

(2)血白细胞轻度升高。重症患者酸性细胞增多。

(3)血小板计数中度升高。

(4)血沉增快:约 80%。

(5)类风湿因子(Rheumatoid factor,RF)阳性:50%。RF 低度阳性可见于无任何病症的老年人。RF 滴定度≥1:320,对 RA 有高度诊断参考意义。

(6)滑膜液分析:白细胞 5000 ~ 20000/mm^3,多形核白细胞占 50% ~70%,葡萄糖水平正常。

(7)X线表现:受累关节X线早期仅见周围软组织肿胀。晚期见关节周围骨质疏松、关节腔变窄及附近骨质破损等。

4. **关节外证候**

(1)皮肤证候:①皮下结节(subcutancous nodules),约占20%~30%。一般无症状。②掌红斑(palmar erythema)。表示为白细胞破裂性血管炎(leucocytoclastic vasculitis)或中小动脉坏死性血管炎(necrotizing arthritis)。

(2)心脏证候:①心包炎,缩窄性。约占40%,引起呼吸困难、右心衰竭和末梢水肿。②心肌和心瓣膜类风湿小结。③冠状动脉血管炎性损害。

(3)肺部证候:①类风湿性渗出性胸膜炎。②类风湿肺。肺内出现小结节,可无症状,或因合并感染而形成空洞,以及破入胸腔引起气胸。

(4)神经证候:①末梢神经病。因滑膜增生压迫神经致病,如胫前神经受累致感觉异常和足下垂(跗管综合征)。②类风湿性血管炎致多神经炎,以及脑血管炎和脑膜小结。

(5)眼证候:①类风湿可引起角膜损害和眼干。②巩膜表层炎(episcleritis)。因类风湿引起,致眼痛和视力障碍。

(6)类风湿性关节炎伴发"抑郁症":类风湿性关节炎是一种慢性致残性疾病。由于其病程长,病情常反复,很容易影响患者生活质量,也可并发精神抑郁。

姜林娣等于1999年报道,调查RA患者并发抑郁症的占53%。主要表现为易激怒、兴趣丧失、睡眠障碍、能力减退、生活空虚、绝望情绪等抑郁症状。

病理生理研究:RA病理过程中分泌大量细胞因子。这些细胞因子除通过炎症反应和对免疫反应的调节,影响关节局部基质代谢,导致关节软骨和骨质的破坏、致关节功能障碍,还可通过其在脑内特定中枢表达受体作用,主要是在海马、下丘脑激活其他神经轴,进而影响脑内去甲肾上腺素(NE)和5-羟色胺(5-HT)功能,进一步致单胺递质功能降低,从而共同造成抑郁症的发生。

四、诊断和鉴别诊断

(一)诊断

1. 1987年美国风湿病学学会(ARA)类风湿性关节炎诊断标准,为各国延用至今。中华医学会风湿病学分会于2003年公布诊断指南如下:

(1)晨僵。关节僵硬持续1h,病程≥6周。

(2)3个或3个以上关节炎,病程≥6周。

(3)手关节炎。腕、掌指或近端指间关节炎,至少一个关节肿胀,病程≥6周。

(4)对称性关节炎,病程≥6周。

(5)类风湿结节(关节周围皮下结节)。

(6)类风湿因子阳性(>1:320)。

(7)放射学改变。手或腕关节侵蚀或关节周围骨质稀少。

以上7条中具备4条或4条以上并排除其他关节炎即可诊断RA。

2. **RA病情活动标准**

(1)具≥6个关节肿胀。

(2)具≥6个关节压痛。

(3)晨僵持续≥45分钟。

(4)血沉≥28mm/h。

(5)C-反应蛋白正常值上限之1.5倍。

3. **RA X线诊断分期**

Ⅰ期:正常或关节端骨质疏松。

Ⅱ期:关节端骨质疏松,偶有关节软骨下囊样破坏或侵蚀改变。

Ⅲ期:明显的关节软骨下囊样破坏,关节半脱位等畸形。

Ⅳ期:除Ⅲ期改变外,有纤维性或骨性强直。

(二)鉴别诊断

RA急性起病者需与以下病症鉴别:急性风湿性关节炎、急性病毒性关节炎、系统性红斑狼疮、Reiter氏反应性关节炎。RA慢性发病者需与以下病症鉴别:干燥综合征(Sjogren氏综合征)、血管炎综合征、银屑病关节炎、癌症侵蚀性骨关节病、淀粉样变性等病。

五、治疗

对 RA 的治疗措施应为:①控制炎症。②解除疼痛和僵硬。③保护关节功能,以达维持正常生活能力。

1. 非类固醇抗炎药

(1)甲酸类:柳酸盐类(Salicylates)。阿斯匹林每日 3~6 克。

(2)乙酸类:吲哚美辛(Indometacin,消炎痛)。

(3)丙酸类:布洛芬(lbuprofen,芬必得)、萘普生(Naproxen,消痛灵)。

(4)昔康类:吡罗昔康(Piroxicam,炎痛喜康)。

(5)昔布类:塞来昔布(Celecoxib,西乐葆)、罗非昔布(Rofecoxib,万络)。

(6)吡唑酮类:安乃近(Metamizole Sodium,罗瓦尔精)、保泰松(Phenylbutazone)。

(7)其他:来氟米特(Leflunomide,LEF),为异恶唑类衍生物,具有抗风湿活性,通过抑制嘧啶的全程生物合成,从而直接抑制 T 淋巴细胞活性,同时抑制 B 淋巴细胞的增殖。

2. 皮质类固醇

常用药为泼尼松(Prednisone,强的松),5~10mg 隔日或每日一次。用于其他治疗无效时,因副作用多。

3. 物理治疗

水疗和蜡疗等热疗法,可改善关节功能和防止肌肉萎缩。

六、中医药辨证施治

类风湿性关节炎在中医属“痹症”范畴。“痹”是闭塞不通,是以关节肿痛为主要表现的病症。

1. 病因病机

内经《素问·痹症》指出:“风、寒、湿三气杂至合为痹。”古代众多医家均从寒邪、风邪及寒湿之邪侵袭人体出发,针对常见的寒湿痹阻型,治以祛风散寒、温经通络为主。近代较多医家认为造成痹症的直接病邪不仅是风、寒、湿之气,而湿热(毒)和瘀血夹杂是痹症的主要致病因素,并依此痹症的病理机制出发,确定更合适的临诊辨证施治准则。

由于风、寒、湿、热诸邪凝聚在关节经络导致关节重着、肌肉挛痛、肢体麻木不利等一系列“实证”表现,这只是病症的表象;中医还认为引起痹症的内因才是根本,包括机体正气不足、肝肾两亏、气血两虚,以致腠理不密、气血运行不畅而成“痹”。因此,中医对“痹症”病因病机的深入了解,认为类风湿性关节炎实质上是一种“本虚标实”的病症。只有掌握这一病因病机的根本,治法才能抓到点上,狠从“补虚”入手,辅以“祛邪”治标,终可取得中医中药的较好疗效。

2. 临诊类型

中国中医科学院附属广安门医院于 2007 年报道,根据 475 例类风湿性关节炎患者各自的临床特征,经中医辨证分型如下:

(1)湿热痹阻型	321 例,占 67.6%
(2)痰瘩痹阻型	29 例,占 6.1%
(3)寒湿痹阻型	20 例,占 4.2%
(4)肝肾两虚型	17 例,占 3.6%
(5)气阴两虚型	15 例,占 3.2%
(6)瘀血阻络型	13 例,占 2.7%
(7)其他	60 例,占 12.6%

在 321 例湿热痹阻型中包括:①单纯湿热痹阻型 198 例(61.7%)。②湿热痹阻合并瘀血阻络型 52 例(16.2%)。③湿热痹阻合并肝肾气血两虚型 36 例(11.2%)。④湿热痹阻合并气阴两虚型 35 例(10.9%)。

因此,按中医四诊八纲、脏腑辨证,类风湿性关节炎临诊类型以湿热痹阻型为多见(67.6%),可合并瘀血阻络(16.2%)、肝肾两虚(11.2%)、气阴两虚(10.9%)。此外,尚有痰郁痹阻型(6.1%)、寒湿痹阻型(4.2%)等。

3. 立法选方用药

立法:中医根据痹症的病因病机辨证为

"本虚标实"之证,治法应依"标本兼治"为准则。所谓治本就是补肝肾、补气血;治标就是祛风湿、止痹痛。中医治疗类风湿性关节炎切忌攻伐过甚,不注意补虚。因为过用攻伐,患者越治越虚,病邪不仅滞留不去,病变反有增重趋势。故治法宜益肝肾、补气血、祛风湿、止痹痛。

选方:独活寄生汤。"独活寄生汤"来自《千金方》。全方由独活、桑寄生、秦艽、防风、细辛、当归、芍药、川芎、熟地黄、杜仲、牛膝、人参、茯苓、甘草、桂心等15味药组成。方中熟地黄、杜仲、牛膝、桑寄生补益肝肾、强筋壮骨;当归、芍药、川芎和营养血;人参、茯苓、甘草益气扶脾。以上10味药是用作益肝肾、补气血之扶正治疗,是扶正祛邪之法,即"正气盛则邪自除"之意。方中祛邪药仅用5味,以独活、细辛入肾经搜风蠲痹,促邪外出;秦艽、防风祛风邪、行肌表,并胜湿;桂心入肾经血分,散寒止痛。以上两组药相配,是标本兼顾,重用补虚,兼顾祛邪,是共成扶正祛邪之方。根据诸多名中医体会,认为中药中的所谓补气补肾药,实际是具调整和提高免疫功能的药。这就与西医对类风湿性关节炎的成因是免疫功能调控失常的认识完全联系起来了。

用药:根据多年临诊经验,我们在"独活寄生汤"方剂的基础上进行加减。现常用方药为:黄芪、党参、白术、茯苓、陈皮、生地、熟地、牛膝、川断、枸杞子、女贞子、山萸肉、桑寄生、当归、丹参、白芍、赤芍、川芎、红花、鸡血藤、羌活、独活、秦艽、防风、桂枝。

此方较独活寄生汤原方增加了益气活血补肝肾药,包括黄芪、白术、陈皮、丹参、红花、鸡血藤、川断、生地黄、枸杞子、女贞子、山萸肉等。祛风寒湿增用羌活。从原方中去人参、杜仲、细辛。所遇痹症患者,均获较好疗效。

(潘天鹏)

参考文献

1. Arnett FC, Edworthy SM, Block DA, et al. The American Rheumatism Association 1987 revised criteria for the classification of rheumatoid aithritis. *Arthritis Rheum*, 1988, 31:315－319.

2. 姜林娣,李建林,王吉辉等. 类风湿性关节炎抑郁情况调查. 中华风湿病学杂志,1999,12(1):189－191.

3. 李拥,周祖山,周承明. 对类风湿性关节炎病机的独特认识及其意义. 湖北中医杂志,2000,22(1):4.

4. 伊玲,胡茵奇. 类风湿性关节炎与血瘀证关系探讨. 中国中医基础医学杂志,2000,6(7):40.

5. 中华医学会风湿病学分会. 类风湿性关节炎的诊断指南. 中华风湿病学杂志,2003,7(4):250－254.

6. 赵永新,刘云. 来氟米特与白芍总甙治疗类风湿性关节炎的临床观察. 中国中西医结合杂志,2006,26(4):355－357.

7. 查青林,何羿婷,喻建平等. 基于决策树分析方法探索类风湿性关节炎治疗信息与疗效的相关关系. 中国中西医结合杂志,2006,26(10):871－875.

8. 姜蒋虹,曹炜等. 475例类风湿性关节炎患者中医临床证候分析. 中医杂志,2007,48(1):253－255.

9. 朱跃兰,侯秀娟. 类风湿性关节炎伴发抑郁症的中西医病机探讨. 北京中医,2007,26(1):140－141.

第二节　干燥综合征

一、概述

干燥综合征(Sjogren´s syndrome, SS)是一种系统性自身免疫病。主要累及外分泌腺,典型表现为口、眼干燥,也可累及腺体外其他器官,而出现多系统损害的症状。受累器官可见大量淋巴细胞浸润,血清中可检测到多种自身抗体。

本病分为原发性和继发性两类,前者指不具另一诊断明确的结缔组织病(CTD)的干燥综合征。后者是指发生于另一诊断明确的CTD如系统性红斑狼疮、类风湿关节炎等的干燥综合征。本文主要叙述原发性干燥综合征。

本病女性多见,男女比为1:9～20;发病年龄多在40～50岁，也见于儿童。1993年国内流调材料发现原发性干燥综合征患病率为0.33%～0.77%。国外报告在老年人群中患病率高达1.9%～4.8%。

二、病因学

1. 遗传因素

近年来通过免疫遗传学研究测定，某些主要组织相容性复合体（MHC）的基因的频率在干燥综合征患者中增高。同正常对照人群相比，原发性干燥综合征患者有HLA－B8，－DR3，－DRw52分子高表达。HLA－II型基因分析发现，干燥综合征患者，不管来源于何种民族，都有HLADQA1＊0501等位基因存在。临床上还发现某些HLA基因与干燥综合征自身抗体的产生和严重程度相关。如具有HLA－DQ抗原的干燥综合征患者多具有高滴度的抗SSA，抗SSB抗体，且临床症状较重。

同时，干燥综合征患者中有姐妹、母女同时患病者，这也提示了本病的患病中有遗传因素存在。

2. 病毒感染

研究发现，多种病毒与干燥综合征的发病与病情持续有关。如EB病毒、疱疹病毒6型，巨细胞病毒，逆转录病毒，丙型肝炎病毒等。

3. 性激素

干燥综合征患者体内雌激素水平升高，且干燥综合征患者大多数为女性，推测与雌激素升高有关。

三、发病机理和病理生理

干燥综合征的病因和发病机理一直是一个研究热点，但至今尚未阐明。一般认为它的发生发展可分为三个阶段：①某一环境因子作用于有遗传敏感性的个体引起自身免疫反应。②外分泌腺有原位免疫反应，可吸引更多的T细胞到达腺体内。由此而产生的细胞因子使炎症持续下去并激活B淋巴细胞，导致机体体液免疫和细胞免疫的异常。③不断产生的炎症引起组织损伤。

干燥综合征患者的外分泌腺上皮细胞可作为抗原呈递细胞起作用。受累腺体的上皮细胞不适当地表达II型分子，且为c－myc原癌基因和促炎细胞携带信息，这些细胞经历了程序性细胞死亡（凋亡），最终引起外分泌腺功能障碍。

本病患者B淋巴细胞激活后产生多种自身抗体，使免疫球蛋白数量升高。其中，Ro/SSA自身抗原包含三条多肽链（52，54和60kDa），可与RNAs相结合；48－kDa的La/SSB蛋白与RNA III聚合酶转录因子结合。Ro/SSA和La/SSB阳性的干燥综合征患者发病较早，病程相对较长，可有唾液腺增生和严重淋巴细胞浸润，并有腺外表现如淋巴结病变、紫癜和血管炎，在干燥综合征的发病中起重要作用。最近发现的Ⅲ型毒蕈样乙酰胆碱（M3）抗体可阻断自主神经对残余外分泌腺体的调节作用，并产生腺体外神经功能紊乱症状。

有学者报道干燥综合征患者的唇腺上皮细胞及单个核细胞内有IL－1β、IL－6、TNF－α、IFN－γ的mRNA表达，提示细胞因子参与了干燥综合征的局部及唇腺炎的发病过程。

本病主要有两种病理改变：外分泌腺炎及血管炎。在柱状上皮细胞组成的外分泌腺体间有大量淋巴细胞包括浆细胞及单核细胞的浸润，这种聚集的淋巴细胞浸润性病变是本病的特征性病理改变。它出现在唾液腺（包括唇、腭部的小涎腺）、泪腺（包括眼结膜的小泪腺）、肾间质、肺间质、消化道黏膜、肝汇管区、胆小管及淋巴结，最终导致局部导管和腺体的上皮细胞增生，继之退化、萎缩、破坏、以纤维组织代之，甚至丧失其应有的功能。有人把唾液腺、泪腺以外组织中出现大量的淋巴细胞浸润称为假性淋巴瘤。血管炎可由冷球蛋白血症、高球蛋白血症及免疫复合物沉积引起，是本病并发肾小球肾炎、神经系统病变、皮疹、雷诺现象的病理基础。

四、临床表现

多数干燥综合征患者有泪腺和唾液腺功能受损。疾病进展缓慢,开始可有黏膜干燥或非特异性症状,经过8~10年,疾病逐渐进展并达到干燥综合征的诊断标准。

1. **局部表现**

(1)口干燥症:因唾腺病变,使唾液黏蛋白缺少而引起下述常见症状:①有70%~80%患者诉有口干,吞咽较干的食物困难,不能持续讲话,口腔烧灼感觉,但不一定都是首症或主诉,严重者因口腔黏膜、牙齿和舌发黏以致在讲话时需频频饮水,进固体食物时必需伴水或流食送下,有时夜间需起床饮水等。②猖獗性龋齿,约50%的患者出现多个难以控制发展的龋齿,表现为牙齿逐渐变黑,继而小片脱落,最终只留残根。是本病的特征之一。③成人腮腺炎,50%患者表现有间歇性交替性腮腺肿痛,累及单侧或双侧。大部分在10天左右可以自行消退,但有时持续性肿大。少数有颌下腺肿大,舌下腺肿大较少。有的伴有发热。对部分有腮腺持续性肿大者应警惕有恶性淋巴瘤的可能。④舌部表现唾液浑浊。为舌痛,舌面干、裂,舌乳头萎缩而光滑。⑤口腔黏膜出现溃疡或继发感染。

(2)干燥性角结膜炎:干燥综合征患者可有眼睛受累。因泪腺分泌的黏蛋白减少而出现眼干,下眼睑沙砾感,发热,眼内眦分泌物粘着,流泪减少,严重者哭时无泪。结膜角膜红肿、瘙痒,眼睛疲劳和光过敏。这些症状由角膜和球结膜上皮损害引起,称为干燥性角膜结膜炎。部分患者有眼睑缘反复化脓性感染、结膜炎、角膜炎等。70岁以上老年干燥综合征眼部客观检查阳性率较其他年龄组减低。

其他外分泌腺较少受累,上下呼吸道的黏膜腺分泌减少可致鼻干、咽干和气管干燥(气管干燥症)。胃肠道外分泌腺分泌减少可致食管黏膜萎缩,萎缩性胃炎和亚临床胰腺炎。外生殖器干燥可引起外阴瘙痒,交媾困难,干燥性阴道炎。患者可有皮肤干燥,脱皮,瘙痒等。

口干、眼干在70岁以上干燥综合征的发病率为分别为98%、91%。由于口干、眼干的症状在正常老年人中也较常见(在80岁以上的老年人群的发生率为3%~4%),因此,口干、眼干的表现在以上老年人中并不特异,在临床工作中通常被忽视。

2. **系统表现**

除口眼干燥表现外患者还可出现全身症状如乏力、低热等。约有2/3患者出现系统损害。

(1)皮肤

皮肤病变的病理基础为局部血管炎。有下列表现:①过敏性紫癜样皮疹:多见于下肢,发生率约为11%,为米粒大小边界清楚的红丘疹,压之不褪色,分批出现。每批持续时间约为10天,可自行消退而遗有褐色色素沉着。②结节红斑,较为少见。③雷诺现象:发生率约为37%,多不严重,不引起指端溃疡或相应组织萎缩。

(2)骨骼肌肉

约60%以上的患者出现关节痛。仅小部分表现有关节肿胀但多不严重且呈一过性。关节结构的破坏非本病的特点。肌炎见于约5%的患者。

(3)肾

国内报道约有30%~50%患者有肾损害,主要累及远端肾小管,表现为因I型肾小管酸中毒而引起的低血钾性肌肉麻痹,严重者出现肾钙化、肾结石及软骨病。表现为多饮、多尿的肾性尿崩亦常出现于肾小管酸中毒患者。通过氯化铵负荷试验可以看到约50%患者有亚临床型肾小管酸中毒。近端肾小管损害较少见。小部分患者出现较明显的肾小球损害,临床表现为大量蛋白尿、低白蛋白血症甚至肾功能不全。

(4)肺

约14%~35%的患者有肺部受累。轻度受累者出现干咳,重者出现气短。肺部的主要病理为间质性病变,部分出现弥漫性肺间质纤维化，少数人可因此而呼吸功能衰竭而死亡。早期肺间质病变在肺X片上并不明显，只有高分辨肺CT方能发现。另有小部分患者出现肺动脉高压。有肺纤维化及重度肺动脉高压者预后不佳。

（5）消化系统

胃肠道可以因其黏膜层的外分泌腺体病变而出现萎缩性胃炎、胃酸减少、消化不良等非特异性症状。肝脏损害见于约20%的患者，临床谱从黄疸至无临床症状而有肝功能损害不等。肝脏病理呈多样，以肝内小胆管壁及其周围淋巴细胞浸润，界板破坏等改变为突出。慢性胰腺炎亦非罕见。

（6）神经

累及神经系统的发生率约为5%。以周围神经损害为多见，不论是中枢或周围神经损害均与血管炎有关。原发性干燥综合征伴有血管炎的患者可有多灶性、复发性和进展性神经病变，如轻偏瘫、横纹肌病变、半身感觉缺失、癫痫发作和运动疾病；也有无菌性脑膜炎和多发性硬化。约半数的干燥综合征患者可有感觉性听力丧失，多与抗心磷脂抗体有关。

（7）血液系统

本病可出现白细胞减少，发生率为13%～38%。13%的患者出现血小板减少，但两者不一定同时出现。血小板低下严重者可出现出血现象。贫血的发生率约为20%。干燥综合征的早期患者淋巴结病变的发生率为14%。脾肿大的发生率为3%。干燥综合征的晚期，可出现淋巴瘤。表现为持续性腮腺肿大，淋巴结病变，皮肤血管炎，外周神经病变，淋巴细胞减少和冷球蛋白血症。大多数淋巴瘤发生在结外，B细胞周边区，且为低度恶性。唾液腺是最常见的受累部位。国外报道中约44倍高于正常人群。淋巴瘤在干燥综合征中出现的几率为6%。发病年龄越早，出现淋巴瘤的几率越高。国内的原发性干燥综合征患者还发现有血管免疫母淋巴结病（伴巨球蛋白血症）、非霍奇金淋巴瘤、多发性骨髓瘤等疾病。

（8）实验室检查

1）自身抗体：本病可有多种自身抗体出现，45.7%的患者可有抗核抗体滴度升高，抗SSA、抗SSB抗体的阳性率分别为70%和40%（70岁以上老年人阳性率低于其他年龄组），约5%～10%可以出现抗RNP抗体和抗着丝点抗体。43%的患者类风湿因子阳性，约20%的患者出现抗心磷脂抗体。近年来，抗α－胞衬蛋白抗体诊断干燥综合征敏感性为52%～95%，特异性为87%～100%，β－胞衬蛋白也有一定意义。Ⅲ型毒蕈样乙酰胆碱（M3）受体抗体与SS有关。抗M3受体抗体对SS诊断的敏感性为80%～90%，特异性为90%。

2）免疫球蛋白：由于淋巴细胞高度增殖，90%以上的患者有高球蛋白血症，呈多克隆性且强度高，可引起紫癜、血沉快等。少数患者出现巨球蛋白血症，或单克隆性高丙种球蛋白血症，或冷球蛋白血症；出现这些情况需警惕并发恶性淋巴瘤或多发性骨髓瘤的可能。

五、诊断和鉴别诊断

（一）诊断

干燥综合征缺乏特异的临床表现和实验室检查，因而迄今无公认的诊断标准。从1976年到现在有多个诊断标准问世，他们是哥本哈根标准（1976）、日本标准（1984）、希腊标准（1986）、欧盟标准Ⅰ（1993）、欧盟标准Ⅱ（1996）、日本标准Ⅱ（1997）、日本标准Ⅲ（2000）、干燥综合征国际分类诊断标准（2002）等。这些标准包含的项目不尽相同，因而敏感性和特异性也不一样，适用对象也略有差异，有的更适用于流行病学调查，有的更适用于临床研究，有的更适用于临床诊治。

2002年干燥综合征国际分类（诊断）标准如下：

上述诊断标准经我国的初步验证，得其特异性为98%，敏感性为87%。在临床工作中干燥综合征的诊断要结合患者的具体情况，既不应受限于本标准，以免遗漏早期不典型患者，但又要具备本标准中有力的依据，如重视本标准中的血清学和唇腺病理结果，以免造成误诊。对于老年人，因自身抗体出现的阳性率随年龄的增加而增加，且多器官功能衰退，关节痛，疲劳，抑郁等症状可能由其他疾病引起，很多症状也极容易被忽视，故诊断标准的敏感性和特异性均受影响，临床上一定要综合分析，合理判断。

表 27-2-1 干燥综合征分类标准的项目

Ⅰ、口腔症状：3 项中有 1 项或 1 项以上
1. 每日感口干持续 3 个月以上；
2. 成年后腮腺反复或持续肿大；
3. 吞咽干性食物时需用水帮助。
Ⅱ、眼部症状：3 项中有 1 项或 1 项以上
1. 每日感到不能忍受的眼干持续 3 个月以上；
2. 有反复的砂子进眼或砂磨感觉；
3. 每日需用人工泪液 3 次或 3 次以上。
Ⅲ、眼部体征：下述检查任 1 项或 1 项以上阳性
1. Schirmer I 试验（+）（<5mm/5 分）；
2. 角膜染色（+）（≤4 van Bijsterveld 计分法）。
Ⅳ、组织学检查：下唇腺病理示淋巴细胞灶≥1。（指 $4mm^2$ 组织内至少有 50 个淋巴细胞聚集于唇腺间质者为一灶）。
Ⅴ、唾液腺受损：下述检查任 1 项或 1 项以上阳性
1. 唾液流率（+），即 15 分钟内只收集到自然流出唾液≤1.5ml（正常人>1.5ml）；
2. 腮腺造影（+），即可见末端腺体造影剂外溢呈点状、球状的阴影；
3. 唾液腺同位素检查（+），即唾液腺吸收、浓聚、排出核素功能差；
Ⅵ、自身抗体：抗 SSA 或抗 SSB（+）（双扩散法）

表 27-2-2 上述项目的具体分类

1. 原发性干燥综合征：无任何潜在疾病的情况下，有下述 2 条则可诊断：
a. 符合表 27-2-1 中 4 条或 4 条以上，但必须含有条目Ⅳ（组织学检查）和/或条目Ⅵ（自身抗体）。
b. 条目Ⅲ、Ⅳ、Ⅴ、Ⅵ4 条中任 3 条阳性。
2. 继发性干燥综合征：患者有潜在的疾病（如任一结缔组织病），而符合表 27-2-1 的 I 和 II 中任 1 条，同时符合条目 III、IV、V 中任 2 条。
3. 必须除外：颈头面部放疗史，丙肝病毒感染，AIDS，淋巴瘤，结节病，GVH 病，抗乙酰胆碱药的应用（如阿托品、莨菪碱、溴丙胺太林、颠茄等）。

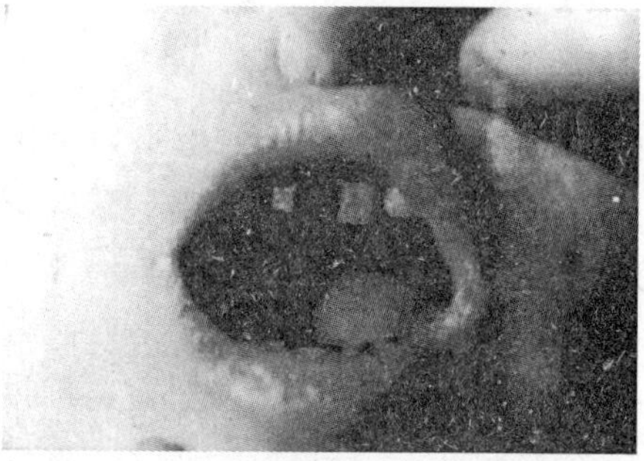

图 27-2-1 干燥综合征口腔受累的临床表现

注：干燥综合征的口腔检查特异性表现：舌面干燥，牙齿变黑，小片脱落，只留残根。

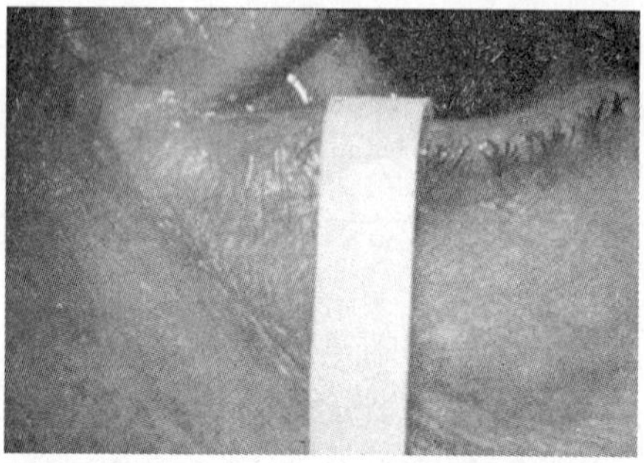

图 27-2-2 SchirmerI 试验<5mm 滤纸湿/5 分

注：SchirmerI 试验为反应泪腺基础分泌的实验。在有/无表麻情况下，将标准滤纸放在下眼睑外侧，嘱被测者注视前方，5 分钟后滤纸变色小于 5mm 为阳性（正常人的湿长不少于 10mm/5 分）。

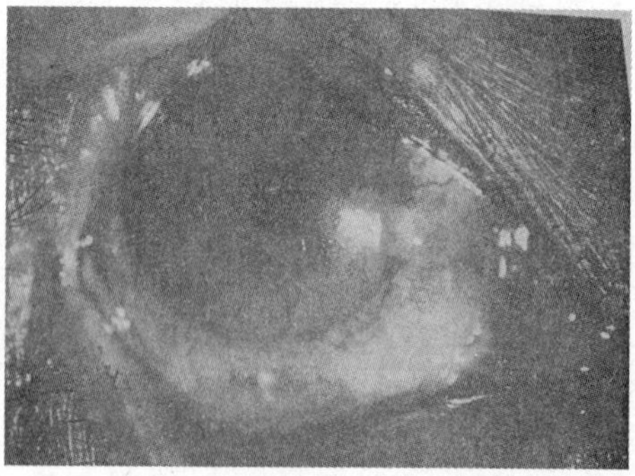

图 27-2-3 Rose Bengal 角膜染色

注：于受检眼下穹部滴 1% 虎红眼液约 20μl，轻揉上下睑使其弥散分布，然后用生理盐水冲洗，呈玫瑰色者为阳性。Bijsterveld 把眼表分为三个区域，用于虎红染色的评分，依次为鼻侧球结膜、角膜和颞侧球结膜，每一个区域评为 0～3 分，0 分无染色，1 分为少许点状染色，2 分为介于 1 分和 3 分两者之间的较多点状染色，3 分为全染色。

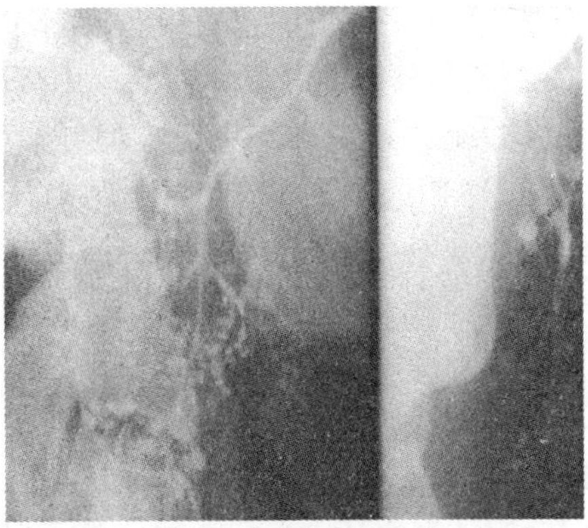

图 27－2－4　腮腺造影

注：腮腺管注入碘化油 1～2ml，消毒棉球压迫腮腺管口，摄充盈相 X 片，含醋 5 分钟，再摄排空相 X 片。结果具有“典型表现”为阳性。包括：末梢导管的斑点状扩张、小球状扩张，导管扩张融合成腔洞状，导管破坏，造影剂外溢，主导管无改变，分支导管稀疏甚至不显影。

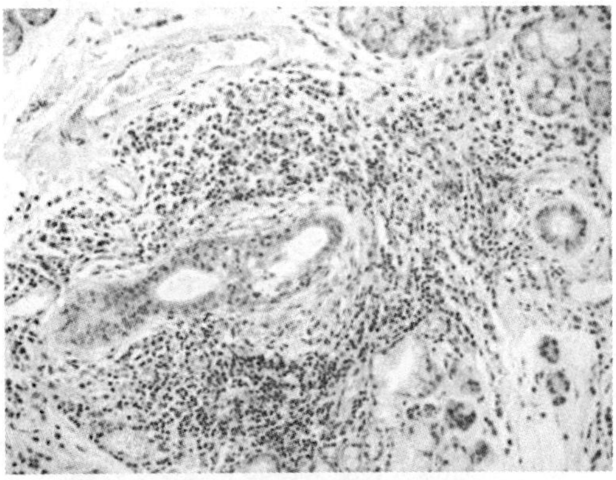

图 27－2－5　唇腺病理

注：下唇腺病理示淋巴细胞灶≥1。（指 $4mm^2$ 组织内至少有 50 个淋巴细胞聚集于唇腺间质者为一灶）。

（二）鉴别诊断

干燥综合征的临床表现多种多样，患者可因某一症状突出而到眼科、口腔科、呼吸科、肾内科、神经科就诊，因此应加强科普教育和各科室的交流、协作，使各科医师对此病都有了解。当患者无口眼干燥症状，而以腺体外受累为主要表现，如皮疹、关节痛、低钾肌无力时，往往容易误诊漏诊。因关节痛、类风湿因子阳性易误诊为类风湿关节炎；因转氨酶高易误诊为慢性肝炎，因抗核抗体阳性易误诊为系统性红斑狼疮；当干燥综合征以肾小管酸中毒、间质性肺炎、外周神经炎、慢性胰腺炎为突出表现时，临床医生可能会因为症状性诊断而忽略它是干燥综合征的一个局部表现。尤其对老年人，因其起病隐匿，且多同时合并有高血压、糖尿病及老年痴呆等，临床表现很不特异，更容易延误诊断。

此外，外分泌的任一环节功能失常都可引起口、眼干燥的症状和相关检查异常。干燥综合征需和其他导致口干、眼干和腮腺肿大的疾病（表 27－2－4）鉴别。如 HIV 感染、C 型肝炎病毒感染和结节病。对于老年口干患者，首先应排除药物因素所致，很多抗抑郁药，抗精神病药，抗高血压药都有抗胆碱能或抗肾上腺能作用，极易引起口干的症状出现。

表 27－2－4　干燥综合征的鉴别诊断

口干	眼干	双侧腮腺肿大
病毒感染	炎症	病毒感染
药物	Stevens－Johnson 综合征	腮腺炎
精神治疗药物（阿米替林）	天疱疮	流感
交感神经阻滞药	慢性结膜炎	EB 病毒
抗高血压药物	慢性睑炎	柯萨奇病毒 A
心理作用	中毒	巨细胞病毒
接触放射物质	烧伤	HIV
糖尿病	药物	类肉瘤病
创伤	神经病学疾病	淀粉样变
干燥综合征	泪腺功能受损	干燥综合征
	眼睑功能受损	代谢疾病
	各种疾病	糖尿病
	创伤	高脂蛋白血症
	维生素 A 缺乏	慢性胰腺炎
	眨眼异常	肝硬化
	眼睑结痂	内分泌
	角膜麻痹	肢端肥大
	上皮不规则	性腺功能低下

六、治疗与预防

1. 治疗

本病目前尚无根治方法。主要是采取措施改善症状，控制和延缓因免疫反应而引起的组织器官损害的进展,以及继发性感染。

(1)口干燥症:应尽量避免吸烟、饮酒,尽量避免服用引起口干加重的药物如阿托品、吩噻嗪、三环类抗抑郁药、解痉药、抗帕金森药等。保持口腔清洁,勤漱口,减少龋齿和口腔继发感染的可能。可用无糖柠檬水刺激唾液分泌。有人认为每日必嗽平有黏液溶解作用,每日 48mg 分三次口服,可以改善口干症状。稀化黏素、沐舒坦、环戊硫酮片等也可使用。口干严重者可口服盐酸匹罗卡品(匹罗卡品片),为副交感胆碱能 M3 受体的拮抗剂,5 ~ 7.5mg/次,每日三次,分可使唾液分泌提高 20% ~ 40%,症状改善约需 2 个月。本类药物有一定疗效但亦较多不良反应,如面部潮红、出汗及尿频。未发现对哮喘、支气管炎及慢性阻塞性肺病有明显作用,但在这些疾病中应该慎用。其同类产品以刺激唾液腺中尚未破坏的腺体分泌,改善口干症状。另外,有些中药制剂如白芍总苷、一些中药方剂可能对本病有一定作用。

(2)干燥性角结膜炎:应尽量避免应用降低泪液分泌的制剂利尿剂、抗高血压药和抗抑郁药。可给以人工泪液滴眼以减轻眼干症状并预防角膜损伤。眼膏可有助于保护角膜。如果出现角膜溃疡,建议做眼修补和用硼酸软膏治疗。

(3)肌肉、关节痛:可用非类固醇抗炎药,对有消化性溃疡及胃肠道不良反应者可用选择性或特异性 COX-2 受体抑制剂如西乐葆,莫比可等,但对合并严重心脏病者应慎重。

(4)低血钾症:纠正低钾血症的麻痹发作可采用静脉补钾(氯化钾),待病情平稳后改口服钾盐液或片,有的患者需终身服用,以防低血钾再次发生。多数患者低血钾纠正后可较正常生活和工作。

(5)系统损害:应根据受损器官及严重度进行治疗:对有神经系统病变、肾小球肾炎、肺间质性病变、肝脏损害、血细胞降低及肌炎等腺体外受累者,则须根据病情轻重给予肾上腺皮质激素,剂量与其他结缔组织病治疗用法相同。对于病情进展迅速者可合用免疫抑制剂治疗。研究发现,TNF-α 拮抗类生物制剂对干燥综合征的疗效有限。有学者尝试应用 CD20 单抗治疗干燥综合征,目前无明确肯定疗效。对出现恶性淋巴瘤者,宜按肿瘤治疗原则根据组织类型、部位及范围采用化疗和/或放疗治疗。值的提出的是,由于老年人各器官功能衰退,且很多人同时存在高血压、糖尿病、冠心病及肾功能不全等基础疾病,因此,在选择激素及免疫抑制剂治疗时一定要相对保守,随年龄增加应适当减小药物剂量,且在应用时,一定要分清轻重缓急,并需严密监测,预防药物不良反应发生。

2. 预后

本病预后较好,有内脏损害者经恰当治疗后大多可以控制病情达到缓解,但停止治疗又可复发。内脏损害中出现进行性肺纤维化、中枢神经病变、肾小球受损伴肾功能不全、恶性淋巴瘤者预后较差,其余有系统损害者经恰当治疗大部分都能使病情缓解甚至康复到日常生活。

(程永静　黄慈波)

参考文献

1. 张杏书. 干燥综合征. 实用临床风湿病学. 北京:中国医药科技出版社,2001.

2. 吴东海. 干燥综合征. 内科学. 北京:北京大学医学出版社,2005.

3. 邹兆菊主编. 涎腺疾病影像学诊断. 第 1 版. 北京医科大学\中国协和医科大学联合出版社,1990:38.

4. Fuci B, Hauser K, Jameson L, sjogren syndrome, *Harrison's Principle of Internal Medicine.* The 15th edition,2001.

5. Diep JT, Gorevic PD. Geriatric autoimmune diseases: systemic lupus erythematosus, Sjogren's syndrome, and myositis. *Geriatrics.* 2005,60:32-38.

第二十八章　老年人骨关节疾病

第一节　概　述

一、人口老龄化与骨关节疾病的流行病学

近年来，世界人口老龄化的进程明显加快，特别是在某些国家和地区，如亚洲国家。我国人口的老龄化问题更为突出。我国面临前所未有的、迅速的、大规模的人口老龄化，尤其是老龄人口迅速增长。我国老龄人口最多，占世界总量的五分之一。我国不仅是人口大国，同时也是名符其实的老龄人口大国。

老龄人口的增多带来老年人口中某些疾病的流行病学变化，骨骼系统流行病学的变化就是其典型的例子。随着老龄人口的增多，老年骨关节疾病的发病率明显增高。人类的骨和关节通过肌肉和韧带联系起来，产生机械运动并完成一系列生理功能。在人类自然属性、遗传、不断变化的生活和工作环境的基础上，加之各种病因及影响因子，如骨与关节的累积性损伤、退变等等诸多因素，导致人类中老年部分骨与关节疾病的发生率明显增高，骨关节疾病正损害着数以亿计的人们的健康。随着人口老龄化的进一步发展，骨关节疾病必将变得更加普遍。在我国大中城市医院中，骨关节疾病是骨科门诊的主要患者群，60 岁以上患者比比皆是，老人骨关节疾病占综合医院骨科门诊就诊人数的三分之一。在老龄人群中，关节疾病占慢性疾病的二分之一，与年龄相关的脊柱疾患发病率也非常高。我国老年人面临的健康问题，也是世界范围的健康问题。在过去 10 年中，因骨质疏松造成的骨折人数增加了一倍。有预测未来 10 年骨质疏松性髋部骨折将在亚洲和拉丁美洲成倍增加，超过 50 岁的女性有 40% 会因骨质疏松而至少发生一次骨折。

二、老年人与骨关节疾病（退变）

老年人骨与关节疾病的基本特点是：建立在老年骨与关节退变及衰老基础之上的骨与关节病理变化和损害，并带来相应的骨与关节功能障碍，进而影响老年人的整体功能和生命，并带给老年人身心上的痛苦。

（一）骨组织

老年人的骨与关节是老年人运动系统的重要组成部分，其他包括肌肉、韧带、神经系统等，共同完成其日常生活中的整个生理功能。老年人口中，骨与关节的退变和衰老，是整个人体形态和生理功能以及病理变化的一部分，形成老年人群中特有的疾病谱，明显影响老年人群的整体工作和生活能力，导致老年人生活质量的下降，甚至影响或加重老年人其他器官和系统的病理进程。

数十年中日常生活和工作中反复应力的累积、衰老、内分泌变化，尤其是绝经后的老年女性以及生理活动减少等诸多因素，导致了老年人的骨组织代谢和骨组织学出现一系列变化：成骨细胞活力降低，骨的胶原蛋白合成能力减弱，骨基质形成减少，骨的无机物吸收和沉积延缓，骨成骨能力下降，骨修复能力减弱；破骨细胞的活力相对增强，导致骨吸收和骨矿物质丢失增加。老年人骨代谢中成骨与破骨的失平衡，出现骨小梁数目的减少和骨小梁结构的变化，单位体积内骨含量减少，皮质骨变薄，骨髓腔变大，导致骨的老化、退变、萎缩、脆弱、疏松等，一遇轻微的外力，容易出现骨折。如在老年人脊柱，容易出现一处或数处胸腰段椎体的病

理性微型骨折，甚至楔形变，形成脊柱后凸畸形和驼背。在作者临床中，术中可见老年患者脊柱骨量丢失非常严重，犹如“空心砖”，内固定时不是“拧入”、“打入”或“置入”内固定物，而是“放入”，可见其骨质的疏松和低下程度。

在老年女性中，由于雌激素水平的下降带来了内分泌环境的变化，更加重了骨质疏松的进程和程度，使得因骨质疏松而导致的各部位病理骨折变得更为常见。老年人垂体随增龄而减轻、纤维化，功能细胞减少，嫌色细胞增多，分泌生长激素的细胞减少。女性中，卵巢老化萎缩，卵泡和黄体数随增龄而下降，雌激素和孕激素减少。老年男性的睾丸老化萎缩，雄激素分泌减少，机体及骨与关节的重要代谢降低，如合成蛋白和矿物质的存留减少。肌肉系统力量也会受到内分泌变化的明显影响，进一步加重老年人脊柱和关节的不稳和退变进程。

（二）软骨组织

与骨组织相似，在日常生活和工作中反复应力累积、衰老、内分泌变化的基础上，老年人关节结构中关节软骨含水量减少，亲水性黏多糖减少，软骨细胞减少，代谢下降，软骨细胞活力减弱，软骨基质不良、弹性差，滑膜分泌量减少和质量下降，加之关节囊、韧带、肌肉以及关节内结构如半月板等松弛、萎缩、变薄、变弱以及退变性损害，软骨表面粗糙，致使关节不稳，累积性损伤，软骨进一步损害，软骨破坏露出软骨下骨，骨赘形成，关节间隙变窄，关节活动受限。上述的病理变化更多见于负重关节，如膝关节和髋关节等，而上肢关节则较少见，说明各种应力累积在老年关节退变和疾病中的意义。

（三）脊柱

从解剖角度来讲，人类脊柱不是真正的“柱”，而是由数十个椎骨与关节形成的“链状”单位，因而老年人骨与关节退变的整个过程集中表现在脊柱，即椎间关节和椎体及附属结构的变化。老年人中，椎间盘的老化和退变，带来纤维环的变薄和韧性的低下，进而变弱和松弛，椎间盘的膨出或突出；髓核组织含水量减少，体积减少，椎间盘高度下降，导致椎间关节耦合异常，韧带松弛和皱叠，椎间关节不稳，应力分布异常，进一步出现黄韧带增厚，关节囊肥厚，以及“三关节复合体”中后方小关节突的不耦合，小关节肥大和骨赘的形成，如此带来整个脊柱生理曲度的改变等。脊柱的上述变化在很大程度上导致椎管的“硬性”狭窄（骨性狭窄）、“软性”狭窄（软组织性狭窄）或混合性狭窄，极大地影响脊髓、马尾神经和神经根的生理功能，给老年人脊椎病变水平以下的一切神经支配功能带来障碍，尤其是在颈、胸段。

三、老年人与骨质疏松

骨质疏松普遍存在是老龄化社会中骨与关节疾病流行病学中的一大特点。骨质疏松是老年骨组织代谢中成骨与破骨之间生理平衡失调的病理改变过程和结果。按照美国国家骨质疏松及基金会和 WHO 的推荐标准：当受检者骨量值与青年人平均骨量值相比，减少 2.5 倍标准差以上时，即可诊断为骨质疏松症。

（一）老年骨质疏松的临床表现

在临床上，骨质疏松分原发性和继发性两种。原发性占 80% 以上，包括绝经后骨质疏松和老年性骨质疏松。前者是指骨矿物质和骨有机质随老年及妇女绝经后逐渐等比例减少，最后达到足以产生骨骼衰竭危险程度时的骨状态。老年人群中骨质疏松的实质是骨质量的减少。从骨组织构筑学来讲只是单位体积内骨含量的减少，而骨的化学成分并无改变，而骨基质与矿物质在量上的比例不改变，仅仅是骨密度的降低和物理强度的减弱。就本质而言，骨质疏松亦属一种随年龄老化而出现的“病理改变”。在组织病理学上出现骨皮质变薄，哈氏管扩大，骨小梁数目减少、变细。在 X 线片上，表现为骨小梁数目明显减少、间隙增宽，松骨间孔变大，骨结构疏松而影像密度淡薄，严重者骨与周围软组织的影像密度接近。骨皮质稀疏变薄，严重的甚至是菲薄。由于 X 线表现要比实际上的改变迟，一般说当 X 线上有表现时，骨质疏松患者中骨量的丢失至少已达30%。

(二)老年骨质疏松发生机理

1. 内分泌环境的改变

人体内相关激素对于骨质疏松的发生和发展起到非常重要的作用。

(1)性激素：雌激素受体存在于在体外培养的成骨细胞，雌激素可直接作用于成骨细胞。一般认为雌激素与胞浆受体结合变构后，再简单扩散进入细胞核与DNA序列结合，促进特异的mRNA合成。同时，有实验表明，孕激素和成骨细胞受体结合，直接作用于骨或通过成骨细胞的糖皮质激素受体竞争而间接作用于骨。孕激素可能在骨吸收及骨形成耦联过程中发挥作用。应用孕激素治疗骨质疏松，能使血钙下降、尿钙减少、尿羟脯氨酸降低。应用雌激素治疗骨质疏松，周期性加用小剂量孕激素，可防止因停用雌激素后造成的骨转换加快。雄激素对骨的代谢具有调节作用，主要是维持骨量。骨矿化沉积率、骨合成率与总睾丸素显著相关，因此雄激素与骨代谢及骨矿化有密切的关系。

(2)前列腺素(PG)：目前从骨培养及骨中提取有PGE1、PGE2、PGF2a等，PGE2E是骨内花生四烯酸(AA)的代谢产物，对骨的代谢有双向作用，低浓度刺激成骨细胞胶原合成，高浓度刺激骨吸收。

(3)甲状旁腺素：主要作用于骨组织，加强破骨细胞活动，使骨组织溶解。还能促进肾小管对钙的重吸收和对磷的排出。

(4)降钙素：它的主要作用是加强成骨细胞活性，促进骨组织钙化，对抗甲状旁腺素，使血钙降低。降钙素可直接作用于破骨细胞受体，使细胞内钙转入线粒体，抑制破骨细胞活性和大单核细胞转变为破骨细胞，从而减少骨吸收。当钙负荷时，老年人降钙素分泌的储备力显示低下；而当降钙素负荷时，不拘年龄，血钙浓度都缓慢降低。但青年人下降至负荷前的84.7%，老年人下降至负荷前的96%。血中降钙素的半衰期，于青年人为5分钟，而老年人则是7分钟。这反映出尽管老年人降钙素的代谢降解速率减慢，但它降低血钙的作用却是低下的。这表示机体对降钙素的感受性，随年龄增长而趋于减弱。

2. 钙摄入和吸收障碍

随着年龄增长，男女钙摄入量和吸收量均明显下降。由于老年人肾功能减退，其羟化酶活性降低，肠道钙吸收功能低下，加上运动量减少，维生素D3缺乏，紫外线光照量不足等等，均直接影响到骨内钙的蓄积。骨钙代谢体现为骨的重建与吸收。骨生长完成后，骨的吸收与合成维持动态平衡。进入老年以后这种动态平衡被打断，骨质疏松的骨丢失主要是因为吸收占优势所致。近年一些研究证明，既有骨的吸收增加，也有骨的合成减少。从骨的超微结构研究中发现，随年龄的老化，骨细胞核、胞浆、细胞壁及骨基质出现明显改变，而且骨组织表面暴露于生物－化学变化的前面，并丧失其生物反馈调节作用，导致骨吸收的加剧。

四、老年人与骨折

老年骨折是骨质疏松症的主要并发症。在老年人口骨与关节流行病学中，发现频频发生的各种骨折均源于老年人口中事先普遍存在的骨质疏松。临床上老年骨折的特点是骨折往往在并不严重、甚至非常轻微的外力下发生。比如常见的老年股骨颈骨折、股骨转子间骨折、脊椎压缩性骨折、桡骨远端骨折等等，都是在骨质疏松的病理基础上发生的。因此，可视其为“病理骨折”，这是基于老年人骨小梁数量减少变细、脆性增大，骨皮质变薄变脆。在日常正常活动和应力下，造成骨小梁或骨纤维的少量断裂，即隐性骨折或微小骨折，日久应力累积，断裂骨小梁增多，最后导致全部骨折，即显性骨折。骨质疏松是老年骨折的病理基础，加之老年人其他的生理功能改变和低下，如视觉、听觉功能下降，神经－肌肉运动系统功能减退，身体平衡能力减退，跌倒的机会增多，损伤的机会也就明显增多，因此其骨折发生率较其他人群普遍增高。作者在临床中发现，城市老年人口中骨质疏松性病理骨折发生率高于农村老年人口，认为其主要原因之一就在于生活模式的不同,如运动量的不足,骨与关节接受正常生理负荷的刺激不足,骨质疏松发生率较高,骨质疏松的程度也较明显。在脊椎骨折与四肢骨折中,脊椎骨折的发生率最高,而且与骨量丢失及微结构破坏密切相关,在体重的重力作用下即可导致脊椎变形、压缩骨折,且更多见于高龄患者。北京地区对50岁以上妇女的一组调查结果显示,脊椎骨折的患病率为15%,其中50~59岁组仅4.9%,而80岁以上组高达36.6%,是前者的6倍以上。青少年期骨量快速增加,不论男女,骨密度都在35~40岁达到最高峰,即称骨峰值。男性骨量比同龄女性高。50岁以下女性骨量仅是同龄男性的2/3,以后男性每年以1%~2%相对恒速发生骨丢失,而女性在绝经后10年内有一快速骨丢失期。低骨峰和绝经后快速骨丢失两因素,使绝经后妇女比男性更易发生致死率较高的骨质疏松性骨折。

就骨折部位来讲,脊柱(特别是胸腰段)、髋部、桡骨远端、肱骨近端、踝部、髌骨等都是骨质疏松性骨折的好发部位。骨折的结果不仅造成骨折部位的疼痛和功能障碍,更重要的是因骨折带来的发生在循环系统、呼吸系统、神经系统、泌尿系统、消化系统、皮肤等器官的一系列并发症。由于部分老年患者的脊椎病理骨折是隐性的,缺乏明显诱因的,不伴有临床症状的,因此实际脊柱骨质疏松性骨折的发生率要明显高于四肢。女性发生率高于男性。髋部骨折造成较高病死率及致残率,对老年患者危害最大。尽管老年人髋部骨折几乎都与跌跤有关,但绝大多数属于非严重暴力损伤。随着机体的不断衰老,损伤的机会明显增多。欧洲有统计资料表明,老年人每年跌倒一次者为30%,跌倒两次者为15%。目前使用现代医学技术,可以准确地测定骨密度,根据人体身高、体重,可以计算出人体跌倒时骨骼所受到冲量的大小,这对预测老年人骨折的发生有一定意义。对髋部骨折人群使用双能X线骨密度仪测定其股骨颈骨密度,并与所受冲量进行相关分析,发现两者显著相关。即随着骨密度增加,造成髋部骨折时所需的冲量越大,两者的关系决定着老年人骨折的发生。

在临床上,一旦诊断为骨质疏松症,就应该进行积极的治疗,包括必要的药物治疗。由于导致老年人骨折的危险因素是多方面的,现有骨折危险性预测措施还不能准确地评估老年人骨质疏松者是否有发生骨折的必然性,因此必要的药物等治疗能在一定程度上增加老年人的骨量,在治疗骨质疏松的同时,降低老年人骨折的危险性。从另一方面来讲,要降低和减少老年人骨质疏松的发生和发展的程度,有必要强调人体骨量的提前储备,在人体尚未进入老年阶段前,就鼓励人们进行积极有序的体格锻炼,养成合理的饮食习惯,如食用奶制品和豆类制品。

第二节 老年颈椎病

一、老年颈椎病及临床流行病学

颈椎病是指颈椎椎间盘组织退行性改变以后,继发引起颈椎椎间关节(包括关节软骨、关节囊、韧带、肌肉、筋膜)退行性改变,累及其周围重要组织结构(神经根、脊髓、椎动脉、交感神经等),出现相应的一系列临床症状。在颈椎病的定义中包含了如下的基本内容:颈椎间盘退变或椎间关节退变,累及其周围组织,出现相应的临床表现。

人到中年以后,这种退行性改变就将不可避免地发生,进入老年后退变的速度和程度明显加快和加重,只是因种种原因而表现得或早或晚、或轻或重而已。颈椎病患者以中、老年人为多。而过多的劳损和异常累积应力将促使这种退行性改变提早发生,使发病年龄提前。颈椎病的常见症状是颈痛、头晕、四肢麻木无力、步态不稳,严重者可以出现大小便失禁等。颈椎病是老年人群骨与关节中疾患中的多发病和常见病,严重影响老年人的生活质量,常导致四肢的神经功能障碍，甚至导致老年人的截瘫。保守治疗可以使80%的颈椎病患者病情得到稳定、缓解和治愈，少数症状较重患者需要手术治疗，手术治疗的总体优良率可以达到85%左右。

由于我国人口多，进入老龄化社会后老龄人口的基础数值高，据国内普查统计报告我国颈椎病患者已达5000万人，并以每年100万新颈椎病患者而递增。颈椎病患者在成年患者中约占10%～15%。老年人群中颈椎病的发病率约为17%～40%。颈椎病患者群在地域分布上也有差别，如我国东北地区和华北地区的发病率高于长江以南地区。工作环境和生活习惯与颈椎病的发生率也有关联，如长期伏案工作人群中的发病率逐年提高，已达到一般人群的6倍。由于人类脊柱的解剖特点，头颅活动大和胸椎相对固定，人体下颈椎生物力学的载荷和运动负荷明显大于上颈椎，颈椎应力多集中于颈4～颈7之间，因此，临床上颈椎的退变发生在下颈椎更为多见，颈椎病患者中下颈椎的发生率明显高于上颈椎。

二、老年颈椎病病理改变

根据脊柱的“三关节复合体”理论来看，脊柱由前方的椎间盘和后方的两个小关节构成，三个关节中任何一个关节发生病理解剖的变化，必将导致其他两个关节的继发病理改变，进而导致整个脊柱椎间关节的一系列病理变化。颈椎病的根本原因及基本病理是颈椎的退行改变。颈椎间盘是由纤维环、髓核和上下终板组成。纤维环的周边是纤维软骨组织，质地坚韧并富有弹性，将上下椎体紧密连接。髓核富有水分，类似多糖黏蛋白复合体和硫酸软骨素，呈白色。正常的髓核黏弹性好，并有游滚性。两者皆含有大量的水分，纤维环的含水量为65%，髓核的含水量为80%。正常人在完成了生长、发育、成熟这一系列生理过程之后，随着年龄的增长，颈椎间盘组织纤维环和髓核组织中的水分逐渐减少，软骨终板营养交换依靠的静脉压力发生改变，软骨得到的营养下降，软骨终板细胞开始萎缩，纤维失去拱型结构，纤维环开始松弛和膨出，弹性下降，出现裂隙。髓核同样因为水分的减少而开始退变，渐渐失去原有的黏弹性，在一定的应力下从纤维环裂隙中突出，甚至脱出。椎间盘的退变导致椎间隙高度的降低，引发颈椎后方小关节结构的解剖对应关节的失耦合，导致压应力和剪切应力的改变，整个椎间关节开始出现骨关节炎退变的过程，出现韧带肥厚、关节囊肥厚、软骨损害、骨赘形成等。

显而易见，导致老年脊柱一系列改变的启动因素往往是椎间盘的退变。人体颈椎椎间盘承受的负荷较大，较早发生劳损和退行性改变。颈椎位于较为固定的胸椎与头颅之间，是脊柱椎骨中体积最小、灵活性最大、活动频率最高、负重较大的节段，尤其是第四至第五颈椎和第五至第六颈椎，因活动度较大，应力累积明显，更容易发生退行性改变。由于老年人日积月累的颈部活动，加之长久的不健康的生活或工作习惯，颈椎长时间处于非生理性位置，致使颈肩部平衡失调，椎间盘负荷过高，颈椎因此而产生劳损，导致退行性改变，临床表现出轴性症状。有头颈部累积性轻微外伤史的患者，由于他们的颈椎椎间盘已有不同程度损伤，则使椎间盘的退变加速，颈椎失稳，容易患颈椎病。在有发育性颈椎管狭窄者，因为脊髓必要储备间隙较正常小，一旦发生退行性改变，极易累及脊髓和神经，导致颈椎病，并容易使症状较早出现。

颈椎有其独特的结构，构成了颈椎病临床表现多样化的解剖学基础。颈椎及其比邻特殊，周围的组织结构甚多，有的是非常重要的器官和结构。例如颈椎椎管内是脊髓和神经根，尤其在上颈段脊髓内有重要的生命中枢，神经根经椎间孔穿出后组成神经干，主要支配上肢功能。颈椎的左右横突孔内是椎动脉并进入颅内，颈椎的正前方是食道和气管，颈椎的后方是项韧带和椎旁肌，前方两侧是交感神经链。这些组织结构各有其特异的功能，因而受到刺激或压迫后就表现出不同的症状和体征。同时，颈椎病带来的压迫不仅仅是机械性的，长时间的压迫必将带来脊髓血供的障碍，如脊髓型颈椎病，最后导致脊髓中神经元和神经上下纤维缺血、变性、软化，此时的病理改变大多是不可逆的。

三、老年颈椎病临床分型

颈椎病的临床分型应该建立在病理基础和临床表现的共同基础上。仅有颈椎间盘病理解剖上的退变而没有相应的神经根、脊髓或椎动脉受累的临床表现不是颈椎病。根据不同组织结构受累而出现的不同临床表现，在临床上颈椎病可分为下述几种类型，即颈型、神经根型、脊髓型、椎动脉型、交感型、混合型、其他型（如食道型）。在临床上以前四型较为常见。

颈型：以颈部疼痛等轴性症状为主者；神经根型：以一个或几个神经根的压迫刺激症状为主者；脊髓型：以脊髓受压迫或损害症状为主者；椎动脉型：以椎动脉受刺激或受压迫出现的症状为主者；交感型：以交感神经受刺激的症状为主者；食道型：因食道受压而出现吞咽困难者；混合型：有上述两种或两种以上类型的同时存在和表现。

四、老年颈椎病临床表现

在临床上老年人的不同类型颈椎病有不同的症状，即使同一类型的颈椎病其具体症状也有差异，颈椎病的病程和程度也有所不同。有的起病隐匿，有的起病突然；有的发展缓慢，有的发展迅速；有的症状和影像学表现一致，有的症状和影像学表现不太一致，如影像学上表现非常明显，但症状和体征轻微；相反，有的影像学上表现轻微，但症状和体征表现明显。

老年颈椎病的常见症状：各种不同类型颈椎病早期表现都可以局部轴性症状为主，如颈或颈肩酸痛、僵硬、乏力、头昏或上肢和手指麻木等，进一步发展可出现不同程度的躯干紧缩感、行走困难或步态不稳。颈部轴性症状中的疼痛是较为普遍的症状，上肢和手指一过性或姿势性麻木、乏力，手部精细动作偶有一过性障碍。不同类型的颈椎病又有其不同的症状。颈型：以颈部疼痛等轴性症状为主要表现。神经根型：以一个或几个神经根的压迫或刺激症状为主要表现，可以表现为神经根的放射性疼痛和麻木。脊髓型：以脊髓压迫或损害症状为主，大部分以上位运动神经元受损为主要表现，精细运动不完整，快速变换运动减慢或不协调，动作迟缓、行动僵硬，串联步态困难，步态失稳，深反射活跃，髌和踝阵挛。椎动脉型：以椎动脉受刺激或受压迫出现的症状为主，如典型的表现为反复出现的体位性眩晕。交感型：以交感神经受刺激的症状为主，其表现可为多样性。食道型：以因食道受压而出现食道异物感或吞咽困难。

老年颈椎病的典型症状：以脊髓型颈椎病为例，临床表现与脊髓、神经根压迫的程度、部位有关。典型的临床发病表现为下肢无力、常规步态困难、步态笨拙、颤抖等，逐步发展为肌张力增高、连续性阵挛、平衡功能明显障碍、容易摔跌，并出现下肢痉挛性功能障碍，而躯干肌痉挛引起胸或胸腹束带感。在所有的颈椎病类型中，以脊髓型颈椎病最为严重，因为老年脊髓型颈椎病在临床上较为多见，发展较快，长时间的脊髓受压或损害后难以逆转，如处理不及时临床预后不佳，即使成功地施行了手术也是如此。部分老年病例属“高危”颈椎，因轻微的外力诱因可导致明显的脊髓神经受损表现。

五、老年颈椎病临床诊断

在临床上老年颈椎病的诊断必须根据患者的年龄、病史、症状、体征、影像学检查，在必要的鉴别诊断以后才能得出正确的诊断。

（1）年龄：年龄是临床诊断颈椎病时必须考虑的前提，颈椎病患者绝大部分均是中老年人。

（2）病史：一般来说，老年颈椎病的病史总是缓慢和隐匿的，少数突然起病，有的甚至是在一定的外力诱因下出现的，如轻微的颈部外伤或扭伤，作者在临床上曾遇见常规颈部按摩导致突然起病和脊髓功能明显障碍的例子。

（3）症状和体征：老年中不同类型的颈椎病有其不同的临床症状：

颈型颈椎病有其颈部的轴性症状，往往缺乏神经性体征。神经根型颈椎病有其相应神经根受压或受损的表现，如放射性疼痛、麻木等，临床上以颈5、6、7和胸1等神经根的症状为常见，具有阳性的Spurling征，可伴有颈5、6、7和胸1神经根分布区域的触觉和痛觉障碍、肌力下降，上肢生理反射(肱二头肌腱反射、肱三头肌腱反射、肱桡肌反射)减弱。脊髓型颈椎病具有脊髓受压或脊髓受损害后的上位神经元或椎体束受损的表现，肌力下降，本体感觉障碍，各式各样的步态改变，操作灵活性的下降，上下肢痉挛，四肢生理反射亢进，Hoffmann征阳性，下肢的各种病理征阳性，髌阵挛或踝阵挛阳性等等。椎动脉型颈椎病：主要表现为反复出现的与颈部位置相关的眩晕。

(4)影像学检查：在临床上影像学的检查是诊断颈椎病不可缺少的客观依据，具有极其重要的诊断意义。X线检查应包括颈椎的正侧位和斜位片(图28-2-1)，片子上可以表现出一系列退变性改变：如颈椎屈曲度改变，椎间盘间隙变窄甚至消失，骨赘形成、特别是颈椎后缘的骨赘形成，骨质硬化等骨关节炎表现，还有钩椎骨关节炎、神经根孔狭小、骨性椎管狭窄等等。功能位X光片检查提示有颈椎的失稳表现，如椎体的滑移大于2～3mm、颈椎运动功能节段伸屈活动度大于11°。颈椎CT扫描和三维重建能比较准确地了解颈椎管骨性结构的病理变化范围及程度，同时对于椎间盘是否有钙化或骨化以及颈椎后纵韧带骨化(OPLL)及程度和范围有肯定的诊断意义。颈椎MRI(图28-2-2)是无创性和无放射性检查方法，可以较准确地观察颈椎椎间盘退变及形态的变化、颈椎管容积的大小和狭窄的范围、颈段脊髓和神经根的形态和血供的变化，MRIA或双源CT检查对椎动脉狭窄的判断有重要的意义。准确的电生理相关检查，如脊髓体感诱发电位(SEP)、脊髓运动诱发电位(MEP)、四肢肌电图(MEG)等对于颈椎病的诊断和鉴别诊断有积极的意义。对于部分仅在X片、CT和MRI检查有阳性发现，而却没有明显临床症状和体征者，颈椎病的诊断在临床上尚不能成立。因此，在实际临床中将病史、症状和影像学检查结果结合起来分析，对建立颈椎病的诊断具有十分重要的意义。

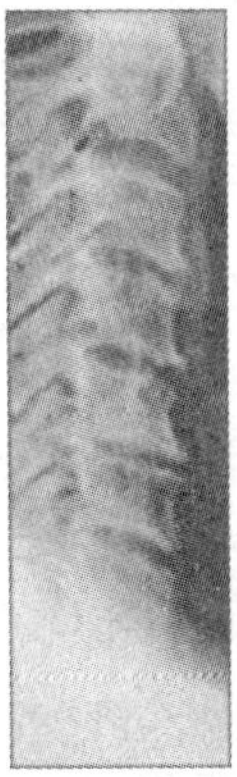

图28-2-1 颈椎病的X光片(侧位)(空军总医院骨科提供)

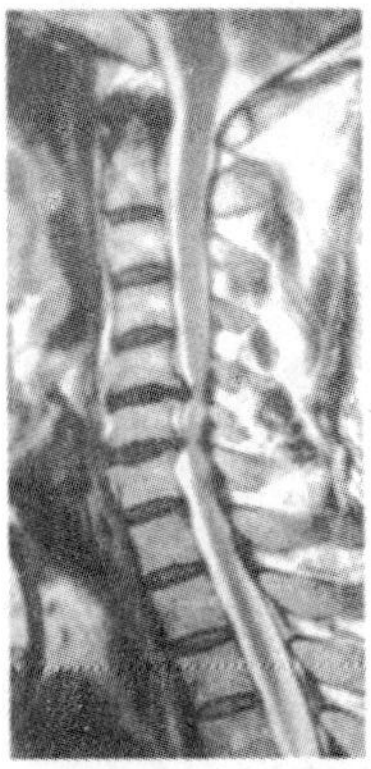

图28-2-2 脊髓型颈椎病的MRI(空军总医院骨科提供)

六、老年颈椎病鉴别诊断

对于老年人颈椎病，没有正确的诊断，就不可能有正确的治疗，特别是涉及外科手术治疗更是如此。颈型：以颈部疼痛等轴性症状为主者，但必须除外老年颈部其他疾患，如肩周炎、肌筋膜炎等。神经根型：以一个或几个神经根的压迫刺激症状为主者，但必须除外老年颈椎外病变，如胸廓出口综合征、臂丛神经嵌压症、网球肘、腕管综合征、尺管综合征、肘管综合征、肩周炎、末梢神经炎等。脊髓型：以脊髓受压迫或损害症状为主者，但必须除外老年脑血管疾病、进行性肌萎缩侧索硬化症、运动神经元疾病、椎管内肿瘤等疾患。椎动脉型：以椎动脉受刺激或受压迫出现的症状为主者，但必须除外老年脑血管疾病、眼源性、耳源性眩晕，椎动脉第一段或第三段供血不全，颅内肿瘤等。交感型：以交感神经受刺激的症状为主者，但必须除外其他系统本身的功能性疾病和器质性疾患。食道型：因食道受压而出现吞咽困难者，但必须除外食道本身疾患。混合型：上述两种或两种以上类型的同时存在和表现。各型颈椎病当需要除外其他疾病或进行鉴别诊断时，应当由相关科室有经验的医师会诊并进行相关辅助检查来断定。

七、颈椎病临床治疗

老年人颈椎病的治疗原则上包括非手术治

疗和手术治疗,但是绝大部分老年患者适合保守治疗。颈椎的退变和老化是正常的生理过程,是目前通过医学或其他科学的办法不能改变的现实。因此老年颈椎病非手术治疗和手术治疗的目的并非是要消除所有退变和老化表现,如椎间盘退变、骨赘,椎间隙狭窄、不稳、畸形,韧带的增厚、钙化、骨化,小关节的增生肥厚等,而只是针对导致其相应的临床症状和体征的部分进行治疗,只是在少数非手术治疗不能有效缓解症状的情况下,才考虑通过手术的方法去除那些引起患者症状的退变或老化因素和其他病理因素,从而达到临床治疗的目的。

不同类型的颈椎病,其治疗原则是不一样的。同一类型的颈椎病,不同的老年个体,其治疗的方法也应该是有区别的。在老年颈椎病患者中,绝大部分是颈型颈椎病,其次是神经根型和脊髓型,而椎动脉型、交感型、食道型等少见或很少见。绝大多数老年颈椎病患者,采用非手术疗法可获满意效果并可望治愈,是临床上首选的治疗方法;需要手术的大约只占老年颈椎患者的五分之一,主要针对少数症状重、体征明显,特别是有脊髓受压表现,有典型的影像学发现,而且在一定时间内接受严格的非手术疗法不能有效地缓解症状者,或症状反复发作者,方可以考虑手术治疗;少数病情严重者也可考虑早期手术治疗,如进展性的脊髓型颈椎病,对人的运动功能危害大,绝大多数非手术疗法无效,一经诊断应当尽早接受手术治疗,有的学者甚至提出在起病后6月之内外科手术好;有的认为一旦出现脊髓锥体束征的表现后手术必须在随后的一年之内进行;也有的认为一旦在MRI检查中出现脊髓信号的改变就要尽早手术。

(一)非手术治疗

临床上绝大多数老年颈椎病患者不需手术,经非手术的综合保守治疗可能使颈椎病症状减轻,明显好转,甚至治愈,对早期病例效果尤佳。术前术后非手术疗法也是手术治疗的基础。每种疗法应按具体要求结合病情灵活掌握。

1. 牵引治疗

颈椎牵引治疗是目前治疗老年颈椎病的一种常用手段,在临床上有一定疗效,常作为神经根型、颈型和交感型颈椎病的治疗方法。颈椎牵引的主要作用是:①限制颈椎活动,通过牵引力与反牵引力之间的相互平衡,使头颈部相对固定于生理曲线状态,从而恢复颈椎序列,解除颈部肌肉痉挛,减少因不稳定带来的炎症反应,以减轻神经根及突出物的充血水肿。②增大椎间隙及椎间孔,减轻其对神经根的压迫,当牵引重量为5kg时,椎间隙已有明显增宽,但是牵引重量因人而异,老年人往往瘦小,颈部肌肉薄弱,韧带松弛,骨质疏松,重量过大容易因过度牵引导致神经根或脊髓损伤以及骨折。③减少椎间盘内的压力,有利于已经突出的纤维组织消肿,使早期、轻型患者在突出物尚未与周围组织形成粘连时回纳,解除压迫。④减轻钩椎关节骨刺对神经根及椎动脉的刺激,使炎症反应减轻。⑤牵开重叠的小关节或被嵌顿的关节滑膜,中止颈椎的异常活动,减少或消除因过度活动所造成的刺激或摩擦,使颈椎周围组织的炎性反应受到控制,消除其对交感神经、椎动脉和神经根的刺激,并促使炎性物质的吸收和消散。牵引时应根据老年患者的具体情况选用不同的牵引体位和牵引重量,对伴有黄韧带肥厚的颈椎病患者,牵引时采取仰颈位,当然无效;反之,对一个颈椎管前方有较大压迫者,头颈前屈位牵引也难以收效。对于老年人颈椎牵引应缓慢和稳妥,控制重量。老年人颈椎牵引的禁忌证有:老年脊髓型颈椎病脊髓受压较明显者和有明显颈椎节段不稳者、颈椎管狭窄、后纵韧带骨化、黄韧带骨化等。

2. 物理疗法

理疗能改善局部血液循环,降低局部代谢产物,放松痉挛肌肉,缓解症状。方法可选用微波、超短波、低中频电疗、超声波、磁疗、蜡疗、中药热敷等。

3. 体疗疗法

老年颈椎病的体疗主要是做医疗体操练习,颈椎病医疗体操的目的与作用主要有两方面：一方面增强颈部肌肉，增强其对疲劳的耐受能力，提高颈椎的稳定性，从而巩固治疗效果，防止反复发作。另一方面通过颈部各方向的放松性运动，活跃颈椎区域血液循环，消除淤血水肿，同时牵伸颈部韧带，放松痉挛肌肉，从而减轻症状。

4. 药物疗法

老年颈椎病药物治疗主要作用是对症和消除或减轻无菌性炎症，扩张血管和增加血流，营养神经，减轻水肿，解除肌痉挛等。常用的西药有非类固醇消炎镇痛药及其他镇痛药、神经营养类药物和降低肌张力、减轻肌痉挛药物的联合使用，如妙纳等。急性神经根压迫症状明显者，可以使用激素类药物减轻炎症和压迫症状。给药途径包括：静脉、肌肉、口服、直肠给药、局部外用、痛点局部阻滞等，特别强调的是颈椎局部阻滞要慎用，严防药物误进入蛛网膜下腔。在临床上，作者曾见颈部局部封闭时，因药物误入蛛网膜下腔而导致严重并发症的病例。

5. 手法治疗

临床上准确的手法治疗显示有一定效果，特别是对于颈型颈椎病、交感型颈椎病、神经根型颈椎病患者。由于颈椎解剖和生理功能的特殊性，任何超出生理限度的操作不仅难达预期效果，且易造成不良后果。脊髓型颈椎病、颈椎病伴有失稳者均被认为是手法治疗的禁忌证。例如手法推拿太重或不得要领，患者可突然出现神经症状加重、瘫痪，甚至立即死亡。应对每例颈椎病的病理解剖了解清楚后，选择最合适的治疗方法，避免发生意外。在临床上，作者曾见颈部手法治疗不慎，导致颈段脊髓严重受损的病例。

（二）外科治疗

绝大部分颈椎病是无须手术治疗的。因此，在颈椎病的治疗之前，必须了解其自然病程。在决定外科治疗之前，又必须比较外科治疗的结果与非外科治疗的结果以及颈椎病自然病程和转归。在决定外科手术以后，又必须了解不同颈椎病，有不同的手术入路，即使同一颈椎病类型，也可能有不同手术方法，因为面临的是复杂的颈椎病患者，是总体身体素质低下的老年或高龄的颈椎病患者。

老年颈椎病外科手术的指征总体要求更为严格：颈椎病手术比较复杂，技术要求较高，有一定风险和发生严重并发症的可能，因此手术指征应严格掌握。同时，老年人颈椎病的手术指征又是相对的，如果患者存在较大风险和手术禁忌，则不能选择手术治疗。目前认为颈椎病的病理机制及临床表现比较复杂，应根据不同的病情选择适当的手术方式。

1. 外科治疗的适应证

有下述情况者需考虑手术治疗：

（1）老年颈型颈椎病：老年颈型颈椎病原则上不需手术，只有极个别病例经长期非手术疗法无效、且严重地影响正常生活或工作者，可考虑手术。由于目前在颈型颈椎病以及项背肌肌肉筋膜炎的认识上仍存在一定的分歧，所以对于颈型颈椎病的手术应当慎重。

（2）老年神经根型颈椎病：神经根型颈椎病原则上应首先采取非手术治疗，绝大部分患者不需手术。具有下列情况之一者可以考虑手术治疗：①正规和严格的保守治疗6个月无效，或虽然有效但反复发作而且症状严重，影响正常生活或工作。②神经根受到压迫导致所支配的肌肉进行性肌力下降或萎缩。③有明显的神经根刺激症状，急性剧烈疼痛、严重影响睡眠与正常生活，预计保守治疗无效。

（3）老年脊髓型颈椎病：在临床上，大部分老年脊髓型颈椎病保守治疗后不能有效缓解症状，甚至在保守治疗期间症状加重或出现不可逆性四肢瘫。但在作者长期的临床实践中，也发现部分患者虽然存在脊髓型颈椎病的明确诊断，有的还伴有Hofmann征阳性，但数年甚至十年未见有明显加重，直到90多岁高龄。在开始时只有轻微功能障碍的脊髓型颈椎病患者的自然预后有时较好。但从大体原则上来讲，脊髓型颈椎病一经确诊、又无手术禁忌证的话，应尽早手术治疗为好。对于椎管较宽而症状较轻者，可以适当采取保守治疗，防止外伤，并定期随诊，若治疗无效或症状加重则应尽快手术治疗。

(4)老年椎动脉型颈椎病:在临床上老年椎动脉型颈椎病不多见。绝大多数的老年椎动脉型颈椎病应当首选非手术的保守疗法,除非具备下列情况者可考虑手术:①颈性眩晕有猝倒史,经非手术治疗无效者。②有确切的椎动脉异常的影像学表现,经颈椎椎动脉造影或 MRIA、双源 CT 等显影,证实了椎动脉型颈椎病的诊断。

(5)老年交感型颈椎病:在临床上老年交感型颈椎病也不多见。绝大多数保守治疗可以有良好的效果。仅仅在症状严重影响患者生活,经非手术治疗无效,经颈交感神经封闭或颈椎高位硬膜外封闭试验证实症状有明显减轻,在影像学上证实为节段性不稳定或椎间盘病变者可考虑手术。但由于交感型颈椎病与自主神经功能紊乱、更年期综合征以及心理因素等难以鉴别,某些患者甚至可能并发有精神或心理因素而使症状夸大,因此,手术指征应从严掌握,手术治疗应当慎重。

(6)其他型颈椎病:其他型颈椎病,如因椎体前缘突出的骨赘向前方压迫与刺激食管引起吞咽困难,经非手术疗法无效者,可以手术将椎体前缘突出的骨赘切除,从而解除对食管的压迫。不过,单纯性实施此类手术的情况在临床上少见。

2. 手术方法

(1)微创介入外科治疗:主要适用于临床表现较轻的、局限性的老年颈椎病,如颈性颈椎病,部分神经根型颈椎病,局限性的、较轻的脊髓型颈椎病,交感型颈椎病等。主要方法是在影像技术的监护下,通过微创或介入的方法,将特殊的器械准确地置入病灶处的椎间隙,通过各种物理或化学工作原理,达到消削、汽化、消化、消融病变椎间盘和炎性组织的目的,进而使椎间盘的容积减小,压力降低,达到消除和减轻椎间盘组织对相邻组织结构的压迫和刺激,从而消除或缓解症状的目的。处理的对象主要是非骨性或非钙化性组织。此技术的疗效除了技术本身以外,最主要的影响因素就是适应证的严格选择。由于老年颈椎病在病理解剖上往往是各种病理因素的综合,而并非是单一的或非骨性的压迫因素,因此微创介入外科治疗在老年颈椎病的临床应用中较为局限,但是创伤小、并发症少、恢复快是其优点。

(2)脊柱融合手术

1)前路颈椎融合术

颈椎前路融合术(图 28-2-3)仍然是治疗老年颈椎病的主要方法,是经典的外科治疗技术。主要适合于神经根型颈椎病、颈椎不稳导致的交感型颈椎病和节段性脊髓型颈椎病,如一个节段、两个节段,最多不超过三个节段。主要处理的对象是以椎间盘为中心的各种病理因素,如突出的椎间盘、后纵韧带的钙化或骨化、骨赘、不稳等。多节段突出或合并颈椎管狭窄者需行后路椎板成形术椎管扩大。手术的基本内容是清除病变处椎间组织、相关骨赘、增厚的后纵韧带,椎间隙置入各种融合材料,如自体的、异体的、人工的,以达到维持椎间隙的高度和神经根孔的高度,释放受压的神经结构,稳定颈椎,恢复颈椎的生理曲度,在此基础上选择使用颈椎前路动态钢板或静态钢板固定,进一步稳定颈椎,最终到达融合颈椎的目的。目前新的观点认为:这种手术方式在术后早期的确缓解了患者的症状,但是因为手术时融合了两个或两个以上的椎体,造成患者颈椎活动受限,容易加重融合节段上下椎间盘的受力,造成融合节段邻近椎间盘组织退变的加速,即"融合病"的出现。

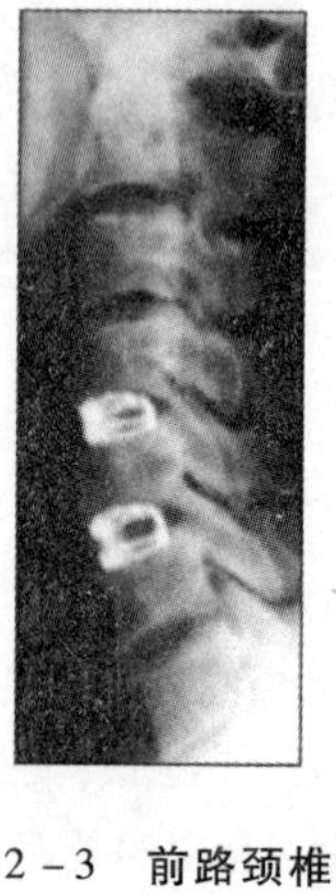

图 28-2-3 前路颈椎融合术的 X 光片(侧位)
(空军总医院骨科提供)

2)椎体次全切除术

前路椎体次全切除术仍然是颈椎病的主要治疗方法,也是经典的外科治疗技术。主要适合于多节段的老年颈椎病,特别是脊髓型颈椎病(图 28-2-4,图 28-2-5),如三个节段以上的椎间盘病变。任何以骨性压迫为主但不超过三个节段的颈椎病,适合颈椎前路椎体次全切除术(图 28-2-6,7,8,9,10)。更长节段的来自椎管前方的压迫或合并颈椎管狭窄者需行后路椎板成形术椎管扩大术。颈椎前路椎体次全切除术的基本内容是切除病变处椎间盘组织、部分椎体及其后缘、相关骨赘、增厚的后纵韧带、钙化或骨化的后纵韧带,减压彻底、暴露出硬膜前方,间隙内置入各种支撑融合材料,如自体的、异体的、人工的(如 Mesh),以达到维持椎间隙的高度和神经根孔的高度,释放受压的神经结构,稳定颈椎,恢复颈椎的生理曲度,在此基础上务必选择使用颈椎前路动态钢板或静态钢板固定,进一步稳定颈椎,最终到达融合颈椎的目的。该手术相对较大,有一定的并发症发生,椎体次全切除时,最好使用高速微型磨钻较为安全。

(3)脊椎非融合手术

颈椎人工椎间盘置换术

针对颈椎融合手术以后邻近椎间盘退变加速的问题,颈椎非融合技术,即颈椎人工椎间盘置换技术(图 28-2-11,12,13)正在兴起,其基础和临床研究是近来骨科临床的热点,它改变了传统的“切除—固定—融合”的颈椎手术理念,更符合人体的解剖学和运动生理学理念。颈椎人工椎间盘置换的目的是在切除颈椎椎间盘病灶和局部骨赘、椎管前方减压的基础上,恢复节段性的正常运动,可以行使“生物性椎间盘”的功能——保持颈椎屈/伸、侧屈和左右旋转活动。因此,颈椎非融合技术,即人工椎间盘置换术的主要适应证是:神经根型颈椎病,单纯椎间盘因素为主的脊髓型颈椎病,颈型颈椎病等。该手术创伤较小,术后不需要佩戴围领或颈托,允许术后早期离床活动,恢复迅速以及早期恢复老年人正常生活。老年颈椎病患者在接受颈椎人工椎间盘置换手术治疗时有如下禁忌证:①椎间盘的退变伴有椎管严重狭窄或骨性狭窄。②颈椎节段性明显不稳。③脊椎后方小关节退变。④骨质疏松症等。人工颈椎椎间盘置换术的风险与传统的颈椎前路融合术基本相同,这是因为两种手术的主要步骤相同。与人工颈椎椎间盘置换术直接相关的并发症就是假体的移位和椎间盘假体周围的软组织发生钙化和融合。作者从 2006 年起,在国内较先开展 Prodisc-C 人工椎间盘技术,显示出优良的早期治疗效果。

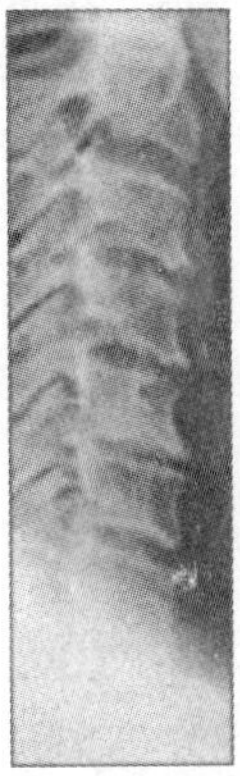

图 28-2-4　脊髓型颈椎病术前 X 片(空军总医院骨科提供)

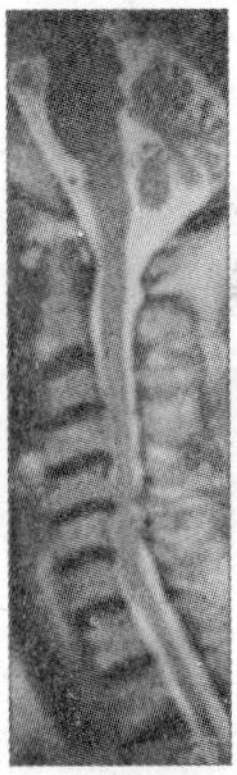

图 28-2-5　脊髓型颈椎病术前 MRI 片(空军总医院骨科提供)

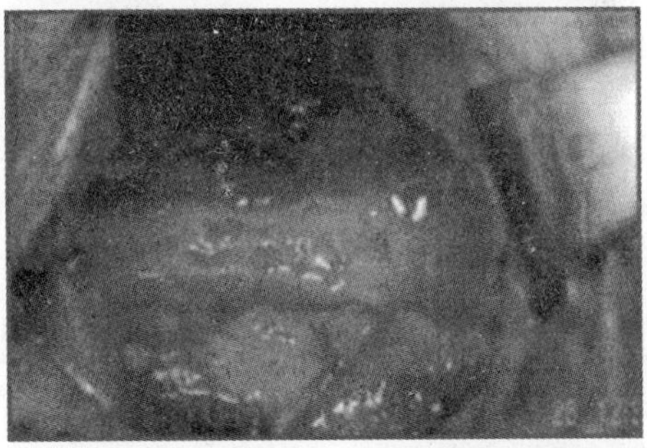

图 28-2-6　椎体次全切除术,椎管彻底减压(空军总医院骨科提供)

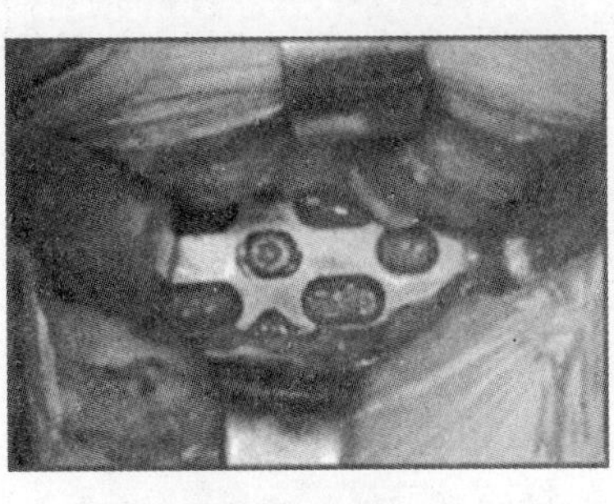

图 28-2-7　椎体次全切除术,椎管彻底减压后,前路重建(空军总医院骨科提供)

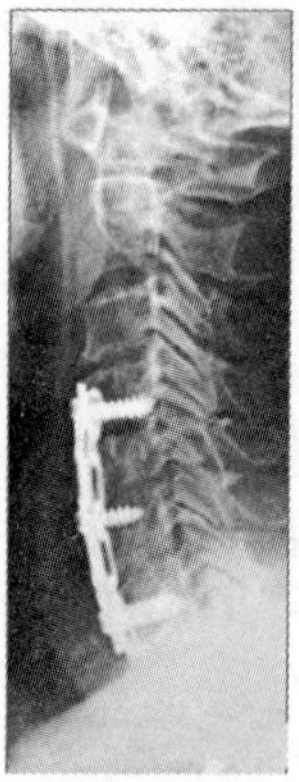

图 28-2-8　椎体次全切除术,前路重建术后颈椎侧位 X 光片(空军总医院骨科提供)

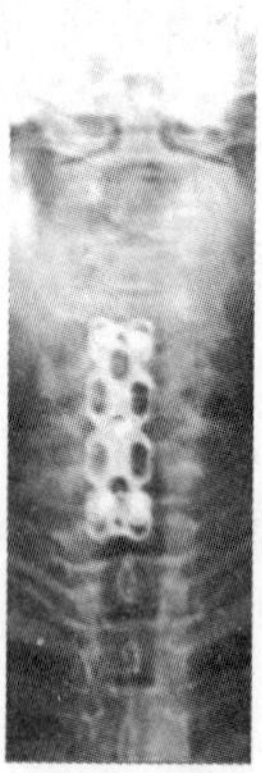

图 28-2-9　椎体次全切除术,椎管彻底减压后,颈椎正位 X 光片(空军总医院骨科提供)

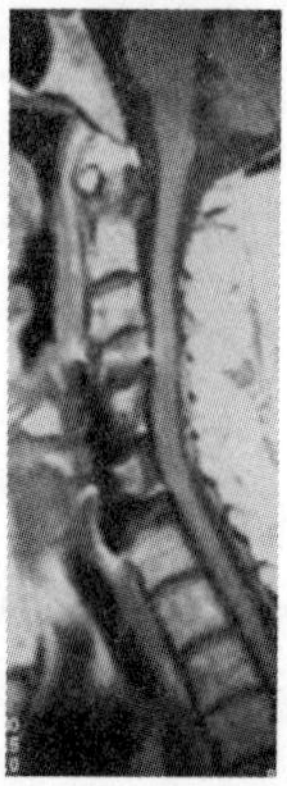

图 28-2-10　颈椎次全切除术后 MRI 显示颈椎管减压充分(空军总医院骨科提供)

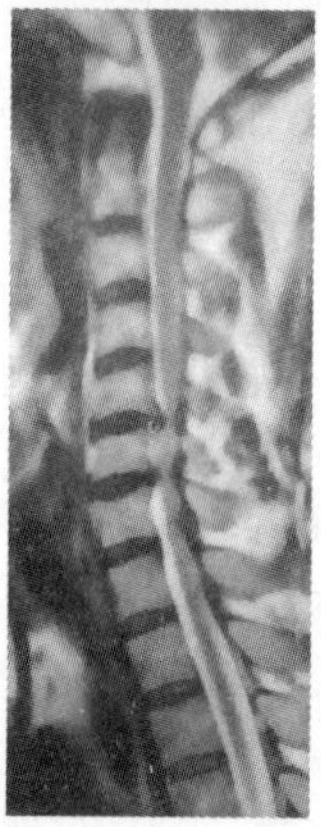

图 28-2-11　颈椎人工椎间盘置换术前 MRI 片(空军总医院骨科提供)

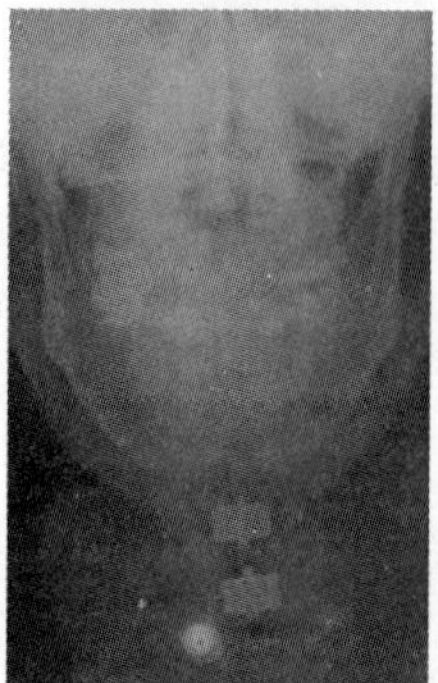

图 28-2-12　颈椎人工椎间盘置换术后 X 光正位片(空军总医院骨科提供)

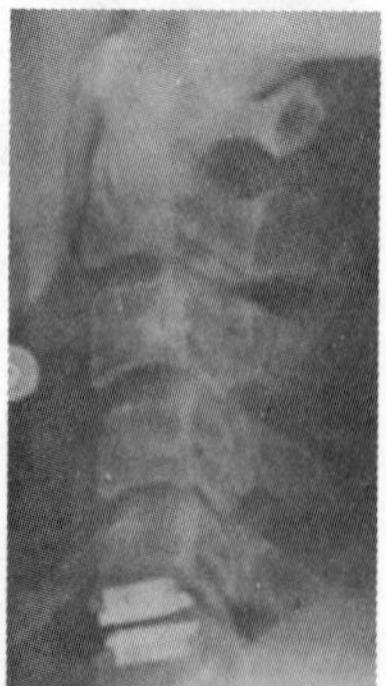

图 28-2-13　颈椎人工椎间盘置换术后 X 光侧位片(空军总医院骨科提供)

(4)颈椎后路手术

在临床上,对于老年颈椎病的前路手术还是后路手术目前还存在争议,这与颈椎病的类型、严重程度、病程时间、老年人全身情况、医师经验和外科技术本身相关。但是普遍的共识是具有以下情况者适合后路手术:①三个节段或三个节段以上的脊髓型颈椎病。②单纯的神经根型颈椎病。③颈椎病前路手术以后的补救治疗。颈椎病后路手术的基本方式有:

1)椎间孔开窗术:该技术是经后路通过切除部分颈椎椎板和少部分关节突内侧,显露硬膜外侧、神经根,清除突出的髓核组织和骨赘等压迫组织,达到解除神经根受压的目的。此手术创伤小,对颈椎的稳定性干扰小。但在老年颈椎病患者中,此手术的适应证较为局限,因为老年颈椎病患者中,颈椎病的病理改变往往是多因素的。

2)椎板成形颈椎管扩大术:此类手术在老年颈椎病外科治疗中普遍使用,特别是颈椎管骨性狭窄者。基本的手术原则是:通过"单开门"或"双开门"手术方式,根据颈椎狭窄程度,选择性地将 C2～C7 椎板适当掀起并予以固定,从而达到扩大颈椎管的目的。"单开门"椎板成形经椎管扩大术是将相对狭小程度轻的一侧留作"门轴"侧,而相对狭窄的一侧为"开门",椎板由"开门"侧向"门轴"侧掀起 45～60 度,用不可吸收线缝合或专用微型钢板固定棘突,防止椎板的"关门"。"双开门"椎板成形椎管扩大术则是根据狭窄范围,将 C2～C7 的棘突从中线切开并掀向两侧,并在分开的棘突间用各种间隔装置固定,以到达扩大颈椎管的目的。如果有颈椎不稳的存在,可以结合使用颈椎后路固定,如侧块固定或椎弓根固定,并行颈椎融合术。"单开门"手术步骤相对简单。总的来说,两种手术方式效果大体相当。具体手术方式的选择,除根据颈椎管狭窄的情况外,尚应根据外科医生的习惯和临床经验。

3)椎板切除术:椎板切除术主要用于多节段的脊髓型颈椎病,或压迫程度较重的患者。但对于已经存在颈椎后突畸形的患者是禁忌。

目前椎板切除术在临床中较少使用，主要原因是该手术后颈椎出现后凸畸形或颈椎不稳的现象较多，除非在切除椎板的同时进行颈椎内固定和融合术。

第三节　老年颈性眩晕

在临床上，颈性眩晕是老年颈椎病引起的一组症候群，往往不是独立的病种。

一、老年颈性眩晕的流行病学

在临床上颈性眩晕往往源于颈椎病以及颈部其他病理改变，如颈部软组织病变、颈部血管病变或非器质性病变等导致的一组症候群，常常是交感型颈椎病或椎动脉型颈椎病的临床表现。临床上颈性眩晕的发病率大概占整个眩晕患者中1/2，国外临床资料也表明在耳鼻喉科的患者中，约一半以上与颈椎病有关。颈性眩晕的发病情况与颈椎病的流行病学一致。临床中，笔者感到女性患者更为多见，而高龄患者反而不多见。除运动系统外，引起眩晕的原因也相当复杂，其他系统的疾病也可以引起眩晕，如感官系统、心血管系统、神经系统、内分泌系统、精神及心理因素等。有器质性的，也有非器质性的。

二、老年颈性眩晕的病理机制

总的来说颈性眩晕的发病机制目前尚不完全清楚，诊断上还缺乏一些客观的指标。但在临床上一般认为颈性眩晕的发病机制与颈椎病中的骨与关节的改变相关。颈椎病的病理改变中，往往存在骨赘、特别是钩椎关节的骨赘、椎间盘病变、椎间隙狭窄、椎间孔狭小、椎间关节不稳等，诸多因素刺激颈部交感神经，导致椎动脉反射性收缩，血管痉挛，椎-基底动脉供血减少；或颈椎病中以上病理因素机械性压迫、扭曲、牵拉等，造成椎动脉器质性狭窄，导致椎基底动脉的供血下降；同时，由于颈椎病中的各种病理因素对颈椎比邻的交感神经末梢形成刺激，出现交感神经功能的紊乱；若刺激了颈段脊髓血管的交感神经，也可以出现脊髓血管的痉挛，此时脊髓供血障碍，出现类似于脊髓型颈椎病的机理和表现。

三、老年颈性眩晕的临床表现和临床诊断

与颈部位置改变相关的发作性眩晕、复视、眼震、呕吐、耳鸣、听力下降、猝倒以及其他交感神经症状，可同时具有颈椎病的相应症状。典型发病症状的颈性眩晕诊断不难。但是，临床上病例往往不全是典型患者，需要一些客观检查和依据。

（一）体格检查

（1）可有老年颈椎病的共有体征，如四肢的神经系统体征。

（2）颈部屈曲试验：嘱老年患者坐正，身体保持稳定，医生抱着患者头部两侧，使其头部依次慢慢前屈、后仰、侧偏、左右旋转45度，如果能诱发眩晕和眼震，对诊断有积极的意义。

（3）影像学及实验室检查：总的来说，目前颈性眩晕的诊断尚缺乏简单、明确、客观、重复性好和定性好的影像学及实验室检查方法。

1）X线检查：具有老年颈椎病的一般表现，如一系列退变性改变、颈椎屈曲度的改变、椎间盘间隙的狭窄、关节突关节骨关节炎表现，如骨赘形成、骨质硬化、钩椎关节病表现。动力性X线片可有颈椎失稳征象。

2）CT及MRI检查：CT扫描可以比较准确地了解颈椎管骨性结构的变化范围以及程度。颈椎MRI可以比较准确地观察颈椎椎间盘、颈椎管的容积大小、颈段脊髓和神经根的形态和血供的变化。

3）MRIA（核磁动振血管成像）及CTA（螺旋CT血管成像）：是确认椎动脉痉挛、狭窄等

的有效方法，对椎动脉狭窄的判断有重要的意义。

4）多普勒超声检查：动态了解椎动脉供血情况，可反复多次，无创和方便。

5）前庭功能检查：眼电生理检查，如眼颤（震）电图可以鉴别诊断。

6）听力检查：用于鉴别诊断。

7）颈椎运动负荷试验：颈椎失稳是诱发本病的关键所在。颈椎失稳致颈椎异常活动，可刺激椎动脉壁、脊髓硬膜、颈椎椎间关节等组织的交感神经受体，使交感神经兴奋，诱发本病，或直接刺激/压迫椎动脉诱发本病。颈性眩晕的发生与颈椎的运动及负荷有关。颈椎运动负荷试验简单易行，可以再现颈性眩晕发病，是一项有助于诊断颈性眩晕的物理检查方法。

8）近红外线光谱仪：是一项动态精密监测脑血流量变化的无创性技术，证实颈性眩晕发病与椎－基底动脉系供血情况确切有关。近红外线光谱仪检查结果可靠，可作为诊断颈性眩晕的客观指标。

9）颈椎高位硬膜外封闭以及颈交感神经封闭：对于颈性眩晕具有诊断价值。

四、老年颈性眩晕的鉴别诊断

在临床上由于老年颈性眩晕症状复杂，往往可以同时合并有其他的老年性疾病，又没有与其他疾病相鉴别的特异性症状、体征或其他特异检查方法，所以在诊断颈性眩晕时，应当除外其他疾病所导致的类似症状。主要与其他系统的眩晕性疾病进行鉴别：包括耳鼻喉科、内科、神经内科、神经外科、内分泌科、精神科、心理科等疾病，如美尼尔氏病、前庭神经疾病、颈部血管疾病、脑部血管疾病、心脏疾病（心慌、心律不齐、血压变化）、眼科疾病、药物性眩晕、颅内肿瘤、更年期综合征、精神心理障碍、情绪异常，还应当除外自主神经功能紊乱，不良习惯导致的疲劳因素等。

五、老年颈性眩晕的治疗

在临床上，绝大部分的老年颈性眩晕应以非手术治疗为主，可以经非手术治疗获得缓解和痊愈。只有个别严重的、反复出现的病例方可考虑外科治疗。

1. 保守治疗

（1）制动：治疗方法包括卧床休息，颈围领制动保护，限制颈部活动，特别是旋转性活动。可以防止老年患者跌倒，缓解颈项肌的痉挛，减低交感神经的兴奋性，解除椎动脉的痉挛，恢复椎－基底动脉的供血等。

（2）手法治疗：正确的、轻柔的、准确的手法按摩有促进局部炎性水肿消退，松弛肌肉，改善局部血液循环的作用。任何超出生理限度的操作不仅难达预期效果，且易造成不良后果。

（3）物理治疗：理疗可选用微波、超短波、低中频电疗、超声波、磁疗、蜡疗、中药热敷等。

（4）牵引治疗：适当牵引颈椎可以缓解颈项肌的痉挛，增大椎间隙，减轻对交感神经的刺激，缓解血管的痉挛等。在牵引时应注意位置、角度及牵引量和时间等。

（5）局部治疗：颈椎高位硬膜外封闭以及颈交感神经封闭，对于颈性眩晕不仅具有诊断价值，同时也有缓解眩晕症状的作用。常用药物为1%普鲁卡因或利多卡因，加上皮质类固醇，如得宝松等，可以取得较为满意的疗效。但是，应该强调的是由于颈部结构复杂，重要神经和血管多，局部封闭治疗操作必须有麻醉医师或有经验的骨科医师进行。

（6）药物治疗：药物治疗的目的主要是：前庭抑制、镇静、止吐、止眩晕；消炎（如非类固醇药物），抑制无菌性炎症反应；减轻组织水肿、缓解肌肉痉挛（如妙纳）、扩张血管、改善脑供血、调节脑细胞代谢、抗凝、降低血粘度、调节自主神经等。

2. 外科治疗

对于顽固病例，保守治疗无效者，在颈椎高位硬膜外封闭或者交感神经节封闭明确诊断后，可以考虑手术治疗。根据病情不同可分别采取颈椎前路融合或非融合手术，后路内固定融合手术。前路手术时切除突出的椎间盘及部分增生的钩椎关节及骨赘，椎间植骨以使不稳定的颈椎得到稳定，从而达到治疗目的。颈椎不稳合并硬膜囊受压可以作为颈性眩晕的手术指征，如采用颈前路椎间盘切除、减压、内固定融合治疗有较高的优良率。对于椎动脉确有固定的机械性压迫者，可行扩大横突孔的椎动脉减压术。对于功能性的椎动脉狭窄可行椎动脉周围交感神经剥离术。但由于交感型颈椎病和神经官能症、更年期综合征等疾病难以鉴别，某些患者可能还合并神经官能症或更年期综合征，甚至可能合并有心理因素，故对其手术治疗应当更加慎重。

（伍　骥　黄蓉蓉）

第四节　颈椎后纵韧带骨化症（OPLL 症）

一、老年 OPLL 症及流行病学

总的来说，OPLL 症是个近半个世纪以来才发现的疾病。日本学者在上个世纪 60 年代初期报道颈椎后纵韧带骨化（Ossification of the posterior longitudinal ligament，OPLL）导致的颈脊髓病，此病在日本发病率较高。在上个世纪 80 年代后，随着我国 CT 和 MRI 的普及，也发现有越来越多的 OPLL 现象或患者。笔者在临床中发现男性 OPLL 的发病率高于女性。OPLL 症的发病率有一定的地理分布，与白种人和黑种人相比，OPLL 在黄种人中有高发倾向。颈椎 OPLL 由于在椎管内，占位于硬膜的前方，可直接从前方压迫颈段脊髓而引起相应的慢性颈脊髓病，其临床表现与脊髓型颈椎病相似。

二、老年 OPLL 症的发病机理和病理

OPLL 分布以 C3 ~ C6 椎节最为多见，个别的可以波及更广，分布可从 C2 齿突后缘至 C7，部分可延续至上胸椎。在临床上常常根据 OPLL 在影像学上的形态特点，分为节段型、连续型、混合型、局灶型。其中连续型多见于上颈椎，其他类型多见于下颈椎。

总的来讲，OPLL 发病机理尚不清楚，但可能与下列因素有关：①炎症：主要由于咽喉等上呼吸道感染波及椎管周围的小静脉或细小动脉形成炎性闭塞或血流动力学改变，因血流缓慢而易引起钙盐沉积，以致韧带钙化并逐渐进一步骨化。②劳损：绝大多数病例均有颈部劳累史，且多在 50 岁以后发病。有学者主张将本病与颈椎病视为同一种疾患，主要是本病的发生与发展多起源于颈部慢性劳损后，其属于整个退变过程的一部分。③创伤：后纵韧带骨化以上颈椎为多见，是因为上颈椎尤其旋转与伸屈活动比下颈椎多，在此过程中，任何对后纵韧带的超限牵拉与伸屈活动及扭曲均可造成韧带下或韧带反复的出血、渗出和创伤性炎症，甚至韧带被撕裂，此为造成其钙化与骨化的另一可能原因。

在临床上，由于后纵韧带的骨化过程是个缓慢的病理过程，同时颈段椎管较大，颈脊髓对于渐进性的压迫又有很大的耐受性和顺应性，颈椎 OPLL 的发生发展均较缓慢，因此早期可无任何临床症状。笔者在临床中发现，个别老年患者 OPLL 占据颈椎管容积的 70%，但老年人并无严重的临床症状。但颈椎 OPLL 一旦出现脊髓损害表现，往往为不可逆性进展。颈椎 OPLL 出现脊髓压迫症状者大多为中老年人，合并有其他因素，如有发育性颈椎管狭窄、颈椎不稳、外伤、不适当的手法治疗者等均可以较早出现脊髓压迫的临床症状。

三、老年 OPLL 症的临床表现

临床上，在 CT 检查出现前，OPLL 现象很难在普通 X 线片上发现。同时，大部分的仅有 OPLL 的影像学改变，但临床上没有明显症状者时有出现，有时甚至 OPLL 显现非常严重，但患者症状轻微。影像学上有 OPLL 现象，同时又有明显临床表现者，即临床上的 OPLL 症是

少数。在出现脊髓型颈椎病表现之前，此病缺乏特有表现，而仅仅是类似颈椎病的一般颈部表现，即颈部的轴性症状，如轻微的颈部钝痛、酸痛、僵硬、不适等，渐渐出现颈部活动受限，但常常不被老人所特殊感受。颈部活动受限的程度与 OPLL 在纵向上的范围有关，范围越长，椎间运动越少。当 OPLL 进一步扩大或加重时，便可出现类似脊髓型颈椎病的临床表现。无症状的颈椎 OPLL 者，在颈部受到外伤时，易于出现无骨折脱位型颈髓损伤，但是连续型的 OPLL，病变波及的颈椎反而更加稳定，但病变范围的上下交界处可能失稳，是应力的薄弱界面，容易损伤。

四、老年 OPLL 症的诊断

在临床上，疑似 OPLL 症者应接受 X 线平片、CT 或三维重建及 MRI 检查。老年 OPLL 症的确诊主要依靠影像学检查，特别是颈椎 CT 扫描或三维重建。全面准确的影像检查和分析有助于判断 OPLL 的范围、程度和类型。

（1）颈椎的 X 线片检查是诊断 OPLL 首选的方法（图 28－4－1）。在已明确 OPLL 诊断时，还应加拍动力性颈椎侧位 X 线片，明确颈椎是否存在不稳定。

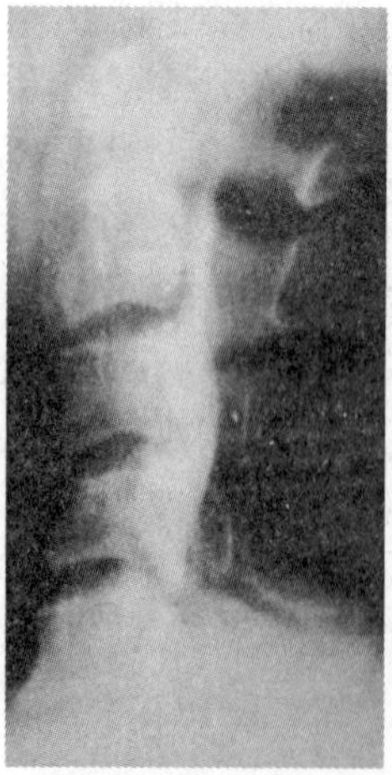

图 28－4－1　颈椎侧位 X 光片显示 OPLL
（空军总医院骨科提供）

（2）颈椎的 CT 及三维重建是诊断 OPLL 的金标准（图 28－4－2）。CT 能清楚显示骨化或钙化，或早期低密度的骨化区；能够更加敏感地显示骨化块的厚度、形态、位置、范围、成熟度等。更重要的是，CT 能显示椎管的形态和椎管狭窄的程度。CTM（CT 脊髓造影），还可清晰地显示骨化块对硬膜囊压迫的程度及脊髓或神经根受压后的形态变化。CT 三维重建可以更清晰直观地显示 OPLL 的形态、位置和范围，对发生于椎间隙水平的孤立性 OPLL 与椎间盘钙化或增生的骨赘有明确的鉴别意义。

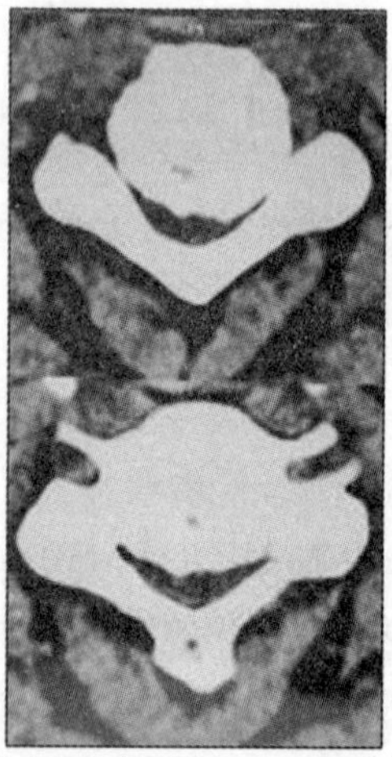

图 28－4－2　颈椎 CT 显示 OPLL
（空军总医院骨科提供）

（3）颈椎的 MRI 能够清晰显示 OPLL 导致椎管狭窄及脊髓受压后形态变化及髓内的异常信号，评估脊髓受压程度或受损的程度、范围，对 OPLL 治疗方案的选择以及预后的估计均有重要的指导意义。当 MRI 在 T2 加权像上显示髓内高信号时，往往表明脊髓受损害最重的部位，既可以是脊髓受压最重，也可以是颈椎节段性失稳的部位。但 MRI 对钙化和骨化的显示不如 X 线片和 CT 直观。

五、老年 OPLL 症的治疗

对于老年 OPLL 的治疗，应遵循如下的原则：①对于没有症状的老年 OPLL 原则上不需要特别的治疗。②没有明显脊髓压迫表现的 OPLL 症原则上保守治疗，类似于颈椎病的保守治疗，但牵引和手法治疗应为慎用或禁忌。

③仅有明显脊髓受压临床表现的 OPLL 症患者需要外科治疗，根据老年患者的 OPLL 不同类型、不同范围、不同程度、不同形态，并结合老年人个体差异，选定不同的手术入路和不同的手术方式。

（一）前路手术

主要适用于：①老年局灶型或节段型 OPLL 者，一般在 2 个节段的范围内。②老年混合型 OPLL，存在骨化带之间的椎间关节明显不稳定者。前路手术减压方法包括骨化块切除和漂浮法。手术时一般均需一个或多个椎体次全切除及 OPLL 切除减压、椎体间植骨或 mesh 置入融合术，再结合前路椎体钢板固定。当合并有硬膜骨化、或骨化块与硬膜明显粘连者，或 OPLL 切除困难并有可能带来脊髓副损伤时，可采用 OPLL 漂浮术，以达到使老年患者较为安全的同时，又使脊髓间接减压。

前方减压的优点是直接减压，减压效果直接和明显，再固定和融合稳定受累节段颈椎。缺点是减压范围有限、OPLL 切除困难、并发脊髓损伤的风险较大、技术要求较高、需要特殊的手术器械、手术时间长等；长节段植骨可出现假关节、植骨块脱出和内固定的松动和位移等。

（二）后路手术

主要适用于老年多节段受累的各型 OPLL 症者。主要的手术方式包括椎板成形颈椎管扩大术和椎板切除椎管减压术。前者在脊髓充分减压的同时，保留了颈椎后方大部分的稳定结构，通过颈椎后方肌肉的重建以及术后项背肌的训练来保障颈椎正常的顺列，保持了术后颈椎的稳定性，并且术后在一定程度上可以防止瘢痕等软组织对椎管的长入和对硬膜的压迫，优于椎板切除椎管成形减压术。临床上手术包括以“单开门”或“双开门”椎板成形椎管扩大成术。“单开门”手术操作简单、安全、远期疗效满意，临床使用较为普遍。混合型 OPLL 存在骨化带之间的椎间关节明显不稳定者，在后路椎板成形术的同时，可行脊椎后路固定融合。目前临床上一般不宜采用单纯的椎板切除椎管减压术，因为其术后有如下缺点：①颈椎失稳发生率可达 1/2。②术后可能因为脊髓失去椎板的保护，受到继发性软组织瘢痕压迫而使症状复发。③脊椎曲度发生改变，甚至出现鹅颈畸形。

后方减压的优点在于容易操作，较为安全，减压范围大，椎管扩大充分。对于来自硬膜前方范围大或压迫程度重的 OPLL，手术中保持对脊髓的安全性尤为重要，因此选择后路手术有一定的优势。后路椎板成形术的并发症包括脊髓损伤、神经根损伤、C5 神经根麻痹、颈椎不稳定、术后颈椎运动范围减小、颈项部轴性症状等。

（三）前后路联合手术

对于部分老年 OPLL 患者，有椎管狭窄合并局限型 OPLL 或者混合型 OPLL 伴有巨大椎间盘突出或显著增厚的局限性骨化块者，由于 OPLL 导致硬膜明显受压、椎管容积极度减小，若选择前路手术，术中并发脊髓受损的可能性很大。相反，若首先行后路广泛减压，扩大椎管的有效矢状径，增加椎管的有效容积，然后一期或二期再行前路的局部减压，可以减少前路手术时脊髓损伤的风险。前后路联合手术可一期进行，也可分期进行，取决于老年患者对手术的耐受性和前路手术的必要性。前后路联合减压术，手术创伤较大，手术时间长，对老年患者打击较大，术中和术后并发症较高，故对老年患者一期同时手术，应非常谨慎，需要术前很好评估和准备。

（伍　骥　黄蓉蓉）

第五节　老年腰椎管狭窄症

一、老年腰椎管狭窄症及流行病学

腰椎管狭窄症是指在临床上由于各种原因引起的腰椎管、神经根管或椎间孔骨性或非骨性狭窄，从而导致马尾和神经根受压并引起的一系列的腰、腿等临床表现。在老年人群中，引起腰椎管狭窄的原因主要是源于腰椎的退变，即构成椎管相关组织的退行性变，如骨赘、肥厚、钙化、骨化、失稳、椎间盘突出等，即退变性腰椎管狭窄症。

随着人口的老龄化及 CT、MRI 等影像诊断技术的发展，老年性腰椎管狭窄的发病率明显增高，越来越受到重视，被认为是引起老年人腰腿痛的最常见的原因。本病发病年龄多在中年以后及老年，男性多于女性，体力劳动者多于非体力劳动者。笔者在临床中发现：在老年性腰椎疾病的手术中，腰椎管狭窄病占了绝大部分。

二、老年腰椎管狭窄症病理

老年腰椎管狭窄症大多继发于腰椎的退行性变。导致腰椎管腔狭窄的因素主要包括：肥厚的腰椎关节囊，增厚的黄韧带，增厚的后纵韧带，椎体后缘骨赘，关节突的肥大和内聚，侧隐窝容积的减小，椎间盘突出或钙化，椎间高度的下降，腰椎节段的不稳或滑脱，退变性腰椎侧弯等单一或复合等因素。这些因素使得中央椎管或侧方椎管静态器质性或动态性功能性狭小，使得腰椎管横断面呈“三叶”状，造成马尾、神经根的直接受压，或造成腰椎管内静脉丛回流的淤积，使得椎管内容积下降。但是老年人脊柱退变的进程是缓慢的，因此腰椎管狭窄时椎管内径减小的过程也较缓慢，同时神经组织能逐渐适应这种改变，因此多数腰椎退变性狭窄老年患者仅有轻微神经症状。当出现椎管进行性狭窄、椎管内压力增加、椎管内炎性组织、马尾缺血及神经炎时，便开始出现临床症状。

退变性腰椎管狭窄症的程度大致与腰椎退行性变的程度成正比。总的来看，老年腰椎管狭窄发病部位以下腰椎为主，以腰 4 ~ 5 平面最常见，其次是腰 5 ~ 骶 1 和腰 3 ~ 4 平面。根据狭窄局部的改变可分为中央椎管狭窄和侧方椎管狭窄，其中以老年侧方椎管狭窄在临床上更为多见。

三、老年腰椎管狭窄症的临床表现

临床上老年人多见，男多于女。大多数老年患者有腰痛和(或)下肢放射性痛，疼痛在休息或弯腰后缓解或消失，站立、腰部后伸或步行则加重。患者常常感到直腰行走困难，而弯腰或骑自行车无障碍，或行走时有上坡“容易”下坡“难”的感觉。

老年间歇性跛行在中央型椎管狭窄或狭窄较重者多见，其特点是行走一段距离后出现下肢痛、麻木、无力，需蹲下或坐下休息一段时间后症状缓解，方能继续行走。随着病情加重，能行走的距离越来越短，使症状缓解需要休息的时间越来越长。引起跛行的机理可能是机械因素和缺血因素。有人观察伸腰时腰椎椎管缩短 2.2 毫米，此时神经组织也相应缩短变粗，黄韧带松弛变厚，椎间孔变狭，椎间盘后突，造影剂在伸展位时不易通过，说明伸位时促成马尾受压，而在腰屈曲时马尾受压减轻。缺血因素认为症状的下肢运动时支配下肢运动的神经根血运障碍所致。腰椎椎管狭窄患者走路时，可引起马尾神经充血因椎管狭窄而受限，导致缺血性神经根炎，休息时充血停止。老年中央型腰椎管狭窄症者常常缺乏明显的坐骨神经痛的表现，即神经根痛及阳性体征，直腿抬高试验阴性。但可伴有下腰部疼痛，一侧或二侧下肢感觉异常或麻木，有轻度腰生理前凸消失，腰过伸时微痛，腰部活动存在。下肢常无其他异常体征。二便功能障碍不明显。其症状发生发展均较渐进，病程时间较长。

老年侧方椎管狭窄症者，主要有类似根性神经痛而无明显间歇性跛行。小腿疼痛伴感觉异常和麻木，常发生于一侧肢体。腰部活动存在，直腿抬高试验或为阴性或为阳性，常有下肢肌肉萎缩、踝背伸肌力减弱、踝反射降低等。无二便功能障碍的表现。总的病程缓慢，但有时急性起病。

四、老年腰椎管狭窄症的诊断

根据老年患者的年龄、病史、体格检查，结合X线检查，不少患者可作出大致诊断。快速行走以后可诱发出症状和体征，此时作神经检查往往有神经功能异常表现，对诊断有积极的意义。

CT、MRI、脊髓造影等检查不仅对进一步明确诊断，同时对狭窄的范围、狭窄的程度、狭窄的类型等均有十分肯定的意义。对个别尚无明显的常规影像学异常，而临床上又高度怀疑者，以行动态脊髓造影、动态的MRI检查，以诊断出功能性腰椎管狭窄症。

1. X线平片或动力位X线检查

X线只能在大体上予以诊断。在X线片上，除了有老年腰椎退变的共同表现外，有诊断意义的征象主要包括：①椎管中央矢状径小于15mm为可疑狭窄，10～14mm为相对狭窄，小于10mm为绝对狭窄。②高度肥大的关节突及关节间隙的改变。③椎间孔前后径应大于3mm，若有拉长变窄提示有狭窄。④椎弓根变厚变短，椎板增厚、内聚。⑤退变性滑脱。⑥较明显的退变性侧弯。⑦后纵韧带骨化或钙化等。必要时增照斜位及过伸、过屈位片，可提示有无腰椎的失稳或滑移。

2. CT或CTM

CT检查对于老年腰椎管狭窄具有明确的诊断意义，特别是对于骨性狭窄。对于中央型腰椎管狭窄，CT测量患者椎管矢状径小于15mm，并呈现椎管内缺乏硬膜外脂肪、多发腰椎间盘膨出或突出、后纵韧带钙化和骨化、黄韧带增厚、椎体后缘骨赘形成、椎间关节肥大等改变。当椎管矢状径小于10mm时，则可明确腰椎管中心性狭窄的诊断。对于侧方型腰椎管狭窄而言，侧隐窝位于椎管侧方，前为椎体和椎间盘后方，后为上关节突、椎间关节囊和黄韧带，外侧为椎弓根，内为硬膜囊，下方为神经根管口，CT轴位测量其前后在5mm以上者为正常，3mm以下为侧隐窝狭窄。

脊髓造影CT扫描（CTM）对于硬膜囊、神经根受压和形态的了解更优于CT，CTM更容易清晰显示蛛网膜下腔、马尾神经以及神经根受压的情况。CTM显示硬膜囊横断面积≤$10mm^2$，为中央管狭窄的临界标准。但是，CTM对老年患者来说是一个有创的检查。

3. MRI

该检查无创，对于神经组织的认识和判断优于其他检查，故对于老年患者和腰椎管狭窄的病情本身最为适合。腰椎管狭窄的MRI表现为腰段硬膜囊的受压和变形，可清楚地显示出受压的范围和程度，可同时伴有或不伴有马尾神经和（或）神经根的受压。MRI可清楚显示椎间盘突出、骨赘、关节突肥大增生、黄韧带肥厚等对脊髓、马尾神经及神经根的压迫程度，还可准确显示蛛网膜下腔的大小，直接观察到上述因素所致的椎管狭窄（图28－5－1），反映出椎管及其内容物之间的相互关系。但对于骨组织的观察，特别是皮质骨和硬化骨的观察不如CT检查。

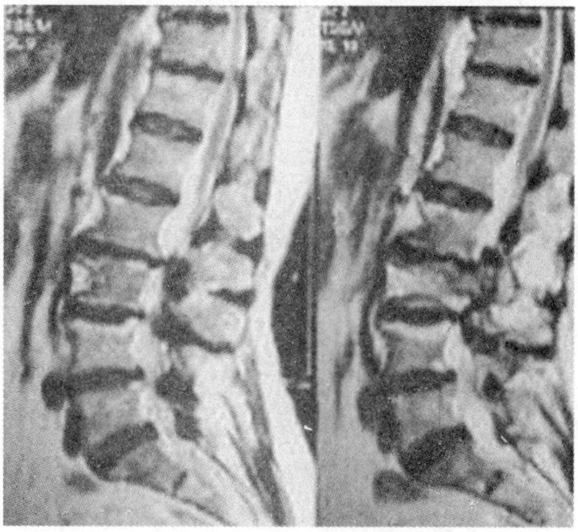

图28－5－1　退变性腰椎管狭窄的MRI片

（空军总医院骨科提供）

4. **腰椎管造影**

腰椎管造影在诊断老年腰椎管狭窄症中有重要价值，但属于有创检查。可表现为造影剂不同程度的硬膜囊充盈缺损和梗阻、小关节及椎间盘部位的充盈缺损、神经根鞘中断等改变。部分梗阻时显示硬膜囊局限受压或变窄，造影剂通过缓慢；完全梗阻时断面常呈幕帘状、笔尖状或毛刷状充盈缺损，造影剂断流。测量硬膜囊矢状径≤10mm时，为中央椎管狭窄的临界标准；神经根管直径≤4mm时，可诊断为侧方椎管及神经根管狭窄。腰椎管造影同时还可清晰显示神经根袖充盈情况，从而判断有无神经根管的狭窄及其狭窄的程度。由于有无创性的MRI检查，目前单纯性的椎管造影X线检查不作为老年腰椎管狭窄的常规检查。

5. **动态影像学检查**

椎管动态造影、动态CTM和动态腰椎MRI检查对某些腰椎管狭窄症有更新的诊断价值。尽管常规CT和MRI的广泛应用对腰椎管狭窄症的诊断已得到普遍确认，但由于CT和MRI检查是患者特定体位并静态位置下的腰椎管情况，受到方法技术条件和扫描部位的限制，不能动态观察整个椎管形态及多节段病变，易遗漏某些有意义的诊断信息，诊断符合率与临床价值尚有某些缺陷。动态的椎管造影、动态的CTM或动态MRI可以利用检查床位的不同角度及老年患者身体位置的改变，如过伸和过屈等，观察造影剂和造影剂比衬下的正侧、双斜位上的动态显影类型和椎管及硬膜囊形态变化，从而发现某些常规CT或MRI未予发现的阳性征象，对腰椎管狭窄部位、范围、程度上的检查都具有新的实际诊断价值。该检查适合于某些临床有腰椎管狭窄的表现，而常规影像学检查阴性的老年腰椎管狭窄的疑似病例。

五、老年腰椎管狭窄症的治疗

（一）保守治疗

这是绝大多数老年腰椎管狭窄患者的主要治疗方法。对于临床症状较轻、病情发展缓慢的腰椎管狭窄老年患者大多可采用非手术治疗。治疗方法较多，主要包括卧床休息、减少活动、改变活动方式、使用改善局部微循环药物、应用硬膜外类固醇药物注射、推拿按摩、加强腹肌锻炼、使用弹力围腰及应用支具等，均有一定效果。骑静止自行车对有些患者有效，这种锻炼腰呈屈曲位，多数患者能耐受。使用降钙素可减轻疼痛，增加行走的距离。用于软组织理疗的方法较多，包括：热疗、冰疗、超声、按摩、电刺激等。腰围或支具保护可增加腰椎的稳定性，改变腰椎曲度，扩大椎管容积，以减轻疼痛，改善症状，但应短期应用，一般时间不要超过12周，以免发生腰肌萎缩。硬膜外封闭主要用于治疗伴有根性痛的腰椎管狭窄症。

（二）外科治疗

经正规的保守治疗无效，腰椎管狭窄的诊断明确，症状和体征与影像学检查结果相一致，神经症状较重而影响老年患者生活者可以考虑外科治疗。手术目的是解除马尾、神经根及其供应血管压迫。手术的关键是精确解除引起临床症状的中央椎管或侧方椎管如侧隐窝或神经根管内的致压组织。对于是否同时进行腰椎的融合，目前尚无统一的标准，取决于患者的症状、检查、老年人的实际年龄和全身情况，是否有腰椎的明显不稳，是否有顽固性腰痛，以及减压手术中关节结构切除的多少等。在临床上影响外科治疗效果的主要原因有：受压部位判定有误，减压不充分，如只切除椎板，未对挤压在侧隐窝及神经根管内的神经根进行减压或减压不充分，致遗留神经症状；过度操作，如切除隆起而没有突出的椎间盘，不恰当地过多切除椎板及关节突，不恰当地进行硬膜内探查，由此可能导致脊柱新的不稳及广泛硬膜内外瘢痕粘连。融合手术的过度使用，带来过多的并发症和“融合病”。

在临床上，老年腰椎管狭窄症的手术基本方法包括：单纯性减压手术、减压及融合手术、减压及非融合手术。由于多数老年退变性腰椎管狭窄的主要病理基础是腰椎管侧方椎管的狭窄，因此减压的重点将是侧隐窝、神经根入口、神经根出口等。

1. **减压术**

目前在临床上有广泛减压和局限性减压。手术中无需固定和融合。

(1)广泛减压术:主要用于中央椎管狭窄或合并侧方椎管狭窄的老年患者。在所受累的椎管横向平面,由侧隐窝的外界去除椎板和黄韧带,使受累神经根在直视下从硬膜起始部至神经孔出口的整个行程得到彻底减压,扩大侧隐窝,释放嵌压的神经根。该手术的优点是减压彻底,缺点是对老年患者的创伤较大,对腰椎管稳定性影响较大。

(2)有限减压手术:主要用于老年性局限性的腰椎管狭窄,而在矢状面骨性椎管常常不狭窄。对此不做广泛性的椎板切除,而是有针对性的局限性减压,如切除肥厚的黄韧带、骨赘、增生的部分小关节以及突出的椎间盘等。保留一些不必要切除的结构,以保留较多的后部骨和韧带结构,避免损伤棘上和棘间韧带。该手术的优点是对脊柱的稳定性影响较小,对老年患者的创伤较小。缺点是:减压有限,因此要求在手术前认真分析椎管狭窄的部位。

2. **减压及融合**

在临床上,对老年人腰椎管狭窄症行减压,特别是广泛减压的同时,结合下列因素应同时行内固定和植骨融合术:①退行性椎体滑脱,影像学上的腰椎不稳。②手术减压较广泛,切除小关节突后有可能带来脊柱新的不稳,如手术时双侧小关节切除 >50% 会引起不稳定,但如果至少有一侧小关节的完整性保留,脊椎的稳定性就能维持。③脊柱侧凸或后凸。对腰椎管狭窄合并退行性腰椎侧凸行广泛减压,有造成脊柱失稳或畸形加重的可能。但并不是所有椎管狭窄伴侧凸后凸者均行融合术,是否同时行融合术,取决于:①应考虑弯曲的柔韧性。如果在功能位上 X 线片显示弯曲可部分纠正,单纯减压有弯曲发展的危险,应予以融合。②进展性弯曲,有融合的指征。③伴有椎体侧方滑脱,表明该阶段不稳定,单纯减压会加重不稳定,也应予以融合。④侧凸凹侧有明显的神经受压时,行广泛凹侧椎板和部分小关节切除后,也应考虑融合术。

(1)脊柱内固定:脊柱内固定是目前保证脊柱融合的主要手术内容之一。主要技术是经椎弓根的螺钉固定。其对于老年腰椎管狭窄的适应证为:①稳定或纠正侧凸或后凸畸形。②2 个或 2 个以上平面行较为广泛的椎板切除,特别是广泛的小关节突的切除。③复发性椎管狭窄且伴有医源性椎体滑脱。④屈伸位动态 X 线片显示,椎体平移超过 3mm,成角大于 11°时,标明腰椎不稳。内固定的目的是:纠正脊柱畸形,稳定脊柱,维持椎间隙和神经根孔高度、保护神经组织,提高融合率,缩短术后康复时间。

(2)融合手术:在内固定的基础上必须有良好的植骨。经后路的腰椎后方横突关节突植骨融合(PLF),经后路腰椎神经根孔椎体间植骨融合(TLIF),经后路腰椎管椎体间植骨融合(PLIF)(图 28 -5 -2,3),即可达到腰椎 1800、2700 或 3600 的融合。横突和关节突植骨融合的特点是:技术简单,但植骨面积偏小,同时植骨位于脊柱的张力侧,偏离脊柱的力学轴线,因此融合率相对较低。而椎体间融合的特点是:植骨面积大,更接近脊柱的力学轴线,更符合生物力学特点和脊柱的"三柱"理论,因此融合率高,但技术要求高。

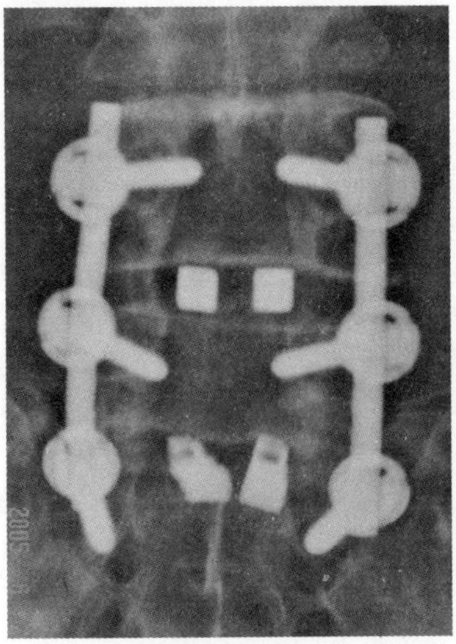

图 28 -5 -2　腰椎 PLIF 手术 X 光正位片

(空军总医院骨科提供)

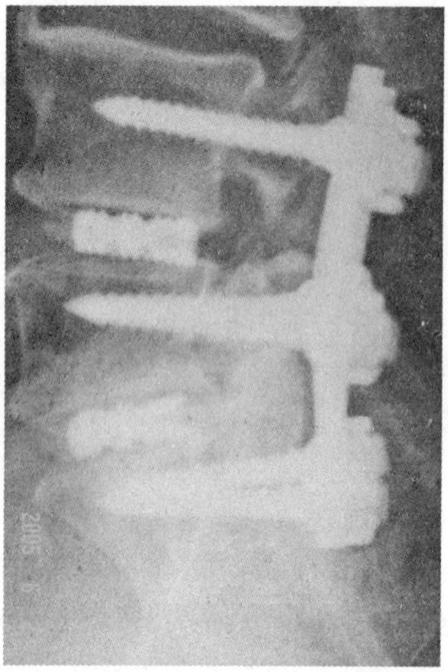

图 28-5-3 腰椎 PLIF 手术 X 光侧位片
(空军总医院骨科提供)

3. **减压及非融合术**

脊柱非融合是针对脊柱融合有可能带来“融合病”的新兴理念,可以结合减压技术同时应用于部分老年腰椎管狭窄症的患者。空军总医院骨科于 2006 年率先在国内应用 Wallis 非融合技术治疗老年人腰椎管狭窄症。适合以下情况:①狭窄程度不太重。②致压原因主要是黄韧带等后方软组织结构。③“功能性”狭窄为主。可在局限减压的基础上,结合使用一些新的脊柱非融合技术,如 Wallis(图 28-5-4,5,6)、Coflex、Dynes 等。优点是:有针对性地减压,保留脊柱的稳定结构,附加动态稳定装置,保留脊柱的部分运动功能,减低了脊柱融合以后相邻节段退变,即“融合病”的发生率,技术可操作性强,对老年患者的创伤较小等。但由于目前的非融合技术在国内外临床上应用时间还不太长,长期的治疗效果还有待于循证医学的结果。

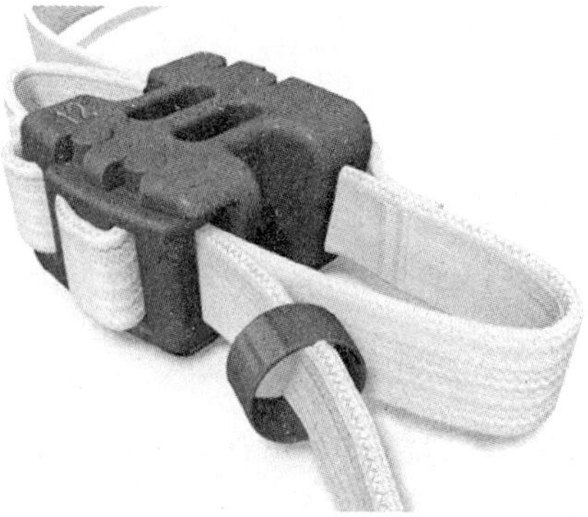

图 28-5-4 Wallis 系统

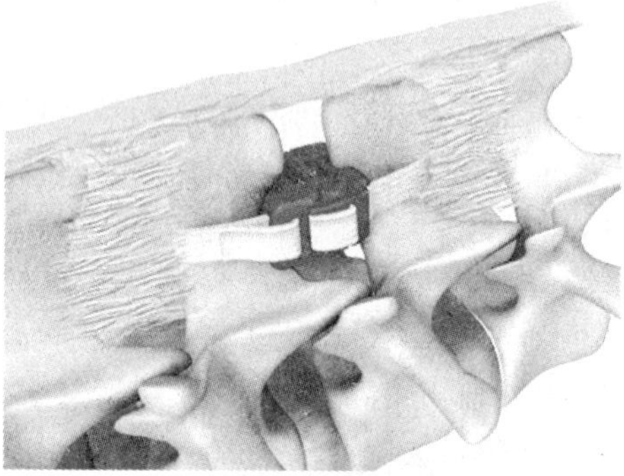

图 28-5-5 Wallis 系统手术视图

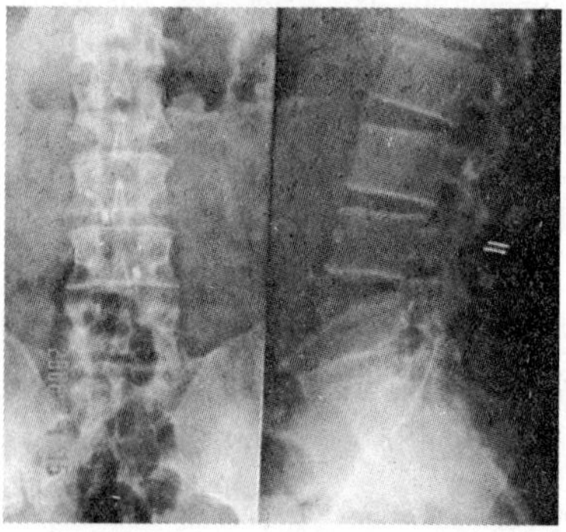

图 28-5-6 腰 3-4 间隙 Wallis 手术后 X 光片
(空军总医院骨科提供)

(伍 骥 黄蓉蓉)

第六节　老年骨关节炎

一、老年骨关节炎及流行病学

老年骨关节炎是老年人群中常见的一种主要影响软骨的关节疾病。凡是由关节软骨构成的可动关节均可以发生骨关节炎。该病主要是与老年退变有关联的一系列关节病理改变，好发于负重大、活动多的关节，如膝、脊柱（颈椎和腰椎）、髋、踝、手等关节，并给老年患者带来痛苦，严重影响老年人的生活质量。

随着社会人口的老龄化，骨关节炎的发生率逐渐上升。据统计，全世界骨关节疾病的患病率为：60 岁以上的人群中患病率可达 50%，75 岁的人群则达 80%，老年人几乎都患有不同程度的骨关节疾病，但在 80 岁以后发病率不再升高。在美国大约有 2 千万以上的人患有此病。中国至少有 1 亿名患者。在 65 岁以上的老年人群中，有一半以上的人至少有一个关节从 X 光片上已有骨关节炎的影像学改变。在北京 60 岁以上的人群中，用放射学方法分析膝关节和手关节，出现骨关节改变的分别为 34.1% 和 46.0%。目前，全世界共有 3.55 亿骨关节疾病患者。

很多骨关节炎患者表现为多关节病变，被称为周身型骨关节炎，可累及手的远端指间关节、近端指间关节、第一腕掌关节等。周身型在老年妇女中更多见。临床提示，患有手骨关节炎者其膝或髋关节骨关节炎的发生及进展的危险性更高。

最近几年，由于生活模式的改变，国人平均体重的增加，新发病的骨关节中，与肥胖有关的疾病比例也在增加，老年负重的骨关节炎就是明显的例证。体重超重的人患骨关节炎的危险性增高，超重的女性比超重的男性更易患膝骨关节炎。同为骨关节炎患者，超重者病情更易进展。其原因主要是累积了膝关节的负荷，膝关节和髋关节超负荷可以导致软骨破裂，韧带和其他支持性结构功能受损。

老年关节明显损伤和累积性非显性损伤是骨关节炎的重要危险因素之一。如膝关节内十字韧带损伤、半月板损伤、内外侧副韧带的损伤等。半月板全切术后的患者继发膝骨关节炎的危险性很高，部分半月板切除术后患者的危险性也同样有所增加。人体的完整的本体感觉是保持关节稳定所必需的，但在老年人群中本体感受随年龄增加而急剧减退，尤其是活动受限的老年人生活和工作中一再重复使用关节会导致关节损伤。关节过度使用导致重复的关节机械压力过度，从而增加患骨关节炎的危险性，如蹲或弯腰会增加膝关节压力。在国人的日常生活中，下蹲是一种很常见的体位，经常跪着和蹲下的生活模式会造成老年患者的骨关节炎患病率高于其他人群。

种族的差别和遗传因素也是骨关节炎的影响因素。欧美人髋关节骨关节炎发生率较高，而亚洲人膝关节骨关节炎发生率较高。在美国黑人和白人中，患有膝或髋关节骨关节炎的黑人与白人相比，放射学表现更为严重，更容易出现双侧病变和活动受限。黄种人骨关节炎的患病情况可能和白种人大不相同。多项调查显示，日本人和中国人中，髋关节骨关节炎的患病率较低。有学者对国内大样本的老年男性和女性进行了流行病学调查表明，老龄妇女膝关节骨关节炎患病率明显高于美国同龄白种女性，而男性的膝关节骨关节炎患病率与美国同龄白种男性相似。国内人群的髋关节骨关节炎患病率又明显低于美国白人。笔者在临床中也发现：因膝关节骨关节炎就诊的老年患者人数大大高于髋关节患者。

骨关节炎在普通人群中有遗传性。对双胞胎和亲属的研究估计，骨关节炎发病的遗传成分在 50% ~65% 之间，对手和髋关节骨关节炎的形成影响大于膝关节。一些潜在的基因异常可能增加患骨关节炎的易感性,包括骨或软骨代谢异常和/或包括软骨内分子在内的结构缺陷。

在性别上,女性患者的发病率高于男性,其患病率约是男性的两倍,更多见于绝经后的女性。这种与性别和年龄相关的患病模式与女性在50岁以后缺乏雌激素可能相关。性激素也被认为是骨关节炎易感的可能因素,雌激素低下可能促进骨关节炎的发展。从女性的绝经期开始,手、髋和膝的骨关节炎患病率的性别差异随着年龄增长而增加。此外,具有同样程度的膝骨关节炎放射学改变者,老年女性更易有关节症状方面的主诉,且髋骨关节炎进展比男性更快。

笔者在临床工作中明显发现老年人骨关节炎病理损害的发生和发展与某些先天或后天因素有关系,各种先天性或发育性的导致下肢正常负重力线偏移的畸形或疾病均是骨关节炎的最常见原因之一。下肢机械力线是下肢各主要大关节负重分配的决定性要素,任何偏离下肢机械力线时均要影响关节的负荷分配,特别是膝关节、髋关节和踝关节。如轴线的偏离容易使得膝关节内外间室负重不均,载荷偏移。笔者也发现膝内翻老年患者膝内侧间隙骨关节炎发生早、程度重,发生率也高。双侧膝轴线偏移超过5°的患者对膝关节的退变有更显著不利影响。

由于骨关节炎在老年患者中的患病率高,经常影响膝和(或)髋关节等大关节,该病比其他疾病更容易影响老年人群的日常生活等功能,是引起老年关节功能残疾最常见的关节病,该病的致残率可高达53%。在发达国家,骨关节炎是髋关节和膝关节置换最常见的原因。世界卫生组织将骨关节疾病列为继心脑血管疾病、癌症、糖尿病"三大杀手"外对人体危害最广泛的老年疾病。世界卫生组织于2000年1月13日在全球范围内启动一项旨在引起各国政府、医疗研究机构、民众以及社会各界对骨骼疾病重视的"骨与关节十年",其中包括骨关节炎。骨关节炎对人群健康的影响程度以及所造成的医疗费用不断增加。我国卫生部也于2001年10月12日举办了"世界关节炎日"宣传活动,并决定设立"卫生部关节炎防治教育计划基金"。在该基金的支持下,组织国内骨科和风湿免疫科专家起草了骨关节炎诊治指南(草案),它为全国医师进行关节炎诊治提供了规范化的指导。这充分说明了骨关节炎本身危害的重要性。

二、老年骨关节炎的病理

老年骨关节炎是一类退行性病变,具体病因尚不明确,其发生与年龄、肥胖、炎症、创伤及遗传因素等有关。随着年龄的老化和应力的累积伤害,关节软骨会发生退变,软骨细胞不能合成正常的透明质酸及聚氨基葡萄糖,从而导致软骨基质软化,物理性能衰减,并失去弹性和强度。人体老化的过程中可伴随一些生物学改变,如软骨对刺激修复的生长因子反应性下降;关节周围的韧带变得松弛,关节相对不稳定,更容易受损;关节的减震功能或保护功能随着年龄老化而减弱,包括肌肉力量逐渐变小以及周围神经反应速度变慢;来自非钙化软骨的脱钙组织自我复制并移到关节表面,随后未钙化软骨的边缘变薄,使得基底软骨层承受的剪切力增大,软骨更易受损。进一步在反复生理负荷或病理负荷的作用下,引起关节软骨纤维化、皲裂、溃疡、脱失。其病理特点为关节软骨变性破坏、软骨下骨硬化或囊性变、关节边缘骨赘形成、滑膜增生、关节囊挛缩、韧带松弛或挛缩、肌肉萎缩无力等。严重的骨关节炎可使关节软骨全部脱落,导致关节畸形和关节功能丧失。

在临床上,通常按照Kellgren和Lawrence对骨关节炎不同病理改变的程度将骨关节炎分成0~4级,0级为正常;1级为关节间隙可疑狭窄,可有轻微骨赘形成;2级骨赘形成明显,关节间隙可疑狭窄;3级骨赘形成非常明显,关节间隙狭窄明显,关节软骨下骨硬化,关节可能伴有畸形;4级骨赘很大,关节间隙很狭窄,关节软骨下骨硬化更加明显,畸形明显。

三、老年骨关节炎的临床表现

（一）症状和体征

老年骨关节患者中常有下列相同的临床表现，同时还有不同部位的骨关节炎所特有的症状和体征。

（1）关节痛：这是老年患者最常见的主诉，往往病程长和迁延，起病缓慢。初期为轻度或中度间断性隐痛，休息时好转，活动后明显加重。晚期可出现持续性疼痛或夜间痛。关节局部有压痛，如膝关节常常在内侧间隙有压痛。髋部的骨关节炎会导致髋关节疼痛。患者可能会觉得髋部或腹股沟大腿内侧或膝关节等处疼痛。脊柱的骨关节炎会出现颈肩部或下腰部疼痛。

（2）关节僵硬：在发病初期，老年患者早晨起床时感到关节僵硬及发紧感，特别是手指间关节较为常见，活动后可慢慢缓解。持续时间一般较短，常为几分钟至十几分钟。脊柱骨关节炎中，老年患者从坐位到站立和行走时有腰部僵硬，开始行走以后缓解。

（3）关节肿大：在小关节比较明显，如手部关节肿大和变形，在末端手指关节会出现小的骨质隆起，即典型的海伯顿结节（Heberden′s nodes）。中间的手指关节处也会出现相似的结节，叫做布夏达结节（bouchard′s nodes）。骨关节炎也常常影响拇指关节的近端处。部分大关节，如膝关节或踝关节因骨赘形成、关节间隙的狭窄或关节积液也会造成关节肿大、肥厚或畸形。

（4）关节摩擦音（感）：由于关节软骨破坏、关节面不平，加之各种游离物，老年患者在关节活动时可感到出现关节内摩擦音，检查时可感到关节内摩擦（感），多见于负重关节，如膝关节、髋关节等。

（5）关节活动受限：当骨关节炎较为严重时，老年患者受累关节在负重位或非负重位时活动范围明显受限，如髋关节的外展、外旋、屈曲受限，膝关节的伸、屈功能受限，颈椎、腰椎伸屈活动受限。

（二）实验室检查

总的来讲，实验室血检查无特殊的诊断性指标。如伴有急慢性滑膜炎时可出现 C 反应蛋白和血沉轻度升高。继发性骨关节炎患者可出现原发病的实验室检查异常。血常规、蛋白电泳、免疫复合物及血清补体等指标一般在正常范围。关节液实验室检查：清亮、黏稠，WBC <2000 个/ml。

（三）X 线检查

对老年骨关节病有明确的诊断作用，特别在负重位时更有意义，是常规的诊断方法。表现在关节间隙明显变窄或消失、关节边缘骨赘形成、非对称性关节间隙变窄、软骨下骨硬化、囊性变、游离体、关节畸形、关节力线偏斜、伴有不同程度的关节积液。

（四）CT 和 MRI 检查

在临床上，CT 和 MRI 不作为骨关节炎的常规诊断方法，只是个别鉴别诊断时使用。CT 上更能显示出关节囊性变、骨赘、软骨下骨硬化、关节内游离体的大小、范围、位置的具体情况。MRI 更能早期显示出软骨不同程度的破坏深度和范围，清楚显示关节积液。

四、老年骨关节炎诊断

中华医学会骨科学分会推荐的骨关节炎的诊断与评估流程（中国骨关节炎诊治指南 2007 年版）即根据患者年龄、症状、体征、X 线表现及实验室检查就可诊断出老年骨关节炎（图 28－6－1）。

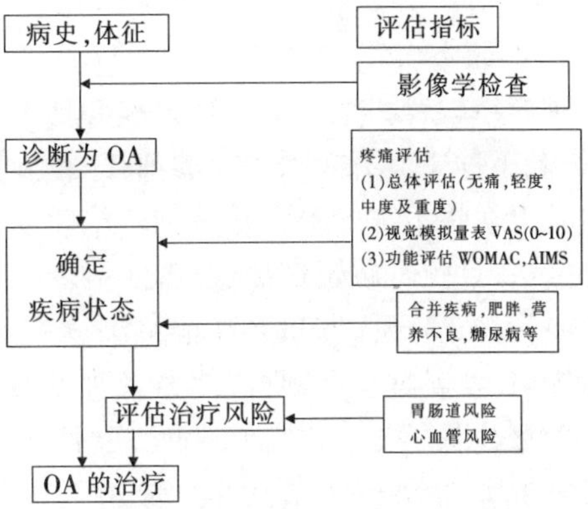

图 28－6－1　中华医学会骨科学分会推荐的骨关节炎的诊断与评估流程（中国骨关节炎诊治指南 2007 年版）

根据骨关节炎的总体诊断标准，结合不同关节的具体情况，主要关节骨关节炎的诊断如下：

膝关节骨关节炎诊断标准：①近1个月内反复膝关节疼痛。②X线片（站立或负重位）示关节间隙变窄、软骨下骨硬化和（或）囊性变、关节缘骨赘形成。③关节液（至少2次）清亮、黏稠，WBC < 2000个/ml。④中老年患者（≥40岁）。⑤晨僵≤3min。⑥活动时有关节摩擦音（感）。综合临床、实验室及X线检查，符合1+2条或1+3+5+6条或1+4+5+6条，可诊断膝关节骨关节炎。

髋关节骨关节炎诊断标准：①近1个月反复髋关节疼痛。②血细胞沉降率≤20mm/h。③X线片示骨赘形成，髋臼缘增生。④X线片示髋关节间隙变窄。注：满足诊断标准1+2+3条或1+3+4条，可诊断髋关节骨关节炎。

五、老年骨关节炎的治疗

治疗方法分为保守治疗和外科手术治疗。保守治疗原则是缓解症状、改善功能、延缓进程、改善生活质量。外科手术的治疗原则是：改善力线、矫正畸形、改善或恢复关节功能，减轻或消除疼痛，改善生活质量。在实际临床工作中，应结合患者自身情况，如总体身体情况、年龄、性别、体重、自身危险因素、病变部位及程度、甚至经济状况等选择合适的治疗方案。

（一）保守治疗

1. 非药物治疗

对老年患者实施一定的行为和心理干预治疗，是老年骨关节炎各项治疗的前提、基础和补充。对于症状不重的患者是基础的治疗或辅助治疗方法，目的是减轻疼痛、改善功能。

（1）基础干预：告知老年患者骨关节炎的基本知识、发展过程及预后，使患者对骨关节炎有一平常心态。笔者在临床中发现，绝大部分老年患者非常恐慌关节内的“骨刺”，不了解“骨刺”是老年关节在退变进程中的普遍现象和其在老年骨关节炎中的临床意义，盲目地寻找治疗“骨刺”的各种方法或“偏方”。在普及知识的基础上应建议老年患者调整生活行为，减少不合理的运动方法和运动度，如避免长时间跑、跳、蹲或负重活动。减少或避免爬楼梯或登山等，改成游泳、自行车等有氧锻炼，并活动适度。避免不良姿势，控制或减轻体重。辅以关节功能训练，如膝关节在非负重位下屈伸活动，以保持关节最大活动度。训练肌力，如针对髋关节的外展肌群的训练等。

（2）物理治疗：包括热疗、水疗、超声波、按摩、经皮神经电刺激等，主要增加局部血液循环、减轻炎症反应。

（3）行动辅助：可采用手杖、拐杖、助行器、护膝等，主要减少受累关节负重，必要时适当制动。

（4）支具辅助：采用相应的矫形支具或矫形鞋，以平衡各关节面的负荷，适当改善骨关节炎所伴发的内翻或外翻畸形。此方法主要用于膝关节骨关节炎。

（5）控制体重：控制老年体重在合理范围内，降低明显的超重，减少负重关节的生理负荷。

2. 药物治疗

是治疗老年骨关节炎的常规方法。可在非药物治疗无效的基础上使用，或结合使用。使用时必须考虑老年患者症状的轻重，药物的使用剂量，其他系统的既往疾病，以及药物的副反应等。

（1）局部治疗：可选择使用各种非类固醇抗炎药的乳胶剂、膏剂、贴剂和擦剂。局部外用药可以有效缓解关节轻中度疼痛，且不良反应轻微。

（2）全身药物：分为口服药物、针剂以及栓剂等。

1）用药原则：用药前对老年患者进行风险评估，关注潜在的胃肠道、肝、肾、心血管等内科疾病的风险。如出现上消化道不良反应的高危因素有：大于65岁，长期应用糖皮质激素，有上消化道溃疡或出血病史，应用抗凝药，酗酒史等；出现心、脑、肾不良反应的高危因素有：大于65岁，有脑血管病史，有心血管病史，有肾脏病史，使用血管紧张素转换酶抑制剂及利尿剂，在冠脉搭桥术围手术期等。在治疗中，要根据老年患者个体情况，使剂量个体化，尽量使用最低有效剂量，避免过量用药及同类药物联合或叠加使用。并根据病情定期选择检查血、大便常规、大便潜血及肝肾功能。

2）用药方法：对于老年骨关节炎患者，临床上可供选择的药物很多，如非类固醇抗炎药就有丙酸衍生物、苯酰酸衍生物、吲哚酰酸类、吡喃羧酸类、非酸性类、昔康类、昔布类等，可以根据医师的临床认知和经验正确合理使用。一般可先选用对乙酰氨基酚；对乙酰氨基酚治疗效果不佳的患者，可选用非类固醇抗炎药。如果老年患者胃肠道不良反应的危险性较高，可选用非选择性非类固醇抗炎药加用 H2 受体拮抗剂、质子泵抑制剂或胃黏膜保护剂；如从保护胃肠道的角度出发，可直接用选择性 COX－2 抑制剂（如西乐葆）。在以上药物治疗治疗无效或不能耐受者，可使用曲马多、阿片类镇痛剂，或对乙酰氨基酚与阿片类的复方制剂。阿司匹林、水杨酸、保泰松、吲哚美辛和萘普生等，对关节软骨基质蛋白聚糖合成有抑制作用，不利于骨关节炎，不宜选用，至少不应长期使用。

（3）替代疗法：关节腔内大分子量透明质酸补充治疗有利于缓解关节疼痛，增加活动度，消除滑膜炎症及延缓疾病进展。关节腔中滑液的高粘性对关节运动可提供几乎无摩擦的表面，因而对正常关节功能十分有利。骨关节炎时，透明质酸被破坏，滑液粘性降低，润滑作用消失及关节表面的光滑运动丧失，从而导致关节进一步破坏。临床中，这类药物主要用于老年患者大关节的骨关节炎，适于对常规治疗疗效不佳，或不能耐受止痛剂或非类固醇抗炎药治疗者。可联合关节腔注射透明质酸钠类黏弹性补充剂，如阿尔治、施沛特等，每周一次，五次为一疗程。注射时严格的无菌技术非常重要。笔者发现，极个别的老年患者有局部的过敏反应，但无需特别处理。

（4）关节内激素治疗：对非类固醇抗炎药物治疗 4～6 周无效的严重骨关节炎或不能耐受非类固醇抗炎药物治疗、持续疼痛、炎症明显、有明显关节积液的患者，可行关节腔内注射糖皮质激素，如得宝松等。一般每年最多不超过 3～4 次。

（5）软骨保护剂：各类氨基葡萄糖药物，如维骨力、葡力等，一定程度上可延缓病程、改善患者症状。此类药物既能抗炎止痛，又有延缓骨关节炎发展的作用，被认为是第一个能改变骨关节炎病情的药物，体外实验也证实其对软骨代谢有良好作用，故称其为软骨保护剂。使用氨基葡萄糖治疗可阻止膝关节骨关节炎的发展。

双醋瑞因：该药可以抑制金属蛋白酶的活性及稳定溶酶体膜而发挥抗炎及对关节软骨的保护作用，从而改善骨性关节炎的病程。试验证明能明显改善患者症状，且其不良反应仅为短暂腹泻。

（二）外科治疗

老年骨关节炎患者外科治疗的目的在于：减轻或消除疼痛，矫正力线，防止或矫正畸形，防止关节破坏进一步加重，改善关节功能，为综合治疗的一部分。

1. 关节镜下清理术

关节镜下关节清理术属微创，损伤小、恢复快，适合部分老年患者。目的是清除引起关节机械性障碍的软骨碎片、半月板碎片以及骨赘，扩大髁间窝，刨削增生肥厚的滑膜组织，软骨成形，松解髌骨支持带，调整髌骨轨迹，并通过术中大剂量关节灌洗清除致滑膜炎的炎性因子。该技术对症状发生的相对急性期可能取得较好的结果，对慢性进行性变化的老年患者和已经达晚期的骨关节炎老年患者，在术后可能会有短期改善。同时，对于拟行膝关节单髁置换的患者，关节镜检查也有其决定的作用。但近来，国外个别报道：关节镜清理术对骨关节炎无明显临床效果。

2. 胫骨高位截骨术

该手术谨慎用于老年患者，主要适合于年龄在 55 岁以下的内侧单间室膝关节骨关节改变的患者。其原因在于：胫骨高位截骨的先决条件是内侧单间室病变，关节无明显不稳定，屈曲至少 90 度，无明显屈曲挛缩。而老年骨关节炎患者仅有内侧单纯单间室的病变情况比较少，往往是两个或两个间室以上。通过胫骨高位截骨后，纠正了现有的下肢生物力学轴线，改变异常的胫骨平台负重面，使下肢的负重力线移位到膝关节的外侧间室上，从而减少内侧间室的负荷，达到减轻膝关节疼痛和缓解疾病的目的。

3. 人工关节置换术

人工关节置换是老年骨关节炎患者的终极治疗，也是最有效的治疗，已作为治疗老年严重骨关节炎的经典方法和金标准。主要是通过切除关节病变部分，纠正异常的下肢负重力线，矫正畸形，缓解疼痛，改善关节功能，达到提高老年患者生活质量的目的，最常用于膝关节、髋关节等大关节。近年来导航技术用于人工关节置换，提高了手术截骨、假体安放的准确性，改善了手术的远期效果。微创人工关节置换减少了老年患者的创伤，降低了并发症，提前了康复，促进了疗效。围手术期镇痛的有效处理，减轻了老年患者的痛苦，能有效实施康复，提高了术后关节功能。高交联材料、低摩擦金属和耐磨陶瓷以及新型假体的出现，大大提高了假体的使用寿命。

（1）关节部分置换

1）单髁置换：在国内，该手术主要用于年龄在55岁以下的患者，而谨慎地用于老年膝关节骨关节炎患者（图28－6－2）。其指征是：不伴有明显膝关节内外翻的轻、中度单间室的骨关节炎。其特点是仅置换膝关节的受累的内侧或外侧关节间室，手术创伤小，保留交叉韧带，保存骨量并且允许更早康复。近年来膝关节单髁置换（图28－6－3）有越来越受临床重视的趋势。单髁关节置换失效或失败后可以改为全膝关节表面置换。如若本膝关节的对侧髁又出现骨关节炎改变并带来明显症状时，也可另行单髁置换。

2）膝关节髌股关节置换：该手术在国内开展很少。主要是置换局限于髌股关节的磨损破坏的关节软骨面，是治疗晚期膝关节髌股关节骨关节炎的一种比较有效的治疗方法。个别因髌股关节退变而引起严重症状、影响日常生活并且长时间保守治疗和相对保守的手术治疗无效时，可以慎重使用。由于假体设计的改进，目前有应用增多的迹象。髌股关节置换失效或失败后可以进行翻修手术，翻修时视情况可以再次使用髌股关节置换，或改为全膝关节表面置换（图28－6－5）。

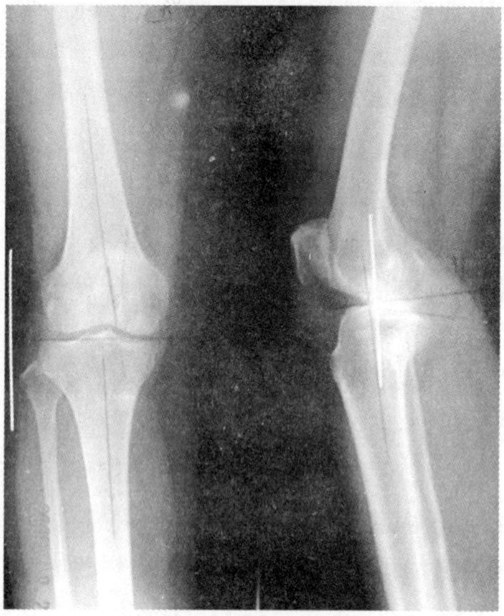

图28－6－2　膝关节骨关节炎X光片内侧间隙明显
（空军总医院骨科提供）

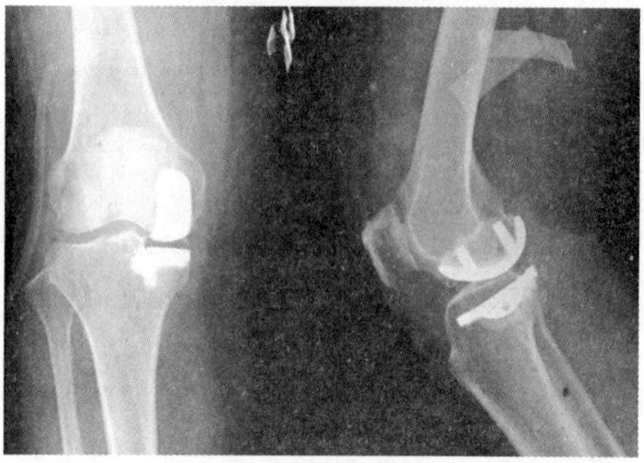

图28－6－3　单髁置换术后X光片
（空军总医院骨科提供）

（2）表面置换

髋关节表面置换术（图28－6－4）主要适合于年龄相对较轻、活动量相对较大、骨质条件相对较好的部分老年髋关节骨关节炎患者。从临床上来看，全髋关节置换的假体有一定的使用寿命。影响假体使用寿命的主要因素在于：假体磨损、假体磨损产生颗粒造成的骨溶解、假体松动等。同时全髋关节置换后还有大腿痛、假体脱位、下肢不均衡、翻修困难等不利因素。相对于传统的髋关节置换，髋关节表面置换有如下的优点：①保留了大部分的股骨头和股骨颈，即保留了大部分的骨量，为患者的再次翻修手术留下了极大的余地。②由于是大头设计,因此术后假体的稳定性好,假体脱位的发生率非常低。③功能良好,髋关节活动范围大,尤其能满足部分老年患者对术后功能要求高的需要。④由于保留了股骨颈,术后无明显的双下肢不均衡。⑤保持了股骨正常的应力传导,减少了由于应力传递改变引起的全髋关节置换术后大腿疼痛。⑥当前的表面置换使用金属对金属假体,延长了假体寿命,同时减少聚乙烯磨损颗粒的产生,由于有各种组配,使翻修变得容易。从国际国内来看,目前髋关节的表面置换手术越来越普遍,空军总医院在国内较早开展了全髋关节表面置换手术,术后效果显示良好。

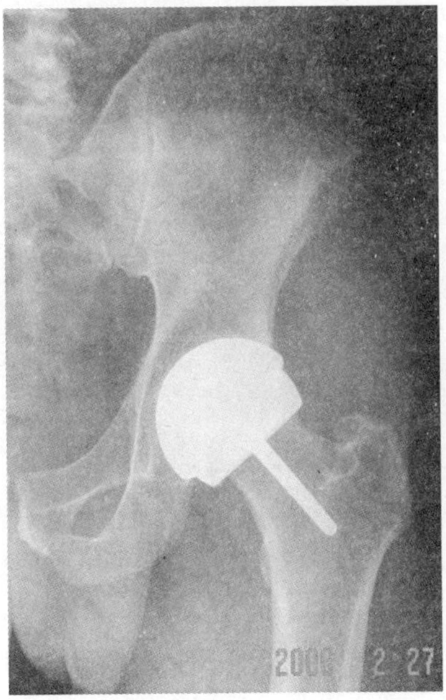

图 28－6－4　髋关节表面置换术后
（空军总医院骨科提供）

(3)全关节置换

1)全膝关节置换:是治疗老年膝关节炎的标准手术,并有肯定的临床效果。主要适应于中到重度内科保守治疗无效的疼痛膝关节,可伴有明显关节活动受限,影响老人生活质量,并在关节影像学上有明显的X线表现(图 28－6－6)。目前用于治疗老年骨关节炎的膝关节假体主要包括:①保留后交叉韧带的假体或不保留后交叉韧带的后方稳定性假体。②固定平台或旋转平台的假体。③非限制性假体或限制性假体。④骨水泥固定性假体或生物固定性假体。⑤普通功能假体或高屈曲度假体等。主要根据患者不同的个体和医师技术经验来选定。术后近期并发症主要包括:切口不愈合、伤口及深部感染、深静脉栓塞、肺栓塞、肺部感染、心肌损害、髌骨骨折、伸膝装置撕脱、关节不稳、关节强直以及力线异常、神经血管损伤等。远期的并发症包括:迟发性感染、假体磨损、假体松动等。膝关节置换手术以后需要翻修的概率随着时间的推移将会越来越高。

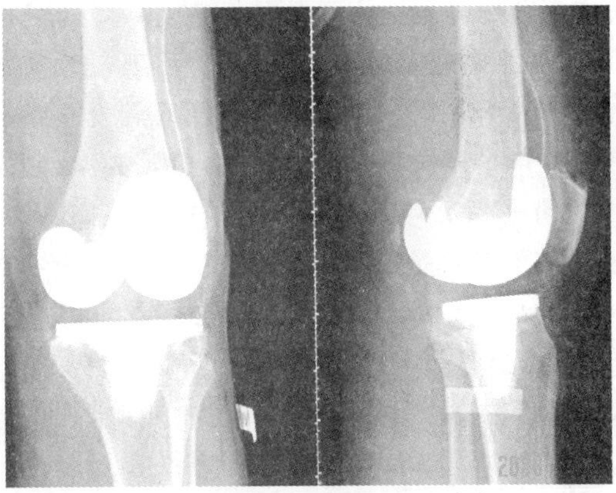

图 28－6－5　膝关节表面置换术后X光正侧位片
（空军总医院骨科提供）

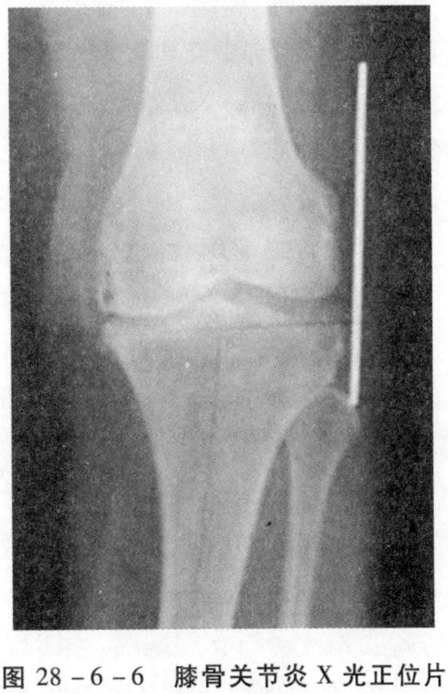

图 28－6－6　膝骨关节炎X光正位片
（空军总医院提供）

微创全膝关节置换术是近年来临床新兴的手术技术,因有小切口、瘢痕小、疼痛小、出血少、住院时间短、术后活动早、恢复快、效果满意等优点，适合老年患者。该手术的主要内容是：皮肤切口较常规切口小，通常为6～11cm；显露微创，肌肉、韧带、肌腱的轻微剥离；胫骨和股骨的少量截骨；不干扰股四头肌的入路而进行的关节置换术等。但技术要求高，需要特殊的手术器械，由于微创的原因，在显露、截骨和假体的安放时有一定的并发症。目前主要适用于体重小于100kg，畸形程度轻，站立正位X线片上内翻畸形小于10°，外翻畸形小于15°，屈曲挛缩小于10°等的老年膝关节骨关节炎患者。

2）全髋关节置换：对于老年骨关节炎患者，髋关节置换术也是成熟和经典的外科治疗方法。同全膝关节置换术类似，其适应证包括中度到重度内科保守治疗无效的疼痛髋关节，伴有关节活动受限，影响正常生活质量，有明确的X线表现。目前临床使用的有骨水泥型人工全髋关节和非骨水泥型人工全髋关节。第三代骨水泥技术的应用，明显提高了骨水泥的固定强度和固定寿命。近年来全髋关节置换的进展体现在：①导航技术的应用，提高了髋臼和股骨假体外翻、前倾角的准确性。②微创全髋关节的使用，使得手术创伤减小，康复提前，早期活动。③假体材料的改进和提高，如陶瓷对陶瓷的假体、金属对金属的假体。④假体设计理念的变化，如股骨大头假体的应用等。

（4）人工椎间盘置换

老年的脊柱骨关节病有很高的发病率，主要分布在下颈椎和下腰椎。对于疼痛性的脊柱骨关节病，融合手术是经典的终极治疗。然而近年来发现，脊柱融合手术以后有可能出现"融合病"，因此非融合技术随之出现，并成为临床上可以选择的治疗方法。人工椎间盘在治疗脊柱疼痛性骨关节炎时其积极的意义在于：切除了椎间关节骨关节炎的病理部分，稳定了脊柱，维持了椎间隙的高度和神经根孔的高度，同时保留了椎间关节的活动度，缓解了临床症状，提高了老年人的生活质量。人工椎间盘置换的优点在于治疗腰疼并能保留手术节段的椎体活动度，并避免融合以后带来的邻近节段的退变。因为两个或多个节段融合以后，会增加相邻节段的应力，加速椎间盘和小关节的退行性改变。但是，老年患者在选择人工椎间盘置换治疗时常常受到下列因素的限制：①老年患者往往具有骨质疏松，假体容易下沉。②脊柱后方小关节往往有明显的骨关节炎病理改变存在，术后会有症状残留和运动功能受限。③合并多节段的骨关节炎。④脊柱明显不稳定，导致术后假体也不稳定或位移等等。这些因素均是人工椎间盘在老年患者使用的禁忌，因此人工椎间盘的应用在高龄老年脊柱骨关节炎患者中变得谨慎，特别是对于腰椎不太适宜。空军总医院在国内较早开展Prodisc－C人工椎间盘置换手术治疗颈椎病（图28－6－7），并谨慎地用于年龄较轻的无上述禁忌证的老年患者，术后近期效果显示良好。

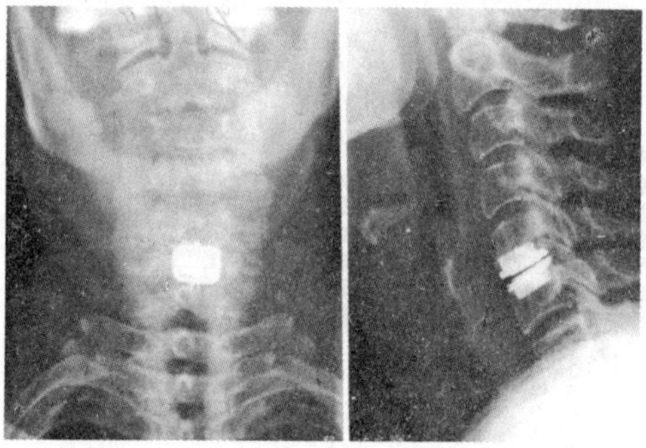

图28－6－7　颈椎人工椎间盘置换术后

（空军总医院骨科提供）

4. 关节切除

目前在临床上用途并不广泛，主要用于个别老年患者前足小关节疼痛性骨关节炎并影响行走者。

5. 关节融合

该技术主要用于顽固性、疼痛性的老年人脊柱骨关节炎及个别末节指间关节的老年关节炎患者，对大多数脊柱骨关节炎性颈肩痛和腰痛等已取得了满意的临床疗效，因此融合技术早已成为了一种经典的外科治疗方法。其手术的机理在于切除了关节骨关节炎的病理部分，稳定了关节，维持了脊柱椎间隙的高度和神经根孔的高度，缓解了患者的临床症状，提高了老年人的生活质量。脊柱融合的患者由于融合节段相邻椎体的代偿性活动，术后绝大部分老年患者仍然具有较好的脊柱活动度。脊柱融合手术包括：前路融合、后路融合、前后路联合融合。后路融合包括：横突及小关节融合（PLF）、经腰椎管的椎体间融合（PLIF）、经神经根孔的椎体间融合（TLIF）（图 28－6－8）。从融合范围来讲，可分为脊柱 360°、270°和 180°的融合。从融合技术来讲，可以单纯植骨融合或结合内固定技术的植骨融合，但是从目前来讲内固定加植骨融合是临床上普遍选用的手术方式。但是，针对一些脊柱非融合新技术来说，脊柱融合以后丢失了脊柱运动单位的活动范围，带来比邻节段退变加速，即“融合病”。

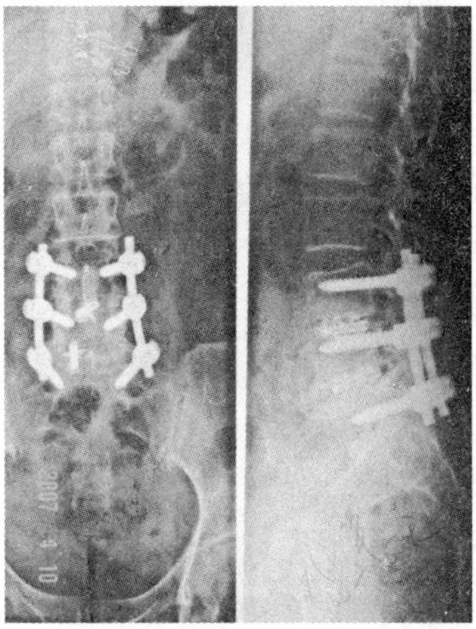

图 28－6－8　腰椎融合术（空军总医院骨科提供）

（伍　骥　黄蓉蓉）

第七节　老年骨折

一、老年骨折及流行病学

老年骨折可以特定地理解为：老人在骨质疏松的病理基础上，在轻微外力的作用下所发生的脊柱或四肢的骨折。

全世界约有 2 亿骨质疏松症患者。我国已经进入老龄化社会，60 岁以上老龄人口已达到 1.3 亿，40 岁以上人口的骨质疏松症的发生率为 12.4%，女性为 15.7%，男性为 8.5%。骨质疏松的严重后果就是在轻微外力作用下发生骨折。老年骨折的常见发生部位：脊柱、髋部、前臂、踝骨、髌骨和足部等骨。除了骨质疏松这一最主要因素外，影响老年人骨折的因素还有诸多：如遗传、种族、性别、年龄、职业、习惯、疾病、药物、不良嗜好等，导致了骨折发生率的不同，地区或人群的不同等。如人种因素，白人老年骨折的发生率最高，而黑人最低，白人是黑人的 2～3 倍之多。又如性别因素，女性产生老年骨折的机会为男性的约 2～3 倍，因为女性产生骨质疏松的年龄较早、程度也较严重，女性的活动力一般比男性差，女性的平均寿命较男性长等。绝经后的老年妇女中有 1/4 将发生骨质疏松性骨折。大于 50 岁以后，老年骨折产生的几率每十年就增加一倍。60 岁后的女性中，每增加 5 岁骨折的发生率上升一倍。90 岁以上的高龄人口中，三分之一的女性和六分之一的男性有可能发生髋部骨折。据 WHO 预测，到 2050 年，全球半数以上的老年女性髋部骨折将发生在亚洲。笔者在临床中也充分体会到，女性髋部骨折占了老年骨折中的相当大的一部分。居住于都市的老年人发生老年骨折的机会高于居住于乡下的老年人，一般认为这与乡下的老年人体力活动较大有关。类固醇的使用使骨质变差，镇静剂或其他精神用药使跌倒的机会更高，导致老年骨折的机会增加。其他相关的内科疾病，如中风、老年痴呆、慢性肾疾病等患者都有较高的机会发生老年骨折。老年骨折可导致严重威胁生命的并发症，如因长期卧床而导致肺炎、泌尿系统感染、褥疮、痴呆、血栓形成等并发症而致死。有统计报道，老年髋部骨折后一年之内的死亡率高达 50%，即使是对老人髋部骨折实施了尽早手术、尽早活动的原则，一年之内的死亡率仍高达 14%～36%，第二年的死亡率为 13%，而三年的总死亡率为 50%，可见骨折对老年人生命带来的严重影响。

二、老年骨折的临床表现

就老年骨质疏松骨折来讲,几乎均为闭合性骨折,因此老年骨折具有下列闭合性骨折的共有症状和体征:局部疼痛与压痛,骨折处间接叩击痛,局部肿胀及瘀斑、畸形,如成角、短缩、旋转等畸形,功能障碍,反常活动,骨摩擦音或摩擦感。对于高龄、体弱或伴有神经内科疾患的老年骨折患者,上述症状和体征有时欠清楚、欠准确或不典型。个别老年特殊类型的骨折患者,症状和体征甚至比较隐蔽,如老年股骨颈嵌入性骨折后,患者甚至可以行走。

三、老年骨折的诊断

老年骨折诊断并不困难,主要根据病史、症状、体征、X线检查进行诊断。X线检查是最实用的诊断手段,可确定骨折类型和移位情况。对于骨折一般要求是拍正、侧位片,同时包括邻近的关节,有些骨折还需加拍特殊的投照位置。但是对于老年某些部位的骨折有时要依靠CT或CT三维重建、MRI来进一步明确是否有骨折,何种类型骨折,是新鲜骨折还是陈旧骨折,比如脊柱骨折、股骨颈嵌入性骨折等。

四、老年骨折的治疗

老年人骨折的治疗是以减少并发症,降低病死率,改善生活质量等为目的。治疗的措施是:及时,有效,可靠固定,简单或微创,尽早和有效康复。在具体处理上应遵循以下原则:①对老年骨折患者的全身健康状况及重要脏器功能作出治疗前的正确评估。②确定保守治疗或外科治疗的指征和时机。③方法的选择要符合降低并发症、早期离床、早期康复的要求。④应对老年人预期生存年限作出评估,从而选择适宜的方法。⑤治疗方法的选择还取决于骨折部位、骨折类型,骨的质量。⑥骨折治疗的同时还应注意提高骨的质量,防止再骨折。

(一)老年髋部骨折

老年髋部骨折是威胁老年患者生命的最主要骨折,是临床处理的重点。髋部骨折主要包括股骨颈骨折、股骨转子间骨折、股骨转子下骨折三种,前两种骨折在老年人较常见。股骨转子间骨折患者一般比股骨颈骨折的患者年纪大,身体健康状况也更差。

1. 老年股骨颈骨折

老年股骨颈骨折占所有髋部骨折的1/3~2/3。由于骨质疏松和股骨头常处于缺血状态,其临床治疗中存在骨折不愈合和股骨头缺血坏死两个主要并发症,为此可能给老年患者带来后续的棘手问题。

在临床上,股骨颈骨折的分类方法很多。最常用的分类是根据Garden分为四型,简单的分法是将股骨颈骨折分为:①无移位骨折,即Garden型I和II:不完全骨折或嵌入骨片,股骨颈、股骨颈内侧部分的骨小梁仍保持完整。②完全骨折折端无移位和移位骨折:即Garden型III和IV,完全骨折,轻度移位;完全骨折,完全移位。按骨折线部位分型:股骨头头下骨折,即骨折线位于股骨头与股骨颈的交界处,骨折后因血供受到明显破坏,愈合困难,股骨头易发生缺血坏死;股骨颈头颈部骨折,即骨折线由股骨颈上缘股骨头下开始,向下至股骨颈中部,这类骨折由于剪力大,骨折不稳,远折端往往向上移位,使骨折不易愈合和易造成股骨头坏死;股骨颈中部骨折,即骨折线通过股骨颈中段,这类骨折尚有愈合的可能;股骨头基底部骨折,即骨折线位于股骨颈与大转子之间,骨折两端的血液循环良好,骨折容易愈合。从临床经验来看,股骨颈骨折最常见的并发症为骨折的不愈合和股骨头缺血性坏死。

(1)闭合复位内固定术:适用于无明显移位的非高龄的老年股骨颈骨折。三枚空心钉固定是目前普遍的方法(图28-7-1),可以小切口或经皮微创。股骨近端的髓内固定,如PFN和PFNA等也是近年来可以选用的新技术。

(2)人工假体置换术:根据老年患者的年龄、骨折的类型等,选择的手术方式又分为人工股骨头置换和人工全髋关节置换。

1)人工股骨头置换:适合移位的股骨颈骨折(图28-7-2),或75岁以上高龄患者,或全身情况不佳的老年患者(图 28－7－3)。因手术简单、安全,又能满足生存期生活质量的要求,可以早期下床康复。此类老年患者通常选用骨水泥固定型假体,可分为双极股骨头和单极股骨头假体。

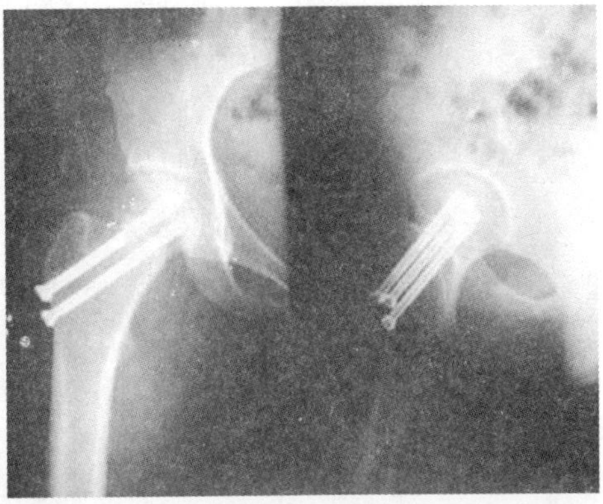

图 28－7－1　老年股骨颈骨折闭合复位空心钉固定术后 X 光片(空军总医院骨科提供)

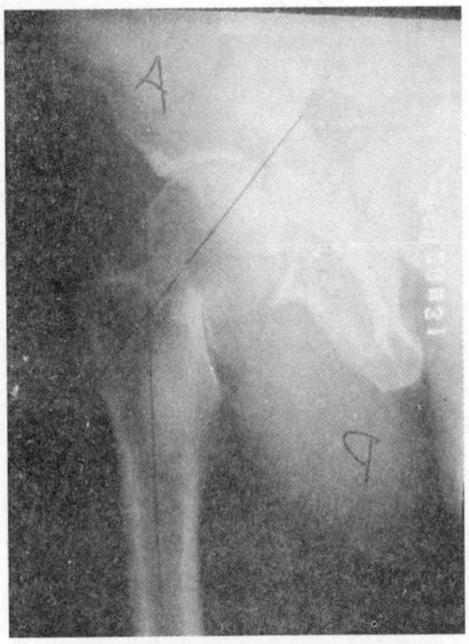

图 28－7－2　老年股骨颈骨折(空军总医院骨科提供)

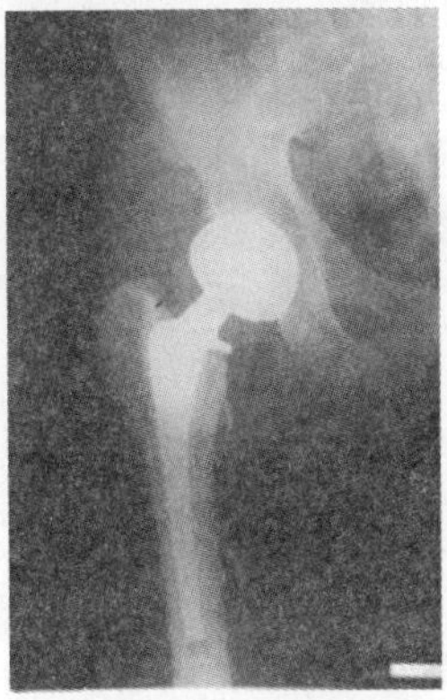

图 28－7－3　老年股骨颈骨折人工股骨头置换术后(空军总医院提供)

2)人工全髋关节置换术(图 28－7－4):通常适合于 75 岁以下年龄、健康状况良好、预期生存期较长或先前伴有伤侧髋关节不同程度的骨关节炎的老年患者。可分为骨水泥固定型假体和生物固定型假体。年龄相对轻,而且骨质量好的患者宜非骨水泥型假体。对年龄相对较轻,预期生存较长的老年患者,也可选用陶瓷对陶瓷型假体或金属对金属型假体。微创人工全髋关节置换术对老年人创伤小、恢复快,但技术要求高,需要特殊的手术器械。

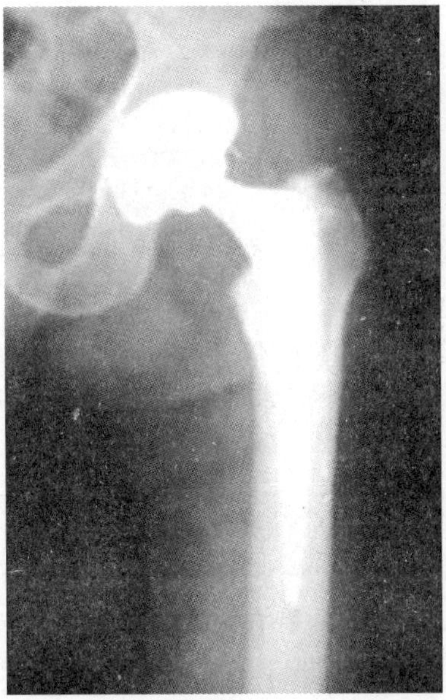

图 28－7－4　老年股骨颈骨折全髋关节置换术后(空军总医院骨科提供)

2. **老年股骨转子间骨折**

临床分类多,简单的分法是将股骨转子间骨折分为稳定骨折和不稳定骨折两大类。骨折后股骨矩的完整性未受到破坏,为稳定性骨折;股骨矩不完整为不稳定性骨折。也有将转子间骨折分为五型:Ⅰ型为单纯转子间骨折,骨折线由外上斜向下内,无移位;Ⅱ型是在Ⅰ型的基础上,发生移位,合并小转子撕脱骨折,但股骨矩完整;Ⅲ型合并小转子骨折,骨折累及股骨矩,有移位,常伴有转子间后部骨折;Ⅳ型伴有大、小转子粉碎骨折,可出现股骨颈和大转子冠状面的爆裂骨折;Ⅴ型为反转子间骨折,骨折线由内上斜向下外,可伴有小转子骨折,股骨距破坏。

老年股骨转子间骨折的治疗大体上包括髋部的髓内固定系统和髓外固定治疗：前者以 PFN 或 PFNA 为新的代表，后者以 DHS 为代表。

(1) DHS 手术：特点是治疗股骨粗隆间骨折的常用方式(图 28－7－5)，主要适合于稳定性的转子间骨折，属于髓外固定，内固定物放置在骨折的张力侧，但 DHS 手术切口较长、创伤较大、骨折破坏多，切割现象时有发生，不稳定型转子间骨折的失败率较高。

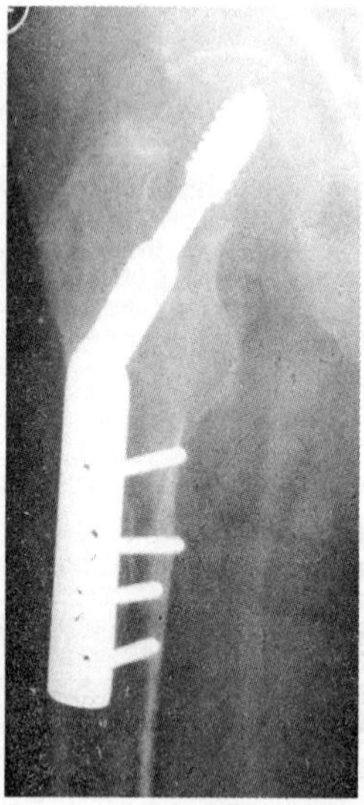

图 28－7－5　老年股骨粗隆间骨折 DHS 术后 X 光片(空军总医院骨科提供)

(2) PFN 或 PFNA：是治疗老年转子间骨折新的手术方式，尤其适合于不稳定性的老年转子间骨折(图 28－7－6)，属于髓外固定，其创伤小、出血少、闭合、微创、骨破坏少、保留骨量，具有局部骨的增强效应，固定牢，抗疲劳能力增大，抗旋转、切割现象发生率低，时间短，操作简单。空军总医院骨科较早在国内开展了 PFN 和 PFNA 治疗老年髋部骨折(图 28－7－7)，显示了非常好的临床效果。

(二) 老年脊柱病理性骨折

流行病学研究显示老年脊柱骨质疏松性骨折(图 28－7－8,9)发生率不会低于髋部骨折。此类骨折好发在胸椎及腰椎交界处，多发时会造成明显后凸畸形，由于骨质疏松的存在，畸形会随老年人年龄的增长而加重。

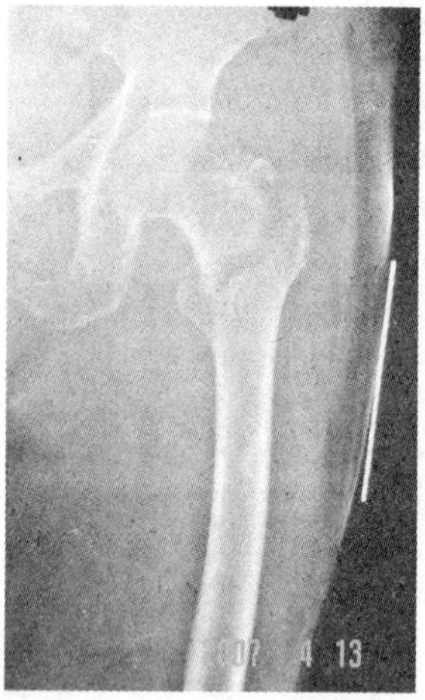

图 28－7－6　老年转子间骨折(空军总医院骨科提供)

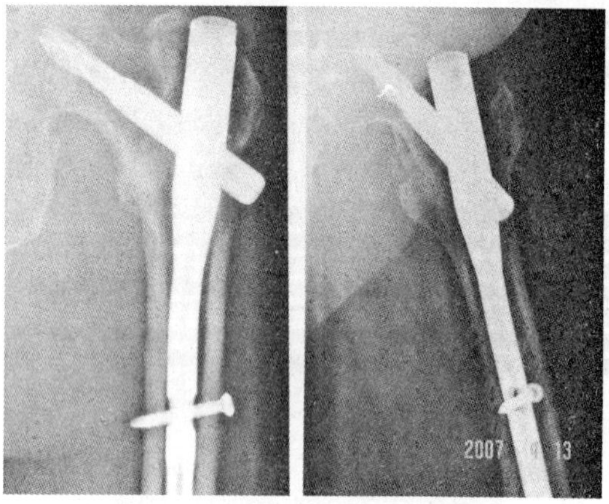

图 28－7－7　老年转子间骨折 PFNA 手术以后 X 光片(空军总医院骨科提供)

(1) 保守治疗：老年脊柱骨质疏松性骨折时椎体高度丢失在 25% 或 50% 以下的，可属于保守治疗的范围，但由于目前各种椎体成形术和球囊成形术的应用，使得手术指征逐渐放宽，越来越多的老年脊柱骨折患者放弃单纯的保守治疗。非手术治疗的原则包括疼痛控制、适当卧床、制动、支具保护、康复治疗和预防后续骨折等。

(2) 椎体成形术和椎体球囊后凸成形术：是近几年在欧洲和美国发展起来的一种新的脊柱微创术式，目前主要应用于老年骨质疏松性椎体压缩性骨折。一般认为对椎体压缩超过 65% ～70% 的患者应列为禁忌。但在此基础上发展起来的各种微创技术，如椎体球囊后凸成

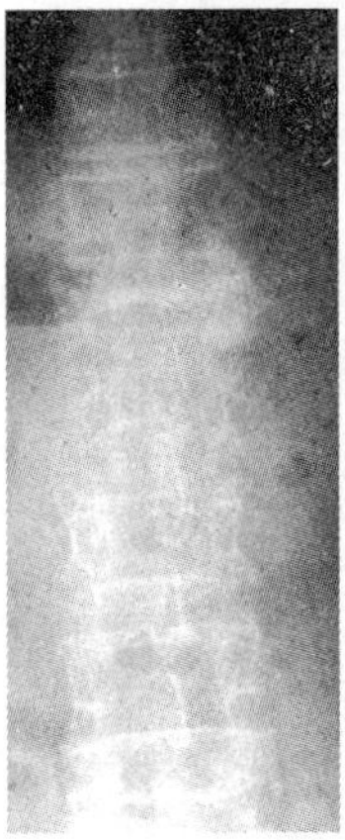

图 28－7－8　老年脊柱压缩性骨折 X 光正位片（空军总医院骨科提供）

图 28－7－9　老年脊柱压缩性骨折 X 光侧位片（空军总医院骨科提供）

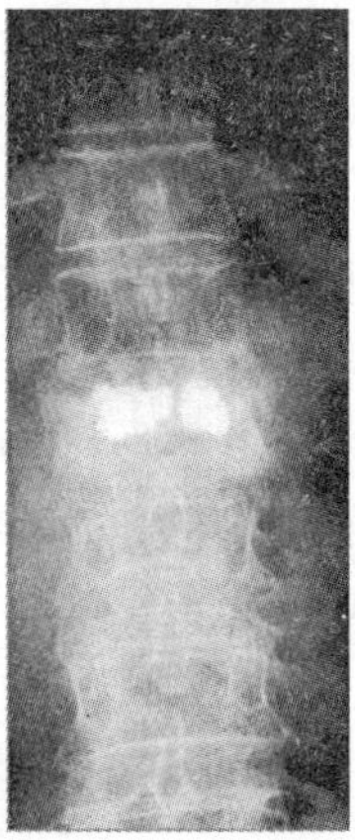

图 28－7－10　老年脊柱压缩性骨折椎体球囊成型术后 X 光侧位片（空军总医院骨科提供）

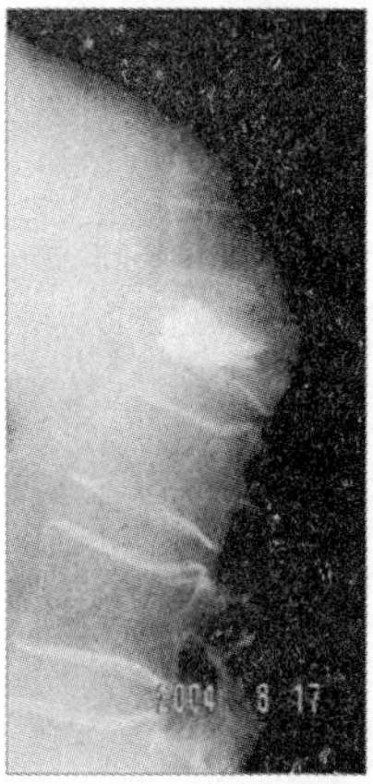

图 28－7－11　老年脊柱压缩性骨折椎体成型术后 X 光侧位片（空军总医院骨科提供）

形术（图 28－7－10）、Sky 技术等大大扩展了椎体压缩骨折的手术适应证。该类手术以后达到减轻疼痛，增加椎体强度，矫正后凸畸形，恢复椎体高度，改善全身相关症状，防止后来骨折的目的。而且具有并发症低，手术长期效果好的特点。手术所用骨水泥材料，使用方面，强度大，充填骨缺损，增加骨强度。最近，一些具有生物活性的材料有可能用于临床，注入椎体以后，能使骨折的椎体真正愈合和增强。

椎体成形术（图 28－7－11）和椎体球囊后凸成形术的基本技术是借助于双向 X 光机、C 形臂、CT 监视引导，在局麻或全麻下，经椎体前方（颈椎）、侧方（胸椎）及椎弓根（腰椎）将一定内径的套管针刺入椎体，注入混有造影剂的骨水泥，使其沿骨小梁分布至整个椎体，达到增强椎体强度的目的。由于此技术是通过一定的压力将骨水泥注入骨折椎体，因此有导致骨水泥进入椎体静脉导致栓塞和骨水泥外渗的可能，若渗入到椎管内可引起严重的神经压迫并发症。

在椎体成形术基础上发展起来的椎体球囊后凸成形术（kyphoplasty）和 Sky 技术，其主要优点在于可以恢复由于椎体压缩所丧失的高度。用一种气球样可膨胀填塞物置入椎体，扩大后形成空腔，再注入骨水泥，使椎体骨折所致高度丧失的绝大部分得到了恢复，并恢复了骨折前的强度。并发症及预防：除了穿刺本身引起的部分并发症以外，主要是骨水泥渗出和骨水泥栓塞。为此有如下要点：①椎体后壁骨折病例不适合此类手术。②待骨水泥为牙膏状时注入。③注入骨水泥时压力不能大。④注入骨水泥的量要适度，往往基本等同于造影终末时的造影剂容量。⑤操作要在 X 线或 CT 监视下进行。

（3）开放手术：对老年骨质疏松性脊柱骨折目前较少使用开放手术，主要原因是由于各种椎体成形术和球囊成形术的普及应用。开放手术仅仅适合于新鲜的椎体骨折、年龄较轻、局部骨质较好、伴有明显脊柱不稳的老年患者。主要手术方式是经后路椎弓根固定、畸形矫正、植骨融合、必要时减压。

（三）老年桡骨远端骨折

因骨质的疏松和步态的失稳，老年人很容易发生桡骨远端骨折（图 28－7－12），更以老年女性为多见。在临床上根据骨折的特点，桡骨远端骨折传统分为 Colles 骨折、Smith 骨折、Barton 骨折等，最常见的是 Colles 骨折和 Smith 骨折。关节外不稳定骨折常常有明显的移位，如骨折远端向背侧移位，关节面向背侧倾斜，桡骨短缩，复位后不稳定，易发生再移位。关节内不稳定骨折则常见于关节内的粉碎性骨折，这类骨折关节面被严重破坏，有分离、嵌插、压缩、旋转、脱位等，多种改变并可同时存在。

(1)保守治疗和微创治疗：对于老年关节外桡骨远端骨折的治疗以闭合复位加上石膏固定四周，再换成短臂功能位石膏固定二周为原则。近年来为避免将老年人的关节固定在不正常的复位位置的时间太久，影响这些关节将来的功能，外固定架治疗（图 28－7－13，14，15）是一新的处理办法，其优势是：①可以矫正桡骨骨折的短缩畸形并得以维持和固定。②在固定的同时可以尽早开始腕关节的部分活动。③可以结合内固定治疗不稳定性桡骨远端骨折或不稳定性的关节内骨折。④便于老年人骨折处的护理等。

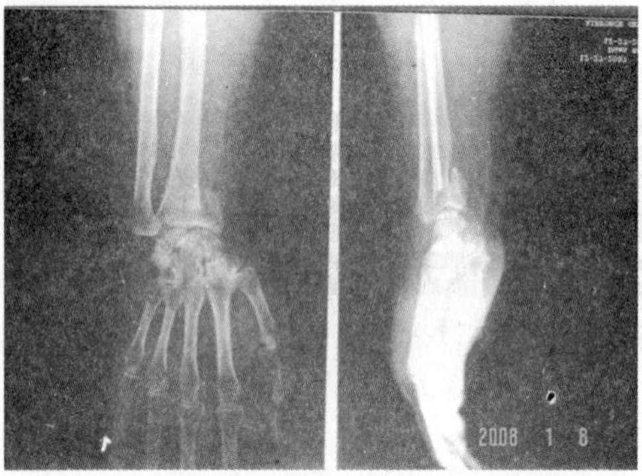

图 28－7－12 老年桡骨远端骨折正侧位 X 光片

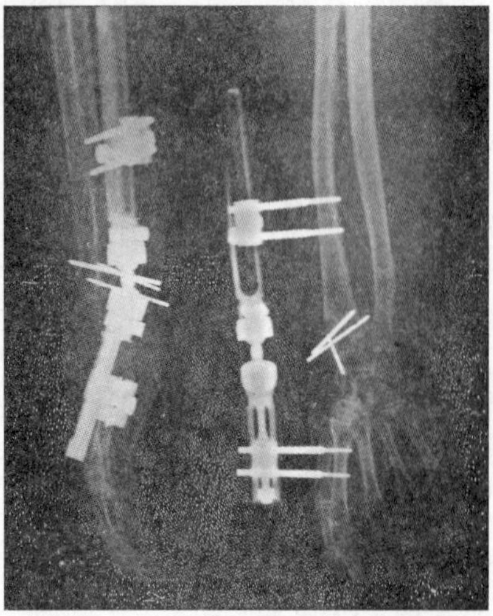

图 28－7－13 老年桡骨远端骨折外固定架术后正侧位 X 光（空军总医院骨科提供）

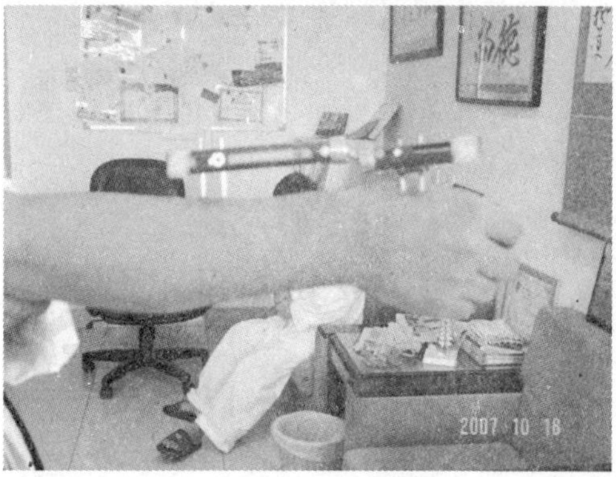

图 28－7－14 老年桡骨远端骨折外固定架术后（空军总医院骨科提供）

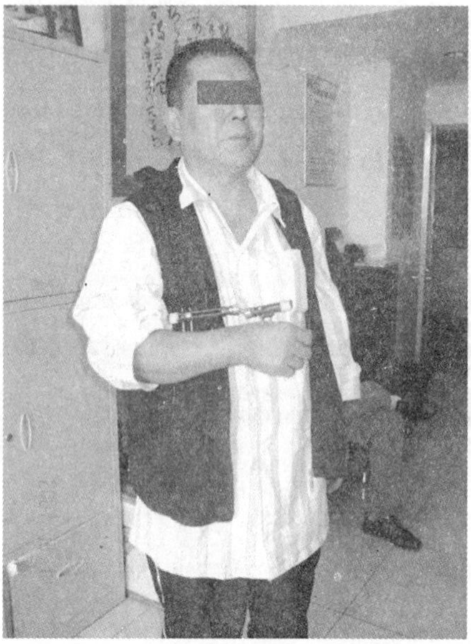

图 28－7－15 老年桡骨远端骨折外固定架术后（空军总医院骨科提供）

(2)开放复位内固定：若老年桡骨远端骨折（图 28－7－16）有 5mm 以上明显的短缩，向背侧成角大于 20°，远端骨折向背侧移位明显，闭合复位困难，或复位以后外固定难以维持等，均有开放复位和内固定的手术指征。如果骨折属于关节内骨折，关节面不平整，骨折块移位大于 2mm 时，就有切开复位的指征。对于老年人，治疗的原则是要做准确的复位，可靠的内固定，以避免将来外伤性关节炎的产生。早期切开，准确复位，特异型钢板，特别是专门的锁定钢板等内固定是目前重要的治疗方法（图 28－7－17），对恢复腕关节的正常解剖，尽早活动，有效康复等有明显的意义。根据骨折的类型和骨折块的移位，可分别选择掌侧或背侧锁定钢板。对老年桡骨远端骨折的患者，在开放复位的同时，往往需要骨折处和关节面下的植骨，以夯实骨质疏松的部位，维持固定，加快愈合。

（四）老年肱骨近端骨折

肱骨近端骨折（图 28－7－18）的发生率在 50 岁以后成倍数增加，70%以上肱骨近端骨折发生在老年女性。常常以肱骨外科颈骨折和解剖颈骨折来分。对于近端骨折的分类以 Neer 将之分为“二部分”、“三部分”、和“四部分”骨折。对于老年患者来讲，肱骨颈的骨折更为常见。其预后类似于股骨颈骨折，肱骨颈骨折以后也会出现肱骨头的缺血和不愈合。

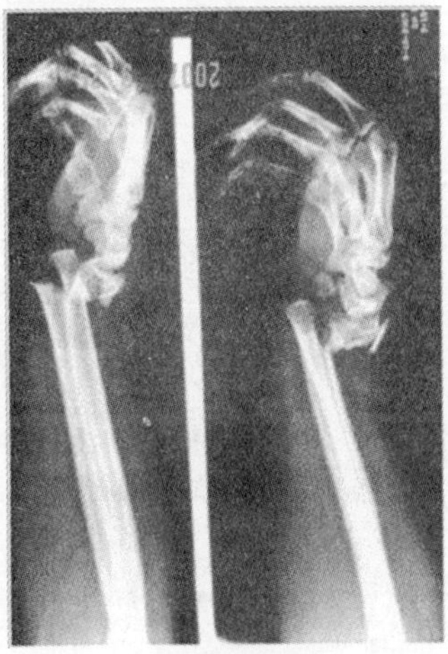

图 28－7－16　老年桡骨远端骨折 X 光片（空军总医院骨科提供）

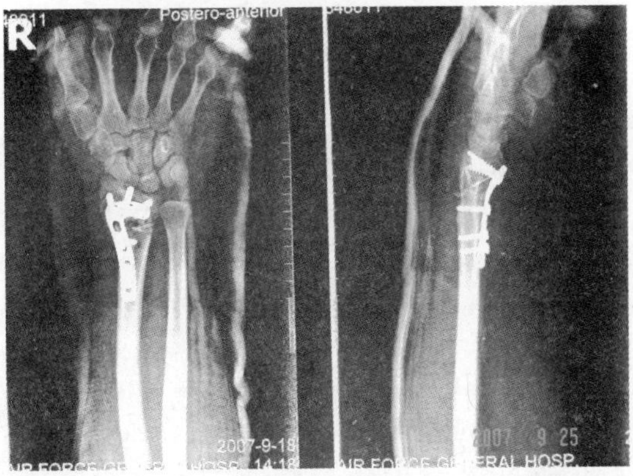

图 28－7－17　老年桡骨远端骨折切开复位锁钉钢板内固定术后 X 光片（空军总医院骨科提供）

（1）保守治疗：对于移位不明显、稳定的骨折，即移位小于 1cm 和成角小于 45 度的骨折，可以保守的措施制动至不痛后，渐进式地采取被动然后主动运动治疗。

（2）外科治疗：对于移位“二部分”、“三部分”骨折，则视骨质情况及骨折移位的情形作闭合式或开放式的复位及各种固定。在内固定中锁定钢板（图 28－7－19）非常适合老年骨质疏松患者的使用，固定确切，可以早期开始肩关节的功能锻炼。而移位“四部分”骨折则通常选用人工肩关节置换手术治疗。

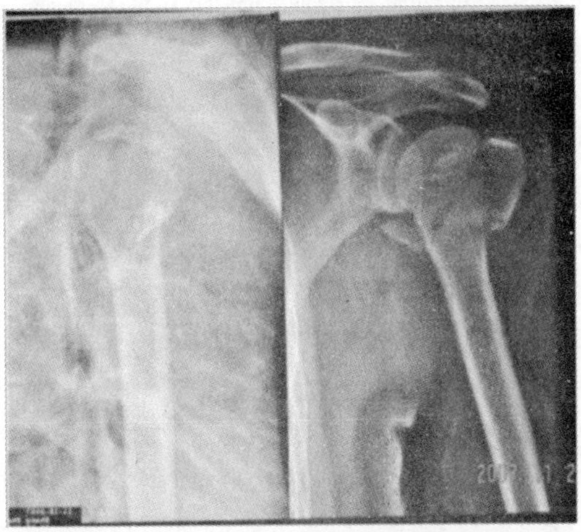

图 28－7－18　老年肱骨近端骨折正侧位 X 光片（空军总医院骨科提供）

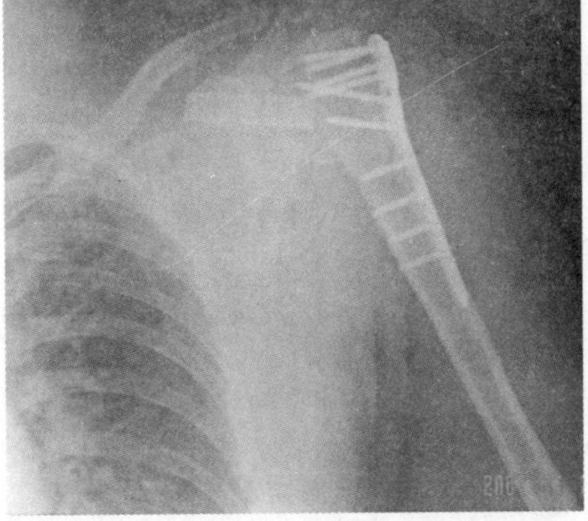

图 28－7－19　老年肱骨近端骨折 LCP 锁定钢板内固定术后正位 X 光片（空军总医院骨科提供）

五、老年骨折的预防

（1）合理的药物预防：目的是通过药物的

作用,增进成骨细胞的功能,抑制破骨细胞的功能,达到延缓骨质疏松进程和降低骨质疏松程度的目的,提高骨的质量和强度,减少老年骨折的发生。可选药物为鲑鱼降钙素(注射或喷鼻)、双膦酸盐(注射或口服)、女性激素、女性激素受体拮抗剂或修饰剂、中药,同时补充钙质、活性维生素 D 及微量元素。

(2)安全的运动和环境:任何增加骨质储备、强化骨质强度和减少跌倒的方法对降低老年骨折的发生都是有意义的。这些预防的方法包括:适度的运动,一方面可以强化骨骼强度,另一方面也可以保持肌力和良好的平衡感,减少跌倒发生的机会。鼓励老年人适度参与一些社交活动也可以减少被社会的隔离感,增加自己的自信,因此而降低其他精神药物的需求,防止跌倒。从临床上来看,绝大部分老年骨折患者均跌倒和骨折在自己的家中,尤其是浴室等地方,潮湿的地板、光滑的浴室等对老年人的居家安全较为不利。从老年医学的角度来讲,提供一个安全的居家环境对降低老人骨折的产生是非常必要的。

(3)积极的预测和保护:利用现有的技术了解老年人骨质疏松性骨折的风险与骨矿密度(BMD)的关系,为预测发生骨质疏松性骨折的风险提供依据,从而及时提醒老年患者采取一些积极的行为和器具防范措施,如使用某些外戴的髋部保护器、助步器等,可以有效地降低老年人因跌倒造成髋部骨折的机会。国内有学者提出:老年人 BMD 的 T 值为 -3.0 SD 时,骨折发生率呈明显上升,临床上可将老年人的 BMD 的 T 值低于正常 1 个标准差(-3.0SD)作为预测骨质疏松性骨折的风险指标。

(伍　骥　黄蓉蓉)

参考文献

1. 伍骥,王耶,张大勇,等.老年骨科手术治疗学.北京:中国科学技术出版社,2000.

2. 张大勇,伍骥,方辉,等.老年骨科手术学.北京:学苑出版社.2001.

3. 伍骥,等. 骨科理疗学.北京:科学技术出版社.

4. 钱小顺.老年人术后并发症的防治对策[J].中华老年杂志,2005,3:235-237.

5. 中华医学会骨科学分会:骨关节炎诊治指南(2007 年版).

6. 王满宜.骨折治疗的 AO 原则.北京:华夏出版社,2003,275-285.

7. 陆建东.腰椎管狭窄症研究进展[J].广西医学,2000,22(6):1236.

8. 姜保国,张殿英,傅忠国,等.桡骨远端粉碎性骨折及关节内骨折的手术治疗[J].中华骨科杂志,2002,22:80.

9. 美国胸科医师学会.《关于在矫形外科/骨科大手术中预防静脉血栓栓塞指南》(2004).

10. 预防骨科大手术后深静脉血栓形成的专家建议.中华骨科杂志,2005,25:636-640.

11. Ann K. Kim, Mary E. Jensen, Jacques E. Dion, et al. Unilateral Transpedicular Percutaneous Vertebroplasty: Initial Experience. *Radiology*, 2002;222: 312-316.

12. Bruce D, Browner. Skeletal Trauma. 北京:科学技术出版社,2001,1549-1634.

13. Brand C, Cox s. Systems for implementing best practice for a chronic disease: management of osteoarthritis of the hip and knee. *Intern Med J*, 2006,36: 170-179.

14. Barr JD, Barr MS, Lemley TJ, et al Percutaneous vertebroplasty for pain relief and spinal stabilization. *Spine*, 2000;25(9):923-928

15. Chevalier X, Marre JP, de Butler J, et al. Questionnaire survey of management and prescription of general practitioners in knee osteoarthritis: a comparison with 2000 EULAR recommendations. *Clin Exp Rheumatol*, 2004, 22: 205-212.

16. Combe B, Landewe R, Lukas C, et al. EULAR recommendations for the management of early arthritis: report of a task force of the European Standing Committee for International Clinical Studies Including Therapeutics (ESCISIT). *Ann Rheum Dis*, 2007,66: 34-45.

17. Gregg H. Zoarski, Paige Snow, Wayne J. Olan, et al. Percutaneous Vertebroplasty for Osteoporotic Compression Fractures: Quantitative Prospective Evaluation of Long-term Outcomes. *J Vasc Interv Radiol*. 2002;3(2):139-148.

18. Garfin SR, Yuan HA, Reiley MA. New technologies in spine: kyphoplasty and vertebroplasty for the treatment of painful osteoporotic compression fractures. *Spine*. 2001 Jul 15;26(14): 1511-1515.

19. Hansraj KK, Cammisa FP, O1eary PJ, et al. Decompression surgery for typical lumbar spinal stenosis[J]. *Clin Orthop*, 2001, 384:10-17.

20. Hansraj KK, Cammisa FP, O 1eary PJ, et al. Decompression, Fusion and Instrumentation surgery for complex lumbar spinal

slenosis[J]. *Clin Orthop*,2001,384:18－25.

21. John M. Mathis, John D. Barr, Stephen M. Belkoff, et al. Percutaneous Vertebroplasty: A Developing Standard of Care for Vertebral Compression Fractures. *American Journal of Neuroradiology*, 2001;2:373－381.

22. Jordan Km, Arden NK, Doherty M, et al. EULAR Recommendations 2003. an evidence based approach to the managenet of knee osteoarthritis: report of a task force of the Standing Committee for International Clinical Studies Including Therapeutic Trials (ESCISIT). *Ann Rheum Dis*, 2003, 62: 1145－1155.

23. Jawad AS. Analgesics and osteoarthritis: Are treatment guidilies reflected in clinical practice? *Am J Ther*, 2005, 12: 98－103.

24. Lipson S. Clinical diagnosis of spinal stenosis sem[J]. *Spine Surg*,1989,1:143－144.

25. Ryu KS, Park CK, Kim MC, et al. Dose－dependent epidural leakage of polymethylmethacrylate after percutaneous vertebroplasty in patients with osteoporotic vertebral compression fractures. *J Neurosurg*, 2002;96(1 Suppl):56－61.

26. Recommendations for the medical management of osteoarthritis of the hip and knee: 2000 update. American College of Rheumatology Subcommittee on Osteoarthritis Guidelines. *Arthritis Rheum*, 2000, 43: 1905－1915.

27. Roddy E, Doherty M. Guidelines for management of osteoarthritis published by the American College of Rheumatology and the European League Against Rheumatism: why are they so different? *Rheum Dis Clin North Am*, 2003, 29: 717－731.

28. Schnitzer TJ. Update on guidelines for the treatment of chronic musculoskeletal pain. *Clin Rheumatos*, 2006, 25 Suppl 1: S22－29.

29. Sommer C, Brendebach L, Meier R, et al. Distal radius fractures retrospective quality control after conservative and operative therapy[J]. *Swiss Surg*,2001,7(2):68.

30. Swigart C R, Wolfe S W. Limited incision open techniques for distal radius fracture management[J]. *Orthop Clin North Am*, 2001,32(2):317.

31. Schnitzer TJ, American College of Rheumatology. Update of ACR guidelines for osteoarthritis: role of the coxibs. *J Pain Symptom Manage*, 2002, 23(4 Suppl): S24－34.

32. Simon LS, Lipman AG, Jacox AK, eds. Pain in osteoarthritis, rheumatoid arthritis and juvenile chronic arthritis. 2nd ed. Glenview(IL):*American Pain Society(APS)*, 2002. 179.

33. Wegman A, van der Windt D, van Tulder M, et al. Nonsteroidal anti－inflammatory drugs or acetaminophen for osteoarthritis of the hip or knee? A systematic review of evidence and guidelines. *J Rheumatol*, 2004, 31: 344－354.

34. Zhang W, Doherty M, Leeb BF, et al. EULAR evidence based recommendations for the management of hand osteoarthritis: report of a task force of the EULAR Standing Committee for International Clinical Studies Including Therapeutics (ESCISIT). *Ann Rheum Dis*, 2007, 66: 377－388.

35. Zhang W, Doherty M. EULAR recommendations for knee and hip osteoarthritis: a Critique of the methodology. *Br J Sports Med*, 2006, 40: 664－669.

36. Zhang W, Doherty M, Arden N, et al. EULAR evidence based recommendations for the management of hip osteoarthritis: report of a task force of the EULAR Standing Committee for International Clinical Studies Including Therapeutics (ESCISIT). *Ann Rheum Dis*, 2005, 64: 669－681.

第二十九章　围绝经期及老年期妇女疾病

第一节　概　述

妇女一生各阶段具有不同的生理特征及疾病特点，其中围绝经期及老年期是女性生命里程中的又一特殊时期，应予以高度的重视。围绝经期又称更年期，是女性卵巢功能开始衰退至停止的一个转变时期。此阶段包括绝经前期、绝经期和绝经后期。至于绝经年龄，个体差异较大，主要与体内雌激素水平有关。另外，影响绝经年龄的因素尚有遗传、营养、体重、居住地区的海拔高度、吸烟等。据近年调查，我国80%的妇女在44～54岁之间绝经，平均绝经年龄为49.5岁。联合国规定65岁以上为老年，我国目前以60岁为界限。随着国家经济实力的强大、人民生活水平的提高和医学科学技术的发展，人们的寿命普遍延长，目前我国女性平均期望寿命78岁，意味着女性有约1/3的生命历程是在绝经后度过。绝经是妇女生命活动中的一个重要转折点，也是女性部分疾病高发的阶段，妇女身心健康关系到家庭幸福和社会稳定，因此重视围绝经期及老年期妇女的健康保健及疾病防治具有十分重要的意义。此阶段女性生殖生理、内分泌改变及其常见伴随疾病的发病特点如下：

一、生殖器官的变化

女性生殖器官退化从围绝经期开始，当进入老年期则伴随着整个机体发生老年性改变，生殖器官也逐渐萎缩。临床表现为阴毛短软稀少，变为灰白。阴阜及大阴唇皮下脂肪减少，弹力纤维消失，组织松弛出现皱褶。阴道黏膜变薄，失去弹性，阴道变得短小，接触后易出血。阴道菌群改变，乳酸杆菌减少，糖原减少，pH升高，易发生老年性阴道炎。宫颈萎缩变小，宫颈鳞状上皮和柱状上皮的交界线向宫颈管内推移。子宫萎缩变小以子宫体萎缩为主，宫体/宫颈比例下降。卵巢缩小硬化，大部分为髓质所占有，皮质逐渐仅剩一很薄的致密纤维层。

二、月经及内分泌变化

从围绝经期开始女性卵巢功能逐步衰退，首先是卵泡数明显减少且易发生卵泡发育不全，有排卵或无排卵。因孕激素的不足或缺乏，可形成较长时期体内单一的无对抗的雌激素刺激，可能在部分妇女发生子宫内膜不同程度增生性改变，甚至发生恶变。临床表现为月经频发、经量过多、稀发，或不规则子宫出血。最后卵泡自然耗竭或剩余的卵泡对垂体促性腺激素失去反应，卵巢功能彻底衰竭，基本停止分泌雌、孕激素，导致月经永久性停止。妇女正常月经、生殖内分泌功能受下丘脑－垂体－卵巢轴之间反馈系统的精密平衡调节。绝经后因卵巢雌激素的减少，垂体缺乏雌激素的反馈抑制作用，使促性腺激素释放增加，表现为外周血中促卵泡激素（FSH）和促黄体生成激素（LH）上升，其中主要是FSH的升高。同时垂体促甲状腺激素、促生长激素及促肾上腺皮质激素亦可增多，而引起甲状腺、肾上腺皮质功能亢进，造成内分泌失调。绝经早期虽然卵巢停止分泌雌、孕激素，但卵巢间质仍能分泌少量的雄激素，后者在外周转化为雌酮，是循环中的主要雌激素。经过一段时间后，机体内所有内分泌器官均逐渐萎缩，体内激素普遍下降，促性腺激素分泌也又下降，肾上腺皮质功能衰退而进入老年期。

三、老年妇科疾病的特点

(1)随着人口老龄化,女性盆腔器官脱垂、压力性尿失禁的发病率有所增高。

目前发达国家中盆腔器官脱垂已占到普通妇科大手术的40%。1998年北京大学泌尿外科研究所在北京地区调查显示女性尿失禁发病率为46.5%,60岁以上女性尿失禁的发病率高达52%,其中56%为压力性尿失禁。现研究发现人体组织中雌激素受体(ER)分布广泛,在子宫的主韧带、宫骶韧带、肛提肌、阴道后穹隆组织和阴道壁组织上均有ER存在。因此认为老年绝经后的盆腔器官脱垂、压力性尿失禁与低雌激素水平所致的盆底支持结构退行性改变有一定关系。

(2)老年人一些妇科感染性疾病增加。

由于雌激素缺乏和机体免疫防御能力下降,使老年性阴道炎、宫腔积脓发生率增高。近年还有研究显示人乳头瘤病毒(HPV)感染有明显的年龄相关性,17～33岁为第一个感染高峰年龄,而60岁以后的妇女形成第二个高峰,检出率为10%～12%。HPV感染可以发生在无性活动的人群,主要与免疫功能低下有关。

(3)老年女性患反复发作性尿路感染、冠状动脉粥样硬化性心脏病、骨质疏松症或并发骨折、老年痴呆症等涉及多学科的疾病发病率增高。

现研究已明确,雌激素受体除存在于生殖系统与第二性征器官中外,亦存在于全身其他各器官系统的细胞,如心血管系统中的心肌、血管内皮和平滑肌细胞,骨骼系统的成骨细胞与破骨细胞,神经系统的各种神经元等处。因此妇女在绝经后除生殖系统外,心血管系统、泌尿系统、骨骼系统等也相应发生衰退变化。长期功能失调,可能导致某些妇女出现上述退化性疾病。

(4)绝经后妇女易患女性常见恶性肿瘤,如乳腺癌、宫颈癌、子宫内膜癌、卵巢上皮性癌等。应定期检查,以达到早期诊断、早期治疗的目的。

(5)老年人生理功能逐渐减退,对疾病的反应性差,定位不准确,所出现的症状容易被忽视,因而就诊时间较晚,常常延误诊断,使病情加重。此外,高龄患者常伴有不同程度的慢性器质性病变,使患者手术耐受性明显降低,术后易发生各种并发症。

(童　英)

第二节　更年期综合征

更年期综合征是指妇女绝经前后即围绝经期出现性激素波动或减少所致的一系列躯体及心理症状。围绝经期(perimenopausal period)指妇女自生殖年龄过渡到无生殖能力年龄的生命阶段。此阶段包括:①绝经前期:月经不规律,各种精神神经症状的出现。②绝经:月经完全停止。以最后一次月经为标志,停经一年以上为绝经。③绝经后期:除上述精神神经症状外,出现雌激素缺乏和年老所引起的症状。绝经分为自然绝经(natural menopause)和人工绝经(induced menopause)。前者指卵巢内卵泡用尽,或剩余的卵泡对促性激素无反应,卵泡不再发育和分泌雌激素,不能刺激子宫内膜生长,导致绝经。后者指手术切除双侧卵巢或用其他方法停止卵巢功能,如放射治疗和化疗等。绝经的早晚与卵泡的储备数量、卵泡消耗量、营养、地区、环境、吸烟等因素有关,而与教育程度、体形、初潮年龄、妊娠次数、末次妊娠年龄、长期服用避孕药等因素无关。用避孕药抑制排卵并不能使绝经延迟,因为卵子的消耗并不主要来源于排卵,大量卵泡通过闭锁而消失。绝经年龄一般在40岁以上,我国城市妇女平均绝经年龄49.5岁,农村妇女47.5岁;美国中位绝经年龄51.3(48～55)岁。

一、病因

卵巢功能衰退和自主神经功能失调是导致更年期综合征的主要原因。更年期妇女卵巢内卵泡数较少，雌、孕激素分泌不足降低了对下丘脑和垂体的反馈抑制作用，以致垂体分泌促性腺激素增多，内分泌失去平衡，又可导致下丘脑及自主神经系统的功能失调，使其支配的脏器功能紊乱。更年期综合征是否发生及程度轻重因人而异，与体质、健康状况、文化水平及社会、家庭环境等因素有关。

围绝经期内分泌变化的特点：围绝经期最早的变化是卵巢功能衰退，继之表现为下丘脑-垂体功能的变化。

(1)卵巢功能衰退的最早征象是卵泡对FSH敏感性降低，卵泡对促性腺激素刺激的抵抗性逐渐增加。绝经过渡期的早期特征是雌激素水平波动很大，甚至高于正常卵泡期水平，系因FSH升高对卵泡过度刺激引起雌二醇过多分泌所致。绝经过渡期，雌激素不呈逐渐下降趋势，在卵泡生长发育停止时，雌激素水平才下降。

(2)绝经后卵巢分泌雌激素极少，妇女体内低水平的雌激素主要是由来自肾上腺皮质以及来自卵巢的雄烯二酮经周围组织中芳香化酶转化的雌酮，转化的部位主要在肌肉和脂肪，肝、肾、脑等组织也可以促进转化。雌酮在周围组织也与雌二醇互相转化，但与生育期妇女相反，雌酮高于雌二醇。

(3)在绝经过渡期，卵巢仍有排卵功能，因此仍有孕酮分泌，但因为卵泡发育时间长，黄体功能不全，孕酮分泌量减少。绝经后卵巢不再分泌孕酮，极少量孕酮可能来自肾上腺。

(4)卵巢产生的雄激素是睾酮和雄烯二酮。绝经前血液中50%的雄烯二酮和25%的睾酮来自卵巢，绝经后血液中雄烯二酮含量约为绝经前的一半，其中85%来自肾上腺，15%来自卵巢间质细胞。绝经后卵巢主要产生睾酮，而且量较绝经前增多，系因卵巢间质细胞受到大量的促性腺激素刺激所致。绝经后雌激素水平下降，导致雄激素与雌激素的比例显著上升；性激素结合蛋白降低，使游离雄激素增高，因而绝经后有些女性出现轻度多毛。

(5)促性腺激素的变化。绝经过渡期仍有排卵的妇女，其FSH多在周期中升高，而LH还在正常范围，但FSH/LH比例仍小于1。绝经后FSH、LH明显升高，FSH升高更为显著，FSH/LH比例>1。在自然绝经1年内，FSH能上升13倍，而LH仅上升3倍，绝经2~3年内，FSH/LH比例达最高水平，以后随年龄增长逐渐下降。

二、临床表现

1. 血管舒缩症状

主要为阵发性潮热、出汗、心悸等症状。潮热常突然发生，起于头部、颈部、胸部，然后波及全身，随即突然出汗，潮热时心率增快。每次发作时间可以很短，也可历时十分钟左右。潮热的发作以黄昏或夜间较多，甚至自睡梦中醒来发生。潮热可能发生于绝经前1~2年，多数人持续至绝经后1~2年甚至5年以上。这一典型症状约占更年期妇女的75%~85%。

2. 月经紊乱

绝经前约70%~80%的妇女出现月经紊乱，大体可分为三类：

(1)月经周期逐渐延长，经期缩短，经量减少而逐渐停止。

(2)月经紊乱：月经周期不规则，经期延长，经量增多，甚至大量出血造成贫血，随后逐渐减少而停止。

(3)少数妇女不出现月经紊乱症状，表现为月经骤然停止。

3. 精神神经症状

约60%更年期妇女表现为头痛、头晕、耳鸣，情绪不稳定，激动易怒，精神过敏，抑郁多疑，失眠、乏力、记忆力减退，少数妇女甚至精神失常。

4. 泌尿生殖道改变

更年期妇女生殖器官有不同程度的萎缩，由于生殖器上皮变薄、肌肉韧带等支持组织薄弱,常并发老年性阴道炎,引起白带增多、外阴瘙痒、阴道干燥疼痛、性欲下降、性交疼痛、性交困难及子宫脱垂,膀胱、直肠膨出等症状。泌尿系统和生殖系统有着相同的胚胎来源,因此同时也出现泌尿道萎缩症状:排尿困难、尿急、压力型尿失禁及反复发作的尿路感染等。

5. **心血管系统疾病**

一些绝经后妇女血压升高或血压波动,心悸时心率不快,心律不齐,常为期前收缩,心电图常表现为房性期前收缩,或伴随轻度供血不足表现。绝经后妇女冠心病发生率及心肌梗死的死亡率也随年龄而增加。

6. **骨质疏松**

妇女从围绝经期开始,骨质吸收速度大于骨质生成速度,造成骨质丢失而骨质疏松。骨质疏松大约出现在绝经后 9 ~ 13 年,约 1/4 的绝经后妇女患有骨质疏松。患者常主诉腰背、四肢疼痛,出现驼背,严重者致骨折,常发生在椎体、桡骨远端、股骨颈等。

三、诊断和鉴别诊断

更年期综合征症状复杂,并可与器质性疾病并存,对其主要症状应给予正确的估计,并能对器质性病变及早予以鉴别。

1. **诊断**

(1)病史:详细询问病史,包括治疗所用的激素等药物、月经史、绝经年龄、婚育史、既往史,有无子宫或卵巢切除,有无心血管病史、肿瘤史及家族史等。

(2)体格检查:进行详细的全身检查和妇科检查。对复诊 3 个月未行妇科检查者,必须重新检查。

(3)辅助检查

1)激素 FSH、LH、E2 的测定:绝经过渡期 FSH > 10U/L,提示卵巢储备功能下降,FSH > 40U/L,提示卵巢功能衰竭。

2)B 型超声检查:排除子宫、卵巢肿瘤,了解子宫内膜厚度。

3)分段诊刮及子宫内膜病理检查:除外子宫内膜肿瘤。

4)测定骨密度等,确诊有无骨质疏松。

2. **鉴别诊断**

围绝经期易发生高血压、冠心病等心脑血管疾病及肿瘤,必须除外可疑的器质性病变,并与神经衰弱、甲亢等相鉴别。

四、治疗

2/3 的围绝经期妇女会出现更年期综合征症候群,由于精神状态、生活环境等经历各不相同,症状的轻重程度差异较大,有些妇女不需任何治疗,有些只需一般性治疗,少数妇女需要激素替代治疗才能控制症状。

(一)一般治疗

心理治疗是围绝经期治疗中必不可少的重要组成部分,向患者解释绝经期是自然的生理过程,应积极正视并主动适应这一变化,尽量减轻患者心理上的负担。鼓励患者坚持体育锻炼,增加日晒时间,摄入足量蛋白质和含钙食物,适当补充钙剂和维生素 D,预防骨质疏松。此外,可辅助使用调节自主神经功能的药物,如谷维素 20mg,每日 3 次口服。如有睡眠障碍,影响生活质量,可夜间服用艾司唑仑 2.5mg。

(二)激素替代疗法

卵巢功能衰退、雌激素水平下降是更年期综合征的病因,因而激素替代疗法(hormone replacement therapy,HRT)是行之有效的治疗方法。HRT 可以明确减轻更年期综合征患者的症状,提高生活质量,并已经半个多世纪国内外的探索研究与临床实践得以证实。应用 HRT 时应严格掌握其适应证和禁忌证,科学、合理、规范用药,并定期监测副反应。

1. **HRT 临床应用指南**

近年来,国际上进行了大规模的随机对照和临床研究,从循证医学角度提出了一些结论性意见,丰富了人们对 HRT 的认识。2003 年中华医学会妇产科分会绝经学组对围绝经期和绝经后妇女提出了以下原则和建议:

(1)对 HRT 的共识

1)HRT 是解决绝经相关健康问题的必要医疗措施。

2)绝经及其相关症状(如血管舒缩症状、泌尿生殖道萎缩症状、精神症状等)是 HRT 应用的首要适应证。

3)应用 HRT 是预防绝经后骨质疏松的有效方法。

4)HRT 不应用于心血管疾病的一级和二级预防。

5)对于有完整子宫的妇女,在应用雌激素时,应同时应用适量的孕激素以保护子宫内膜;对于已切除子宫的妇女,则不必加用孕激素。

6)应用 HRT 时,应在综合考虑治疗目的和风险的前提下,采用最低有效剂量。

7)出现绝经及相关症状后,即可应用 HRT,可根据激素异常的情况选择方案。

8)目前研究表明,HRT 应用少于 4 年相对安全,风险较低;HRT 应用超过 4 年,相关风险可能增加。应用 HRT 应至少于每年进行一次个体化评估后,决定是否继续或长期应用;有绝经症状的可采用短疗程,对骨质疏松问题需要长疗程,应根据评估情况决定疗程的长短。

9)有绝经相关症状并存在其他疾病时,在排除禁忌证后,可于控制并发疾病的同时应用 HRT。

10)应用时,应对妇女进行个体化的风险/受益评估,并告知在应用过程中应进行年度监控。

(2)HRT 适应证

1)绝经相关症状。

2)泌尿生殖道萎缩症状。

3)低骨量及绝经后骨质疏松症。

(3)HRT 应用时机:在卵巢功能开始减退及出现相关症状后即可应用。

(4)HRT 禁忌证:下列情况时禁用:

1)已知或怀疑妊娠。

2)原因不明的阴道出血或子宫内膜增生。

3)已知或怀疑患有乳腺癌。

4)怀疑患有与性激素相关的恶性肿瘤。

5)6 个月内患有活动性静脉或动脉血栓栓塞性疾病。

6)合并血卟啉症、耳硬化症、系统性红斑狼疮。

7)与孕激素相关的脑膜瘤。

(5)HRT 慎用情况:伴有下列疾病时慎用

1)子宫肌瘤。

2)子宫内膜异位症。

3)尚未控制的糖尿病及严重高血压。

4)有血栓栓塞性疾病史或血栓形成倾向。

5)胆囊疾病、癫痫、偏头痛、哮喘、高泌乳素血症。

6)乳腺良性疾病。

7)乳腺癌家族史。

(6)HRT 应用流程

1)应用 HRT 前评估

评估目的:①是否有应用 HRT 的适应证。②是否有应用 HRT 的禁忌证。③是否存在慎用情况。

评估项目:①病史。②检查:常规妇科检查,其余检查项目可根据需要选择,其中乳腺和子宫内膜厚度应为必查项目。

2)权衡利弊

应用 HRT 的必要性:①卵巢功能衰退情况(绝经过渡期、绝经早期或绝经晚期)。②应用 HRT 前的评估结果。

结果判断:①无适应证或存在禁忌证时,不应用 HRT。②有适应证同时合并其他疾病时,在排除禁忌证后,可于控制其他疾病的同时,应用 HRT。③有适应证无禁忌证,建议应用 HRT。④症状的发生可能与绝经有关,也可能无关,难以即刻辨明并且无禁忌证时,在患者知情同意前提下,可行短期试验性应用。

3)个体化用药方案:需考虑因素:是否有子宫、年龄、卵巢功能衰退情况(绝经过渡期、绝经早期或绝经晚期)、风险因素。根据每个妇女不同情况,制定个体化用药方案。序贯方案中,孕激素应用时间 10~14 日。

4)应用 HRT 过程中的监测及注意事项

监测目的:①判断应用 HRT 目的是否达到。②个体风险/受益比是否发生改变。③评价是否需要继续应用 HRT 或调整方案。④根据妇女的具体情况，确定监测的指标和频度。

注意事项：为预防血栓形成，因疾病或手术需要长期卧床者酌情停用。

2. HRT 药物种类和制剂

（1）雌激素：种类有天然雌激素制剂如雌二醇、戊酸雌二醇、结合雌激素、雌三醇、雌酮；半合成雌激素如炔雌醇、炔雌醇三甲醚；合成雌激素如尼尔雌醇。国内常用雌激素制剂种类：

1）口服制剂有：①结合雌激素（conjugated estrogens，CE，商品名倍美力）：从马尿中提取的天然雌激素，成份有雌酮、马烯雌酮、17α 雌二醇、17β 雌二醇等十余种。0.3mg/片或 0.625mg/片。0.3mg～0.625mg，每日 1 次。②戊酸雌二醇（estrodial valerate，E2V，商品名补佳乐），1mg/片。1～2mg，1 次/日，每月连用 21 日，停 7 日。③乙炔雌三醇环戊醚（尼尔雌醇、维尼安，CEE）：1～2mg/2 周或 5mg/月。

2）经皮肤给药：①爱斯妥凝胶：含天然雌二醇 0.6g/g。2.5g，每日 1 次，涂抹于皮肤。②松奇贴膜：含 17β 雌二醇。每日释放 50μg，1 次/周，1 片/次。

3）皮下埋植剂：雌二醇 25～50μg，可维持 5－12 个月。

4）阴道给药：倍美力软膏：含雌激素 0.625mg/g。0.5～2g，每日 1 次。

（2）孕激素：对抗雌激素促进子宫内膜生长的作用。有以下 3 类：19－去甲基睾酮衍生物：如炔诺酮，具有一定的雄激素活性；17－羟孕酮衍生物如甲羟孕酮，有弱的雄激素活性；天然孕酮如微粉化黄体酮（商品名安琪坦胶囊）。我国最常用制剂为甲羟孕酮（醋酸甲羟孕酮，MPA，商品名为安宫黄体酮）。

（3）雌、孕、雄激素复方药物：甲基炔诺酮（利维爱，livial，tibolone），含 7－甲基炔诺酮 2.5mg/片，口服后进入体内的代谢产物具有孕激素、雄激素和弱的雌激素活性，不引起子宫内膜增生，是欧洲最常用的 HRT 药物。1.25～2.5mg/日。

3. 用药途径

有经肠道和非肠道两种，各有优缺点，可依据病情及患者意愿选用。

（1）口服用药：为首选途径。用法简便，相对便宜，有肝脏首过效应，血脂改善明显，有利于保护心血管。大剂量用药增加心脏肝脏负担，影响凝血系统。

（2）阴道给药：可减轻肝脏负担，用药剂量小，阴道黏膜容易吸收，治疗老年性阴道炎、尿道炎为首选途径。

（3）皮肤给药：避免肝脏首过效应，减轻肝脏负担，使用方便，用药剂量小，对不能耐受口服用药的患者提供了安全途径。缺点是个体差异大，不易精确控制每日释放量。

（4）皮下埋植：有效期长，但也存在以上缺点。

4. 常用方案

（1）连续序贯法（sequential combined therapy）：以 28 日为一个治疗周期，雌激素不间断应用，孕激素于周期第 15～28 天应用，周期之间不间断。本方法适用于绝经 3～5 年内的妇女。

（2）周期序贯法（cyclic combined therapy）：以 28 日为一个治疗周期，第 1～21 天每天给予雌激素，第 11～21 天每天给予孕激素，第 22～28 日停药。孕激素用药结束后，可发生撤退性出血。本方法适用于围绝经期及卵巢早衰的妇女。

（3）连续联合疗法（continuous combined therapy）：雌激素和孕激素均每日给药，发生撤退性出血的几率低，适用于绝经多年的妇女。

（4）单一雌激素治疗：适用于子宫切除术后或先天性无子宫的卵巢功能低下妇女。

（5）单一孕激素治疗：适用于绝经过渡期或绝经后更年期综合征症状严重且有雌激素禁忌证的妇女。

（6）加用雄激素治疗：HRT 中加入少量雄激素，可以起到改善情绪和性欲的作用。

5. HRT 的最佳剂量

为临床效应的最低有效量，治疗达到的目标应为：能达到治疗目的，并阻止子宫内膜增生，血中 E2 含量为绝经前卵泡早期水平（40～50pg/ml），E2/E1>1。

6. HRT 的用药时间

（1）短期用药：持续 HRT 5 年以内，称为短期用药。HRT 短期用药的主要目的是缓解围绝经期症状，通常 1 个月内起效，4 个月达到稳定缓解。

（2）长期用药：用于防治骨质疏松，至少持续 3～5 年以上。

7. HRT 的副作用及危险性

（1）子宫出血：用药期间的异常出血，多为突破性出血，应了解有无服药错误，B 型超声检查内膜，必要时做诊刮排除子宫内膜病变。

（2）性激素副作用：雌激素剂量过大时可引起乳房胀、白带多、头痛、水肿、色素沉着等，酌情减少剂量可减少副作用。

（3）孕激素的副作用：包括抑郁、易怒、乳房痛和浮肿，极少数患者甚至不耐受孕激素。改变孕激素种类可能减少其副作用。少数妇女接受 HRT 后，可因为水钠潴留造成短期内体重增加明显。

（4）子宫内膜癌：长期单独服用雌激素使子宫内膜癌和子宫内膜增生的危险性增加 6～12 倍。雌激素替代治疗时，有子宫的妇女，必须加用孕激素，可以阻止子宫内膜单纯性增生或复杂性增生，内膜癌的相对危险性降低至 0.2～0.4。

（5）乳腺癌：美国国立卫生研究院的“妇女健康倡议研究（WHI）”大型随机对照实验结果显示对有子宫的妇女随机给予雌孕激素联合治疗，平均随访 5.2 年，浸润性乳腺癌的相对风险增加 26%。

（三）非激素类药物治疗

主要用于防治骨质疏松。可选用以下非激素类药物：

（1）钙剂：作为各种药物治疗的辅助或基础用药，只有轻微的骨吸收抑制作用。美国国立卫生研究院（National Institutes of Health，NIH）1994 年推荐，绝经后妇女的适当钙摄入量为 1000mg/d（应用雌激素者）～1500mg/d（不用雌激素者），65 岁以后应为 1500mg/d。补钙方法首先是饮食补充，不能补足的部分以钙剂补充，临床应用的钙剂有碳酸钙、磷酸钙、氯酸钙、枸橼酸钙等制剂。

（2）维生素 D：适用于围绝经期妇女缺少户外活动者，每日口服 400～500u，与钙剂合用有利于钙的完全吸收。

（3）降钙素：是作用很强的骨吸收抑制剂，用于治疗骨质疏松症。有效制剂为鲑鱼降钙素（salmon calcition）。用法：100u 肌肉或皮下注射。每日或隔日 1 次，2 周后改为 50u，皮下注射，每月 2～3 次。

（4）双膦酸盐类（biphosphates）可抑制破骨细胞，有较强的抗骨吸收作用，用于骨质疏松症。常用氨基双膦酸盐（alendrouate），每日口服 10mg，必须空腹用白开水送服，服药后至少 30 分钟再进食。

五、预防

目前临床上尚无预防或延迟自然绝经来临的方法。围绝经期妇女可以通过加强自我保健，积极参加体力劳动，参加体育锻炼，来积极预防更年期综合征的发生。绝经前妇女切除子宫时，是否同时切除卵巢，仍有争议。多数学者认为应尽可能避免或过早切除卵巢，因为保留卵巢虽然有恶变和盆腔疼痛等缺点，但卵巢发生恶性病变的可能性很小，保留卵巢的优点超过其危险性。

（王　玢）

第三节　绝经后阴道出血

绝经后阴道出血是老年妇女比较常见的症状，可由炎症、更年期功能性子宫出血、老年恶性肿瘤、外伤以及外源性激素等所引起，恶性肿瘤大约占 30% 左右，随着年龄增大，恶性肿瘤所占比率增大，因此早期正确诊断从而给予相应的处理非常重要。

一、定义

自最后一次月经起，停经一年以上为绝经。因此绝经期妇女月经停止一年后再出现阴道出血称为绝经后阴道出血。

二、病因

随着临床对妇女预防保健工作意识的增强、宫颈癌等恶性疾病筛查技术的提高以及诊断治疗方案的不断规范和完善，特别是妇女定期体检、防癌普查工作的广泛开展，有些恶性肿瘤已在绝经前得到早期发现和治疗，近年来，绝经后恶性肿瘤致阴道出血有减少的趋势。引起绝经后阴道出血的原因有如下方面：

（一）生殖器病变

1. 恶性肿瘤

子宫内膜癌、子宫肉瘤、绒毛膜上皮癌、宫颈癌、卵巢癌、输卵管癌、阴道癌和外阴癌以及来源于全身其他部位的生殖器转移性肿瘤、全身其他部位的分泌雌激素的恶性肿瘤如肺癌等。

2. 良性病变

（1）感染性炎症性疾病

1）急慢性子宫内膜炎、子宫内膜息肉。

2）宫颈息肉、宫颈糜烂。

3）各种阴道炎：老年性阴道炎、滴虫性阴道炎、霉菌性阴道炎、细菌性阴道炎、非淋菌性阴道炎、创伤性阴道炎、过敏性阴道炎，阴道尖锐湿疣、阴道异物引起感染等。

4）外阴溃疡、外阴过敏、外阴尖锐湿疣、一期及二期梅毒、白塞氏综合征等。

5）尿道良性病变：出血性尿道炎、尿道肉阜、尿道黏膜周围尖锐湿疣等。

（2）激素水平波动引起的出血

1）各种功能性子宫出血（萎缩性子宫内膜、增生性子宫内膜、增殖期子宫内膜）、偶发排卵引起的阴道出血。

2）外源性激素替代引起的撤退性出血。

3）良性的卵巢颗粒细胞瘤及卵泡膜细胞瘤。

（3）妇科良性肿瘤：子宫肌瘤、宫颈肌瘤、卵巢肿瘤。

（4）外阴、阴道及宫颈等的损伤。

（5）妊娠相关良性疾病：绝经后罕见排卵和妊娠，因此有必要考虑到罕见的流产、宫外孕。

（二）全身性疾病的局部表现

血液病、严重的肝肾疾病、高血压、凝血功能异常、流行性出血热等患者也可出现绝经后阴道出血。

三、临床表现及估计良恶性

绝经后阴道出血为主要表现，大多单一主诉为阴道出血，但可有其他伴随症状。

（1）发病年龄与良恶性的关系：绝经后阴道出血患者，发病年龄愈大，恶性发病率愈高。

（2）绝经时间愈长，恶性疾病发病率愈高。

（3）病程长短与良恶性的关系：一般认为流血时间长恶性率增加。

（4）出血性质与良恶性的关系：良性者出血量多较少，恶性者出血量多较多。

四、诊断

（1）询问病史：绝经年龄、绝经时间、阴道出血的性质和持续时间、是否用过雌激素以及其他相关症状。

（2）体格检查：详细进行全身体检及妇科检查，确定有无器质性病变。

（3）辅助检查

1）细胞学检查：LCT 或宫颈刮片检查有无宫颈上皮内瘤变及宫颈癌。细胞涂片测激素水平。

2）B 超：了解子宫内膜厚度、子宫及附件有无肿块等,必要时做盆腔核磁共振或盆腔CT检查,进一步确定是否有炎症、积液、肿瘤,以及肿瘤大小、性质等。

3)阴道镜检查:了解宫颈、阴道有无肿瘤、尖锐湿疣、炎症、溃疡等,以及确定取活检部位。

4)分段诊断性刮宫:了解宫颈、宫腔情况,刮出组织物送病理的结果确定炎症、结核、肿瘤及功能性子宫出血的类型等。

5)腹腔镜和宫腔镜检查:鉴别腹腔内肿物和宫腔内病变,并可同时取活检确定肿物性质。

6)内分泌测定:如常规检测FSH、LH、E2、P、T、PRL等,有助于功能性卵巢肿瘤、功能性子宫出血的诊断。

7)肿瘤标记物测定:如CEA、FLP、CA125、CA199、CA123等,有助于上皮性卵巢癌、肠道转移肿瘤等恶性肿瘤与良性肿瘤的鉴别和诊断。

8)基础体温测定:可以了解基础代谢及排卵情况。

9)阴道分泌物或宫颈分泌物检查:白带常规了解阴道炎的病原种类,宫颈分泌物培养有助于淋球菌、支原体、衣原体的检测。

10)血清学检查:如梅毒抗体等。

(4)对老年妇女疾病诊断上需注意四点

1)随着宫颈LCT检查的不断普及、宫颈上皮瘤样变及宫颈癌的早期发现及治疗,老年妇女宫颈癌发病率有减少趋势。

2)重视老年妇女症状:早期癌多无症状,一旦出现症状,多为中晚期,故无论阴道出血量多少、有无规律都应进一步检查。

3)绝经后妇科检查时能触及卵巢要重视,需进一步检查,如B超、经阴道超声、盆腔核磁共振、盆腔CT、宫腔镜及腹腔镜等。

4)绝经后老年性阴道炎多见,有时同时存在,治疗阴道炎同时注意不要忽视了其他疾病的同时存在,贻误病情。

五、治疗

确诊后根据不同的疾病给予相应的治疗,病情控制后注意随访观察。

(1)生殖器官恶性肿瘤:应按恶性肿瘤的原则治疗。

(2)生殖器官炎症

1)盆腔炎:除给予消炎药物或理疗外,可考虑同时口服小剂量雌激素。

2)阴道炎:老年性阴道炎应补充雌激素,霉菌性阴道炎和滴虫性阴道炎按一般常规治疗。

3)内分泌失调的治疗:子宫内膜萎缩:①口服尼尔雌醇。②阴道内放入炔雌醇或己烯雌酚。增生期子宫内膜:出血期口服炔诺酮5~10mg,每日一次。出血停止后每日口服2.5mg,维持20~30天,促使内膜萎缩,达到止血目的。

(王 玢)

第四节 老年性阴道炎

老年性阴道炎(senile vaginitis)多见于绝经后老年妇女。由于卵巢功能减退,内源性雌激素缺乏,导致阴道上皮变薄、黏膜抵抗力下降,引起致病菌感染,又称萎缩性阴道炎。是老年妇女常见病之一。我国报道绝经后妇女发病率为26.3%~31.0%,与国外报道的30%相接近。

一、病因

老年性阴道炎见于自然绝经及卵巢去势妇女,因卵巢功能衰退,体内雌激素水平降低,阴道黏膜萎缩变薄,上皮细胞内糖原含量减少,阴道杆菌减少,pH值升高,常接近中性,阴道自净作用下降,局部抵抗力降低,细菌感染入侵引起炎症。

二、病理生理

正常情况下，阴道的解剖和生化特点可以防御外界微生物的侵袭。新生儿到青春期，双侧大小阴唇合拢严紧，处女膜完整，阴道前后壁互相贴近，使管腔闭合，其横断面呈 H 形。青春期后，由于雌激素的影响，阴道上皮由单层变为复层，上皮细胞除内底层外，均含有不同量的糖原。阴道上皮受卵巢功能的影响，在内分泌激素作用下发生周期性的增生、变厚与脱落。脱落后，破坏的细胞放出糖原。此时，借阴道杆菌的作用，糖原被转化为乳酸，使阴道 pH 保持在 4～4.5 之间，从而形成自然防御功能。一旦以上内环境遭到干扰和破坏，病原菌可乘虚而入，导致阴道炎。妇女绝经后，由于卵泡耗竭，卵巢渐趋萎缩，卵巢合成雌激素功能明显减退，致使血循环中雌激素水平急剧降低。据报道，我国妇女雌激素 E2 的水平，由育龄妇女在卵泡期的 306pmol/l 降至更年期的 173pmol/l。绝经 10 年后为 64pmol/l。外阴、阴道、宫颈及宫体均为雌激素的靶器官。随着雌激素减少，这些靶器官不可避免地发生进行性萎缩、松弛、阴道口豁开，阴道壁失去原有的柔软、弹性和光泽，显得苍白、干涩，阴道黏膜变薄，上皮细胞内糖原含量减少，阴道内酸性减弱，因而失去自身的自净作用和防御能力，容易造成损伤及感染。萎缩的阴道黏膜发生感染后，在已经很薄的黏膜上发生斑点性剥脱，形成糜烂或溃疡，局部渗出物增多，如黏膜病损广泛，或在相对应的阴道壁上同时发生溃疡，则可继发阴道粘连。最初粘连疏松，容易分离，如未及时治疗，粘连的阴道壁机化，可形成坚硬的瘢痕组织，严重者导致阴道狭窄，或部分阴道闭锁，甚或闭锁上端的宫颈及宫腔积脓。

三、临床表现

（1）症状：主要症状为阴道分泌物增多、外阴瘙痒及灼热感。阴道分泌物稀薄呈黄水样，感染严重时，分泌物可转变为脓性，有腥臭味，黏膜有表浅溃疡时，分泌物可呈血性，有的可有点滴状出血。患者常伴有外阴瘙痒、烧灼感，或盆腔坠胀感，由于阴道黏膜萎缩，可伴有性交痛。如炎症波及前庭及尿道口周围黏膜，可引起尿频、尿痛或尿失禁。

（2）检查：阴道黏膜呈老年性改变。上皮萎缩平滑、菲薄、皱襞消失，阴道壁及宫颈黏膜充血发红，有触痛，并有散在的点状或大小不等的片状出血斑，常蔓延至阴道口，而以穹隆部及宫颈处最明显。严重者形成溃疡，引起阴道粘连、狭窄，造成引流不畅，形成阴道积脓甚至宫腔积脓。

四、诊断与鉴别诊断

根据患者年龄及临床表现和阴道检查，临床不难诊断，但应排除其他疾病才能确诊。

（1）滴虫性阴道炎或假丝酵母菌病可发生于老年妇女，老年性阴道炎可与上述两种炎症并存，故应取阴道分泌物做悬滴法镜下检查，显微镜下见大量基底层细胞及白细胞而无滴虫和假丝酵母菌即可诊断。

（2）对阴道有血性分泌物或少量不规则阴道出血的患者，应注意排除子宫颈和子宫内的恶性肿瘤。在检查时应注意宫颈的形态和质地、子宫的大小、出血的来源，并做宫颈细胞学检查，必要时做阴道镜下宫颈活检、分段诊刮或宫腔镜下子宫内膜活体组织检查。

（3）对阴道壁肉芽组织及溃疡需与阴道癌相鉴别，可行阴道组织活检。

（4）淋菌性阴道炎、非淋菌性阴道炎、阴道尖锐湿疣及梅毒等性传播疾病虽多见于年轻人，但绝经后仍可传染，鉴别诊断时应询问与性病有关的病史。对可疑者应取阴道及宫颈分泌物涂片检查及淋菌培养、支原体或衣原体培养、赘生物或溃疡活检等。

五、治疗

1. 治疗原则

增强阴道的抵抗力和抑制细菌的生长。

（1）改善阴道环境，抑制细菌生长：0.5% 醋酸、1% 乳酸或 1:5000 高锰酸钾温水冲洗阴道,增加阴道酸度,抑制细菌生长;阴道冲洗后,应用抗菌素如甲硝唑 200mg 或替硝唑 500mg 或诺氟沙星 100mg 放于阴道深部,每日 1 次,7 日为 1 疗程。

(2)增加阴道抵抗力:给予小剂量雌激素制剂,可局部或全身用药。

2. **给药方法**

(1)局部给药方法:常用己烯雌酚片或栓剂 0.125～0.25mg,放入阴道深部,每晚 1 次,连续 7 日为 1 疗程;用 0.5% 己烯雌酚软膏或 1% 妊马雌酮软膏局部涂抹,每日 2 次,7 日为 1 疗程。

(2)全身给药方法:口服尼尔雌醇,首次 4mg,以后每 2～4 周 1 次,每次 2mg,维持 2～3 月。对乳癌或子宫内膜癌患者禁用雌激素制剂。

(王 玢)

第五节 老年子宫脱垂

一、发病原因

1. **产伤**

子宫脱垂是指子宫从正常位置下降或脱出。子宫脱垂的主要发病原因是产伤引起。分娩过程中,特别是难产使子宫主韧带和盆底组织的过度伸展或撕裂损伤,导致其弹性减弱,尤其是主韧带、子宫骶骨韧带和肛提肌的松弛,丧失了提升和支托功能。同时由于耻骨尾骨肌的损伤,使生理裂隙变大,当子宫位置后倾或腹压升高时,子宫即易下降脱出。

2. **绝经**

绝经后雌激素不足,肌张力下降,肌萎缩,盆底筋膜坚韧度减退,子宫韧带失去弹性,整个盆腔支持组织松弛无力,生殖器官萎缩,子宫体积缩小,易从正常位置下降或脱出。如年轻分娩时产伤未及时修补,平时患有便秘或慢性支气管炎经常咳嗽等导致腹压增高时,易患子宫脱垂。

二、临床表现

1. **症状表现**

(1)下腹及腰骶部酸痛:患者常感下腹、会阴部下坠感及腰骶部酸痛。站立、蹲位、走路时明显。尤以劳动后加重。卧位休息后、疼痛下坠感可减轻或消失。

(2)阴道内肿物脱出:患者自感有球形物从阴道内脱出,多在久站、久蹲、提重物或大便用力后发生。

(3)阴道分泌物增多:子宫脱出后,因局部血液循环障碍,子宫颈黏膜及黏膜下充血、水肿与增厚,宫颈淋巴回流障碍,阴道分泌物增多。另外,脱垂的子宫、宫颈及膨出的阴道前后壁长期暴露于外阴,受损伤因血循环和营养障碍而发生糜烂与溃疡,加以继发感染致分泌物更多,有时呈脓性甚至血性。

(4)大小便困难:子宫脱垂患者常有膀胱膨出,严重时膀胱位置低于尿道水平,故可发生排尿困难、尿潴留及有残余尿。有时需用手将脱出的膀胱向前推举后,方能排尿,从而易发生膀胱感染,出现尿频、尿急、尿痛等症状。子宫脱垂伴有严重直肠膨出者,由于直肠呈袋状膨出于阴道口外,致使粪便堆积于直肠袋内引起排便困难。此类患者在排便时,常需将膨出的直肠向后方推举方能排便。

2. **子宫脱垂的分度**

据 1978 年湖南衡阳召开的子宫脱垂、尿瘘防治科研协作会议规定的子宫脱垂分度为:

Ⅰ度轻:子宫颈距处女膜缘少于 4 厘米,但未达到处女膜缘。

Ⅰ度重:子宫颈脱垂达处女膜缘,于阴道口即可见到。

Ⅱ度轻:子宫颈已脱出阴道口外,但宫体在阴道内。

Ⅱ度重：宫颈和部分宫体已脱出阴道口外。

Ⅲ度：宫颈及宫体全部脱出阴道口外。

3. 阴道壁膨出的分度

轻度：阴道壁已达到处女膜缘，尚未膨出于阴道外。

中度：部分阴道壁已膨出阴道外。

重度：阴道壁已全部膨出于阴道外。

4. 定量分期法

目前国外多采用盆腔器官脱垂定量分期法（pelvic organ prolaps quantitation，POP－Q），即分别利用阴道前壁、阴道顶端、阴道后壁上的两个解剖指示点与处女膜的关系来界定盆腔器官的脱垂程度。与处女膜平行以0表示，位于处女膜以上用负数表示，处女膜以下则用正数表示。阴道前壁上的2个点分别为Aa和Ba点。阴道顶端的2个点分别为C和D点。阴道后壁的Ap、Bp两点与阴道前壁Aa和Ba点是对应的。另外包括阴裂长度（gh），会阴体长度（pb），以及阴道总长度（TVL）。测量单位以厘米表示。阴裂长度（gh）指尿道外口中线到处女膜后缘中线间的距离。会阴体长度（pb）指阴道总长度（表29－5－1）。

POP－Q通过3×3表格记录以上各测量值，客观地反映盆腔器官脱垂变化的各个部位的具体数值。

测量时需嘱患者向下用力加腹压，以脱垂完全呈现出来时的最远端部位计算。用3×3表格量化描述后再进行分期。因阴道伸展性及内在测量上的误差，在0和Ⅳ度中的TVL值允许有2cm的误差（表29－5－2）。

表29－5－1　盆腔器官脱垂评估指示点（POP－Q）

指示点	内容描述	范围
Aa	阴道前壁中线距处女膜3cm处，相当于尿道膀胱沟处	－3至＋3cm之间
Ba	阴道顶端或前穹隆到Aa点之间，阴道前壁上段中点的最远点	无阴道脱垂时位于－3cm，子宫切除术后阴道完全外翻时，将为＋TVL
C	宫颈或子宫切除后阴道顶端所处的最远端	－TVL至＋TVL之间
D	有宫颈时的后穹隆的位置，它提示了子宫骶骨韧带附着到近端宫颈后壁的水平	－TVL至＋TVL之间或空缺
Ap	阴道后壁中线距处女膜3cm处，Ap与Aa点相对应	－3至＋3cm之间
Bp	阴道顶端或后穹隆到Ap点之间阴道后壁上段中点的最远点，与Ap点相对应	无阴道脱垂时位于－3cm，子宫切除术后阴道完全外翻时，将为＋TVL

表29－5－2　盆腔器官脱垂分度（POP－Q分类法）

分度	内容
0	无脱垂，Aa、Ap、Ba、Bp均在－3cm处，C、D两点在阴道总长度和阴道总长度－2cm之间，即C或D点量化值＜[TVL－2]cm
Ⅰ	脱垂最远端在处女膜平面上＞1cm，即量化值＜－1cm
Ⅱ	脱垂最远端在处女膜平面上＜1cm，即量化值＞－1cm，但＜＋1cm
Ⅲ	脱垂最远端超过处女膜平面上＞1cm，但＜阴道总长度－2cm，即量化值＞＋1cm，但＜[TVL－2]cm
Ⅳ	下生殖道呈全程外翻，脱垂最远端即宫颈或阴道残端脱垂超过或阴道总长－2cm，即量化值＞[TVL－2]cm

三、诊断与鉴别诊断

检查时患者不能小便，取膀胱截石位，嘱患者咳嗽或屏气加腹压，观察尿道口有无尿液溢出，判断有无张力性尿失禁。然后排空膀胱，进行妇科检查，用窥器观察阴道壁和宫颈有无溃疡，有无子宫直肠窝疝。阴道内诊时应注意两侧肛提肌情况，确定肛提肌裂隙宽度、宫颈位置，明确子宫大小及其在盆腔内的位置，附件有无炎症或肿瘤。在患者屏气加腹压时，通过测量各经线，对子宫脱垂进行分度。

鉴别诊断中应注意鉴别以下疾病：

(1)黏膜下子宫肌瘤或子宫颈肌瘤：检查脱出物中找不到宫口，且阴道前后壁不膨出。手指插入阴道可触及宫颈。超声检查可协助诊断。

(2)子宫颈延长：阴道前后壁不膨出，前后穹隆很高，子宫体仍在盆腔内，仅子宫颈如柱状突出于阴道口。用探针或B超即可确定诊断。

(3)慢性子宫内翻：脱出物找不到子宫颈口，但可发现双侧输卵管开口处的凹陷，肿物表面为红色黏膜，易出血。活检可明确为子宫内膜。肛门指诊盆腔内空虚，触不到宫体。

(4)阴道壁囊肿或肿瘤：病变主要在阴道内固定。检查发现子宫仍在正常位置或被肿物推向上方，而肿物与宫颈无关。B超有助诊断。

四、治疗

治疗子宫脱垂应以安全、简便、有效为基本原则，根据不同的个体，采取的相应的个体化治疗方案，通过加强或修复盆底及子宫周围韧带等组织，达到治疗目的。具体方法分为非手术治疗和手术治疗两大类：

1. 非手术治疗

适用于老年体弱、并发症多、国内分期Ⅰ～Ⅱ度轻或POP－Q分期Ⅰ度和Ⅱ度的子宫脱垂患者。

(1)一般支持疗法：加强营养，增进体质，适当安排休息和工作，避免重体力劳动。治疗慢性咳嗽、便秘、腹泻及增加腹压的疾病。

(2)中医药治疗：中医认为子宫脱垂是中气不足，气虚下陷，冲任不能固摄，胞络松弛和胞宫不能维系，或生产过多、耗气伤肾所致。治疗原则是补气提升，或补肾养血、温阳益气。方用补中益气汤：黄芪15克，党参或人参15克，白术15克，当归10克，陈皮10克，甘草3克，升麻3克，柴胡3克，生姜10克，大枣5枚。黄芪、人参、生姜、大枣有补脾益气而增强体质的作用。升麻、柴胡有升举中气功能。当归补血，陈皮理气助运。全方具有补脾益气，升阳固脱的功效。

针灸治疗：选用中极、曲骨、足三里、子宫、维胞、百会等穴位针刺。用补法，留针10分钟。温针或灸，由上至下，灸红润为度，每日一次，10次为一疗程。

(3)盆底肌肉锻炼以加强盆底肌肉的张力。嘱患者做收缩肛门运动，用力收缩盆底肌肉后放松，每次10～15分钟，每日2～3次。

(4)子宫托。方法简便、安全、经济、有效。即使脱垂程度较重，并有不宜手术的慢性病，也可采用。子宫托能支持子宫和阴道壁，使其维持在阴道内而不脱出。常用的有喇叭形、环形、球形和桥形等，第一次使用应在医生指导下进行安装，白天使用，晚上取出，洗净备用。久置不取可发生嵌顿、尿漏甚至粪漏。重度子宫脱垂伴盆底明显萎缩以及宫颈或阴道壁有炎症和溃疡者均不宜使用。

2. 手术治疗

适用于国内分期Ⅱ度及以上或POP－Q分期Ⅲ度以上或经保守治疗无效者。手术治疗原则为恢复正常盆底解剖及子宫位置或切除子宫及阴道壁多余黏膜，缝合修补盆底肌肉，特别是肛提肌，重建会阴体，合并中度以上压力性尿失禁应同时行膀胱颈悬吊术或尿道悬吊术。手术方式及选择有以下几种：

(1)阴式子宫全切除术及阴道前后壁修补术：适用于子宫脱垂Ⅱ度及Ⅲ度患者，无生育要求，尤其伴有更年期或绝经后出血等年龄较大者。

(2)曼彻斯特手术：包括子宫颈部分切除、

缩短主韧带及阴道前后壁修补术。适用于年龄较轻，Ⅱ度子宫脱垂伴有宫颈延长者。

(3)阴道前后壁修补术：适用于Ⅰ度子宫脱垂和/或膀胱、直肠膨出，无宫颈延长者。阴道前后壁修补有以下3种方法：

1)剪除多余的阴道黏膜后对应缝合保留部分。

2)剪除多余的阴道黏膜后利用人工合成材料制成的补片加固膀胱壁，此方法更适合无性生活者，可避免补片的磨损和异位。

3)剪开阴道黏膜后不去除多余部分阴道黏膜，电灼破坏多余部分黏膜表面上皮后，于其上方，缝合拟保留部分阴道黏膜，将多余阴道黏膜覆盖于下方，形成“桥”式自身补片，加固膀胱壁。

(4)阴道闭锁术(Le Fort 手术)：现很少采用。仅限于全身疾病不能耐受其他手术的个别老年妇女。

(5)子宫悬吊术：利用各种生物材料制成悬吊带，一端缝合固定于子宫骶骨韧带，另一端缝合固定于骶骨前棘间韧带等组织，达到悬吊子宫和阴道的目的。

五、预防

(1)做好计划生育，避免多胎多产。

(2)注意围产期保健，提高产科质量，推广新法接生，重视产后休息及营养。产妇宜采用侧卧位，避免早期参加体力劳动。提倡做产后体操，做腹肌及肛提肌锻炼运动，促进盆底组织的恢复。

(3)积极防治各种慢性病，如咳嗽、长期便秘等。

(王　玢)

第六节　妇科恶性肿瘤

老年妇女是妇科恶性肿瘤的高发人群，并有其疾病发生发展的特殊性。据统计，常见妇科恶性肿瘤在老年妇女的发病排序依次为子宫内膜癌、宫颈癌、卵巢癌、外阴癌。至于阴道肿瘤、输卵管肿瘤等少见。为了提高妇科恶性肿瘤的早期诊断以期早期治疗，老年妇女出现以下症状时要高度警惕。

(1)绝经后出血：它是指女性绝经1年后再次出现子宫出血。有研究对绝经后出血做子宫内膜活检，23%为子宫内膜腺癌。并有报道绝经年限越长者出现子宫出血，其发生子宫内膜癌的风险越大。

(2)白带异常：当老年女性出现白带增多、血性白带、脓样白带或淘米水样白带，要注意排除宫颈癌、子宫内膜癌、输卵管癌、阴道癌等的发生。

(3)“绝经后可触及卵巢综合征”：一般绝经后妇女卵巢萎缩变小变硬，妇科检查不易触到。如能触及同生育期年龄正常大小或更大的卵巢，称为“绝经后可触及卵巢综合征”。其中约10%为卵巢癌。

(4)附件包块：当附件区触及实性、表面不规则、活动受限的包块，特别是子宫直肠窝内触及无痛结节或伴有胃肠道症状者多为卵巢恶性肿瘤。

一、外阴鳞状细胞癌

外阴恶性肿瘤占女性生殖道癌肿的3%～5%。随着近年女性人口平均生存年龄持续上升，其发病率有报道上升至8%。外阴恶性肿瘤中以外阴鳞状细胞癌最常见，占外阴恶性肿瘤的80%～90%。其他还有恶性黑色素瘤、肉瘤、基底细胞癌、Paget 病、前庭大腺癌等罕见的外阴恶性肿瘤。外阴癌多发生于绝经后的妇女，最常见于65～75岁，几乎一半的患者年龄超过70岁。外阴癌病变位于体表，早期诊断并不困难，但多数患者常伴有长期外阴慢性皮肤黏膜病变，故有时会被忽视而误诊，或某些医师常未先作病变部位活组织检查，明确诊断后再治疗，而是先给予不适当的治疗而延误病情。

（一）病因

尚不完全清楚。通过流行病学调查，目前认为与外阴癌相关的危险因素有：①人乳头瘤病毒（human papilloma virus，HPV）感染。②患有与慢性非瘤性皮肤黏膜病变有关的疾病，如外阴硬化性苔藓、外阴鳞状上皮增生及外阴混合性病变。③单纯疱疹病毒Ⅱ型、巨细胞病毒感染等。④并发身体其他部位的原位癌，以宫颈癌最常见。

（二）临床表现

（1）症状：持续多年不易治愈的外阴瘙痒是最常见的症状，约50%～80%的外阴癌患者有此症状。瘙痒常常并不是由于外阴癌本身所引起，而是与其前驱疾患有关，或同时患有如外阴硬化性苔藓或外阴鳞状上皮增生。外阴癌可出现外阴各种不同形态的肿物，呈结节状、菜花状、溃疡状等。肿物合并感染或较晚期癌可出现局部疼痛、渗液和出血。

（2）体征：病灶可累及外阴的任何部位，分中线型和侧位型（距离外阴中线≥1cm），中线型占21.6%。病灶发生在大阴唇最多见，其次为小阴唇、阴蒂、会阴、尿道口、肛门周围等。早期局部呈丘疹、结节或小溃疡，晚期呈不规则肿块。若癌灶转移至腹股沟淋巴结，可扪及一侧或双侧腹股沟增大、质硬、固定的淋巴结。

（三）转移途径

外阴癌以直接浸润、淋巴转移较常见，血运转移多发生在晚期。外阴癌直接浸润可侵及阴道和尿道，晚期可累及肛门、直肠和膀胱等。癌灶多向同侧淋巴结转移。最初转移至腹股沟淋巴结，再至股深淋巴结，并经此进入盆腔淋巴结，最后转移至腹主动脉旁淋巴结。

（四）临床分期

外阴癌目前采用国际妇产科联盟（FIGO，2000年）分期法。

0期——原位癌（浸润前癌）。

Ⅰ期——肿瘤局限于外阴或外阴和会阴，肿瘤最大直径≤2cm。

IA——肿瘤直径≤2cm，伴间质浸润≤1cm。

IB——肿瘤直径≤2cm，伴间质浸润>1cm。

Ⅱ期——肿瘤局限于外阴或外阴和会阴，肿瘤直径>2cm。

Ⅲ期——肿瘤浸润尿道下段，或阴道，或肛门。

IVA——肿瘤浸润膀胱黏膜，或直肠黏膜，或尿道上段黏膜，或固定于盆骨。

IVB——任何远处转移，包括盆腔淋巴结转移。

（五）诊断

对外阴皮肤黏膜有可疑病灶、外阴硬化性苔藓以及外阴增生性营养不良的患者，局部病变有异常改变如局部发红、凸起，应取活检。活检应包括周围的正常皮肤、病灶下真皮及结缔组织，以便病理诊断时了解浸润深度。必要时可在阴道镜下放大后活检或碘染下活检，更有助于诊断的准确性。

（六）治疗

近10多年来，对外阴癌的治疗更强调个体化和手术、放疗及化疗的综合治疗。手术范围趋于缩小，更重视保留外阴的生理功能，减轻术后患者生理及心理方面的创伤，在保证提高治疗效果的同时明显改善患者的生活质量。

1. 原位癌的局部处理

一般行肿瘤局部切除即可。其切缘至距离病灶边缘1cm的正常组织，深达脂肪层。

2. 早期外阴癌的处理

IA期行外阴局部根治术。手术范围需确保切除病灶周边2cm的正常组织。IB期和Ⅱ期行外阴局部根治术，手术范围需确保切除病灶周边2～3cm的正常组织。对侧位型一并行同侧腹股沟淋巴结切除送快速冰冻；如淋巴结阴性，暂观察。如淋巴结阳性，行对侧腹股沟淋巴结切除，术后辅助放疗。若中线型一并行双侧腹股沟淋巴结切除送快速冰冻，阴性暂观察，阳性术后应放疗（腹股沟与盆腔淋巴结区域）。

（3）晚期外阴癌的处理

Ⅲ－Ⅳ期患者肿瘤常累及肛门、直肠、尿道或有大的淋巴结转移，应该进行全外阴根治术，双侧腹股沟淋巴结切除，甚至切除尿道、肛门和直肠，才能切净肿物。老年患者常不能耐受此类手术。因此，对于这些晚期患者，多采用放疗、化疗和手术综合治疗。

（七）预后

外阴浸润性鳞状细胞癌的预后与病灶的大小、浸润深度、有无淋巴结转移等密切相关。病灶最大直径≤2cm、浸润深度≤1mm 和肿瘤厚度≤5mm 的极少发生淋巴结转移，预后佳。影响预后的因素还有淋巴管血管间隙有无浸润、癌的分化程度以及肿瘤生长方式。

二、子宫颈癌

宫颈癌是女性生殖系统中发病率占第一位的妇科恶性肿瘤。其在年轻及年老的妇女中均可发病。国外统计，平均发病年龄为 51.4 岁，但在分布上分别出现 30～39 岁和 60～69 岁两个高峰。国内中国医学科学院肿瘤医院报道，发病的年龄范围为 15～85 岁，高峰年龄在 50 岁以上。宫颈细胞学检查使得宫颈癌得到早期诊断与早期治疗。

（一）病因

现研究表明人乳头瘤病毒（human papilloma virus，HPV）感染是宫颈癌发生的中心环节。目前已发现和鉴定出的 HPV 亚型超过 200 种，有 54 种可以感染生殖道黏膜。分子生物学研究结果显示 90% 以上宫颈癌伴有 HPV 感染，主要为 16，18 型高危型，HPV 主要通过性交传播，但也可以发生在无性活动的人群，主要与免疫功能低下有关。大多数 HPV 的感染是暂时性的。HPV 感染持续的时间平均 8～14 个月，超过 90% 的病例在 2 年内感染消退。5%～10% 的感染者发展为宫颈鳞状上皮内瘤变（cervical intraepithelial neoplasia，CIN）。由于绝大多数感染 HPV 的妇女不会发展为恶性肿瘤，提示单一的 HPV 感染可能不足以致癌，宫颈癌发病可能是多种因素综合作用的结果。目前认为这些因素包括机体的免疫功能降低、吸烟以及男性伴侣的性行为等，宫颈癌发病的危险因素主要为过早性生活、性生活紊乱、多个性伴侣及高危性伴侣，此外性病史、多产、吸烟、经济状况低下，免疫功能低下等也与发病相关。

（二）病理

大多数宫颈癌发生于宫颈鳞状上皮与柱状上皮交界处的移行带。在上述宫颈癌病因因素作用下可发生细胞分化不良、排列紊乱，细胞核异常，有丝分裂增加，形成 CIN。随着 CIN 继续发展，突破上皮基底膜，浸润间质，形成宫颈浸润癌。其中 80% 为鳞癌，15% 为腺癌，3%～5% 为腺鳞癌。

（三）转移途径

宫颈癌的转移途径主要为直接蔓延与淋巴转移，血行转移较少见。直接蔓延最常见，癌组织可局部浸润并向邻近器官及组织扩散，如蔓延侵犯阴道壁、宫腔、主韧带、阴道旁组织，甚至延伸到骨盆壁、膀胱、直肠。宫颈癌的淋巴结转移分为一级组（宫旁、宫颈旁或输尿管旁、闭孔、髂内、髂外淋巴结）及二级组（髂总、腹股沟浅深、腹主动脉旁淋巴结）。

（四）临床表现

（1）症状：早期宫颈癌常无症状，一旦出现症状主要表现为阴道异常排液、异常出血、性交后出血以及盆腔或腰骶部疼痛等症状。老年患者常主诉绝经后不规则阴道流血。严重时导致输尿管梗阻，肾盂积水，最后引起尿毒症。晚期患者出现恶病症。

（2）体征：早期宫颈癌局部可无明显病灶，

宫颈光滑或轻度糜烂，如一般慢性宫颈炎表现。随着病情发展宫颈局部可表现为外生型和内生型。前者见宫颈形成菜花状赘生物，表面不规则，触之易出血。后者见宫颈肥大、质硬，宫颈管膨大如桶状，宫颈表面光滑或有浅表溃疡。晚期癌组织坏死脱落，形成凹陷性溃疡，整个宫颈呈空洞状。当癌灶侵犯阴道壁，可见阴道壁有赘生物。向两侧宫旁组织侵犯，则妇科检查扪及两侧宫旁组织增厚、结节状、质硬。当浸润达盆壁，形成冰冻骨盆。

（五）临床分期

采用国际妇产科联盟（FIGO，2000 年）修订的临床分期。

0 期——原位癌（浸润前癌）。

Ⅰ期——癌灶局限在宫颈（包括累及宫体）。

ⅠA——肉眼未见癌灶，仅在显微镜下可见浸润癌。

ⅠA1——间质浸润深度≤3mm，宽度≤7mm。

ⅠA2——间质浸润深度>3mm 至≤5mm，宽度≤7mm。

ⅠB——临床可见癌灶局限于宫颈，或显微镜下可见病变>IA2。

ⅠB1——临床可见癌灶最大直径≤4cm。

ⅠB2——临床可见癌灶最大直径>4cm。

Ⅱ期——癌灶已超出宫颈，但未达盆壁。癌累及阴道，但未达阴道下 1/3。

ⅡA——无宫旁浸润。

ⅡB——有宫旁浸润。

Ⅲ期——癌肿扩散盆壁和（或）累及阴道下 1/3，导致肾盂积水或无功能肾。ⅢA——癌累及阴道下 1/3，但未达盆腔。

ⅢB——癌已达盆壁，或有肾盂积水或无功能肾。

ⅣA——癌播散超出真骨盆或癌浸润膀胱黏膜或直肠黏膜。

ⅣB——远处转移。

（六）诊断

宫颈癌的诊断依靠症状、体征和实验室检查。关于早期宫颈癌的诊断目前推荐三阶梯的诊断程序，即细胞学——阴道镜——病理学。

（1）宫颈脱落细胞检查：它是筛检宫颈癌最为有效的方法。由于绝经前后或宫颈治疗等原因使鳞柱交界部上移以及宫颈腺癌可能原发于宫颈管，在行宫颈涂片的同时应加取宫颈管的涂片，以提高细胞学检查的阳性率。基于过去传统的巴氏涂片技术具有过高的假阴性率，目前普遍采取液基细胞学技术。该技术是 1996 年美国食品与药品管理局（FDA）批准的临床应用的宫颈脱落细胞的收集和制备技术。其应用大大提高了宫颈癌及癌前病变筛查的敏感性和阴性预测值。并采用 TBS 系统作为宫颈/阴道细胞学报告的依据。2001 年美国阴道镜与子宫颈病理学会又对宫颈细胞学诊断结果异常妇女进行统一管理规范。鳞状上皮细胞异常包括①不典型鳞状上皮细胞（atypical squamous cells，ASC）。它包括不能明确意义的非典型鳞状上皮细胞（atypical squamous cells of undetermined significance，ASCUS），和不能除外高度病变（atypical squamous cells, cannot exclude high - grade squamous intraepithelial lesion, ASC - H）。②低度鳞状上皮内病变（low - grade squamous intraepithelial lesion, LSIL）。它包括 HPV 感染和 CINI。③高度鳞状上皮内病变（high - grade squamous intraepithelial lesion, HSIL）。它包括 CINⅡ，CINⅢ。④鳞癌。腺细胞异常包括：①不典型腺细胞（atypical glandular cells，AGC）。②不典型宫颈管腺细胞倾向瘤变。③宫颈管原位腺癌。④腺癌。

（2）阴道镜检查及阴道镜下活检：阴道镜用于宫颈癌的早期诊断，其主要指征包括：①细胞学巴氏Ⅱ级及以上或 TBS 报告中≥ASCUS，ASC/AGC。②临床可疑病史或体征，包括接触性出血、异常排液、宫颈外观异常，如宫颈假性糜烂或不对称糜烂、息肉、白斑、红区或可疑癌等。③高危型 HPV DNA 检测阳性。④早期宫颈癌术前了解阴道壁受累情况等。宫颈活检选择宫颈鳞－柱交接部的3、6、9、12点处取4点组织活检，或在碘试验不染色区取活组织作病理检查。

(3)宫颈管诊刮(ECC)：其指征包括宫颈鳞－柱交界部内移、可疑病变累及宫颈管以及可疑腺癌。

(4)宫颈锥切术：在以下情况可考虑行宫颈锥切明确诊断。包括：①阴道镜下不能观察到鳞－柱交界部。②宫颈管诊刮为CINⅡ～CINⅢ。③阴道镜检查怀疑隐匿型浸润，活检为CINⅢ。④细胞学检查和组织学检查结果差别过大。⑤可疑腺癌⑥活检诊断微小浸润癌。

(七)鉴别诊断

对于早期宫颈癌注意与下列病症相鉴别，如宫颈糜烂、宫颈息肉、宫颈管黏膜下肌瘤、宫颈结核、宫颈乳头状瘤等。

(八)治疗

宫颈癌的治疗应根据临床分期、患者年龄、全身情况、设备条件和医疗技术水平决定治疗措施。常用的方法有手术、放疗及化疗等综合疗法。

1. 手术治疗

主要适用于临床早期的患者。适应证：IA，IB1，以及非大块型的ⅡA。早期宫颈癌手术治疗的方法包括全子宫切除、根治性子宫切除加盆腔淋巴结清扫以及保留生育功能的根治性宫颈切除术和宫颈锥切术。对于IA1期：全子宫切除术，卵巢正常者应予保留或行宫颈锥切术。IA2～ⅡA期广泛性子宫切除术及盆腔淋巴结清扫术，卵巢正常者应予保留。

2. 放射治疗

适应证广泛，I～IV期患者均能适用，特别对于老年及有严重合并症的患者仍能使用。放疗主要采用腔内后装治疗和体外照射相结合的方法。腔内后装治疗用于控制宫颈局部病灶，体外照射用于治疗盆腔淋巴结及宫旁组织等处的病灶。前者一般高剂量照射5～9次，分次剂量一般是A点500～600CGY，总剂量50GY。后者一般采用四野外照射，分次完成。每日照射1次，每周5次，每次剂量180～200CGY，总剂量40～50GY。近年来已发展进入三维放射时代，部分医院开展了适形放射治疗，它是一种提高治疗增益的较为有效的物理措施，使得高剂量区分布的形状在三维方向上与病变(靶区)的形状一致。在最大程度对肿瘤杀灭的同时，把对正常组织损伤降到最低，从而改善了患者的生活质量。放疗并发症主要有放射性直肠炎和膀胱炎，多能自愈。远期反应均在1～3年出现，主要为缺血引起直肠溃疡狭窄及血尿，甚至形成直肠阴道瘘及膀胱阴道瘘等。

3. 手术及放射综合治疗

适用于宫颈病灶较大，术前先放疗，待癌灶缩小后再行手术。或术后证实淋巴结或宫旁组织有转移或切除残端有癌细胞残留，放疗作为术后补充治疗。

4. 化疗

化疗以往主要用于晚期或复发转移的患者。近年来研究认为化疗在宫颈癌的综合治疗中发挥重要作用，主要包括与放疗同步的化疗增敏和新辅助化疗。

(1)放疗同步的化疗增敏：目前临床研究结果表明，与单纯放疗相比，在放疗的同时化疗可以使宫颈癌的死亡率下降30%～50%，从而证明同步化疗可以增强肿瘤细胞对于放疗的敏感性。单一顺铂(DDP)方案为：DDP每周40mg/m^2，共计6周。顺铂和5－FU联合化疗方案为：DDP 70mg/m^2，第一天；5－FU每日1000mg/m^{2}持续静脉点滴，第1～4天；每3周一个疗程，共计4疗程。

(2)新辅助化疗：它是指对宫颈癌在进行标准的手术或放射治疗前开始的化疗。化疗途径可采用静脉或介入化疗(超选择性动脉灌注化疗)。宫颈癌手术之前的新辅助化疗主要针对临床IB2期的患者，以缩小肿瘤的体积，增加手术的可切除性。

(九)预后

宫颈癌的预后与临床期别、病理类型及治

疗方法有关。晚期病例的主要死因有:①尿毒症:肿瘤压迫双侧输尿管引起。②出血:癌灶侵犯大血管引起。③感染:局部或全身感染。④恶病质:全身重要器官转移或全身衰竭而死亡。

三、子宫内膜癌

子宫内膜癌由于发病在宫体也称子宫体癌。其发病仅次于子宫颈癌,占女性生殖道恶性肿瘤20% ~30%。近年来有报道其发病有增高的趋势,已趋于接近或超过子宫颈癌。子宫内膜癌好发年龄50~69岁,平均60岁左右,较子宫颈癌晚,多见于围绝经期或绝经后老年妇女,60%以上发生在绝经后妇女,30%发生在绝经前。子宫内膜癌分为激素依赖型(Ⅰ型)和非依赖型(Ⅱ型)两种。前者约占子宫内膜癌80%,主要为各种类型的腺癌,分化较好,预后良,多发生在绝经前或围绝经期妇女。后者包括浆乳癌、透明细胞癌等,多发生在绝经后,可同时伴有萎缩性子宫内膜,分化差,侵袭性强,预后差。

(一)病因

目前确切病因仍不十分清楚,可能与以下因素有关。

(1)长期持续性雌激素刺激:包括内源性和外源性雌激素作用。前者临床上常见于无排卵性疾病如无排卵性功血、多囊卵巢综合征等以及合并有分泌雌激素的卵巢肿瘤(颗粒细胞瘤、卵泡膜细胞瘤)。后者见于长期服用雌激素的绝经后妇女以及长期服用他莫西芬的乳腺癌患者。

(2)体质因素:内膜癌易发生在肥胖、高血压、糖尿病、不孕不育及绝经延迟的妇女。目前认为肥胖者体内雄烯二酮在脂肪组织中经芳香化酶作用转化为雌酮的转换率增加,长期过多的雌酮刺激可导致内膜癌。

(3)遗传因素:约20%内膜癌患者有家族史。

(二)病理

子宫内膜癌有多种病理类型。

(1)子宫内膜腺癌:最常见,占子宫内膜癌的60% ~65%。包括纤毛状腺癌、分泌型腺癌、乳头状腺癌、腺癌伴鳞状上皮化生(腺棘癌和腺鳞癌)。

(2)其他类型子宫内膜癌:包括浆液性癌、黏液性癌、透明细胞癌、移行细胞癌、鳞状细胞癌、混合型癌、小细胞癌及未分化癌等。其中恶性程度最高的是浆液性乳头状腺癌,透明细胞癌次之,5年生存率Ⅰ期仅44%。

(三)转移途径

子宫内膜癌生长缓慢,局限在内膜时间较长,也有极少数发展较快。转移途径主要为直接蔓延(蔓延至宫颈管、输卵管、卵巢等处)、淋巴转移(转移至腹股沟淋巴结、髂淋巴结、腹主动脉旁淋巴结),晚期有血行转移(转移至肺、肝、骨等处)。

(四)分期

子宫内膜癌分期有临床分期(FIGO,1971)和手术-病理分期。前者用于单纯放疗和术前,15% ~20%不能准确符合真实分期。对手术治疗者采用手术-病理分期。

(1)子宫内膜癌临床分期(FIGO,1971)

0期——腺瘤样增生或原位癌(不列入治疗效果统计)。

Ⅰ期——癌局限于宫体。

ⅠA期——宫腔长度≤8cm。

ⅠB期——宫腔长度>8cm。

根据组织学分类:Ia及Ib期又分为3个亚期:G1:高分化腺癌;G2:中分化腺癌;G3:未分化癌。

Ⅱ期——癌已侵犯宫颈。

Ⅲ期——癌扩散至子宫以外盆腔内(阴道或宫旁组织可能受累),但未超出真骨盆。

Ⅳ期——癌超出真骨盆或侵犯膀胱黏膜或直肠黏膜,或有盆腔以外的播散。

ⅣA 期——癌侵犯附近器官，如直肠、膀胱。

ⅣB 期——癌有远处转移。

(2)子宫内膜癌手术－病理分期(FIGO，2000)

I 期——癌局限于宫体。

IA——癌局限在子宫内膜。

IB——侵犯肌层≤1/2。

IC－侵犯肌层＞1/2。

Ⅱ期－癌扩散至宫颈，但未超越子宫。

ⅡA－仅累及宫颈管腺体。

ⅡB－浸润宫颈间质。

Ⅲ期－癌局部或(和)区域转移。

ⅢA－癌浸润至浆膜和(或)附件，或腹水含癌细胞，或腹腔冲洗液阳性。

ⅢB－癌扩散至阴道。

ⅢC－癌转移至盆腔和(或)腹主动脉旁淋巴结。

ⅣA－癌浸润膀胱黏膜和(或)直肠黏膜。

ⅣB－远处转移(不包括阴道、盆腔黏膜、附件以及腹主动脉旁淋巴结转移，但包括腹腔内其他淋巴结转移)。

(三)临床表现

(1)症状：子宫内膜癌极早期无明显症状，一旦出现症状多表现为：①阴道出血：未绝经者表现为经量增多，经期延长或经间期出血。绝经后者可表现为绝经后出现持续性或间歇性流血。②阴道排液：早期多为浆液性或浆液血性排液，晚期合并感染则有脓血性排液，并有恶臭。③疼痛：当晚期癌瘤浸润周围组织或压迫神经引起下腹及腰骶部疼痛，并向下肢及足部放射。④全身症状：晚期患者出现贫血、消瘦、恶病质、发热及全身衰竭等。

(2)体征：早期时妇科检查无明显异常。随病情进展逐渐出现子宫增大，变软。当癌灶向周围浸润，子宫固定或在宫旁或盆腔内扪及不规则结节状块物。

(四)诊断

除根据病史、症状、体征外，最后确诊需根据活检组织病理学检查。主要的辅助检查有以下方面。

(1)细胞学检查：采用宫腔细胞学涂片检查可提高阳性检出率。但此法仅作为筛查，最后确诊仍需根据病理检查。

(2)影像学检查：①B 超检查：对于子宫内膜失去线形结构，宫腔内可见不规则回声增强光团，内膜与肌层边界模糊，内部回声不均或绝经后妇女子宫内膜增厚≥5mm 者应高度警惕。②MRI 检查：能准确显示病变范围、肌层受侵深度和盆腔淋巴结转移情况。③PET 可判断肿瘤的良恶性、临床分期，发现淋巴结转移，寻找早期原发灶，确定复发病灶等。

(3)分段诊断性刮宫：是确诊子宫内膜癌最常用最可靠的方法，确诊率高。

(4)宫腔镜检查：可直视宫腔，观察病灶情况并取活体组织行病理检查。

(5)其他：部分患者血清 CA125 可轻度升高。

(五)鉴别诊断

子宫内膜癌应与如下疾病相鉴别，如功能性子宫出血、子宫内膜息肉、老年性子宫内膜炎合并宫腔积脓、子宫黏膜下肌瘤、老年性阴道炎、子宫肉瘤、原发性输卵管癌、子宫颈管癌等。

(六)治疗

子宫内膜癌的治疗包括手术、放疗、化疗、内分泌治疗。具体应遵循个体化原则，根据子宫大小，肌层是否被癌浸润，宫颈管是否累及，癌细胞分化程度及患者全身情况等而定。

(1)手术治疗：为首选的治疗方法，尤其对于早期病例可确定手术－病理分期，了解与预后相关的因素，决定术后采取的治疗方案。I 期患者行筋膜外全子宫切除术及双侧附件切除术。对有以下情况之一者，应行盆腔及腹主动脉旁淋巴结取样和(或)清扫术：①特殊病理类型,即浆液性乳头状腺癌、透明细胞癌、鳞癌、未分化癌等。②肌层浸润深度≥1/2者。③肿瘤>2cm。手术进入腹腔后应取腹水或腹腔冲洗液离心沉淀后查找癌细胞。Ⅱ期患者应行广泛性全子宫切除+双侧附件切除+盆腔淋巴结及腹主动脉旁淋巴结切除术。Ⅲ期、Ⅳ期患者术式同卵巢癌,行肿瘤细胞减灭术,尽可能切除癌块、大网膜、子宫、双附件、盆腔和进行腹主动脉旁淋巴结清扫。手术的目的是明确分期,缩减瘤体,为进一步放疗或化疗创造条件。

(2)放射治疗:分为术前放疗、术后放疗、单纯放疗。

1)术前放疗:Ⅱ、Ⅲ期患者根据病灶大小,可在术前加用腔内照射或外照射。腔内照射结束后1~2周内进行手术。体外照射结束4周后进行手术。

2)术后放疗:Ⅰ、Ⅱ期患者经术前放疗及手术,术后病理检查有高危因素者应补充放疗,消灭亚临床病灶。高危因素包括:①腹水癌细胞阳性。②细胞分化差(G3)。③有淋巴结转移或可疑淋巴结转移。④癌灶侵犯子宫深肌层。⑤不良病理类型(透明细胞癌、腺鳞癌)。术后放疗应在手术后1~2个月内开始,否则失去放疗的意义。

3)单纯放射治疗:是治疗子宫内膜癌有效的方法之一,但单纯的放射治疗Ⅰ期子宫内膜癌的5年生存率仅为52%,明显低于手术治疗或手术与放射联合治疗的5年生存率,故仅对老年或有严重合并症不能耐受手术与Ⅲ、Ⅳ期病例不宜手术者可采取单纯放射治疗。其包括腔内照射和体外照射。

(3)化学治疗:对癌细胞分化差,雌、孕激素受体(ER、PR)阳性,特殊病理类型者,晚期、复发者进行化疗。多采用联合化疗。化疗途径有静脉、腹腔及动脉化疗。治疗4~6个疗程。常用的化疗方案为PAC方案(顺铂、阿霉素、环磷酰胺),每3周1次。紫杉醇(泰素)是其他药物化疗后有效的二线化疗药物。

(4)内分泌治疗:至今子宫内膜癌的内分泌治疗尚无统一规范的方案。主要为大剂量孕激素治疗,用于晚期,复发子宫内膜癌患者。孕激素的内分泌治疗作用机制目前研究认为有如下方面:①孕激素与PR结合拮抗雌激素效应。②通过受体水平以及细胞内酶系统等拮抗雌激素。③通过对性激素结合蛋白及生长因子等产生影响,从而影响癌细胞代谢。④可降低子宫内膜癌的细胞增生、促进其分化。⑤孕激素对ER产生降调节作用。子宫内膜癌对孕激素治疗的反应率与临床和病理有关。分化好的子宫内膜癌反应率高;PR(+)者较雌激素和孕激素受体阴性者反应率高;雌激素和孕激素受体阴性者孕激素治疗多无效;曾接受过放疗的肿瘤区域对孕激素治疗的反应率低;年龄大者治疗效果也较差。子宫内膜癌内分泌治疗的常用方案:①单独应用大剂量孕激素:安宫黄体酮200~500mg/d,口服;醋酸甲地孕酮160~320mg/d,口服。已酸孕酮1~3g/周,肌注等。应用时间一般认为不少于1~2年。②对ER(-)、PR(-)者可采用三苯氧胺(tamoxifen TAM,他莫昔芬)与孕激素交替使用的方案。TAM是选择性激素受体调节剂,可使PR水平升高。TAM 10mg,口服,2/日。

(九)预后

子宫内膜癌的预后与患者的年龄、病理分级、分期及治疗方法等关系密切。

四、卵巢恶性肿瘤

卵巢肿瘤其组织学类型较多,一般分上皮性肿瘤、性索间质肿瘤、生殖细胞肿瘤及转移性肿瘤。其中卵巢上皮性肿瘤占原发性卵巢肿瘤50%~70%,其恶性类型占卵巢恶性肿瘤的85%~90%。多数在40岁以后发病。国外统计平均的发病年龄为63岁。卵巢性索间质肿瘤占卵巢肿瘤5%,可以发生在从婴儿到绝经后的任何时期。国外统计,发病的高峰年龄为围绝经期的10年,平均52岁。卵巢生殖细胞肿瘤占卵巢肿瘤的5%,主要发生于年轻或青少年患者。转移性肿瘤占卵巢肿瘤的5%~10%,其原发部位常为胃肠道、乳腺及生殖器官。上皮性卵巢恶性肿瘤是女性生殖器常见的恶性肿瘤之一。由于卵巢位于盆腔深部，早期病变不易发现。因此70%的卵巢上皮癌患者就诊时已为晚期，五年生存率徘徊于30%～40%，治疗后70%的患者将会复发，难以治愈，死亡率居妇科恶性肿瘤之首。

（一）病因及流行病学

卵巢癌的病因未明。目前认为其危险因素有：年龄的增长，未产或排卵年增加，促排卵药物的应用，乳腺癌、结肠癌或子宫内膜癌的个人史及卵巢癌家族史。就地理分布而言，西方国家最高，东方亚洲国家较低。临床上对有"卵巢癌三联征"即年龄40～60岁、卵巢功能障碍、胃肠道症状的患者，要提高对卵巢癌的警戒。

（二）卵巢肿瘤组织学分类

现仍较普遍采用世界卫生组织（WHO，1973）制定的分类法。

（1）上皮性肿瘤：浆液性肿瘤、黏液性肿瘤、子宫内膜样肿瘤、透明细胞中肾样瘤、纤维上皮瘤（勃勒纳瘤）、混合性上皮瘤、未分化癌。以上均有良性、交界性、恶性三类。

（2）性索间质肿瘤：颗粒细胞－间质细胞肿瘤（颗粒细胞瘤、卵泡膜细胞瘤、纤维瘤）；支持细胞－间质细胞肿瘤（睾丸母细胞瘤）；两性母细胞瘤；环管状性索瘤；脂质细胞瘤；未分类肿瘤。

（3）生殖细胞肿瘤：无性细胞瘤、内胚窦瘤、胚胎癌、多胚瘤、绒毛膜癌、混合型的畸胎瘤。畸胎瘤又分为：①未成熟型。②成熟型。③单胚性和高度特异性（卵巢甲状腺肿和类癌）。

（4）转移性肿瘤。

（5）其他。

（三）转移途径

卵巢癌的转移途径以直接蔓延及淋巴转移多见，血行转移少见。卵巢癌的转移特点是瘤组织可种植于盆腔或腹腔内的任何器官。最早的种植，一般均在盆腔内，尤以子宫直肠窝为多见。

（四）临床表现

（1）症状：卵巢恶性肿瘤早期常无症状，一旦出现症状常表现为腹胀、腹部肿块及腹水等。个别患者有阴道不规则出血。肿瘤蔓延或种植侵入腹膜及盆腔组织，累及神经可出现疼痛。疼痛可放射至大腿、阴道及肛门等部位。肿瘤压迫肠道或侵入肠管，可发生梗阻。压迫膀胱、尿道，可出现尿频、排尿困难及尿潴留等。晚期患者可有低热、食欲不振、消瘦、严重贫血等恶病质征象。

（2）体征：三合诊检查在子宫直肠窝及盆腔内触及散在质硬无痛结节，是特别值得重视的体征。妇科检查在一侧或双侧附件区可触及实性包块，固定不活动。常伴有腹水征（＋）。血性腹水亦为恶性的标志之一。

（3）并发症表现：①蒂扭转。恶性肿瘤无粘连时可发生扭转。急性发作时，一侧下腹剧烈疼痛，伴恶心、呕吐，体温上升。②破裂。恶性肿瘤自发破裂可造成腹腔内转移，也可有急腹症表现。③出血。肿瘤囊内出血坏死，肿瘤在短时间内增大明显。

（五）分期

原发性卵巢恶性肿瘤根据临床、手术和病理分期（FIGO，2000）。

Ⅰ期——肿瘤局限于卵巢

Ⅰa——肿瘤局限于一侧卵巢，包膜完整，表面无肿瘤，腹水或腹腔冲洗液中不含恶性细胞。

Ⅰb——肿瘤局限于两侧卵巢，包膜完整，表面无肿瘤，腹水或腹腔冲洗液中不含恶性细胞

Ⅰc——Ⅰa或Ⅰb肿瘤伴以下任何一种情况：包膜破裂，卵巢表面有肿瘤，腹水或腹腔冲洗液中含恶性细胞。

Ⅱ期——一侧或双侧卵巢肿瘤，伴盆腔内扩散。

Ⅱa——蔓延和（或）转移到子宫和（或）输卵管。

Ⅱb——蔓延到其他盆腔组织。

Ⅱc——Ⅱa 或Ⅱb 肿瘤,腹水或腹腔冲洗液中含恶性细胞。

Ⅲ期——一侧或双侧卵巢肿瘤,伴显微镜下证实的盆腔外的腹腔转移和(或)区域淋巴结转移。肝表面转移为Ⅲ期。

Ⅲa——显微镜下证实的盆腔外的腹腔转移。

Ⅲb——腹腔转移灶直径≤2cm。

Ⅲc——腹腔转移灶直径 >2cm 和(或)区域淋巴结转移。

Ⅳ期——远处转移,除外腹腔转移(胸水有癌细胞,肝实质转移)。

（六）诊断

对于卵巢恶性肿瘤根据上述症状、体征并结合以下辅助检查可协助诊断。

(1)B 超能检测盆腔肿块部位,是否来自卵巢,大小、形态,囊性或实性。通过彩色多普勒超声能测定卵巢及其新生组织血流变化。

(2)肿瘤标志物:①癌抗原 125(cancer antigen 125, CA125):血清 CA125 是目前检测卵巢上皮癌最为敏感的肿瘤标记物,约有 80% 以上的卵巢癌患者其血清 CA125 水平升高。其中浆液性卵巢癌的阳性率超过 85%,在黏液性癌的阳性率较低。②糖链抗原 19-9(carbohydrate antigen 19-9, CA199):血清 CA199 为消化道癌相关抗原,其在黏液性卵巢癌阳性率可达 83.8%。③甲胎蛋白(alpha fetal protein, AFP):是诊断卵巢生殖细胞恶性肿瘤最敏感的指标。④绒毛膜促性腺激素(human chorionic gonadotropin, HCG):对原发性卵巢绒癌、胚胎癌具有特异性诊断价值。⑤性激素测定:颗粒细胞瘤、卵泡膜细胞瘤能产生较高水平雌激素。

(3)腹腔镜检查:可在直视下活检,明确肿瘤的组织学类型。同时可以观察肿瘤的转移情况,有助于临床分期。

(4)影像学检查:可采用 CT、MRI,甚至 PET 检查。不但对肿瘤的基本情况有所了解,同时明确或估价肿瘤和周边的组织以及器官的关系。

(5)全胃肠造影、钡灌肠、胃镜、纤维结肠镜检查由于卵巢恶性肿瘤可来自或侵及胃肠道,故可借此评估胃肠道的情况。

(6)细胞学检查腹水或腹腔冲洗液找癌细胞。

（七）鉴别诊断

原发性卵巢恶性肿瘤要注意与如下疾病相鉴别:卵巢良性肿瘤、子宫肌瘤、子宫内膜异位症、盆腔结缔组织炎、结核性腹膜炎、生殖道以外的肿瘤(腹膜后肿瘤、直肠癌、乙状结肠癌)、转移性卵巢肿瘤等。

（八）治疗

卵巢恶性肿瘤治疗原则是手术为主,加用化疗、放疗的综合治疗。

1. 手术治疗

手术治疗的方式包括全面的分期手术、肿瘤细胞减灭术以及二探术等。

(1)全面的分期手术:适用于早期患者。包括:①留取腹水或腹腔冲洗液。②盆腔至横膈的全面的腹腔探查。③原发肿瘤的切除及冰冻病理检查,尽量保持肿瘤包膜的完整性。④大网膜切除。⑤子宫及双附件的切除。⑥盆腔和腹主动脉旁淋巴结的全面评估。⑦腹膜、肠系膜、双侧结肠旁、横膈等部位的多点活检。⑧阑尾的切除。

2)肿瘤细胞减灭术(即残存瘤直径 <1~2cm)。适用于晚期卵巢癌患者。特别是上皮癌的患者。包括初次肿瘤减灭术、中间型肿瘤细胞减灭术以及再次肿瘤细胞减灭术。所谓初次肿瘤细胞减灭术即在上述全面的分期手术基础上尽可能地切除肉眼可见原发瘤、转移瘤,若残存瘤直径 <1~2cm 为理想的肿瘤细胞减灭术。中间型肿瘤细胞减灭术是指对于在初次肿瘤细胞减灭术时未达到理想减灭的患者,在术后经过 2~3 个疗程的化疗后,再实施的肿瘤细胞减灭术。再次肿瘤细胞减灭术一般包括以下 4 种情况:①如前所述的中间型肿瘤细胞减灭

术。②在二探术中发现的肉眼可见病灶的病例。③经初次手术和化疗后复发的病例。④经过初次的手术和化疗,疾病进展的病例。再次肿瘤细胞减灭术的手术指征包括肿瘤复发的部位,复发的数目,患者的一般情况,有无合适的后续化疗方案等。

(3)二探术:专指卵巢癌患者在接受了肿瘤细胞减灭术,并完成了规定疗程的化疗后,临床没有肿瘤的证据,各种影像学检查阴性,肿瘤标记物正常,而进行的一种详尽的手术探查步骤。

2. **化疗**

卵巢癌是对化疗敏感的恶性肿瘤,即使能够完成理想的肿瘤细胞减灭术,仍然很难治愈。因此卵巢癌治疗应该是以手术治疗为主,化疗为辅,手术与化疗并重。对于卵巢上皮性癌的化疗,在我国,鉴于经济状况和技术条件的限制,对于有经济能力的卵巢上皮癌患者应首选泰素+卡铂或泰素+顺铂的方案。对于经济条件差的患者,顺铂+环磷酰胺方案也不失为有效的一线化疗方案。复发卵巢癌的化疗主要取决于肿瘤复发距末次化疗的时间,即肿瘤的无化疗间期。目前以停止化疗6个月为标准,铂类停药>6个月肿瘤复发者称为铂类可能敏感病例。铂类停药<6个月肿瘤复发者称为铂类耐药病例。对于铂类敏感的病例可考虑在再次肿瘤细胞减灭术的基础上,使用以往的化疗方案。而对于铂类耐药的病例,则考虑二线化疗方案。目前采用的二线化疗药物有:和美新、吉西他宾(健择)、脂质体阿霉素(楷莱)、草酸铂、以及口服 VP16 等。

3. **放射治疗**

某些肿瘤对放疗非常敏感(如无性细胞瘤),对于残余瘤或淋巴结转移可行标记放疗。放射性核素(32P)适于腹腔内灌注。放疗为卵巢癌手术和化疗的辅助治疗。

(童　英)

参考文献

1. Stehman TB, Loor KY. Carcinoma of the vulva. *Obstet Gynecol*, 2006, 107: 719 – 733.

2. Wright YC Jr, Cox JT, Massad LS, et al. 2001 consensus guidelines for the management of women with cervical intraepithelial neoplasia. *Am J Obstet Gynecol*, 2003, 189: 295 – 304.

3. 连利娟,主编. 林巧稚妇科肿瘤学. 第4版. 北京:人民卫生出版社,2006,342 – 394.

4. Oehler MK, Fung A, Jobling TW. Advances in the treatment of endometrial cancer. J *Br Menopause Soc*, 2005, 11(1): 18 – 22.

5. 彭芝兰. 子宫内膜癌手术治疗的术式选择. 中华妇产科杂志,2004,39:210 – 211.

6. 卵巢癌化学治疗的发展和挑战. 中国妇产科临床,2002,3:3 – 7.

7. 张辉,孔北华. 肿瘤标志物在妇科肿瘤中的应用进展. 中国实用妇科与产科杂志,2006,22:9 – 12.

第三十章　老年人耳鼻咽喉科疾病

第一节　概　述

随着人类寿命的明显延长，人口老龄化目前已成为整个世界共同面临的问题，我国已成为世界上老年人口最多的国家。随着人口的老龄化，各种老年性疾病的发生率亦随之增加。同全身其他器官一样，耳鼻咽喉等器官亦发生衰老、退变，随之发生一些与衰老相关的疾病，并表现有其临床特点。耳聋、耳鸣和眩晕的发生率在老年人中具有较高的发生率，既可单发亦可伴发在一起。耳聋、耳鸣和眩晕的发生降低了老年人的生活质量，也成为当前与今后的防治重点之一。有些耳鼻咽喉疾病看起来虽"小"，但会给患者带来许多困扰而影响其日常生活，如耵聍栓塞及外耳道炎等，这些疾病处理不当亦可引起其他并发症，而有些疾病如耳、鼻及面部一些貌似"疖"、"斑"、"痣"等皮表病变则有可能潜伏着"癌"病变，如未能得及时地治疗或处理不当，则可能给患者带来严重的后果。鼻出血在老年人十分常见，严重者也可引发其他情况，基层和社区医生对之处理起来则颇感困难。近年来老年人嗅觉功能障碍也渐渐引起了人们的重视。咽异感症临床十分常见，并常常使一些老年患者担心发生"癌症"而给其带来沉重的心理负担。老年人因其年龄及身体特点容易发生咽及食管异物，如应对不当也可引起严重的并发症。一些老年人在喉病的基础上可能发展成喉癌，需引起人们的重视。因此，对上述常见的老年性耳鼻咽喉科疾病予以重点论述。

（王恩彤）

第二节　外耳道耵聍栓塞

耵聍俗称耳屎，为外耳道皮肤之耵聍腺、皮脂腺分泌物及脱落的皮肤碎屑形成的混合物，具有保护外耳道皮肤及鼓膜的作用。耵聍干燥后通常呈碎屑或薄片状，可借咀嚼、张口、头位变化、身体运动等活动由外耳道自行排出，但在某些情况下，耵聍不断地在外耳道积聚、凝结成块并阻塞外耳道，即可发生所谓外耳道耵聍栓塞。亦有部分人其耵聍呈褐色粘液状，俗称"油耳"，不易排出而阻塞外耳道。外耳道耵聍栓塞在老年人十分常见，尤其在干休所、养老院、家庭病房中之高龄老年人更为多见。据估计，60岁以上的老年人中约有1/3发生过耵聍栓塞。老年人发生外耳道耵聍栓塞后不仅可使其听力障碍加重，影响其日常生活，如对耵聍栓塞处理不及时或处理不当尚可引起一些并发症。

一、病因

（1）耵聍分泌过多：老年人常因外耳道炎、湿疹及挖耳习惯等刺激外耳道皮肤，使耵聍腺分泌增加，耵聍增多并可凝结成块。

（2）耵聍排出受阻：老年人可因牙齿脱落、咀嚼力减弱、颞颌关节功能减退、头位及身体运动减少等原因使耵聍排出困难而容易发生耵聍栓塞，习惯性挖耳易使耵聍块逐渐被推向外耳道深处。

二、临床表现

依耵聍栓的大小、硬度及位置的不同其临床表现不一。较小的耵聍栓可无症状，有时可伴有外耳道局部瘙痒感。外耳道耵聍阻塞较重者可引起听力减退，耳闷胀感及与脉搏一致的搏动性耳鸣。耵聍栓压迫鼓膜者可引起眩晕，亦可随头位的改变和下颌关节的运动而发生耳痛症状，若耵聍压迫外耳道后壁皮肤，可因刺激迷走神经耳支引起反射性咳嗽。洗澡或游泳后耵聍经水浸泡而膨胀可产生耳部胀痛，如继发感染则可使疼痛加剧并向头部放射。

检查可见外耳道内有黄色、褐色或黑色耵聍团块，其与外耳道皮肤之间常无缝隙，触之质地多较坚硬而不易活动，有些耵聍栓亦可软如枣泥。耵聍软化后可呈酪状物。继发感染者可见外耳道皮肤红肿、糜烂、肉芽形成及脓性分泌物。听力检查：合并有老年性聋者可表现为混合性聋，而未合并有老年性聋者则呈传导性聋。

三、诊断

根据病史、症状、体征及检查，外耳道耵聍栓塞不难确诊，但应注意与外耳道胆脂瘤、外耳道异物等相鉴别。

四、治疗

形成外耳道耵聍栓塞后应尽快将栓塞之耵聍取出，宜由专科医生操作，勿自行挖取，以免将之推向深部以及引起外耳道炎、鼓膜损伤等并发症。因老年人多体弱多病，取耵聍时应注意方法适当，操作时务必细致轻柔，尽量减轻其痛苦，勿损伤外耳道皮肤及鼓膜，耵聍取出后尚应预防感染，而已合并感染者应首先控制感染。可依据患者具体情况采用以下方法取出耵聍。

（1）器械取出法：较小的耵聍可用膝状镊或耵聍钩、环状小刮匙将之取出，而较大且坚硬的耵聍或在耵聍取出过程中患者感到不适时则不宜采用该法将耵聍强行取出，以免引起外耳道和鼓膜的损伤、出血或继发感染，可改用冲洗法或吸除法。耵聍位置深在或已软化或用器械不易取出者亦应首选冲洗法或吸除法。

（2）外耳道冲洗法：可用5%碳酸氢钠滴耳剂滴耳，每日3～5次，3～5天后待耵聍充分软化时可用生理盐水进行外耳道冲洗以将耵聍冲洗出来。操作时应注意，冲洗液温度应在37℃左右，如冲洗液过冷或过热均可引起眩晕反应。急、慢性化脓性中耳炎者不宜使用该法。

（3）抽吸法：对于水渍、感染或应用药物软化后的耵聍宜采用此法，尤其适于外耳道狭窄者，抽吸操作应在明视下进行，吸引器头勿直接接触外耳道皮肤或鼓膜，并保持吸引压力适当，防止因压力过大引起外耳道皮肤或鼓膜的损伤。

（龚维熙）

参考文献

1. Stone CM. Preventing cerumen impaction in nursing facility residents [J]. *J Gerontol Nurs*, 1999, 25:43.

2. Aung T, Mulley GP. Removal of ear wax [J]. *BMJ*, 2002, 325:27.

3. Moore AM, Voytas J, Kowalski D, et al. Cerumen, hearing, and cognition in the elderly [J]. *J Am Med Dir Assoc*, 2002, 3:136.

4. Yueh B, Shapiro N, MacLean CH, et al. Screening and management of adult hearing loss in primary care: scientific review [J]. *JAMA*, 2003, 289:1976.

5. Guest JF, Greener MJ, Robinson AC, et al. Impacted cerumen: composition, production, epidemiology and management [J]. *QJM*, 2004, 97:477.

6. Ologe FE, Segun - Busari S, Abdulraheem IS, et al. Ear diseases in elderly hospital patients in Nigeria [J]. *J Gerontol A Biol Sci Med Sci*, 2005, 60:404.

第三节 外耳道炎

外耳道炎为外耳道皮肤与皮下组织的急、慢性炎症。老年人因其年龄及自身生理特点易发生外耳道炎，尤其在伴有营养不良、内分泌功能障碍和糖尿病等疾病的老年患者更易发生，甚至可形成恶性外耳道炎。

一、病因

正常外耳道皮肤受到耵聍腺和皮脂腺分泌物的保护，其上皮角质层对微生物的侵袭具有较强的抵御能力。老年人外耳道皮肤逐渐萎缩、变薄，腺体退化，当外耳道皮肤受某些因素的影响致其抵抗力下降时，致病微生物可乘虚而入，导致外耳道炎的发生。外耳道炎常见的致病菌为金黄色葡萄球菌、链球菌、变形杆菌及霉菌等，而恶性外耳道炎的主要致病菌则为绿脓杆菌。影响外耳道皮肤抵抗力的原因如下：

1. 水液浸渍

游泳或洗浴时外耳道被水灌入，皮肤受到浸渍，其角化层长期受水浸渍脱落，新鲜皮肤易获感染。正常人外耳道耵聍腺和皮脂腺分泌物呈微酸性，具有抗感染能力，当外耳道进水或使用某些滴耳剂后使外耳道皮肤表面分泌物的pH值发生改变，使“酸性外衣”转为碱性，抗感染能力减弱，易导致外耳道发生感染。

2. 皮脂减少

皮脂具有保护外耳道皮肤不受浸渍，并具有抑制真菌生长的作用，若去除过多，如有些老年人喜好挖耳、擦拭外耳道，或因皮脂分泌过少，如老年人随着年龄的增加其外耳道皮脂腺腺体退化、分泌减少，均可降低外耳道皮肤的抵抗力而易发生感染。

3. 皮肤损伤

外伤或挖耳引起外耳道皮肤损伤后，可使外界细菌进入外耳道表皮层甚至真皮层引起外耳道炎。

4. 全身疾病

患有糖尿病、内分泌紊乱、慢性便秘、贫血等一些全身性疾病的患者易发生外耳道炎。恶性外耳道炎的病因尚未确定，现多数学者认为与免疫缺陷和微循环障碍有关。糖尿病患者的白细胞迁移功能不良，吞噬作用延迟或有缺陷，淋巴细胞反应性降低等可使患者的免疫功能降低，机体抵抗力下降，这可能是恶性外耳道炎好发于糖尿病患者的原因之一。糖尿病所引起的血管病变及微循环障碍在该病的发病中亦起着重要作用。营养不良和贫血等亦是该病的诱发因素。恶性外耳道炎的致病菌98%为绿脓杆菌，该菌在一般弥漫性外耳道炎中多见，但其预后良好，而在糖尿病患者尤其是老年人，一经感染常引发坏死性外耳道炎。

5. 其他因素

变态反应性外耳湿疹易伴发外耳道炎，慢性中耳炎其脓性分泌物对外耳道的长期刺激亦可引起外耳道皮肤的炎症。此外，外耳道较深且狭窄者使外耳道深部的碎屑难以排除或清除，也易出现外耳道感染。

二、病理

外耳道炎主要为非特异性炎性反应。局部皮肤有明显水肿和多核白细胞浸润。上皮细胞呈海绵样变和角化不全，耵聍腺扩张并可充满脓液，其周围为多形细胞浸润。皮肤表面渗液、脱屑，有时可有肉芽形成。在恶性外耳道炎，始发于外耳道的炎症可向深部发展引起鼓膜穿孔，并可侵及中耳和内耳，亦可通过外耳道底部骨软骨交界处向颅底扩散，或通过外耳道软骨裂隙波及到腮腺及颞下间隙，引起广泛性的骨髓炎及脓肿，侵及颅内可导致严重的并发症。

三、临床表现

1. 急性外耳道炎

轻者仅有耳部疼痛，可见外耳道轻度充血、

肿胀，表面覆以较粘稠的分泌物或碎屑。重者外耳道肿痛剧烈、痒热，皮肤溃烂、流脓，外耳道及耳廓处可发生丘疹，耳廓周围组织出现水肿，耳周淋巴结肿大并伴有触痛等。可发生外耳道狭窄及闭塞，伴有耳鸣及听力下降。

2. 慢性外耳道炎

是外耳道皮肤及皮下组织的慢性或迁延性炎症。耳内有瘙痒感或不适感，检查可见耳廓及外耳道皮肤增厚，外耳道变窄，外耳道深处常积存干的脱落碎屑或有臭味的灰褐色或灰绿色分泌物。病期较长，可因外耳道发生狭窄而致听力减退。鼓膜可表现有光泽消失、增厚、标志不清，甚至有小肉芽肿形成。

3. 恶性外耳道炎

恶性外耳道炎是一种严重的细菌感染性疾病，进展快，常引起外耳道软组织、软骨和骨的广泛性进行性坏死及骨髓炎，故又称坏死性外耳道炎。该病多发生于老年糖尿病患者，可占到90%以上。该病通常起病较急，表现为剧烈耳痛并可放射至颞部。外耳道持续流脓，外耳道底部骨软骨交界处皮肤充血、水肿、糜烂，有肉芽形成，耳廓、外耳道、耳周软组织肿胀，耳廓牵拉痛及触痛明显，乳突部亦可有压痛。经一般抗炎治疗多无明显效果。如能在发病早期采取积极有效的治疗，有望治愈。如病情未能得到控制，感染可扩散至内耳、腮腺及邻近组织，甚至侵犯颅底并可引起颅底骨髓炎。侵及茎乳孔或颈静脉孔则可累及面神经、舌咽神经、迷走神经等颅神经而导致多发性神经瘫痪。晚期侵及颅内可引起脑膜炎、脑脓肿等严重的颅内并发症，预后不良。

四、诊断与鉴别诊断

根据该病的典型症状和体征，其诊断一般并不困难。值得注意的是，恶性外耳道炎早期常易误诊为普通的外耳道炎和疖肿。因此，对凡有病程长、迁延不愈的外耳道炎，尤其是在伴发有糖尿病的老年患者，经积极抗炎治疗无效时，应警惕发生恶性外耳道炎的可能。脓液细菌培养常可查到绿脓杆菌。此外，颞骨CT有助于了解有无骨质破坏及其破坏程度和范围。该病尚需与下列疾病相鉴别：

1. 急性化脓性中耳炎

局部症状明显，早期可有剧烈耳痛，当鼓膜穿孔排脓后，耳痛症状则明显缓解，耳内分泌物多呈粘脓性，鼓膜充血或伴穿孔，但外耳道无明显肿胀。

2. 急性外耳道湿疹及药物性皮炎

一般无耳痛症状，大量水样分泌物和奇痒为其特征性表现。外耳道呈现明显肿胀，可伴有丘疹或水疱。

3. 外耳道真菌病

多与滥用抗生素有关。常有潮湿的纸块样状分泌物，并具有特殊的霉味，外耳道干燥者可见其内有蓬松的发霉物。分泌物涂片和培养可发现真菌菌丝及孢子。

4. 外耳道恶性肿瘤

肿瘤早期除表现有外耳道新生物以及可引起局部不适感外，多无其他明显症状，肿瘤晚期可因对周围组织的侵袭、破坏及肿瘤本身的出血、溃烂而出现外耳道流脓、流血性分泌物及耳痛症状等。因此对外耳道出现的肉芽组织等应行病理检查以便与恶性肿瘤鉴别。

五、治疗

1. 急性外耳道炎的治疗

应用有效的抗生素，最好依据细菌培养及药敏试验结果选择抗生素，以期尽快控制感染。疼痛严重者，可给予止痛药物。早期外耳道渗出较多者，可用氧氟沙星滴耳液纱条松松塞入外耳道，并每隔3～4小时滴入新鲜药液，每日更换纱条，亦可采用抗生素/类固醇激素混合液滴耳，或用5%硝酸银涂布外耳道亦可促其干燥。同时亦可选用中药制剂或理疗等治疗。治疗同时亦应积极查找和治疗与外耳道炎发生有关的疾病或病因，如化脓性中耳炎、糖尿病、贫血及过敏反应等。

2. 慢性外耳道炎的治疗

首先要去除病因，如积极治疗中耳炎，加强全身疾病的诊治等。外耳道局部应进行定期清洁,去除脓痂。根据分泌物培养结果,选择有效的抗生素,并应用抗生素滴耳剂及止痒剂,亦可用皮质类固醇激素制剂。此外,老年人患者应戒除挖耳的习惯,以减少外耳道炎的发生。

3. 恶性外耳道炎的治疗

恶性外耳道炎为一种致死性疾病,预后不良,伴有颅神经受累者预后更差,死亡率较高,早期有效的治疗是降低其死亡率的关键。

(1)积极治疗和控制糖尿病:应请内分泌科医师早期介入,以使患者的糖尿病得到有效的治疗和控制。

(2)手术治疗:早期根治性清创手术十分重要,如面神经或颅底受到侵犯,应早期施行乳突根治术和颅底部分切除术。手术应达到彻底清除病灶,防止炎症发展的目的。

(3)全身抗炎治疗:应采用强效抗生素,主要是控制绿脓杆菌感染,常用药物有庆大霉素、羧苄青霉素、妥布霉素、羧噻吩青霉素、吡啶氨苄青霉素、苯咪唑青霉素、多粘菌素 B 和 E 等。宜利用药物的协同作用采取两联甚至三联用药,以使之及早得到治愈。在临床治愈后仍需维持使用一段时间的抗生素以防止其复发。在恶性外耳道炎的治疗过程中抗生素的应用时间十分重要,为达到彻底治愈的目的,应用抗生素至少要维持 4 ~ 6 周的时间。

(4)全身支持疗法:合并有贫血、营养不良等疾病时,应予以积极的纠正和治疗,增强患者的体质和抵抗力。

(5)其他治疗:有采用高压氧治疗恶性外耳道炎而获得较佳疗效者,对其尚可采用微波或氦氖激光局部照射等治疗。

（龚维熙）

参考文献

1. Bhandary S, Karki P, Sinha BK. Malignant otitis externa: a review [J]. *Pac Health Dialog*, 2002, 9: 64

2. Ruckenstein MJ. Infection of the external ear. In: Cummings CD, et al. eds: *Commings Otolaryngolgy - Head and Neck Surgery*. ed 4, Philadelphia, Mosby, 2005, Vol 4, p2979

3. Mani N, Sudhoff H, Rajagopal S, et al. Cranial nerve involvement in malignant external otitis: implications for clinical outcome [J]. *Laryngoscope*, 2007, 117: 907

第四节　老年性耳聋

一、定义及临床流行病学

在机体衰老过程中,听觉器官亦随之呈现退行性变化,表现为随着年龄的增加而出现进行性的听力减退,即发生所谓的老年性聋(Presbyacusis 或 age - ralated hearing loss)。老年性聋的发生率随人口的老龄化而明显增加,已成为成人听力障碍的最常见原因,约 80% 的耳聋患者为老年人。临床流行病学调查显示,60 岁以上的老年人的耳聋患病率约为 60% 左右,且随年龄的增加其患病率逐渐增高,男性多于女性。

二、病因与发生机理

老年性聋主要是机体衰老过程中听觉系统的组织、细胞发生衰老的结果。老年性聋的发生亦是遗传因素与环境因素共同作用的结果。Ahl 基因(age - related hearing loss gene)为第一个被判定的老年性聋相关基因,该基因踞于第 10 染色体近端,另一个相关基因簇(称之为 Ahl2)近来也已被发现,该基因则踞于第 5 染色体上。老年性聋的发生除与患者的遗传敏感性有关外,噪音损伤、耳毒性药物、血管病变、感染等也均是导致其发病的危险因素。老年人对噪声更为敏感,噪声暴露易引起老年人的听力损害。老年人因其对药物的代谢特点,一些耳毒性药物如氨基糖苷类抗生素、顺铂、襻利尿剂等更容易对其听力产生损伤;心血管病及其危险因子在一定程度上影响其听力,中风、心肌梗塞、高血压、动脉硬化、高脂血症和糖尿病等都与老年性聋的发生有关。老年性聋主要为内耳病变所致，耳蜗 Corti 器毛细胞及神经节细胞的变性、缺失及血管纹变性为老年性聋主要的病理表现。细胞凋亡参与许多生理和病理过程，在听觉神经退行性变过程中亦具有重要作用。内耳在其正常发育过程中，耳蜗毛细胞存在着一定水平的凋亡，以清除受损或老化的毛细胞，维持耳蜗的正常的结构和功能。一些外在因素如氨基糖苷类抗生素或噪声刺激则可通过细胞凋亡机制导致耳蜗毛细胞的损伤或缺失。

三、病理与分型

老年性聋的病理变化复杂，范围广泛，个体差异较大，有人依其病理变化将之分为以下四型：

1. 感音性老年性聋

以耳蜗外毛细胞和耳蜗神经纤维的萎缩、消失为主要特点。其纯音听力图上则以高频陡降型听力曲线为特点，常伴有 4kHz 凹陷，早期其低频听力及言语识别能力可正常。

2. 神经性老年性聋

耳蜗螺旋神经节和神经纤维的退行性病变为其主要特征。临床上，在所有频率听阈提高的基础上以高频受损为主，言语识别能力明显下降，并可与听力下降水平不一致。

3. 血管性老年性聋

又称代谢性老年性聋。以耳蜗血管纹萎缩为病变特点。纯音听力曲线多呈平坦型，言语识别能力可正常。

4. 机械传导性老年性聋

耳蜗与听神经均无明显病变，但基底膜因增厚、透明变性、弹性纤维减少而变得僵硬。纯音听力图上呈以高频听力下降为主的缓降型听力曲线。

四、诊断与临床表现特点

表现为双耳渐进性感音神经性聋的老年患者，在排除其他病因以后可诊断为老年性聋。导致听力损害的其他常见原因有：药物中毒性聋、噪音性聋、自身免疫性感音神经性聋及梅尼埃病、耳硬化症、鼓室硬化症、中耳粘连、听神经瘤、高血脂症、糖尿病、肾功能障碍等疾病伴发的耳聋等。亦应排除影响患者听力感受之抑郁症和认知障碍，故对患者应进行进一步的听力学检查。

1. 听力下降

为不明原因的双耳感音神经性聋，发病多较隐匿，呈进行性加重，但通常进展缓慢。患者常表现为听广播或看电视时需较大的音量，与他人交谈时或打电话时常需对方提高声音，听不清楚他人讲话或电话中声音，自己也往往习惯于高声讲话。老年性聋一般为双耳受累，但也可双耳先后起病或一侧较重。早期通常为高频听力的损害，致使患者对高频警报声的感知及定位发生困难而给其带来一定的潜在危险。随着患者低频及语频听力的损害，其言语识别与理解能力下降，一些患者常主诉虽能听到他人的声音但听不清讲话的意思。尤其在噪声环境中，患者对声音的感知、判定与定位能力减退。患者自觉听力下降的程度常与纯音听力测定所显示的听力损害程度不相称。

2. 交流困难

老年性聋患者因其听力减退尤其是言语识别与理解能力的下降，可导致其言语交流及社交活动发生困难，这对患者亦有一定的心理影响，易使之产生孤独、抑郁等心理与精神症状。

3. 耳鸣

老年性聋常同时伴有老年性耳鸣的存在。多数患者其耳鸣开始可呈间歇性，以后逐渐加重，并可变为持续性，耳鸣多为高调性，有些呈搏动性耳鸣，可能与高血压、动脉硬化的发生有关。

4. 眩晕

一些老年性聋患者可伴有眩晕症状，可能与前庭系统老化或椎基底动脉发生老年性病变有关。

5. 听力学检查

①纯音听力曲线：老年性聋患者可表现有不同类型的听力下降曲线，故对老年性聋的诊断缺少特异性。②言语试验：老年性聋患者的

言语识别能力多有下降，且常与其纯音听力下降的程度不相称。③听觉脑干诱发电位及耳声发射试验也有助于老年性聋的诊断。

五、防治

老年人应定期体检以早期发现老年性聋，基层或社区医院可通过问卷调查、便携式听力计进行筛查。由于老年性聋的发生机理目前还不十分清楚，对之尚缺乏切实、有效的防治手段，对已形成的听力障碍也缺少特效药物。以往认为，哺乳动物及人类听觉系统的神经细胞及耳蜗毛细胞属终末分化细胞，损伤后将不能再生而导致不可恢复的听功能障碍。但对这一传统观念目前已有了重新认识，即哺乳动物耳蜗毛细胞损伤后仍有再生潜力。随着再生医学这一新兴领域的快速发展，今后有望通过促进毛细胞再生而恢复患者的听力。尽管毛细胞损伤、修复与再生的调节机制目前尚不十分清楚，但是已知多种生长因子对毛细胞的保护和再生修复过程中具有重要作用。已有人将神经营养因子作为听觉系统年龄相关性病变的一个治疗性调节因子。因此，有可能以神经营养因子来减缓或防止老年性聋的发生。

助听器为改善老年耳聋患者听力的有效手段之一，听阈超过 40dB 的老年性聋患者可考虑配戴助听器以改善其听力和社交能力。需注意的是，助听器本身并不能恢复患者的听力。此外，配戴助听器后需要一定的适应时间，有些患者因配戴初期对其不适应而较少使用甚至放弃使用。许多其他辅助装置也可被采用，如调频电话、电话扩音器、电话与助听器连接装置等。门铃、电话和烟雾警报器可加装闪烁器，这些都有助于成为重度耳聋患者生活上的帮手。对双侧重度耳聋患者而助听器无法奏效者，人工耳蜗置入也可作为选择之一。

与老年性聋患者交谈时应避免大声喊叫，如在室内应将电视、收音机等关闭以得到安静的交流环境，应与之面对面交流，言语尽量缓慢而清晰，必要时可借助于表情、唇读与手势。对老年性聋患者还可在专门的听力中心进行适当的言语听力训练，以帮助其判断言语交流过程中的语音和关键词语。

预防衰老应是防治老年性聋的理想方法，然而衰老是一种自然规律，目前尚无可使之逆转的有效方法，但以下方法或可延缓听觉系统的衰老过程。①注意饮食卫生，减少高脂类食物，戒除烟酒嗜好。②避免接触过多、过强的噪声。③避免应用耳毒性药物。④注意劳逸结合，进行适当的体育活动，保持心情愉快。

（王恩彤）

参考文献

1. Hanratty B, Lawlor DA. Effective management of the elderly hearing impaired – a review [J]. *J Public Health Med*, 2000, 22: 512.

2. Jennings CR, Jones NS. Presbyacusis [J]. *J Laryngol Otol*, 2001, 115: 171.

3. Seidman MD, Ahmad N, Bai U. Molecular mechanisms of age – related hearing loss [J]. *Ageing Res Rev*, 2002, 1: 331.

4. Gratton MA, Vazquez AE. Age – related hearing loss: current research [J]. *Curr Opin Otolaryngol Head Neck Surg*, 2003, 11: 367.

5. Gates GA, Mills JH. Presbycousis [J]. *Lancet*, 2005, 366: 1111.

6. Frisina RD, Walton JP. Age – related structural and functional changes in the cochlear nucleus [J]. *Hear Res*, 2006, 216 – 217: 216.

7. Nelson EG, Hinojosa R. Presbycusis: a human temporal bone study of individuals with downward sloping audiometric patterns of hearing loss and review of the literature [J]. *Laryngoscope*, 2006, 116(9 Pt3 Suppl 112): 1.

第五节　老年性耳鸣

一、耳鸣的流行病学

耳鸣是一种常见症状而非一种疾病。耳鸣既可由耳科疾病所引起,亦可由其他疾病所致,或是某些全身性疾病的伴发症状。耳鸣在临床十分常见,流行病学调查资料显示,耳鸣的发生率约占总人口的10% ~23%,其中3% ~4%的患者其耳鸣程度较重,需要求医。随着年龄的增长,耳鸣的发病率显著增高,据报告,我国60岁以上老年人的耳鸣发病率为30%左右,其中男、女性的耳鸣发生率大体相当,城乡居民之间的耳鸣发病率也并无显著差别。

二、耳鸣的分类

耳鸣的分类方法颇多。通常可将耳鸣分为主观性耳鸣与客观性耳鸣两大类,主观性耳鸣仅患者自己能感受到,而客观性耳鸣则患者和他人均能听到,故也被称作他觉性耳鸣。绝大多数耳鸣属主观性耳鸣,客观性耳鸣仅占很小一部分。耳鸣也可根据其性质进行分类,如将之分为生理性耳鸣和病理性耳鸣;持续性耳鸣和间断性耳鸣;单音调耳鸣和复音调耳鸣;搏动性和非搏动性耳鸣等。还可依导致耳鸣发生的病变部位分为周围性耳鸣和中枢性耳鸣,前者是指外耳、中耳、内耳及听神经病变引起的耳鸣,后者则是指蜗神经核以上听觉中枢通路直至大脑皮质听觉中枢病变所引起的耳鸣。亦可将耳鸣分为单耳耳鸣、双耳耳鸣或颅鸣。临床上通常尚可根据病因将耳鸣分为耳源性耳鸣与非耳源性耳鸣。

三、耳鸣的病因及发生机理

(一)主观性耳鸣常见病因

引起主观性耳鸣的病因多种多样,大致可分为耳源性疾病和非耳源性疾病两大类。

1. 耳源性疾病

耳源性疾病是主观性耳鸣的最常见原因,多数耳鸣病例其发生原因与导致耳聋的原因相同。

(1)外耳、中耳传音结构病变:如外耳道耵聍堵塞、外耳道异物、外耳道炎及湿疹、外耳道肿胀;各型中耳炎及鼓膜穿孔、中耳渗出与鼓室积液、耳硬化症及听骨连畸形等一些可引起传导性聋的疾病及中耳或咽部病变致咽鼓管功能障碍。

(2)内耳感音系统病变:如噪声性聋、老年性聋、梅尼埃病、突发性聋、听神经瘤及药物中毒性聋等可引发感音性聋的一些疾病。一些药物或化学物质具有耳毒性,不仅可损害听力,亦可诱发耳鸣,如阿斯匹林和非类固醇抗炎药,氨基糖苷类抗生素及氯霉素、红霉素、四环素、万古霉素等抗生素,博莱霉素、顺铂、氮芥、氨甲喋呤、长春新碱等化疗药物,布美他尼、利尿酸、速尿等襻利尿剂,氯喹、奎宁、杂环类抗抑郁药,铅、汞等重金属物质等,这些药物或化学物质可导致耳蜗毛细胞、听神经或其中枢神经通路的损害,可引起眩晕、耳聋、耳鸣等症状,所引起的耳鸣症状常为双侧。

(3)蜗后(听神经)病变:如听神经瘤、听神经元炎、听神经病、Hunt综合征等。

(4)听觉中枢部分(从耳蜗神经核直至大脑听觉皮质)病变:如脑出血、脑肿瘤等。

2. 非耳源性疾病

一些非耳源性疾病也常导致主观性耳鸣的发生。

(1)神经源性疾病:如颅脑外伤及脑震荡、脑炎、脑膜炎、神经衰弱、多发性硬化症等,这类疾病常引起高调性耳鸣,并常伴有高频听力下降性感音神经性聋。

(2)内分泌与代谢性疾病:一些内分泌与

代谢性疾病也常伴有耳鸣症状，如甲状腺功能亢进或低下、糖尿病、高脂血症、维生素B_{12}缺乏或锌等微量元素缺乏等。

（3）精神性疾病：如焦虑症、抑郁症、精神分裂症等可导致患者出现耳鸣症状，而许多耳鸣患者也可表现有抑郁、焦虑等精神症状。

（4）心血管系统疾病：高血压与低血压、动脉粥样硬化以及血管瘤、血管畸形等患者也常伴有耳鸣症状。

（5）颈椎病及其他疾病：颈椎骨质增生或椎间盘突出因压迫椎动脉可引发耳鸣症状，贫血、肾病、颞颌关节病等亦可导致耳鸣症状的出现。

尽管就主观性耳鸣的发生提出了一些学说，但其发生机理目前仍不十分清楚。引发耳鸣的病因或因素诸多，从耳蜗核至听皮质听觉传导通路上任何部位的病变均可导致耳鸣的出现。有关学说包括受损的耳蜗毛细胞反复放电而连续刺激听神经纤维、各级听觉神经纤维的自发性异常电活动、脑干听神经核活动亢进或中枢听皮质对周围听神经活动的经常性抑制作用减弱等。

（二）客观性耳鸣的常见病因

客观性耳鸣罕见，可由以下疾病或病变所引起：

（1）血管源性疾病：如动静脉漏、颈动静脉系统血管畸形、耳部血管瘤、颈动脉瘤、颈静脉球体瘤、血管肿瘤等。血管畸形产生的血管杂音可传导至耳部，岩部颈动脉系统为其最常见来源，所引起的耳鸣多为搏动性，通常夜间症状加重，患者通常没有其他耳部症状主诉；在患有高血压或颈静脉球高位者可听到静脉哼鸣声，此种耳鸣多为柔和、低调的静脉哼鸣声，耳鸣症状可在头位变动、活动或压迫颈静脉时发生改变；先天性动静脉分流常无症状，而后天获得性动静脉分流则常伴有搏动性耳鸣，其常见原因是头部外伤或手术并发症。发生于颈动脉分叉处副节瘤、颈静脉球体瘤或鼓室动脉等处的血管肿瘤可引起声响较大的搏动性耳鸣。

（2）神经、肌源性疾病：如咽鼓管肌群、腭肌和镫骨肌发生痉挛可导致耳鸣症状，常伴有其他神经性疾病如脑干肿瘤、梗塞或多发性硬化症。

（3）咽鼓管功能障碍：如咽鼓管异常开放症等也可引起耳鸣，患者可听到与其呼吸相一致的吹风音，也可出现自听增强即可感觉到自己的发音，其症状可通过 Valsalva 动作或患者卧床时其头部居某一特定位置后而消失。

（4）颞颌关节病：一些颞颌关节疾病也可引起耳鸣症状。

四、耳鸣的影响及危害

耳鸣患者其症状轻重程度不等，症状轻微或持续短暂者多不会给患者带来明显的不适，当症状严重时则会对患者的产生一定的影响及危害，甚至有些患者因无法忍受耳鸣带来的痛苦和烦恼而产生自杀企图。耳鸣的影响及危害主要表现在以下几个方面：

1. 影响听力与交流

耳鸣症状可影响患者的听力并可干扰其所听到的言语内容，患者常主诉可听到别人说话的声音但分辨不清所说的内容。尤其是老年性耳鸣患者因常合并有老年性聋，对其言语交流能力的影响更为明显。耳鸣患者常常无法与他人沟通，加之自己又有紧张、烦闷、焦躁等情绪，久而久之则不愿参加社交活动。

2. 影响睡眠与情绪

耳鸣症状在夜深人静时尤为明显，往往使患者难以入睡或处于浅睡眠状态，常常被外界声响甚至可被耳鸣声吵醒。半夜醒后，由于受到持续的耳鸣烦扰，患者常常烦躁不安，辗转难眠。长期严重的耳鸣可以使患者产生烦躁、焦虑、抑郁等情绪变化。

3. 影响工作和学习

耳鸣患者因为听不清他人的讲话内容，加上耳鸣症状给自身带来的痛苦，使工作和学习效率下降。

五、耳鸣的检查、诊断与评价

（一）病史

所有耳鸣患者应详细了解其病史，主要包括以下几方面：

（1）耳鸣发作情况、可能原因及相关因素：如双耳进行性听力减退伴有耳鸣的老年患者提示其耳鸣症状为老年性聋的伴发症状；突发的耳鸣症状则可能与过多、过强的噪声暴露或头部外伤有关。耳毒性药物或噪声暴露史提示耳鸣可能系药物性聋或噪声性聋的伴发症状。咽鼓管异常开放症所引起的耳鸣可通过卧位后头部处于某一特定位置而得到缓解。

（2）耳鸣的定位：老年人左、右耳鸣发生率无明显差别，而多数老年患者其耳鸣为双侧，单侧耳鸣应排除耵聍堵塞、外耳道炎或中耳炎，伴有单侧感音性聋的耳鸣应排除听神经瘤。

（3）耳鸣类型及其特征：应注意耳鸣的性质、音调、响度、持续时间等特征及伴发症状。老年人耳鸣多呈持续性、高调耳鸣。梅尼埃病伴发的耳鸣多呈发作性、低调耳鸣，且通常还表现有眩晕、听力减退、耳闷塞感等症状，感音性聋伴发的耳鸣多呈高调性耳鸣，而血管源性耳鸣则常呈搏动性。

（4）伴发疾病：有无甲状腺功能低下或亢进、高脂血症、贫血、维生素 B_{12} 缺乏、锌缺乏症等代谢性疾病，上述疾病亦是耳鸣症状的潜在原因。

（5）耳鸣程度及其对患者生活的影响：患者的耳鸣程度如何，能否忍受，对其日常生活有无明显影响等。

（二）体格检查

（1）耳鼻咽喉科与头颈部检查：耳鸣可由中枢听觉系统病变所引起，亦可由外耳、中耳及内耳病变所致，需在耳科检查中加以排除。通过外耳道与鼓膜的检查以排除耵聍堵塞、外耳道炎、鼓膜穿孔或中耳感染等。颈部、耳、乳突、眶周听诊有无血管杂音，静脉血管源性耳鸣通过压迫同侧颈静脉常可使之消失或减轻。

（2）全身系统检查：了解有无可导致耳鸣的一些非耳源性疾病，如颈椎病、心血管疾病、内分泌系统疾病等。

（三）听力学检查

除通过音叉试验、纯音听力测定、言语识别率试验、声导抗检查及前庭功能检查以了解患者的听力和前庭功能外，对耳鸣患者尚需进行一些耳鸣测试，如耳鸣音调和响度匹配试验、掩蔽抑制试验及最小掩蔽水平试验等。

（四）影像学检查与生化检查

耳鸣患者依其可能原因可进行相应的 CT、MRI、颈部血管超声等影像学检查，亦应进行血常规、血液生化及内分泌功能检查等，以排除一些可导致耳鸣的非耳源性疾病。

（五）耳鸣的诊断与评价策略

1. 首先通过病史、体格检查和听力学检查区分耳鸣为主观性还是客观性耳鸣，二者之鉴别则有助于病因诊断和治疗。

2. 针对主观性耳鸣，应了解是单侧还是双侧，如为单侧，则观察耳部检查是否存在异常，如耵聍、感染等，如耳部检查显示正常，则应进一步进行 MRI，如仅伴有眩晕和耳聋应考虑梅尼埃病、听神经瘤，如尚有其他神经系统症状，则考虑多发性硬化症、脑干肿瘤或梗塞。如为双侧，则应排除头部外伤所致，伴有耳聋则应考虑耳硬化症、老年性聋、药物性聋、噪声性聋等，如不伴有耳聋，则应了解是否存在代谢性疾病、精神性疾病、耳毒性药物或噪声损害。

3. 针对客观性耳鸣，应了解是否为搏动性耳鸣，搏动性耳鸣应行 CT 与 MRI 检查以明确血管性原因，持续性耳鸣则应了解是否存在咽鼓管异常开放症、腭肌或镫骨肌痉挛等。

经过详细的病史和细致的体格检查，常可明确或推测出耳鸣的病因，但大约仍有 40% 的耳鸣患者找不到明显的原因，通常将这部分不明原因的耳鸣称为孤立性耳鸣，对这部分耳鸣患者，应在给予对症治疗以减轻患者痛苦的同时，进行密切观察和分析，待出现其他伴发症状时则可能找出耳鸣发生的确切原因。

五、耳鸣的治疗与预防

在人群中尤其在老年人中，耳鸣症状十分常见，几乎每个人都有耳鸣的经历。如为偶尔出现的耳鸣症状或耳鸣持续时间短暂，可能为生理性耳鸣，不必对之进行干预治疗；如耳鸣程度较重、持续时间较长，并影响到情绪、工作、学习和生活，则应积极查找原因，并针对病因进行相应的治疗。外耳、中耳传音结构病变所引起的耳鸣多不严重，一般经过治疗去除其病因后多可消失。如耳鸣由耳蜗或听神经、听中枢病变引起，应及早诊治。对病因不明的顽固性耳鸣，应采用多种方法来减轻耳鸣症状，同时应注意克服因耳鸣而带来的心理障碍。尽管许多研究声称某些治疗干预措施能有效地治疗耳鸣，但其治疗效果尚不确定。以下治疗措施有可能使患者的耳鸣症状得到不同程度的改善，有助于提高其生活质量。需强调的是，针对耳鸣患者应采用个体化治疗方案。

1. 病因治疗

病因治疗应是治疗耳鸣的最理想的方法，但由于可引起耳鸣的病因或因素颇多，有时耳鸣的确切的病因及病变部位常常难以确定，或即使能确定其病因及病变部位，却无法或难以进行病因治疗。据分析，仅不足5%的耳鸣病例可得到病因诊断并能得到相应的治疗。有时即使引起耳鸣的疾病得到治疗，耳鸣症状仍可存在。因此，尽管治疗耳鸣的方法很多，至今尚缺少特别有效的治疗方法。

2. 手术治疗

一些耳鸣病例可尝试采取手术治疗。

(1)针对耳鸣病因的手术治疗：如听神经瘤摘除术、耳硬化症镫骨切除术、梅尼埃病手术治疗及血管源性耳鸣的手术治疗等。

(2)针对耳鸣症状的手术治疗：如鼓室神经丛切除术、颈交感神经节封闭术、迷路切除术等。但上述手术方式对耳鸣症状的消除或缓解效果并不十分确定，对某些耳鸣患者来说，即使手术很成功，术后仍可有耳鸣症状存在，因此，对耳鸣目前仍以保守治疗为主。

3. 药物治疗

用于治疗耳鸣的药物颇多，但尚无任何一种药物能够彻底治愈各类耳鸣。耳鸣的药物治疗亦包括对引发耳鸣相关疾病的治疗和对症治疗。耳鸣对症治疗的常用药物包括：①抗抑郁药：多虑平25mg，3次/日。②抗焦虑药：舒乐安定1mg，3次/日。③镇静药：氯硝安定0.5mg，1次/每晚。④血管活性药：尼群地平10mg，2次/日。上述药物治疗通常以7～10天为一个疗程。此外耳鸣患者尚可采用以下药物治疗：1%利多卡因20ml，静脉注射；或4%利多卡因1ml，鼓室注射。需注意的是，同一药物可使某一患者的耳鸣得到改善，但对另一患者则可能无效甚或使其耳鸣症状加重，此乃因耳鸣的原因和病变部位不同，发病机制不明之故，故临床医生对耳鸣治疗药物应有一个比较全面的了解。此外，因各种药物均有不同程度的副作用，有些药物本身即可引起耳鸣症状，故在老年人应慎重用药，应注意给药方式、途径、剂量、用药时间、给药间隔及联合用药等，在用药过程中还应进行听力监测。

4. 掩蔽疗法

掩蔽疗法是治疗耳鸣的有效方法之一。可采用音乐掩蔽、噪声掩蔽及助听器掩蔽治疗等。利用助听器本身的噪声来掩蔽耳鸣可使耳鸣症状减轻或部分消失。对于伴有中、重度耳聋的患者，助听器不仅能改善其听力，且能对其耳鸣症状起到掩蔽治疗作用。

5. 心理治疗

耳鸣患者常伴有一定程度的心理障碍，因此应对其进行相应的心理治疗。

(1)首先应设法解除患者心中的疑虑。在根据其病情和检查结果做出初步诊断后，应对患者简要介绍一些有关耳鸣的病理生理知识、影响耳鸣的因素、常用的耳鸣治疗手段及耳鸣预后的估计等，藉此可使多数患者消除对耳鸣的疑虑和恐惧心理。

(2)应针对耳鸣患者的具体情况给出相应的治疗措施,并应指导耳鸣患者尽量避免可诱发或加重耳鸣的因素。应让患者对耳鸣的治疗过程有一个正确的认识,让患者知道虽然对耳鸣有许多治疗方法,然而治疗难度较大,目前尚缺乏特效疗法,有时需要一个过程。对患者应有一个积极、同情的态度,不应使患者丧失信心。耳鸣不是不治之症,仍有希望得到治愈或缓解,应积极配合治疗。

(3)部分患者采用多种治疗方法后其耳鸣症状可能始终得不到缓解,对这些顽固性耳鸣患者除了继续尝试其他可能奏效的治疗措施之外,应让其认识到,耳鸣症状本身对身体健康并无大碍,也不危及生命,不必因其而产生过度的焦虑或烦恼而影响其情绪、睡眠、工作、学习和生活等,其心理障碍得到消除或舒缓后,耳鸣症状即使存在也不再令患者坐卧不安,心理治疗亦达到了目的。

(王恩彤)

参考文献

1. Sismanis A. Tinnitus [J]. *Curr Neurol Neurosci Rep*, 2001,1:492.

2. Ahmad N, Seidman M. Tinnitus in the older adult: epidemiology, pathophysiology and treatment options [J]. *Drugs Aging*,2004,21:297.

3. Crummer RW, Hassan GA. Diagnostic approach to tinnitus [J]. *Am Fam Physician*, 2004,69:120.

4. Eggermont JJ, Roberts LE. The neuroscience of tinnitus [J]. *Trends Neurosci*, 2004,27:676.

5. Claussen CF. Subdividing tinnitus into bruits and endogenous, exogenous, and other forms [J]. *Int Tinnitus J*,2005,11:126.

6. Zagolski O. Management of tinnitus in patients with presbycusis [J]. *Int Tinnitus J*,2006,12:175.

第六节　老年性眩晕与平衡功能障碍

老年性眩晕是指老年人中发生的眩晕及平衡功能障碍的综合名称,并非是一种单独的疾病。眩晕在老年人群中具有较高的发生率,男性和女性之间无显著差别。老年性眩晕既可以是前庭系统本身随着年龄增加出现退变的结果,也可以是全身性疾病的伴发症状。眩晕症状既可与老年性耳聋或耳鸣症状相伴发,也可单独出现。

一、老年人前庭系统的病理生理

前庭系统的结构与功能可随着年龄的增加而发生某些改变。老年人前庭系统可出现退行性变及萎缩,耳石器钙沉着,耳石断裂和移行,前庭上皮与前庭核脂褐质蓄积,毛细胞与前庭神经节细胞缺失、萎缩,突触变性,前庭神经纤维减少及轴索变性等。老年人前庭系统的血管硬化程度加重,导致血流供应减少。此外,老年人的本体感觉亦随年龄增加发生改变,周围神经传导速度减慢,肢体及关节的本体感觉减退。老年人随年龄增加其视敏度逐渐下降,视觉对其姿势的控制反应能力减弱。中枢神经系统神经元及神经纤维亦退化、变性,反射功能减退,感觉中枢的信息处理能力下降。以上均是导致老年人平衡功能减退及眩晕的病理基础。

二、老年性眩晕的常见病因及分类

老年性眩晕的常见病因及相关因素有:良性阵发性位置性眩晕、迷路炎、梅尼埃病、外淋巴瘘、耳硬化症、前庭神经炎、前庭器官药物中毒、突发性聋、听神经瘤等内耳前庭疾病以及椎基底动脉供血不足、糖尿病、高血压等。

通常可将老年性眩晕分为前庭性眩晕和非前庭性眩晕,前庭性眩晕又可分为前庭周围性眩晕和前庭中枢性眩晕,而非前庭性眩晕可包括眼性眩晕、颈性眩晕、循环系统疾病所致眩晕和内分泌及代谢性疾病所致眩晕等。亦有人将前庭性眩晕分为四型:①顶石性老年性眩晕:嵴帽顶耳石沉积于后半规管,产生重力反应,出现突然、短暂的发作性倾倒。②壶腹性老年性眩晕：于头部处于角加速度运动时出现，症状持续时间可达数小时，与颈性眩晕相似。③囊斑性老年性眩晕：多发生于起床时，因椭圆囊斑萎缩所致，但需排除因颈部循环因素所致之眩晕。④老年性共济失调：行走时出现平衡失调。

三、老年性眩晕的诊断

老年性眩晕表现多样，原因复杂，涉及诸多临床学科，使其定位与定性诊断极为困难。对于老年性眩晕或老年性平衡功能失调，应首先判断其症状是因前庭系统的老年性退行性变所引起还是由于眩晕性疾病所致。

（一）病史采集与分析

由于眩晕患者以主诉为主，因此，病史对眩晕的诊断十分重要，也是诊断眩晕的重要依据。应包括以下主要内容：①眩晕症状的性质。②眩晕发作的特点。③眩晕发作的诱因。④伴发症状。⑤既往病史等。

依据病史可初步判断导致眩晕发生的可能原因，应初步判断：①眩晕是由前庭疾病还是由全身性疾病所致。②眩晕是源于前庭周围性疾患还是中枢性疾患。③眩晕是由半规管疾患还是耳石器疾患所致。

同时应注意以下几点：①眩晕症状涉及到临床多个学科，应丰富相应学科的有关知识，避免诊断时出现片面臆断。②同一发病原因的疾病，由于病变部位、程度的不同，眩晕表现形式和特点可有所不同。③同一部位的病变可由不同的原因引起。④同一疾病在不同的发展阶段可表现为不同形式的眩晕。⑤同一患者可同时存在有多种导致眩晕的疾病。

（二）检查

（1）全身检查：有助于了解是否存在可导致眩晕的全身性疾病。

（2）耳鼻咽喉科检查：包括一般检查、听力学检查和前庭功能检查，以发现导致眩晕的耳与前庭系统的可能病因。

（3）神经科检查：了解有无导致眩晕的神经系统疾病。

（4）眼科检查：了解是否存在视性眩晕。

（5）听力学检查：了解是否合并听觉减退及其可能发生原因。

（6）前庭功能检查：了解前庭功能的状态及前庭功能异常的性质。

（7）影像学检查：宜采用高分辨薄层 CT 扫描及 MRI，有助于发现引发眩晕的一些内耳前庭及中枢性病变。

（8）实验室检查：有助于发现一些可能导致眩晕发生的代谢性异常因素。

四、老年性眩晕的治疗

（一）病因治疗

积极寻找导致眩晕发生的病因，治疗原发病。有些眩晕性疾病如特发性阵发性位置性眩晕在一定的时间内可自行缓解，或可通过简单的手法治疗使多数患者得到有效治疗。针对一些眩晕病因可采用相应的药物治疗，但在用药时应慎重，注意药物的副作用，不宜用药过量。

（二）对症治疗

抗眩晕药种类多，疗效难以确定，应依据药理作用、副作用及患者的眩晕症状程度和时间过程等选择药物及合并用药，并注意调整用药剂量。掌握以下用药原则：

（1）急性发作且症状严重时，可应用安定类药物（如安定 2.5～5mg，3 次/d）可有效地控制症状，但此类药物均有一定的副作用，使用时应慎重。

（2）慢性反复发作性眩晕，可选用：①抗胆碱类药（东莨菪碱 0.3mg，3 次/d）。②钙通道阻滞剂（如脑益嗪 25mg，3 次/d）。③抗晕止吐药（如眩晕停 25mg，3 次/d）。④其他药物（如梅尼埃病可短期应用双氢克尿塞 25mg，3 次/d）。

（三）平衡康复治疗

①学会适应及处理自身平衡失调之状态，增加自身安全。②身体训练，如身体灵活性训练、增强体力训练等。③平衡训练。④全身状态的改善，进行适当的有氧运动。

（四）手术治疗

对眩晕症状严重且病因较明确者可尝试通过手术进行治疗，依不同病因可选择内淋巴囊减压术、内淋巴囊引流术、迷路切除术、前庭神经切断术、半规管栓塞术等，但此类手术的疗效并不十分确定，且有一定副作用，如有引起感觉神经性聋或使所伴发的耳聋症状加重之虞，故应慎重选择。

（王恩彤）

参考文献

1. Isaacson JE, Rubin AM. Otolaryngologic management of dizziness in the older patient [J]. *Clin Geriatr Med*, 1999, 15: 179.

2. Eaton DA, Roland PS. Dizziness in the older adult, Part 1. Evaluation and general treatment strategies [J]. *Geriatrics*, 2003, 58: 28.

3. Eaton DA, Roland PS. Dizziness in the older adult, Part 2. Treatments for causes of the four most common symptoms [J]. *Geriatrics*, 2003, 58: 49.

4. Halmagyi GM. Diagnosis and management of vertigo [J]. *Clin Med*, 2005, 5: 159.

5. Swartz R, Longwell P. Treatment of vertigo [J]. *Am Fam Physician*, 2005, 71: 1115.

6. 徐霞，卜行宽，邢光前，等. 老年人群眩晕的流行病学调查研究[J]. 临床耳鼻咽喉科杂志，2006，20：759.

第七节 鼻出血

鼻出血在临床十分常见。鼻出血可以是全身或局部疾病的症状之一，但有些患者经各种检查后并未发现与鼻出血有关的疾病或明确原因，故鼻出血也可以是一种单独的疾病。老年人多伴有动脉粥样硬化，血压偏高，使老年人鼻出血的发生率增加。据报告，鼻出血在老年住院患者所患耳鼻咽喉科疾病中居首位。同时，鼻出血也对老年人全身其他疾病的治疗与预后造成影响。

一、病因

1. 局部原因

老年人因多有动脉硬化，当遇有外伤以及在挖鼻、用力擤鼻、打喷嚏、剧烈咳嗽、便秘时，因鼻腔黏膜及血管的损伤可发生鼻出血，伴有鼻中隔偏曲者更易发生，但其鼻出血多不严重。较重的鼻部及头部外伤可致颅骨及鼻部骨折，可引起严重的甚至是致命性的鼻出血。老年人易患干燥性鼻炎或鼻前庭炎，也是导致老年人易发生鼻出血的原因之一。老年人还应警惕恶性肿瘤所引起的鼻出血，鼻腔、鼻窦的恶性肿瘤及鼻咽癌可因肿瘤表面坏死、破溃而出现“血涕”，晚期可因累及较大血管出血而出现较严重的鼻出血。

2. 全身性原因

老年人因患高血压和动脉硬化而易发生鼻出血，据统计，老年人鼻出血患者中40%～60%伴有高血压及动脉硬化。硬化之血管发生破裂后因收缩力较差使鼻出血不易自止。风湿热所致毛细血管扩张、血管脆性增高亦可引起鼻出血。一些伴有慢性气管炎、肺气肿及肺源性心脏病的老年患者，鼻腔静脉怒张亦为鼻出血常见原因，其出血部位多位于下鼻道后方的鼻咽静脉丛。一些老年人患有一些血液系统疾病，如再生障碍性贫血、白血病等，因其凝血功能障碍可导致鼻出血的发生。此外，尿毒症、肝硬化、维生素缺乏、化学药物及磷、汞、砷、苯中毒等疾病均可导致凝血机制障碍而发生鼻出血。一些老年心脑血管病患者因长期服用阿司匹林而影响其凝血功能也是容易发生鼻出血的原因之一。

二、诊断

鼻出血的诊断并不困难，但明确其出血原因、出血部位及准确估计出血量并非易事，需经有经验的医生细心询问病史和检查方能确定。

1. 确定出血部位及原因

首先应仔细询问病史，以了解鼻出血发生的可能原因，明确出血侧别。如非外伤所致的鼻出血多发生于一侧鼻腔，而另一侧的鼻腔出血则多由对侧鼻腔而来，是因出血侧鼻腔经填塞未能达到有效压迫止血使血液经后鼻孔反流至对侧所致。鼻出血可发生于鼻腔任何部位，但50岁以上中老年人的鼻出血多发生于鼻腔后部。如系鼻前庭及鼻腔前部的出血，其发生原因经前鼻镜检查多可确定，而对鼻腔后部的出血通过前鼻镜检查则多难发现。因此，有条件者可进行鼻内镜检查，有助于判断鼻出血的部位及原因。鼻出血可表现为动脉搏动性出血、静脉性涌血或毛细血管广泛性渗血。

患者就诊时鼻腔多有一些填塞物，如棉球或餐巾纸等，检查时应先将这些填塞物及鼻腔凝血块轻柔地清除。以1%麻黄素/地卡因棉片收缩鼻腔黏膜，以便观察出血部位，并达到止血及黏膜麻醉之目的。首先注意鼻中隔前下区，即所谓的梨特区，该处为多条小动脉分支相吻合处，也是最常见的出血部位，该处出血也易于发现，常可见到出血后形成的小血块，怒张血管网，或见搏动性喷血的血管残端。如未见到明显的出血点，可用蘸有1%麻黄素/地卡因药液的卷棉子轻拭梨特区，查找可能的出血部位。若鼻中隔梨特区确无出血点，应注意检查下鼻道后方、鼻腔顶、中鼻道及后鼻孔，可分别置入细长的浸有1%麻黄素/地卡因药液之棉片，根据棉片血染处有助于判断出血部位。亦可用吸引器由前向后逐步吸除鼻腔血液及凝血块，查找出血部位。老年人最常见的出血部位在下鼻道后端之静脉丛处。鼻腔未发现出血点则应考虑鼻出血是否来源于鼻窦，可行鼻内镜检查。当出血迅猛而确定出血点有困难时，应大致确定出血方位后实施鼻腔填塞以及时止血，待病情稳定后再行细致检查。

2. 估计出血量

对严重鼻出血应注意准确估计出血量，包括每次出血量和总出血量。偶发的大量、迅猛出血多能引起人们的重视而容易得到及时的诊治，出血量也能较准确地估计，而对反复中少量出血，就诊时患者又无活动性出血者，往往对前后总的累计出血量不易准确估计，有时甚至在不知不觉中达到发生休克的严重程度。老年人急性大量失血可使有效循环血量下降，重要脏器灌流量不足，引起脑缺血甚至昏迷，血压突然下降使冠状动脉供血不足，对原有心血管功能不全者，可导致心肌缺血、缺氧而发生心肌梗死。一般出血量达500ml者，患者可表现有头晕、心悸、口渴、乏力、面色苍白等症状；出血量在500～1000ml时则可出现出汗、血压下降、脉速而无力。从血压、脉搏的变化可推测老年人出血量，在未用药情况下收缩压降到80mmHg以下，表明血容量已丢失约25%。最好能确切了解失血前的血压水平，高血压患者失血后血压达正常范围，应视为严重失血征象。在失血后24小时内，因失血初期血液发生浓缩，体液尚未从细胞外间隙进入血循环，血红蛋白含量往往不能反映患者失血的真实情况，不能作为估计出血量的充分依据。

三、治疗

1. 一般治疗

鼻出血一般属于急症，在剧烈出血情况下，患者及家属多有恐惧心理，精神、情绪多较紧张，患者情绪紧张往往使其血压升高而诱发或加重其鼻腔出血，也不利于达到有效的治疗效果，此时应对患者作好安抚及解释工作，消除其紧张情绪，对严重鼻出血烦躁不安者可肌肉注射安定5～10mg。

2. 鼻腔止血治疗

根据病因、病情轻重区别对待。对鼻出血患者可采用以下方法进行鼻腔止血。

(1)压迫法：此法亦可作为患者就医前的

临时急救措施，患者自己可先尝试指压法，即用手指紧捏两侧鼻翼，用口呼吸，头不要后仰或过分低头，指压5～10分钟，也可以用干净的纸巾或棉球进行鼻腔压迫止血，一些轻度的鼻出血经此治疗后可达到止血目的或减少出血量。

(2)局部应用止血剂：先用1%～2%麻黄素/地卡因棉片进行鼻腔黏膜收缩、麻醉，然后以浸有凝血酶、云南白药等止血剂的棉片或明胶海绵贴敷于出血处进行鼻腔止血治疗。

(3)烧灼法：多用于鼻中隔梨特区处出血，可采用化学烧灼法或物理烧灼法对出血点进行烧灼治疗。鼻腔黏膜经收缩、麻醉后，出血点以50%硝酸银或50%三氯醋酸等化学制剂进行烧灼，利用药物的蛋白凝固作用将破裂的血管封闭。化学烧灼法对较小的静脉出血或毛细血管渗血治疗效果较好，而对较大的血管出血或动脉博动性出血及静脉涌血则多难于奏效，此时可采用电灼、冷冻、激光、微波、射频等物理烧灼法。在黏膜表面麻醉的基础上，用2%利多卡因1ml注射于出血点之黏膜下以加强麻醉效果，然后进行烧灼止血，注意勿在鼻中隔两侧对称部位同时给予烧灼治疗，以免发生鼻中隔穿孔。术后可用油性滴鼻剂滴鼻，以防局部干裂、脱痂后再度出血。嘱患者应避免挖鼻及用力擤鼻等。

(4)鼻腔填塞：经上述止血方法无效而仍有活动出血者，或出血较重而一时又难以判断出血部位者，可施以鼻腔填塞止血。可先试行前鼻孔填塞，鼻腔黏膜充分麻醉后，以无菌凡士林油纱条进行鼻腔填塞，填塞完毕后应检查其咽部，若仍有鲜血由后鼻孔流入咽部，则可再增填若干油纱条以达到充分止血的目的，如仍不能奏效时则需考虑进行后鼻孔填塞及鼻咽部填塞。因鼻腔填塞操作会给患者带来一定的痛苦，对患者应作好解释、安慰和鼓励工作，使之积极配合治疗。为减轻患者鼻腔填塞之痛苦，现已对鼻腔填塞方法及材料进行了许多改良，如使用止血套填塞法，即将涂有油剂的指套或避孕套置入鼻腔，然后向套内充填油纱条，用此法填入及抽出纱条时患者痛苦较小；或采用气囊或水囊止血法，即用橡皮膜制成各种形状的止血囊，置入鼻腔出血部位，囊内充气或充水以压迫止血，患者可借囊上所附通气管进行经鼻呼吸；还可应用可膨胀的止血海绵进行鼻腔填塞。这些方法的采用大大减轻了鼻腔填塞给患者带来的痛苦。鼻腔填塞物一般24～48小时内取出，以免发生鼻窦及中耳感染。对短期内反复大量出血者其鼻腔填塞物可延迟取出，如开始即拟保留较长时间则以具有抗炎、防腐作用的碘仿纱条填塞为佳。鼻腔填塞期间宜用抗生素预防感染，同时应密切观察有无鼻窦炎、中耳炎、鼻咽部脓肿、颅底骨髓炎等并发症出现的征象。采取鼻腔止血措施后，患者宜取半卧位，局部冷敷，给予高热量易消化饮食，间断吸氧等。

(5)鼻内镜下检查、治疗：亦可鼻内镜下仔细查找出血部位与原因，并在鼻内镜下进行鼻腔填塞止血，或结合激光、电凝、微波、射频等手段进行鼻腔止血治疗。

3. 手术止血法

该法很少应用，仅对反复鼻出血且具有手术适应证者可考虑手术治疗。一些患者其鼻出血与鼻中隔偏曲、嵴突或距状突形成有关，导致鼻腔反复出血且保守治疗无效时可行鼻中隔矫正术、鼻中隔黏膜下分离术、鼻中隔黏膜划痕术等手术，以切断鼻中隔梨特区血运，使局部形成瘢痕、血管闭塞，达到止血的目的。多数鼻出血采用上述方法可奏效，而较大的血管破裂所致鼻出血或顽固性鼻出血则可考虑采用血管结扎术进行治疗，如颈外动脉结扎术、上颌动脉结扎术、筛前动脉结扎术等。术前须准确判断出血血管的来源以决定结扎哪条血管。对一些难于施行血管结扎手术的病例亦可采用介入治疗手段，在影像引导下进行超选择性血管栓塞止血。

4. 全身治疗

对重症患者，需住院严密观察，进行详细的检查，对鼻出血及相关疾病进行积极的治疗。①对合并有高血压的鼻出血患者应给予降压药物治疗，但对高龄鼻出血患者不宜用强降压药物，血压降得太低可引起心、脑供血不足或血栓形成等。②可适当应用止血剂，可给予止血敏、安络血、6－氨基己酸、维生素K等药物。③对已出现休克症状者，在行简单、有效的鼻腔填塞止血后应立即予以抗休克治疗，患者应取卧位，注意保温，给予吸氧、输液或输血治疗等。

（龚维熙）

参考文献

1. Pallin DJ, Chng YM, McKay MP, et al. Epidemiology of epistaxis in US emergency departments, 1992 to 2001 [J]. *Ann Emerg Med*, 2005, 46:77.

2. Pope LE, Hobbs CG. Epistaxis: an update on current management [J]. *Postgrad Med J*, 2005, 81:309.

3. Massick D, Tobin EJ. Epistaxis. In: Cummings CD, et al. eds: Commings Otolaryngolgy – *Head and Neck Surgery*. ed 4, Philadelphia, Mosby, 2005, Vol 2, p942.

第八节　老年性嗅觉功能障碍

一、概述

嗅觉功能障碍在老年人中十分常见，且随着年龄的增加其发生率明显增加，可将之称为老年性嗅觉功能障碍(presbyosmia)。研究显示，人的嗅觉在50岁后即开始出现减退，60岁后明显下降，60岁以下人群中嗅觉减退发生率仅为1%，60岁以上人群中嗅觉减退发生率可达50%，而80岁以上老年人中嗅觉障碍的发生率则高达75%。嗅觉功能障碍在男性中的发生率高于女性，其男、女比例为1.92∶1。老年人的嗅觉功能障碍目前尚不为人们所重视，一方面是由于嗅觉障碍症状在老年人多呈渐进性发生而常常不被察觉，另一方面是人们往往认为嗅觉功能障碍对日常生活没有明显的影响，使得老年人的嗅觉功能障碍常常被忽视。然而，嗅觉功能障碍的发生不仅会影响到老年人的健康状况及生活质量，老年患者可因嗅觉障碍而影响其情绪、食欲及性行为等，并可因食欲减退而带来营养问题、免疫功能降低和身体健康状况恶化等，嗅觉功能障碍亦可使老年人的焦虑症和抑郁症的发生率增加，甚至还会给其带来一些安全问题。嗅觉障碍患者尤其是独居的老年患者因不能及时察觉到煤气泄漏、火灾烟雾、毒性气体等情况，不仅危及其自身安全且可威胁到公共安全。研究显示，嗅觉功能障碍是导致老年人容易发生煤气中毒和爆炸事故的有关因素之一。因此，老年人的嗅觉障碍应引起足够的重视，并应加强对老年人嗅觉障碍的积极防治。

二、老年性嗅觉功能障碍的病因及分类

人的嗅觉系统由鼻腔嗅区黏膜的嗅细胞(嗅感觉神经元)、嗅神经丝、嗅泡、嗅束、嗅皮质及其连接系统和信号传导通路所组成。鼻腔嗅区黏膜由嗅上皮和呼吸上皮所组成。嗅上皮内含有嗅细胞、支持细胞和基细胞等多种细胞。具有纤毛的嗅细胞负责嗅觉的感受与传递。支持细胞分布于嗅细胞周围，其表面带有微绒毛，负责调节和维持嗅细胞周围离子环境，以便于嗅觉信号的转导。支持细胞与嗅细胞间的紧密连接则有助于在感受嗅觉后及时移走嗅素物质，并可防止毒性物质对嗅细胞的损害。嗅上皮的特征之一是其具有再生能力。嗅细胞寿命一般为1～3个月，即使在非病理情况下，嗅细胞也以一定比例发生细胞凋亡。基细胞则为一种具有增殖、分化能力的干细胞，通过其增殖、分化而再生为新的嗅细胞以替代消亡的嗅细胞。在正常情况下，成年嗅细胞的发生和消亡过程保持一定的相对平衡，嗅细胞发生凋亡或缺失后可通过细胞再生而使之得到不断的更新。但随着年龄的增加这种更新能力下降，使嗅细胞数量逐渐减少，缺失之嗅上皮也渐被呼

吸上皮所替代，导致嗅区呼吸上皮斑片明显增多，嗅上皮比例逐渐减小。此外，嗅细胞的纤毛及支持细胞的微绒毛亦随着年龄的增加而逐渐减少，使细胞功能减退，嗅泡、嗅束亦表现有萎缩、变性。老年人嗅觉系统的这些年龄相关性变化可使其嗅觉功能逐渐减退。

老年人的嗅觉功能障碍既可以是嗅觉系统发生老年性退变的结果，也可由一些其他疾病或因素所致，因此，老年性嗅觉障碍为一多因素作用的过程。一般来说，老年人较年轻人对一些导致嗅觉功能障碍的因素更为敏感。从病因上可将嗅觉功能障碍归为两大类：①呼吸性或传导性嗅觉障碍：该类嗅觉障碍是因鼻腔阻塞影响嗅素藉呼吸气流向嗅区的弥散，使之对嗅素刺激的感受发生障碍而出现嗅觉的减退或缺失。常继发于导致嗅裂鼻气流受阻的一些疾患，如鼻与鼻窦炎症、鼻息肉、鼻腔肿瘤等。②感觉性或神经性嗅觉障碍：该类嗅觉障碍则继发于嗅感觉神经系统的损害或功能障碍，可源自嗅感受器、嗅神经、嗅泡、嗅束到嗅中枢之嗅神经通路的任何部位，可由上呼吸道病毒感染、头部外伤、中毒、神经及精神性疾病等引起。此外，亦有人基于损伤部位将嗅觉障碍分为中枢性和周围性。但有些疾病既可引起中枢性嗅觉障碍，也可以引起周围性嗅觉障碍，既可以是呼吸性嗅觉障碍，亦可是感觉性嗅觉障碍。

嗅觉功能障碍可分为嗅觉减退、嗅觉丧失和嗅觉异常。一般来说，嗅觉功能障碍通常是指嗅觉的减退或丧失。嗅觉异常又包括嗅觉过敏、嗅觉倒错、幻嗅、恶臭等。一些老年人可表现有某种形式的嗅觉异常。一些神经、精神病变，如上感或头部外伤所导致的嗅上皮损伤、颞叶肿瘤、癫痫及一些精神疾病，可使患者产生嗅觉异常。嗅觉异常患者通常伴有嗅觉功能减退，然而通常缺少引发嗅觉缺失或异常的明确原因。一些鼻腔、鼻窦及邻近器官病病变可表现有恶臭，既可以是自觉性恶臭，也可以是他觉性恶臭。

1. 上呼吸道病毒感染

上呼吸道病毒感染为嗅觉障碍的最常见原因，约占嗅觉障碍病例的22%～39%，在女性尤其是老年女性更为常见，约占嗅觉障碍病例的70%～80%。病毒感染可导致嗅上皮的损害和嗅神经的变性。上呼吸道病毒感染所导致的嗅觉障碍多为非持续性，1年后其改善率在32%。患病早期主要是由于嗅区黏膜的水肿所引起的鼻腔阻塞而导致嗅觉功能的障碍，之后随着患者的康复其嗅觉功能也多随之恢复，但有些患者嗅觉障碍症状可持续存在，其症状持续时间越长则预后越差，嗅觉恢复的可能性也越小。近来研究显示，上呼吸道病毒感染后继发性嗅觉功能障碍的发生率随龄增加，而改善率则随龄降低。老年人上呼吸道病毒感染所引起的嗅觉功能障碍以嗅觉减退为主，但通常症状较重，持续时间较长，多数患者的嗅觉功能无法恢复至患病前水平。

2. 鼻与鼻窦疾病

老年人的嗅觉减退或丧失也可由鼻腔阻塞性疾病所致，如鼻中隔偏曲、鼻炎及变应性鼻炎、鼻窦炎、鼻息肉、鼻外伤、鼻腔肿瘤等均可导致嗅觉功能障碍。慢性鼻炎是嗅觉减退的另一常见原因，约占21%～25%，鼻腔阻塞是其发生的主要原因，鼻腔正常引流形式的改变和黏液清除能力的减弱亦是其部分原因，多数慢性鼻炎患者经治疗后其嗅觉功能可恢复。变态反应性鼻炎也常引起嗅觉的减退或丧失，约有23%的变态反应性鼻炎患者伴有嗅觉丧失，鼻息肉或炎性黏膜所引起的机械性阻塞为其主要原因，此类患者经糖皮质激素治疗后其嗅觉得以改善则提示炎性作用也是其发生原因之一。鼻息肉亦是嗅觉减退或丧失的常见原因，鼻息肉患者中约有61%伴有嗅觉减退，其中约有17%的患者可伴有嗅觉丧失。

3. 外伤

头部外伤患者嗅觉损害的发生率为5%～24%，尤以额部外伤多见，其次是枕部外伤。在外伤性嗅觉缺失的患者中发生颅骨及颌面骨折者占到45%～68%。老年人因其平衡功能的减退更容易发生摔伤而增加了发生头部外伤的危险性。外伤性嗅觉障碍可源于以下原因：鼻与鼻窦的骨折、挫伤所引起的嗅黏膜的损伤和嗅器官的损害;骨折后鼻腔粘连或鼻腔气道结构的改变妨碍嗅素抵达嗅裂;损伤引起鼻腔黏膜炎性水肿、鼻腔阻塞;嗅神经的剪切伤或撕裂伤、颅内嗅区出血或挫伤等。此外,外伤性嗅觉损害亦可源于鼻腔手术损伤,可因术后中鼻甲与鼻中隔间组织粘连或瘢痕形成使嗅裂气流受阻,也可因上、中鼻甲过度切除或嗅神经上皮撕脱而导致嗅觉障碍。一些外伤性嗅觉障碍可因再生神经元产生异常联系而导致嗅觉异常的出现。外伤后嗅觉缺失既可于伤后即刻出现也可延迟至伤后数月发生。外伤后嗅觉障碍多难以恢复,且常随着时间的推移而逐渐加重。许多外伤性嗅觉障碍尚无特异性的治疗手段,部分患者嗅觉可自行改善,而有20%的患者伤后嗅觉障碍则继续加重。外伤性嗅觉缺失患者中约有10% ~39%嗅觉可有一定程度的恢复。嗅觉障碍持续的时间越短嗅觉恢复的可能性越大,一般可在伤后3个月内有所恢复,部分病例由于受损之嗅神经元的再生或修复使外伤后嗅觉障碍数月后方有所改善。但亦有部分病例在伤后6 ~12个月内嗅觉仍无改善,而迟至伤后2年嗅觉方开始恢复。

4. 神经、精神性疾病

老年性嗅觉功能障碍也常继发于一些神经变性疾病,如约有80%的Parkinson病患者可伴有明显的嗅觉损害,Alzheimer病、Huntington病、震颤麻痹、癫痫、酒精性Korsakoff综合症、Pick病、肌萎缩侧索硬化症、多发性硬化症等也常伴有嗅觉损害。研究显示,Parkinson病和Alzheimer病患者由于其嗅泡或中枢嗅皮质的损害而伴发有嗅觉减退。嗅觉减退也常常是老年性痴呆症的早期症状,抑郁症、精神分裂症也可表现有嗅觉减退症状,而在嗅觉障碍患者中抑郁症也具有较高的发生率。

5. 毒性物质及药物作用

因暴露环境毒素所引起的嗅觉障碍约占1% ~5%。嗅觉丧失与环境毒素之间的联系多来自急性事故的暴露,因其毒素的泄露、刺激常可引起明显的临床症状,而慢性暴露因素则较难确定,因之往往缺少急性症状,产生后果需经历较长的时间,嗅觉减退常呈渐进性而不被注意。老年人对环境毒素更为敏感,导致老年性嗅觉障碍的原因之一是环境毒素暴露对嗅觉系统的长期积累性损害。环境污染物与一些毒性物质可导致嗅觉的损害,一些毒素、重金属、酸、碱等无机化合物、有机溶剂、有毒气体及甲醛、氰基丙烯酸、除草剂、杀虫剂、清洁剂等均可导致嗅觉的减退或丧失,对嗅觉的损害程度与毒性物质的浓度和暴露时间有关,通常呈持续性。吸烟亦是导致嗅觉减退的因素之一,其影响程度亦与吸烟量和时间长短有关,戒烟一段时间后嗅觉减退症状可有所恢复。老年人因各种疾患常应用一些药物。国外报告显示,每个老年人每天约平均服用3种药物。已知有250余种药物可影响化学性感觉功能,其确切的作用机制尚不十分清楚,但发现一些老年人常用的药物如肾上腺素能制剂和胆碱能制剂可改变鼻腔黏液成分,影响气味物质在嗅区的弥散。

6. 肿瘤

尽管肿瘤并非是导致老年人嗅觉功能障碍的常见原因,但需予以注意的是,各种鼻腔良、恶性肿瘤,如内翻性乳头状瘤、血管瘤、鳞癌、黑色素瘤、淋巴瘤、嗅神经母细胞瘤、神经胶质瘤等,可因阻碍鼻腔气流抵达嗅区或因肿瘤对嗅上皮或嗅神经的侵袭和压迫作用而引起嗅觉功能障碍,所引起的嗅觉功能障碍多发生于病变同侧。进行性嗅觉减退及嗅觉丧失亦可源于颅内肿瘤尤其是前颅窝肿瘤,如嗅裂脑膜瘤、额叶胶质瘤、垂体腺瘤等,这些患者通常表现有嗅觉功能障碍和其他颅神经异常症状。此外,头颈肿瘤放射治疗后可因放射线对嗅觉系统的损害而遗有嗅觉障碍。

7. 代谢、内分泌及营养性疾病

肾上腺皮质功能减退、先天性肾上腺皮质增生、垂体功能减退、Cushing综合征、糖尿病、甲状腺功能低下、假性甲状旁腺功能低下、Kallman综合征、Turner综合征、Addison病、慢性肾功能衰竭、慢性肝病、癌症患者和维生素A、B_1、B_{12}、烟酸及锌等营养素缺乏患者均可伴发有嗅觉功能障碍而表现有嗅觉丧失或减退症状。

8. **口腔疾患**

老年人常伴有一些口腔疾患，因而影响食物的选择、咀嚼和吞咽功能，进而影响经后鼻孔途径的嗅觉产生而引起其嗅觉功能的减退。

三、老年性嗅觉功能障碍的诊断与临床评价

对老年嗅觉功能障碍患者的临床评价应包括病史、体格检查、嗅觉试验及其他相关检查，以寻找导致嗅觉障碍的可能原因。通过嗅觉试验可明确是否存在嗅觉障碍及其嗅觉减退的程度，但无法藉此确定嗅觉障碍的发生原因，也无法给出预后信息和指导治疗，而结合临床病史和体格检查则有助于病因诊断和指导治疗。由于许多因素均可导致嗅觉障碍的发生，故当其他可能原因被排除后方考虑老年人嗅觉障碍为其嗅觉系统老年性退变的结果。然而，仍可有30% ~40%的患者其嗅觉功能障碍的原因最终无法明确。

1. **病史**

详细的病史对老年性嗅觉功能障碍的诊断十分重要。首先应明确嗅觉功能障碍症状的存在，并分辨其症状是源于味觉障碍还是嗅觉障碍。由于食物味道的产生有80%来源于嗅觉，嗅觉功能障碍将影响到味觉功能，故一些嗅觉功能障碍患者常将其嗅觉障碍症状诉为味觉缺失。还应了解患者嗅觉障碍的程度和持续时间等，以及与患者嗅觉功能障碍发生有关的一些情况，是否存在有可能的致病因素，如近期感冒史、外伤史、用药史、吸烟史、毒性烟雾或气体暴露史等。但在老年人，因其嗅觉功能障碍常常是渐进性或进行性地发生，而与某些致病因素缺少十分明确的关系。

2. **体格检查**

对老年性嗅觉功能障碍患者应进行详细的体格检查，尤其是对鼻腔气道的检查，以了解有无导致嗅觉障碍的鼻气道阻塞因素，因仅凭前鼻镜检查可使许多鼻嗅裂阻塞情况被遗漏，故鼻内镜检查十分必要，应重点观察嗅裂、中鼻道的大小及通畅程度，是否存在鼻息肉、肿瘤、鼻腔黏膜水肿等病变及术后鼻腔黏膜的粘连。对患者还应进行神经系统检查，包括对其他颅神经功能的评价，通过眼底检查有无视乳头水肿，以排除颅内肿瘤所致的颅压增加。由于嗅觉功能障碍可为一些精神疾病的早期表现，故应行必要的精神科检查。

3. **嗅觉试验**

通过嗅觉试验来评价嗅功能一方面可证实患者嗅觉障碍的主诉，另一方面则可进一步确定嗅觉障碍的程度，并可对一些患者的嗅觉功能变化进行动态监测。嗅觉试验主要分为两类，即心理物理学试验和电生理试验。临床主要采用心理物理学试验，包括嗅阈试验和阈上试验，前者是测定受试者对某种嗅素的反应阈值，后者则是了解患者的嗅分辨能力和对嗅素种类的判别能力。在临床实践中广泛采用宾西法尼亚大学嗅觉判定试验（UPSIT）。该试验可由患者自行完成。在由数页组成的小册子中，患者刮开某页面上之封条，其下含有多种微胶囊化的嗅素，刮开后患者依所嗅到的气味选择答案，依其测定结果得分可将其嗅觉功能归为：嗅觉正常，轻、中、重度嗅觉减退或嗅觉缺失。嗅电生理试验如嗅电图或嗅诱发电位则主要用于研究目的，以电位幅度和潜伏期来评价嗅觉功能状况。临床上发现，一些无明显嗅觉减退症状的老年患者通过嗅觉试验显示其可存在有一定程度的嗅觉功能障碍，如有研究显示，自诉有嗅觉减退的发生率仅为9.5%，而经嗅觉试验则发现其发生率达24.5%，因此，应重视老年人的潜在的嗅觉损害。老年人通常显示有嗅阈提高，其嗅阈较青年人可高出1 ~15倍，一些老年人的嗅觉认知能力和嗅辨别能力也明显下降。亦有些老年人其嗅阈正常但其嗅觉认知能力下降。老年嗅觉障碍患者的嗅诱发电位检查可显示有潜伏期延长，电位幅度减小。

4. **影像学检查**

老年性嗅觉障碍患者其影像学检查多为阴性结果，但当疑有鼻腔结构异常或存在有鼻息肉或鼻肿瘤等病变时，则可行影像学检查。CT

或MRI有助于对外伤情况的了解。CT为发现鼻腔、鼻窦病变的有效方法,也可评价颅底及颅脑有无异常。MRI可给出嗅泡和嗅束的情况,有助于了解多发性硬化症患者其嗅泡和嗅束是否伴有相应的改变。必要时可采用功能性MRI检查(fMRI),fMRI是借嗅觉刺激所引发的脑部活动来评价患者的嗅觉情况。研究显示,在接受嗅投射的脑区,被激活的容积和程度在老年人明显减小。fMRI也有助于筛查出一些影响嗅功能的早期神经变性疾病,如Parkinson病、Alzheimer病、多发性硬化症等。

5. 其他检查

对嗅觉障碍患者亦有必要进行一些血液生化检查等,这有助于发现一些导致嗅觉障碍发生之营养性、代谢性及内分泌性致病因素。

四、老年性嗅觉功能障碍的防治

首先应加强对老年性嗅觉功能障碍的认识和重视。当遇有老年嗅觉障碍患者时,首先应明确嗅觉障碍的诊断,寻找其可能致病原因,是否能得到治疗或改变。嗅觉功能障碍的治疗目标还应包括防止某些可能致病因素对嗅觉的进一步损害,保持健康的生活方式如戒烟,减少致病因素的暴露机会。对所发现的全身性或局部可能致病因素如能得到治疗或改变则应予以积极纠正,有些致病因素被消除后,如鼻息肉、变态反应性鼻炎所引起的传导性嗅觉减退经积极有效的治疗后,患者的嗅觉功能可随之得以恢复或改善。一些传导性嗅觉障碍常常是可逆的,可通过外科手术得到矫治,如嗅觉功能障碍为鼻腔结构性因素或占位性病变所引起者经手术治疗后患者的嗅觉有望得到恢复或改善。遗憾的是,目前尚无确实有效的药物用于老年性嗅觉功能障碍的治疗。

应重视嗅觉障碍对老年人健康、生活及其安全的影响。应指导患者调整其生活方式以补偿其嗅觉功能障碍带来的影响。对嗅觉减退的患者,可通过使用一些调味品增加肉、鱼、蔬菜等食物的味道以增加患者的食欲,这对保证其营养摄入和维持较好的营养状况具有一定的帮助。对使用煤气的老年嗅觉障碍患者,因其有可能无法感知煤气泄漏,如能安装一个可视性煤气泄漏检测器则为一种较好的方法,在其使用煤气过程中,亲朋、邻居亦应予以密切的注意,以免发生安全事故。

(王恩彤)

参考文献

1. Murphy C, Schubert MS, Cruickshanks KJ, et al. Prevalence of olfactory impairment in older adults [J]. *JAMA*, 2002, 288:2307.

2. Seiberling KA, Conley DB. Aging and olfactory and taste function [J]. *Otolaryngol Clin North Am*, 2004, 37:1209.

3. Boyce JM, Shone GR. Effects of aging on smell and taste [J]. *Postgrad Med J*, 2006, 82:239.

4. Rawson NE. Olfactory loss in aging [J]. *Sci Aging Knowl Environ*, 2006, 2006:pe6.

5. Mackay-Sim A, Johnston AN, Owen C, Burne TH. Olfactory ability in the healthy population: reassessing presbyosmia [J]. *Chem Senses*, 2006, 31:763.

6. Wilson RS, Schneider JA, Arnold SE, et al. Olfactory identification and incidence of mild cognitive impairment in older age [J]. *Arch Gen Psychiatry*, 2007, 64:802.

第九节　咽异感症

咽异感症在耳鼻咽喉科临床十分常见,在老年人尤为多见,女性多于男性。咽异感症常泛指那些除疼痛以外的许多咽部异常感觉或幻觉,如咽部球塞感、粘着感、灼热感、异物感等,一些患者可表现有吞咽哽噎感但并无咽下困难,还有患者有颈部紧迫感,重者可表现为束带感,自觉呼吸不畅,而不敢扣紧衣领,但并无呼吸困难体征。上述咽部异常感觉多呈时有时无或时轻时重的特点,常在情绪波动或劳累后出现或加重。一些咽异感症患者常怀疑自己可能患有“癌症”而产生较重的心理负担，故应对之予以正视和重视。

一、病因

以往认为咽异感症多属于一种功能性改变，但越来越多的人认为该症与一些局部与全身性病变及精神因素有着密切的关系。

1. **年龄因素**

随着年龄的增加咽部组织可发生一些相应的变化。50岁以后，咽黏膜尤其是咽侧壁黏膜可出现细胞角化及棘状细胞层增厚，黏膜下层之腺体亦发生退化，其分泌功能逐渐减弱，黏膜萎缩变薄，呈光滑、干燥状态，咽淋巴组织亦因衰老而发生退行性萎缩。老年人唾液分泌减少，其成分亦发生一定的改变。这些随龄变化使老年人容易出现口咽干燥、不适等症状。

2. **局部因素**

（1）咽喉及邻近部位病变：咽喉及邻近部位的病变可直接刺激咽壁神经末梢或使咽部运动发生障碍，诱发神经炎、咽肌痉挛或瘀血，使吞咽功能受到影响而引起咽部异常感觉。如咽黏膜病、扁桃体病变、咽异物、悬雍垂过长、咽肿瘤、会厌囊肿、环咽肌失弛缓征、食管憩室及反流性食管炎、食管癌、鼻窦炎、茎突过长、颈淋巴结炎、颈椎骨质增生及牙病等。

（2）远隔部位的病变：咽异感症与远隔咽喉部位的一些脏器病变之间的关系也越来越为人们所关注。因迷走神经在胸、腹腔脏器中有着广泛的分布，这些脏器的病变，如胃及十二指肠溃疡、胃下垂、胃肿瘤、膈疝、肠道感染、肾结石、高血压性心脏病、心包积液等，其病变刺激可通过迷走神经反射在咽部产生异常感觉而引起咽异感症。

3. **全身因素**

绝经期、烟酒过度、变态反应、甲状腺功能减退、消化不良、风湿病、痛风、重症肌无力、严重的缺铁性贫血、自主神经功能失调、破伤风早期、球麻痹等全身疾病或因素皆可诱发咽异感症，如烟、酒、粉尘、化学药物等对咽喉部的长期慢性刺激，自主神经功能失调使咽喉部血管运动神经发生功能障碍，重症肌无力导致咽肌无力，破伤风引发的咽肌痉挛，变态反应及甲状腺功能减退所引起的咽黏膜水肿等。

4. **心理因素**

咽异感症与心理因素的关系也越来越受到人们的重视。人的心理和情绪因素常使自主神经中枢功能发生失调，引起机体出现一些异常的功能反应，如人在生气、着急、悲伤时感到颈部紧束感，情绪波动、精神受到刺激后感到咽部哽塞感，过度紧张、疲劳、精神恐惧可引起神经官能症等。有时心理因素和各种器质性疾病同时存在，构成咽异感症的复合病因。

二、诊断

对有咽部异常感觉症状的患者不能轻率地诊断为咽异感症，应经详细的检查，排除局部及相关的全身性疾病后方可作出诊断。

1. **详细询问病史**

（1）明确患者是否存在真正的吞咽困难，如其症状呈进行性加重或在进食时加剧者应首先考虑到咽喉及食管等部位是否有器质性病变的存在，尤其需除外肿瘤。

（2）了解患者咽部异常感觉的性质、部位、发作时间及有无伴随症状等特点，器质性病变所引起的症状多较恒定且有渐进性加重趋势。

（3）应了解患者有无相关的全身性疾病病史及其职业、烟酒嗜好、月经史等。

（4）还应了解患者近期的精神、情绪状态及变化等。

2. **全面体格检查**

（1）耳鼻咽喉检查：注意有无咽炎、咽侧索增厚、鼻咽炎、慢性鼻窦炎、舌根扁桃体肥大、会厌囊肿等，应对下咽癌有所警惕。对诉有单侧咽异物感的患者，亦应通过咽部扪诊排除茎突过长综合征。

（2）其他检查：通过血常规及血液生化检查、胸透、食管钡餐及胃镜检查等，了解患者有无胃溃疡、胃炎、胃癌、反流性食管炎、食管憩室、食管癌等消化系统疾病，有无糖尿病、甲状腺功能减退、更年期综合征等内分泌性疾病，有无贫血、高血压及动脉硬化等疾病。

3. **精神科检查及必要时心理测试**

注意患者有无心理与情绪的变化，有无癔病、恐癌症、恐病症、神经衰弱、焦虑症、精神分裂症及外伤性精神创伤等。

三、治疗

首先应对可导致咽异感症的各种局部或全身性疾病进行针对性治疗，原发病的治疗有助于咽异感症的消除或缓解。对有精神心理因素者可寻求精神科与心理科医生的帮助。在进行原发病治疗的同时，患者的咽部症状可按慢性咽炎的治疗原则和方法进行治疗。

（龚维熙）

参考文献

1. 黄选兆，汪吉宝. 实用耳鼻咽喉科学. 北京，人民卫生出版社，1998，p1138

2. 郭志祥，郭睿. 重视咽异感症的诊治[J]. 中华耳鼻咽喉头颈外科杂志，2005，40：638

第十节　咽及食管异物

在耳鼻咽喉科各类异物中咽及食管异物最为常见，尤多见于老年人。随着人体的衰老，吞咽功能也有所减退，老年人因一系列老年性解剖与功能上的变化，易出现吞咽功能失调，在进食或吞咽过程中容易发生咽及食管异物，如处理不当则常延误病情，可发生严重的并发症。

一、病因

（1）老年人因神经肌肉系统退行性变，使其感觉及运动功能退化，如咽部黏膜感觉迟钝、吞咽运动协调性下降、咽反射不敏感等，这些均成为为老年人好发咽及食管异物的因素。

（2）老年人因颌骨萎缩、牙齿脱落过多，使食物不能经过充分咀嚼而咽下，装有全口义齿的患者因牙托板较大使其口腔黏膜感受面积减小，这均使之易发生咽及食管异物。此外，老年人常配戴义齿，义齿托过松使之可在进食时或睡眠中脱落而导致咽及食管异物的发生。

（3）老年人多伴有视力减退，加之有些老年人进食较匆忙，注意力不够集中，或因患有老年神经精神性疾病如脑血管病后遗症、老年性痴呆症等，精神或神志状态不正常，均易使其发生咽及食管异物。

二、异物存留部位及种类

1. **咽部异物**

咽部异物中以口咽部最常见，其次为下咽部，而鼻咽部较少见。最常见之异物为鱼刺，异物多存留在扁桃体、舌根或会厌前间隙。因多为细小鱼刺且在刺入咽部后，患者又常用手指自行试取，致异物刺入组织内或隐藏于不易查知之处，如扁桃体与腭弓之间、咽腭弓后或扁桃体下极等处，须经仔细检查方能发现。喉咽异物多在环咽隙或梨状隐窝，除鱼刺外，动物骨头、义齿、枣核等也很常见。鼻咽部异物则较少见，多见于手术或外伤后的异物遗留。

2. **食管异物**

食管异物多为各种动物骨头，余可为义齿、枣核等。异物多位于食管的生理性狭窄部位，其中又以食管第一狭窄即食管入口处最多见，其次为胸段食管主动脉弓水平及左支气管压迹处。异物最常梗于环咽肌下方，因此处最为狭窄，异物借咽肌收缩被压入食管后，食管的蠕动力量不足以使异物继续下行，兼因局部肌肉发生痉挛或尖锐的异物刺入食管壁内，使异物常常停留于此。

三、临床表现

1. **咽部异物**

口咽和喉咽异物多为尖锐异物，且因咽部的活动，故常引起疼痛症状，尤以吞咽时明显，部位大多比较固定，患者能指出疼痛部位，如扁桃体异物患者常诉疼痛在同侧下颌角处。异物较大者多有咽下困难，且因刺激或压迫喉部，以及唾液不能下咽等原因，可引起呛咳、哽噎及呼吸困难，如异物刺伤黏膜，可伴少量出血。

2. **食管异物**

(1)吞咽疼痛：为食管异物的主要症状，较大或尖锐的异物引起疼痛症状更为明显，吞咽时加重，患者常拒进食水。颈段食管异物其疼痛部位多在颈根部或胸骨上窝处。胸段食管异物所引起的疼痛常放射至胸骨后及背部。如合并感染，则有发热、甚至出现菌血症等中毒症状，疼痛更为剧烈。

(2)咽下困难：吞咽困难的程度依异物大小、形状及部位而不同。早期由于异物的机械性阻塞、食管反射性痉挛和吞咽疼痛而发生吞咽困难。继而因食管发生炎性肿胀，咽下困难症状逐渐加重，可出现张口流涎现象。

(3)呼吸道症状：巨大食管异物压迫气管后壁可引起呼吸困难，甚至窒息。

(4)出血：异物损伤食管壁后可出现呕血症状。

四、检查及诊断

1. **异物误咽史和症状**

通过详细询问异物误咽史及伴发症状一般即可得到初步诊断。若患者表现有固定的疼痛部位或不能进食者多表明有异物存在。应详细询问异物性质、误咽时间，以便进一步检查、治疗。

2. **耳鼻咽喉科检查**

首先注意观察患者在做吞咽动作时的表情，表情痛苦者多提示异物的存在。口咽和喉咽部异物常可在颈外扪到明显触痛区，疼痛明显处多提示异物存留的部位。若异物已引起食管穿孔或颈深部感染，则可在其颈部扪及肿胀感或皮下气肿。咽部细小鱼刺因呈半透明状易与唾液丝混淆，应注意鉴别。若未见异物，应仔细检查一些隐蔽处及黏膜皱襞处，可用手指轻轻触摸扁桃体及扁桃体窝，感觉有无异物的存在，也可用压舌板深压舌根，使患者出现恶心动作使其扁桃体向中线挤出或可见到异物。通过间接喉镜、纤维喉镜或直接喉镜检查以查找喉咽部异物，梨状窝有唾液或食物潴留者常提示有异物存在。若临床尚不能确诊为食管异物，但仍表现有明显的食管异物的症状、体征且不缓解甚至加重的患者，不能轻率判定没有食管异物的存在，必要时可行食管镜检查及异物取出术。

3. **X 线检查**

对 X 线下能显影的食管异物可在透视下或经 X 线摄片观察其存留部位、形状、大小，而对 X 线下不能显影的食管异物，则可借助食管钡餐检查确定异物是否存在及所在部位，但对疑有食管穿孔者则禁用钡餐检查法以免引起纵隔感染。应警惕一些发生食管异物的老年人同时伴发食管癌的可能。

五、并发症

1. **呼吸困难**

较大的异物若阻塞于喉咽部可产生急性喉阻塞，或因产生压迫性喉水肿和局部的炎症反应及粘稠的唾液潴留而表现有呼吸困难。

2. **食管炎**

异物对食管壁的损伤和继发感染可引起食管炎及食管周围炎，此时患者的疼痛症状加重，并呈持续性，可伴有畏寒、发热、白细胞数升高等，并发食管周围炎后则上述症状加重。

3. **食管穿孔**

一些尖锐的食管异物，如带有卡环钩的义齿、枣核、动物骨头等，如未能得到及时的处理或处理不当可引起食管穿孔，有些患者误咽下异物后试图通过强行吞咽食物将异物向下挤压则有引发食管穿孔之虞。食管穿孔发生后可引起颈部皮下气肿、颈深部感染或脓肿、纵隔气肿、纵隔炎及纵隔脓肿等并发症。

4. **食管气管瘘及肺部感染**

食管异物长时间嵌顿于食管可因压迫食管前壁致其坏死并引起局部感染，累及气管后壁后可形成食管气管瘘并可导致肺部感染。一些患者因年老体弱难以接受手术治疗，或因感染未能得到有效控制而无法实施修补手术，以致疗效不佳。

5. **大血管损伤破裂**

一些尖锐的食管异物可穿破食管并伤及主动脉弓或锁骨下动脉等大血管而引起致命性大出血。临床对胸段食管异物并表现有反复呕血者应予特别警惕，并应与心胸外科一起进行积极抢救。发生此种并发症后患者的存活率极低。

六、治疗

1. **治疗原则**

一旦明确诊断应尽快取出异物，可依异物特点及发生部位采用间接或直接喉镜下、纤维食管镜和食管镜下将之取出，以消除异物带给患者的痛苦及防止各种并发症的发生。发生咽与食管异物后，患者采用强咽食物或用力揉搓颈部以期向下挤压异物的方法或采用喝醋以期软化鱼刺等方法均不可取，因之易引发食管穿孔、大血管损伤等并发症，患者应及时到医院就诊，由专科医师进行诊断、处理。咽部异物取出一般可在门诊或急诊室进行，而食管异物及嵌顿性下咽异物的取出，尤其是伴有严重心肺疾病或年老体弱的患者，则宜在手术室进行。

2. **食管镜检查与异物取出术**

多数食管异物需在食管镜下取出。进行食管镜检查与异物取出术时应注意：

(1)需距患者最后一次进食 4～6 小时后进行，以使胃充分排空，防止食物反流造成误吸。

(2)食管异物虽已经食管 X 线检查得到确诊，但术前如患者的吞咽困难、吞咽疼痛症状已明显缓解或消失，应再次行食管 X 线摄片以判断食管异物是否仍然存在，因少数患者此时其食管内的异物可能已进入胃内，这样可避免患者接受不必要的手术。

(3)一般可选用表面麻醉，但因老年人多伴有心脑血管病，故术中应进行心电监护，作好心肺复苏的准备。对合并有严重心脑血管病以及肥胖、颈短、颈椎病、精神紧张及估计食管异物取出难度较大的患者可选用全麻。

(4)如为尖锐的食管异物并嵌顿于临近大血管的食管第二或第三狭窄处，术前应请胸科作好准备，如术中发现食管异物嵌顿于上述部位并已刺伤食管壁，且随动脉搏动而搏动，则应停止手术，请胸外科医师协助处理。

(5)对于体积较大且较尖锐的异物如带有卡钩的义齿或动物骨头，如感食管镜下取出困难则不宜强行钳取，以免引起食管穿孔等并发症，如为胸段食管异物，必要时可经开胸手术取出，如为颈段食管异物，也可采用颈侧入路食管切开术将异物取出。

(6)少数病例经食管镜检查未能在相应部位发现异物，有可能一些体积较小或非尖锐的异物因发生松动而藉食管蠕动进入下段食管或胃内，或异物在镜检、异物取出过程中因食管的被动扩张使之出现松动并进入下段食管或胃内，此时应在食管镜下仔细观察原异物存留部位及下段食管，必要时应再次进行床旁 X 线检查加以确认，以免漏诊。

(7)术后患者需暂禁食水 24～48 小时。

(8)对于一些就诊时间较晚，并发水、电解质紊乱及酸碱平衡失调，过度衰弱，严重感染者应先行补液、纠正水与电解质紊乱及酸碱平衡失调、抗感染及支持治疗等，待情况改善后再行检查与治疗。

3. **全身支持及抗炎治疗**

发生食管异物的患者，因其不能进食，应于术前及术后给予补液治疗，注意纠正水与电解质平衡；有食管损伤或感染表现者应使用有效的广谱抗生素，疑有食管穿孔者，术后应通过鼻饲管进食。

（龚维熙）

参考文献

1. 何宁,梁建平,汪辉. 老年人食道异物 101 例分析[J]. 医学文选,1999,18:920.

2. Sudo T, Sueyoshi S, Fujita H, et al. Esophageal perforation caused by a press through pack [J]. *Dis Esophagus*,2003,16:169.

3. Lam EC, Brown JA, Whittaker JS. Esophageal foreign body causing direct aortic injury [J]. *Can J Gastroenterol*,2003,17:115.

第十一节　外耳恶性肿瘤

在耳鼻咽喉科恶性肿瘤中,发生于耳部者较少见,约占5%,其中以外耳多见,且多发生于老年人。其病因尚不清楚,可能与下列因素有关。①慢性炎症刺激:长期的炎症及脓性分泌物刺激易引起癌变,外耳道鳞癌患者中约有75%的患者伴有慢性化脓性中耳炎。②环境因素:长期受到阳光曝晒、粉尘、冻伤、化学物质等刺激,可诱发耳郭发生恶性肿瘤。③良性肿瘤的恶变:在患有外耳乳头状瘤、黑色素痣等病变的患者中,少数可转变为癌。④放射线诱发癌变:据报道,外耳基底细胞癌患者中约半数具有过量的光化射线接触史。⑤免疫功能抑制:长期大量应用免疫抑制剂可诱发身体各部位包括外耳发生恶性肿瘤。外耳恶性肿瘤中以基底细胞癌和鳞状细胞癌多见,而其他恶性肿瘤相对少见。

一、外耳基底细胞癌

基底细胞癌大多发生于头颈部,特别是口角与耳垂连线以上区域的皮肤。在外耳基底细胞癌患者中约半数有过量光化射线接触史。男性多于女性,好发年龄为50~60岁。肿瘤生长缓慢,一般很少转移。

1. 临床表现

外耳基底细胞癌好发部位依次为耳郭前、耳轮、耳廓后之皮肤。早期多无症状,病变多为单发,初期为透明蜡样灰色小结节,表面有扩张血管,搔抓后易出血、渗液及结痂,中央溃烂形成侵蚀性溃疡,边缘卷起,有时因基底细胞中含有大量色素使之呈现蓝黑色。晚期病变不断向四周及深层侵犯,可累及软骨及骨,甚至侵及脑膜出现剧烈疼痛。可因肿瘤堵塞外耳道而引起听力下降及耳鸣等症状。

2. 诊断与治疗

需经病理检查确诊。对外耳慢性或长期不愈的溃疡须作病理检查,发生于外耳的基底细胞癌应注意与黑色素瘤鉴别。外耳基底细胞癌对放射线治疗敏感,多主张根治性手术切除及放疗。

二、外耳鳞状细胞癌

外耳鳞状细胞癌多发生于耳郭,依次好发于耳轮(39%)、耳郭后部(36%)和耳郭前部(21%),而较少累及耳屏和耳垂。外耳道鳞状细胞癌常伴有慢性化脓性中耳炎,而且常为中耳癌向外发展的结果。

1. 临床表现

外耳鳞状细胞癌病程长短不一。初期常表现为斑丘疹,伴糜烂、脱屑,易出血,可进一步发展为浸润性结节或菜花状肿块,常有溃疡。早期患者多无明显症状,可有瘙痒感,搔抓后出血,中晚期可出现耳痛症状,面神经与内耳迷路受侵或伴有深部头痛则提示有骨质破坏。外耳鳞状细胞癌可发生区域淋巴结转移,常累及耳前、耳后及颈部淋巴结。

2. 诊断与治疗

根据病史、检查及病理活检,外耳鳞癌的诊断并不难。凡遇有耳部新生物或伴肉芽组织增生,触之易出血,若有较重的耳痛,应考虑到本病,并应进行组织病理学检查。应注意与外耳道乳头状瘤相鉴别。

外耳鳞癌一般以手术切除为主,可辅以放

射治疗。根据肿瘤的大小及部位决定切除范围。不主张对较小的耳郭肿瘤采用冷冻及激光治疗。病变局限于外耳道软骨部而未侵及骨部者,可将外耳道软骨部全部切除,然后移植皮片修复。病变已侵入外耳道骨部者则需行扩大乳突根治术,手术切除的组织包括全外耳道软骨部与骨部及耳甲、耳屏、鼓环、鼓膜等,术腔内以移植皮片修复。病变广泛者可考虑行颞骨次全切除或全切手术。

(龚维熙)

参考文献

1. Silva JJ, Tsang RW, Panzarella T, et al. Results of radiotherapy for epithelial skin cancer of the pinna: the Princess Margaret Hospital experience, 1982 – 1993 [J]. *Int J Radiat Oncol Biol Phys*, 2000, 47:451.

2. Ahmad I, Das Gupta AR. Epidemiology of basal cell carcinoma and squamous cell carcinoma of the pinna [J]. *J Laryngol Otol*, 2001, 115:85.

3. Reddy LV, Zide MF. Reconstruction of skin cancer defects of the auricle [J]. *J Oral Maxillofac Surg*, 2004, 62:1457.

第十二节　外鼻恶性肿瘤

外鼻恶性肿瘤多发于 60 岁左右的中老年人,男性多于女性。外鼻恶性肿瘤多属皮肤癌,其中以基底细胞癌最为多见,其次为鳞状细胞癌,而其他恶性肿瘤则较少见。通常其恶性度较低,发展较缓慢,易于早期发现,少有淋巴结转移及远处转移,早期以手术切除治疗为主,一般预后较好。

一、基底细胞癌

1. 病因

目前尚未明确,但可能与经常接受日光曝晒、放射线、化学性致癌物质的长期刺激及遗传因素有关。

2. 病理

因基底细胞癌发生于上皮的基底层,故又称之为基底细胞上皮癌,镜下可见大小和形态不一的瘤组织团块向真皮层浸润,癌细胞类似基底细胞,但细胞核稍大,呈椭圆形,胞浆少,细胞界限与细胞间桥不清,细胞呈栅栏排列。由于标本在固定和脱水过程中黏蛋白收缩,间质常从癌岛缩回,可见到癌与间质之间有收缩间隙。

3. 临床表现

外鼻基底细胞癌多发生于鼻翼部,生长缓慢。初期多无明显症状,后期可伴有疼痛症状。外鼻基底细胞癌可分为以下三型:

(1)结节溃疡型:开始呈结节,小米粒至黄豆大小,可伴表皮脱屑,以后结节中心溃烂形成溃疡,可呈火山口样,边缘隆起、内卷、质地较硬,中央常有结痂,揭除后常伴局部出血,肿瘤多与健康皮肤分界明显。晚期可向外周扩展破坏鼻、颊及上唇组织。

(2)色素型:与结节溃疡型相似,但病变处色素明显增多,呈褐色或黑色。

(3)硬斑状或纤维化型:表现为黄色稍硬的斑块,境界不清,可长期保持完整而最后才发生溃疡,极少转移,预后较好。

4. 诊断与治疗

对 40 岁以上、鼻面部溃疡治疗 2 周以上而不愈的患者应高度警惕恶性肿瘤的可能,一般不主张活检,宜行手术切除同时进行病理检查。多数肿瘤较小者可予彻底切除并行一期外鼻整型修复手术,效果较好。而较大的肿瘤在其根治手术后常使面容受损,尚需考虑到术后整形问题,但需观察 1 ~2 年无复发后再行外鼻成形术。极个别病变较大,术后将影响面容严重者可选放射治疗。

二、鳞状细胞癌

1. 病因

病因不明,长期的日光曝晒可能是主要诱

因，其次是砷剂、放射线、焦油衍化物等的长期刺激。某些皮肤病如白斑、慢性溃疡、烧伤瘢痕、放射性皮炎等亦可继发本病。

2. 病理

又称鳞状细胞上皮癌，源于表皮内或皮肤附属器，是棘细胞的恶性增殖。棘细胞乳头状瘤样改变并向真皮侵入，形成不规则的细胞巢，非典型细胞多呈有丝状分裂相，早期常见角化株，真皮炎性反应明显。

3. 临床表现

外鼻鳞癌亦多发生于鼻翼部。肿瘤早期常呈小的疣状新生物，多无明显症状，随后肿瘤渐呈乳头状或菜花样增生，可伴表面溃疡，其边缘不整，触之易出血，或伴脓血性分泌物，具有臭味。肿瘤发展较快，随着向深层和周围的浸润，可出现局部皮肤红肿，并可伴有明显的疼痛症状，可出现耳前和颌下淋巴结转移，晚期肿瘤亦可发生其他脏器转移，如不及时治疗预后较差。

4. 诊断与治疗

对发生于外鼻的溃疡经非手术治疗两周以上无效者，宜尽早进行活检以明确诊断。早、中期外鼻鳞癌可以手术彻底切除加一期整形治疗，晚期外鼻鳞癌因面积较大及局部或全身转移者可选择放、化疗及姑息治疗。

外鼻肿物应避免搔刮、针刺等刺激，对疑为恶性者亦多不主张进行冷冻、激光、微波等治疗以免病变发生遗留、扩散或转移。外鼻基底细胞癌和鳞癌均宜采取综合治疗，手术切除是其主要治疗手段，可依肿瘤性质、大小、部位并结合患者年龄，选择不同的手术和修复方法。手术切除较单纯放疗好。如病变无法彻底切除或毁容较明显，亦可结合放射治疗。一般来说，基底细胞癌的治疗效果优于鳞癌。

（龚维熙）

参考文献

1. Anthouli - Anagnostopoulou F, Hatziolou E. Recurrent morphean basal cell carcinoma of the skin. A clinico - histopathological study of 97 cases [J]. *Adv Clin Path*, 2002,6:17.

2. 吴晴伟，徐州，汪涛，等. 外鼻恶性肿瘤的手术治疗及I期修复效果观察[J]. 中国全科医学，2005，8：1175.

3. Nguyen TH. Staged cheek - to - nose and auricular interpolation flaps [J]. *Dermatol Surg*, 2005,31(8 Pt 2):1034.

4. Cohen PR, Schulze KE, Nelson BR. Basal cell carcinoma with mixed histology: a possible pathogenesis for recurrent skin cancer [J]. *Dermatol Surg*, 2006,32:542.

第十三节　喉　癌

喉癌为耳鼻咽喉科常见恶性肿瘤，约占全身恶性肿瘤的2%～5%，近些年来，其发病率呈增加的趋势，我国东北地区为喉癌高发地区。喉癌的好发年龄为50～70岁，可占到喉癌患者的80%，男性多于女性，男、女比例在7∶1～10∶1之间。

一、病因

喉癌发生的病因仍不明了，可能为多种因素综合作用的结果，与以下因素有关。

1. 吸烟

吸烟为喉癌发生的重要危险因素，喉癌患者中大多数有长期大量的吸烟史，喉癌的发病率与每日吸烟量和吸烟的总时间成正比，长期被动吸烟也可致癌。

2. 饮酒

饮酒是喉癌尤其声门上型喉癌发生的另一危险因素，饮酒者患喉癌的危险度为不饮酒者的1.5～4.4倍。在喉癌的发生过程中烟、酒具有协同作用，兼有饮酒和吸烟习惯者患喉癌的危险性明显增加。

3. 病毒感染

研究表明，喉癌的发生与一些病毒如单纯疱疹病毒、乳头状瘤病毒的感染有关。实验研究亦显示，一些肿瘤病毒可使原代培养细胞发生转化，若将转化之细胞注射给同种动物则可能发展成肿瘤。

4. **环境因素**

长期接触石棉、二氧化硫、铬、砷、镍等有毒物质者易患喉癌。放射线作用亦是喉癌发生的危险因素。已发现，一些接受放疗的患者发生喉鳞状细胞癌等恶性肿瘤的危险性增加。在一些环境致病因素作用下，某些癌基因的激活和抗癌基因的失活可能与喉癌的发生有关。

5. **癌前病**

一些喉癌患者在发病前可表现有一些喉病病史，如喉角化症、喉白斑病、喉厚皮病、喉息肉、喉乳头状瘤及慢性喉炎等，上述病变虽然并非一定发展成喉癌，但在上述病变的基础上，如患者长期受到致病因素的刺激，喉上皮细胞容易发生异常增生或不典型增生乃至恶变，使患者罹患喉癌的机会增加。

二、病理与分型

喉恶性肿瘤中以鳞状细胞癌最为常见，约占90%以上，而腺癌、未分化癌、肉瘤等则较少见。通常依病变发生部位将喉癌分为三型，即声门上型、声门型和声门下型，其中以声门型喉癌多见，可占到60%，声门上型喉癌次之，声门下型喉癌则较少见。喉癌的外观形态可呈溃疡型、菜花型、结节型或包块型。

声门上型喉癌多发生于会厌部，亦可发生于杓会厌皱襞，而发生于喉室者则较少见。该型喉癌细胞分化程度一般较差，病变发展较快，早期即可发生同侧淋巴结转移。声门型喉癌则好发于声带的中前段，多发生于一侧声带，肿瘤早期可表现为声带增厚，表面粗糙不平，继而可出现浅表性溃疡或乳头状、结节状及菜花状增生。该型喉癌可侵及前、后联合及两侧声带，如侵犯声带肌可使声带固定或活动受限，晚期亦可侵入声门上、下区。早期局限性的声带癌其细胞分化程度一般较好，病变发展较慢，也较少发生淋巴结转移。因该型喉癌早期即可出现声嘶症状而易于早期发现、早期得到治疗，相对预后较好。声门下型喉癌其细胞分化多较差，病变发展亦较快，癌细胞可循淋巴管转移至喉前淋巴结、气管旁淋巴结及纵隔淋巴结。该型喉癌因发生部位较为隐蔽而不容易被早期发现，预后亦较差。

三、扩散方式

1. **直接扩散**

因受喉部软骨的阻挡，早期喉癌多局限于喉内而很少侵及到喉外组织，主要向黏膜表面或黏膜下浸润、扩展，晚期则可破坏喉软骨并向喉外扩展。由于声门上部和声门部发生于不同的胚基，其间有天然界限，早期声门上型癌较少侵及到声带，而早期声门型喉癌也较少向上侵犯。随着病变的发展，发生于会厌的声门上型喉癌可穿过会厌软骨，向前可侵及会厌前间隙及舌根，发生于杓会厌皱襞部的喉癌可向外侧侵及梨状窝及喉咽侧壁。声门型喉癌则可向前后蔓延侵及前、后联合并可累及到对侧声带，亦可进一步向前破坏甲状软骨并侵犯颈前软组织。声门下型喉癌多向前向下蔓延侵犯气管上端，晚期可穿过环甲膜而达喉外，向侧面发展可侵及同侧甲状腺，向后则可累及到食管前壁。

2. **淋巴转移**

喉癌是否伴有淋巴结转移对其治疗效果及预后有着重要的影响。三型喉癌淋巴结转移发生率及发生时间有着明显的差别。声门上型喉癌早期即可发生同侧颈淋巴结转移，继而可至对侧颈淋巴结。声门型喉癌早期则很少发生颈淋巴结转移，当癌病变超出声带范围时发生淋巴结转移的机会增加。声门上型喉癌与声门型喉癌所发生之颈淋巴结转移多先出现于同侧Ⅱ、Ⅲ及Ⅳ区颈淋巴结。声门下型喉癌亦常发生淋巴结转移，多先转移至颈部Ⅵ区淋巴结，继而向颈侧淋巴结扩散。

3. **血行转移**

癌细胞也可沿血循环向全身扩散，可转移至肺、肝、骨、肾、脾、脑等处。尸检发现，喉癌远处转移率约为12% ~18%。血行转移多发生于癌晚期，可源自喉癌之原发灶，也可来自淋巴结转移灶，后者较前者可能更为重要。

四、临床表现

喉癌以声嘶、咳嗽、呼吸困难、吞咽困难及颈淋巴结转移为其主要症状，尚可表现有咽异物感、口臭及少量咳血等症状，上述症状的发生频率与顺序可因肿瘤发生部位及病程长短的不同而有所差异。

1. 声门上型喉癌

早期症状可不明显，有时患者仅有咽喉不适感或异物感。随着肿瘤向深部侵袭发展，患者可出现喉痛症状，吞咽时加重，可放射至头部及同侧耳部，严重时妨碍进食，可伴有吞咽困难，常引起咳嗽或干咳，当肿瘤侵犯喉上神经后可导致唾液及饮食误吸入气道而引起呛咳症状。如癌肿表面出现坏死、溃烂，患者可出现咳嗽、咳血及带有臭味的脓血痰。因该型喉癌在早期较少侵犯到声门区，可不表现有声嘶、呼吸困难等症状，故患者多在肿瘤晚期因病变侵及声门区出现声嘶及呼吸困难症状后或出现颈淋巴结转移时方被发现。因此，对诉有咽喉不适感或异物感的老年患者应予重视，不应简单地冠以“咽炎”而放松警惕。

2. 声门型喉癌

声音嘶哑为其典型症状。早期可仅表现为发音疲倦、声音改变或轻度声嘶症状，症状亦可时轻时重，常常不受患者的重视，尤其是具有慢性喉炎病史者，其症状易被误认为是“感冒”或“喉炎”所致，但此时患者很少伴有喉痛症状，也不影响其吞咽功能。随着病变的发展，声嘶症状可逐渐加重，可表现有发音粗、哑，甚至失声，有时可伴有咳嗽及少量带血丝痰。肿瘤晚期可出现喉痛、咯血等症状。喉癌患者的声嘶程度与病变发生部位关系密切，声带前端肿瘤较声带后端肿瘤所引起的声嘶症状更为明显，位于声带边缘的较小的肿瘤即可引起明显的声嘶，而位于声带上表面的较大的肿瘤如未侵及到声带边缘因尚不影响声带闭合，所导致的声嘶症状反而可不严重。

3. 声门下型喉癌

在三型喉癌中较为少见，仅约占5%。早期可表现有喉部异物感、发声费力、轻度咳嗽、痰中带血丝等症状，当肿瘤侵及声门时方出现声音嘶哑症状。因该型喉癌早期症状多不明显，故不易早期发现。

各型喉癌到晚期因侵犯范围广泛，多表现有明显的声音嘶哑、呼吸困难、喘鸣、咳血、剧烈喉痛、吞咽痛及吞咽困难等症状，其喉部可表现变形、固定，常伴有淋巴结转移及远处转移，全身消瘦，如未能得到积极有效的治疗，患者可死于窒息或衰竭。

五、诊断

依据患者的临床症状、体征、喉镜检查通常可对喉癌作出诊断，但需通过活检得以最后确诊。早期诊断、早期治疗是提高喉癌治愈率之关键。凡年龄在40岁以上而表现有声嘶等咽喉部症状3周以上者均应进行仔细的喉部检查，有时甚至需多次复查，以免漏诊和误诊。

1. 颈部检查

首先应观察喉体形态是否正常，有无增大、变形。左右移动喉体，正常者应有摩擦感，摩擦感消失则提示癌肿可能已累及喉内关节或已侵犯喉咽部。按Ⅰ～Ⅵ区顺序检查颈部有无可疑的淋巴结。转移淋巴结一般质地较硬，与周围组织易发生粘连，且常融合、固定。然而，颈部可触及到的淋巴结并非皆为肿瘤转移，相反，有些肿瘤转移临床上却未能触及肿大的淋巴结，需通过术中或术后活检方能证实。

2. 间接喉镜检查

间接喉镜检查简便、易行，但检查应详尽细致以免遗漏，包括会厌舌面及喉面、杓会厌皱襞、室带、喉室、声带及声门下区等部位，注意观察声带运动情况。同时还要注意检查喉咽部。位于会厌喉面的早期声门上型喉癌、位于声带前端的声门型喉癌及声门下型喉癌，因受遮挡或显露困难，有时通过间接喉镜窥视较为困难，易被漏诊。一些咽反射较敏感的患者，如间接喉镜检查有一定困难，此时可在咽喉表面麻醉后进行，必要时可将会厌向前牵拉，以求检查详尽无遗。

3. 纤维喉镜检查

间接喉镜检查较困难或观察效果不佳时，可行纤维喉镜检查，其主要优点是能对一些间接喉镜下不易窥视的部位或死角进行检查，并有助于发现一些小的早期病变，同时必要时还可在纤维喉镜下钳取病变组织进行病理活检。此外，因纤维喉镜具有图像清晰，镜体细软可曲、安全、刺激性小，可作为老年患者常规检查手段。亦可采用电子喉镜检查，其图像更为清晰，更容易发现一些微细病变。

4. 直接喉镜检查

若间接喉镜检查或纤维喉镜检查提示有可疑病变而又无法取得确切的病理诊断结果，尤其怀疑声门下型喉癌时，可采用直接喉镜检查并进行病理活检。

5. 活检

即使通过喉镜检查喉癌诊断已基本确定，仍需要通过活检予以证实。一般可在纤维喉镜或间接喉镜下钳取活检标本，有时需要多次活检才能确诊。遇有临床可疑但数次活检结果均为阴性者，亦不可轻易除外恶性肿瘤之可能，必要时可在直接喉镜下钳取活检标本。因活检操作可能促使肿瘤生长加速，故最好活检确诊后尽快接受手术或放射治疗。一些患者经多次镜下活检仍无法获得确切的病理结果，而又高度怀疑喉癌的存在，在此情况下亦可采用术中快速病理切片检查。

6. 影像学检查

CT 或 MRI 检查不仅可以确定肿瘤大小及范围，还可确定其周围结构受侵情况，超声检查则可提示有无颈淋巴结转移，上述影像学检查有助于拟定治疗方案及估计预后。

六、治疗

喉癌的治疗效果主要取决于其临床分期，无论是哪型喉癌，如能早期发现、早期治疗均可获得较好的治疗效果。治疗方式的选择应从肿瘤原发部位、扩展范围、有无淋巴结及远处转移、患者身体状况及能否定期随诊等方面综合评价分析后确定，不应仅考虑到彻底根治病变，延长患者的生存期，还应尽量保留患者的喉功能以提高患者的生活质量。早期声门型喉癌通过放射治疗、手术及激光手术均可得到有效的治疗，具有相近的治疗效果。对晚期喉癌的治疗则主张采用综合治疗。

1. 手术疗法

为喉癌的主要治疗手段，但由于老年患者多体质差、抵抗力弱、各脏器功能减退，对手术的耐受力降低，术后易出现并发症，增加了手术的复杂性和危险性。因此，对老年喉癌尤其是晚期患者应充分细致地作好术前准备，加强术中监护，合理地选择手术方式，加强术后的治疗与护理。应依据病变的范围、肿瘤的生物学行为、患者全身状况及有无颈淋巴结转移等因素进行选择，根据每个患者的具体情况制定个体化的治疗方案，包括喉全切除手术、各种部分喉切除手术、喉功能重建手术及颈淋巴结清扫术。近些年来，一些早期声门型喉癌除可采用传统手术切除手段外亦可采用激光切除手术，不仅具有较好的控制效果，亦获得了较满意的嗓音质量。

2. 放射治疗

放疗的优点是能较好地保留喉的呼吸、吞咽和发音功能，尤其在早期声门型喉癌因可获得较好的嗓音质量而易于被患者所接受，但放疗后第二原发癌的发生率增加则为其缺点。放疗尤其适于那些年老体弱、合并症多、麻醉风险高、手术耐受性差、非常看重言语和嗓音功能及不愿接受手术的患者。根治性放疗适于早期病变，如局限于会厌、室带或杓会厌皱襞的肿瘤，其病变范围不超过 1cm，且无声带活动受限的声门上型喉癌可考虑首选放疗，局限于一侧声带或前联合的声门型喉癌也可考虑选择放疗。对于病变范围较广者，放疗也可和手术治疗互相配合，术前通过放疗使病灶缩小、局限，然后再行手术切除。手术不能完全切除者，对其残留之病变，放疗可作为其补充治疗。此外，放疗也可作为对晚期喉癌的姑息治疗，以使之得到一定程度的控制。

3. **化学疗法**

化疗在喉癌的治疗中并不常用。因90%以上的喉癌属鳞状细胞癌，可采用氨甲喋呤、顺氯氨铂和博莱霉素等药物进行化疗。单一用药疗效较差，目前多主张联合用药，可采用诱导化疗、辅助化疗和姑息化疗等多种化疗方法。

4. **免疫疗法**

免疫疗法目前仍处于探索阶段，疗效尚未得到充分肯定，可作为喉癌的辅助治疗手段，可应用白介素2、干扰素、肿瘤坏死因子、淋巴因子活化杀伤细胞、单克隆抗体、肿瘤分子疫苗等免疫制剂。

5. **中医药疗法**

多为辅助治疗，起到祛邪扶正的作用。

（龚维熙　王恩彤）

参考文献

1. 潘子民，费声重. 老龄喉癌喉部分切除术远期疗效观察[J]. 中华耳鼻咽喉科杂志，1999，34：46.

2. Adams GL, Maisel RH. Malignant tumors of the larynx and pharynx. In: Cummings CD, et al. eds: Commings Otolaryngolgy - *Head and Neck Surgery*. ed 4, Philadelphia, Mosby, 2005, Vol 3, p2222.

3. Sesterhenn AM, Dunne AA, Werner JA. Complications after CO(2) laser surgery of laryngeal cancer in the elderly [J]. *Acta Otolaryngol*, 2006, 126: 530.

4. 张道宫，张寒冰，栾信庸，等. 老年Ⅲ期和Ⅳ期喉癌患者的手术治疗与喉功能重建[J]. 中华肿瘤杂志，2007，29：379.

5. 王恩彤. 早期声门型喉癌治疗方式的评价与选择[J]. 中华耳鼻咽喉头颈外科杂志，2007，42：477.

第三十一章　老年人眼科疾病

第一节　概　述

人在出生以后要经过生长、发育、成熟到衰老的过程，这是一种不可抗拒的自然规律。眼睛是机体组成的一部分，亦会同样随年龄的增长而出现一系列老年性改变，导致组织、器官的形态、生理功能发生相应的变化，进而形成具有一定特征的老年性眼病。眼睛作为全身最敏感的感觉器官，对生活质量的影响意义重大，医生和患者同样对眼科相关疾病给予了极大的关注。

视力下降是老年人最为常见的主诉，除眼部器质性病变外，老年性屈光不正，尤其老视（即调节力下降）极为普遍。研究发现，人眼在8岁时调节力最大，约为14D，此后，随年龄增长逐渐下降，在40岁以前，每4年约下降1D，以正常人为例，40岁时已经有调节力不足的感觉，40～48岁，每4年约下降1.5D，48岁以后，每4年约下降0.5D。而人在近距离阅读时需要有约3D的调节，根据理论推算，50岁以上人群如果不配带矫正眼镜，则无法完成精确阅读任务，并引发一系列视疲劳症状。

皮肤干燥、变薄、弹性下降，肌肉张力降低，筋膜组织变薄弱，紧张度丧失，皮下、眶隔内脂肪下垂、膨出，则导致眼睑皮肤松弛和眼袋形成，情况严重者需手术矫正。

皮肤松垂，眼轮匝肌肌力下降，可以造成下睑睑缘和泪小点与眼球表面失去接触，同时减弱泪道的虹吸能力，结膜也会发生松弛，导致溢泪症状，必要时应手术治疗。另一方面，泪腺脂肪组织浸润，炎性细胞浸润，腺体纤维化，甚至萎缩为较普遍现象，50岁以上人群基础泪液分泌量仅为年轻人的一半。此外，结膜组织内杯状细胞数量减少和功能降低，这些都可以造成眼干燥感、异物感，重者干扰角膜上皮细胞功能，影响视觉，需要补充人工泪液类眼液。

表皮基底细胞增生活性降低，皮下组织中小静脉和毛细血管丛减少，Langerhan细胞和黑色素细胞数量也明显下降，同时包括肥大细胞、纤维母细胞等炎性细胞增加，T淋巴细胞以及免疫功能也发生改变，导致皮肤抗损伤能力、修复能力、抗间变能力均下降。

由于脂肪代谢紊乱，血清溶脂能力降低，角巩膜缘毛细血管退行性变等因素，角膜周边出现环状灰白色浑浊带，宽约1.5～2.0mm，称为角膜环，又叫老年环。由胆固醇、胆固醇酯、中性脂肪、磷脂等成分沉积在细胞周围间隙形成。据统计，角膜环的发生频率与年龄密切相关，占40～60岁人群的60%，60～69岁人群的80%，70～79岁人群的90%，80岁以上人群的100%。角膜环通常对视力无影响，无需特殊治疗。曾经有人将其作为预测50岁以下男性冠心病、高胆固醇、高低密度脂蛋白血症预后的一项指标。

虹膜组织中纤维母细胞和色素细胞随年龄增长而减少，肌纤维母细胞增加，虹膜后色素上皮细胞脱失，沉积在晶状体、角膜内皮表面和前房角，基质内血管硬化，内、外膜透明性变。瞳孔缩小，对光反射敏感性降低，对散瞳剂反应减弱。睫状肌萎缩，睫状体增大变短，70岁时睫状体纵向长度仅为30岁的一半，同时睫状体前移，接近巩膜突，55岁以上更趋明显，造成晶状体与睫状体之间（Petit′s 间隙）的空间减小，并向前推挤虹膜，导致前房角变窄。这成为闭角型青光眼在老年人群易于被诱发的原因之一。尽管睫状上皮细胞代谢状况，基底膜的完整性，以及睫状突血管等方面的变化共同作用引起房水生成减少，有证据证明30岁以后房水生成呈每10年下降约2.5%的趋势，但房水生成-引流的动力学变化总的趋势仍表现为超过40岁时眼压逐步升高。

胚胎时期的晶状体为球形，从出生后至老年，其形状一直在变化，相对于前后径缓慢的增加，赤道部的增长和由此造成晶状体前后囊曲率半径的变化更加显著。根据测量，20岁时晶状体厚度3.91mm，60岁时4.66mm，相应的前房深度为2.9mm和2.45mm。10岁时晶状体直径由出生后的6mm增加到9mm，前后囊曲率半径由17mm和13mm增加至40岁时的13mm和8mm，60岁时的11mm和7.5mm，以及80岁时的9mm和7mm。晶状体囊膜的抗张强度与弹性随年龄增长明显下降，是眼调节功能下降的主要原因之一。

随年龄增长玻璃体内的变化主要是透明质酸解聚，水分析出，发生玻璃体液化。20岁时，20%玻璃体结构为水状，80%为胶状。根据超声波检查发现，21~40岁人群中，5%有玻璃体液化，60岁时增至80%以上。玻璃体液化的同时，胶原纤维浓缩、交联、变性、聚集，形成浑浊体。此时患者眼前出现点状、丝网状浮动影。液化腔继续扩大，玻璃体皮质与视网膜内界膜分离，形成玻璃体后脱离。此时患者感觉突然出现闪光感，飞蚊，甚至大量浮动黑点。典型病例在发生玻璃体后脱离时，视乳头周围胶质附着于玻璃体皮质表面，漂浮在玻璃体腔内，呈灰白色环状、或"c"形，或"，"状浑浊，经检眼镜检查可以发现，称为"Weiss"环。50岁以上人群约有一半存在玻璃体后脱离，超过65岁，则增至65%。多数玻璃体后脱离状态稳定，少数患者在牵拉、分离过程中，可发生视网膜出血、视网膜裂孔，甚至视网膜脱离，需酌情进行视网膜激光光凝或手术治疗。

老年人的视网膜感光细胞（包括锥状细胞和杆状细胞）数量减少一直是老年医学关注的问题，在这种变化趋势较轻的黄斑区域，其减少速率也达到每年约1%~2%。同时，神经节细胞数量可以减少至年轻时的75%。40岁以后，视网膜色素上皮细胞（RPE）每年减少约3%，细胞内黑色素含量也减少，与脂褐质增加相伴发生，后者被认为可能是自由基的过氧化损伤的结果。大量研究认为这些变化将会造成视网膜光感受细胞功能障碍。

扫描激光血流测量计发现视网膜中央动脉血流速度改变与年龄相关，收缩期流速平均降低0.62cm/秒/10年，舒张期降低0.51cm/秒/10年。50岁以上老年人黄斑区血流量可以下降约20%。

（王恩普）

第二节　老年性白内障

一、老年性白内障的概念

临床上将由于年龄相关因素而引起晶状体混浊并导致视功能的下降称为老年性白内障（senile cataract）。因此，"老年性白内障"这个术语现已逐渐被"年龄相关性白内障（age-related cataract）"所取代。

老年性白内障是最为常见的白内障，是主要的致盲性眼病。1985年北京顺义县调查结果，老年性白内障的患病率为5.99%，女性略多于男性，40岁以上人群患病率为18.58%，60岁以上人群患病率直线上升，80岁以上老年人100%患白内障。

关于老年性白内障的病因较为复杂，可能是多种因素的综合结果。目前认为氧化损伤是其形成的最初因素。年龄、职业、性别、紫外线辐射及糖尿病、高血压和营养状况等，均是老年性白内障的危险因素。

二、临床表现

(一)症状

(1)视力下降:是白内障的最明显的症状。早期周边部混浊可不影响视力。但在中央或后囊下的混浊,即使较轻也严重影响视力。晶状体完全混浊时,视力可下降到仅有光感。

(2)屈光改变:核性白内障因晶状体指数增加,使晶状体屈折力增强,产生核性近视。原有老视减轻或近视屈光度增加。

(3)单眼复视或多视:晶状体内混浊或水隙形成,使晶状体各部分屈光力不均一,类似棱镜作用,产生单眼复视或多视。

(4)眩光:晶状体混浊使进入眼内的光线散射所致。

(5)色觉改变:混浊的晶状体对蓝光的吸收增强,使患者对这些光的色觉敏感度下降。晶状体核颜色的改变也可使患眼产生相同的色觉改变。

(二)分类

根据晶状体开始出现混浊的部位,分为3种类型,即皮质性、核性和后囊下白内障。

1. 皮质性白内障

皮质性白内障(cortical cataract)是最常见的老年性白内障,按其病变发展可分为4期。

(1)初发期:在裂隙灯下,晶状体皮质中可见到有空泡和水隙形成。水隙向周边和中央扩大,形成轮辐状混浊。晶状体周边前、后皮质出现楔形混浊。早期较周边的混浊并不影响视力,病程发展缓慢。

(2)肿胀期或未成熟期:晶状体混浊加重,皮质吸水肿胀,晶状体体积增大,前房变浅,有闭角型青光眼体质的患者此时可诱发青光眼急性发作。以斜照法检查时,投照侧虹膜在深层混浊皮质上形成新月形阴影,称为虹膜投影,为此期的特点。患者视力明显下降,眼底难以观察清楚。

(3)成熟期:晶状体内水分溢出,肿胀消退,体积变小,前房深度恢复正常。此时晶状体完全混浊,呈乳白色,部分患者的囊膜上还可以看到钙化点。患者视力可降到手动或光感,眼底不能窥入。

(4)过熟期:晶状体水分继续丢失而体积变小,囊膜皱缩,表面有钙化点或胆固醇结晶,前房加深。晶状体纤维分解,液化呈乳白色颗粒,棕黄色的核因重力而下沉,称为Morgagni白内障,核下沉可使患者觉得视力突然提高。

因为囊膜的变性或晶状体核的撞击,囊膜通透性增加甚至破裂,液化的晶状体皮质溢出。进入房水的晶状体蛋白可诱发自身免疫反应,产生葡萄膜炎——晶状体过敏性葡萄膜炎。此外,晶状体皮质颗粒或吞噬了晶状体皮质的巨噬细胞容易在前房角积聚,堵塞小梁网,产生继发性青光眼,称为晶状体溶解性青光眼。由于晶状体悬韧带变性,晶状体容易出现脱位或移位,囊膜破裂也可使核脱出,若脱位的晶状体或晶状体核堵塞瞳孔区,也可引起继发性青光眼。上述情况引起的葡萄膜炎和青光眼均须立即手术治疗。

2. 核性白内障

发病较早,一般40岁左右开始,进展缓慢。核的混浊从胎儿核或成人核开始,初期核为黄色,与正常人的核硬化不易区别。随病情进展核的颜色逐渐加深而呈黄褐色、棕色、棕黑色甚至黑色。早期由于核屈光力的增强,患者可出现晶状体性近视,远视力下降缓慢;后期因晶状体核的严重混浊,眼底不能窥见,视力极度减退。

3. 后囊下白内障

可单独发生,也可与其他白内障合并存在。在裂隙灯下检查,可以看到囊下有许多黄色小点、小空泡、结晶样颗粒构成的盘状混浊。因为混浊区位于视轴上,所以早期即可表现出明显的视力障碍。后囊下白内障可进一步发展,合并皮质和核混浊,最后发展为完全性白内障。

三、老年性白内障的治疗

(一)药物治疗

多年来,人们对白内障的病因和发病机制进行了大量研究,针对不同的病因学说应用药物治疗白内障。

(1)辅助营养类药物:发生白内障的晶状体多有游离氨基酸、某些微量元素如钙、镁、钾、硒等多种营养障碍。治疗药物包括一些无机盐配方、游离氨基酸配方和维生素 C、E 等。

(2)醌型学说相关药物:老年性白内障患者晶状体内色氨酸、酪氨酸等代谢异常,产生醌型物质,可氧化晶状体蛋白巯基(-SH)而使晶状体混浊。卡他林(catalin)可阻止醌型物质的氧化作用。此类药物还有国产的白内停(bernetin)等。

(3)抗氧化损伤药物:包括谷胱甘肽等。

(4)其他药物:Sorbinil 为醛糖还原酶抑制剂,用于治疗糖尿病性白内障和半乳糖血症白内障。

(5)中医中药:包括麝珠明目液、石斛夜光丸和障翳散等。

(二)手术治疗

至今药物治疗尚不能有效阻止晶状体混浊,因此手术治疗仍然是白内障的主要治疗手段。

1. 手术时机

既往认为老年性白内障要到成熟期手术,近年来由于超声乳化白内障手术技术及设备的进步,白内障手术时机已大大的提前,视力一般在 0.5 以下即可手术,有的甚至更高。只要明显影响了生活和工作既可视为手术指征。

2. 手术方法

(1)白内障针拨术(couching of lens):用器械将混浊晶状体的悬韧带离断,使晶状体脱入玻璃体腔。因术后并发症多,此术式早已被淘汰。

(2)白内障囊内摘除术(intracapsular cataract extraction,ICCE):将混浊的晶状体完整摘除。但手术切口大,玻璃体脱出发生率高,易引起青光眼、黄斑囊样水肿和视网膜脱离等并发症。现已很少有人开展此手术。

(3)白内障囊外摘出术(extracapsular cataract extraction,ECCE):将混浊的晶状体核和皮质摘出而保留晶体囊膜的手术。目前在我国很多基层医院开展此手术。手术需要在显微镜下完成,切口相对大(6～10mm)。因完整保留了后囊膜,术后并发症较少,同时可以顺利置入人工晶体,视力恢复较好。

(4)超声乳化白内障吸出术(phacoemulsification):是应用超声波能量将混浊晶状体及皮质乳化后吸出,保留囊膜的手术方法。是目前最流行的手术。手术切口只有 3mm,甚至更小到 1mm。手术时间短(5～10 分钟),组织损伤轻微,术后视力恢复迅速,可以在表面麻醉下完成手术。

(5)人工晶体置入术(intraocular lens implantation):人工晶体是用来矫正白内障手术眼的屈光缺欠。人工晶体按置入眼内的位置主要分为前房型和后房型 2 种。按其材质可分为硬性和软性(可折叠)2 类。折叠人工晶体可以通过 3mm 以下小切口置入眼内。目前人工晶体技术飞速发展,临床已广泛应用。已有多种可调节、多焦点、非球面和矫正散光等人工晶体问世。手术后患者视功能恢复已日趋接近正常人的生理自然功能。

(杨春燕)

第三节　青光眼

青光眼是一类以杯盘改变和视野缺损为特征的视神经病变。通常伴有眼压升高,如诊断治疗不及时,最后可以完全失明。

一、流行病学

全世界大约有6千万人患青光眼,约十分之一的人因此失明。由于不同地区、不同人种好发类型的差异,迄今为止,世界各地所报告的发病率也不尽相同。欧美国家40岁以上人群患病率为0.5%～1.0%,我国约为0.11%。按年龄分组的统计结果显示,从55岁至85岁,每增加5岁为一组,患病率分别为0.7%,0.9%,1.7%,2.0%和4.4%。在美国40岁以上人群中开角型青光眼(POAG)患者约为2.25百万,占全部青光眼的60%～70%,其中11.6万人为双眼盲(VA<0.1)。在我国闭角型青光眼(PCAG)是主要发病类型,超过90%的闭角型青光眼患者双眼发病,其特征为浅前房、窄房角,主要分急性和慢性2种,慢性者发病率略高。

二、分类

目前国内最新分类(李美玉,2004)

(1)原发性青光眼

1)原发性闭角型青光眼:①单纯性瞳孔阻滞型(急性、慢性)。②单纯性非瞳孔阻滞型。③多种机制共存型。

2)原发性开角型青光眼:①房水流畅系数(C值)低。②C值正常者又分为:a.房水分泌过多性青光眼。b.正常眼压性青光眼(低眼压性青光眼)

(2)继发性青光眼

1)继发闭角型:①有瞳孔阻滞。②无瞳孔阻滞。

2)继发开角型:①C值低。②C值正常。

(3)混合性青光眼。

(4)先天性青光眼。

三、临床表现

由于我国老年青光眼患者中闭角型青光眼最为常见,因此本节重点介绍该疾病。

1. 临床前期

一眼诊断确定,另一眼浅前房、窄房角,不需做激发试验。青光眼家族史,浅前房窄房角,激发试验阳性。

2. 前驱期

疲劳、光线不足、近距离工作、情绪激动等为常见诱因。发作时症状为轻度眼周钝痛,视物模糊,虹视;查体可见房角间歇、部分关闭。间歇期无任何症状,甚至检查无阳性发现,需行激发试验;反复发作则间歇期缩短,发作期延长。

3. 急性发作期

症状为眼球胀痛,同侧头痛并可放射至耳鼻牙齿,视力急骤下降,恶心呕吐,迷走神经反射(出汗,心动过缓,体温升高,便秘)。查体可见眼压升高,角膜水肿,前节充血,瞳孔半开大,前房更浅,房角关闭,视野缩小。常可见"三联征",即虹膜扇形萎缩、角膜后和晶状体前囊的色素沉着以及晶状体的青光眼斑。

4. 间歇期

这一期特点为眼压下降,不需药物可维持正常,房角开放,可有部分粘连。常可见"三联征"。

5. 慢性期

发病特点为急性期未能完全缓解,房角粘连达1/3～1/2,眼压在中等水平,对诱发因素敏感,药物治疗不理想。查体常可见"三联征",眼压异常,视神经萎缩,生理凹陷扩大,视野损害,视力下降,瞳孔中度散大,房角粘连,色素沉着。

6. 绝对期

这一期症状为视力丧失,甚至无光感。查体可见眼压持续升高,角膜水肿、失代偿、浑浊,虹膜新生血管,瞳孔散大,对光反射消失,色素外翻,晶体浑浊,视神经萎缩,药物不能缓解;少数患者眼压低,眼球萎缩,角膜溃疡穿孔,眼球脓炎,最终形成眼球痨。

慢性闭角型青光眼大致同急性间歇期和慢性期。

四、诊断及鉴别诊断

急性闭角型青光眼是以突发性视物模糊伴明显眼痛、雾视和恶心呕吐等为特征的疾病。查体可发现眼内压明显升高、浅前房、角膜水肿、瞳孔中等散大并固定和睫状充血。根据症状、体征，诊断一般不困难。只是发病过程中的一些表现，常会被误以为急性胃肠道疾病或颅脑疾病，从而延误诊治。另外还需与急性虹睫炎、结膜炎相鉴别。急性虹睫炎通常睫状充血更明显，角膜不水肿，瞳孔缩小，前房闪辉和细胞明显，而眼内压不高。急性结膜炎一般较少或无眼痛和视力下降，即使严重的感染性结膜炎也无睫状充血，角膜透明，瞳孔光反射和眼内压正常。

慢性闭角型青光眼通过眼内压升高，窄房角伴不同程度的周边虹膜前粘连，青光眼性视盘及视野损害，可以诊断。

五、治疗

治疗青光眼的目的：控制眼压到目标眼压水平，有效控制昼夜眼压波动，阻止损伤视神经，逆转或防止前房角关闭。治疗包括药物、激光、手术三大类。对不同类型不同阶段的青光眼，应当采取不同的方法进行治疗。

（一）药物治疗

包括全身应用和眼局部应用两大类药物。全身用药多为局部用药不能很好控制眼压时的补充或作为术前用药，剂量和时间均不宜太长，以免引起全身更多不良反应。

（1）高渗剂：20%甘露醇静脉点滴，通过增加血浆渗透压、减少玻璃体容积而降低眼压。常用于闭角型青光眼急性发作期。

（2）房水生成抑制剂：分为全身和局部两种。碳酸酐酶抑制剂通过抑制酶的活性，使房水生成减少而降低眼内压。常用药物全身应用有醋氮酰胺、醋甲唑胺等。局部药物有1%布林佐胺滴眼液等。

（3）缩瞳剂：利用胆碱能药物的缩瞳作用使瞳孔括约肌收缩，虹膜向中心拉紧，牵拉周边虹膜离开小梁网，使房角重新开放，眼压下降。此类药物主要用于闭角型青光眼急性发作期。毛果芸香碱是最经典、有效并广泛使用的缩瞳剂。

（4）肾上腺素β受体阻滞剂：当β受体受到抑制，睫状体上皮房水分泌功能下降，因此房水生成减少，眼压降低。常用药物有0.5%噻吗心安。常用于慢性闭角型青光眼和开角型青光眼。

（5）α2受体激动剂：常用药物有0.2%溴莫尼定滴眼液。此类药物除可直接抑制房水生成以外，还可增加葡萄膜巩膜途径房水外流。

（6）前列腺素类药物：其降眼压机制是增加葡萄膜、巩膜外引流。目前认为该类药物是控制眼内压昼夜波动最好的药物，几乎没有全身不良反应，是开角型青光眼和高眼压症的首选药物，如苏为坦、适利达等。

以上各类药物可单独或联合用药，不良反应包括全身和局部反应，有些甚至会导致心源性猝死。因此，所有用药应在医师的严格指导下使用，以保证用药安全性。

（二）激光治疗

通过光化学效应、热效应或组织离子化效应，激光起到光凝、造孔、切割的临床疗效，从影响房水的生成、内流、外流等方面来治疗青光眼。

（1）解除瞳孔阻滞：激光虹膜切除术。

（2）增宽、开放前房角：周边虹膜成形术，选择性激光小梁成型（SLT）。

（3）减少房水生成：睫状体光凝术。

（三）手术治疗

手术的直接目的是解除青光眼眼压升高的发病机制或降低已升高的眼压。手术大致分为四类。

（1）解除机械性梗阻，疏通生理房水循环途径的手术：周边虹膜切除，晶状体、玻璃体切除，房角切开术，小梁切开术等。

（2）重建房水外流途径的滤过性手术：小梁切除术，巩膜咬切术，非穿透小梁手术和导管置入物引流术等。

(3)破坏睫状体或减少房水生成的手术：睫状体冷凝术。

(4)对合并有白内障的患者：青光眼白内障联合手术。

六、随诊

对于青光眼患者来说，疾病是终生的，随诊是继续的处理，非常重要。不管是采用药物、激光还是手术哪一种治疗方案，都要在医生的严密监控下，使眼压得到24小时的控制，这一点很重要。

（李　丹）

参考文献

1. 赵家良. 主编. 眼科疾病临床诊疗规范教程. 北京大学医学出版社：2007，122－155.

2. 李美玉. 主编. 青光眼学. 人民卫生出版社. 2004.

第四节　视网膜动脉硬化

一、概述

动脉硬化为病理解剖学名称，泛指动脉的非炎性、退行性与增生性的病变，其共同特征是动脉内膜或中层膜组织增生，管壁增厚、僵硬，最后管径缩小，失去弹性。任何导致全身动脉和小动脉硬化的全身疾病都可能使视网膜动脉受损，如高血压、糖尿病等，并且在视网膜上出现典型的特征性病变。根据年龄、地区、家族、遗传及全身情况的不同，视网膜动脉硬化表现的分类和程度有所不同。

视网膜动脉硬化从病因学和病理学主要分为以下三类：老年性动脉硬化、动脉粥样硬化、小动脉硬化。小动脉硬化主要发生于高血压病慢性损害，故与高血压视网膜病变一并论述。

二、高血压性视网膜病变

高血压是全身动脉压持续病理性上升及外周阻力增高，可导致脑、心、肾和眼血管并发症的全身性疾病。当全身动脉压升高，视网膜血管自动调节，其表现为视网膜动脉局部和/或一致性收缩。长期高血压能使血－视网膜屏障破坏，血浆、血球渗出血管外，产生视网膜水肿、出血，视网膜内脂质渗出。严重时，可有黄斑星芒状渗出。高血压还可导致视网膜小血管及毛细血管的闭塞，视网膜缺血、缺氧，眼底出现棉絮斑。在多数病例，高血压改变并不足以产生视网膜内外屏障的破坏。急进性高血压可致脉络膜小动脉纤维样坏死，继而视网膜外屏障破坏，少数可有渗出性视网膜脱离。严重者视神经亦被波及，出现高血压性视神经病变。

弥漫性小动脉硬化是发生在高血压病患者的全身性的小动脉硬化。长期高血压使小动脉内膜弹力纤维增加，肌层被胶原纤维代替及内膜下玻璃样变性。随着管壁增厚，透明度减低，光反射增宽，甚至如铜丝样，称为铜丝动脉。若病情再发展，动脉管壁更增厚，管腔更狭窄，可表现为银丝状动脉。由于当今高血压一般能够得到较好的控制，故铜丝状动脉已不多见，银丝动脉更少见。在视网膜动脉硬化过程中，动脉静脉交叉处可出现不同程度的交叉压迹。

高血压临床多为缓慢进行，但少数呈急进型发展。早期眼底可正常，当全身动脉压升高时，眼底相应病变及分期如下：

1. 血管收缩期

此期血压的升高刺激血管，经血管的自我调节作用使其张力增高。临床检查可见视网膜动脉局限性狭窄，若病程持久则出现普遍性狭窄。此期经药物或其他治疗控制升高的血压，视网膜血管可恢复正常而不发生永久性改变。

2. 硬化期

若高血压持续一段时间则发生硬化改变。临床上，硬化的血管具有的特征包括：①动脉普遍狭窄：早期狭窄最多见于视网膜第二或第三级以后的较小的分支。②动静脉压陷：轻度压陷，动脉下的静脉偏曲，并现早期隐蔽现象。中度压陷则动脉后的静脉变尖并缩窄和偏移（Gunn 征），静脉在交叉外稍远处可现轻度膨胀，称为静脉“斜坡”。第三级损害则在动静脉交叉的远侧端见静脉阻塞的出血和渗出。③血管壁硬化导致血管壁光反射改变：硬化过程的早期动脉壁光反射增宽，以后逐渐增加，最后覆盖整个动静脉的前面，血管呈磨光的铜丝外观。动脉硬化的极度表现，血管壁变厚并透明样变，呈白色银丝状，但即使这样，可能仍有血流。④血管纡曲：慢性高血压见动脉纡曲：管腔内压力增高，肌纤维渐有透明样变和纤维化，以至动脉长度增加，视网膜动脉在视网膜内呈纡曲行程。但应与一种常见的良性视网膜动脉纡曲鉴别。⑤动脉和小动脉分支角度增大：高血压血管疾病的另一有用体征为动脉大分支处的角度，尤其是第二或第三级分支。血压越高分支的角度越大。

3. 渗出期

可与高血压视网膜病变的血管收缩或硬化期相伴或随后发生。此期的出现表明视网膜的灌注压已超过其生理性自我调节机制，导致了血液－视网膜屏障破坏，从循环系统中漏出液体和血细胞，血管壁破损和血流异常，常发生缺血。早期体征之一是小的线状或焰状出血，多数在视盘周围神经纤维层内。也可呈斑点状；若出血发生于视网膜深层，则卵圆轮廓，因漏出血液的扩散被 Muller 细胞突限制，间或可发生血液穿破内界膜而位于玻璃体下，在后极呈舟状出血。硬性蜡样渗出表明血管漏出血浆脂蛋白、磷脂、胆固醇和甘油三酯。渗出呈有光泽的黄色，最常分布于后极，可在黄斑区呈星芒状，从黄斑区沿 Henle 纤维层放射。棉絮状斑为灰白色或黄色斑，边缘发毛，在视网膜神经纤维层内，大多位于后极，尤其是围绕视盘周围。棉絮斑的长轴常与神经纤维层的方向成直角，最常位于视网膜血管的浅面。荧光造影显示围绕棉絮斑的一些无灌注区，还有毛细血管的扩张的微血管瘤，还可见到侧支血管伴念珠状血管改变，并有视网膜组织荧光素着染。

4. 视网膜动脉硬化的并发症

包括中央或分支视网膜动脉阻塞，中央或分支视网膜静脉阻塞，巨大血管瘤和视网膜前膜或增殖性玻璃体视网膜病变。

三、老年性动脉硬化

老年性动脉硬化即血管系统的衰老，是侵犯全身动脉系统的退行性、弥漫性动脉硬化。这种改变比较普遍地分布于全身血管，与血压关系不大。通常发生在 50 至 60 岁以上的老年人。其发病率较高，约占 40%～80% 不等。主要病理改变是血管壁中层纤维样变和玻璃样变，致使弹力层和肌层受损，血管弹性和舒张性降低，由于血管壁变弱可导致血管屏障受损，当血压升高时可产生破裂出血和渗出等。由于管壁退行性变，管腔内血流量降低，使全身和脑供血减少，但很少造成严重组织损害。但如合并高血压，则病理改变明显。

在无高血压的老年人，眼底检查见视网膜动脉普遍变细，血管透明度降低、颜色变淡、反光带变暗，血管走行平直、分支呈锐角。由于舒张压不高，动静脉交叉处很少有变化，远端静脉不充盈，静脉无隐蔽或缩窄现象。如合并有高血压或动脉粥样硬化，则动静脉交叉处有明显改变，静脉隐蔽、缩窄或远端膨大，甚至静脉内膜增殖和发生阻塞等。

视网膜动脉硬化与脑动脉硬化关系密切，脑出血或血栓形成患者，70% 有轻度至重度的视网膜动脉硬化，两处血管的病理改变也相似。当视网膜血管有老年性硬化时，一般提示全身血管也可能有改变，但严重程度可不一致，并且眼底血管正常也不能完全排除全身血管无硬化改变。

四、动脉粥样硬化

动脉粥样硬化的主要病变是血管内膜硬化斑形成和中层肌纤维和弹力层被破坏，其病变主要累及主动脉、冠状动脉和脑动脉，而眼部动脉较少受累,因此,眼底与全身表现并不完全一致。在眼部主要累及眼动脉及睫状血管、视网膜中央动脉主干和近视乳头的大血管,一般发生在视网膜中央动脉视神经内段和视盘筛板区,因而患者好发生视网膜动脉或静脉阻塞。

动脉粥样硬化可以与高血压无关,但有高血压时病情加重;与家族遗传有一定关系;随种族和地区不同,发生率也有某些差异,一般亚洲和非洲地区比欧美地区稍低。

产生动脉粥样硬化的原因尚不完全明了,与脂质代谢、特别是胆固醇含量增高有关。摄入的胆固醇酯、磷脂及中性脂肪沉积于血管内膜深层,使内膜增厚、隆起,形成粥样化斑块向内突起,使血管管腔变窄,甚至阻塞。

临床表现:如果粥样斑发生在筛板后的视网膜中央动脉,则眼底看不见粥样斑,但由于病变处于动脉管腔变窄,动脉血流量减少,血流缓慢,可见视网膜动脉变细。严重者可导致视网膜动脉阻塞或静脉阻塞,或缺血性视盘病变。当粥样斑发生在视网膜时,一般在视盘附近的主支上,由于粥样斑块突出于管腔而使动脉呈局限性锯齿状,该处血管有长短不一的局限性狭窄,管壁呈白色或黄白色。晚期粥样斑块纤维化形成白色混浊斑点或呈白鞘,甚至如白线样,但荧光血管造影见有些血管仍有血流通过,有的管腔完全闭塞。最后血管可完全被纤维组织代替,如病程发展缓慢,可有侧支形成。

治疗较困难,预防性措施可限制摄入高胆固醇食物。

(陈　威　王恩普)

参考文献

1. 李凤鸣.主编.《中华眼科学》北京:人民卫生出版社,2006年第二版.

2. 葛坚.主编.《眼科学》北京:人民卫生出版社,2005年8月第一版.

3. Daniel Vaughan, Taylor Asbury, Paul Riordan - Eva. *General Ophthalmology*. 15th edition. McGRAW - HILL.

第五节　老年黄斑变性

一、流行病学

老年黄斑变性(age-related macular degeneration, AMD)是一种随年龄增加而发病率上升并导致中心视力下降的疾病。发病年龄一般在50岁以后,但视网膜色素上皮(retinal pigment epithelium, RPE)及玻璃膜(Bruch膜)的变化从40岁就可明显见到,并且随着年龄的增加而变化日益加剧。据Kahn等统计,美国52~64岁患病率为1.7%,65~74岁为14.4%,75~85岁则高达44%。Coster统计,英国64岁以下的患病率为7.0%,65~74岁为24%,75岁以上占40%。由于年龄越大发病率越高,有人称之为“年龄相关性黄斑变性”。我国目前尚无确切的老年黄斑变性的患病率统计,但各地近年对本病的报告逐渐增多,似乎随平均寿命延长,老龄化人口逐年增加,老年黄斑变性的患病率亦有随之增高的趋势。

二、危险因素

AMD可能与黄班长期慢性的光损伤、遗传、代谢、营养等多因素有关。

三、发病机理及病理生理

AMD的确切发病机理尚不清楚,但至今为止,大多数学者认为与视网膜色素上皮(retinal pigment epithelium, RPE)的代谢功能衰退有很大关系。随着年龄增加,细胞代谢功能随之消退,中年以后色素上皮胞浆中消化不全的残余体——脂褐质颗粒逐渐增多,消化残屑不断沉积在玻璃膜上,形成弥漫性的基底线状沉积,使玻璃膜增厚,或局限性地堆积在玻璃膜上形成玻璃膜疣等症候。因为色素上皮细胞功能衰退在年长者是普遍现象,所以在60

岁以后的老年人眼底多数可以见到视网膜色素分布不均，呈豹纹状眼底，黄斑有细小色素颗粒，或斑点状色素脱失，以及数量不多的玻璃膜疣，不过此种改变并未使视功能受损，为正常老年黄斑改变。然而有少数老年人色素上皮损害的程度远较其他人严重，发生一系列病理变化，进而累及相应的感光细胞及脉络膜毛细血管，继发邻近组织的损害和萎缩，便出现了老年黄斑变性。

四、类型及临床表现

AMD 临床可分为干性和湿性两型。

（一）干性

或称萎缩性、非新生血管性 AMD。主要有玻璃膜疣（drusen）和视网膜色素上皮异常改变。在黄斑部色素上皮萎缩的过程中，位于后极部外层视网膜下、圆形、黄色的玻璃膜疣不断增多、融合，色素沉积和脱失日益增剧，其沉积在 Bruch 膜内层（增厚）和 RPE 基底膜之间，可使 RPE 脱离，这种脱离是浆液性的，范围较大，往往超过一个盘径以上，它与渗出型的色素上皮脱离最大区别是没有色素上皮下新生血管。脱离区向前隆起，呈圆形或椭圆形，境界锐利，常有浅色晕围绕，表面有色素颗粒，偶有边缘破裂而形成色素上皮撕裂者，破裂多在一侧，呈月牙形，卷曲状，裸露出部分脉络膜。但大多数情况，色素上皮脱离区经过一段时间后趋于吸收萎缩，出现边缘清晰的灰绿色区，造影时有透见荧光，称为地图状色素上皮萎缩。有些病例，虽无色素上皮脱离，而大量玻璃膜疣彼此融合后，最终也出现地图状色素上皮萎缩，不过不像色素上皮脱离吸收后的萎缩区呈整齐的圆形或椭圆形，而是呈分散的或不规则的地图形。色素上皮萎缩久后往往继发脉络膜毛细血管闭塞，故毛细血管萎缩区必然位于色素上皮萎缩区中。裸露的粗大脉络膜血管甚为醒目，造影可见该区背景荧光淡弱，后期可有巩膜着色。光感受器细胞可有不同程度的变性、减少。约 25% 的病例有明显视力下降。

萎缩性的 AMD 常是双侧的，但发病可一先一后，或一轻一重。患者主要感觉是中心视力敏感度不断下降，除非合并色素上皮脱离，一般很少有视物变形或小视症状，最终留下永久性中心暗点。

玻璃膜疣可分为大、中、小、硬性（边界清楚）、软性和融合性（边界不清）。大、软性和融合的玻璃膜疣，是 RPE 萎缩及脉络膜新生血管的危险因素。RPE 有变性萎缩、紊乱或呈地图状萎缩区，其深面的脉络膜毛细血管萎缩显露。

（二）湿性

或称渗出性、新生血管性 AMD。湿性 AMD 的发病机理与干性类似，主要病理变化都在色素上皮，所不同者，除了色素上皮细胞退变之外，还加上脉络膜新生血管进入色素上皮下，从而引起一系列的渗出、出血和瘢痕形成的病理过程，大体可分为三期：

1. 渗出前期

此时眼底表现主要为玻璃膜疣与色素上皮的改变比较明显，如色素的沉着与脱失，愈近黄斑区中央愈显著，中心凹反射可消失，与干性很难鉴别。如果患者的症状除视力障碍以外还伴有轻度的视物变形，则提示深部有渗液的可能，同时也提示渗液有可能来自隐蔽的新生血管。凡具有前期症候的可疑患者，应当严密追踪观察，最好经常用 Amsler 方格表自行检查，发现有视物变形症状应进一步检查，以获得早期诊断。

2. 渗出期

这一期以色素上皮下新生血管的大量渗液或出血为特征。液体来自新生血管的渗漏，导致色素上皮脱离，渗液严重时尚可进入神经上皮下，造成神经感觉层的限局性盘状脱离。以往所称的老年性盘状黄斑变性，即是以渗出性这种特征来命名的。有些病例新生血管破裂出血，在色素上皮下常呈灰蓝色或灰黑色，向前隆起，造成出血性色素上皮脱离。出血可进入神经感觉层内，呈暗红色或鲜红色。病程久后，出血区因血红蛋白的吸收而转为淡黄色,并往往从中心先开始变色。严重出血可破入玻璃体内造成大量积血而不能见到眼底。

患者的视力由于骤然出现的黄斑部的浆液性或出血性脱离而显著下降,并常因此就医。临床检查可见到上述各种特征。视野检查有中心暗点。当一眼发病时,另一眼常可见到渗出前期的征候。

3. **结瘢期**

色素上皮下或神经上皮下的渗液与出血将逐渐被吞噬细胞搬运吸收并由成纤维细胞所修复,形成机化瘢痕。这些细胞除血液来源外,多由脱落的色素上皮细胞化生为吞噬细胞及成纤维细胞。黄斑灰白色的瘢痕团块中常杂有大小不等的色素沉着,瘢痕形态不规则。

渗出性老年黄斑变性大部分患者到结瘢期,病情停止发展。有一小部分眼病在原来瘢痕边缘上又出现新的新生血管,重新经历渗出、出血、吸收结瘢的过程,使原来的瘢痕进一步扩大。因此,临床上继续追踪结瘢期的患者,是非常必要的。

五、诊断与鉴别诊断

AMD 的诊断主要通过患者的临床表现和眼底检查,以及眼底荧光造影和脉络膜造影。

AMD 应与中心性浆液性脉络膜视网膜病变,发生脉络膜新生血管(choroidal neovascularization,CNV)的其他病变如高度近视、弓形体病、血管样条纹、药物中毒相鉴别。湿性 AMD 有较多出血时,应与脉络膜黑色素瘤鉴别。在青壮年发生的黄斑下 CNV,多考虑为特发性(中心性渗出性脉络膜视网膜病变),多为单眼,病灶较局限。

六、治疗与预防

抗氧化剂等对于干性 AMD 的防治效果尚未证实。对软性或多发的玻璃膜疣,应用 810nm 激光经瞳孔温热疗法(transpupillary themotherapy,TTT)或微脉冲激光照射,可能促使其吸收,恢复中心视力。对萎缩性改变和视力下降,可借助低视力矫治。应告知患者出现视物变形、暗点或视力下降明显,可能为 CNV 发生,应及时诊治。对湿性 AMD,经眼底荧光造影或脉络膜造影显示 CNV,约有 1/5 病例 CNV 在中心凹外 20μm,以往多采用激光凝固,但形成的光凝瘢痕明显,也可能复发。近年,TTT 疗法、光动力疗法(photodynamic therapy,PDT)、滋养血管光凝等得到较广泛应用,具有一定疗效。通常对典型性 CNV,有条件时首选 PDT 疗法,但费用昂贵;对隐匿性 CNV,首选 TTT 疗法。黄斑下手术切除 CNV、黄斑转位手术、放射疗法等也有报告,但疗效有待进一步评价。

(刘　兵)

参考文献

1. 李凤鸣. 眼科全书. 第一版. 北京:人民卫生出版社,1996:2254－2258.

2. 惠延年. 眼科学. 第五版. 北京:人民卫生出版社,2001:171.

第六节　老视眼

一、定义

随着年龄的增长,晶体逐渐变硬并失去弹性,睫状肌的力量同时减弱,调节力降低,以至近距离不能有清晰视力,造成阅读及近距离工作困难,称为老视眼。

二、老视与调节的关系

调节力自幼年开始随年龄的增长逐渐降低,并持续到老年时期。8 岁时调节幅度平均为 14D(屈光度),每 4 年减少 1.0D,至 40 岁约减少至 4.5D。可见老视与调节是密切相关的。也就是说,老视是调节力降低造成的,这是一种生理现象。其发生的时间并无一定,和个人的屈光状况、工作性质有关。正视眼一般从40~45岁开始,远视者出现较早,近视者出现较晚,从理论上讲,有4D的近视就不会出现老视症状。

三、临床表现

老化最主要的症状是近点后退。老视眼由于调节力降低,视近物不清,常将书报等目标远移,或在阅读时需要更强的照明度,因为足够的光线既增加了书本与文字之间的对比度,又使患者瞳孔缩小,加大景深,提高视力。随着年龄的增长,近点继续后退,虽将目标尽量远移,也无法得到清晰的视力。如果勉强阅读或做近距离的工作,就会出现眼困、眼痛、字迹模糊、头痛等视力疲劳症状。甚至出现恶心、头晕等症以及眼睑和结膜等组织的慢性炎性变化。关于老视的近点见表31-6-1。

表31-6-1　近点距离与调节限度

年龄(岁)	近点(cm)	调节限度(屈光度)
40	22	4.5
45	28	3.5
50	40	2.5
55	55	1.75
60	100	1.0
65	133	0.75
70	400	0.25
70以后	无限远	0

四、老视眼的治疗

(一)凸透镜矫正

凸透镜通过补偿晶状体自动调节力不足矫正老视,包括单光眼镜(单焦眼镜)、双光眼镜(双焦眼镜)以及渐变多焦眼镜。

1. 单光眼镜

单光眼镜是目前最简单、最普及的老视矫正眼镜,它只适合近用,不能用于视远。正视眼给镜与年龄的关系大致如下:40~50岁为+1.00D~+2.00D,50~60岁为+2.25D~+3.5D,60岁以上+4D左右。

2. 双光眼镜

双光眼镜包括平顶双光、圆顶双光和一线双光眼镜,最常用的为前两种。双光眼镜可提供远、近视力,但如果存在远视欠矫或近视过矫,配戴后会产生中间距离视力模糊,难以获得良好的视觉质量。

3. 渐变多焦眼镜

目前渐变多焦眼镜是矫正老视的一种较理想的方式,它是通过同一镜片的不同区域看清远、中、近不同距离的物体,解决了中间距离视力模糊的问题。镜片上方为视远区,下方为视近区,中间为看中距离的渐变区,即度数逐渐变化的区域,两侧为像差区。

(二)屈光手术矫正老视

根据手术部位不同分为3类:角膜屈光性手术、眼内晶状体摘除联合可调节型人工晶体置入手术和巩膜屈光性手术。

1. 角膜屈光性手术

(1)LASIK手术:原理是应用准分子激光切削角膜基质,改变角膜表面曲率,矫正其中一眼(通常是主视眼)的远视力,用于视远;而矫正其中一眼(通常是非主视眼)的近视力,用于视近,达到所谓的"单眼视"效果。

(2)角膜层间置入物:原理是当角膜层间置入合成物后,该部位的角膜屈光发生改变,从而改善老视的近视力。Acufocus公司研制的一种角膜层间置入物(Acufocus corneal inlay, ACI)对屈光正常的老视眼具有良好的近视力矫正作用。

(3)传导性角膜成形术(conductive keratoplasty, CK):是利用射频透热的方法,使瞳孔光学区外一定范围内的角膜基质因受热而收缩,从而增加其角膜曲率,达到看清近物的目的。美国FDA于2004年正式批准该技术可以用于临床治疗老视眼。

2. 晶状体摘除联合可调节型人工晶体置入术

指白内障患者在做完白内障摘除手术之

后，置入可调节型人工晶体(Intra Ocular Lens，IOL)，睫状肌收缩导致IOL支架变异，镜面位移，从而获得良好的远、近视力。根据可调节型IOL焦点的设定，用于老视矫正的IOL可分为单焦和多焦调节型两种。

3. 巩膜手术

通过增加晶状体赤道部与睫状肌的距离来治疗老视，主要包括睫状体前巩膜切开术、激光老视逆转术和巩膜扩张术。

巩膜扩张术是Schachar于1992年首次提出的。其原理是以Schachar调节假说为基础，将巩膜切开后置入扩张带，应用扩张带重建晶状体赤道部和睫状肌之间的生理空间，使前部睫状肌纤维扩张而增加调节，术后经过训练使睫状肌恢复力量以提高调节力，但该手术存在一系列并发症如外观欠佳、眼前节缺血等，其疗效和理论有待进一步观察和证实。

（赵　蓉）

参考文献

1. Christie B, Schweigerling J, et al. Optical performance of a coneal inlay for presbyopia. *Invest Ophthalmol Vis Sci*, 2005, 46, E - abstract 695.

2. Schachar RA. Cause and treatment of presbyopia with a method for increasing the amplitude of accommodation. *Ann Ophthalmol*, 1992, 24: 445 - 447.

3. Qazi MA, Pepose JS, Shuster JJ. Implantation of scleral expansion band segments for the treatment of presbyopia. *Am J Ophthalmo*, 2002, 134: 808 - 815.

第七节　糖尿病性视网膜病变

糖尿病是一个复杂的代谢性疾病，早期小血管受累，逐渐引起全身许多组织、器官的广泛损害。欧美糖尿病患病约占人口的1.5% ~ 2%；国内近期资料显示，约1%的人群患糖尿病。幼年即患胰岛素依赖型糖尿病的患者，约10%在起病后5 ~ 9年左右便可发生视网膜病变，15年后约50%的人发生，25年后有80% ~ 90%的人出现视网膜病变；成年型或非胰岛素依赖型糖尿病患者的视网膜病变发病情况与此相似，但因不少患者发病日期较难确定，病程也更难估计。在经济发达国家，糖尿病性视网膜病变(diabetic retinopathy, DRP)是一种主要的致盲眼病。一般来说，约四分之一的糖尿病患者有糖尿病视网膜病变，约5%有增殖性糖尿病视网膜病变。

糖尿病视网膜病变的发生和发展，不仅取决于代谢障碍的程度，还与糖尿病的发病年龄、病程长短、遗传因素和糖尿病控制情况有关。

一、发病机制

糖尿病视网膜病变的发病机制迄今还不完全明了。从临床过程和多数研究结果看，本病历来被认为主要来源于视网膜血管，尤其是微血管系统的损害，随后引起视网膜一系列的病理改变。

糖尿病的糖代谢机制紊乱是产生糖尿病视网膜病变的根本原因；糖尿病患者血小板的粘着和凝集异常以及血液成分改变和黏度增高等，都可能与视网膜的循环障碍和缺血有关。

二、临床表现

临床症状：在视网膜病变初期，一般无眼部自觉症状；病变发展，可引起不同程度的视力障碍。若黄斑区受累，可有视野中央暗点，中心视力下降和(或)视物变形等症状；视网膜小血管破裂，少量出血入玻璃体，患者可自觉眼前有黑影飘动；当新生血管大量出血到玻璃体腔，视力可严重丧失，仅存光感；黄斑区以外的视网膜血管闭塞，或增殖性视网膜病变导致视网膜脱离，则视野出现相应部位较大面积的缺损。

临床体征：在视网膜病变早期最早出现毛

细血管异常,以后逐渐出现视网膜静脉和动脉的较大血管的病变,并有血管外的出血和渗出等视网膜组织损害。

(一)血管病变

1. 毛细血管异常

(1)微血管瘤:是检眼镜和荧光血管造影(FFA)能查见的最早的糖尿病视网膜病变。这种改变虽可见于其他疾病,如高血压或视网膜静脉阻塞等视网膜的病变,但以糖尿病视网膜病变发生率最高,数量也最多。

主要特征:在检眼镜下表现为视网膜上的红色小点,常呈圆形,颜色深红,类似视网膜深层的小出血点;常先出现在眼底后极部,尤其在黄斑区,并多在颞侧;随病程延长,则分布于视网膜各处并常密集成群。微动脉瘤的半衰期约数月,故在视网膜病变进程中,可见新旧微动脉瘤交替发生的现象。

(2)毛细血管扩张和渗漏:也是一种糖尿病患者视网膜的早期病变。

主要特征:早期仅仅表现为毛细血管能见度的增强,只有经 FFA 检查才能发现,是一种可逆的微循环功能性改变;随病程进展,组织缺血缺氧程度加重,自动调节不能代偿,则发生器质性损害,表现为毛细血管异常扩张,粗细不匀和迂曲,可呈 U 形弯曲或其他奇特形态。统称为视网膜内微血管异常。

(3)毛细血管无灌注区:这也是唯有 FFA 检查才能发现的较严重和有重要意义的视网膜病变。该体征说明毛细血管管壁细胞破坏并有较严重的小血管闭塞。

主要特征:在 FFA 表现为大小不一的斑点状或片状无荧光的暗区,此区周围的毛细血管正常形态中断;多先发生于眼底赤道部视网膜,渐向后极和周边发展。

(4)动静脉交通:这种血管多系毛细血管闭塞过程中发生的侧支,是视网膜血管床试图恢复正常血流的一种表现。

主要特征:检眼镜下为比毛细血管粗大、将动静脉直接连接的异常扩张的血管;FFA 检查可见管壁荧光着色和较轻微的渗漏,并位于毛细血管闭塞区内。

2. 视网膜动、静脉异常

(1)视网膜小动、静脉异常:在检眼镜下不易发现,但在 FFA 时显而易见。

主要特征:小血管分支近端狭窄,远端扩张,管壁有荧光着染和渗漏;严重者管腔闭塞,遗留短棍状血管残端,或表现为串珠状曲张,或呈环形弯曲,有时还可见血管鞘包绕。

(2)视网膜大动、静脉异常:

1)视网膜大的静脉血管异常:初期表现为迂曲、扩张和管径不匀;后期可呈典型的"串珠状"或"腊肠状",血管可盘绕成环形,或有白鞘;严重者静脉管壁有荧光着染和滞留,并现荧光渗漏;间或还可发生分支静脉阻塞。

2)视网膜大的动脉血管异常:在检眼镜下常不显著,但在 FFA 下常可显示有管壁粗细不匀,有节段性扩张和狭窄;在造影后期其异常节段出现荧光着染和渗漏,与静脉表现类似。

(二)血管外损害

1. 出血

位置较深,常在内核层,常呈圆形斑点状,多与视网膜微动脉瘤或微血管异常相伴发生;FFA 表现为荧光遮蔽。严重者可融合成片累及视网膜各层,若突破内界膜则形成视网膜前出血,表现为舟状出血;若突破玻璃体后界膜则进入玻璃体,引起玻璃体混浊,导致重度视物障碍。

2. 渗出

(1)硬性渗出:在眼底后极部表现为边界比较清晰的蜡黄色点片状。位于视网膜深部的外网状层,主要是视网膜毛细血管渗漏物逐渐吸收以后遗留的脂质。可渐被吸收而消散或又再出现。FFA 检查在这些渗出斑的边缘或环形渗出的中央常见明显的毛细血管异常和渗漏,并在这些渗出吸收后遗留的瘢痕处现高荧光,表明该处有毛细血管和色素上皮的损害。

(2)软性渗出——棉絮状斑：为大小不等、形状不规则的灰白或乳脂色调的视网膜渗出斑，边缘模糊，呈棉絮或绒毛样，位于视网膜神经纤维层。常出现于后极部视网膜距视盘3～4个DD的范围内，多数沿大血管附近分布。是视网膜微血管闭塞性损害，组织严重缺血以致神经纤维层发生梗死的表现；预示视网膜病变有迅速发展成为增殖性改变的趋势。

(三)黄斑病变

包括出血、渗出、水肿和微血管瘤等，是严重影响视力的重要原因，其中尤以黄斑水肿最常见。多数较轻的黄斑水肿在检眼镜下不易鉴别，重度黄斑水肿在单纯性视网膜病变后期和增殖性视网膜病变都可以发生，常表现为囊样水肿，长期持续形成永久性囊样变性甚至裂孔。FFA表现：轻度仅表现为黄斑区毛细血管和微血管瘤通透性增加，有荧光渗漏；重度则表现为荧光积存，或呈花瓣状，或呈卵石状有分隔的囊样形态。

(四)增殖性病变

糖尿病视网膜病变进展到一定程度，血管病变加剧，视网膜组织重度缺血缺氧，导致视网膜血管萌发新生血管，形成增殖性病变。新生血管好发于视神经乳头及其附近，或近赤道区的视网膜中央动静脉附近。初期较细小的新生血管在检眼镜下不易察明，但因其管壁异常，大量渗漏荧光素，FFA检查极易识别；其位于视网膜表面，多数突出于内界膜之外而与玻璃体接触；明显的新生血管在检眼镜下表现为蜷曲迂回的细血管网；新生血管管壁结构不健全，易于出血，出血较多时往往穿入玻璃体内，严重妨碍视力。

在新生血管出现的同时，视网膜组织在新生血管附近逐渐发生纤维细胞增殖，形成纤维条带。这种在视网膜表面和邻近玻璃体处发生的血管纤维性增殖，称为增殖性玻璃体视网膜病变。这些增殖带随病程延长而增多，并收缩牵引导致新生血管出血或视网膜脱离等不良后果。

(五)并发症

糖尿病视网膜病变由于血管的损害，还有血液成分和血液流变等变化因素，尤其在有高血压的患者，较易引起其他视网膜和视神经血管导致的并发症，其中以视网膜静脉阻塞比较常见，多出现于视网膜病变病程较长，血管损害较重的阶段。应注意仔细鉴别，避免混淆漏诊。

另外一种较少发生的并发症为缺血性视神经病变，表现为视盘水肿和视力下降，也有的症状和体征都不明显。可能是由于睫状动脉或多数穿巩膜支发生闭塞，引起视神经筛板后部的缺血性病变，严重者或治疗不善者可遗留永久性视野缺损。

三、分期

国内外作者对糖尿病视网膜病变进行过多种不同的分型和分期，归纳起来，多数都是以是否出现视网膜新生血管为标志，分为背景型(或单纯型)和增殖型；其他具体分期的标准，内容虽大同小异，但极不统一。

1984年全国眼底病学组制订了“糖尿病视网膜病变临床分期标准”(表31－7－1)，使国内在糖尿病视网膜病变的分型分期上有了规范和统一的标准。

表31－7－1 糖尿病视网膜病变(DRP)分期标准

单纯型	Ⅰ	有微动脉瘤和或有小出血点
增生型	Ⅱ	有黄白色“硬性渗出”或并有出血
	Ⅲ	有白色“软性渗出”或并有出血斑
	Ⅳ	眼底有新生血管或并有玻璃体出血
	Ⅴ	眼底有新生血管和纤维增殖
	Ⅵ	眼底有新生血管和纤维增殖，并发视网膜脱离

注：(＋)较少易数；(＋＋)较多不易数，均包括出血斑点

新近，国际上通过大量病例的长期观察，提出了糖尿病视网膜病变(DRP)国际临床分类法(表31－7－2)。

表 31-7-2 糖尿病视网膜病变(DRP)国际临床分类法

建议的疾病严重程度		散瞳下检眼镜可观察的发现
1 期	无明显视网膜病变	无异常
2 期	轻度非增生性 DRP	仅有微血管瘤
3 期	中度非增生性 DRP	比仅有微血管瘤重,但比重度者轻
4 期	重度非增生性 DRP	有以下任一,但无增生性病变的体征: (1)4 个象限每个都有 20 个以上的视网膜内出血 (2)2 个以上象限有确定的静脉串珠状改变 (3)1 个以上象限有明显的视网膜内微循环异常(IRMA)
5 期	增生性 DRP	以下一种或更多:新生血管,玻璃体出血,视网膜前出血

上述两种分类方法都是依据检眼镜下所见将 DRP 分为增殖性和非增殖性两大类,只不过后者在非增殖性 DRP 中按不同程度更加细化,尤其是对重度非增殖性 DRP 分类标准更加具体。

不足之处是均缺乏 FFA 的辅助支持,很难动态和全面地了解病情及其发展和变化。建议在条件允许的情况下尽量结合 FFA 检查结果综合判断和分期。

关于糖尿病性黄斑水肿(DME)的国际临床分类法。分两步:

第一步:根据后极部有无明显的视网膜增厚或硬性渗出,明确有或无 DME。

第二步:如果存在 DME,则根据视网膜增厚或硬性渗出与黄斑中心的关系区分轻、中、重度;其中远离黄斑中心者为轻度,趋向但没有累及黄斑中心者为中度,累及黄斑中心者为重度。

四、诊断和鉴别诊断

(一)非增殖性糖尿病性视网膜病变

1. 诊断

构成非增殖性糖尿病性视网膜病变的特有表现有以下三方面:

(1)视网膜血管病变:微血管瘤,小出血斑,视网膜静脉扩张和迂曲。

(2)高渗漏改变:视网膜水肿和黄斑水肿,黄色硬性渗出斑点或斑块以及呈环形排列的蜡黄色斑点。

(3)功能失代偿表现:毛细血管闭锁,眼底出现灰白色棉絮斑,数目可多可少。

2. 鉴别诊断

(1)高血压性视网膜血管病变:除血管病变外亦可有视网膜出血、微血管瘤,甚至少许棉絮斑和黄色斑块及黄斑环形硬性渗出等。

鉴别要点:①其血管病变更为显著和突出,如视网膜动脉细窄,管径不匀,中心光反射增强并有动静脉交叉征。②虽可见微血管瘤但数目较少,并多见于视网膜动脉收缩或动静脉交叉征附近;而 DRP 的微血管瘤为早现和多见的病变。③无明确糖尿病史。

但如果糖尿病患者合并高血压或老年性动脉硬化,其眼底除 DRP 特点外,也兼有视网膜动脉硬化的表现。

(2)低灌注视网膜病变:为视网膜动脉压长期降低所引起的视网膜病变。也可存在微血管瘤、点状和斑状出血及棉絮斑等。

鉴别要点:①患者可有一过性黑矇。②视网膜血管改变明显:视网膜动脉普遍变细,视网膜中心动脉压普遍降低,有时可见视盘附近视网膜动脉自发搏动;如无自发搏动,用手指轻压眼球也可引发视网膜动脉搏动;视网膜静脉管径不规则,呈串珠状,严重者可见血细胞在血管内流动。③虽然有微血管瘤形成、视网膜后极部点状、斑状出血及棉絮斑,但量均不如糖尿病性者多。④尚有其他全身症状:如对侧偏瘫,颈动脉搏动减弱和听诊有杂音等。颈部彩色多普勒检查颈动脉血流降低,管径变窄。

(二)增殖前期糖尿病性视网膜病变

此期毛细血管进行性闭锁,缺血加重。

1. 诊断

(1)眼底镜下:视网膜出血见于 4 个象

限,静脉串珠有 2 个象限,中等严重的 IRMA 至少出现在一个或更多象限;视网膜多处棉絮斑。

(2)眼底荧光血管造影显示毛细血管不规则节段性扩张(IRMA),毛细血管闭锁所致无灌注区大于 4DD。

2. **鉴别诊断**

(1)急进性高血压性视网膜病变:高血压患者,当血压急剧升高,眼底亦可有视网膜水肿、出血、棉絮斑和硬性渗出等。

鉴别要点:①高血压所致视网膜动脉收缩比较显著。②如无静脉回流受阻,一般不会像 DRP 中所见的串珠样扩张,FFA 亦未见视网膜毛细血管不规则节段性扩张。③血压急剧升高。

(2)非缺血性视网膜中央静脉阻塞

鉴别要点:①视网膜中央静脉阻塞(CRVO)常单眼发病,老年人多见。②出血类型和分布不同:静脉阻塞出血沿视网膜静脉分布,浅层出血即火焰状出血为主,分布在后极部较多,周边部逐渐减少;DRP 所致出血有多种类型,既有点状、斑状又有片状出血,在视网膜呈散在分布。③静脉扩张和迂曲程度不同:阻塞者静脉高度迂曲扩张,可起伏于水肿的视网膜中如腊肠状。DRP 程度次之。④黄斑水肿或囊样水肿程度不同:静脉阻塞者黄斑囊样水肿较 DRP 多而重。有时 DRP 和 CRVO 可同时存在,因糖尿病患者常同时有高血压和/或高血粘度,故容易导致视网膜静脉阻塞。此时双眼病变不对称,可见合并静脉阻塞者视网膜出血多,视力下降也重。

(三)增殖性糖尿病性视网膜病变

1. **诊断**

(1)检眼镜下:除具有微血管瘤、出血斑、视网膜水肿、硬性渗出、棉絮斑以及黄斑病变等外,其特征是存在视网膜新生血管(NVD)或视盘新生血管(NVE)。

(2)眼底荧光血管造影:于静脉早期即出现新生血管的荧光形态,并随即渗漏。

2. **鉴别诊断**

(1)视网膜血管阻塞后:如视网膜动脉或静脉阻塞、视网膜血管周围炎。眼底均可见阻塞血管呈白线,FFA 显示沿其引流区大片毛细血管无灌注,但此外无其他 DRP 表现。

(2)非糖尿病患者,亦有因其他原因所致牵拉性视网膜脱离,如外伤、视网膜血管周围炎所致眼底出血后、长期孔源性视网膜脱离或手术失败后发生增殖性玻璃体视网膜病变。这些患者病史中有明确眼底出血的原因可查。除牵拉性视网膜脱离外,未见其他 DRP 的表现。

五、主要并发症

(一)视网膜脱离

糖尿病性视网膜病变到第 6 期由于玻璃体视网膜广泛血管纤维性增生可产生牵拉性视网膜脱离和/或裂孔性视网膜脱离。

临床表现:较复杂。仅用直、间接检眼镜很难分辨玻璃体和视网膜之间的关系。必须应用多种检查方法如 B 超、三面镜、FFA 等手段方能明了,甚至手术时才弄明白。由于新生血管增生常发生在视盘上,故增生血管膜常从视盘表面沿视网膜 4 支大血管走行,在视盘和黄斑上下血管弓处形成环状增生膜并可进入玻璃体内,使玻璃体和视网膜之间形成牵拉,在黄斑区形成牵拉性视网膜脱离,并可使黄斑移位。

这类患者大多病情严重而复杂,必须采用综合措施治疗。

(二)新生血管性青光眼

新生血管性青光眼(neovascular glaucoma, NVG)并不是一个独立的疾病,而是许多缺血性视网膜病所产生的后果,如糖尿病性视网膜病变、视网膜静脉阻塞、Eales 病、视网膜脱离、葡萄膜炎和眼内肿瘤等均可引起。其共同特点是视网膜毛细血管大量闭塞致视网膜缺血缺氧,诱发一系列新生血管生长因子形成和活跃,导致眼内新生血管形成。

临床特征:除了视网膜和/或视乳头有新生

血管外，在虹膜和房角也有新生血管生长；晚期虹膜和房角新生血管纤维化，膜组织遮盖小梁网，并可形成房角周边前粘连，致房角关闭，眼压升高。

治疗十分棘手。重在预防。

六、治疗

（一）药物治疗

至今尚无一种药物能有效控制糖尿病性视网膜病变的发展，根本的治疗在于早期严格控制血糖和全身相关因素，如血压、血脂、肾功能、吸烟、饮食控制等。临床试验证实，严格的血糖控制能降低 DRP 和 DME 的危险和进展，减少广泛视网膜光凝与局部光凝的需要。

基于阿司匹林对血小板凝集有抑制作用，在临床上并对微循环血栓形成的预防有一定帮助，近年对糖尿病患者曾经应用阿司匹林口服每日 1 次 300mg，预防视网膜病变的发生，或在早期糖尿病视网膜病变时服用，可能有一定作用。

对视网膜黄斑区及其周围有环形硬性渗出及血脂偏高的糖尿病患者，应摄取低脂饮食，服用降低胆固醇药安妥明 250mg 每日 4 次，曾有报道可减少视网膜渗出和起到增加视力的效果；

口服导升明（doxium）或多贝斯胶囊，化学名均为 2,5 - 二羟基苯磺酸钙，对于早期 DRP，有可能减轻糖尿病视网膜毛细血管的易渗漏性，降低血的高粘稠度和血小板的凝聚力，达到减轻 DRP 的目的。

（二）光凝治疗

激光光凝仍是目前治疗糖尿病视网膜病变比较有效的方法。近年来大量的临床观察和多中心大规模的对照研究，已证明氩绿激光大面积视网膜光凝，直接对局部新生血管的封闭，以及对有渗漏性微血管瘤的凝固能起到很好的治疗作用。

激光光凝视网膜组织使一定面积的神经视网膜组织破毁萎缩，降低患眼视网膜对氧的需求，以达到减少血管增殖因子的释放，从而缓解或消除视网膜缺血水肿和新生血管等病变的发生和发展。经激光光凝治疗，已有的新生血管可以消退，从而达到保持部分视网膜，尤其是黄斑区视网膜的视功能的目的。

对非增殖性视网膜病变，光凝主要用于影响和对视力有严重威胁的黄斑病变患者，光凝针对成簇的微血管瘤与毛细血管闭塞的荧光渗漏区，也可用于近周边有广泛毛细血管闭塞而无黄斑病变的患者。

对增殖性糖尿病视网膜病变，光凝主要是针对视网膜或视盘的新生血管，进行全视网膜光凝。目的是防止新生血管出血，并阻止其继续发生纤维组织。

全视网膜光凝也有副作用，如使视功能，包括夜间视力、颜色视力和周边视力减退，中心视力轻度下降，眼前闪光感等；如术前已有黄斑水肿者，光凝术后有可能加重；如术前已有严重的纤维血管增殖，术后有可能发生收缩导致出血和视网膜脱离等。因此，光凝前必须向患者详细解释和说明，解除患者思想顾虑，澄清治疗目的，争取积极配合；光凝后还须密切随诊，如发现有残余或复发的新生血管，尚须作补充光凝治疗，直到病情稳定。

（三）冷凝治疗

经裂隙灯显微镜和角膜接触镜进行的全视网膜光凝，不能到达视网膜前部，必要时可在眼球表面经眼前部结膜巩膜，或切开球结膜经巩膜作冷凝治疗，可对视网膜周边部达到与光凝类似的治疗目的。

另外，对有屈光间质混浊，如白内障或玻璃体出血等，不能采用光凝的患者，必要时也可用冷凝治疗。但因广泛的冷凝可引起玻璃体收缩导致出血或视网膜脱离，故对有重度玻璃体视网膜牵引的患者应慎用。

（四）手术治疗

手术疗法主要用于治疗增殖性视网膜病变

的并发症，如新生血管引起的玻璃体出血，视网膜玻璃体增殖条带引起的牵拉性视网膜脱离和孔源性视网膜脱离等。

若玻璃体积血严重且较长时间不能吸收，采用玻璃体切除手术，以达到清除积血，切断和分离机化条膜，缓解对眼底组织结构的牵拉，恢复视网膜的正常解剖位置，便于术后作清晰的眼底检查，且有利于进行后续的光凝或冷凝等必需的治疗。

对糖尿病视网膜病变患者的视网膜脱离，应注意鉴别属牵拉性或孔源性。有些牵拉性视网膜脱离的患者，在不做手术治疗的情况下，较长时间尚能保存一定的视力，而孔源性脱离则必须早期手术治疗，否则在较短时间内大多视力丧失。

对增殖性视网膜病变手术目的：缓解对视网膜或孔源性视网膜脱离的牵拉，视网膜新生血管实施眼内光凝以及眼球环扎等。

（田　青）

参考文献

1. 李凤鸣. 主编. 中华眼科学(中册). 北京：人民卫生出版社(第 2 版)，2165 - 2172.

2..张承芬，张惠蓉. 主编. 糖尿病的眼部并发症及治疗. 北京：人民卫生出版社(第 1 版)，46 - 80.

3. 惠延年. 主编. 眼科学. 北京：人民卫生出版社(第 6 版)，174 - 175.

第八节　缺血性视神经病变

缺血性视神经病变(ischemic optic neuropathy, ION)主要累及视神经的筛板前区，故而又称前部缺血性视神经病变。常表现为视神经乳头水肿，是 50 岁以上人群视盘水肿的最常见原因，有时需要与视神经乳头炎、某些颅内病变相鉴别。无视神经乳头水肿的急性单眼视力下降原则上不能作出本病的诊断。

一、流行病学

目前还没有本病的确切发病率数字，多数患者 40 岁以后发病，70 岁以上患病率最高，男性占 60%，其中 40% 有高血压病史，25% 有糖尿病史。视功能损害程度不等，从轻微损害至仅存光感，约一半患者视力在 0.3 以上，1/3 患者低于 0.1。未经治疗组 43% 病例有自行缓解趋势，视力可能恢复 3 行字母以上，约 12% 病例进行性恶化。平均有 30% ~40% 患者另一眼也患病。10 年累计新患发病率在低于 45 岁组为 75.9%，45 ~64 岁年龄组为 55.3%，65 岁以上组为 34.4%；糖尿患者为 72.2%，动脉性高血压患者为 42.2%，糖尿病合并高血压患者为 60.6%。吸烟对小年龄组发病率影响意义重大。国外资料提示黑人患病明显较白人低，美国 50 岁以上白人发病率为 2.77 ~10.2/年/10 万人，即每年全国有 5700 新增白人病例。

二、病因

解剖学与荧光血管造影证实，视神经乳头的前端(筛板区和筛板前区)依靠睫状后短血管的小分支供应，且每支小血管只供应视乳头的一小部分，其中一支或几支发生病变，影响血液循环，可造成所供应的视神经纤维因血运不足，甚至梗塞而引起一系列病理变化，导致发病。

(1)急性出血、血压过低等全身性因素，导致视神经乳头局部的小血管供血不足。

(2)高血压，动脉硬化，糖尿病，颞动脉炎，偏头痛，颈动脉闭塞等血管性因素。

(3)严重贫血，白血病，红细胞增多症等血液异常因素。

(4)青光眼，眼眶和眼球的炎症、创伤等局部因素。

(5)血管感染炎性因素(如巨细胞动脉炎，多发结节性动脉炎，红斑狼疮，病毒性血管炎等)。

三、临床表现

1. **一般特点**

中年以后，年龄多在 50～80 岁；双眼发病，可以有间隔，约 40% 患者一眼先发，另一眼在数周至一年内发病；发病突然，多数在觉醒状态发生，没有明显前驱症状，视力下降明显，因此患者通常能够对发病时间、状态记忆清晰；通常不伴眼痛等其他不适；许多患者具有相关的疾病史。典型病例在急性发作时视功能最差，也有视力持续恶化几天的情况。血管感染炎性缺血性视神经病变视力损害更加严重，且容易双眼同时患病。

2. **体征**

有相当一部分患者视杯、视盘横径与视盘面积均偏小，甚至凹陷缺乏。发作近期视乳头轻度水肿，边界模糊，可以是局限性，也可以是弥漫性，形成类似视乳头水肿征象，颜色变淡或充血，乳头周围细小火焰状出血，棉绒状渗出斑。病程延长，水肿消退后乳头边界清晰，颜色变淡，甚至苍白（萎缩），血管变细，甚至出现动脉有白鞘伴行。双眼患病时，警惕假性 Foster－Kennedy 综合征。血管感染炎性缺血性视神经病变有时还伴有眼前节缺血表现，如结膜充血、角膜浑浊、低眼压、房水闪光、虹膜新生血管、复视等。此时除供应前部视神经的睫状后短血管受累外，脉络膜血管病变可导致脉络膜梗塞，视乳头以外处视网膜出现棉绒样渗出灶。有报道气动眼球波动（pneumotonography）与眼球容积（pneumoplethysmography）测定能够很精确地鉴别动脉炎性和非动脉炎性缺血性视神经病变。

3. **特殊表现**

动脉炎性缺血性视神经病变还可能伴有其他部位动脉炎性的表现，如颞动脉增粗、结节、压痛、搏动减弱甚至消失等。红细胞压积降低，血沉加快。

4. **视野**

周围视野损害为不以中线为界的偏盲、象限盲（水平方向为主）。平面中央视野损害为生理性盲点经弧形缺损与上述损害相连（神经纤维束受损），并绕过中央注视区，一般无中心暗点。约三分之二患者视野损害在下方。

5. 眼底血管荧光造影

（1）早期：视盘某部分弱荧光或无荧光（充盈缺损），与视野损害类型、位置相吻合。血管感染炎性缺血性视神经病变则充盈时间明显延迟。

（2）晚期：病变区域荧光渗漏，呈现强烈荧光。已经发生视神经萎缩的病例，则呈现持续低荧光。

四、治疗

科学地讲，没有直接恢复视力的药物。血管感染炎性缺血性视神经病变一经诊断，应当立即应用皮质类固醇激素。

对症支持疗法，皮质类固醇激素，血管扩张剂，活血化瘀，维生素类，神经营养剂，必要时降眼压，原发病治疗。

五、预后

病情轻，治疗及时，恢复顺利者无明显视力影响，相反也可发生视神经萎缩，视力不可逆性损害。患眼小睫状短动脉再次发生梗塞的机会一般很小。

本病具有一定比例的自行缓解趋势，急性期视力低于 0.3 组有 21% 病例视力改善 3 行以上，高于 0.3 组则超过 23%。

与未经特殊治疗时 12% 患者视功能自然恶化相比，实施减压手术的患者并没有获得预期的结果，根据没有按病情分组对比的观察，约有 24% 视力术后进行性下降。

（王恩普）

参考文献

1. Albert DM & Jakobiec FA: *Principles and Practice of Ophthalmology*. (2nd Edtion) Philadelphia, Pennsylvania. W. B. Saunders Company. 2000.

2. 王鸿启. 现代神经眼科学. 北京：人民卫生出版社，

2005.

3. 李凤鸣. 中华眼科学(第二版). 北京:人民卫生出版社, 2006.

4. IONDT Study Group: Characteristics of patients with nonarteritic anterior ischemic neuropathy eligible for the ischemic optic neuropathy decompression trial. *Arch Ophthalmol* 114: 1366, 1996.

5. Borchert M, Lessell S: Preogressive and recurrent nonarteritic anterior ischemic optic neuropathy. *Am J Ophthalmol* 106: 443, 1988.

6. Bert M, Klugman MR, Kohler JA, et al: Anterior ischemic optic neuropathy. V Ⅱ: Incidence of bilaterality and various influencing factors. *Ophthalmology* 94:1020, 1987.

7. Hattenhauer MG, Leavitt JA, Hodge DO, et al: Incidence of nonarteristic anterior ischemic optic neuropathy. *Am J Ophthalmol* 123:103, 1997.

8. Liu GT, Glaser JS, Schatz NJ, et al: Visual morbidity in giant cell arteritis. Clinical characteristics and prognosis for vision. *Ophthalmology* 101:1779, 1994.

第九节 干眼症

干眼症是指任何原因引起的泪液质和量异常或动力学异常,导致泪膜稳定性下降,并伴有眼部不适,引起眼表病变为特征的多种病症的总称。干眼症是一种常见的老年眼病,据报道美国65~84岁人群中患病率为14.6%,我国台湾地区65岁以上老年人中患病率为33.7%。

一、病因

引起干眼症的病因很多,影响泪膜一种以上成分均可造成眼表改变而引起的泪膜不稳定,导致泪液渗透压增加,出现干眼表现。根据老年人特点,常见于以下因素:

(1)随年龄增长泪液量逐渐下降,一定程度上引起干眼症状,其机理不清。有研究发现泪液乳铁蛋白 lactoferrin 含量直接反映泪液的分泌功能,其中我国人体内的泪液乳铁蛋白含量在40岁以后开始下降。

(2)激素变化:影响泪液生成的主要是雄激素,尽管泪腺中也有雌激素受体,但其作用并不确定。男性雄激素水平下降,可导致泪液分泌减少。女性闭经后引起的干眼则可能是雌激素降低所致。

(3)各种慢性疾病影响,如风湿、类风湿、高血压及糖尿病等老年常见疾病均可引起反射性泪液分泌不足。

(4)长期用药影响,如长期服用降血压、抗抑郁症药物可导致泪液分泌减少。

干眼症的组织病理学特征包括:角膜和结膜上皮上出现泪膜破裂点,暗条形成,非杯状细胞异常增大,细胞分化及角化现象增多。

二、临床表现

干眼症患者经常感觉干涩感、异物感,其他常见的症状有痒感、黏液分泌多,不能产生泪液,烧灼感、畏光、眼红、眼痛及眼睑运动困难,大多数患者眼部检查正常,最具特征的表现在裂隙灯检查时表现为下睑缘泪河破裂或缺如,下结膜穹隆囊有时会出现黄色黏性分泌物,球结膜失去正常光泽、增厚、水肿和充血。

睑裂处角膜上皮细胞显示出不同程度的细微斑点。损伤的角膜结膜上皮细胞可用1%虎红染色,角膜上皮的缺损用荧光素钠染色。晚期干燥性角膜结膜炎可见一些细丝,细丝的一端粘着于角膜,另一端游离。对于特殊的Sjogren综合症患者,结膜杯状细胞增多,泪腺肿大者少见。

三、检查方法

(一)Schirmer 试验

将滤纸(Whatman 滤纸,41号)一端置于下睑中、外1/3交界处下结膜穹隆囊内,5min后测量滤纸被泪水渗透的长度,未应用表面麻醉剂时，如短于10min，则为异常。不用表面麻醉剂时，主要检测主泪腺的功能，此时它的分泌功能由滤纸刺激引起。应用表面麻醉剂时，如5min内短于5mm属异常现象，其主要检测副泪腺（基础泪腺）的功能，但结果欠可靠。

Schirmer试验是评价泪液产生的筛选试验，有可能出现假阳性和假阴性。正常眼可能出现低分泌，干眼症尤其是黏蛋白缺乏患者，结果也可能正常。

（二）泪膜破裂时间

泪膜破裂时间检测有利于估计泪液中黏蛋白含量，因为黏蛋白含量减少可能不影响Shirmer试验，但会导致泪膜不稳定，使泪膜快速破裂，先出现泪膜缺损区，随后使角膜结膜上皮暴露，最终使上皮细胞受损，可用虎红染色。损伤的上皮细胞从角膜上脱落，裸露的地方很容易被荧光素钠斑点染色。

泪膜破裂时间检测将湿润的荧光素钠滤纸涂于球结膜上，嘱患者眨眼，使荧光素钠均匀分布于角膜上，再睁眼凝视前方，不得眨眼，检查者应用裂隙灯上的钴过滤器观测泪膜，直到角膜上出现第一个黑斑为止，正常为10～45秒，<10秒为泪膜不稳定，应用局麻药或持续睁眼会会缩短时间。当水样泪液缺乏时泪膜破裂时间会低于正常，黏蛋白缺乏时总是低于正常。

（三）羊齿状物试验

一种简单低价的检测结膜黏蛋白的定性试验。将结膜刮擦物涂于干净玻璃片上，正常眼涂片在显微镜下可见羊齿状物。在结膜瘢痕患者如天疱疮或是Stevens－Johson综合征或弥漫性结膜干燥征，羊齿状物减少或缺如。

（四）印迹细胞学检查

检查结膜表面杯状细胞密度的方法。正常人鼻下象限杯状细胞最多。杯状细胞减少可见于角结膜干燥症、创伤、瘢痕、天疱疮、Stevens－Johson综合征和维生素A缺乏时。可间接评估疾病严重程度。

（五）荧光素染色

将荧光素涂于结膜可以很好地显示其湿润程度，眼泪的新月形凹凸镜很容易被看到。荧光素染色后观察可见角膜上皮破坏和缺损。必须注意的是干眼最早出现眼表损害是发生于结膜，而不是角膜。

（六）虎红染色

虎红比荧光素敏感，可以显示角结膜所有上皮细胞。

（七）泪液溶菌酶测定

Sjogren综合征早期即有泪溶菌酶浓度的减少，故用于Sjogren综合征的早期诊断，用Shirmer试纸收集泪液，最常见的诊断方法是用分光光度计分析，正常值1700μg/ml。

（八）泪液渗透压测定

泪液渗透压升高见于角结膜干燥症和佩戴接触镜者，是由于角膜敏感度降低所致。据报道泪液渗透压测定是角结膜干燥症最具特异性的检测，Shirmer试验和虎红染色正常时也会有渗透压改变。如大于312mOms/L，可诊断干眼症。

（九）乳铁蛋白

在泪腺分泌低时泪液乳铁蛋白含量减低。采用乳铁蛋白试验试剂盒即可进行检查。69岁以前如低于1.04mg/ml，70岁以后如低于0.85mg/ml，则可诊断干眼症。

四、诊断

根据患者症状、体征结合上述检查即能明确诊断。

五、并发症

干眼症早期，视力轻度下降。随着病情进展，不适感加重，严重时可发生角膜溃疡，角膜变薄、穿通，偶可发生继发性细菌感染，出现角膜瘢痕和血管化,使视力明显下降。

六、治疗

患者需了解干眼症是慢性疾病,除角结膜上皮轻微损害者可逆转,一般很难完全缓解,主要治疗方法是应用人工泪液。在睡眠中使用眼膏可起润滑作用,也可以应用眼罩、湿房镜或潜水镜。这些方法的目的主要是泪液成分替代治疗,黏蛋白缺乏很难修复。近年来,将一些高分子的水溶液多聚物加入人工泪液来改善和延长湿润时间,黏蛋白制剂包括含透明质酸的黏液成分或患者自己的血清溶剂,这对于那些黏蛋白粘滞(如 Sjogren 综合征)患者是有益的。

泪液含有过多脂质的患者,需要用特殊方法将脂质从睑缘除去。可局部或全身应用抗生素,局部应用维生素 A 对治疗眼表面组织变形有效。如脂质不足,则可采用眼睑温敷方法,促进睑板脂质分泌。

人工泪液中的所有化学防腐剂对角膜均有一定毒害,常用的防腐剂中苯甲基氯化物最具危害性,需频繁点眼的患者最好用不含防腐剂的滴眼液。防腐剂也会引起某些特定反应,以含消毒液的人工泪液最常见。

目前一些免疫抑制剂如环孢霉素 A 的局部应用也能改善泪液成分的不平衡,但尚未得到广泛应用。

各种原因引起的干眼症均有可能并发感染,较普遍的是慢性睑缘炎症,可加强清洁并应用局部抗生素来控制炎症。干燥性角膜结膜炎也可能与痤疮有关,四环素治疗可能有效。

干眼症的手术治疗包括插入暂时性(胶原)或永久性硅胶泪点塞来阻塞泪小点,保留泪液分泌功能,也可通过热烧、电烧灼或激光使泪小点和泪小管永久闭合。重症干眼患者且颌下腺功能良好时可采用游离颌下腺移植。

(刘　勇)

参考文献

1. Paul Riordan - Eva, John P. Whitcher. *Vaughan and Asbury's General Ophthalmdogy*. 16th ed 2003.

2. Shein OD, Munoz B, Tielsh JM, et al. Prevalence of dry eye among the elderly. *Am J Ophthalmol*, 1997, 124(6): 723 - 728.

3. Lin PY, Cheng CY, Hsu WM, Tsai SY, Lin MW, Liu JH, Chou P. Prevalence of dry eye among an elderly Chinese population in Taiwan: the Shihpai Eye Study. *Invest Ophthalmol Vis Sci*. 2005; 46(5): 1593 - 1598.

第三十二章　老年人口腔疾病

第一节　概　述

一、老年口腔医学介绍

（一）老年口腔医学的概念

老年口腔医学是老年临床医学的一个重要组成部分，也是口腔医学的一个重要组成部分，老年口腔医学是研究口腔组织结构衰老发生、发展规律及老年口腔疾病防治的学科。

（二）老年口腔医学的研究内容

老年口腔医学的研究内容包括老年口腔解剖、组织、生理的增龄性变化，老年口腔改变与全身的关系，老年人的牙体牙髓病变、黏膜病变、牙周病变及口腔炎症、外伤、肿瘤、颞下颌关节等疾病的发病及防治特点，老年口腔修复的特点等内容。

1. 老年口腔基础医学

包括老年口腔解剖生理学和老年口腔组织病理学，研究口腔颌面部组织结构衰老的发生发展规律，口腔组织器官的形态和生理功能的衰老变化和影响，探索延缓口腔组织器官衰老的措施。

2. 老年口腔临床医学

研究老年人口腔疾病的临床特点，老年人口腔生理病理改变，老年人口腔内环境的不稳定因素，老年人口腔疾病的早期诊断、治疗和修复的特殊性，老年口腔疾病的康复与护理等。老年口腔临床医学包括：老年牙体牙髓病学、老年牙周病学、老年口腔黏膜病学、老年口腔颌面外科学、老年口腔颌面修复学、老年口腔颌面人工种植学等。

3. 老年口腔疾病预防医学

研究如何预防老年人常见口腔疾病，特别是龋病、牙周病和口腔癌的预防；研究老年人口腔保健，为老年人的口腔保健设计计划，以保证老年人的身心健康和生活质量。

4. 老年口腔流行病学

应用流行病学的理论和方法即通过历史法、观察法、实验法和数理法等，对老年口腔常见病经过流行病学调查，提出预防或处置的措施。调查老年人群口腔健康状况，老年人常见口腔疾病的发病情况及相关因素，主要为老年人的龋病、牙周病、口腔黏膜病、牙缺失与缺损、口腔颌面肿瘤、颞下颌关节紊乱病等，揭示老年口腔常见病的流行或分布现状，找出流行与分布的原因，提出相应的防治规划和措施。

二、老年口腔解剖生理改变

增龄是一个生理学和形态学上缓慢、自然的衰老过程。许多组织变化随着年龄的增长而发生，部分或全部失牙是老年口腔的特点，牙周萎缩的发病率也随增龄上升，95%的老年人口腔黏膜有色素沉着。牙齿的形态和颜色也可发生变化，整体改变包括由于磨耗和磨损造成的形态改变、继发牙本质的形成、色素沉着以及光线折射不同造成的颜色改变。老年人口腔组织结构的增龄性改变又常伴有疾病的因素，如老年牙体的增龄性变化又必然受到牙齿磨耗的影响，牙周组织的增龄性改变受到牙周病变的影响，这就构成老年口腔解剖生理改变的特点，本章结合这些特点对老年口腔解剖生理的改变作一简介。

（一）牙体硬组织的增龄改变

随着年龄的增加，牙釉质的渗透性下降，脆性增大。唾液成分是影响渗透过程的重要因素，增龄使釉质水含量和有机成分降低，氟含量增加。有报道釉柱间粘连质发生钙化，离子交换性能改变。由于牙骨质终生不断地形成，因而老年人牙骨质比年轻人明显增厚，在根尖区表现更为突出。文献报道，在人的整个一生中都有牙骨质的沉积，其总厚度在10～75岁之间几乎增长3倍，这种增厚导致根尖末端至牙本质牙骨质界面的距离增大、根尖孔变小。根部表面陷窝数目增多，牙冠变短，重者可达牙颈部，使颌间距离减少。此外，与牙槽骨壁骨膜细胞相比，牙骨质表面细胞对组织压力上升引起吸收的反应迟钝。

牙本质增龄变化的特征是在人的一生中不断形成继发性牙本质及修复性牙本质，从而使冠髓腔和根髓腔逐渐变小，牙本质小管也逐渐闭塞。通过X线吸收研究、比重测定、化学分析，发现增龄使牙本质硬度和密度增高，压强和脆性减少。这些改变的生理意义在于保护牙髓、降低组织敏感度和牙本质渗透性以及补偿因牙齿磨损而致的缺损；另一方面，也给临床治疗带来了新的问题：冠髓腔及根髓腔变小，给牙髓治疗带来不便。老年人常出现根管闭塞及根管钙化。

牙在人的一生中由于咀嚼、刷牙等机械性的摩擦，常可造成牙齿硬组织的缺损，称为磨损，这类磨损主要见于恒牙牙尖及切缘、邻面接触点和唇侧牙颈部。因牙颈部的磨损常呈楔形，称为楔状缺损。此外，发生于牙硬组织的龋，也常可造成牙本质结构的破坏。由于牙髓－牙本质复合体内存在着形成牙本质的母体细胞，因此，可形成一系列的防御和反应性的变化。这类变化首先导致修复性牙本质的形成，并可引起牙本质小管和牙本质基质的一系列改变。这些结构变化对于临床正确诊疗具有较大的指导意义。牙本质的反应改变包括修复性牙本质、透明牙本质及死区的形成。

1. 修复性牙本质

修复性牙本质（reparative dentin）也称为第三期牙本质或反应性牙本质。当釉质表面因磨损、酸蚀、龋等刺激因素遭受破坏时，其深部牙本质暴露，成牙本质细胞受到程度不等的刺激，部分发生变性。牙髓深层的未分化细胞可移向该处，取代变性细胞而分化为成牙本质细胞，并与尚有功能的成牙本质细胞一起共同分泌牙本质基质，继而矿化，形成修复性牙本质。组织学观察其牙本质小管的数目大大减少，同时小管明显弯曲，有些区域仅含少数小管或不含小管。由于刺激往往沿着牙本质小管传导，因此，修复性牙本质仅沉积在受刺激牙本质小管相对应的髓腔侧。修复性牙本质与原发性牙本质或继发性牙本质之间常有一条着色较深的分隔线。

2. 透明牙本质

透明牙本质（transparent dentin）又称硬化性牙本质，当牙本质在受到磨损和较缓慢发展的龋刺激后，可引起牙本质小管内的成牙本质细胞突发生变性，变性后有矿物盐沉着而矿化封闭小管，这样可阻止外界的刺激传人牙髓，同时，其管周的胶原纤维也可发生变性。由于其小管和周围间质的折光率没有明显差异，故在磨片上呈透明状而称之为透明牙本质。

3. 死区

死区（deadtract）是牙因磨损、酸蚀或龋等较重的刺激，使小管内的成牙本质细胞突起逐渐变性、分解，小管内充满空气所致。髓腔病理性变化，如因外伤、酸蚀、龋病或非功能性磨损等致牙本质暴露时在受伤处相对应的髓腔壁上形成修复性牙本质，致使髓腔缩小。

牙体硬组织增龄性改变的临床意义：牙体硬组织的这些增龄性改变，对于指导临床治疗有重要意义，它提示口腔医师对老年人进行牙体修复、牙髓治疗、根管治疗时，思想上应有这些解剖生理观念，更加细心、更加认真地完成好牙体牙髓和根管治疗，避免髓室穿通、根管断针等并发症的发生。

(二)牙周组织的增龄改变

随着年龄的增长,牙周组织的增龄改变包括:牙周膜厚度变化,牙周膜中胶原纤维增多,直径增大,细胞成分减少。牙周膜厚度在青年人约0.21mm,在成人厚约0.18mm,到老年时则减少到0.15mm左右。这种变化可能是由于咀嚼肌的强度下降,导致相应的牙周功能降低所致,也可能是由于牙骨质和牙槽骨不断沉积而侵占了牙周膜宽度以及由于部分失牙而使剩余牙的功能性负荷加大所致。

随着年龄的增长,牙龈上皮变薄、角化程度降低,钉突减少或无改变,龈宽度不变。牙龈上皮细胞的分裂指数增加或无变化。牙龈结缔组织中的细胞数量减少,细胞间质增加,耗氧量下降。牙龈点彩消失,组织变脆而易受损伤。在正常情况下,牙骨质釉质结合处是结合上皮附着的正常解剖位置,龈沟底的位置在年轻牙附着在釉质,随着年龄增加和炎症的刺激,结合上皮附着水平缓慢向根方移动达到牙骨质表面,又称被动萌出,增龄使前庭沟加深。

随年龄的增长牙槽嵴的高度减少,与身体其他骨一样可出现生理性骨质疏松,骨密度逐渐减低,骨的吸收活动大于骨的形成。有报道,40岁后每10年骨吸收约为3%,绝经期后妇女则为9%。血管减少,代谢率及修复功能下降,牙骨质及牙槽骨的牙周膜侧更加不规则,牙骨质的量随年龄的增长而不断增加。骨髓被脂肪代替,由红骨髓变为黄骨髓。光镜下见牙槽窝骨壁变为锯齿状,细胞数量减少,成骨功能明显降低,埋入的穿通纤维不均匀。老年人牙周组织的这些改变,易导致老年根面龋、牙周创伤、食物嵌塞的发生,这就要求口腔医师在临床上更加留心老年牙周疾病的防治,定期检查、复查,去除食物嵌塞,消除咬合创伤,加强口腔卫生宣教,正确刷牙,定期龈上洁治、龈下刮治。

(三)牙髓组织的增龄变化

老年人与青年人在牙髓上的区别主要在于其纤维成分增多而细胞数量减少。至70岁时细胞数只是年轻时的5%,纤维组织增加,成纤维细胞核变小,染色质着色变深,细胞代谢能力减弱,胶原失去嗜银性。Ⅰ、Ⅱ型胶原增加,抗蛋白水解性增强,牙髓活力降低,发生退行性变,如脂肪变性、空泡性变、纤维性变等。血管明显减少,且出现钙化,粥样硬化,周缘神经纤维也明显减少。文献报道,根尖动脉数量随增龄而减少,10~20岁、20~40岁和40岁~的人分别为3~4、2和1支,且根髓血管分支减少,成牙本质细胞层下区血管减少或缺如,静脉高度曲张。老年人牙髓组织SOD含量明显降低,组织自身抗氧化、清除自由基能力相对减弱。牙髓组织中成牙本质细胞和牙髓细胞的细胞凋亡指数逐渐下降,提示牙髓细胞的新陈代谢率与年龄成反比。髓腔变小,髓角变低或消失,根管及根尖极狭细乃至完全堵塞,根管走向也变得复杂。牙髓内神经纤维和血管数目减少,牙髓敏感性降低,管周牙本质增加和硬化牙本质形成,牙髓钙化,脆性增加。在青年和老年人的无龋牙中,牙髓矿化的比例为1:10。牙髓组织的增龄变化,特别是髓腔和根管的变小变细,将影响牙体牙髓病的发展及临床症状的表现,对治疗也由于特别结构的改变,与年轻人的牙髓治疗有所不同,牙髓病在开髓、去髓及根管扩大上难度增加,应引起重视。

(四)口腔黏膜的增龄改变

口腔黏膜组织结构的增龄性变化比较明显。常表现为口腔黏膜色淡、干燥,原因是血管硬化和毛细血管床的管腔变小,涎腺分泌减少。增龄使口腔黏膜上皮萎缩变薄、棘层减少,有过度角化现象。菲薄而萎缩的黏膜对刺激的抵抗力差,对义齿的负重和摩擦的抵抗力也降低。

随年龄的增长,机体代谢活动降低。固有层结缔组织总量减少,成纤维细胞收缩、胞核变长、胞浆减少,胶原纤维裂解、出现玻璃样变,弹力纤维增多。血管变化也较明显,唇及颊可出现血管痣,舌腹可出现静脉曲张性小结,此种改变与患者心血管状态无明显关系。神经末梢的密度降低,黏膜感觉功能下降。上皮和结缔组织的细胞增殖活动和组织更新仍较活跃。黏膜各处的小涎腺发生明显萎缩，被增生的纤维组织取代。所以老年患者，特别是绝经后老年患者常继发性出现口干、黏膜烧灼感及味觉异常等。

(五)唇、舌、涎腺的增龄改变

老年人常因饮食习惯的改变，易患维生素缺失症，造成唇及口角发生皲裂，唇组织发生过度角化；有吸烟嗜好者，由于烟蒂长期刺激，易引起烟斑，口腔黏膜上皮角化不良或不典型增生，口腔白斑也常发生。

随着年龄增长，口腔黏膜的神经末梢密度下降，味蕾也大幅度减少，味觉敏感度下降，老年人味觉下降甚至进食乏味。据报道，从解剖学上看，小儿每个舌乳头有 248 个味蕾，而 74 ~85 岁的老年人只有 88 个，老年人的味蕾约有半数发生萎缩，功能单位的损失约 80%。一般认为，老年人口腔涎腺功能减退是衰老引起的。涎腺也随年龄增加发生结构上的改变如出现萎缩性变化，间质发生纤维化或实质的萎缩，腺泡常被结缔组织或脂肪组织代替，腺泡在腺体体积中所占比例减少，导管比例升高。老年人几乎不含功能性腺泡，唾液分泌减少，一般老年人每日的分泌量仅为青年人的 1/3，老年人唾液里的钠、钾、镁等都发生改变。70% 的 45 岁以上人群中，常见腺体内淋巴细胞浸润，软腭部小涎腺腺体出现大量脂肪沉积。又因唾液分泌减少，流速减低，使口腔黏膜干燥，弹性减低，导致口腔自洁作用低下，影响食物团的吞咽。有报道，50 岁时唾液中淀粉酶含量明显降低，pH 值随年龄增长逐渐降低。腮腺及颌下腺的增龄改变包括唾液分泌减少，冲洗能力降低，导致口腔干燥，龋病多发。

(六)口腔软组织的增龄改变

因牙槽嵴骨的不断吸收，与之相关联的软组织也发生相应的位置变化，如附着在颌骨周围的唇颊系带与牙槽嵴顶的距离变短，甚至与嵴顶平齐，唇颊沟及舌沟间隙变浅，造成口腔前庭与口腔本部无明显界限。唇颊部因失去硬组织的支持，向内凹陷，上唇丰满度消失，面部皱褶增加，鼻唇沟加深，口角下陷，面下 1/3 距离变短，面容明显出现衰老表现。因肌张力平衡遭到破坏，失去正常的张力和弹性，加上组织的萎缩，黏膜变薄变平，失去正常的湿润和光泽，且敏感性增强，易导致疼痛和压伤。

牙列缺失，口腔前庭与固有口腔无分界线，舌失去牙的限制，造成舌伸展扩大。如久不做全口义齿修复，不但可造成舌形态的改变和功能失常，且可导致舌与颊部内陷的软组织接触，使整个口腔为舌所充满。临床上，有的患者还出现味觉异常和口干等现象。

(七)颞下颌关节的增龄变化

老年人颞下颌关节常因咬合改变造成功能减退而变形。一般发生下列适应性变化：髁突变细、变小，表面圆钝，关节窝加深或关节结节变平，关节盘变薄，关节结节钙化等。老年人关节的颞下颌韧带松弛度增加，咀嚼肌张力失常，临床上易发生关节半脱。

三、老年口腔病的特点

老年人既可患与中青年相同的疾病，也具有其自身的特点。老年人随着年龄增长，口腔各组织器官可发生明显的增龄性改变，如上下颌骨可出现骨质疏松、牙槽骨吸收；而牙的增龄性改变则更为明显，如牙质可出现重度磨耗、釉质脱落，牙形态改变，从而导致继发性牙本质和修复性牙本质的形成并可导致牙髓腔变小，根管变细甚至闭塞；牙龈附着松弛，变薄并出现萎缩；而口腔黏膜、腮腺等涎腺组织、颞下颌关节等结构均可发生因年龄增长的老化改变。这些改变又导致了老年各种口腔疾病的发病与防治上的特殊性，如龋病的发病率高，又呈多发性，而且老年根面龋有很高的发病率；而老年人的根管治疗则因根管细小而与年轻人有明显的差异；老年人因骨质疏松，其人工种植牙也有其特点；老年人牙缺损与缺失修复的口腔状况也十分复杂。另一方面老年口腔医学的研究对象是老年人，老年人在患有口腔疾病的同时，还可患有多种全身性疾病，一些常见的老年人的全身性疾病，既可影响到口腔导致口腔病变，如糖尿病与牙周改变的关系，全身骨质疏松对颌骨牙槽骨的影响等，还可影响到口腔病的治疗，如高血压、心脏病对口腔的麻醉、拔牙、开髓等治疗均有一定影响。

在因口腔疾病就诊时，老年人的心理变化也不同于年轻人，无论在语言的交流、行动的便利、操作的体位与技巧等方面均给医护人员提出了更高的要求，如老年人在过于后仰位时易导致呛咳，吐口水时也很不方便。因此，医护人员要充分掌握老年口腔疾病的防治特点，包括老年人的生理改变及心理变化的特点，不仅要具有老年口腔病的专门知识，还应对老年全身常见病有充分的了解。

四、我国老年口腔医学的开展概况

国际老年牙科学会于 1984 年成立，并在巴黎召开了第一届国际老年牙科学术会议。我国则在 1986 年召开了第一届老年口腔医学学术会议，成立了老年口腔医学学组。1990 年召开了第二届老年口腔病学术交流会，研究的内容涉及口腔医学的各个领域。2000 年 4 月成立了中华口腔医学会老年口腔医学专业委员会，并召开了第三次全国老年口腔专业学术会议。20 多年来我国老年口腔医学的临床与基础研究得到迅速发展。

对我国 65 岁以上老年人口腔健康状况流行病学的调查资料显示，我国 65～74 岁老年人平均存留牙为 18.1 颗，患龋率（DF）为 64.8%，牙龈萎缩者根面龋患病率为 18.3%，牙周健康区段人数的百分率仅为 0.68%，浅牙周袋检出率为 18.4%，深牙周袋检出率为 3.8%。对牙髓组织增龄性变化的机制及应激反应能力进行研究，发现老年人牙髓组织 SOD 含量明显降低，组织自身抗氧化、清除自由基的能力相对减弱，提示 SOD 含量的变化与牙髓组织的增龄性变化机制有关。采用原位末端标记及免疫组织化学方法进行老年牙髓组织细胞凋亡研究发现，随着年龄的增长，牙髓组织中成牙本质细胞和牙髓细胞的细胞凋亡指数逐渐下降，提示牙髓组织中细胞的新陈代谢率与年龄成反比。老年恒牙热刺激耐受力下降，牙髓细胞自我修复能力降低，导致老年恒牙修复性牙本质不易形成，使牙髓组织加速老化，恒牙活髓保存可能性降低。针对老年根面龋的研究提出放线菌与变形链球菌均为根面龋的优势菌。而目前应用于牙体、牙髓、牙周病的各种治疗手段均在老年人的口腔治疗中使用，如激光和微波应用于消毒治疗老年根尖周病和超声锉应用于根管扩大。

关于老年口腔修复，国内做了大量研究，老年人残冠及残根的保存修复成了老年人修复的重点，在其基础上完成的各种固定义齿特别是老年人保留残根的全牙列固定义齿修复，获得很好的临床效果，扩大了固定义齿的适应证。针对老年人牙列重度磨耗，牙本质过敏，食物嵌塞或严重牙周病等不同情况，设计制作各种复合垫，修复时在适当增加的垂直距离上进行咬合重建，既修复了缺牙，调整了关系，又较好地解决了牙列重度磨耗、牙本质过敏、食物嵌塞等问题。在无牙颌总义齿的修复方面，研究表明上颌利用颧颊翼区，下颌利用下颌骨的内斜嵴以及下颌后翼区制备总义齿，获得了很好的效果。

老年种植的研究，国内报道了老年人无牙颌、部分失牙颌、上颌第一磨牙缺失和下颌牙槽嵴严重吸收患者的种植修复。目前，已经有许多患有各种全身性疾病或口腔情况各异的失牙患者顺利地进行了种植义齿的修复。针对患有骨质疏松、口腔干燥等疾病的老年人置入种植体，由于骨质疏松影响全身的骨组织，包括上下颌骨和颧骨，对于这类患者应该延长愈合时间，口服药物，推荐患者进行适当的锻炼，保持饮食的平衡。国内进行的复合骨诱导蛋白（BMP）应用于骨质疏松种植的实验研究，获得了良好的效果。

对老年颞下颌关节紊乱病（TMD）特别是无牙颌颞下颌关节紊乱病的研究，从单纯的临床流行病调查发展为系统全面的研究。老年人的咬合状况和 TMD 的解剖生理组织结构都发生了很大的改变。老年 TMD 的发生、发展规律也有特殊性,如关节弹响发生较多,而关节疼痛较轻,这些特殊性则影响到 TMD 诊断与治疗。无牙颌是老年人的一种特殊的口颌状态,总义齿修复后仍然为一种不同于天然牙颌的特殊型,国内通过对无牙颌颞下颌关节的研究,发现了无牙颌颞下颌关节解剖结构及 TMD 的特殊性。

总之,我国老年口腔医学研究已形成了自身发展的特色和规模,在一些领域已处在国际先进行列,但总体水平与国际领先水平还有差距,还有许多工作要做。

五、老年口腔医学展望

(1)老年龋病的防治,特别是老年根面龋及各种继发龋的防治将成为老年口腔病防治的重点,针对老年根面龋、继发龋发病、发展的特殊性,采取激光防龋、复合树脂修复、微量元素防龋等综合措施,以及尽早的治疗,可防止牙齿的缺损。

(2)老年牙周病的防治重点应在老年口腔的保健。除定期的牙周洁治、冲洗外,可结合各类夹板和各种固定方式保证松牙的稳定,有利牙齿的保留,延长使用寿命。

(3)保存修复的残根残冠仍是老年口腔修复的主要任务。老年口腔修复的重点则要从老年人以活动修复为主,转移到以固定修复和半固定修复为主的修复方式,而高新技术的应用如种植牙、精密附着体则为修复方式的转变创造了条件。

(4)老年口腔颌面部肿瘤的预防及早期治疗也将成为老年口腔医学的重要内容。

(柯　杰　赵桂芝)

第二节　老年人龋病

龋病是在以细菌为主的多种因素作用下,包括细菌和牙菌斑、食物以及牙所处的环境等,牙体硬组织发生慢性进行性破坏的一种疾病。

龋病是一种由口腔多种因素的复合作用所导致的牙齿硬组织病损,表现为无机质的脱矿和有机质的分解。

龋病发病率高且分布极广,是口腔中的一种常见病和多发病,是人类最普遍的疾病之一。就老年人的各种口腔疾病来讲仍以龋病发病率最高,据朱道瑛等(1985)对江苏省高邮县 3 232 名 55 岁以上人员口腔调查发现患龋率为 70.14%,其中无刷牙习惯者为 1 242 名;而王燕秋等(1987)在武汉市调查 1 017 名老年人发现患龋率为 57.72%,其他一些人调查老年人口腔病发现患龋率为 48.80% ~57.13%。老年人患龋率具有地区性差异,城市人群与农村人群有差异,口腔卫生状况也是影响老年人患龋率的一个因素。龋病是老年人牙齿缺失的一个主要原因。

龋病的致病因素较多,包括细菌、食物、机体和牙齿状况加上时间因素,致病机制较复杂,是各种因素共同作用的结果。

龋病的好发部位和龋病的好发牙齿根据调查资料的统计分析表明:在恒牙列中,下颌第一磨牙患龋率最高,而下颌前牙患龋率最低。但年轻恒牙和老年恒牙好发牙齿有无差异,目前仍无定论。年轻恒牙龋损的好发牙面以咬合面居首位,而老年人以根面龋为主,这是因为老年人随着年龄的增长,磨牙面磨损,牙尖和沟窝逐渐消失,使咬合面成为一光滑面,食物不易存留,菌斑不易形成,发酵产酸的可能性降低;另外釉质表面氟含量逐年慢慢增加,抗酸能力加强使老年人咬合面龋减少,而老年人多有牙龈退缩,牙槽骨吸收,牙骨质暴露等现象,导致根面龋增多。

关于致龋微生物,根面牙骨质龋的致病菌认为是放线菌,尤其是黏性放线菌,窝沟龋主要发生在刚萌出的牙齿,常由乳酸杆菌所致,光滑面龋好发于青年，由变形链球菌所致，而老年人主要是黏性放线菌所致根面牙骨质龋。而不同的看法则认为放线菌并非主要致龋菌，牙釉质龋与牙骨质龋主要菌丛组成大致相似，变链菌与牙骨质龋的关系和冠部釉质龋相同，而与黏性放线菌未显示出有何特殊关系。

放线菌是一种革兰阳性不具动力、无芽胞形成的微生物，呈杆状或丝状，其长度有显著变化。在口腔中发现的放线菌可分为两类，一类为兼性厌氧菌，包括内氏放线菌和黏性放线菌；另一类为厌氧菌，包括依氏放线菌、迈氏放线菌和溶牙放线菌。所有的放线菌均能发酵葡萄糖产酸，主要产生乳酸、少量乙酸、琥珀酸以及少量甲酸。

一、老年人患龋的病因

老年人根面龋发病率高的原因是由于老年人牙龈萎缩和牙骨质暴露，加之两相邻牙的接触点因长时间磨耗，由点接触逐渐变成面接触而使接触改变，使牙间隙容易发生食物嵌塞，而根面堆积的菌斑不易被清除，为根面龋的发生创造了条件；另一方面老年人口腔组织器官的萎缩、自洁作用的减退、唾液分泌量的减少、全身疾病的影响等因素，也可使菌斑容易堆积而产生龋。

老年人牙齿缺失一般比较多，口腔内多有活动性义齿，由于牙颈部釉牙骨质界组织结构薄弱，活动义齿与基牙之间食物嵌塞，局部不易被清洗，而使基牙容易发生龋病，龋病范围广而表浅，大多数发生在卡环游离端指向的牙间隙、卡环所环抱的基牙颈部和支托窝。

老年人因头面部肿瘤而行放射治疗可导致涎腺受损，分泌减少，口腔内环境改变也容易使牙齿发生龋病。

老年人在患有严重的全身性疾病时，如脑血栓、脑梗死后遗症以及老年性痴呆症，由于日常生活的自理能力下降，对口腔卫生的保健相应降低，刷牙时常常自己不能完成，即便完成其刷牙的质量也会下降，使附着于牙面的菌斑不能被去除，造成牙齿的龋损。

二、龋病的诊断

龋病的诊断可通过视诊、探诊和 X 线检查来达到明确诊断。视诊观察牙面有无黑色改变，有无腔洞形成。探诊利用尖头探针探测牙面可发现龋损的部位、深度、大小和有无穿髓孔等。温度刺激试验为当龋损深度达到牙本质时，用冷、热刺激患牙，患者即有敏感反应，借此帮助诊断。邻面龋、继发龋和隐匿龋不易用探针检查，此时可用 X 线进行检查，龋病在 X 线上显示透射影像。还可用龋病探测仪检查。

三、老年龋病的修复性治疗

龋病的治疗仍以充填修复为主，虽然老年人以根面牙骨质龋为主，但仍有面龋和邻面龋等，因此在制备窝洞过程中应遵守以下原则：

（一）去除龋坏组织

去净龋坏组织，防止继发性龋的发生，并尽可能少地磨除牙体组织。牙本质龋坏组织光镜下可分为 5 层：腐败崩解层、细菌侵入层、脱钙层、透明层和脂肪变性层，这种分类法不易指导临床应用。现在大多学者认同将龋坏组织分为两层即内层和外层，以指导临床。外层为感染层，是龋坏组织的主要部分，肉眼即可观察到牙本质结构已被完全破坏，临床表现为湿糊状，容易用挖匙等手持器械将其去除，而在其深层较干，光镜下为充满细菌的变形牙本质。内层为受龋坏影响的牙本质，虽已软化，但无细菌侵入，具有再矿化的能力，应予保留。

（二）保护牙髓组织

保护牙髓组织要从切割牙体组织开始，因为从胚胎学、组织学和生理学方面考虑，牙本质和牙髓之间有着密切的关系，因此现在许多学者主张它们可视为一个组织或器官，称为牙髓－牙本质器官。从胚胎和组织学方面看，两者均由外间质牙乳头衍生而来，而且在牙本质矿化形成以后，还有牙髓中的成牙本质细胞突起延伸至牙本质小管内。牙本质是牙髓细胞分化成熟的最终产物，构成其外周矿化部分。从生理学角度看，牙本质对牙髓起保护作用，而其活动又得靠牙髓，一旦牙本质暴露，遭受外界刺激或损伤时，无论其来源、轻重、性质如何，牙髓均将发生相应的应答反应。

（三）窝洞应具备抗力形

抗力形就是使修复体和经过修复的牙齿能够最好地适应咬合、咀嚼力量的洞形，既能最大限度地恢复咀嚼功能，又不致因承受力量而被破坏。由于老年人患龋部位的特殊性，在面及邻面窝洞应有必要的抗力形，而根面龋的窝洞其抗力形由于不直接承受力而要求相应要低。

（四）良好的固位形

固位形是使修复体不致因受力而松动和脱落的洞形。老年人根面牙骨质龋制洞时要取得良好的固位形则比较困难，因根面牙骨质龋波及不仅是一个面，可能是多个面，在取得固位形方面较困难，要使修复材料取得良好的固位，可选择有粘固性的修复充填材料。

四、窝洞预备的特点

在预备老年人的牙齿窝洞时，特别是在切割牙体硬组织（牙本质）时，患者有酸痛感，老年人对酸痛感的忍受性较低，同时多患有其他系统性疾病，因此在制洞时一方面应尽量减少对牙髓组织的刺激，避免损伤牙髓；另一方面动作要轻，并做好必要的解释工作，在治疗前可服用必要的药物或在局部麻醉状况下治疗，以减轻老年患者的心理负担和痛苦。

在去除老年人牙齿龋坏组织时，当达到一定深度，如果在年轻人就可能已穿髓，但在老年人可能距牙髓组织还有一定距离。这是因为一方面生理性的继发性牙本质的形成，使冠髓腔变小，牙本质小管逐渐被堵塞；另一方面在龋坏的刺激下使修复性牙本质形成，牙本质小管被堵塞，阻止了细菌及外界刺激物的进入。

深龋在去龋后，一定要注意保护牙髓组织，避免意外穿髓造成患者不必要的痛苦，必要时可用氢氧化钙制剂盖髓处理。

五、窝洞充填前的预处理

（一）窝洞预处理的发展及变革

对窝洞制备后的清理，在认识上曾几经变化。最初 Black 主要着重于防止继发性龋坏的发生，因而强调灭菌，寻求能够渗入牙本质管、且有较强灭菌力的药物。20 世纪 40 年代后，在观点上有所改变，药物大多对牙髓刺激较强，不宜使用，且窝洞壁与修复体不可避免地存在间隙，不可能通过窝洞充填前的一次灭菌，永远达到完全消除致龋菌的目的。因此，认为无须进行充填前的专门消毒，一般清洗去除洞壁残余碎屑，使用95%乙醇、3%过氧化氢溶液擦拭洞壁，温热气吹干即可。20 世纪 70 年代后随着扫描电镜的广泛使用，许多学者发现制洞后，在洞壁存在一层主要由牙体硬组织碎屑组成并含大量有活性并有繁殖能力的细菌组成的物质，称为玷污层，其具有很强的粘着力，一般机械刮除、水的冲洗、3%过氧化氢溶液和乙醇擦拭等方法均不能将其去除。因而提出窝洞充填前预处理的新观点，强调窝洞清理的意义不只限于洞壁牙齿组织残屑的去除与一般的清理，主要还在于对玷污层的处理，以消除污染，减小洞壁与修复体间的缝隙，提高修复质量。

（二）玷污层的形成与基本结构

玷污层是一层均质性非结晶物质，系由釉质和牙本质微粉粒、变性的有机质所致胶质、牙本质管溢出的牙本质液、口腔渗入的涎液以及细菌等相互粘着而组成，其表面形态、厚度和粘着性与所使用器械的类型、转速、制备时所加压力以及有无喷水降温装置等有关。一般来说，无喷水降温装置与低速旋转器械所制备的窝洞，制备过程中产热较多，且加压较大，所形成的玷污层较厚，且表面粗糙。

（三）玷污层（牙本质玷污层）的去留

窝洞制备后于釉质和牙本质表面均可有玷

污层的形成,目前对釉质表面的玷污层可降低修复体与釉质的密合度和粘结,应予去除,意见基本一致,争议较大的在牙本质,必须在考虑密合度与粘结的同时,顾及牙髓的影响,因此产生意见分歧。

主张保留的学者认为玷污层有一定屏障作用,其存在(特别是管塞部分)可降低牙本质渗透性,阻挡外界刺激物进入牙本质小管,减轻对牙髓的刺激。主张去除的学者认为:①尽管玷污层可有一定屏障作用,溶液和蛋白质直径为3.8~7.4nm的分子、细菌产物和有动力的细菌仍有渗透,导致牙髓产生炎性反应。②玷污层内的细菌即使与口腔环境相隔绝,仍可生存、繁殖,其产物能扩散至牙髓,而引起炎性反应。③玷污层的存在有碍修复体与洞壁间的密合度和粘结。

(四)去除玷污层的试剂(窝洞清洁剂)

窝洞制备后,一般水的冲洗、3%过氧化氢溶液、乙醇等擦拭均不能去除玷污层,必须借助清洁剂始可去除。理想的清洁剂应能去除釉质和牙本质表面的玷污层,而不致使牙本质表面脱钙和牙本质小管口扩大,以免刺激牙髓。清洁剂主要有酸类和螯合剂两大类。

(1)酸制剂:常用的为不同浓度的磷酸和枸橼酸,后者作用比较温和。但使用酸制剂在去除玷污层的同时还可使牙本质小管口开放,管周牙本质被不同程度地溶解,小管开口处管径扩大呈漏斗形。此外,由于牙体组织中羟基磷灰石在酸中的溶解度较胶原纤维大,酸处理后,牙本质表面仅有胶原纤维遗留,从而降低水门汀和复合树脂的粘结强度。

(2)螯合剂:主要为乙二胺四乙酸二钠(EDTA)制剂,可去除无机质,而对有机质的损伤较小,不破坏胶原纤维,本身对牙髓刺激性也较低,去除玷污层的能力随浓度不同而异,低浓度可去除牙本质表面玷污层而保留管塞部分。另外,草酸盐类清洁剂处理后,在牙本质表面可余留一结晶的抗酸层。

六、窝洞充填

根据窝洞所在部位、承受咬合力以及患者的情况,选用适当的修复材料填入预备好的窝洞内,恢复牙齿的外形和功能。

前牙仍以考虑美观为主,选择与牙齿色泽一致的修复充填材料,如复合树脂、玻璃离子水门汀等作为修复材料。后牙面洞和邻面窝洞以银汞合金作为主要修复充填材料,但由于老年人牙体组织的磨损,牙冠变短,固位力不足,可适当考虑加固位钉来加强固位。

七、老年龋病的预防

(一)保持口腔卫生

刷牙是保持口腔卫生的一种行之有效的方法。老年人由于牙龈萎缩等原因造成牙间隙增大,食物容易嵌塞,饭后漱口、刷牙则是清除嵌塞食物最易行的方法。有些老年人由于脑出血、脑梗死等原因使其行动不便,漱口、刷牙困难,应由其他人来帮助清洁口腔,保持卫生,以防菌斑的滋生。为清除牙间隙的菌斑,还可使用牙签、牙线等口腔卫生辅助用品。

(二)义齿的清洁

一般老年人口腔内都有义齿,义齿不清洁和卡环位置不当都可使菌斑容易堆积,影响牙齿健康。因此在义齿修复时,设计中要有利于菌斑的去除,同时应向老年人宣传口腔卫生知识,饭后注意义齿的清洗。

(三)定期口腔检查

定期进行口腔检查,发现问题及时处理。浅龋可用刷牙齿、洁治等方法去除菌斑,并可用氟化物涂搽,使活动龋变为静止龋,病变区域还有再矿化的可能。

八、老年人继发龋

老年人继发龋有较高的发病率。在牙体组织疾病等经过治疗后,修复体的周围或底部发生新的龋坏称之为继发龋。

(一)病因

老年人继发龋的发生除与修复时龋坏组织未去除干净或修复体与牙体组织边缘不够密合等有关外,很重要的原因是由于老年人牙体修复的时间较长,由于微漏等原因,修复体周围进一步变化,如缺损而致发病。老年人口腔内环境的改变,也是老年人继发龋发生的重要原因。

(二)临床表现

老年人继发龋表现为冷热酸甜刺激痛,时间较长者波及牙髓可出现自发性疼痛,检查时若继发龋发生在修复体的边缘,可见牙体组织颜色的改变,呈墨浸状,形态也可发生变化,质软,修复体下部的龋坏可借助 X 线检查,在牙片上可见修复体下方的透影区。

(三)治疗

继发龋的治疗同常规方法,去尽原材料和龋坏的牙体腐质,重新按标准进行充填。

(四)预防

在龋齿修复时,应严格按照操作常规,去尽龋坏组织,消毒,严密充填,避免形成悬突和裂隙,不留死角,防止微漏的发生。

九、老年人急性龋(猖獗龋)

老年人猖獗龋常发生在高龄老年人,发病迅速,可在短期内波及到牙齿的各个面,特别是大量发生在牙颈部的根面龋坏。

(一)病因

老年人猖獗龋的病因从临床分析有以下几个方面:①老年人的牙体组织结构本身已很薄弱,如以往即有龋坏、继发龋,或牙颈部暴露、牙齿磨耗严重、邻面关系破坏、食物嵌塞存留等。②老年人口腔内环境变化较大,如在高龄老年人口腔唾液减少,且粘稠,流动性差,冲洗作用减低,唾液中变形链球菌计数增高,咀嚼功能下降,牙体自洁功能减低。③老年人多有全身性疾病,如糖尿病、肝脏疾病、内分泌疾病、肿瘤或放疗致全身抵抗力下降。④老年人自身护理及口腔保健能力下降,口腔卫生状况差。

(二)临床表现

老年人口腔内同时多数或全部余留牙的各个面发生龋坏,主要为根面,范围大、发展快,病变组织质软,可以挖匙刮除,颜色较淡呈褐色,短期内可导致牙体组织的崩脱或牙体折断,龋坏较深,波及髓腔,多无症状,偶有冷热刺激痛,可出现大面积的根面龋导致牙齿自颈部折断。

(三)治疗

应采取早期、分期治疗的原则,防止龋坏发展,部分去除龋坏组织,以防龋药物 10% 氟化亚锡处理窝洞,或以氢氧化钙等药物盖髓,观察无牙髓炎症状后再行永久充填,如临床已出现牙髓炎症状则需进行牙髓治疗。对治疗后的牙齿要定期随诊,防止龋病,进一步观察。一旦进行了牙髓治疗,仍宜去尽龋坏,在完成牙髓治疗后,行烤瓷冠修复,以利于防止龋病的进一步发展。

(四)预防

老年急性龋发展快,波及范围广,对老年人的口腔状况影响很大,因此对老年急性龋的预防十分重要。老年急性龋的预防应包括长期、局部和全身的预防措施。长期的预防措施是应贯穿一生的预防措施,如年轻时的刷牙、口腔洁治、窝沟封闭、定期的口腔检查等。局部的预防包括定期口腔检查,保持口腔清洁。有的老年人行动不便,口腔不易清洁,宜由家人或助手帮助刷牙清洁,也可用牙线清洁邻面,达到清除菌斑的目的,必要时可选用洗必泰或氟化亚锡含漱,有助于控制菌斑的形成;在老年人牙龈萎缩致牙颈部根面暴露时,宜用涂料或激光等方法进行处理,防止根面龋的发生。老年龋的全身控制包括饮食方面,既要加强营养,又要注意少进粘稠的糖食,以改善口腔的状况。对有全身性疾病，如高血压、老年痴呆、舍格伦综合征或头颈部放疗者，服用抗胆碱、抗抑郁、利尿等影响唾液分泌药物的老年患者，应加强对全身的治疗调整，降低龋病急性发作的危险。

（赵桂芝 柯 杰）

第三节 老年人非龋性牙体硬组织病

一、牙体磨损

由于单纯机械摩擦作用而造成的牙体硬组织慢性磨耗称为磨损。牙体组织的磨损是老年人最常见的一种变化，可将牙体磨损分为面或切缘磨损和邻面磨损。

（一）老年牙体磨耗的病因

后牙面或前牙切缘由于长期咀嚼食物等原因，造成慢性磨损。磨损的程度因人而异，与人的饮食习惯、有无夜磨牙症、牙齿发育情况等因素有关。

（二）老年牙体磨耗的影响

（1）邻面磨损：是因牙齿具有一定的生理动度，咀嚼时邻面有轻度的相互摩擦。邻面的磨损量常与面成正比，并且经过一定时间能导致牙齿的近远径显著减少，邻面磨损如超过了接触点水平，牙冠即变窄，而且面也减少，在切牙这种现象特别明显。

（2）后牙面、前牙切缘均匀性磨损：具有一些生理性意义，可以使牙尖高度降低，减少咬合中的侧向力量，以适应牙周组织增龄性萎缩。后牙面不均匀性磨损可造成锐尖，增加侧向力，容易发生咬合创伤和使牙体组织劈裂。磨损过程中，有相应的继发性牙本质、修复性牙本质的形成，加之磨损面牙本质小管变性钙化封闭牙本质小管口，外界刺激物不能作用于牙髓引起敏感症。如果磨损超出其牙髓的修复能力，牙本质小管口不能封闭，就会造成牙本质过敏症甚至牙髓炎。临床上常见的前牙不均匀性磨损表现为上前牙腭侧磨损，容易造成前伸殆创伤，严重者下前牙可咬至上前牙的腭侧牙龈，造成牙龈炎。

（三）老年重度磨耗的临床表现

老年人牙体磨耗，不论是部分点状磨耗还是整体的磨耗，其主要表现为牙本质过敏、出现冷热致敏刺激疼痛。由于面磨平可出现咀嚼无力。由于磨耗的不均匀，出现尖锐牙尖，有时损伤颊舌黏膜，形成溃疡。不均匀的牙尖可出现咬合干扰以致咬合创伤，临床上出现牙折，包括冠折和根折，而且由于牙体磨耗导致关系改变，垂直距离减低等，引起口颌面疼痛及口颌肌群和颞下颌关节紊乱等症状。

（四）老年牙体磨耗的治疗

磨损所形成的尖锐牙尖和边缘，容易造成牙体组织劈裂，也易刺伤舌和颊黏膜，形成创伤性溃疡，可磨除锐尖边缘，调整咬合。

有牙本质过敏症者，需进行脱敏治疗。有牙髓炎症状和根尖周炎症状出现时，则进行牙髓治疗和根管治疗。

咬合面或切缘重度磨损，造成垂直距离降低，颞下颌关节紊乱以及食物嵌塞等可使用垫修复方法进行治疗。

二、牙颈部楔状缺损

楔状缺损是发生在牙颈部的一种慢性缺损，老年人最常见，根据报道楔状缺损在老年人中发病率为37.46%。它好发于前牙的唇面和后牙的颊面，也可发生于舌面。

（一）老年牙颈部楔状缺损的病因

一般认为是横刷牙的机械摩擦和酸的脱矿化作用。牙齿颈部釉质牙骨质交界处组织结构较薄弱,在长期的横型刷牙过程中容易被磨损,加上龈沟内酸性渗出物的腐蚀作用而形成。

近年来有学者在实验中发现,应力在牙颈部楔状缺损形成过程中起到了重要的作用。牙颈部是应力集中的部分,随着年龄的增长,牙颈部应力集中所引起的累积损伤也在加重,在这种拉应力和压应力的交变作用下,可导致牙颈组织产生微小的疲劳裂纹,若伴化学腐蚀与牙刷摩擦,可使已有裂纹的牙体组织脆弱与剥脱,逐渐形成楔状缺损。但究竟是什么原因造成楔状缺损,仍有待进一步研究。

(二)老年牙颈部楔状缺损的临床表现

好发部位为前牙的唇面和后牙的颊面,可以无症状,也可以有牙本质感觉过敏症状,这是由于牙本质小管口开放所致。严重的楔状缺损可导致牙髓暴露,引起牙髓炎或根尖周炎症。

(三)老年牙颈部楔状缺损的治疗

改横刷牙为竖式,并选用软毛牙刷以减小摩擦。牙体硬组织缺损少,无牙本质过敏症者,无需特别处理。无症状但缺损较大者或有牙本质感觉过敏症状的楔状缺损,可采用复合树脂或玻璃离子水门汀充填修复,引起牙髓炎或根尖周炎者则需要做牙髓治疗或根管治疗。如缺损已导致牙齿横折,可根据情况,行根管治疗后,桩核全冠修复。

三、牙本质感觉过敏症

牙本质感觉过敏症即牙齿在遇到外界温度(冷、热)变化,化学性(酸、甜)和机械性(摩擦和食硬物)等刺激时所引起的一种异常酸痛感。

(一)发病机制

造成牙本质感觉过敏症的原因目前还不清楚,一般认为牙本质外露并牙本质小管口开放是产生牙本质感觉过敏症的诱因。老年人牙本质感觉过敏症最常见的部位是磨损面、颈部缺损以及牙龈萎缩所致牙颈部、根面暴露。

目前就牙本质感觉过敏的学说有3种:①造牙本质细胞感受器学说:认为外界刺激性物质系通过牙本质细胞突接受并传导入牙髓。②神经末梢直接接受刺激学说:认为在牙本质小管中有无鞘感觉神经末梢,可直接接受外界刺激传人牙髓,引起痛感。③流体动力学说:认为充盈于牙本质小管中且与牙髓沟通的牙本质液是主要的感觉传递媒介,当牙本质外露后,牙本质小管开口与外界相通,外界温度、渗透压及机械刺激导致牙本质液外溢,可将牙本质细胞吸入牙本质管内,从而影响位于牙本质管内侧和成牙本质细胞附近的神经感受器,使之受到牵拉而产生痛感,这一学说因与临床实际情况相接近而被大多数人所接受。用扫描电镜观察老年人面牙本质过敏表面特征时发现,临床检查时患者均有较明显的牙本质过敏症状,而在扫描电镜下观察牙本质小管开口并不完全,管壁仍有沉积物堵塞使小管只有很小的开口,或者仅中心部分开口,这说明了牙本质小管与外界只要有极少量交通的存在,就可使牙本质液外溢,造成牙本质过敏症状的出现。敏感程度并不与牙本质暴露程度成正比,病程较长的大面积牙本质外露者,因其唾液中矿物质形成表面矿化层和修复性牙本质,可无过敏或有轻度过敏现象,而因机体因素(如全身健康状况下降,神经系统影响,妇女经期、孕期与绝经期,营养代谢障碍,胃肠大手术后)的影响,过敏也可发生在无牙本质外露的患者。

(二)临床表现

患者主诉遇外界刺激时有敏感现象,并在咬合时感觉乏力,严重时往往咬合、漱口、进食均感困难,甚至呼吸时都有敏感现象。一般患者都能指出患牙,检查时冷热温度刺激可有敏感,探诊时即有酸痛感觉。

(三)治疗

对牙齿感觉过敏的治疗,在局部治疗的同时,应查明消除系统性因素的影响,如经期、孕期等生理性变化,神经衰弱,精神紧张,夜磨牙及消化道疾病等。对明确有钙、磷代谢紊乱者，给予甘油磷酸钙，可有相当疗效。

局部脱敏治疗方法根据过敏产生的机制，采用：①堵塞牙本质小管法，如草酸钙、草酸钾、激光等。②降低神经感受性法，如硝酸钾。③使管内蛋白沉淀法，如碘化银、锶制剂。从使用的方法可将其分为药物治疗、激光治疗和充填治疗。

1. 药物治疗

（1）硝酸银：还原剂为丁香油，还原形成蛋白银与还原银，沉积于牙本质小管而堵塞小管。用棉球隔离患牙，蘸有硝酸银的小棉球涂搽过敏部位，吹干，再涂搽，反复2～3次后用丁香油涂搽，吹干，因还原后成黑色，且损伤牙龈，故不宜用于前牙及牙颈部，多用于后牙面。

（2）碘化银法：2%～3%碘酊棉球涂搽半分钟，10%硝酸银涂搽半分钟，形成白色的碘化银沉淀物，重复2次，2～3天复查，症状不消失者可重做。

（3）氟化钠：氟化钠所形成的氟羟磷灰石可堵塞牙本质小管，同时增加牙本质硬度和抗酸性。也可用氟化钠、白陶土与甘油等分配制成糊剂，涂搽敏感区域。

（4）锶制剂：其机制是在牙本质小管内形成沉淀物，常用10%氯化锶脱敏牙膏刷牙。

（5）钾盐：硝酸钾与草酸钾，钾盐可降低神经感觉性。草酸钾涂搽牙本质表面后，在牙本质表面形成一草酸钙结晶层，堵塞牙本质小管口。常用硝酸钾饱和溶液或20%草酸钾溶液涂搽过敏区域。临床应用的脱敏凝胶其主要成分即硝酸钾。

（6）氢氧化钙制剂：形成钙盐结晶，堵塞牙本质小管，常用水糊剂与甲基纤维素糊剂两种制剂，若与20%草酸钾联合应用，形成不溶性的草酸钙，疗效更佳。

2. 激光脱敏

虽然激光种类较多，但目前用于治疗牙本质过敏的激光主要是Nd：YAG脉冲激光。激光治疗牙本质过敏具有见效快、安全、方便、持续时间长的特点。激光的主要作用是使牙本质表面“气化”发生溶融现象，而堵塞牙本质小管口。激光照射后由于高热刺激可使牙髓发生可逆性炎症反应，但很快会恢复正常。如面磨损过度且近牙髓所造成的牙本质过敏，在激光治疗时应注意剂量不宜过大，否则容易导致牙髓炎。

3. 树脂类物质处理

光固化牙本质粘合剂，涂于过敏区域，结固后堵塞牙本质小管口。玻璃离子水门汀则适用于牙颈部缺损的充填。

4. 充填

面敏感局限于小凹陷并反复脱敏无效者，可制备窝洞后以复合树脂或银汞合金充填，以消除牙本质过敏。

四、牙隐裂

牙隐裂也是老年人口腔非龋性牙体病，老年人有较高的患病率，是老年人牙体损伤的常见病。

（一）病因及影响

牙隐裂是由口腔许多综合因素所致，包括牙齿发育结构的磨改，如牙齿结构本身存在的窝沟和釉板发育缺陷，急、慢性咬合创伤，牙齿的形态，特别是牙齿行使功能后形态的改变，牙尖工作斜面与发育薄弱部位应力集中时咬合力的作用，特别是侧向力的作用等，均为牙隐裂的原因。在老年人牙质有机成分比例降低，无机成分比例增加，也是老年人多发的原因。

牙隐裂是导致老年人牙齿劈裂的主要原因，可造成牙体缺损或牙髓根分叉区的炎症，也是引起牙髓炎的因素。

（二）临床表现与诊断

隐裂牙主要见于磨牙和前磨牙，以第一磨牙最为常见，往往有对称牙位的情况，隐裂牙的临床表现根据裂纹达到的部位而有所不同，主要表现为牙齿在咀嚼时的不适，有时有咬合痛，在咬到某一特定部位时疼痛剧烈，隐裂达到牙本质可出现冷热酸甜等刺激痛，达到牙髓则可出现牙髓刺激症状,达到根尖部可出现牙根尖周病的症状,而斜形的隐裂则可出现牙周的改变。进一步发展,牙齿可出现纵折,折裂可是部分的也可是全牙根折,裂纹直达根尖,牙齿出现松动等表现。

临床检查可通过仔细检查或用25%的碘酒染色法在磨牙或前磨牙的咬合面近中或远中面查到裂纹,叩诊牙齿感到不适,可查到创伤。X线检查不能看到裂纹,早期无异常表现,偶可见牙周膜间隙增宽,随着隐裂牙引起的牙周病变可出现相应的变化。根据临床表现及检查可得到正确诊断。

(三)治疗与预防

老年人隐裂牙的治疗,根据发展的不同时期可采取调殆治疗,对症治疗,牙髓、牙根尖周、牙周的治疗以及牙体的修复治疗如全冠修复。所有牙隐裂的牙均应进行调殆,去除咬合创伤点,如隐裂较浅,可采取磨去裂纹进行充填修复,如裂纹较深,在未出现牙髓症状前,首先行全冠修复,以防止牙裂的进一步发展和防止牙裂。当出现牙髓及根尖周病变时,行相应的治疗后宜采取全冠修复,如已发生全牙纵折,则宜先以钢丝结扎,行牙髓牙周治疗无症状后,则可采取全冠修复。

老年人隐裂牙的预防为定期检查,调整有创伤的陡尖,当有早期症状时宜尽早修复,同时宜注意同名牙的检查,如左右上下颌第一磨牙的检查。 (朱晓茹　赵桂芝)

第四节　老年牙周疾病

牙周病是指发生于牙齿支持组织的各种疾病,包括牙龈疾病和牙周炎。牙周病具有广泛的流行性。据世界卫生组织统计,牙周病的患病率大约在40%~75%。国内的调查资料结果基本与其相似。老年人的患病率与成年人相比有所增加,在75%以上,最高达93.5%,且程度较重。随着我国进入老龄化社会,牙周病更成为突出的问题。牙周病是一种持续性、进行性的慢性破坏性疾病,早期发病时症状不明显,不易引起患者的注意。待出现明显症状到医院就诊时,牙周病大多已发展到相当严重的程度,最后导致牙齿松动、脱落,造成牙齿缺失。牙周病是导致老年人牙齿缺失的主要原因。因此,牙周病对老年人的健康危害较大,特别是对咀嚼和消化功能的影响。患牙的支持组织受到破坏,不能行使正常功能,出现疼痛,咀嚼功能受到影响,食物不能得到充分咀嚼,囫囵吞下,增加了胃肠道的负担,易造成消化系统疾病。

老年人的牙周病发展到了晚期,经常出现脓肿,造成老年人全身不适,还可引起逆行性牙髓炎。同时,由于长期的牙周溢脓、口臭,牙齿倾斜移位、伸长和缺失,对老年人造成较大的精神负担,影响发音及外貌,给生活上带来许多不便。因此,老年人应积极防治牙周病,定期检查,及时治疗。

一、牙周病病因

牙周病是公认的由多种因素引起的疾病,包括局部因素和全身因素。

(一)局部因素

1.牙菌斑

牙菌斑及其产物被认为是牙周病最主要的致病因素,但也受到其他各因素的调控。全身因素可以改变宿主对局部因素的反应,各因素之间相互影响,相互联系。牙菌斑是一种粘附于牙面上的细菌性生物膜,细菌之间相互附着,难以被清除,且长期生存并不停地繁殖。位于龈缘附近的龈上菌斑和龈下菌斑对牙周组织的危害性最大。一方面细菌及其毒性产物侵入牙周组织,直接刺激和破坏牙周组织;另一方面细菌及其产物可抑制和削弱机体的防御功能,引发一系列的免疫反应，间接破坏牙周组织。

龈上菌斑直接暴露于口腔，易受口内食物的机械作用、咀嚼作用、唾液冲洗及宿主防御反应的影响。食物的硬度也影响某些部位龈上菌斑的形成，软的食物特别是糖类，有利于菌斑的堆积。

大量的调查及实验表明，牙周疾病的患病率及严重程度与口腔卫生状况和菌斑蓄积量成正比。老年人由于口腔内局部环境及全身状况的改变，有利于牙菌斑在牙面上的沉积，使牙周组织的健康受到危害。大多数老年人由于牙齿殆面磨耗过重，牙齿正常的解剖外形改变，排溢沟消失，咀嚼食物时起不到清洁牙面的作用。部分老年人唾液减少且粘稠，易使牙菌斑附于牙面上，不利于冲洗。有的牙面还可堆积大量的软垢，部分老年人由于各种原因牙齿缺失，形成偏侧咀嚼，造成废用侧牙齿软垢及食物残渣堆积，使得牙菌斑不易清除。口腔内修复性义齿表面的光洁度亦可影响牙菌斑的形成。当老年人患有其他疾病，生活不能自理，不能进行口腔卫生清洁时，更易于牙菌斑的形成。老年人免疫系统的变化及组织上的一些改变也可影响宿主对菌斑微生物的反应。

2. 牙石

牙石是沉积在牙面上的已钙化或正在钙化的菌斑及软垢，形成后不易去除。牙石亦分为龈上牙石及龈下牙石，牙石形成的速度因人而异，同一个体口腔内不同牙位的牙面沉积速度也不同，这与机体代谢、唾液成分、龈沟液成分、菌斑多少、食物性质、牙齿排列、牙面和修复体表面粗糙程度、口腔卫生等有关。牙石的多少与牙周病有明显的关系。牙石本身较坚硬，可直接刺激牙龈，同时给菌斑提供了良好的附着滋生环境。老年人唾液较粘稠，唾液中的矿物质易附着于牙面上形成牙石，有的老年人缺牙造成对颌牙失去咀嚼功能，有的长期单侧咀嚼而对侧牙不使用，这些无功能的牙易于牙石堆积。调查资料表明牙石的堆积随年龄的增长而增加，老年人咀嚼硬物少，吃软食多，也易使牙石沉积。

3. 创伤

是指不正常的殆接触关系导致牙周组织的损伤。牙周组织对殆力有一定的承受能力，当殆力超出牙周组织的承受力时即发生牙周组织的损伤，使牙周纤维破坏，牙槽骨吸收，牙骨质吸收并停止新生，导致牙齿松动。老年人易有下列情况发生：义齿修复时基牙受力过大、牙齿倾斜、牙齿磨耗不均匀，牙齿修复体有高点，已患牙周病的牙不能承受正常殆力等，这些可使牙齿受到殆创伤，从而加重牙周组织的损伤。创伤在牙周炎扩展的途径和支持组织破坏程度上起了重要的促进作用。

4. 食物嵌塞

食物嵌塞是指在咀嚼过程中，食物碎块或纤维被咬合力楔入相邻牙的牙间隙内。是导致老年人牙周组织损伤的最常见原因之一。老年人大多牙齿咬合面过度磨耗，排溢沟消失，边缘嵴低平，牙尖成楔状，易造成对颌牙垂直型食物嵌塞，且不易剔除。两邻牙失去正常接触关系，外展隙变小或消失，牙体缺损，修复体不完善，拔牙后邻牙倾斜，过于松动的牙周炎患牙等都可造成食物嵌塞。老年人牙龈退缩，龈乳头消失还可造成水平型食物嵌塞。

5. 其他局部因素

（1）医源性因素：不良修复体是造成老年人牙龈炎症和牙周破坏的常见因素。银汞合金充填物的邻面悬突，固定修复体如全冠、桩冠等边缘密合度差，龈缘位于牙龈下，修复体表面粗糙及外形凸度大，与邻牙的接触不良，外展隙过小等，都可造成牙龈炎症及牙周的破坏。设计不良的局部义齿，基托边缘压迫基牙的龈缘，卡环的力量过大使基牙负担过重。

（2）其他因素：包括不正确的刷牙方法，单侧咀嚼，头颈部肿瘤放疗后涎腺破坏等，造成废用侧大量菌斑、牙石堆积。

（二）全身因素

除上述局部因素影响外，全身因素也起重要作用。许多研究证明吸烟是牙周病尤其是重度牙周炎的高危因素。一些全身性系统性疾病与牙周病有一定的关系。研究表明糖尿病与牙周病之间有相关关系，认为糖尿病是牙周病的危险因素之一。糖化末端产物(AGEs)与其细胞受体(RAGE)作用的加强是造成糖尿病患者牙周病加重的机制。白细胞趋化及吞噬功能缺陷、组织内血管基底膜的改变、胶原合成减少、骨基质形成减少以及免疫调节能力下降，使患者的抗感染能力下降，伤口愈合障碍。研究发现，糖尿病与牙周病之间有双向关系，有效控制牙周感染对控制糖尿病能起到很好的作用，反之亦然。血液病患者有牙龈红肿、溃疡、出血等症状。一些全身消耗性疾病可引起牙周组织的退行性病变，同时也影响牙周组织抵抗细菌感染的能力。

二、牙龈疾病

(一)慢性龈炎

慢性龈炎是临床上最为常见的疾病，患病率约为90%以上，几乎每个人的一生中均发生过不同程度的慢性龈炎。

1. 病因

该病主要由牙龈缘的牙菌斑以及牙石、软垢、食物嵌塞、不良修复体的边缘刺激等因素协同作用引起。

2. 临床表现

临床上可见牙齿周围有软垢、牙石堆积，相应部位的牙龈变为鲜红或暗红色，牙龈肿胀、点彩消失。牙龈边缘变厚，不再紧贴牙面，乳头变为圆钝，牙龈变得松软脆弱，龈沟加深。牙龈易出血，一般在刷牙及咬硬物时出现。患者无疼痛，无其他自觉症状。

3. 治疗原则

去除病因，消除炎症，使牙龈恢复到正常状态。首先应进行洁治，彻底消除牙石，控制菌斑，去除局部刺激因素，如食物嵌塞、不良修复体、牙体充填物的悬突等，消除造成菌斑滞留的因素，炎症就会很快消退，使牙龈恢复正常。

(1)洁治术

1)术前准备：在给老年人做洁治术前，首先要了解患者的全身情况，有何种慢性病，有无血液病、心脏病、肝炎、结核病等，现在大多数医院都采用超声洁治法，但对安装心脏起搏器的老年人要禁用，以免引起心律紊乱。患有肝炎、肺结核等传染病患者也不宜应用超声洁治术，以免病原菌随喷雾而污染诊室。

2)洁治方法：首先让患者含漱1%过氧化氢液，或用1%过氧化氢液冲洗牙龈。然后分段进行洁治，对老年患者手法要轻，每次治疗时间不宜过长。年龄较大、身体虚弱者可分次进行洁治术，先将大块牙石去除，给予患者药物含漱，嘱患者漱口时一定要用力含漱，让药液充分接触到牙齿的各个部位。还可局部涂搽1%碘甘油。待牙龈炎症减轻后，再进行下一次彻底的洁治。对患有肝炎、肺结核等传染病患者，进行洁治时可用手用器械操作。

(2)药物治疗：对于炎症较重的患者，洁治后需配合局部用药。用1%过氧化氢液或生理盐水含漱，用碘制剂如1%碘甘油涂布于牙龈缘周围。

(3)疗效的维护：洁治术后，需进一步控制菌斑形成。刷牙是最主要的方法，对龈炎的消除有重要作用。要教会老年人正确的刷牙方法，要选择刷头较小的牙刷，可以刷到牙齿的每一个面。有活动义齿的老年人，要在饭后将义齿摘下清洗干净，同时还要清理口腔内剩余牙齿，特别是义齿基托与牙齿接触部位。老年人生活不能自理时，护理人员要定时给予口腔清洗，每次进食后用力漱口，可以冲洗掉软垢。还可给予药物含漱，这样也能达到抑制菌斑的效果。由不良修复体引起的，应去除原有的修复体，待炎症消退后重新进行修复。

(二)牙间乳头炎

老年人比较常见的个别牙间乳头的急慢性炎症。

1. 病因

主要是由牙间隙处机械性、化学性刺激引起，最常见的是食物嵌塞、不恰当的剔牙，牙齿邻面龋以及硬物刺激如牙体充填物的悬突、义齿卡环的刺激，壳冠粘结剂滞留在牙间隙等。

2. 临床表现

牙间乳头变红、肿胀，探之或吸吮时易出血，局部有胀痛感，探触痛明显。有的患者在急性期时还有自发痛、冷热刺激痛，牙齿有轻叩痛，临床可以查出致病因素。

3. 治疗原则

首先要消除病因，去除牙石、菌斑、食物残渣或充填物悬突，用3%的过氧化氢液冲洗牙间隙，局部上药，如浓台液或1%碘甘油，达到消炎的目的。炎症消退后，针对病因再行牙体修复和牙体调磨。老年人常见的垂直性食物嵌塞是由于牙齿过度磨耗引起面磨耗不均匀，形成高陡锐利的牙尖，正常的排溢沟消失，两磨牙之间正常点状接触关系消失，形成面接触，使颊舌侧的外展隙消失。这种情况可用选磨法对牙齿进行调磨，调磨时应针对老年人的特点进行磨改，磨出排溢沟。对过高的牙尖进行选磨，恢复和调整边缘嵴，恢复外展隙。治疗时一定要根据患者的全身情况进行，由于牙齿本身磨耗过重，因此不能一次调磨过多，以免造成牙本质敏感，可以分次进行调磨，调磨后还可进行牙齿脱敏治疗。邻面龋的牙应行充填治疗，如果是智齿，又无对颌牙，并且出现松动的，可以拔除。牙间隙过大的，可以行全冠或联冠修复。

（三）药物性牙龈增生

1. 病因

主要是由于长期服用抗癫痫药苯妥英钠引起，近来也有报告指出，其他药物如硝苯地平等也可引起药物性牙龈增生。

2. 临床表现

首先是牙间乳头或边缘龈呈小球状突起，以后逐渐增大相连，盖住部分牙面，质地较硬，一般不出血，无痛。如口腔卫生差，牙石较多，则常伴有炎症。

3. 治疗原则

最根本的是停药或更换其他药物。对伴发炎症的应彻底消除菌斑及其他局部刺激因素。

（四）牙龈瘤

牙龈瘤是发生在牙龈乳头部位的炎症反应性瘤样增生物。

1. 病因

主要是由局部刺激因素如牙菌斑、牙石、食物嵌塞、不良修复体等引起的局部长期的慢性炎症，导致牙龈结缔组织形成反应性增生物。

2. 临床表现

多发生于唇、颊侧的牙龈乳头处，肿块大小不一，有的呈息肉状，有的无蒂，基底宽，生长较慢。

3. 治疗原则

主要是手术切除，否则易复发，手术切除必须彻底。

（五）全身系统性疾病引起的牙龈病

随着医疗水平的提高，人们的寿命比过去有了很大的提高。高龄老人逐渐增多且全身疾病比较复杂，许多疾病在口腔内都有表现，我们在治疗口腔疾病时应考虑到全身情况，做出正确的诊断，提出治疗方案。

1. 白血病

近年来，老年人患白血病较为多见，常常伴有口腔症状。白血病患者的末梢血中存在大量的不成熟白细胞，在牙龈组织中大量浸润聚集，致使牙龈肿大出血。由于菌斑易于堆积，更加重了牙龈炎症。

主要临床表现是牙龈水肿且外形不规则，颜色苍白，有的龈缘处有坏死物或假膜覆盖，牙龈肿胀常为全口性的。由于血小板数量减少，导致牙龈易出血，不易止住。

2. 肝硬化

口腔内有特殊的臭味，由于脾功能亢进，血小板及凝血因子的减少，常常导致牙龈出血。

3. 肾功能衰竭

尿毒症的患者口腔黏膜和牙龈有出血倾向。

4. 糖尿病

许多调查及研究均证明，糖尿病患者牙龈、

牙周疾病比正常对照组多且严重，主要表现为龈炎、牙周炎。

全身系统性疾病引起的牙龈疾病在治疗时应积极与内科医生配合，在治疗全身疾病的同时，辅助以口腔局部治疗。口腔内应以对症、保守治疗为主，对于牙龈出血，可采取局部压迫止血或用药物止血。要指导患者用软毛牙刷刷牙，保持口腔清洁，也可用含漱剂进行含漱，以减少菌斑的形成，达到减轻牙龈炎症的目的。对于白血病、肝硬化、肾功能不全的患者，临床上一般不进行过多的洁治等局部治疗，更不能行手术及拔牙术，以免发生危险。

三、牙周炎

多数牙周炎病例是由长期存在的慢性龈炎向深部牙周组织侵犯而引起，造成牙槽骨吸收及牙周袋形成的牙周组织炎症。牙周炎是造成老年人缺牙的主要原因。

（一）病因

牙周病的病因是综合性的，有局部因素也有全身因素。局部因素与慢性龈炎基本相同，主要为口腔卫生不良，有菌斑、牙石等长期刺激，使牙龈发炎，加重了菌斑的堆积，同时向龈下扩展。龈下菌斑大多数为厌氧菌，且产生的毒素破坏牙周组织，使牙槽骨吸收，形成牙周袋。创伤造成牙周组织的损伤，是牙周炎发展的促进因素。全身因素可加重牙周病的程度。免疫学研究发现，全身的免疫状况可以影响机体对局部刺激的反应，有的患者局部因素并不严重，可牙周炎症较重，说明全身因素也是影响牙周炎症的一个重要因素。

（二）临床表现

牙周炎通常为成年人患病，随着年龄的增长，患病率增高且病情加重。因此，老年人患牙周病的比例较高，病情较重。牙周炎病程较长，十几年甚至几十年，呈间歇性发展。牙周炎的典型表现为牙龈红肿、出血，牙周袋形成及溢脓，牙龈退缩，牙槽骨吸收，牙齿松动、脱落。早期即出现牙周袋、牙槽骨吸收及牙龈炎症。患者常常发现晨起后枕巾上有血迹，痰中带血，但漱口后血迹又消失了。临床检查时可见有菌斑、牙石存在，尤其位于磨牙区的颊侧、下前牙舌侧面及邻面，龈缘呈暗红色，组织肿胀，且范围较龈炎广。牙周袋存在，深度超过2mm，X线牙片显示牙槽骨呈水平状吸收。当存在咬合创伤、食物嵌塞时，牙片显示牙槽骨吸收加重，并出现垂直状吸收。以后逐渐发展至牙槽骨严重吸收，深牙周袋形成，牙齿松动，咀嚼无力或疼痛。多数患者此时才来就诊，但已到了晚期，许多牙已无法保留。一些老年人往往是由于伴发其他症状前来就诊，如牙根暴露后引起牙齿过敏、咀嚼无力或疼痛，急性牙周脓肿形成、逆行性牙髓炎等。

（三）治疗原则

针对病因做全面综合治疗。要彻底消除菌斑、牙石等刺激物，消除牙龈炎症，使牙周袋变浅，改变牙周的附着水平，并且维持疗效。老年人的牙周炎大部分处于晚期，治疗时要依据老年人的身体状况制定有效的治疗方案，以达到恢复咀嚼功能的目的。

1. 消除病因，去除牙石，控制菌斑

（1）采用洁治术去除龈上牙石：给老年人进行洁治术时手法要轻，分区进行。洁治后进行抛光。牙龈炎症重、出血多者可以分次进行，先去除大块牙石，待炎症减轻后再彻底洁治。洁治后用3%过氧化氢液冲洗牙周，也可以涂布碘制剂，以消除牙龈炎症。

（2）采用龈下刮治术去除龈下牙石及病变的牙骨质：应在患者身体条件允许的情况下进行，必要时可进行局部麻醉。刮治后应冲洗牙周袋，上浓台液。也可将牙周袋的袋内壁进行刮治，去除炎症组织，冲洗牙周袋，然后外敷牙龈保护剂，2天后去除保护剂。术后患者要避免局部损伤，保持口腔清洁。

（3）控制菌斑：是阻止牙周病发展的一个重要因素。菌斑控制不好，牙石重新沉积，形成新的刺激源。因此只有每天彻底清除菌斑，才能预防牙周病的发生与复发。教会老年人如何控制菌斑是关键。刷牙是最有效的自我清除菌斑的方法。要教会老年人正确的刷牙方法，才能有效地清除菌斑。全口牙齿要按一定的顺序刷，要保证刷到牙齿的每一个面。重点是龈缘附近及牙齿的邻间隙。对于牙间隙较宽者，除了刷牙还要用其他方法才能清除菌斑。可用牙线清除牙齿邻面的菌斑，也可用牙签、牙缝刷。对于行动不便的患者，可用电动牙刷刷牙。同时要定期到医院复诊。患有多种疾病且生活不能自理的老年人，护理人员要帮助他们进行口腔清理，可用棉球蘸生理盐水擦拭口腔，去除食物残渣，保持口腔清洁。

(4)对不良修复体及充填物悬突应及时去除，有食物嵌塞的要去除嵌塞的食物，同时分析造成的原因，及时纠正。

2. 消除牙周炎症

(1)洁治后要进行牙周袋内冲洗，用3%过氧化氢液或0.2%洗必泰液冲洗，牙周袋内涂复方碘液，也可放置抗生素制剂，它可较长时间存在于牙周袋内，达到消炎的目的。对于身体较虚弱的患者，可以先去除大块牙石，再用药物治疗，用1%过氧化氢液、0.2%洗必泰液或生理盐水漱口，消除牙周炎症。

(2)当磨牙的牙周袋达到根分叉处时，可行牙周袋切除术。切除牙周袋，去除根分叉的牙石，冲洗后放置保护剂。也可用激光机将牙周袋去除，此方法创伤小、出血少，无痛苦，易于接受。术后牙周袋可消失，局部炎症得到控制，但此种方法牙根暴露过多，易造成牙齿过敏症及根面龋。

(3)在进行洁治术及刮治术后，牙周炎症仍不能控制，有较深的牙周袋，牙石不易彻底清除者，可进行牙周翻瓣手术治疗。手术应在老年人身体条件允许的情况下进行。手术可以进行彻底的根面平整和清除感染组织，还可修整牙槽骨，纠正牙龈外形。老年人在做手术前要进行全面的身体检查，了解患者有无心血管疾病、肝肾疾病、高血压病、糖尿病等，有无手术禁忌证。手术最好在心电监护下进行，在局部传导阻滞麻醉下，切开牙龈组织，翻开龈瓣，切除袋内壁及肉芽组织，平整根面，去净牙石。根面用酸处理(50%饱和枸橼酸液)然后进行牙槽骨的外形修整。用生理盐水冲洗后进行缝合，放置牙周塞治剂。手术后可用抗菌制剂含漱，老年人最好口服抗生素。

(4)合并有系统性疾病如糖尿病、贫血、神经衰弱、消化道疾病等或重度牙周炎洁治后炎症仍不能完全控制者，可应用抗生素，以控制感染，预防并发症。常用的抗生素有：①甲硝唑：是治疗厌氧菌感染的首选药物，口服0.2g/次，每日3次，口服1周，因有胃肠道的不良反应，故饭后服用。②替硝唑：是继甲硝唑后疗效较好的抗厌氧菌药物，口服0.5g/次，每日2次，口服3～4d。③螺旋霉素：对革兰阳性菌抑菌能力强，对革兰阴性菌也有效，在龈沟液、牙龈、颌骨及唾液中药物浓度较高，与甲硝唑联合应用效果更好。口服0.2g/次，每日4次，口服1周。④阿莫西林：为广谱青霉素，与甲硝唑合用效果好。口服0.5g/次，每日3次，口服1周。

3. 消除创伤，固定松动牙齿

牙周病患者口腔内大多存在不同程度的创伤，特别是老年人由于咬合磨损、牙齿缺失等，造成咬合关系异常。通过调，达到分散力，消除创伤，促进牙周组织愈合的目的。

(1)消除早接触点，去除创伤。首先要找出早接触点的部位。一定要全面考虑，兼顾正中和非正中的关系。当正中时前牙有早接触，前伸时前牙无早接触，应调磨上前牙的舌面窝。如正中前牙有早接触，前伸时前牙也有早接触时，应调磨下前牙切缘的唇斜面。后牙应尽量调磨非工作尖即上磨牙的颊尖和下磨牙的舌尖。

(2)尽量恢复牙齿的外形，磨除过陡的牙尖，调磨时应按照牙齿的球面外形，可以减少颊舌径，磨除过高的边缘嵴，增加外展隙，尽量消除面接触，恢复点状接触。

(3)当牙齿松动且邻牙尚好时，可以采用松动牙固定术，用金属丝结扎并以复合树脂加固，形成牙周夹板，将患牙与邻牙连接在一起，使殆力加以分散。此办法一般用于前牙，当老年人不愿拔牙或不能拔牙时可以采用，制作时要有利于菌斑的控制。操作时结扎丝应位于舌隆突和两牙接触区之间，要注意防止结扎丝滑入牙龈下。结扎的牙齿两侧的牙都必须是较健康的牙齿，无松动。复合树脂不能堵塞牙间隙，以免刺激牙龈。结扎后应检查咬合关系，防止创伤形成，必要时要进行调殆。松动的后牙经治疗后可采用可摘局部义齿方式做成牙周夹板固定，临床冠过长者可采用失活磨短的方法，做成联冠修复。多根牙的某一个根病变明显且治疗效果不佳，可以采用牙齿半切术，去除病变的牙根，保留正常的牙根。

4. 拔除不能保留的牙齿

对于牙周袋较深，牙槽骨吸收接近根尖部且过于松动的患牙，确无保留价值的应拔除，这样可以避免牙周炎症继续发展，避免牙周脓肿反复发作，避免牙槽骨过度吸收，有利于消除有害微生物，恢复其他牙齿的咀嚼功能。如果松动牙在牙列中的排列位置尚好，采用固定治疗后可以保留一段时间的，可暂不拔除。老年人拔牙时要注意全身情况能否承受，有无拔牙禁忌证。拔牙时应与内科医师配合，最好在心电监护下进行。

5. 修复治疗

老年人的修复计划，应该在牙周炎治疗初期就要制定，要根据患者的具体情况全面设计。在牙周疾病基本得到控制时，可进行修复治疗。老年人多采用活动义齿修复。修复时尽量利用多个基牙，可以设计多个卡环、多个支托。同时要保证边缘的密合和义齿表面的光洁，从而有利于菌斑的清除。

6. 疗效的维护

牙周病治疗后，应每半年做一次检查，必要时每 3 个月做一次维持治疗，达到预防牙周病复发的目的。

当老年人身体虚弱时应先解决主要矛盾，采取保守治疗方法。对高龄老人应以保守治疗缓解症状为主，免除患者痛苦，维持牙齿的功能状态。治疗方案不能太复杂，应减少就诊次数，每次就诊时间不宜太长。对老年人要特别强调口腔卫生的维护，往往老年人因菌斑控制不好而影响了疗效。治疗后要进行复查，口腔卫生差者，应定期进行洁治术。

（四）预防保健

牙周病的预防保健措施主要是菌斑控制，保持口腔卫生，防止疾病的复发。控制菌斑，保持口腔卫生，主要依靠患者自己去做。医生应教给患者正确的保健方法：①漱口：可以清除牙面上的软垢。漱口时用力将水反复冲洗口腔内各部位，使食物残渣及软垢清除。老年人行动不便者，可用盐水漱口。②刷牙：能及时清除软垢、食物残渣及部分菌斑，是自我保健最有效的方法。选择稍软的牙刷，配合牙膏使用。最好让老年人采用竖刷法，这样可以有效地去除软垢及菌斑，且对牙龈起到刺激作用，增强抗菌能力。刷牙时应将每个牙面都刷到，最好饭后刷牙，无条件时可饭后漱口。③牙间清洁器：目前国内主要使用牙签及牙线。当牙刷不能清洁到牙间隙时，牙签及牙线可以帮助清洁。应用时注意动作要轻柔，用牙签时不得用力压入牙龈乳头内，以免形成较大的间隙。

四、牙周炎伴发病变

（一）牙周脓肿

牙周脓肿发生于重度牙周炎的深牙周袋，是袋壁的急性局限性化脓性炎症，老年人比较多见。当老年人全身抵抗力降低，牙周炎处于晚期，且牙周袋内的脓性分泌物引流不畅时，可形成脓肿。一般为急性过程，也可有慢性牙周脓肿。

1. 病因

（1）当全身抵抗力下降或有严重的全身疾患如糖尿病等时，易发生牙周脓肿。

（2）患牙受到咬合创伤或有牙根纵裂，髓室底侧穿等情况时，易发生牙周脓肿。

（3）患牙的深牙周袋内的炎症向深部组织

发展,而脓液分泌物引流不畅时,易发生牙周脓肿。

2. 临床表现

多出现于个别牙,急性期时发病突然,在患牙的唇颊侧或舌腭侧牙龈形成半球状突起,牙龈表面红肿、光亮,牙齿有浮出感,有剧烈跳痛,牙齿松动明显。老年人通常会感到全身不适,有不同程度的发热,淋巴结肿大。脓肿后期,病变范围局限,脓肿表面较软,有波动感,疼痛较前有所减轻。脓肿可自行破溃,或脓液从牙周袋内流出。部分老年人可转为慢性脓肿,形成窦道,间歇性流脓,此时无明显疼痛,偶有咬合不适感。

3. 诊断及鉴别诊断

诊断主要依据病史、临床表现及X线片辅助检查。鉴别诊断应与牙槽脓肿及牙龈脓肿相鉴别。

(1)与牙槽脓肿鉴别:应根据病史,牙体牙髓及牙周组织的检查及X线检查等,综合分析鉴别诊断。牙槽脓肿主要是由于牙髓或根尖周病变引起,无明显牙周袋,牙体硬组织有病变,牙髓无活力。脓肿位于牙齿根尖部,叩痛明显,牙齿松动较轻。X线示大部分根尖周有阴影。老年人往往病情较复杂,牙体病牙周病同时存在于同一牙上,临床上二者有时很难区别。

(2)与牙龈脓肿鉴别:牙龈脓肿一般无牙周病史,脓肿仅限于龈乳头及龈缘处,临床检查无牙周袋,叩痛不明显,X线示无牙槽骨吸收。

4. 治疗原则

急性期时要镇痛,防止感染扩散,全身给予抗生素及支持疗法。抗生素可选用甲硝唑、红霉素及螺旋霉素等。局部可先去除大块牙石,然后进行牙周袋冲洗上药,可用3%过氧化氢液冲洗,牙周袋内涂复方碘液,放置抗生素制剂。同时要进行调殆,减少创伤,有利于患牙的恢复。脓肿成熟后切开引流,可用刀片切开脓肿,直接引流,也可从牙周袋内建立引流。脓肿切开后要冲洗,涂复方碘液。待急性炎症消退后,可做彻底洁治术及其他牙周手术。身体虚弱者可采用保守治疗,给予含漱剂,如1:5 000洗必泰液或1%过氧化氢液。牙周涂抹碘制剂,脓肿可自行破溃和消失。

(二)根分叉病变

根分叉病变是指牙周炎的病变波及多根牙的根分叉区。以下颌第一磨牙患病率最高,随年龄的增长患病率有所上升。

1. 病因

主要是菌斑、牙石的作用,且根分叉区牙石不易彻底清除,菌斑不易控制。根分叉区是对力敏感的部位,咬合创伤是本病的一个加重因素。磨牙牙髓的感染可通过髓室底的副根管扩散至根分叉区。

2. 临床表现

病变发生于多根牙的根分叉处,临床上往往分为四度。Ⅰ度:为早期病变,可从牙周袋内探及根分叉处;Ⅱ度:可探及牙周袋,但探针不能穿过根分叉处;Ⅲ度:根分叉处的齿槽骨吸收明显,探针能水平穿过根分叉处,但未完全暴露于口腔;Ⅳ度:牙龈退缩,根分叉处完全暴露于口腔。

由于病变的程度不同,临床上可见有的根分叉完全暴露,有的被牙周袋覆盖,有的X线显示该区骨质吸收,有的则不明显,需要用探针探查,实际病变往往比X线片显示的要严重。根分叉病变在老年人多数表现为牙龈萎缩至根部,根分叉完全暴露于口腔,有的则表现为被牙周袋所覆盖,无急性炎症发作时,牙齿往往不松动,晚期或急性炎症发作时,患牙出现松动。

3. 治疗原则

首先是消除病因。有效清除菌斑,保持口腔卫生。对于病变较轻、牙周袋浅的可进行龈下刮治及根面平整。病变较重且牙周袋深的老年人如能承受手术,可行翻瓣术,使龈瓣根向复位。如是高龄老人或身体虚弱者,可部分切除牙周袋,使根分叉处暴露,便于患者控制菌斑。如有一个根病变较重,可在根管治疗后,将患根截除,这对于上颌磨牙的颊根较适宜。下颌磨牙可将牙齿一分为二,拔除患侧根,保留健侧根，如果近远中根齿槽骨尚可，可将两个根分别行全冠修复。

（三）牙周牙髓联合病变

由于牙周或牙髓病变的细菌和毒素通过牙周牙髓间的交通途径互相渗透，从而导致本病的发生。牙周牙髓间的交通途径主要是牙齿的根尖孔、侧支根管及牙本质小管。老年人牙周牙髓联合病变较常见。

1. 临床表现

（1）牙周病变对牙髓的影响

1）逆行性牙髓炎：这是老年人比较常见的。由于深牙周袋内的细菌、毒素从根尖孔处进入牙髓，而引起牙髓充血、炎症，表现为典型的急性牙髓炎症状。临床检查可见患牙有深达根尖区的牙周袋，牙齿松动达Ⅱ度以上，牙髓有明显的激发痛，患牙可无明显龋坏，或龋坏较浅。

2）牙周袋内细菌毒素长期对牙髓的慢性刺激，造成牙髓变性、慢性炎症甚至坏死。老年人一般无明显的自觉症状，临床检查可见部分患牙牙髓活力迟钝。

3）牙周病变还可通过继发性咬合创伤、根面龋及牙周治疗而影响牙髓。

（2）牙髓病变对牙周组织的影响

1）急性发作的根尖感染形成脓肿时，脓液向龈沟排脓而形成深牙周袋。根尖病变未彻底治疗，使得牙周袋长期存在，菌斑在龈下形成而导致牙周病变。此型易误诊为牙周脓肿，应注意鉴别诊断。

2）牙髓治疗过程中根管壁侧穿，或封入的烈性药物通过根分叉或侧支根管，损伤牙周组织，造成牙周病变。

（3）老年人也可同时发生牙周病变和牙髓病变

牙周病变较重时，牙周袋深在，部分牙龈萎缩，且患牙同时患有根面龋或深龋，影响到牙髓，出现牙髓炎症。这样可同时出现牙周、牙髓病变。

2. 治疗原则

对于老年人应积极治疗，处理好牙髓、牙周病灶，减轻痛苦。

（1）逆行性牙髓炎：首先要缓解疼痛，可以保留的牙齿要做彻底的牙髓治疗，同时也对牙周病变给予治疗。如患牙无保留意义，过于松动，也可拔除。

（2）由牙髓病变引起的牙周病变，应尽早进行彻底的牙髓治疗，如牙周袋存在时间长，要进行牙周治疗。

（3）牙周病变时间较长、病变较重的牙齿在进行牙周治疗的同时，应检查牙髓的情况，必要时应做牙髓治疗，这样有利于牙周的治疗。

（4）身体状况尚好的老年人，可以进行牙周手术，如翻瓣加根切术、截根术、牙齿半切除术等等。

（四）牙龈退缩

这是老年人普遍发生的一种病症，是指牙龈缘位置退向釉牙本质界根方，退缩使牙根暴露，严重者可发生齿槽骨吸收。过去认为是一种增龄性变化，但许多报告老年人健康的牙龈无明显退缩。因此普遍认为牙龈退缩是由于牙周组织长期受到各种损伤、刺激而累积造成的，如刷牙不当、不良修复体压迫龈缘、食物嵌塞、不正常的咬合力，牙周病治疗后，也有牙龈退缩。

1. 临床表现

发生于个别或全口牙龈退缩，使得临床冠过长，牙齿易发生楔状缺损或牙本质敏感，暴露的根面易发生龋坏。

2. 治疗原则

主要是消除病因，如有继发症状出现则要积极治疗。如前牙牙龈退缩明显影响美观者可以做假牙龈修复。发生楔状缺损的应及时修复。如已发生广泛的牙龈退缩，那么牙龈和牙槽骨很难恢复正常。治疗的目的主要是防止再发展。

（柯　杰　吕　晶）

第五节　老年口腔黏膜病

一、与义齿有关的口腔黏膜病损

（一）义齿性口炎

指发生在义齿下的程度不一的炎症病损。临床上多表现为一种无症状感染，有时也可伴有口腔黏膜疼痛。60%以上的义齿性口炎发生在老年人中。义齿性口炎通常在上颌发生，位于义齿承戴区的病变黏膜呈现鲜红色天鹅绒状外观，与周围正常黏膜形成鲜明对比。义齿性口炎多半与念珠菌感染有关，是一种慢性萎缩性念珠菌病。除念珠菌外，病变区黏膜及义齿组织面也可检出黑色素拟杆菌等。该病损临床上可分为三型：局部单纯性炎症型或点状出血型；弥散红斑型，病损涉及部分或全部义齿覆盖黏膜；颗粒型，多涉及硬腭中分及牙槽嵴黏膜。

过去认为义齿性口炎与不良修复体造成的创伤及维生素B缺乏、缺铁性贫血等有关。但临床上使用抗真菌药物后，义齿性口炎的症状可明显缓解，提示念珠菌感染及因慢性创伤等因素造成口腔黏膜对微生物抵抗力降低是本病的主要发病原因。此外HIV阳性患者即使不使用义齿也可患慢性萎缩性念珠菌病。治疗主要是控制真菌感染。包括用含抗真菌药物的液体浸泡义齿以及局部或全身应用抗真菌药物。

（二）口角炎

是对那些主要涉及口角的病损的临床诊断，其中不包括诸如复发性疱疹性唇炎、已知创伤造成的溃疡、梅毒等特异病损。虽然口角炎的发病与许多因素有关，但大多数病变与真菌感染有关，而且对抗真菌药物治疗反应明显。80%的口角炎与义齿性口炎并存，在有自然牙列的人群中，极少患口角炎。其他可能的病因为垂直距离过低，营养不良，糖尿病，艾滋病等。临床上口角炎多见于双侧口角深陷，颊部松弛下垂者及口角处有持续唾液浸润，垂直距离较低的老人。治疗口角炎应先治疗义齿性口炎，局部也可涂用抗真菌药物，同时也应注意进行相应的矫形修复。

（三）义齿刺激性软组织增生

临床表现为前庭沟口腔黏膜的增生及皱褶。这种增生多由长期戴用不良修复体造成，这些不良修复体常有过长基托翼缘或锐利边缘。不良修复体刺激的后果可造成黏膜溃疡，久而久之则形成黏膜纤维组织增生。虽然调磨翼缘等措施可马上缓解症状，但由此引起的义齿固位不良有可能造成新的、更大的损伤。应用暂时性软衬材料对义齿组织面加衬是解决这一问题的较好选择。

二、口腔黏膜角化病

也称角化性白色病损，专指下述位于口腔黏膜的白色病损，这些病损的临床表现与周围黏膜组织相比颜色发白，质地改变，表面隆起或粗糙，病因多为创伤、化学物质损伤、感染或免疫学损伤等。口腔黏膜角化病一般不能用外力擦拭掉。组织学上往往有上皮增厚或角化层增厚表现。这类病损一般无恶变倾向。最常见的口腔黏膜角化病为尼古丁口炎和创伤性角化病。

（一）尼古丁口炎

是一种发生于重度吸烟者腭部的特殊病变。由于尼古丁口炎的发病部位显要，特别是当病变位于角化的硬腭时临床检查时容易发现。病变早期黏膜发红，逐渐变为灰白色，表面增厚可出现裂纹。病变的特征为围绕腭部小涎腺导管口呈灶状增厚，形成中间凹陷的脐状结节，中间有红色中心，也可因焦油沉积呈褐色。组织学上病变上皮呈现棘皮症及过角化病变，小涎腺导管上皮衬里常出现鳞状上皮化生，也常因导管阻塞形成潴留囊肿。上皮下结缔组织及腺泡周围多见中度慢性炎细胞浸润。尼古丁口炎是因重度吸烟造成的口腔黏膜变化的一种,与白斑或红斑等与吸烟有关的病损不同,是一种可逆性病变,戒烟后病变可逐渐消失。鉴于腭部鳞癌及小涎腺癌较为少见,一般认为尼古丁口炎并无癌变潜能。

尼古丁口炎的发病率与吸烟的频度及习惯有关。除患者坚持,一般不做活检,但是对于可能与尼古丁口炎相关的位于软腭的红色病损,特别是那些戒烟后仍不能迅速消退的红色病损应高度重视,及时活检。

（二）创伤性角化病

创伤性角化病指孤立的、增厚的口腔黏膜白色病损,这种病损由显而易见的局部刺激引起,去除这些刺激因素后,这种病变可消失。创伤性角化病组织学上无任何组织发育不良表现,常显示不同程度的过角化、不全角化及棘皮症改变。创伤性角化病多发生在与义齿卡环及粗糙的义齿边缘接触的口腔黏膜、残根周围黏膜、磨牙相对应的颊黏膜及重度吸烟者唇部。如果发现这类与局部刺激因素明显相关的局灶性白色病损,一般都选择去除这些刺激源后1～2周重新对病损进行再评价。其中大部分病损可缩小甚至完全消失,且对病损表面涂敷抗真菌药物常可加快病变的消退。复诊时对仍存在的任何病损都应该活检。但对于以下情况则不宜用去除刺激因素后观察的方法:①对患者是否能够及时返回复诊无把握。②病损外观或口腔黏膜的其他改变提示存在的病损可能是口腔白斑或其他黏膜病变。③患者为那些重度吸烟、酗酒、糖尿病,曾患口腔黏膜发育不良病变或怀疑患多发肿瘤的所谓具有患癌素质的患者。④患者的局部刺激因素与临床病损的关系不明确。⑤角化病损位于口底或舌腹。出现以上情况时,在初诊时就应取病损组织活检。

由于多年来白斑一词简单地用来指口腔黏膜的白色病损,使得在临床上不能区分组织学上有上皮发育不良的白斑与无这种癌前改变的白斑。这种区别只有通过组织病理学检验才能作出。基于此点,对任何白色病损实施活检似乎应该是必须的。但实际结果显示,在作活检的白色病损中仅有很小的部分显示出有发育不良的变化,而80%以上的活检结果则为不同程度的无任何细胞不典型表现的过角化、不全角化及棘皮症改变。创伤性角化病不属所谓白斑的范畴,它代表一种可逆性的非癌前病损。常见的其他可用来指示创伤性角化病的名称还有局限(弥散)性角化症、过角化症、单纯性过角化病等。

三、白斑和红斑

（一）白斑

白斑一词原指任何发生在口腔中的不易被擦拭掉的质地坚韧的白色斑片状病损。对于发生在口腔中的许多并无癌变潜能的白色病损,通过观察其临床及组织学特征都能够作出相应的明确诊断。目前被广泛接受的白斑名称下代表的病损,是指那些临床及病理上都不能鉴定为其他任何疾病的白色斑片状病损,而且除吸烟外的其他理化因素与其发病无关,故也有人把白斑叫作原发性白色角化病。虽然还没有严密的流行病学研究将它们划归为其他特有的独立性病损,在白斑定义范围内,目前至少有两种已知病因的白斑类型,一种为与吸烟有关的白斑,另一种为与慢性念珠菌感染有关的白斑,可见白斑并不总是原发性的,在一些特殊的患者中可发现吸烟及念珠菌感染可能是造成白斑的病因之一。

1.白斑的临床特征

临床上白斑主要有3种类型:均质型(单纯型)、结节型及疣状型。

均质型白斑可呈局灶性分布或广泛性分布,虽然病损表面可呈有细纹的波纹状、皱褶状或乳头瘤状,但整体表现均匀一致。

结节型白斑也称颗粒型或非均质型白斑,是一种白红病损混杂的白斑。病变口腔黏膜表现为小片白色角化结节分散于萎缩的红色斑块病损之中。这种类型的白斑在临床上应高度重视,因其癌变概率最高,约2/3该型病损的病理检查发现有上皮异型性或已发生癌变。

疣状型白斑表面布满重度角化的多生乳头状突起,可表现为类似舌背的样子。60~80岁的老人牙槽及颊黏膜常发生这种病变,多同时伴发位于口腔黏膜其他部位的均质型白斑。

临床上依据白斑的表面特征评价病变的严重程度是不可靠的,必须通过组织病理学观察上皮异型性程度。临床上看似鳞癌的白斑活检结果可能仅仅是重度角化病,而临床上看似无害的单纯性白斑也可能镜下已是早期浸润癌。大部分的白斑无任何症状,往往在被发现前可能已经存在了相当长的时间,所以一旦发现有不能解释为其他可明确诊断的白色病损时,应及时取活检。虽然几乎任何部位的口腔黏膜都可能发生白斑,其最常见于颊黏膜、牙龈及唇红缘处。唇、腭、上颌、磨牙后区、口底及舌黏膜较少发生,但组织学上表现出异型性及癌变的白斑90%以上发生在口底及舌部,这意味着在某种程度上白斑的发病部位决定着其恶性转化率。

2. 白斑的病因

白斑可能的致病因素有以下两类:

(1)外源因素:吸烟、酗酒、念珠菌感染、电流刺激、机械及化学刺激、单纯疱疹病毒和人乳头状瘤病毒感染等。

(2)局部及全身性因素:这些因素能强化外源因素的致病效能,包括三期梅毒、维生素B_1及叶酸缺乏、缺铁性贫血以及其他营养不良状态。在这些情况下,口腔黏膜往往发生萎缩性改变,此时易患白斑及口腔癌。更为常见的是,当患者因患涎腺疾病,或使用抗胆碱能药物及接受放疗等发生口干症时,口腔中有保护作用的唾液减少或消失,轻度吸烟也可对口腔黏膜造成明显的损伤,此时白斑及红斑的发病率可增加。

3. 白斑的诊断

诊断白斑的关键在于显微镜下确定上皮发育不良。一般说来,活检中无上皮发育不良表现者可被认为是良性白斑。对白斑的治疗也依活检的结果而定。

良性白斑组织学特征为:过角化及真皮层中出现慢性炎细胞浸润。

发育不良的组织学特点为:出现上皮细胞排列紊乱、细胞多形性及细胞不典型等早期恶性指征。具体表现为上皮分层不规则,基底细胞层增生,水滴状上皮钉突,核分裂相增多,核/浆比例增大,胞核多形性,染色体浓染,核仁增大,单个细胞角化或棘细胞层中出现角化细胞集落,细胞间连接丧失等。任何程度的上皮发育不良及细胞不典型都意味着病损可能处于癌前病变状态。

诊断白斑应注意与其他一些角化性病损相鉴别,只有当临床及组织学检查都不足以诊断为其他疾病而且具备白斑特有的组织学特征时才能诊断为白斑。其中,首先应考虑排除念珠菌感染的可能性,对白斑状病损应局部敷用抗真菌剂及排除可疑局部刺激因素后进行重新评估。舌背部病变则可考虑作梅毒血清学检测以排除梅毒感染的可能。

4. 白斑的治疗

首先应去除局部可能的刺激因素及任何确定的全身性因素,局部表面涂用抗真菌药物1~2周。并要求患者在结束用药后马上复诊,对病损作进一步的评估诊断。如果预计的改善结果并未出现则应计划活检。如果患者有习惯性的嗜烟酒行为应至少暂时戒除以利临床评价。

由于去除所有的可疑刺激因素有时非常困难,常常需要对可疑病损取活检。如果活检组织能够足以代表病变区域且镜检未发现发育不良现象时,保守治疗是合适的选择。小病损一般活检时全部切除即可,只需告诫患者有明确复发时及时治疗。较大的病损活检未发现有发育不良时,一般有两种选择:其一,切除剩余病损,特别是对那些不能够完全去除刺激因素的患者,最好选择去除全部病损,对外科无法完全切除的白斑可全身或局部应用维甲酸类药物。其二,对患者保持随访评估,必要时重复活检。

对于病理检查发现有发育不良的白斑,应

该明确这些病损有较高的癌变可能性。一般细胞不典型越明显,恶变的可能性就越大。治疗上对所有表现发育不良的白斑都应完全切除。对于形态学上表现出接近原位癌的发育不良改变的白斑,应该按照癌症对待。

以下几点对指导临床治疗白斑有重要意义:

(1)对被怀疑为白斑的病损仅行临床观察而不进行活检是危险的。

(2)6% ~10% 发育不良的白斑可发展成口腔癌。

(3)结节状、疣状白斑及位于口底和舌腹部的白斑恶变机会较大,这些病损应完全切除并严格随访观察。

(4)过角化口腔黏膜对活检及治疗的反应是不可预料的,如果病损在大小及外观特征发生改变等情况下,应考虑间隔 6 ~12 个月再次活检。

(5)已明确的局部或全身因素不去除,切除后的白斑常会复发。

(二)红斑

指任何红色、柔软质地的口腔黏膜病损,这种病损无论是通过临床观察还是组织病理检验都不能鉴定为由炎症或其他疾病造成。

红斑多发生于 60 ~70 岁年龄的人群中,病因尚不清楚,但重度吸烟及酗酒是可能的病因之一。

目前普遍认为位于口腔黏膜的此类病损特别是发生于舌腹、口底、软腭时,多已表现出细胞不典型及癌前甚至恶性病变。

红斑在临床上有多种表现形式,常常轮廓不规则,可分为均质型红斑、白斑间隔型红斑、颗粒型红斑及点状红斑等。80% ~90% 的红斑在组织学上或有严重的上皮不典型或已是原位癌或浸润癌。鉴于红斑的临床意义,对它的鉴别诊断特别重要。外表与红斑相似的病变有:①念珠菌感染,该病常因检查前的剧烈刷牙等口腔保健措施造成念珠菌假膜脱落,留下红色斑片状创伤。②义齿性口炎,也可呈红色斑片状损害。③口腔黏膜结核。④组织胞浆菌病。⑤机械刺激创面及其他一些非特异性病损等。

红斑临床表现一般都不明显,且几乎无疼痛,故而医生极少因患者主诉而发现红斑。有观点认为,宁可混淆红斑与炎症性病损,也不要认为仅仅是一过性轻微炎症性病损或由局部刺激因素引起的病损而忽视口腔黏膜上的红色斑片。所以在进行口腔检查时应注意吹干口腔黏膜后对口底、舌腹、软腭等红斑好发部位进行仔细观察。另外商品化的专用 1% 甲苯胺蓝局部涂搽可疑部位,对发现早期癌有一定价值。

对白斑的治疗原则也适用于红斑的治疗。对于红斑病损,去除局部刺激因素后观察 1 ~2 周是可接受的办法。但对其后仍不消失的病损则必须做活检。被甲苯胺蓝染色的病损,也应在去除可疑刺激因素后重复实施甲苯胺蓝检查。第二次仍被染色的病损很可能已发生重度发育不良或早期浸润癌。任何已出现广泛及严重的发育不良或已是原位癌的红斑都应被完全切除。值得注意的是,已发生癌变的红斑病损一般都较小,84% 的恶变红斑直径 <2cm,42% <1cm。在尽量保存口腔软组织及骨组织的情况下,彻底切除这些病损一般都可获得较好的效果,复发率 <5%。

四、扁平苔藓

扁平苔藓是一种常见的发生于皮肤及口腔黏膜的皮肤黏膜病,易发于 30 ~60 岁人群中,其中 3/4 的口腔扁平苔藓患者是 50 岁以上的老人。

临床上口腔扁平苔藓多表现为一种无糜烂和无溃疡的白色网状病损,多涉及舌背、舌侧缘及双侧颊黏膜,一般无痛,多在常规口腔检查时才被发现。

此外扁平苔藓也可表现为糜烂或溃疡性病损,通常病损面积较大,病损边缘不规则,周围黏膜的外观呈红色。

扁平苔藓若发生在舌背时由于丝状乳头丧失,呈现特征性的苍白色条纹,但有时与白斑较难区别。

扁平苔藓涉及牙龈则造成剥脱性龈炎样病损。此时应注意在组织学上区别于黏膜天疱疮及类天疱疮。

扁平苔藓有时与糖尿病、高血压三联并发，被称为格林斯潘综合征。此综合征的患者易患鳞状细胞癌。

另外许多药物等也可引发口腔黏膜出现扁平苔藓样的病损，被称作苔藓样反应。常见的药物为：抗微生物类药物、抗寄生虫药物、抗高血压药物、抗关节炎药物、抗焦虑药、非类固醇类抗感染药物以及齿科修复材料（铸造金属、银汞合金等）。

扁平苔藓的发病基础为细胞介导的免疫学反应造成口腔黏膜上皮基底层细胞的变性。组织学上扁平苔藓特征包括上皮过度不全角化，上皮层萎缩，锯齿状上皮钉突，基底细胞液化变性或坏死及上皮下带状淋巴细胞浸润。

扁平苔藓作为一种癌前病变的恶性转化率虽然有许多争论，大部分资料都显示有0.4%～2.0%的扁平苔藓发生癌变。有报道认为糜烂型扁平苔藓更易发生癌变，但仅凭临床表现还不能指示扁平苔藓的预后。虽然目前尚无法对扁平苔藓进行临床或病理分级，对病损持续监视，反复活检，如有可能尽量去除糜烂或已显示发育不良的病损是最安全的选择。

口腔扁平苔藓多以不可预知的方式发生、消退、复发。有统计显示大约有41%的网状型、12%的萎缩型、7%的斑片状病损可以自发痊愈，但糜烂型病损除非治疗不能愈合，可以用灼烧、冷冻法去除扁平苔藓。由于病损一般比较弥散多不适于外科切除，但可考虑用手术切除经久不愈的糜烂型病损。表面涂用皮质类固醇药物可以促进糜烂型扁平苔藓的愈合，系统或局部应用维甲酸通常有一定的治疗效果。

五、口腔黏膜类天疱疮

口腔黏膜类天疱疮是一种易发生于50岁以上人群中的慢性病，病损由可发生于任何部位黏膜的上皮下疱造成，且往往在患处形成瘢痕。如果涉及眼睛，这种瘢痕的后果则较严重，15%的患者可失明。

口腔病损开始时多表现为非特异性糜烂或完整的大疱。通常的情况是位于颊黏膜的病损为糜烂面而腭部病损为疱状。黏膜类天疱疮病程进展缓慢，少见边缘扩展现象。95%的患者涉及牙龈，其中相当一部分只发生在牙龈上，表现为剥脱性龈炎样改变。

黏膜类天疱疮可能是一种自身免疫性疾病，患者血清中可发现抗复层鳞状上皮基底膜的自身抗体。诊断该病必须做活检，包括常规组织学观察是否存在基底层以下的裂隙，以及免疫荧光检查是否检出位于基底膜的免疫球蛋白及补体。对该病的治疗方案依病情严重程度而定。鉴于黏膜类天疱疮是一种非致命性的慢性疾病，且患者一般都是老年人，虽然全身给予皮质类固醇激素可以抑制病情，医生也不得不考虑全身用药的后果。一般说来，中度病损选择局部表面或病灶内施用类固醇类药物即可。如不能缓解也可考虑严格监控下使用氨苯砜类药物。

六、天疱疮

天疱疮是一种侵害复层鳞状上皮的有潜在致命性后果的自身免疫性疾病，该病几乎只发生在50岁以上的人群中。涉及口腔黏膜的天疱疮主要是寻常型天疱疮，发病机制为：特异性IgG抗体与细胞膜上的某些抗原结合后激活补体系统等，使上皮细胞相互分离。刺激产生这些IgG的物质目前尚不清楚。这种上皮细胞的分离叫做棘层松解症，主要发生在复层鳞状上皮的棘细胞层。天疱疮可与其他自身免疫性疾病特别是重症肌无力同时发生。50%以上的寻常型天疱疮只发生在口腔黏膜中，另有30%左右的患者始发于口腔及一处的皮肤上。仅有10%左右的病例始发于皮肤。天疱疮临床表现为可发于口腔黏膜任何部位的非炎性大疱，这种大疱由于疱壁薄很容易破裂，故而临床检查时更多见到的是大疱破裂后形成的浅溃疡，可以将疱壁的上皮薄层揭去，留下剥脱性创面。有时皮肤黏膜可出现尼氏症，即外力揉压创伤可引发松弛的大疱。对新鲜的大疱活检可发现上皮内疱。另外,对可疑的患者还应在病损附近取黏膜或皮肤组织做免疫球蛋白直接免疫荧光检查。天疱疮患者可在上皮细胞间发现被免疫荧光阳性结合的免疫球蛋白。鉴于此病不治疗可危及生命,系统应用皮质类固醇激素及免疫抑制剂是必要的治疗选择。

七、口腔念珠菌病

口腔念珠菌病通常是由白色念珠菌引起,白色念珠菌是正常胃肠道菌群中的一部分,其自身不足以单独引起口腔念珠菌病,只有当正常消化道菌群失调或全身免疫系统异常时才致病。老年人经常广泛使用抗生素及免疫抑制剂是造成这一人群口腔念珠菌病多发的原因。

典型的口腔念珠菌病临床表现为白色斑膜样病损,这种白色斑膜可以特征性地从黏膜上剥下,其下为鲜红渗血的创面,这一点可用以鉴别诊断白斑。另外,诊断口腔黏膜念珠菌病,可将在可疑病损处剥下的组织做成涂片,用20%的氢氧化钾液软化后显微镜下检查是否能找到典型的菌丝。也可选择真菌培养确定有无念珠菌感染。

治疗方法包括停用抗生素,重建正常菌群,局部使用抗真菌类药剂等,一般可有较好疗效。

八、口干症

主诉口腔干燥的患者随年龄增长而增加,约有40%的老年人都会感觉到不同程度的口腔干燥。一般认为口干症由老化引起,因为与青年相比,老年人总蛋白量减少,蛋白质及电解质发生质的改变,缓冲能力下降。也有研究提出,老年人唾液减少并非由老化本身造成,而是由与老化相关联的用药及疾病引起,即口干症是由医源性及疾病两种因素引起。

抗胆碱能活性药物及拟副交感神经药物是造成口干症的主要病因。接受过头颈部放疗的患者常会继发严重的涎腺功能低下。涎腺组织的破坏程度取决于放疗的剂量。涎腺功能低下一般在停止放疗一段时间后才会表现出来,而且多是永久性的。

造成口干症的疾病一般包括舍格伦综合征、结节病及糖尿病等。原发舍格伦综合征一般同时出现口干、眼干,多伴有系统性外分泌腺功能下降,并可检出自身抗体。

如果口干症、眼睛干燥及多种结缔组织病(多为类风湿性关节炎)中的一种三联同时出现时被称为继发性舍格伦综合征。

口干症可造成义齿固位不良及咀嚼吞咽困难,增加发生龋齿及感染的机会,口腔黏膜变得脆弱,对化学刺激更加敏感,易发逆行性涎腺炎及口腔念珠菌病,有时还会发生特征性沟纹舌。此外,还有一些老年人主诉口干,但临床检查及询查病史都没有相应的病因,这种情况可能与精神压抑有关。

治疗口干症及防止进一步唾液减少除应戒烟酒和停用抗胆碱能药物外,一般有两种选择。①对仍有部分残留涎腺分泌功能的患者,通过改变用药方案及刺激唾液分泌即可见效。药物引起的口干症一般停药或改服涎腺分泌影响较小的药后可恢复正常。另外,改变给药方式也可有所帮助,例如通常在夜间服用的三环抗抑郁药物,其最强涎腺分泌抑制作用发生在全身分泌水平低下时的夜间。如果将用药时间改在早晨,虽然对涎腺抑制作用基本相同,但患者可采取饮水等措施缓解药物引起的口干症状。另外,利用味觉刺激剂或某些药物可增加唾液分泌,缓解口干症状。常用的味觉刺激剂多是些含柠檬酸及苹果酸的制品,而药物刺激剂多是胆碱能紧张素类药物,如毛果芸香碱,吡啶斯的明,尼克酰胺等。②对仅剩极少唾液分泌功能的患者,一般应给予唾液替代品,唾液替代品可分为低粘稠度液及高粘稠度液。低粘稠度液体包括水、盐水、氧化镁乳剂等。这些液体提供短暂的湿润缓解作用。高粘稠度液含有诸如液体石蜡、甘油、聚乙稀等膨化剂,这类唾液替代品能较长时间地缓解口干症状。不过到目前为止,还没有令人满意的人造唾液。

九、灼口症

灼口症是一种多见于老年人特别是老年女性，主要表现为口腔黏膜疼痛的疾病，最常涉及的部位为舌部，故又称为舌灼症。与炎性病损相反，进食及饮水常常可缓解这种疼痛。

虽然不少文献报道许多局部、系统性病变以及神经系统疾病都可造成舌、唇及其他部位口腔黏膜的烧灼性疼痛，在实际的临床诊断中，大多数因口腔黏膜疼痛而就诊的患者，即使经过深入全面的临床检查及实验室化验也很难发现相应的病损存在。另外，治疗性补充铁、维生素及雌激素、黄体酮以及去除可疑局部刺激因素等措施对症状的缓解几乎不起作用。

为能更好地了解及治疗这种病症，灼口症一词，专指那些“无临床体征的口腔内疼痛病症”，或指“主要症状为位于口腔黏膜（涉及或不涉及舌部）的烧灼性疼痛或刺痒感觉的原发性病患”。也就是说，灼口症不包括那些因口腔局部病变或全身及神经疾患而引起的口腔黏膜疼痛的病例。可见，诊断灼口症取决于诊断前对患者所做检查的程度。对诊断为灼口症的患者应该进行反复随访、评估及对症处理。

目前，诊断为灼口症的患者作为一个整体一般可呈现出较多的求助行为倾向和其他一些慢性疼痛患者特有的人格心理特征。这些特点可使患者对自己症状的表述以及对症用药的药效反应产生偏差。

灼口症与不典型颌面痛及不典型牙痛有许多共同之处，一般认为，在灼口症的概念下，不会有一个单一的共同病因，同样，在治疗上一方面应针对每个单一个体可能的病因因素进行处理，同时也应注意采取措施缓解症状并处理一切可能有关的行为及心理异常。

治疗包括：①去除局部口腔刺激物。②制作固位体以覆盖可加重舌不良习惯的异常。③调整错殆以缓解肌张力。④给予地西泮（安定）等肌松弛剂。⑤治疗系统性疾病（结缔组织病、糖尿病等）。局部表面涂用诸如0.5%的液体苯海拉明（或与0.5%的盐酸达克罗宁或利多卡因混合）等止痛剂也可缓解症状。

（吕　晶　朱晓茹）

参考文献

1. 史俊南. 主编. 现代口腔内科学. 第二版. 北京：高等教育出版社，2004.

2. 肖明振. 主编. 口腔内科学. 辽宁：辽宁教育出版社，1999.

3. 樊明文. 主编. 牙体牙髓病学. 第二版. 北京：人民卫生出版社，2004.

4. 邱蔚六. 主编. 老年口腔医学. 上海：上海科学技术出版社，2002.

5. 于世凤. 主编. 口腔组织病理学. 第五版. 北京：人民卫生出版社，2004.

6. John I. Ingle, Leif K. Bakland. Endodontics, Fifth edition . *BC Decker Inc*, 2002.

7. Theodore M. Roberson, Harald D. Hevmann, Edward J. Swift. Student's art and science of operative dentistry, Fourth edition. *A Harcourt Health Sciences Company*, 2002.

第六节　老年口腔修复

牙体、牙列缺损和牙列缺失是老年口腔中常见病和多发病。在我国第二次口腔健康流行病学调查中显示：35～44岁年龄组平均失牙0.88颗；65～74岁年龄组平均失牙9.86颗。有10.51%的人全口无牙。随着人口的老龄化和人们生活水平的提高，人们对生活质量的期望也在提高，老年口腔修复问题越来越受到重视。

一、牙体、牙列缺损和牙列缺失的病因

（一）牙体缺损的病因

（1）龋病：龋病是由于细菌作用造成牙体硬组织脱矿和有机物分解，表现为牙体硬组织

的变色、脱钙软化和龋洞形成。病变进一步发展可伴随牙髓充血、牙髓炎、牙髓坏死、尖周炎、尖周脓肿。龋坏严重者可造成全部破坏，形成残冠、残根。

(2)牙外伤：由于牙冠受到意外撞击或咬硬物引起牙折，前牙牙外伤的发病率较高。死髓牙、隐裂牙等牙体自身强度下降等，也可在正常咬合力下引起牙折。牙外伤轻者表现为切角或牙尖局部小范围折裂，重者可出现整体牙冠折裂或冠根折断。因年龄增加，牙齿脆性增加，折裂的机会增加。

(3)磨损：磨损表现为牙冠咬合面降低，常由于不良咀嚼习惯及夜磨牙等引起。磨损会造成垂直距离降低，导致咀嚼功能障碍，甚至引起颞下颌关节病，老年人牙齿磨损，常常程度较重。

(4)楔状缺损：又称牙颈部非龋性缺损，常表现为尖牙、前磨牙唇、颊面的牙颈部楔状缺损。病因有磨损、酸蚀、应力等因素。常伴有牙本质过敏、牙龈退缩，严重者可出现牙髓暴露甚至出现牙折。

(二)牙列缺损和牙列缺失的病因

牙列缺损是指牙列中部分牙齿的缺失，牙列中从缺一个牙到只剩下一个牙均称牙列缺损，而牙列缺失则是上颌或下颌牙列全部缺失，也称无牙颌。除以上导致牙体缺损的原因外，其他原因还有：

1. 牙周病

牙周病特指发生在牙周支持组织(牙龈、牙周膜、牙槽骨和牙骨质)的各种疾病。包括牙龈病和牙周炎二大类。牙龈病是指发生在牙龈组织的疾病。而牙周炎则是累及四种牙周支持组织的炎症性破坏性疾病。其主要临床表现是牙龈炎症、出血、牙周袋形成、牙槽骨吸收、牙槽骨高度降低、牙齿松动移位、咀嚼无力，严重者牙齿可自行脱落或者导致牙齿的拔除。牙周炎的发病率很高，是造成牙列缺损和牙列缺失的主要疾病。

2. 颌骨疾病和发育性疾病

常引起缺牙，甚至造成颌骨和面部缺损。有先天性缺损，如牙龈的先天缺失、唇裂和腭裂，此外还有先天性耳缺损、鼻缺损以及面裂等。获得性缺损是由后天原因造成的缺损，一类是由疾病造成，最常见的是由于颌面部恶性肿瘤手术切除后造成的缺损，另一类是外伤造成。

二、牙体、牙列缺损或缺失对老年人的影响

(1)影响咀嚼：牙体缺损累及牙本质或牙髓，可出现牙髓刺激症状，甚至牙髓坏死及根尖病变。大面积牙体缺损及牙列缺损影响咀嚼效率，还会形成偏侧咀嚼习惯。严重者会影响垂直距离及出现口颌系统的功能紊乱。

(2)影响消化：因为口腔处于消化系统的起始端，缺牙后不能发挥牙齿对食物的切割和研磨作用，影响食物在口腔的初步消化，会加重胃肠道消化的负担。

(3)影响发音、美观：前牙缺失影响发音，特别是齿音和唇齿音，并对美观、外貌产生影响。多数后牙缺失时，会导致面下1/3缩短，颊部失去牙齿支持而塌陷，这些均可加速衰老的发展。

(4)心理变化：由于社会和家庭的原因，大多数老年人伴有精神心理上的不平衡感，如孤僻、疑心、固执，缺乏社会安全感，缺乏理解沟通能力。缺牙后会产生心理压力，加重老人的挫折感，有的人会出现焦虑、抑郁等情绪反应。

三、老年缺牙患者的义齿修复

老年患者随年龄增加，口腔颌面部形态、功能、心理都发生各种变化。部分患者由于全身其他器官的衰退和功能紊乱，罹患全身系统性疾病。如心脏血管病、高血压、糖尿病等，这加大了修复治疗的难度。因此，对老年缺牙患者的修复治疗，既要遵循口腔修复的一般原则，又要考虑其特殊性，在充分了解其修复要求和个体特点的前提下，作耐心细致的解释。从现有

条件出发，制定合理可行的修复计划，才能取得满意的效果。

1. **修复前余留牙的处理**

口腔内变化：牙齿方面：余留牙颌面多磨损、龋坏、根龋、楔状缺损，常累及多个牙齿，牙列中由于缺牙时间长短不一，缺牙部位不一，孤立牙多，倾斜扭转、伸长，松动牙多见，这些都给修复体的设计与制作带来很大困难。黏膜和牙周方面，由于腭、龈、黏膜和牙周韧带等组织中成纤维细胞合成新的胶原能力降低，常使老年人牙槽嵴黏膜变薄，弹性下降，牙周变性。牙龈退缩、缺牙处牙槽嵴常呈刃状。针对这些情况，对于不能保留的残根、残冠和松动牙要及时拔除，但基牙情况良好，尽量要予以保留，基牙的保留对老年患者有重要意义。国际上确定老年人口腔保健目标为 8020 计划。即 80 岁保留 20 个自身的牙齿，北京市的计划是 6020，即 60 岁时保留 20 个自身的牙齿。

2. **老年人的修复与调殆**

调殆是老年人口腔修复的重要方面。老年人由于牙齿缺失较多，对颌牙的伸长，或由于长期使用磨耗不均匀，形成较多过高过尖的牙尖及斜面牙，或形成咬合创伤，导致较多的牙折发生。修复时调殆，调整咬合创伤，调整整体殆关系十分重要。在调殆过程中应考虑到殆重建及修复。

3. **老年人固定义齿的选择**

传统观点认为老年患者牙周多有萎缩，临床牙冠增长，牙齿常有松动，牙周组织的代偿技能降低，承担殆力能力减退，采用固定义齿修复容易造成基牙的牙周组织损伤，因而不宜选择固定修复。随着经济和医疗保健条件的不断提高，老年人的失牙显著降低，老年人牙体、牙根的保存修复，以及固定义齿修复越来越多。设计合理的固定义齿较可摘局部义齿咀嚼效率高，舒适、方便、美观，老年人更愿意接受。老年人都有不同程度的牙槽萎缩，我们的经验是老年人在牙列上有 6～7 个分布在不同部位的牙齿或牙根，牙槽吸收达根 1/2，尖牙保留，可做较长的固定桥修复。老年人固定修复还应遵循经典的 Ante's 定律，并重点考虑力量的分布与修复后的保健。老年人在经济以及维持良好的口腔卫生等条件允许的情况下，尽量选用固定义齿修复，有利于去除创伤、调整咬合，防止食物嵌塞，保护基牙，恢复咀嚼功能。由于固定修复往往磨切牙质多，操作复杂、费时，对于严重系统性疾病，身体衰弱，不能支持较长时间牙体预备手术者，则应综合考虑选择何种修复。

4. **老年人修复与殆重建的综合分析**

老年人的修复不仅是将失牙镶复，更重要的是要发挥功能。由于老年人口腔缺损的情况较为复杂，殆关系的修复应是综合考虑的问题。老年人比较常见的如对颌牙伸长，倾倒等交替发生，应综合考虑老年人基牙牙周情况差，齿槽嵴萎缩严重及不均匀的处理。老年人牙齿重度磨耗的修复是老年口腔修复的重点之一，在选择固定修复或颌板修复时要考虑老年人牙冠短、咬合垂直距离低等因素。

5. **老年人的垂直距离修复与口腔功能**

老年人由于牙列的重度磨耗或缺牙时间较长，可导致垂直距离减低。咬合垂直距离恢复的情况与口腔修复及功能恢复密切相关，垂直距离恢复不准确，既可影响到面部形态的恢复，又可影响口腔本体空间，进而影响舌、颊肌的运动，影响咀嚼功能的发挥。而由于各种辅助固位技术如人工种植体、磁附着体等的应用，则改变了需采取降低咬合高度辅助总义齿固位的传统观念，使其保持正常的咬合垂直距离。

6. **磁性附着体的应用**

磁性附着体是利用磁性材料间的磁力将义齿吸附到基牙上，使义齿获得固位和稳定的一种装置。它具有其他机械附着体不具备的突出优点：基牙所受侧向力和旋转力较小，有利于基牙健康；固位力恒定，咀嚼效率高；对义齿就位道无严格要求，取戴方便，操作较简单和易清洁等，尤其在多基牙时优势明显，是有效的修复方法。

7. **老年人的种植牙问题**

老年人人工种植并非绝对禁忌证，但应根据老年人的全身情况综合考虑，由于老年人全身疾病和局部骨质疏松等有较高发病，一般宜进行较少的种植，范围较大不宜提倡，避免造成过大创伤。如针对老年人齿槽严重萎缩者，可采取种植 2～3 个种植体，以磁附着体、杆卡式固位体、球帽式固位体辅助其义齿的固位，同样能获得好的效果。

8. 口腔修复后的保健

老年人口腔修复后的保健十分重要，关系到老年人修复的成功与否及使用寿命。口腔修复后应定期复查，以半年复查一次为宜，全口义齿宜在 4～5 年作全面修理如垫底或重制。由于老年人口腔内环境的改变，应特别注意对继发龋及根龋的防治，对残留的牙根应注意清洁，对残留牙根的牙周状况定期检查，防止因进一步龋坏及牙周破坏损伤余留的牙齿和牙根。老年人的固定义齿和种植义齿修复术后都特别强调保持局部清洁。

（吕　晶　柯　杰）

参考文献

1. 邱蔚六. 刘正. 老年口腔医学. 第 1 版. 上海：上海科学技术出版社，2002. 441－477.

2. 刘洪臣. 老年口腔医学进展. 中华老年口腔医学杂志，2003，1(1)：2－4.

3. 冯海兰. 徐军. 口腔修复学. 第 1 版. 北京：北京大学医学出版社，2005. 1－4.

4. 刘洪臣. 老年口腔医学. 第 1 版，北京：人民军医出版社，2002. 64－75.

第三十三章　老年人皮肤疾病

第一节　老年老化、变性皮肤病

一、老年性皮肤瘙痒症

老年性皮肤瘙痒症（Pruritus senilis）多由于老年人皮脂腺功能减退，皮肤干燥和退行性萎缩等因素而引起。

（一）病因及发病机理

本病的发病因素比较复杂，目前尚不完全了解。致病因素包括内因或外因或兼而有之。

老年性皮肤瘙痒症的内因多与某些内部疾病有关，如糖尿病、神经衰弱、大脑动脉硬化、甲状腺功能异常、月经病、贫血、白血病、霍奇金病、蕈样肉芽肿、淋巴肉瘤、肾炎、膀胱炎、习惯性便秘及肝胆疾患等。阻塞性黄疸引起的皮肤瘙痒，其剧烈程度有时与皮肤中所含有胆盐浓度相平行。尿毒症患者常见的皮肤症状也是全身性和难以忍受的瘙痒，可能与尿毒症时的某些代谢失去平衡有关。其他如风湿热、类风湿性关节炎、结核病、肠寄生虫病、病灶感染、药物反应、妊娠以及烟、酒和辛辣食品等都有可能成为内在因素。

老年性皮肤瘙痒症的外因与外来刺激有关，冬季寒冷皮肤干燥，夏季炎热皮肤多汗，均可诱发本病或使症状加重。穿着化纤毛织品，使用碱性过强的肥皂，外用药物及接触各种化学物品，也可促使本病的发生。皮肤萎缩，皮脂腺及汗腺分泌功能减退引起皮肤干燥，都可成为致病因素。

（二）临床表现

根据皮肤瘙痒的范围及部位的不同，可将本病分为全身性和局限性两种类型。

1. **全身性**

最初瘙痒仅局限于一处，进而逐渐扩展至身体之大部或全部。瘙痒常为阵发性，尤以夜间为重。饮酒之后、情绪变化、被褥温暖及搔抓摩擦，甚至某些暗示，都可促使瘙痒发作或加重。瘙痒的程度因人而异，有的轻微，时间也较短暂；有的剧烈，难以忍受，常不断搔抓，直至皮破血流有疼痛感觉时为止。由于剧烈搔抓，往往引起条状表皮剥脱和血痂，亦可有湿疹样变、苔藓样变及色素沉着等继发病损。有继发感染时，可发生脓疱疮、毛囊炎、疖病、淋巴管炎及淋巴结炎等。由于瘙痒剧烈，长期不得安眠，可有头晕、精神忧郁及食欲不振等神经衰弱的症状。

2. **局限性**

瘙痒发生于身体的某一部位时谓之局限性瘙痒病。以肛门、阴囊及外阴等部位最为多见。通常瘙痒仅局限于肛门、阴囊或外阴及其周围的皮肤，因经常搔抓，肛门皱襞肥厚，亦可有辐射状皲裂、浸润、苔藓样变或湿疹样变等继发性损害。

（三）治疗

应力求查明病因，予以根治。

1. **西药**

抗组按药物、钙剂、维生素 C、硫代硫酸钠及镇静催眠剂等药物，可根据病情选择使用。全身性瘙痒病可用盐酸普鲁卡因静脉封闭。局限性瘙痒病可用去炎松、地塞米松或泼尼松龙等药物作局部封闭。维生素 B_{12}、苯海拉明或异丙嗪穴位注射亦可应用。对上述治疗无效的同时无内科疾病的老年性瘙痒病患者可用性激素治疗，男性患者用丙酸睾酮 25mg，肌内注射，每周2次，或服用甲基睾酮5mg，一日2次。女性患者可服己烯雌酚0.5mg，一日2次，或用黄体酮10mg，肌内注射，每日1次。维生素A及复合维生素B均可应用。

2. 中药

内服药以养血、祛风、安神为治则，可用当归9g，川芎6g，白芍9g，熟地9g，鸡血藤9g，何首乌6g，防风9g，荆芥9g，五味子9g，酸枣仁9g，柏子仁9g，甘草6g。加水煎服，每日1剂。肛门、阴囊及女阴瘙痒多以湿热下注论治，故选用龙胆泻肝汤或三妙丸等加减。外用药可用苦参、地肤子、蛇床子、百部、防风、野菊花各20g，加水2000～3000ml，煎后熏洗。

3. 物理疗法

全身性瘙痒病可行紫外线照射、淀粉浴、米糠浴或矿泉浴等。局限性瘙痒病经多方治疗无效时，可考虑用同位素^{32}磷、^{90}锶或浅层X线放射治疗。

二、老年性皮肤萎缩

老年性皮肤萎缩(Atrophia Cutis Senilis)又称老年性萎缩(Senile atrophy)或耗损性皮肤萎缩(Atrophoderma biotriptica)，实际上不应称为“病”，而是老年性皮肤生理变化。此时皮肤发生变性，皮肤及其附属器萎缩，并往往伴有皮肤的其他老年性变化，如老年性雀斑、老年性血管瘤、脂溢性角化病、皮赘、老年性弹性纤维病等，以及由两鬓开始的头发变白、老年性脱发及老年性白斑等。

(一)病因

皮肤和人体其他组织、器官一样，从中年开始就有老化现象，并随着年龄增长而趋明显，皮肤衰老除见于老年人外，与每个人的体质、遗传、营养、内分泌障碍等也有关，而长期从事户外工作，遭受风吹、日晒等因素更能促使皮肤早日衰老、变性。

(二)临床表现

老年性皮肤萎缩一般始于50岁以后，但极少数人在30岁左右就可出现皮肤萎缩性改变，称为早老性萎缩，表现为皮肤干燥、菲薄，表面有光泽、发皱，弹性减低，汗少，毳毛少而细。对外界机械性、理化性损伤的防御能力和愈合能力显著降低，露出部位皮肤的变化更为显著，这可能和外界物理因素如日光、冷、热等的影响有关。此外，常见有色素沉着和色素减退斑点、毛细血管扩张、细薄鳞屑与瘀点，患者面部轮廓变形，皱纹变深，眼睑、颈褶松垂，口唇颜色紫暗，口角处上唇外突，易患口角炎，毛发变白、稀疏。男性头顶秃发较多，可能由于头顶部毛囊缺乏雌激素刺激而导致萎缩，眉毛、鼻毛、外耳道毛和肛毛则粗硬，称为刚毛；女性可有腮部毳毛过长。甲板可有各种营养不良变化，常见纵嵴，生长速度变慢。

(三)病理改变

表皮萎缩，表皮嵴变平，真皮胶原纤维嗜碱性变性，弹性纤维和网状纤维断裂、肿胀、变性、数量减少，血管壁变厚，毛囊及皮脂腺萎缩。组织化学研究显示真皮中黏多糖含量减少。

(四)治疗及预防

对早老性皮肤萎缩，应针对可能的诱因给予适当的防护措施。应改善一般健康状况，合理营养，戒烟，避免过度风吹和日晒，保护良好的生活环境，进行适当的体育锻炼及进行皮肤按摩、药浴和矿泉浴等，可能有益于延缓皮肤老化的过程。

在治疗方面，一般可口服增强皮肤营养、延缓衰老的药物，如多种维生素片(施尔康、善存)、维生素E等，维生素E以及复方丹参、脑益嗪等还可以改善皮肤的微循环。外用维生素E乳膏或含有维A酸、α-羟酸、维生素E、尿囊素及二甲基硅油的乳膏，对延缓皮肤衰老有一定的作用。Griffiths等用0.025%和0.1%维A酸霜治疗皱纹和斑点状色素沉着，疗程共48周，结果表明两者均能明显地改善老化的皮肤。

三、老年性女阴萎缩

老年性女阴萎缩(Senile Atrophy of the Vulva)多见于绝经后女性或曾做过卵巢切除者。代表着一种生理性改变,这种原因引起的女阴萎缩较轻,一般无症状。

1. 临床表现

小阴唇、阴蒂及大阴唇的内侧面黏膜干燥,变薄,皱缩,体积缩小,可伴有轻到中度炎症病变,瘙痒症状一般不严重,组织的弹性正常或轻度减退。

2. 病理改变

表皮变薄,棘细胞层次减少,乳头变平。真皮厚度变薄,胶原纤维及弹性纤维数量减少,并有轻度退行性变。真皮血管减少,轻度慢性炎症细胞浸润。

3. 治疗

一般不需特殊处理。症状明显者可内服雌激素或复合维生素 B。伴有外阴瘙痒和女阴炎者,给予止痒、抗生素软膏或雌激素软膏外涂。

四、正常老化灰发和白发

毛发全部或部分变花白或变灰白是年老的表现,属后天性灰发和白发。

1. 临床表现

临床上一些有色素的毛发逐渐为色素少的毛发所替代,当色素少的毛发增多时,整个头部毛发看起来由黑色逐渐转为灰色,而后白色。随着年龄增大,两鬓开始出现白发,逐渐波及头顶及全头。胡须和体毛随之也变白,但腋毛、胸毛及耻骨部的硬毛到老年仍有色素。通常男女在 40 岁左右开始出现白发,随着现代社会压力增大,一些年轻人也开始出现少量白发,但一般 50 岁以后白发才明显。偶尔白发或灰发出现较早较多,称为少白头,可能与遗传有一定关系。老年性灰发或白发一般不可逆,但也有返老还童的个例报道。老年性灰发或白发很少受感染、外伤及营养等影响,而与生活中各种精神负担过重及精神紧张有关。近年发现动脉硬化者较早出现白发。

2. 组织病理

毛球的黑色素细胞随着年龄增大而逐渐减少,这与表皮的黑色素细胞减少平行。多巴染色显示白发的黑色素细胞酪氨酸酶活性逐渐减弱或消失,毛乳头检测不到黑色素细胞及黑色素颗粒。电镜观察白发中尚存黑色素细胞,但黑色素小体很少黑色素化,并且黑色素颗粒减少。

3. 治疗

治疗应根据病因。注意全身健康,在生活中注意调节心态,避免精神紧张及压力过重等各种精神刺激因素。染发可起到一定的美容作用。

(袁小英　蔡瑞康)

第二节　老年光化、色素性皮肤病

一、老年性白斑

老年性白斑(Senile leukoderma),国外作者以特发性点状色素减少症(Idiopathic guttate hypomelanosis)报道此病,国内学者又称为特发性点状白斑(Idiopathic guttate leukoderma)。一些作者认为,这三种病为同一疾病,可以认为是在不同个体、不同病期中临床表现略有差别。

1. 临床表现

其损害为乳白色斑,直径为 2 ~6mm,有时可较大,形状不规则,呈圆形或多角形,无自觉症状,多分布于暴露部位,如四肢、面部等部位。提示日光可能是一种因素。

2. 病理改变

白斑表皮的黑色素细胞减少,多巴反应减弱,角质形成细胞的色素有所减少。

3. 治疗

一般无需治疗。为预防本病,提倡避光。

二、老年性黑子

老年性黑子(Lentigo senilis)也称日光性黑子(solar lentigo),发生于中年晚期到老年、在生活中常年受到日光照射的人,为一种获得性黑子。

1. 临床表现

发病随年龄增大而增多。皮损为多数小色素沉着斑,圆形、椭圆形或不规则,褐色、棕色,表面光滑,边缘清楚,排列密集不融合,无自觉症状,多见于曝光部位。Mehregan(1975 年)曾观察到老年性黑子演变为脂溢性角化病。

2. 病理改变

基底层黑色素细胞增多,多巴反应增强,表皮变薄,表皮嵴伸长,并可吻合成网状。角质形成细胞无或很少发育不良,无恶变倾向,真皮有少量淋巴细胞浸润,其中常见嗜色素细胞。

3. 治疗

一般可不治疗。从美容角度也可用激光或液氮冷冻去除,或用伪装剂遮盖。防止日光老化有一定的效果。

三、慢性光化性皮炎

根据对慢性光感性皮炎的光谱研究,慢性光接触性皮炎、全身用药后所致持久性光敏、持久性光反应、光线性网织细胞增生症之间存在相互转化,这就提示上述疾病可以看做一个光谱系列的疾病,可归属于慢性光化性皮炎(Chronic actinic dermatitis),或称光敏性皮炎/光线性类网织细胞增生症综合征。这是见于光照部位的一组慢性皮炎和湿疹性疾病,一般发生于50岁以上的患者。

1. 病因及发病机理

本病病因至今未明。有人认为与接触过敏有关,也可能是由于化学或药物的光线性过敏。但在光敏物已经脱离或去除后,仍然存在慢性持久性光过敏状态。另有免疫调节功能紊乱,色氨酸代谢障碍导致内源性光敏物犬尿酸过多、过敏性素质及细胞敏感性增高等机理均可能参与。此外,中老年患者皮肤组织细胞中氧自由基形成增多导致的老化现象使外来变应原不易被排除,也促使光敏性的增高。也有作者提出在本病所见到的异常光敏感的原因是由于皮肤成纤维细胞对紫外线的易感性增强所致。

2. 临床表现

皮损表现为弥漫性鲜红色略带水肿性斑疹,可有散在红色小丘疱疹和轻度渗出,呈皮炎湿疹性损害。继之呈浸润增厚的苔藓样丘疹和斑块损害,表面附少量鳞屑,呈暗红色,境界明了。前额或乳突部有结节融合成的斑块,结节使松驰的皮肤皱纹减少,呈半透明样外观。面部损害可呈狮面状。皮损好发于面、颈、手背等曝光区,颈部以颈后乳突附近的颈侧及颈后部常见。男性患者头顶部发稀疏区常累及,前臂伸侧也常见,非暴露部位也可受累,严重者偶可呈红皮病倾向。

3. 病理改变

皮肤组织病理变化主要视损害存在时间和活动性而有所不同。早期表现为非特异性皮炎改变,如表皮灶性或弥漫性角化不全,无或轻度棘层增厚,表皮嵴稍增宽、伸长,常见表皮内海绵形成;真皮血管周围有淋巴细胞浸润,并可侵入表皮层。晚期改变呈皮肤 T 细胞淋巴瘤样或假性淋巴瘤表现,示真皮血管周围细胞浸润范围较广、数量较多,灶性分布或密集成片,浸润细胞有淋巴细胞、组织细胞、嗜酸性粒细胞和肥大细胞,并出现不典型淋巴细胞以及 Sézary 样细胞。

4. 预防及治疗

尽可能明确和设法避免各种可能的接触致敏原和接触及服用各种含有光敏物的用品和药物。严格避免日光照射,高度敏感者仅能使用白炽灯或在暗室中生活和工作。外用遮光谱较宽的遮光剂。

局部用药采用皮质类固醇制剂。口服大剂量烟酰胺(每日 1.2～1.5g)或小剂量氯喹(每日 0.25～0.5g),并辅以抗组胺药和 B 族维生素,常有一定效果。严重病例有选用沙度利胺(每日 150～300mg),免疫抑制剂如硫唑嘌呤

(每日 100 ~ 150mg)、环孢素 A。一些作者在 PUVA 照射后立即外用强效皮质类固醇,效果较好。

四、颈部菱形皮肤

本病为中老年人长期日晒引起的皮肤变性。有人认为是一种老年皮肤营养不良。属日光性弹力纤维病(solar elastosis)。

1. 临床表现

颈后部皮肤肥厚,皮沟深陷,皮嵴隆起,皮纹显著,纵横交错,形成菱形或三角形,表面干燥粗糙,色素沉着呈黄褐色。本病自觉症状不明显,主要见于中老年,与长期日晒有关,多发生于农民、船员等,故称为农民颈(peasant´s neck)。除颈部外,其他部位如颈侧、额、肩胛、前臂伸侧也可出现类似的皮肤改变。

2. 组织病理

表皮萎缩,基底呈色素颗粒明显增多。真皮胶原纤维增生,呈嗜碱性变,伴有均质化无定形嗜碱性颗粒状物质。弹力纤维染色时,嗜酸性变部位的染色似弹力组织。汗腺、皮脂腺及毛囊均萎缩。

3. 治疗

如避免日光继续照射,可使病变得到部分恢复。

五、星状自发性假瘢

1. 临床表现

本病(Stellate spontaneous pseudoscars)较少见,往往见于长久在日光下曝晒者,如运动员、农民或室外工作者。皮损在露出部位,如前臂伸侧和手背部发生星状或线状的皮色减退的瘢痕样损害,表面略凹陷。本病呈慢性经过,老年患者可伴发老年性紫癜。

2. 病理改变

病理组织显示部分表皮肥厚,角质层增生,真皮上层胶原纤维变性,结缔组织细胞增多,毛吸血管扩张。

3. 治疗

本病无特殊治疗。

六、Favre Racouchot 综合征

本病又称结节性弹力纤维病伴囊肿及黑头粉刺(nodular elastosis with cysts and comedons),主要发生于老年人,特别是男性户外工作者。风吹、日晒及寒冷为主要致病因素。皮损分布在眼周围延伸到颊部,为黄色增厚有沟纹的成片结节,其上有多数囊肿及巨大的黑头粉刺。

1. 病理改变

为日光弹力组织变性,可见毛囊皮脂腺开口明显扩张,毛囊呈囊肿样扩大,充满角质样物质。其他变化类似颈部菱形皮肤。

2. 治疗

去除大的黑头粉刺及囊肿,外涂 0.05% 维甲酸软膏对清除粉刺有效。

(袁小英　蔡瑞康)

第三节　变态反应性皮肤病

一、湿疹

湿疹(Eczema)是由多种内外因素引起的,皮损多形且有渗出倾向的瘙痒性皮肤病。

1. 病因与发病机制

湿疹的病因较为复杂,冷热、日光、食物、药物等各种理化因素均可导致发病,发病机制目前认为除了有Ⅳ型变态反应的机制参与湿疹皮炎的发病外,还有多种免疫机制参与发病过程。

2. 临床表现

各个年龄段均可发病,皮损主要表现为红斑、丘疹、水疱、渗出等多形性皮损。按照皮损表现可分为:

(1)急性湿疹:皮损主要表现为红斑、丘

疹、水疱、丘疱疹及渗液。

(2)亚急性湿疹:皮损主要表现暗红斑、少量渗液或出现结痂及脱屑。

(3)慢性湿疹:皮肤肥厚,部分出现明显苔藓样改变,可伴有色素沉着或色素减退。

3. 实验室检查

(1)过敏原体外试验:血清中总 IgE 抗体及特异性 IgE 抗体滴度可增高。

(2)斑贴试验:通过斑贴试验可检测到接触致敏原,如香料、防腐剂、金属等。

(3)其他检测方法有皮内试验、开放应用试验、光斑贴试验等。

4. 治疗

应根据不同病期、不同部位进行用药治疗。

(1)急性湿疹:口服抗过敏药,病情重者短期加用皮质激素,外用硼酸液湿敷局部。

(2)亚急性湿疹:口服抗过敏药,外用氧化锌洗剂、炉甘石洗剂等治疗。

(3)慢性湿疹:口服抗过敏药,外用激素酊剂及软膏。

5. 防护及注意事项

(1)避免接触或食用辛辣、饮酒及其他可能致敏物质。

(2)改变不良习惯,皮损处避免搔抓、热水烫洗等加重因素。

(3)心情放松,切忌烦躁不安。

二、接触性皮炎

接触性皮炎(Contact dermatitis)是皮肤或黏膜单次或多次接触外源性物质后,在接触部位甚至以外的部位发生的炎症性反应。

1. 病因和发病机制

(1)原发刺激:接触物对皮肤很强的刺激,任何人接触后均可发生,这种刺激又称为原发性刺激或毒性刺激。如2,4-二硝基氟苯等。

(2)变态反应:接触物基本是无刺激的,少数人在接触物质致敏后,再接触该物质,经过一段时间后(一般为 12 至 48 小时)在接触部位及其附近发生皮炎。现一般认为是 IV 型变态反应参与发病,少数为 I 型变态反应。

2. 临床表现

皮炎表现一般无特异性。轻症时局部呈红斑,淡红或鲜红色,稍有水肿,重症者在此基础上可见丘疹、丘疱疹或水疱,水疱破裂时可有渗液或结痂。皮炎的部位及范围与接触物接触部位一致,境界非常鲜明,有时可由于搔抓等将接触物带至其他部位,使远隔部位也发生类似的皮损。自觉症状一般有瘙痒、灼痛感,极少数病例可有发热、头痛等全身反应。

病程有自限性,一般去除病因后,处理得当,1~2 周可痊愈。但再次接触过敏原时可再发。反复接触或处理不当,可以转变为亚急性或慢性湿疹皮炎。

3. 诊断及鉴别诊断

本病的诊断一般不难。根据接触史,结合境界清楚的急性皮炎改变,皮疹在除去原因后皮损很快消退等特点作出诊断。当病因不明时,为进一步明确诊断,可选择斑贴试验(Patch test)寻找病因。

4. 预防和治疗

首先是寻找可能的致敏原因,当原因去除后,再给以适当处理,则能迅速痊愈。其次是以后尽量避免接触已知的过敏原,不宜直接接触高浓度的药品或化学物质,慎用易致敏的外用药。

外用药以消炎、止痒及预防感染为主,急性皮损有渗液时可采用硼酸湿敷,皮肤红肿但渗液不多时可采用水粉剂或油剂外用,有感染时可加用紫草油等有抗菌作用的药物外用。

内用药以止痒、脱敏为主,可口服抗组胺药物及维生素 C、葡萄糖酸钙等药物,症状严重时可短期口服皮质类固醇激素。

三、荨麻疹

荨麻疹(Urticaria)俗称“风疹块”,是由于皮肤、黏膜小血管扩张及渗透性增加而出现的一种局限性水肿反应。有 15% ~20% 的人一生中至少发作过一次荨麻疹。

（一）病因及发病机理

1. 病因

荨麻疹病因复杂，约 3/4 的患者不能找到原因，尤其是慢性荨麻疹。许多药物常易引起本病，尤其是青霉素。通常是先产生对药物 IgE 抗体，或形成抗原抗体复合物而引起的反应。但有些药物本身就是组胺释放剂，例如吗啡、可待因、度冷丁、筒箭毒碱、多黏菌素、维生素 B_1 等。食物主要是动物蛋白性食物，如鱼、虾、蟹、肉类、蛋（或已变质）等；植物性食物如茄子、竹笋、菠菜、苹果及李子等蔬菜和水果可引起荨麻疹。加入食物中的颜料、调味品、防腐剂，食物中的天然或合成物质包括酵母、水杨酸、柠檬酸、偶氮样四氮嗪和安息香酸衍化物也能引起本病。吸入物如花粉、动物皮屑、羽毛、真菌孢子、灰尘、甲醛、丙烯醛、蓖麻粉、化妆品、除虫菊、气体等吸入均可发生荨麻疹，且这些患者常伴呼吸道症状。其他如感染、昆虫、物理、精神刺激、药物、内脏疾病等均可引发荨麻疹。

2. 发病机理

主要有免疫性和非免疫性两类：

（1）免疫性：与免疫有关的荨麻疹主要是由Ⅰ型变态反应引起。其抗体通常是 IgE，吸附于肥大细胞，当再次接触抗原后便在这些细胞表面发生抗原抗体反应，从而有组胺及其他药理活性物质自肥大细胞释出而形成风团。输血引起的荨麻疹为Ⅱ型变态反应，IgE 不参与，为 IgE 或 IgM 与抗原在红细胞上起反应。

（2）非免疫机理：如前述，某些药物能降低肥大细胞 CAMP 而引起组胺释放。已知 C3a、C5a、C4a 均可使肥大细胞释放组按，因此，某些物质如细菌毒素、蛇毒、大红虾、螬蛄等亦可由非免疫方式活化补体而引起组按释放。除组胺及补体外，其他生物活性物质如激肽、花生四烯酸代谢、纤维蛋白溶酶、5－羟色胺也在某些荨麻疹的发病机理中起一定作用。

（3）其他影响因素：如饮酒、发热、受冷、运动、情绪紧张也能加剧荨麻疹的形成，这是由于上述因素直接作用于小血管和通过内源性激素的改变而作用于肥大细胞释放介质所致。月经前和绝经期后荨麻疹的加剧，可能与内分泌因素有关。

（二）临床表现

常先有皮肤瘙痒，随即出现风团，呈鲜红或苍白色、皮肤色，部分病例亦可仅有水肿性红斑。风团的大小和形态不一，发作时间不定。风团逐渐蔓延，可相互融合成片，由于真皮乳头水肿可见表皮毛囊口向下凹陷。风团持续数分钟至数小时，少数可长至数天后消退，不留痕迹。皮疹反复或成批发生，以傍晚发作者多。由于剧痒可影响睡眠，极少患者可不痒。风团常泛发，亦可局限。有时合并血管性水肿。部分患者可伴有恶心、呕吐、头痛、头胀、腹痛、腹泻，有的还可伴有胸闷、不适、面色苍白、心率加速、脉搏细弱、血压下降、呼吸短促等全身症状。

疾病于短期内痊愈者称急性荨麻疹。若反复发作达数月以上者称慢性荨麻疹。根据 Champion 统计 554 例报告，单独发生荨麻疹的病程平均为 6 个月，单独发生血管性水肿的病程约为 1 年，荨麻疹合并血管性水肿者病程约为 5 年。

此外临床上还有几种特殊类型的荨麻疹如蛋白胨性荨麻疹（peptone urticaria）、血清病型荨麻疹（serum sickness urticaria）、接触性荨麻疹（contact urticaria）、皮肤划痕症（dermographism）、延迟性皮肤划痕症（delayed dermographism）、延迟性压力性荨麻疹（delayed pressure urticaria）、寒冷性荨麻疹（cold urticaria）、胆碱能性荨麻疹（cholinergic urticaria）、日光性荨麻疹（solar urticaria）等。

（三）实验室检查及诊断

血沉、抗核抗体与血清补体测定。皮肤活检对有补体活化参与所致的荨麻疹诊断有帮助。梅毒血清反应，测定冷球蛋白、冷纤维蛋白原、冷溶血素和冰块试验对冷荨麻疹诊断有帮助。疑为感染因素引起者可选择作血液白细胞计数及分类，末梢血异形淋巴细胞，血原虫、丝虫，尿液常规及培养，大便找虫卵或寄生虫，阴道涂片找霉菌或滴虫，副鼻窦、齿、胸、胃肠道和泌尿生殖道的X光摄片。直接划痕和皮内试验对疑为吸入变应原、皮肤真菌和念珠菌感染所致者有帮助。

运动和热水浴诱发广泛的小风团是胆碱能性荨麻疹。皮肤划痕症者在机械刺激皮肤后可发生阳性划痕表现。光、热水试验可分别用于诊断日光性荨麻疹和热荨麻疹。可疑病因为食物变应原者可作各种食物排除试验。

（四）治疗

本病的根本治疗是除去病因，同时应避免加重皮肤血管扩张的各种因素。

(1)抗组按药物：见抗炎症介质类一节。H_1 及 H_2 受体拮抗剂的联合应用，对某些荨麻疹比单独应用效果好。

(2)维生素类：维生素K口服，每日5～10mg，或维生素 B_{12} 每日或隔日肌内注射0.25～0.5mg对慢性荨麻疹有效。维生素E大剂量长期口服对月经前发作或加重的荨麻疹及伴月经异常的荨麻疹以及冷荨麻疹有一定效果。

(3)降低血管壁通透性的药物：如维生素C、P，钙剂，常与抗组胺类同用。

(4)抗生素：由感染因素引起者可选用适当的抗生素。

(5)拟交感神经药：肾上腺素用于严重的急性荨麻疹，尤其是有过敏性休克或喉水肿时。异丙肾上腺素舌下含用，每日4次，间隔时间不少于3h。也可应用麻黄素。

(6)皮质类固醇：适用于严重的急性者或血清病型、压力性荨麻疹患者。通常不适用于慢性荨麻疹。

(7)其他：可选用自血疗法，组织疗法，硫代硫酸钠静脉注射，利血平、氨茶碱、氨基己酸、氨甲苯酸、氯喹、氨苯砜等口服。

(8)局部治疗：局部外用安抚止痒药，如1%薄荷酯，亦可用桃树叶、艾叶各31g，食盐9g，煎水外洗。物理遮光剂二氧化钛和氧化锌和化学遮光剂二羟丙酮萘醌（DHA/Lawsone）霜外涂对防治日光性荨麻疹可能有效。

（袁小英　蔡瑞康）

第四节　老年皮肤附属器疾病

一、皮脂缺乏症

老年人因生理原因皮脂腺功能减退，皮脂分泌显著减少而使皮肤干燥。

1. **发病机理**

水是保持皮肤湿润的主要因素之一，表皮的水合作用主要靠水从真皮到达表皮的速率，表面水分丧失的速率和表皮结合水分的能力有关，通风可加速水分蒸发。细胞间脂质的屏障作用要靠水溶性物质包被双层脂质来避免水分丧失，如果脂质减少，水溶性物质就被破坏，因此皮脂缺乏或减少，造成水分丧失引起皮肤干燥。

2. **临床表现**

局限性广泛性的皮肤表面干燥、粗糙、缺乏油脂，紧张力消失，常感瘙痒，易起皲裂，附着非薄糠状屑，有时有疼痛感，冬季更甚，无潮红及炎症现象。

3. **治疗**

(1)积极治疗有关的全身性疾病及皮肤病，加强职业性疾病的防护等。

(2)避免使用碱性物质使皮肤去脂。

(3)内服鱼肝油丸和中药当归丸、六味地黄丸。

(4)外用硅油霜、1%尿囊素乳膏或2%维生素E乳膏以及15%尿素软膏。

二、脂溢性皮炎

本病为发生于皮脂溢出部位的一种炎症性皮肤病，通常从头部开始向下蔓延，伴有不同程度的瘙痒。

1. **病因和发病机理**

本病发病机理尚不明确，推测是由于皮脂分泌增多和化学成分的改变，使原存于皮肤上的正常菌群大量繁殖侵犯皮肤所致；同时大量皮脂被非致病微生物分解形成游离脂肪酸，刺激皮肤引起炎症。此外精神因素、饮食等均对本病有一定的影响。

2. **临床表现**

本病往往局限或开始于头皮，症状加重时可向面部、躯干部等部位发展。以皮脂溢出部位如头、面为好发部位。

本病的初发皮损为毛囊周围红色小丘疹。随病情发展，丘疹互相融合而成大小不等的黄红色斑片，境界清楚，其上覆有油腻性鳞屑及痂皮。

头皮轻型损害为片状灰白色糠秕状鳞屑，基底稍红，轻度瘙痒。严重表现为油腻性鳞屑性地图状斑片，可伴有渗出和厚痂。严重病例全头部被覆有油腻性厚痂，并可有臭味。头皮损害尚可引起脂溢性脱发。

躯干部损害为圆形、椭圆形或不整齐的黄红色或淡红色油腻性斑片，境界清楚，可少数散在，亦可融合，或倾向中心痊愈而形成环状或多环状损害，类似于玫瑰糠疹。

皮损扩展可侵犯全身，常自头部向下蔓延，甚至发展为红皮病。本病慢性经过，伴有不同程度瘙痒。面部皮损常与痤疮、酒渣鼻并发。

3. **预防和治疗**

（1）预防：调节饮食，限制多脂、多糖及辛辣刺激饮食，避免精神紧张及搔抓，避免过度清洗，生活有规律有节制。

（2）治疗

1）内用药：维生素 B_6、维生素 B_2 及复合维生素 B 口服，瘙痒剧烈时可予以止痒镇定剂，炎症明显、皮损范围较大时可酌情加用小剂量泼尼松顿服。

2）外用药：原则为去脂、消炎、杀菌、止痒，常用的药物有：皮质类固醇霜或膏剂。有渗出糜烂部位可加用硼酸粉或雷弗奴尔粉湿敷。

三、酒渣鼻

本病又名玫瑰痤疮，损害特点为在颜面中部发生弥漫性潮红，伴发丘疹、脓疱及毛细血管扩张。

（一）病因

本病的发病原因尚未完全明了，可能是在皮脂溢出的基础上，由于各种因素的作用使患部血管舒缩神经失调，毛细血管长期扩张所致。关于毛囊虫感染在酒渣鼻发病原因中的地位问题，已争议了相当长时间，目前大多数学者认为毛囊虫感染是酒渣鼻发病的重要因素，而不是惟一因素。此外，嗜酒、辛辣食物、高温及寒冷刺激、情绪激动及精神紧张、内分泌障碍等均可作为促使发病的因素。

（二）临床表现

本病大多发于女性，但是病情严重的常为男性患者。本病常并发痤疮及脂溢性皮炎，无明显的自觉症状。可分为三期，但各期之间无明显的界限，经过缓慢。

（1）红斑期：面中部特别是鼻部、两颊、前额、下颏等部位发生红斑，尤其在刺激性饮食后，外界温度突然改变及精神兴奋时更为明显。红斑初为暂时性的，继而持久不退，并伴有毛细血管扩张，呈细丝状，分布如树枝，常以鼻尖部及两侧鼻翼处最为明显。

（2）丘疹脓疱期：病情继续发展时，在红斑的基础上成批出现痤疮样丘疹、脓疱，但无粉刺形成。毛细血管扩张更为明显，纵横交错。

（3）鼻赘期：病期长久者，鼻部结缔组织增殖，皮脂腺异常增大，致使鼻尖部肥大，形成大小不等的结节状隆起，称为鼻赘。其表面不平，皮脂腺口明显扩大，压挤有白色粘稠皮脂分泌物溢出，毛细血管显著扩张。

肉芽性酒渣鼻（granulomatous rosacea）是一种特殊形式的丘疹性酒渣鼻，这种类型的酒渣鼻不仅发生在蝶形部位，而且在面部两侧及口周围，这种散在丘疹用玻片压视呈黄褐色的小结节。组织学上表现为非干酪性上皮样细胞肉芽肿，与结节病、狼疮样酒渣鼻、颜面粟粒狼疮或其他肉芽肿相似。

（三）治疗

去除病灶，纠正胃肠功能，调整内分泌，避免过冷过热的刺激及精神紧张，忌饮酒及辛辣食物。

（1）内用药：维生素族药物如维生素 B_2、B_6 及复合维生素 B。甲硝唑 0.2g，每日 3 次，连服 2 周后减为 0.2g，每日 2 次，共服 1 个月。或替硝唑 0.5g，每日 2 次。四环素 0.25g，每日 4 次，连服 2 周后减为 0.25g，每日 2 次，共服 1 个月。

（2）外用药：1% 甲硝唑霜、5% 过氧化苯酰乳剂及各种硫磺制剂。

（3）冷冻疗法：对毛细血管扩张明显者可用液氮冷冻治疗。

（4）手术疗法：对毛细血管扩张期及鼻赘期可用切割术。

（5）脉冲染料激光：可以去除毛细血管扩张。

（袁小英　蔡瑞康）

第五节　寄生虫性皮肤病

疥疮

疥疮俗称闹疮，是由疥虫寄生于人体皮肤表皮层内引起的接触性传染性皮肤病。

1. 病因

疥疮是由人型疥螨通过直接接触（包括性接触）而传染，如同卧一床，握手等方式，但疥螨除在人身上活动外，还可在衣服、被褥、床单等上活动，因此也可通过患者使用过的衣物而间接传染。

2. 临床表现

疥疮多发于冬季，病程长短不定，有的可迁延数月之久。夜间剧痒是本病最重要的症状，这是由于雌虫在夜间开始挖掘隧道引起的机械性刺激所致。

疥螨多寄生于皮肤较薄的部位，如手指缝、肘窝、脐窝等部位，面部和掌胝一般不侵犯。损害为针头大小的丘疹和丘疱疹或小水疱，散在性分布，特别是手指缝常能见到很浅的匐行疹，长约 1cm，呈灰白色或浅灰色，盲端有一针头大灰白色或淡红色的小点，这是疥螨隐藏的地方，雌虫常停留在此，可用针挑出，这是疥疮特有的症状，具有诊断意义。此外对于男性患者，还可在阴囊、阴茎皮肤上形成绿豆至黄豆大小淡红色或红褐色结节，称之为疥疮结节，可出现剧烈瘙痒，有时身体其他部位皮损好转后，结节仍经久不愈。

3. 预防及治疗

（1）预防注意个人卫生，勤洗澡，勤换衣，不与患者同居、握手，不能和患者的衣服放在一起。发现患者及时治疗，换下的衣服要煮沸灭虫。

（2）治疗治疗的目的是杀虫、止痒及治疗并发症。争取早发现、早诊断、早治疗。家中的患者要同时治疗。以外用药治疗为主，常用的药有克罗米通、林旦乳膏或丁香罗勒乳膏，一般在用药连续用药 3 日左右洗澡，将衣物烫洗消毒。10 天至 2 周发现新皮损者可再次重复一疗程。

口服药以对症治疗为主，瘙痒剧烈时可口服止痒镇定剂。疥疮结节可局部注射激素或冷冻治疗。

（袁小英　蔡瑞康）

第六节　感染性皮肤病

一、带状疱疹

祖国医学称为“缠腰火丹”，俗称“蜘蛛疮”。

（一）病因

带状疱疹与水痘为同一种水痘－带状疱疹病毒所引起，无或免疫力低下的人群（多数为儿童及老年人）初次感染此病毒后，在临床上表现为水痘或呈隐性感染，以后此病毒进入皮肤的感觉神经末梢，且沿着脊髓后根或三叉神经节的神经纤维向中心移动，持久地潜伏于脊髓后根神经节的神经元中。在各种诱发刺激的作用下，可使之再活动，生长繁殖，使受侵犯的神经节发炎及坏死，产生神经痛。同时，再活动的病毒可沿着周围神经纤维而移动到皮肤，在皮肤上产生带状疱疹所特有的节段性水疱疹。偶尔，病毒散布到脊髓前角细胞及运动神经根，引起肌无力或相应地区的皮肤发生麻痹。

激发带状疱疹的原因，目前尚未完全弄清。潜伏期间特异性抗体持续低水平，随着带状疱疹的出现，正常机体的特异性 IgG、IgM 和 IgA 水平迅速增高；在播散型，50% 患者的血清可找到抗原抗体复合物，提示组织损伤可能由免疫复合物所引起。在细胞免疫应答方面，特异性细胞免疫抑制可能是病毒再激活和发生播散的主要原因。此外，带状疱疹亦可因外伤、过劳、各种感染及应用砷、锑重金属药物等而诱发。

（二）临床表现

本症多好发于春秋季节，成人多见。一般先有轻度发热，疲倦无力，全身不适，食欲不振以及患部皮肤灼热感或神经痛等前驱症状。但亦有无前驱症状即发疹者。经 1～3 日后，在一定神经分布区域发生不规则的红斑，继而出现多数或群集的粟粒至绿豆大的丘疱疹，迅速变为水疱，内容透明澄清，疱壁紧张发亮。一般在发病后 2～5 日内不断有新的皮疹陆续出现。数日后水疱内容可浑浊化脓，或部分破裂，形成糜烂面，最后干燥结痂，痂脱而愈，可留有暂时性淡红色斑或色素沉着，不留瘢痕。个别病例，仅出现红斑、丘疹，不发生典型水疱，称为不全性或顿挫性带状疱疹；亦有形成大疱，称为大疱性带状疱疹；有时疱内容为血性，称为出血性带状疱疹；老年人或营养不良的患者，皮损可坏死，愈后可留有瘢痕，称为坏疽性带状疱疹；在恶性淋巴瘤或年老体弱的患者，在局部发疹后数日内，全身发生类似水痘样发疹，常伴有高热，可并发肺、脑损害，病情严重，可致死亡，称为泛发性带状疱疹。

皮疹多沿某一周围神经分布，排列成带状，发生于身体的一侧，不超过中线，有时在中线的对侧，可有少数皮疹，此是由于横过对侧的神经小分支受累所致。局部淋巴结常肿大。神经痛为本症特征之一，一般在有神经痛的同时或稍后即发生皮疹，但亦有在神经痛 4～5 天之后才发生皮疹，因而易误诊为心绞痛、溃疡病、胆道或肾绞痛、阑尾炎、肋肌痛或早期青光眼等。疼痛程度轻重不等，且与皮疹严重程度无一定的关系。此外尚有下列一些较特殊的类型。如眼带状疱疹多见于老年人，症状严重，疼痛剧烈，可累及角膜，水疱可迅速破溃而形成溃疡性角膜炎，以后可因瘢痕形成而失明，严重者可发生全眼球炎、脑炎，甚至死亡。当眼有损害时，其鼻尖常有水疱，是由于侵犯三叉神经眼支的鼻分支所致。泛发性带状疱疹：常见于年老体弱、肿瘤或应用大量激素或免疫抑制剂长期治疗的患者，皮疹泛发全身，常伴高热、肺炎、脑损害，甚至死亡。Ramsay Hunter 综合征：为膝状神经节受累，同时影响面部的运动和感觉神经纤维，发生面瘫、耳痛和外耳道疱疹三联征。

(三)实验室检查

组织培养可发现带状疱疹病毒,免疫荧光检测在血清中可见有抗体,水疱中含有补体结合抗原,疱液涂片检查可见多核气球状细胞,电镜检查可迅速(30 分钟)作出可靠的诊断。

(四)诊断及鉴别诊断

根据成簇水疱,沿神经分布,排列成带状,单侧性及有明显的神经痛等特点,诊断不难。当疱疹尚未出现之前或表现为顿挫性带状疱疹时,可能将神经痛疑为其他疾病,需加注意。有时需和单纯疱疹鉴别,后者好发于皮肤黏膜交界处,多见于发热性疾病的过程中,且常有反复发作史。

(五)治疗

对于一般患者,以抗病毒、缩短病程和防止继发感染为原则。

(1)抗病毒剂:口服或静点阿昔洛韦或伐昔洛韦或阿糖腺苷等药物,早期应用可抑制病毒及阻止其播散。

(2)止痛:给予镇痛剂,如阿司匹林、安乃近等,赛庚啶亦可减轻其疼痛,各种安定药对后路神经痛有效,如阿米替林(amitiptylin)与奋乃静(perphenazine),或氟奋乃静(fluphenazine),或硫利达嗪(thioridazine)合并使用,多在 1 ~ 2 周内解除疼痛。卡马西平(carbamazepine)、氯普噻吨(chlorprothixene)、罗通定等皆可试用。有人使用西米替丁可加速疾病痊愈和缓解疼痛,维生素 E 400mg,1 日 3 次亦有取得制止后遗神经痛的报道。

(3)干扰素:每日 100 万单位早期应用可作为高危患者活动性感染或泛发性带状疱疹的辅助治疗。

(4)皮质类固醇:对皮质类固醇治疗的问题,目前尚有争论。有人主张老年患者,若无明显禁忌证时,早期给予泼尼松,可以减轻炎症,阻止对神经节和神经纤维的毒性和破坏作用,减少带状疱疹后遗的神经痛,且不影响其特殊免疫球蛋白 IgG 的形成,但亦有报道应用皮质类固醇治疗无效。

(5)维生素及免疫疗法:维生素 B_1、维生素 B_6、维生素 B_{12} 等内服或注射。左旋多巴对老年和眼带状疱疹也有一定的疗效,带状疱疹免疫血清和免疫球蛋白对水痘有效,而不能缩短带状疱疹病程和其后遗神经痛,故有人认为不要用于治疗带状疱疹。

(6)针刺疗法:有明显的消炎止痛作用,对后遗性神经痛亦有疗效。

(7)局部治疗:以消炎、干燥、收敛、防止继发感染为原则。可外用 2% 龙胆紫溶液,或炉甘石洗剂外涂。若有继发感染,可用新霉素软膏外擦。有坏疽性溃疡时,可用 0.1% 新霉素溶液或 0.1% 依沙吖啶溶液湿敷。

二、丹毒

1. 病因及发病机理

病原菌为 A 族 B 型溶血性链球菌,偶有 C 型或 G 型链球菌所致。多由皮肤或黏膜破坏而侵入,但亦可由血行感染,足癣和鼻炎常是引起小腿丹毒及面部丹毒的主要诱因。其他如营养不良、酗酒、丙种球蛋白缺陷以及肾性水肿,皆为本症促发因素。

2. 临床表现

发病急剧,常先有恶寒、发热、头痛、恶心、呕吐等前驱症状。婴儿有时可发生惊厥。继而在患部出现水肿性红斑,境界清楚,表面紧张灼热,迅速向四周扩大。有时损害处可发生水疱。自觉灼热疼痛,局部淋巴结肿大,白细胞总数及中性粒细胞增多,好发于小腿及头面部,其他任何部位亦可发生。多呈急性经过,全身症状和皮损一般在 4 ~ 5 天达高峰,若不积极治疗,常可发生肾炎、皮下脓肿及败血症等并发症。本症常有在原部位反复再发的倾向。再发时,症状往往较前一次轻。由于反复发作,皮肤淋巴管受损阻塞,日久可继发象皮肿。此尤见于下腿。若发生于颜面者,可形成慢性淋巴水肿样改变。此种反复再发者称为慢性复发性丹毒。

3. **病理变化**

真皮高度水肿，血管及淋巴管扩张，真皮内有弥漫的以中性粒细胞为主的炎性细胞浸润，且多见于扩张的淋巴管内。

4. **预防及治疗**

(1)注意休息：避免过度劳累，要积极防治足癣及鼻炎等病灶。

(2)全身治疗：以青霉素疗效最好，一般用药2～3天后体温常能恢复正常，但仍需持续用药2周左右。如青霉素过敏者可用红霉素或磺胺类药。

(3)局部治疗：患肢抬高，可用0.1%依沙吖啶溶液或马齿苋煎液冷敷。

(4)中医药治疗：以清热、凉血、泻火、解毒为治则，一般可用黄连解毒汤加减。头面部者宜用普济消毒饮加减，下肢丹毒用五神汤或萆解渗湿汤加减。

三、手足癣

手足癣是致病性皮肤丝状真菌在手足部位引起的皮肤病。根据其发病部位又可区分为足癣及手癣。足癣的患病率远较手癣为高，在我国南方尤为常见。这两种癣有时占皮肤科门诊患者的20%以上。

1. **病因及发病机理**

手足癣的病原菌在我国和世界各地基本相似，主要是由红色毛癣菌、须癣毛癣菌、絮状表皮癣菌、玫瑰色毛癣菌等引起。近几年来，白念珠菌及其他酵母样菌感染也屡见不鲜。发病与密切接触传染源有关。我们曾在某地运动员中进行调查，发现足癣传播主要是由于洗澡常中的木盆、拖鞋上有大量丝状真菌寄生而引起。因此，共同木盆、拖鞋等实为足癣的重要传染途径，而足癣又是手癣的重要传染源。

2. **临床表现**

手足癣的病原菌在我国和世界各地基本相似，主要是红色毛癣菌、须癣毛癣菌、絮状表皮癣菌、玫瑰色毛癣菌等。近几年来，白念珠菌及其他酵母样菌感染也屡见不鲜。发病与密切接触传染源有关。根据足癣致病性真菌的种类、患者卫生习惯和体质不同，其临床表现也互有差别，常见五型：角化过度型，丘疹鳞屑型，水疱型，趾间糜烂型，体癣型。其中以丘疹鳞屑型最为常见。手癣的临床表现与足癣很相似，其常见病型也可分为五型，只是病损常局限一侧。多伴有剧痒。致病菌中以红色毛癣菌最为多见，常致丘疹鳞屑型、角化过度型。须癣毛癣菌次之，常致水疱型病变。白念珠菌感染也较多见，常致指间糜烂型病变，尤其好犯第三、四指间，有时亦称芽生菌性指间糜烂浸渍性手癣，白念珠菌有时也可致指甲及甲沟的感染。

3. **预防及治疗**

手足癣的预防关键在于注意个人、家庭及集体卫生。应防患于未然，控制在早期。

根据不同病型的手足癣，其治疗也应有所不同。

(1)指(趾)间糜烂型可先用枯矾粉或脚气粉，待收干脱皮后再改用1%～3%克霉唑霜或土槿皮酊等。

(2)水疱型可用复方水杨酸酊剂，1%～3%克霉唑霜或复方间苯二酚涂剂，也可考虑用10%冰醋酸或羊蹄根醋浸液外涂。

(3)丘疹鳞屑型及角化过度型宜用癣药膏或1%～3%克霉唑霜、咪康唑霜、酮康唑霜、联苯苄唑霜、特比萘芬霜、萘替芬霜等。

(4)对有继发感染者应先用抗菌药物控制继发感染后再进行抗真菌治疗。

(5)对伴有癣菌疹的严重足癣患者，可考虑短期内服用灰黄霉素、特比萘芬、伊曲康唑、氟康唑等以控制播散，其后再逐步对症治疗，切勿用强烈的癣药膏或癣药水。

四、甲癣及甲真菌病

甲癣(Tinea unguium)是指皮癣菌侵犯甲板或甲下所引起的疾病，而甲真菌病(Onychomycosis)是由皮癣菌、非皮癣菌及酵母菌等真菌引起的甲感染。以往二者常混为一谈，随着病原菌的分离可将此二病逐渐分开进行讨论。

1. **病因及发病机理**

甲癣常由红色毛癣菌、须癣毛癣菌、絮状表

皮癣菌等所引起。其他如许兰氏毛癣菌、紫色毛癣菌、断发毛癣菌、玫瑰色毛癣菌、同心性毛癣菌也可致甲癣。而石膏样小孢子菌、犬小孢子菌、铁锈色小孢子菌及奥杜盎小孢子菌等较少引起甲癣。甲真菌病多由其他丝状真菌、酵母样菌及酵母菌等引起,偶尔也可由头孢子菌、镰刀菌及土色曲霉等所引起,大多见于营养不良的甲。已确定白念珠菌及短帚霉可致感染,其他如念珠曲霉、黄曲霉、薰烟色曲霉、淡灰曲霉、聚多同霉、焦曲霉、杂色曲霉、头孢子菌、镰刀菌等均可致病。

2. 临床表现

(1)甲下型甲癣:常从甲板两侧或末端开始,多先有轻度甲沟炎,后来逐渐变成慢性或渐趋消退。甲沟炎可引起甲面有凹点或沟纹,开始为小而清楚的凹陷或带白色的斑点,持续不变或渐次波及甲根。一旦甲板被感染,即可形成裂纹、变脆或增厚,呈棕或黑色。甲癣的特征是甲下有角蛋白及碎屑沉积。正常情况下甲床不参与甲板的角蛋白形成,仅在甲板下形成角蛋白。当甲床中有真菌侵犯后,可刺激使其形成软而脆性的角蛋白,如此即可使甲变松,角蛋白沉积致甲板明显增厚。

(2)真菌性白甲(浅表性白色甲癣):初起为甲板表面发生一小的浑浊区,开始常呈点状,外形不规则,可以仅有一点或有多个小点,起于甲面的中央近新月区、甲的游离缘或其两侧皱襞。可局限于一处或波及全甲。甲面较软。有时也无任何症状,感染常持续多年。由须癣毛癣菌所引起的甲癣常较浅,无甲沟炎,常于甲床皱襞皮肤处见有脱屑,且多数只波及甲的一部分,有时也可波及全甲板。

由白念珠菌引起的甲真菌病多并有甲沟炎,起于两侧皱襞,可有少量积脓,其上的皮肤发红、肿胀、有压痛。甲之附近变为暗色,高起,并与其下的甲床分离,其后整个甲板被波及。而指甲较趾甲更易受染。多见于家庭主妇、炊事员及经常接触水的人。其甲板不像毛癣菌感染那样变软、发黄或发白,可仍如正常甲板那样发硬、发亮。

3. 预防及治疗

甲癣及甲真菌病的预防,首先是积极防治常见的癣病,在有甲营养不良时更应防止真菌感染。

甲癣为皮癣菌病中最顽固难治的一种,有时临床治愈后还可能再发,内服灰黄霉素虽有一定疗效,但治愈率低,疗程长。而长期服药后又易引毒性和副反应,故不宜作为甲癣的常规疗法。近来上市的一些新药大大改变了甲癣的预后,如每日服特比萘芬 250mg,连服 6 ~ 12 周;伊曲康唑 400mg/d,连服 7d、休息 21d 为一疗程,连续 3 ~4 疗程以上;亦可每周 1 ~2 次服氟康唑 150mg,连续 4 月以上,可治愈 80% 以上的甲癣。

一般甲癣及甲真菌病以局部疗法为宜:

(1)30% 冰醋酸外涂或 10% 冰醋酸泡病甲,每日 1 次,持续 3 ~6 月以上。涂药前若先将病甲刮薄,则疗效较好。涂 30% 的冰醋酸时应注意保护甲周的皮肤。

(2)6% 水杨酸、12% 乳酸、95% 酒精溶液、10% 碘酊或与 10% 乳酸各半涂病甲。其用法、疗程及注意事项同上,或用 40% 尿素软膏包敷后再移除病甲。

(3)8% 环吡酮胺指甲油先每隔日涂一次,一月后每周涂 2 次,3 月后每月涂 1 次,持续半年以上,也可治愈部分患者。5% 阿莫罗芬指甲油外涂也可收效。

(袁小英　蔡瑞康)

第七节　老年皮肤脉管性疾病

一、老年性紫癜

老年性紫癜(Purpura senilis)又名老年性人工紫癜(purpura factitia senilis),或称光化性紫癜(actinic purpura)。是老年皮肤退行性变化引起的皮下组织内血管脆性增加引起的紫癜性损害。

1. 病因及发病机理

因老年、日光、皮质类固醇激素的关系,皮肤松垂,皮下组织萎缩,血管失去支持而又缺乏弹性。另外,组织中吞噬细胞的吞噬能力减弱,故血液吸收迟缓,在细胞外渗处常遗留含铁血黄素沉着。老年人长期口服皮质类固醇激素,更容易发生此型紫癜。

2. 临床表现

患者为中老年,尤以65岁以上高龄为多。紫癜主要发生于手背、前臂或小腿等露出部位,在轻微外伤之后或自发发生1~5cm大小的暗红色淤点或淤斑,境界清楚,形态不规则,无自觉症状,经数周自愈。

3. 病理变化

红细胞外渗处的毛细血管完全正常,真皮上部显示弹性组织变性,下部有大量胶原纤维束萎缩。

4. 预防及治疗

一般不需治疗,可给予维生素C、E及烟酸。因皮质类固醇激素引起者酌情减量或停用。必要时可用激素同化剂。

二、老年性血管瘤(Angioma senilis)

老年性血管瘤(Angioma senilis)又名樱桃样血管瘤(cherry)、De Morgan斑或红宝石样痣。本病主要发生于中老年躯干部,为多发性鲜红色的小血管瘤。

损害为直径1~5cm丘疹,鲜红或樱桃色,逐渐增大,呈半球状,高出皮面1~2mm,质软,或呈海绵状,有时呈不规则形或蕈状,数目多少不定,用玻片压之可褪色。有时损害周围有缺血晕。本病亦可发生于青少年,中年以后随年龄增长而增多。主要发生于躯干和四肢近端,偶发于头皮和面部以及四肢远端,但不累及手、足。

组织病理示真皮内毛细血管增生,管腔狭窄,以后毛细血管扩张,管壁衬以单层扁平内皮细胞。必要时可用电解、冷冻治疗。

(袁小英　蔡瑞康)

第八节　老年大疱性皮肤病

一、天疱疮(Pemphigus)

天疱疮是一慢性、复发性、严重性表皮内棘刺松解性大疱性皮肤病,血清中有天疱疮抗体,属自身免疫性疾病,在正常皮肤或黏膜上出现松弛性水疱,Nikolsky征(尼氏征)阳性,预后不良。

(一)病因及发病机理

天疱疮目前认为是一种自身免疫性疾病,这是由于:①患者血清中存在天疱疮抗体,抗体的滴度与临床病变轻重有关,用血浆置换疗法除去天疱疮抗体,患者病情可暂时缓解;孕妇患寻常性天疱疮,其所生的子女,在生后数周内可有新生儿天疱疮,说明天疱疮抗体也能通过胎盘。②皮肤损害直接免疫荧光检查有明显的天疱疮抗体沉积,沉积部位与病变部位一致。③将高滴度天疱疮抗体患者的血清多次反复注射到兔皮肤内,可产生表皮棘刺松解。④将天疱疮抗体阳性患者的皮肤与正常皮肤进行培养，可见到表皮棘刺松解，其程度与天疱疮抗体滴度相一致。

（二）临床表现

天疱疮是少见皮肤病，30～50岁发病者占半数。男性和女性发病率相等。天疱疮可分为四型：即寻常型、增殖型、落叶型和红斑型。

1. 寻常型天疱疮

在外观正常的皮肤上，少数在红斑的基础上，突然发生自豌豆到蚕豆大水疱，有时也可达到鸡蛋到鹅蛋大，水疱圆形或不规则形，疱壁多薄而松驰。早期水疱疱液黄色澄清，无红晕，以后浑浊含有血液。

大疱可以发生于全身任何部位，但头面、颈、胸背、腋下、腹股沟等处比较多见。半数患者水疱可以初发于口腔，也可以皮肤、口腔同时发生。此外，亦可侵犯鼻、咽喉、眼结膜、肛门、尿道、阴唇、阴道、子宫颈、龟头等处黏膜。糜烂面极易出血，灼痛明显，唾液量增多。糜烂面难以愈合，有时会发展成溃疡，影响摄食、咀嚼、吞咽。

2. 增殖型天疱疮

常侵犯口腔、鼻腔、阴唇、龟头、肛门等处黏膜。黏膜上水疱极易破裂形成糜烂面，常引起剧痛，在口腔可影响进食。皮损好发于脂溢部位，如头面、腋下、脐窝、胸背、阴股部等处。初起是松驰水疱，极易破裂，形成糜烂面和蕈样、乳头状增生，在摩擦部位尤为明显。

3. 落叶型天疱疮

外观正常的皮肤或红斑上，发生松驰性大疱，疱壁极薄，迅速破裂，形成红色、湿润微肿的糜烂面，浆液渗出形成黄褐色、油腻性叶状结痂，痂皮中心附着，边缘游离，痂下湿润，有腥臭，糜烂面极易出血。有时水疱很不明显，患部皮肤充血、肿胀，表皮浅层剥离，形成糜烂及叶状结痂。有时不发生水疱，患处皮肤潮红肿胀及叶状痂皮，类似剥脱性皮炎，尼氏征呈阳性。皮损好发于头面、躯干。初期局限性、对称性分布，逐渐扩大，约71%病例最后泛发全身。

4. 红斑型天疱疮

本型较常见。皮损好发于头部、前额、鼻、两颊、耳壳，有时胸背部、腋窝、腹股沟也可被侵犯，但四肢很少波及。局限性红斑上有脂性鳞屑、黄痂。

四型天疱疮可以互相转化，寻常型天疱疮可以转化为增殖型和落叶型天疱疮，红斑型天疱疮可以转化为落叶型和寻常型天疱疮，落叶型天疱疮偶可转为增殖型天疱疮。

（三）病理改变

各型天疱疮病理变化的主要特点：

1. 寻常型天疱疮

①棘层下方，尤其是基底层发生棘刺松解，产生裂隙、水疱，基底仅剩一层基底细胞。②疱液中有棘刺松解细胞，细胞较棘细胞大，呈圆形，核浓缩居中，胞质均匀一致，核周有一圈淡染清晰区。③疱底有绒毛形成。④真皮上部轻度水肿，少数嗜酸性粒细胞、中性粒细胞浸润。

2. 增殖型天疱疮

①早期损害：棘层下方有棘刺松解、裂隙或空腔形成，可发现绒毛。②表皮内有嗜酸性粒细胞小脓肿。③晚期表皮角化过度、棘层肥厚呈乳头瘤样增生。病理变化类似寻常型天疱疮，但绒毛形成、表皮嵴下伸特别明显。皮损陈旧时组织象无诊断价值。

3. 落叶型天疱疮

①颗粒层及其下方发生棘刺松解，形成裂隙、水疱。②皮损陈旧者角化过度，角化不全，角栓形成，棘层肥厚，轻度乳头瘤样增生。③颗粒层细胞棘刺松解后其形态类似角化不良的谷粒细胞（核皱缩深染，胞质较红），有诊断价值。④真皮内中等量炎症细胞浸润，嗜酸性粒细胞较多。

4. 红斑型天疱疮

病变变化同落叶型天疱疮，但陈旧皮损毛囊角化过度、颗粒层棘刺松解、角化不良细胞常显著。

直接免疫荧光检查取皮损周围的外观正常

皮肤或新鲜皮损检查，几乎所有患者表皮细胞间有 IgG 和 C3 沉积，其它成分有 C1q 和 C4 沉积，20% ~40% 患者见到 IgG 和 IgM 沉积，常在天疱疮抗体出现前存在，病变消退后多仍阳性。红斑型天疱疮在暴露的皮肤除棘细胞间有 IgG 和 C3 沉积外，表皮基膜带有 IgG 和 C3 呈线状沉积。

（四）治疗

1. 一般治疗

皮损广泛者应予高蛋白、高热量、低盐饮食，补充多种维生素。注意水、电解质平衡。贫血及营养不良显著时应输血或血浆。精心护理，避免继发感染，有继发感染时应予足量敏感的抗生素。

2. 全身治疗

(1)皮质类固醇：它是目前治疗天疱疮的最有效药物，应尽量做到及时治疗，足量控制，正确减量，继用最小维持量。一般用量为泼尼松每日 60 ~120mg。高剂量组（ >120mg/d）比低剂量组(60mg/d)除控制症状较快外，在防止复发上并无不同。根据新起水疱数，糜烂愈合速度尼氏征转阴性和天疱疮抗体滴度来判断治疗效果。

(2)免疫抑制剂：常与皮质类固醇联合应用，可以降低皮质类固醇的控制量和维持量。可用环磷酰胺每日 100mg，或硫唑嘌呤每日 100mg，或甲氨喋呤每周肌内注射。环孢素 A 每日 2 ~ 3mg/kg，后者通过抑制 CD4 T细胞亚群起作用，长期应用可引起肾功能损伤。

其他少数患者用下列方法治疗有效。氨苯砜每日 100mg，或四环素每日 2g；单纯应用肝素或与皮质类固醇联合使用。

3. 局部治疗

皮损较少时，糜烂面外用锌氧油、2% 甲紫锌氧油。红斑损害可外用皮质类固醇霜。皮损泛发，渗液结痂较多时，如患者一般情况较好，可用 1:10000 高锰酸钾溶液或中药银花、地榆、秦皮煎液作药浴，可以清除痂皮、恶臭，减少疼痛。

口腔糜烂可用 2% 硼酸溶液或 1% 双氧水每 3 ~ 4h 漱口一次，含漱后外用 1% 甲紫液。疼痛明显者可在进食前涂用 3% 苯唑卡因硼酸甘油溶液或 1% 普鲁卡因液含漱。

二、大疱性类天疱疮

大疱性类天疱疮（Bullous pemphigoid）是一种获得性自身免疫性大疱性皮肤病，好发于老年人，为表皮下大疱，基膜带有免疫球蛋白和补体沉积，多数患者血清中有抗表皮基膜带自身抗体。

1. 病因及发病机理

大疱性类天疱疮抗原（BPAG）有两种：①主要抗原为 BPAG1，位于基底细胞内半桥粒附着斑处，为高分子量(23 万)的多肽。②次要抗原为 BPAG2，它是低分子量（18 万）的跨膜结构蛋白，氨基端位于基底细胞内半桥粒附着斑处，羧基端位于基底细胞外的透明板内，细胞外主要是胶原蛋白区，由非胶原区分隔成 15 段，现在用融合蛋白技术检测大疱性类天疱疮患者血清，发现类天疱疮 BPAG2 抗体阳性率明显增高，并认为在该病发病上起主要作用。抗基底膜带的类天疱疮抗体，主要是 IgG，有 IgG3 和 IgG4 亚型，前者最常见。也有 IgM、IgA、IgD 和 IgE。

2. 临床表现

本病多见于 60 岁以上老人，儿童也可以发病。性别上无明显差异。多数患者皮损泛发，好发于胸腹、腋下、腹股沟和四肢屈侧。15% ~30% 的患者皮损可局限性分布，如躯体，下肢尤为常见。初发皮损 70% 为水疱，少数是水疱合并红斑、丘疹。大疱多发生在红斑基础上，也可发生于健康皮肤上。水疱自樱桃大至核桃大，最大直径达 7cm，呈半球状，疱壁紧张，疱液澄清，久之因纤维蛋白凝固浑浊呈胶样，有时带血性。疱壁较厚，可数天不破裂。尼氏征阴性。水疱破裂后糜烂面不扩大且愈合较快，痂脱落后常留有色素沉着。皮疹成批出现或者此起彼伏。

8%～39%的患者可有黏膜损害,多在皮损泛发期或疾病后期发生,主要侵犯舌、唇、腭、颊、咽、会厌、外阴、肛周、食管等处黏膜,黏膜上发生小水疱,很快糜烂,较易愈合。

3. **病理改变**

表皮下水疱,疱顶表皮细胞扁平,排列紧密,无棘刺松解,陈旧的疱顶表皮可坏死、萎缩,水疱内为纤维素构成的网架,中含嗜酸性、中性粒细胞。疱底真皮乳头呈脂状凸入腔内似彩球。晚期水疱因基底细胞再生可形成表皮内水疱,在炎性大疱型类天疱疮中真皮内有大量炎性细胞浸润,主要为嗜酸性粒细胞,混有单核细胞和中性粒细胞,也可形成小脓肿,但以嗜酸性粒细胞为主。

直接免疫荧光检查发现在表真皮的基底膜带90%的患者可见IgG,100%的患者见到C3呈线状沉积,IgM、IgA、IgE、IgD也有少数报告。用氯化钠分离表真皮,本病IgG沉积在近表皮侧。

4. **治疗**

(1)皮质类固醇:泼尼松每日1mg/kg,多数病例用药1月后能控制,以后逐渐减量维持。维持量因病例而异,平均服药时间2年。

(2)免疫抑制剂:可单独或与皮质类固醇联合应用。硫唑嘌呤每日1.5～2mg/kg,环磷酰胺每日1.5～2mg/kg,4～6周方见效果。

(3)抗生素:四环素或红霉素每日1～2g,维持1～2月,每月减量500mg,直至停用。同时加服烟酰胺每日1.5～2g,对抑制表真皮处的炎症反应和增加表真皮联结有效。也可用米诺环素每日200mg。

(4)其他:半数患者用碘胺嘧啶和氨苯砜治疗可完全控制症状,用量见疱疹样皮炎治疗。

(5)局部治疗:同天疱疮。局限性类天疱疮长期用皮质类固醇制剂外用,多数患者可缓解。

(袁小英　蔡瑞康)

第九节　老年皮肤肿瘤

一、老年皮肤良性肿瘤

(一)脂溢性角化

脂溢性角化(Seborrheic keratosis)又名老年疣(verruca senilis)、基底细胞乳头瘤(basal cell papilloma),是因角质形成细胞成熟迟缓所致的一种良性表皮内肿瘤。以往曾认为本病是一种迟发上皮痣、良性上皮性肿瘤、老年皮肤变化或感染性皮肤病,但迄今确切病因尚不明。

1. **临床表现**

本病大多发生于老人,虽然亦可见于青年人,但一般均发生于30～40岁以后。男性大多在40岁以后,而女性在60岁以后。男性更多见。皮损初发最常见于面、头皮、躯干、上肢,但也可发生于体表任何部位,如项、颈、股部、臂部、小腿等,但不累及掌、跖。早期损害为小而扁平、境界清楚的斑片,表面光滑或略呈乳头瘤状,淡黄褐色或茶褐色。以后损害渐渐增大,底部呈圆、椭圆或不规则形,偶有蒂,直径自1mm至1cm,或数厘米,边缘清楚,表面呈乳头瘤样,渐干燥、粗糙,失去光泽,可形成一层油脂性厚痂。

本病可单发,但通常多发,多为20～40个,个别病例中可达百个以上。通常无自觉症状,偶有痒感。当发生于油脂溢出部位或摩擦外伤部位,皮疹可被刺激而发生炎症及上皮组织不规则增生,又称受刺激的脂溢性角化病。损害发生于头皮者并不影响头发生长。

病程通常缓慢,损害可向周围扩大,但也可融合成大块。无自愈倾向。虽有报告可并发基底细胞瘤者,但甚少见,故一般不认为是癌前病变。

2. 病理改变

本病从病理上可分为6型,即角化型、棘层肥厚型、巢状型、腺样型、刺激型与黑素棘皮瘤,但常混合存在。所有类型均有角化过度、棘层肥厚和乳头瘤样增生。其特点是肿瘤病变的基底位于同一水平面上,两端与正常表皮相连。各型变化各有不同。

3. 治疗

本病一般不需要治疗,而仅是美容问题。如有瘙痒或发生炎症,或诊断有问题时,则可手术切除。此外,可用激光、冷冻治疗。但如诊断尚未明确,治疗前最好先作活检,以免误诊。

(二)老年性皮脂腺增生

老年性皮脂腺增生(Senile sebaceous hyperplasia)又名老年皮脂腺症(senile sebaceous nevus)、腺瘤样皮脂腺增生(adenomatous sedaceous hyperplasia),是由于老年皮肤内正常皮脂腺增大所致,故属于良性病变。

1. 临床表现

皮损可单发或多发。好发于额部及颊部,通常为散在、隆起、圆形小丘疹,直径2~3mm,半球状,有时呈分叶状,质软,淡黄色或黄色。中央常见一脐状凹陷。个别病例表面尚可伴有点状角化。

2. 病理改变

多数皮损由一很大的皮脂腺组成,中央有一大的皮脂腺导管,周围有许多皮脂腺小叶成群地围绕。此导管开口于表皮,即相当于皮损中央的脐窝。如作连续切片,则可见所有的皮脂腺小叶都与此导管相连。临床上大的皮损则每个导管也绕有群集的皮脂腺小叶。大多数的皮脂腺小叶均已成熟,但有些在其周围仍可见一行以上未分化的生发细胞。皮脂腺的位置较浅,常与表面萎缩的表皮相连。

3. 诊断及鉴别诊断

本病的特征是在面部出现黄色小结节,而组织学上则见皮脂腺增生,但其他均正常。在鉴别诊断方面,包括皮脂腺痣与鼻赘等。个别病例尚需要与皮脂腺癌、单发性肥大细胞增生病及黄色瘤等鉴别,通常作病理检查即可解决。

3. 治疗

可将增大的皮脂腺破坏掉或切除,但可留下瘢痕,影响面容,故不一定治疗。有人用雌激素治疗,可获得暂时疗效。

二. 老年皮肤癌前病变

(一)老年性角化病

老年性角化病(keratosis senilis)又名老年角化病或日光性角化病。

1. 病因及发病机理

本病可能与由光化学改变的变性弹性纤维上的一种弱抗原决定簇的细胞免疫应答有关。

2. 临床表现

在日光照射的皮肤上初发单个或群集的小丘疹或结节,正常皮色、淡红或暗红色,逐渐扩大增多,形成斑块,中央凹陷呈环状或不整形,边缘光滑,具珍珠样色泽,呈堤状隆起。环的直径0.5~4cm或以上,3~5个至数十个不等,质较韧,略浸润,表面无鳞屑,无角化现象,环中皮肤外观正常或现轻度萎缩。各环可相互融合,但不发生溃疡。好发于额、颈、胸、上肢或后背等。经过慢性,自数月到数年。

3. 病理变化

主要以弹性纤维溶解性肉芽肿为主,即在病变浸润区内的弹性纤维消失,并被巨噬细胞吞噬。环状皮疹的周围皮肤真皮内有大量弹性纤维变性、变粗、卷曲,HE染色呈蓝色(正常的弹性蛋白和胶原纤维染成红色)。

4. 治疗

应用避光剂。外用皮质类固醇制剂。口服氯喹有一定疗效。

(二)黏膜白斑

黏膜白斑(Mucosal leukoplakia)又称外阴

白色病变,发病年龄及部位同白色角化病,但损害为增厚的浸润斑块,边缘清楚,可有皲裂,个别呈小片糜烂溃疡,多数患者伴有局部瘙痒。

1. 病理

角化过度,棘层肥厚,有异形细胞及角化不良细胞。如不典型细胞自上皮向真皮内增生,则为癌变的先兆。

2. 鉴别诊断

与白色角化病区别,后者组织学上属良性型,而黏膜白斑为癌前期病变。临床上应除外其他原因所致的黏膜白色损害,如念珠菌感染,白癜风等。病理上也要除外由其他病变引起的黏膜上皮增生,如扁平苔藓、硬化萎缩性苔藓、外阴神经性皮炎等。

3. 治疗

可用中药外洗或外涂皮质类固醇制剂,长期不愈的患者应做活检,必要时手术切除治疗。

(三)Hutchinson 雀斑

Hutchinson 雀斑(hutchinsons freckle)又名 Dubreuilh 癌前限局性黑变病(Dubreuilh′s melanosis circumscipty precancerosa)。本病发生于老年人,由于日光中紫外线损伤皮肤,对黑素细胞有累积性突变作用。

1. 临床表现

面、颈部出现孤立性褐黑色色素沉着斑,颜色不均匀,边缘不整,缓慢增大,直径大于6mm,数年可达6cm。通常40~50岁以后发病,侵袭生长很慢,一般要10~15年。

2. 组织病理

早期表皮突变平,黑素细胞增大、异型。逐渐黑素细胞增多,不规则排列在表皮真皮交界处;进而异型黑素细胞呈灶性聚集,向表皮移行;最后黑素细胞更不典型,成为原位恶黑。约有1/3损害的黑素细胞穿过基底,侵入真皮成为黑素瘤,并有转移的可能。

3. 治疗

早期手术切除可治愈。

三. 老年皮肤恶性肿瘤

(一)Bowen 病

Bowen 病(Bowen′s disease)过去曾长期误认为是一种癌前期病变,后来认识到此病的病变虽然能长期限于表皮内,但其本质为真性癌变,是一种表皮内鳞状细胞癌,故又称为原位鳞状细胞癌,也有称之为皮肤原位癌、表皮内鳞癌。

1. 临床表现

本病可发生于身体任何部位的皮肤或黏膜,多发于头面部和四肢,早期为淡红色或暗红色丘疹和小斑片,一般无自觉症状,表面有少许鳞屑或结痂,逐渐扩大后则常变成大小不一、形状不规则的斑块,直径可达10cm以上,呈圆形、多环形、匍匐形或不规则形,皮损表面平坦,以角化过度和结痂多见,可见白色和淡黄色鳞屑,或棕色、灰色厚的结痂。损害边缘清楚,稍隆起。触诊时其边缘和底部较硬,边界明显。表面呈扁平或不规则高起,或呈结节状,底部少有浸润。如出现溃疡,常为侵袭性生长的标志。本病多为单发,但也有多发,甚至广泛分布者,病程缓慢,出现后可迁延数年至数十年。

2. 病理改变

表皮角化过度、角化不全以及棘层肥厚,或伴有浅表结痂。通常表皮嵴延长增宽,甚至将乳头压成细束状,基底细胞层仍完整,表皮与真皮界线清楚,大部分细胞不典型,表现为细胞的形态与大小不一致,胞核大而深染,有些核可为正常细胞核的1~2倍,形成瘤巨细胞,核仁常较明显,胞质在核周可呈空泡状。

本病的基底膜带是完整的,若有一小部分基底层有破溃,结果形成真正侵袭性生长的鳞癌。

3. 治疗

如皮损不大时,最好作外科手术切除。一般损害可采用冷冻、电烧灼和激光等治疗。用境界线、X线、镭和钴等放射治疗,则应用肿瘤量。

（二）帕哲病

1. 临床表现

帕哲病（Paget's disease）发生于40～60岁女性单侧乳房，初在乳头、乳晕及其周围，呈湿疹样外观，为境界清楚的红色斑片，多有渗出、结痂或角化脱屑。逐渐向周围扩大，经数月或数年后，往往稍有浸润，甚至发生溃疡。也可发生于男性乳房、阴部、肛周、腋窝、脐窝等处，称之为乳房外Paget病，皮疹表现与乳房相似。

2. 病理变化

表皮及毛囊内散在或群集大而圆的Paget细胞。Paget细胞可沿汗腺导管、汗腺、毛囊及皮脂腺蔓延。真皮内常有明显炎性反应。Paget细胞PAS耐淀粉酶染色反应阳性，DOPA反应阴性。

3. 诊断及鉴别诊断

应注意本病临床表现似湿疹样变化，但基底有浸润，境界清楚，好发于乳房及富有大汗腺的部位。病情缓慢进展，持续存在，对症治疗无效。年龄在50岁以上，活检发现表皮内Paget细胞，可确诊。应与湿疹，Bowen病及黑素瘤鉴别。

（三）基底细胞癌

1. 病因

基底细胞癌（Basalioma）病因尚未明确。但长期日晒、摄入无机砷或含砷较高的饮水及食物等，易发生此肿瘤。

2. 临床表现

本病常见于老年人。主要发生于面部，早期为表面光亮的具有珍珠样隆起边缘的圆形斑片，表皮较薄，常可见少数扩张的血管，仔细观察尚可见雀斑样小黑点。也可表现为淡红色珍珠样苔藓丘疹或斑块。表面稍有结痂，或伴有糜烂、溃疡。

3. 组织病理

此瘤的特点为不对称，可与表皮相连，有时破溃，边界大多清楚，有些呈浸润性生长，边界不规则。瘤细胞在周边排列成栅栏状，中央无一定排列方式。

4. 治疗

手术切除或放射治疗。

（四）鳞癌

皮肤鳞状细胞癌（简称鳞癌）（Squamous Cell Carcinoma）又叫表皮样癌或棘细胞癌，是一种常见的皮肤癌，可发生在皮肤或黏膜。

1. 病因

尚未明确。但紫外线、放射线、砷剂和煤焦油等化学致癌剂均可成为诱因。本病亦常发生于某些慢性皮肤病的基础上。如烫伤瘢痕、慢性放射线皮炎、寻常狼疮、老年角化病、黏膜白斑和慢性溃疡等。

2. 临床表现

本病常见于50岁以上的男性。可发生于皮肤或黏膜的任何部位，尤其易发生在日光曝晒部位（约占90%）。皮损形态可分为二型：①菜花样型：初起为淡红或暗红色疣状隆起性斑块，基底坚硬，呈菜花状，表面可见毛细血管扩张，附以痂屑，顶部常有角质物附着，若将角质强行剥离，基底容易出血。②溃疡型：常发生在慢性溃疡或烫伤瘢痕上，中央破溃，形成火山口样溃疡，边缘宽而隆起，并常呈菜花样外翻。发展较快，向深部侵袭可达肌肉或骨髓。有粘臭的渗出物，周围充血。两型均可发生转移，特别易侵犯附近淋巴结。

3. 组织病理

表皮细胞排列紊乱。类似表皮细胞的瘤细胞浸入真皮，呈团块状分布，为分化程度不同的非典型鳞状细胞，角珠也是常见的特征变化。瘤细胞侵入越深、未分化细胞越多，则恶性程度越大。Broders根据分化细胞的比例分为Ⅳ级：Ⅰ级分化良好的细胞超过75%，Ⅱ级超过50%，Ⅲ级超过25%，Ⅳ级低于25%。

4. 诊断与鉴别诊断

对长期日晒或接触放射线部位及慢性皮肤病的损害上出现角化、增生等变化时应提高警惕，及时做病理检查，以求尽早诊治。应注意与非癌性溃疡，尤其皮肤结核、梅毒、麻风等鉴别。皮肤黏膜交界处的损害与乳头状瘤、巨大尖锐湿疣等区别，必要时需做病理检查。

5. **治疗**

手术切除或放射治疗，必要时可加用化疗。

（五）基底鳞状细胞癌

基底鳞状细胞癌（Basal squamous cell carcinoma）系指基底细胞瘤中尚有鳞癌成分，约占基底细胞瘤的10% ~20%。肿瘤生长较快，临床表现同基底细胞瘤，但转移情况则同鳞癌。在病理变化上，Darier 等首先假定基底细胞癌具有鳞状细胞癌的形态特征，已识别其称之为中间型上皮瘤的两种类型的基底鳞状细胞癌。一为混合型，即具有灶状鳞状细胞化生和角化的角珠；另一为中间型，即在交织成网状的狭窄条束中有两种细胞，外层深染的基底细胞和较基底细胞大而淡且界限明显的内层细胞，后者具有处于基底细胞和鳞状细胞之间的特点，少数人虽然同意基底鳞状细胞癌或中间型癌的存在，但多数人认为基底细胞瘤和鳞状细胞癌的组织发生完全不同，因而不可能有两者之间的过渡型。

本病常常需与下列疾病鉴别：角化型基底细胞瘤，虽有角化珠甚至角质囊肿，但角化区并无鳞癌形态。基底细胞鳞状化生，鳞状细胞无异型。基底细胞瘤和鳞癌的混合瘤，系两者混合而不是一种瘤的两种成分，此种混合瘤的临床表现同鳞癌。

（六）恶性黑色素瘤

恶性黑色素瘤（Malignant melanoma）又称黑色素瘤（melanoma）、黑色素肉瘤（melanosarcoma），是起源于黑色素细胞和痣细胞的恶性肿瘤。占皮肤恶性肿瘤的第三位。

1. **病因**

本病病因不明。可能的致病因素有：①日光照射。②种族与遗传，如白人发病率比黑人高，恶性黑色素瘤有家庭史占3%，可能为常染色体显性遗传。③前驱病征恶变，如恶性雀斑样痣，交界痣等。此外创伤、刺激、病毒感染、免疫功能低下、内分泌紊乱等被认为是可能致病因素。

2. **临床表现**

好发于中老年，临床分为五型：

（1）浅表播散型：又称湿疹样癌恶性黑色素瘤。本型最常见，多发于非暴露部位，皮损稍隆起，外形不规则或边缘呈锯齿状。直径在2.5cm左右，呈褐色、黑色、粉红色或白色，色泽多变为其主要特点，先水平生长，后垂直生长为侵袭性恶黑而产生溃疡。该型生长缓慢，转移较晚。

（2）结节型：只垂直生长，初发呈蓝黑色斑块或结节，周围绕以红晕，可迅速增大并破溃，形成溃疡或蕈状、菜花状。易早期转移，预后差。

（3）恶性雀斑样痣型：由恶性雀斑样痣演变形成。损害先水平生长而后垂直生长。常见于老年人面部，初发为雀斑样，颜色不均匀，向下侵袭生长时可出现蓝色皮内结节。本型生长缓慢，转移迟，预后较好。

（4）肢端雀斑样痣型：先水平后垂直生长，好发于掌跖、甲下和黏膜，特别好发于足跖，呈深褐色至黑色深浅不一的斑疹或斑块，边缘不规则，境界不清。本型在原位生长时间短，很快发生侵袭性生长，预后与肿瘤侵袭程度有关。

（5）无黑素型：初发为皮色丘疹或结节，以后增大隆起如蕈状或菜花状，似鳞癌。本型组织学上为色素细胞，但无黑色素。多见于女性，生长快，75%有转移，转移后常找不到原发灶。

3. **病理改变**

特征是表皮内有许多黑色素瘤细胞分散和呈巢状分布，并可扩散直达真皮甚至皮下脂肪层。黑素瘤细胞为多形性，体积较大而深染，胞核大，明显异形，有核分裂相和核仁，胞浆内含有色素颗粒。对多巴和酪氨酸酶呈强阳性反应，无色素型用银浸染可证明其含有黑色素。

4. 治疗

早期广泛局部切除，雀斑样痣恶黑主要采用中子束放疗，必要时可采用化疗、免疫治疗、综合治疗等。

（袁小英　蔡瑞康）

参考文献

1. 潘天鹏，石津生. 现代系统老年医学. 北京：科学出版社，1998：700 – 726.

2. 陈洪铎. 主编. 皮肤性病学. 第四版. 北京：人民卫生出版社，1999.

3. 赵辨. 主编. 临床皮肤病学. 第三版. 江苏科学技术出版社，2001.

第三十四章　老年康复医学

第一节　概　述

“康复医学”是在医学领域发展过程中继第一医学“临床医学”和第二医学“预防医学”后的第三医学，已受到医学界普遍重视。

一、康复医学定义

“康复”(rehabilitation)和“康复医学”(rehabilitation medicine)是指人因病伤致残后如何康复的医学科学，即对因病伤致残者，如何应用各种综合协调的治疗方法，使其受损的身心、社会功能障碍及早恢复，重返适当的正常生活。

二、康复医学工作范畴

“康复”是针对病伤残者的功能障碍，提高其功能水平，使之尽快恢复身心健康至最佳状态，达到能生活自理和回归社会，承担起应负的社会职能。

“康复医学”的对象包括先天发育致残者，更多的是因急、慢性疾病和老龄化带来的功能障碍者。功能障碍是指身体和心理不能发挥正常功能的状态，因而达不到最起码的生活自理的要求。因病伤致残者的功能障碍，可以是现存的或潜在的、部分的或完全的、可逆的或不可逆的。因此，康复医学既涉及整体康复，也涉及预防工作；既涉及可逆的部分功能障碍的治疗，还涉及不可逆的致残情况作出辅助恢复部分功能的工作。这就决定康复医学是涉及临床多学科性、广泛社会性的生物工程、物理技术和相应的器械制造工业等多领域的一种极端复杂的医学工程模式。

三、康复治疗常用方法

(1)病因疗法：针对原发病进行病因治疗。主要是研究根治原发病的有效药物。

(2)物理疗法：采用电、光、声、磁、蜡、水、压力等物理因子治疗。对炎症、疼痛、偏瘫、局部肌肉痉挛和血液循环障碍等是常用的、效果较好的治疗方法。如经皮神经电刺激用于镇痛，局部和整体水疗及功能性电刺激用于恢复代偿肢体和脏器功能，压力治疗用于防止瘢痕增生等。

(3)运动疗法：通过各种自动运动以改善功能的方法。运动多以徒手形式进行，也可借助器械，达到增强肌肉力量、增进运动的协调性、改善机体的平衡稳定和对运动的耐力等。总之，经科学的运动疗法，达到防治肌肉萎缩、骨质疏松、骨关节强直，以及肢体变形等并发症的发生。

(4)推拿疗法：按摩、推拿是一种被动运动疗法。推拿疗法已形成一专门医疗学科，在中国已培养出一批又一批的专业治疗医师，有的不仅名誉全国，还名扬海外。

(5)针灸疗法：针灸是中国传统医学数千年来极为有效的康复疗法，早已形成一专门学科体系，并传扬至海外。

(6)作业疗法：为促进致残患者功能障碍的恢复，首先要解决的是适应日常生活的自理问题。如设置带有扶手的场地，包括泥土地、石板地、沙子地、草地和木板地进行走步功能的锻炼，设置各种门把、开锁、电话等设备，供用手操作的锻炼，装备天秤供称食物需要的重量，以备配餐进食自理等。

(7)心理疗法：对病伤残者心理障碍，可通过心理状态的检测，采用精神支持、行为指导、情绪开导、音乐疗法等心理治疗手段，促使患者恢复心理健康。

8、文体疗法：组织患者进行力所能及的、有益的、有节制的文娱体育活动。一方面可促进功能障碍的恢复，另一方面通过活动，有利于心理健康。

上述所有康复治疗方法均应在专业医护人员的指导下进行。

四、康复医学评定工作

康复医学评定工作是指对因病伤致残者功能的恢复状况进行评定工作，以确定其功能修复的程度，达到生活自理和适应工作的可能性。因此，康复评定(rehabilitation evaluation)是康复医学的重要组成部分。

(一)康复评定的目的

(1)确定伤残患者的伤情及康复治疗的方向：对伤残者的康复评定首先是确定其功能障碍部位、功能受损程度，然后确定康复的目标和需配合的康复方法。

(2)拟定有效治疗方案和及时评定康复效果：伤残者的功能障碍经积极治疗后部分患者可获痊愈恢复健康，但多数患者的功能损害存在不可逆性，因此需作出阶段性的客观评定，不断修改继续康复治疗的方案。

(3)统一康复评定衡量标准及对康复效益的评估：康复治疗的目的是提高患者的健康水平和生活质量，同时也应顾及减少个人、家庭和社会的负担。但康复患者的治疗效果情况千差万别，必须有统一评定标准，以利比较不同治疗方法的疗效差别，作出更好、更有效益的康复措施。

(4)进行预后的评估：对伤残患者的预后经康复评定，预测其治疗后可能取得的发展方向，不仅可作为拟订康复治疗计划的依据，也可使患者和家属有所心理准备，作好长期阶段性治疗的持久战打算。

(二)康复评定的内容

(1)单项评定：指对某项单一功能的评定。如运动或感觉、手指或步行、语言或心理等单项功能评定。

(2)个体评定：指对日常生活自理活动能力的评定。

(3)全面评定：指对个体融合于社会功能状态、能否从业的评定。

(三)康复评定的基本要求

康复评定工作必须达到：

(1)评定结果的可信性：康复评定工作必须有明确的标准，包括术语有明确的定义、指标为公认的条件，达到评定结果有可靠的依据。

(2)评定结果的有效性：为确保评定的有效性，必须经过对大量群体资料进行统计分析论证，确定正常范围、正常和异常的界限，评定的假阳性率和假阴性率，从而制订功能“适应行为的量表”(adaptive bebavian scale)，作为建立评定常规模式的依据。

(3)评定标准的灵活度：评定方法应充分反映病情的演变进步。即根据不同功能的恢复情况，分别拟出评定等级。如无功能的0级，到逐渐恢复功能的1～4级，直至恢复功能的5～6级。这样有助于鼓舞医患人员对康复治疗的共同信心。

(4)评定结果的统一性：为使制订的功能评定项目和量表达到可比性，必须做好评定功能量表的统一工作。因此，任何康复评定量表必须经过可信度、有效度和灵活度等综合检验后才能被公认推广应用。

第二节　康复医学发展简史

一、西方康复医学简史

西方医学在古罗马、希腊时代就有采用光电、运动、海水等方法用于治疗残疾人。但“康复医学”的形成、确立和发展成为专门学科，至今还不到半个世纪。

1910年“康复”(rehabilitation)一词开始被提出，应用于建立残疾人的康复机构的命名，并为残疾人制定法律，从而形成“康复医学”。1917年在纽约成立世界上最初的残疾者康复综合治疗中心(“残疾和丧失劳动能力者院”)，同时开展康复医学职业训练。至20世纪20～30年代发展了增加肌力训练原理和徒手肌力测定法。在第二次世界大战期间，用理疗体疗法开创了物理治疗学，有力地推动了康复医学的兴起。

1940年后，由于抗生素的问世，感染性疾病得到较好控制，人的寿命大大延长，患脑血管意外后遗的肢体功能障碍成为康复医学的重要对象，发展了以神经学原理为基础的治疗方法。至20世纪60年代后，康复医学发展成为一门独立学科。1969年创立“国际康复医学会”。

1970年以后，康复医学在日本和欧美各国得到大力发展，从此康复医学的教育和科研体系均取得显著进展。1979日本康复学会确立了对康复专科医生的培训和考核制度，促使康复医学走上规范化之路。

当前康复医学已发展至专科化趋势，已形成骨科康复学、神经康复学、老年康复学等专门学科。

二、我国康复医学简史

我国自古以来即重视康复医学。《内经·素问》成书于春秋战国时，即有针砭、灸焫、导引、热烫等疗法的记载。

随着现代康复医学于20世纪60年代末成为一门独立学科，我国于80年代以来开始重视康复医学工作，并迅速发展，逐步形成一门独立的学科。

《康复医学》专著于1984年由康复医学研究会主编，卫生部部长钱信忠撰写前言，全书共62万字(人民卫生出版社)。1990年中山医科大学卓大宏主编《中国康复医学》，全书共169万字(华夏出版社)。1993年同济医科大学南登昆和首都医学院缪鸿石主编《康复医学》，作为高等医学院校参考教材推出，全书47万多字(人民卫生出版社)。至2000年出版《康复医学理论与实践》，缪鸿石任主编、南登昆等任副主编，全书分上、下两册，共335万字(上海科学技术出版社)。

《中国康复医学杂志》于1986年创刊，由中华人民共和国卫生部和中国康复医学会主管、北京中日友好医院主办，迄今发行至22卷。同年武汉同济医科大学主办《中国康复》双月刊，也发行至今有22卷。1995年由北京中国残疾人康复协会、中国医师协会和中国康复研究中心主办《中国康复理论与实践》创刊，迄今也已发行了13卷。

由于有关康复医学的专著和权威性期刊的推出，中国的康复医学工作在近20多年来逐步受到医学界的重视，也取得明显进展。康复医学在我国已从20世纪80年代以来，逐渐发展成为正式的独立学科，全国各地成立了各级康复医疗机构，医学院校相继开设康复医学教学课程，开展培养研究生工作。中国康复医学会、中国残疾人康复协会、中华医学会物理康复学会等学术团体组织相继成立。

1989年12月国家卫生部发布医院分级管理(试行草案)时，将全国所有医院按功能和任务的不同，分为一、二、三级。一级医院是卫生院、基层医院，为一定社区服务，设床位20张以上。二级医院面向多个社区提供卫生服务，病床不少于100张。三级医院是国家最高层次的医疗卫生服务机构,病床不少于500张,是全国各省、自治区、直辖市的医疗、预防、教学、科研相结合的技术中心,负责有医疗、预防、康复和保健服务任务,其中康复服务包括医院内康复和社区康复两个方面。并规定二、三级医院必须设立康复医学科,属于一级临床科室。由于国家各级医疗行政管理部门的干预,康复医学工作得到极大地推进。

第三节　老年康复医学工作范畴

老年康复医学工作的重点对象是老年人因病伤致肢体活动或特定器官功能发生障碍而致残的常见老年病。

一、脑神经系疾病

(一)脑血管意外

脑梗塞和脑出血是引起老年人肢体功能障碍最常见的病症。

脑血管意外发病的特点是起病急骤,在短时间内出现因脑局部组织损伤而引起相应的运动、知觉、意识、认知、语言、精神情绪等肢体感觉和运动,以及社会适应能力的功能障碍。引起脑血管意外的病理基础有两大类。一类是缺血性病变,包括暂时性脑缺血发作(TIA)、脑血栓形成和脑栓塞症;另一类是出血性病变,包括脑出血和蛛网膜下腔出血。导致脑血管意外的可能病因为全身性动脉粥样硬化症、高血压病、心脏病并心房纤颤、血液流变学异常、糖尿病、血液病,以及嗜好烟酒和不良饮食习惯等。

据统计,脑血管意外在我国中老年人中的年发病率为219/10万,患病率为719/10万,死亡率为116/10万,致残率占80%,复发率占41%。因脑血管意外致残后,不仅影响患者的正常生活,也将增加家庭和社会的负担。因此,对脑血管意外的发病必须进行积极预防,及早诊治,从而达到早日康复的目的。

(二)震颤麻痹

震颤麻痹又名帕金森病(Parkinson's disease),是一种进行性脑神经系退变性疾病。病变主要在锥体外系统的黑质和纹状体,由于多巴胺生成减少(可能因神经毒素引起?),导致体内多巴胺与乙酰胆碱、组织胺和5-羟色胺等神经递质系统之间的平衡关系遭受破坏。主要表现为:①肢体震颤。以上肢远端较重,常影响手的功能。②肌肉强直。全身肌肉均可受累,一般屈肌受影响较重,造成关节活动受限。③行走障碍。表现为起步困难,步态慌张。④发音障碍。言语表达不清。⑤表情障碍。面部无表情,呈"面具脸"样。⑥心理障碍。情绪抑郁、缺乏主动性、思维迟钝及记忆力减退。同时可伴有自主神经功能障碍,包括吞咽困难、流涎、多汗、便秘等。

震颤麻痹的发病情况,国外统计其患病率占人口的0.25‰~0.6‰,西方白种人的患病率为0.66‰~1.87‰,日本为0.37‰~0.8‰。美国报道全国现震颤麻痹患者约100万,每年约有5万新发生的患者。我国于1983年报道,据6个城市的调查统计,震颤麻痹的患病率为0.57‰;但50~59岁组患病率为0.92‰,60~69岁组为1.45‰,70岁以上组高达6.15‰。因此,随着我国人口寿命的不断延长,老龄人和高龄人越来越多,震颤麻痹的发病也日渐增多,因此必须重视震颤麻痹的康复医学工作。

(三)老年期痴呆

老年期痴呆主要包括两类疾病,即老年性痴呆和血管性痴呆。老年性痴呆又名"阿尔茨海默病"(Alzheimer's disease),病因尚不完全清楚,可能存在遗传因素(约40%的患者有阳性家族史)、免疫缺陷、神经变性和缺乏神经营养因子，以及铝中毒学说和慢病毒学说等。血管性痴呆多因老年人频发脑梗死后造成脑神经组织萎缩，尤其是皮质细胞和锥体细胞的丧失，导致脑功能的锐减。早期表现为记忆力减退和人格改变，老人常健忘、注意力分散、办事疏忽，或多疑、自私、吝啬、情绪不稳，理事困难，甚至认知障碍、言语倒错，出现失语、失认和失用及行为失控等严重痴呆表现。

据流行病学调查，欧美国家统计 60 岁以上痴呆的患病率为 10%，80 岁以上为 20% ~ 30%；全部痴呆患者中老年性痴呆占 52.8%，血管性痴呆占 21.5%，混合性痴呆占 16.5%。日本 1985 年统计，老年性痴呆占 13.5% ~ 18.2%，血管性占 59.6% ~ 65.0%，混合性占 7.5% ~ 10.1%。我国北京、上海地区调查，60 岁以上痴呆患病率为 3% ~ 4%；北京报道以血管性痴呆居多，上海报道以老年性痴呆居多；男女发病大致相等。

老年人患痴呆症后对老年人本身和社会的安全都是很大的问题，搞好老年人痴呆的康复工作也很艰巨。

二、骨骼肌肉疾病

（一）类风湿性关节炎

类风湿性关节炎是以慢性、多发关节及其周围软组织炎症的一种全身性结缔组织疾病。病变主要侵及手足等小关节和腕踝关节，可同时累及关节滑膜、韧带及附近肌腱、骨骼，尚可累及心、肺和血管。受累关节可红肿痛、晨僵。血沉增快，类风湿因子呈阳性。

类风湿性关节炎可发生在各年龄段，但在中老年人中多见。其发病原因可能是自身免疫性反应。可以发病急，多数呈慢性发病。发病后除受累关节红肿痛以外，主症是关节活动功能障碍。病情进展可急可缓，预后各不相同，多数症状可暂时缓解，或反复出现，并逐渐增重，或转为慢性、终身带病。因此，类风湿性关节炎虽然死亡率极低，但致残率很高，必须重视其康复医疗工作。

（二）老年人骨折

老年人骨折多见，病因在于人进入老年后易患"骨质疏松症"。老年妇女存在"绝经后骨质疏松症"，因此，骨折在老年妇女中更多见。常见老年人骨折有股骨颈骨折、尺桡骨骨折和脊柱骨骨折。

股骨颈骨折最容易在老年人中发生，常常在平地摔倒时、或从床上摔下地、或突然扭曲下肢，甚至无任何明显外伤情况下即可发生骨折。骨折后常伴有肌肉、肌腱、韧带、血管、神经等软组织损伤，导致疼痛及功能障碍。股骨颈骨折后，临床上尚存在骨质不易愈合和股骨头缺血坏死的问题。因此，股骨颈骨折后应及时合理治疗，以利其完全康复。

桡骨下端骨折多发生在老年人跌倒用手掌着地时，因扶撑肢体重量时，所产生的外力作用于桡骨下端松骨质与密骨质交界处而造成骨折。当尺骨同时骨折时称为"Colles 骨折"。腕部骨折后常出现剧痛、肿胀，活动受限，可伴有皮下瘀血；手指常处于半屈位，不能握拳；当正中神经受损伤时，可有手指麻木，并出现手指关节功能障碍症状。必然涉及如何合理治疗和康复等复杂问题。

脊柱骨折在老年人中常见单纯椎体压缩性骨折。多侵及下段胸椎及上段腰椎骨。发生隐性压缩性骨折后，可无任何明显症状，也可出现腰背痛。但由于椎体骨压缩变形，常致脊柱稳定性差，受损脊柱周围肌肉发生废用性肌萎缩，老人身高变矮。因此，引起一系列的治疗和康复问题。

三、心血管系统疾病

（一）冠心病

冠心病患者发生急性心肌梗死后的康复问题，包括心功能恢复的评定、体力康复的要求，如何做到早期下床和自主活动，逐步过度到职业康复。急性心肌梗死后的康复过程，还存在不能被忽视的心理康复问题。

（二）周围血管闭塞性动脉硬化症

下肢闭塞性动脉硬化症在老年人中多见。由于下肢供血不足，早期出现“间歇跛行”，病情进展可发展为“静息痛”，乃至“肢端坏疽”而致残。随着人口平均寿命的不断延长，人群中的老龄人口越来越多，下肢闭塞性动脉硬化症的发病也日渐增多。必须重视全身性动脉硬化症的防治和康复工作。

（三）糖尿病性肢端坏疽

糖尿病性微血管病变极易导致肢端坏疽而致残，且因肢体末端供血不足而造成剧烈的缺血性疼痛。多年来对糖尿病性肢端坏疽的治疗和康复工作已取得较多进展，并有待进一步研究探索提高。

（四）深静脉血栓

深静脉血栓形成是由于下肢静脉系统内血凝块形成而致血管闭塞，下肢静脉血回流受阻的病症。下肢静脉血栓形成可发生在成年人的任何年龄段，但在老年人中多见。多因患者长期卧床、下肢肌肉收缩功能降低，或久坐致血液存积于静脉系统，兼之老年人血液凝固性增高而发病。据统计，脊髓损伤患者中，深静脉血栓发生率高达40%～100%。

下肢静脉血回流受阻后，大腿和小腿可明显肿胀，而致活动受限。发病后如未及时处理，一旦栓子脱落可并发肺动脉栓塞而致猝死。因此，必须重视下肢深静脉血栓形成的及时治疗和康复工作。

四、呼吸系统疾病

（一）慢性阻塞性肺病

慢性阻塞性肺病（chronic obstructive pulmonary disease，COPD）涉及到肺康复问题。

COPD不是一种独立的疾病，而是以气道阻塞为其特征的、活动后出现呼吸困难的一组临床综合病症，包括慢性支气管炎、慢性支气管哮喘和肺气肿。重症患者可发展至肺心病和肺性脑病，属重症呼吸衰竭的并发症。

我国调查慢性支气管炎的发病率是（3000～5000）/10万人口。COPD对健康的威胁仅次于心血管病和癌症。肺气肿中80%由慢性支气管炎引起。吸烟是引起慢性支气管炎和肺气肿的罪魁祸首。由于受到医学界和社会的重视，我国对COPD的预防、治疗和康复已总结出一整套切实可行和有效的措施，包括肺康复医生和护士的培训，合理的药物和物理治疗安排，训练患者进行呼吸卫生自我保健和运动锻炼调整方案，以及社会心理干预和家庭治疗方案等措施。

（二）肺癌

原发性支气管肺癌，简称肺癌（lung cancer），为最常见的恶性肿瘤。肺癌的发病年龄在40岁左右开始增加，高峰发病年龄在60～75岁，因此在老年人中发病率高。肺癌在我国全部恶性肿瘤死亡率中居第三位；如将城、乡分开统计，城市抽样地区位居第一，农村抽样地区位居第四。目前肺癌的死亡率呈上升趋势，约逐年递增为2.0%～4.7%，预测到2025年我国因肺癌死亡的人数可达90万。

造成肺癌的病因复杂。公认的发病因素有吸烟、大气污染、职业性因素、肺部慢性病变瘢痕刺激等，此外，尚可能与病毒、真菌、免疫失调、内分泌变化和家庭因素等有关。

由于患肺癌后，可早期出现远端骨转移和脑转移，使老年人早期出现肢体功能障碍而致残的表现。宜重视对肺癌的积极预防、及早治疗和合理康复的工作。

五、消化器官疾病

（一）吞咽困难

吞咽困难是指食物从口腔、食道到胃的过程中发生困难的一种病症。病因除口腔、咽部和食管局部疾患致吞咽动作受障碍外，尚可因脑中枢神经疾患，尤其是锥体外系统和延髓病变致第Ⅴ～Ⅻ脑神经受损，影响咽喉部司吞咽的肌组功能而产生。也可发生于患全身性肌病时。

吞咽困难将严重影响患者的正常生活。如发生食物被误吸入气管，可导致吸入性肺炎而危及老人生命。导致吞咽困难的病因众多、且病理基础复杂，必须认真研究引起吞咽困难的原发病的治疗和康复问题。

（二）胃肠大手术后

老年人胃肠道大手术后，如全胃切除术后、大部小肠切除后的短肠综合征、肠外瘘等，常遗有如何维持营养的问题。故在20世纪70年代以前，胃肠道大手术后并发营养不良的高达25%～60%。自20世纪70年代以后，由于营养支持治疗得到迅速发展，对临床营养支持的要求不仅仅是为维持机体最基本的氮平衡方面，而是更进一步研究如何维持细胞代谢，如何保持组织器官的结构和功能，以及调控免疫和内分泌功能的平衡等多方面复杂的多种营养因素的支持治疗，达到从根本上促使病体的康复。

经数十年的研究和探索，已认识到临床营养支持已是不可或缺的、具药理作用的治疗方法，可誉之为“药理学营养”（pharmacological nutrition）。现有效的临床营养支持疗法有两大类：

（1）经肠营养（enteral nutrition，EN）：又称“全肠内营养”（total enteral nutrition，TEN）。肠内营养方法包括：①经口肠内营养。即经口摄入膳食，或吞咽液体膳食。②经管肠内营养。即用导管将液体膳食送入胃肠道，简称“管饲”。

经肠营养的优点是并发症少，易操作，价格低，尚能维持小肠绒毛和黏膜的完整性，可减少细菌和毒素的移位。

（2）肠外营养（parenteral nutrition，PN）：又称“全肠外营养”（total parenteral nutrition，TPN）。用于胃肠功能几乎全部丧失时。

（三）便秘

凡粪便排出困难，不能维持每日的正常排便，且粪便坚硬、便量减少、便后无舒畅感者，称为“便秘”。

老年人便秘可以是习惯性功能性便秘，也可以是多种疾病引起的排便障碍。如胃肠道梗阻，因良、恶性肿瘤、肠粘连、憩室炎等引起；肛裂、痔疮、肛旁脓肿等肛门周疾病，因疼痛影响排便而造成便秘；老年人患慢性心肺脑疾病、消耗性恶性肿瘤、糖尿病神经病变、甲状腺功能低下、低血钾症等全身性疾病，造成排便动作无力而致便秘。

老年人便秘日久后，可有头晕、头痛、乏力、焦虑、心烦意乱等主诉。严重的便秘可导致肛门脱垂、肛裂出血等难以忍受的病痛。

调治老年人便秘，应根据不同病因，从饮食管理、良好的生活习惯，并配合合理的中西药治疗，可达完全康复。

（四）直肠癌

直肠癌是老年人中常见的胃肠道肿瘤。患病后可出现便血，常被误为痔疮或痢疾，延误对直肠癌的诊断。低位的直肠癌根治术常保留不住肛门，需在腹壁作结肠造瘘，即在腹部做永久性人工肛门。这就给患者带来如何过好正常生活和达到合理的康复水平的问题。

（五）肝硬化腹水

肝硬化是因肝细胞广泛性变性坏死，纤维组织增生，造成肝小叶结构破坏、肝脏变形变硬，成为临床的肝硬化症（liver cirrhosis）。导致肝硬化的病因有慢性病毒性肝炎、慢性酒精中毒性肝炎、药物和化学毒物所致中毒性肝炎。

肝硬化重症者可导致门静脉高压（portal hypertension），并发脾脏充血肿大、脾功能亢进致全血减少，食管下端及胃底静脉曲张，出现腹水。晚期患者可因曲张静脉破裂致上消化道大出血，因肝脏缩小和肝功能衰竭而致肝性脑病，即肝昏迷。并发腹水重症时，需放腹水作为暂时放松腹部不能忍受的压力的对症治疗。

因此，对肝硬化患者应及早作合理的治疗，达早期康复而不至于发展到后期的重症并发症阶段。即使已经发展至严重的门静脉高压的一系列并发症，也应认真配合中西药治疗，促使重症逆转到向康复的方向过渡。

六、泌尿系疾病

（一）排尿障碍

老年人发生排尿障碍包括尿潴留和尿失禁。

凡调控膀胱排尿的中枢神经或周围神经发生病变后引起的排尿功能障碍而致尿潴留者称为“神经源性膀胱尿道功能障碍”。在老年人中多发生于：①大脑疾病。如脑血管意外、帕金森病、脑肿瘤、痴呆等。②脊髓疾病。如椎管狭窄、脊髓肿瘤。③周围神经病变。如糖尿病神经病变、带状疱疹、马尾神经损伤等。此外，男性老人常因前列腺增生而致排尿困难。

老年人发生尿失禁者多见于泌尿系感染。

面对排尿障碍的老年人，应根据不同病因进行及早和有效的防治和合理的康复措施。

（二）慢性尿毒症

老年人患慢性尿毒症者，多因患肾脏实质性损伤疾病导致慢性肾功能衰竭引起，包括肾动脉硬化、缺血性肾病、糖尿病肾病、痛风肾、尿路结石致慢性尿路阻塞、慢性肾盂肾炎、肿瘤和多囊肾等病症。

老年人发生慢性肾功能衰竭时，可因逐渐增重的氮质血症造成一系列临床症状：①神经系统：头晕头痛、烦躁、失眠、表情淡漠，或出现幻觉、谵语，严重时发生昏迷。②消化系统：恶心、呕吐、厌食、腹痛、腹泻、口腔有尿味。③血液系统：明显贫血。④心血管系统：心悸、气短、高血压、心包炎、心力衰竭。⑤呼吸系统：因酸中毒而出现呼吸深且快，可发展至急性肺水肿。⑥代谢内分泌系统：高脂血症，水电解质酸碱平衡紊乱。

老年人患慢性尿毒症者，经针对性病因治疗、抗肾性贫血治疗、纠正水电解质酸碱平衡失调以及抗感染治疗，争取及早将病情得到控制稳定，走向康复。一旦肾功能衰竭进展加重，经中西药治疗无明显效果时，将过渡到血液透析和肾脏移植治疗。

七、耳鼻喉科疾病

（一）老年性聋

老年性耳聋是由于年龄的增大、听觉器官发生缓慢的进行性老化，从而出现听力减退的一种老年生理现象。据调查，正常人的听力以30岁为顶点最高峰，以后缓慢下降，50岁以后听力开始渐渐减退，65岁以后听力减退者占72%。因此，听力随年龄的增长而逐渐减退是任何人不可避免的老年变化表现。老年耳聋除生理性老化之外，也可因患某些疾病而致聋。

老年聋根据病理改变的不同可分为三类：①老年性聋：属生理性。耳老化组织呈低传感觉，神经结构退化。②加速型老年聋：听力减退除主要由于年龄性老化外，加有其他因素的影响而造成，如遗传、饮食营养和环境因素等。组织学改变近似老年聋，但退化性改变较重，且病理改变局限于耳蜗。③疾病性耳聋：耳聋由特殊疾病引起。如梅尼埃病、耳硬化症、中耳炎等。

（二）喉癌

喉癌是头颈部常见恶性肿瘤。据北京、上海、天津等地肿瘤医院统计，喉癌的发病率占全身肿瘤的1.2%～1.6%，占头颈部恶性肿瘤的3.3%～8.1%。上海耳鼻喉科医院统计，喉癌在耳鼻咽喉恶性肿瘤中居第3位，占12.32%（180/1461）。在中国，喉癌的发病率北方高于南方，东北地区更高，男多于女。喉癌的致病原因，可能与吸烟和大气污染有关。此外，长期从事以发声发音为职业者应警惕喉癌的发病。

患喉癌后早期可有咽喉部异物感，或声音嘶哑。晚期可出现呼吸困难。

对喉癌主要采用放射治疗或手术治疗,或两者综合应用,或配合冷冻和激光治疗。做全喉切除治疗者,在康复中常遗有以下需待解决的问题:①发声问题。由于手术后患者失去声带,无法发声,将失去与别人进行语言交流的功能。这就涉及如何训练食管发声语言的问题,以及安装人工喉、制造"人工声门"等问题。②气管通道保护问题。当全喉切除、做颈部气管造口时,因空气不经鼻腔和口腔、得不到湿润,患者常感气管内干燥不适,容易发生下呼吸道感染。因此,应注意气管造口的保护,可覆盖潮湿的纱布。患者需绝对禁止烟酒。环境需保持空气清新和适中的温度湿度。③患者颈部做根治性清扫术者,因手术时切断胸锁乳突肌和支配斜方肌的副神经,术后可出现肩下垂、肩活动障碍、肩关节周围炎和粘连性滑囊炎等需待康复治疗的问题。

(三)声带麻痹

声带麻痹系指喉肌运动神经功能紊乱引起的声带运动障碍。

在老年人中导致声带麻痹的常见病因:①颅脑病变。如脑血栓、脑出血、脑肿瘤、脑外伤等病损害核以上病变,直至大脑皮层喉运动区。②迷走神经损伤。颈部淋巴肉瘤,鼻咽癌、肺癌、胃癌等颈部转移癌,侵及颈段迷走神经。③喉返神经损伤。甲状腺手术易伤及喉返神经,气管食管恶性肿瘤侵及左喉返神经,右锁骨下动脉或无名动脉的动脉瘤压迫右喉返神经,肺癌致纵隔淋巴转移等。

喉返神经麻痹可以是单侧、也可以是双侧同时受损。治疗康复应根据不同病因采取相应措施。

第四节　老年康复医学工作方向

康复医学是继第一医学"临床医学"和第二医学"预防医学"后的第三医学。在医学模式发展过程中最早形成的是"临床医学",也就是人病了就自然要找医生看病,这就是第一医学模式,即"临床医学"。久而久之认识到很多种病完全是可以预防的,从而形成第二医学模式,即"预防医学"。再后来认识到有些病经治疗后还遗有需康复的问题,进而形成第三医学模式,即"康复医学"。这第一、第二、第三医学都是医务人员的本分工作。为发挥社群人员本身的积极性,注意自身的保健,可更好地减少发病,又形成医学模式的第四医学,即"自我保健":也就是医务人员可将防病知识教给广大群众,让人人做好自我保健,达到从日常生活中减少发病、保持自身的长久健康。

当前世界卫生组织(WHO)将此四种医学模式定为:①保健医学。②预防医学。③治疗医学。④康复医学。这种提法和决定存在两个值得探讨的问题:

1. 模糊了医学模式发展阶段的历史性进程的概念。

2. 有些用词混淆不清、含意不准确。

"保健"的概念应包括两部分工作。一部分是医务人员的工作,即从事预防注射和开展宣教工作;另一部分是交给社群人员自己做的自我保健工作。也就是包括第二医学"预防医学"和第四医学"自我保健"。WHO关于①保健医学和②预防医学这种提法,不免带来概念的混淆。

"治疗"的概念应该是更广义的。"临床医学"主要是治疗,但"康复医学"也完全离不开治疗。这样把"治疗医学"替代"临床医学"作为医学模式提出,显然含意是不够确切的。

据此,医学模式的发展阶段,回到原来历史性进展原貌,仍沿用"临床医学"为第一医学,"预防医学"为第二医学,"康复医学"为第三医学,"自我保健"为第四医学,将更合理、更清楚而被普遍接受。

其实医学模式的发展早已进入“第五医学”阶段。“临终关怀医院”的建立,以及“安乐死”的立法问题也在世上争论了很久。因此,“临终医学”应是医学模式发展的第五医学,只是还未被医学界所公认而已。

老年康复医学工作方向必然将与其他医学模式相紧密结合。

一、老年康复医学与临床医学

第一医学临床医学的工作范畴重点有二。一是做好常见老年病的早期诊断和及时治疗工作,争取为后续康复医学工作打下有利的基础。二是研究常见老年病的病因和病机,如能将病因去除,阻断病理改变的发生,将达到从根本上减少可能致残的常见老年病的发病。

探讨老年病的病因应将基因研究列为重点。很多易致残的老年病,如帕金森病、老年性痴呆、老年耳聋,乃至糖尿病、肥胖症和癌症等,通过基因缺陷的探索,找出有效的防治措施。通过基因工程尚可修复免疫缺陷,治疗精神思维智能障碍,延缓衰老。

因此,老年康复医学工作必须首先立足于做好常见老年病的日常临诊防治工作。

二、老年康复医学与自我保健

医学模式的第四医学“自我保健”,是指医务人员应将健康保健知识交待社群的所有人员,让群众自我保护,掌握良好的生活习惯,做到少发病,善养病。事实上很多致残的老年病常常起病于中青年时。举例:20 世纪 90 年代,笔者为电力局一名干部会诊“肝病”,查体中发现右足背动脉博动消失,超声诊断为右股动脉闭塞性动脉粥样硬化症。当时患者年仅 39 岁,无何主觉不适,如不及时治疗,病情必然进展至“间歇跛行”和“肢端坏疽”而致残。其发病年龄之早,很可能与不良生活习惯相关。至于男性在 30 岁以前发生急性心肌梗死的也不少见。这些惊心动魄的事例唤醒我们必须做好群众的“自我保健”宣教工作。号召年轻人在日常生活中能自律,做好自我保健工作,必然可在其进入老年后少患致残性老年病。

三、老年康复医学与临终医学

老年人患病至终末期,是让其自然死亡?还是可采用“安乐死”的方法?根据中华民族关于尊老敬老爱老的优良传统,如果将老年康复医学工作做好,就根本不存在需否“安乐死”的问题。一般老年人患癌症至晚期,可能出现厌世和早死的念头。出现这些极端的想法无非两个原因:一是癌症剧痛难以忍受,二是认为癌症是绝症,早死可少花医药费,减轻家庭和社会的负担。这就涉及到如何做好对癌症患者的康复医学工作的问题。

如能把癌症患者的康复医学工作做好,认真研究解除癌症患者的病痛,减轻患者的身心痛苦,就可使患者抛去厌世的念头。同时,将康复医学中的心理康复工作做好,就自然不存在需否“安乐死”的问题,更不存在对安乐死的立法问题了。

(四)老年康复医学与中国传统医学

老年康复医学必须与中国传统医学紧密结合,必须充分发挥中国传统医学的优势,为致残老年患者的康复提供充分的保证。

《中国康复医学杂志》于 1986 年出刊以来,设了“传统医学与康复”专栏,将中国传统医学与现代医学研究方法相结合,使传统康复医学的工作逐步被提升至更科学和更客观的水平。北京宣武医院报道,评估针刺对意识障碍患者大脑皮质的即刻作用,通过针刺 30 例意识障碍患者,经脑电信号描记采集分析,看到针刺在促醒过程中存在对皮质即刻反应的作用。武汉中西医结合医院报道,观察中药脑缺血合剂(天麻钩藤饮加味)对大鼠局灶性脑缺血的保护作用,结果显示在脑缺血组织处丙二醛(MDA)含量升高,超氧化物歧化酶(SOD)含量下降;用中药脑缺血合剂的大鼠具清除过多自由基的能力,从而减轻由氧自由基介导的脂质过氧化反应,促成对脑组织的保护作用。上海华山医院康复医学科报道,对 20 例原发性骨质疏松症患者(男3例,女17例。平均年龄66.05±6.60岁)用“补肾健脾中药片”(天津出品)治疗后,主症骨痛明显改善占70%,腓肠肌痉挛缓解达86.6%,X线骨密度测定在骨质疏松部位骨密度T值平均值较治疗前有增加。广东中山大学附属第一医院报道,调查82例老年髋部骨折手术后发生抑郁症者占30.49%,明显多于社区一般老年人的发病;并经老年抑郁量表问卷、评分、统计,结果显示抑郁程度明显影响患者术后的康复水平。福建中医学院附属第二人民医院报道,对80例急性脑卒中患者,随机分为中医康复单元组和普通病房对照组各40例。中医康复单元用针刺,同时做失语训练和肩周功能锻炼。经WHO生存质量测定表、Fugl-Meyer运动评分量表和Barthel指数评定运动功能和日常生活活动能力。结果:治疗后中医康复单元组所有评定指数均明显高于普通病房对照组。结论:采用中医康复治疗急性脑卒中能明显改善患者的运动功能、日常生活活动能力,提高生存质量。

通过上述中国传统医学与老年康复医学研究工作多方面的紧密结合,使传统医学的精华,从阴阳五行、四诊八纲、脏象和脏腑辨证等中医基础理论,结合代医学的电生理学、组织生物化学、代谢免疫学、X线骨密度测定以及智能量表问卷评分等现代科学研究方法,使中国传统医学在与老年康复医学的结合工作中,起积极肯定的促进作用。

五、老年康复医学与老年社会学

中国老龄委办公室于2007年12月公布:我国60岁以上老年人口已达1.43亿,占总人口的11%以上。目前我国约有3250万60岁以上的老年人需要不同形式的长期的医护人员照顾。预计到2050年老年人口总数将超过4亿,所需的照顾老人的医护人员越来越多。当前为解决老人和社会所需,各种形式的敬老院和养老院正在兴起。根据需要,有的地区陆续建立“老年日托所”。老年日托所中一般都设有床位和娱乐设施。老人白天送到日托所,在专职人员照顾下进行健身按摩、棋牌娱乐等休闲活动,晚上回各自家中享天伦之乐。但据统计,我国目前共有各类老年人社会福利机构3.8万个,床位数112.9万张,平均每千名60岁以上老年人拥有床位8.4张,仅占老龄人口总数之0.84%,远远不能满足大多数老人的需要。

患病后需康复的老人不可能长期住在医院里治疗。建立“老人康复疗养院”势在必行。大城市可利用城乡接合部的乡镇有利条件,建立康复病房,一方面建房用地投资较城市要节省,再则靠近城市可利用就近的高水平医护人员的优势,保证康复医疗的高水平。这种将老年康复医学和老年社会学工作紧密结合在一起,是解决当前面临的老龄化社会问题的必由之路。

六、老年康复医学与教育学

随着老年康复医学工作任务的越来越重,老年康复医学专业人才的培养问题尤显突出重要。

经康复医学工作者近20多年的努力,康复医学教育工作已逐步走上正轨。以北京为例,首都医科大学已建立康复医学学院临床康复教研室,下设中国康复研究中心,并在附属北京宣武医院设康复医学科。1995年创刊《中国康复理论与实践》月刊,迄今已发行13卷。2000年缪鸿石教授主编《康复医学理论与实践》专著,由上海科学技术出版社出版,共上下两册,计335万字。这种医、教、研三结合的方式,对康复医学专业工作起很大的促进作用。

首都医科大学康复医学学院临床康复研究室报道对康复治疗专业有关教学临床科研等方面的经验,总结为4点:①激发学习兴趣,培养科研素质。②明确介绍临床科研基本步骤。③学习新知识,关注循证康复医学。④改革考试方式,注重能力培养。华中科技大学同济医学院附属协和医院康复科报道,根据我国康复医学教育现状,必须加强医学生对早期功能康复的认识,讲课内容要突出重点,指导学生良好的学习方法，充分运用多媒体教学优势，使教学形象化、直观化。

首都医科大学附属宣武医院康复医学科报道培养康复医学专业高级研究生的工作经验。根据当前研究生缺乏创造力和参与实践能力差等表现，对培养和提高康复医学研究生自主创新能力的途径是：更新康复教育观念，建立多层次、多样化和多元化的教育培养立体体系，改革传统单一模式的课堂教学，变"填鸭式"讲解为"启发式"诱导教育，将被动式学习方法改为发挥研究生主动性的学习模式，并创造条件，积极鼓励研究生多直接参与科研和社会实践活动。

康复医学具多科性、广泛性和社会性的特点，是一门应用性、技能性很强的，含生物、心理、物理、化学、工程等复杂的医学模式学科。因此，康复医学专业人才的培养也有其特殊性，也关系到康复医学事业可持续发展和康复医学总体水平提高的重要问题。康复医学研究生教育是培养康复医学领域高素质人才的重要基地。自主创新能力是高层次康复人才的核心素质。因此，培养研究生的自主创新能力，是康复医学专业研究生教育中亟待解决的中心问题。

鉴于康复医学是集医学诸多学科专业知识为一体的一门医学工程，而康复医学又是与社会多个学部学科紧密结合的医学科学模式，因此，很难仅用一个章节充分反映我国康复医学全貌。本章着重介绍康复医学的基本概念、康复医学简史、老年康复医学工作重点范畴和老年康复医学主要研究方向。目的在于为读者起到引导作用，并留有充分探讨的空间。至于对每一种致残的老年病的系统康复观念和合理的康复途径，可参阅各种专科专著作深入探索和应用。但愿老年康复医学工作经同道们的共同努力，能得到不断充实、发展和完善。

（潘天鹏　高　和）

参考文献

1. 袁英．吴东宇．杜巨毅．等．针刺对意识障碍患者皮质作用的脑电非线性分析．中国康复医学杂志，2007，22(11)：971－973.

2. 李斌．张红东．易艳东．等．中药脑缺血合剂对大鼠局灶性脑缺血的保护作用．中国康复医学杂志，2007，22(5)：309－310.

3. 罗娟．胡永善．吴毅．等．补肾健脾中药治疗骨质疏松症疗效观察．中国康复医学杂志，2007，22(10)：923－924.

4. 许红玲．成守珍．黄东峰．老年骨质疏松患者抑郁程度与康复效果的相关性研究．中国康复医学杂志，2007，22(11)：1024.

5. 陈立典．林秀瑶．陶静．脑卒中中医康复单元对急性脑卒中患者生存质量的影响．中国康复医学杂志，2007，22(11)：1026.

6. 刘根林．康复治疗专业临床科研概论教学策略浅析．中国康复理论与实践，2007，13(8)：791－792.

7. 杨朝辉．加强医学生康复医学概念的几个问题．中国康复理论与实践，2007，13(8)：796－797.

8. 宋为群．王茂斌．论康复医学研究生自主创新能力的培养．中国康复医学杂志，2007，22(9)：836－837.

第五篇

老年人护理

△ 老年护理概述

△ 老年常见内科疾病护理

△ 老年常见疾病围手术期护理

第三十五章　老年护理概述

老年问题和老年人的医疗护理问题，一直为人们所关注。随着社会的进步和科学的发展，人类寿命逐渐延长，老年人口数量和占总人口的比例逐渐增多，出现人口老龄化。我国在20世纪末已进入老龄化社会国家行列，老年护理工作者应依据各年龄层次老年人的健康和疾病护理特点和老年人的特殊规律，做好老年护理工作。

随着医学模式的转变，护理也逐渐从过去单纯的照顾患者的基本生活和疾病护理，扩展为全面照顾患者生物、心理和社会方面的需要。WHO对健康的新的定义，即：健康不仅是没有疾病，而是身体、精神和社会的完全安适状态。故要做好老年护理工作，首先要了解老年人的生理、心理、社会变化特殊性，在老年医学和基础护理、专科护理的基础上，依循老年人与老年患者的生理、病理变化规律，实施护理，并突出老年人安全护理、老年患者病情观察等特殊规律和护理需要。

一、老年人患病的特殊性

组织结构和生理代谢功能随着增龄衰老必然发生一系列变化，使老年人患者临床表现明显区别于中青年人。故护理过程中，要了解并避免、控制易患诱发因素，加强对高危人群的密切观察，指导老年人加强自我保健意识，增强自护能力和增加安全意识，健康养生，适量运动，避免过劳、跌倒外伤，合理饮食，避免突然用力、过度负重、用力排便，掌握老年人用药量及观察不良反应等。

1. 生理功能减退

常患多种慢性病，如呼吸、消化、心脑血管疾病。临床表现可不典型，常表现为病情重而症状轻，易忽略其病情的严重性而延误治疗和抢救时机。

2. 多脏器病变

常有多脏器同时或先后被累及，使病情复杂，故观察病情要细致、严密，要有预见性地扩展思路，不能简单从事。老年人易发生多器官功能衰竭，即两个或两个以上器官在短期内相继出现功能衰竭，多见于某种诱因如感染、手术、外伤、精神刺激等应激反应后。

3. 潜在的不安全因素增加受害率

（1）骨质疏松致外伤后骨折发生率高；动作不灵敏，反应变慢，易发生外伤等。

（2）窒息：咳嗽反应效应低，排出异物能力降低，易造成窒息等意外。

（3）其他意外：烫伤、跌倒、褥疮、脱水等。

4. 老年痴呆

智能和认知障碍，主要表现为识别力、语言、记忆力、视觉和人格等方面的改变。目前在治疗上尚无立竿见影的特效药，只能改善症状，注重心理护理方法，积极的预防护理保健作用越来越被重视。

5. 老年猝死

在6～24小时内出乎意料地突然死亡。老年猝死多见于：

（1）心源性：首位病因是冠心病。过度劳累、饮酒、应激、饱餐、用力排便等诱因促发，在慢性心肌缺血缺氧的基础上使心电不平稳致心室颤动，恶性心律失常而致猝死。

（2）非心源性：多见于脑卒中，主动脉破裂，酷似急腹症或心梗，各种阻塞性呼吸道窒息猝死。

（3）药源性：①补液过速过量，引起急性左心衰或热源反应导致死亡。②强效利尿致严重脱水、电解质紊乱，促发心脏骤停。③镇静、麻醉药过量或使用不当可引起意识模糊，抑制呼吸。④药物过敏致休克。

二、老年护理的特殊性

老年人是人群中需要特殊关注的。由于老年人的身体功能发生变化，所以患病表现与处理方法有别于中青年人，从而在医疗护理领域中形成老年医学和老年护理学等专门学科。鉴于老年期人体衰老变化等特点，必须认识到老年人的“健康”是相对的，对老年人而言，衰老、疾病与健康之间并无明显界限。健康老人也存在一些潜在的功能不全，年龄越大衰老越严重，更需要关心和照顾。

三、老年护理要求

（1）周到，细致，耐心，热忱：老年人是青年人的前辈，需要受到尊重。社会角色改变后，活动范围缩小，老年人常有孤独感，需要热忱；患病后生活自理能力改变，需要科学的评估和周到细致的支持。

（2）有预见性的监护措施：因老年人患病常症状不典型，要熟练掌握病情变化规律，以免延误抢救时机。

（3）耐心听取患者主诉：尤其在听力障碍、沟通困难时，要想办法并避免厌烦情绪，表情和语气要亲切、真诚。

（4）突出安全意识：注意加强防范措施，及时落实，如防坠床，防摔伤，防烫伤，防窒息，加强病情突变的应急措施。

（5）普及健康教育：提高老年人的防病与自我保护能力。无论医院或社区，都要针对不同老年患者或健康老年人进行相关疾病的知识宣传、指导，改变不良生活习惯，改善生活质量。对丧失听、说能力的老年人，应与其家属或陪护主动沟通，及时解决潜在的不安全问题。

四、老年护理进展

人口老龄化是社会进步的标志，目前世界上已有50余个国家进入老龄化，如美国、英国、法国、意大利、日本等，我国在20世纪末刚步入这一行列。老年人对家庭、社会都做出了重大贡献，尊老、敬老、爱老已成为文明进步的标志，各国对老年医疗和护理都给予高度关注，保障老年人老有所养，病有所医，健康长寿，晚年愉快已成为社会的责任。各种形式的老人照顾如健康老人托老所、敬老院，针对老人的需要完善社区服务、家庭病房等。我国人口基数大，老龄化发展速度超过其他发达国家，面对白发浪潮的到来，我们还有许多不足，应积极主动应对，不断改进完善。

第一节　心理护理

心理是人脑的功能，是人的感知、记忆、思维、意志、气质、性格、人格、能力等现象的总称，是大脑对外界事物的反应。在老年护理过程中应用心理学的知识，去探索老年人的心理规律，用最佳的心理护理措施来影响老年人的心理活动，使之利于疾病的转归与健康的恢复。老年人群又有不同的年龄层次、性别、籍贯、民族信仰、文化职业和经历，有性格差异，不同的家庭背景。身患不同的疾病，产生不同的心理和心理反应，如焦虑、恐惧、期待等不同心理变化。做好老年护理，应了解、掌握老年人心理变化的规律。避免不良的心理刺激，如不安全感、受威胁感、受损失感；要指导、帮助老年人提高对外界不良刺激的适应能力，重视心理卫生，加强心理保健，防治心身疾病。

一、老年人心理变化特点

人的生命在退化衰老过程中，脑组织也逐渐发生形态结构方面的变化，使老年人的心理活动也随之改变。

（一）身体衰老退化引起心理变化

年老是一种生命过程，是生物发展的必然规律，具有普遍性，不论多么健康的人，终究会衰老。随着增龄，耳聋眼花、体力减退，这并不是疾病的反应，尽管是健康的老年人，在生理上、心理上与青壮年也有不同，给老年人生活带来不便，使其烦恼，影响生活质量。老年人的感知改变表现：

(1)感觉减退：视觉出现老花、听力、嗅觉减退，痛觉、触觉、温度觉有不同程度减退。

(2)智力减退：可因人而异，一般在60余岁后明显，并受教育水平、生活经历、生活及家庭环境和成年期智能保护等因素的影响。但有些方面如知识的广度，实际判断力，解决困难的能力，语言表达熟练等能力，不受年龄影响。

(3)记忆力减退：通常出现较早，对近期等记忆不良，对新事物学习记忆较年青人困难。对远期事物记忆良好，因记忆力减退，可出现定向障碍。

(4)情绪改变：在老年人群中，情绪改变差异较大，受外部客观现实的影响的特殊反应，可分为心境、热情、激情、应激。而情绪与人的健康和疾病有极为密切的关系。①愉快积极的情绪可以促进疾病痊愈，能提高大脑皮质的张力，通过神经生理机制，保持机体内外环境的平衡。在患病情况下，情绪稳定，可增进食欲，保障睡眠，机体充分休息调养，提高抗病能力。②消极情绪可扰乱生理活动而出现生理功能障碍，持久的精神刺激，可导致器质性病变，如冠心病、溃疡病、原发性高血压等。③消极情绪可加速疾病恶化，加速病情发展，如心梗和脑血管意外等。

(5)性格改变：一般认为老年人对身体功能状态过于关注，自尊心强、固执、易激动，对外界环境有些淡漠、刻板、缺乏兴趣，不易改变已形成的生活习惯，不易适应环境。但某些疾病可引起明显的多年形成的稳定的个性特征发生改变。

(6)行为改变：由于大脑皮质下部受皮质控制减弱，产生某种行为改变，如多疑、依赖、易激动。

(二)社会角色与家庭变故的影响

老年人必然要经历离、退休的过程。岗位的变化，社会角色及相应的责任、义务、权力的改变，使不少老人感觉权力小了，身份低了，活动范围小了，对外联系少了，不被尊重了，心理上产生孤独、失落感，子女亲友忙于工作，感到孤寂、烦闷，易激动、急躁、伤感。美国心理学家马斯洛说："尊重、重视与被尊重、被重视及自我实现是人的基本需要的一部分。"老年人有很强的自尊心，希望被人、被社会承认，不愿被认为人老无能。在护理过程中要理解、保护其自尊心，使其乐观面对现实。

家庭变故对老年人更是极大的打击，美好和睦的家庭是老年人心身健康的基地。社会心理学家认为"成双性是人的自然本性"，老年夫妻相互依伴，不仅互相照顾，更是精神依托。一旦丧偶，虽是自然规律，但对老年人打击不可忽视，尤其是突然死亡，给配偶以强烈的心理刺激。尤其老年男性，依赖性强，缺乏独立生活能力、体力，甚至失去生活乐趣，故心理支持、安慰、理解和同情、心理疏导很有必要。

(三)疾病对老年人心理的影响

(1)患病和功能减退：患病给人带来不同程度的痛苦体验，老年人由于各系统的生理功能减退，患病机会增加，一旦发病，则病程长，康复慢，并发症多。

(2)慢性病多，长时间受病痛折磨：老年人由于常同患数病，反复发作，几种病互相影响，增加了治疗的难度和延缓治疗，造成严重的心理压力和经济负担，尤其当生活不能自理，担心成为家人的"累赘"时，则对治疗缺乏信心甚至产生绝望。

(3)留恋生活，回避死亡：老年人更有强烈的生存欲望，尤其是重病卧床、晚期癌症患者，其生存欲望是健康人难以想象的。常表现出不安全感，忌讳谈论死亡。护理人员应理解老人的心情，尽力减轻其痛苦，增加舒适感，用良好的语言，给老人以最大的心理支持和满足，使他们有尊严地度过高质量的晚年。

二、心理护理概念、目的、原则

（一）心理护理概念

心理护理是通过护患间的交往，解除患者的心理困扰，协调各方人际关系，调整患者的心理，使之配合医护诊治，以利早日康复。良好的心理状态、愉快的心情，能使人精神振奋，增强战胜疾病、克服困难的信心和力量。从某种意义上讲老年人的心理健康比生理健康更重要。广义的心理护理，指护士在护理工作中，以良好的医德和服务赢得患者的信赖与合作，使患者树立战胜疾病的信心，促进康复。狭义的心理护理，指护士运用心理学方法，通过人际交往与沟通，以行为影响、改变患者的认知，调整患者的情绪。

心理护理在新的医学模式的指导下，强调人的社会属性，强调人与环境相协调、身心统一，对患者实施整体护理，并依据不同年龄、性别、民族、职业、文化背景、生活习惯、不同经历、不同疾病的不同阶段的心理变化，实施护理。

（二）心理护理目的

（1）密切护患关系：取得患者的信任是护理成功的基础。通过与老人的沟通，缩短护患之间的心理距离，了解其心理状态，消除各种紧张因素，使其配合治疗、护理。

（2）调动患者潜能：护理目的与患者求治的目的是统一的。主动沟通，使老人消除紧张、陌生、焦虑情绪，了解老人需求，激发治愈的信心。

（3）指导帮助老人自我护理：在疾病的转归过程直至治愈出院，任何一环节都离不开护理的帮助、支持，并随时进行健康教育，使老人了解良好的自我保健对身心健康的重要性。在病症恢复期，克服被动依赖，克服消极情绪，促进康复。

（三）心理护理原则

（1）交往原则：交往是心理联系和心理沟通的形式，是人类共同活动的产物，心理护理包括医生与患者，护士与患者、与家属之间的交往，交流情感为的是满足患者的心理需要，消除老人的孤独、不安全感。

（2）服务原则：老年期潜在的危机和应激因素比较多，都威胁老年人的健康，为老年患者提供周到、细致的护理才能解除病痛，要通过心理护理（语言、热情、尊重）满足患者的心理需要。

（3）启迪性原则：对老人的身心健康给予启迪和必要的暗示，如恢复健康的希望，心理冲突的疏泄，修身养性的启示，激励，调动患者的潜能（暗示疗法）。

（4）应变原则：心理护理要求护理人员在职业道德基础上具有应变能力，除需具有严谨认真的观察判断力、熟练的专业技能外，还应学习相关的社会科学与人文科学知识，才能做到随机应变。

（5）应用性原则：心理护理是护理工作中重要的组成部分，是职责要求的内容之一。通过与老年人主动沟通，用心理护理的技巧来影响和改变老年人不良的心理状态和行为，满足老年人的心理需要、调整情绪，使老年人正确面对社会角色的转换和家庭变故等。

三、心理护理方法

（1）了解老年人：为做好老年及老年患者的心理护理，必须熟悉老年人的心理变化特征，并针对千差万别的各种老年人实施护理。

（2）尊重老年人：人都有尊重、被尊重、被重视的心理需要，不论社会地位、职务高低，不论贫富、健康和疾病，老人在社会和家庭中都应被尊重，尤其在患病特殊环境中。所以，在照顾和护理老年人的时候，首先要理解、尊重他们，主动地打招呼，耐心倾听主诉、意见，积极处理相关事宜，以良好的职业素质取得老人的信任及安全感。

（3）给予心理支持，消除负面情绪：针对老年人、老年患者的心理反应和需求，给予积极真诚的支持，帮助消除消极情绪，树立康复信心，如常见的紧张、焦虑、抑郁等。帮助老年人正确认知，缓冲家庭生活事件所引起的心理冲击。用热情、周到的服务，丰富多彩的文化生活，使老年人、老年患者保持愉快的心境。

(4)使用美好的语言，避免伤害性语言：在患病的情况下，医护的言谈、举止、表情，尤其是语言可直接引起各种心理反应，应注意恰当的称呼、安慰、鼓励、暗示等语言，给予心理支持。严禁不礼貌、冷漠、轻视、怠慢。讲究文明礼貌，是同患者进行沟通的基本态度，不仅是自身文明的表露，也是尊重患者的表示，尊重和恰当的称谓会有亲近感，其次要有服务于患者的谦恭态度，文雅的举止，可亲的笑容，友善的语气。

针对不同患者、不同情境和问题，选择谈话的方式、方法，有目的地了解观察病情，帮助老人科学地养生，宣传普及防病知识要通俗易懂。

对老年人、老年患者实施心理护理，贯穿在与其交往、实施治疗护理的全过程中，不是简单的孤立的护理方法，应了解并有针对性地去干预患者的心理活动，改变其认知方式，改变患者的心理活动，鼓励患者振作精神。

做老年护理工作，应具备良好的心理素质和医德，饱满的工作热情，要以极大的耐心，不厌其烦、周到细致地给予帮助照顾，取得老人的信赖与合作。

（苏德环）

参考文献

1. 曾熙媛．老年护理学．北京：中国医药科技出版社，1997：13－59

2. 潘天鹏，石津生．现代系统老年医学．北京：科学出版社，1998：22－804

第二节　饮食护理

老年人随着年龄的增长，机体组织结构、代谢和功能的改变，对营养的需求与饮食内容也发生改变。为了适应这些变化，必须对老年人的饮食给予特殊的护理，以达到延缓衰老的目的，维持一定的智力和劳动能力，增强对疾病的抵抗力，加快康复速度。

一、老年人的营养需要量

营养需要量是指维持机体正常生理功能所需要的各类营养素的最低量。老年人因适应食物的不均衡性与代谢上的衰老改变，各种营养素的消化吸收受到了一定的影响。首先，老年人需要的某些供应热能的营养素要相应减少，能量摄入过多会使脂肪堆积使身体发胖，从而引发各种疾病。所以，在正常情况下应按老年人所需的营养标准提供各种营养素。

（一）热能

老年人活动量减少，能量消耗降低，机体内脂肪组织增加，肌肉组织和脏器功能减退，机体代谢过程减慢，因而对热能需要量相对减少。老年人热能的摄入量与消耗量是否平衡，可用体重变化作为衡量指标。

标准体重公式如下：

男性老人体重标准值(kg)＝［身高(cm)－100］×0.9；

女性老人体重标准值(kg)＝［身高(cm)－105］×0.95。

实际体重在理想体重的±10%内属于正常范围，＜10%为消瘦，＜20%为严重消瘦，＞10%为超重，＞20%为肥胖，流行病学调查资料表明，体重超常或消瘦的老年人各种疾病的发病率明显高于体重正常者。因此，老年人应设法调整热能的摄入，以减少疾病的发生。

（二）营养素

(1)蛋白质：蛋白质是构成人体组织细胞、酶、激素、抗体等许多重要成分不可缺少的物质，也是机体能源物质之一，参与供给生命活动所需的热能。由于老年人蛋白质合成能力差，对蛋白质的吸收、利用率下降，维持机体氮平衡所需的蛋白质数量及对蛋氨酸、赖氨酸的需求量均高于青壮年。因此，老年人补充足够蛋白质极为重要，蛋白质对于维持老年人机体正常代谢，补偿组织蛋白质消耗，增强机体抵抗力，均有重要作用。根据中国营养学会推荐的《每日膳食中供给量》的标准，老年人每日每公斤体重蛋白质摄入量为1.0～1.2g。总量不少于60g，蛋白质所提供的热量占总热量的12%～14%较为合适。

（2）脂肪：脂肪是热能的主要来源，老年人脂肪摄入过多，尤其是动物脂肪摄入过多，可引起肥胖、高血脂症、动脉粥样硬化、冠心病等。老年人胆汁酸分泌减少，脂酶活性降低，对脂肪的消化能力下降，因此脂肪摄入不宜过多，应以含不饱和脂肪酸多的植物油为主，控制饱和脂肪酸含量多的动物脂肪。老年人脂肪摄入所供应的热能占总热能的20%为宜。脂肪摄入一般每日每公斤体重1g以下，每日胆固醇的摄取最好低于300mg。

（3）碳水化合物：碳水化合物易于消化吸收，是人体最重要的能源物质。老年人胰岛素对血糖的调节作用减弱，糖耐量低。膳食中应控制碳水化合物摄入，限制在每日总热量的55%～70%。对老年人而言，果糖较为适宜，容易吸收，能迅速转化为氨基酸，如蜂蜜、水果等，但对糖尿病、老年性肥胖和冠心病的老年人则应限制糖类的摄入。

（4）膳食纤维：因为膳食纤维可刺激肠蠕动，能有效地防治老年性便秘、冠心病、胆石症、结肠癌，同时还具有降低血糖、血脂等功效。因此，老年人的膳食要注意摄入足够的膳食纤维，应摄入足够的粗粮、蔬菜和水果。

（5）维生素：维生素为合成辅酶的必需元素，在促进生长发育、调节生理功能和推迟衰老过程中起着重要作用。维生素A，能维护上皮组织，增强抗病能力；维生素E具有抗氧化和稳定生物膜结构的功能；维生素C具有增强机体免疫力和维持毛细血管的完整性，促进铁吸收和解毒功能；缺乏维生素D可引起老年性骨质疏松症；缺乏维生素B_1（硫胺素）使感觉迟钝；缺乏核黄素致脂溢性皮炎；尼克酸缺乏致癞皮病等。故应补充维生素A、D、E、C、硫胺素、核黄素、尼克酸等。

（6）矿物质和微量元素：矿物质和微量元素主要来自于食物供给，在人体的生理过程中起着重要的作用。老年人易发生缺钙、氟的骨质疏松，铁吸收障碍所致的贫血，缺锌所致味觉失灵、食欲下降、免疫功能下降，过多钠摄入使循环血量增加而诱发高血压、心脏病等，

微量元素被认为是关系到人类健康和长寿的重要物质，故对老年人应注意补充钙、锌、铁、氟；限制钠的摄入。

（7）水：老年人每日摄入水量应在2000ml左右，由于老年人细胞内液量减少，饮水欲望减退及生活不能自理，为避免尿频而主观控制水分摄入均能导致水分摄入不足。老年人应养成饮水习惯，正确的饮水方法是少量多次。

二、老年人营养不良的原因

（一）消化功能衰退

（1）老年人因牙周病、龋齿、牙龈的萎缩性变化，牙齿缺失、磨损，以致影响对食物的咀嚼和消化。

（2）舌乳头上味蕾数目减少，仅为年轻时的1/3，使味觉、嗅觉降低，以致影响食欲。

（3）黏膜萎缩性变化，胃黏膜变薄，肌纤维萎缩，胃排空时间延长，呕吐反射减弱，食道下段扩约肌松弛，食物在食道内有较长时间的停留而易造成误吸。消化运动能力降低，肠蠕动减弱导致消化不良及便秘。

（4）消化腺体萎缩，消化液分泌量减少，消化能力下降。唾液量减少到年青时的1/3。

（5）胰岛素分泌减少，对葡萄糖耐量减退。

（二）活动能力下降

众所周知，老年人的运动功能减退，运动兴

趣减少，离退休后的居家生活也有可能限制老年人的活动范围，这些都有可能引起食欲与食量的下降，导致消化与吸收功能下降而可能造成营养不良。

（三）疾病因素

任何慢性疾病均可以影响老年人的营养状况。特别是患有消化性溃疡、癌症、动脉硬化、高血压、心脏疾病、肾脏疾病、糖尿病和骨质疏松等疾病，疾病可以导致营养不良，反之，营养不良又可以引起疾病或加重疾病的程度并加快老化的速度

（1）疾病本身：烧伤、腹泻、严重肾病等使蛋白质大量丢失；胆道疾病、胃病使维生素吸收不足；饮食习惯使矿物质摄入不足；化疗、肝炎、疼痛等导致厌食；虚弱、脑栓塞等限制了吞咽能力而影响进食。

（2）治疗性饮食限制：糖尿病、痛风、胆道疾病的饮食控制影响老年人的进食。

（四）药物因素

治疗疾病时所用的药物带来的异味会抑制食欲，某些药物对消化道黏膜的刺激还会引起恶心、呕吐、食欲减退等，同时药物还会影响营养物质的摄入、合成、吸收、代谢分布与排泄等过程，有专家指出，老年患者常用的利尿剂、镇静剂、抗抑郁药物、激素等，长期服用会引起营养不良。

（五）社会心理因素

（1）环境因素：老年人的膳食常受社会阶层、文化、伦理、宗教等因素的影响。家庭中饮食习惯均与价值、道德观念有关，食品的制备也遵循习俗而导致一些偏食现象。“有不劳动者不得食”信念的老人，由于自己丧失了劳动力，在饮食上极度控制自己的需求而影响了健康

（2）经济状况：由于地区性无充分的食物供应，或因经济原因食用较便宜的碳水化合物来代替昂贵的蛋白质、脂肪食品，导致营养缺乏。

（3）情绪影响：老年人由于情绪影响食欲和消化，甚至会诱发消化道溃疡而影响消化系统的功能，有些老人一生养成固有的饮食习惯，形成了对某些食物具有治病或医疗效果的错误观念，使其对食物的接受和选择较为片面，从而造成偏食引起营养不良。

三、老年人的饮食护理

（一）老年人的饮食原则

（1）平衡膳食：老年人基础代谢率较低、消耗少，加之老年人易患消化系统、心血管系统疾病以及各种运动系统疾病，往往与营养不良有关，因此要保持营养的平衡，应适当限制热量的摄入，保证摄入充足的优质蛋白、低脂肪、低盐、低糖、高维生素、足量的膳食纤维和适量的钙、铁等微量元素的食物，合理搭配主副食，粗细兼顾，选择新鲜和绿色食物，勿吃陈腐食物，少吃化学着色剂的食品。

（2）易于消化吸收：食物要合理烹调，加工宜软而烂，多采用煮、炖、熬、蒸等烹调方法，少用煎、炸；注意食物色、香、味、形等感官性状及适当的饮食习惯，以刺激食欲。

（3）食物温度适宜：老年人消化道对食物的温度较为敏感，过冷过热均会刺激消化道黏膜从而影响消化和吸收，饮食宜温偏热，两餐之间和入睡之前可适当加用热饮，以解除疲劳，增加温暖。

（4）养成良好的饮食习惯：老年人的饮食习惯应做到有节制、有规律、少量多餐、定时定量，保证充足的水分，切忌暴饮暴食或过饥过饱，由于老年人肝脏中储存肝糖原的能力较差，而对低血糖的耐受能力不强，容易饥饿，因此可在两餐之间适当增加点心。晚餐不宜过饱，因夜间能量消耗较少，如果多吃了富含热能而又较难消化的蛋白和脂肪会影响睡眠。

（二）老年人的进食管理

（1）进食宜早：早餐在一日三餐中最重要，并能保证一天的精力充沛。老年人多早起参加晨练活动，体力消耗大，需及时补充营养，满足

能量消耗,故早餐宜早,午餐在午前,晚餐在落日之时,合理安排一日三餐,对健康大有益处。

(2)进食宜缓:老年人咀嚼功能、消化功能较差,进食时应细嚼慢咽,有助于消化吸收,还可避免呛咳、噎食的发生。

(3)进食宜少:老年人脏器功能衰退,进食过量会导致血液过多集中在胃肠,影响其他器官的血液供应,过度进餐还会增加心脏负担,导致疾病发生,故进餐要有节制,以八九成饱为度,并适当饮水。

(4)进食宜淡:以清淡饮食为主,多食绿色蔬菜、豆制品,忌喝浓茶、浓咖啡、烈性酒。

(5)进食宜暖:老年人饮食温度应适宜,少食生冷食物,忌喝大量冰镇饮料,防止心脏血管痉挛而致心肌缺血、猝死。

(6)进食宜软:食物需熟烂后方可进食,促进消化和吸收。

(7)进食宜洁:老年人体弱多病,身体抵抗力降低,进不洁食物易诱发各种疾病,应做到食物无毒、无害、无污染、餐具应定时消毒。

(8)进食宜全:膳食要多种多样、种类齐全、合理搭配,确保营养均衡。

(三)老年人进餐的护理

(1)做好餐前准备,创造良好的进食环境,室内空气要清新无异味。老人单独用餐会影响食欲,如和家属一起进餐会有效增加进食量。

(2)督促、协助老人洗手漱口,做好餐前准备,放松心情,提高食欲。

(3)鼓励老人自行进食,对卧床老人应采取相应措施,帮助其采用合适的进餐姿势,使用特制的进餐用具,如靠背架、床上餐桌等。

(4)对于不能自行进食的老人要协助喂饭,进食中要防止呛咳和吸入气管,进食速度要慢并注意力要集中,忌边吃边谈。无论老人自行进食还是喂食均要给予足够的时间,并于进食时给予观察。

(5)对于吞咽障碍与神志不清者,一般采用鼻饲饮食法。对神志清楚但有吞咽障碍者给予糊状食物,如加工细的肉泥、菜泥、果泥等,每次少量,喂食的速度由老年人自己的希望来定,时间要宽裕。

(6)进餐时及饭后一个半小时内采取高坐卧式,既可预防食物反流而误吸,又可增加腹部及胸腔体积,使胃有更大容积,促进吞咽与消化。进食中应了解食物的温度,防止烫伤。

(四)心理护理

(1)尊重习惯:了解宗教上对食物的要求,尊重老人的饮食习惯及风俗习惯,以免引起不快。

(2)对症处理:食欲不佳者应分析其病理和心理状况,若为疾病所致时,如便秘、心功能不全的胃肠淤血、肝胆疾病、胃病、放疗与化疗后,给予对症处理。若为情绪所致时应与老人交心,耐心热心地了解其原因,以提供心理支持和帮助增进食欲。

(3)环境安适:就餐环境应安静、清洁;进餐前协助卧床老人排便后洗手,并准备适当的地方放置餐具;排除不需求及不愉快的噪音、气味和用具;协助选择适当的体位,以便进餐时花最少的力气;餐具及必须用具如毛巾、餐巾纸等放于易取的位置。

(4)健康教育:用通俗易懂的语言使老人掌握健康的饮食知识,不同疾病的饮食治疗要求和强制饮食限制的重要性。使老年人自觉养成良好的饮食习惯,以达到抗老防衰、延年益寿的目的。

(邢俊华　孙孝芹)

参考文献

1. 潘天鹏,石津生. 现代系统老年医学. 北京:科学出版社,1998:22-804

2. 邹继华. 老年护理. 北京:高等教育出版社,2004:62-65

3. 刘玉春,库洪安,赵玉香. 老年人误吸的危险因素及对误吸认知的调查. 中华护理杂志,2004,39(1):62-63

4. 王雯,刘新芝. 护理社会学概论. 北京:北京医科大学出版社,2001:98-99

5. 化前珍. 老年护理学. 北京:人民卫生出版社,2006:56-58

第三节　安全护理

老年人由于机体老化所带来的改变，使他们自己抵抗侵害的能力降低，增加了在安全方面的受害率，所以在护理老年人时必须对其存在的及潜在的不安全因素加以重视。

一、老年人潜在的不安全问题

（1）跌倒：由于骨骼肌肉系统的退行性改变，使骨骼、关节、韧带、肌肉的结构和功能受到损害，降低了人体的稳定能力。视觉、听觉功能下降，不能对环境作出正确的判断，极易跌倒。此外使用某些药物如镇静剂、血管扩张药物等也可导致老年人产生眩晕感，降低身体的稳定性，导致跌倒，使外伤、骨折发生率高。跌倒是老年人群伤残、失能和死亡的重要原因之一，严重影响老年人的生活质量和生活自理能力，给家庭和社会带来巨大的负担。

（2）窒息：由于呼吸肌弹性降低，肺扩张减少，咳嗽反应效应低，纤毛运动减弱等导致肺部的扩张力减低、充气不足，排除异物或沉淀物的能力降低而易造成窒息。

（3）误吸致噎：由于老年人咽喉部的感觉、知觉减退，协调功能减弱，食管下括约肌松弛及吞咽反射能力降低，加之食管排空作用的迟缓，牙齿疾患及假牙的脱落，及神经系统疾病所致的假性球麻痹等，均能造成液体和食物的误吸而致噎。

（4）皮肤受损：由于老年人对疼痛、触摸的感觉阈值的增加，皮肤干燥、失去弹性，皮下脂肪减少，对环境的误认，加之活动受限，局部长时间受压而使皮肤的完整性受损。

（5）脱水：由于老年人细胞内液减少，失去自我照顾能力，无法维持足量的水分摄取，部分老年人为控制尿频现象而自我强迫限制饮水等，多易造成脱水。

（6）营养失调：由于味觉不全而使盐、糖食用过多，及胃肠消化吸收能力的减弱所致。

（7）交叉感染：老年人免疫功能低下，对疾病的抵抗力弱，应注意预防交叉感染，不宜过多会客，患者之间避免相互走访，尤其患呼吸道疾病和发热的老人更不应串门。

二、护理措施

（一）早期发现

早期发现并且及时矫正存在的或潜在的问题，将有助于减低危害性。可定期对老年人的全身情况进行评估，详细检查感觉系统、神经系统、肌骨系统、用药情况、饮食与营养；并对老人居住环境进行评估。检查照明、家具、地面及报警系统。

（二）积极预防

老年人一旦发生外伤等情况时，需面对更多并发症的显著危机，在运用不同方式照顾老年人时，须考虑是否能增进安全。

（1）感觉系统的补偿：对于视力减退者，应由正前方接近他，家具及常用物品安排于视力范围内，可佩带眼镜，并建立醒目的标志；对于听力的补偿可使用助听器，讲话时需提高音量；对深度知觉障碍者可提供足够的灯光，减少通道障碍物，楼梯采用对比色彩，在接近高度改变处设立标志；嗅觉、味觉减退者进餐中尤其注意盐、糖的限量；触觉减弱者应注意压力的改变及给以合适的温度，并需给予细心观察和护理补偿。

（2）环境安全的补偿：

1）照明：一地区数个分散的光源较一个光源集中照亮为好，夜灯将有助于夜晚醒来时的定向作用，电灯开关处需提供足够的识别亮度。

2）地板：应防滑，不反光，勿放置小块地毯，因为老年人步态缓慢且脚抬得不够高，拖鞋及鞋跟受地毯绊倒易造成跌伤，地毯周边应钉死，地面保持整洁、干净。

3）家具：坚硬且具扶手的座椅可提供起立或坐下时的协助，其高度以将脚平放于地面为宜；桌子及家具应固定以便站立时有支持性的依靠，各家具的转角以弧形为宜；床的高度以直接坐于床沿上使膝关节呈直角，两足底全部着地为宜；上、下轮椅时应予固定，以防移位。

4）浴室：应有任何时候均开着的小灯，因老年人多有尿频及夜尿现象，厕所使用率增加，以避免摸黑入厕寻找开关的麻烦。地面应注意防滑，浴缸侧面应有扶手，不能站立的老人可使用淋浴椅，浴室的温度应保持在24～26℃，并设有排风扇以便将蒸汽排出，避免湿度过高影响老年人的呼吸。此外浴室应配备紧急求助的报警设备。

（3）温度的补偿：老年人供给热应限制在安全范围内。造成意外事件的温度多是火，故电热毯应正确使用；吸烟的老人应禁止卧床吸烟；意识错乱，服用安眠药、镇静剂后不能吸烟；吸烟者远离氧气、煤气；热水袋的温度应为50℃以下，热水瓶放于易取的安全处。

（4）用药安全：向老年人说明用药原则，提高用药的依从性，让老年人熟知自己用药的目的、作用、剂量、时间、不良反应及简单的处理方法。药品应定位放置，标记要醒目，护士及家人要提醒老人按时按量服药，对于视力不佳及不能自理者应予以协助，用药量较多者应分次吞服，药片体积较大的在不影响药效的情况下，可分割成小块再服用，以免老人发生哽噎，由于老年人对药吸收有明显的个体差异，应多观察用药后的反应以及有无过敏反应等。

（5）衣着合适：不合适的鞋子、袜子、鞋带及宽松的裤子会使人绊倒，过紧的鞋子、衣服会阻碍循环，冬季时戴的帽子、围巾会影响视野和听力，应劝其穿戴实用、大小适中、有利活动的衣着。

（6）合理饮食：老年人的饮食应以清淡易消化、优质蛋白、低热量、低盐、低糖、丰富的维生素、少量多餐为原则。每日饮水在2000ml以上，保证充足的水分及营养。老年人进餐时间要充裕，对有呛咳的老人应予糊状食物，以防进食造成误吸而窒息。

（7）适当运动：对老年人根据其年龄、身体状况及疾病的不同时期，制订适合个体的活动方式，以防止运动过量和受伤，疾病后康复训炼更应循序渐进，以提高老年人的生活自理能力和改善生存质量。

（8）病情观察：由于老年人疾病变化快，且症状不典型，因此，在护理老年人时应细心观察，并对老人的主诉给予充分的重视，以便及时发现病情变化，为疾病的及时诊治赢得时间。如老年人急性心肌梗死时有的并无心前区痛而表现牙痛、呕吐等不典型的症状，老年人肺炎可不表现发热、咳嗽而表现食欲不佳与表情淡漠等。

（9）疾病的安全护理：对脑中风患者要防止误吸和皮肤受损及外伤。对高血压患者应定时观测血压，观察应用降压药物后及体位改变对血压的影响。对冠心病患者的进餐及活动限制、情绪改变及疼痛性质的观察。对癫痫患者的外伤及窒息的预防及观察护理。

（邢俊华　孙孝芹）

参考文献

1. 潘天鹏，石津生．现代系统老年医学．北京：科学出版社，1998：22－804

2. 化前珍．老年护理学．北京：人民卫生出版社，2006：51－52

3. 邹继华．老年护理．北京：高等教育出版社，2004：43－48

第四节　老年患者病情观察

一、概述

由于人体的老化，使老年人患病之后的表现与其他人群有所不同，护理人员与患者接触密切，可以直接获得第一手丰富的参考信息。观察是对患者病情进行全面而周密的调查，是为诊断、治疗和护理提供依据，并为护理科研积累资料。鉴于老年病具有急性或慢性病急性发作时，病情发展较迅速，容易出现危象和临床症状不典型等特点，因此对老年患者的病情观察显得尤为重要。

总之，对老年患者的病情观察，既有普通成年患者相同的一面，又有其特殊性，临床护理工作中要根据实际情况区别对待。

二、观察的范围

(1)一般情况观察：指对意识状态、面部表情、语言表达、发育与营养、步态与体位、睡眠、饮食、排泄等状况的观察。

(2)全身情况观察：指对体温、脉搏、呼吸、血压、瞳孔、皮肤黏膜以及常见症状如疼痛、咳嗽、咳痰、咯血、恶心、呕吐等的观察。

(3)重点患者观察：是对新入院患者、危重患者、特殊检查与特殊用药患者的观察。

(4)依据老年患者特点观察：如日常活动形态程度、自我照顾的能力、肌力的协调性、视力与听力、采用何种通便方式、有哪些护理要求等。观察要有预见性，要由现在的症状推测出潜在性问题。

三、观察的方法和内容

(一)生命体征的观察

生命体征是机体内在活动的一种主要客观反应，是衡量机体身心健康的基本指标。生命体征包括体温、脉搏、呼吸、血压。

(1)体温：正常口腔测温平均温度为37℃，范围36.3℃～37.2℃。直肠温度为37.5℃，范围比口腔温度高出0.3℃～0.5℃左右。腋下温度为36.5℃，范围比口腔温度低0.3℃～0.5℃左右。体温在不同的生理情况下会有所波动，但一般情况下，在清晨2～6时最低，下午2～8时最高，其变动范围不超过平均值的±0.5℃。

(2)脉搏：安静状态下每分钟为60～100次。观察脉搏应注意搏动的频率——脉率、搏动的节律、搏动的强弱、搏动的紧张度等。

(3)呼吸：在安静状态下正常呼吸速率为16－20次/分，深度较均匀，有一定的节律，吸气较呼气略长，吸与呼之比为1∶1.5～1∶2。

(4)血压：老年人的正常血压，收缩压随年龄的增长略有升高，而舒张压则保持相对稳定。在任何年龄的正常范围为收缩压≤140mmHg(18.6kPa)，舒张压≤90mmHg(12.0kPa)。

(二)瞳孔的观察

正常瞳孔在自然光线下，其直径平均为2.5～4mm，两侧等大、等圆，边缘整齐，亮光下可缩小，暗环境下可略大。脑外伤、脑血管意外、药物中毒等疾病都可出现瞳孔变化，认真细致、及时观察瞳孔变化，对疾病的诊断治疗及垂危病人的抢救都有极其重要的意义。

(三)皮肤的观察

皮肤覆盖于全身，为人体抵御外来侵袭，称之为人体的第一道防线。皮肤的异常也常是全身疾病表现的一部分。在观察中注意皮肤的颜色、弹性、光泽度，有无皮疹、出血点、淤斑、黄染、水肿、蜘蛛痣、疤痕。对久病卧床者要注意局部皮肤的改变，有无褥疮出现。若有创面应观察其大小、深度、有无渗出液及其性质、颜色和量。同时对每个老人都要注意观察皮肤的清洁度，有无干燥、皲裂发生，应指导或帮助清洁、滋润皮肤。此外，还应注意内衣的质地、柔软度、宽松度，帮助患者养成良好的卫生习惯，维护好人体的第一道防线。

（四）日常生活方式的观察

观察每日生活规律、生活习惯及老人生活自理程度，如排泄、睡眠、清洁卫生、活动及步态等。此外，由于老年病患者存在生理上的衰老和病理性改变，由此造成的不安全因素，严重威胁老年患者的健康甚至生命。因此，要注意观察是否存在不安全因素，如潜在的烫伤、跌倒。有些老年人在心理上不服老，加之不愿麻烦他人，对于个人生活上的小事，愿意自己动手，又不能完全胜任，容易发生意外。如有的老人明知自己不能独立上厕所，却不要别人帮助，结果难以走回自己的病床，甚至摔倒。有的老人要自己倒水，勉强提起暖瓶后就没有力量将瓶里的水倒进杯子，或倒出杯外发生烫伤。

（五）用药观察

老年人肾脏排泄率减低，肝脏代偿能力减退，药物在体内代谢速度迟缓，且易于蓄积，使体内药物浓度升高。因此，老年人对药物的耐受性及敏感性均与青年人不同，容易发生不良反应，甚至威胁生命。老年人用药后更应仔细观察药物的作用和副作用，随时调整用药剂量，避免不良反应的发生。如对服用降压药物的老年患者，注意提醒其直立、起床动作要缓慢，避免体位性低血压的发生。静脉或肌肉给药时，应边注射边观察。服用易过敏的药物时，应注意其延缓反应的发生。

（六）容易发生的危象的观察

老年患者容易发生水和电解质紊乱、酸碱平衡失调、意识障碍、心律紊乱、心力衰竭等危象，因此，在日常护理工作中要密切观察老年患者的神志、情绪、脉搏、呼吸、咳嗽、饮食、排泄的变化，有时细微的改变恰是病情变化的开始，应及时处理并顺序交班。

（七）患者心理状况的观察

现代医学的发展，对心理因素，对疾病的发生、发展以及转归的影响越来越重视，认识也越来越深刻。老年人对意外事件应对能力比年轻人要差，情绪往往变得不太稳定，比较容易动感情。要了解老年患者的心理活动，更多从他的外部表现即“行为”入手，如认知过程、智力水平、情绪、心情、人格、性格、能力、精力、价值观等。发现老年人的不良行为应及早给予行为干预，从而防治与行为有关的老年疾病。有针对性地做好心理护理，还需要正确理解老年人的心理需要，如生理需要之外最重要的是安全需要，以及老年人普遍存在的关照需要。做好老年人心理状况的观察，而后才能进行分析、综合，才能与老年患者很好地交流。

（张国萍　石乃娟）

参考文献

李兴民．老年行为医学．北京，军事医学科学出版社，2002;89－130

第五节　老年人常见诊疗技术与护理

一、核磁检查前患者的准备及护理

（1）检查前询问患者有无禁忌证，如安装有心脏起搏器者绝对禁做，因核磁的干扰可致停搏；而体内有金属如假肢、弹片、止血夹、人工瓣膜、固定用钢板、螺钉、人工股骨头等，也不可进行检查，因金属异物移动可损害重要脏器和大血管，如位于受检部位时，可产生伪影。

（2）检查前带备 X 线片、CT 或 B 超结果及相关资料，按时检查，鼓励家属陪同。

(3)小儿及不合作者需镇静后方能检查，危重患者需有医护人员陪同。

(4)检查前不可携带金属物品(如手表、耳环、戒指、项链、钥匙、金属假牙、眼镜等)及磁性物体(如磁卡、磁盘、BP 机、手机)，以防干扰检查结果和损坏所携带的物品。

(5)检查前日做好全身清洁卫生，腹部检查于检查前 4 小时禁食，胆囊、盆腔检查于前日晚服造影剂，行盆腔检查的患者需保留尿液、充盈膀胱。

(6)颈部检查时，患者要避免吞咽动作，保证图像质量。

(7)因检查时间长(一般需 30min)，检查仓内有噪音，需患者密切合作，勿紧张。受检过程全身放松，平静呼吸，不移动身体，以免影响影像医生诊断结果。

二、CT 检查的护理

(1)检查前行碘过敏试验，阳性反应者不能注射造影剂。

(2)头部扫描禁食。

(3)腹部检查者于检查前 4 ~6 小时禁食。检查前 40 分钟口服造影剂。

(4)盆腔部位扫描如膀胱、前列腺、子宫、卵巢，须前日晚睡前口服造影剂。

(5)带备相关 X 线片、B 超及有关检查结果，按时检查，最好有家属陪伴，危重者需专人护送。

(6)检查时配合采取适当体位，检查过程不可乱动，以准确定位，对不合作者或小孩应酌情使用镇静药。

(7)检查后可正常进食。

三、超声检查的护理

(1)肝脏超声检查：检查前教患者学会腹式呼吸。

(2)胆囊超声检查：检查前需禁食 8 ~12 小时，胃肠 X 线造影 3 日后、胆系造影 2 日后方可送超声检查。

(3)胰腺超声检查：检查前 1 天进清淡食物，检查当日晨禁食，检查前饮水 500 ~800 毫升，并用吸管饮水，减少气体进入胃内，避免影响声窗。

(4)盆腔脏器超声检查：检查前 2 ~3 小时不排尿，必要时饮水 500 ~700 毫升，使膀胱中度充盈。

四、纤维支气管镜检查的护理

(1)检查时患者必须配合医护人员，而且患者应保持情绪稳定，不能过于紧张。过于紧张易导致支气管痉挛，黏液分泌物增加，从而影响纤维支气管的插入。因此，护士应做好解释工作，使患者放松地配合检查。

(2)检查前禁食 6 ~8 小时，以防检查时胃内容物反流进气管；备好胸部 X 线片，鼓励家属陪同；应排空大小便，有假牙者先取下；术前 30 分钟可口服鲁米那以起到镇静作用，肌注阿托品以减少分泌物。

(3)检查时协助患者采取最佳的体位，平卧、头稍向后仰，肩部用枕头垫高 15 ~25 厘米，以利于气管镜的插入。术中要密切观察生命指征变化，注意血氧饱和度和心电监测，如遇异常及时通知医生暂停操作，并予以相应的处理。术中严格无菌技术操作，防止感染的发生。

(4)检查后静卧 10 ~15 分钟，禁食 1 ~2 小时，以防食物误入气管，痰与分泌物需咳出，待麻醉药作用消除后，试以温水吞咽，无呛咳才可以进食流质或半流质；观察有无并发症，如有胸痛、气促、少量咯血无须紧张，是正常现象，轻轻将血咳出而不用做特殊处理；如出现呼吸困难、大咯血、发热等不适，应立即报告医生并予以处理。

五、纤维胃镜检查的护理

(1)向患者解释检查的目的、方法、过程和可能出现的一些问题，如恶心、腹胀等，以取得患者的合作。

(2)检查前 2 日禁烟、酒，术前 12 小时禁食、水，如有消化道梗阻的患者，检查前 3 日进流食，必要时行胃肠减压后再行胃镜检查。

(3)检查前取出义齿，以免误咽。

(4)术前30分钟常规注射阿托品0.5mg,以减少唾液及胃液的分泌。对个别精神紧张者可肌注安定10mg。

(5)术后2小时始能进食、水。

(6)行活体组织检查者,2~4小时内不能进食,4小时后可进温冷流食,以减少对胃黏膜创面的损伤。

(7)术后观察患者大便颜色,必要时间查大便潜血。

(8)如发现患者有剧烈腹痛或大量消化道出血,应及时报告医师。

六、纤维结肠镜检查的护理

(1)术前3天少渣饮食,禁食粗纤维食品与蔬菜水果,可吃面条、豆腐、鸡蛋。

(2)检查前2天,每晚6时服蓖麻油30ml,并多饮水,500~1000ml。

(3)检查当日早、中餐禁食。

(4)检查当日上午8:30开始服洗肠液。每包药冲500ml白开水,10min服1包,6包药1小时服完,勿加糖。

(5)检查后2h可进少渣饮食,活检后3日内勿剧烈活动、不做钡灌肠检查。患者若有剧烈腹痛、便血及时报告医师。

七、选择性冠状动脉造影检查的护理

(一)术前准备

(1)检查前1日做碘过敏试验。

(2)插管部位皮肤清洁及备皮。

(3)对患者进行造影时需要动作的训练如吸气、屏气、咳嗽等,以便术中配合。

(4)术日晨空腹、建立静脉通道。

(二)术后护理

(1)行心电监护,密切观察患者的生命体征,注意患者心肌缺血的症状和体征,必要时作心电图。

(2)平卧,穿刺部位砂袋压迫6小时,术侧下肢制动12小时,24小时后下床活动。观察穿刺局部有无出血和渗血。防止插管部位感染,酌情换药。

(3)观察并比较穿刺点远端动脉的搏动情况,如足背动脉的波动情况,发现两侧动脉搏动的强度有差异时及时报告医师。

(4)观察并记录尿量,24小时内不少于1500ml。

(5)嘱患者多饮水,以利造影剂排泄。原有肾功能损害者适当输液、利尿。

(6)观察并发症:①心律失常。②心绞痛、急性心肌梗死。③栓塞,以脑栓塞和周围动脉栓塞常见。④穿刺部位出血、血肿。⑤感染。⑥造影剂反应。

八、高压氧治疗的护理

(1)明确诊断,确定适应证,排除禁忌证。

(2)禁着化纤服装,禁带化纤用品。

(3)严禁携带火种及易燃易爆品、附有电源的物品。钢笔、手表等不宜带进。

(4)不宜饱餐、饮酒,切勿进食产气食物。入舱前排空大小便、取下假牙。掌握加压减压时的注意事项,训练掌握咽鼓管开张动作。

(5)舱内禁用可能发生明火的医疗设备如电动吸引器、电烙器。若用除颤起搏器必须事先大量换气,保证舱内氧浓度25%。静脉输液宜用开放式吊瓶,10ml以上安瓿应在舱外开启后经传递舱送入舱内。

(6)减压前,危重昏迷患者身上所有的引流管均需开放并保持通畅,若有带气囊的气管插管,需开放气囊夹,以防气囊破裂或压迫气管软骨。

(7)治疗后观察有无并发症:氧中毒、中耳气压伤、鼻窦气压伤、肺气压伤。

九、选择性肝动脉插管化疗和栓塞术的准备与护理

(一)术前准备

(1)准备下肢、会阴、大腿内侧皮肤。

(2)做碘过敏试验。

(3)手术当日清晨空腹。

(二)术后护理

(1)观察生命体征:注意患者的生命体征,并遵医嘱按时测量血压、脉搏、呼吸等。至上述指标平稳后才能停测。

(2)做好心理护理:详细向患者说明该项目治疗的目的、注意事项及可能出现的并发症,以取得患者的合作,一旦发生较严重的并发症,患者应抱着治愈疾病的期待心理,克服困难,配合治疗及护理。

(3)栓塞综合征的护理:①发热:多数患者于术后4~8小时体温开始升高,一般持续1周左右,极个别患者可持续2~3周。发热是机体对坏死肿瘤组织重吸收的反应,它有助于增强机体免疫机制。中度以上发热可给冰袋或消炎痛栓剂肛塞进行降温,以减少患者消耗及肝脏负担。②呕吐:由于抗癌药物对胃肠道黏膜的直接毒性损害引起。呕吐多发生在术后24小时内,护理上要注意观察呕吐物的色、质、量,注意水、电解质平衡。③右上腹疼痛是由于肝动脉栓塞术后,肝脏水肿,肝被膜张力增大所致。48小时后疼痛可减轻或消失,剧烈疼痛者可肌注强痛定或杜冷丁。如疼痛时间长,应考虑是否误栓胆囊动脉,造成坏死性胆囊炎或栓塞物逆流,至胃十二指肠动脉、肠系膜上动脉栓塞,造成肠坏死。故要观察患者腹痛情况及全身表现,若腹部压痛、反跳痛明显,生命体征有改变,应及时与医生联系。

(4)其他并发症的护理:①穿刺部位血肿、渗血。穿刺部位血肿除因操作不够轻柔外,与晚期肝癌患者凝血机制障碍有一定关系。术前复查凝血酶原时间如小于70%,则给予凝血酶原复合物及维生素K_1纠正,术后局部压迫止血15min,再加压包扎、砂袋压迫。回病房后患者穿刺侧肢体伸直24小时,砂袋压迫6小时,术后2天内观察穿刺部位有无血肿及渗血。②股动脉栓塞术中为防止血凝块形成,间断向导管内注入等渗含肝素的溶液冲洗。术后要注意术侧肢体皮肤的颜色、温度、感觉、足趾运动及足背动脉搏动,并与对侧对比。如发现异常即取下砂袋,抬高患肢,未见好转者及时与医生联系,可酌情给予解痉扩血管药物;但禁止按摩,以防止栓子脱落。

(5)肝、肾功能的监测:肝动脉栓塞后,阻断了肿瘤细胞的血供,但正常肝组织血供也相应减少,加上术后发热,使肝脏负担加重,严重者可诱发肝功能衰竭。因此,在术后3天内可给患者间断吸氧,以提高血氧饱合度,减少肝细胞因缺血、缺氧造成的损害,同时要定期检测肝功能,忌用损肝药物及食品,密切观察有无肝昏迷的先兆症状。手术中推注的栓塞物逆流可造成肾动脉栓塞,化疗药物顺氯铂铵对肾功能也有直接损害作用,加上肝功能受损也可诱发“肝肾综合征”。故术后给患者常规补液,使24小时尿量维持在1500ml左右,发现少尿及时与医生联系。

十、动态心电图检查的护理

(1)受检者最好在病房内接受检查,以便随时观察记录盒内磁带走动情况,检查前先做12导联常规心电图,以作对照。

(2)用无水乙醇加乙醚混和液,擦去受检者放电极部位皮肤的表面油脂。

(3)向受检者说明注意事项,同时讲明记录器的重要性,让受检者自行依次记下记录期内的饮食、起居、工作学习和体育锻炼等情况,一般活动不受限制。不要弄湿记录器。记录期间禁止洗澡和游泳。

(4)在检查过程中应远离高压电及磁场处,如放射科、理疗室等。

(5)要特别爱护记录仪器、电极和导线,不可自行拆装。

(6)注意保证电极贴紧皮肤,如发现松脱要及时更换。

十一、动态血压监测的护理

(1)向受检者说明注意事项,同时讲明记录器的重要性,要特别爱护记录仪器,不可自行拆装。

(2)检查过程中应远离高压电及磁场处，如放射科、理疗室等。

(3)注意保持袖带位置准确，松紧适宜，检查过程中如有脱落、松动，及时绑缚好。

(4)嘱患者测量血压时，安静，勿动。

(5)脑血管意外患者，应在健侧测量血压。

(6)口服药物的患者，监测期间照常服药。

（张　红）

参考文献

1. 张振路．临床护理健康教育指南[M]．广州：广东科技出版社，2002：28－29

2. 刘美霞，蔡思勤，等．纤维支气管镜在肺科的临床应用与护理[J]．国际医药卫生导报，2007，13(3)：89－90

3. 赵蕊．冠状动脉造影术后各种卧位的比较[J]．现代护理，2007，13(1)74－75

4. 姚爱珍，李晓莉，王兰．经股动脉穿刺冠状动脉造影术后卧床时间探讨[J]．现代预防医学 2007，34(12)：2398－2399

第六节　老年人的健康教育

随着社会的进步，人口老龄化已成为一个世界性的问题，由此也带来许多相应的老年保健需求，如何开展体现医院高水准的保健服务，使老年患者真正享受到主动、全面、连续的身心整体护理，健康教育占有十分重要的地位。

一、健康教育概念

健康教育是指通过有计划、有组织、有系统的教育活动，促使人们自愿地采用有利于健康的行为，消除和降低危险因素，降低发病率、伤残率和死亡率，提高生活质量，并对教育效果作出评价。

二、健康教育程序

健康教育是一项有目的、有计划、有系统的教育活动，有着一定的操作程序，一般包括评估、诊断、计划、实施、评价五个步骤。

(1)评估：是指系统收集患者及其家属有关的学习需求资料以及身体、心理、社会、文化等各个方面的信息，并加以分析和评价的过程。资料的收集可通过与患者及其家属的交谈直接获得，也可通过观察患者的反应、阅读病历、分析病史以及健康问题的影响因素而间接获得。评估内容的重点是：患者的学习兴趣、学习能力、学习方法、生理和心理、需要哪些知识、需要形成或改变哪些态度或知识、需要学习哪些技能、周围有哪些障碍因素影响着患者的行为以及患者家属的态度和需求等。老年患者由于生理性老化及心理和社会角色的改变，应针对身体、心理、社会及特有问题进行全面、系统的评估，评估时综合考虑所有因素及其之间的相互影响，重点预防问题的发生。

(2)诊断：是指依据评估内容分析、确定的患者的护理问题，是制定教育计划的依据。其陈述方式是：问题＋原因。如：便秘与老年人活动量减少、肠蠕动减慢有关。

(3)计划：是指根据患者现存的护理问题及健康需求制定的教育计划，包括教育目标和教育措施。制定计划时应请患者及其家属共同参与，为老年患者制定的初始目标不宜过高，应易于实现，以获得患者对教育计划的认可和配合。

(4)实施：是将健康教育计划中的各项教育措施落实于教育活动中的过程。

(5)评价：通过提问、测试及健康教育对象的行为来评价健康教育的效果。

三、健康教育方法与形式

(一)健康教育方法

(1)语言教育：为最基本也是最主要的教育方法，即通过语言的交流与沟通，讲解及宣传健康知识，增加受教育者对健康知识的认识，如个别交谈、咨询、讲座、讨论、座谈会等。其特点是能够与患者直接交流，简便易行，灵活性大，针对性强，经济有效。

(2)文字教育：是指通过采用宣传栏、健康教育手册、宣传单、科普读物、报纸等，将教育内容交给患者自己阅读。其特点是教育内容较系统全面，教育范围广，材料可反复使用，方便实用而经济。但要求受教育者具有一定文化水平和阅读能力，而且护士尚需给予必要的解释，使受教育者正确理解教育内容。

(3)形象化教育：通过实物、标本、图画、模型、照片等形式传递健康信息。其特点是生动、形象、直观，常与健康教育文字资料配合使用，可增强患者对健康知识的理解和加深印象。但要求道具精巧，否则，粗糙的形象会影响健康教育的效果。

(4)电化教育：指采用电视、幻灯及广播等现代化的声、光设备进行教育宣教，向受教育者传送教育信息。其特点是发挥视听并存的优势，形式新颖，形象逼真，可提高健康教育效果。该方法适合于宣传带有共性的健康教育内容。

(5)实践教育：也称示范培训，通过指导受教育者的实践操作，达到掌握一定的健康护理技能，并用于自我或家庭护理的一种教育方法。如指导糖尿病患者自测血糖及自我注射胰岛素；手术前指导患者训练术后的卧位、排痰、咳嗽、运用手语的方法等。

(6)综合性教育：指根据教育对象及教育内容的需要综合使用上述各种方式的一种教育方法。如运用综合的方法举办知识讲座，通过反复大量的信息刺激强化教育效果。

(二)健康教育形式

(1)一对一教育形式：此方式针对性强，能一对一地解决患者遇到的实际问题。对老年患者进行健康教育时，在时间、内容掌握上较为灵活，可充分利用每次接触患者的机会进行随机教育，不断强化、巩固教育效果。

(2)小组教育形式：是把多个有共同教育需求(同病种、同手术、同检查项目)的患者组织到一起进行宣教。如请患同类疾病而康复较好的患者谈经验体会，指导糖尿病患者进行正确的血糖自我监测，示范血糖仪的正确使用方法并指导患者模仿练习，可保证老年患者对自我治疗、护理技术的准确掌握及增强其康复信心。

(3)专家讲座教育形式：指有目的、有计划地安排时间和必要的工具对患者及其家属进行专题健康教育，由专家授课，为患者深入浅出地讲解疾病的病因、病理、临床表现、治疗、预防及护理知识，专家讲座具有系统、全面、权威性，患者易于接受。但由于专家讲座需专门安排时间听课，部分老年患者由于身体、陪护等原因受到限制。

四、老年患者健康教育的特点

对老年患者的健康教育要根据老年人的生理特点和健康状况进行，具有一定的针对性、科学性及艺术性，才能保证健康教育达到良好的效果。

(1)对老年患者进行健康教育前，要充分评估患者从过去经历中所获得的知识和技巧，注意根据患者的知识基础来激发学习兴趣，以达到健康教育的预期目的。

(2)老年患者体力较成年期下降，一般比较容易疲倦，因此健康教育的时间最好选择在足够的休息之后，且时间不宜过长，一般以20~30分钟为宜。

(3)针对老年患者听力减退、视力改变的特点，进行健康教育时应注意适当放慢语速，吐字清晰，同时运用面部表情、手势及身体语言来辅助讲解。使用文字材料时，字体要大，并采用对比度较强的颜色，如黑、白色，避免使用蓝、绿、紫色，因为老年人由于晶体的改变，不易区分这些波长较短的颜色。此外，教育环境应安静，并有足够的光线。

(4)老年患者理解力、记忆力减退，接受能力差，因此一次不要给予太多的信息，一个教育内容可分为几次介绍，每次只讲3~5条，当天讲解的内容可在第二天讲解新内容之前进行提问,对重点内容反复强调,以增强患者记忆,保证学习效果。

(5)高龄老年患者的生活自理能力下降,因此教育的对象应侧重于患者的家属及生活主要照料者。

五、老年患者健康教育的内容

(一)老年患者自我保健知识教育

我国老年人常见病的发病率较高,这与老年人的自我保健意识淡薄和能力缺乏密切相关,运用老年医学和护理知识,通过专题讲座、示范教育等形式,开展老年患者保健知识健康教育,指导老年患者掌握自我观察、自我预防、自我治疗、自我护理及自我急救等自我保健措施;可有效提高老年患者的健康意识和自我保健能力,延长老年患者的健康期望寿命,提高老年患者的生命质量。

1. 自我观察

指导老年患者通过"看、听、嗅、触"等方法观察自身的健康状况,及时发现异常或危险信号,早期发现并及时治疗疾病。自我观察主要包括以下内容:

(1)观察与生命活动有关的重要指标,如体温、脉搏、呼吸、血压等。

(2)观察疼痛的部位、性质和特征。

(3)注意身体结构和功能的变化,如观察面部或眼睑有无浮肿,经常用手摸颌下、颈部、锁骨上、腋下、腹股沟等部位有无肿块或肿大的淋巴结;老年妇女要注意观察乳房是否异常,有无疼痛、结节等,还应注意停经后有无不正常的阴道流血或异常分泌物。

(4)注意分泌物的观察及检查,如:排尿的次数、尿量及颜色,粪便的颜色及性状。

(5)注意观察食欲、食量及体重的变化。

2. 自我预防

指导老年患者应每年定期进行健康体检,保管好重要检查结果及化验单等医疗文件。同时指导老年患者建立健康的生活方式,养成良好的生活、饮食、卫生习惯,调整和保持最佳的心理状态,坚持适度运动以提高机体免疫力,达到有效预防疾病的目的。

3. 自我治疗

对患有慢性疾病的老年患者进行自我服药的指导。通过演示示范指导患者及家属学会在家中使用氧气袋、小氧气瓶进行吸氧。指导糖尿患者自己进行胰岛素注射、血糖监测及发生低血糖时的自我判断和自我救治等。

4. 自我护理

指导老年患者根据自己的病情,运用家庭护理知识(合理饮食、保证睡眠、适当户外活动、自我安全保护等)进行自我照料、自我调节、自我参与及自我保护等护理。

5. 自我急救

指导老年患者熟记急救电话,患有心绞痛的老年患者应随身携带备有硝酸甘油的急救盒;患有心肺疾病的老年患者,家中应常备氧气袋。老年患者外出时应随身携带自制急救卡,写明姓名、联系电话、主要疾病诊断、紧急救治方法、指定医院、病案号、血型等关键内容,以备疾病突发或遇到意外时,路人和医务人员可按急救卡的内容及时进行救治。

(二)老年患者的饮食教育

1. 营养评估

对老年患者进行营养状况的评估,以判断和发现现存的或潜在的营养问题,从而有针对性地进行饮食指导。

2. 老年患者易发生的营养问题及饮食指导

(1)超重和肥胖:原因在于老年人基础代谢下降,活动减少,味觉减退,饮食过咸,喜甜食。①指导患者进低盐低脂、低热量饮食,多吃蔬菜,减少热能摄入,避免摄取热能高的食物,如肥肉、油炸品及甜食等。②请营养师为患者制定合理的饮食计划,限制热量126kJ/(kg・d),同时配合适量的运动,从而达到减肥进而维持标准体重的目标。制定饮食计划时可请患者共同参与,并尽量照顾患者的饮食喜好。

（2）钙及维生素缺乏：原因在于老年人牙齿脱落，消化液分泌减少，摄食量不足。指导患者饮食注意粗细搭配、多种选择，多食新鲜蔬菜、水果及富含钙的食物，如牛奶、虾皮、果仁、白菜、花椰菜、芹菜、青豆等。

（3）便秘：原因在于老年人肠蠕动减弱，肠液分泌减少。指导患者增加食物纤维的摄入量，多进食绿叶蔬菜、粗粮、红薯、豆类、魔芋、海带、木耳等。

（三）老年患者的运动教育

1. 评估运动能力

（1）了解老年患者的病史，评估其现存的活动能力及其运动耐受力。

（2）进行基本的身体检查，包括心血管系统、骨骼系统、神经系统，特别是患者身体的协调情况及步态。以情况禁止运动：患者合并各种急性感染；伴有心功能不全、心律失常，且活动后加重；有新近发生的血栓；糖尿病患者血糖控制不佳；有明显酮症或酮症酸中毒；严重糖尿病肾病；严重眼底病变；严重糖尿病足时。

（3）了解老年患者的用药情况，有助于作为运动后计划的准备。

2. 制定运动计划

活动的设计应符合老年患者的兴趣并且在其能力范围内，而且活动目标的制定必须考虑到他们对自己的期望，这样制定出来的运动计划才会让患者觉得有价值且容易坚持。

（1）老年患者运动方式的选择：老年患者适合选择强度低，可持续较长时间的有氧锻炼项目，如：散步、购物、做家务、慢跑、游泳、跳舞、爬山、爬楼梯、做健身操、骑自行车、打太极拳等，有条件者还可打门球、台球、保龄球、高尔夫球，也可以选择太极剑、木兰扇等传统体育项目。

（2）老年患者的运动强度：老年患者的运动强度应根据个人的能力及身体状况来选择，现普遍采用运动后心率监测运动量，即：运动后最宜心率（次/min）=170－年龄。运动后最宜心率是指运动时应达到和保持的心率水平，也称为“靶心率”。当人体在靶心率范围内进行运动时，可收到最佳的锻炼效果，并保证锻炼的安全性，这一点对患有心血管疾病的患者尤为重要。监测的方法：可在活动几分钟之后暂时停下来，在桡动脉处测数30秒的脉搏乘以2，与靶心率比较，调整运动强度，使心率保持在靶心率水平。以上监测方法还要结合自我感觉综合判断，如运动时全身有热感或微微出汗，运动后精力充沛、心情愉快、食欲增进、睡眠良好，或稍有疲劳，经休息后很快恢复正常，说明运动强度适当；如运动时身体不发热或无出汗，脉搏次数不增或增加不多，则说明运动强度不够，应增加；如果运动后感到很疲乏、头晕、胸闷、气促、心悸、食欲减退、睡眠不良，说明运动量过大，应减少；如果在运动中出现严重的胸闷、气喘、心绞痛或心率反而减慢、心律失常等应立即停止运动，并及时就医。

（3）老年患者运动的时间和频率：老年患者运动的时间以每次30～60min为宜，但其中要有20～30min使心率保持在靶心率水平。一般每周坚持锻炼3～5次，上午8～10点，下午4～6点都是进行运动的适宜时间，且在饭后1小时再进行更为适宜。如果习惯早起锻炼，也不宜太早，应在日出后再进行。

3. 量力而行

开始先选择不费力的活动，再逐步增加运动的量、时间、频率，减少间隔时间。每次进行新的运动内容时，都应当评估患者对于这一项运动的耐受性，是否出现间歇性跛行、不正常的心率增加、疲倦不堪、胸闷、气短、全身酸困无力、精神萎靡、动作不够协调的表现。如果遇到这种现象须立即停止锻炼，以免造成不良后果。

（四）老年患者的安全教育

1. 预见性指导

应用会谈法、观察法和量表法评估老年患者的身体状况、生活状况及现存的和潜在的危险因素，根据老年患者的生活规律和习惯，给予预见性的指导，加强安全保障措施，保证老年患者的安全。

2. **针对性指导**

结合老年患者常见的安全问题给予针对性指导。

(1)跌倒:①指导老年患者及其家属,室内物品摆放应整齐固定,并移去影响活动的障碍物;步态不稳的患者应使用拐杖、扶手等;床边、浴室和房间出口处是患者易跌倒的地方,应注意增设扶手、改造台阶、增加照明,以防跌倒等意外的发生。②在病情许可的情况下,指导老年患者进行伸展训练、肌力训练、平衡训练、步行训练及试做各种改变姿势的练习,如快要跌倒时,立即低头,屈肘团身,使身体自上而下顺势着地,不可直臂撑地,从而逐渐形成自我保护的习惯动作。

(2)坠床:根据老年患者的具体情况,指导其家属正确使用不同的保护具,如睡眠中翻身幅度较大、身材高大及活动不便的老年患者可加用床挡;有意识障碍、躁动的患者可使用约束带。

(3)烫伤:为老年患者进行热疗时,鼓励患者及时反映不适,以避免烫伤;对于患有糖尿病、脉管炎或卒中后遗症的老年患者,因其末梢循环障碍,神经功能受损,对热和痛觉不敏感,因此在沐浴、洗脚时需先以前臂内侧试温;使用热水袋时应以毛巾包裹,水温低于50℃。

(4)呛咳:指导老年患者及其家属,注意保持进餐环境安静,精神集中,勿谈笑,进食、喂食速度不宜过快;对于喝稀食易呛咳者,可把食物加工成糊状;进干食发噎者,提前备好水或饮料;卧床患者进食时需将床头抬高,防止呛咳造成吸入性肺炎;对于吞咽困难者给予鼻饲。

(五)老年患者的康复教育

1. **需求评估**

评估老年患者的教育需求、学习意愿,学习能力、所患疾病的严重程度及可能恢复的最大极限。

2. **康复措施**

病情稳定时,与患者及其家属共同制定康复训练计划,选择合适的训练内容。

(1)心理康复:①树立信心:帮助患者调整心态、树立信心,理解康复训练的意义在于不但使丧失的功能尽可能恢复,更重要的是不能让现存的功能丧失,且康复训练是一个长期的综合性治疗过程,患者及其家属均要做好思想准备,坚持治疗。②转变观念:多数老年患者出现运动功能障碍后已习惯于接受护理人员及其家属的护理和照顾,甚至产生依赖性,康复进行前与患者进行沟通使其明确,通过康复训练可变以往的替代护理为自我护理,使自身生活能力得以提高。

(2)肢体功能康复:①指导卧床的老年患者实施卧床保健操,即患者进行健康肢体主动运动;偏瘫患者由家属协助行患侧肢体被动运动。②指导下肢功能障碍的老年患者在卧床、椅子或轮椅之间进行移动训练。③指导帕金森病及脑中风后遗症患者进行步态训练,并配合辅助行走器具的使用。④鼓励及指导老年患者进行生活自理训练,如穿脱衣服、维持个人卫生、进餐、入厕、沐浴等。

(3)语言康复:①早期可鼓励老年患者采取任何方式表达自己的需求,指导患者利用卡片、笔、本、手势、图片等进行简单的双向交流。②尽量提一些简单的问题,让患者用"是"、"不是"或"点头"、"摇头"来回答。③指导患者进行语音练习,可先进行单音字发音练习、逐渐说出亲友的名字及地名等。④指导患者亲友多与患者交流,进一步促进语言功能的恢复。

(六)老年患者的合理用药教育

老年患者由于衰老而记忆力减退,对药物治疗的目的、服药时间、服药方法难以理解或容易忘记,往往影响用药的安全性和及时性。因此,合理、安全用药是老年患者健康教育中一项重要内容。

1. **评估老年患者的用药史及服药能力**

详细评估老年患者的用药史,包括过去及现在的用药记录,尤其是曾经发生过的不良反应、过敏史。同时通过了解患者能否说出服药方法,能否区别各类药物,能否坚持服药,是否有能力自己从药袋或药瓶中取出药物、计算用量、开关瓶盖、辨认刻度,有无吞咽困难等评估患者服药能力。

2. 根据患者具体情况给予针对性指导

(1)以患者能够接受的方式,给患者及其家属详细解释所服药物的名称、用药的目的、服药方法、服药时间、不良反应及禁忌证。必要时采取一定的训练方式,帮助老年患者提高自我服药能力及服药的记忆力,如将配好的药物放在有明显颜色标识的药杯中,白色杯为早晨服用药物,绿色杯为中午服用药物,红色杯为晚间服用药物;将药物放在固定的、易看到的地方,提醒其准时用药,也可使用闹钟或其他方法加强老年患者的时间观念,以防止间断服用或漏服。

(2)对依从性差、记忆力减退的老年患者,指导家属及陪护人员监督患者用药情况,防止错服、漏服等情况发生。

(3)指导家属及陪护人员,注意面瘫的患者口内可能残留药物,服药后应让患者张口以确认有无残留。

(4)有些老年患者用药容易停药难。由于担心停药后病情加重或旧病复发,导致用药时间较长。此时应向患者解释用药时间过长会发生医源性疾病,造成严重后果。应指导患者在病情好转或治愈时即遵医嘱及时减量或停药。

(七)老年患者的心理健康教育

1. 发现问题

老年患者随着生理功能的减退,某些心理功能或心理功能的某些方面也随之衰退、下降。因此,通过运用观察、交谈和心理测验等方法,对老年患者进行心理评估,分析、了解老年患者的心理特征,判断和发现现存的及潜在的心理问题,从而提高老年患者健康教育的针对性,使老年患者愉快度过晚年。

2. 针对性的心理指导

(1)抑郁:原因在于老年患者因老化改变,如耳聋、眼花、沟通能力下降,疾病的困扰,丧偶以及离退休问题导致经济来源减少、环境改变、人际关系冲突、尊重和自尊的需要未得到满足等,常引起心理上的不适应导致抑郁,严重的可有自杀倾向。①针对不同的生理性老化,进行健康知识教育,讲解预防保健知识,让患者有充分的思想准备,解除思想压力。②关注并理解患者的情绪波动,指导患者掌握调节情绪的方法。宣泄法是让患者向最信赖的亲友倾诉,把心中的郁闷发泄出来,可使心情舒畅。安慰法是帮助患者认识衰老的自然规律,正确对待世事人情,面对现实适应退休生活,学会自我安慰、自我解脱,不自寻烦恼。转移注意力法是指导患者采取缓慢的深呼吸,全身肌肉放松,或用听音乐、练书法等方法分散注意力。自我暗示法是让患者明确自己所处的不良环境,反复告诫自己对任何事都要不急不躁,并尽量想高兴的事情,以摆脱烦恼与苦闷,改善不良情绪。有选择地遗忘是让患者明确,悲伤、痛苦的事既已发生,是无法挽回的,应明智地对待,通过美好的回忆,有选择地忘却痛苦。对于老年患者再婚的选择,子女应给予充分的理解和支持。③鼓励老年患者根据自己的具体情况,积极参加各种活动,利用各种学习方式,使自己保持以往的精力。④对有自杀倾向的老年患者,指导其家属密切观察,专人陪护,房间内禁放危险品,对突然主诉心情愉快,假装病情好转的患者,要加强防护。可适当安排一些家务事和公益活动,培养其兴趣,分散注意力。

(2)社交障碍:原因在于老年患者离退休后远离社会生活群体,亲属朋友的相继离去以及社会提供给老年患者参与的环境较少等,使老年患者逐渐失去社交能力,产生孤独感。①向老年患者讲解角色过渡与转换的必然性,鼓励患者培养新的兴趣,建立新的生活方式,逐步适应离退休后的新角色。②鼓励老年患者多参与社交活动,合理安排晚年生活,使老年患者得到尊重和满足需求。③多与老年患者进行心理沟通,遇事主动与其商量,尊重其成就感与权威感。

(3)家庭地位改变:原因在于老年患者离退休后收入减少,给予家庭的补贴也减少,使原一家之长地位与作用发生改变,且老年患者因自身功能和认知功能的退化及受疾病的影响,失去独立生活能力,而由于独生子女和人口老龄化问题,使许多老年患者缺乏子女照料,使其在情感沟通上缺乏满足,对家庭的精神寄托和心理依赖受到影响。①为老年患者提供机会表达关心和期望，促进其与家人间的沟通理解。②指导老年患者正确面对子女成家立业离开家的事实，不过高期望和依赖子女对自身的照顾，可多利用现代通信工具与子女联系。建议子女经常看望和联系父母，让父母得到心理上的慰藉。

（八）临终老年患者的教育

对于临终老年患者，虽说经过长时间的心理挣扎，已逐步接受即将死亡这一事实。然而面对死亡，他们仍会感到孤独与恐惧，在他们的内心，仍然渴望生存，期盼救护。这时患者及其家属均处于焦虑、恐惧的状态，不可能接受正式的健康教育。因此，护士可根据临终老年患者的具体情况，在为患者进行生活护理和各项治疗操作时，结合病情针对患者急需家属配合的问题、患者和家属近期需了解的问题进行随机教育。例如：呼吸衰竭行气管插管及呼吸机辅助呼吸的患者在翻身及转动头部时，注意动作轻柔、逐步进行，以防脱管，清醒患者注意勿用手拔管；针对白血病患者，指导家属配合观察患者生命体征、皮肤黏膜有无出血点，有无脉率增加、发热、出血等表现，及时发现异常，报告医护人员处理。同时，护士要加强与临终患者的沟通，多倾听患者的诉说，提供他们表达感情的机会，指导家属给予患者安慰与关怀，减少其孤独、恐惧感，使患者不消极地等待死亡的到来，而是到生命的最后都保持积极向上的生活态度。

（九）老年患者常见护理问题中的健康教育计划

（1）不同护理诊断的预期目标与护理措施见表 35－6－1。

（2）老年患者健康教育计划见表 35－6－2。

表 35－6－1　不同护理诊断的预期目标与护理措施

护理诊断	预期目标	护理措施
1. 焦虑： 与对疾病知识缺乏有关 与角色作用改变有关	1. 患者能够叙述焦虑的原因，心理感受及自我调节的方法 2. 患者焦虑感减轻或消除 3. 患者能保持良好的情绪状态	1. 评估患者的焦虑程度及表现 2. 介绍主管医生、护士、同病室病友及有关的规章制度 3. 加强与患者的沟通，取得患者的信任并鼓励患者说出焦虑的原因及心理感受 4. 向患者解释病情，鼓励患者提出有关疾病治疗方面的问题，并给予耐心解答，直到患者满意 5. 指导患者 （1）尽快适应环境及角色改变，如住院、离休回家、不再担任社会角色 （2）自我心理调节的方法：放松技术、分散注意力，如去除杂念，闭目养神，全身放松，参加有益的娱乐活动，包括下棋、看电视、听音乐等 6. 观察患者的情绪反应并给予指导及帮助
2. 有受伤的危险： 与对病区环境不适应有关 与运动协调功能降低有关 与缺乏安全防护知识有关 与意外损伤史有关 与头晕、眩晕及晕厥有关 与视力模糊、复视及视力减退有关 与意识障碍有关	1. 患者/家属能够说出引起损伤的原因及预防措施 2. 患者住院期间环境安全，并有保护措施 3. 患者住院期间患者无意外损伤（骨折、坠床、烫伤等）	1. 评估患者引起损伤的危险因素包括年龄、精神状态及运动能力 2. 向患者/家属解释引起损伤的原因、易损伤部位及预防措施 3. 指导患者： （1）尽快熟悉病区环境、病房设施及使用方法，如病情允许，尽可能扶助患者亲临每一处环境，对有易致跌倒危险处给予特别提醒 （2）衣、裤、鞋要合适，以免影响行走，最好穿布鞋，不要穿拖鞋或塑底鞋以防滑倒 （3）行走前应先站稳、站直后再走，必要时使用辅助工具，如戴眼镜、使用助听器及拐杖等 4. 为患者创造安全的休养环境，加强护理以避免发生意外 （1）将患者经常使用的物品放于易取处 （2）在患者走动的范围内光线要充足而不刺眼，地面平整而无障碍物、无积水，以防患者滑倒

续　表

护理诊断	预期目标	护理措施
		(3)反应迟钝、服用降压药及直立性低血压的患者,外出时要有人陪伴 (4)将患者安置在离护士站较近的房间,以便于观察帮助 5. 昏迷或意识障碍患者要加用床挡,防止坠床,躁动患者进行保护性约束,必要时给镇静剂 6. 有癫痫发病史的患者平时取下假牙,剪去指甲,准备压舌板、口咽通气管及吸引器置于床旁 7. 低血压、头晕、眩晕的患者,避免突然改变体位,下床活动时要有人搀扶 8. 使用热水袋时水温保持在50℃以下,防止烫伤
3. 有感染的危险: 与老年抵抗力降低有关 与长期住院不活动有关 与慢性疾病存在,免疫力低下有关	1. 患者伤口情况良好 2. 患者能够描述可能会增加感染的危险因素	1. 保持病室空气新鲜,通风2次/d,15~30min/次 2. 如无禁忌者给高蛋白、高热量、高维生素、易消化饮食 3. 鼓励患者早起床,保持气道通畅,鼓励咳嗽和深呼吸以利排痰 4. 保持皮肤清洁、干燥,经常清洗修剪指(趾)甲,隔日洗澡1次 5. 对患者进行保护性隔离,限制探视人数,限制任何有感染的人探视 6. 保持伤口清洁、干燥,及时更换敷料,保持引流管通畅,留置导尿者给予消毒尿道口,2次/日,各项操作严格执行无菌操作技术 7. 鼓励患者每天饮水2000~3000ml 8. 保持良好的卫生习惯
4. 自理缺陷(部分或全部): 与年龄影响有关 与疾病影响有关 与治疗影响有关	1. 患者表示愿意接受他人给予的帮助和护理 2. 患者卧床期间生活需要得到满足 3. 患者能够恢复最佳水平的自理	1. 评估患者的自理能力及活动范围 2. 指导患者尽量独立完成生活自理,及时提出需要帮助的要求 3. 对生活部分自理的患者给予必要的指导帮助 (1)为患者准备好洗漱用物,并协助洗漱 (2)准备好饭菜,餐具放在患者易取的地方,协助患者餐前洗手、餐后漱口 (3)协助患者入厕 (4)协助患者洗澡,洗澡时间不宜过长 (5)指导患者选择宽松、柔软、透气性与吸水性好的衣物,勤更换内衣、内裤 4. 对完全不能自理的患者指导家属或护士负担全部生活护理 (1)做好晨间护理,为患者洗手、洗脸、梳头 (2)保证患者足够的营养摄入,为患者喂饭速度宜慢,温度适宜 (3)做好口腔护理、皮肤护理,2次/日 (4)做好晚间护理,洗手、洗脸、擦背、热水泡脚,床上擦浴、洗头,1次/每周 (5)了解患者排便规律,给予及时照顾 5. 观察患者自理能力的恢复情况,并及时予以指导、帮助,使患者的自理能力达到最佳程度
5. 营养失调:低于机体需要量 与摄入困难(昏迷、吞咽障碍)有关 与老年口腔、牙齿疾病、咀嚼功能降低有关 与老年消耗性疾病有关 与缺乏饮食知识有关	1. 患者的营养摄入能够满足机体的生理需要 2. 体重维持在正常水平 3. 患者能够说出饮食的种类、营养素的搭配及注意事项	1. 联系营养师,评估患者的饮食情况及营养状况 2. 指导患者及家属 (1)进食高蛋白、高维生素、高热量饮食,选择多样化的食物,并增加食物的色、香、味,保证适宜的温度,以增进患者的食欲 (2)注意烹饪方法:食物应细、软、松,易于咀嚼和消化,尽量避免进食煎、炸、烤制食品及生、冷、硬、粗糙的食物 (3)进食前先饮少量水,细嚼慢咽、少食多餐 (4)如牙齿松动、脱落,影响正常进食,应镶戴义齿 3. 鼓励适当活动,以增加营养物质的代谢和吸收,从而增加食欲 4. 观察患者的进食情况,及时予以指导帮助 5. 每周测量体重1次,了解患者营养改善情况

续 表

护理诊断	预期目标	护理措施
6. 有皮肤完整性受损的危险： 与长期卧床有关 与营养不良有关 与感知改变有关 与机械因素有关	1. 日内，患者和家属能叙述褥疮的原因及预防方法 2. 住院期间，患者皮肤保持完整，无褥疮	1. 观察评估骨隆突部位皮肤，如骶尾部、髋部、肩胛部、肘部、足跟、内外踝、膝盖内外侧、耳部等 2. 卧床患者翻身，1次/2h。如果受压发红的部位在翻身后1h仍未消退，须增加翻身次数 3. 患者及陪护人员应及时修剪指甲，为患者翻身时避免拖、拉、推、拽 4. 根据皮肤营养状况及卧床时间使用压力缓解工具，如医用气垫床等 5. 避免局部刺激，保持床垫平整、清洁、干燥、无皱褶、无渣屑 6. 给予高维生素、高蛋白饮食，保证营养和水分
7. 便秘： 与老年人活动量减少、肠蠕动减慢有关 与饮食中缺乏纤维素有关	1. 患者能够说出便秘的原因及预防措施 2. 患者排便形态恢复正常 (1)每日或2～3日排便1次 (2)大便硬度正常，排便不费力	1. 评估记录患者排便形态，排便次数、性状及排便难易程度 2. 向患者解释引起便秘的原因、表现及预防措施 3. 指导患者： (1)适当增加活动量以促进肠蠕动 (2)增加含纤维素的食物，以刺激肠蠕动，如多进食粗粮、菠菜、芹菜等 (3)保证足够的水分摄入，每日不少于1500ml，以软化大便 (4)双手顺结肠蠕动方向行腹部按摩 (5)选择舒适的排便姿势，并定时排便，如使用蹲便器、排便椅 (6)如出现3天不排便、大便干硬、排便困难时，要向医生护士报告，以便协助处理，酌情给予缓泻剂，必要时灌肠或戴手套将大便抠出，为患者解除痛苦
8. 排尿异常： 尿潴留、尿失禁与神经支配失调（昏迷、瘫痪）有关 与前列腺增生肥大有关 与排尿器官功能衰退有关	1. 患者/家属能够叙述排尿异常的原因、临床表现及治疗、护理措施 2. 患者表示愿意接受预防护理措施	1. 评估患者尿潴留及尿失禁的程度，向患者/家属讲解引起排尿异常的原因、临床表现及治疗、护理措施 2. 对尿潴留的患者可采用以下护理措施： (1)按摩膀胱区或让患者听流水声，以促进排尿 (2)遵医嘱应用抗前列腺药物并观察药物疗效 (3)必要时给予导尿，以解除患者痛苦 (4)留置导尿的患者，嘱其多饮水，消毒尿道口，2次/日，更换尿管1次/周（气囊尿管1次/月） 3. 对尿失禁的患者要观察患者的排尿方式，并采取相应护理措施： (1)保持局部皮肤干燥清洁，及时更换尿垫、衣裤及床单 (2)与患者共同制定改善排尿方式的措施 ①男性患者可用阴茎套固定在阴茎上，下接贮尿袋 ②女性患者可用接尿器或垫尿布 ③对于顽固性尿失禁、可插气囊导尿管导尿 4. 做好心理护理，勿嘲笑、厌恶患者，要给予同情、关心和帮助，将便器放在患者易取处 5. 了解患者对各种治疗、护理措施的反应，并及时给予调整，使患者保持舒适
9. 语言沟通障碍： 与脑血管意外有关 与脑退行性病变有关 与脑外伤有关 与脑肿瘤有关	住院期间患者能使用有效的语言和非语言交流方式和医护人员进行交流	1. 鼓励患者说话，患者进行尝试获得成功时给予表扬 2. 鼓励患者使用有效的语言和非语言交流方式，如躯体语言表示、书面交流、画图，并注意观察患者非语言的沟通信息 3. 当患者试着沟通时要耐心听，应站在患者面前，眼光注视患者 4. 与患者交流时使用简单的句子，一次问一个问题，给患者充足的时间回答问题。 5. 鼓励家属探视，让患者家属当翻译，增加交流机会 6. 根据患者需要提供字词卡片、纸板、铅笔和纸 7. 安排熟悉患者情况、能够与患者有效沟通的护士提供连续性护理

续 表

护理诊断	预期目标	护理措施
10. 思维过程改变： 与原发性退化，如早老性痴呆有关 与多发性梗死，如大脑动脉硬化有关 与环境改变、适应不良有关 与药物引起的副作用或酗酒有关 与中毒有关 与精神创伤有关	1. 患者表现出适当的行为，可疑性、攻击性和刺激性行为减少 2. 患者表现出恰当的感情，不稳定的和敌对的情绪减少 3. 患者能参与日常生活活动	1. 接受、理解患者，建立支持性的环境 2. 倾听、鼓励患者说出他的感觉，寻找患者所说内容的含义 3. 对患者的努力和适当的行为给予鼓励 4. 患者出现幻觉、幻想时，不与患者争论同意或不同意他的幻觉、幻想，并尽可能解读其幻觉、幻想所包含的恐惧、焦虑的原因 5. 对患者的感情和情绪波动表现出宽容的态度，记下不适当的感情和情绪变化 6. 明确环境中可引起患者坐立不安的刺激因素，尽可能让患者离开刺激源 7. 提供保护性看护

表 36-6-2 老年患者健康教育计划

教育内容	教育日期	讲解		示范		效果评价					护士签名
		病人	家属	病人	家属	评价日期	优	良	一般	差	
患者/家属能掌握											
1. 焦虑											
原因及心理感受											
自我调节的方法											
2. 受伤的危险											
危险因素											
预防措施											
3. 感染的危险											
危险因素											
预防措施											
4. 自理缺陷											
原因、范围及程度											
自我护理方法											
5. 营养失调											
饮食营养搭配											
注意事项											
6. 皮肤完整性受损的危险											
褥疮的原因、表现											
预防措施											
7. 便秘											
原因及预防措施											
8. 排尿异常											
排尿异常的原因											
护理措施											
9. 语言沟通障碍											
使用有效的语言和非语言方式交流											
10. 思维过程改变											
参与日常活动											

（孙 莹）

参考文献

1. 张振路. 临床护理健康教育指南. 广东:广东科技出版社,2002:3 - 6

2. 化前珍,郭明贤. 老年护理与康复. 陕西:第四军医大学出版社,2007:62 - 85

3. 夏晓萍. 老年护理学. 北京:人民卫生出版社,2004:69 - 166

4. 何国平,喻坚. 实用护理学. 北京:人民卫生出版社,2002:1037 - 1041

5. 杨金秋,姜小鹰. 老年健康教育的方法及影响因素. 中国老年学杂志,2005,(25)12:1564 - 1565

第三十六章　老年常见内科疾病护理

第一节　概　述

内科护理学是以各系统、各脏器内科疾病的发生、发展和防治为基础，研究内科患者生理、心理和社会等方面特点，以护理程序为核心，实施整体护理，达到保持和恢复健康的一门应用科学。随着临床医学的进步，新的医学模式使护理实践及护理教育发生了重要变化，在生物－心理－社会医学模式下，护理的服务对象是整体的人，护理是为人的健康提供服务的过程。整体护理思想指导护士的护理活动，护理患者不仅仅是护理疾病，而是对患者生理、心理、社会的整体护理，护理场所由医院向社区、家庭场所扩大。

根据世界老年学会制定的老龄标准，65～74岁为“青年式”老人，75～84岁为“中年式”老人，85岁以上为“老年式”老人，我国目前老龄标准为60岁以上。由于老年人在生理、心理、社会适应能力方面区别于其他年龄组的人群，同时老年疾病也有特殊性，因此也就决定了老年护理学有特殊的规律。

一、老年人生理、心理、社会特点

（一）生理特点

除了外表头发稀少、苍白、面部皱褶，牙齿脱落，视力、听力差，驼背等衰老迹象外，内脏衰退、脑组织萎缩，表现为记忆力下降，对较复杂的刺激反应减慢；心肌细胞数减少，收缩力下降，心排血量降低，血管动脉粥样硬化加重，各脏器供血更易减少；消化系统，由于牙龈松动脱落，不能细嚼食物，消化液分泌减少，易造成消化不良，肠蠕动减慢，易引起便秘。此外，老年人尿道括约肌松弛易造成大小便失禁。

（二）心理、社会特点

老年人常回顾一生取得的成就，为社会做出的贡献，从岗位上退休后，由于社会地位及社会关系的变化，间接地造成心理变化。生活重心的转变、家庭状况的影响以及疾病损害均可造成直接或间接影响。老年人性格不够稳定，情绪容易变化，容易主观、自信或保守、固执，还易发生情感抑郁，往往对疾病痊愈缺乏信心，有的甚至会产生厌世情绪。老年人要适应身体的衰老、健康的下降，要适应退休生活，从退休后失落感到再适应及建立稳定的退休生活，大约需要一年时间。老年人还要面对丧失亲友、配偶及由此引起的内心悲观、失望等不良情绪。老年期顺利发展，其结果是乐观、满足，受挫则悲观绝望、不能自拔。

二、老年患者内科疾病各期的护理特点

Kaplan将疾病的过程分为3个阶段，即发病前期、发病期、发病后期。发病前期机体中有病因的存在和作用，但生理调节和代谢功能是正常的，这时的护理措施围绕着及时消除或阻断病因的作用和累积影响，防止疾病的发生。当病因突破机体的保护屏障，机体的生理调节和代谢功能减弱或紊乱，发生病理变化，出现症状和体征时即为发病期。这时的护理措施是配合早期有效地进行治疗与抢救，减轻疾病的危

害，阻止病情进一步发展和并发症的发生。发病后期由于疾病的严重伤害，机体的调节和代谢功能减弱或丧失，导致患者死亡或留下后遗症和残疾，这时的护理措施是围绕着暂缓或避免疾病的恶化和死亡，促进机体的康复。

（一）发病前期的护理（预防护理）

（1）护理人员应该经常从各个渠道传播健康知识，通过进行卫生知识的教育，提高老年人自我保健能力，使其建立良好的生活习惯，保持健康的心理状态，采用合理的营养和适度的体育锻炼，增强老年人的机体抗病能力。

（2）加强对高危人群及常见病症状的监控，定期做健康检查，戒除不良嗜好，如吸烟、大量饮酒、偏食等，警惕不明原因的各种症状的出现。

（3）加强对心理致病因素的护理，不良的心理因素可以引起许多疾病。因此老年人应该正确对待各种心理冲突，培养乐观情绪、开阔的胸怀，重视心理卫生和自我修养，避免各种不良刺激对精神心理与机体的影响，减少疾病的发生。

（二）发病期的护理

1. 急性期

急性期起病急骤，疾病进展迅速，病势凶猛，患者自觉症状明显，心理反应激烈。这一阶段若诊断及时、治疗正确、护理得当，则可缩短病程，使患者较快痊愈。反之，便可迁延成慢性，甚至病情恶化危及生命。内科常见急性病有急性心肌梗死、急性呼吸道感染、急性胰腺炎、急性中毒、急性白血病等疾患。

（1）建立比较完善的院前急救网络，使老年患者能得到及时有效的治疗与抢救。

（2）密切观察生命体征：体温、脉搏、呼吸、血压是衡量机体状况的可靠指标。在急性期，生命体征的变化常常是病情变化的先兆。因此，应按时测量并做好记录，一旦发现异常及时与医生联系。老年人常同时患多种慢性病，应警惕多脏器衰竭。通过其他方面的观察，包括：与疾病相关的症状体征，患者的心理和精神状态，饮食、睡眠、排泄、治疗效果和不良反应等情况，预防各种并发症。

（3）心理护理：急性期患者因病情变化快，自觉症状重，常有焦虑、恐惧情绪，而且对环境陌生，对诊疗有疑虑，常处于烦躁不安中，护士应诚恳、耐心地帮助患者，用准确熟练的技术和热情周到的服务消除患者的顾虑。

（4）根据病情性质、病变部位和程度采取相应护理，如急性上呼吸道感染患者除按医嘱进行抗感染治疗外，对高热症状进行降温护理，口腔护理、补液等。注意观察药物治疗效果及不良反应。

2. 慢性期

慢性病病情冗长，进展缓慢，病情复杂，且疗效不显，缓解与复发常交替反复出现，这一阶段患者身体和心理均承受极大痛苦。慢性疾病的发病率随年龄的增长而增高。内科常见慢性疾病有高血压病、慢性支气管炎、肝硬化、糖尿病及癌症等疾患。

（1）心理护理：慢性疾病反复发作，迁延不愈，患者感到忧郁和悲伤，生活自理能力受到限制，生活质量降低和治疗费用高等多方面压力使患者处于焦虑中，护士应充分理解，多和患者交流沟通，鼓励患者疏泄抑郁，帮助其建立生活信心，提高生活质量。

（2）训练和帮助患者自我照顾：①补充营养：慢性病者组织修复需要补充营养，指导患者合理摄取蛋白质和其他各类营养素。②指导自我护理：明确自主生活的重要性，逐步达到全部或部分生活自理，同时使患者了解自身疾病发生、发展的过程，从而避免诱因，预防并发症和防止复发。③增强抵抗力：缓解期进行必要的锻炼，促进血液循环，增强机体抵抗力。④协助合理用药：指导患者了解目前用药方法和剂量，观察不良反应，防止滥用药物。

（三）发病后期的护理

1. 心理护理

多数康复期患者随着病情好转，心理状态

也有所好转，但仍常有操之过急或胆小多虑的心理，护士应继续保持对患者的关照，帮助逐步恢复正常生活。对慢性病和残疾者更要了解并解除其思想顾虑，协助患者建立适应新境遇的信心，通过功能锻炼达到恢复机体功能，重新回归社会和家庭。

2. 功能锻炼

根据不同患者和病情制定合理的康复计划，说明早期功能锻炼的重要性，介绍康复知识，具体指导患者康复锻炼的种类、强度、次数和时间。如慢性阻塞性肺气肿患者可进行每日早晚2次，每次15min的呼吸体操，以改善呼吸功能。脑出血急性期后患者应尽早开始有计划的肢体功能和语言功能训练，使其逐步恢复生活自理能力，并有利于脑功能的改善。

3. 临终护理

临终关怀是由社会各层次人员为临终者（生命预期寿命在6个月以内的人）及其家属所提供的生理、心理和社会的全面支持与照护。它不以延长临终者生存时间为重，而以提高患者临终阶段的生命质量为宗旨。

（1）控制病痛：病痛会影响患者睡眠、饮食、活动和情绪，还可使患者及家属感到失望。因此必须消除患者对疼痛的恐惧心理，与之进行有效的交流，同时配合药物与非药物的各种方法，如娱乐、针灸、松弛术、意象、生物反馈等使疼痛得到缓解与控制，使之安详地走完人生最后一段。

（2）解决生理需要：临终护理最基础的内容是解决生理需要。保证营养，补充临终者基本需要；控制大、小便的排泄，改善临终者的生活质量；保证良好的皮肤护理。要以优良的服务满足患者此生最后的需求。

（3）心理关怀：临终阶段有5个主要行为改变，即否认、生气、挣扎、压抑、接受。每个患者的心理分期与特征各不相同，没有严格的顺序。护士要了解与理解患者的心理需要，增加生活内容与人生乐趣，从而转移对死亡的恐惧。以良好的语言、表情和行为去影响和改变患者的感受，使之正视现实，平稳情绪。

（4）安抚家属：临终护理实质上是一种全方位的社会卫生服务，家属的安抚必不可少。要给予家属心理支持，并与之建立相互合作关系；指导家属参与临终关怀护理；死亡对患者是痛苦的结束，而对家属则是悲哀的高峰，护士要理解和同情，提供家属可尽量发泄内心痛苦的机会并尽早疏导悲痛过程，使之重建生活的信心。

（王玉军）

参考文献

1. 刘美玲. 现代护理与临床. 北京：科学出版社，2000：318－319

2. 王全珍. 现代老年护理学. 北京：人民军医出版社，1999：36－41

第二节　老年心血管系统疾病护理

一、冠心病

（一）概述

冠心病是指冠状动脉粥样硬化使血管腔阻塞导致心肌缺血缺氧而引起的心脏病，是冠状动脉粥样硬化性心脏病的简称，它和冠状动脉功能性改变（痉挛）一起，统称为冠状动脉性心脏病，亦称缺血性心脏病。

（二）病因与发病机制

（1）病因：引起冠状动脉粥样硬化的原因是多方面的，目前认为主要和下列因素有关。①年龄：本病多发生在40岁以后，49岁以后进展快。②性别：本病男性多于女性，二者比例约为2∶1，女性患病常在绝经期之后，此时雌激素减少，血高密度脂蛋白也减少。③血脂：目前认为与动脉粥样硬化形成关系最密切的血脂异常为高胆固醇、高甘油三酯、高密度和极低密度脂蛋白、低密度脂蛋白。④血压：冠状动脉粥样硬化患者60%～70%有高血压，患病者较血压正常者高3～4倍。⑤吸烟：吸烟可造成冠状动脉壁氧含量不足，促进动脉粥样硬化的形成。吸烟者比不吸烟者的发病率和死亡率高2～6倍，且与每日吸烟的支数成正比。⑥糖尿病：本病发病率较无糖尿病者高2倍，患者糖耐量减低者多见。⑦肥胖：体重超过标准体重20%的肥胖者易患本病，尤其在短期内体重明显增加者，动脉粥样硬化可急剧恶化。⑧缺少活动：缺少体力活动者冠心病发病率较高，而经常体力锻炼者血脂常较低，较少发生动脉粥样硬化。⑨家族史：家族中有在年轻时患本病者，其近亲得病的机会可高出5倍。⑩其他：常进较高热量、动物性脂肪、胆固醇、糖和钠盐者；性情急躁、竞争性过强、工作专心而不注意休息、强制自己为成就而奋斗的A型性格者均易患冠心病。

（2）发病机制：对本病发病机制，曾有多种学说从不同角度来阐述。近年来多数学者支持“损伤反应学说”，认为本病各种危险因素最终都损伤动脉内膜，而粥样斑块的形成是动脉对内膜损伤作出反应的结果。

（三）临床分型

根据冠状动脉病变的部位、范围、血管阻塞程度及心肌缺血程度，可将冠心病分为以下5种类型。①隐匿型冠心病：无症状，而静息时或负荷实验后心电图有心肌缺血性改变者，心肌无明显组织型态改变。②心绞痛型冠心病：有发作性胸骨后疼痛，为一时性心肌供血不足所致，心肌可无组织形态改变或伴有纤维化改变。③心肌梗死型冠心病：由于冠状动脉闭塞以致心肌急性缺血坏死，症状严重，常伴有心功能不全、心律失常、心源性休克、猝死等严重并发症。④缺血型心肌病型冠心病：表现为心脏增大、心力衰竭和心律失常，因长期心肌缺血导致心肌纤维化而引起。临床表现与原发性扩张型心肌病类似。⑤猝死型，因原发性心搏骤停而死亡，多为心脏局部发生电生理紊乱，引起严重的心律失常所致。本节将重点讨论“心绞痛”和“心肌梗死”两种类型。

二、心绞痛

（一）概述

是一种由于冠状动脉供血不足，导致心肌急剧的暂时缺血与缺氧所引起的临床综合征。其特点为阵发性的前胸压榨性疼痛感觉，主要位于胸骨后部，可放射至心前区和左上肢，常发生于劳动或情绪激动时，持续数分钟，休息或用硝酸酯类制剂后缓解。

（二）病因与发病机制

最基本的原因是冠状动脉粥样硬化引起的心血管管腔狭窄和（或）痉挛。其他病因以重度主动脉瓣狭窄或关闭不全较为常见，肥厚型心肌病、先天性冠状动脉畸形、冠状动脉扩张、冠状动脉栓塞亦可以是本病病因。当冠状动脉病变导致管腔狭窄或扩张能力减弱时，限制了血流通过量的增加，使心肌的供血量相对比较固定。一旦心脏负荷突然增加，如体力活动或情绪激动等使心肌耗氧量增加时，心肌对血液的需求量增加，或当冠状动脉发生痉挛时，其血流量减少，或在突然发生循环血量减少的情况下，冠脉血液灌注量突降，其结果均导致心肌血液供求之间矛盾加深，心肌血液供给不足，引起心绞痛发作。

（三）疾病护理特点

1. 症状

以发作性胸痛为主要临床表现，疼痛的特点如下。

（1）部位：位于胸骨体上段或中段之后，可波及心前区，有手掌大小范围，界限不很清楚。常放射至左肩、左臂内侧达无名指和小指，或至咽、颈、背、上腹部等。

（2）性质：为压迫性不适或紧缩、发闷、堵塞、烧灼感，无锐痛或刺痛，偶伴濒死感。

(3)诱因：常因体力劳动或情绪激动所诱发，也有在饱餐、寒冷、阴雨天气、吸烟时发病。疼痛发生在体力劳动或激动时。

(4)持续时间：疼痛多于停止原来的活动后，或舌下含服硝酸甘油后 1～5min 内缓解。可数天、数周发作 1 次，亦可 1 日内多次发作。

2. 体征

平时一般无异常体征。心绞痛发作时常见面色苍白、表情焦虑、皮肤湿冷或出汗、血压升高、心率增快，心尖部可出现第四心音、一过性收缩期杂音。

(四)诊断治疗及护理要点

1. 诊断要点

有典型心绞痛发作病史者诊断常不难。症状不典型者，结合年龄、冠心病易患因素、心电图及心脏负荷试验等检查也可建立诊断。诊断有困难者，可考虑放射性核素检查和冠状动脉造影。

2. 治疗要点

心绞痛治疗原则是改善冠状动脉的血供和减少心肌耗氧量。

(1)发作期的治疗：①休息：发作时应立即休息，一般患者在停止活动后症状可消除。②药物治疗：宜选择作用快、疗效高的硝酸酯制剂。这类药物除可扩张冠状动脉、降低阻力、增加冠状循环的血流量外，还通过对周围血管的扩张作用，减少静脉回流心脏的血量，降低心室容量、心腔内压、心排血量和血压，减轻心脏前后负荷和心肌的需氧量，从而缓解心绞痛。常用的药物有：硝酸甘油 0.3～0.6mg，舌下含服，1～2min 即可开始起作用，作用持续 30min 左右。不良反应有头昏、头胀痛、头部跳动感、面红、心悸等，偶有血压下降。因此第一次用药时，患者宜平卧片刻，必要时吸氧；硝酸异山梨醇酯，每次剂量 5～10mg，舌下含服，2～5min 见效，作用维持 2～3h。还可用喷雾吸入制剂。③亚硝酸异戊酯，为极易气化的液体，每支 0.2ml，用时以手帕包裹敲碎，立即盖于鼻部吸入。作用快而短，数分钟即消失，本药作用与硝酸甘油相同，其降压作用更明显，宜慎用。在应用上述药物同时应考虑用镇静剂。

(2)缓解期的治疗：①一般治疗：尽量避免各种诱发因素如过度劳累、情绪激动等，积极治疗及预防诱发或加重冠心病的危险因素，如高血压、高脂血症、糖尿病等。②药物治疗：使用作用持久的抗心绞痛药物，可单独选用、交替应用或联合应用。此外，还可用抑制血小板聚集的药物，防止血栓形成。常用药物有阿司匹林，双嘧达莫等。③冠状动脉介入治疗：对符合适应证的心绞痛患者，可行经皮腔内冠状动脉成形术（PTCA）及冠状动脉内支架置入术（STENT）。④外科手术治疗：对病情严重、药物治疗效果不佳、经冠状动脉造影后显示不适合介入治疗者，应及时行冠脉搭桥术。

3. 护理要点

(1)疼痛监测：①观察疼痛发作的时间、部位、性质、持续时间，注意询问发生前有无诱因存在。同时立即描记心电图，了解冠脉供血情况。②疼痛发作时，立即协助患者安静卧床休息，减少探视或谢绝探视，安慰患者，减轻其紧张不安感。③心绞痛引起的心前区疼痛，遵医嘱让患者舌下含服硝酸甘油，或嘱患者轻轻嚼碎后继续含服，服药 3～5min 后疼痛仍不缓解，可再服 1 片；对于心绞痛发作频繁或服用硝酸甘油效果差的不稳定型心绞痛患者，可遵医嘱静脉点滴硝酸甘油，但应注意点滴速度宜慢，以免造成低血压，并嘱患者及家属不可擅自调节滴注速度。硝酸甘油在使用后出现颜面潮红、头痛、头胀、心悸等症状，是其常见不良反应，为药物引起头面部血管扩张所致；少数患者对硝酸甘油过度敏感，而出现体位性低血压，故初次使用时应避免站立体位，且剂量不宜过大。④根据病情间断或持续吸氧 2～4L/min，以增加心肌氧的供应。⑤告诉患者应减少过度体力劳动，尤其是屏气用力动作如推、拉、抬、举、用力排便等，另外，情绪激动、饱餐、寒冷也是引起心绞痛发作的常见诱因，应注意避免。

(2)消除恐惧：①协助处理病情变化，迅速、有效地缓解病情是消除恐惧的最佳措施，应引导患者适当地缓冲和应对患病这一事实，使其顺应环境。②保持情绪稳定，当患者心前区疼痛剧烈时，应尽量保持有一名护士陪伴在患者身旁，增加患者的心理安全感；告诉其家属表情要镇静，决不能在患者面前表现急躁、悲伤，尤其是病情危重之时。③仔细观察患者的情绪状态，对不同病因引起的心前区疼痛进行病情解释，消除对疾病的恐惧感。关心安慰患者，引导患者消除生活中的紧张刺激性因素。④指导患者采用放松技术和深呼吸，放松全身肌肉。必要时遵医嘱正确使用镇静、安眠药。

（3）改善活动耐力：①急性期应根据患者的病情及有无合并症等情况制定合理的休息与活动计划。无并发症患者可以在床上自行喝水、进食，在医务人员指导下被动和主动活动肢体，继之在床边坐椅子或马桶。病情稳定后，可逐步增加坐椅子、肢体活动、走廊活动时间。除病重外，卧床时间不宜过长，应鼓励尽早活动，有利于减少并发症，及早康复。②开始进行康复训练时，必须在护士的监测下进行，以不引起任何不适为度，心率增加 10～20 次/分为正常反应。出现下列情况时应减缓运动进程或停止活动：胸痛、心悸、气喘、头晕、恶心、呕吐；感冒未愈；感到疲劳、肌肉酸痛；不适当的心率和低血压反应；休息时心率大于 100 次/分。两次活动之间应安排充分的休息，若患者夜间睡眠不好，则次日白天的活动应适当减少。③出院后应循序渐进增加活动量，提倡小量、重复、多次活动，适当间隔休息，提高运动总量而避免超负荷运动。活动内容包括个人卫生、家务劳动、娱乐活动、步行活动，避免剧烈活动、竞技性活动、举重或活动时间过长。

（五）预见性护理观察

（1）观察心绞痛发作的部位、范围、性质、程度、持续时间以及诱发因素等。

（2）观察心电图的变化：连续记录心电图，了解 ST 段及 T 波的动态变化以及有无室内或束支传导障碍和各种心律失常。

（六）健康指导

（1）疾病简介：心绞痛为冠心病的主要症状，为冠状动脉硬化或痉挛造成心肌缺血所致，体力活动或情绪激动可诱发。典型的心绞痛发作为突然发生的疼痛。由过度劳累、情绪激动、饱餐或突然受凉等引起。典型的疼痛部位为胸骨后心前区，可放射到颈部、左肩岬部、左臂内侧直达小指处。疼痛往往在一个范围。疼痛性质有沉重、压榨或窒息感。时间持续数分钟。心绞痛分型有劳力性心绞痛、自发性心绞痛和混合性心绞痛。

（2）心理指导：告知患者要保持良好心态，因精神紧张、情绪激动、饱餐、焦虑不安等不良心态可诱发和加重病情。患者常因不适而烦躁不安且伴恐惧，此时鼓励患者表达感觉，告知尽量做深呼吸，放松情绪才能使疾病尽快消除。

（3）饮食指导：患者宜进食清淡、易消化、低盐、低脂、低热量、高纤维饮食，忌暴饮暴食。戒烟戒酒。

（4）作息指导：制定固定的日常活动计划，避免劳累。避免突发性的劳力动作，尤其是在较长时间休息后。如凌晨起来后活动动作宜慢。心绞痛发作时，应停下所有活动。频发或严重心绞痛患者，严格限制体力活动，应卧床休息。

（5）用药指导：①硝酸酯类，硝酸甘油是缓解心绞痛的首选药，心绞痛发作时可用短效制剂 1 片舌下含服，1～2min 即开始起作用，约半小时后作用消失，不能吞服。如药物不易溶解，可轻轻嚼碎继续含化。应用硝酸酯类药物时可出现头昏、头胀痛、头部跳动感、面红、心悸，继续用药数日后这些表现可自行消失。硝酸甘油应贮存在棕褐色的密闭小玻璃瓶内，防止受热、受潮，使用时应注意有效期，每用 6 个月须更换药物。如果含服药物时无舌尖麻刺烧灼感，说明药物已经无效，不宜再使用。为避免体位性低血压所引起的晕厥，用药后患者应平卧片刻，必要时吸氧。长期反复应用会产生耐药性而使药效降低，但停用 10 天以上后，复用可恢复效力。②对长期服用β受体阻滞剂，如阿替洛尔、美托洛尔时应指导患者不能随意突然停药或漏服，否则会引起心绞痛加剧或心肌梗死；应在饭前服用，因食物能延缓此类药物吸收；用药过程中注意监测心率、血压、心电图等。③钙通道阻滞剂可以减少心肌耗氧量。

(6)特殊行为指导：①寒冷刺激可诱发心绞痛发作，故不宜用冷水洗脸，洗澡时注意水温及时间。外出应戴口罩或围巾。②患者应随身携带心绞痛急救盒（内装硝酸甘油片）。心绞痛发作时，立即停止活动并休息，保持安静。及时使用硝酸甘油制剂，如片剂舌下含服，喷雾剂喷舌底1～2下，贴剂粘贴在心前区。如果自行用药后，心绞痛未缓解，应请求救护。③有条件者可氧气吸入。使用氧气时，避免明火及急剧碰撞。④患者洗澡时应告诉家属，且不宜在饱餐后或饥饿时进行，水温勿过冷过热，时间不宜过长，门不要上锁，以防发生意外。⑤与患者讨论引起心绞痛发作的原因，确定需要的帮助，总结预防发作的方法。

(7)病情观察指导：注意观察胸痛发作的时间、部位、性质、有无放射性及伴随症状，定时监测心率、心律。如心绞痛发作次数增加，持续时间延长，疼痛程度加重，含服硝酸甘油无效，有可能是心肌梗死先兆，应立即就诊。

(8)出院指导：①减轻体重，肥胖者需限制饮食热量及适当增加体力活动，避免采用剧烈活动。②防治各种加重病情的疾病，如高血压、糖尿病、贫血、甲亢等。特别要控制血压，使血压维持在正常水平。③慢性稳定性心绞痛患者大多数可继续维持正常性生活，为预防心绞痛发作，可在1h前含服硝酸甘油1片。④患者应随身携带硝酸甘油以备急用，患者及其家属应熟知药物的放置地点，以备急用。

三、心肌梗死

（一）概述

是指冠状动脉供血急剧减少或中断，使相应的心肌严重而持久地缺血导致心肌坏死。临床上表现为持久的胸骨后剧烈疼痛、发热、白细胞计数和血清心肌酶增高、心电图进行性改变，可发生心律失常、休克或心力衰竭。

（二）病因与发病机制

(1)病因：心肌梗死的基本病因是冠状动脉粥样硬化（偶为冠状动脉栓塞、炎症、先天性畸形、痉挛所致，造成管腔严重狭窄和心肌血供不足，而侧支循环未充分建立。在此基础上如有下列情况可引起血供急剧减少或中断使心肌严重而持久地急性缺血达1小时以上，即可发生心肌梗死：①管腔内血栓形成、粥样斑块破溃、粥样斑块内或其下发生出血或血管持续痉挛，使冠状动脉完全闭塞。②休克、脱水、出血、外科手术或严重心律失常，致心排血量骤降，冠状动脉灌流量锐减。③重体力活动、情绪过分激动或血压剧升，致左心室负荷明显加重，儿茶酚胺分泌增加，心肌需氧需血量猛增，冠状动脉明显供血不足。

(2)发病机制：心肌梗死往往在饱餐特别是在进食多量脂肪后、晨6时至12时或用力大便时发生。这与餐后血脂增高、血液黏稠度增高、血小板黏附性强、局部血流缓慢、血小板易于聚集而导致血栓形成，且上午冠状动脉张力高，机体应激反应性增强，易使冠状动脉痉挛，用力大便时心脏负荷增加等有关。梗死部位的心肌呈灰白或淡黄色，冠状动脉闭塞后一般需要经过6小时后才出现明显的组织学改变。心肌梗死的完全愈合约需6～8周。

（三）疾病护理特点

临床表现与心肌梗死面积的大小、部位、侧支循环情况密切相关。

1. 先兆表现

约有50%～81.2%的患者在起病前数日至数周有乏力、胸部不适、活动时心悸、气急、烦躁等前驱症状，其中以初发型心绞痛或恶化型心绞痛最为突出；心绞痛发作较以往频繁，程度较重，时间较长，硝酸甘油疗效较差，诱发因素不明显；心电图呈现明显的缺血性改变。及时处理先兆,可使部分患者避免心肌梗死发生。

2. **症状**

(1)疼痛:为最早出现的最突出的症状。多发生在清晨,其性质和部位与心绞痛相似,但多无明显的诱因,常发生于安静时,程度更剧烈,呈难以忍受的压榨、窒息或烧灼样,伴有大汗、烦躁不安、恐惧及濒死感,持续时间长达数小时或数天,服硝酸甘油无效。部分患者疼痛可向腹部、下颌、颈部、背部放射而被误诊。少数心肌梗死患者可无疼痛,一开始即表现为休克或急性心力衰竭。

(2)全身症状:有发热、心动过速、白细胞增高和血沉增快等,由坏死物质吸收所引起。一般在疼痛发生后24~48小时出现,程度与梗死范围呈正相关,体温一般在38℃左右,很少超过39℃,持续约1周。

(3)胃肠道症状:疼痛剧烈时伴有恶心、呕吐和上腹胀痛,与迷走神经受坏死心肌刺激和心排血量降低、组织灌注不足等有关。肠胀气亦可少见。重者可发生呃逆。

(4)心律失常:见于75%~85%的患者,多发生在起病1~2周内,尤以24小时内最常见。以室性心律失常多见,尤其是室性期前收缩。频发、成对出现、多源性或呈R-on-T现象的室性期前收缩以及短阵性室性心动过速常为心室颤动的先兆。下壁梗死易发生房室传导阻滞。

(5)休克:主要为心源性休克,因心肌广泛坏死,心排血量急剧下降所致。休克多在起病后数小时至1周内发生,发生率约为20%左右。近年来由于早期采用冠状动脉再造的措施,使心肌坏死的面积及时缩小,休克的发生率大幅度下降。休克者主要表现为面色苍白、皮肤湿冷、脉细而快、大汗淋漓、烦躁不安、尿量减少,严重者可出现昏迷。

(6)心力衰竭:主要为急性左心功能不全,可在起病最初几天内发生,或在梗死演变期出现,为梗死后心肌收缩力显著减弱或不协调所致。其发生率约为32%~48%。患者表现为呼吸困难、咳嗽、发绀、烦躁等。重者出现肺水肿,随后可出现右心衰竭的表现。

3. **体征**

(1)心脏体征:心脏浊音界可正常或轻至中度增大,心率可增快也可减慢,心律不齐,心尖部第一心音减弱,可闻及奔马律,部分患者在心前区可闻及收缩期杂音,亦有部分患者在起病2~3d出现心包摩擦音。可出现各种心律失常。

(2)血压:除急性心肌梗死早期血压增高以外,几乎所有患者都有血压降低。

(四)诊断治疗及护理要点

1. **诊断要点**

诊断主要依靠典型临床表现、特征性心电图改变及血清心肌酶谱检查。上述三项中具备两项即可确诊,但临床表现可不典型。故凡年龄在40岁以上,发生原因不明的胸闷伴恶心、呕吐、出汗、心功能不全、心律失常、休克等,或原有高血压突然显著下降,应考虑有急性心肌梗死的可能。

2. **治疗要点**

(1)一般治疗:①休息:急性期需卧床1周,保持环境安静,谢绝探视,防止不良刺激,减轻焦虑。②吸氧:间断或持续吸氧2~3d,重者可以面罩给氧。③监测:在冠心病监护室行心电图、血压、呼吸等监测3~5d,有血液动力学改变者可行漂浮导管检查。密切观察心率、心律、血压、心功能的变化,为适时调整治疗措施、避免猝死提供客观资料。

(2)解除疼痛:尽快解除患者疼痛。常用药有哌替啶或肌注吗啡。

(3)心肌再灌注:为防止梗死面积增大,缩小心肌缺血范围,要尽早使闭塞的冠状动脉再通,使心肌得到再灌注。①融栓治疗:在起病6h内使用纤维蛋白溶解原激活剂激活血栓中纤维蛋白溶酶原,使转变为纤维蛋白溶酶而溶解冠脉内的血栓。常用药物有尿激酶、链激酶,新型溶栓剂有重组组织型纤维蛋白溶酶原激活剂。②急诊经皮腔内冠状动脉成型术(PTCA):经溶解血栓治疗,冠状动脉再通后又再堵塞,或虽再通但仍有重度狭窄者,可紧急实行本法扩张血管。近年来也有使用本法直接再灌注心肌者。

(4)消除心律失常:采取综合措施消除心律失常。

(5)控制休克:急性心肌梗死后的休克属于心源性,亦可伴有外周血管舒缩障碍或血容量不足,其治疗应采用补充血容量、升血压及使用血管扩张剂、纠正酸中毒。上述处理无效时,应选用在主动脉内气囊反搏术的支持下,即刻行急诊(PTCA)或支架置入,使冠脉及时再通。

(6)治疗心力衰竭:主要是治疗急性左心功能不全,除用吗啡、利尿剂外,应选用血管扩张剂减轻左心室前后负荷。如心衰程度较轻,可用硝酸异山梨醇舌下含服、硝酸甘油静脉滴注,如心衰较重宜首选硝普钠静脉滴注。洋地黄制剂可能引起心律失常,宜慎用。由于最早出现的心力衰竭主要是坏死心肌间质出血、水肿引起心肌顺应性下降所致,而左心室舒张末期容量尚不增大,因此,在急性心肌梗死发生后24h内应尽量避免使用洋地黄制剂。

(7)其他治疗:①目前多在溶栓疗法之后,为防止梗死面积扩大及再梗死:常用药物为肝素500~1000u静脉滴注,维持凝血时间在正常的2倍左右。其他抗凝药物有口服华法林、双香豆素等。抗血小板聚集的药物,部分替代了抗凝治疗。常用抗血小板药物有阿司匹林、抵克立得。对有出血、出血倾向者或出血既往史、活动性溃疡病、新近手术创面未愈合者、血压过高者及严重肝肾功能不全者禁用抗凝治疗。②β受体阻滞剂、钙通道阻滞剂和血管紧张素转换酶抑制剂:急性心肌梗死早期应用β受体对伴有交感神经功能亢进者防止梗死范围扩大、改善预后有利,但应注意其对心脏收缩功能的抑制。常用药物有阿替洛尔、美托洛尔。钙通道阻滞剂亦有类似效果,常用药物有地尔硫卓。血管紧张素转换酶抑制剂中的卡托普利有利于改善恢复期心肌的重构,降低心力衰竭的发生率,从而降低死亡率。③极化液治疗:用氯化钾1.5g、普通胰岛素8~12u加入10%葡萄糖液500ml中静脉滴注,1~2次/d,7~14d为一疗程。可促进心肌摄取和代谢葡萄糖,使钾离子进入细胞内,恢复心肌细胞膜极化状态,改善心肌收缩功能,减少心律失常,并促使心电图抬高的ST段回到等电位线。④促进心肌代谢药物:维生素C、辅酶A、肌苷酸钠、细胞色素C、维生素B_6等加入5%~10%葡萄糖液500ml中,缓慢静脉滴注,1次/d,两周为一疗程。1,6-二磷酸果糖10g稀释后静脉滴注,15min滴完,2次/d,1周为一疗程。

3. 护理要点

(1)疼痛监测:严密监测病情,观察疼痛发作的时间、部位、性质、持续时间,注意询问发生前有无诱因存在。同时立即描记心电图,了解冠脉供血情况。

(2)休息:疼痛发作时,立即协助患者安静卧床休息,谢绝探视,安慰患者,减轻紧张不安感。

(3)镇痛:遵医嘱给予吗啡或哌替啶止痛,或定时给予硝酸甘油或硝酸异山梨醇酯;烦躁不安者可肌注地西泮,及时询问患者疼痛及其伴随症状的变化情况,注意有无呼吸抑制、脉搏加快等不良反应,随时监测血压变化。

(4)吸氧:根据病情间断或持续吸氧2~4L/min,以增加心肌氧的供应。

(5)避免诱因:保持大便通畅,防止大便秘结等。

(6)消除恐惧:①协助处理病情变化,迅速、有效地缓解病情是消除恐惧的最佳措施,应引导患者适当地缓冲和应对患病这一事实,使其顺应环境。②保持情绪稳定,24h专人守护,增加患者的安全感;嘱家属要镇静,决不能在患者面前表现急躁、悲伤,尤其是病情危重之时。③仔细观察患者的情绪状态,做好解释工作,消除对疾病的恐惧感。关心安慰患者,引导患者消除生活中的紧张刺激性因素。④指导患者采用放松技术和深呼吸,全身肌肉放松。必要时遵医嘱正确使用镇静、安眠药。

(7)改善运动耐力:发病24h内应绝对卧床休息,减少一切不良刺激,协助做好口腔、饮食、卫生及排便护理。开始进行康复训练时，必须在护士的监测下进行活动，以不引起任何不适为度，心率增加 10 ~ 20 次/min 为正常反应，避免不适当的心率和低血压反应。3 周内活动时，心率变化超过 20 次/min，或血压变化超过 20mmHg；6 周内活动时，心率变化超过 30 次/min，血压变化超过 30mmHg。两次活动之间应安排充分的休息时间，若患者夜间睡眠不好，则次日白天的活动应适当减少。建议患者出院后进行康复治疗，应循序渐进增加活动量，提倡小量、重复、多次活动，适当间隔休息，可以提高运动总量而避免超负荷运动。活动内容包括个人卫生、家务劳动、娱乐活动、步行活动，避免剧烈活动、竞技性活动、举重或活动时间过长。

（四）预见性护理观察

（1）疼痛：心肌梗死与心绞痛的性质和部位很相似，在疼痛时间、范围、程度等方面须与之鉴别。

（2）心电监测：持续的心电图监护，观察心电图的动态演变，判断病情的发展，确定抢救、治疗方案。

（3）血清酶测定：定时抽血标本送检，持续监测血清酶的改变，并且进行详细记录。

（4）观察生命体征：严密观察呼吸、血压、尿量等变化，及早发现心力衰竭、心源性休克等严重并发症的先兆。

（五）健康指导

（1）疾病简介：急性心肌梗死是由于冠状动脉供血不足而引起的部分心肌缺血坏死。常发于冬季，多见于 50 岁以上的成年人。是在已有的冠状动脉病变的基础上，体力劳动、激烈的情绪变化，使心肌耗氧量猛增，心肌由于严重而持久的缺血或冠状动脉闭塞使血供中断而引起。心肌梗死起病急，一般表现为心前区胸骨后出现严重而持久（超过 30min）的心绞痛，疼痛更剧烈，呈难忍的压榨、窒息或烧灼感，伴有烦躁不安、出大汗、恶心、呕吐。可放射到颈部、下颌、左肩等。少数患者开始发病即出现休克或急性心力衰竭。

（2）心理疏导：本病起病急，症状明显，患者因剧烈疼痛有濒死感，又因担心病情及疾病预后而产生焦虑、紧张情绪，护士应陪伴在患者身旁，允许患者表达出对死亡的恐惧如呻吟、愤怒等，用亲切的态度回答患者提出的问题。解释先进的治疗方法、监护设备的作用。

（3）饮食：急性期进食流质，病情稳定 3 天后逐渐该为半流质、低脂饮食。避免食用辛辣食物，减少便秘和腹胀。康复期低糖、低胆固醇饮食，多吃富含维生素和钾的食物，心衰者适当减低盐摄入量。

（4）保证睡眠时间：两次活动之间要有充分的休息。急性期后 1 ~ 3 天应绝对卧床休息，第 4 ~ 6 天可在床上做上下肢被动活动。1 周后，无并发症的患者可床上坐起活动，每天 3 ~ 5 次，每次 20min，动作宜慢；有并发症者，卧床时间延长。第 2 周开始床边站立→床旁活动→室内活动→完成个人卫生。根据患者对运动的反应，逐渐增加活动量。第 2 周后室外走廊行走，第 3 ~ 4 周试着上下一层楼梯。

（5）用药指导：

1）止痛：使用吗啡或哌替啶止痛，配合观察镇静止痛的效果及有无呼吸抑制、脉搏加快。

2）溶栓治疗：溶栓过程中应配合监测心率、心律、呼吸、血压，注意胸痛情况和皮肤、牙龈、呕吐物及尿液，观察有无出血现象，发现异常应及时报告医护人员，及时处理。

3）硝酸脂类药：配合用药时间及用药剂量，使用过程中要注意观察疼痛有无缓解，有无头晕、头痛、血压下降等副作用。

4）抑制血小板聚集的药物：药物宜饭后服。用药期间注意有无胃部不适，有无皮下、牙龈出血，定期查血小板数量。

（6）行为指导：

1）大便干结时忌用力排便，应用开塞露塞肛或服用缓泻剂如通便灵等保持大便通畅。

2）接受氧气吸入时，要保证氧气吸入的有效浓度以达到改善缺氧状态的效果，同时注意用氧安全，避免明火。

3)病情未稳定时忌随意增加活动量,以免加重心脏负担,诱发或加重心肌梗死。

4)在输液过程中,应遵循医护人员控制的点滴速度,切忌随意加快输液速度。

5)当患者严重气急、大汗、端坐呼吸时,应取坐位或半坐位,两腿下垂,有条件者立即吸氧,并应注意用氧安全。

6)当患者出现心脏骤停时,应立即处理,用拳捶击心前区1~2次,如果未见恢复,应予心脏按压,每分钟按压60~80次,口对口人工呼吸。

7)指导患者3个月后性生活技巧:选择一天休息最充分的时刻行房事(早晨最好)。避免温度过高或过低时,避免饭后行房事。如需要,可在性生活时吸氧,如果出现胸部不适或呼吸困难,应立即停止。

(7)病情观察指导:注意观察胸痛的性质、部位、程度、持续时间,有无向他处放射,配合监测体温、心率、心律、呼吸、血压及电解质情况,以便及时处理。

(8)出院指导:严格遵医嘱。

四、心力衰竭

(一)概述

心力衰竭简称心衰,绝大多数情况下,是指心肌收缩力下降使心排血量不能满足机体代谢的需要,器官、组织血液灌注不足,同时出现肺循环和(或)体循环淤血表现的一种综合征。少数情况下,心肌收缩力尚可使心排血量维持正常,但由于左心室充盈压异常增高,使肺静脉血液回流受阻而导致肺循环淤血,称之为舒张性心力衰竭。心力衰竭时通常伴有肺循环和(或)体循环淤血,故又称为充血性心力衰竭。心力衰竭按其发展速度可分为急性心力衰竭和慢性心力衰竭,以慢性居多;按其发生的部位可分为左心衰竭、右心衰竭和全心衰竭;按有无舒缩功能障碍又可分为收缩性和舒张性心力衰竭。

(二)慢性心力衰竭

1. 病因与发病机制

(1)基本病因:①发性心肌损害,心肌本身的病变或代谢障碍可导致心肌舒缩功能改变。冠心病心肌缺血和心肌梗死是引起心力衰竭的最重要原因之一;各种类型的心肌炎和心肌病;心肌代谢障碍性疾病,以糖尿病心肌病最为常见。②心脏负荷过重,压力负荷(也称后负荷、收缩期负荷)过重,是指心脏在收缩期所承受的阻力增加,常见动脉血压增高(如高血压、肺动脉高压)、瓣膜狭窄(如主动脉瓣或肺动脉瓣狭窄)以及流出道阻力增大(如主动脉狭窄)等疾病。容量负荷(也称前负荷、舒张期负荷)过重,是指心脏舒张期所承受的容量负荷过大,见于瓣膜反流性疾病(如二间瓣、主动脉瓣关闭不全;左、右心或动静脉分流性先天性心血管疾病(如房间隔缺损、室间隔缺损、动脉导管未闭);全身血容量增多或循环血量增多的疾病(如甲状腺功能亢进、慢性贫血)。通常情况下,心室对容量负荷过重较对压力负荷的代偿能力大,故在容量负荷过重时,出现心力衰竭的时间较晚。

(2)诱因:有基础心脏病的患者,心力衰竭症状的出现或加重可因一些增加心脏负荷的因素诱发,常见的诱发因素有以下几种。①感染:各种感染,尤其是呼吸道感染是心力衰竭最重要的诱因。感染可通过多种途径增加心脏负荷和(或)妨碍心肌的舒缩功能。②心律失常:特别是心房颤动,其他快速心律失常及严重的缓慢型心律失常均可诱发心力衰竭。快速型心律失常可增加心肌耗氧量,减少心排血量及冠状动脉灌注。③血容量增加:如钠盐摄入过多,静脉输液输血过多、过快等均可使血容量增加,心脏容量负荷过重,易诱发或加重心力衰竭。④生理或心理压力过大:如过度劳累,情绪激动,精神过于紧张,由于交感神经兴奋和儿茶酚胺分泌增加等原因,使心率增快,心脏负荷和心肌耗氧量增加,可诱发心力衰竭。⑤妊娠和分娩:因妊娠中晚期血容量增加;临产时宫缩、精神紧张、腹内压力增高,使静脉回流增加和外周血管阻力增高,加大心脏前、后负荷和心肌耗氧量,易诱发原来心功能处于代偿期的心脏病患者发生心力衰竭。⑥其他:药物使用不当(如不恰当停用洋地黄等药物),合并甲状腺功能亢进、贫血、肺栓塞等。

(3)发病机制:慢性心力衰竭的发病机制十分复杂。正常心脏具有强大的代偿调节机制,以适应日常活动中的额外负荷;当基础心脏病损及心脏功能时,机体启动多种代偿调节机制可使心功能在一定时间内维持在相对正常的水平,但也有其负性的效应,长期维持最终发生失代偿,即可引起心力衰竭。

2. 疾病护理特点

临床上左心衰竭最为常见,单纯右心衰竭较少见。

(1)左心衰竭:以肺淤血及心排血量减低表现为主。常见于高血压心脏病、冠心病、主动脉瓣和二尖瓣疾病等。

1)症状:①呼吸困难,是左心衰竭最主要的临床表现,随着严重程度的加重,可表现为劳力性呼吸困难、端坐呼吸,夜间阵发性呼吸困难及急性肺水肿等;劳力性呼吸困难,是左心衰竭最早出现的症状,特点是在同样体力强度下过去不发生而新近出现的呼吸困难。因运动使回心血量增加,左心房压力升高,加重了肺淤血;端坐呼吸,是左心衰竭的重要症状。患者平卧时出现呼吸困难,高枕卧位、半卧位或端坐呼吸时呼吸困难则减轻,采取的座位愈高说明左心衰竭的程度越重。由于坐位时可减少回心血量,减轻肺淤血,且膈肌下降使肺活量增加;夜间阵发性呼吸困难,是左心衰竭早期的典型表现,患者多在入睡后突然因憋气、胸闷而惊醒,被迫坐起,呼吸深快,重者伴有哮鸣性呼吸或泡沫样痰,故也称为“心源性哮喘”。其发生的可能机制与睡眠平卧血液重新分配使肺循环血量增加,夜间迷走神经张力增高,使小支气管收缩及卧位时隔肌抬高,肺活量减少有关;急性肺水肿,是“心源性哮喘”的进一步发展,也是左心衰竭呼吸困难最严重的表现形式。②咳嗽、咳痰、咯血:咳嗽多在体力活动或夜间平卧时加重,痰多为白色浆液性泡沫状,有时痰中带血丝,肺水肿时可有粉红色泡沫状痰。长期慢性淤血使肺静脉压力增高,导致肺循环和支气管血液循环之间形成侧支,支气管黏膜下静脉淤血扩张,一旦破裂引起大咯血。③其他症状:患者常乏力、疲倦、头晕、失眠、嗜睡、烦躁或心悸、尿少等,其原因主要是心排血量不足,导致心、脑、肾、骨骼肌等器官与组织灌注不足所致。

2)体征:除原有心脏病体征外,常有左心室增大,心率加快,心尖部可闻及舒张早期奔马律,肺动脉瓣区第二心音亢进。两肺有较多湿啰音,并可闻及哮鸣音,湿啰音的分布可随体位改变而变换位置。

(2)右心衰竭:以体循环静脉淤血为主要临床表现。

1)症状:主要由于慢性持续性淤血引起各脏器功能改变所致。患者可出现腹账、食欲不振、恶心、呕吐等胃肠道及肝脏淤血的表现;肾脏淤血引起尿少、夜间尿量增多、蛋白尿和肾功能减退。常有呼吸困难,但较左心衰竭轻。

2)体征:①颈静脉怒张:颈静脉搏动增强、充盈、怒张是右心衰竭最早出现的体征。当压迫肝脏时,可见颈静脉充盈或怒张更明显,为肝颈静脉反流征阳性,则更具特征性。②肝肿大:肝因淤血而肿大,并常伴有压痛,长期淤血可发展成为心源性肝硬化,晚期可出现黄疸、肝功能损害及腹水。③水肿:是右引衰竭的主要表现。其特征为首先出现于身体的下垂部位,严重者遍及全身,并可出现胸水和腹水。胸水一般双侧多见,若为单侧以右侧更为多见,可能与右膈下肝淤血有关。④心脏体征:除原有的心脏病的相应体征外,常因右心室增大或全心增大导致心浊音界向两侧扩大,三尖瓣区可有收缩期吹风样杂音。心率增快,胸骨左缘第 3 ~ 4 肋间可闻及舒张早期奔马律。

(3)全心衰竭:左右心衰竭的表现并存。右心衰继发于左心衰而形成的全心衰,因右心排血量减少,可使左心衰的呼吸困难等肺淤血症状减轻。

（4）心功能分级：将心脏病患者按心功能状况给予分级，对于判断病情轻重、指导治疗、护理措施的选择、劳动能力的评定、预后的判断等有实用价值。目前通过的是美国纽约心脏病学会（NYHA）1928 年提出的 1 级分级方案，根据患者自觉的活动能力划分为四级。

Ⅰ级：患者有心脏病，但活动不受限制，平时一般活动不引起疲乏、心悸、呼吸困难或心绞痛。

Ⅱ级：心脏病患者的体力活动受到限制，休息时无自觉症状，但平时一般活动下可出现疲乏、心悸、呼吸困难或心绞痛。

Ⅲ级：心脏病患者的体力活动明显受限，小于平时一般活动即可引起上述症状。

Ⅳ级：心脏病患者不能从事任何体力活动，休息状态下也出现心衰症状。

这种分级方案的缺点是仅凭患者的主观陈述，有时症状与客观检查有较大的差距，同时患者的个体差异也较大。1994 年美国心脏病学会（AHA）对 NYHA 的心功能分级方案再次进行修订时，采用并行的两种分级方案。第一种即上述的四级方案；第二种是客观的评估，即根据客观的检查手段，如心电图、心脏负荷试验、X 线、超声心动图等来评估心脏病的严重程度。

A 级：无心血管疾病的客观依据。

B 级：客观检查显示有轻度心血管疾病。

C 级：有中度心血管疾病的客观证据。

D 级：有严重心血管疾病的表现。

6min 步行试验：是一项简单、安全、易行、方便的试验，是用以评定心衰患者的运动耐力的方法。要求患者在平直的走廊里尽可能地行走，测定 6min 步行距离，若 6min 步行距离 $<$ 150m，表明为重度心衰；150 ~ 425m 为中度心衰；426 ~ 550m 为轻度心衰。

3. 诊断治疗及护理要点

（1）诊断要点：心力衰竭的诊断是根据病因、病史、症状、体征及客观检查而作出的。诊断主要依据：肺淤血、体循环静脉淤血的临床表现；实验室及其他检查指标。诊断还应包括病因、病理解剖和病理生理诊断及心功能分级。

（2）治疗要点：慢性心力衰竭的治疗不能仅限于缓解症状，必须采取综合治疗措施，达到以下目的：提高运动耐量，改善生活质量；阻止或延缓心室重塑，防止心肌损害进一步加重；降低死亡率。

1）病因治疗：①去除或限制基本病因，如高血压，应用药物、介入及手术治疗改善冠状动脉供血，心脏瓣膜病的瓣膜手术及先天畸形的纠治手术等。②消除病因，如积极选用适当的抗生素治疗控制感染；纠正心律失常，特别是心室率较快的心房颤动，如不能及时复律应尽快控制心室率；避免过劳和情绪激动，进行心理治疗等均有助于防止心力衰竭的发生。

2）一般治疗：①休息，包括体力和脑力休息，良好的休息能减轻心脏负荷，利于心功能的恢复。②合理调节饮食，取少量多餐，选用营养丰富、易消化食品，避免吃不易消化和易胀气食品。控制钠盐摄入，对服用利尿剂者钠盐的控制不必过严，以防发生低钠血症。

3）药物治疗：利尿剂是心力衰竭治疗中最常用的药物，通过抑制肾小管特定部位钠或氯的重吸收，利尿排钠，减轻心脏的容量负荷，对缓解淤血症状、减轻水肿有十分显著的效果。常用药物有排钾类：氢氯噻嗪、呋塞咪；保钾类有螺内酯、氨苯蝶啶、阿米洛利。正性肌力药通过增加心肌收缩力而增加心排血量，是治疗心衰的主要药物。常用的如西地兰、毒毛花苷 K、多巴胺、多巴酚丁胺、氨力农、米力农。血管扩张剂，是通过扩张容量血管而减轻心脏前后负荷，减少心肌耗氧量，改善心功能。常用的小静脉扩张剂有硝酸甘油、消心痛；常用的小动脉扩张剂有 α_1 受体阻滞剂（酚妥拉明、哌唑嗪）、钙通道阻滞剂、直接舒张血管平滑肌的制剂（双肼屈嗪）等；动、静脉扩张剂有硝普钠和血管紧张素抑制剂等。

（3）护理要点：①减轻心脏负荷：休息，限制体力活动，保证充足的睡眠。根据心功能情况决定休息原则。轻度心衰者（心功能二级）可适当活动，增加休息；中度心衰者（心功能三级）应限制活动，增加卧床休息；重度心衰（心功能四级）应绝对卧床休息，待病情好转后，活动量可逐渐增加以不出现心力衰竭症为限。对需要长期卧床的患者定时帮助其进行被动的下肢运动。饮食以低钠、低盐、低热量易消化饮食为宜，应少量多餐，避免过饱。控制钠盐的摄入，一般限制在每日 5g 以下，切忌盐腌制品。中度心衰患者每日盐的摄入量应为 3g；重度者在 1g 以内；保持大便通畅，有便秘者饮食中需增加粗纤维食物，必要时给予缓泻剂或开塞露。②缓解呼吸困难：注意室内空气流通，患者的衣服应宽松，以减少憋闷感；给予舒适的体位，采取半卧位或坐位；吸氧一般为低流量吸氧，流量为 2L/min，肺源性心脏病为 1 ~ 2L/min。③控制体液量：精确记录液体出入量，维持液体平衡；每日测量体重，宜安排在早餐前，使用同一体重计；严格控制钠和水的摄入。④应用洋地黄类药物的护理：给药前应数心率，若心率 <60 次/min，则禁止给药；注意询问患者有无恶心、呕吐、乏力、黄绿视或当患者心电图出现各种心律失常表现时，应立即报告医生；嘱患者服用地高辛时，若上一次药漏服，再次服用时不要补服，以免剂量增加而导致中毒；当患者发生洋地黄中毒时，应立即停用所有洋地黄类制剂及排钾利尿剂，遵医嘱给予纠正心律失常的药物。

4. 预见性护理观察

（1）病情观察：注意早期心力衰竭临床表现，一旦发生，应及时与医师联系。如出现急性肺水肿表现，应立即配合抢救，并定时监测血电介质变化及酸碱平衡情况。

（2）药物作用及不良反应：洋地黄类药在给药前询问有无恶心、呕吐，并听心率及心律变化，心率 <60 次/min 或节律变化时暂停用，做心电图了解心律失常性质。洋地黄中毒可出现胃肠道反应、神经系统及心脏毒性反应。扩血管药静脉给药速度太快可引起头昏、头痛、血压骤降甚至休克，滴数一般 8 ~ 12 滴/min。观察肾灌注减少的指征，如果尿量 30ml/h 通知医生，使用利尿剂应准确记录 24h 尿量，观察利尿效果，若尿量明显增加、水肿消退、体重减轻、临床症状减轻或消失说明利尿效果好。

（3）注意观察发绀情况、呼吸困难的程度和使用辅助呼吸机的情况以及肺内听诊的变化。

（4）监测体重有无显著变化，观察连续数天体重变化演变趋势。

（5）监测血气分析结果和血氧饱和度。

5. 健康指导

（1）环境：安静、舒适、整齐、空气新鲜、室内暖和，预防呼吸道感染。

（2）饮食：清淡易消化、含适量纤维素饮食；限制钠盐，每餐不宜过饱；适量限制水分，一般患者 1.5 ~ 2L/d；戒烟酒等刺激性物质。

（3）日常活动：根据心功能情况适度安排活动，尽量做轻工作，如看书、打字、扫地等，以不出现心悸、气短为原则。夜间睡眠须充足，白天保证午睡，避免过度兴奋及紧张应激的场合。

（4）心理卫生：向患者说明情绪与健康的关系，保持情绪的稳定极为重要，应避免焦虑、抑郁、紧张及过度兴奋，以免诱发心衰。

（5）医疗护理措施的配合：指导患者和家属识别常用药物及使用剂量和方法。让患者知道常用药物的作用和副作用，特别是毒性反应情况，有异常情况及时来医院诊治，不得自行调整药物剂量。

五、心律失常

（一）概述

心律失常是指心脏冲动的频率、节律、起源部位、传导速度与激动次序的异常。

（二）病因与发病机制

心律失常分为冲动形成异常及传导异常两大类，临床又分为心动过速及心动过缓两种类型。冲动形成异常包括：自律性异常、触发活动；冲动传导异常包括：折返、生理性干扰、传导阻滞。快速型心律失常的机制为自律性增强、折返及触发活动；缓慢性心律失常机制是自律性或传导性的损害。心律失常的原因甚多，包括心肌本身的疾病、电解质紊乱、缺氧、情绪激动、药物、烟、酒、茶、咖啡等，少数可无病因或找不到病因。

（三）疾病护理特点

心悸、晕厥、阿斯综合征、心脏骤停是心律失常常见症状。第一心音对分析心律失常最有价值：第一心音减弱见于室速、完全性房室传导阻滞；第一心音增强见于 P－R 间期缩短。

（四）诊断治疗及护理要点

1. 诊断要点

心律失常的诊断可依据病史及体格检查，明确心律失常的性质则需心电图检查，包括常规 12 导联心电图及派生心电图，如运动心电图、动态心电图（Holter）、心电监护、食管心电图、计算机信号平均技术等，必要时做药物激发、食管心房调搏、腔内电生理检查。

2. 治疗要点

（1）快速型心律失常药物治疗：室性首选利多卡因、胺碘酮；室上性首选心律平、异搏定、西地兰。

（2）快速型心律失常机械治疗：电复律、消融手术。

（3）慢速型心律失常药物治疗：阿托品、异丙肾上腺素。

（4）慢速型心律失常机械治疗：人工心脏起搏器。

3. 护理要点

（1）常规护理：①心律失常早期应酌情休息，严重心律失常应绝对卧床休息。②向患者详细讲解监护对心律失常诊断和治疗的指导意义，消除患者的陌生感和恐惧感。③建立静脉通道，以方便用药。④鼻导管吸氧，2－4L/min。

（2）专科护理：①测量脉搏适合于各种心律失常患者，时间在 1 分钟以上。②使用抗心律失常药物的过程中，要严密观察用药反应，防止毒副作用的发生。③备好各种抢救药品及器械如电除颤器、起搏器等。

（五）预见性护理观察

（1）严密动态心电监护：发现频发室早、室速、R－on－T、室颤、心率 <40 次/min，及时通知医生，并配合医生作紧急处理，心跳骤停者按心肺复苏处理。

（2）应用抗心律失常药物者：密切监测心电图变化，注意药物的作用及不良反应，静脉应用抗心律失常药物根据心律调整滴数。

（3）观察患者有无电解质紊乱现象：如嗜睡、反应迟钝、抽搐及心电图改变，一旦发现，应立即遵医嘱采血标本送检，对症处理。

（六）健康指导

（1）饮食：养成良好的饮食习惯。选择低脂、易消化、清淡、高营养饮食。少量多餐，不饮浓茶或咖啡，忌油腻、炸、煎及辛辣之食物，合并心衰及利尿时应限制钠盐的摄入，多进含钾丰富的食物，以减轻心脏负荷，防止低钾血症诱发心律失常。保持大便通畅。

（2）日常生活：无器质性心脏病者积极参加体育锻炼，调整自主神经功能，器质性心脏病者可根据心功能情况适当活动，注意劳逸结合。

（3）心理卫生：帮助患者稳定情绪，避免精神过度兴奋或抑郁，以免诱发或加重心律失常。

（4）医疗护理密切配合：认识服药的重要性，按医嘱服用药物，不可自行减量或撤换药物，如有不良反应及时就医。定期随访，复查心电图。

（5）起搏器知识指导：①向患者耐心解释起搏器的工作原理及其安装的意义。②指导患者在安装起搏器后第 4 天适当活动术侧肩关节，避免关节僵硬，勿过度用力或运动幅度过大，如背或扛重物、打网球、使用粗重工具等，以免影响起搏器功能或使电极脱落。③指导患者自测脉搏，若出现脉率明显改变或再次出现安装起搏器前的症状如乏力、头晕、晕倒等应及时就诊；如脉搏比预定频率低 10%，则为起搏器的电量不足，应准备更换电池。④指导患者远离高压电区或磁场区，不要接受电疗，防止电池消耗过快或起搏器失灵。⑤嘱患者随身携带起搏器置入证，并定期复查，测定起搏器功能，一般最初半年每月复查1次，以后每3～6个月复查1次，当电池耗尽前每周复查1次。

六、原发性高血压

（一）概述

1999年世界卫生组织和国际高血压学会将高血压定义为：18岁以上成年人在未服降压药的情况下，收缩压≥140mmHg和舒张压≥90mmHg，并除外继发性高血压，可诊断为原发性高血压。

（二）病因与发病机制

病因不十分明确，通常认为是在一定的遗传基础上，由多种后天环境因素作用而造成的血压调节机制失调所致。长期精神紧张、工作及精神压力、焦虑、长期的噪音及视觉刺激可导致大脑皮质兴奋性增强、抑制减弱，从而使交感神经、儿茶酚胺分泌增加而导致血压升高。另外，吸烟、过量饮酒、低钙、低镁、低钾以及肥胖均与高血压的发病有关。肾功能异常导致水、钠潴留和血容量增加，肾素－血管紧张素－醛固酮系统失调。内分泌因素：肾上腺髓质分泌去甲肾上腺素增多，外周小血管收缩，肾上腺素增多增加心排血量，均可使血压升高。血管内皮功能异常：正常情况下，血管舒张物质和收缩物质保持平衡，异常情况下血压升高。胰岛素抵抗：X综合征（胰岛素抵抗综合征）高血压常与向心性肥胖、血脂异常、葡萄糖耐量异常并存。

（三）疾病护理特点

（1）一般表现：头痛、头晕、眼花、耳鸣、失眠、乏力、注意力不集中，有时有心悸和心前区不适感。

（2）并发症：血压持续升高，造成脑、心、肾、眼底等损伤，出现相应表现：脑血管意外、心力衰竭、视网膜改变、血管疾病。

（3）预后：根据高血压水平和危险因素决定预后。

（四）治疗及护理要点

1. 治疗要点

（1）非药物治疗：限制钠盐摄入、减轻体重、运动、休息，使血压接近或达到正常范围；预防或延缓并发症的发生。

（2）药物治疗：利尿剂、β受体阻滞剂、钙通道阻滞剂、血管紧张素转换酶抑制剂、血管紧张素Ⅱ受体阻滞剂、α_1受体阻滞剂。

2. 护理要点

（1）常规护理：①心理护理：关心患者，了解患者的思想、生活及工作情况，消除患者对疾病的恐惧心理和悲观情绪，协助患者寻找引起高血压的可能因素，以便积极采取防治措施。②活动指导：根据高血压分期决定患者的活动量，但必须以循序渐进、动静结合为原则。第一期不限制一般的体力活动，但必须避免重体力活动。第二期适当休息，避免比较强的活动。第三期卧床休息。③饮食：低盐、清淡、低胆固醇和低脂肪食物为主。

（2）头痛、头晕护理：①保持环境安静，尽量减少探视。②抬高床头，使患者体位舒适。③遵医嘱给予适当的降压药和镇静剂。④用药期间应指导患者起床不宜太快，动作不宜太猛，防止头晕加重。⑤做各种操作时动作要轻巧，以免加重患者头痛。

（五）预见性护理观察

（1）观察血压、心率的变化，定期测量体重，并认真记录。

（2）严密观察头痛、头晕等情况，是否有呕吐、抽搐、昏迷等神经症状出现，如有异常立即报告医生及时处理。

（六）健康指导

（1）环境：环境宜安静恬适、光线柔和、避免噪音刺激、室温不宜太低。

(2)饮食指导:

1)饮食以低盐、低脂肪为原则,少食胆固醇高的食物,如动物的内脏、蛋黄等。

2)肥胖者应降低每日热量的摄入以减轻体重。

3)多食含钾食物,如蔬菜和水果。每日食盐不超过5g。

4)戒烟酒。

(3)日常活动:

1)避免长期过度的紧张工作和劳累,保证充足的睡眠。

2)根据血压情况合理安排休息和活动,有计划地适度运动,如每天早晨散步、打太极拳等,使身心得到良好的休息。

(4)心理指导:保持平静的心境,避免情绪激动及过度紧张、焦虑,遇事沉着冷静,当有较大的精神压力时应设法解释,如向朋友、亲人倾诉等,以维持稳定的血压。

(5)医疗护理措施的配合:

1)指导患者坚持服药,建立长期治疗的思想准备,不可根据自己的感觉随意增减或停服药物,只有坚持治疗才能控制血压,减少并发症。

2)提醒患者注意药物的不良反应,学会自我观察及护理。

(李宝军)

参考文献

1. 刘美玲. 现代护理与临床. 北京:科学出版社,2000:324－327

2. 张振路. 临床护理健康教育指南. 广东;广东科技出版社,2003:129－142

3. 王士雯,钱方毅. 老年心脏病学. 北京:人民卫生出版社,1998:833－844

4. 陈灏珠. 实用内科学. 北京;人民卫生出版社,1004:1373－1381

第三节　老年呼吸系统疾病护理

一、肺炎

(一)概述

肺炎是指肺实质和间质的炎症,是由多种病原体如细菌、病毒、真菌、寄生虫等引起的。其他如放射线、化学物质、过敏因素等亦能引起肺炎。老年人肺炎是老年人的常见病之一,往往临床症状不典型,容易漏诊或误诊,待发现时病情多已比较严重,需住院治疗。

1. 发病的危险因素

老年人免疫功能随着年龄的增长而衰退,免疫衰退是老年人肺炎发病和病死率高的主要原因之一。老年人各组织退行性改变,呼吸功能减退,吞咽与声门动作不协调而增加误吸的危险;咳嗽及咳痰能力差,滞留的痰液有利于细菌生长;各种慢性疾病如心肺疾病、糖尿病、脑血管病、帕金森综合征等神经系统疾病及各种原因引起的食管功能障碍、留置胃管及人工气道损害正常呼吸道的防御功能等均为诱发老年人肺炎的常见因素。

2. 症状

老年人肺炎的临床症状常不典型,加之其他基础疾病症状的掩盖,易于造成漏诊或误诊。肺炎常见的症状如畏寒、高热、咳嗽、胸痛不明显,而常以心动过速、呼吸急促为早期症状。肺炎病变范围广范时,可出现低氧血症如嗜睡、表情淡漠、意识模糊等。

3. 体征

通常无肺实变体征,约20%患者的白细胞不增高,肺局部可闻及湿啰音。

4. 诊断检查

(1)胸部X线检查:胸部X线检查对于肺炎的诊断极为重要。吸入性肺炎病变多位于上叶后段或下叶背段,以右肺多见,病变组织易化脓,坏死、液化和空洞形成,常并发脓胸。

(2)确定病原体:明确病原体有助于临床治疗,常用的方法有:①痰涂片及痰培养。②经纤维支气管镜或人工气道吸引,采集下呼吸道分泌物做病原体培养。③血或胸腔积液培养:严重肺炎应做血培养,有胸腔积液时应做胸水培养。④免疫学检查:PCR 检测和荧光标记抗体检查,适用于某些特殊感染如支原体肺炎、军团菌肺炎等。

5. 治疗

(1)抗感染:抗感染是肺炎治疗的重要环节。选择正确有效的抗生素,并掌握早期、足量、联合用药的原则,可降低病死率。但应注意老年人各组织器官呈退行性改变,对药物耐受性差,容易产生毒副反应,特别是肾脏功能随着年龄的增加而减退,一般 70 岁以上老人用药量应酌情减少。重症肺炎患者应选择广谱、强力抗菌药物,抗感染治疗后 48 ~72 小时应对患者情况进行评估。常用药物有:第二、三代头孢菌素及喹喏酮等。对病毒性肺炎,用中医药治疗为佳。

(2)对症及支持治疗:包括维持水和电解质平衡,纠正缺氧,清除呼吸道分泌物,如体位排痰、雾化吸入等,同时可口服复方鲜竹沥液、沐舒痰等祛痰剂。有低氧血症和呼吸衰竭时,应采用氧疗并给予呼吸兴奋剂及机械通气等治疗。

(二)疾病护理特点

1. 护理要点

(1)病情观察:①监测生命体征,密切观察神志及尿量的变化,注意有无血压下降、发绀、四肢湿冷、尿量减少、烦躁、意识模糊等休克征象。②注意观察咳嗽、咳痰、胸痛的变化及痰液的性质、颜色、量的变化,有呼吸、循环衰竭应立即报告医生及时抢救。③对呼吸困难、发绀患者,应取半卧位,及时给予吸氧。对呼吸衰竭患者可给予持续低流量吸氧,1 ~2L/min(氧浓度 25% ~29%),并注意观察缺氧改善情况。

(2)高热患者按高热护理常规护理:①高热时应慎用退热药,以免大量出汗、体温骤降引发虚脱或休克。可采用物理降温,如温水擦浴、酒精擦浴、冰袋、冰帽、冷敷等。②高热出汗后,要及时更换衣服、床单,并保持整洁、干燥、舒适。③给予高热量、高蛋白、高维生素、易消化的流质或半流质饮食,并鼓励多饮水,每日入量在 3000ml 以上。有心、肾功能障碍时,每日饮水量应适当控制。④准确记录出入量,防止发生水、电解质及酸碱平衡失调。⑤做好口腔护理 2 ~3 次/日,并注意观察口腔黏膜的改变。

(3)促进痰液引流:指导并鼓励患者有效地咳嗽、排痰。对年老体弱患者应协助定时翻身、拍背,以叩击法辅助排痰。重症患者必要时可行气管插管或气管切开术,吸出分泌物,积极辅助通气。

(4)卧床休息,注意保暖:病室应注意保持空气流通,每日定时通风,根据季节 2 ~3 次/日,每次 15 分钟,避免对流,必要时进行室内空气消毒,紫外线照射 30 分钟,1 次/日。

(5)重视心理护理:老年人多伴有其他多种疾病,容易情绪低落、精神紧张,故应多与患者交流沟通,积极给予安慰,鼓励其说出不安的想法与感觉,使其能够积极配合治疗。

2. 预见性护理观察

常见并发症有肺水肿、肺脓肿、胸腔积液或脓胸、肺水肿、呼吸衰竭、休克等,应注意及时发现、及早治疗。

3. 健康指导

(1)预防肺炎的发生:增强体质,增加营养,注意劳逸结合,不能过度劳累。肺炎多发病于冬、春季节,老年人流感后容易诱发细菌性肺炎,因此,预防流感的发生非常重要。天气变化时,应注意增减衣物,避免受凉、淋雨、疲劳、精神刺激等。尽量避免到公共场所,必要时应戴口罩,当身边亲人患上呼吸道感染时,应注意隔离。对长期卧床患者应定时翻身、叩背,2 ~3 小时 1 次,防止坠积性肺炎的发生。对年老、吞咽功能不全的患者,进餐时应取半卧位或坐位,进食后 30 分钟内尽量减少对患者的搬动,30 分钟后方可平卧或侧卧,以防呛咳发生吸入性肺炎。

(2)纠正不良生活习惯,避免吸烟、酗酒,遵医嘱按时用药,勿自行停药或减量。

(3)易感人群及年老体弱者,可接种流感疫苗、肺炎疫苗等。

(4)老年人肺炎起病多隐匿,常无明显的咳嗽、咳痰、胸痛、发热等症状,因此,感冒后应尽早就诊,警惕老年人肺炎的发生。

(5)教会患者体位痰液引流,每日早餐及晚睡前各施行1次,每次10~15分钟。体位引流是应用重力原理将肺内分泌物引流出来,根据积聚分泌物的部位给予适当卧位进行引流。如无法忍受或出现发绀、呼吸困难等应立即停止。教会患者进行有效咳痰的方法,指导其深呼吸,然后屏气数秒钟,在呼气时咳嗽。

二、慢性阻塞性肺部疾病

(一)概述

慢性阻塞性肺部疾病(COPD),是一种具有气流受限特征的疾病,气流受限不完全可逆,通常呈进行性发展,并与肺脏对有害颗粒和气体的异常炎症反应有关。慢性气流受限是气道疾病(阻塞性细支气管炎)和肺实质破坏(肺气肿)共同作用所致。

1. 发病危险因素

(1)吸烟:吸烟是阻塞性肺气肿最重要的发病因素之一。

(2)职业性接触和空气污染:职业性接触粉尘和有害气体及空气污染物,可刺激和损害支气管黏膜。此外,烹饪时接触的油烟和燃料产生的烟尘也与慢性阻塞性肺部疾病的发生有关。

(3)感染:长期反复的呼吸道感染也是重要发病因素之一。

2. 分型

慢性阻塞性肺部疾病的临床表现可分为支气管型(发绀臃肿型)和气肿型(无发绀喘息型)。

(1)症状:本病多为缓慢起病,病程较长,反复的急性发作而致病情加重。以慢支为病因者可有多年的咳嗽、咳痰病史。咳嗽多发于晨间起床后,白天较轻,秋冬季节加重,痰液为白色黏液泡沫状。并发呼吸道感染时痰液呈黏液性脓痰,病情严重时咳嗽、咳痰可常年存在无季节变化规律;肺气肿患者常伴有喘息、气急症状,早期多在活动后如爬楼梯、登山、爬坡时感到气急、气促,随着病情的发展,在走平路时亦感气急,甚至在说话、穿衣、洗脸以至静息时也有气急,提示肺气肿已相当严重。此外,尚有乏力、纳差和体重减轻等全身症状,部分患者有发绀(低氧血症)、头痛(常提示二氧化碳潴留)等症状。

(2)体征:早期体征多无异常,严重肺气肿者可出现桶状胸,触诊语颤减弱或消失,叩诊肺部呈过清音,听诊心音遥远,双肺呼吸音减弱、呼气延长,有时两肺可闻及干、湿啰音。

3. 诊断检查

(1)胸部X线检查:由于肺脏的过度充气,X线检查肺透明度增强,但早期X线不如CT敏感。重度肺气肿时胸廓饱满、肋间隙增宽、肋骨走行变平,透视下可见胸廓和膈肌活动度减弱。也可表现为肺纹理增多,而肺透明度增高不明显,肺门部肺动脉增宽或伴心脏扩大。

(2)动脉血气分析:①低氧血症在运动时更为明显。②CO_2分压(PCO_2)升高。③酸碱平衡失调:稳定时不出现代偿性呼吸性酸中毒,病情加重时可同时出现呼吸性酸中毒和代谢性酸中毒。

(3)肺功能测定:对慢性阻塞性肺部疾病的诊断、鉴别诊断、严重度分级、预后和治疗反应都有重要意义。

4. 治疗

(1)药物治疗:应用抗生素、祛痰剂、支气管扩张剂、糖皮质激素等。

(2)氧疗:一般控制吸氧浓度<30%或吸氧流量在1~2L/min。

(3)营养支持。

(4)使用机械通气以改善通气和换气功能,可使用无创正压通气治疗。

(5)手术。

（二）疾病护理特点

1. 护理要点

（1）病情观察：注意观察患者咳嗽、咳痰情况，观察痰液的性状及量，痰是否容易咳出，有无脓痰及发热等呼吸道感染情况。注意观察呼吸频率、意识及有无发绀、呼吸困难等现象，如出现突发胸痛，应警惕气胸的发生。

（2）保持呼吸道通畅：及时清除呼吸道内痰液。协助患者翻身、叩背，鼓励其进行有效咳痰。痰黏稠不易咳出者，可遵医嘱给予0.9%生理盐水30～50ml加入r－糜蛋白酶4000u超声雾化吸入。痰多且无力咳出者，宜使用一次性吸痰管经鼻腔吸痰，改善通气。

（3）休息与活动：急性发作期需卧床休息，采取半卧位或较为舒适的体位，病情缓解期可鼓励患者适当增加体力活动。

（4）持续低流量吸氧：一般氧流量为1～2L/min（氧浓度为25～29%），吸氧时间应每日15小时以上。

（5）饮食护理：给予高蛋白、高热量、高维生素、易消化的低盐饮食，少量多餐。禁食产气食物，如豆类、薯类，避免使用含钠高的方便食品等。在不限制液体摄入情况下，应鼓励患者多饮水，每日饮水量至少应1.5L。

（6）药物治疗的护理：根据痰培养及药敏试验结果，结合患者临床情况合理应用抗生素、支气管扩张药、祛痰药等及时控制感染，并注意观察药物疗效及不良反应。

（7）心理护理：耐心向患者解释病情，消除其紧张和焦虑心理，并向患者讲解抑郁、焦虑对疾病的影响，鼓励其战胜疾病。可根据病情适当参加社交活动，看书、看报、聊天、听音乐等，以分散注意力，消除紧张情绪。

（8）呼吸肌功能锻炼：①腹式呼吸：肺气肿患者呈浅而快的呼吸、呼吸效率低。患者做深而慢的腹式呼吸，可使呼吸阻力减低，肺泡通气量增加，呼吸效率提高，耗氧量减低，从而提高活动耐力，减轻呼吸困难。训练方法如下：可采取仰卧位、立位、坐位或半卧位，开始训练时以半卧位、双膝半屈曲最宜。立位时上半身应略前倾，使腹肌放松，全身肌肉特别是辅助呼吸肌应尽量放松。嘱患者用鼻吸气，经口呼气，缓慢、均匀，切勿用力呼气。吸气时，腹肌放松，腹部鼓起，呼气时，腹肌收缩，腹部下陷。呼吸时应使胸廓保持最小活动度，患者可将双手分别放在胸廓和上腹部仔细体会。吸气与呼气时间比为1∶3，10次/min左右，2次/d，10～15min/次，以利于二氧化碳排出，减少二氧化碳潴留。②缩唇呼气：在呼气时缩唇，将口唇缩成吹口哨状，气体经缩窄的口唇缓慢呼出称缩唇呼气。吸气与呼气时间比为1∶2或1∶3，7～8次/min，2次/d，10～20min/次。缩唇呼气可提高支气管内压，防止呼气时小气道过早陷闭，以利肺泡气体排出，改善肺泡通气量。

2. 预见性护理观察

注意观察慢性呼吸衰竭、自发性气胸、慢性肺源性心脏病、睡眠呼吸障碍、继发性红细胞增多症（表现为头痛、头昏、耳鸣、乏力、出汗等症状，容易发生血管栓塞）等现象的发生。

3. 健康指导

（1）减少危险因素：戒烟是目前证明最为有效的方法。对于接触有害气体或粉尘者，应改善工作或生活环境，并注意预防呼吸道感染。

（2）定期门诊复查：如有呼吸道感染、咳黄色脓痰、突发胸痛、呼吸困难加重等，应立即到医院就诊，以免发生气胸、呼吸衰竭而危及生命。

（3）预防感冒，注意保暖，防止受凉，避免与呼吸道感染者接触。

（4）保证充足的休息与睡眠，进行适当体育锻炼，如散步、踏车、打太极拳等。

（5）保持心情舒畅，保证足够营养，坚持少量多餐原则，给予高蛋白质、高热量、高维生素、易消化的低盐饮食。

（6）进行腹式呼吸及缩唇呼气训练。

（7）遵医嘱用药，并注意药物的不良反应。

三、原发性支气管癌

（一）概述

原发性支气管癌简称肺癌。是原发于支气管黏膜或腺体的肺部原发性恶性肿瘤。肺癌是目前世界上最常见的恶性肿瘤之一，占全部恶性肿瘤的16%，全部癌症死亡的28%。常有区域性淋巴结和血行转移。早期有刺激性咳嗽和痰中带血等呼吸道症状。

1. 发病的危险因素

病因和发病机制至今未明，但有研究资料表明与下列因素有关：

（1）吸烟：吸烟是肺癌发生的重要危险因素，因为烟中的苯并芘是主要的致癌物。调查显示约80～90%的男性患者发病与吸烟有关，且吸烟量越多、吸烟年限越长、开始吸烟的年龄越小，肺癌的发病率和死亡率就越高。戒烟后可使肺癌的发病危险性随戒烟年限的延长而逐年减少，戒烟1～5年后可减半。被动吸烟也容易引发肺癌。

（2）大气污染：污染主要来自汽车废气、工业废气、公路沥青等，这些物质中有苯并芘等致癌物质存在。室内小环境的污染，如烹调时的烟雾，室内用煤、装修材料的污染等。

（3）职业因素：如从事石棉、砷、铬、镍、煤焦油等职业者患病率高。

（4）电离辐射：大剂量的电离辐射也可引发肺癌。

（5）饮食：食物中维生素A含量低或血清维生素A含量低时，患肺癌的危险性增高。

（6）其他因素：某些肺部疾病与肺癌的发病有关，如慢性支气管炎患者较无此病者发病率高1倍。

2. 肺癌的分类

（1）按解剖学分类：①中央型肺癌，多为鳞癌和小细胞癌。②周围型肺癌，约占肺癌的1/4，以腺癌较多见。

（2）按组织病理学分类：目前，为临床实用方便将肺癌分为：鳞癌、腺癌、大细胞癌、小细胞癌四类，或将细支气管肺泡癌单独作为一类共五类。从治疗角度出发，临床上又常将其概括为非小细胞肺癌和小细胞肺癌两大类。

1）非小细胞肺癌：①鳞状上皮细胞癌（鳞癌）：约占原发性肺癌的1/2，多见于男性，与吸烟的关系最密切。②腺癌：女性多见，占肺癌的1/4，与吸烟关系不大。③大细胞癌：包括巨细胞癌、透明细胞癌。恶性度较高，转移较小细胞癌晚。④其他：类癌、支气管腺体癌、腺鳞癌等。

2）小细胞肺癌：是肺癌中恶性度最高的一种，约占肺癌的1/5，癌细胞生长快，侵袭力强，对化疗、放疗较其他类型肺癌敏感。

3. 临床症状与体征

有近5%的肺癌患者无症状，仅在常规体检时被发现。早期可无阳性体征，随着肿瘤的扩展和转移可出现一系列的体征，如肺不张、胸腔积液、锁骨上淋巴结肿大，转移至相关器官造成损害的体征。常见的症状如下：

（1）呼吸系统症状：①咳嗽：是肺癌最常见的早期症状，常为阵发性、刺激性干咳，无痰或有少量黏液痰。当肿瘤增大引起支气管狭窄时，咳嗽加重，并为持续性，且呈高调金属音，是一种特征性的阻塞性咳嗽。继发感染时痰量增多，且呈黏液脓性。②咯血：由于癌组织血管丰富，局部组织易发生坏死，故肺癌患者常有咯血，多为痰中带血，如侵蚀大血管，也可发生大咯血。咯血以中央型肺癌多见。③胸闷、胸痛、气急：因肿瘤阻塞支气管，多见于中央型肺癌；或肿瘤转移至肺门淋巴结，压迫主支气管或隆突；或肿瘤转移引起胸腔积液、心包积液，以及肺部广泛受累、膈肌麻痹等，均可引起胸闷、气急。近50%的患者可有模糊或难以描述的胸痛或钝痛（由于炎症波及胸膜或胸壁引起，也可由于癌细胞侵犯所致）。④呼吸困难（哮鸣）：2%患者可出现局限性喘鸣，由于肿瘤引起支气管部分阻塞所致。

（2）全身症状：①发热：多为低热或中度发热，应用抗菌药物治疗效果不佳。②食欲减退、消瘦、乏力、体重下降。

（3）肿瘤扩散和转移引起的症状：如声音

嘶哑、吞咽困难、黄疸、上腔静脉综合征等。

(4)其他:少数肺癌可累及全身其他系统,如内分泌、神经、肌肉、结缔组织和血管发生异常改变。此外,小细胞肺癌的燕麦细胞型和腺癌可因5-羟色胺分泌过多,出现类癌综合征,表现为哮喘样呼吸困难、阵发性心动过速、水样腹泻等。

4. 诊断

(1)主要检查方法:根据详细的病史,及时进行细胞学及纤维支气管镜等检查,可使80%~90%的患者得到确诊。对有下列临床特点,特别是40岁以上的吸烟者,应密切随访:

1)持续2周以上的刺激性咳嗽,治疗无效。

2)原有慢性呼吸道疾病,近期出现咳嗽性质的改变。

3)单侧局限性哮鸣音,不因咳嗽而改变。

4)反复同一部位肺炎,特别是肺段肺炎。

5)原因不明的肺脓肿,无异物吸入史,抗生素治疗效果不明显。

6)原因不明的关节疼痛及杵状指(趾)。

7)影像学发现局部性肺气肿、肺段或肺叶不张、相通支气管有可疑狭窄。

8)孤立性圆形、类圆形病灶和单侧肺门阴影增深、增大。

9)原有稳定型肺结核病灶,其他部位出现新病灶,抗结核治疗后病灶反而增大或形成空洞,痰结核菌培养阴性。

10)不明原因的迁移性、栓塞性下肢静脉炎。

(2)其他常见的检查诊断方法:

1)影像学检查:一般进行X线胸片检查,必要时进行CT、MRI等检查。

2)细胞学检查:痰细胞学检查对肺癌诊断有很大帮助,如果痰标本收集方法正确,3次以上的系列痰标本,可使中央型肺癌的诊断率提高到80%,周围型肺癌的诊断率达到50%。

3)纤维支气管镜检查:纤维支气管镜检查具有不需全麻、创伤相对较小、可弯曲、能见到的支气管范围大等优点,已被广泛应用于对肺癌患者的诊断。对于纤维支气管镜可见的支气管内病变、刷检的诊断率可达92%,活检诊断率可达93%。

4)其他检查:如胸水癌细胞检查,淋巴结活检等。

5. 肺癌的临床分期

肺癌确诊后还要进行临床分期。目前采用国际抗癌联盟(UICC)2002年制定的TNM分期法。

6. 治疗

肺癌的治疗是根据患者的机体状况、肿瘤侵犯的范围和发展趋向、病理类型等,采取综合治疗,以最大限度地提高患者的治愈率和生活质量。小细胞肺癌和非小细胞肺癌(包括鳞癌、腺癌、大细胞肺癌),其治疗原则不同。非小细胞肺癌的治疗原则为:早期患者以手术治疗为主,可切除的局部晚期患者可采取辅助化疗+手术治疗+放疗;不可切除的局部晚期患者可采取化疗与放疗联合治疗,远处转移的晚期患者以姑息治疗为主。小细胞肺癌的治疗原则以化疗为主,辅以手术和(或)放疗。局部治疗可用于缓解症状和抑制肿瘤的发展。如经支气管动脉和肋间动脉对肿瘤行灌注加栓塞治疗、经纤维支气管镜用电刀切割瘤体、激光烧灼治疗、经纤维支气管镜引导腔内置入放疗源做近距离照射等,均能取得一定疗效。生物反应调节剂(BRM)如应用干扰素、转移因子、左旋咪唑等能增加患者对放、化疗的耐受性,提高治疗效果。可在应用西医药治疗同时应用中医药以减少患者对放、化疗的反应,增强机体抗病能力,促进康复。

(二)疾病护理特点

1. 护理要点

(1)观察病情:①注意观察患者的咳嗽、咯血、胸痛、呼吸困难等症状,尤其注意患者新出现的情况如疼痛、声音嘶哑、出血等,出现剧烈头痛、意识障碍时应立即报告医生。②观察体温、呼吸频率及节律、体重、营养状态、肺部体征等变化情况。③注意肿瘤发展的情况及有无转移现象等。④注意观察化疗、放疗患者的反应。⑤观察血白细胞总数、分类及血小板计数的变化。

（2）饮食护理：给予高热量、高蛋白、高维生素、易消化饮食，少量多餐。调整食物的色、香、味，以刺激食欲，并注意营造良好的用餐环境，可适当安排与其他人一起共同进餐，以促进食欲。不能进食者，可给予鼻饲或肠道外营养，以补充所需的热量和营养。

（3）休息：尽量为患者创造舒适、整洁、安静的生活环境，必要时遵医嘱给予镇静剂，使患者能安静卧床休息。

（4）心理护理：加强心理护理，消除顾虑，积极配合检查、治疗，可以请已取得较好疗效的同类患者现身说法，互相交流，增强患者的信心。对不能了解自身病情的患者应与医生、家属取得一致，酌情采取保密措施，做好患者的保密工作。对晚期肺癌患者应做好临终关怀工作，使患者能安详、无憾、有尊严地离开人世。

（5）化疗的护理：①胃肠道反应：化疗后常出现恶心、呕吐、味觉异常、胃部不适、食欲不振、腹泻等不良反应。可遵医嘱在化疗前30分钟给予灭吐灵、氯丙嗪、胃复安等药物，有助于缓解恶心、呕吐；化疗前、后2小时内避免进食；注意少量多餐；避免不良气味刺激等都有助于减轻恶心、呕吐。根据病情记录出入量，如入量不足时，应注意补充水、电解质及营养物质。②骨髓抑制：主要表现为粒细胞和血小板减少，导致严重感染和出血，甚至危及生命。在化疗期间应密切观察血象变化，每周做1次血常规检查，掌握白细胞、红细胞及血小板减少程度和出血情况，遵医嘱应用促白细胞生成药物如鲨肝醇、利血生等。应用抗感染药物，做好保护性隔离，预防感染。③安全给药，注意预防局部组织坏死和栓塞性静脉炎。常见外漏后引起严重局部组织坏死的药物有：阿霉素、丝裂霉素、长春新碱等，这些药物称为发疱性药物。另外还有一类药物外漏后仅引起局部烧灼或发炎，而不引起局部组织坏死如：博来霉素、天门冬酰胺酶、氮芥等，这类药物称为刺激性药物。注意保护静脉血管，穿刺部位应从手背或足背的远端至近端，由小静脉至大静脉，每次要更换注射部位，防止阻塞后造成穿刺困难。静脉给药时先静滴生理盐水，观察证明在血管内、血管完整、输入顺畅、无外漏现象时，即可改换已稀释好的化疗药物。输液速度不宜过快，输注完毕后，用生理盐水冲洗，以减少药物对局部血管的刺激。化疗药物外漏时，应立即停止输注，迅速以利多卡因加地塞米松局部封闭，并冷敷12小时。发生静脉炎时，应停止输注，并采用药物局部外敷如：喜疗妥或给予理疗。④加强口腔护理：化疗患者易发生口腔真菌感染和牙周病，应注意保持口腔清洁，不要使用硬毛牙刷，必要时给予口腔护理，有口腔黏膜溃疡时可给予强氧化离子水含漱，局部应用口腔溃疡膜、锡类散等涂布，也可用5%碳酸氢钠漱口。⑤其他：化疗可导致脱发，应向患者做好解释工作，告知停药后毛发会再生，并积极采取补救措施尽量保持原有形象如戴帽子、假发等，以减少思想顾虑，积极配合治疗。某些化疗药物可引起血尿性膀胱炎，应鼓励患者多饮水，以促进排尿。

（6）放疗的护理：①全身反应的护理：患者放疗后可出现头痛、头晕、恶心、呕吐、食欲不振等反应，故照射前不应进食，可遵医嘱给予抗恶心、呕吐的药物，照射治疗后宜卧床休息30分钟。饮食以清淡、易消化为宜，多食水果及蔬菜，并多饮水，以促进毒素的排出。发生放射性食管炎时，可出现疼痛、吞咽困难等现象，宜进食半流食或流质饮食，避免刺激性食物。防止发生放射性肺炎，告知患者避免与上呼吸道感染患者接触，定期监测血象变化，当白细胞降低至3×10^9/L时，应注意采取保护性隔离并停止放疗。发生放射性肺炎时，应用抗生素同时要防止痰液滞留，及时排痰，必要时给予吸痰，有呼吸困难者应立即给予吸氧。②局部皮肤的护理：向患者说明放疗可引起局部皮肤损害，应注意保护照射部位皮肤。照射部位应保持干燥；嘱患者切勿自行将涂在皮肤照射部位上的标记擦去；不得在照射部位涂擦任何油膏、乳液以免因为其中含有重金属（锌）而增加放射线的吸收剂量；照射部位应避免用肥皂水或过冷、过热水清洗或用力揉擦及搔抓，也不宜涂乙醇、碘酊、红汞等，并禁止在照射部位皮肤贴胶布；应选择柔软、宽松、吸湿性强的衣服，避免皮肤摩擦；出现渗出性皮炎应及时处理。

（7）症状护理：①疼痛的护理：认真评估疼痛的部位、性质、程度及持续时间。疼痛程度可用各种量表测定，如数字化疼痛量表测定，以数字0～10代表疼痛的程度，数字越大，表示疼痛的程度越大。使用时先向患者解释，0代表无痛，1代表最轻微的疼痛，5代表中度痛，10代表剧烈疼痛。让患者在横坐标上画出与自己疼痛程度相应的数字。找出使疼痛加重或减轻及影响患者表达疼痛的因素，如性别、年龄、种族、文化等。使用止痛药前后要定时评估止痛效果及可能出现的不良反应，口服给药应在服药后1小时、非胃肠道给药应在给药后15～30分钟开始评估疼痛缓解的程度。WHO推荐癌症镇痛三阶梯止痛法：第一阶梯从非阿片类镇痛剂开始，如阿司匹林、强痛定、平痛新、消炎痛等；若疼痛不能缓解，在此基础上加用弱阿片类镇痛剂，如可待因、丙氧酚羟二氢可待因酮等；若疼痛剧烈，则可使用强阿片类镇痛剂，如杜冷丁、吗啡、羟氢吗啡酮、盐酸二氢埃托菲、美施康啶等。在观察镇痛效果同时要警惕不良反应，如使用阿片类药物可产生便秘，应嘱患者多食富含纤维素的食物及蔬菜、水果，多饮水，必要时给予缓泻剂。同时也可以采用中医治疗如按摩、针灸、中药汤剂等。加强心理治疗，帮助患者调整情绪和行为，树立信心，增强自我控制疼痛的能力，让患者了解多种控制情绪和行为的方法，采取松弛和意象干预，如节律性的深呼吸、愉快的回忆、音乐疗法等。当患者合并抑郁症或有自杀倾向时，应请心理医生协助治疗。对晚期癌症患者要做好临终护理。②维持气道通畅：如取坐位或半坐位，进行胸部叩击，遵医嘱给予止喘及祛痰剂等。

2. 预见性护理观察

（1）化疗患者常见不良反应有：胃肠道反应、肝肾损害、骨髓抑制、脱发等。

（2）放疗患者常见不良反应有：白细胞减少、放射性肺炎、放射性食管炎、局部皮肤反应等。

（3）纤维支气管检查的合并症：喉痉挛、气胸、低氧血症和出血等。

3. 健康指导

（1）进行预防肺癌的健康教育，宣传不吸烟或戒烟。

（2）治理环境污染，改善工作及居住条件。

（3）对40岁以上有长期吸烟史及高危职业人群、地区要做好防癌普查，做到早发现、早诊断、早治疗。有不明原因的咳嗽、咯血等症状时要及早就医。

（4）指导肺癌患者遵医嘱进行综合治疗，合理安排休息和活动，增加营养，给与高蛋白、高维生素饮食，有吞咽困难时可给予牛奶、肉汤等流食，必要时给予鼻饲。

（5）对长期卧床且自理能力欠缺的患者，应定时翻身、叩背，防止褥疮和肺部感染。进餐时最好采取半卧位，以防吸入性肺炎和窒息。

（耿　鸿）

参考文献

1. 陈灏珠．实用内科学．北京：人民卫生出版社，2005：1640－1709

2. 何国平．实用护理学．北京：人民卫生出版社，2002：1070－1088

3. 姚景鹏．内科护理学．北京：北京大学医学出版社．2006：26－68

4. 王黎红．癌症疼痛的评估及护理对策．中华护理杂志，2000，8(8)：489－490

第四节　老年消化系统疾病护理

一、消化性溃疡

（一）概述

消化性溃疡主要指发生在胃和十二指肠球部的慢性溃疡，即胃溃疡和十二指肠溃疡，因溃疡的形成与胃酸－胃蛋白酶对胃黏膜的自身消化作用有关。在大多数国家和地区，十二指肠溃疡比胃溃疡多见。但对于老年人来说，胃溃疡多于十二指肠溃疡。

1. 病因与发病机制

主要是损害因素增加和保护因素减少而造成消化道黏膜的损伤。

（1）幽门螺杆菌感染：近二十年来的大量研究充分证明，幽门螺杆菌感染是消化性溃疡的主要原因。

（2）胃酸和胃蛋白酶：消化性溃疡的最终形成是由于胃酸－胃蛋白酶自身消化所致。胃酸的存在是溃疡发生的决定因素。

（3）药物的不良作用：如口服阿司匹林、利血平等，可促进黏膜细胞脱落和减少黏液分泌，可增加胃酸的分泌。长期摄入可诱发消化性溃疡。由于摄入的药物与胃黏膜的接触时间较长，因而与胃溃疡的关系更为密切，尤见于老年患者。

（4）饮食失调：粗糙食物、过冷过热食物、酒精、咖啡等刺激性食物及饮料，不良嗜好如吸烟等，均可对消化道黏膜造成物理或化学性的损伤，与溃疡病的发病和复发均有关系。

（5）其他因素：胃排空缓慢和十二指肠－胃反流对胃黏膜有损伤作用。流行病学调查显示，消化性溃疡的发生与遗传因素有关。急性应激可引起应激性溃疡已成共识。长期精神紧张、焦虑和情绪波动的人易患消化性溃疡。

（6）分析：以上诸因素中，胃酸分泌过多、幽门螺杆菌感染和胃黏膜保护作用减弱是消化性溃疡发病的主要环节。

2. 症状和体征

消化性溃疡以慢性、周期性、节律性中上腹痛为主要症状，可为钝痛、灼痛、胀痛或剧痛，但也可仅有饥饿样不适感。典型者有轻度或中等度剑突下持续疼痛，可被制酸剂或进食所缓解。近十多年来，消化性溃疡者中老年人的比率呈增高趋势。老年人消化性溃疡临床表现多不典型，无症状或症状不明显者比例较高，疼痛多无规律，食欲不振、恶心、呕吐、体重减轻、贫血等症状较突出。

消化性溃疡的疼痛多为上腹部疼痛，其疼痛的特点：

（1）慢性：溃疡所致的上腹疼痛有长期反复发作的特点，病程一般为6～7年，有的长达20年或更长。

（2）周期性：上腹疼痛为发作－缓解周期性交替，全年都可发作，以春、秋季发作者多见。

（3）节律性：上腹疼痛与饮食之间有明显的相关性。胃溃疡疼痛常在餐后1h内发生；十二指肠溃疡在餐后3～4小时出现，进餐后可缓解，故亦称空腹疼，疼痛亦可出现在晚间、睡前或半夜痛醒称夜间痛。

（4）疼痛的部位：胃溃疡疼痛多在中上腹或剑突下偏左；十二指肠溃疡多在中上腹，位置较胃溃疡略低，或在中上腹偏右。

（5）疼痛的性质：多呈钝痛、灼痛或饥饿样疼痛，一般可耐受。

3. 诊断要点

病史是诊断消化性溃疡的主要依据，可根据患者出现慢性、周期性、节律性中上腹部疼痛的病史作出初步诊断。内镜检查和X线钡餐检查结果是确诊本病的主要依据。

4. 治疗要点

消化性溃疡一般采取综合性治疗措施，包括病因治疗、药物治疗、并发症的治疗和外科治疗。治疗目的在于消除病因、解除症状、愈合溃疡、防止复发和避免并发症。

(1)病因治疗:避免过度紧张与劳累,生活有规律;坚持健康的饮食方式,戒烟;避免情绪焦虑、紧张,如自行调节无效可短期应用一些镇静药物。

(2)药物治疗:治疗消化性溃疡的药物主要分为降低胃酸的药物、增强胃黏膜保护作用的药物和抗幽门螺杆菌的药物。①降低胃酸的药物:包括制酸药和抗分泌药两类。制酸药包括碳酸氢钠、氢氧化铝等,主要是中和胃酸,减少对胃黏膜的损伤。抗分泌药主要有组胺 H_2 受体拮抗剂和质子泵抑制剂。组胺 H_2 受体拮抗剂是治疗消化性溃疡的首选药物,此类药物主要通过竞争结合 H_2 受体,使壁细胞减少胃酸的分泌。临床上常用的有雷尼替丁、法莫替丁、西咪替丁等。质子泵是 H^+-K^+-ATP 酶,可驱动细胞内 H^+ 与细胞外 K^+ 交换,而质子泵抑制剂可明显减少此类交换,从而抑制酶的分泌,代表药物有奥美拉唑、兰索拉唑等。②加强胃黏膜保护作用的药物:枸橼酸铋钾可能通过保护黏膜、隔离溃疡、抗幽门螺杆菌等作用产生疗效。硫糖铝在酸性环境中形成糊状黏稠物,附着于溃疡面,阻止胃酸侵袭溃疡表面,有利于溃疡修复。③抗幽门螺杆菌的药物:迄今为止,尚无单一药物能有效根除幽门螺杆菌,因而采取联合用药的方法,将抗酸分泌剂、抗生素或起协同作用的铋剂联合应用,大体上分为一种质子泵抑制剂或一种铋剂加上克拉霉素、阿莫西林、甲硝唑 3 种抗生素中的两种,组成三联疗法。④促进胃动力的药物:可明显减轻患者的腹胀、恶心等症状,并可减轻胃潴留、排空迟缓等表现。常用药物有多潘立酮、甲氧氯普胺、西沙必利等。

(二)疾病护理特点

1. 护理要点

(1)观察生命体征、有关症状体征和判断病情,以确定溃疡病活动期、缓解期或并发症等,针对不同病情进行护理。

(2)一般护理:①休息:精神休息:持续或过度精神紧张,情绪波动可使大脑皮质功能紊乱,自主神经兴奋性增强;最后导致胃酸增加;故精神休息是缓解病情的一个重要方面。②躯体休息:有规律的生活和劳逸结合,病情轻者可边工作边治疗,较重者活动性溃疡应卧床休息数日至 1~2 周,一般应休息 4~6 周(溃疡愈合一般约需 4~6 周);保证充足的睡眠。③戒烟酒:吸烟引起血管收缩,抑制胰液与胆汁分泌,使在十二指肠内中和胃酸的能力减弱。酒精能使胃黏膜屏障受损加重,延迟愈合。

(3)心理护理:减少和防止精神紧张、忧虑、情绪波动、过度劳累等,保持乐观情绪,心情愉快地工作与生活,以使大脑皮质功能稳定。介绍本病防治知识及护理方法。

(4)饮食护理:进食定时,不宜过快、过饱、过饥,避免粗糙食物、过冷过热和刺激性食物或饮料(如香料、浓茶、辛辣调味品、咖啡及油煎食物等);以清淡饮食为主,不严格控制食谱,任何饮食均可,不必以牛奶为主要食物。溃疡病活动期易少食多餐(5~6 次/日),症状控制后改为 3 次/日。在做粪便隐血检查前 2~3 天应禁食肉类和其他含血饮食。

(5)药物护理:①制酸药应在饭后半小时~2 小时服,不可在餐前或就餐时服药,亦可在每餐后 1 小时及睡前各服 1 次。②片剂嚼碎后吞服效果较好,凝胶或溶液疗效最好,粉剂其次,片剂较差。③制酸剂副作用应掌握,除便秘、腹泻外,还可引起其他副作用,如碳酸氢钠长期服用可致钠潴留及碱中毒等;碳酸钙剂量过大,使血钙增高可刺激 G 细胞分泌大量胃泌素,引起胃酸增加上腹痛可加重。④抗胆碱能药物应在餐前 1 小时及睡前服,由于服药后 2 小时出现最大药理作用。该类药物禁用于幽门梗阻患者,因能延缓胃排空和引起胃窦部潴留,故胃溃疡患者也不宜使用。

2. 预见性护理观察

(1)出血:是本病最常见的并发症。患者在并发出血前,常有中上腹疼痛加重,出血后可因充血减轻、血液对胃酸的稀释和中和作用而使腹痛减轻。并发出血的临床表现取决于出血的速度和出血量，如短时间内大量出血，患者可因血容量下降出现头昏、无力、口渴、心悸、血压下降，甚至昏厥、休克。

（2）穿孔：溃疡较深并穿透浆膜层称为穿孔。急性穿孔后，由于胃和十二指肠内容物流入腹腔，引起急性腹膜炎，患者表现为突然出现剧烈腹痛伴有恶心、呕吐，烦躁不安、面色苍白、四肢湿冷。体检可发现患者腹肌强直、有压痛和反跳痛。

（3）幽门梗阻：可发生于十二指肠溃疡和幽门周围的胃溃疡。其发生原因可因溃疡周围组织充血、水肿引起的幽门痉挛，也可因溃疡愈合、瘢痕形成或与周围组织粘连引起的幽门阻塞。患者可出现呕吐发酵宿食、上腹部饱胀、食欲减退、嗳气、反酸等症状，并因此而出现体重明显减轻。

（4）癌变：主要发生于胃溃疡，一般十二指肠溃疡并不引起癌变。患者常出现腹痛加重而节律性消失，食欲减退，体重明显减轻，粪便潜血试验持续阳性，贫血。

3. 健康指导

（1）建立健康的生活方式：①保持健康的心理状态和社会适应能力：避免工作过度劳累；每天应有一定的休息时间、睡眠、运动，饭后应有短时间的休息；每天应有适当的娱乐，寻求放松身心或解除紧张的方法，充分利用或安排休闲生活，减少身心所承受的压力；改变其个性特点和行为方式，如竞争性太强、情绪不稳定、惯于自我克制，性格内向、自负、焦虑等，指导患者正确面对现实和挫折；减少人际冲突；遇事对人对己不要苛求完美；善用适当的方式宣泄不良情绪。②坚持正确的饮食方式：选择营养丰富、易消化的食物，在不损害胃黏膜的原则下选择高蛋白、适量脂肪、易消化的食物，以增加胃黏膜的抵抗能力。少量多餐，每日4～6餐，避免食用刺激胃酸大量分泌的食物。食物的温度应适宜，因太冷、太热的食物都会刺激胃黏膜。

（2）正确合理地遵医嘱服药，自我检测药物的不良反应：①制酸药的剂型以液体（凝胶、溶液）最好，粉剂次之，片剂最差，故服用制酸药物片剂时，应嚼碎咽下。现临床常用的药物是氢氧化铝凝胶，饭前半小时或胃痛时服用；其不良反应为便秘和磷缺乏所引起的食欲不振、软弱无力及骨质疏松等，可与氧化镁交替使用，防止便秘。②组胺 H_2 受体拮抗剂：西咪替丁是第一代 H_2 受体拮抗剂，可引起男子乳腺发育和阳痿，故男性患者不宜长期服用，少数患者可影响肝肾功能，停药后即可恢复；雷尼替丁是第二代 H_2 受体拮抗剂，用药剂量较西咪替丁少、无西咪替丁的不良反应；法莫替丁是第三代 H_2 受体拮抗剂，其用量更少、不良反应轻微，可有头痛、便秘、腹泻和胃肠道不适反应。本类药物长期大量使用者不能突然停药，以免反弹作用使胃酸分泌突然增加。③甲氧氯普胺可产生运动困难、肌张力增强、抽搐等锥体外系症状，所以不能大剂量使用；本药还与阿托品类抗胆碱能药有拮抗作用，二者不能同时使用；多潘立酮无上述不良反应。④枸橼酸铋钾在常规剂量下服用是安全的，应饭前服，不宜同时服牛奶。少数患者服药后可产生便秘、恶心、大便发黑等。⑤硫糖铝宜在每次进餐前1h口服，不宜与含有胃蛋白酶的多酶片合用，连服4～6周为1疗程，不良反应轻微而少见，如便秘、口干、皮疹、眩晕、嗜睡等。⑥抗幽门螺杆菌的药物一般采用三联疗法，采用3种药物联合使用虽然可提高HP的根治率，但不良反应较大。此外，抗生素不宜长期使用，可导致耐药菌株的出现，所以必须严格遵医嘱服用。⑦由于消化性溃疡复发率较高，而且自然病程长，因此坚持正确合理地服药是治疗和预防复发的重要措施。可根据患者自身情况，选择治疗方案：正规维持治疗，按医嘱正规长期维持服药；间隙全剂量治疗：出现症状时或临床诊断溃疡复发时，给予1疗程全剂量治疗；按需治疗：症状复发时，给予短程治疗，症状消失后即停药。

（3）教会患者自我观察，判断有无出现消化性溃疡的并发症：①中上腹疼痛：应观察腹痛的程度是否加重，是否有节律。如果腹痛症状短期内加重，应密切观察大便颜色及有无其他症状，如大便颜色发黑，应警惕并发出血；如腹痛严重，且弥漫全腹，腹痛不能按压，应警惕并发穿孔，及时就医；如腹痛程度加重，并伴有贫血，应警惕胃溃疡癌变的可能，及时就医做内镜检查。②大便颜色、性状：平时应注意观察大便的颜色，如近日无进食大量的动物血、猪肝、瘦肉，无服用枸橼酸铋钾，而大便颜色发黑，应立即留取黑便，做粪便潜血试验。③恶心、呕吐：平日应观察进食后 2～3 小时有无上腹部饱胀感，如有此症状并伴有恶心、呕吐，呕吐的量较多，呕吐物有发酵的味道，且有宿食，应警惕并发幽门梗阻，宜及时就医。④体重及有无贫血：应密切观察体重的变化，如短期内体重下降明显，且消化道症状加重，如上腹疼痛加重，失去了原有的节律，食欲下降，伴有贫血，应警惕溃疡恶变的可能，宜及时就医检查。⑤症状加重的诱因及症状缓解的办法：平日应观察哪些行为可导致症状加重，如过度疲劳，精神紧张，工作学习压力大，吸烟饮酒，不规律饮食；食用过烫、生冷、质硬的食物，食用粗纤维多的蔬菜、水果、干果等，食用浓肉汤、咖啡浓茶、油炸食物，进食酸、辣、味精等调味品，进食碳酸饮料，进食含大量蔗糖的食物；服用阿司匹林、消炎痛、布洛芬、肾上腺皮质激素、利血平等药物。通过避免诱因、坚持健康的生活方式，协同正规内科药物治疗，达到缓解症状，延长缓解期，减少溃疡复发和并发症的产生。

二、上消化道出血

（一）概述

上消化道出血是指屈氏韧带以上的消化器官，包括食管、胃、十二指肠、胰腺、胆道的出血，上消化道出血是最常见的胃肠急症。上消化道大量出血一般指在数小时内失血量超过 1000ml 或循环血容量的 20%，是常见的临床急症。虽然近年诊断及治疗水平已有很大提高，但在高龄、有严重伴随病患者中病死率仍相当高，应予高度重视。及早识别出血征象，严密观察病情变化，迅速准确地抢救治疗和细致地临床护理，是抢救患者生命的重要环节。

1. 病因

上消化道出血的病因很多，临床最常见的为消化道溃疡、急性糜烂出血性胃炎、食道胃底静脉曲张破裂及胃癌。胆胰疾病较为少见。

（1）上消化道疾病：食道疾病和损伤；消化性溃疡；胃癌或其他肿瘤等。

（2）门静脉高压引起食管胃底静脉曲张破裂出血。

（3）上消化道邻近器官或组织的疾病：胆道疾病、胰腺疾病等。

（4）全身性疾病：血液病、尿毒症、结缔组织病、急性传染性疾病、应激性溃疡等。

2. 临床症状与体征

除原发病的征象外，上消化道出血患者尚有因出血产生的临床表现，而这些临床表现一般取决于出血的部位、量及速度，同时和患者的年龄及出血前的全身状况有关。

（1）呕血与黑便：呕血与黑便是上消化道出血的主要症状。上消化道出血一般均有黑便，但不一定有呕血。出血部位在幽门以下或出血量较少且速度较慢时，往往没有呕血，仅见黑便。出血部位在幽门以上且出血量较多时，或出血部位在幽门以下但出血速度较快且出血量较大时，血可反流入胃，除黑便外还有呕血。

（2）周围循环衰竭：上消化道短时间内大量出血可引起急性循环衰竭——出血性休克，其临床表现的严重程度取决于出血量的大小、出血速度的快慢和出血前患者的状况。临床上患者出现头晕、心悸、多汗、口渴、黑蒙、脉搏细速，血压下降（收缩压在 12kPa 以下），皮肤湿冷，尿量减少，呈现休克状态。若得不到及时救治，血液继续丢失，患者可出现意识模糊，甚至昏迷，静脉塌陷，皮肤花斑样，呼吸困难，无尿，收缩压低于 8kpa，最终死亡。

（3）发热：大多数上消化道出血的患者在出血后可出现低热，体温一般不超过 38.5℃，持续 3～5 天。引起发热的原因尚不清楚，可能是由于循环血容量减少，周围循环衰竭，体温调节中枢功能障碍所致。

(4)贫血：上消化道出血的患者反复持续小量出血，可能出现贫血。临床表现为头晕、耳鸣、记忆力减退、乏力、易疲劳、心悸、气促、食欲不振、面色苍白等。

(5)氮质血症：上消化道出血后，由于大量血液蛋白质的消化产物在肠道被吸收，引起血中尿素氮浓度暂时升高，称为肠源性氮质血症。血尿素氮多在一次出血后数小时内上升，约24～48h达高峰，一般不超过14.3mmol/L(40mg/dl)，3～4d后恢复正常。如患者血尿素氮持续增高超过3～4d或明显升高超过17.9mmol/L(50mg/dl)者，血容量已基本纠正且出血前肾功能正常，则提示有上消化道继续出血或再次出血。出血导致周围循环衰竭，使肾血流量和肾小球滤过率减少，以致氮质潴留，是血尿素氮增高的肾前性因素。如无活动性出血的证据，且血容量已基本补足而尿量仍少，血尿素氮不能降至正常，则应考虑是否因严重而持久的休克造成急性肾衰竭，或失血加重了原有肾病的肾损害而发生肾衰竭。

3. 诊断要点

根据呕血、黑便和失血性周围循环衰竭的临床表现，呕吐物及黑便隐血试验呈强阳性，结合其他的实验室检查及器械检查，能查明多数患者的出血部位及原因。但需注意区别和考虑以下几点：

(1)除外消化道以外的出血因素：①除外口、鼻、咽喉部出血时吞下血液所致者，注意病史询问和局部检查。②黑便需与服用的某些药物，如铁或铋剂，及进食禽畜血液所致粪便变黑加以鉴别。注意病史询问。③除外呼吸道出血，注意呕血与咯血的鉴别。

(2)判断上消化道出血还是下消化道出血：呕血和大多数黑便大多来自上消化道出血，红色血便多来自下消化道出血。但是，上消化道短时间内大量出血亦可表现为暗红色甚至鲜红色血便，此时如不伴呕血，常难与下消化道出血鉴别，应在病情稳定后即做急诊胃镜检查。

(3)直肠指检：部分患者因出血速度快，可能出现急性周围循环衰竭而未见呕血与黑便，如不能排除上消化道出血，应做直肠指检，以及早发现尚未排出的黑便。

4. 实验室及辅助检查

(1)实验室检查：测定红细胞、白细胞和血小板计数，血红蛋白浓度、血细胞比容。肝功能、肾功能、大便隐血等，有助于估计失血量及动态观察有无活动性出血，判断治疗效果及协助病因诊断。

(2)内镜检查：出血后24～48h内行急诊内镜检查，可以直接观察出血部位，明确出血的病因诊断，同时对出血灶进行止血治疗。

(3)X线钡剂检查：对明确病因亦有价值。但由于活动性出血时胃内有积血，且患者处于抢救阶段而不能满意地配合，此检查宜在出血停止且病情基本稳定数天后进行。

(4)其他：选择性动脉造影如腹腔动脉、肠系膜上动脉造影帮助确定出血部位，适应于内镜及X线钡剂检查未能确诊而又反复出血者。

5. 治疗要点

上消化道大出血病情急、变化快，严重者可危及生命，应采取积极措施进行抢救。抗休克、迅速补充血容量应放在一切措施的首位，同时积极进行病因诊断和治疗。

(1)补充血容量：立即配血，建立静脉通道，可先输入平衡盐或葡萄糖盐水。右旋糖酐或其他血浆代用品，以尽快恢复和维持血容量及有效循环。输液量可根据估计的失血量来确定。

(2)止血措施：

1)食管、胃底静脉曲张破裂出血的止血措施：①药物止血：血管加压素为常用药物，其作用机制是通过收缩内脏血管，减少门静脉血流量，降低门静脉及其侧支循环的压力，从而控制食管胃底曲张静脉的出血。临床常用垂体后叶素、奥曲肽、施他宁。伴有高血压、冠心病者，禁用垂体后叶素，因该药可诱发心绞痛和心肌梗死。②气囊管压迫止血：用气囊压迫食管、胃底曲张静脉，其止血效果肯定，但患者痛苦、并发症多、早期再出血率高，在药物不能控制出血时暂时使用，以争取时间准备其他治疗措施。③

内镜直视下止血：注射硬化剂至曲张的食管静脉，可用无水酒精、鱼肝油酸钠、乙氧硬化醇等硬化剂。④手术止血：内科治疗无效时，应考虑外科手术或经颈静脉肝内体静脉分流术。

2）非曲张静脉上消化道大量出血的止血措施：①药物止血：抑制胃酸分泌，临床常用 H_2 受体拮抗剂或质子泵阻滞剂，常用药物：法莫替丁、雷尼替丁、西米替丁、奥美拉唑等。其他止血药物，如凝血酶、立止血，常用去甲肾上腺素8mg加入100ml冰盐水中分次口服。②内镜直视下止血：内镜止血适用于有活动性出血或暴露血管的溃疡。治疗方法包括激光光凝、高频电凝、微波及注射方法。

（二）疾病护理特点

1. 护理评估

（1）出血病因的评估：①有慢性、周期性、节律性上腹痛等消化性溃疡病史，出血前可有饮食失调、劳累或精神紧张等。②有病毒性肝炎、慢性酒精中毒等引起的肝硬化病病史，是否伴有食管胃底静脉曲张。③有服用非甾体类抗炎药及阿司匹林等损伤胃黏膜的药物史。④年龄在40岁以上的男性，有渐进性食欲不振、腹胀、上腹持续疼痛、进行性贫血、体重减轻、上腹部肿块者，出血后上腹痛无明显改善。

（2）出血量的评估：详细询问呕血和（或）黑便的发生时间、次数、量及性状，以便估计出血的量和速度。除此之外，还应了解下述几点：①粪便潜血试验阳性提示日出血量至少在5ml以上。②每日出血量达到50ml以上，可出现黑便。③胃内出血量在250～300ml可导致呕血。④出血量超过500ml可出现柏油便，患者可有头晕、乏力、心悸、心动过速等表现，短时间内出血量达1000ml以上时，则会出现周围循环衰竭。

2. 常用护理措施

上消化道出血为急症，护士应及早识别及时抢救，以挽救生命。

（1）常规护理：①体位护理：大出血时患者应绝对卧床休息，取平卧位并将下肢略抬高，以保证脑部供血。呕血时头偏向一侧，防止窒息或误吸，必要时用负压吸引器清除气道内的分泌物、血液或呕吐物，保持呼吸道通畅。给予低流量吸氧。②立即建立静脉通道，配合医生迅速、准确地实施输液，给予各种止血药物等抢救措施。密切观察治疗效果及不良反应。

（2）药物治疗护理：出血患者输液开始宜快，根据病情合理调整输液速度。因老年患者多伴有心肺功能下降，避免因输液、输血过多或过快引起急性肺水肿。输血应以新鲜血为主，防止因库存血含氨量高而诱发肝性脑病。由食管胃底静脉曲张破裂引起的出血常用血管加压素，如垂体后叶素。此类药物可引起腹痛、血压升高、心律失常等，甚至发生心肌梗死，特别是老年患者，所以滴注速度应准确，严密观察不良反应。

（3）内镜下止血的护理：内镜下电灼或喷洒药物（5%的孟氏溶液，浓度8mg/100ml的生理盐水＋去甲肾上腺素溶液）治疗消化性溃疡引起出血的方法。内镜直视下注射硬化剂或皮圈结扎治疗胃底静脉曲张引起出血的方法。

（4）心理护理：患者出现呕血、黑便会紧张不安，产生恐惧心理，护士应及时清除一切血迹，减少对患者的不良刺激。同时安慰和关心患者，并向患者说明紧张、焦虑均不利于止血。协助患者卧床休息，帮助其消除焦虑、恐惧的心理。抢救治疗工作应迅速而不忙乱，经常巡视病房，大出血时应陪伴在患者身边，给予安慰，必要时准许家属陪伴，使其有安全感。认真解答患者及家属的提问，减轻其思想顾虑。

（5）病情观察：大量出血时严密监测患者的心律、血压、呼吸和神志变化，给予心电监护，准确记录患者的出入量，严密观察尿量情况，尿量应保持＞30ml/h。

1）症状体征的观察，如患者烦躁不安、面色苍白、皮肤湿冷、四肢冰凉提示微循环血液灌注不足；严密观察呕吐物及粪便的性质、量、颜色及排出时间；如果患者皮肤逐渐转暖，出汗停止则提示血液灌注好转。

2）定期复查血常规及血尿素氮，了解贫血

程度、出血是否停止，因大量出血可丢失大量水分和电解质，故应密切检测血清电解质的变化，根据结果调整补液量。

3）出血是否停止的判断：消化道出血经过恰当治疗，可停止出血，观察症状、体征，特别是脉搏、血压反复测定均已正常。由于肠道内积血需经数日才能排尽，故不能以黑便作为继续出血的指标，第一次出血经48h未再出血者则再出血的机会少。临床上如有下述情况提示继续出血或再出血：①反复呕血由咖啡色转为鲜红色，黑便次数增多，便质稀薄，由柏油便转为暗红色，并伴有肠鸣音亢进。②周围循环衰竭持续存在，经补足血容量而未见改善和好转，或好转后又恶化或经积极治疗，但脉搏血压仍不稳定，中心静脉压暂时恢复后又下降。③血红蛋白浓度、红细胞计数和红细胞压积不断下降，网织红细胞计数持续增高，在尿量正常情况下尿素氮持续再次升高。④第一次出血量大者容易发生再出血，呕血为主者较便血为主者再出血机会多。⑤门静脉高压患者原有脾脏肿大，在出血后脾脏缩小，如不见恢复脾脏大提示可能出血未止。

（6）饮食护理：合理饮食能促进止血，饮食不当可加重出血。根据不同病情给不同饮食：①对食道、胃底静脉曲张破裂出血，急性大出血伴恶心、呕吐者应禁食，禁食期间应保证热量供给，静脉输入液体或静脉高营养，补充电解质，维持体液平衡。②对少量出血无呕吐者，临床表现无明显活动出血者，可选用温凉、清淡无刺激性流食，尤其对消化性溃疡更为重要，进食可减少胃收缩运动和中和胃酸，促进溃疡愈合并维持营养。出血停止后改为半流质饮食，可渐改为软食，给营养丰富、易消化的食物，开始少量多餐，以后改为正餐饮食。指导患者不食生拌菜、粗纤维多的蔬菜，不摄入刺激性食物和饮料或硬食，如浓汁鸡汤、肉汤、浓茶、咖啡等。

3. 预见性护理观察

（1）有受伤的危险：创伤、窒息、误吸，与气管压迫使食管胃底黏膜长时间受损，气囊阻塞气道，血液或分泌物反流入气管有关。①防创伤：留置三腔管期间，定时测量气管内压力，以防压力不足而不能止血，或压力过高而引起组织坏死。气囊充气加压12～24小时应放松牵引，放气15～30分钟，如出血未止，再注气加压，以免食管胃底黏膜受压时间过长而发生糜烂、坏死。②防窒息：当胃囊充气不足或破裂时，食管囊和胃囊可向上移动，阻塞于喉部而引起窒息，一旦发生应立即放气拔出胃囊管，对昏迷患者尤应密切观察有无突然发生的呼吸困难或窒息表现，必要时约束患者双手，以防烦躁或神志不清患者试图拔管而发生窒息等意外。③防误吸：应用四腔管时可经食管引流管抽出食管内积聚的液体，以防误吸引起吸入性肺炎。三腔管无食管引流管腔，必要时可另插入一管进行抽吸。床旁置备弯盘、纸巾，供患者及时清除鼻腔、口腔分泌物使用，并嘱患者勿咽下唾液等分泌物。

（2）体液不足：与上消化道大出血循环血容量不足有关。补充血容量时，尽可能用大针头输液，以备输血应用，并尽快输入液体，输液开始宜快，及早纠正血容量，待补足血容量后应密切观察，防止输液过快、过多而发生急性肺水肿。必要时测中心静脉压。滴注垂体后叶素不宜过快，以免引起腹痛、心律失常和诱发心肌梗死等。

（3）活动无耐力：与失血性周围循环衰竭有关。改善有效循环血容量，即可改善患者活动能力，详见护理措施有关内容。同时加强生活护理，在限制活动期间，协助患者完成日常生活活动。特别是对老年患者，协助翻身、叩背，预防压疮及坠积性肺炎，并保证充足的休息和睡眠。

4. 健康指导

（1）帮助患者及家属掌握上消化道的基本医学知识，有利于消除各种病因，以减少再度出血的危险。

（2）教会患者及家属早期识别出血征象及应急措施：出现头晕、心悸等不适，或呕血、黑便时，立即卧床休息，保持安静，减少活动，防止误吸，立即送医院治疗。

(3)教会患者及家属判断出血的严重程度:①轻度出血:可无症状或有轻度头晕、怕冷、疲乏、面色苍白等,脉搏、血压均正常。②中度出血:有眩晕、口渴、心慌、烦躁不安、尿少等,经卧床休息症状可缓解;脉搏快,血压下降。③重度出血:患者出现烦躁不安、出冷汗、四肢厥冷、尿少,甚至意识模糊等周围循环衰竭迹象。

(4)行为指导:告诉患者及家属如果出现出血情况,尽量保持安静,减少活动,这样有利于出血停止。大出血者绝对卧床休息。协助患者取舒适的体位,呕吐时头偏向一侧,防止窒息或误吸。注意保暖。

(5)注意安全:轻症患者可适当下地活动,嘱患者坐起、站起时动作缓慢,如出现头晕、心悸、出汗时立即卧床休息并告诉医务人员,入厕时必须有人陪同;重症患者绝对卧床休息,改在床上大小便,并加床挡给以保护。

(6)生活护理:在疾病不稳定时,协助患者完成日常生活,做好口腔护理及皮肤护理,特别是老年患者要注意预防褥疮及肺炎的发生。呕吐者及时漱口,排便后及时清洗肛周。

(7)生活指导:生活要有规律,劳逸结合,保持乐观态度,应戒烟酒,按医生指导服药。避免长期紧张劳累。合理饮食能促进止血,少量出血无呕吐,可选用温凉、清淡无刺激性流食,尤其对消化性溃疡更为重要,进食可减少胃收缩运动,中和胃酸,促进溃疡愈合。避免摄入生冷、粗糙、刺激性食物及浓茶、咖啡等饮料。

三、急性胰腺炎

(一)概述

急性胰腺炎是指胰腺及其周围组织被胰腺分泌的消化液自身消化所致的化学性炎症,是消化系统常见病。临床以急性腹痛,发热伴有恶心、呕吐,以及血、尿淀粉酶增高为特点。根据病理损害程度分为水肿型和出血坏死型。前者多见,临床经过一般较轻,常数日内自愈,而后者则病情较重,易并发休克、腹膜炎等,病死率高。

1. 病因

急性胰腺炎的病因很多,国内以胆道疾病最为常见,国外除胆石症外,大量饮酒为主要病因。引起急性胰腺炎的病因虽有不同,但却具有共同的发病过程,即胰腺各种消化酶被激活所致的胰腺自身消化。正常胰腺能分泌多种酶,如胰淀粉酶、胰蛋白酶、胰脂肪酶等,这些酶通常以不活动的酶原形式存在。在上述病变情况下,酶原被激活成具有活性的酶,使胰腺发生自身消化

(1)胆道疾病:急性胰腺炎约50%由胆道结石、炎症或胆道蛔虫引起。由于壶腹部出口梗阻,如胆石嵌顿、蛔虫阻塞胆总管、胆道感染等均可引起Oddi括约肌痉挛。若同时伴有胆道内压增高,则可通过胰胆管共同通道使胆汁反流入胰管,引起急性胰腺炎。胆道炎症时,细菌毒素及时放出的激肽,可通过淋巴管道激活胰腺消化酶引起胰腺自身消化。

(2)胰管阻塞:各种原因(如胰管结石、肿瘤、狭窄等)引起的胰管梗阻造成胰液排泻障碍,胰管内压力增高,可使胰腺泡破裂,胰液溢入间质,引起急性胰腺炎。

(3)十二指肠乳头邻近部位的病变:常伴有十二指肠内压力增高及Oddi括约肌功能障碍,使十二指肠液反流入胰管,引起急性胰腺炎。

(4)酗酒和暴饮暴食:可刺激胰腺大量分泌,引起十二指肠乳头水肿和Oddi括约肌痉挛。当有剧烈呕时,十二指肠内压力骤增,致十二指肠液反流入胰管,引起急性胰腺炎。

(5)其他:急性传染病、外伤、手术;某些药物;某些内分泌、代谢疾病等均与急性胰腺炎发病有关。

2. 临床症状

(1)腹痛:几乎所有患者都有不同程度的腹痛,但也有极少数老年患者腹痛并不明显。腹痛多数为急性,常在胆石症发作不久、暴饮暴食或饮酒后突然发作。疼痛性质不一,可为钝痛、绞痛、钻痛或刀割样痛。疼痛剧烈而持续,可呈阵发性加剧。腹痛常位于上腹正中,也可

偏右，常向腰背部呈带状放射。进食后疼痛加重，且不易被解痉剂缓解。弯腰或上身前倾体位可减轻疼痛。水肿型患者腹痛3～5天可缓解，出血坏死型者病情较重，疼痛持续时间较长。当发生弥漫性腹膜炎时，疼痛可波及全腹。疼痛多由于胰腺急性肿胀，刺激包膜上的神经末梢引起。此外，腹膜的炎症、肠管的过度充气以及胰管的炎症、梗阻也是导致疼痛的原因。

(2)恶心、呕吐及腹胀：起病时常伴有恶心、呕吐，多在进食后出现。剧烈呕吐者可吐出胆汁或咖啡渣样液体，呕吐后腹痛不减轻。大部分患者均有较明显的腹胀，出血坏死型者甚至出现麻痹性肠梗阻。

(3)发热：多为中度发热，一般持续3～5天。出血坏死型者发热较高，且持续不退，特别在胰腺或腹腔有继发感染时，常呈弛张高热。

(4)休克：仅见于出血坏死型患者。可在起病数小时突然出现，提示胰腺有大片坏死；也可逐渐出现，或在有并发症时发生。这与胰蛋白酶激活各种血管活性物质(如缓激肽)有关。

(5)水电解质及酸碱平衡紊乱：呕吐频繁者可有代谢性碱中毒。出血坏死型者常有脱水和代谢性酸中毒，并常伴有血钾、血镁降低。低钙血症引起手足抽搐，常是重症与预后不良的征兆。部分伴血糖增高，偶可发生糖尿病酮症酸中毒或高渗性昏迷。

(6)并发症：部分患者于病后1～2天出现一过性的黄疸。出血坏死型胰腺炎患者还可出现呼吸衰竭、弥漫性腹膜炎等。

3. **体征**

水肿患者一般情况尚好，腹部体征轻微，表现为上腹有轻度压痛，无腹肌紧张与反跳痛，可有不同程度的腹胀。出血坏死型患者上腹压痛明显，并发急性腹膜炎时全腹显著压痛与腹肌紧张，有反跳痛。少数患者因胰酶及坏死组织液穿过筋膜与肌层渗入腹壁下可出现脐周和两侧腰腹部皮肤青紫，分别称为卡伦(Cullen)征和格雷・特纳(Grey Turner)征。

4. **诊断要点**

有胆道疾病、酗酒、暴饮暴食等病史，突发剧烈而持续的上腹部疼痛，伴恶心、呕吐、发热及上腹部压痛；血、尿淀粉酶显著升高等即可诊断。

5. **治疗要点**

急性胰腺炎起病初期，有时不易区分轻症与重症，因此在入院前几天必须密切观察病情变化，包括全身状况、生命体征及腹部情况等。特别是老年患者临床症状不典型，更应密切观察，注意早期识别重症急性胰腺炎。

(1)抑制或减少胰液分泌：①禁食及胃肠减压：可减少胃酸与食物刺激胰液分泌，减轻呕吐与腹胀。②抑酸治疗：给予H_2受体拮抗剂或质子泵抑制剂，有预防应激性溃疡的作用。③生长抑素类药物：如奥曲肽、施他宁等。

(2)镇痛：腹痛剧烈者给予哌替啶肌注，不宜选用吗啡，因吗啡可引起Oddi括约肌痉挛，加重病情。老年男性患者使用山莨菪碱等抗胆碱药物时，注意有无前列腺肥大病史，防止尿潴留发生。

(3)抗生素应用：因急性胰腺炎的发作多与胆道疾病有关，合并胆道感染，应酌情使用抗生素。

(4)积极补充有效血容量：维持水电解质和酸碱平衡，根据中心静脉压情况调整补液量，对低蛋白血症者注意补充胶体溶液，新鲜血浆或白蛋白，必要时输红细胞。

(5)抑制胰酶的药物：加贝酯或抑肽酶均有抑制蛋白酶的作用。

(二)疾病护理特点

1. **护理要点**

(1)休息：卧床休息，保证睡眠，可减轻胰腺负担和增加脏器血流量，促进组织修复，改善病情。采取侧卧位，以一枕头压向腹部的膝胸卧位，或采取躯干屈曲的坐姿及背部按摩、松弛技巧，可减轻疼痛。创造安静环境，促进患者的舒适和睡眠。

(2)饮食：轻型患者可酌情给予少量碳水化合物(如米汤或藕粉)清淡流质饮食，不宜进食蛋白质与脂肪类食物。中度患者应禁食1～

3天，病情好转后可逐渐进食。先给半量糖类，无不适给全量，然后逐渐增加蛋白质和脂肪。若再出现腹痛则需再行禁食治疗。重度患者除禁食外，还应进行胃肠减压，直至腹痛基本消失。禁食期间应补液2000～3000ml/d以补充血容量，胃肠减压时液体量适当增加。向患者解释禁食的意义，以取得配合，同时做好口腔护理。

（3）遵医嘱给予患者胃肠减压、镇痛、抗生素及纠正水电解质平衡失调。

（4）加强病情观察：监测体温、脉搏、呼吸、血压，注意神志及腹部症状、体征的变化。记录24h出入量，注意血尿淀粉酶的动态变化以了解病情的进展，及早发现并发症，配合医生予以积极处理。

（5）心理护理：急性胰腺炎发病突然，腹痛持久而剧烈，患者常表现十分紧张，有的产生焦虑、恐惧情绪。护理人员应帮助患者减少或去除腹痛加剧的因素，做好健康教育和心理疏导，取得患者的信任，积极配合治疗护理，严格遵守饮食、治疗方案。

2. 预见性护理观察

（1）肺部并发症：由于老年患者呼吸道黏膜萎缩，纤毛运动不良，气道分泌物易于滞留，巨噬细胞的吞噬功能也随着年龄增长而减退，且分泌物增多，黏稠度高，故分泌物易于滞留于气管内。长期卧床，活动减少，使呼吸道内的痰液不易排出，易造成肺部感染。对此，应尽早鼓励、指导患者咳嗽、咳痰，不易咳出时应给予拍背辅助咳嗽排痰或采用雾化吸入等方法清理呼吸道，保持呼吸道通畅。

（2）血糖增高：急性胰腺炎时血糖增高多为肾上腺皮质的应激反应，胰高血糖素的代偿性分泌增高所致，后期与胰岛被破坏、胰岛素分泌不足有关。部分老年患者患病前就存在胰岛素抵抗、葡萄糖耐量减低，在胰腺突发病变的打击下，会使胰岛B细胞及周围受体功能进一步下降，糖代谢异常随之出现，但患者处于禁食期，无明显的多食、多饮、多尿等表现。对此，应密切检测血糖和尿糖，如有异常及时向医生汇报，为治疗提供临床资料。

（3）皮肤和肢体护理：协助患者翻身及摆放正确舒适的体位。老年患者如症状重，长期卧床活动减少，且疼痛引起制动，都是深静脉血栓形成的危险因素。应注意观察患者下肢皮肤是否发红，皮温是否正常，下肢动脉搏动是否减弱或消失，有无疼痛、肿胀、触及条索感等，鼓励患者行四肢肌肉收缩等主动锻炼，协助患者做床上被动锻炼，病情允许的情况下鼓励患者下床活动。

（4）支持及饮食指导：严格执行饮食医嘱，早期给予禁食及胃肠减压，避免因进食而促使胰液分泌加重病情。向患者解释禁食的重要性，以取得患者的配合。在胃肠外及肠内营养逐渐过渡到经口进食时，再逐渐过渡到普通饮食。病情稳定后逐渐增加营养，但应限制脂肪摄入。因脂肪食物可促进胆汁分泌，从而激活胰腺分泌各种消化酶而加重病情。

3. 健康指导

（1）疾病相关知识：向患者及家属介绍本病常见的病因为胆道疾病，暴饮暴食为其常见诱因。应积极治疗胆道疾病。由于轻症与重症胰腺炎两者的临床预后截然不同，故二者的区别十分重要。

（2）注意卧床休息，保证睡眠，以减轻胰腺负担和增加脏器血流量，促进组织修复和体力恢复。

（3）向患者及家属介绍禁食及胃肠减压的目的是减少胃液和食物刺激胃腺分泌，以减轻腹痛和腹胀。

（4）指导患者及家属掌握饮食卫生知识：合理饮食，限制摄入酒、茶、咖啡、调味食物，避免暴饮暴食。腹胀缓解后，应从少量、低脂、低糖饮食开始逐渐恢复正常饮食。了解少食多餐以及低蛋白低脂肪及碳水化合物食物的优点。

（5）指导合理用药，避免过劳和激动：遵医嘱给予解痉镇痛药，注意禁用吗啡，以防引起Oddi括约肌痉挛，加重病情。注意用药后疼痛有无减轻，疼痛的性质和特点有无改变。

（贾　敏）

参考文献

1. 杨冬华,陈旻湖．消化系疾病治疗学．北京:人民卫生出版社,2005:89－116

2. 殷磊．老年护理学．北京:人民卫生出版社,2000:86－89

3. 尤黎明,吴瑛．内科护理学．北京:人民卫生出版社,2006:211－247

4. 姚景鹏．内科护理学．北京:科学出版社,2000:135－171

第五节　老年神经系统疾病护理

一、脑出血

(一)概述

脑出血是指大脑实质内出血,绝大多数是因高血压、脑动脉硬化引起,因颅内动脉瘤、血管畸形破裂出血者较少。当用力或情绪激动时,血压突然升高,超过血管壁所能耐受的压力时,发生血管破裂而出血。

(1)主要病因与诱发因素:脑出血最常见的病因是高血压动脉粥样硬化。其他原因有脑淀粉血管病、脑动脉瘤、脑血管畸形、脑肿瘤、血液病等。其他原因主要有情绪激动、精神紧张、兴奋、劳累、排便用力、气候变化等。

(2)临床表现:头痛、呕吐、眩晕、意识障碍、运动障碍、颈项强直、失语症。

(3)并发症:肺部感染、心功能不全、应激性溃疡,水、电解质紊乱及酸碱平衡失调、褥疮等。

(4)诊断治疗进展:头部CT可以作出诊断。内科治疗主要为:控制血压;控制脑水肿、降低颅内压;防治各系统并发症;应用止血剂;对症处理。

(二)疾病护理特点

1. 护理要点

(1)执行一般内科护理常规。

(2)脑出血急性期给予一级护理,绝对卧床休息,尽量减少探视和不必要的搬动,床头抬高15°~30°,头置冰袋或冷水袋以降低脑代谢。病室保持安静,空气流通,室温保持在18~20℃。

(3)保持呼吸道通畅:及时吸痰,必要时行气管切开。病情稳定后,定时翻身,翻身时拍背,以利于痰液排出。注意保暖,避免受凉。

(4)观察体温、脉搏、呼吸、血压、意识、瞳孔的变化:如有剧烈头疼、呕吐、烦躁不安、合并感染、再出血或出现脑疝先兆,应及时通知医生进行处理。

(5)饮食护理:急性脑出血昏迷时应暂禁食;3天后给予鼻饲饮食;神志清楚无吞咽困难者,给半流质或软食,协助进食时不宜过急,以免引起呕吐或呛咳。同时要保持足够的营养和水分。

(6)给予氧气吸入,改善脑缺氧。

(7)注意安全,躁动不安时加用床挡,取下活动义齿。

(8)高热时按高热护理常规护理。

(9)躁动不安、血压持续升高时,遵医嘱及时镇静、降压。

(10)颅内压升高时,应迅速降低颅内压。用药时要注意有无水、电解质紊乱。

(11)合并消化道出血时,按消化道出血护理常规护理。

(12)预防泌尿系统感染。尿失禁或尿潴留患者留置导尿管,严格无菌操作。

(13)预防褥疮,保持皮肤清洁干燥,床铺平整无皱褶,翻身时按摩受压部位,骨突处垫气圈、棉圈或海绵垫,使用电动气垫床。

(14)注意口腔护理,保持口腔清洁,每日用生理盐水清洗口腔2次。

(15)保持大便通畅。大便秘结时,给予缓泻剂,必要时给予灌肠。

(16)两眼不能闭合时,用生理盐水纱布覆盖以免角膜干燥。

(17)瘫痪肢体护理,如被动活动和按摩瘫痪肢体,保持功能位置以防肌肉萎缩、关节强直及足下垂。有运动性失语者,应进行语言训练。

2. 护理特点

(1)卧床休息,保持安静,发病24小时内尽量不要搬动,因早期转运搬动往往会加重病情。

(2)保持呼吸道通畅,改善脑缺氧。患者平卧,松解衣扣,头偏向一侧,及时吸出口腔内分泌物,定时翻身拍背,以防止呼吸道阻塞及吸入性肺炎,有喉头阻塞者应及时做气管切开,以防窒息。可间断吸入40%氧气,以纠正脑缺氧。

(3)降温疗法,如头部置冰帽或双侧颈动脉置冰袋,以降低脑部温度和新陈代谢并提高对缺氧的耐受性,也可减轻脑水肿和降低颅内压。

(4)补充营养和维持电解质平衡。昏迷患者,尤其是加用脱水剂后,极易发生脱水及电解质紊乱,故宜每日记录出入水量,加强营养,定期监测血钾、钠、氯化物、二氧化碳结合力及尿素氮。

(5)患者如有烦躁不安或合并癫痫,应给予镇静、抗癫痫治疗,但禁用吗啡、哌替啶等呼吸抑制剂。

3. 预见性护理观察

注意观察意识障碍程度、瞳孔的改变、生命体征的改变、肢体瘫痪部位及程度、抽搐的性质、时间、部位、次数、再出血及脑疝先兆等。

4. 健康指导

(1)加强脑血管病防治宣传,早期发现疾病,早期治疗。

(2)积极进行康复治疗,减少病、残、亡的发生率。

(3)定期进行健康检查,复查血压、血脂、血糖、血黏度,发现危险因素,及时选择合适的预防措施。

(4)遵医嘱按时服药,定期门诊检查。

(5)生活应有规律,保持心情舒畅,避免诱发因素。

(6)给予低脂、低盐饮食,禁烟酒及辛辣刺激性食物。

(7)适当安排工作及生活,以不感疲劳为宜,保证充足睡眠。

(8)保持大便通畅,必要时服用缓泻剂。

二、短暂性脑缺血发作(TIA)

(一)概述

此指颈动脉或椎－基底动脉系统的短暂性供血不足,导致供血区局限性神经功能缺失症状。短暂性脑缺血发作好发于中老年人,男性多于女性。

1. 病因

多数人认为主要是动脉粥样硬化脱落的斑块即血小板、纤维蛋白、胆固醇结晶所形成的微栓子,造成供应脑部的小动脉发生微栓塞所致;也可能与脑血管痉挛、血液成分及血流动力学改变等因素有关。

2. 临床表现

TIA分为颈内动脉系统TIA和椎－基底动脉系统TIA,两者临床表现各不相同。

(1)颈内动脉系统TIA:常见的症状为对侧肢体无力或轻偏瘫、感觉异常或减退,而单眼一过性黑蒙或失明是颈内动脉分支眼动脉缺血的特征性症状,优势半球缺血时还可出现失语。

(2)椎－基底动脉系统TIA:常见症状为阵发性眩晕,大多数不伴有耳鸣,可能出现吞咽障碍、构音不清、共济失调、意识障碍、一侧或双侧面与口周麻木或交叉性瘫痪、眼外肌麻痹及复视等症状。跌倒发作、短暂性全面性遗忘、双眼视力障碍发作为其特征性症状。

3. 发病特点

TIA每次发作持续数分钟至1小时,最长不超过24小时即可恢复,不留后遗症状,但常有反复发作，有人将其形象地比喻为“大脑间歇性跛行”。临床出现跌倒发作、短暂性全面性遗忘、双眼视力障碍发作为其特征性症状。TIA是缺血性脑卒中最重要的危险因素之一。

（二）疾病护理特点

1. 一般护理

发作时卧床休息，注意枕头不宜太高，以枕高15～25cm为宜，以免影响头部的血液供应；转动头部时动作宜轻柔、缓慢，防止颈部活动过度诱发TIA；平时应适当运动或体育锻炼，注意劳逸结合，保证充足睡眠。

2. 饮食护理

知道患者进食低盐低脂、清谈、易消化、富含蛋白质和维生素的饮食，多吃蔬菜、水果，戒烟酒，忌辛辣油炸食物和暴饮暴食，避免过分饥饿。合并糖尿病的患者还应限制糖的摄入，严格执行糖尿病饮食。

3. 症状护理

（1）对肢体乏力或轻偏瘫等步态不稳的患者，应注意保持安全的周围环境，移开障碍物，以防跌倒；教会患者使用扶手等辅助设施；对有一过性失明或跌倒发作的患者，如厕、沐浴或外出活动时应有防护措施。

（2）对吞咽障碍的患者，进食宜取坐位或半坐位，喂食速度宜缓慢，药物宜压碎，以利吞咽，并积极做好吞咽功能的康复训练。

（3）对构音不清或失语的患者，护士在实施治疗和护理活动过程中，注意言行不要损及患者自尊，鼓励患者用有效的表达方式进行沟通，表达自己的需要，并指导患者积极进行语言康复训练。

（三）诊断治疗及用药护理特点

1. 诊断治疗

突然的、短暂的局灶性神经功能缺失发作，在24小时内完全恢复，常有反复发作史，临床症状长刻板地出现，发作间隙期无神经系统体征，起病年龄大多在50岁以上，有动脉粥样硬化症，无颅内压增高可诊断此病。治疗以抗凝、抗血小板聚集为主。

2. 用药护理特点

详细告知药物的作用机制、不良反应及用药注意事项，并注意观察药物疗效情况。①血液病，有出血倾向，严重的高血压和肝、肾疾病，消化性溃疡等均为抗凝治疗禁忌证。②抗凝治疗前应检查患者的凝血机制是否正常，抗凝治疗过程中应注意观察有无出血倾向，发现皮疹、皮下淤斑、牙龈出血等应立即报告医生处理。③肝素50mg加入生理盐水500ml静脉滴注时，速度宜缓慢，10～20滴/min，维持24～48小时。④注意观察患者肢体无力或偏瘫程度是否减轻，肌力是否增加，吞咽障碍、构音不清、失语等症状是否恢复正常，如果上述症状呈加重趋势，应警惕缺血性脑卒中的发生。

（四）预见性护理观察

若为频繁发作的TIA患者，应注意观察每次发作的持续时间、间隔时间以及伴随症状，并做好记录，配合医生积极处理。

（五）健康指导

（1）保持心情愉快、情绪稳定，避免精神紧张和过度疲劳。

（2）合理饮食，戒烟酒。

（3）生活起居有规律，养成良好的生活习惯，坚持适度运动和锻炼，注意劳逸结合，对经常发作的患者应避免重体力劳动，尽量不要单独外出。

（4）按医嘱正确服药，积极治疗高血压、动脉硬化、心脏病、高脂血症和肥胖症。

（5）定期门诊复查，尤其出现肢体麻木乏力、眩晕、复视或突然跌倒时应随时就医。

三、脑血栓形成

（一）概述

脑血栓形成是由于脑动脉粥样硬化等自身病变使管腔狭窄、闭塞或在狭窄的基础上形成血栓，造成脑局部急性血流中断，缺血、缺氧、软化、坏死，出现相应的神经系统症状，常出现偏瘫、失语。

（1）主要病因及诱发因素：最常见的是动脉粥样硬化，其次为脑动脉炎、血黏度增高、高血压、糖尿病、高脂血症、吸烟、酗酒等。诱发因素为天气变化、情绪波动、不良生活习惯等。

（2）临床表现：多于静态情况下发病，约25%患者发病前有短暂性脑缺血发作病史。多数病例症状经数小时甚至一两天达高峰。通常意识清楚，生命体征平稳，但当大脑大面积梗塞或基底动脉闭塞病情严重时，可出现意识障碍，甚至脑疝，引起死亡。

（3）并发症：肺部感染、肺水肿、泌尿系统感染、褥疮，以及水、电解质及酸碱平衡紊乱。

（二）疾病护理特点

（1）执行内科一般护理常规。

（2）进展型脑血栓形成时给予一级护理，绝对卧床（去枕平卧位），禁用冰袋及止血剂，以免促使血液凝固，导致血栓形成。

（3）注意观察血压变化，血压应维持在发病前平时所测的或患者年龄应有的稍高水平。

（4）溶栓治疗，应在发病6小时之内。用药期间定时检测出、凝血时间，凝血酶原时间，观察有无出血倾向。

（5）应用扩张血管药物时，观察药物疗效及副作用。如出现头痛、恶心、呕吐、面部潮红、心慌等症状，及时通知医生。

（6）昏迷患者按昏迷患者护理常规护理。

（7）早期按摩和被动活动瘫痪肢体，以改善肢体血液循环，减少致残率，提高生存质量。

（三）诊断治疗进展及护理特点

1. 诊断治疗进展

近年来，急性缺血性卒中的有效治疗是研究的焦点，其中美国国立卫生研究院（NIH）关于重组组织型纤维蛋白溶酶原激活剂（rt－PA）的临床试验表明，3h内的溶栓治疗可有效治疗急性缺血性卒中。

（1）溶栓治疗：多数研究包括对照临床试验的结果提示，发病3～6h内应用t－PA治疗可以减轻神经缺失程度和减少卒中的病死率。采取静脉推注、静点和经脑血管造影检查发现动脉闭塞后直接局部注入t－PA，使血管再通，以保护受损的脑组织。溶栓治疗的严重副作用是出血，可以是脑和其他部位组织出血，有报道出血率在8%～12%。影响治疗效果和并发症的因素很多，治疗的选择应该慎重。

（2）溶栓治疗的禁忌证：起病时间大于3h；起病时CT提示大面积脑梗死或有出血；抗凝（肝素或华法林）治疗影响血凝功能；血小板减少症（$<100\times10^9/L$）；起病时有癫痫发作；既往3个月内有颅内出血史和其他脑部疾病（卒中或外伤）；过去14天内有手术病史；过去21天内有胃肠道和尿路出血病史；显著的高血压（>24.6/14.6kPa）；血糖异常（<2.8mmol/L或>22.4mmol/L）。

可给予抗凝治疗、抗血小板治疗、神经保护治疗、抗高血压治疗等。

2. 护理特点

溶栓治疗用药中、用药后应严密观察患者神经功能的变化，若患者出现嗜睡、意识朦胧、意识障碍加深及锥体束征等，则提示有颅内出血的可能，立即报告医生做相应的处理，及早控制血压，严密观察全身有无出血倾向，一旦发生自发性出血，应立即停止用药。用药24h后方可应用其他的抗凝或抗血小板药物。

（四）预见性护理观察

（1）意识障碍程度，如患者神智是否清楚、昏迷程度及瞳孔的变化。

（2）脑血栓阻塞血管的表现。若颈内动脉与大脑中动脉阻塞时，出现对侧偏瘫，偏身感觉障碍，优势半球障碍时可有失语；若大脑前动脉阻塞时，可出现双侧中枢性面、舌瘫及上肢轻瘫；若大脑后动脉阻塞时，可出现同向性偏盲及一过性视力障碍如黑蒙等；若椎基底动脉阻塞，可出现眩晕、眼球震颤、复视、语言障碍、吞咽困难、共济失调、交叉瘫等症状。

（3）注意观察有无脑水肿及脑疝发生。

(4)抗凝治疗时,注意观察有无出血倾向。

(五)健康指导

(1)消除危险因素,积极防治高血压,动脉硬化、糖尿病、心脏病,戒除烟酒。

(2)定期检测血液流变学,及时发现和去除危险因素,必要时进行药物治疗。

(3)坚持院外服药及保健治疗。

(4)加强卫生宣传教育,早期发现疾病,早期治疗。

(5)饮食宜清淡,多吃蔬菜和植物油,少食动物脂肪及高胆固醇的食物,如动物内脏、鸡蛋黄等。

(6)恢复期注意肢体功能锻炼,如四肢的关节伸屈、肌肉按摩等,以促进肢体功能恢复。

(7)生活规律,保持心境平静,避免过分激动及情绪紧张,以免加重病情,引起复发。

四、脑栓塞

(一)概述

脑血液循环中,由血液来的固体、气体或液体各种栓子阻塞血管,造成脑缺血性梗死,称脑栓塞。

1. 主要病因

(1)心源性:系脑栓塞的最常见原因

1)风湿性心脏病:在发生脑栓塞的患者中约一半以上为慢性风湿性心脏病二尖瓣狭窄,风湿性心脏病患者中发生脑栓塞者占14% ~ 48%。当二尖瓣狭窄时,左心房扩大以致血流缓慢淤滞而易于凝固和血栓形成,血液的不规则更易使它散落成栓子,导致脑栓塞。当心房颤动时,发生的机会更多。

2)心肌梗死:心肌梗死可使心内膜变质,以致血小板黏附在上面形成血栓。

3)亚急性细菌性心内膜炎:一般在风湿性心脏瓣膜病或先天性心脏病的基础上发生。细菌附着在病变内膜上繁殖,并与血小板、纤维蛋白、红细胞等结成细菌性赘生物,脱落后即可随血流发生脑栓塞。

(2)非心源性:由心脏以外来的栓子造成脑栓塞,如颈动脉粥样硬化斑块栓子脱落。

(3)来源不明:即脑栓塞虽经仔细检查也未能找到栓子来源。

2. 临床表现

起病时突然意识丧失,可出现偏瘫或单瘫、言语障碍、视物不清、偏盲等症状,少数可出现精神症状、智力障碍、尿失禁等。

3. 并发症

应激性溃疡、肺部感染、泌尿系感染、褥疮。

(二)疾病护理特点

(1)执行心血管疾病一般护理常规。

(2)急性期一级护理,绝对卧床休息,半坐卧位。空气栓塞取头低左侧卧位,脂肪栓塞应在骨折处近端使用止血带。

(3)心功能良好者,给予普通饮食;心力衰竭时,给予低盐或无盐饮食。

(4)静脉滴注扩张血管药物时,注意输液量和滴速,以免负荷过重,加重心脏负担。

(5)注意洋地黄药物反应,发现患者食欲不振、恶心、呕吐、黄绿视、室早二联律、心率变慢或突然增快等中毒症状时,通知医生减量或停药。

(6)应用利尿剂时,准确记录尿量,注意观察有无低血钾。

(7)心力衰竭时按心力衰竭护理常规护理。

(8)昏迷时按昏迷护理常规护理。

(9)被动活动和按摩瘫痪肢体,并保持功能位置,预防肌肉萎缩、关节强直及足下垂。

(三)诊断治疗及护理特点

1. 诊断治疗

防治心脏病是防治脑血栓的一个重要环节。一旦发生脑血栓,其治疗原则与脑血栓形成相同,可参阅。

2. 护理特点

(1)绝对卧床休息,控制心律,维持正常血压,尽可能将心房颤动转为正常心律。

(2)抗凝治疗时，注意观察有无出血倾向。

(3)空气栓塞时，取头低左侧卧位，以免更多的气体进入左心和脑部。有条件者可行高压氧治疗。

(4)有严重脑水肿的患者，应首先降颅压，常用20%甘露醇250ml快速静脉滴注，以后酌情逐渐减量直至脑水肿消失。

(5)有抽搐者，给予镇静剂治疗。

(四)预见性护理观察

注意脉搏、心率、心律及意识的改变，有无偏瘫、失语、偏身感觉障碍及偏盲，有无抽搐及癫痫发作。

(五)健康指导

(1)积极防治原发疾病，特别是各种心脏疾病，以消除栓子来源。

(2)抗凝治疗，可以防治心内形成新的血栓，预防复发。

(3)注意保暖，避免受凉，以免感染加重病情。

(4)保持情绪稳定，心情舒畅，培养乐观的生活态度。

(5)适当进行功能锻炼，通过按摩及被动、主动运动，活跃肢体的血液循环，防止肌肉的废用性萎缩，减轻致残程度，提高生活质量。

(6)对失语的患者积极进行语言训练。

(张　莺)

参考文献

1. 冯玉荣，宋葆云. 新编临床护理手册. 郑州：河南科学技术出版社，2002：143－150

2. 王耀辉，徐德保，丁玉兰. 实用专科护士丛书，神经内科、神经外科分册. 长沙：湖南科学技术出版社，2004：225－238

3. 史玉泉，周孝达. 实用神经病学. 上海：上海科学技术出版社，2004：820－833

第六节　老年人代谢内分泌系统疾病护理

一、糖尿病

(一)概述

糖尿病(DM)一词是描述一种多病因的代谢疾病，特点是慢性高血糖，伴随因胰岛素(Insulin)分泌/或作用缺陷引起的糖、脂肪和蛋白质代谢紊乱。

(1)老年糖尿病大多属于Ⅱ型非胰岛素依赖型糖尿病。

(2)老年糖尿病往往无症状或症状不典型，从而容易被忽视。

(3)老年糖尿病发生心脑血管疾病并发症多。

(4)老年糖尿患者猝死率高。

(5)老年糖尿病肾糖阈高，尿糖不易出现，故应勤查空腹及餐后2小时血糖，必要时检查糖化血红蛋白。

(6)老年糖尿病患者血糖的升高，餐后2小时比空腹更为明显，因此无论诊断还是治疗，了解餐后2小时血糖比空腹血糖更为要紧。

(二)临床护理特点

1. 严格饮食管理

饮食护理是糖尿病的一项基础治疗措施，是治疗糖尿病的关键。70%～80%的老年人的病情靠饮食控制，增加纤维素和适当的轻体力活动即可控制。

(1)调整生活规律：①在身体状况允许的情况下，按时起居，有利于糖代谢。坚持每日定时定量进餐，以维持血糖在正常水平。②每周按时测量体重，作为计算饮食和观察疗效的依据。

(2)合理控制饮食：①少进甜食、根茎类蔬菜(如:土豆、白薯、山药),多进粗纤维的食物(如:糙米、玉米、豆类、燕麦、白菜、芹菜等)。②适当限制水果,病情控制后可少量摄食橘子或苹果。③多食用精蛋白(如:瘦肉、蛋、奶、鱼类),少摄入动物内脏类食物。④烹调宜用植物油、不宜用动物油。

(3)三餐分配原则:①三大营养分配:碳水化合物60% ~70%,蛋白质15% ~20%,脂肪30%以下。②三餐按1:2:2的比例。主食每日200~250克。病情重者,每日主食分4~6次进餐,可在两餐之间及睡前加餐。③日本DM协会推荐的食品交换法是将食品所含的主要营养成分产生的总热量及其重量有机联系在一起,找出其中的规律,使复杂的计算简单化,容易掌握。因此食品交换法是目前最合理的饮食疗法。

2. 口服降糖药物治疗护理

现有口服降糖药有三类:刺激胰岛素分泌的磺脲类;增高胰岛素敏感性的双胍类和格列酮类;阻断葡萄糖在小肠吸收的拜糖平类。

(1)老年糖尿病患者的用药特点:①多系统病变,服药种类多。②消化系统功能减退,药物吸收不良。③肾功能受损,药物在体内蓄积易发生中毒反应。④血浆蛋白低,药物不良反应增多。

(2)口服降糖药物的护理要点:

1)合理给药:①给药时间:这是决定降糖药物能否发挥良好降糖效果的重要因素。降糖药与饮食有着密切的关系,根据其作用机制及效能的不同,有的必须在饭前服用,还有的可以在饭后或必须在进食时服用。②给药次数:不同的药物有不同的药代动力学特点,应根据其半衰期的长短决定给药的次数,以保持一定的血药浓度。③保证给药剂量准确:药物剂量是医生根据药物的药效和个体耐受性的差异及病情的不同而确定的,但有的患者常根据自我感觉及药物说明书随意增减药物剂量,也有部分患者因记忆力减退及种种原因而漏服药物。因此,护士必须严格执行医嘱,保证按时给药,服药到口。④了解药物相互作用:不合理地合并用药会使药物毒性增加,疗效降低。如某些噻唑类利尿剂、糖皮质激素等,因抑制胰岛素的释放或抵抗胰岛素的作用而降低磺脲类的降糖药效。故服降糖药时,应避免与有配伍禁忌的药物同时服用。

2)密切观察药物反应,减少副作用:用药过程中,经常询问、观察患者,及早发现药物的不良反应,报告医生,以便及时处理和调整治疗方案。磺脲类所致低血糖反应必须引起重视,因老年糖尿病多合并神经病变,低血糖反应常不典型,容易延误治疗而危及生命。药物剂量过大、食量减少、剧烈活动、饮酒以及同时服用增强磺脲类降糖作用的药物如水杨酸制剂等是低血糖反应的诱发因素,应予避免。双胍类最常见的副作用是胃肠道反应,故嘱患者饭后服用。

3)加强用药宣教:①耐心说服患者接受合理有效的治疗方案。有的患者因缺乏对胰岛素的正确认识,当病情需要时,拒绝使用胰岛素,应向患者说明胰岛素治疗的目的及意义,使其积极主动地配合口服降糖药与注射胰岛素联合治疗。②指导患者遵医嘱连续用药,不可突然中断。少数患者因不能坚持长期治疗或过分相信偏方、气功的特殊功效,停用各种降糖药,随意进食,而诱发了多种并发症。③指导患者慎用补品、口服液、广告宣传的新药等。只有在医务人员的指导下,对上述药物和补品的成分、用途等有了一定的认识后应用方为安全;

4)心理护理可为有效的治疗创造条件:情绪的好坏与治疗效果有着密切的关系,有的患者由于家庭、经济等因素,不能拥有健康的心理状态,这种情况下,即使最好的降糖药也达不到相应的效果。故应努力做好患者及家属的思想工作,消除或减少不利于治疗的负性心理。

3. 胰岛素的应用

糖尿病为慢性终身性疾病,由于长期血糖控制不良可引起多种并发症、致残和过早死亡。由于糖尿病尚缺乏有效的根治方法,应用胰岛素已成为部分患者重要的治疗手段。

(1)向患者讲解使用胰岛素的意义。

(2)保存胰岛素的适宜温度为4℃。

(3)抽取胰岛素前,明确其有效期和每毫升内含胰岛素的单位数。

(4)演示注射器具使用方法,示教胰岛素的抽吸方法并讲明意义。

(5)注射胰岛素的时间为餐前30分钟,剂量要准确。

(6)为了保证胰岛素的良好吸收,采用多部位轮替注射。腹部皮下注射可降低胰岛素吸收的不稳定性,应为首选。

(7)应用胰岛素治疗时,注意观察有无出汗、心慌、手抖,严重者有抽搐、昏迷等低血糖症状及无力、软瘫等低血钾症状。

(8)胰岛素泵作为糖尿病强化治疗的一种新型手段正在世界范围内得到广泛应用,但要求患者有相应的认知能力,情绪稳定,能主动配合治疗,有较好的经济基础。老年人对新技术缺乏了解,易产生紧张、焦虑和疑虑心理,故使用较少。

4. 急性并发症的护理

(1)糖尿病非酮症性高渗性昏迷:常见老年糖尿病,血糖控制不力,造成极度高血糖,血糖>33.3mmol/L(600mg/dl),甚至可达83.3~266.6mmol/L(1500~4800mg/dl),临床可出现严重脱水和神经系统症状,眼球凹陷、口唇干裂、血压下降、少尿或无尿、癫痫、躁动不安、反应迟钝、昏睡、昏迷等,死亡率很高。此并发症的护理要点是及时发现迅速抢救。

(2)糖尿病酮症酸中毒昏迷:糖尿病未能有效控制,体内代谢紊乱到严重程度,酮体在体内积聚而导致。尿中酮体阳性,血中酮体>5mmol/L。糖尿病患者大多由此并发症而死亡。护理同前。

(3)糖尿病乳酸性酸中毒:是糖尿病的急性并发症之一,临床常见于老年糖尿病患者并发大血管或微血管病变的基础上。起病急、深大呼吸、恶心、呕吐、腹痛、神志模糊甚至昏迷。因此肝肾功能不全者,慎用双胍类药物;尽量不用山梨醇、果糖、心得安等避免诱发此症的药物。

(4)低血糖反应:磺脲类和胰岛素是治疗老年糖尿病的药物,最常见的副作用是低血糖。低血糖是指静脉血浆中葡萄糖的浓度低于2.8mmol/L(50mg/dl)。低血糖发作时可出现一系列交感神经兴奋和中枢神经系统功能紊乱,表现为出汗、手抖、心慌,严重时有抽搐、昏迷。护理要点:①规律进食,少食多餐,定时定量。②注意低血糖的识别并嘱患者常备一些含糖的零食。③外出时携带糖尿病病员身份卡,以备失去知觉时得到及时救治。④讲清漏服或重复服用降糖药物的严重后果,避免同一部位重复注射胰岛素。

5. 慢性并发症的护理

(1)糖尿病眼病的护理:视力疲劳、视力模糊、视力障碍和完全失明的常规护理。眼科检查可发现白内障及视网膜病变。

(2)全身性动脉硬化症的护理:临床可有头晕、心悸、胸闷胸疼、动则心慌气短等症状。

(3)糖尿病肾病的护理:早期无症状,中后期可有腰痛、水肿、蛋白尿、慢性肾衰等,重者可出现尿毒症。

(4)糖尿病性脑梗塞:常见于老年糖尿病,所以即使患者出现轻微的肢体麻木、言语含混、智力下降,也要引起足够的重视,及时就医。

(5)糖尿病神经病变的护理:末梢神经炎可出现四肢末梢麻木、疼痛;周围神经病变,其相应部位感觉或运动障碍,肌肉萎缩,瘫痪;自主神经病变可有出汗异常,立起头晕、晕厥、心慌、心率快而固定、便秘或腹泻、尿失禁或尿潴留等。

(6)预防潜在性感染:①讲解糖尿病导致机体抵抗力弱,易感染且难治愈,甚至引发其他并发症的危害性。②注意观察一些感染征兆:如发热、皮肤潮红、伤口渗液、脓痰、浊尿等,须及早对症治疗。③护理操作中严格无菌观念。④减少肺部感染:保持室内空气清新,注意口腔清洁,经常检查呼吸音的异常与否,鼓励深呼吸、咳嗽与体位更换,以利于肺部扩张、痰液排除。⑤避免泌尿道感染:减少留置导尿的机会,增加会阴冲洗。⑥保持床铺整洁,定时洗澡、更换内衣，防止皮肤抓伤、擦伤并保护其完整性。⑦保证充分的营养及水分摄取。

(7)糖尿病足的护理：

1)定义：糖尿病足是糖尿病患者合并神经病变及各种不同程度末梢血管病变而导致下肢感染、溃疡形成和(或)深部组织的破坏。

2)病因：神经病变、血管病变、感染因素、外因(机械性外伤、鞋内压力大、溃疡、冻伤、热烫伤、热灼伤、化学损伤、职业伤、吸烟)、高龄、糖尿病知识缺乏、心理因素等。

3)危害性：糖尿病足发生率高，特别是老年糖尿病患者，是致残的主要原因之一，它严重地影响了患者的生活质量，并给社会、家庭造成巨大的经济损失，也是老年糖尿病患者最痛苦的一种慢性并发症。

4)发病过程：糖尿病→神经病变(运动神经、感觉神经、自主神经受损)→血管病变(微血管病变、大血管病变)→组织缺血→糖尿病足→外伤、感染。

5)筛查步骤：询问、目测、测定下肢血液循环、足部感觉测试，其中包括关节位置觉、震动觉、温度觉、触觉、压力觉、痛觉。

6)分级：0级(有发生足部溃疡的危险因素，目前无溃疡)、1级(表面溃疡，临床上无感染)、2级(较深的溃疡，常合并软组织炎，无脓肿或骨感染)、3级(深度感染，伴有骨组织病变或脓肿)、4级(局限性坏疽)、5级(全足坏疽)。

7)预防措施：①以多种形式进行健康教育，让患者认识到糖尿病足可防可治，促进其自我管理能力。②控制血糖、血脂和体重。③戒烟、限酒。④避免外因损伤。⑤改善肢端血液循环，养护足部。

8)护理措施：①做好心理干预。②保持足部皮肤清洁、做好养护。③促进足部血液循环。④糖尿病足感染的处理：包括外科处理、高压氧治疗、具有活性的人皮肤类似物使用、手术。

(三)运动疗法指导

运动疗法是指糖尿病患者长期规律的运动锻炼而言，主要适用于Ⅱ型糖尿病尤以肥胖者效果更佳，但老年患者运动时应严格掌握指征。

(1)选择适合自己的活动方式，如散步、骑自行车、做保健操、打太极拳、游泳等，其中以散步最为简单易行。

(2)活动时间宜于餐后1～1.5小时，每次持续30～40分钟，运动前应有5～10分钟的热身和放松，要注意运动中和运动后的感觉，以不感到疲劳为宜，如出现呼吸费力、头晕、面色苍白等症状，应立即停止运动。

(3)注射胰岛素的患者，应避开血药浓度高峰时间进行活动，以防止低血糖的发生。

(4)运动应选择户外、空气清新的场所，要循序渐进，避免引起明显兴奋的运动突然使血糖升高。

(5)运动衣要宽松，注意保暖、避免感冒，运动鞋要软底防滑，不宜过紧，以免影响血液循环。

(6)运动时，身边备些含糖食物，防止低血糖反应。

(四)社会心理干预

1. 心理特征

(1)确诊为糖尿病，在一定程度上会影响到患者的生活质量。

(2)老年糖尿病患者多为症状轻或无症状，往往对疾病认识不够，致使患者对饮食控制采取无所谓的态度，错过早期治疗的时机。

(3)患者由于饮食控制、长期服药带来的烦恼，对低血糖症状及各种并发症产生恐惧、焦虑等不良情绪。

(4)由于糖尿病是终身疾病，给患者带来很大的经济上及心理上的压力。

2. 心理护理要点

(1)密切护患关系，增进感情交流，耐心听取患者提出的问题，指导患者解除恐惧、忧虑，积极主动配合治疗。

(2)讲清良好的积极的乐观情绪对人体的阳性作用。

(3)鼓励家庭成员多关心理解患者，帮助患者树立战胜疾病的信心。

(4)提供患者之间的交流机会，利用自身管理好的患者的亲身经历鼓励、引导其他患者。

(五)健康教育管理

根据老年人的健康状况、知识层次、文化程度等“因人施教，因病施教”，采用灵活实用的方法进行老年糖尿病的教育管理，并能客观地介绍疾病的发展过程及预后知识，使患者认识到糖尿病是目前尚不能根治的慢性疾病，但又是可防治的疾病，提高患者坚持治疗、战胜疾病的信心。

1. 教育对象

患者、家属及基层医务人员等。

2. 教育途径

(1)口头传播：座谈、咨询等。

(2)文字传播：报纸、杂志、宣传册等。

(3)形象化传播：展板、照片等。

(4)媒介传播：电视、广播、幻灯、网络等。

3. 教育方法

讲座、示教、经验交流、联谊活动等。

4. 教育内容

要求具有科学性、实用性和可行性。

(1)糖尿病的基础知识。

(2)饮食治疗的意义及食物换算法等。

(3)介绍适合老年糖尿病患者的运动疗法。

(4)应用降糖药物及胰岛素的注意事项。

(5)血糖、尿糖及糖化血红蛋白的自我监测。

(6)保持个人卫生。预防感染，避免皮肤损伤。

(7)按时门诊复查眼底、心脑血管状况等，及早发现并发症。

(8)介绍足部护理知识，预防糖尿病足的发生。

(9)保持情绪稳定，戒烟限酒。

(10)识别酮症酸中毒及低血糖的症状，并学会简单自救。

(11)随身携带糖尿病治疗卡和含糖零食，以备急用。

(12)教授患者设计自我血糖记录表，并认真记录，必要时提供给医生作为调整药物的依据。

(薛朝霞)

二、高脂血症

(一)概述

血脂主要是指血浆中的胆固醇、甘油三酯、中性脂肪和类脂(磷脂、糖脂、固醇、类固醇)的总称，广泛存在于人体中，它们是生命细胞基础代谢的必需物质。根据1996年制定的“血脂异常防治建议”：凡是血清胆固醇 >5.72mmol/L或甘油三酯 >1.70mmol/L或高密度脂蛋白 <0.9mmol/L或低密度脂蛋白 >3.64mmol/L者，可诊断为高脂血症。

1. 血脂测定的临床评判

(1)血清TC：

5.20mmol/L(200mg/dl)以下为合适范围；

5.23～5.69mmol/L(201～219mg/dl)为边缘升高；

5.72mmol/L(220mg/dl)为升高。

(2)血清LDL-C：

3.12mmol/L(120mg/dl)以下为合适范围；

3.15～3.61mmol/L(121～139mg/dl)为边缘升高；

3.64mmol/L(140mg/dl)以上为升高。

(3)血清HDL-C：

1.04mmol/L(40mg/dl)以上为合适范围；

0.91mmol/L(35mg/dl)以下为减低。

(4)血清TG：

1.70mmol/L(150mg/dl)以下为合适范围；

1.70mmol/L(150mg/dl)以上为升高。

2. 分类

(1)病因分类：①原发性高脂血症：属遗传性脂质代谢紊乱性疾病。②继发性高脂血症，常见于未控制的糖尿病、黏液性水肿或甲状腺功能减退症、动脉粥样硬化、肾病综合征、脂肪肝等。

(2)临床分类：①高胆固醇血症：血清TC

水平增高。②混合型高脂血症:血清 TC 与 TG 水平均增高。③高甘油三酯血症:血清 TG 水平增高。④低高密度脂蛋白血症:血清 HDL - C 水平减低。

3. 发病原因

(1)饮食不科学:根据临床的统计,大多数高脂血症患者,长期饮食不科学,具体表现为喜甜食、暴饮暴食、夜餐和快速进食、进食无规律、偏食,过多摄入含脂肪和胆固醇的肉、蛋类食品等,使热量摄取多于消耗。

(2)生活无规律:许多患者生活无规律,喜欢晚睡晚起,进食无节制,容易造成消化吸收功能亢进。此外,体力活动减少也可以造成营养过剩导致高脂血症的发生。

(3)患有某些代谢疾病:如肥胖症、糖尿病、遗传疾病等,由于身体缺乏某些代谢酶或因为某些激素水平过高,引发血脂增高。

(4)遗传因素:家族性混合性高脂血症,家族性混合性高甘油三酯血症。

(5)体重超重和年龄增加,酗酒、吸烟均可使血浆甘油三酯水平增高,进而引起高脂血症。

4. 临床表现

高脂血症的临床表现主要包括两大方面:脂质在真皮内沉积所引起的黄色瘤和脂质在血管内皮沉积所引起的动脉粥样硬化。由于高脂血症时黄色瘤的发生率并不高,动脉粥样硬化的发生和发展则需要相当长的时间,因此许多高脂血症患者并无任何症状和异常体征发现,往往是在血液生化检验时被发现。在血脂增高的初期患者可以正常进食和生活,但长期的高脂血症可以造成一些系统和脏器的病变,产生相应的临床表现。

(1)肥胖:约有 2/3 的高脂血症患者体重超标。

(2)动脉粥样硬化:由于脂质代谢异常影响到血管内皮细胞的营养摄取,造成血管内膜损害,脂肪组织很容易沉积在血管内膜下层,天长日久,血管内膜发生溃烂、硬化、形成血栓,这是心脑血管病的病理基础。

(3)脂肪肝:当血脂过高超出了肝脏代偿能力,就会使大量脂肪沉积在肝内,形成脂肪肝,进一步发展还会损害肝细胞造成肝硬变。

(4)血黏度增高:由于高血脂会造成血中乳糜微粒增多,导致血液黏度增高,血流速减慢,很容易堵塞小血管,是血栓形成的高危因素。

5. 常见并发症

(1)高脂血症是中老年人常见病和多发病,主要危害是导致动脉粥样硬化,进而导致众多的相关疾病,其中最常见的一种致命性疾病就是冠心病。

(2)作为心脑血管疾病的独立危险因素,高脂血症易导致心肌梗死、糖尿病、肥胖症、高血压。

(3)高甘油三酯血症易合并急性胰腺炎。

(二)治疗原则

高脂血症的治疗可分为非药物治疗和药物治疗两种

1. 非药物治疗

(1)饮食管理原则:合理的饮食以及加强运动等生活方式的调节,大多数人可通过此法达到降低血脂的目的,6 个月后如达到要求可继续治疗,如治疗效果不满意可加用调脂药物,但与此同时,仍须坚持饮食调节。

(2)运动疗法要求:加强体育锻炼,减轻体重,有氧运动每周至少 3 次,每次 30 分钟以上,每日定时休息,准时起床,劳逸结合,提倡走步、慢跑、游泳、健美这样的有氧运动,既可以有效消耗体内多余脂肪,又可以增强体质,运动后身体内的脂肪、糖类都会大量消耗,这样就加速了血脂的代谢。

(3)减轻体重规律要求:对体重超过正常标准的人,应在医生指导下逐步减轻体重,主要通过饮食控制和增加体力活动来减轻超重。减肥应循序渐进,以每月减重 1 ~ 2kg 为宜。降体重时的饮食原则是低脂肪、低糖、足够的蛋白质。

2. 调脂药物的应用

降血脂药物按血脂成分升高的不同而

选择。

(1)血液中胆固醇增高者应首选他汀类药物,如辛伐他汀、阿妥伐他汀、普伐他汀。

(2)血液中甘油三酯增高,可选用贝特类药物,如非诺贝特、吉非贝特。

(3)烟酸、多价不饱和脂肪酸(如鱼油)及某些中成药也有一定降脂作用。

(三)临床护理

老年人的高脂血症多因饮食不当,过用高糖、高脂食物引起。

1. 严格膳食管理

饮食治疗是高脂血症治疗的关键,尤其是对原发性高脂血症患者更应首选饮食治疗。当必须增加药物治疗时,饮食疗法仍然是长期需要采取的治疗措施。它可使血清胆固醇降低5% ~10%,同时尚有改善糖耐量、恢复胰岛功能和减轻肥胖者体重等多方面功效。

(1)根据老年人的特点制定低脂、低盐食谱:营养均衡,三餐定时定量,严格控制甘油三酯及胆固醇摄入量,食物多样化。每日脂肪摄入量不超过总热量的30%,即胆固醇应少于200mg/d;蛋白质摄入量占总热量的10% ~20%;碳水化合物占总热量的50%左右,即每天摄入20 ~30g。对高甘油三酯患者重点在于限制主食及总热量,以控制体重为目标,对糖敏感的部分患者还要拒绝糖和甜食,包括糖果、巧克力、蜂蜜、糕点、含糖饮料等。高胆固醇血症宜采用低胆固醇、低饱和脂肪酸饮食,总热量应保持出入平衡,使体重指数维持在18.5 ~25kg/m^2。摄入食盐每日不超过6g。

(2)注意热量的均衡:食量与体力活动要平衡。指导患者学会“三低一高”的控制饮食方法:即低热量、低脂肪、低糖、高纤维膳食。①饮食应有节制,主食之中应搭配部分粗粮,副食品以鱼类、瘦肉、豆及豆制品、各种新鲜蔬菜、水果为主,少食精制食品等。②海带、紫菜、木耳、金针菇、香菇、大蒜、洋葱等食物有利于降低血脂和防止动脉粥样硬化,可以常吃;饮牛奶宜去奶油,不加糖;蛋类原则上每日不超过1只;烹调时避免油炸、油煎。③烹调食物用素油,少吃油煎食品,少吃花生,因其中含油甚多,但可以食用核桃肉、瓜子仁、果仁等。④胆固醇过高者应少食蛋黄、肉类(特别是肥肉)、动物内脏、鸡皮、鸭皮、虾皮、鱼子、脑等含胆固醇量高的食物。⑤少量多餐,避免过饱。戒烟、限酒,不用浓茶及一切辛辣调味品。酗酒或长期饮酒可以刺激肝脏合成更多的内源性甘油三酯,使血液中低密度脂蛋白的浓度增高引起高脂血症。吸烟可使血清HDL - C水平下降,TC水平升高,对此应给予足够重视。提倡清晨空腹饮一杯白开水,使血液稀释,并促使血中废物尽快排出体外。

2. 注意观察用药反应

调脂药物要坚持长期服用,用药后至少每3 ~6个月复查血脂、肝肾功能、血常规,必要时测定肌酶等。根据化验结果随时调整用药剂量,监测不良反应,使血脂水平控制在正常范围内。他汀类和贝特类要注意骨骼肌不良反应(如肌痛、关节痛、肌震颤),肝功能变化,胃肠道反应如恶心、腹胀等。烟酸对胃有刺激性,可加重溃疡病及引起腹泻,还有扩张血管作用可出现颜面潮红、高血糖、高尿酸血症、痛风等。为减少颜面潮红,可与食物一起服用,以小剂量开始逐渐加量。这些副作用在停药后可自行减轻或消失,嘱患者不必担心。

3. 心理护理

高脂血症患者随着病情发展会产生两种不同的心理反应。开始时因高脂血症没有明显症状,对工作生活影响不大,容易产生忽视心理。随着病情的发展,在血脂增高引发一系列症状时,患者会恐惧、焦虑,当出现并发症时因控制饮食和服用药物而带来的心理压力又会使患者产生烦躁心理。这两种心理反应均是因为缺乏高脂血症的知识所致。所以,应多与患者谈心,打消患者的顾虑,对患者提供高脂血症的信息和有关知识,关心患者,使他们自觉配合治疗,控制饮食,除了营造良好的心理疗养环境外,还要及时发现问题,根据其思想情绪、性格特点等心理要求,指导他们解除心理负担,保持乐观情绪,积极配合治疗。

（四）健康教育

健康教育是通过有计划、有组织、有系统评价的社会健康教育活动,使人们掌握卫生保健知识和技能,形成有益于健康的行为和生活方式,消除和降低影响健康的危险因素,以促进健康。随着人们生活水平的提高,超重、肥胖人数增多,高脂血症患者数逐年迅速升高,而大多数人对其危害性认识不足,认为无症状就可以不予理会,无任何不适不易被发现。因此,健康教育对高脂血症的防治尤为重要,它可以改变人们对高脂血症的认识,指导患者对高脂血症进行早期预防,所以是护理工作必不可少的一部分。可以通过口头宣传、墙报的形式,或给患者分发保健小册子、组织病友会、医务人员的专题讲课及患者间的相互交流等对患者进行宣传。健康教育要因人施教,根据患者的特点,制定相应的护理措施,指导患者科学地饮食,积极锻炼,心情舒畅,避免情绪过度紧张,这样才能达到血脂平衡。

总之,健康的生活方式,即合理饮食、控制体重、减少甘油三酯及胆固醇摄入量,适量运动,戒烟酒和心理平衡对于预防高脂血症发生、控制其发展甚至逆转都是必要而且非常有效的。我们建议中老年人最好每半年进行1次血脂检查,发现异常及时就诊,这些都是防治高脂血症的有效措施。

（范佩莉）

三、骨质疏松症

（一）概述

骨质疏松症是一种以低骨量和骨组织微结构破坏为特征,导致骨脆性增加和易于骨折的全身性骨代谢疾病。骨质疏松症是一种临床综合征,可分为原发性骨质疏松症和继发性骨质疏松症。原发性骨质疏松症是指老年退行性骨质疏松和妇女绝经后骨质疏松症;继发性骨质疏松症是由内分泌等疾病、营养不良、骨的炎症及药物引起。

随着人口的老龄化,世界各国骨质疏松发病率日益增多,据统计本病已升为全世界常见病多发病的第7位,预计至2050年全球将超过600万人,其中50%发生在亚洲国家。被公认为是“无声无息”的流行病,已成为一种严重的社会公共卫生问题。我国由卫生部北京医院流行病学研究所牵头完成的国家“九五”攻关课题“中国部分地区老年人群骨质疏松流行病学研究”,共调查≥40岁者49100人。结果表明,60岁以上人群骨质疏松症患病率达22.6%,80岁以上人群患病率达50%。因不同地区、城乡之间、性别差异,骨质疏松患病率明显不一样,城市多于农村,女性多于男性,其中绝大多数为老年性骨质疏松症或合并绝经后骨质疏松症。

1.疾病特点

老年性骨质疏松症又称为原发性骨质疏松症Ⅱ型,其特点是:

（1）低转换型骨质疏松。

（2）多见于70岁以上老年人,女性发病率为男性2倍以上。

（3）骨丢失呈匀速性,累及小梁骨和皮质骨。

（4）骨折部位多为脊椎和髋部。

2.病因

（1）遗传:阳性家族史是老年性骨质疏松症的危险因素之一。

（2）维生素D缺乏:老年人维生素D摄入不足,户外活动少,日晒少,皮肤生成维生素D的功能减弱,肾功能减退使1,25－$(OH)_2D_3$形成减少,使小肠吸收钙减少,肾小管重吸收钙障碍,尿钙排泄增多。

（3）钙摄入不足:老年人食欲降低,钙摄入减少,使净钙吸收呈负平衡,为使血钙恒定,须从骨骼中动员钙而引起骨量丢失。

（4）甲状旁腺激素分泌增多:老年人容易缺钙,甲状旁腺激素继发性分泌增多,促进破骨细胞的活性。

（5）衰老:衰老使前成骨细胞发育为成骨

细胞减少,同时使成骨细胞对一些生长因子反应较差,因而成骨细胞的数目减少,活性降低,骨形成障碍。

(6)活动量减少:活动减少使成骨细胞的活性和骨重建降低,骨组织的生物学质量变差。

(7)性激素缺乏:无论是雌激素还是雄激素,对于骨重建都是必要的。对于围绝经期女性,性激素缺乏主要导致骨吸收增加;对于老年人群,性激素缺乏同时还引起骨形成不足,净效应是进行性发展的骨量丢失。

3.临床表现

老年性骨质疏松症早期起病缓慢隐匿,无明显不适感,当骨量丢失达到相当程度时才出现症状。

(1)疼痛:半数以上患者有疼痛,主要是腰背疼痛或全身疼痛,夜间或清晨明显,白天减轻,疼痛由脊柱向两侧扩散,久坐久立疼痛加重。其次是肩背颈部或腕部、踝部疼痛。

(2)身材缩短和驼背:女性65岁时比自身最大身高缩短4cm以上,75岁时缩短9cm以上。驼背特点是呈弧形,故又称老年圆背,并渐进性加重。

(3)骨折:常因轻微活动或创伤而诱发,弯腰、负重、挤压或摔倒后发生骨折,多发部位为脊柱、髋部和前臂,其他部位亦可发生,如肋骨、盆骨、肱骨甚至锁骨和胸骨等。尤其是股骨颈骨折多需手术治疗,预后不佳。如患者长期卧床,又加重骨量丢失,易出现并发症,对老年人生命威胁较大。

4.诊断及治疗原则

(1)诊断:骨质疏松症的筛查诊断指标有多种,由于低骨量是骨质疏松公认的最可靠的高危因素,因此,WHO建议以骨量作为骨质疏松的诊断指标。骨量以骨矿含量(BMC,g/cm)及骨密度(BMD,g/cm^2)来表示,目前国内主要是用测量骨密度来诊断。①骨密度检查的常用方法:单光子吸收仪(SPA)测定法、双能X线吸收仪(DEXA)测定法、单能X线仪测量法、数码式X线片骨密度扫描法、定量计算机断层扫描(QCT)、定量超声检查法(QUS)、核素骨显像法等。经过大量的临床实验证实,DEXA是测量骨密度最可取的方法。它是美国FDA通过的唯一可以称为骨密度仪并允许用于测量单位面积的骨密度和监控骨密度变化的仪器,被广泛接受。②骨密度的诊断标准:WHO制定了以骨密度低于同性别峰值骨量的1个标准差以上,但小于2.5个标准差为低骨量,骨密度低于同性别峰值骨量的2.5个标准差以上为骨质疏松,若在后者基础上伴有自发性骨折则诊断为严重骨质疏松。③生化检查:生化检查的目的包括骨质疏松症的诊断和鉴别诊断,可酌情采用。常规检查包括血常规、血钙、血磷、血碱性磷酸酶(ALP)和抗酒石酸盐酸性磷酸酶(TRAP),尿钙、血清蛋白电泳、肝肾功能等。还可检查骨转换率的指标,如血清骨钙素(BGP)、Ⅰ型前胶原羧基端前肽(PICP)、尿胶原吡啶交联(Pry)、尿脱氧胶原吡啶交联(D－Pry)等。

(2)一般治疗原则:骨质疏松症的治疗原则是抑制骨吸收,刺激骨形成,预防进一步骨丢失,提高骨密度。一般治疗措施包括:①运动。②补充适量钙剂。③给予足够的维生素D。④多从事户外活动。⑤戒除烟酒,少饮咖啡。⑥尽量避免使用对骨质疏松防治不利的药物等。

(二)内科护理

1.重视骨质疏松症的预防

老年性骨质疏松症是一种退行性疾病,治疗很困难,补救措施只能减缓骨质的丢失,不能达到骨质的复原和疾病的治愈,因此根本的问题是预防,防重于治,只有早防早治才能推迟骨质疏松症的发生和避免骨折。

(1)建立有效的组织机构来为患者提供支持,帮助群体掌握预防骨质疏松症的知识,树立防病的健康观念,建立健康的行为和生活方式,减轻或消除危险因素,从而帮助患者采取有效的方法解决困难,如疼痛、害怕摔伤、害怕外出、失眠和负面自我形象等。

(2)提供合理的饮食指导,摄入充足的钙和维生素D。我国根据FAO/WHO专家委员会建议，规定钙需要量，成人为400～500mg/d，绝经期妇女为1200～1500mg/d，老年人为1000～1200mg/d。钙剂服用的最佳时间在晚上临睡前比较好，因为甲状旁腺介导的骨吸收主要发生在晚上空腹时。另外多食含钙丰富的食品，主要有乳制品、鱼、虾皮、鸡蛋、骨头汤、海藻、芝麻、瓜子、绿叶蔬菜及坚果等。其次适量的维生素D摄入对钙的吸收也是很重要的，不能充分得到日照的老年人每日应补充维生素D400～800U，含维生素D丰富的食物有鱼油、肝、奶。值得注意的是高钠饮食可引起尿钙排泄的增加，导致钙代谢的负平衡。高蛋白膳食也具有促进尿钙排泄的作用，一方面蛋白质本身的酸性成分可减少肾小管内钙的重吸收，另一方面蛋白质代谢所产生的磷酸盐残基在肾小管中与钙形成复合物而不利于钙的吸收；但低蛋白膳食也不利于骨形成，它会通过减少胰岛素样生长因子Ⅰ而影响骨骼的完整性。可见，适量合理的蛋白质摄入对预防骨质疏松症具有积极的意义。

（3）少喝咖啡、浓茶和碳酸饮料。咖啡中的咖啡因不仅能在胃肠道内与钙结合，阻止钙的吸收，还能与体内的游离钙结合，并经尿排出。游离钙的减少必然引起骨钙的溶解，从而导致骨质疏松症和骨折危险性的增加。同样碳酸饮料中的磷酸对钙的新陈代谢和骨质有不利影响，易导致骨折。

（4）改善患者的生活方式：①经常进行运动锻炼：经常性运动可以保持对骨骼、肌肉系统的刺激，增强新陈代谢，避免废用性骨质丢失，防治骨质疏松症。老年人一般采取运动强度较低、频率较小的有氧运动，如慢跑、快走、蹬车、游泳、健身操、太极拳、乒乓球等多种运动。运动时间每天应保持2小时以上。提倡多进行户外运动，以获得日光照射，有益于维生素D的体内合成。一般认为每天日晒15分钟，即可满足维生素D的需要。②戒烟戒酒：香烟中含尼古丁和咖啡因，可加速钙的排出。酒精可通过损害肝脏等器官抑制钙与维生素D的摄取和代谢，并抑制维生素D的活化，酒精还有直接对抗成骨细胞的作用。

2.预防跌倒和骨折

老年人的生活、工作环境应有足够的亮度，光线柔和且分布均匀，避免闪烁。地面应铺防滑地板，无松动的地毯；室内物品合理摆放且容易拿到；座椅应较高使之容易站起，沙发勿过度松软、凹陷；在浴室内铺防滑垫、安装扶手和夜灯；患者应在可能的情况下少走台阶，避免在黑暗中或有障碍的地面上行走，穿舒适、耐磨、防滑的鞋，必要时使用手杖或腋杖，增加身体的稳定性。下蹲时腰背要挺直，少弯腰拾物或拿取高处重物。不要搬举重物，需要从地上拿起东西时，应屈膝并保持腰部伸直，而不要弯腰去拿。髋部保持装置可用于预防髋骨骨折。

3.疼痛的护理

大部分患者都有慢性腰背痛，而疼痛的特点是常发生在下半夜或凌晨，固定于某一姿势或活动时疼痛加剧。应向患者解释疼痛的原因，指导患者采用合适的止痛方法，如取舒适的卧位、改变姿势、按摩、热水浴。对于骨痛明显的患者，可应用消炎止痛类药物缓解疼痛。

4.指导患者合理用药，提倡科学补钙

目前用于治疗骨质疏松症的药物种类较多，主要包括激素替代疗法、钙剂、维生素D及其衍生物、降钙素、二磷酸盐类、氟化物、中药等；在各种药物使用过程中，应严格遵医嘱调整剂量，以防不良反应发生及药物中毒。需要指出的是，不论应用何种药物，都必须补充钙剂。当前国内市场上钙制剂品种繁多，主要分为无机钙、有机钙和天然生物钙制剂。无机钙主要有碳酸钙、碳酸氢钙、磷酸氢钙和氯化钙；有机钙主要有醋酸钙、枸橼酸钙、乳酸钙、苏糖酸钙、葡萄糖酸钙；天然钙素除含钙外，还有人体所需的磷、锌、锶、锰及微量元素。补钙剂的选择应以含钙元素量的高低和其溶解度好为依据，并且考虑其安全、价廉。不同个体对钙的吸收差异很大，如胃酸缺乏时对无机钙基本不吸收，而对枸橼酸钙则吸收约为正常人的2倍，因此胃酸缺乏者应服用有机钙。研究表明补钙坚持1年以上，才有增加骨密度的作用，长期缺钙会造成代谢紊乱，但超量会引起肾结石，故应鼓励患者多饮水。补钙还可引起高血钙、心动过速、血压升高、肾功能下降，故服药1个月后应监测血钙浓度，以后3～4个月定期测1次。另外钙剂还可引起胃肠道不适，如便秘、肠胀气等，因此用药期间应密切观察不良反应。

5. **健康指导**

(1)保持良好的精神状态对老年人非常重要。情绪乐观、心胸豁达有助于提高神经反应的灵敏性，改善平衡功能，减少骨折发生机会。

(2)定期进行健康检查，每1～2年测量骨密度1次，早期发现，早期治疗，对预防骨折的发生有重要意义。

(3)老年人保持正常的性生活对于预防骨质疏松症也有积极作用。随着年龄的增长，更年期的干扰，许多中老年人对性生活兴趣骤减，这将影响体内性激素的平衡，从而影响骨钙代谢的平衡，因此应以积极和科学的态度看待中老期的性生活。

(4)老年人活动时的注意事项：老年人尤其是已患骨质疏松症的老年人，在身体活动时，应注意动作不宜过猛，行走时看清、绕开障碍物，否则易造成骨折和其他外伤。

(5)注意钙与其他药物的配伍：钙制剂与皮质类固醇、异烟肼、四环素或含铝的制酸药合用，会减少钙的吸收，同时也影响异烟肼、四环素的吸收；与铁剂合用时，可使铁剂的吸收减少。因此应减少合用的机会。

（杨　萍）

四、高尿酸血症及痛风

（一）概述

痛风是嘌呤代谢紊乱及/或尿酸排泄减少所引起，临床表现为高尿酸血症和尿酸盐结晶沉积所致的特征性关节炎、痛风石形成、痛风石性慢性关节炎，并可发生尿酸盐肾病、尿酸性尿路结石等，严重者可出现关节致残、肾功能不全。此病已成为老年人的常见病。

1. **病史**

(1)多数患者有痛风家族史。

(2)痛风患者发病比例男女之比为20∶1，发病高峰在50岁后，女性患者大多出现在绝经后。

(3)常有伴发疾病，如老年人运动减少导致肥胖、高血压、高脂血症、糖尿病及动脉粥样硬化性心脏病等。

(4)存在导致继发性痛风的因素：老年人慢性疾病多，服用影响尿酸排泄的药物（如青霉素、噻嗪类或呋喃苯氨酸等利尿剂、乙胺丁醇、吡嗪酰胺、左旋多巴）的机会多，以及肾病、血液病、肿瘤放化疗、甲减和结节病等都可导致继发性痛风的发生。

2. **临床分型**

(1)生成过多型高尿酸血症：包括原发性和继发性。

(2)排泄减少型高尿酸血症：包括原发性和继发性。

(3)混合型高尿酸血症。

3. **临床表现**

(1)高尿酸血症：患者无任何症状，可根据实验室血液生化检查确诊。

(2)急性痛风性关节炎：发作前可无任何先兆；首次发作多为单关节炎，多于数天或数周内自行缓解，反复发作后受累关节增多，发作间隙可正常；突发关节疼痛，常在夜间发作，表现为凌晨因疼痛而惊醒，进行性加重，疼痛剧烈如刀割样或咬噬样，于24～48小时达到高峰；伴随症状有发热、头疼、恶心、寒战等；关节局部表现发热、红肿，并有明显触痛。

(3)无症状间歇期：急性关节炎缓解后，一般无后遗症状，少数有发作部位的皮肤改变（如色素沉着等）。

(4)痛风慢性期：主要表现为痛风石、慢性关节炎、肾脏病变等。

(5)痛风石形成：多在急性关节炎反复发作10年后出现，由尿酸盐沉积而成，常隆起于皮下，外观为芝麻到鸡蛋大小的黄白色赘生物，表面菲薄，破溃后排出白色粉末状或糊状物，以耳郭、足趾、掌指、腕、踝、肘等常见，经久不愈，但较少继发感染，是痛风病程进入慢性期的标志。慢性关节炎：当痛风石发生于关节内，可造成关节软骨及骨质侵蚀破坏、增生，关节周围组织纤维化，出现持续关节肿痛、强直、畸形，甚至骨折，称为痛风石性慢性关节炎。肾脏病变：包括尿酸盐肾病、尿酸性尿路结石、急性尿酸性肾病。

（二）临床护理特点

1. 高尿酸血症的护理

（1）老年人高尿酸血症与高血压、高脂血症、冠心病及糖尿病等发生率有明显相关性。因此要让患者建立健康的生活方式和习惯，积极治疗伴发疾病，提高自我保健意识。

（2）避免肥胖、高嘌呤和高热量饮食、酗酒、受寒、劳累、感染、外伤、手术、负面精神因素等诱发因素。

（3）控制饮食：限制高嘌呤食物（如动物内脏、沙丁鱼、海鲜及浓肉汤、豆类及酒类等），同时控制蛋白总量 $<1.0g/(kg \cdot d)$。

（4）促进肾脏加快排泄尿酸：①限制脂肪摄入量；②改变烹调方法，有意识地限盐，避免辛辣煎炸熏烤。③摄取富含维生素 B_1 的食物以使体内淤积的尿酸溶解。④鼓励患者食用碱性食品，当尿酸 $pH<6$ 时，应口服碱性药物。⑤老年人如心肺功能正常，应当多饮水，保证尿量在 2000ml/d 左右。

（5）必要时口服抑制尿酸生成的药物，别嘌呤醇 300g/d。

（6）定期检测血尿酸及相关血液生化指标。

2. 急性痛风性关节炎的护理

（1）一般护理：嘱患者卧床休息，抬高患肢且避免关节负重，直到症状缓解后 72 小时方可恢复活动，局部不宜用热敷或冷敷，注意观察关节红、肿、热、痛的变化以及头痛、发热等全身伴随症状。

（2）消除诱因：如老年人常服用的利尿剂，小剂量的阿司匹林，以及过度疲劳、精神紧张、受累、受潮、酗酒等。

（3）心理护理：痛风急性发作时疼痛剧烈，活动受限，常表现为烦躁、失眠、焦虑不安，护理人员要积极做好心理疏导，使患者增强战胜病痛的信心。

（4）饮食管理：饮食控制是预防痛风急性发作的关键。老年痛风患者的饮食干预原则：一禁、二限、三多、四低、一注意。一禁：禁高嘌呤食物；二限：限浓茶及咖啡等饮料、限各种酒类；三多：多饮水、多补充 B 族维生素及维生素 C、多食用含碱丰富的食物；四低：低热量、低脂肪、低蛋白、低盐；一注意：注意烹调方法。①一禁：制定个体膳食治疗卡。根据老年人个体疾病的发展过程及诱因，制订合理的膳食治疗卡。先让患者了解各种食物嘌呤含量表：第 1 类为含高嘌呤食物，每 100g 食物含嘌呤 100g～1000mg，如动物内脏、海鱼类、浓肉汤、火锅汤、酵母粉、各种酒类等；第 2 类为含中等量嘌呤食物，每 100g 食物含嘌呤 90～100mg，如牛羊猪肉、草鱼、鲤鱼、豆类及其制品、菠菜、海带、花生、腰果等；第 3 类为含微量嘌呤的食物，每 100g 含嘌呤低于 25mg，如牛奶、鸡蛋、精白面、大多数的蔬菜、水果、可乐、蜂蜜等。急性痛风性关节炎发作时选食第 3 类食物，限食第 2 类食物、禁食第 1 类食物。②二限：饮酒易使体内乳酸堆积，乳酸对尿酸的排泄有竞争性抑制作用，尤其啤酒与痛风的相关性最强，故限酒；而咖啡或浓茶在体内代谢成甲基尿酸盐而不是尿酸盐，不沉积在痛风石里，但因其能使中枢神经兴奋，诱使痛风急性发作，故也应限饮。③三多：老年人只要肾功能正常，就要多饮水，增加排尿量，以利于尿酸排泄，尿量以每日 2000ml 为比较理想。多吃含嘌呤低的蔬菜水果，一方面可以补充 B 族维生素和维生素 C 以及铁、锌等营养素，因为它们可促进组织中的尿酸溶解。另一方面蔬菜水果多属碱性食物，可以增加碱储量，使体液 pH 值增高，可防止尿酸结晶形成和促使其溶解，增加尿酸的排泄量，防止结石形成和沉积或促使已形成的结石溶解，但也应注意尿 pH 值超过 7.0 时，尿中钙盐容易结晶沉淀。④四低：老年痛风症患者多伴有肥胖、高血压和糖尿病等，故应限制热能，降低体重，痛风患者的全日能量较正常人应减少 10% ~15%；脂肪摄入宜控制在每日 50g 左右，一方面有助于减低体重，另一方面可以减少脂肪分解产生的酮体，减少对肾脏排泄尿酸的阻碍作用；蛋白质摄入量以每日每千克体重 0.8 ~1.0g 为宜，应以植物蛋白为主，动物蛋白宜选用牛奶、鸡蛋等，尽量不用肉类、禽类、鱼类；食盐中的钠有促进尿酸沉淀作用，尤其伴有高血压、冠心病及肾病变时，每日盐应限在 3g 以内。⑤一注意：合理的烹调方法可以减少食品中的嘌呤含量，如将肉食煮后弃汤再行烹调。另外辣椒、胡椒、芥末、生姜等调料，均能兴奋自主神经，诱使痛风急性发作，应尽量避免食用。

(5)用药观察：痛风急性发作时，患者疼痛难忍，秋水仙碱为控制痛风的特效药，应及早使用，但由于该药的不良反应大，且治疗剂量与中毒剂量很接近，容易发生中毒，常导致明显的胃肠反应、白细胞降低、骨髓抑制及肝功能损害等，故应密切观察用药反应。另外氢氯噻嗪、呋喃苯胺酸、利尿酸、阿司匹林等均能抑制尿酸排出，告诫患者避免使用。

3. 痛风发作间隙期及慢性期的护理

(1)运动疗法：痛风急性发作缓解期及慢性期的患者应坚持适量运动，因其对改善症状，防止超重和肥胖，减轻胰岛素抵抗，预防和减少急性发作等均有良好作用。运动形式以步行、慢跑、骑自行车、游泳、健身操等有氧运动为宜；运动时心率控制在 100 ~110 次 / min；每次运动持续时间 40min 左右；每日 1 次或每周 3 ~5 次。冬季注意防寒保暖，增加活动的准备时间。但注意避免剧烈运动，因为剧烈运动可产生大量的乳酸，其与尿酸竞争排泄而使尿酸增高，同时由于肌肉 ATP 的分解而导致肌酐次黄嘌呤的大量入血，使血尿酸增高，诱使痛风急性发作。

(2)心理干预：由于痛风患者反复的关节炎发作，病程漫长，患者往往有焦虑、抑郁、紧张等不良情绪，这些均可使血尿酸骤然升高而诱发痛风急性发作或加重。因此，护理人员要有针对性地进行干预，使患者保持乐观向上的良好心态，增强战胜疾病的信心。

(3)膳食选择：此期是一个长期的过程，应给予正常平衡膳食，以维持理想体重和正常血尿酸水平，可依据病情指导患者尽量摄低嘌呤饮食、适量的蛋白质，长期脂肪限量。注意纠正"A"型行为模式，避免快速、大量进食，养成"细嚼慢咽"的进食习惯。限酒、戒烟、减少钠离子摄入。

(4)控制体重：因肥胖较体重正常或偏瘦的人更易患高尿酸血症和痛风，所以控制体重是痛风或高尿酸血症的治疗原则之一，减肥以每月减 1kg 为原则，因脂肪过快分解可引起血酮体与酸浓度增高抑制尿酸排泄，诱使痛风急性发作。

(5)用药指导：抗痛风的首选药是别嘌呤醇，它是次黄嘌呤的异构体，在体内能竞争性地抑制次黄嘌呤醇的活性，使次黄嘌呤、黄嘌呤合成尿酸受阻，从而降低血尿酸的浓度，是预防、治疗痛风及其并发症的良药。肾脏是该药的主要排泻器官，肾功能不全时可考虑酌情减量或更换药物。另外，不同痛风患者对降尿酸药的反应存在个体差异，有少数患者对别嘌呤醇很敏感，常规剂量就会引起尿酸骤降，应密切观察配合医生调整用药；抗酸药氢氧化铝可明显降低别嘌呤醇的作用，两药服用相隔应超过 30min；三苯氧胺可加剧别嘌呤醇的肝毒性，应避免合用；呋喃苯胺酸、氢氯噻嗪、利尿酸等抑制尿酸排泄的药物应避免使用。

(6)消除应激状态：在日常生活中，穿紧鞋、爬山、徒步旅行、关节损伤、外科手术、感染、紧张、焦虑、过度疲劳、强烈的精神创伤等都是痛风的诱发因素，故应嘱间歇期及慢性期的患者注意劳逸结合，保证睡眠，生活规律，季节变化时注意添衣保暖、自我调节情绪，这样才能减少痛风急性发作。同时提醒有痛风家族史的患者家属，定期检查，及早发现及时治疗。

（7）自我监测：嘱患者定期复查血尿酸、血脂、血糖等以及痛风石是否形成或是否存在痛风急性发作的前驱征兆。

4. 健康教育

（1）目的：随着我国人民生活水平的提高，百姓的饮食结构的改变及肥胖人数的增加，高尿酸血症及痛风的发病率日趋升高，因此教育患者及家属，了解痛风的基本知识及各项康复治疗方法，倡导健康的生活方式和行为习惯，改变患者对痛风的无知状况很有必要。

（2）方法：以集体教育为主，辅以个别指导。

（3）内容：①痛风的基本知识。②疾病的发展过程：③诱发因素：④饮食管理：⑤用药的注意事项：⑥运动疗法：⑦心理应激指导：⑧伴发的危险因素：⑨自我监测内容。

（4）形式：健康讲座、印发宣传册、发放嘌呤食物含量表等。

（薛朝霞）

参考文献

1. 陈敏华，李静娟．老年糖尿病的护理进展．实用医技杂志，2006，13(12)：2169－2170

2. 文静，刘敏．糖尿病足的护理进展．临床护理杂志，2006，6(5)：58－60

3. 王捷，王静．护理干预对老年骨质疏松症患者骨密度影响的研究[J]．现代护理，2007，13(3)：263－264

4. 葛杭建，郑彩娥．老年痛风患者的饮食干预．护理研究，2006，20(8)：2108－2109

5. 黄旋珠，王丽莹．痛风急性发作诱因分析及护理对策．现代护理，2005，11(14)：1121－1122

6. 吕国良．痛风的诊断和综合康复治疗．解放军保健医学杂志，2004，6(3)：143－145

第七节　老年人缺血性肾脏疾病护理

一、概述

目前一般认为，所谓慢性缺血性肾病(chronic ischemic renal disease，CIRD)，是指因肾动脉狭窄或阻塞（≥60%）、肾血流动力学显著变化而致肾小球滤过率降低、肾功能不全的慢性肾脏疾病。可能是中老年人（尤其是老年人）慢性肾功能衰竭的重要原因之一。必须指出，虽然 CIRD 与肾动脉狭窄(renal arterial stenosis，RAS)，或肾动脉狭窄和（或）肾血管性高血压(renal vascular hypertention，RVH)关系密切，但 CIRD 并不等于 RAS 或 RVH。肾动脉狭窄和（或）肾血管性高血压是引起 CIRD 的重要条件，也可与 CIRD 同时存在；但早期 RAS 或 RVH 可不引起肾功能不全，此时临床也无法诊断 CIRD，至少目前尚缺乏早期诊断手段。此外，无 RVH 存在的 RAS 患者有时也可发生 CIRD。

（一）CIRD 的病因、发生率和危险因素

（1）病因：CIRD 的主要病因包括动脉粥样硬化、大动脉炎、动脉内膜弹力纤维增生症等，而肾动脉粥样硬化则是 CIRD 的最主要原因，约占总数的 65%～70%。

（2）发生率：有关 CIRD 的流行病学资料很少，关于肾血管性高血压在高血压人群中的发生率各家报道不一，多数在 0.2%～5% 之间，而动脉粥样硬化则是肾血管性疾病的主要原因之一。在这些动脉粥样硬化患者中，局限于肾动脉的粥样硬化约为 15%～20%，而大多数患者的肾动脉硬化则是弥漫性动脉硬化的全身表现之一约（80%～85%）。Harding 等对 1302 例平均年龄 58 岁的患者进行动脉造影发现，即使在血压正常的患者中，肾动脉硬化的发生率也很高，在老

年人群中则更明显。CIRD 可发展到双侧肾动脉几乎完全阻塞而导致终末期肾病(end - stage - renal - disease ,ESRD),这些病例约占所有终末期肾病的15% ~20%。

(3)危险因素:CIRD 的主要危险因素包括年老、糖尿病、冠心病、充血性心力衰竭史和周围血管病变。

(二)CIRD 的病理变化

(1)肾脏病理变化:主要表现在肾小管,也涉及肾血管及肾小球。

(2)肾小管损伤的主要表现:小管上皮细胞剥脱、凋亡或灶性坏死,小管萎缩,小管基底膜多层化,局灶性间质炎症反应。

(3)肾血管表现:肾内小动脉中层增厚及玻璃样变,弓形动脉纤维弹性组织变性,动脉栓塞(胆固醇碎片,局灶梗塞)。肾小管上皮细胞的高速率溶质运转由线粒体呼吸供能,因此对于氧的减少非常敏感。肾小球改变多继发于小管及血管改变,而且出现较晚,最后也可发生肾小球硬化。长期慢性缺血可逐渐导致"肾单位纤维化"或斑片状肾皮质瘢痕形成,并逐渐导致整个肾脏萎缩。

(三)CIRD 的临床表现

包括肾脏表现和全身表现。肾脏表现主要为肾动脉狭窄和慢性肾功能不全;全身表现主要与动脉粥样硬化、高血压所引起的症状或并发症有关。CIRD 有时发病隐匿,在老年人中尤易被漏诊,但某些临床表现可提示有肾血管性高血压或缺血性肾病的存在(表 36 - 7 - 1)。对高血压患者有上述临床线索提示的,尤其是老年人,则应进行相关检查,及时明确诊断。

表 36 - 7 - 1 提示缺血性肾病的临床线索

高血压发生年龄:>50 岁或 <30 岁
高血压程度严重或难以控制
高血压患者合并有Ⅳ级以上视网膜病变
3 种或 3 种以上的全量抗高血压药物仍不能控制
难以控制的高血压患者反复发生肺水肿

续 表

高血压迅速恶化
6 个月内迅速进展的恶性高血压
以前稳定的高血压突然恶化
抗高血压治疗,尤其用 ACEI 类后出现肾功能恶化或肾衰
高血压合并氮质血症
老年人或高血压患者出现不易解释的氮质血症
全身性动脉硬化患者最近不能解释的氮质血症
腹部或肋部血管杂音
无创伤性影像学检查
不能解释的双肾不对称(一肾长径 <9cm,或两肾长径相差 >1.5cm)提示一侧或双侧肾血流量减少

(四)诊断

慢性缺血性肾病目前尚无统一的标准。临床主要根据肾动脉狭窄和慢性肾功能不全的同时存在,作出慢性缺血性肾病的诊断。

(五)检查方法

主要包括影像学检查和肾功能检查。肾动脉造影是诊断肾动脉狭窄的金标准。无创检查:常用检查方法主要有:①肾脏多普勒超声(RDS):该方法简单易行,不需要造影剂或示踪剂,适合于人群普查和筛查。缺点是:对肾动脉狭窄不敏感;难以观察到肾动脉全长及弓形动脉、副肾动脉情况;难以区分严重狭窄和完全阻塞;检查结果与操作者技术水平有关,有时因肠胀气、肥胖等因素影响观察结果。②开搏通肾图:对肾血管性高血压的诊断较敏感,但有时可出现假阳性。③同位素肾血流图及肾功能测定:对肾实质血流灌注不足的诊断较敏感,但对非肾血管病变所致的血流灌注不足难于区别,有时也可出现假阳性。④磁共振血管造影(MRA):造影效果与肾动脉造影相似,但不如后者准确;血流涡流可能夸大狭窄程度,甚至出现假阳性,对肾动脉分支狭窄不敏感。⑤其他:周围血浆肾素活性测定(PRA)和静脉肾盂造影(IVP)对 CIRD 的诊断帮助不大。CIRD 时 PRA 显著升高,但肾功能不全时 PRA 水平可有不同程度降低，IVP可明确肾脏解剖位置、大小，了解有无梗阻，但不能明确有无肾血管病变，肾功能不全时显影差，且易加重肾功能损害，故不易进行。⑥肾脏病理组织学检查：此检查具有诊断意义，但由于缺血性肾病时肾脏内小动脉和肾组织病变的非均一性，导致肾脏病理组织学检查对缺血性肾病诊断的敏感性较差，且属于创伤性检查，因此并不作为常规的检查手段。但对于临床上高度怀疑缺血性肾病、合并原因不明的肾功能不全、其他检查手段不能确诊的患者，应实施该项检查。⑦肾动脉造影：是目前公认的金标准，是一种有创检查，并且有引起造影剂肾病的可能，一般不作为首选。目前有应用二氧化碳和钆（gadolinium）为基础的造影剂代替传统造影剂进行肾血管造影，减少了造影剂肾病的发生，但图像不如传统造影剂的清晰。

（六）治疗与预后

1. 治疗

由于动脉粥样硬化性缺血性肾病进展快，故应采取积极的干预措施，挽救残存肾功能。治疗措施包括介入治疗、血管重建手术和药物治疗等。

治疗方法的选择主要取决于肾实质的损害是否已呈不可逆发展。肾动脉严重狭窄或完全阻塞并不等于肾实质损害已不可逆，以下线索提示肾功能仍有一定可逆性：①血管造影显示有侧支循环建立，远端肾动脉供应区有逆显影；慢性双肾动脉阻塞患者，一肾或双肾已得到侧支循环的保护，即使术前肾功能已严重受损，血流恢复后肾功能也可以得到戏剧性改善。②肾活检提示肾小球和肾小管保存良好，肾小动脉仅轻度硬化。③肾脏长径>9cm。④同位素肾图或静脉肾盂造影显示肾动脉功能尚可。相反，有下列情况出现时，提示手术治疗等干预性措施收效不大：其一是严重氮质血症（血清肌酐>40mg/L），此时肾实质多已发生不可逆损伤。其二是肾单位已严重硬化。

（1）介入治疗：包括经皮腔内肾动脉成形术（PTRA）及肾动脉支架置入术（3，8，12）。与血管重建手术相比，不用全身麻醉、创伤小、住院日期短、可以重复实施，而且对于非肾门区肾动脉狭窄，治疗效果与手术相似，近年来开展较普遍。由于经皮插管技术的进步，使得很多高危患者的血管重建成为可能，治疗成功与否与操作者的经验也有密切关系。选择合适的患者和操作者技术熟练，是获得理想的治疗效果的关键。介入治疗技术成功率很高（98%～100%），尤其对于开口处损伤或PTRA失败的病例用带支架的PTRA者是这样。在经皮肾动脉成型术研究中，血肌酐水平在116.67～233.33mmol/L（1.4～2.8mg/dl）时效果最好。该治疗主要对非肾门区狭窄病例（约占全部病例的15%～20%）疗效更为满意。

Harden等报道，在肾功能减退的肾动脉狭窄（RAS）患者放置血管内支架使血管重建后，其中70%肾功能稳定或改善。即使在严重肾功能衰竭时，支架置入后仍可使肾功能下降的速度减慢；3例需依赖透析的患者有2例恢复了肾功能。Tuttle等报道，对中度（平均基础肾小球滤过率为53ml/min）和严重（平均基础肾小球滤过率为26ml/min）的患者来说，在支架放置后肾功能保持稳定。24个月之后仅4%的患者出现肾功能恶化；在8例依赖透析的患者中，有4例肾功能恢复。

介入治疗的局限性：Dejani等报道，在合并肾功能不全的老年患者行血管重建后常常未能使临床症状改善，这种情况往往反映存在某种肾基础实质病变，此时血管情况的改善已对病变无显著影响。选择治疗方法时应当仔细评估患者个体条件，权衡治疗有利因素和危险性。

介入治疗主要并发症发生率约为20%～40%，病死率为5%～8%。但由于侵入性减低，故并发症发生率和病死率较低。主要并发症的发生率为3%～5%，次要并发症的发生率为10%～20%，而其病死率为1%～3%。

支架放置后6～24个月再狭窄的发生率为13%。介入治疗的再狭窄发生率为10%～30%，主要原因是新生内膜增殖、扩张后的动脉弹性回缩及动脉样硬化再发等。大多数带支架的再狭窄可以通过重建血管成型术得以恢复。

（2）外科手术：包括主－肾动脉旁路重建（自身或人工血管）、动脉内膜切除术等。决定施行外科干预性治疗的起始指征，虽尚未有统一明确标准，但大多数认为肾动脉完全闭锁、合并肾动脉或主动脉瘤、肾脏体积进行性缩小者应考虑外科手术治疗。

（3）药物治疗：对已明确诊断 CIRD 的患者，保守治疗应严格只限于有手术或介入绝对禁忌证的患者。可予钙通道拮抗药物控制血压，尽可能改善肾灌注，但肾功能恶化及生存期缩短的发生率相当高。若想通过手术或介入治疗挽救患侧肾脏，则一般禁用 ACEI 类或 ARB 降压药。对于严重单侧肾动脉狭窄伴有患肾萎缩者，若想达到“药物性患肾切除”的目的，则可考虑应用 ACEI 类药物，应相当谨慎；该类药物可加速患肾萎缩及纤维化，从而保护对侧正常肾脏的肾功能，并有利于血压的控制。积极控制高脂血症、糖尿病、高尿酸血症，戒烟也有一定帮助。

2. 预后

大部分 CIRD 可进展为终末期肾病（ESRD），在 ESRD 的所有病因中，CIRD 的病死率最高，平均生存期仅为 27 个月，5 年生存率约为 18%，10 年生存率约为 5%，远低于其他原因所致 ESRD。但近年有些学者认为，由于诊断、治疗技术的不断改进，CIRD 的平均生存期已明显改善。有一项研究表明，肾动脉狭窄伴慢性肾衰竭的 CIRD 患者 5 年存活率已经提高到 34.8% ~80.1%。

二、护理措施

1. 休息与活动

应卧床休息，避免劳累。伴心衰患者绝对卧床。协助做好生活护理；宜少量多餐，晚间睡前饮水 1 ~2 次，避免夜间脱水使血尿素氮相对增高，以致晨间发生恶心、呕吐；注意观察呕吐物及粪便颜色，发现消化道出血，予以相应护理。

2. 饮食护理

（1）给予高热量、易消化、无刺激、高维生素、高钙、低磷（或不含磷）和优质低蛋白饮食，适当限制钠盐和钾盐。蛋白质要以高生物效价、富含人体必需氨基酸的动物蛋白为主，量不可过多，对严重的后期慢性肾衰竭患者，进食蛋白质的量要遵医嘱。

（2）在低蛋白饮食中保证足够热量，以减少体内蛋白质的消耗，可使低蛋白质饮食的氮得到充分利用。糖占热量 2/3，其余由脂肪（植物油）补充，其中麦淀粉含蛋白质最低，是最佳主食。对伴有高分解代谢或需长期热量摄入的患者，需经胃肠道外补充热量，以减慢血氮质升高速度和增加抗感染能力。

（3）钠的摄入：除高血压、水肿、少尿者限制食盐外，其他病者不限制。

（4）钾的摄入：有高钾血症者，应限制钾的摄入，一般来说，只要每日尿量 >1000ml，通常无需限制饮食中钾的摄入。

（5）水肿、尿少、心力衰竭者，宜按急性肾衰严格控制进水量。但对尿量 >1000ml 而又无水肿者，则不要限制水，并最好于睡前饮 400ml 水。

3. 病情观察

观察神志、生命体征的变化，准确记录 24 小时出入量，测量体重每周两次，控制日进水量，具体为今日进水量 = 前 1 天尿量 + 500ml，有腹水者每日测计腹围；评估患者的贫血、水肿程度，有无消化道症状、心力衰竭、高血压脑病等；昏迷患者注意加床挡，有抽搐发生时使用牙垫。

4. 预防感染

预防上呼吸道感染，避免加重病情；做好口腔护理，防止口腔内细菌分解产生的氨刺激口腔黏膜，引起溃疡性口腔炎。

5. 皮肤护理

贫血严重者，活动宜缓慢，并注意防止皮肤黏膜受损；保持皮肤清洁，宜用温水擦洗，忌用肥皂和乙醇以避免加重皮肤瘙痒，因用力抓挠会致皮肤破溃感染；对有严重水肿者，经常更换卧姿，按摩受压部位，保持床单位清洁平整，预防褥疮。

6. 用药护理

遵医嘱使用降压药、强心药等，注意观察药物作用和副作用。

7. 心理护理

由于病情迁延难愈，症状日益加重，大部分患者存在抑郁和恐惧心理，护士应注意观察患者的心理状态，针对性地给予心理疏导，加强床旁护理和人际沟通，提高患者治疗信心，防止意外发生。

三、健康指导

(1)作为护士应把本病的发生、进展、预防常识、饮食要求、一般性护理常识及注意事项用通俗易懂的语言对患者和家属进行讲解，起到预防病情进展和配合治疗作用。

(2)注意休息，避免劳累，防止受凉，预防上呼吸道感染。

(3)切忌使用损害肾功能的药物，如氨基糖苷类。

(4)必须定期门诊复查(病史＋体检＋实验室检查，GFR 可检测肾功能减退的进展速度)。

四、腹膜透析、血液透析的护理

(一)腹膜透析

(1)术前向患者说明腹膜透析目的、过程和防止透析反应的措施，消除顾虑，积极配合；患者蛋白质的摄入量为 1.2～1.5/(kg・d)，其中 50% 以上为优质蛋白，水的摄入根据每日的出量来定。患者无明显高血压、水肿等，可正常饮水。

(2)熟练掌握腹膜透析操作方法，注意环境消毒、无菌操作。通析液的温度：一般和体温相当，加热方法可使用加热垫或特殊的加热工具(干燥恒温箱)；保持透析管通畅，详细记录注入量、排出量、透析液的颜色；严密观察有无腹痛、肺部感染、腹膜炎、高脂血症、水与电解质及酸碱平衡失调及体位性低血压等并发症。

(3)术后密切观察置管局部有无渗血、渗液、红肿等；每日更换材料 1 次；患者淋浴前可将透析管用塑料布包扎好，淋浴后将其周围皮肤轻轻拭干消毒后重新包扎；观察全身情况，包括生命体征、体重、水肿有否减退，并记录。

(二)血液透析

(1)透析室内必须严格执行定期清洁与消毒制度。

(2)透析前向患者说明透析的目的、过程和可能出现的情况，避免紧张。嘱患者排尿，并测体重和生命体征。

(3)准备好透析设备：透析器、管道、透析液；透析药品：肝素、0.9% 生理盐水、50% 葡萄糖、10% 葡萄糖酸钙、地塞米松。

(4)透析过程中应观察：①生命体征的变化及有无并发症的发生。②血液和透析液颜色是否正常，有无血液分层或凝血现象。③穿刺部位有无出血。④透析装备各部件运行是否正常。

(5)透析后 2～4 小时内避免各种注射、穿刺、侵入性检查。24 小时内复查血液生化。观察病情，测量生命体征。称体重，与患者约定下次透析的时间。

(荆明霞)

参考文献

1. 郑法雷，肖丹华．慢性缺血性肾病．中华内科杂志，2000，39(7)：488－490

2. 郑法雷，章友康，陈香美．肾脏病临床与进展．北京：人民军医出版社．2005；494－504

3. 陈香美，主编．现代慢性肾衰治疗学．人民军医出版社．2005．5．1 版，201－216

第三十七章　老年常见疾病围手术期护理

第一节　概　述

老年人是一个特殊的群体，随年龄增长个体间的差异很大。65 岁以上的个体，不论有无慢性疾病，在生理、行为和认知功能方面都有很大差异。在老年人的健康保健中，起决定作用的是生理年龄而不是实际年龄。随着年龄的增长，老年人主要脏器的储备功能下降，任何器官或系统的功能突然减退肯定是由于疾病而非“正常衰老”所致。然而在世界人口老龄化的总趋势下，越来越多的老年高龄患者因罹患各种疾病而接受各种各样复杂的择期手术及高危状态下的急诊手术，这就大大增加了手术的危险性。老年人外科手术治疗后的高并发症的发生率和死亡率的最主要危险因素是高龄和紧急手术。老年人群医疗保健的主要目标就是改进或维持机体的功能。因此，完善的围手术期管理，制定针对性的预防措施，可以使手术并发症发生率和手术死亡率减至最低水平。

一、术前常规护理

(1)改善老人心理状态：随着手术日期的临近，老人的心理负担逐渐加重，担心的往往是手术的效果、麻醉的安全等问题，护士应针对不同的心理状况，以同情的心态、和蔼的态度耐心地向老人介绍手术的必要性及如何正确缓解紧张情绪，请手术室、ICU 护士对老人进行术前探访，使老人对术中及术后可能会出现的情况有初步的了解，消除其陌生感。

(2)改善老人的营养状况：根据老人的进食能力、胃肠道消化功能、机体对营养的需要，并针对饮食的特殊要求制定合理的饮食计划，监督和协助老人执行。

(3)纠正体液和电解质紊乱：监测电解质、血气、血压、脉搏、呼吸、尿量、皮肤颜色、皮肤温度、舌苔、痰液性状等。

(4)改善医疗环境，使老人舒适，保证其睡眠。

(5)疼痛的老人在未查明原因之前，禁用麻醉性止痛药，以免掩盖症状。

(6)术前一日做好术前准备，各种皮试、胃肠道准备，备皮时向老人做好解释，注意保暖，防止感冒，严禁剃破皮肤。

(7)记录心律、呼吸、血压、体温。

(8)适当使用镇静剂，保证睡眠。

(9)手术日晨，测体温、脉搏、呼吸、血压，手术前 1 小时放置导尿管，取下老人的眼镜、义齿、饰物，交家属或病房护士长保管，更换病员服，记下在手术室外等候家属的联系方式，将患者病历、影像资料、术中用药交与手术室护士，准备术后恢复床或通知 ICU 做好接患者准备。

二、手术室中护理

患者入手术室后，手术室护士应热情接待，耐心向患者讲解手术麻醉方式及手术体位等会带来何种不适感觉，取得患者的配合。手术过程中，台上、台下护士密切合作，不谈与手术无关的话题，密切观察生命体征，严格无菌操作，严格执行各项操作规程，手术开始及结束认真清点手术用品。注意观察患者肢端神经血管功能、皮肤颜色及温度，使用约束带、支架的地方加保护垫。术毕与手术医生及麻醉师送患者至病房，向临床科护士交待术中情况、特殊用药、皮肤情况等。

三、术后护理

（一）常规护理措施

（1）密切观察病情：观察患者的呼吸、脉搏、血压、体温、尿量、消化、神经反射情况，末梢血运情况、皮肤的颜色和温度及湿度，使患者处于最佳状态。

（2）保持合适卧位：全麻未清醒的患者应采取侧卧或将头偏向一侧，避免呕吐时误吸。定时翻身，以利于肺扩张。胸部因手术而活动受限时，更要特别注意定时翻身，以利于分泌物的排出，防止发生肺部感染。清醒患者可采取半卧位，降低腹部对横膈的压力，以利于肺部扩张。

（3）保持引流管通畅，避免打折、扭曲、受压，定时挤压引流管，防止血块堵塞。

（4）保持呼吸道通畅，及时吸出呼吸道分泌物，分泌物黏稠时可给予雾化吸入，以稀释痰液，有利于痰液排出，加强叩背排痰，鼓励患者自主咳痰。

（5）鼓励患者深呼吸，指导患者进行正确的深呼吸和有效的咳嗽，患者咳嗽时护士应以双手适当固定伤口，防止牵拉缝线，以减轻伤口疼痛。

（6）监测中心静脉压，适当补充液体，维持循环稳定。

（7）如患者出现呕吐、感染等现象，及时报告医生。

（8）定时测量生命体征，心率 >120 次/min 或 <60 次/min 时应报告医生。

（9）保持血压在基础血压的范围，收缩压下降大于 20mmHg 或收缩压低于 80mmHg 时，及时报告医生。

（10）注意观察尿量，若术后 6 小时仍未排尿，应检查膀胱充盈情况，必要时行导尿术。

（11）注意观察胃肠功能的恢复，病情允许时，鼓励和协助患者翻身、床上运动及早期下床活动，以促进肠蠕动的恢复。肠蠕动恢复且无恶心、呕吐时，可先饮水，逐渐增加进食。如术后 3 天仍无肠蠕动恢复，应报告医生。

（二）其他护理措施

（1）为患者创造安全舒适的环境，麻醉恢复中，患者会出现躁动，可适当予以约束，保护患者，防止坠床；出现呕吐、腹胀、疼痛时，应及时给予处理。

（2）保证患者充足的营养。根据患者手术的种类、肠蠕动恢复情况，决定患者的饮食种类，鼓励患者进食高蛋白、高热量、高维生素、低脂肪、低盐饮食；禁食患者予以静脉营养或小肠营养，以保证康复的需要。

（3）保持良好的术后卧位：在满足患者手术特殊要求的同时，尽量使患者卧位舒适，保证引流管引流通畅。

（4）促进伤口愈合：保持伤口周围敷料干燥，敷料污染时及时更换，及时清除伤口周围分泌物，保持引流充分。

（5）协助患者早期活动，促进血液循环，预防肌肉萎缩及畸形的发生，防止肺不张、坠积性肺炎、静脉血栓的发生，促进肠蠕动，增加食欲。

（6）出现并发症时做好心理护理，帮助患者顺利渡过围手术期。

四、重要器官围手术期护理

（一）肺部围手术期护理

呼吸道问题是老年外科手术后最常见的并发症。肺部并发症几乎占术后各种并发症的 40%。对不同程度发生肺部并发症危险性的患者术前、术后进行有效的处理，将可能降低并发症的发生率。

（1）术前戒烟，雾化吸入 3 次/d，积极治疗呼吸系统原发病。

（2）术前、术后行深呼吸训练，行胸部手术者练习腹式呼吸，行腹部手术者练习胸式呼吸，肺部物理治疗。深呼吸法：患者取平卧位、半卧位或坐位，屈膝，放松腹部肌肉，用鼻吸气使腹部膨隆，坚持几秒钟，然后缩唇吐气同时收缩腹肌，将气体排出，每做 5 ~6 次深呼吸后可放松休息一下，防止过度换气。告诉患者术后每小时需要重复做深呼吸 5 次。

（3）训练呼吸能力，包括不断变换体位。

(4)避免应用过量镇静剂和止痛剂。

(5)鼓励、协助咳痰,排出分泌物。

(6)咳嗽方法:取坐位或半卧位,上身稍向前倾,护士站在患者一侧,双手从前后护住伤口,嘱患者做数次。

(7)深呼吸,然后微张开口,深吸一口气,从肺部深处向外咳嗽3次。此动作可重复3~5次。

(8)吸入气加温、加湿,使用机械通气时,间断性使肺过度膨胀,避免液体过多。

(9)尽可能缩短手术时间,对高危险并伴有阻塞性肺疾患者,术后留置气管插管行机械辅助呼吸,直至患者清醒,监测血气指标。

(二)心脏围手术期护理

心脏并发症是老年外科手术中最主要的并发症,年龄大于70岁,围手术期心脏原因死亡危险增加10倍。常见危险因素包括:近期心肌梗死、充血性心力衰竭、心律不齐、手术部位、高龄、主动脉狭窄、急诊手术、全身状况差、糖尿病、高血压等。对心脏危险进行评定,强调不同手术种类会导致术后危险性的不同,严格掌握高危患者的手术适应证及预测预后,有很大帮助。

1. 术前准备

(1)心脏危险性评定:按表37-1-1计分。

表37-1-1 心脏病患者行非心脏手术的危险因素

危险因素	分数
1. 舒张期奔马律或颈静脉怒张	11
2. 手术距心肌梗死时间<6个月	10
3. 术前EKG发现窦性或房性以外的异常心律	7
4. 术前曾有室性早搏>5次/分	7
5. 年龄>70岁	5
6. 急症手术	4
7. 手术部位	3
8. 有明显的主动脉狭窄	3
9. 一般内科情况	3
PaO_2 < 8.0kPa(80mmHg)或 $PaCO_2$ > 6.7kPa(50mmHg)	
K^+ <3.0或 HCO_3^- <20mmol/L	
BUN>17.9mmol/L(50ml/dl)	
Cr>mmol/L(3mg/dl)	
SGOT↑	

计分结果≤5分者,因心脏病的死亡率为0.2%;6~25分者,因心脏病的死亡率为2%;大于25分时,因心脏病的死亡率超过50%。

(2)动态心电图监测:老年人欲实施周围血管大手术者,需进行动态心电图监测,若心电图正常,则可判定为具有低危险性,若有不正常,则应分别程度,判断为中度或高度危险性。进一步检查包括超声心动图、核素扫描、冠状动脉造影等。

(3)个体化的评定:65岁以上的个体,不论有无慢性疾病,在生理、行为和认知功能方面都有很大差异,决不可忽略个体的特殊性。

2. 术后护理

为了保证高危患者术后顺利渡过麻醉恢复期,原则上应将患者送入ICU监护。

(1)持续心电监测:记录ST-T变化,及时发现心律失常,维持心率在60~100次/min,当心率>100次/min,查找引起心率增快的原因,排除由于血容量不足、发热、缺氧等因素;心率<60次/min,应用异丙肾上腺素或开启起搏器。心率过快或过慢都会影响心输出量。

(2)建立动脉血压监测系统:持续监测血压变化,血压维持适当的水平,根据血压变化及时调整血管活性药物。血压不可过高,过高将增加心脏后负荷,增加心脏作功。重症患者术后早期,过高的血压可引起或加重左心衰竭,过低的血压会影响心、脑、肾等生命器官的灌注。

(3)呼吸机辅助呼吸:既可以保证氧供,又可以及时吸净痰液,防止缺氧而增加心脏负担。呼吸机设定时应尽量不用高浓度氧,监测血气及经皮血氧饱和度,当符合脱机指标时应尽早拔除气管插管,以减少呼吸系统并发症。

(4)尿量的观察:尿量是反映肾组织灌注、体液平衡的重要指标,临床上通过对尿量、颜色、比重的观察与分析,来判断患者的肾功能、心功能、血容量。正常成人尿量应>25ml/h,尿量减少时应限制钾离子的补充,预防高血钾,由于老年人都有不同程度的肾功能减退,术后应少用或禁用对肾脏有损害的药物,以免加重肾脏负担。

(5)监测中心静脉压(CVP):CVP 是经颈内静脉或锁骨下静脉,将导管放入到上腔静脉或右心房,可经此管道抽取静脉血、输注高渗或有刺激性液体,如静脉高营养液、高浓度钾等。CVP 是反映右心房充盈压和血容量的客观指标,有助于控制补液速度和估计血容量。正常值为 5 ~ 12cm H_2O。CVP 升高常见于心力衰竭、心源性休克、心脏压塞、补血补液过快与过量等。CVP 下降常见于血容量不足,即大量出血、脱水,大量利尿而液体未及时补充,用扩血管药,应用镇静药物后等。临床中血压、中心静脉压之间的关系及处理原则见表 37 - 1 - 2。

37 - 1 - 2 心脏病患者行非心脏手术的危险因素

CVP	BP	临床意义	处理原则
↓	↓	血容量不足	快速补充血容量
↓	–	心肌收缩良好,血容量轻度不足	适当补充血容量
↑	–	血容量过多或有心衰	利尿
↑↑	↓	低心排、心包填塞或严重心衰	强心、利尿、心包引流
–	↓	左心衰	应用儿茶酚胺药物,强心利尿
↑	↑	循环血量过多,外周血管阻力增高	应用血管扩张剂或利尿剂
–	↓	心肌收缩力降低	应用儿茶酚胺药物、洋地黄、钙剂
↑	–	血容量过多或心功能不全	强心、利尿

(三)肾脏围手术期护理

老年患者合并有肾功能障碍者日益增多,同时罹患糖尿病的老年人,往往同时存在糖尿病肾病和血管并发症,容易发生急性肾功能衰竭。

1. 术前肾脏危险性评定

鉴定肾功能障碍程度。轻度:尿量和尿比重在正常范围,血尿素氮高于正常,血肌酐在正常范围。慢性肾功能障碍:血肌酐 > 600μmol/L,肾小球滤过率 < 5ml/min。术前一天需透析。

2. 护理

(1)术前术后注意观察尿量,安置尿管,记录尿量、尿比重。发现血红蛋白尿、血尿时及时报告医生,碱化尿液,减轻对肾脏的损害;当血容量稳定而尿量偏少或疑有肾功能不全时,报告医生,及时应用利尿剂。

(2)慢性肾功能衰竭患者具有血透指征时,首先纠正贫血,注意观察患者眼睑、口唇、指甲颜色,监测血色素、血球压积、血小板、肾功能等。

(3)应用抗生素时,严格按照医嘱执行,尽量使用对肾脏损害最小的抗生素,慢性肾功能障碍患者的抗感染能力减低,一旦发生术后感染,更加重肾脏负担。严格无菌操作。

(4)做好患者的心理护理,向患者讲清镇静、镇痛药对肾脏的损害。

(四)中枢神经系统围手术期护理

手术后神志错乱是老年外科手术患者常见症状,手术后发生痴呆或急性谵望者,死亡率较高。常发生于:年龄 > 75 岁,术前有慢性病、男性患者、大手术、应用镇静止痛药等。

1. 危险评定

通过了解既往病史、轻微精神状态检查评定危险程度。

2. 护理

(1)意识状态:密切观察患者的表情、瞳孔、对光反射、肢体活动,判断患者是清醒还是昏迷。若患者瞳孔正常,对光反应好,呼唤患者姓名时能睁眼,尽管睁眼困难、与工作人员握手时力量不够,说明患者清醒;若呼唤无反应、瞳孔不等大、光发射不灵敏、抽搐、反射减弱或消失,说明患者意识有问题,应立即报告医生。

(2)若出现神志错乱,则应每日检查定向力,减少肠外途径麻醉药和镇静剂的使用,应用小剂量精神抑制剂,注意保护患者,防止摔伤、自残、拔除引流管、气管插管、中心静脉插管等而危及生命。

(五)冠心病围手术期护理

冠状动脉硬化性心脏病系指由各种原因造成的冠状动脉管腔狭窄,甚至完全闭塞,使冠脉血流不同程度地减少,心肌血氧供应与需求失衡而导致的心脏病,简称冠心病。其最常见病因是冠状动脉粥样硬化。在75岁以上的人群中,心脏病是最主要的死因,也是老年人群中占第4位的常见慢性病。大约30%的老年人有心脏病。一些外表健康的老人,隐匿性心脏病能导致明显的功能损害。冠状动脉硬化随年龄增加呈指数递增,在老年人可表现为心力衰竭、肺水肿、心律失常或不能耐受运动,而不一定表现为心绞痛或明显的心肌梗死。冠状动脉的暂时性病变不需要外科治疗,但其导致的心肌梗死并发症如室壁瘤则需手术治疗。

1. 手术适应证

心绞痛内科治疗不能缓解而影响工作和生活,冠状动脉造影发现其主干或主要分支明显狭窄而远端通畅者以及心肌梗死后某些严重并发症,均应考虑手术治疗。

(1)严重心绞痛(三级或三级以上):严重心绞痛药物治疗无效,影响生活质量,造影证实有1支或1支以上冠脉狭窄>70%,其远端通畅者,应做搭桥手术(CABG)。部分局部性狭窄适于PTCA(经皮冠状动脉腔内成形术)者则不需手术。

(2)稳定型心绞痛:虽经药物治疗,但患者仍不能忍受的心绞痛,左主干病变≥50%,左前降支及左回旋支近端狭窄≥50%,或三支病变者,外科治疗优于药物治疗效果,应手术治疗。

(3)不稳定型心绞痛:特别是由稳定型转变为不稳定型,或/及药物治疗无效者,应进行手术;心绞痛发作频繁,发作持续15~20分钟以上,静息时发作,心电图有一过性ST-T变化,但无Q波,这种患者有发生心肌梗塞的危险,冠状动脉造影证实有1支或1支以上明显狭窄者,应及时手术。

(4)无或轻微心绞痛患者:造影发现左主干狭窄>50%,左前降支重度狭窄>90%,运动耐力减低,应进行手术治疗,以预防猝死或心肌梗塞并发症。其他部位单支病变则不需手术。

(5)急性心肌梗塞:急性心肌梗塞后6小时内搭桥,可以缩小梗塞区,提高生存率。无并发症者手术成功率与择期手术相似,合并心源性休克者可以提高生存率。如并发心源性休克,可6小时内急诊手术;如病情稳定,可待急性期后再手术。

(6)心肌梗塞并发症:

1)室壁瘤:手术前行左室及冠状动脉造影,如有冠脉狭窄可同期行室壁瘤切除及搭桥。

2)室间隔穿孔:穿孔大,病情迅速恶化,应置入IABP(主动脉内气囊反搏)后立即手术;如病情相对稳定,应内科治疗,待6周后缺损周围的瘢痕组织形成再考虑手术,利于缺损的修补和缝合,提高成功率。

3)二尖瓣反流:轻度反流,应内科治疗;中度以上反流,可考虑成型术或换瓣;乳头肌断裂应急诊手术。

(7)PTCA失败或PTCA并发症:进行PTCA时外科医师应常规术前准备,一旦患者出现冠状动脉急性梗塞,需紧急行血管重建手术。PTCA不成功则不必急诊手术,可择期手术。

(8)再次搭桥:CABG术后患者出现心绞痛,冠脉造影证实自身血管或桥通路发生狭窄>70%时,可考虑再次搭桥。

(9)搭桥及同期瓣膜替换术:瓣膜病合并心肌缺血,同期瓣膜替换和搭桥手术,改善预后。50岁以上或虽不足50岁但有心肌缺血表现者,瓣膜替换术前应常规做冠脉造影,如有冠脉狭窄,可同期手术。

2. 手术禁忌证

(1)绝对禁忌证:年龄过大和衰老,患有致命性疾病如恶性肿瘤,其他系统疾病如肺气肿。

(2)相对禁忌证:①高龄患者(70~80岁),身体状态好仍可考虑手术。②肾功能不全,但有条件做血液透析者可行手术。③广泛弥漫性狭窄,仍可进行多处内膜剥脱后搭桥。④高危因素患者,如有难以控制的高血压、消化道疾病、脑卒中、情绪不稳,权衡利害后仍可考虑手术。

3. 术前准备

（1）一般准备：

1）完成各项检查：①化验项目包括血常规、出凝血时间、全面生化、血气、凝血酶原时间、尿常规，如有近期心肌梗塞者，加做血清酶学检查。②辅助检查包括心电图、胸部X线片、超声心电图、同位素心肌显像和心血池扫描、左室和冠状动脉选择性造影。

2）术前谈话、家属签字。

3）备同型血1600～2000ml；术野备皮；术前晚清洁灌肠，服速可眠0.1g，保证良好睡眠。

（2）其他疾病的治疗：患者如合并其他疾病，应内科治疗，做好如下准备：

1）高血压：血压满意控制后，动脉压小于20/13.3kPa，方考虑施行手术。

2）糖尿病：经饮食控制和药物治疗，血糖<8.4mmol/L，尿糖阴性或弱阳性。

3）心功能不全：术前应用洋地黄及利尿剂，待心功能改善再手术。

4）心律紊乱：严重心律紊乱对手术不利，术前用药物治疗，好转后手术为宜。术前要明确心律失常原因，必要时做电生理检查，并判明有无外科适应证，如系梗塞灶引起，手术适应做病灶切除。

5）呼吸系统准备：术前3周戒烟，合并呼吸道感染或呼吸功能不全者，应做相应的治疗，以感染被控制、呼吸功能改善后手术为宜。

（3）术前用药的处理：

1）抗心绞痛药：手术当天可贴硝酸甘油油膏或舌下含服硝酸甘油，高危因素患者可持续静脉滴注硝酸甘油至体外循环开始。

2）β肾上腺素能受体阻滞剂：可减少心肌耗氧量，可用至术前晚或术晨。

3）洋地黄制剂：在术前3日停药，以防术后心律紊乱，如停用洋地黄影响心功能，可用至手术当日。

4）利尿剂：术前不必停药，但要注意勿引起脱水、血容量不足及电解质紊乱。

5）抗高血压药物：术前不必停药，但麻醉师必须了解患者所用药物及药理作用，以便对麻醉过程中出现的情况正确处理。

4. 术后监护

冠心病术后的正确处理是患者术后顺利恢复和降低术后病死率的重要环节。术后保持氧的供需平衡、水电解质及酸碱平衡是冠心病术后处理应遵循的原则，也是患者能否平顺恢复的关键。

（1）常规监护：包括患者入ICU前的准备工作以及搬动患者时的平稳过渡，严格的交接班制度。

（2）呼吸系统的监护：患者都带气管插管回ICU，术后早期循环状况不稳定以及体内积存水分等可导致肺通气及换气障碍，所以术后早期需要呼吸机辅助呼吸，辅助时间一般为16小时左右，有下列情况者可考虑延长呼吸机辅助时间：①体外循环后肺储备不足。②围术期呼吸系统感染。③心功能不全。

呼吸系统的监测包括：查血气，认真记录各项呼吸指标和数据，每日1次胸片。严格掌握使用呼吸机的适应证以及适当的辅助方式，根据血气结果及时调整各项指标。停机后要加强肺和呼吸道的护理，协助患者咳嗽，帮助患者顺利渡过停机后的短期不适应。

（3）其他监测项目：

1）心电图：连续监测心率、心律，注意有无心肌缺血征象。头3天每日做2次全导联心电图，如怀疑心肌梗塞，随时做全导联心电图。

2）动脉压：通过动脉穿刺，连续监测动脉压力，并抽动脉血做血气分析。

3）尿量：通过导尿管引流尿量，每小时总结1次尿量，根据尿量补钾。

4）中心静脉压：每30～60分钟监测1次，根据变化，了解右心功能和循环血量情况。

5）体温：患者清醒前测量肛温，患者早期体温低，末梢循环差，要注意保暖。清醒后测腋温或口温。

6）胸腔闭式引流管：保持其通畅，并且记录每小时引流量，如引流量多，要找出原因，及时处理，24小时内无血性引流液可考虑拔除。

7)漂浮导管:通过漂浮导管监测肺动脉楔嵌压、心排血量、抽血做混合静脉血氧测定,了解心功能及机体氧供需平衡。

8)其他检查项目:包括胸部X线片、血气分析、血常规、血电解质、心肌酶化验。

(4)用药:

1)静脉补液:根据动脉压、心率、中心静脉压、尿量、胸液引流量决定输液量。根据血红蛋白含量、红细胞压积及胸液引流量决定输血量。

2)抗生素:术后常规应用抗生素3~5天,预防感染。

3)扩冠药:术后持续静脉输入硝酸甘油0.5~1.0μg/(kg·min)。

4)镇静止痛药:使患者保持绝对安静,吗啡10~20mg/次或安定10mg/次静脉注射,可重复应用。

5)抗凝剂:术后早期不常规应用,当用IABP、内膜剥脱或怀疑吻合口狭窄者,应用肝素静注0.5mg/kg,每4~6小时1次。术后第1天拔气管插管后口服阿司匹林50mg,1次/d;潘生丁50mg,3次/d。

6)术后血压高,用硝酸甘油效果不佳者,应用硝普钠;术后血压较低、低心排患者,应用正性肌力药物。

(5)术后活动:

1)重要性:早期活动可促进机体功能恢复。如促使呼吸加深,有利于肺扩张和分泌物排出,防止肺部并发症;促进血液循环,有利于伤口愈合,防止血栓形成;促进胃肠蠕动,防止腹胀、便秘,促进排尿功能恢复,防止尿潴留等。

2)术后早期以卧床为主,视病情的变化逐渐进行锻炼,以促进心功能的恢复。卧床期间,在床上活动肢体,以免栓塞,可伸缩上肢,并握拳松开,每次10~20分钟,每日3次;伸缩下肢,每次10~20分钟,每日3次。

3)病情平稳后,鼓励患者下床活动,以不感疲劳为宜,并协助制定活动计划:

第一日,可在床边站立,使患者适应;

第二日,在床的一侧活动;

第三日,在床的两侧活动;

第四日,可在室内活动,以后可逐步至室外活动。

活动时,患者若有心慌、呼吸加快、出汗等不适则应及时停止,并避免跑跳等剧烈运动。

4)功能锻炼:术后尽早下地有利于疾病的恢复。对于侧开胸的患者,要注意患侧肢体的锻炼,每日做爬墙练习,应恢复到可垂直上举,可自己梳头。

5. 术后并发症的处理

(1)低心排综合征:

1)原因:室壁瘤过大,残留心肌功能差,心力衰竭等因素;术中麻醉及体外循环不平稳,血压过高,心肌耗氧多;血压过低心肌灌注不足,术中心肌保护不满意,灌注冷停跳液量不足,间隔时间过长;主动脉阻断时间长。手术技术因素有吻合口部位不合适,吻合口远端冠脉不通畅,吻合口狭窄梗阻,桥扭曲受压、供血不畅。

2)表现:停机后表现为心脏胀满,左房压及中心静脉压升高,或停机困难,血压低、心率快、末梢凉、尿量<0.5ml/(kg·h),混合静脉血氧饱和度<60%。

3)预防及处理:①术前正确评估心功能,选择合适病例,麻醉及体外循环平稳,注意心肌保护,血管桥通畅有效。②药物疗法:正性肌力药物,多巴胺1~10μg/(kg·min),多巴酚丁胺1~10μg/(kg·min)。扩血管药,硝酸甘油0.1~2.0μg/(kg·min),硝普钠0.5~8μg/(kg·min)。钙剂,氯化钙每次0.5g,静脉注射。西地兰每次0.2~0.4mg,静脉注射。③机械辅助循环。上述药物疗法无效或术中停机困难,要及时应用IABP。IABP无效要应用左心转流。④由于手术技术因素造成大范围心肌缺血,用上述办法患者很难存活,应再次手术,在梗阻冠状动脉远端重新搭桥,纠正扭曲折角的桥路。

(2)出血:

1)原因:①术前用阿司匹林、潘生丁影响凝血机制。②肝素中和不够,体外循环破坏凝血成分,造成渗血。③止血不彻底,小动脉或内乳动脉出血,吻合口出血。④大隐静脉桥结扎线松脱,突然大量出血。

2）处理：①补充鱼精蛋白，使ACT到基础值范围，给予止血药、钙剂、呼吸机加PEEP。②小动脉出血，若量较大、用上述方法无效，则回手术室再次开胸止血。③大量快速出血，血压突然下降，应床边紧急开胸止血。

（3）血压不稳：包括血压低、血压高、血压波动。

1）血压低：多为血容量不足或低心排的表现，处理低心排综合征。

2）血压高：因增加氧耗，故要控制在术前水平。处理：充分镇静，镇静后仍高者，加用扩血管药。

3）血压波动：血压在8～22.6kPa（60～200mmHg）之间呈周期性波动。见于患者半清醒应激状态、血容量不足、心功能不全。处理：补足血容量，充分镇静，改善心功能。

（4）心肌梗塞：

1）原因：麻醉不平稳，如血压骤升；术中心肌保护不好；排气不充分，造成气栓；桥吻合口不通畅、阻塞。

2）处理：梗塞面积小，除心电图改变和CK－MB升高外，无其他临床表现，不需特殊处理；梗塞面积大，除心电图改变和CK－MB升高还有低心排表现，按低心排处理。

（六）健康指导

（1）按时服用阿司匹林，应选用肠溶剂型，并在饭后服用，减少对胃黏膜的刺激。了解各种药物的服用方法及药物的毒副作用，随身携带硝酸甘油片以备急用，注意药片的有效期。

（2）定时复查心电图、血液生化、心脏超声。

（3）吸烟有害健康，尤其是吸烟后易引起冠状动脉痉挛，长期吸烟导致冠状动脉狭窄几率增大，所以患者应戒烟。

（4）高蛋白质、高维生素、低脂、低盐、低糖饮食，多用鱼类、瘦肉、豆制品及新鲜蔬菜水果，少吃含脂肪高的食物，如肥肉、奶油、蛋黄、巧克力等。

（5）取静脉肢体，需使用弹力绷带1～3个月，以利于侧支循环形成，减少肿胀。

（6）保持心情愉快、情绪无波动，适量运动，避免参加剧烈运动，可以采取每日散步、打太极拳等运动。

（马建珍　金凤竹）

参考文献

1. 顾倬云．老年外科学．北京：人民卫生出版社，1998：6－500

2. 姜大升．重症患者监护治疗手册．山东：山东科技出版社，2000：407－412

3. 薛富善，袁风华．围手术期护理学．北京，科学文献出版社，2001：3－361

4. 曲维香，张景龙．患者健康教育指导．北京：工业出版社，2000：102－108

5. 高志清．普通外科手术技巧和并发症处理．北京：人民军医出版社，2005：382－386

第二节　老年人常见腹部疾病围手术期护理

一、腹股沟疝

（一）概述

发生于腹股沟区的腹外疝统称为腹股沟疝。主要指腹腔内脏在腹股沟区通过腹壁薄弱的肌肉组织而突出者。其发病率高，是老年人常见病，并随年龄的增长而发展。60岁以上老年人的发病率则高达11.8%，亦有发生嵌顿引起肠坏死者。有资料表明，腹股沟疝嵌顿平均好发年龄为56岁，疝绞窄病死率在13%～17%。根据疝环与腹壁下动脉的关系，临床上分为斜疝和直疝。

根据疝发生的时间长短，疝体大小，内容物

性质和有无并发症而有所区别。大多数疝气可自行回复，当疝块突然增大，伴有剧烈疼痛，平卧或用手推送肿块不能回纳，肿块局部疼痛和中上腹绞痛，恶心呕吐，肛门停止排气，即为疝内容物嵌顿，也就是常说的嵌顿疝。若时间较久，处理不及时，可进一步发展为绞窄性疝，危及生命。

嵌顿疝是外科急腹症之一，常见于老年人。老年人因病史长，痛觉不敏感，加之常伴发便秘、尿路不畅、肺气肿等所致的腹压增高等因素，使得嵌顿机会大增，一旦发生肠坏死，不但给患者增加痛苦，而且也增加了家庭的经济负担。

（二）疾病护理特点

1. 术前观察

（1）在腹股沟区出现可复性肿块，站立或剧烈咳嗽时肿块突出，平卧或用手挤压后肿块可缩小或消失，但难复性疝除外。

（2）当发生嵌顿和绞窄时，有肠梗阻的疼痛表现，应及早就医，以免延误时机，耽误治疗。

（3）患处有轻微隆起并存在坠痛感。

2. 术前护理

（1）卫生宣教：护理人员应针对患者不同的心理反应加强心理疏导，向家属和患者解释手术的必要性，讲解术前后的注意事项，消除患者的疑虑和不安，指导患者有效咳嗽的方法及做好预防便秘的宣教工作，使患者做好充分的思想准备，以良好的心理状态配合手术。

（2）皮肤准备：术前 1 天剔除术野体毛，范围自脐部至大腿中段，包括阴部，注意清洁手术部位皮肤，清洁脐部。

（3）饮食指导：术前 1 日进半流食，避免进食产气致腹胀的饮食，如牛奶等，嘱其术晨禁食水。

（4）特殊指导：术前 1 日晚 8 时做清洁灌肠，可减少术后早期排便的痛苦，术前排空膀胱，避免手术时损伤膀胱。

3. 术后护理

（1）术后平卧，并用 1 磅重的小沙袋置于切口上，有助于切口止血，6 小时后取下，观察切口有无渗血。

（2）补充营养：采取硬膜外麻醉的患者，术后 6 小时可进半流食，若患者进食后无恶心呕吐症状，可改普食。食物应以低脂、高蛋白、易消化为主。

（3）病情观察：术后观察患者有无尿潴留，切口有无渗血，阴囊有无肿胀，并及时通知医生，做相应的处理。

（4）减轻疼痛：术后 24 小时内，若伤口疼痛，遵医嘱给予止痛剂。

（三）诊断治疗进展及护理特点

疝环充填式无张力疝修补术是近年来在美国及欧洲各国家广泛开展的一种疝手术，被称为疝手术的一个里程碑。Butkow 在 1989 年使用疝环无张力疝修补术，并与美国 Bard 公司合作生产定型专利产品，自 1993 年起已在美国、加拿大、拉丁美洲、欧洲、日本等地使用，我国自 1997 年引进疝环充填式无张力疝修补术以来得到广泛开展和应用。由聚丙烯单丝编织的 Bard 补片是不可吸收的，与机体组织有很好的相容性，其孔隙大于 10μm，多形核粒细胞能够自由进出，且不适于细菌的隐藏，因此具有良好的抗感染能力。Bard 公司提供的 Bard mesh perfix plug 产品包括一个锥形的疝环填充物和一个已成型的适合于加强腹股沟后壁的补片，无张力疝修补术中锥状网塞符合力学原理，能有效对抗和分解腹压，减少疝复发。该手术具有微创、安全、省时、痛苦小、复发率低、术后恢复快等优点，非常适合老年患者腹股沟疝修补治疗。术毕回病房平卧，伤口常规压沙袋 6 小时，预防性使用抗生素 3 ~ 5 天，术后可进半流质饮食，忌食辛辣食物。术后 6 小时可下地轻微活动。

（四）预见性护理观察

（1）尿潴留：尿潴留是常见并发症之一，术后要关注患者是否恢复了正常的排尿功能，必要时给予导尿。

（2）观察伤口处有无渗出物，阴部有无发生水肿。

（3）预防肺部感染：术后因伤口疼痛而不敢自行咳嗽，常易并发肺部感染，嘱患者有痰尽量咳出。

（4）预防下肢静脉血栓：术后鼓励患者自觉活动下肢，如脚踝部的屈伸运动，下肢抬高有利于静脉回流。

（5）心理疏导：鼓励患者树立信心，耐心讲解注意事项，消除患者的疑虑和不安。

（五）健康指导

（1）指导患者保持伤口清洁干燥，注意观察伤口有无出现红肿痛、渗液等，必要时随诊。

（2）切口应防水：尽量减少出汗，预防感染，术后1周可恢复正常工作。

（3）3个月内勿进行重体力劳动及剧烈运动。

（4）康复出院后饮食无特殊要求，但应保持大便通畅，多吃蔬菜和水果，养成定时排便的良好习惯。

二、急性阑尾炎

（一）概述

老年人急性阑尾炎属于特殊类型阑尾炎，是老年人常见急腹症之一。随着人口平均寿命的延长，老年人急性阑尾炎发病率呈上升趋势。60岁以上的急性阑尾炎患者占急性阑尾炎患者的4.6%～8.8%。老年人急性阑尾炎患者占同期老年人外科急腹症的43.0%。

临床表现：转移性右下腹痛，发热，白细胞计数在1万以内，中性白细胞在80%左右。早期存在消化道症状，如反射性恶心呕吐等，个别患者也可出现排便次数增多，或有里急后重感，若并发弥漫性腹膜炎也可出现腹胀等麻痹性肠梗阻症状。由于老年人不可避免地出现生理上的机体功能减退，反应迟钝，发病时其临床症状和体征都较轻。掩盖了实际阑尾的病变特征，这样给临床诊断带来一定困难，易被误诊。老年人阑尾炎的另一特点是起病缓慢，但病程发展快，易导致阑尾化脓、坏死甚至穿孔，死亡率较高，故老年人急性阑尾炎在老年人急腹症中占有不可忽视的地位。

（二）疾病护理特点

1. 术前观察与护理

（1）术前观察：老年人应激能力差，对刺激反应迟钝，表面现象掩盖实际病情。临床表现和阑尾病理改变不一致，症状和体征不典型。术前应严密观察腹痛情况，加强查房力度，一旦病情发生变化，及时通知医生，采取措施。

（2）术前护理：①入院宣教：入院后迅速建立良好的护患关系，医护人员应积极热情接诊，主动向患者介绍主管医生、护士长及责任护士，介绍病区环境及相关制度，使患者尽快适应角色的转换，详细询问患者的发病经过，认真倾听其主诉，向患者介绍成功病例，树立战胜疾病的信心，积极配合治疗。②术前教育：密切观察生命体征，有无转移性右下腹痛、反跳痛及肌紧张。特别要关注右下腹是否有一固定而明显的压痛点，这是阑尾炎的重要体征。术前要禁食水，目的是减少肠蠕动，有利于炎症局限，并尽早使用抗生素，控制感染。术前实施有效的健康教育，减轻术后疼痛，减少并发症的发生。③术前准备：遵医嘱常规备皮，保持局部清洁，避免切口感染，并抽血查血常规、出凝血时间、肾功、手术感染八项。同时应做心电图、胸透、B超的常规检查，注意心肺肾等脏器的病变，进手术室前排空尿液，取下手表、假牙等贵重物品，交家属保存。

2. 术后护理

（1）卧位：术毕返回病房，按不同的麻醉选择适当的卧位。腰麻患者应去枕平卧6小时，目的是为了防止脑脊液外漏引起头痛；连续硬膜外麻醉患者可睡低枕平卧。若有引流管，6小时后应改平卧位，以利于引流和炎性渗出液流向腹腔，同时还可以改善老年患者因心肺功能不全引起的呼吸困难，减轻切口张力和疼痛，有利于切口愈合。

(2)抗感染:遵医嘱给予输液,抗感染治疗,按要求合理输注抗生素,做好输液护理,注意输液速度。

(3)密切检测生命体征变化:测血压,脉搏,每2小时1次,连续检测直至平稳后停止,因老年性患者多伴有心肺功能不全,若出现异常,及时通知医生采取必要的措施。

(4)饮食:轻症患者术后6小时即可进流质饮食,病情较重,如伴有穿孔、腹膜炎等需禁食、补液,待胃肠蠕动恢复后再进流食,禁止使用牛奶、豆制品等胀气食物。

(5)早期活动:鼓励患者早期下床活动。轻症患者术后6小时即可离床活动,重症患者待病情平稳后也要早期下床活动,促进肠蠕动恢复,防止肠粘连,同时也可增进血液循环,加速伤口愈合,防止坠积性肺炎的发生。

3. 并发症及护理

(1)粘连性肠梗阻:患者有阵发性腹痛、呕吐、肠鸣音亢进表现,提示已发生不完全性肠梗阻,需禁食水,给予胃肠减压,记录好出入量,特别是胃液的量。

(2)腹腔内出血:常发生在术后当日,多因阑尾系膜结扎线脱落所致,故术后24小时内应严密观察血压脉搏变化,如患者面色苍白并出现腹痛、腹胀、脉速、血压下降等休克状态,应立即将患者平卧,给予精神安慰,同时吸氧,快速建立静脉通道,及时与医生联系,做好手术止血的准备。

(3)切口感染:多伴有术后3~5天体温升高,切口周围皮肤有红肿、压痛和波动感,提示有切口感染,应通知医生给予处理。

(4)出现腹腔残余脓肿:患者术后持续发热,伴有腹痛、腹胀、里急后重等,应及时和医生取得联系进行处理。

(5)粪瘘:感染多已局限,不会有腹膜炎表现,常见于结肠瘘,体温正常者应用抗生素治疗能自愈。

(三)诊断治疗进展及护理

腹腔镜技术自20世纪80年代中后期应用于临床以来,得到很快发展,腹腔镜阑尾切除术是继腹腔镜胆囊切除术后在外科的又一大应用。随着腹腔镜技术的广泛开展,腹腔镜治疗阑尾炎的经验越来越多,技术不断成熟,完善,现在已成为治疗阑尾炎的主要方法。它具有创伤小、恢复快、并发症少等优点。由于创伤小,术后切口疼痛轻微,胃肠道恢复早,术后早期起床活动,避免了长期卧床引起的肠粘连和下肢静脉血栓等并发症的发生,由此可见,腹腔镜阑尾切除对老年患者更安全,也具有一定的优越性。

1. 术前护理

同腹部外科一般护理常规,需重点注意脐部的清洁。

2. 术后护理

(1)一般护理:按全麻术后常规护理,术后6小时患者清醒后改半卧位,有利于呼吸和咳嗽,防止肺炎。

(2)引流管的护理:有腹腔引流管者,保持引流管通畅,观察引流物的性质和量并记录。

(3)切口的观察和护理:及时更换敷料,保持切口清洁、干燥,防止感染。

(4)饮食护理:术后先禁食,待肛门排气后可进流质饮食,饮食宜采用高蛋白、高维生素类。

(四)预见性护理观察

(1)防止粘连:老年患者因机体功能减退,活动受限使肠蠕动减慢,术后恐惧伤口疼痛而不感下地活动,护理人员应向患者耐心讲解早期下床活动的意义,必要时主动搀扶老人活动,视他们为长辈,使患者主动配合医护人员自觉活动,从而增加肠蠕动,预防肠粘连的发生,改善血液循环。

(2)防止坠积性肺炎:老年患者多伴有呼吸道疾病,加之术后惧怕切口疼痛,长期卧床易发生肺部感染,应鼓励和协助患者定期排痰,教会其正确咳嗽的方法。术后疼痛是咳嗽排痰的重要障碍,鼓励患者咳嗽时用手用力压住切口,深吸一口气,然后用力从胸腔深处咳出痰液,保持呼吸道通畅，预防肺炎发生。

(3)预防褥疮：老年患者卧床时间长易发生褥疮，鼓励患者定时更换体位，并做好防褥疮的护理。

(4)其他护理：老年患者生活自理能力差，应设专人护理，保证护理安全，必要时加床挡，防坠床。下地活动时防摔伤，注意保暖以防感冒，注意温度以防烫伤。

(五)健康指导

(1)指导和鼓励患者正确咳嗽，咳嗽时用手按住切口给予保护。

(2)叮嘱患者早期下床活动，以利于肠蠕动的恢复，防止肠粘连。

(3)生活要有规律，按要求进食清淡，易消化的食物，忌食用牛奶，豆制品及甜食，以免腹胀。

(4)保持大便通畅，避免便秘。

(5)远期可能发生粘连性肠梗阻等并发症，应及时就医。

三、肠梗阻

(一)概述

肠梗阻是指肠腔内容物的正常运送发生障碍，不能顺利通过肠管，导致生理功能紊乱的一种常见外科急腹症。它并不是单一的疾病，尤其是老年人肠梗阻常伴有其他疾病，病情常被掩盖，早期难以确诊，易延误治疗，并发症多。引起肠梗阻的原因很多，常见的有粘连性肠梗阻、肠扭转、肠套叠、嵌顿疝以及肿瘤造成的肠梗阻

1. 分类

(1)按发生的原因分为机械性肠梗阻、动力性肠梗阻、血运性肠梗阻。

(2)按肠壁有无血运障碍分为单纯性肠梗阻、绞窄性肠梗阻。

(3)按梗阻部位的高低分为高位小肠梗阻、低位小肠梗阻和结肠梗阻。

(4)按梗阻的程度不同分为完全性肠梗阻和不完全性肠梗阻。

2. 临床表现

(1)腹痛：这是肠梗阻共有的症状，机械性肠梗阻表现为绞痛，听诊肠鸣音亢进，并可闻及气过水声。若变为持续性剧烈疼痛，且腹痛的间歇期缩短，应考虑是否已发生绞窄性肠梗阻。

(2)呕吐：出现在肠梗阻早期，呕吐呈放射状，呕吐物为胃内容物，进食或饮水均能引起呕吐。根据梗阻部位的高低，患者呕吐次数有所不同，梗阻位置越高呕吐出现越早越频繁。高位梗阻呕吐物为胃液、十二指肠液和胆汁；低位肠梗阻时，呕吐出现晚而少，呕吐物带有粪臭味；绞窄性肠梗阻呕吐物呈棕褐色或血性。

(3)腹胀：梗阻发生一段时间后出现腹胀，其程度与梗阻部位有关，高位肠梗阻腹胀轻，低位肠梗阻腹胀明显。

(4)肛门停止排气排便：完全肠梗阻肛门停止排气排便，不完全肠梗阻仍有排气或少量排便。

3. 治疗原则

(1)非手术治疗：主要用于单纯性粘连性不完全性肠梗阻、麻痹性和痉挛性肠梗阻。重要的措施就是禁食，胃肠减压，吸出梗阻部位以上的液体和气体，目的是减轻腹胀，降低肠腔内压力，改善肠壁血循环，减少毒素和细菌的吸收。

(2)手术治疗：适用于各种绞窄性肠梗阻和肿瘤等引起的梗阻。由于老年急性肠梗阻患者自身情况多较严重，故应在最短时间内以最简单的方法解除梗阻。手术多采取剖腹探查解除梗阻、肠切除吻合短路手术、肠造口或肠外置术四种方法。

(二)疾病护理特点

1. 心理护理

老年急性肠梗阻发病急，病情重，尤其是经非手术治疗不能缓解需要手术治疗者，家属和患者都处于恐惧和焦虑的心理状态，如对手术有恐惧感，担心手术的成功与否，害怕术后疼痛等等，这样都会给手术带来不利的影响。护理

人员要以高度的责任心耐心主动地向家属及患者做好宣教工作，讲清手术的目的和意义，手术的预期效果及应注意的事项。做思想工作态度要诚恳，关心患者，消除患者的恐惧心理，使其配合治疗和护理。

2. **保守治疗期的护理**

对于不能判断梗阻的部位和性质的患者给予保守治疗，主要是胃肠减压，维持水、电解质和酸碱平衡，抗感染和其他对症治疗。胃肠减压是治疗肠梗阻的主要方法之一，其目的是吸出胃内容物，使胃肠排空，减轻腹胀，改善呼吸和循环功能，可有效减少肠腔内细菌的感染和毒素的吸收。在进行胃肠减压操作时，护士要有同情心，鼓励患者配合操作，耐心疏导，操作轻稳准，减轻患者痛苦，置好胃管后，接负压吸引，患者取半卧位，注意观察胃液的颜色及量，并作好记录。每日口腔护理防止口腔疾患发生。在治疗期间，密切观察腹痛情况。单纯性机械性肠梗阻经保守治疗大多数患者能得到缓解；少数患者如果腹痛发作剧烈，且持续性阵发性加重，有早期休克表现，体温上升，白细胞计数和中性粒细胞增多，有明显腹膜刺激征，胃肠减压吸出血性胃液，经 X 线检查见孤立胀大的肠襻，证明患者已发生了绞窄性肠梗阻，应紧急安排手术治疗，做好术前准备工作。

3. **手术患者的护理**

(1)术前护理：按腹部外科手术前一般常规护理。

(2)术后护理：①术毕安返病房，在麻醉未清醒前取平卧位，头偏向一侧，待麻醉清醒后给予半卧位。②该类手术多采用全麻，故术后严格按全麻术后护理常规密切监测血压、脉搏、呼吸的变化。一般术后 30 ~ 60 分钟监测 1 次生命体征，6 小时后生命指征平稳，可改为每两小时监测 1 次。③保持各引流管通畅、牢固，避免折曲，保持有效引流，密切观察引流液的量、色、质。手术当天引流液多约 20 ~ 100ml，以后逐渐减少，若出现引流液突然增加，且颜色发生变化，预示有内出血，及时通知医生，给予对症处理。④合理安排输液顺序，维持水、电解质及酸碱平衡，输液速度不宜过快，多数老年患者都伴有心脏疾患，应根据心率、血压、尿量情况控制输液滴数。⑤鼓励患者术后早期活动，术后 6 小时即可在床上进行活动，如翻身，曲伸下肢等，术后 3 ~ 4 天可离床活动，其目的是促进胃肠道功能的恢复。⑥饮食护理：术后前几天应禁食，待肠蠕动恢复、肛门排气后方可进食，一般在术后 3 ~ 5 天，因人而异。开始先进食水和米汤，每次 50ml，每 2 小时 1 次，如无腹胀、腹痛等不适改为半流质饮食，约两周左右方可进普食，在进食过程中避免甜食、牛奶等易引起胀气的食物，可进食藕粉、菜汤、蛋汤、鱼汤等，饮食需定时、定量，不要过急，要少量多餐。选择易消化的少渣饮食，如新鲜蔬菜、鱼肉、鸡肉、瘦肉等。

（三）预见性护理观察

(1)术后出血：有鲜红色血液从胃管和引流管流出，多见于术中止血不彻底，血管结扎线脱落等，当出血达到一定量时，患者感觉胸闷、口渴、出冷汗，继而出现脉搏增快、呼吸急促、四肢冰冷、血压下降、压差缩小等休克症状，应立即与医生取得联系，给予对症处理。

(2)预防肺部炎症：老年患者术后肺部并发症常见，术后维持半卧位，有利于呼吸，鼓励并协助患者多翻身、叩背、做深呼吸、咳嗽。按医嘱要求做雾化吸入以利排痰，预防肺部感染。控制好输液速度，以防发生急性肺水肿和心衰。

(3)预防下肢静脉血栓：由于老年人血管弹性差，血流慢，很容易发生下肢静脉血栓，故术后早期应鼓励患者在床上多做下肢运动，可将下肢抬高，使髋关节稍屈曲，减轻髂静脉受其前方髂动脉的压迫，有利于下肢静脉回流。

(4)感染：切口感染常发生在术后 4 ~ 5 天，表现为持续发热，并有切口痛和腹部疼痛，局部出现红肿热痛或有波动感，应及时给予处理，加多换药次数。

(5)吻合口梗阻：吻合口过小或术后水肿

均可引起梗阻，表现为进食呕吐，呕出食物和胆汁，一般经胃肠减压可缓解。

(6)吻合口瘘：多与营养不良、腹腔感染及饮食不当等因素有关。术后7周仍感腹痛、发热，伤口有渗液，引流液未见减少甚至增多、色浑浊呈黄绿色或呈粪水样，这时应维持有效的胃肠减压和伤口引流，禁食，给予肠外营养，严密观察。

(7)预防褥疮：术后因切口痛，患者不愿意翻身，平卧时间过久，骶尾部皮肤很易发生褥疮。鼓励患者待病情稳定后2小时翻身1次，必要时使用气垫床。老年人一旦发生褥疮很难愈合，必须做好预防工作。

(四)健康指导

(1)鼓励患者进行适当活动，如散步，做操等，每日两次，每次不超过30分钟，术后1个月可增加适量体力活动，但应避免剧烈活动，做到劳逸结合。

(2)注意饮食卫生：进食易消化食物，忌食生硬、煎炸等引起胀气的食物，不宜暴饮暴食，每餐食物要荤素搭配，以补充营养和纤维素。

(3)保持大便通畅，养成定时排便的习惯，适当多喝水，进食麦片、蜂蜜、芝麻糊等，以利于通便。

(4)有腹痛等不适及时就医。

四、胃癌

(一)概述

胃癌是胃肿瘤中最常见的一种，也是威胁人类健康和生命的最常见的肿瘤之一，在我国，胃癌居各种癌死亡率的首位。胃癌的发病原因目前尚不完全清楚，可能与进食熏烤食物、腌制食物、含亚硝酸盐以及添加防腐剂食物、生活环境、遗传等因素有关。早期症状多不明显，易被忽视，病情进展中会出现上腹疼痛、隐痛、嗳气、反酸、食欲减退、消瘦、贫血等，晚期会出现腹部肿块及其他转移症状，并出现消瘦、贫血、恶病质等晚期癌肿的全身消耗性表现。

(二)治疗方法

1. 手术治疗

(1)胃癌病变局限：手术切除是主要的治疗手段。手术后可配合化学治疗。

(2)局限性进展期胃癌：有时不可能完全切除，争取彻底切除，手术加化学治疗以及放射治疗亦应进行。

(3)播散性病变伴远处转移：手术只能是姑息性的，化学治疗是主要手段。

2. 化学治疗

(1)术前化疗。

(2)术后辅助化疗。

(3)对不能手术或手术不能切除的胃癌化疗。

3. 放射治疗

由于胃癌术后局部复发的机会最多，放射治疗可望提高生存率。

(三)术前准备

(1)心理护理：讲解胃癌手术的治愈性及手术的必要性，以具体病例讲明手术的安全性和效果。鼓励其生活的勇气，解除顾虑，消除厌世及焦虑心态，增强战胜疾病的信心，做好医患配合。

(2)营养护理：以高热量、高蛋白、高维生素饮食为佳，并注意调节进食时的环境和患者的情绪，化疗期间胃肠道功能低下，应多进食蔬菜、水果，减少脂肪和蛋白质类食物的摄入。术后禁食的患者应注意通过静脉补充能量、氮质、电解质和维生素，必要时采取全胃肠外营养。

(3)伴有贫血及营养不良的择期手术患者，术前应给予适当的支持疗法，包括适当输血或血浆。重度营养不良者，可给予全静脉营养支持。

(4)认真全面地向患者及家属讲明手术目的、手术计划、人员安排，使患者认识到疾病发展下去的严重性及手术治疗的必要性，并对手术后可能出现的问题表示理解。

(5)向患者讲解术前、术后注意事项及配合要点。

(6)向患者讲解化疗的重要性及其并发症。

(四)术后护理

(1)继续做好心理护理，消除患者的恐惧心理，以促进术后康复。

(2)胃贲门癌行近端胃次全切除或全胃切除术后，常影响患者的深呼吸与排痰，胸腹联合切口的患者呼吸功能障碍更为明显，术后应加强护理，预防发生肺部并发症。

(3)根治性胃大部切除术后，一般应持续胃肠减压2~3天，禁食3~4天。全胃切除后，可通过空肠吊置造瘘口减压，禁食5~7天。在此期间，应每日静脉输液维持水、电解质平衡，必要时给予适当输血或血浆。

(4)在拔除胃管及胃肠道功能恢复后，仍应按照流质、半流质的顺序逐渐恢复饮食。

(5)严密观察术后并发症：全胃切除术后的吻合口瘘发生率较高，手术后几天内，如果患者出现腹痛、发热或腹膜刺激症状，应考虑有感染或吻合口瘘的可能。行B超或CT检查，如发现膈下有液体聚积，常提示并发有同侧胸腔积液，可在B超或CT引导下行膈下间隙穿刺吸出脓液，让患者口服稀释的美蓝溶液后，若穿刺吸出液带蓝色，即可明确为吻合口瘘。有时吻合口瘘入胸腔引起脓胸。一旦发生吻合口瘘应禁食，并行手术探查及引流，于膈下吻合口瘘附近置双套管及冲洗管行持续冲洗及负压吸引，空肠造口补给营养，并给广谱抗生素控制感染。吻合口漏入胸腔者行胸腔闭式引流。

(6)术后抗癌化疗：在术后两周，一般情况基本恢复后，即可开始化疗。根据肿瘤性质、分化程度等制订化疗方案。必要时配合免疫治疗或中药治疗。对于静脉应用化疗药物的患者，在护理中应特别注意以下问题：

1)选择静脉由远端找向近端，保护静脉，最大程度减少抗癌药物对组织的刺激及损害。

2)注意复查白细胞计数，若低于$25\times10^9/L$应停药或延长疗程。

3)化疗患者免疫功能低下，要注意保暖，预防并发肺部感染。

(五)健康教育

(1)生活要有规律：胃癌患者在病情得到缓解或相对平稳后，要做到生活起居规律化，建立和调节好自己的生物钟，从而控制病情和促进健康。

(2)避免过度劳累：过度劳累可导致机体免疫功能低下，引起病情变化或复发。

(3)注意饮食的调节：少量多餐，选择高营养、易消化、无刺激性的食物，禁止吸烟和饮酒。

(4)康复中学会放松自己：经常参加娱乐活动，适当参加体育锻炼，培养广泛的兴趣，消除紧张情绪，保持平静的、平衡的心态，促进免疫功能的提高，保证身心健康。

(王建梅　马建珍　金凤竹)

参考文献

1. 方汉萍，何玮主编. 外科新技术护理必读. 北京：人民军医出版社，2006：108－110

2. 薛富善，袁凤华. 围手术期护理学[M]. 北京：科学技术文献出版社. 2001：600－607

3. 王惠芳，谢凤莲. 肠梗阻患者的护理体会[J]. 实用科技杂志，2007，1(14)：263－264

4. 杨学红，曾秀云. 中西医结合治疗肠梗阻的护理体会[J]. 中国中医急症，2004，12(13)：857－858

第三节　老年常见泌尿系统疾病围手术期护理

一. 泌尿外科护理常规

(一) 泌尿外科一般护理常规

1. 入院

患者入院应热情接待，并详细介绍入院须知及医院环境，使之自觉遵守院规，配合治疗、护理。入院 2 小时内完成护理评估。

2. 病情观察

(1) 观察生命体征：①新入院患者测体温、脉搏每日两次，连续观察 3 天，体温正常后每日测 1 次。②患者体温在 37.5℃以上者每日测 3 次；38℃以上者每日测 4 次；39℃以上者每 4 小时测 1 次。③患者术前 1 日晚和手术当日晨测体温各 1 次，如遇发热应及时报告医生处理，以确定是否改期手术。④大中手术后测体温、脉搏每日 4 次，连续 1 周，正常后每日 1 次；小手术后测体温每日 2 次，连续 1 周，体温正常后每日 1 次。术后高热按第②条执行。

(2) 体重：新入院患者测体重，住院期间每周测 1 次。

(3) 病情观察：①泌尿系外伤者（尤其是肾损伤者），随时有发生出血、休克的可能，应嘱患者绝对卧床休息，密切观察患者的意识、血压、脉搏和心律、呼吸、体温的变化；肾损伤患者可能同时伴有其他脏器的损伤，还应观察腹、胸及脊柱的症状、体征。注意有无休克征象，如有休克需立即抗休克治疗。非手术治疗时，排尿情况是一项重要的观察项目，准备一个试管架及多个试管，把患者所排的每一次尿倒入试管内 10～20ml，按先后顺序标记、放置，动态观察尿液颜色变化，血尿是逐渐减轻还是加重，以判断肾损伤的严重程度，为是否手术治疗提供可靠依据。需急诊手术治疗时，须做好配血、普鲁卡因皮试、备皮、查血常规等术前准备。②经泌尿系器械检查（如：膀胱镜、输尿管镜、尿动力学检查等）治疗后，可能发生尿频、尿急、尿痛、血尿、无尿、呕吐、寒战、发热等反应，应根据病情嘱患者多饮水，必要时报告医生并按医嘱处理。

3. 体位的安置

根据病情、不同术式采取相应卧位，休克患者应取平卧位。①腹部手术后的体位选择应有助于肌肉松弛、减轻切口张力和疼痛，有利于呼吸、排痰、引流，要使患者能够舒适地休息或睡眠。一般取平卧或半卧位，如为左侧肾切除手术则取平卧或向患侧倾斜，后一种体位有利于该侧肾窝渗液的吸收和肾窝腔的闭合。②全麻患者苏醒前应取平卧、去枕、头偏向一侧，以免口腔分泌物或呕吐物误吸入窒息。老年人全麻后苏醒慢，舌根易下坠堵塞咽部，加之吞咽反射迟钝，如有分泌物更易造成呼吸道堵塞引起意外。③老年人骶尾部骨突起部位不宜久压，每 2 小时要更换体位并定期用 50% 酒精或松节油按摩局部皮肤，以防褥疮形成。④老年泌尿外科手术患者的引流管、尿管放置时间较长，要注意保持通畅，防止脱落，更换引流袋及倾倒引流液时应严格无菌操作，防止感染。

4. 采集标本

新入院患者次日晨留取尿标本做常规检查。怀疑结核者，应连续 3 日留 24 小时尿，查抗酸杆菌。怀疑肿瘤者，留取晨间第 2 次全程尿液（或留 24 小时尿取沉淀部分尿液）做脱落细胞检查。盛尿容器应消毒并做好标记，及时送检。按医嘱及时为患者留取血、尿、便标本，并协助患者做好各种检查前的准备工作。

5. 心理护理

做各种特殊检查、治疗、护理前，应向患者讲清检查、治疗的目的和可能发生的反应，以解除其思想顾虑，并对患者提出要求，以取得其配合。

6. **引流管护理**

(1)观察引流液的颜色、性质及量,定时挤压引流管,如有引流不畅应及时报告医生调整引流管的位置或重新置管。发现引流液有异常,应报告医生进行处理。

(2)妥善固定引流管,防止引流管扭曲、受压或脱出。一旦脱出,应嘱患者卧床休息,并立即报告医生重新插管。

(3)防止感染:各连接头应认真消毒。长期留置导尿管、造瘘管者,每天更换引流袋1次,造瘘管和导尿管定期更换,以防感染和结石形成。

(二)泌尿外科术前护理常规

1. **实验室检查**

患者手术前应做生化全套、手术感染八项、血清PSA、出凝血时间、血小板计数、血型,以及血、尿、便常规等检查。

泌尿系感染、前列腺穿刺、急性尿猪溜、留置导尿、直肠指诊及前列腺按摩等可影响血清PSA值,故应避免以上影响因素,选择适当时机采集血液标本。

2. **影像学检查**

大中手术前患者需常规进行胸透或胸部拍片检查。大手术前需做静脉肾盂造影、B型超声波、心电图、CT或磁共振成像等检查。

3. **控制感染**

术前1日按医嘱应用抗生素,控制与预防感染。

4. **心理护理**

术前护士应耐心向患者解释手术目的及术前术后的注意事项,帮助患者树立战胜疾病的信心,使之密切配合。

5. **术前准备**

(1)备皮:泌尿外科手术以腹部及会阴部为主,备皮范围上至乳头下至大腿上1/3处。根据切口位置进行胸、腹部备皮至两侧腋中线(或至前、后正中线)。

(2)洗澡:患者备皮后洗澡(行动不便者给予擦澡),更换清洁内衣,理发,剃胡须,剪指(趾)甲等。老年患者洗澡时应有家属协助、保护,防摔倒、碰伤。

(3)清洁肠道:术前1日中午患者口服50%硫酸镁40ml,半小时内饮温开水1000~1500ml(或于术前1日晚清洁肠道)。老年患者灌肠后护士(或家属)应搀扶其上厕所排便,并全程守护,防摔伤。

(4)做过敏试验:术前1日为患者做抗生素及普鲁卡因过敏试验。术前1日下午及手术当日晨7:30为患者肌内注射抗生素,以预防感染。

(5)镇定情绪:手术前1日晚,患者因情绪紧张不能入睡者,可给予安定5mg口服。老年患者睡前应加床挡保护,防坠床、摔伤。

(6)术晨准备:患者术晨禁食、水。遵医嘱给予麻醉前用药,备好患者的病历、X光片、输液器及输液用的液体等。协助患者取下假牙、手表等贵重物品交家属妥善保存,排尿后由手术室人员将其接至手术室。术晨患者如出现高热,护士应立即报告医生改期手术。

(7)健康教育:术前进行全面完善的健康教育,利用通俗易懂的语言,为患者和家属讲解手术方案和优点、麻醉方式、术者的技术水平及注意事项,消除其思想顾虑,树立对手术的信心,以最佳心态接受手术,主动配合各项医疗护理工作。

(三)泌尿外科术后护理常规

1. **病情观察**

(1)观察生命体征:护士应了解患者麻醉方式及术中情况,术后注意其体温、脉搏、呼吸、血压等生命体征的变化。并观察其引流液的性质、颜色和量,发现异常及时报告医生进行处理。

(2)观察切口有无出血:观察患者手术切口有无渗血、渗液,特别是肾部分切除术、前列腺切除术、外伤等患者,随时有发生出血的可能。一旦出血,应立即报告医生给予处理。患者切口有渗血、渗液情况,应及时为其更换敷料。

2. **卧位**

术后患者一般采取患侧卧位，以利于渗血、渗液的引流，防止血肿、脓肿形成和切口感染。腹部手术者，如膀胱全切术、输尿管内放置双"J"管者，术后应采取平卧位，醒后半卧位。对盆腔留置伤口引流管者，采取半卧位，以利引流。阴囊手术后，患者应取平卧位并将阴囊托起2～3日，以防肿胀影响伤口愈合及减轻疼痛。

3. **引流管的护理**

同泌尿外科一般护理常规。

4. **预防泌尿系感染**

凡留置尿管及一级护理的女患者，以0.5%碘伏棉球消毒尿道外口及会阴，2次/d，并保持局部清洁；男患者在留置尿管期间以0.5%碘伏棉球消毒尿道外口及外露尿管10cm处，2次/d，然后用无菌纱布包绕尿管与龟头部，以防泌尿系感染。为预防留置尿管堵塞，每周以无菌生理盐水或1∶5000呋喃西林行膀胱冲洗2次。

5. **预防褥疮及肺部感染**

凡大、中手术后禁食的患者，每日给予口腔护理2次，超声雾化吸入及背部护理3次以促进排痰，嘱其做深呼吸运动，预防肺部并发症。根据患者情况定时翻身，按摩受压部及骨隆突处，预防褥疮的发生。

6. **饮食护理**

尿毒症、肾衰的患者，摄入低盐、低蛋白饮食，少饮水。其他患者给予富有营养的半流质及普通饮食，多饮水，使尿路通畅，以利排出毒素。

二、前列腺增生症

（一）概述

1. **定义**

前列腺增生症（benign prostatic hyperplasia, BPH）又称前列腺良性增生，是老年男性的常见疾病之一。多数国家统计，其组织上发生的几率与年龄成正相关，60岁以上男性BPH发病率超过50%，80岁时几乎达90%。临床主要为膀胱颈梗阻，表现为尿频、排尿困难和尿潴留；若长期梗阻，可造成肾功能损害。

2. **临床表现**

前列腺增生症临床上主要表现为膀胱刺激症状和梗阻症状。膀胱刺激症状有尿急、尿频、夜尿及急迫性尿失禁。逼尿肌不稳定是引起膀胱刺激症状的主要原因。梗阻症状有排尿踌躇、排尿费力、排尿时间延长、尿线变细、尿流无力、间断性排尿、终末尿滴沥、尿潴留及充盈性尿失禁。

（二）疾病护理特点（以TURP为例）

治疗前列腺增生症的方法有很多，目前临床常用经尿道前列腺电切术（TURP）、经尿道前列腺电气化术（TVP）、前列腺选择性光气化术（PVP）等微创手术治疗方法。下面以TURP为例介绍护理方法。

1. **术前护理**

（1）心理护理：老年患者生活自理能力差，由于尿频、排尿困难、尿潴留、溢尿而产生羞愧自卑心理。大多数老年患者患病时间长，思想负担重，担心术后效果不好，都会有紧张、焦虑、不安的心理。护理人员要安慰、体贴、关心患者，倾听患者的感受，及时了解患者的心理状况，做细致的思想工作。

（2）术前宣教：向患者说明手术的必要性和重要性，讲解麻醉方式、手术目的，介绍手术成功病例，讲解术前、术后注意事项及配合要点，消除思想顾虑和恐惧心理，树立战胜疾病的信心，积极配合治疗、护理。

（3）做好基础生活护理及安全护理：因为是老年患者，有的行动不便，要指导和协助患者搞好个人卫生，对充盈性尿失禁的患者，要及时给予更换尿湿的裤子、床单及被褥，保持干净舒适。穿防滑鞋行走，加床挡保护患者，防坠床、摔伤。灌肠时要注意水温、液量及液压，以低压、慢流效果为佳。70岁以上老年患者应留家属陪护。

（4）术前准备：

1）协助手术医生完成术前常规检查，如血、尿、便常规、出凝血时间、凝血酶原时间。必要时对心、肺、肝、肾功能进行相应的检查，以对其功能状况作出判断。

2）对合并心血管疾病、肺部疾病、糖尿病、肾功能不全患者应积极进行病因治疗。待病情好转后再行手术治疗。戒烟、忌饮酒，避免便秘，注意休息，以免诱发急性尿潴留。

3）术前1周停止使用血管扩张药物，术前1~2周口服保列治5mg，1次/d，防止加重术中、术后出血，使前列腺组织缩小，以保证手术的顺利进行。

4）对于尿路梗阻明显者，需进行留置导尿，可暂时解除下尿路梗阻，有利于患者肾功能恢复和控制感染。嘱患者多饮水，使尿量增多。

5）做好中段尿培养及药敏试验，有尿路感染者遵医嘱应用抗生素控制感染。

6）术区准备：术前1日常规备皮，备皮范围包括腹部、会阴部及双腿上1/3处，两侧过腋中线。嘱患者术前3日，每晚肥皂水清洗会阴部。手术前1日卫生整顿（剪指趾甲、刮胡须、理发、洗澡、更衣等）。

7）肠道准备：术前1日进流食。术前禁水6h，禁食12h，术前日晚及术晨给予清洁灌肠，以免术后发生腹胀、便秘和防止过早排便引起前列腺窝出血。行动不便患者可行床边灌肠，灌肠后护士应搀扶患者上厕所排便，并全程守护，防摔伤。

8）用物准备：三腔气囊导尿管、泌尿用冲洗管、0.9% NG（1000ml/袋或3000ml/袋）数箱、输液架、引流瓶等。熟悉三腔气囊导尿管的结构、性能和使用注意事项及各管道的连接方法。

（5）术前训练：

1）排尿功能训练：由于长期的慢性尿潴留或留置导尿管，患者的膀胱处于扩张或收缩状态，因而神经支配功能低下，术前应进行排尿功能的训练，使其术后尽快恢复正常排尿功能。

2）预防下肢深静脉血栓训练：前列腺增生症多发生于老年人，且术后多需卧床1周左右，这些因素易导致静脉血栓，故应引起重视，以预防为主。术前护士应指导患者行双下肢主动、被动运动训练。主动运动：患者取平卧位双腿伸直，主动行踝关节跖曲、背曲运动（跖曲、背曲均持续10秒，一个跖曲、背曲为一组，如此反复进行），3次/d，至少20组/次；或行踝关节旋转运动。被动运动：护士站立于床尾，帮助患者进行由跟腱起自下而上地做比目鱼肌、腓肠肌挤压、推拿运动，使其沿静脉血流方向形成压力梯度，3次/d，20~30min/次。配合做深呼吸运动可加速下肢静脉回流。

2. **术后护理**

（1）密切观察病情变化、维持水电解质平衡：老年患者多并发心、肺、脑血管等疾病，其代偿功能差，机体反应慢。术后给予心电监护和血氧饱和度监测，严密观察血压、脉搏、呼吸、意识及血氧饱和度等变化，及时了解心肺功能，预防心血管系统并发症，发现异常及时报告医生。注意维持水、电解质平衡，备好急救药品和物品。

（2）持续膀胱冲洗，保持引流通畅：术后回病房正确连接冲洗装置，用0.9% NG快速、持续膀胱冲洗（密闭式）。注意保持管路通畅，防止受压、扭曲、折叠，确保有效冲洗。根据引流液颜色调节冲洗速度，注意出入是否平衡，每15~30分钟巡视病房，双手挤捏引流管，防止血块、前列腺组织堵塞。如尿管堵塞应用冲洗器冲洗，必要时要报告医生处理。

（3）注意观察膀胱冲洗液的颜色：TURP后创面会有不同程度渗血，留置气囊导尿管牵引压迫止血，注意观察膀胱引流液的颜色，以了解创面渗血情况，保持引流液呈淡红色。如引流液鲜红，可能系活动性出血，必须及时报告医生，予以止血药物及调整导尿管气囊压力等处理，必要时再次电切止血。

（4）三腔气囊导尿管护理：将术中放置的三腔气囊导尿管适当向外牵拉，使气囊压迫前列腺窝达到压迫止血目的；避免拉力过大致有液体的气囊强行拉出而造成尿道牵拉损伤后局部水肿和出血。妥善固定导尿管，防止受压、扭曲、脱出。

(5)个体化的基础护理：对原有合并全身并发症和泌尿系统并发症的患者积极进行个体化的基础护理，以预防原有合并症的出现或加重。如：对原有呼吸系统疾病的患者，术后加强呼吸道管理、体疗、雾化，定期给予叩背协助咳痰，防止肺部感染，避免用力咳嗽引起继发性创面出血；对高血压患者定时测量血压，过高或波动较大，及时报告医生；对糖尿病患者应用胰岛素治疗时，应观察有无低血糖反应；加强皮肤护理，定时协助患者翻身，按摩受压骨隆突处，预防褥疮发生。

(6)饮食护理：术后待肠蠕动恢复后可进流质饮食，逐渐过渡到半流、普食，多吃易消化、营养丰富、富含纤维素的食物。

(7)拔管前后的护理：术后一般5～7天拔除尿管，高龄前列腺增生症患者中，相当一部分术前留置导尿管或尿潴留，这类患者膀胱肌层代偿性肥厚，顺应性低，术后梗阻虽解除，但顺应性恢复需要较长时间，拔管前夹闭尿管定时放尿，以训练膀胱舒缩功能及排尿反射。

(三)诊断治疗进展及护理要点

1. 进展

经尿道前列腺电切术作为前列腺增生症治疗金标准已近50年，不断有新的治疗方法出现来挑战这一金标准，如NdYAG(钕氩铬)激光、微波、钬激光、激光消融、针刺消融、热疗等，都因为这样或那样的缺陷而无法撼动这一大树。

前列腺选择性光气化术pvp(photoselective vaporization of prostate，PVP)的出现，是高科技在泌尿外科应用的新里程碑。与传统前列腺增生症的手术治疗方法比较，PVP具有许多无可比拟的优势。PVP与TURP及TVP相比，疗效等同或更优，而并发症很少。它是通过尿道膀胱镜，将特制的激光纤维插入到患者的尿道前列腺部，以光纤侧面发出的高能绿激光将增生的前列腺组织气化，达到解除下尿路梗阻的目的。

2. 前列腺选择性光气化术护理要点

(1)保持乐观积极的情绪，坚持体育锻炼，减少局部血液淤滞。

(2)术后多饮水，可以起到冲洗作用，减少术后脱痂继发出血，同时根据病情应用止血药物。据文献报道，激光术后继发性出血占4%。

(3)不要憋尿，一有尿意应立即排尿，同时保持大便通畅。

(4)不宜久坐和长时间骑自行车，以免前列腺部血流不畅；性生活不宜过度频繁；衣着要暖和，避免着凉感冒。

(5)忌服阿托品类药物，以免发生急性尿潴留。

(6)饮食上注意少食甜、酸、辛辣食品，多食蔬菜、大豆制品及粗粮，适量食用鸡蛋、牛肉、种子类食物，如核桃、南瓜子、葵花子等。

(7)若膀胱有热感，尿道涩痛，可饮用绿豆汤或食绿豆粥，亦可用黑木耳煎汤服或凉拌黑木耳食之。

(8)豆瓣酱是降低前列腺增生症及肠癌发病率的良药，常食用有益。

(9)禁饮酒，多饮绿茶。

(四)预见性护理观察

(1)经尿道前列腺电切综合征(TURS)：TURS是术中大量灌注液被吸收而引起的稀释性低钠血症，患者可在术后几小时内出现烦躁不安、恶心、呕吐、抽搐、痉挛、昏睡等症状，严重者可出现肺水肿、脑水肿、心力衰竭等。病房护士术后应了解术中情况，密切观察病情变化，如出现不可解释的生命体征异常、意识或尿量变化，均应高度怀疑发生TURS的可能。TURS发生后应立即吸氧，纠正低钠，强心、利尿、脱水等对症治疗，监测血电解质及生命体征。

(2)膀胱痉挛：膀胱痉挛为TURP术后常见并发症，且发生率较高，主要因手术创伤、三腔气囊导尿管牵引和压迫、膀胱冲洗液刺激、膀胱及尿道感染致膀胱敏感性增高，血凝块引起导尿管阻塞以及情绪紧张均可诱发膀胱痉挛。表现为明显下腹胀满感、急迫的排尿感及膀胱冲洗不畅、冲洗液反流及导尿管周围有尿液流出等。术后应用镇痛泵、解痉药(如:黄酮哌脂、硝苯地平口服,间苯三酚肌注等)可缓解,也可尝试减轻气囊导尿管对膀胱颈的牵引,减少导尿管气囊的注水量。冬季膀胱冲洗用生理盐水要适当加温。如因紧张焦虑引起膀胱颈痉挛,应及时对患者进行心理疏导,消除顾虑,取得配合。

(3)继发性出血:术后出血主要是创面渗血,常发生在早期血凝块堵塞尿管,护士在患者手术未回病房前应准备好膀胱冲洗装置及无菌的0.9% NS,患者回病房后马上接上冲洗液快速滴入,密切观察尿液颜色、性质及出入量是否平衡。因引流管受压、折叠而不通畅,可使膀胱压力增高刺激膀胱引起痉挛、出血,膀胱痉挛与出血可形成恶性循环,护士应向患者讲明保持引流通畅的目的、意义,如患者用力屏气时,嘱患者做深呼吸,并指导家属密切配合,严格交接班,观察出血情况。

(4)预防下肢深静脉血栓形成:术后患者返回病房当天,由于麻醉影响肢体功能尚未恢复,此时行双下肢被动运动;术后第一天开始,双下肢主动、被动运动交替进行,且定时定量,并督促落实,根据体力增加活动次数及内容,并及时评价活动是否有效。

(5)预防泌尿系感染:老年患者因手术创伤、留置导尿管及膀胱冲洗、机体免疫力低下,易于引起术后尿路感染。必须定时观察体温变化,观察有无睾丸、附睾肿大及疼痛、畏寒、高热等症状;保持尿管、引流管、引流袋无菌,更换引流袋1次/d;保持尿道外口清洁,尿道外口用0.5%碘伏棉球擦洗后,用无菌纱布包裹,2次/d(擦洗方法:以尿道外口为中心→龟头→冠状沟→阴茎→阴囊→会阴依次擦洗,外露导尿管部分以尿道外口为中心依次向远端擦洗,然后用无菌纱布包裹尿道外口,使纱布覆盖尿道外口上方6cm的阴茎及尿道外口下方6cm的外露尿管);术后常规应用抗生素预防感染,尽可能缩短导尿管的留置时间。老年患者肾功能降低,应用抗生素治疗时,要注意监测肾功能,观察抗生素的副作用,如菌群失调和霉菌感染。

(五)健康指导

(1)一般护理:注意休息,保持心情舒畅,术后1个月内应避免性生活、持重物、长途步行、剧烈活动、爬高、骑自行车,坐位时间不得超过1小时等,3个月内尽量不做上述增加腹内压的活动。

(2)饮食指导:坚持戒烟酒,不吃辛辣刺激性食物,进食易消化食物,多吃新鲜蔬菜、水果,防止便秘,避免用力排便而引起继发性出血。鼓励患者多饮水,每日饮水2000~2500ml,达到内冲洗的目的。

(3)尿失禁的护理:由于术后较长时间留置导尿管,患者拔管后常出现暂时性尿失禁,可指导患者做盆底肌肉收缩运动,如做提肛收缩动作,每次持续3~5秒,而后放松再收缩,如此反复连续做10~20个持续动作,指导患者如有尿意应尽量忍耐,以增加膀胱容量。

(4)定期复查:出院3~6周来院复查,注意排尿情况,如出现排尿困难、血尿应及时来院就诊。术前有慢性肾功能损伤者,应注意休息,加强营养,定期复查肾功能。

三、急性尿潴留

(一)概述

1. 定义

尿液不能排出而积存于膀胱内,谓之尿潴留。尿潴留可分为急性和慢性两类。急性尿潴留多因急性病变诱发,如脊髓休克、新鲜尿道损伤、急性前列腺炎、产后尿潴留、下腹部及会阴部手术后、嵌顿性尿道结石等。慢性尿潴留则系排尿困难的严重后果。长期排尿困难使逼尿肌功能进一步减退,残余尿进一步增多,最终发生充溢性尿失禁。有时慢性尿潴留可因某些因素诱发急性尿潴留。

2. 尿潴留的病因

(1)机械性梗阻:后尿道结石、尿道狭窄、前列腺增生等引发的尿道梗阻,以及急性前列腺炎、肾损伤、尿道损伤、肾肿瘤、膀胱肿瘤等造成的血块阻塞尿道，均可引起急性尿潴留。

（2）排尿反射功能障碍：术后患者由于麻醉抑制排尿反射或疼痛引起膀胱括约肌痉挛，使膀胱逼尿肌收缩无力，括约肌松弛障碍而致患者欲尿不能。

（3）长期留置尿管拔管后易导致尿潴留：由于长期留置尿管，膀胱逼尿肌松弛无力，张力消失，不能正常排尿。

（4）糖尿病性尿潴留：由于高血糖所致的内脏神经病变，最先受累的是支配膀胱的内脏感觉神经，导致膀胱麻痹、充盈而无尿意。与此同时，内脏运动神经亦受累，使逼尿肌收缩无力甚至瘫痪，不能将尿液排出膀胱。

（5）繁多用药导致尿潴留：多系统、多脏器疾病致神经系统损害，如中枢和周围神经系统病变、高血糖致内脏神经病变、脊髓麻醉的基础上应用镇痛药吗啡、曲马多等，松弛平滑肌药阿托品、654－2等，镇静催眠药安定等，加强了抑制中枢神经系统，降低了神经反射作用，致腹肌、膈肌等收缩力减弱，干扰生理性排尿功能。又机体极度衰竭，使逼尿肌无力，对排尿反射不敏感。老年人疾病多，必然用药繁多、复杂，也有关于药物导致尿潴留的报道。

（6）其他因素：长期卧床、高热、昏迷、顽固性便秘、低血钾、不习惯卧床排尿，或心理原因如紧张、焦虑、窘迫使排尿不及时，尿液存留过多，膀胱过度充盈，致使膀胱收缩无力，造成尿潴留。

3. 尿潴留的处理方法

急性尿潴留是许多疾病或外伤及手术后的常见并发症，而老年患者在多脏器、多系统疾病的基础上发生尿潴留，初期表现隐匿，最终情况紧急，如不及时予以解除，导致患者十分痛苦，甚至病情恶化。应当综合、细致、全面地分析病因，及早给予针对性的护理及健康指导。

（1）诱导排尿：手术后的患者，由于麻醉抑制了排尿反射或因疼痛不敢用力，可用听流水声诱导排尿，在病情允许的情况下，让患者站立或蹲下排尿。

（2）物理疗法：

1）热敷法：热敷耻骨上膀胱区及会阴，对尿潴留时间较短、膀胱充盈不严重的患者常有很好的疗效；也可采用热水浴，如在热水中有排尿感，可在水中试排，不要坚持出浴盆排尿，防止失去自行排尿的机会。

2）按摩法：顺脐到耻骨联合中点处轻轻按摩，并逐渐加压，可用拇指点按关元穴位约1分钟，并以手掌自膀胱上方向下轻压膀胱，以助排尿，切忌用力过猛，以免造成尿液逆流与膀胱破裂。

3）针灸疗法：选穴为关元穴、中极、阳陵泉、三阴交、三焦俞，以中强度刺激，补泻兼施，可留针10分钟，一般退针半小时后可出现排尿。

4）敷脐疗法：用食盐半斤炒热，布包熨脐腹，冷后再炒热敷脐；或用独头蒜1个，栀子3枚，盐少许捣烂，摊纸上贴脐。

（3）药物疗法：

1）吡斯的明与酚苄明治疗糖尿病性尿潴留。

2）开塞露注入肛门，刺激肠壁收缩，间接引起排尿。

3）拔管前经导尿管直接将开塞露注入膀胱，刺激膀胱壁收缩，促进排尿，预防尿潴留发生。

（4）导尿与间歇导尿：在严格无菌操作下插导尿管，一般无须保留，但对前列腺增生、神经性膀胱功能障碍、肛门手术后等急性尿潴留应保留尿管，持续引流、间歇开放，训练逼尿肌功能。

（5）留置针膀胱穿刺解除尿潴留：留置针膀胱穿刺替代导尿，具有减少感染机会、痛苦小、固定简易可靠、留置期间患者可随意活动等优点（暂时性）。

（6）耻骨上膀胱造瘘：在导尿失败或膀胱内有大量血块时行耻骨上膀胱造瘘（永久性）。

（7）上泌尿系出血导致膀胱积血块引起的急性尿潴留，可采用清除膀胱内积血的方法，能迅速解除梗阻，通畅排尿，同时对表浅出血灶能达到电凝止血的治疗作用。

（二）疾病护理特点

1. 一般护理

（1）心理护理：由于尿潴留给患者带来痛苦和失望。常使其意志消沉，所以要体贴关怀和安慰患者，消除患者紧张心理，使之情绪安定。

（2）协助、诱导排尿：对于无机械性梗阻、意识清楚、膀胱存在残余尿的尿潴留患者，采取：

1）诱导疗法：发生急性尿潴留者先设法诱导排尿，如：打开水龙头开关或者交替向盆中倒水，让患者听流水声，利用条件反射排尿；能饮食患者给予热饮料；使用温热便盆；放患者双手于热水中；用温水冲洗会阴部；下腹部热敷；小腹按摩等。手术后的患者，由于麻醉抑制了排尿反射或因疼痛不敢用力，在病情允许的情况下，让患者站立或蹲下排尿。

2）物理疗法：嘱患者取坐位，身体前倾，使腹部放松，训练收缩腹肌，增加骨盆底部的压力，促进尿液排泄。下腹部热敷，或用拇指按压“利尿穴”（位于患者脐耻连线中点）。患者意识障碍时，护士用双手置于下腹膀胱膨隆区，轻轻推揉膀胱 10～20 次，使膀胱肌肉放松，再用手掌自患者膀胱底部向下推移按压，力量由轻逐渐适当加重，切忌用力过猛损伤膀胱或致尿液逆流。

3）心理疗法：对于心理因素造成尿潴留者，嘱患者全身放松，解释尿潴留是暂时现象，很多方法可以解除，消除紧张情绪，树立排尿信心。关门窗、屏风遮挡，请无关人员回避，提供安静、隐蔽的排尿环境，调整治疗、护理时间，提供充足的排尿时间。

（3）解除尿潴留：诱导排尿失败后，必要时采用导尿术、耻骨上膀胱穿刺引流术、耻骨上膀胱造瘘引流术。

对前列腺增生插尿管困难者，可采用液压导尿法：先用无菌注射器（不带针头）向尿道口注入 2% 利多卡因 5ml，扪闭尿道外口 5min，再向尿道内注入无菌石蜡油 10ml，阻止药液外溢，使尿道及黏膜充分麻醉、松弛，润滑全尿道，左手持阴茎向腹部提起，右手持导尿管由尿道外口缓慢插入，遇阻力时，再向导尿管内注入液体石蜡 10ml，同时加压旋转推送导尿管，见尿后，再插入 5～7cm，根据导尿管上注明的气囊容积注入等量的无菌生理盐水，轻拉导尿管到有阻力感，证实导尿管被固定于膀胱内。

（4）对尿道损伤的患者，需行下尿路检查或导尿时，动作宜轻，减轻患者痛苦，防止损伤部位出血或感染。

2. 置管后护理

（1）保留导尿要严格执行无菌操作，加强尿管及引流管的护理，防止因持续保留导尿致尿道感染。定时消毒尿道口及造瘘口皮肤，用 0.5% 碘伏棉球擦洗尿道口 2 次/d，0.5% 碘伏消毒造瘘口后更换无菌敷料 1 次/d。对保留导尿管或造瘘管的患者，如有尿路感染，可遵医嘱给予呋喃西林或生理盐水 500ml 加庆大霉素 16 万 u 冲洗膀胱，保留 15min，冲洗膀胱 1 次/d。贮尿袋必须使用一次性用品，严禁重复使用，防止尿道感染。

（2）选择适宜的导尿管，持续保留导尿者，最好选用硅胶管，因其无毒性，对尿道刺激小，不易引起尿道感染。

（3）尿潴留过久，膀胱过度充盈者，放尿时常规 1 次排尿不宜超过 1000ml（极度衰竭者，第 1 次放尿 500ml，间隔 5～10min 使身体适应后再继续放尿），或采取分次间断，控制尿速，腹部压枕，这样可有效调整膀胱内压，防止膀胱黏膜损伤出血或休克。注意观察尿色和尿量。

（4）保持造瘘口敷料清洁干燥，如有浸湿应及时更换。长期留置膀胱造瘘管者首次更换造瘘管时间为术后 4 周，此后 4～6 周更换 1 次，以防尿垢沉积影响尿液引流，继发感染与结石。

（5）妥善固定引流管，保持其通畅。注意引流管有无受压、折叠、扭曲。尿袋放置不得高于膀胱，以免尿液逆流引起感染。尿液引流不畅或漏尿时，应首先注意造瘘管是否堵塞，再调整造瘘管位置，漏尿严重时置管负压吸引。

(6)注意观察患者病情变化，准确记录出入量。观察尿液颜色、性状，如有血块或沉积物，应经常挤压管道，预防管道阻塞。积极治疗原发疾病，定期做各项化验检查，以利于判断治疗效果。

(7)拔管前护理：拔管前应先锻炼膀胱充盈和排空，可用间歇性引流夹管，以锻炼膀胱的反射功能，即患者在自觉有尿意，并确定膀胱充盈后开放导尿管，排空膀胱后夹管，直到膀胱再次充盈。医嘱拔管后，夹闭导尿管至膀胱高度充盈，在为其备好便器后，将尿管边转动边缓慢地拔出，并协助立即排尿。

(8)术后膀胱痉挛和膀胱三角区激惹的预防与治疗：造瘘管或血块刺激膀胱三角区及膀胱底部时，表现为阴茎头和尿道外口反射痛、尿频、排尿用力及耻骨上区疼痛，可给予解痉剂，低压冲洗膀胱，必要时调整造瘘管位置。

(三)预见性护理观察

(1)预防尿路感染：老年人由于生理的变化，使感染具有临床表现不典型、病情复杂多变、容易发生多种合并症及多个感染并存的特点。尤其放置导尿管、耻骨上膀胱造瘘管时，更应加强护理，严格无菌操作，预防尿路感染发生。

(2)预防拔除尿管后再度尿潴留发生：老年患者留置尿管时间长短不一，拔管后常因尿潴留而需再次导尿。预防方法：

1)拔管前经导尿管直接将开塞露注入膀胱，刺激膀胱壁收缩，促进排尿，预防尿潴留发生。

2)医嘱拔除导尿管后，夹闭导尿管至膀胱高度充盈，在为患者备好便器后，将尿管边转动边缓慢地拔出，并协助立即排尿。

(四)健康指导

1. 对于有前列腺增生症的患者

(1)指导定时排尿(3～4h 排 1 次)很重要，防止膀胱过度充盈。

(2)避免受凉感冒、劳累、吸烟、饮酒、憋尿、房事或吃辛辣刺激性食物(如：辣椒、葱、姜、蒜等)等诱发急性尿潴留的因素，上述因素可使前列腺和膀胱颈部充血水肿，引起本已狭窄的后尿道完全梗阻。

(3)保持心情愉快，生活规律，吃清淡、易消化、含纤维素多的蔬菜与水果，防止便秘，因便秘可压迫膀胱颈部，引起充血水肿而影响排尿。

(4)避免久坐，因久坐会导致前列腺血流不畅。

(5)病情允许的情况下，鼓励多饮水，预防泌尿系统感染、结石发生。

(6)病情不允许下床者，取合适体位，如坐位，训练患者习惯于床上排尿。

2. 对于外科手术患者

(1)术前指导：术前护士应耐心向患者讲解术前训练床上排便的重要性，指导患者床上大小便以及使用便盆的技巧。

(2)术后指导：在病情允许的情况下，根据患者的活动耐力，协助患者在床上或者下床在病室内早期活动，以刺激膀胱的收缩功能，促进排尿。

四、膀胱肿瘤

(一)概述

1. 定义

膀胱肿瘤是泌尿生殖系统中最常见的肿瘤，近年来，发病有增加趋势。95%为上皮癌，鳞状上皮癌少见。非上皮性肿瘤中有膀胱横纹肌肿瘤，其在膀胱非恶性上皮肿瘤中发生率最高。其他少见的有平滑肌肉瘤等，所以在诊断泌尿系肿瘤时首先应考虑膀胱肿瘤。

2. 临床表现

膀胱肿瘤的临床表现差异很大，所以有人认为膀胱肿瘤不是一个单独的疾病，而是代表一系列的不同过程。在临床上男性发病率高于女性 3～4 倍，可能与吸烟有关。多表现为无痛性血尿，少数为镜下血尿，血尿与贫血的程度，一般与肿瘤的大小呈正比;但也有少数人一个不大的乳头状瘤,可以反复出血以至贫血。

有时是膀胱刺激症状,尿频、尿急及尿痛为后期症状群,此时可能为广泛的原位癌或浸润癌。在近膀胱颈处的带蒂的肿瘤,可能引起排尿困难或尿潴留。膀胱癌也可因下腹肿块、尿潴留、肾功能不全而就医;也有的出现严重贫血、恶液质,为浸润性癌坏死、溃疡、感染所致。膀胱癌的其他症状有下肢浮肿、骨痛、腹痛或消瘦虚弱等。这均表示肿瘤发生转移。当以下腹部肿块为起始症状时,应想到起始于输尿管的膀胱顶部腺癌。

(二)疾病护理特点

膀胱肿瘤是泌尿系统最常见的肿瘤,且多为恶性,84%多发生在膀胱的侧壁和后壁,有40%发生在膀胱三角区,手术治疗仍是膀胱肿瘤的首选方法,根据肿瘤生长的部位、大小、数目、浸润程度,可以采取经尿道膀胱肿瘤电切术(TURBT)、膀胱局部肿瘤切除术、膀胱部分切除术和膀胱全切原位肠道代膀胱术或膀胱全切肠道代膀胱尿流改道术。

1. 术前护理

(1)心理护理:膀胱肿瘤患者术前有不同程度的恐惧、焦虑心理,护理人员应解除患者的紧张情绪,鼓励患者树立战胜疾病的信心,准备行膀胱全切的患者由于尿流改道,术前必须向患者交待清楚。停止吸烟,以免术后咳嗽,并防止肺炎、肺不张。

(2)密切观察患者血尿情况:部分患者由于反复血尿而出现贫血,应输液、输血以纠正贫血。

(3)密切观察并详细记录患者有无尿频、尿急、尿痛等膀胱刺激症状和排尿困难,遵医嘱给予解痉、止痛、抗炎治疗。尿潴留患者给予导尿处理。

(4)加强饮食护理:术前嘱患者食用高蛋白、高能量、易消化、营养丰富的食品,必要时给予静脉营养支持,改善患者的营养状况。

(5)膀胱全切直肠或回肠代膀胱术的患者术前3日进流质饮食,行肠道准备。

(6)常规术前准备:备皮,行膀胱全切的患者备皮范围从剑突下至肛门及大腿上1/3处。术前晚和手术日晨行清洁灌肠,术前禁食12小时,禁饮水4-6小时,睡眠差的患者术前晚肌内注射安定10mg,以确保患者睡眠好。

2. 术后护理

(1)一般护理:

1)术后回病房,给予吸氧、心电监护及血氧饱和度监测,严格交接程序,做膀胱冲洗标记,固定各引流管并用胶布标明各引流管名称,向医生了解手术过程及病情变化,麻醉方式及手术名称,应专人护理,并做好详细记录。

2)术后根据麻醉方式采取合适体位,生命指征平稳后可取半卧位,以利于呼吸和引流。

3)严密观察生命体征:观察患者体温、脉搏、呼吸、血压的变化。行膀胱全切的患者如出现血压较低、心率快、尿量少、皮肤弹性差,说明血容量不足,应加快补液速度,观察尿量。如血压逐渐下降,同时伴有心率加快、呼吸急促、引流增多等,则提示有出血的可能,应及时报告医生,防止发生失血性休克。术后持续高热预示机体感染的可能。

4)膀胱全切手术较大,术后要加强营养支持。因术后患者引流管多,卧床时间长,尤应加强各项基础护理,定期翻身、叩背,协助床上活动肢体,指导患者行深呼吸及有效咳嗽,以预防褥疮、下肢深静脉栓塞及坠积性肺炎。严格记录24小时出入量,保持水、电解质平衡。

(2)记录尿量,观察尿液变化:如果尿液颜色变红,说明出血量增多,则应加快膀胱冲洗速度,防止血块形成堵塞尿管。如果血尿的颜色持续较红,说明有较明显的活动性出血,应立即在膀胱冲洗液里加止血药物或静脉推注立止血等药物,同时密切观察患者血压及尿液变化。

(3)保持尿管通畅:一旦出现引流不畅,立即用50ml空针抽吸灭菌生理盐水反复冲洗尿管,直至将血块和残留的组织抽出为止,并根据尿液的颜色将膀胱冲洗液调至适当的速度。在拔除尿管前2日,夹闭导尿管,每3~4小时间断放尿 1 次,以训练膀胱的排尿功能。

(4)膀胱全切引流管护理:术后留置多根引流管,应熟悉各引流管的作用,逐一做好标记,妥善固定,防止折叠、滑脱,保持引流通畅,观察记录引流液的颜色、性质及量。

1)胃管:保持胃管通畅,每 2 小时冲洗 1 次,观察胃肠道功能恢复情况和引流液的颜色、性质及量,如有咖啡色或暗红色胃液引出应考虑有应激性溃疡的发生,应及时报告医生处理,待肠功能恢复即可拔除。

2)双侧输尿管支架管:妥善固定肛门处双侧输尿管支架管,防止脱落,保持引流通畅,尤其是两侧输尿管支架管较细,极易被小血块堵塞而引起肾积水,用 30ml 空针抽吸灭菌生理盐水反复冲洗出血块,排除梗阻。乙状结肠皮肤造瘘口处有大便时应及早清除,保持瘘口清洁卫生。膀胱全切回肠代膀胱的患者同样也要注意输尿管支架管、引流管的固定和通畅,注意观察造瘘口皮肤的血运情况。防止输尿管结肠吻合口狭窄、堵塞,一般 2 周拔除。

3)腹腔及耻骨后引流管:引流手术区渗出液,利于伤口愈合。根据引流量,可观察有无活动性出血,一般每天不超过 300ml,放置 3 ~ 4 天,无液体引出即可拔除。

4)代膀胱支架管(肛管):引流结肠代膀胱内的尿液及肠液,每日需用灭滴灵(或 4% 碳酸氢钠)20 ~ 30ml,每 6 小时低压冲洗,连续 10 ~ 14 天,以免肠管分泌黏液堵塞管道,在拔除输尿管支架管后 2 ~ 3 天拔除。

(5)对膀胱全切皮肤造瘘的患者应保持引流通畅,避免尿液溢出,浸泡皮肤,造成局部感染或形成湿疹。敷料湿透应及时更换。

(6)拔除耻骨上膀胱造瘘管的患者,注意是否有漏尿的情况,敷料浸湿者应及时更换。

(7)饮食指导:膀胱肿瘤手术后的饮食,应根据手术方式而有所不同。单纯皮肤造瘘、膀胱部分切除的患者禁食 1 天,第 2 天进食流质或半流质,以高蛋白、高热量、易消化、富含多种维生素的食物为主,以促进肠蠕动恢复,利于切口的愈合。膀胱全切肠代膀胱术患者应禁食,待肠蠕动恢复后,开始进清流质饮食,逐渐过渡到流质、半流质和普通饮食。要向患者做耐心的解释,取得患者的理解和配合,避免进食不当而产生不良后果。

(8)训练膀胱功能:对于因膀胱肿瘤而行膀胱部分切除的患者,由于留有导尿管或膀胱造瘘管持续引流尿液,并切除了部分膀胱,致使膀胱容量减少,拔除尿管后,小便次数会明显增多,而且每次排尿的量较少,从而增加患者痛苦。为避免这种现象的发生,在拔管前数天,指导和协助患者定时放尿,开始每 2h 左右放尿 1 次,以后逐渐延长至 3 ~ 4h,不断充盈膀胱,扩大膀胱容量,减少拔管后尿频的发生。还要指导患者经常做呼吸运动减轻压力,经常做排便动作,收缩肛门,从而起到训练膀胱功能的作用。

(三)诊断治疗进展

腹腔镜手术已应用于多种尿流改道术,现多采用在腹腔镜下行膀胱切除术后通过小切口在腹腔外行尿流改道术。目前的技术条件下是否有必要完全在腹腔镜下完成尿流改道仍存在争议。腹腔镜下行膀胱全切 - 尿流改道术可在熟练掌握腹腔镜技术,掌握严格的适应证并且在患者的意愿下选择。

(四)预见性护理观察

(1)膀胱痉挛:及时明确原因,及时处理,要保持尿管通畅,冲洗不宜太凉,略加温,或在冲洗生理盐水内加利多卡因。(膀胱肿瘤电切术或膀胱部分切除术)

(2)消化道应激性溃疡出血:为防止消化道应激性溃疡出血的发生,可常规使用甲氰咪呱,注意胃肠减压管引流液的情况。如突然有大量的血性液体引出时应停止胃肠减压,及时通知医生处理。(膀胱全切术)

(3)切口感染和切口裂开:切口感染是术后最常见的并发症,发生率 10%。应密切观察切口敷料,潮湿后及时更换,注意切口有无红、肿、热、痛等表现及体温变化,按医嘱使用抗生

素。(膀胱全切术)

(4)肠梗阻:因术后胃肠蠕动受抑制而引起,主要表现为术后3天无肛门排气,甚至出现严重腹胀、恶心、呕吐,严重者可防碍腹部切口愈合、限制呼吸运动及影响下肢静脉回流,进而诱发肺部并发症和导致下肢深静脉血栓形成。术后早期床上活动以促进肠蠕动恢复,保证胃肠减压的有效性,必要时用肛管排气、腹部热敷、新斯的明肌内注射。(膀胱全切术)

(5)肠瘘(直肠前壁或吻合口瘘):术后患者出现腹痛,腹部切口有黄色分泌物渗出或耻骨后引流管引流出粪性物,伴有发热,严重者可致切口感染。观察腹部体征及体温变化,如高热、全腹压痛、反跳痛等腹膜炎症状出现,应考虑到肠瘘的发生,立即报告医生,并协助医生行腹腔冲洗或敞开切口引流,必要时行乙状结肠皮肤造瘘术。(膀胱全切术)

(6)尿瘘:术后尿囊尿瘘一般在术后5~10天内出现,发生于代膀胱缝合处或输尿管与膀胱连接处。与肠黏液分泌有关,黏液易堵塞导尿管,引起尿管引流不畅,使尿囊出现尿瘘。切口处有大量淡黄色液体渗出或耻骨后引流管引出大量淡黄色液体,导尿管引流出的尿液突然减少,患者主诉代膀胱区胀痛,即可诊断为尿瘘。术中采用无水酒精擦洗新膀胱黏膜,术后第3天开始予5%碳酸氢钠20~30ml/次缓慢低压膀胱冲洗2次/d,对减少黏液的分泌有效,可预防尿瘘发生。导尿管脱落或不通,可致回肠膀胱漏尿,引发盆腔感染、腹膜炎、败血症等。保持各引流管通畅,经常变换卧位,延长拔管时间。鼓励患者每日喝水2500~3000ml稀释肠黏液,及时引出代膀胱的肠黏液,注意切口周围皮肤清洁,勤换敷料,防止皮肤破溃。(膀胱全切术)

(7)尿失禁:术后尿失禁是膀胱全切回肠代膀胱术后较为常见的并发症,由于术中切除全膀胱及前列腺,破坏了尿道内括约肌控尿功能,缩短了尿道长度,使尿道阻力减低;另外,术中损伤外括约肌及其支配的神经,致使术后出现尿失禁。表现为拔除导尿管后不自主地溢尿、尿液滴沥。拔除尿管前做好夹管训练,预防和减少尿失禁出现。术后2周左右留置导尿管定时放尿;膀胱容量达150ml左右(排尿间隔2h以上)即可拔管,拔管后嘱患者多饮水,3~4h排尿1次,以恢复有规律的排尿,排尿时应增加腹压,尽可能排空膀胱;训练提肛肌以增强外括约肌功能,恢复新膀胱的可控力,方法为在深吸气同时缩肛,保持3~5s,呼气时放松。每天练习5~8次,每次收缩10下,保持3~5s然后放松。因新膀胱感觉功能差,充盈时没有像正常膀胱一样有强烈尿意,故在夜间熟睡情况下出现遗尿,应反复强调夜间养成定时排尿的习惯,加强盆底肌肉训练,睡前少饮水。(膀胱全切术)

(8)代谢性并发症:与代膀胱回肠壁的生理功能有关,代膀胱肠道分泌物、代谢物的吸收,大面积的肠壁与尿液相接触,回肠可吸收尿液中的尿素氮、肌酐等,可能发生高氯性酸中毒、高氯血症。为预防代谢性并发症的发生,术中按规定选肠、严格控制肠管长度;嘱患者多饮水,养成定时排尿习惯,以减少肠黏膜的吸收;定期抽血检查电解质及肾功能,坚持低氯、低盐饮食,并服用碳酸氢钠3g/d,随术后时间延伸,新膀胱吸收能力下降。(膀胱全切术)

(9)排尿困难:是膀胱重建术后常见并发症,女性发生率高于男性。正常膀胱的贮尿和排尿功能主要靠膀胱逼尿肌、尿道括约肌和膀胱的充盈感觉来协调完成,新膀胱建立后原有解剖结构和协调关系丧失,新膀胱的收缩压主要由非膀胱内压和新膀胱本身收缩压来代替,所以必须训练患者使用腹压排尿,每次排尿时手掌置于脐下方,患者收缩腹肌,憋气用力,靠腹压排尿,排尿时用掌心压迫膀胱向下做环行按摩,手法不宜过重以免损伤新膀胱。(膀胱全切术)

(10)尿潴留:因术后膀胱颈口狭窄而致,尿潴留严重时可引起肾功能减退。注意观察患者排尿情况,定期监测膀胱容量、残余尿量及肾功能;鼓励患者勤排尿,必要时留置尿管,如有排尿困难,可行尿道扩张,或配合医生行膀胱颈

口电切术。（膀胱全切原位回肠代膀胱术）

(11)肾积水：因输尿管梗阻或反流可以不同程度地引起肾积水，因此，术后定期对患者进行B超、静脉肾盂造影或代膀胱造影等检查，了解有无上尿路梗阻及反流。（膀胱全切术）

(12)阴茎勃起功能障碍：由于手术破坏了支配勃起的神经和血管，大部分男性患者术后阴茎勃起功能障碍。加强患者及配偶的性教育，协助夫妇交流共同分担忧虑，互勉人生。（膀胱全切术）

（五）健康指导

(1)一般指导：①继续戒烟，以防止肿瘤复发。②避免剧烈运动和重体力劳动。③告知患者注意尿液的颜色变化，早期发现肿瘤复发。④嘱患者食用高营养、易消化的食物，保证足够的营养。⑤保持大便通畅，避免用力排便而引起膀胱出血。⑥多饮水，每日在2000～3000ml，定时排尿，减少膀胱残余尿量，减轻尿液中化学物质对膀胱的刺激。

(2)坚持治疗：保留膀胱的患者，术后连续2年内行膀胱灌注治疗，用作灌注的药物有4种：噻替哌、卡介苗(BCG)、丝裂霉素、羟基喜树碱。膀胱灌注方法：噻替哌30mg、BCG120mg、丝裂霉素10～20mg、羟基喜树碱10～15mg，加入20～60ml生理盐水注入膀胱，并向左、右、前、后4个方向转动卧位，每次共保留2h，每周1次，共8～10次后，改每2周1次，共8～10周后，改每月1次，至术后2年。

(3)定期复查：保留膀胱的患者，术后4～8周应到门诊复查；术后第1年，每3个月复查膀胱镜1次；1年后，每6个月复查膀胱镜1次，以了解有无肿瘤复发。

(4)定期随访：随访内容包括灌注药物、灌注方案、膀胱镜检查情况、首次复发时间、复发次数和术后生存时间。

(5)训练膀胱功能：

1)对于因膀胱肿瘤而行膀胱部分切除的患者，由于留有导尿管或膀胱造瘘管持续引流尿液，并切除了部分膀胱，致使膀胱容量减少，拔除尿管后，小便次数会明显增多，而且每次排尿的量较少，从而增加患者痛苦。为避免这种现象的发生，在拔除尿管前数天，指导和协助患者定时放尿，开始每2h左右放尿1次，以后逐渐延长至3～4h，不断充盈膀胱，扩大膀胱容量，减少拔管后尿频的发生。还要指导患者经常做呼吸运动减轻压力，经常做排便动作，收缩肛门，从而起到训练膀胱功能的作用。

2)膀胱全切肠道代膀胱术的患者拔除尿管后开始自行排尿，患者会出现不同程度的尿频、尿急甚至排尿困难或尿失禁，向患者解释，消除焦虑情绪，同时指导患者多饮水，告知患者体会膀胱充盈感及尿意感（一种下腹部胀满的感觉，与术前截然不同），定期排尿，进行提肛收缩锻炼。一般患者术后2个月白天能完全控制排尿，但夜间熟睡后有遗尿的现象，这与睡眠期新膀胱缺乏膨胀感，不能被唤醒有关，出院后可采取如下措施：①每天有规律地锻炼提肛肌。②傍晚后少饮水，夜间定时排尿。③必要时使用集尿袋或阴茎夹。3个月后复查电解质、B超、尿流动力学等检查，有异常及时处理。

（张　萍　金凤竹　吴君贤）

参考文献

1. 付娟．膀胱肿瘤的术后护理．中国现代护理杂志，2005，2(8)：2－3

2. 那彦群，孙则禹等．中国泌尿外科疾病诊疗指南．人民卫生出版社，2007：184－185

3. 姚茶花，刘美兰．膀胱全切原位回肠代膀胱术的围手术期的护理．实用临床医学，2004，5(3)：123－124

4. 那彦群，孙则禹．中国泌尿外科疾病诊疗指南．北京：人民卫生出版社，2007：184－185

5. 吴阶平．泌尿外科学．山东：科学技术出版社，2005：1143－1155.

6. 马娟．外科术后尿潴留的护理要点．实用医技杂志，2007，14(13)：1782－1783

第四节　老年常见骨科疾病围手术期护理

一、膝关节骨性关节炎

(一)概述

膝关节骨性关节炎是由于关节机械性磨损而引起的以膝关节疼痛为主要临床表现,同时伴有关节肿胀、积液、关节畸形。膝关节骨性关节炎多见于老年人,尤其肥胖型老年人,过重的体重使得关节承受负荷加重,关节软骨磨损加剧,病理形态上的改变主要为局限性、进行性关节软骨破坏及关节边缘的骨赘形成。膝关节结构分为:骨性结构、关节外和关节内结构。其中骨性结构又由三部分组成:髌骨、股骨远端、胫骨平台。关节外结构包括滑膜、关节囊、副韧带和跨越关节的股四头肌、腓肠肌、腘绳肌、腘肌和髂胫束。关节内结构主要有内、外侧半月板和前、后交叉韧带。膝关节的解剖结构、所处的外力环境及对其功能要求使得膝关节成为最常受到损伤的关节之一。发生膝关节骨性关节炎常与以下因素有关:①损伤:关节内骨折、半月板损伤、髌骨脱位等原因造成关节软骨损伤。②过度负重:由于肥胖或膝关节内、外翻畸形而致关节面过度负重。③感染或炎症引起关节软骨破坏。④软骨下骨坏死,如剥脱性骨软骨炎发生关节内游离体,造成关节软骨面损坏。

1. 临床表现

骨性关节炎是引起老年患者膝关节疼痛的主要原因之一。50 岁以上人群中膝关节 X 线片常有膝关节骨性关节炎的表现,但不一定都有症状。主要表现:

(1)髌骨下疼痛:主动伸屈膝关节时引起髌骨下摩擦感及疼痛为早期主要症状。在上下楼梯或坐位站起等动作中,股四头肌收缩即引起髌骨下疼痛及摩擦音。被动伸屈时则无症状,有时出现绞锁现象,髌骨下压痛。

(2)关节反复肿胀:在轻度外伤和扭伤后可出现关节肿胀、积液,关节周围有压痛,休息 1～2 个月后可缓解,易反复发作。由于股四头肌无力或因疼痛,膝关节可出现“闪失”现象。

(3)关节畸形:病情逐步发展,膝关节出现内翻或外翻畸形,关节骨缘增大。关节主动及被动活动范围逐步减小,关节疼痛转重,在走平路和站立时也引起疼痛感。关节韧带松弛出现关节不稳感。有些患者不能完全伸直膝关节,严重者膝关节挛缩畸形。开始时,活动时疼痛加重,休息后缓解,以后可变为持续性疼痛。一般无全身症状。查体可见股四头肌萎缩,膝关节粗大,髌骨深面及膝关节周围压痛,关节积液时,可见浮髌试验阳性。

2. 检查

X 线检查和 MRI 检查可明确诊断。

3. 治疗

(1)保守治疗:患者应当注意休息,尤其要减少与膝关节负重有关的活动。膝关节积液严重时必须卧床休息,并进行膝关节理疗。对急性发作期患者可以用非激素类的药物进行关节内注射。

(2)手术疗法:对保守治疗效果不佳者,可以考虑进行手术治疗。①关节镜下行关节清理术:适用于 40 岁以上肥胖妇女,关节肿胀和疼痛,关节边缘骨赘比较明显,关节内有游离体,负重关节比较完整。手术创伤小,恢复快。对于膝关节损坏明显已有内、外翻角度畸形者效果不佳。②膝关节置换术:对于 65 岁以上的老年患者,以上处理效果不佳,严重影响患者的生活质量的,可考虑行膝关节置换术。

(二)围手术期护理

1. 术前准备

(1)对准备手术的患者提前 3 天训练床上大小便。完成常规检查后,术前 1 天给患者备皮。备皮范围:患侧腹股沟至踝关节;进行普鲁卡因和抗生素皮试；进行交叉配血，准备手术中用血。术前1日晚洗澡。尽管麻醉方式一般为硬膜外麻醉，不需要进行胃肠道准备，但术前一定要询问患者大便情况，如大便不畅术前1日晚给予清洁灌肠，可有效预防术后因大便不畅引起的腹胀。术日晨在病房对手术部位进行消毒包扎。

（2）心理护理：膝关节骨性关节炎的患者，长期的膝关节疼痛，功能受限，是促使患者手术的主要原因，患者担心手术后效果，给患者介绍成功的病例，解除患者的思想顾虑。

2. **术后护理**

（1）患者为硬膜外麻醉，观察术后患者下肢感觉、运动情况，警惕硬膜外血肿的发生。硬膜外血肿可以压迫脊髓造成截瘫。如发现患者下肢感觉、运动障碍，及时通知医生，血肿在8小时内手术清除，功能可望恢复。术前凝血功能不全者禁用硬膜外麻醉。

（2）给予床旁心电监护，密切观察生命体征的变化。膝关节置换术后的患者血压低，心率快，提示血容量低，及时给予对症处理。

（3）严密观察切口引流量。对于行关节镜手术的患者，注意引流管是否通畅，保持引流管不受压、不扭曲，保证引流管的充分引流，防止积血残留在关节内，注意保持引流管通畅和负压状态，注意观察引流液的颜色和量。人工膝关节置换术后的患者由于术后引流液量多，为节约血源，可给予自体引流血回输。自体引流血回输只能回输术后6小时之内的引流血，6小时以后，自体引流血装置可以作为负压吸引器使用。术后48～72小时，24小时内的引流量<50ml可以拔除引流管。

（4）术后患肢给予弹力绷带加压包扎并用冰袋冰敷，抬高患肢，可以减少关节内出血及患肢肿胀，有利于下肢静脉回流。采取有效的镇痛措施，包括镇痛泵或非甾体类抗炎药有利于减轻疼痛及炎症反应。

（5）深静脉栓塞和肺栓塞的预防：膝关节置换术的患者易出现下肢深静脉栓塞和肺栓塞，密切观察患肢皮肤颜色、温度、肿胀情况，远端动脉搏动情况，及有无异常感觉、有无被动牵拉足趾痛等，当肢体明显肿胀、疼痛，并进行性加重时应考虑为深静脉血栓。为预防血栓形成，除药物预防以外，可应用物理方法进行预防，如：可下肢应用气压式空气动力泵进行按摩，每日两次，每次30分钟；下肢穿弹力袜，长度从足部到大腿跟部，这些方法都可以有效预防术后血栓的形成。

（6）褥疮的预防：膝关节置换的老年人多肥胖，术后给患者垫气垫床；定时翻身，减少组织的压力。协助和鼓励患者每两小时翻身1次，建立床头翻身登记卡。经常检查、按摩受压部位。保护骨隆突处和支持身体空隙处。

（7）功能锻炼：膝关节置换术后，早期的功能锻炼是患者功能恢复的重要保证。如果锻炼不到位，易发生膝关节强直，活动受限，严重者需要进行二次手术。膝关节正常活动度为屈曲120°～150°，过伸5°～10°。功能锻炼分为主动锻炼和被动锻炼。主动锻炼：用主动活动训练关节活动度时，动作宜平稳缓慢，尽可能达到最大幅度，以引起轻度疼痛为度。患者根据自身对疼痛的感觉自觉调节活动范围，减少损伤的发生。一般一个动作重复20～30次，每日可进行2～4次。患者坐于床旁，两腿下垂，患肢踝关节处放一小沙袋，患肢向上抬起，尽量伸直。或健侧肢体放于患侧肢体下，两腿相交，尽量向上抬起。被动锻炼：膝关节置换术后可应用滑膜关节持续被动活动（continuous passive motion CPM）训练机对下肢进行康复训练。CPM是在连续被动活动作用下加速关节软骨及周围韧带和肌腱的愈合和再生。通过CPM运动使髋、膝、踝关节产生同步的连续性运动，模拟人体大腿肌肉带动骨骼的方式作用于膝关节。利用其进行被动的膝关节屈伸活动锻炼，防止关节的粘连。护士应指导和督促患者进行功能锻炼，向患者说明锻炼的重要性，讲明在锻炼中感觉疼痛是正常的反应，使患者对疼痛有足够的心理准备。一般在术后24～48小时开始使用，但可根据手术情况、出血情况，延缓1～2天。操作时注意事项：①操作时速度由慢向快，幅度由小到大，以患者能忍受为宜。②CPM 的活动范围应根据手术中关节屈伸最大范围来确定，开始应用时了解患者原有关节活动度数及手术中关节松解后活动度数，以此来确定膝关节最初的活动范围，可从 30°开始练习，逐步增加活动度数，循环周期控制在 45 秒～12 分钟，术后 10 天左右可以达到 110°。③早期锻炼时注意观察引流管的引流量，引流量少造成创面肿胀，引流量多提示有活动性出血倾向，通知医生做相应处理。正常引流量 24 小时在 200～300ml。④CPM 锻炼前为防止患者疼痛，可给予止痛药。疼痛会随着活动量的加大、手术后关节炎性反应的消失而渐渐减轻。⑤停止锻炼时要抬高患肢，保持膝关节处于最大的屈曲位，因为被动活动后必将产生原粘连部位的破裂，形成一个新的创面，特别是晚上休息时，出现再次粘连，对下次锻炼形成一定影响，可将患肢膝关节置于末次锻炼的最大屈位度数。⑥对患者每天锻炼的度数要有详细的记录。

（8）健康教育：对保守疗法患者，告知注意休息，在日常生活、工作中，尽量减少膝关节的负重，减少上下楼梯的次数，上下楼梯时尽量扶楼梯扶手；尽量不要爬山；坐位站起时，用手支撑扶手以减少关节软骨所承受的压力。老年人的膝关节骨性关节炎与肥胖关系密切，超重的体重可以增加膝关节的负重，告知患者控制体重。对膝关节置换术的患者，要讲解功能锻炼的重要性和注意事项，使得患者能够自觉、自愿地进行功能锻炼。术后引流管拔除后，患者可以借助助行器下地行走，行走时注意安全，防止摔倒。

二、股骨颈骨折

（一）概述

股骨颈骨折是指股骨头下端至股骨颈基底部之间的骨折。多发生在老年人，造成老年人发生骨折与两个基本因素有关：一方面与骨质疏松导致的骨质量下降有关，另外与老年人髋周肌群退变，反应迟钝，不能有效地抵消髋部的有害应力，加之髋部受到应力较大，局部应力复杂多变，因此不需要多大的暴力，如平地滑倒，由床上跌下，或下肢突然扭转，甚至在无明显外伤的情况下都可以发生骨折。与其他骨折患者相比，股骨颈骨折的患者有一些明显的特点：①多在 60 岁以上，年龄越高骨折愈合越困难，许多患者骨折前即患有高血压、糖尿病、心脏病或偏瘫等内科疾病，受伤后原发病加重，而容易导致意外情况发生。②由于解剖特点，骨折部位常承受较大的剪力，骨折不愈合率极高，为 10%～20%。影响愈合的因素除年龄因素外，还包括治疗时间、骨折错位程度及股骨颈受损程度。③由于股骨头血液供应的特殊性，骨折时易使主要供血来源切断，不但影响骨折愈合，且有可能发生股骨头缺血性坏死及塌陷的不良反应，发生率为 20%～40%。由于股骨颈骨折患者的这些特点，增加了临床治疗和护理的难度。

1. 临床表现

老年人跌倒后主诉髋部疼痛，不能站立行走，患肢有短缩，足呈 45°～60°外旋畸形，患髋有压痛，移动患肢疼痛更明显，足跟部或大粗隆叩击时髋部疼痛。股骨大转子顶端在髂坐线之上，大转子明显突出。嵌插性骨折的患者，有时仍能行走或骑自行车，因特别注意，不要遗漏诊断。

2. 检查

X 线检查可以明确骨折的部位、类型和移位情况，根据骨折线部位可以分为三种类型：股骨颈基底骨折、股骨颈中段骨折、股骨颈头下型骨折。

3. 治疗

主要是依据骨折部位考虑其治疗方法。

（1）股骨颈基底骨折：不完全骨折及外展嵌插骨折，可采用皮牵引或骨牵引，保持患肢中立位 8～12 周后拆除牵引，练习扶双拐下地活动。为使患者能够早期下地活动，也可以采用内固定。

（2）股骨颈中段骨折：可行单钉，多针类或加压内固定。

(3)股骨颈头下型骨折:此类骨折由于近端缺少血液供给,不但愈合发生困难,且常发生坏死。对65~70岁以上的老年人主张行人工关节置换术。

(二)围手术期护理

1. **术前准备**

(1)对准备手术的患者提前3天训练床上大小便。完成常规检查后,术前1日给患者备皮。备皮范围:肋缘至膝关节,前后过正中线,剃阴毛。进行普鲁卡因和抗生素皮试;进行交叉配血,准备手术中用血。术前1日晚洗澡,睡前禁食水。术日晨在病房对手术部位进行消毒包扎。麻醉方式一般为硬膜外麻醉。

(2)心理护理:老年人意外受伤,尤其对于生活一直都能自理的老年人,突然卧床,骨折带来的疼痛、大小便不能自理、担心自己的预后、担心会成为子女的负担、害怕手术等,均能引起患者的焦虑、失眠,带来血压升高、便秘等一系列生理上的反应。对患者給予耐心的开导,介绍治疗方法和治疗效果,使患者树立信心,鼓励患者通过积极的配合和手术可以达到好的治疗效果。

2. **术后护理**

(1)患者多为硬膜外麻醉,硬膜外麻醉常规护理。如果在术后使用镇痛泵,由于老年人对药品代谢慢,麻醉药品在体内蓄积时间长,往往容易出现嗜睡或者躁动的表现,在临床病情观察中,要注意和其他引起意识改变的情况相鉴别。

(2)给予床旁心电监护,密切观察生命体征的变化。严密观察切口引流量。

(3)体位:术后注意保持患者下肢的外展中立位,患者可以穿防旋鞋,防止下肢的内收或外旋。患者侧卧位时,可以在两大腿之间放置软枕或三角形厚垫,放置便盆时从健侧置入以避免置换的关节外旋和内收,尽量使用简易接尿器,减少对髋关节的移动。

(4)深静脉栓塞:深静脉血栓(DVT)是全髋关节置换术后一种常见且高危的并发症。有报道,DVT的发生率在术后可达70%,肺栓塞的发生率在1%~4%。DVT的发生与手术中肢体位置放置不当引起的静脉血流缓慢和血运淤积、术后制动、局部水肿等有关。术后可以采用物理和药物的方法进行预防。给予低分子肝素钠或低分子肝素钙皮下注射进行预防,如果采用硬膜外麻醉为防止术后硬膜外血肿,手术前不能給药,术后6小时开始进行皮下注射,每日1次。下肢应用气压式空气动力泵进行按摩,每日两次,每次30分钟;还可以下肢穿弹力袜,长度从足部到大腿根部,这些方法都可以有效地预防术后血栓的形成。

(5)肺炎的预防:老年人身体抵抗力弱,自身往往又有糖尿病、高血压、脑血管疾病和心肺功能异常,受伤后卧床不起,胸壁和膈肌的呼吸运动受限,咳嗽反射减弱,使肺部产生坠积性淤血后,更易招致细菌和病毒感染而发生肺炎。一旦发生肺炎,对老年人的生命造成威胁。为防止坠积性肺炎发生,患者术前、术后卧床时身体尽量取半卧位;每日给予雾化吸入两次;鼓励患者深呼吸,吹气球;告诉患者有痰一定咳出;定时翻身、叩背;减少卧床时间,术后及早让患者下地活动;防止感冒。这些措施都可以有效地防止肺炎的发生。

(6)褥疮的预防:股骨颈骨折的老年人由于患肢疼痛,患肢术前牵引等,引起患肢肌肉紧张,患者惧怕疼痛不敢移动肢体,患肢肌肉长期处于紧张状态,褥疮往往出现在患肢臀部肌肉最为丰满处,而不是出现在骶尾部。患者入院时即用气垫床,进行牵引时不能翻身可以用气圈垫于臀部,两小时撤换1次。手术后可以给予定时翻身,协助和鼓励患者每两小时翻身1次,建立床头翻身登记卡;经常检查、按摩受压部位。患者进行皮牵引或骨牵引时,一定注意保护被牵引部位的皮肤。老年患者中糖尿病患者多,尤其注意保护患者的足部,一旦出现褥疮很难愈合。

(7)牵引的护理:对于股骨颈骨折行骨牵引或皮牵引的老年人,注意保持牵引的有效性。牵引锤要悬空,不可着地或靠于床架上;牵引绳不得压任何物品,滑轮要灵活;牵引绳与被牵引的肢体长轴保持一条直线；保持反牵引力量，可抬高床头20~25cm；牵引期间不可随便改变患者体位；牵引重量不可随意改变，在进行临床护理时，禁止去掉重量或放松牵引绳。骨牵引两端套胶盖小瓶，以防划伤患者及被褥。针眼处每日滴75%酒精2次，无菌敷料覆盖。注意观察骨牵引针眼处有无感染，保持局部清洁干燥。

(8)防止泌尿系感染：泌尿系感染是老年人卧床后常见的并发症，要及早做好预防工作。术后留置导尿的患者及早拔除尿管，鼓励患者多饮水，每日保持在3000ml以上。

(9)功能锻炼：术后即开始行踝关节背伸、跖屈功能锻炼，股四头肌及臀肌的收缩舒张等运动，增强肌力，当股四头肌肌力足够强时，开始进行直腿抬高练习。关节置换术后的患者可以早期下地活动，借助助行器进行行走。可以同膝关节置换患者一样，应用CPM进行被动功能锻炼，一般开始的最大活动角度定为40°，此时髋关节活动范围为25°~45°，以后每日增加5°~10°，至1周左右CPM最大活动角度为90°，髋关节活动范围为25°~85°，可以逐步停用CPM，而逐步改为主动运动。

(10)健康教育：①饮食指导：术后第一天由于麻醉影响，患者肠蠕动未恢复正常，宜进食不产气、易消化饮食，防止患者术后腹胀。肠蠕动恢复正常后给患者高蛋白、含钙丰富、易消化饮食，注意保持大便通畅。②教会患者如何防止髋关节脱位。髋关节脱位是髋关节置换术中较常见的一种并发症。为预防脱位，在卧位时使用外展枕头或穿丁字鞋，使用高的扶手椅子和高的厕所座位，遵守90°原则，两腿不要交叉或突然弯曲，有规律地练习屈伸下肢。为了维持股骨头在髋臼内及预防关节损伤，应注意：曲髋不要超过90°；髋关节内收不能超过中线；髋关节不能外旋。要确保患者不发生这些动作。应教育患者：不要弯腰超过90°，手术侧膝关节的抬高不要超过同侧髋关节；膝关节或踝关节不要交叉；卧位及翻身时患腿应保持在外展位。坐位时不要向侧方弯腰。双下肢不交叉，自然下垂，不坐矮凳，禁止盘腿。

三、Colles骨折

(一)概述

Colles骨折指发生在桡骨远端距关节面3cm以内的伸直型骨折。好发于老年人，尤其以女性多见，有“老年人骨折”之称，摔倒是发生本病的外在因素，老年骨质疏松症是骨折的主要内在因素。由间接暴力所致的骨折，跌倒时前臂旋前，腕关节背伸，手掌着地所致，暴力轻时骨折嵌插而无明显移位，暴力大时骨折远折端向背侧及桡侧移位，侧面观像“餐叉样”，正面观像“枪刺刀样”。老年人骨折常呈粉碎性，并可波及关节面。

1. 临床表现

伤后腕关节疼痛、肿胀明显，功能障碍，局部压痛。骨折移位明显时，因骨折远折段移向背侧，侧面观像“餐叉样”，正面观像“枪刺刀样”。

2. 检查

X线检查可明确诊断。

3. 治疗

治疗主要采用手法复位石膏外固定。复位时在手力牵引下，前臂旋前、屈腕，术者以拇指顶往远折段的背侧，其余四指放在近折段的掌侧作支撑，用力将远折段向远侧和掌侧挤压，并尺侧纠正桡侧移位。石膏固定腕关节于旋前、屈腕、尺偏位。对于少数手法复位困难或不稳定性骨折，可考虑行开放复位内固定治疗，宜用髓内针或钢板螺丝钉内固定。

(二)围手术期护理

(1)抬高患肢：离床活动时可以用三角巾或前臂吊带悬挂于胸前。

(2)维护有效的固定：石膏固定松紧要适宜，在患肢肿胀高峰期过后，要对石膏进行调整。石膏过紧，影响患肢的血液循环；过松，骨折端容易移位。

(3)石膏的护理：在石膏未完全干透时容易折断，搬动时注意给予适当支托。不可将未干透的石膏直接放在硬的床上，也不可局部受压或改变固定关节的角度，以免石膏向外突出，引起压迫。将石膏固定的肢体放在覆盖防水布的软枕上，抬高患肢，利于静脉和淋巴回流，减轻肢体肿胀。维持石膏固定位置，直至石膏完全凝固。为加速石膏固定，可以提高室温。石膏固定的患者容易发生压疮，注意石膏边缘要修理整齐、光滑，使患者舒适，避免卡压和摩擦肢体。对进行石膏固定的患者注意对肢体远端末梢血运的观察。肢体骨折石膏固定后，软组织水肿，可导致石膏过紧，发生肢体缺血性挛缩坏死和骨筋膜室综合征，轻则引起患者残疾，重则威胁到患者的生命。

（4）骨筋膜室综合征的预防：骨筋膜室综合征即骨筋膜室内肌肉和神经因急性缺血而产生的早期症候群。多见于前臂掌侧和小腿。主要表现为：患肢疼痛、麻木、手指或足趾不自觉屈曲，被动牵拉可引起剧烈疼痛，患肢肿胀、触痛明显。由于创伤骨折的血肿和组织水肿，使其室内容物增加或外包扎过紧造成局部组织压迫，使骨筋膜室容积减小而导致骨筋膜室内压力增高所致。当前臂骨筋膜室压力 8.7kPa，小腿 7.3kPa 时，供应肌肉的小动脉关闭，形成缺血→水肿→缺血的恶性循环。神经组织缺血 30min 发生感觉异常过敏，完全缺血 12～24h 发生不可逆损害。缺血早期可以引起濒临缺血性挛缩，肌肉出现小量点状坏死灶和间质纤维化，必须迅速、及时抢救，适当处置，缺血局部才能较快恢复血运。如果组织缺血没有得到及时救治，导致缺血性挛缩，筋膜室内部分肌肉组织不可避免地坏死，经纤维组织修复后形成瘢痕挛缩，导致爪形手、爪形足等畸形。时间长、范围大的组织缺血，使大量肌肉坏死或肢体坏疽而无法修复，导致截肢，甚至进一步引起全身不良反应并危及生命。

（5）功能锻炼：复位固定早期应进行手指屈伸和握拳活动及肩、肘关节活动。由于远端骨折段常向背侧和桡侧移位，因此两周内禁忌做腕背伸和桡侧偏斜活动，防止复位的骨折端再次移位，两周后行功能位固定，可以进行腕关节背伸和桡侧偏斜及前臂旋转活动。

（6）健康教育：多食含钙丰富、易消化的饮食，多食蔬菜，注意保持大便通畅。患者复位后石膏固定在掌屈尺偏位，告知患者两周后需更换石膏，重新给予功能位固定。

（王卫青）

参考文献

1. 胥少汀，葛宝丰，徐印坎．实用骨科学．北京：人民军医出版社，2006：649－664：.

2. 陆以佳．外科护理学．北京：人民卫生出版社，2001：256－278

3. 贺爱兰，张明学．实用专科护士丛书骨科分册．长沙：湖南科学技术出版社，2004：148－151.

4 宁宁．骨科康复护理学．北京：人民军医出版社，2005：88－92.

5. 曹建中．老年骨骼疾病治疗学．北京：中国医药科技出版社，1993：30－40

第五节　老年常见眼科疾病围手术期护理

一、急性闭角型青光眼

（一）概述

急性闭角型青光眼是一种以眼压急剧升高并伴有相应症状和眼前段组织改变为特征的眼病，多见于 50 岁以上老年人，女性更为常见，男女发病之比约为 1:2。双眼先后或同时发病。

1. 病因

具有遗传倾向的眼球局部的解剖结构变异，致瞳孔阻滞，周边虹膜异常肥厚和睫状体前移位均是急性闭角型青光眼房角关闭的发病因素。情绪激动，暗环境停留时间过长，局部或全身应用抗胆碱药物，均可使瞳孔散大，周边虹膜松弛，诱发本病。

2. 临床表现

视力急剧下降，仅有眼前指数或手动。剧烈头痛、眼痛、畏光、流泪，可伴有恶心、呕吐等全身症状。体征主要表现眼睑水肿，角膜上皮水肿，混合性充血。瞳孔中等不规则散大，常呈竖椭圆形，光反射消失，前房变浅。眼压明显升高，可达50mmHg以上，触诊坚硬如石，眼底因角膜水肿，多看不清。由于急性闭角型青光眼大发作期常伴有恶心、呕吐和剧烈头痛，这些症状常掩盖眼痛及视力下降，临床上应注意鉴别，以免误诊为胃肠道疾病、颅脑疾患或偏头痛而延误治疗。

3. 治疗

(1)保存视功能，降低眼压：眼压急剧升高是有危险的，但眼压是相对容易控制的。目前的治疗主要是通过手术或药物，使眼压降低至不引起视神经继续损害的安全水平。

(2)视神经保护性治疗：即通过改善视神经血液供应和控制节细胞凋亡来保护视神经。手术治疗多选择解除小梁网阻塞和瞳孔阻滞及减少房水生成的手术，目的是通过切除或切开周边虹膜使前后房沟通，瞳孔阻滞得到解除，或另行建立眼外引流通路，以达到降低眼压、控制症状的目的。

4. 检查

术前行常规检查，包括血尿常规、肝肾功能、心电图及胸部X线片，做好眼科系统检查，包括视诱发电位、眼部B超、角膜内皮镜等。定时监测眼压，随时掌握患者眼压情况。对伴有高血压、糖尿病等慢性疾病患者，应予对症治疗，待病情稳定后施行手术。

(二)各阶段的护理

1. 术前护理

(1)急性发作期护理：按医嘱及时用药，争分夺秒进行抢救性治疗，严密监测患者眼压及瞳孔变化，常规抗青光眼药物治疗。患者眼痛头痛剧烈时，给适时心理安慰，通知医生，及时采取有效措施。嘱患者卧床休息，避免劳累。床头抬高30°，利于头部血液循环，防止眼压增高。患者眼痛头痛剧烈时，为减少对患者的不良刺激，病区要求安静舒适清洁，以利于患者休息。

(2)心理护理：急性闭角型青光眼患者发病多因情绪激动，精神刺激，紧张等心理因素诱发。应进行耐心的心理疏导，消除患者紧张恐惧心理，使患者精神放松，情绪稳定。应用简明易懂语言，向患者进行疾病病因及防治知识宣教，指导患者如何保持合理的生活方式和去除对疾病的不利因素，帮助患者正确运用有效的缓解焦虑的方法，如教会患者深呼吸或收听轻音乐等放松心情。提供合理的支持，同时指导家属关心患者，使患者感受到家庭的温暖，以良好的心境配合治疗。

(3)术前应用抗生素眼液(氧氟沙星眼液3~4次/d)，保持眼部清洁，嘱患者勿用手揉眼，防止眼压增高和眼部感染。

(4)饮食指导：强调有规律的饮食习惯，选择易消化吸收、富含蛋白质的食物为主，如瘦肉、奶、豆制品等保证营养。多食蔬菜、水果等富含维生素及粗纤维的食物，营养视神经，防止便秘。忌食生、硬、辛辣等刺激性食物。嘱患者饮水一般每次不超过200ml，防止暴饮导致眼压升高。节制烟酒、浓茶、咖啡等。

(5)注意保暖，预防感冒，止咳化痰。

(6)术前准备：术前按内眼手术常规准备，冲洗术眼泪道、结膜囊，观察有无炎性分泌物，如有异常及时通知医生。消毒眼部周围皮肤，并用无菌纱布覆盖。术前30分钟口服醋氮酰胺0.5g或静脉滴注20%甘露醇250ml，防止术中眼压升高。控制饮食，宜清淡半流饮食，防止过饱，避免手术时引起呕吐窒息。

2. 术中配合训练

在手术过程中，患者术眼要求相对固定，呈凝视状态。因此术前应反复训练患者凝视前方一点或注视显微镜灯光，保持良好的固视状态。教会患者深呼吸，保持镇静，必要时口服镇静药物，选择安慰性语言，引导患者以积极的心态配合手术，提高手术成功率。

3. 术后护理

(1)术后嘱患者卧床休息,加盖眼罩2~3天。勿低头取物,防止眼压增高或伤口开裂。保持术眼干燥、清洁,预防感染。

(2)密切观察术眼有无渗血及疼痛情况,告知患者术后24小时内会有轻微疼痛或异物等不适感。如有疼痛剧烈伴恶心、呕吐,应及时通知医生,进行相关检查,安抚患者。眼压高者,给予口服醋氮酰胺、静脉滴注20%甘露醇等相关治疗。监测病情,给予镇静药物,保持充足睡眠,防止因疲惫引起眼压再次升高。监测24小时眼压情况。

(3)术后常规应用抗生素眼液及促角膜生长因子,促进伤口愈合,预防感染。点眼时,注意观察术眼恢复情况。

(4)便秘护理:手术后应少量活动,不强调绝对卧床,促进肠蠕动。多食蔬菜、水果,保持大便通畅,大便时勿用力。便秘者,可口服缓泻药物或应用泻剂。

4. 术后并发症与护理

(1)术后前房出血:多因意外碰撞,剧烈咳嗽,或见于有高血压动脉硬化的老年患者。为避免出血,医护人员应反复交代患者,不要用手触摸术眼,持续加盖眼罩,防止机械性碰伤,预防咳嗽,注意保暖,并教会患者正确的咳嗽方法(舌尖顶上腭法和手压腹部咳痰法)。

(2)恶性青光眼:多在术后2~3天内发生,眼压可高达50mmHg以上,眼球充血,疼痛及压痛,角膜水肿,瞳孔缩小不易扩大,眼底常难以看清,治疗主要为散瞳,降眼压,如48小时无改善,则应考虑手术,恢复前房。出现并发症的患者思想压力较大,护理人员应及时安抚患者,使其了解病情,解除思想顾虑,积极配合治疗。

5. 出院健康指导

出院时嘱患者适当休息,防止眼部疲劳,教会患者缓解视疲劳的方法。避免剧烈活动,适当调整心态,保持心情愉快。教会患者点眼药的方法及注意事项,避免压迫眼球。3个月内避免长时间低头动作及剧烈咳嗽,防止眼压升高。注意眼部卫生。合理饮食,避免生、冷、硬等食物。定期复诊,如有头痛、恶心、呕吐等症状,应及时就诊

二、老年性白内障

(一)概述

老年性白内障又称年龄相关性白内障,是中老年开始发生的晶状体混浊,随着年龄的增加,患病率明显增高。

1. 病因

较为复杂,可能是环境、营养、代谢和遗传等多种因素对晶状体长期综合作用的结果。流行病学研究表明,紫外线照射、过量烟酒、心血管疾病、机体外伤等与白内障的形成有关。

2. 临床表现

常双眼发病,多为先后,严重程度不一致。常为眼前阴影和渐进性、无痛性视力减退,眼前有固定不动的黑点。因屈光度不均,常可出现单眼复视或多视、畏光、炫光,注视灯光可出现虹视现象。

3. 治疗

目前尚无疗效肯定的药物,手术治疗是老年性白内障唯一、确实、有效的方法。随着显微手术技术和设备的日臻完善,白内障手术方法由过去的白内障囊内摘除术发展到现代的白内障超声乳化吸除+折叠型人工晶体植入术。该手术应用超声能将混浊的晶状体核和皮质吸除,保留晶状体后囊。手术创伤小,可在表面麻醉下完成,操作相对封闭,过程短,可减少炎症反应及患者痛苦。一般诊断为白内障,视力低于0.3或0.4,影响工作及生活即可手术治疗。

4. 检查

术前行常规检查,包括血尿常规、肝肾功能、心电图及胸部X线片,对伴有糖尿病的白内障患者进行血糖、尿糖监测,及时掌握患者的血糖控制情况,避免术后并发症。进行眼科系统检查,包括视诱发电位、眼部B超、角膜曲率、角膜内皮镜等。计算人工晶体度数,选择合适晶体。术前应定时监测眼压,使眼压控制在正常范围内。

（二）各阶段的护理

1. 术前护理

（1）心理护理：心理护理是老年白内障患者手术前护理的关键点之一。围手术期的不良因素，可使患者机体免疫力下降，延迟伤口愈合，增加感染机会。由于老年患者长期的视力障碍，多数常伴有听力、语言及表达障碍，造成与他人交流困难。因此，护理人员应根据患者的知识层次、性格特点，有针对性地做好心理疏导工作。根据患者的理解程度，向其讲解白内障及手术相关知识，建立良好护患关系，进行必要的放松训练，应用认知疗法，使其用正确的认知观点处理事件，消除疑虑，增加信心，积极配合手术治疗。

（2）适当保暖，预防感冒，止咳化痰。

（3）术前准备：按内眼常规准备，冲洗术眼泪道、结膜囊，观察有无炎性分泌物，泪道是否通畅，如有异常及时通知医生。术前30分钟开始散瞳，糖尿病患者由于瞳孔散开较慢，因此可提前1小时散瞳。瞳孔应充分散大至6～7mm，否则将影响手术操作并易损伤虹膜。

2. 术中护理

术中配合训练同青光眼围手术期护理。

3. 术后护理

（1）常规护理：术后患者适当休息，不可过度活动。术后加盖眼罩，防止机械性碰伤。术后24小时内，伤口会有痒感，嘱患者勿用力揉眼。避免用力咳嗽、打喷嚏或低头动作，防止因过度用力造成眼压升高使植入晶体移位或伤口出血。建议使用湿毛巾擦脸，擦脸时避免敷料浸湿，防止感染。根据患者的自身状况进不同的膳食。年老体弱患者饮食宜清淡、易消化，鼓励多食粗纤维蔬菜、水果，保持大便通畅，以利伤口愈合。

（2）心理护理：由于老年白内障患者对重见光明期望迫切，担心术后视力能否恢复，常处于忧虑、情绪不稳定、心理健康水平降低的状态。因此，护理人员应多与患者进行交谈，耐心细致做好解释工作，使他们保持良好心境，积极配合治疗。

（3）抗感染以促进伤口愈合：术后常规应用促角膜生长因子及抗生素眼液，点眼时应动作轻柔勿压迫眼球，减少刺激。观察有无渗出、出血及术眼疼痛等情况，如有异常及时通知医生，进行相关检查，安抚患者。

（4）并发症护理：术后角膜水肿多为房水混浊、晶状体表面沉着物、渗出膜形成或白内障过熟手术时间延长导致。主要症状为：眼睑痉挛、眼红、畏光、流泪、视物模糊、异物感。患者心理焦虑、思想压力较大，护理人员应及时了解患者心态，做好心理疏导工作，使其了解3日内角膜水肿可消退；如发生虹膜炎性反应，可结膜下注射地塞米松2.5mg，1次/d，吲哚美辛50mg纳肛，每晚1次，不需全身用药；前房出血多因咳嗽、高血压或便秘引起，应积极治疗。嘱患者注意保暖，给予止咳化痰药物，教会患者咳嗽时将舌头顶住上腭，使气流缓慢释放。便秘者适当给予缓泻剂，指导患者大便时勿用力。

4. 出院健康指导

由于白内障患者住院时间较短，出院后术眼用药及其他观察，主要靠患者及家属配合。因此，应教会他们掌握术眼的观察，相关并发症的症状和用药方法及注意事项，避免并发症的发生。出院时嘱患者带浅色墨镜防止强光线对眼睛刺激引起不适感。适当活动，3个月内避免大幅度低头动作及重体力劳动。注意用眼卫生，在适合光线下工作或阅读不超过1小时，教会患者缓解眼部疲劳方法。保持眼部清洁，勿用手揉眼，防止晶体脱位及出血。嘱患者多吃易消化、清洁、营养丰富的饮食，提高组织修复能力，促进伤口愈合。多吃蔬菜、水果，营养视神经，保持大便通畅。出院后1周、1月、3月、6月随诊，如有头痛、恶心、呕吐等不适症状应及时来院就诊。

三、老年复杂性玻璃体视网膜病变

（一）概述

复杂性玻璃体视网膜病变包括老年性黄斑

病变、增生型糖尿病视网膜病变、复杂性视网膜脱离、严重眼外伤等，是现代老年人致盲的一个主要因素。

1. **病因**

病因较为复杂。

(1)老年性黄斑病变的病因，大多数学者认为与视网膜色素上皮的代谢功能衰退有很大关系。尤其色素上皮损害的程度较为严重，能够发生一系列病理变化，进而累及相应的感光细胞及脉络膜毛细血管，继发邻近组织的损害和萎缩。

(2)增生型糖尿病视网膜病变是由于糖尿病视网膜病变进展到一定程度，血管病变加剧，视网膜组织重度缺血缺氧，视网膜血管壁萌发新生血管。新生血管管壁结构不健全，易于出血，并引发一系列症状，严重妨碍视力。

(3)复杂性视网膜脱离常见于老年性黄斑病变发展至后期引起视网膜变性，玻璃体变性、液化等，造成视网膜脱离，或增殖型糖尿病视网膜病变发生血管纤维性增殖引起收缩牵引导致视网膜脱离，其他原因还包括玻璃体严重出血机化以及眼球外伤致血循环瘀滞引发的视网膜脱离。

(4)严重眼外伤常见于机械性或非机械性外力导致玻璃体出血、变性，机化条索及机化膜形成，或由于伤后瘢痕粘连、牵拉等引发一系列症状而严重影响视力。

2. **临床表现**

(1)老年性黄斑病变前期有轻度视物变形症状，后期中心视力显著下降，或仅存光感，视野检查大多存在中心暗点。

(2)增生型糖尿病视网膜病变初期一般无眼部自觉症状。病变发展，可引起不同程度的视力障碍。视网膜小血管破裂，少量出血入玻璃体时，患者多无自觉症状，或仅有“飞蚊症”；较多出血时，患者可自觉“冒烟”，视力明显下降。大量出血可致眼底无红光反射，视力下降至光感。

(3)视网膜脱离由多种病因引起，初发时有“飞蚊症”或眼前飘浮物，某一方位有“闪光感”。眼前阴影遮档(视野缺损)。累及黄斑时视力明显减退。眼压多偏低。

(4)严重眼外伤常伴有玻璃体出血或视网膜裂孔与脱离，病情急、重，患者视力明显下降，并伴有明显的眼痛及刺激症状。

3. **治疗**

老年性黄斑病变、增殖型糖尿病视网膜病变早期引发新生血管破裂、少量出血时，临床上可应用止血药物或采用激光封闭等方法治疗。当病变发展至晚期引起玻璃体严重出血或视网膜脱离，患者视力严重下降时应及早手术。严重眼外伤应视病情立即手术。现代随着玻璃体切割手术的开展，使以往一些无法治疗的复杂性玻璃体视网膜病变有了治愈的机会。玻璃体切割手术与其他眼部手术适应证相比，病情较为严重，技术操作复杂，术后反应重，并发症较多。并且根据手术性质，还要采取不同的长时间的强迫卧位，如果术后卧位不当，容易诱发青光眼，引起眼痛等不适。

4. **检查**

术前行常规检查，包括血尿常规、肝肾功能、心电图及胸部 X 线片，对伴有糖尿病、高血压的患者应进行血糖、尿糖及血压监测，及时掌握患者的血糖、血压控制情况，降低术后并发症的发生率。进行眼科系统检查，包括视诱发电位、眼部 B 超、角膜内皮镜等检查，确定网脱方位及玻璃体出血程度，决定手术方案。术前应定时监测眼压，使眼压控制在正常范围内。

(二)各阶段的护理

1. **术前护理**

(1)常规护理：患者入院时，病室环境要求安静整洁。嘱患者卧床休息，避免下床活动。必要时包扎双眼，尽量减少眼球转动，防止牵拉造成出血及网脱范围扩大。适当保暖，预防感冒。教会患者正确咳嗽方法，防止用力。饮食宜清淡易消化，多食蔬菜水果，保持大便通畅。

(2)心理护理：因患者年龄较大，视力较差，手术方式复杂，术后视力不确定，易产生焦虑、忧郁心理。护理人员应根据老年患者的个体特征及心理变化采取适当的心理疏导方式，与家属进行沟通，建立有效支持系统，消除患者心中顾虑，缓解其心理压力，使之能够以良好的心态配合手术。

（3）术前体位训练：术前结合手术方法及填充物特点，护理人员应教会患者及陪伴家属常用玻切手术体位方法及注意事项。因老年人血液循环功能较差，长期局部组织受压，易造成皮肤破损及褥疮的发生。因此，护理人员要积极做好和教会家属如何在不改变患者体位的情况下，进行按摩及轻度身体位置变换，防止局部组织长期受压。教会患者手术眼位的配合方法，提高手术成功率。

（4）术前准备：常规应用抗生素眼液点术眼3~4次/d，预防感染。术前1日常规行抗生素盐水冲洗泪道、结膜囊。观察有无炎性分泌物，泪道是否通畅，如有异常及时通知医生。操作时注意动作轻柔，勿压迫眼球。手术当日应用0.5%碘伏消毒上、下睑及睑缘皮肤，无菌纱布覆盖术眼。术前1小时开始散瞳。术前患者精神紧张不能配合者，应适时给予安慰，口服或肌注镇静药物，必要时采取全麻手术。

2. 术后护理

（1）术眼护理：术眼包扎，加盖眼罩，防止机械性碰伤。嘱患者注意保持眼部卫生，勿挤压术眼。避免或减少眼球转动，防止牵拉出血。每日检查眼压、视力、角膜及眼底等手术恢复情况。

（2）体位护理：术后体位对预后非常重要，根据手术部位及手术性质，采取合适的卧位。眼内注气患者，由于气体比重轻，上浮力量会推压视网膜复位。因此根据视网膜裂孔及脱离部位采取相应的体位，如上方裂孔，取坐位或半坐位，后极部裂孔或黄斑裂孔取俯卧位或低头位，颞侧或鼻侧裂孔则分别采取裂孔一侧在上方的侧卧位。术后要求保持强迫体位10~15天。应用硅油填充眼部，理想的体位是让视网膜处于高位，患者取俯卧位，保持时间大于7天。患者保持强迫体位期间，应告知其相应卧位的重要意义，尽量安慰体贴患者，鼓励患者坚持，协助患者正确摆好体位。为防止患者局部组织长期受压，血液循环不良，嘱患者缓慢交替活动上下肢，并为患者按摩受压部位，应用各种器具（如游泳圈、抱枕、各种关节气圈等），缓解患者因长期卧位带来的不适。操作时注意轻柔，防止振动头部，术后第2日患者可在陪伴或护士搀扶下适当下床活动，动作应缓慢，继续保持要求眼位。嘱患者进食营养丰富、清淡易消化、少渣饮食，少食豆制品，防止腹胀。

（3）抗感染以促进伤口愈合：常规应用抗生素及促角膜生长因子眼液，必要时全身应用抗生素、激素等。点眼时应动作轻柔，勿压迫眼球，减少刺激。观察敷料有无渗出、出血及术眼疼痛等情况，如有异常及时通知医生，进行相关检查，安抚患者。

（4）并发症护理：①角膜基质水肿多因玻璃体切割手术中刮去角膜上皮或手术时间较长造成。主要症状为：眼睑痉挛、眼红、畏光、流泪、视物模糊、异物感，按常规应用促角膜生长因子及抗生素眼液，1周内多能消退。②暂时性眼压增高发生率较高，多因手术创伤引起组织水肿，炎症反应以及细胞碎屑沉积于小梁网上，加重房水流出障碍而出现。主要症状为：患者眼痛不适，恶心、呕吐，经皮质激素、抗炎及降眼压药物治疗后，眼压一般在2周内下降。针对术后出现并发症的患者，护理人员应及时了解患者心态，做好心理疏导工作，使其了解病情；积极协助做好患者生活护理工作，使患者保持身体舒适，心境愉快，以积极的心态配合治疗。

3. 出院健康指导

出院时嘱患者注意休息，如需继续卧位应坚持。半年内避免剧烈活动及重体力劳动，防止出血及视网膜再次脱落。教会患者正确点眼方法及注意事项，保持眼部清洁，预防感染，勿用力挤揉眼部。注意劳逸结合，防止用眼过度。控制血糖、血压在正常范围，保持心情愉快，避免情绪激动。定期复诊，如患者出现视力下降，眼前闪光感、虹视及头痛、恶心呕吐等不适症状，应及时就诊。

（孙永华　金凤竹）

参考文献

1. 惠延年．眼科学[M]．北京:人民卫生出版社,2001:85－92

2. 黎晓新,王景昭．玻璃体视网膜的手术学[M]．北京人民卫生出版社,2000:321－322

3. 石爱俭．心理干预对手术患者术前紧张的影响[J]．中国误诊学杂志,2005,10(5):1933－1934

4. 余沛旭．术前心理干预对老年患者围手术期的心理影响[J]河北医学,2007,13(7):855－856

5. 刘文婷．老年患者的心理护理[J]．中国实用护理杂志,2004,(02):50－51

第六篇

老年医学研究展望

△ 老年医学历史功绩

△ 老年医学研究现状

△ 老年医学任重道远

第三十八章　老年医学历史功绩

第一节　人类寿命的飞跃

老年医学是医学领域中一门发展较晚的专业学科。如以1942年世界上第一个“老年医学学会”在美国成立和《老年医学杂志》(Journal of Gerontology)的出刊标志为现代老年医学的问世,那么老年医学的历史也只是半个多世纪以来的事。老年医学问世的时间虽不长,但专业研究发展的速度、广度和深度均较快、较多、较大,表现出对促进人类社会进步的明显业绩。

据推理,人类自然寿命应是120岁以上。我国古代有姜子牙80岁遇文王(西周:约公元前11世纪),和孙思邈百岁上山采药(唐:公元7世纪)等长寿的传说;但就整个人类而言,直至公元18世纪,世界人口平均寿命还只有18岁。这是由于那时一些致死率很高的烈性传染病(如天花、鼠疫等)流行,人类无力预防,更无有效治疗方法,只能眼睁睁地看着那些烈性病肆虐世界各地。由于医学事业的迅速发展,自18世纪至20世纪,人类寿命已经经历了两次飞跃。进入21世纪时,人类寿命正在进一步提高,人的平均寿命将步入第三次飞跃阶段。

一、人类寿命的第一次飞跃(18世纪末)

英国医生爱德华·琴纳(Edward Jenner, 1749~1823)于18世纪末发现牛痘疫苗,为人类寿命的第一次飞跃发出了信号。琴纳医生观察到挤牛奶女工手指感染牛痘后就不再得“天花”病。于是他用牛痘脓聚物接种于人体,使接受牛痘接种的人获得了对天花的免疫力;后应用优良的痘苗接种于健康的犊牛,制成牛痘苗,对人类进行了普遍性预防接种,极大地控制了天花的流行。同时,医学界逐渐探索清楚了黑死病(鼠疫)、疟疾、霍乱等恶性传染病的传染途径,采取了有效的预防及治疗措施。由于多种烈性传染病得到有效控制,使人类平均寿命在18世纪末由18岁提升至40岁,将人类寿命提高了22岁。这是世界人类寿命的第一次飞跃。

二、人类寿命的第二次飞跃(20世纪初)

当多种烈性传染病被控制后,明显影响人类健康和寿命的突出问题是各种细菌性微生物感染性疾病。

英国细菌学家弗莱明(Fleming A,1946)于20世纪初发现“青霉素”标志着人类寿命第二次飞跃的开始。弗莱明在其研究细菌用的培养皿中,因掉入了“青霉素”而抑制了多种病原菌的生长,他把这种青霉菌培养液称为“青霉素”。即与病理学家佛罗里(Florey)等继续研究这项工作,把青霉素溶液制成干燥粉剂,并应用于临床,从而挽救了千百万难治的细菌性感染患者,开创了“抗生素学”这门新兴的学科。直至今日,抗生素学的发展方兴未艾,千百种各类有效的抗微生物药物不断推出并应用于临床。由于青霉素的问世,完成了人类寿命的第二次飞跃,把人类平均寿命从40岁提升至65岁,又提高寿命25岁。

三、人类寿命的第三次飞跃(21世纪)

人类平均寿命经历了第二次飞跃后,面临第三次飞跃的问题是如何控制当前明显影响老年人健康和长寿的疾病。据统计,当前威胁老年人生命的主要疾病有两类,即心脑血管疾病和各种恶性肿瘤。由于老年医学专业在20世纪后半期开始受到重视,对影响老年人生命和寿命的这两类疾病,经过生物学家、病理学家、人类学家、临床医师和药剂师等专业人员的共同努力,找到了积极预防、治疗和控制这些疾病的有效方法。至21世纪初,发达国家和地区的老年人的平均寿命已超过80岁。我国北京、上海等城市的人口平均寿命也已达80岁。这是老年医学工作者和社会各方人士共同努力所取得的丰功伟绩。过去说“人生七十古来稀”,现在应该说“人生八十不希奇”。人类平均寿命的第三次飞跃的目标应是85~90岁。即将第二次飞跃已达到的65岁,再提高20~25岁。这个任务争取在21世纪完成。

四、人类寿命的终极飞跃

鉴于人的生物学极限寿命应是120~150岁,人类寿命的终极飞跃应是超过“百岁”。现在世上超过百岁的长寿老人早已不在少数。总结长寿老人的“秘诀”,被公认的不外乎三条:①家族中有长寿基因。②良好的简单饮食习惯。③豁达的心态和安宁的心灵。保持人的心理平衡、清心寡欲,应是幸福长寿不可缺少的因素。

当前多数发达国家的人群平均寿命已提升至80岁左右(目前世界上人均寿命最高的国家是日本。日本厚生劳动省于2007年7月26日公布的日本人平均寿命:女性85.81岁,男性79岁),但一些发展中国家的人均寿命还远低于此。因此,老年医学专业面临的“人类寿命的终极飞跃”的任务还是很重的。这些工作将包括人体老化基本原因和防治衰老措施的基础研究,对老年人致残致死的常见疾病的积极防治研究,维护老年人生理功能、保持心理平衡和完善智能状况的有效措施研究。这是何等伟大的社会系统工程!

第二节 “老人问题”和“老龄问题”

一、“老龄问题”的提出

早先将“老人问题”看成是老年人本身的问题,只涉及老人健康、疾病和生活的特殊照顾等问题。这样对“老人问题”的提法、认识和理解,显然涉及的面是比较窄了。实际上,“老人问题”不仅仅是老年人的个人问题,而且是具有极广泛的社会性问题。因此,在1982年维也纳世界老年人问题大会上提出“老龄问题”的概念指出,“老龄问题”既包括老年人本身的问题,也包括因人口年龄结构的变化给各国政府有关经济秩序和社会发展带来的一系列严重问题。对老年人生活健康的特殊照顾是社会人道主义的问题,人口年龄结构的老年化是社会经济发展问题,二者结合起来就是“老龄问题”。因此,“老龄问题”的提法较早先对“老人问题”的认识,涉及面就宽多了。

事实上,“老龄问题”的提出,就是将“老年医学”和“老年社会学”紧密联系在一起了。1984年第35届联大通过的129号决议,确定了“老龄问题”的概念。

二、对“老龄问题”的认识

人能健康长寿是人类进步发展的体现。应该说,人的寿命越长,人类越应受到鼓舞,感到骄傲。今天的老年人,也是昨天的劳动财富创造者,他们对社会发展做过不同程度的贡献,理应分享社会发展的物质和精神成果,获得应有的养老待遇。另外,他们在过去的社会实践中积累的丰富经验和知识,仍是今后社会发展的宝贵财富,将会进一步散发余热和光辉。今天的青年人,也就是明天的老年人,他们目睹社会对老年人的公正态度,就毋须担心未来的命运,就会趁自己年轻的黄金时代,承前启后,以旺盛的精力加倍努力,为社会创造更多的财富。因此,老龄问题是整个社会的问题。

鉴于中国人口已面临老龄化的问题,我国已于1982年4月成立了“中国老龄问题全国委员会”,开始做大量的宣传工作和组织工作。出刊《中国老年》月刊,组织了各种老年协会,包括中国老年体育协会、中国老年文物研究会、中国老年书画研究会、中国老年教育会、中国老年学学会、中国老年基金会、中国老年实业总公司、中国老年保健协会等。同时开展了各种国际交流活动。

北京市于1984年召开了“老年健康座谈会”。会议着重讨论了对老龄问题应有的立法保障工作:号召建立各级老年保健管理机构;为解决老年人就医难的问题,应设立老年门诊、老年病科、老年医院,建立康复医院,日间医院设立家庭病床,加强地区保健工作,充分发挥退休医务人员的作用,加强老年病的护理培训工作;重视老年康复医学和老年心理学。

《中华人民共和国老年人权益保障法》共六章50条,于1996年8月29日在第八届人大第21次常委会上通过,并经中华人民共和国主席第73号令予以公布,自1996年10月1日起实施。此外,全国各地医学院校先后设立了“临床老年医学”教育课程。老年学和老年医学工作逐步走上正规发展的道路。

三、我国面临的“老龄问题”

今后我国解决老龄问题的工作重点应从以下五个方面入手,即“老有所养,老有所医,老有所学,老有所为,老有所乐”。完全可以相信,我国的老年医学和老年社会学工作一定能和全国蓬勃发展的经济工作同步前进,蒸蒸日上。

(1)“老有所养”:全国逐渐推行的养老保险制度的建立、健全和完善,以及城乡各地建立的多种养老机构,充分体现了我国重视“老有所养”的安排。

(2)“老有所医”:对老年人医保制度的配套建立,设立老年人专科门诊,成立老年病专科病房等均体现了“老有所医”的落实。

(3)“老有所学”:各地各种形式的老年人大学的举办,组织老年人学书法、学绘画、学手工工艺、学医学知识等等,都体现了“老有所学”的安排。

(4)“老有所为”:一大批退休人员为社会各部门、单位所回聘,继续发挥老年人的余热,开辟广阔天地,体现了“老有所为”的精神。

(5)“老有所乐”:北京市于1985年成立了“中国老年健康中心”,组织了多项活动。自1985年起每年利用“重阳节”组织老年人游园活动,每次参加游园活动的离退休干部和职工多达千万人。

(潘天鹏)

参考文献

1. 潘天鹏:老年医学基础知识及常见老年疾病. 空军总医院内部资料,1985.5

第三十九章　老年医学研究现状

第一节　中国全国各地老年医学研究现状

中国科学院院士、中华医学会老年医学分会主任委员、中国中西医结合学会主任委员、中国中医科学院西苑医院名誉院长陈可冀教授于2005年报道"我国近五年老年医学研究进展"，基本上概括了我国老年医学工作进入21世纪后的现状。现根据其综述并结合其他方面的诸多报道分述于下：

一、老年基础医学研究

（一）衰老的生理学研究

（1）衰老细胞的DNA甲基化改变，是多种蛋白质参与的复杂过程：应用H_2O_2诱发二倍体成纤维细胞（2BS）的衰老变化时，经基因表达谱研究结果表明：有123种基因参与细胞周期过程，细胞代谢及蛋白质修饰，细胞外基质及细胞骨架蛋白的形成和调节，以及炎症反应等；并发现RBM_4、$FBXO_7$、TOM_1、$TSSC_3$、hnRNP－K等基因在2BS细胞衰老过程中出现表达变化。

（2）P_{16}基因表达与细胞衰老有关：人体二倍体成纤维细胞（2BS）在衰老过程中见P_{16}基因表达增高；提示细胞周期抑制因子P_{16}对2BS的衰老起促进作用，并认为P_{16}处因子1的S Na 1位点的甲基化水平改变与衰老过程中的高表达有一定关联。

（3）限制热量可延缓细胞衰老：实验室建立热量限制延缓体外细胞衰老模型，充分证实采用限制热量的方法可延缓2BS细胞的衰老。

（二）老年阿尔茨海默病（Alzheimer's disease）患者病理生理研究

（1）阿尔茨海默（AD）患者海马雌激素受体a明显减少：AD患者海马区雌激素受体a（Era）表达明显减少，提示该区神经细胞凋亡的情况。

（2）载脂蛋白$E\varepsilon_4$基因与认知功能有关：轻度认知损害（mental consciousness impairment，MCI）患者在记忆力显著减退的同时，定向力、注意力、语言能力也呈下降趋势。测MCI患者的载脂蛋白（APO）$E\varepsilon_4$基因的频率显著高于健康老年组，提示此基因组变异与认知功能相关。

（3）T细胞衰老致脑免疫功能紊乱而加速神经细胞损伤：AD患者外周血管T细胞端粒酶明显升高，巨噬细胞集落刺激因子（MCSF）含量也升高，并与痴呆程度呈正相关。

（4）淀粉样前体蛋白肽-17（APP-17）具营养和保护神经细胞作用：实验中对培养的人神经母细胞瘤SY5Y基质液中，加入APP-17可明显提高培养的神经细胞数量。

（5）中药复方调心方能明显提高氧化损伤AD模型大鼠的空间学习记忆能力，并提高神经细胞成活率。

（三）胃癌和结肠癌的基因研究

（1）胃癌的基因表达标志：用基因芯片技术检测萎缩性胃炎、非萎缩性胃炎、胃癌及癌旁组织，均有其各自的特征和基因表达谱。如用反映胃癌特征基因变化的CDNA芯片，找出有价值的肿瘤标志物，研究认为胃癌及癌前病变组织中的DNA甲基化酶、Survivin、细胞间黏附分子、血小板衍生内皮生长因子等的表达，与肿瘤的生物学行为和病理分期有一定相关性。

（2）结肠癌的发生和发展，分别与Ki_{67}、P_{53}、MVD、$TIMP_1$、VEGFmRNA、Kras基因突变等相关。

（四）肾脏组织衰老相关基因的研究

对肾脏衰老相关基因表达谱的研究，比较了老年大鼠和衰老大鼠肾组织的基因表达，发现8192个基因中有124个基因在衰老大鼠的肾组织中表达异常，其中表达增强的基因71个，表达下降的基因53个。

二、老年流行病学研究

（一）老年流行病学研究任务

（1）控制构成社会公共卫生问题的老年人的常见病和多发病。主要是研究老年人心脑血管疾病、呼吸系疾病、恶性肿瘤、2型糖尿病、原发性骨质疏松症、老年性痴呆、帕金森病等疾病的危险因素和保护措施。

（2）研究在社区内积极倡导促进老年人健康的活动。

（3）对老年保健及社区卫生服务模式的研究。

（4）研究提高老年人生活质量的措施。

（5）积极开展社区综合防治试点研究。

（6）将现代流行病学、卫生统计学应用于老年医学的研究。如确定老年医学的重点，评估老年医学研究课题的科学性，对老年人合理用药、老年人营养保健品和保健方法的科学评价。

（7）继续对长寿地区和长寿老人深入开展长寿调查。

（8）积极开展老年人健康教育。

（9）协助政府部门和社区决策部门制定老年卫生工作计划。

（二）明确老年卫生服务的重点人群和服务方式

（1）老年卫生服务的重点对象：高龄老人、独居老人、丧偶老人、新近出院的老人、老年精神障碍者。

（2）探索为老年人服务的方式：开展家庭访视；建立家庭病床；组织健康教育、生活护理、托老院等；设立老年保健中心、老年病专科门诊、老年医院；临终关怀服务。

（三）其他

（1）开展促进老年人健康活动。

（2）组织全科医生和社会康复护理人员的培养工作。

（3）加强对老年疾病的防治研究。

三、老年临床医学研究

（一）心血管疾病

1. 老年人心血管疾病危险因素及综合干预策略的研究

根据干预后效果的研究，将危险因素的强度分为5类：

Ⅰ类：高血压、高胆固醇和吸烟。

Ⅱ类：糖尿病、肥胖、高甘油三酯、绝经后妇女。

Ⅲ类：高半胱氨酸血症、脂蛋白a（LPa）。

Ⅳ类：年龄、性别、家族史。

Ⅴ类：C反应蛋白、血浆纤维蛋白原、高尿酸血症。

据此提出多种危险因素并重的综合干预策略，尤其是控制血压、血糖、血脂和肥胖及戒烟。

2. 高血压和高脂血症治疗的达标研究

（1）老年人高血压以收缩期高血压为多，病因以容量性高血压多见。故治疗以钙离子拮抗剂和利尿剂为常选药物。方案有：①二氢吡啶类钙拮抗剂（CCB硝苯地平类）和β受体阻滞剂联合应用。②血管紧张素转换酶抑制剂（ACEI）或血管紧张素Ⅱ受体拮抗剂（ARB）与利尿剂联合应用。③CCB 与 ACEI、ARB 的联合应用。

(2)老年高血压治疗达标要求为 <140/90mmHg。

(3)对老年人单纯收缩期高血压的降压目标应为 <140 ~ 150/90mmHg。舒张压不低于65mmHg。

(4)调脂治疗:用他汀类药物可明显降低LDL - C,明显改善急性冠脉综合征的预后。

(二)老年人脑血管病

(1)规范急性缺血性脑血管病患者高血压的处理原则:①收缩压 <220mmHg,舒张压 <110mmHg,不需降压治疗。②收缩压 >220mmHg,舒张压 >110mmHg,需降压治疗。③当平均血压(收缩压 + 舒张压)乘 2 除 3 后 >130mmHg 时,要慎用降压药。

(2)脑梗死后的处理原则:①小血管疾病用阿司匹林、噻氯匹定(Ticlopidine,Ticlid,力抗栓)。②大血管疾病则用肝素、低分子肝素、华法林(Warfarin)等。

(三)老年人呼吸疾病

1. 慢阻肺(COPD)

(1)《中国 COPD 诊治指南》(2002 年修订):①将以往诊断为慢性支气管炎或肺气肿但无气流受阻者列入 COPD 高危人群范畴。②COPD 的气道炎症是因肺部有害颗粒或气体作用下引起的异常炎症反应。③COPD 气道炎症特性,以 1 秒钟最大呼吸量(FEV1)<80% 预计值,和 FEV1/最大肺活量(FVC)<70% 是诊断气流受阻的敏感指标,并作为病情严重程度分级的依据。④规范 COPD 临床治疗方案:无创机械通气的广泛应用,在治疗老年 COPD 引起的急、慢性呼吸衰竭中起十分重要的作用。无创通气的应用,显著减少用气管插管的并发症,缩短住院时间。

(2)老年人慢性阻塞性肺病(COPD)的病理生理研究:老年慢阻肺患者并发肺部感染时,血清白细胞介素 -6(IL -6)、肿瘤坏死因子(TNF - a)与 COPD 合并肺部感染严重程度呈正相关关系,故在持续监测中有利于疾病的分期和活动情况判断,也有助于作为观察疗效和判断预后的可靠指标。

2. 老年肺结核病

(1)发病率回升。

(2)出现耐药结核病病例。提出短程化疗(DOTS),以预防耐药菌株的发生。

3. 睡眠呼吸障碍

探索对阻塞性睡眠性呼吸暂停低通气综合征的有效治疗方法,包括:①恢复和增强咽部扩张肌功能。②持续气道正压通气治疗。

4. 对促进肺癌细胞对化疗药诱导凋亡的敏感性研究

在体外用维甲酸(RA)可增加抗癌药依托派苷泊苷(VP -16)对肺癌细胞的生长抑制,并促进肺癌细胞的凋亡。通过流式细胞仪测定凋亡率,RA + VP -16 组分别是单用 VP -16 组和单用 RA 组的 2.8 倍和 2.2 倍。为提高疗效和降低药物毒副作用提供了理论依据。

(四)老年人消化系疾病

(1)老年慢性胃炎:患病率 85%,其中慢性萎缩性胃炎占 55% 以上。

(2)老年反流性食管炎:检出率是中青年的 2 倍,约 1/3 伴食道裂孔疝。

(3)老年人消化功能:随增龄而减退。老年人因患多种其他系统疾病而需口服药物治疗,影响消化功能的问题不容忽视。

(4)老年人胰腺炎:以胆源性为主。并发症发生率高,给诊断和治疗带来复杂性。

(5)老年人胰腺癌:恶性程度高,进展快。

(五)老年人肾脏疾病

(1)缺血性肾病:是老年人慢性肾功能衰竭的重要原因,包括肾动脉粥样硬化,肾内动脉各级分支狭窄及阻塞。

(2)ACEI 类药:用于单侧肾动脉狭窄,可加速肾萎缩及纤维化,达“药物性患肾切除”,从而保护对侧灌注正常的肾。

（六）老年人骨质疏松症

（1）患病率高。70 岁以上妇女高达 60% ~80%。

（2）骨质疏松症的防治：应从中青年做起。青中年的骨矿含量及峰值骨密度的高低，直接影响老年人骨质疏松症的患病率。

（3）骨细胞生物学实验研究：国内各地开展了成骨细胞和破骨细胞体外培养技术实验研究，建立了细胞生物学功能的检测方法和指标，并与骨质疏松防治药物的细胞药效评价研究相结合，对推进我国骨质疏松防治药物研究的进展起推动作用。

（4）相关基因多肽性与骨质疏松关系的研究工作在深入进行中。

第二节　中国军队系统老年医学研究现状

中国人民解放军总后卫生部医学科学技术委员会全军老年医学专业委员会于 2006 年 10 月在青岛召开全军第九届老年医学专业技术会议，大会收到论文 460 篇。论文包括基础研究 65 篇（实验室工作 54，诊断研究 11）；流行病学调查报告 8 篇；内科临床研究 237 篇（心血管系 128，呼吸系 14，消化系 10，脑神经系 27，代谢内分泌系 31，肾脏病 7，多器官衰竭 5，其他 15）；外科临床研究 15 篇（骨关节病 5，腹部外科 5，泌尿外科 2，其他 3）；护理论文 46 篇；合理用药 75 篇；健康教育和管理论文 14 篇。

从以上论文统计看，当前解放军老年医学研究现状，除基础医学研究是重点以外，临床研究工作中对老年人心血管疾病的研究是重中之重，同时也着重对老年人脑神经系和代谢内分泌系疾病的研究。此外，对老年人的合理用药和老年人护理工作经验总结，是多年来历届全军老年医学专业学术会议收到论文较多的一届。现将研究工作现状概述如下。

一、基础研究

（一）心肌缺血的实验性研究

（1）第三军医大学药理教研室报道大鼠心肌缺血再灌注时心肌细胞核 1，3，4，5，四磷酸肌醇受体结合特性显著增强，致核内钙浓度增高，提示心肌缺血再灌注时心肌细胞受损伤和凋亡之病理依据。第三军医大学野战外科研究所心内科报道利用大鼠心肌梗死模型，在模型形成后 2 周，将骨骼肌卫星细胞做心肌移植，4 周后见移植细胞在梗死区的生长、增殖，毛细血管密度增高，达到治疗型血管新生之目的。第三军医大学西南医院报道，间歇性低氧预处理能促进大鼠心肌内的血管生成，其机制可能与心肌血管内皮生长因子 mRNA（VEGF mRNA）和低氧诱导因子 Ia mRNA（HIF－/a mRNA）表达增高有关。

（2）第四军医大学西京医院报道应用中药当归、川芎、丹参萃取液观察其实验室的促血管生成作用。研究包括观察鸡胚胎的绒毛膜尿囊膜（chorion allantoic membrane，CAM）的血管数量变化，对培养中大鼠心肌微血管上皮细胞和人脐带静脉上皮细胞的增生情况。结果提示此 3 种中药萃取液有很强的血管再生活性。

（二）心肌肥厚、心肌纤维化与 AMI 后缺血性心脏衰竭和左室重塑的相关性研究

（1）昆明总医院报道心肌肥大细胞（cardiac mast cell）与心室肥厚患者的心脏重塑关系，见心肌肥大细胞的厚度密度显著增高，提示是造成心肌肥厚患者心脏重塑的直接原因。昆明总医院尚报道心肌胃促胰酶（cardiac chymase）活性的增高，促成心肌组织中胶原的合成，从而导致心脏肥厚患者的心肌纤维化。

（2）解放军总医院老年心血管病研究所报

道 FAS 是一种细胞质（cytokine），它既引导心肌细胞的 apoptosis，同时可造成心肌细胞的肥厚。实验研究证实，FAS 表达之上调与心肌梗死后的心肌缺血、左室重塑和心力衰竭的发生相关连。研究所尚报道在大鼠实验中，应用吡格列酮和阿托伐他丁对心肌梗死大鼠左室重塑和心力衰竭的影响。研究认为吡格列酮使 MI 大鼠心肌胶原含量下降、降低心肌炎性细胞的表达，具正性肌力作用，有望成为心衰新的预防和治疗措施。但在改善心功能的同时，却增加了 AMI 大鼠的死亡率。阿托伐他丁则降低 AMI 大鼠的死亡率，减弱左室重塑，同时改善心功能，故长期应用可能改善预后。

（3）305 医院报道 54 例老年人急性前壁心肌梗死时，C 反应蛋白（CRP）明显增高，并与 AMI 后左室重塑和左室功能不全有较强相关性。

（三）心力衰竭与炎症细胞因子关系的研究

（1）第二军医大学报道，观察 100 例不同原因的老年心力衰竭患者的血清炎症细胞因子 TNF－a 明显增高，而抗炎细胞因子 IL－10 则显著降低；二者共同促进心力衰竭的发展和心功能的恶化。第二军医大学尚报道，测定老年心力衰竭患者外周血象 IL－6 和 IL－8 水平明显升高，并与心力衰竭程度明显相关；同时观察到患者血清 IL－6 和 IL－8 水平与 LVEF 呈负相关；提示临床测外周血 IL－6、IL－8 可作为判断心衰严重程度的实验性依据。

（2）第三军医大学报道，根据心脏成纤维细胞（cardiac fibroblasts，CFs）占心脏间质细胞的 90% 以上，在心脏的正常生长和病理重塑中起重要作用。心脏成纤维细胞的异常增殖，将促进心室重塑的发展和加速心衰的进程。因此，如能应用一些药物抑制 CFs 的增殖、加速 CFs 的衰老，将会减缓心肌纤维化的进程。血管紧张素转换酶抑制剂卡托普利可延缓心肌纤维化，改善心室重塑，阻止心力衰竭的进展。已知动物体细胞的端粒随细胞分裂而逐渐缩短，乃至衰老凋亡。研究通过观察卡托普利对幼鼠心脏成纤维细胞衰老的影响，见卡托普利可显著缩短 CFs 端粒的长度，导致 CFs 衰老的发生，进而抑制 CFs 的增殖，延缓心肌纤维化，改善心室重塑，阻止心力衰竭的进展。明确了卡托普利防治心衰中的分子学水平的依据。

（3）成都军区昆明总医院尚有多篇报道，探讨炎性因子和细胞因子 TNF－a 干预具强分泌功能的血管内皮细胞的凋亡。进一步阐明冠状动脉粥样硬化性心脏病患者并慢性充血性心力衰竭的分子学病理研究依据。

（4）广州军区武汉总医院报道，经大鼠试验应用中药健心方（含黄芪、太子参、川芎、当归、葶苈子、云苓、桂枝、香附等）防治心力衰竭的研究，其作用是阻断 Toll 样受体 4（脂多糖激活细胞的关键受体）对脂多糖的识别和调节，导致拮抗脂多糖的作用。

（四）心室肌细胞保护作用的研究

（1）解放军总医院老年心血管病研究所报道，应用氨溴槟榔碱（ARE）观察对大鼠心室肌瞬时外向钾电流（Ito）的影响，一定浓度 ARE 可阻滞大鼠心室肌细胞的外向钾电流。研究所尚报道，应用海葵素－Q（AP－Q）10 μmol/L 观察对大鼠和豚鼠心室肌细胞钾电流的影响，见增大外向钾电流的作用。为缩短 APD 和增大 RP 的变化提供了分子学研究依据。

（2）第三军医大学西南医院报道，应用原代培养心肌细胞，观察 H_2O_2 损伤心肌细胞的线粒体膜损伤指标的改变，探讨一种 K（ATP）开放剂吡那地尔（pinacidil，PIN）对过氧化氢损伤心肌细胞的保护作用。其作用机制可能与吡那地尔提前开放线粒体 K^+ 通道有关。

（五）高脂血症实验室研究

（1）解放军总医院老年心血管病研究所报道，观察实验室中高胆固醇血症的家兔，见心脏单相动作电位（MAPD90）较正常对照组明显延长，心室肌细胞的钙电流密度（Ica－L）明显增高，即复极时间的延长，尚见室颤阈值的明显降低。

(2)第三军医大学大坪医院报道，观察重组生长激素(rGH)对健康雄性新西兰家兔血脂的影响，见 rGH 能明显影响血脂代谢，包括总胆固醇(TC)和低密度脂蛋白胆固醇(LDL－C)的明显降低。其作用机制在于两个途径：一是GH 诱导肝细胞和肌细胞产生生长激素介质(somatomedin, SM)而促成血脂的降低；二是GH 直接作用于靶细胞产生降低血脂的生理效应。同时观察到 rGH 不能预防由高胆固醇饮食引起家兔的甘油三酯(TG)的升高。

(六)高血压病的实验室研究

(1)解放军 323 医院报道，观察 104 例老年高血压患者血浆内皮素(ET)、心钠素(ANP)、和降钙素基因相关肽(CGRP)等血管活性肽的变化，同时经超声心动图检测左室前后径向心缩短率(FS)及左室射血分数(LVEF)，以了解心功能情况。经与 96 例健康老人对照，见增龄老年高血压患者血中血管活性多肽类物质对血压的调节和心功能的影响，表现为老年高血压患者血浆 ANP 和 ET 明显增高，和 CGRP 含量的明显降低，并与心脏左室收缩功能 FS 和 LVEF 的下降密切相关。

(2)第三军医大学大坪医院报道，以转基因小鼠为研究对象，见 G 蛋白激酶 4r(GRK4r)与高血压发生的关系密切，并见肾脏尿钠排泄功能的明显下降(肾脏皮质膜 D_1 受体表达的降低)。

(七)预防肾间质纤维化的实验研究

(1)成都军区昆明总医院报道，应用血管紧张素转换酶抑制剂(ACEI)苯那普利(benazepril,洛汀新)，观察对高血压大鼠的肾间质纤维化的影响，见苯那普利有明显减轻肾组织中胶原质(collagen)的合成和减轻肾间质的纤维化生成作用。这种缓解肾间质受损伤的作用是通过阻止肾脏的肾素－血管紧张素系统的活性来完成的。

(2)解放军 324 中心医院报道，观察到应用大豆异黄酮对老年大鼠肾间质纤维化的抑制作用。其作用机制有：①降低老年大鼠肾间质中抑制细胞间黏附因子(ICM－1)的表达。②减少巨噬细胞在间质中的积聚。③抑制转化生长因子 β_1(TGF－β_1 mRNA)的表达。④抑制肾间质成纤维细胞的增生和分泌。与国内外研究认为大豆异黄酮具抗细胞增殖、抗癌和抗衰老作用相吻合。

(八)骨质疏松症实验治疗研究

第三军医大学西南医院报道，应用去卵巢大鼠模型，观察低频脉冲电磁场(PEMF8)对去势大鼠骨质疏松的治疗保护作用。其作用机制与骨形成和骨吸收的重要耦联因子转化生长因子 β(TGF－β)在成骨细胞、骨细胞中的表达增强和骨组织中含量增加密切相关。

(九)胃癌细胞生长因素的研究

第四军医大学西京医院报道，根据 B－catenin 是肿瘤发生和发展的重要分子，而钙周期素结合蛋白(cacy BP/SIP)是一种钙结合蛋白——靶蛋白，参与 B－catenin 泛素化的降解过程；探讨 cacy BP/SIP 对胃癌细胞的生长、增殖的影响。结果证实 cacy BP 可以抑制胃癌细胞的生长和成瘤性，其作用机制可能是通过从转录水平上调 P_{53}和下调 Bc_{1-2}的表达达到诱发胃癌细胞的凋亡。

二、诊断学研究

(一)心脏病诊断

(1)冠状动脉 CT 成像的应用价值：广州军区武汉总医院报道，探讨多层螺旋 CT 冠脉成像检查的应用价值。对 539 例老年患者的冠状动脉做 40 层螺旋 CT 成像检查，诊断冠状动脉粥样硬化 352 例，占 65%。见不同程度的钙化及非钙化斑块，致管腔狭窄达 10%～100%。冠脉正常 124 例，冠脉支架术后 42 例，冠状动脉搭桥术后 21 例。提示多层螺旋 CT 冠脉成像检查是一种较好的无创手段，可区分不同斑块的成分及管腔狭窄的程度，尚可观察心肌灌注情况，冠脉起源异常，还可发现室壁瘤和室间隔增厚等病变。

(2)超声检查对室壁运动障碍的评价：解放军305医院报道，应用彩色多普勒直线解剖M型超声显像仪，观察53例老年冠心病患者，包括心肌缺血27例和心肌梗死26例，与正常组30例对照，结果提示心肌梗死者的室壁运动幅度和室壁增厚率均较正常对照组和心肌缺血组显著降低。

(二)周围血管病诊断

(1)血糖波动与动脉粥样硬化的关系：第四军医大学西京医院报道，观察45例2型糖尿病患者(排除了高血压、高血脂和冠心病)，应用CGMS血糖监测系统连续系统监测72小时血糖水平，统计餐后血糖峰值，餐后血糖增高速率(反映血糖波动幅度)；同时检测空腹血糖(FBG)和糖化血红蛋白(HbA1c)水平；运用三维多普勒超声仪检测颈部血管动脉粥样硬化斑块形成和斑块体积。结果认为：①波动性高血糖可加重2型糖尿病患者大血管的损伤，加速动脉粥样硬化的发展。②应用CGMS血糖监测系统检查波动性高血糖，可作为预测糖尿病并发心血管病危险因素的一种手段。

(2)椎基底动脉供血不足的动态MRA研究：济南军区总医院报道，对椎动脉供血不足(VBI)老年人25例，用磁共振血管成像(MRA)扫描仪，观察患者椎动脉在头颈屈伸旋转位置上的动态表现，结果观察到动态MRA可显示椎动脉异常在屈、伸、左旋、右旋各个位置的发病情况：①动态MRA观察到旋转位置与转颈试验阳性位置一致时，患者往往出现双侧椎动脉异常改变。②当旋转位置与转颈试验阳性位置相对时，对侧椎动脉多无明显改变，而同侧椎动脉常发现存在异常改变。

(3)上腔静脉综合征的诊断研究：济南军区总医院报道，上腔静脉综合征(SVCS)临床表现为上腔静脉受压迫的症状和体征。80%由于恶性肿瘤引起，最常见的是支气管肺癌及淋巴瘤。其他病因尚有梅毒性主动脉瘤和结核性纵隔炎。因此诊断步骤应是：①痰标本细胞学分析。对诊断小细胞肺癌有价值。②有胸水时，做胸腔穿刺取活检标本检测恶性细胞。③锁骨上淋巴结做穿刺活检或手术切取淋巴结活检。④通过气管镜采取活检标本做细胞组织学分析。⑤通过CT或荧光屏透视指引下，进行透皮经胸腔穿刺肺活检做组织病理学检查。⑥通过纵隔镜采集活检标本。

(4)下肢深静脉血栓的检测：解放军305医院报道，应用二维及彩色多普勒血流显像(CDFI)技术检测老年人下肢深静脉血栓(DVT)患者59例。病变在左下肢的38例(64%)，右下肢的10例(17%)，双下肢的11例(19%)；急性期血栓35例(59%)，亚急性期血栓17例(29%)，慢性期血栓7例(12%)。同时报道血栓易患因素有，糖尿病27例(45.8%)，高血压病16例(27.1%)，肿瘤患者8例(13.6%)，行手术治疗者6例(10.2%)，合并肺栓塞3例(5.1%)。

(三)其他专科诊断

(1)超声诊断绝经后出血疾病的价值：济南军区总医院报道，探讨经阴道彩色多普勒超声诊断绝经后出血疾病132例妇女的价值。结果：①测量子宫内膜厚度能初步鉴别正常与病理性内膜。68例内膜厚度≤5mm，64例>5mm；所有子宫内膜癌的内膜厚度>5mm。②掌握绝经后出血各种疾病的声像特征，结合病变部位彩色多普勒血流特点，显著提高诊断的准确性，包括萎缩性子宫内膜61例(46.2%)，子宫内膜癌38例(28.8%)，内膜增殖14例(10.6%)，子宫内膜炎8例(6.0%)，内膜息肉6例(4.6%)，黏膜下肌瘤5例(3.8%)。

(2)高频超声诊断早期老年白内障的研究：解放军305医院报道，采用ATLHDI5000彩色超声诊断仪检查老年性白内障早期患者80例160只眼，发现白内障的早期超声改变主要是晶状体的前后囊出现斑点状强回声；排列不规则，可呈串珠状或花环样排列；斑点的多少与白内障程度相关。结果与眼科裂隙灯检查对照，超声诊断符合率为98%。提示超声检查诊断早期白内障是一种无创伤、操作简便、易于接受，并可反复进行的临床检查方法。高频超声检查不仅晶状体图像显示清晰，可做出直观性图像诊断，同时可进一步了解玻璃体和视网膜的情况。

三、临床研究

（一）心血管疾病

1. 老年冠心病的临床特点

沈阳军区总医院报道，对971例老年冠心病患者经冠脉造影发现1400处冠状动脉慢性完全闭塞病变（CTO），同时与同期745例非老年患者1040处CTO病变进行对比分析。老年组的临床特点是心、脑、肾等重要脏器功能衰竭的程度均较非老年组高；老年组的影像学特点是，病变复杂程度高，多支病变比例高，从而增加了介入治疗的难度。沈阳军区总医院尚报道，观察2303例女性冠心病患者的临床特点和冠脉造影结果，其中老年女性冠心病患者的临床危险因素增多，包括糖尿病发生率增高、低密度脂蛋白和血清纤维蛋白原异常率增加；冠脉造影病变特点在老年女性组中见冠脉病变明显加重，且多支病变增多。

昆明总医院报道，观察80例冠心病患者载脂蛋白E（apoE）基因多态性变异及其与血脂的关系，同时取60例健康人作为对照。结果在5种基因多态表型中见apoE基因E3/4在冠心病组明显增高，而E3/3组则较对照组减低；血清TG和LDL－C则明显增高。提示apo E4等位基因可能是冠心病的遗传易患因子，不同基因型可能通过影响血脂而与冠心病发病有关。昆明总医院尚报道，根据基质金属蛋白酶9（matrix metallo proteinase 9，MMP－9，又称明胶酶B）是一种蛋白水解酶，在稳定斑块转变为不稳定斑块过程中起重要作用；而过氧化物酶体增殖体激活受体γ（PPARγ）具抗炎和抗动脉硬化作用，能抑制MMP－9活性。对经冠脉造影诊断为冠心病的153例，测定外周血中PPARγ mRNA表达，同时检测血浆中MMP－9含量。发现冠心病组PPARγ mRNA比对照组明显降低，而MMP－9则明显增高。MMP－9水平与冠脉病变支数呈正相关，PPARγ mRNA表达与病变支数呈负相关。提示通过激活PPARγ mRNA表达和降低MMP－9水平对冠心病高危人群具有保护作用。

解放军305医院报道，观察68例冠心病患者血清炎症因子Ⅱa磷脂酶A_2（Ⅱa$sPLA_2$）和妊娠相关血浆蛋白A（PAPP－A）水平，并与健康组15例对照。结果见急性冠脉综合征组PAPP－A和Ⅱa$sPLA_2$水平均明显增高。提示测定血清PAPP－A与Ⅱa$sPLA_2$可能和C反应蛋白（CRP）等血清学标志物一样，可以作为急性冠脉综合征的临床诊断和疗效评价的重要指标。

海军401医院报道，观察冠心病患者50例的血浆P－选择素（sP－selectin）、可溶性细胞间黏附分子－1（sICAM－1）和C反应蛋白（CRP）浓度变化，包括急性冠脉综合征（ACS）27例和稳定型冠心病（SCHD）23例，并取正常对照22例。结果：ACS组P－选择素、sICAM－1、CRP水平与健康组均显著增高；与SCHD组比仅CRP和P－选择素明显增高，sICAM－1则无变化。提示检测P－选择素和CRP水平对临床识别不稳定的冠状动脉斑块可能有一定意义，表明P－选择素和CRP水平的升高，可作为冠脉斑块不稳定的标志物。

南京军区总医院报道，临床诊断冠心病或可疑冠心病3355例，其中男性2284例（68%），女性1071例（32%）；平均年龄62.05±11.21岁。经冠脉造影阳性率75.26%（2525/3355）。其中心肌梗死组阳性率93.5%（397/423），不稳定心绞痛组阳性率79.9%（536/671），稳定心绞痛组阳性率74.9%（1366/1824），可疑冠心病组阳性率51.7%（226/437）。南京军区总医院尚报道，临床诊断急性心肌梗死399例，经冠脉造影结果狭窄≥50%者376例（94.2%），其中狭窄≥90%者307例（81.4%）；冠脉造影阴性组（狭窄＜50%）23例（5.8%），其中0%

狭窄者7例(30.4%)、10%～40%狭窄者16例(69.6%)。结论:急性心肌梗死者经冠脉造影结果阴性者虽不多见,其发生机制可能是在冠脉内皮受损基础上冠脉痉挛所致,或因冠脉微小斑块破裂促发血栓形成后,血栓自溶所致。南京军区总医院还报道,中国南京黄种人3021例和澳大利亚悉尼白种人3230例临床拟诊冠心病者行冠脉造影。结果黄种人确诊冠心病2098例(64.8%),白种人确诊冠心病2439例(75.5%)。白种人冠脉病变严重程度较同性别之黄种人为重,并较黄种人发病早10余年。

解放军总医院老年心血管病研究所报道,老年急性心肌梗死患者238例合并多器官功能衰竭者20例(8.4%),其中以肺部感染为诱因者占85%。早期介入治疗较溶栓治疗对患者的存活意义更大。

2. 冠状动脉介入治疗(PCI)工作

(1)急诊PCI疗效:沈阳军区总医院报道,自1995年12月至2006年6月对1337例急性心肌梗死(AMI)患者行急诊经皮冠状动脉介入治疗(PCI),其中>60岁的771例(57.7%),结果成功率高,术后大多恢复快,术中无死亡病例,术后死亡率4.5%。同时报道,对急性ST段抬高性AMI患者行急诊PCI时,室性心动过速或心室颤动的发生率明显降低。沈阳军区总医院尚报道,对72例AMI患者行急诊PCI中经球囊扩张或支架置入后无复流现象者,予冠脉内注入α受体拮抗剂乌拉地尔(urapidil)后,血流改善的有效率达70.9%(51/72)。提示对PCI中无复流者,经冠脉内注入乌拉地尔后可有效地改善AMI患者的近期生存率。沈阳军区总医院还报道,对老年人合并室间隔穿孔8例,经联合介入治疗的同时,应用Amplatzer室间隔封堵器修补室间隔穿孔,成功6例(成功率75%)。

(2)选择性PCI:解放军总医院老年心血管病研究所报道,总结分析择期老年冠心病介入治疗986例,共干预2136根血管和2367处病变,置入2556枚支架。结果病变成功率100%,病死率0.1%,并发症率0.5%。发生近端急性血管事件24次(发生率9.2%)。其中包括近端夹层11例(45.5%),严重血管痉挛8例(33.3%)和急性血栓形成5例(20.8%)。对上述急性血管事件的处理,包括直接置入支架11例(45.8%)、冠脉内溶栓后置入支架4例(16.7%),急诊静脉溶栓后置入支架1例(4.2%)和冠脉内反复注射硝酸甘油缓解痉挛8例(33.3%)。老年心血管病研究所还报道,对26例冠心病患者行PCI术中置入Excel药物涂层支架,处理大血管病变(直径≥3mm)32处,小血管病变(直径<3mm)21处,结果再狭窄发生率和主要心脏病事件发生率均为0。说明Excel药物涂层支架治疗小血管病变安全有效。

沈阳军区总医院报道,对1433例冠状动脉慢性完全闭塞(CTO)住院患者行PCI治疗,成功率达92.9%,并总结此类患者的PCI适应证和分析其与成功率的关系。

昆明总医院报道,对578例老年冠心病患者行PCI治疗,成功率96.8%,并发症发生率低,明显改善患者近期和远期预后。

305医院报道,观察接受PCI治疗的老年患者135例,术后血肌钙蛋白I(TN－I)水平的动态变化与心血管事件(MACE)发生率相关。提示对老年患者PCI术后随查相关性TN－I水平,可作为术后危险分层的依据和心血管事件的独立预测因子。305医院尚报道,对老年高血压并冠心病患者138例行PCI治疗,同时检测动态脉压差(pulse pressure,PP)变化与介入治疗预后的关系。PP的增高提示全身动脉僵硬度增加,对接受PCI治疗患者的危险分层及预后有重要参考意义。

第三军医大学大坪医院报道,对78例急诊"非ST段抬高急性心肌梗死"患者行PCI治疗,分为两组:46例为直接PCI组,32例为易化PCI组(在静脉推注肝素后,静点Ⅱb/Ⅲa受体拮抗剂,在30分钟至36小时间行PCI)。结果:易化PCI组可获更高的梗死相关动脉的开通率,心室功能(LVEF)明显改善。

(3)PCI和PPI联合治疗:沈阳军区总医院

报道，102 例冠心病合并外围动脉粥样硬化病变的住院患者行冠状动脉介入治疗（PCI）和外周动脉介入治疗（PPI）的联合介入治疗。结果：近期疗效好，并发症发生率低。故 PCI 和 PPI 联合介入治疗是安全可行的。

3. 溶栓治疗

第三军医大学西南医院报道，对 6 例急性心肌梗死高龄患者（78 ~ 84 岁）在发病 6 小时内行静脉点滴尿激酶溶栓治疗，6 例均溶栓成功，达冠脉再通。发生并发症有心衰 2 例，心源性休克 1 例，一过性意识障碍 1 例，消化道出血 2 例，均经处理后恢复。因高龄患者发生急性心肌梗死时治疗矛盾较多、预后差，静脉溶栓是有效的救治方法之一。总结以下体会：①早期诊断。把握溶栓及时进行的时间。②及时镇痛、镇静治疗，使患者能配合溶栓治疗方案。③尿激酶用量由小剂量开始，后追加剂量。④防止消化道出血和颅内出血。⑤同时注意高血压病、糖尿病、高脂血症等合并症的综合治疗。

空军总医院报道，应用华法林抗凝治疗老年男性心房颤动 12 例（持续性房颤 9 例，新发房颤持续≥72 小时 3 例）、深静脉血栓 4 例（发病 1 ~ 4 天）、肺动脉栓塞 1 例。结果：①12 例房颤患者在治疗期间未发生 TIA 和缺血性卒中。②4 例深静脉血栓患者相关肢体肿胀消退，超声检查示栓塞血管部分再通。③1 例肺动脉栓塞患者经 CT 肺动脉造影示肺动脉血栓消失。报道着重讨论了华法林的合理用法和用量。

4. 老年人心力衰竭

（1）临床发病规律：解放军总医院老年心血管病研究所报道，总结分析 1993 ~ 2004 年的 4760 例老年充血性心力衰竭患者的病历资料，认为导致老年人心衰的病因、诱因和伴随疾病中，高血压病、冠心病、肺心病、糖尿病和肺炎等病随增龄而增多。住院期中病死率随增龄增高。

第二军医大学长海医院报道，对 532 例老年心力衰竭患者进行 5 年来的回顾性总结分析，认为发病诱因有：①感染占 26.0%。②心肌缺血占 23.8%。③劳累占 18.7%。④心律失常占 8.0%。⑤情绪激动占 8.0%。⑥输液过快占 4.7%。⑦药物使用不当占 4.0%。总结发病季节以冬季最多，占 41.5%；其次秋季 25.6%；春季 21.4%；夏季最少，占 11.5%。报道还总结年龄≥80 岁高龄患者中，引起心力衰竭的属多病因者多见，包括高血压病、冠心病、糖尿病等多病者。

福建军区第二干休所报道，55 例老干部急性心肌梗死时发生心力衰竭的 21 例，占 38.2%。由于临床表现不典型，常影响并发心力衰竭的早期诊断。

（2）实验室研究：解放军总医院老年心血管病研究所报道，对 64 例慢性心力衰竭（CHF）患者随访 54 个月，每间隔 2 个月检测脑钠肽（BNP）和心肌收缩力储备（MCR），探讨其在慢性心力衰竭长期预后中的价值。结果：BNP 增高组的死亡例数明显多于 BNP 偏低组；相反，MCR 较高组的死亡例数明显少于 MCR 较低组。提示测定 BNP 和 MCR 对评价 CHF 长期预后中具重要意义。研究所尚报道，测定老年心功能不全者的血浆 N – 端脑钠素前体（NT – proBNP）浓度，多随心功能严重程度而波动升高。提示血浆 NT – proBNP 浓度的升高可作为判断老年心功能不全严重程度的参考标志。研究所还报道，在检测 BNP 的同时，做心肌 123I 标记苄基胍（123I – MIBG）闪烁摄影，计算心脏/纵隔（Heart/Mediastinum，H/M）比值，结果 H/M 比值的增高和 BNP 增高一样，与 CHF 远期死亡密切相关。研究所还利用 64 层螺旋 CT 血管成像技术观察 75 例老年心衰患者肺静脉形态，及其与心房颤动的关系。认为心衰患者四根肺静脉均呈显著扩张，并认为这种肺静脉形态异常可能是心衰时房颤发生持续的结构基础。

5. 老年高血压病

第三军医大学大坪医院报道研究 E 选择素（E – Selectin）基因 A561C（S128R）的多态性与原发性高血压病发病的关系。E – Selectin 为一种黏附分子选择素，是内皮细胞激活和炎症的标志。研究选原发性高血压病患者组95例，和正常对照组101例。测定两组的可溶性E选择素水平，结果高血压组明显高于正常对照组。提示遗传性基因多态性致内皮细胞的活化和炎症的发生，与原发性高血压病的发病密切相关，为老年原发性高血压的病因和治疗提供了新的思路。

（二）脑神经系疾病

1. 晕厥病

第三军医大学西南医院报道，分析120例老年人晕厥的病因及危险因素，包括男68例（56.7%），女52例(43.3%)；年龄60～88岁；病因为脑源性占46.7%，心源性占30.0%；患者中具2个以上系统疾病的占65.8%；发生于高血压病的占48.3%，因冠心病而发病的占29.0%。诱发老年人晕厥的多为短暂性脑缺血发作及心律失常。

2. 脑梗塞

济南军区总医院报道，检测32例老年脑梗塞患者的血脂水平，同时检测7种微量元素，认为胆固醇水平改变与Zn呈正相关，载脂蛋白与Ca呈正相关。提示可改善机体能量代谢和细胞膜稳定性的微量元素，可引起血脂代谢障碍，最终引起动脉硬化，因此说明微量元素的改变可能参予脑梗死形成的机制。济南军区总医院尚报道，研究脑缺血模型的大鼠，检测受累区转化内生长因子β_1（TGF－β_1）的阳性表达。结果：脑缺血组的免疫组化显示大脑皮质、海马结构及室管膜微血管处均有TGF－β_1的阳性表达。TGF－β_1的表达提示脑缺血后神经系的损伤。TGF－β_1阳性率的显著性与脑缺血的严重程度相关。

南京军区福州总医院报道，对急性脑梗死患者85例，随机分为治疗组和对照组。治疗组用“依达拉奉”静脉滴注，治疗后3天、7天、14天测血清超敏C反应蛋白（hs－CRP）的浓度，结果治疗组血清hs－CRP普遍低于对照组。结论：依达拉奉能明显降低急性脑梗死患者的血清超敏C反应蛋白。依达拉奉是一种新型自由基清除剂，分子量小、具亲脂基因。血脑屏障通透性高，能抑制黄嘌呤氧化酶和次黄嘌呤氧化酶的活性，刺激前列腺环素的生成，减少炎性介质白三烯的产生，降低羟自由基浓度，从而减轻脑梗死区神经元的死亡。

沈阳军区总医院报道，对110例老年急性脑梗塞患者随机分为两组。治疗组静滴红花注射液，对照组静滴杏丹注射液。结果：红花治疗组总有效率86.2%，明显高于对照组的68.9%。

白求恩国际和平医院报道，总结老年脑血管病后持续植物状态（PVS）33例的临床特点：①原发病：脑梗死19例（均为多次、多灶性）、脑出血5例，脑梗死伴脑出血4例，脑动脉硬化合并帕金森综合征5例。②基础病：高血压病23例，冠心病22例（包括心房纤颤7例），糖尿病12例，高脂血症4例，慢性支气管炎5例。③病程：脑血管病平均9.79年(3月～24年)；持续植物状态平均1.7年(3月～11年)。④并发症：肺部感染24例，上消化道出血16例，泌尿系感染10例，多器官功能衰竭4例，感染性休克3例，重度营养不良3例，下肢静脉血栓形成2例，低蛋白血症19例，低钠血症11例。⑤随访结果：发病初期经治疗后病情得到一定恢复和稳定。远期预后不良，10年随访中22例死于肺部感染及多器官功能衰竭。

3. 阿尔茨海默病

解放军总医院报道，研究阿尔茨海默病（Alzheimer′s disease，AD）与甲状腺功能的关系。观察胆碱脂酶抑制剂石杉碱（Huperzine，哈伯因）对甲状腺功能的影响。对阿尔茨海默病27例，随机分为两组，即石杉碱甲治疗组和吡拉西坦（Piracetan，脑复康）组；另取30例对照组。测定三组治疗前及治疗后3个月、6个月的T_3、T_4、FT_3、FT_4及TSH水平。结果：①阿尔茨海默病组T_3、FT_3均显著低于健康对照组。②重度痴呆者FT_3水平较轻度痴呆者明显降低，说明血清FT_3水平与痴呆程度呈显著相关。③石杉碱甲治疗组FT_3水平于治疗3个月时较治疗前明显增加，治疗6个月时仍有明显增加。

④石杉碱甲组与吡拉西坦组对照,治疗3个月时,石杉碱甲组的 FT_3 明显增高;治疗6个月时两组 FT_3 无显著差异。提示:甲状腺功能与阿尔茨海默所致认知功能障碍有关,胆碱酯酶抑制剂石杉碱甲对于认知功能的改善可归功于通过提高乙酰胆碱的水平,上调甲状腺功能而完成。

4.其他脑神经系疾病的研究

第二军医大学长海医院报道,应用原代培养的大鼠海马神经元细胞,观察β淀粉样蛋白($\beta-AP_{25\sim35}$)和五味子酮对神经元细胞内活性氧的影响。A组:给 $\beta-AP_{25\sim35}$。B组:给 $\beta-AP_{25\sim35}$ +五味子酮。C组:空白对照。结果是,神经元细胞内活性氧的含量:A组为44.58u/ml±3.86u/ml;B组为15.70u/ml±2.12u/ml;C组为5.46u/ml±1.58u/ml。结论:β淀粉样蛋白可引起原代培养的大鼠海马神经元细胞内的活性氧增加,有明显保护作用。五味子酮则具部分阻断作用。

第三军医大学大坪医院报道,应用血管性痴呆大鼠模型(VD大鼠)作颈内动脉输注脐血单个核细胞(human cord blood mononuclear cells,HCMNCs),分对照组(n=6)、模型组(n=6)和治疗组(n=30)三个组。治疗组又分为术后6h、24h、3d、7d、14d五个亚组。结果显示颈内动脉输注HCMNCs可透过VD大鼠血脑屏障、向脑易损伤部位迁移聚集并存活,显著改善大鼠记忆功能。但HCMNCs透过血脑屏障具有特定的适宜时间窗。

兰州军区总医院报道,对61个干休所患心脑血管疾病的751例老干部进行记忆力检测,并与125例健康者对照。751例中冠心病342例,高血压病216例,脑梗塞85例,TIA 65例,脑出血17例,神经衰弱26例。根据《临床记忆量表》检查,并经数据统计处理和计算程序方法分析,结果心脑血管病患者的指向记忆(指向)、联想学习(联想)、图像自由回忆(图像)、无意识图形再认(图形)、人相特点回忆(人相)等五项检测及记忆商(MQ)均明显低于对照组。

(三)呼吸系疾病

1.慢性阻塞性肺气肿

济南军区总医院报道,应用低剂量皮质激素丙酸倍氯米松气雾剂和 β_2 受体激动剂万托林气雾剂治疗65例老年慢阻肺,对治疗前后的肺功能和生活质量进行对照研究,均获良好临床效果。

山东德州军区第二干休所报道,对15位老年慢性阻塞性肺病急性发作期表现为端坐呼吸、口唇发绀、咳痰、大汗患者,在合理氧疗、改善通气、抗感染和纠正酸碱平衡等一般治疗基础上,静脉给予脂肪乳或白蛋白等高营养支持治疗。结果:14例于治疗后第2日症状开始减轻,5日后病情缓解。仅1例无效。

2.老年支气管哮喘

解放军163中心医院报道,对62例轻、中度老年支气管哮喘患者,在普遍应用口服氨茶碱控释片基础上,随机分为两组:治疗组32例,吸入沙美特罗替卡松吸入剂("舒利迭"),2次/d,疗程4周;对照组30例,仅用茶碱。结果:治疗组肺功能改善更显著,临床症状改善更明显。提示 β_2 受体激动剂沙美特罗替卡松吸入剂治疗老年支气管哮喘有明显临床疗效。

3.老年肺结核

第四军医大学西京医院报道,应用老龄小鼠30只分为三组,分别在皮内注射:①母牛分枝杆菌菌苗预防组,(Mycobacterium,M组)。②卡介苗(BCG)预防组(B组)。③无免疫保护组,用生理盐水(C组)。4周后从小鼠尾静脉注入标准感染菌株。感染6周后处理小鼠,测定所有小鼠外周血T淋巴细胞亚群,观察肺内肺泡巨噬细胞内结核分枝杆菌数及进行肺组织病理学分析。结果:①M组和B组T淋巴细胞活性明显增强。②肺内肺泡巨噬细胞内结核杆菌数在M组和B组较C组显著减少。③组织病理学改变,在M组和B组以增殖性结核结节为主,无坏死结节;在C组肺内则以淋巴结和坏死结节为主。提示用牛分枝杆菌菌苗与BCG相似,对实验性老龄小鼠感染肺结核有较好的保护作用。

(四)消化系疾病

1. 肠内营养支持治疗

第三军医大学西南医院报道,应用中链/长链甘油三酯早期肠内营养对不能进食患者蛋白质代谢的影响。共观察40例意识障碍无法进食的脑血管意外患者,随机分为两组:A组,早期肠内喂养中链甘油三酯(MCT)和长链甘油三酯(LCT)。用MCT/LCT肠内营养制剂Fresubin 750 MCT。B组,仅喂只含LCT的肠内营养剂Nutrison。经以上支持治疗7天后,检测24h尿总氮变化、血清转铁蛋白水平、血清前蛋白变化,及尿3-甲基组氨酸变化。结果:MCT/LCT肠内营养剂A组患者中,在减轻肌肉分解、减少机体蛋白消耗及改善氮平衡等方面均优于只含LCT肠内营养剂的B组。提示,MCT中链甘油三酯虽不含必需脂肪酸,但不需内毒碱转运而氧化代谢更快,增加了非蛋白热量的供给和消耗,从而减少蛋白分解,有利于改善因意识障碍而不能进食的重症患者的营养状态。

2. 高龄老人腹部手术围手术期心血管并发症的处理

沈阳军区总医院报道,老年人腹部外科手术303例中,年龄≥80岁的105例。分析这些高龄患者围手术期心血管并发症的临床情况:①主要并发症是高血压、心力衰竭和心房纤颤。②主要诱因是:静脉输入钠盐量过多,速度过快,以及滥用人血白蛋白等胶体液;术后合并肺部感染,呼吸衰竭;术后应用心血管药物不及时;并发其他内科疾病。因此,对高龄手术老人,注意避免上述诱发因素,可减少围手术期发生多种心血管并发症的可能。

3. 结肠黑变病

武警医学院附属医院报道,于2003.4~2006.6做1500例电子结肠镜中检出结肠黑变病(Melanosis coli,MC)31例。平均年龄66.8岁(40~85岁)。临床表现:①便秘25例,便秘和腹泻交替5例,大便带血5例。②25例便秘者多有服用通便灵、果导片、麻仁软胶囊等通便药史。

(1)病理特点:①内镜观察,病变弥漫分布在全结肠者30例,右半结肠及横结肠1例,伴结肠息肉12例。②病理检查:示肠固有膜水肿,巨噬细胞内含大量色素颗粒,散在或成簇出现。黑色素染色阳性。

(2)结论:①MC好发于老年便秘患者。②MC的发生与患者服用蒽醌类药物有关。③MC患者易伴发息肉腺瘤。④应重视预防老年人便秘。多进膳食纤维,促大便通畅。必要时用促动力药,避免用蒽醌类泻药。

4. 老年人戊型肝炎

解放军302医院报道,自2001.4~2005.10共收治戊型肝炎(Hepatitis E,HE)424例,其中青年组67例(15.8%)、中年组236例(55.6%)、老年组121例(28.6%)。老年组戊肝的临床特点为:黄疸重、发热多、病程长、并发症多、恢复慢、病死率高。

5. 高龄患者腹腔镜胆囊切除术(LC)

解放军451医院报道,在2001至2006年5年中行腹腔镜胆囊切除术13776例,其中>75岁者251例,≥80岁者34例,均属结石性胆囊炎患者。80岁以上高龄患者属胆囊炎急性发作者17例,包括化脓性胆囊炎4例。34例高龄患者术前心电图异常25例,陈旧性心肌梗死2例,快速房颤1例,高血压11例,合并糖尿病6例,慢支肺气肿5例,肝硬化1例。讨论了高龄患者的围手术期问题,主要是手术适应证的选择和患者对手术耐受力的评估:①心功能Ⅰ~Ⅱ级者可耐受LC手术。心功能Ⅲ级者应积极治疗原发病,待心功能改善后再慎做手术。②重视肺功能检查,控制肺部感染。③合并糖尿病者,用胰岛素治疗。④对慢性肝病者,应积极保肝治疗。肺功能改善后可择时手术。

(五)肾脏疾病

解放军总医院报道高龄老人发生急性肾功能衰竭35例次,平均年龄85.03±3.97(80~93岁)。临床特点:①肾前性肾衰10例,肾实质肾衰25例。②出现少尿者20例。③基础血肌酐(SCr)199.42±193.65(48.00~976.00) μmol/L。基础疾病:①具慢性肾脏病 20 例,包括 SCr 升高 18 例,SCr 正常但尿检异常者 2 例。②无明显基础肾脏病者 15 例,包括患高血压病和(或)糖尿病等能导致肾损伤的全身性疾病 13 例,无明显病因 2 例。病因特点:①肾外因素多见,占 85.7%,包括有效循环血容量低(28.6%),心力衰竭(31.4%)和肾毒性药物损伤(17.1%)。②多因素致病。在以上诱因基础上并发感染者达 71.4%,常见肺部感染。预后较好:高龄老人发生急性肾功能衰竭时存在可逆性。经积极综合治疗,继发于肾外因素者大多数肾功能可逆。

广州军区武汉总医院报道,应用羟苯磺酸钙治疗慢性肾功能不全老年患者 60 例,平均年龄 84 岁。基础疾病包括高血压良性肾小动脉硬化 40 例、糖尿病肾病 10 例、尿酸性肾病 4 例、慢性梗阻性肾病 4 例、多囊肾 2 例。经常规综合治疗半年以上,血肌酐仍 >133μmol/L(未行透析治疗),加用羟苯磺酸钙治疗 4 周后 BUN、SCr、UA 均明显下降,8 周后随查血生化结果与 4 周时近似。

济南军区总医院报道老年性尿毒症急性药物中毒患者 20 例,治疗分为两组观察。一组 12 例,用血液灌流(Hemoperfusion)加血液透析(Hemodialysis)治疗;二组 8 例,单用血液灌流治疗。结果:联合治疗组治愈率 75%,病死率 16.7%,优于单用血液灌流组(治愈率 37.5%,死亡率 37.5%)。

空军总医院报道,对老年人冠脉造影需做 PCI 者,常因患高血压病和糖尿病而存在潜在的肾功能不全,一旦应用肾毒性造影剂可诱发急性肾衰,对此目前尚无公认的有效预防性药物。根据少数患者的经验,在积极保护肾脏的措施下适时进行血液透析,有预防和治疗此类急性肾衰的效果。

(六)代谢内分泌疾病

1. 2 型糖尿病

济南军区总医院报道,观察 99 例 2 型糖尿病并冠心病患者的血小板功能,同时取健康者 99 例作为对照,认为糖尿病患者的血小板聚集率明显增高和血栓素水平的升高。表现为糖尿病组血栓素 A_2(TXA_2)后代谢产物 TXB_2 浓度较健康组明显升高;舒张血管具生物活性物前列腺素(PGI_2)的代谢产物 6-酮-前列腺素 F1α(6-Keto-PGF1α)则显著低于健康人组,提示为预防和治疗 2 型糖尿病并冠心病患者应用调节血小板功能的药物,提供了有力的理论依据。

南京军区总医院报道,观察糖尿病和非糖尿病患者合并冠状动脉病变时心肌功能受到不同的影响。报道冠脉造影有狭窄者 662 例,分为两组:第一组为合并糖尿病(CHD+DM)组 110 例。第二组为单纯冠脉狭窄(CHD)组 552 例。同时测定所有人的左室功能。结果:①冠脉狭窄可引起左室舒张末压的增高,且与病变严重程度和病变支数的多少相关。②糖尿病加重冠脉狭窄时对左室功能的损害,特别是左室舒张末压的增高。

武警部队医学院附属医院报道有关老年人 2 型糖尿病合并急性心肌梗死者临床特点的研究。对糖尿病合并 AMI123 例,分为三组:①口服降糖药组。②胰岛素治疗组。③未用降糖治疗组。同时取非糖尿病老人并 AMI 的 63 例为对照组。结果:老年糖尿病并发 AMI 者:①并发病多,如高血压病、糖尿病肾病和贫血等。②冠脉病变明显,左室功能减退严重。③用降糖药治疗组病死率低,未治疗组病死率高。

解放军 305 医院报道 2 型糖尿病 518 例,并发糖尿病视网膜病变 198 例(38.22%)。198 例糖网患者中 60 岁以上老人 122 例,占 61.62%,高于中年人组的 38.38%(76 例)。

2. 骨质疏松症

第三军医大学西南医院报道,对老年脑卒中后骨质疏松患者 34 例,分为三组:①鲑鱼降钙素治疗组 13 例。②鲑鱼降钙素+α 维生素 D_3 组 13 例。③对照组 8 例。随诊半年结果:鲑鱼降钙素治疗老年脑卒中后骨质疏松症可提高老人的骨密度、改善骨代谢,较好地缓解自发性和负重性疼痛症状。

第三节 中国老年医学中西医结合研究现状

《中国中西医结合杂志》创刊于1981年7月,迄今已发行了第1至27卷。现将2007年以来出刊的有关中西医结合的基础研究和临床工作进展,和2007年9月在广州召开的第三届世界中西医结合大会研究进展归纳如下。

(一)中西医结合基础研究

1. 心血管系疾病

北京西苑医院报道,观察解毒活血中药配伍对载脂蛋白E基因敲除小鼠[Apolipoprotein E Knocked - out mice, ApoE(-1 -) mice]主动脉核因子 - KB(NF - KB)和基质金属蛋白酶 - 9(MMP - 9)表达水平的调控作用。中药配伍分为解毒药组(虎杖等)、活血药组(芎芍胶囊)、解毒活血高剂量组,并与诺伐他丁组对照。结果:提示ApoE(-1 -)mice可作为研究动脉粥样硬化(AS)发病机理和干预措施的理想动物模型。西苑医院尚报道,观察西洋参茎叶总皂苷(PQS)对急性心肌梗死大鼠缺血心肌血管内皮细胞生长因子(VEGF)和碱性成纤维细胞生长因子(bFGF)表达及梗死区血管新生的作用。制成AMI雄性大鼠50只,随机分为PQS大、中、小剂量组,倍他乐克组和模型组,同时建立假手术组和正常对照组各10只。术后第15天处死大鼠,观察心脏标本大鼠心肌细胞VEGF、bFGF及Ⅷ因子表达情况,及计算平均微血管密度(MMVD)。结果:PQS可增强AMI大鼠心肌细胞VEGF、bFGF的表达;促使梗死及缺血区血管新生,发挥保护心肌的缺血性损伤作用。

北京东直门医院报道,心梗后心衰模型大鼠的中医证候特点及心脏的超声评价,观察到心梗心衰后8周的大鼠的中医证候多为气虚血瘀证,其病理表现为左室重构和功能损伤。

解放军白求恩医学院病理教研室报道,在活体情况下观察红花注射液(SI)对家兔肠系膜微血管运动的影响,并探讨一氧化氮(NO)在其中的作用,并明确红花活血化瘀的作用机理。实验采用雄性大耳白兔,在麻醉活体情况下用去甲肾上腺素诱导出血管运动。然后分别观察静注NG - 单甲基 - L - 精氨酸(NG - mononome thyl - L - arginine, LNMMA)和红花注射液(SI)后血管运动的变化,及应用一氧化氮合酶(NOS)抑制剂L - NMMA对SI作用的影响。结果:单独静注L - NMMA可使被诱导出的血管运动抑制于收缩状态,单独静注SI使血管运动抑制于舒张状态。在应用L - NMMA的有效作用时间内应用SI,可使被抑制于收缩状态的血管重新扩张,血管运动得以恢复;在SI的有效作用时间内,应用L - NMMA则不能使处于舒张状态的血管收缩。结论:SI可抑制血管运动于舒张状态,其作用机制不是通过内源性NO介导的。

北京中日友好医院和西苑医院报道,川芎、赤芍及其有效成分配伍对载脂蛋白E基因缺陷小鼠动脉粥样硬化斑块稳定性影响的研究。取APOE - l - 小鼠动脉粥样硬化(AS)模型,用普通光镜、免疫组化及计算机图像分析方法,从AS斑块的病理形态学、细胞构成、炎症反应等方面,观察活血中药川芎、赤芍对稳定斑块的效果及作用机理。结果:川芎和赤芍均有降低总胆固醇作用,川芎尚能降低甘油三酯和巨噬细胞浸润。川芎合赤芍制胶囊,除上述作用外,尚有升高高密度脂蛋白(HDL - C)和减少炎症反应的作用。结论:川芎、赤芍干预动脉粥样硬化的环节虽不尽相同,但川芎和赤芍配伍有增强干预可稳定斑块的效用。

2. 脑神经系疾病

安徽中医药大学报道,应用“益气活血方”、“镇肝熄风汤”和“星蒌承气汤”三种中药复方对脑缺血再灌注大鼠脑能量代谢相关影响的比较研究。研究对照组取假手术组和单纯模型组。结果:①三种中药复方均具抗脑缺血再灌注损伤的作用,表现在琥珀酸脱氢酶(SDH)和 $Na^+ - K^+$ - ATPase 活性的升高,和肌酸激酶脑型同工酶(CK - BB)活性的降低。②三种中药复方的区别在于,24 时镇肝熄风汤最佳,48 时星蒌承气汤最佳,72 时益气活血方最佳。

浙江中医药大学心脑血管病研究所报道,对体外培养的海马神经元糖氧剥夺损伤模型的建立,以及观察川芎嗪对其胞内钙离子的影响。研究所见:海马神经元糖氧剥夺(OGD)模型存在钙离子(Ca^{2+})超载。川芎嗪具钙拮抗作用,起保护脑组织免受损伤的作用。

西安交通大学医学院报道,研究川芎嗪对成年大鼠局灶性脑缺血后神经元前体细胞迁移的影响,并探讨川芎嗪对脑缺血损伤后功能恢复的作用。取大鼠左侧大脑中动脉阻塞模型,术后 2h 腹腔注川芎嗪。分别于第 3、7、14、21 天采用免疫组织化学法观察神经元前体细胞的标志物 Double corin(DCX)在侧脑室室下区(SVZ)及 SVZ 吻侧迁移流(RMS)的迁移情况。结果:缺血 3 天时,SVZ 处 DCX 阳性细胞经 RMS 迁移至嗅球,持续至 21 天;缺血 7 天时,SVZ 直接由 RMS 向邻近缺血纹状体迁移,14 天时明显增加;21 天时有少量 DCX 阳性细胞经胼胝体向缺血皮质迁移。川芎嗪组 SVZ、DCX 阳性细胞迁移途径与缺血模型组相同,但迁移明显增强。结论:川芎嗪可促进神经元前体细胞直接迁移至缺血皮质和纹状体。提示川芎嗪可能通过促进神经元前体细胞的迁移对脑缺血后脑功能的恢复起重要作用。

广州南方医科大学和香港中文大学中医学院报道,用缺血性脑中风大鼠模型,观察补阳还五汤组、补阳还五汤去地龙组和当归补血汤组对模型大鼠神经组织的增殖作用。以免疫组织化学方法检测大鼠脑组织中 5 - 溴脱氧核苷尿嘧啶(Brdu)的表达。结果:补阳还五汤组和补阳还五汤去地龙组大鼠海马区域中有 Brdu 阳性细胞存在,排列密集、部分呈簇聚集;模型组大鼠海马区只有较少 Brdu 阳性细胞存在,呈分散状;当归补血汤组大鼠海马区 Brdu 阳性细胞无显著增加。结论:补阳还五汤有明显的促神经增殖作用。

3. 呼吸系疾病

四川大学华西医院中西医结合中心报道,应用参芪扶正注射液对内毒素致急性肺损伤大鼠的保护作用。观察因内毒素(LPS)致急性肺损伤(ALI)大鼠肺组织内趋化因子 FKN(Fractalkine)表达水平及其变化。实验大鼠研究分为 7 个组:①3 个模型组:1h、2h、4h 时相组。②3 个治疗组:1h、2h、4h 时相组。③1 个正常对照组。结果:其一是模型组中 1h、2h、4h 组肺组织病理改变明显,肺损伤程度重,以 2h 组最显。表现为 TNF - a 显著增高,和肺组织中 FKNmRNA 表达明显增高。其二是参芪治疗组中大鼠肺组织病理改变减轻,TNF - a 水平明显降低,FKNmRNA 表达降低。结论:早期使用参芪扶正注射液能改善急性肺损伤大鼠肺组织的病理改变,减轻肺水肿,降低血清 TNF - a 水平,下调肺组织内 FKNmRNA 的表达,对内毒素致急性肺损伤实验大鼠具保护作用。

山东中医药大学附属医院报道,通过观察慢性阻塞性肺疾病(COPD)大鼠核因子 - KB(NF - kB)和 γ - 谷氨酸半胱氨酸合酶(γ - GCS)水平的变化,并探讨中医药治疗 COPD 的机理。应用 COPD 大鼠模型,灌服相应证型的中药合剂连续 14 天,检测治疗前后 NF - kB 和 γ - GCS 水平的变化。中药合剂分 5 组:①寒痰蕴肺组(小青龙汤)。②痰热阻肺组(麻杏石甘汤)。③肺气虚组(玉屏风散煎剂)。④脾气虚组(六君子汤)。⑤肾气虚组(人参蛤蚧散煎剂)。另取 2 组对照,即模型组与空白对照组。结果:各模型组 NF - kB 和 γ - GCS 在支气管和肺泡上皮,与空白对照比均见高表达;经中药治疗后,阳性表达明显降低。结论:通过辨证论治各种中药方剂能纠正 COPD 大鼠的氧化/抗氧化失衡,减少炎性反应,从而有效治疗 COPD。

上海华山医院报道,补肾益气中药对哮喘模型大鼠神经内分泌免疫网络若干指标的影响。取雄性大鼠哮喘模型 120 只,分为 11 组:

淫羊藿补肾治疗低、中、高剂量3个组；黄芪益气治疗低、中、高剂量3个组；补肾益气复方治疗低、中、高剂量3个组；单纯模型和正常健康2个对照组。治疗3周前后测定下丘脑促肾上腺皮质激素释放激素（CRH）mRNA表达，血浆促肾上腺皮质激素（ACTH）含量，血清白细胞介素-4（1L-4）、1L-6、干扰素-γ（1FN-γ）和皮质酮（CORT）含量，同时观察肺组织病理变化。结果：哮喘反复发作3周模型大鼠下丘脑CRHmRNA表达和血浆ACTH无明显变化，血清CORT水平升高显著、IFN-γ无明显变化、前炎症因子1L-6、1L-4有上升趋势。用补肾益气复方中药中、高剂量组和补肾淫羊藿低、中量组下丘脑CRHmRNA表达明显升高。淫羊藿中剂量组大鼠血清IFN-γ浓度升高。益气黄芪低剂量组大鼠血清CORT浓度升高，黄芪高剂量组血清1L-4和1L-6浓度降低。结论：哮喘反复发作后大鼠存在神经内分泌免疫网络若干指标的紊乱。补肾和益气中药可以增强下丘脑-垂体-肾上腺皮质轴的功能，调整细胞因子的平衡，成为证明中药治疗哮喘的作用机制。

4. 消化系疾病

福建中医医院附属厦门市中医院报道，应用肠露灌肠剂（黄芪、丹参、补骨脂、鬼针草等）治疗小鼠免疫性溃疡性结肠炎的实验研究。试验小鼠分为5个组：正常对照组、模型对照组和3个治疗组（包括肠露高剂量组、肠露低剂量组和柳氮磺吡啶组）。研究观察：各组体重变化，疾病活动指数。处死后称量全段结肠湿重，计算肠重指数；检查结肠炎症反应及结肠组织病理学改变。结果一是：3个治疗组疾病活动指数明显减少，体重改善，结肠炎症反应均减弱。结果二是病理检查：①模型组小鼠结肠黏膜糜烂、溃疡形成、炎性细胞浸润明显、肠壁充血伴出血、水肿明显。②SASP组未见黏膜明显糜烂及溃疡形成，但炎性细胞浸润明显，肠壁轻度充血，轻度水肿。③肠露高剂量组小鼠结肠黏膜无糜烂及溃疡形成，部分炎性细胞浸润，肠壁轻度充血，无水肿。结论：中药复方肠露灌肠剂对小鼠免疫性溃疡性结肠炎有明显疗效。

北京友谊医院和佑安医院人工肝治疗中心报道，应用芪参益气滴丸（黄芪、丹参、三七、绛香挥发油）抗大鼠肝纤维化的实验研究，认为益气活血中药能明显减轻大鼠肝组织的病理改变，肝纤维化程度明显为轻。并认为经抑制Ⅰ、Ⅲ胶原和TIMP-1（Ⅰ型组织性基质金属蛋白酶抑制物）的表达是其抗肝纤维化的确切机制。北京友谊医院尚报道，探讨内毒素血症模型大鼠肝损伤情况及中药912液（黄芪、当归尾、川芎、赤芍、丹参、红花）的保护作用。采用脂多糖（lipopolysaccharides，LPS）腹腔注射造成大鼠肝损伤模型。取单纯模型组和正常健康组作为对照。干预组在制作模型前1小时中药912液灌胃，制模后2h、4h、8h、12h、24h、48h、72h及7天后取血查肝功能、血浆内毒素、TNF-α、1L-10等指标。取肝组织用光镜及透射电镜观察。结果：干预组血浆内毒素（Eu/ml）水平于2h最高，但显著低于模型组。两组血清TNF-α（ng/L）水平均升高，无显著性差异。中药912液干预组1L-10（ng/L）水平持续升高，第7天时仍高于正常对照组。结论：LPS可导致大鼠血清中致炎因子和抗炎因子增加，肝功能损伤；推测LPS致机体炎症反应可能是肝损伤的机理之一。中药912液预防给药后，对肝脏有保护作用。

上海中医药大学附属龙华医院报道，观察酒精性肝纤维化大鼠肝星状细胞（HSC）和肝细胞凋亡，及清肝活血方对不同细胞凋亡的影响和调控机制的研究实验共分6个组。二个对照组为空白组与模型组。四个治疗组为清肝活血方（柴胡、黄芩、丹参、鳖甲、葛根）低、中、高剂量3个治疗组与1个易善复组。给药2周，观察血清ALT、AST、γ-GT变化，经HE染色和Masson染色观察肝脏炎症和纤维化程度，用TUNEL法检测肝细胞凋亡和TUNEL-α-SMA双标记法检测HSC凋亡。结果：清肝活血方能降低大鼠血清ALT、AST、γ-GT水平，减轻炎症及纤维化程度，诱导活化的HSC凋亡，减少肝细胞凋亡。结论：清肝活血方能有效减轻大鼠肝纤维化程度,并减少酒精引起的肝细胞凋亡,而诱导活化的 HSC 凋亡。

5. 肾脏疾病

上海 455 医院南京军区肾脏病专科中心报道,观察甘草酸和泼尼松对慢性马兜铃酸肾病大鼠的保护作用。动物模型:雄性大鼠用马兜铃酸慢性肾损伤致肾病的模型。实验研究分为 4 组:正常对照组、模型组、甘草酸治疗组和泼尼松治疗组。研究观察项目:大鼠体重变化、血肌酐水平、肾组织形态改变及电镜所见。结果:甘草酸和泼尼松治疗组大鼠对慢性马兜铃酸肾损害有一定保护作用,能降低血肌酐,改善肾功能,肾纤维化程度减轻(甘草酸组优于泼尼松组),电镜下观察见肾小管损伤较轻、线粒体等细胞器正常无损,细胞核变异少见,间质胶原纤维较少。结论:甘草酸和泼尼松对大鼠慢性马兜铃酸肾损害有一定保护作用。

北京中日友好医院报道,探讨柴胡皂苷 - d(Saiko saponin - d, SSd)对脂多糖(Lipopoly saccharides, LPS)作用后,肾小球系膜细胞(Mesengial cell, MC)增殖及细胞外基质(Extracellular matrix, ECM)异常增生的影响,为肾小球硬化的防治提供实验依据。通过体外培养大鼠肾小球 MC,观察 SSd 对 LPS 刺激后对 MC 的增殖作用。结果:SSd 对 MC 增殖有抑制作用。并认为是通过抑制细胞素依赖性蛋白激酶 4(Cyclin - dependent kinase 4, CDK4)和原癌基因 C - Jun 及 c - Fos 的表达实现的。

6. 糖尿病

青岛大学医学院附属医院报道,生芪降糖颗粒对胰岛素抵抗鼠的作用及机制研究。取雄性大鼠胰岛素抵抗(IR)模型 50 只,分为五组:①模型组。②生芪降糖颗粒(黄芪、生地、红花、黄连、葛根、虎杖)低、中、高剂量 3 个治疗组。③罗格列酮组,各 10 只。另设正常对照组。观察血糖变化;测定主动脉的内皮素 - 1(ET - 1)和蛋白激酶 C(PKC)蛋白表达的变化。结果:其一是生芪降糖颗粒治疗的中、高剂量组和罗格列酮组大鼠的血糖均明显下降,以高剂量组为最明显。其二是模型组主动脉 ET - 1 和 PKC 表达较正常组显著升高。罗格列酮组和生芪降糖颗粒高剂量组主动脉 ET - 1 和 PKC 均较模型组明显下降。提示生芪降糖颗粒通过抑制 ET - 1 和 PKC 的表达,改善血管内皮功能,从而起到胰岛素增敏及减轻胰岛素抵抗,最终导致降糖的作用。

河北石家庄以岭医药研究院报道,观察中药通肾络胶囊(黄芪、生地、水蛭、胆南星、刘寄奴、泽兰)对糖尿病肾病(DN)大鼠模型肾脏细胞外基质(ECM)成分及代谢的影响。认为:①通肾络胶囊可降低 DN 大鼠的空腹血糖、24h 尿微量白蛋白和 HbAlc 水平。②减轻肾小球基底膜增厚程度,减少 ECM 成分。③降低转化生长因子 β_1(TGF - β_1)和基质金属蛋白酶抑制剂 - 2(TIMP - 2)的表达,以及升高基质金属蛋白酶 - 2(MMP - 2)的表达。提示通肾络胶囊可能通过减少 ECM 成分表达、调节 ECM 代谢,从而发挥对糖尿病肾病大鼠肾脏的保护作用。

7. 骨髓干细胞

福建中医学院、中国中医科学院医学实验中心和西苑医院报道,观察血府逐瘀汤对小鼠骨髓造血干细胞的数量、表型、细胞周期和集落形成能力的影响。将昆明小鼠随机分为对照组、血府逐瘀汤高、中、低剂量组。灌胃给药 7 天后,分离骨髓干细胞,进行细胞计数、检测造血干细胞表型 Sca 和细胞周期。采用甲基半固体培养基检测集落的形成。结果:各组小鼠骨髓单核细胞和悬浮细胞数量,以及集落率差异无显著性;但低剂量组 CD34 和 Sca - 1 的表达提高;中剂量组仅见 Sca - 1 表达明显。结论:血府逐瘀汤通过增加较早期造血干细胞的数量和功能,从而达到去瘀生新作用。

(二)中西医结合临床研究

1. 心血管系疾病

北京中日友好医院和西苑医院报道,血瘀症及其兼证与冠脉造影示病变及介入治疗后再狭窄的相关性研究,讨论 304 例冠心病介入治疗成功病例,分为两组:治疗组 157 例,给服活血药芎芍胶囊6个月;对照组147例,给安慰剂。对147例进行冠脉造影随访,观察血瘀证与冠脉病变的关系。结果:①血瘀证与冠脉病变复杂程度相关。②合并阳虚者病变重。③用活血药治疗者,血瘀证获明显改善。④血瘀证程度的轻重是再狭窄发生与否的重要指标。据147例随访冠脉造影,血瘀证轻者再狭窄率21.1%,血瘀证重者再狭窄率达61.4%。

广州中医药大学第二临床医学院报道,开展中西医结合急性心肌梗死绿色通道近期临床疗效。中西医结合绿色通道是指:从急诊科→心内科急会诊→急诊冠造和介入治疗,配合中药扶正,用红参附子注射液温阳益气。术后健脾养心为主,行气活血为辅。总结75例AMI患者,平均64.37±10.94岁,分为两组:①未建立绿色通道组33例。②建立中西医结合绿色通道组42例。结果:绿色通道组在随访1月中无1例发生心脏不良事件,近期疗效好;而非绿色通道组发生心脏不良事件5例,包括死亡3例,再梗死1例,靶血管血运重建1例。广州中医药大学第二临床医学院心脏中心尚报道,冠心病介入治疗前后中医证型变化的研究。对71例在中心ICU住院患者(男47例,女24例),平均68.0±10.7岁。在入院后第1天,及介入治疗后1周及1月分别进行中医辨证分型。结果:

中医辨证分型	血瘀证	气虚证	痰浊证（例数）	气滞证	寒凝证
介入术前	53	46	28	12	12
术后1周	47	39	23	2	1
术后1月	46	47	31	–	–

结论:介入治疗尽管在一定程度上改善了冠心病患者的标实症状,但仍不能从根本上改善冠心病的本虚标实的病机特点,提示应重视介入治疗后治本的重要性和必要性。

广东省中医院报道,对经冠脉造影诊断冠心病患者319例,包括男197例、女122例,平均66.67±9.59岁,进行中医辨证,分析其证候分布规律。结果:气虚证占87.1%,表现为舌质暗淡,多白腻苔;血瘀证占79.9%,表现为脉弦滑为主;痰浊证占78.7%。认为冠心病的中医病机,以气虚为核心,以痰浊和血瘀为重要病理产物。

北京西苑医院和阜外医院报道,用血府逐瘀汤及其析方治疗冠心病稳定型心绞痛的疗效。观察123例稳定型心绞痛患者分为4组:①血府逐瘀汤组(川芎、桃仁、红花、当归、生地、赤芍、柴胡、枳壳、牛膝、桔梗、甘草)31例。②精制血府逐瘀汤组(川芎、桃仁、红花、赤芍、柴胡、枳壳)31例。③药对组(方中去柴胡、赤芍)31例。④安慰剂组(空白对照)30例。结果:①②③组心绞痛发作情况及稳定状况均优于④组。提示:血府逐瘀汤及其析方治疗稳定型心绞痛效果明显。

广州中医药大学附属第一医院报道,观察温胆泄浊法对痰浊型高血压病患者血管内皮舒张功能与粥样硬化改善作用的超声研究。选痰浊型原发性高血压患者43例,在用氯氨地平有效控制高血压的情况下,分为两组:①温胆片组(半夏、竹茹、枳实、桔皮、茯苓、党参、郁金、炙草)23例。②安慰剂组20例。经治疗6个月前后,彩超检查颈动脉内膜-中膜厚度、斑块积分、斑块面积及肱动脉内径变化。结果:温胆片组有明显改善,包括颈动脉内膜厚度减小、斑块积分降低、斑块面积显著缩小、内皮舒张功能改善。

2. 脑神经系统疾病

(1)抑郁症:北京大学基础医学院中西医结合研究室报道,观察丹栀逍遥散对抑郁症患者神经免疫内分泌系统的影响。抑郁症是一种常见的情感障碍性精神病,其发病与神经递质失调、大脑结构和功能异常、内分泌功能紊乱等密切相关。丹栀逍遥散可通过调整5-羟色胺(5-HT)、去甲肾上腺素(NE)、脑活性神经营养因子(BDNF)、血清皮质醇(CORT)和白细胞介素-6(IL-6)等水平干预抑郁症,改善临床症状。选63例抑郁症患者,分为丹栀逍遥散中药组32例,麦普替林西药组31例。治疗前及用药后2、4、6周计测HAMD量表及患者血清5-HT、BDNF、CORT、IL-6水平。结果：两组血清5-HT、BDNF水平均升高，IL-6水平均降低。中药组CORT水平降低，西药组NE水平升高。结论：丹栀逍遥散可通过调整抑郁症患者5-HT、BDNF、CORT、IL-6等水平干预抑郁症，改善临床症状。

广州精神病医院报道，应用加味逍遥汤合并氯米帕明与单用氯米帕明（氯丙米嗪）治疗抑郁症的对照研究。选抑郁症患者105例，随机分为两组：①中西药联合治疗组53例。中医辨证为肝气郁结型。②单用西药对照组52例。治疗8周。结果：两组疗效相当。但中西药联合治疗组不良反应较少，仅有口干、便秘；单用西药对照组除口干、便秘外，尚有头晕、失眠、视力模糊、Q-T间期延长等副作用。

（2）阿尔茨海默病：杭州第三人民医院报道，应用复方海蛇胶囊与盐酸多奈哌齐联合治疗阿尔茨海默病（AD）的临床研究。选AD患者68例，治疗分为三组：①复方海蛇胶囊组（海蛇、海参、远志、石菖蒲）23例，平均76.1岁。②盐酸多奈哌齐组21例，平均74.8岁。③联合中西药组24例，平均75.4岁。治疗6个月后测定甲功T_3、T_4、FT_3、FT_4、TSH。结果：联合用药组③疗效优于①和②组，表现在简易智能量表（MMSE）、ADAS-Cog量表和日常生活活动量表（ADL）等在治疗后3月、6月均有明显改善。联合组AD患者治疗后甲状腺激素水平明显升高，同时认知功能得到改善。

（3）帕金森病：上海中医药大学附属岳阳中西医结合医院报道，应用补肾养肝方药治疗肝肾阴虚型帕金森病临床研究工作。取患者121例，分为两组：①治疗组，用左旋多巴基础上加用补肾养肝方（肉苁蓉、熟地黄、山萸肉、当归、天门冬、白芍、巴戟天）59例，平均65.6±1.70岁。②对照组，单用左旋多巴治疗62例，平均65.4±1.69岁。治疗12月后，结果：补肾养肝方可以减慢肝肾阴虚型帕金森病患者“帕金森病统一评分表（UPDRS）”评分的上升速度，改善肝肾阴虚症状，减少左旋多巴每日用量。

广东省中医院报道，根据中医辨证分型治疗帕金森病患者，对用美多巴的增效和减毒的影响。选用美多巴治疗的帕金森患者101例，分为三组：①强直少动型22例。用帕病1号以滋养肝肾、濡养筋脉为法（乌梅、山茱萸、当归、白芍、熟地黄、葛根、川芎、石菖蒲、黄连、炙草）。②震颤型30例。用帕病3号以散瘀清热、助肝熄风为法（乌梅、桂皮、党参、葛根、天麻、川芎、当归、石菖蒲、黄连、炙草）。③对照组49例，单用美多巴治疗。治疗3个月后，对UPDRS量表评分，积分均有明显改善。统计进步率：帕病1号为95.5%（21/22）、帕病3号为100%（30/30）、均明显优于对照组的83.7%（45/49）。另外，中医辨证分型治疗帕金森病，不仅能改善症状，且能减少并发症的发生，并对美多巴有减毒增效作用。

（4）睡眠障碍：北京中日友好医院报道，应用中药与舒乐安定治疗高血压患者睡眠障碍的比较。中药治疗组123例。辨证应用：①气血亏虚。益气补血用党参、白术、茯苓、黄芪、当归、远志、酸枣仁、木香、龙眼肉、生姜、大枣、首乌、煅龙骨牡蛎、浮小麦。②肾阴不足。补阴安神用熟地、山萸肉、淮山药、茯苓、泽泻、牡丹皮、龟板、鳖甲、石菖蒲、知母、黄柏。③气滞血瘀。行气活血安神用桃仁、红花、川芎、浮小麦、当归、生地、熟地、柴胡、大枣、枳实、赤芍、白芍、甘草、珍珠母、石决明、香附。④痰火上扰。除痰降火用龙胆草、柴胡、黄芩、清半夏、青皮、全栝蒌、石菖蒲、青礞石、泽泻、川牛膝、生大黄、珍珠母、合欢花。对照组用舒乐安定，116例。结果：中药组有效率80.5%，优于舒乐安定组。表现在入睡困难改善明显、睡眠时间延长、睡眠质量改善，多数达生理睡眠要求。

3. 肾脏疾病

上海中医药大学附属岳阳医院和浦南医院报道，60例慢性肾功能不全患者，在采用常规治疗基础上分为两组：①治疗组32例，加用温肾化痰方（附子、肉桂、炮姜、半夏、黄芩、制大黄、昆布），2月为1疗程，共观察6个月。②对照组 28 例，单用常规治疗。结果：治疗组 2 个月及 6 个月时有效率分别为 68.8% 和 75.0%，对照组分别为 42.9% 和 35.7%。治疗组的血肌酐和尿素氮值有明显下降趋势。

广东省中医院肾内科报道，用益气活血中药血液透析液对慢性肾功能衰竭患者血小板膜糖蛋白 CD62P 表达的影响。将慢性肾功能衰竭患者 40 例分为两组：①中药组 20 例。在西药碳酸铵盐血液透析液治疗基础上，加用益气固肾液（黄芪、三七等）。②西药组 20 例。单用碳酸铵盐血液透析液，每周 3 次，每次 4 小时。两组在治疗前后，除检测肌酐、尿素氮、钾离子、红细胞压积、血小板计数和 CO_2 结合力以外，同时观察血小板膜糖蛋白 $CD_{62}-P$ 含量。结果：两组均见肾功能、钾离子含量、红细胞压积、血小板计数和 CO_2 结合力有明显改善。在中药组尚可见益气养血中药血液透析后致 $CD_{62}-P$ 表达下降的改变。$CD_{62}-P$ 又称 P－选择素，正常存在于静止血小板颗粒及内皮细胞中。当受炎性介质刺激后，随即脱颗粒释放，导致 $CD_{62}-P$ 快速移位到细胞表面表达，从而使血小板活化致黏附起关键作用。在慢性肾衰患者中血浆 $CD_{62}-P$ 水平常升高，因而血小板聚集功能增强，血液处于高凝状态。益气活血中药血液透析治疗后，$CD_{62}-P$ 表达较单纯西药组明显下降。肯定了中药血液透析有调节血小板聚集功能的作用。

4. **肝脏疾病**

天津市传染病医院报道，慢性乙型肝炎患者外周血单核细胞内 HBV－DNA 与中医证型关系的研究。对 205 例慢性乙肝患者经中医辨证分型，同时检测乙肝标志物血清 HBV－DNA 定量及外周血单核细胞（peripheral blood mononuclear cells，PBMCs）中 HBV－DNA 感染率。结果：①血清 HBV－DNA（定量）$\geq 1.0\times10^5$ 拷贝/ml（高病毒载量）患者的比例：肝郁脾虚证组最高（82.5%），其次为脾肾阳虚证组（80.0%）、肝肾阴虚证组（72.7%）、瘀血阻络证组（65.3%），湿热中阻证组为最低（55.2%）。②PBMCs 中 HBV－DNA 感染患者的比例：肝郁脾虚证组最高（77.2%），其次为瘀血阻络证组（53.1%）、脾肾阳虚证组（50.0%）、湿热中阻证组（34.3%）、肝肾阴虚证组（27.3%）。结论：血清 HBV－DNA（定量）及 PBMCs 中 HBV－DNA 感染与中医证型之间有一定关系，两组均以肝郁脾虚证比例最高，故治疗应重视扶正祛邪。

上海中医药大学附属曙光医院报道，应用健脾方对脾虚型慢性乙型肝炎患者树突细胞功能的影响。筛选慢性乙肝脾虚证患者 60 例，随机分为治疗组和对照组各 30 例。治疗组用健脾方（潞党参、炒白术、薏苡仁、云茯苓、鸡内金、淮山药、川石斛、大寸冬、炙甘草）6 个月。对照组用干扰素（赛诺金 500 万 u，肌注每周 3 次）。治疗前后分离培养外周血树突细胞（dendritic cells，DC），用流式细胞仪测定 DC 表面 HLA－DR、CD_{86}、CD_{80}、CD_{40}、CD_{14}、$CD_{11}c$ 等的表达。结果：治疗组 DC 表现的 CD_{86}、CD_{80}、CD_{40}、$CD_{11}c$ 均明显高于对照组。

中山大学附属第三医院和中南大学湘雅医学院报道，用酸枣仁汤辅助治疗慢性重型肝炎的临床观察。治疗组和对照组各 30 例。治疗组用酸枣仁汤（酸枣仁、知母、茯苓、川芎、甘草）2 周。检测治疗前后血清总胆红素（TBIL）、凝血酶元活动度（PTA）、肿瘤坏死因子 α（TNF－α）和白细胞介素－1（IL－1）等指标；同时观察两组患者的睡眠情况。结果：①酸枣仁汤能减轻炎症细胞因子对肝细胞的损害。②酸枣仁汤组睡眠明显改善，好转率 66.7%（对照组 40.0%）。

5. **结缔组织疾病**

（1）类风湿性关节炎：江西、广州、北京、上海、湖北、成都、天津、江苏等多个临床中心报道，对活动性类风湿性关节炎患者 356 例分为两组：中药组 184 例，用雷公藤多苷片、益肾蠲痹丸为基础药，加辨证用药；西药组 172 例，用非甾体抗炎药和慢作用药。治疗前后观察血小板计数与双手 X 线关节损伤程度。结果：①血小板数量与 X 线分级相关。血小板数量高者，关节损伤程度也重。②X 线分级。中药组的

Ⅱ、Ⅲ级者治疗有效的,血小板数量普遍低于无效者。西药组的Ⅲ级者治疗有效的,血小板数量普遍低于无效者。结论:血小板数量与药物治疗的疗效关系密切,可作为类风湿性关节炎治疗方案适应证优化的一项重要指标。

(2)干燥综合征:沈阳中国医科大学第一附属医院报道,应用白芍总苷治疗非系统性受累干燥综合征的临床观察。取口服白芍总苷(TGP)2 年以上者 27 例;取用硫酸羟基氯喹(HCQS)2 年以上患者 20 例作为对照。在 1、3、6、12 及 24 月时检测唾液液量、眼睑结膜囊内潮湿度(Schirmer 试验)和血清 γ 球蛋白水平。结果:①两组疗效相当。②TGP 组安全性优于 HCQS 组。HCQS 组有视野缺失、黄斑变性、肝脏和心脏毒性等不良反应。TGP 组仅 1 例因腹泻而终止治疗。

6. 高尿酸血症

广州军区总医院报道,用序贯结肠透析、血液透析及腹膜透析在治疗高尿酸血症中的对比研究。取高尿酸血症患者 293 例,随机分为三组:序贯结肠透析组 156 例;血液透析组 80 例;腹膜透析组 57 例。序贯结肠透析包括:肠道清洗、结肠透析、中药保留灌肠,采用清热利湿、益气活血法组方(生地黄为主,黄柏、苍术、益母草、白花蛇舌草、猪苓、黄芪、牛膝、红花、丹参、炙甘草)。结果:序贯结肠透析同血液透析和腹膜透析一样,均可有效降低高尿酸血症患者血尿酸水平,减少高尿酸血症并发症的发生。

7. 肺癌的治疗

武警部队杭州医院、浙江省肿瘤医院、浙江大学医学院、天津中医药大学和天津医科大学附属医院报道,92 例非小细胞肺癌患者,随机分为两组:①NP 化疗(顺铂 DDP + 诺威本 NVB)方案对照组 46 例,平均 65.6 ± 5.2 岁。②NP 化疗方案加中药一贯煎(北沙参、麦冬、当归、生地、枸杞子、川楝子)组 46 例,平均 64.1 ± 4.3 岁。观察治疗前后肝肾功能、T 细胞亚群、NK 细胞、KPS 评分、QLQ - C_{30} 生活质量调查、E_6RTCLC$_{13}$ 肺癌特异量表等指标。结果:治疗 42 天,治疗组肝肾功能、T 细胞亚群、NK 细胞、KPS 记分、QLQ - C_{30} 生活质量评分、LC_{13} 肺癌特异量表评分均优于对照组。提示中药一贯煎可减轻非小细胞肺癌患者 NP 方案化疗所致的毒副反应,改善生活质量。

(潘天鹏)

参考文献

1. 陈可冀,张国玺,吴青等. 我国近五年老年医学研究进展. 中华老年医学杂志,2005,24(5):325 - 328

2. 徐浩,于善林,陈可冀. 中华医学会全国老年医学学术进展论坛纪要. 中华老年医学杂志,2006,25(8):628 - 630

3. 马志敏. 第三届中国血管病变和动脉功能学术会议暨第一届国际血管健康学会亚太地区会议纪要. 中华老年医学杂志,2006,25(8):708 - 709

4. 全军第六届老年医学专业学术会议论文汇编. 2006 年 10 月于青岛

5. 张京春,陈可冀,郑广娟等. 解毒活血中药配伍对载脂蛋白 E 基因敲除小鼠主动脉 NF - kB 与 MMP - 9 表达的调控作用. 中国中西医结合杂志,2007,27(1):40.

6. 万海同,王玉,杨洁红等. 体外培养海马神经元糖氧剥夺损伤模型的建立及川芎嗪对其胞内钙离子的影响. 中国中西医结合杂志,2007,27(3):234

7. 徐浩,鹿小燕,陈可冀等. 血瘀证及其兼症与冠脉造影所示病变及介入治疗后再狭窄的相关性研究. 中国中西医结合杂志,2007,27(1):8 - 11

8. 李勇,刘孟宝,王颜刚. 生芪降糖颗粒对胰岛素抵抗鼠的作用及机制研究. 中国中西医结合杂志,2007,27(5):449 - 451

9. 高冬,林文茂,郑良补等. 血府逐瘀汤影响小鼠骨髓造血干细胞的实验研究. 中国中西医结合杂志,2007,27(6):527 - 529

10. 陈伯钧,潘宗奇,苏学旭等. 冠心病介入治疗前后中医证型变化的研究. 中国中西医结合杂志,2007,27(8):689

第四十章　老年医学任重道远

老年医学问世以来，虽已体现了卓越的历史贡献，为人类寿命的第三次飞跃作出了初步成绩，基础研究和临床工作也取得了较多进展，但老年医学面临今后的历史任务，是要将人类寿命推至90岁以上，这就必须付出更大的努力。

第一节　人类社会老龄化趋向

人类社会老龄化的趋势已是无可争论的事实，一些西方发达国家早已进入了老龄化社会，日本政府于2007年公布，女性平均寿命已达85.8岁，男性达79岁。现在日本每5个人中就有1人是超过65岁的老人，据统计日本现在百岁以上的老人已超过3万2千人，其中86%为女性长寿老人。像中国这样最大的发展中国家，北京和上海等大城市也早已进入老龄化社会。据北京市老龄办介绍，2007年北京60岁以上老年人已逾200万，包括女性105.5万人，男性96.9万人，占市人口年龄结构的14%左右。预计北京市到2020年人口总数可达2000万，预测到2030年老年人口将达500万；到2050年老年人口可达高峰期，约650万。这意味着届时北京人每3个人里就有1个老人。

人口老龄化的结果必然会增重社会的负担，主要是阻碍社会经济的发展，同时还影响社会的稳定，甚至波及国际安全的秩序。当前社会人口迅速老龄化的国家有英国、法国、德国、日本、俄罗斯和中国，还有美国。主要因为这些国家的生育率急剧下降，同时因人口平均寿命大幅度延长而造成。由于老龄人口的增加，能工作的青壮年人口相对减少，社会上劳动力明显短缺，必然使国民经济增长的速度和相关比例受到影响。这样在经济发展减慢的情况下，向日益增多的退休人员支付的生活津贴（“养老费”）和医疗费用等公共开支激增，必然给政府带来不堪承受的负担。如能延长健康老年人的退休年龄，让老年人对社会多做贡献，可能是缓解社会老龄化矛盾的一种可行方法。

澳大利亚于1909年开始执行退休金制度时，人口寿命能达到65岁的仅占4%。现在经过近百年的发展，澳大利亚人口平均寿命已在全球位居前列，全国男子平均寿命为78.5岁，女子为83.3岁。目前该国规定男女退休年龄分别为65岁和61岁。该国经济发展委员会认为，澳大利亚政府有意将退休年龄提升至男67岁，女65岁。如能如此延缓退休年龄，有可能为国家节约8亿澳元（约合7.2亿美元）的支出。美国现在男女退休年龄均为65岁，随着社会老龄化的趋向，也可能将退休年龄延至68岁。现在北欧一些国家有将退休年龄定为超过68岁的趋向。

第二节　老年医学如何面向社会老龄化

既然社会老龄化是社会发展的必然趋向，老年医学面临的任务不仅是如何保障老年人更长寿,更重要的是保护老年人更健康,延长其对社会应承担的责任和义务,也就是如何提高老年人为社会服务的时间和质量。

(一)基础老年医学工作

基因研究应是基础老年医学研究发展的重点方向。中国自1999年参加国际人类基因组计划工作,以及中科院成立基因组研究中心以来,全国各地的基因研究工作又取得较大进展。至2007年10月深圳华大基因研究院宣布"中国人基因组图谱"已绘制完成。这是第一个完整的中国人基因组图谱,也是第一个亚洲人全基因序列图谱,因此被称为"炎黄一号"。这项基因组科学成果,将对中国人,乃至亚洲人的DNA、隐性疾病基因、流行病预测等领域的研究起到重要的推动作用。DNA测序新技术的问世,必然加速解码生命的过程,推动常见老年病的病因研究和人类防衰老研究的进程。

1. 基因研究与老年病

已知人类的基因有99%都是相同的,如果能弄明白存在差异的一小部分基因,就可以知道为什么有些人容易得某些疾病,为什么很多人对同一药物的反应不一样,以及为什么不同人对环境过敏因素产生的影响各异。2007年10月《自然》周刊报道,来自美国、中国和日本等多个国家的研究,发现人类基因组差异图,存在270个人的基因组细微差别。这将帮助人类找到疾病的遗传因素,且能揭示人类进化的奥秘。

当前很多常见老年病,如震颤麻痹、2型糖尿病、血管性痴呆、多种恶性肿瘤等的病因研究虽有不断进展,但其最根本的病因病机尚未获解决。只有从DNA基因技术方面取得突破,可能是最终解决这些常见老年病的唯一途径。预计今后一定能利用基因图谱更合理有效地治疗病因不清的老年病。韩国首尔大学的科学家报道,从线粒体膜间释放的一种"腺苷激酶-2"基因(AK-2基因)可导致错误生成的癌细胞自行毁灭;同时认为肝癌患者体内因缺少AK-2基因,癌细胞能成倍增生;如果患者体内减少的AK-2基因能得到"复活",患者接受抗癌治疗时的效果会更好。

2. 基因研究与抗衰老

有关抗衰老的基因研究目前尚处于有关动物体内抗衰老基因的探索,如研究蠕虫体内有关减缓衰老和预防癌症的基因。一般认为延缓衰老的机制有可能刺激癌细胞的生长,但也有一些基因在延长生命的同时可减缓癌细胞的生长。已知人体内有许多与蠕虫体内相似的基因。当前在蠕虫体内发现的抗衰老基因和抑制癌基因是否也在人体内同样存在,还有待进一步研究证实。

(二)临床老年医学工作

1. 常见老年病病因病机的深入研究

常见老年病的病因虽说应从基因研究的根本方向入手,但也应对这些常见老年病的发病机制作不断深入的探讨。如老年人易患2型糖尿病,经近些年研究,已发现"免疫炎症因素"是促成胰岛素抵抗的真实病机,但为什么不同人体各异,为什么易感者会出现致病的免疫炎性反应,尚待进一步深究。只有这样才能把对2型糖尿病的治疗和预防引导到更正确和有效的方向。其他如高血压病、高脂血症、骨质疏松症等常见老年病的确切病因病机,同样有待进一步深入探索。

2. 常见老年病治疗方法的不断开拓

既然2型糖尿病的病因病机研究取得了进展,促成对治疗胰岛素抵抗型糖尿病的方法有了更多更新的思路,那么其他很多常见老年病,通过对其病因病机研究的不断深化,在治疗预防措施方面也同样可得到更多的开拓和发现,最终使老年人受益多多。

(三)中西医结合工作

关于对常见老年病的防治工作,应不忘"中西医结合"。

自《中国中西医结合杂志》于1981年在中国中医科学院和中国中西医结合学会主持下问世以来,在西苑医院陈可冀院士主编的领导下,工作开展迄今已逾26年。为中西医结合研究工作开创了新局面，指出了新方向，取得了更多新成就，为中国传统的中医药学步入世界医学之林起到了积极的推动作用。

1.“从对动脉粥样硬化成因认识的转变，看中西医结合的优势和切入点”

北京中日友好医院徐浩医师在陈可冀教授的指导下，总结中西医结合防治动脉粥样硬化的经验。对动脉粥样硬化的病因病机认识有了大的转变：①从重视“管腔狭窄”到强调“易损斑块”。②从“脂质沉积”学说为主导到“炎症反应”学说为公认。③从“易损斑块”到“易损患者”的新概念。由于以上三方面认识上的转变，带来了治疗学观念和方法的更新，也为中西医结合防治急性心血管事件提供了充分的理论依据。因此，对因急性心肌梗死而接受介入治疗的患者，同时配合益气养血、活血化瘀等中医方药治疗，可取得比单用西药治疗更好的效果。

2.“活血化瘀功效从生物力学药理学获得诠释”

中国中西医结合学会于1980年曾制定了血瘀证的辨证诊断标准，包括主要临床表现、临床辅助症候和实验室指标等三方面的规定。中国中医科学院和中日友好医院全国中西医结合心血管病中心据此应用血液循环的相关指标，包括微循环、血液流变学、凝血和纤维蛋白溶解、血小板聚集、血流动力学以及组织病理观察等多方面评价，认为研究血液和血管流动与细胞变形这一学科，血液流变学可作为血瘀证和活血化瘀研究的重要实用手段。

现代医学认为，血管内皮细胞存在多方面功能，它在血管运动状态、血栓形成与溶解、血管新生、炎症反应和免疫应激等方面，都具重要调节作用。因此，血管内皮细胞的损伤和功能失调，参与了多种疾病过程的发生和发展机制，例如高血压病、动脉粥样硬化、血栓形成、糖尿病、心脑血管病等等。活血化瘀中药的功效，自古以来就被总结肯定。现结合生物力学药理学研究，认识到此类中药具有影响血流状态、改变血流剪应力（血流对于血管壁的摩擦力）、影响细胞分泌一氧化氮（NO）、内皮素（ET）、组织型纤溶酶原（t－PA）、前列环素（PGI_2）、血管细胞黏附分子－1（VCAM－1）及内皮细胞生长因子（ECGF）等水平。因此，活血化瘀方药从生物力学角度观察是具多靶位性质的药物，为中医中药治疗常见老年病提供了有力的药理学依据。

3.“中医药治疗痰浊型高血压病患者取得血管内皮舒张功能的改善和粥样硬化斑块的缩小”

广州中医药大学附属第一医院对43例痰浊型高血压病患者用氨氯地平有效降压治疗时分为两组：①中医温胆泄浊法治疗组（半夏、竹茹、枳实、桔皮、茯苓、党参、郁金、炙甘草等组成温胆片）23例。②安慰剂对照组20例。在治疗中及治疗后6个月，经超声检查，见温胆片组颈动脉内膜厚度减小，颈动脉斑块面积显著缩小，颈动脉斑块积分降低，以及肱动脉内皮依赖性舒张功能异常有较好改善。

由于中西医结合有关基础研究和临床工作多年来取得了进展，使中国传统医学逐步受到世界医学家们的重视和认可。实际上“传统医学”早已在日本、韩国和越南等地区形成独立的中医学体系，在日本称为“汉方医学”，在韩国称为“韩医学”，在越南称“越南医学”，其实就是中国传统医学。由于“经络、五行、阴阳、寒热、表里、虚实”等独特的中医术语该如何准确翻译，一直是困扰中医学术国际交流的难题。世界卫生组织（WHO）已于2007年10月16日首次颁布传统医学名词术语国际标准，将中医名词全部统一归为《中医药学名词术语国际标准》，包括基础理论、诊断学、临床治疗学、针灸、药物、医学典籍等6类，共3543个词条，每个词条标有序号、英文名、中文名及定义描述。

中国中医药管理局指出，将继续把中医药国际标准的制订和推广工作当作重点任务去做，主要是促进已有中医药国家标准的国际化，也作为教材编写和讯息交流的参用标准。今后将每隔3至5年，由专家们对原有标准进行修订至不断完善。

中国广大的老年医学从业人员理应责无旁贷地担当起中西医结合的艰巨而光荣的任务。

（四）老年康复医学工作

老年人常见病的致残率高，如全身性动脉粥样硬化、脑血管病、糖尿病微血管病、骨关节退行性病等。因此，在这类疾病发病后常常存在必须进行康复治疗的阶段。这就是因病致残后，如何积极治疗其病残肢体，使其及早恢复相应的生理功能，提高其生活质量。当前应注意的问题有：

（1）重视康复医疗：老年医学工作者应对治疗一切老年病一样，同样重视致残肢体的康复治疗。也只有这样，老年人致残了的肢体才有可能得到恢复的机会。

（2）研究原发病的治疗：从研究致残老年病的原发病的病因病机，探索根除一切致病因素的防治方法，以期从根本上使原发病获得预防并治愈。

（3）积极开展物理治疗：包括各种电疗、磁疗、蜡疗、泥疗、水疗等。应重视开展相应的局部和全身性的水疗，同时配合有效的手法按摩推拿治疗。

（4）深入研究针灸治疗：针灸学是中国传统医学中的精华，应在康复医学中发挥重要的作用。

（5）配合特殊专职护理工作：对老年人因病致残者，应训练专职护士，指导其恢复肢体功能的锻炼，达到适应日常生活的自理能力。在老年病康复科应设置各种恢复肢体功能的锻炼设施和场所。如：安装电话机，用于手操作的训练；设各种常用门锁，锻炼用钥匙开关各种门锁；固定各种公交车门把，练习扶各种门把的动作；修建步行锻炼用的木地板长廊、室外的水泥地、沙石地、泥土地等走路场地；还可设置磅秤，为自己配餐时训练称食品需要量的操作。

（五）老年人“自我保健”工作

“自我保健”是医学领域中的“第四医学”。人类对医学工作的认识，最早是人有了病就找医生看病，这是“临床医学”，也称作“第一医学”。后来医务人员通过对临床医学工作经验的积累，感到很多病应该是可以预防的，因而出现“预防医学”概念，也就是“第二医学”。再后来又进一步认识到，临床医疗工作完成后，一部分患者可获完全治愈，但很多病经急性期治疗病情稳定后，尚余必要的康复治疗工作，因而出现“康复医学”，也就是“第三医学”。现在对一些老年病感到如能使老年人自己增加有关疾病的预防知识，完全有可能减少老年人的患病，因而出现“第四医学”，即“自我保健”工作。

为使老年人能增多必要的自我保健知识，从而使其减少生病，老年医学工作者可组织必要的常见老年病的预防和自我保健知识讲座，也可制成专题讲座录像光盘，供老年人自我教育参用。

（六）老年医学专业人才的培养工作

为完成上述多项老年医学发展的任务，必须培养一大批从事老年医学工作的专职医生和护士。要在一般医学的基础上充实他们的老年医学基础知识和对临床老年医学特点的认识，包括老年人的生理病理特点、临床表现的异同及老年人护理特殊性等问题。

第三节　老年医学与老年社会学

老年医学与老年社会学关系密切。也就是说，老年医学的发展必然与老年社会学的研究紧密联系一起。其中需提出注意的问题有二：“必须端正对社会老龄化的认识”和“合理安排老龄人的需求”。

（一）端正对社会老龄化的认识

多数人认为一个国家人口的老龄化，将阻

碍这个国家的经济发展。因为人口的老龄化，使能工作的青壮年人口相对减少，造成劳动力短缺，从而阻碍国家经济的增长；而另一方面，由于退休人员的比例增大，国家向他们支付生活津贴和医疗费用带来的公共开支激增，使政府资源捉襟见肘，难以应付社会负荷不断增长的需求。这只是老龄化社会一个方面的情况。

英国某智囊机构改革研究所于 2007 年 10 月公布的研究报告中提出年轻人中出现“Ipod 一代”的概念。所谓“Ipod 一代”，即“不安全的（Insecure）、压抑的（Pressurised）、税务负担过重的（Over - taxed）并且债务缠身的（Debt - ridden）一代”。报告认为，一般 35 岁以下的年轻人已沦为“巨额公共开支的奴隶”，他们的税务负担沉重，其半数收入用于交税，以支付上一代的养老金和医药费。因而，18～29 岁年龄段者破产人数增长的速度，比其他年龄段都要快。实际上退休了的老年人多数还有可能继续为社会做出贡献。英国牛津大学老年研究所于 2007 年 9 月 6 日发布对全球 21 个国家和地区（包括 7 个发达国家和 14 个新兴经济体）的调查报告指出，老年人对全球经济发展做出了巨大贡献。据统计 60 岁以上老人继续在社会上工作的占 33%，70 岁以上老年人拥有带薪工作者占 11%。老年人中尚有更多的志愿工作者，美国和英国两国的老年人约有 1/3 正在或曾经从事过志愿工作，他们每年创造的价值就达 230 亿美元。老年人的贡献不仅显现在经济上，在家庭关系上也体现了他们的价值。调查显示，老年人为家庭提供了更实际的帮助，包括做家务和购物等；此外，有 44% 的 60～70 岁的老人对子女有经济上的帮助。

老龄人口的增多本来是社会进步的表现。由于人们在认识上出现偏差，认为老年人只消费不生产，是坐享其成，是侵占了年轻人的劳动成果，因而也会产生对老年人的偏见，主要是不尊重老人，不愿意照顾老人。英国《观察家报》于 2007 年 10 月 14 日报道，梅德斯通与坦布里奇韦尔斯国家医疗服务系统所辖医院的老年患者，没能得到护士和护工的合理照顾，经常在病床上用“尿不湿”或“不洁便盆”，导致暴发 C. difficile 超级病毒感染而致死。据此，英国老年医学学会号召：关注老年病房的护理，医院管理层要加强监管。防止在病房中发生玩忽职守、出现对待患者态度恶劣的事件。

中国有尊老敬老的优良传统。多数老年人能得到家人的照顾和社会的保护。中华人民共和国于 1996 年 8 月 29 日公布了《老年人权益保障法》，从法律上对老年人权益提供了根本保障，但也应警惕可能出现不尊重老人的现象。其实多数老人在退休后身体健康状况较好，思维敏捷，完全有可能继续为社会做出贡献。事实上老年人退休后再就业的比例还是较高的。有的社会工作还可能只有靠老年人去完成，而青年人是无法胜任的。如中国宋庆龄基金会研究中心，为编校有关孙中山和宋庆龄的历史资料，于 2007 年 10 月特意向能读懂繁体字、精通文言文的老年朋友发出担任编校的邀请函。因为有关孙中山、宋庆龄的第一手资料主要来源于 1924 至 1930 年间的《大公报》、《申报》、《中央日报》等当时的大报。这些报纸都是繁体字、文言文，而且是从右到左的竖排字。这时候老年人就有了用武之地。正如常言所说的，“家有一老，如有一宝”，无论哪行哪业，老年人的经验和智慧都是不容忽视的。

因此，老年医学工作者在积极钻研老年医学的同时，必须重视老年社会学相应的发展和研究。

（二）合理安排老年人的需求

老年人最迫切的需求是：身体健康的保障、良好的学习环境、合理的工作条件和高尚的娱乐活动。

1. 老年人的“健康保障”

（1）树立“老年人健康”的正确观念：中国老年保健医学研究会指出，中医认为老人健康的标准有八：①眼有神。眼睛是人体精气汇集之地，眼有神是精气旺盛、肝肾两脏功能良好的明证。②声息和。老年人声音洪亮是中气足、呼吸和循环系统功能良好的表现。③前门松。

指排尿通畅无阻，说明泌尿生殖系统功能正常。④后门紧。指每日大便正常规律，表明肠道无特殊疾病和肛门括约肌功能良好。⑤形不丰。指老年人应保持标准体重，避免发胖，即所谓“有钱难买老来瘦”。⑥牙齿坚。老人牙齿坚固说明肾精充足，而必然长寿。⑦腰腿灵。老年人腰腿灵活，是指老人肝、脾、肾脏腑充实无衰。⑧脉形平。表示老人动脉硬化程度轻、血压不高、心律正常。上述“八标准”是老年人躯体健康标准的诸方面。为达老年人整体身心健康，应增加⑨心态和。也就是保持良好的心理健康，遇挫折和逆境能有适应承受力，能平稳渡过各种环境的变化，达到与社会契合和谐。这样才能达到真正延年益寿的目标。

(2)保护“老年人免疫力”的合理措施：免疫力是指人的抗病能力。随着年龄的增长、人体的老化，免疫功能也就逐渐减退。为提高老年人的抗病能力、延缓衰老，必须维护老年人的免疫功能。保护老年人免疫力的合理措施是：

1)合理的膳食营养：人体细胞之所以被损伤破坏，是由于人体内代谢必然产生有害的“自由基”。自由基的生成直接损害体细胞，破坏免疫系统的功能，使老人健康受影响。同时人体内存在对抗自由基的抗氧化营养元素，包括β胡萝卜素，维生素A、C、E，微量元素锰、锌、硒等。因此，为提高老年人的免疫功能，应多进富含这些物质的食品，如胡萝卜、马铃薯、绿茶、柑桔、牛奶、鱼虾、小麦、草莓、西瓜、西红柿等。

老年人的膳食还存在均衡营养的问题。营养是免疫力的基础，均衡营养首先要保证优质蛋白的供给，包括瘦肉、鸡蛋、牛奶和豆制品等；其次是富含维生素和微量元素类食品，它们有利于激活人体内多种激素和酶，有助于免疫系统发挥作用。富含维生素的食品为蔬菜、水果、谷类；富含微量元素的食品为坚果类、豆类和水产品牡蛎、螃蟹、扇贝等。同时要注意适量的含膳食纤维的食品，以利维护肠道消化吸收功能。因此，老年人的均衡营养问题应注意主食粗细粮搭配，副食荤素调匀，多吃坚果和水果。

2)适当的体力活动：适当的运动能改善中枢神经系统功能，增强全身血液和体液循环，促进新陈代谢、全身营养和血脂平衡，延缓机体组织器官的衰老和免疫系统功能衰减的进程。但老年人体育锻炼应适度，以锻炼后精神饱满、不感到疲劳为准。故活动应以散步、慢跑为主。

此外，老年人适当参加户外活动，增加接触阳光的机会、适量日照有助于延缓衰老。英国伦敦国王学院研究报道，人体90%的维生素D通过日照获得，经常接受日照的人比不接受日照者的生理功能强得多。饮食中缺乏维生素D、又不注意日照者，易造成基因损害而早衰而致病。

3)良好的生活习惯：不良的生活习惯和行为会影响到自身的健康。消极的生活因素长期持续地作用于机体，造成对免疫系统的过负荷，会扰乱其正常的生理功能，成为一系列致病的诱因。故老年人应养成良好的生活习惯，包括起居有序、早睡早起、劳逸结合、活动有常、饮食均衡、心态平和，力戒不良生活嗜好，主要是戒烟戒酒等，这样才能确保免疫系统处于良好的运行状态。

4)保持乐观的心态：人体免疫系统发挥作用，有赖于体内自主神经系统传输信号。交感神经和副交感神经两组相对的自主神经系统维持平衡，指导免疫系统正常生理功能的发挥。如果交感神经亢奋，可使免疫系统失衡。因此，当人的心情不畅或发怒时，将会减弱机体的免疫功能。

5)重视中医药保健：中医药中常用的益气补肾药，经结合现代医学的研究，均具提高和调整免疫功能的作用。因此，为维护老年人的免疫功能，可长期用生黄芪和枸杞子煎水代茶饮。食疗中可每晨喝薏米粥，同时加白木耳和大枣。

(3)维护“老年人思维”的敏捷性：人体的衰老必然会引起大脑思维能力的减退和记忆力的下降。因此，如何让老年人的思维保持敏捷，让大脑功能不易衰老，甚至不发生早老性痴呆，是老年医学工作者必须研究的问题。公认的有望保护老年人脑功能的措施有：

1）体育锻炼：多数科学家均认为体育运动有益于维持大脑的正常健康功能。研究证明体育锻炼可改善老年人的“认知和执行功能”。即使70岁以上的老人以前不爱运动，此后开始注意快行走步锻炼，每周3次，每次30～60分钟，也可明显改善记忆力，脑部扫描表明大脑的活动模式开始变得年轻。

体育锻炼还能大大降低发生早老性痴呆的风险。人从中年时起经常进行体育锻炼，到70岁以后患“痴呆症”的可能性，只有那些不锻炼的人的1/3。即使60岁以后才开始锻炼，也能使风险降低一半。

2）认知储备：勤于学习、勇于担职、融入社会、丰富生活等可为老年人建立更多的“认知储备”，延缓脑的衰退。这种提高大脑认知储备的依据是建立在“用进废退”的理论基础上的。

美国《自然神经学》杂志于2007年11月报道，当前提高大脑认知能力的电脑游戏已成为一个欣欣向荣的产业。通过完成电脑游戏的锻炼，老年人的某些技能会有所提高，但效果只限于所玩的那种游戏，并非真正的大脑认知储备功能的提高。

3）保健药物：改善脑细胞代谢功能的药物有双氢麦角碱（dihydroergotoxine. 商品名喜德镇、海特琴），为α受体阻滞剂，能使脑血管扩张，增加脑血流量和对氧的利用，改善脑细胞功能。都可喜（duxil），含阿米三嗪30mg和萝巴新10mg。萝巴新（raubasine）增加大脑线粒体的氧利用；阿米三嗪（almitrine）作用于颈动脉体化学感受器，兴奋呼吸、增加血氧饱和度。二者合用使脑组织氧供应和利用增强，改善脑代谢。吡硫醇（pyritinol. 商品名脑复新），为维生素 B_6 类物。能增加脑血流量，促进脑内物质新陈代谢，加强脑功能，增进记忆力。这些药物的药理作用均较明确，但临床效果尚待验证。动物试验初步认为，低剂量的雌激素可能增强脑部信号传输的功能，对增强记忆力有效。

中医将五脏六腑中的“脑”归之于“肾”。中医脏象学说指出：肾主骨、生髓、通于脑，肾开窍于耳、其华在发。中医将治疗头发斑白、两耳失聪、长骨生髓、促进大脑功能均归之于“补肾”，可用枸杞子、女贞子、旱莲草、菟丝子、肉苁蓉、仙灵脾、补骨脂等助肾阴肾阳药。此外，为改善脑循环功能，可配合用益气养血活血通脉药，如黄芪、参类、当归、丹参、白芍、赤芍、川芎、红花、桃仁、三七等中药。

（4）稳定“老年人血压”在合理水平：老年人由于动脉硬化的自然趋势，血压必然逐渐增高。因此，中青年人的正常理想血压水平被定为120/80mmHg以下时，老年人的理想血压可定为140/90mmHg。

老年人患高血压病时，常收缩压升至180～200mmHg以上，而舒张压维持在80mmHg以下。这种单纯收缩期高血压之类型在老年人较多见。如用降压药治疗，收缩压降至140～150mmHg即可，这样舒张压将降至60－70mmHg。如硬将收缩压降至130～120mmHg以下时，这类单纯收缩期高血压患者的舒张压常可降至50mmHg以下，这种人为地把老年人的血压降至低血压状态是十分危险的。

此外，患高血压病的老年人多年长期用降压药治疗者，进入高年期后，血压渐趋稳定，应注意及时减量和停用降压药。曾见多位高血压病老人进入80岁以上时，血压多能自行调控稳定。如果仍按一般原则持续用钙拮抗剂和利尿剂降压治疗，老人的血压将被降至低血压状态，即使立即停用一切降压药，被降低了的血压也久久不升。

（5）避免“老年人肥胖”的发生：在对1997～1998年全国南北方12个地区城乡社区人群的调查中，老年人肥胖者计8250人，年龄60～99岁。其结果公布于2003年的《中华老年医学杂志》，情况如下。

1）诊断超重和肥胖的标准：①体重指数（BMI）——代表总体脂。BMI≥24kg/m^2 为超重，≥28kg/m^2 为肥胖。②腰围（WC）——代表腹部体脂。WC：男≥85cm，女≥80cm为腹型肥胖。③腰臀比（WHR）——代表体脂分布。

WHR≥0.93 为体脂分布不均匀。

2）调查结果：①老年人的超重率为男 32.92%，女 34.84%；肥胖率为男 8.79%，女 17.10%。②老年人腹部肥胖为男 43.10%，女 55.43%。③老年人体脂分布不均匀为男 17.58%，女 10.98%。

可见，在老年人中，无论男或女，超重率和肥胖率是惊人地高。老年人体重超重和患肥胖症者，极易发生多种老年病，包括癌症。

（6）重视“中医养生”的智慧：中医养生是“整体观、治未病”的概念。中医对人和自然界的关系，从阴阳五行理论体系出发，认为大自然的万物是相生相克的，是对立统一的，也是能调和均衡的。任何生命和天地自然都是一个整体，从整体相统一出发，生命界就能协调和谐。大自然对人类从来都是不偏不倚的。例如：秋天，气候干燥，容易令人咽干鼻燥，患呼吸道疾病而咳痰；而具滋阴润燥、止咳化痰良功的秋梨此时正是成熟的季节。正所谓“天地无言，四时自行，万物自生”。中医养生的原则是：春夏养阳，秋冬养阴；一年四季，阴平阳秘。

除注意四季变化以外，尚须结合每一老人当时的整体状况，选择不同的养生益寿措施。

2. 老年人的学习安排

刚退休下来的老年人多数身心健康状况尚好，在安排好退休生活的同时，有继续学习的愿望。老年人的学习方法和学习内容可因人而异。

（1）广读报刊、剪裁资料、收藏备用：《北京晚报》2007 年 11 月 15 日报道，北京丰台区举行“全民终身学习成果展示活动”中，给一名 76 岁的老人授予“学习之星”的勋带。该老人自退休以后的十多年来，勤阅各种报刊杂志，将有用的资料剪下来，分门别类贴好装订成册，共 186 本，计 80 多公斤重。这种重视读报、广集资料，是多数老年人都可做的简便易行的学习方法。

（2）重视专业、掌握动态、与时俱进：多数老年人在退休前多年从事某一项社会专业活动，退休后完全可以在其特定专业上继续钻研，掌握专业发展动态，参加专业学术研讨和教学活动，退而不休，与时俱进，跟上专业进展的新动向，既丰富学习生活，也为社会做贡献。

（3）继续上学，深化学业，获得学位：上海报道，2007 年复旦大学博士学位证书颁发典礼上，有一位七旬白发老人获复旦大学博士学位，是复旦毕业生中最年长的博士。老人系新加坡人，1968 年大学毕业时为文学硕士，后任大学讲师。1997 年退休。65 岁时成为“复旦大学中文系和新加坡华文教师总会”联合主办的第一届博士生，2007 年 6 月顺利通过了《南朝吴声歌曲与西曲歌之综合研究》博士论文答辩。该老引用 280 多种参考资料，写出 18 万字的论文初稿，历时 2 年，全是用手写完成的。退休后再入大学研究院深造，写出博士学位论文，是很不容易的，但老年人如有再学习的条件不妨尝试。

（4）举办老年大学，广招老人入学：多年来中国各地城镇随着老龄人口的逐日增多，举办各种形式的老年大学，开设书法、绘画、摄影、声乐、舞蹈、电脑、中医、保健等学习班，广收退休的老人入学。这既是贯彻“老有所学”的宗旨，也为安定老年人社群工作做出贡献。

当前的老年大学工作尚需不断改进。新华社记者于 2007 年 11 月 8 日发出“贵州老年大学不堪重负”的报道。贵州老年大学成立于 1985 年，占地 2.7 亩，建教室 11 间，规划收老年学员 500 人。办学至 2007 年，扩大到设在读班级 104 个，招收学员 3200 人，加上旁听学员达 5100 人，比原规划超员 9 倍。有的老年学员学了一期又一期，常年不愿离校。贵州老年大学有个“永远不想毕业的班级”——“99 声乐提高班”。这个班共有 87 名学员，自 1995 年至 1999 年报名就读，迄今 10 多年过去了，尚未毕业离校。这个班里有三位学员年龄已过 90 岁，其中两位于 2007 年去世，尚有一位仍在坚持上课。老年人这种“执着的学习精神”是值得敬佩的。为真正保护老年人的权益，老年大学应制订合理的规章制度，使办学更生动活泼、更规范化。

3. **老年人的工作需求**

老年人退休时，多数身心健康，有继续多做工作的需求。何况老年人在退休前积累了丰富的工作经验，这些宝贵的知识和经验仍是社会所需要的。因此，从多方面为老年人创造再就业的机会，是老年社会学必须研究的课题。

英国《每日邮报》于2007年11月8日报道"朝九晚五"百岁老人的事绩。一位年已百岁的女寿星天天坚持"朝九晚五"8小时工作，不知疲倦地管理她的"园艺公司"。老人自1974年起自任董事长(时年67岁)，每周工作6天，亲自处理通信、工资和人员任免等事务。当有人问其长寿的秘诀时，老人说："秘诀是我总在忙碌，与人打交道。我喜欢和习惯这种生活方式。忙碌可以延缓衰老。"

4. **老年人的有益娱乐**

老年人退休后，在身心尚健、精力充沛时，应参加有益的娱乐活动。可以组织集体合唱、舞蹈、体力能及的球类游戏、各种棋艺比赛活动等。应以勿过量为宜。切忌打麻将、玩牌熬长夜。

英国《每日电话报》于2007年10月1日报道，当前英国50岁以上的中老年人出现"Gotys"一族。所谓"Gotys"族是指"年龄在增大，想法更年轻"的一族，即"Getting Older, Thinking Younger"族。这些年过半百的老人，早已付清房贷，子女多独立生活，但精力充沛、身体健康、心情舒畅。这些老人更能合理安排饮食、注意丰富休闲活动，自感较年轻时更幸福，生活更多彩，同时也使社会上的休闲市场更繁荣。

（潘天鹏）

参考文献

1. 徐浩，陈可冀. 从对动脉粥样硬化认识转变看中西医结合的优势和切入点. 中国中西医结合杂志，2007，27(1)：5－7

2. 廖福龙，陈可冀. 活血化瘀功效的生物药理学诠释. 中国中西医结合杂志，2006，26(10)：869－870

3. 赵萍，陈浩，洪永敦等. 温胆泄浊法对痰浊型高血压病患者血管内皮舒张功能与粥样硬化改善作用的超声研究. 中国中西医结合杂志，2007，27(1)：21－23

4. 张登峰. 中医病症名称的英译方法. 中国中西医结合杂志，2006，26(9)：855－856

5. 方中远，诸骏仁. 老年人收缩期高血压的治疗和循征医学依据. 中华老年医学杂志，2004，23(3)：211

6. 杨泽，郑宏，于普林等. 1997～1998年12地区老年人群的肥胖现状调查. 中华老年医学杂志，2003，22(3)：176－179

出版后记

《中华老年医学》(《现代系统老年医学》第二版)顺利出版了。

《中华老年医学》的前身《现代系统老年医学》第一版于1998年出版时,牟善初、翁心植、顾复生、罗毅、丁铭臣、王士雯、陶国枢、胡大一、白耀、李学旺、孙瑞龙、刘国仗等多位专家教授参加有关专题章节的撰稿。全书请誉为"元帅保护神"的解放军总医院副院长牟善初教授写了"序言"。经新华书店发行时,被科学出版社评为当年出版的"优秀"书刊,受到社会各界人士的欢迎,也为此次再版工作打下扎实的基础。

2006年10月空军总医院建院五十年重大纪念活动过后,考虑到《现代系统老年医学》的出版到2008年就10年了。应将"再版"工作提至议事日程。2006年11月20日向空军总医院院长刘福祥少将和政委张亚军大校呈申请再版工作的报告,依据是:①第一版出书时,由于时间关系,有些章节未能及时组稿,如老年医学历史、老年人膳食营养问题、老年人围手术期问题等,有待再版时补充。②有关老年医学基础研究的深入和常见老年病诊疗技术的进展,需再版时修改完善。③老年医学中西医结合工作需充实,应将中医药荟萃整理入书。报告得到院领导的认可后,于2007年1月18日召开第一次主编工作会议。会议决定:

第一、书名定为《中华老年医学》(《现代系统老年医学》第二版);

第二、全书目录定为六篇四十章;

第三、向被邀请撰稿的专家发征稿通知。

2007年1月22日向所请专家教授们发再版工作征稿邀请函。包括:①拟请撰稿章节题目。②撰稿格式统一要求。③交稿时间定为2007年11月。力争及时审稿定稿,争取在2008年出书。

考虑到有关《中华老年医学》书名的确定,必须取得中华医学会老年医学分会领导的认可。2007年7月与中华医学会老年医学分会主任委员陈可冀教授处取得联系:①《现代系统老年医学》再版时需引用陈教授在《中华老年医学杂志》和《中国中西医结合杂志》上发表的多篇论文精辟观点,请准予参用。②此次再版工作将充实有关中医药较多较好的经验,因此书名将改为《中华老年医学》,并请陈教授赐作"序言"。后得陈教授秘书张京春医师反馈认可的意见。陈教授于10月22日发来为《中华老年医学》(《现代系统老年医学》第二版)写的"序言"稿。10月25日向院长马中立大校和政委张亚军大校报告有关中华医学会老年医学分会主任委员陈可冀教授为《中华老年医学》写了"序言"的圆满结果。

2007年12月3日向所请参加撰稿的主任、教授、专家们发了一份关于《中华老年医学》(《现代系统老年医学》第二版)组稿进展情况的通报,主要报道已请得中华医学会老年医学分会主任委员陈可冀教授为本书写了序言,并已联系妥出版的事宜,以此鼓励各位专家及早完成所分工的组稿工作。

2008年1月,分工给我撰写的手稿已完成。2008年2月20日召开第二次主编工作会议,主要讨论对全书的“审稿”工作。提出应注意的原则：①全书论点必须向“老年医学”靠拢，切勿迷信“权威”。一切以遵循“老年医学”概念为原则。②必须尽可能充实“中医药”精华荟萃，以正“中华”之名。由于稿件收集工作费时，审稿工作进展缓慢。

2008年6月初，空军老首长于振武上将司令员为《中华老年医学》挥笔题词。

《中华老年医学》之所以能顺利完稿，主要是石津生、高和、王建昌多位主编共同努力的结果。他(她)们三位教授都是空军总医院各专科的带头人，经验丰富、学识渊博、知名度高，早已是空军总医院可靠的老年医学专家，尚肩负今后传承老年医学之重任。此外，全书尚有数十位各专科专业的专家们参加撰稿，他(她)们功不可没。愿此次《中华老年医学》出书的精神在后续工作中能得到进一步发扬光大。

《中华老年医学》一书的出版，是中国共产党各级组织对基层医务工作者的殷切期望，是老一辈专家们谆谆教诲所取得的丰硕成果，是空军总医院对中国人民做出的又一贡献，也是中华民族的荣耀。

全书各章节经各学科带头人初审后汇集到主编处时已是2008年8月中旬，离9月前需送出版社整理排版的时间很近，主编们只有在电脑上进行大致的浏览和审查，不可能逐字逐句地细细推敲了。兼之一本近200万字的书，请数十人参加撰稿，各位专家的写作风格又各不相同，在完稿中难免缺失疏漏，正如一个人不可能没有弱点错误一样。愿各界有识之士和广大读者多多批评指正。

潘天鹏　敬识

2008年9月8日